CB004282

Cirurgia Dermatológica

Cosmética & Corretiva

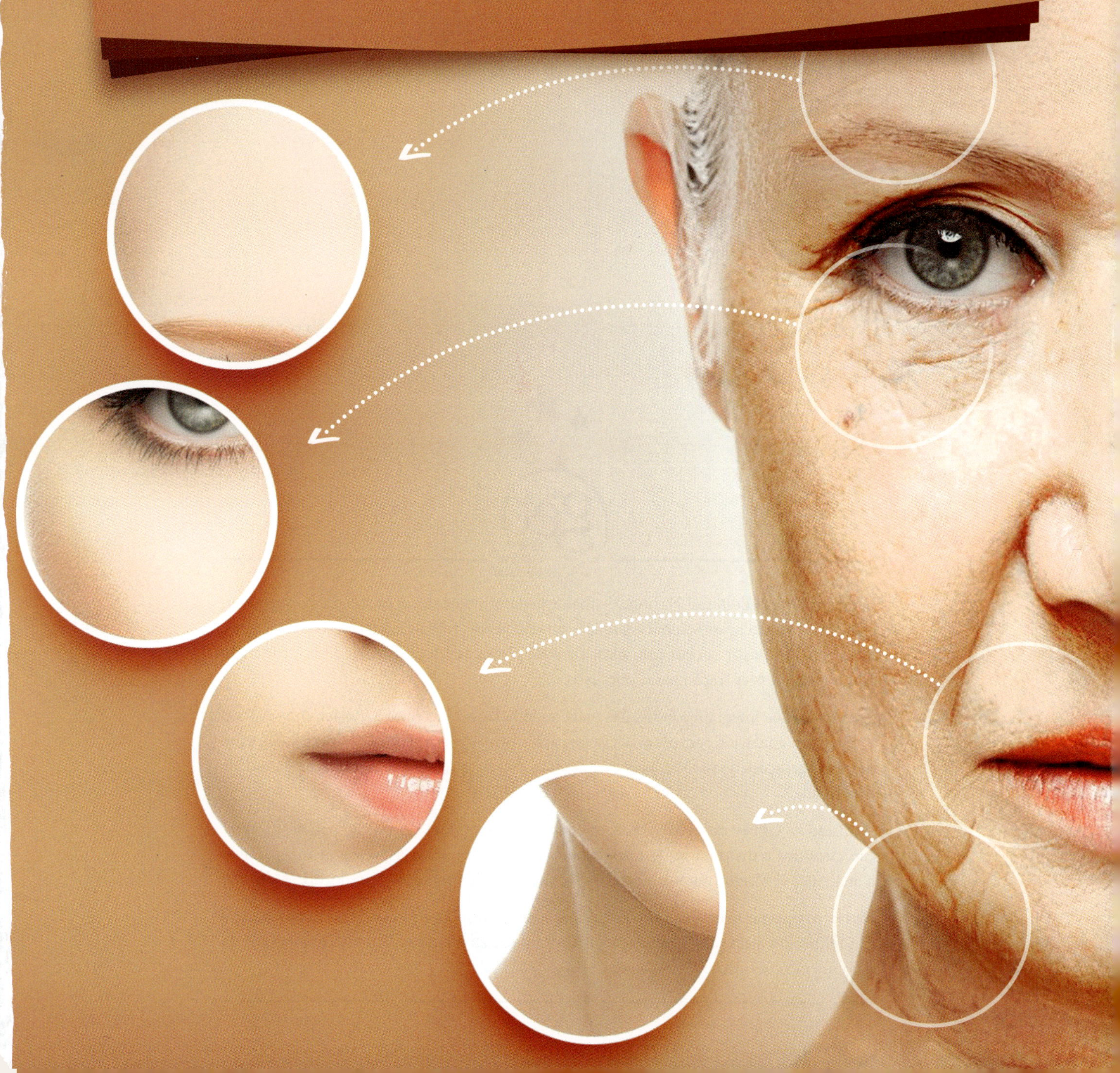

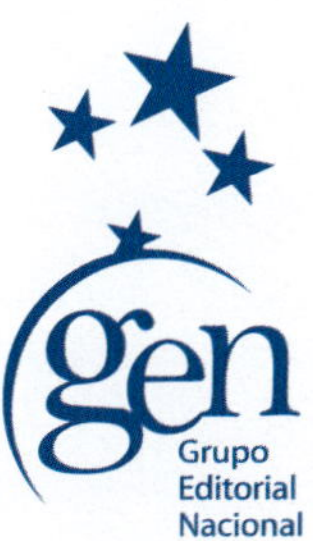

O GEN | Grupo Editorial Nacional – maior plataforma editorial brasileira no segmento científico, técnico e profissional – publica conteúdos nas áreas de ciências da saúde, exatas, humanas, jurídicas e sociais aplicadas, além de prover serviços direcionados à educação continuada e à preparação para concursos.

As editoras que integram o GEN, das mais respeitadas no mercado editorial, construíram catálogos inigualáveis, com obras decisivas para a formação acadêmica e o aperfeiçoamento de várias gerações de profissionais e estudantes, tendo se tornado sinônimo de qualidade e seriedade.

A missão do GEN e dos núcleos de conteúdo que o compõem é prover a melhor informação científica e distribuí-la de maneira flexível e conveniente, a preços justos, gerando benefícios e servindo a autores, docentes, livreiros, funcionários, colaboradores e acionistas.

Nosso comportamento ético incondicional e nossa responsabilidade social e ambiental são reforçados pela natureza educacional de nossa atividade e dão sustentabilidade ao crescimento contínuo e à rentabilidade do grupo.

Cirurgia Dermatológica

Cosmética & Corretiva

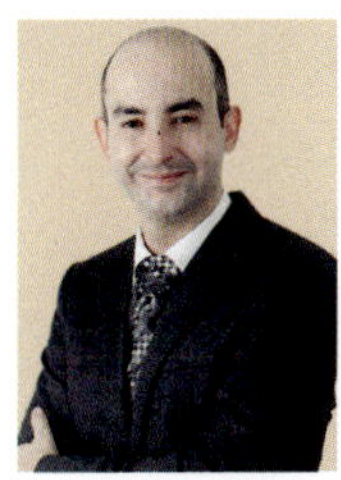

Emerson Lima

CRM: 12721 | RQE: 1946

Médico dermatologista. Especialista em Dermatologia pela Sociedade Brasileira de Dermatologia/Associação Médica Brasileira. Doutor em Dermatologia pela Universidade de São Paulo. Pós-doutorado em Imunologia Aplicada pela Universidade Federal de Pernambuco. Coordenador de Cirurgia Dermatológica e Cosmiatria da Santa Casa de Misericórdia do Recife.

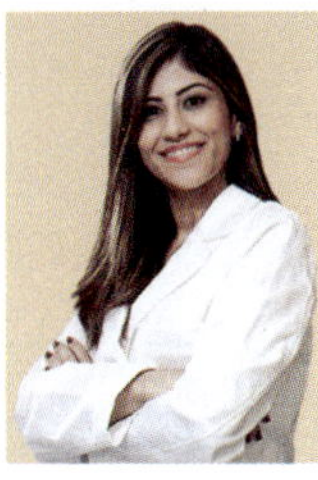

Mariana Lima

CRM: 12746 | RQE: 2350

Médica dermatologista. Especialista em Dermatologia pela Sociedade Brasileira de Dermatologia/Associação Médica Brasileira. Coordenadora do Ambulatório de Alopecias da Santa Casa de Misericórdia do Recife. *Fellow* em Alopecias pela Universidade de Miami. Membro Internacional da American Hair Research Society.

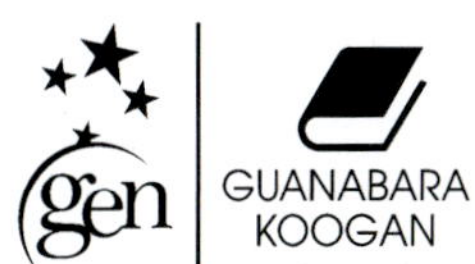

Uma editora integrante do GEN | Grupo Editorial Nacional
Travessa do Ouvidor, 11 – Rio de Janeiro – RJ – CEP 20040-040
Tels.: (21) 3543-0770/(11) 5080-0770 | Fax: (21) 3543-0896
www.grupogen.com.br | faleconosco@grupogen.com.br

- Capa: Bruno Sales

- Editoração eletrônica: 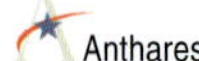

- Ficha catalográfica

L697c

Lima, Emerson, Lima
Cirurgia dermatológica cosmética e corretiva / Emerson Lima; Mariana Lima. 1. ed. - Rio de Janeiro : Guanabara Koogan, 2018. 868 p.: il.; 28 cm.
il.

ISBN 978-85-277-3411-0

1. Dermatologia. 2. Pele - Cuidado e higiene. I. Lima, Mariana. II. Título.

18-51244 CDD: 616.5
CDU: 616.5

Vanessa Mafra Xavier Salgado - Bibliotecária - CRB -7/6644

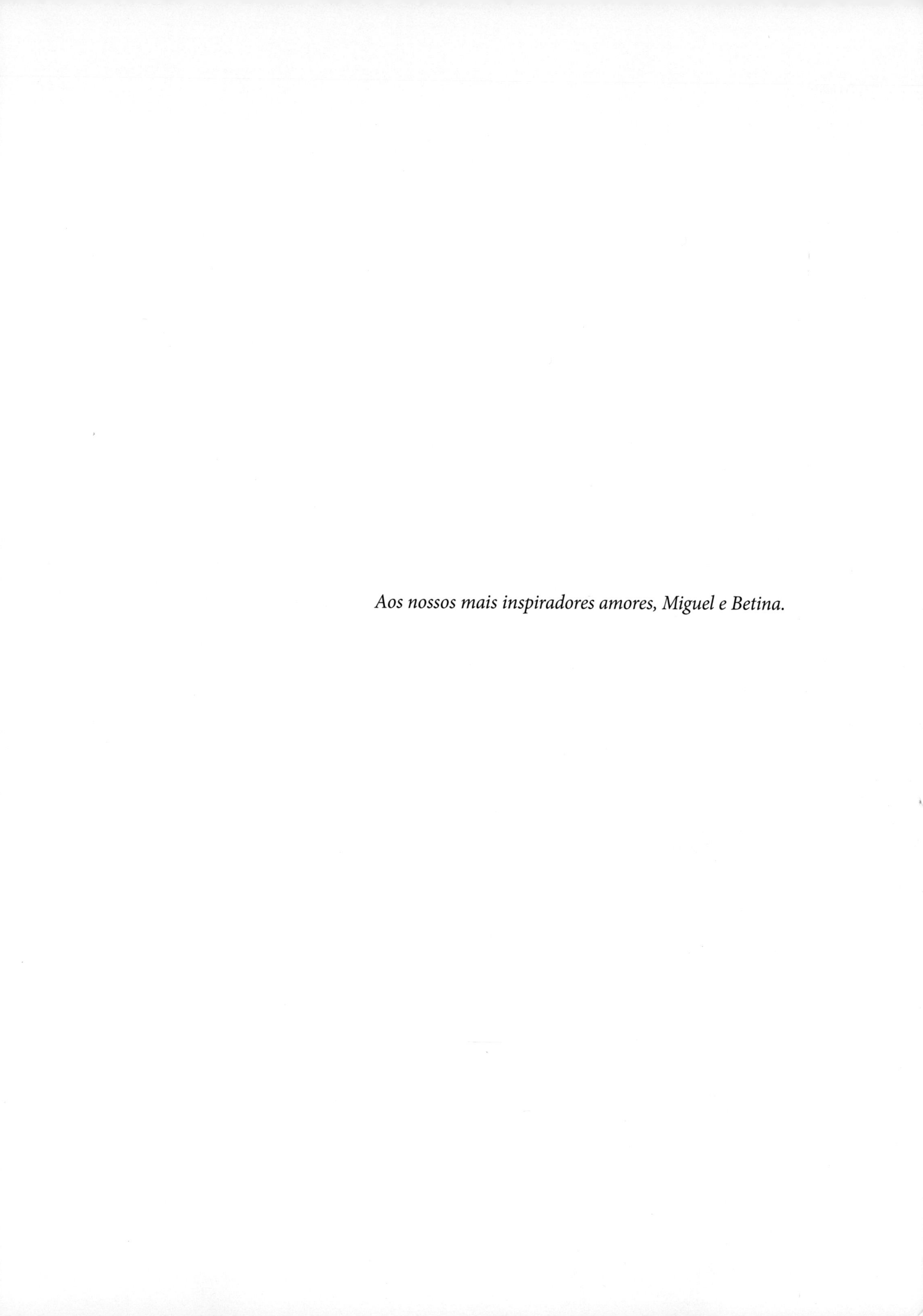

Aos nossos mais inspiradores amores, Miguel e Betina.

Aos nossos pacientes. Por eles, dedicação e estudo constantes.
São suas dores que despertam intimamente nossa sede de conhecimento.
O alívio de suas angústias nos torna resgatadores de esperança.

Colaboradores

Abdo Salomão Júnior
Médico dermatologista. Especialista em Clínica Médica e Dermatologia pela Universidade Estadual de Campinas (Unicamp). Doutor em Dermatologia pela Faculdade de Medicina da Universidade de São Paulo (FMUSP). Professor Colaborador da disciplina de Laser do departamento de Dermatologia da Escola Paulista de Medicina da Universidade Federal de São Paulo (EPM-Unifesp).

Ada Regina Trindade de Almeida
Médica dermatologista. Especialista em Dermatologia e em Cirurgia Dermatológica pelo Hospital do Servidor Público Municipal de São Paulo (HSPM-SP). Chefe de Cosmiatria da Clínica de Dermatologia do HSPM-SP.

Adeiza de Alencar Branco
Médica dermatologista. Especialista em Dermatologia pela Universidade Federal de Pernambuco (UFPE). Mestre em Dermatologia e Doenças Infecciosas pela UFPE.

Alessandra Ribeiro Romiti
Médica dermatologista. Especialista em Dermatologia e Cosmiatria pela USP. Colaboradora do Ambulatório de Cosmiatria do departamento de Dermatologia do HSPM-SP.

Alessandro Louza Alarcão
Médico dermatologista. Especialista em Dermatologia pela Faculdade de Medicina do ABC (FMABC). Professor da disciplina de Dermatologia do departamento de Clínica Médica do Centro Universitário Unievangélica.

Ana Carolina Serra Gomes da Silva Rodrigues
Médica dermatologista. Especializanda em Dermatologia no Instituto de Dermatologia Prof. Rubem David Azulay da Santa Casa de Misericórdia do Rio de Janeiro (SCMRJ).

Ana Flávia Nogueira Saliba Scoppetta
Médica dermatologista. Especialista em Dermatologia pelo HSPM-SP e pela Sociedade Brasileira de Dermatologia (SBD). Médica voluntária do Serviço de Dermatologia do HSPM-SP.

Ana Paula Gomes Meski
Médica dermatologista. Especialista e Mestre em Dermatologia pelo Hospital das Clínicas da Faculdade de Medicina da Universidade de São Paulo (HC-FMUSP). Médica voluntária do departamento de Dermatologia do HC-FMUSP.

André Braz
Médico dermatologista. Coordenador Científico do curso de Anatomia Aplicada para Toxina Botulínica e Preenchimento do Miami Anatomical Research Center. Professor-assistente do Setor de Cosmiatria da Policlínica Geral do Rio de Janeiro (PGRJ). Membro da SBD, da Sociedade Americana de Cirurgia Dermatológica (ASDS) e do Colégio Ibero-Latinoamericano de Dermatologia (CILAD). Responsável pela Clínica Dermatológica Dr. André Braz.

André Rosa Souza da Silva
Médico dermatologista. Especialista em Clínica Médica e em Dermatologia pela Universidade de Pernambuco (UPE).

Barbara Pontes Cerqueira Uzel
Médica dermatologista. Especialista em Dermatologia pela Universidade Federal da Bahia (UFBA). Mestre em Ciências da Saúde pela Universidade de Brasília (UnB).

Beni Moreinas Grinblat
Médico dermatologista. Especialista em Dermatologia pelo HC-FMUSP.

Betina Stefanello
Médica dermatologista. Especialista em Dermatologia pelo Instituto de Dermatologia Prof. Rubem David Azulay da SCMRJ. Professora Titular da disciplina de Cosmiatria do departamento de Cosmiatria do Instituto de Dermatologia Prof. Rubem David Azulay da SCMRJ.

Bianca Bretas de Macedo Silva
Médica dermatologista. Especialista em Dermatologia pelo Hospital Federal de Bonsucesso (HFB). Membro Titular da SBD.

Bruna Duque Estrada
Médica dermatologista. Especialista em Dermatologia pela Pontifícia Universidade Católica do Rio de Janeiro (PUC-RJ). Professora da disciplina de Dermatologia do Centro de Estudos dos Cabelos do Instituto de Dermatologia Prof. Rubem David Azulay da SCMRJ.

Bruna Souza Felix Bravo
Médica dermatologista. Especialista em Dermatologia pelo Instituto de Dermatologia Prof. Rubem Azulay da SCMRJ. Mestre em Medicina pela Universidade Federal do Rio de Janeiro (UFRJ). Professora da disciplina de Dermatologia do departamento de Cosmiatria do Instituto de Dermatologia Prof. Rubem Azulay da SCMRJ.

Camila Roos Mariano da Rocha
Médica dermatologista. Especialista em Dermatologia pelo Hospital Federal da Lagoa (HFL). Mestranda em Patologia pela Universidade Federal de Ciências da Saúde de Porto Alegre (UFCSPA). Professora Colaboradora de Dermatoscopia do Serviço de Dermatologia da Faculdade de Medicina e do Hospital Universitário da UFRJ.

Carlos Roberto Antonio
Médico dermatologista. Especialista em Dermatologia pela Faculdade de Medicina de São José do Rio Preto (FAMERP). Professor responsável pela disciplina de Cirurgia Dermatológica do departamento de Dermatologia da FAMERP.

Carlota Emilia Cesar de Figueiredo
Médica dermatologista. Preceptora da Residência Médica do Hospital Federal dos Servidores do Estado do Rio de Janeiro (HFSE-RJ), responsável pelo Ambulatório de Cosmiatria e Psoríase.

Célia Luiza Petersen Vitello Kalil
Médica dermatologista. Especialista em Dermatologia pela SBD. Doutoranda em Ciências Médicas pela Universidade Federal do Rio Grande do Sul (UFRGS). Coordenadora do Serviço de Dermatologia do Hospital da Brigada Militar de Porto Alegre (HBM-PA).

Cesar Romão Martins
Médico anestesiologista. Especialista em Anestesiologia pela EPM-Unifesp.

Clarissa Prieto Herman Reinehr
Médica dermatologista. Especialista em Dermatologia pela SBD e pelo Ministério da Educação. Mestre e Doutoranda em Ciências Médicas pela UFRGS.

Daniel Dal'asta Coimbra
Médico dermatologista. Especialista em Dermatologia pela SBD. Mestre em Dermatologia pelo Instituto Nacional de Infectologia Evandro Chagas (INI/Fiocruz). Professor de Cosmiatria do Instituto Prof. Rubem David Azulay da SCMRJ. Membro da American Society for Dermatologic Surgery e da Sociedade Brasileira de Cirurgia Dermatológica (SBCD).

Danielle de Paula Aguiar
Médica dermatologista. Especialista em Dermatologia pelo Instituto de Dermatologia Prof. Rubem David Azulay da SCMRJ.

Danielle Ioshimoto Shitara do Nascimento
Médica dermatologista. Especialista em Dermatologia pela EPM-Unifesp.

Denise Steiner
Médica dermatologista. Especialista em Dermatologia pela SBD. Doutora em Dermatologia pela Unicamp. Professora Titular da disciplina de Dermatologia do departamento de Clínica Médica da Universidade de Mogi das Cruzes (UMC).

Diego Cerqueira Alexandre
Médico. Mestrando em Ciências Médicas pela Universidade Federal Fluminense (UFF).

Doris Maria Hexsel
Médica dermatologista. Especialista em Dermatologia pela SBD. Ex-professora-assistente do Departamento de Dermatologia da Universidade de Passo Fundo (UPF). Investigadora principal do Centro Brasileiro de Estudos em Dermatologia (CBED).

Eduardo Victor de Paula Baptista
Médico. Especialista em Cirurgia Plástica e Mestre em Medicina Integral pelo Instituto de Medicina Integral Prof. Fernando Figueira (IMIP). Professor Preceptor de Cirurgia Plástica do IMIP.

Eliandre Costa Palermo
Médica dermatologista. Especialista em Dermatologia e em Cirurgia Dermatológica pela FMABC.

Eloisa Leis Ayres
Médica dermatologista. Especialista e Mestre em Dermatologia pela UFF. Doutoranda em Ciências da Saúde pelo Instituto de Assistência Médica ao Servidor Público Estadual (IAMSPE).

Emmanuel Rodrigues de França
Médico dermatologista. Especialista em Dermatologia pela SBD. Doutor e Livre-docente em Dermatologia pela UFRJ. Professor Adjunto da disciplina de Dermatologia da UPE.

Érica de Oliveira Monteiro
Médica dermatologista. Especialista em Dermatologia pela EPM-Unifesp. Professora da disciplina de Introdução às Práticas Hospitalares do Setor de Saúde Coletiva da EPM-Unifesp. Colaboradora do Laboratório de Humanidades em Saúde do Departamento de História, Filosofia e Ciências da Saúde da EPM-Unifesp.

Fabiana Braga França Wanick
Médica dermatologista. Especialista em Dermatologia pela Universidade Estadual do Rio de Janeiro (UERJ). Doutora em Ciências Médicas pela UFF. Mestre em Dermatologia pela UFRJ.

Fernanda Andreia Teixeira de Queiroz Domingos
Médica dermatologista. Especialista em Dermatologia pela SBD.

Flavia Alvim Sant'Anna Addor
Médica dermatologista. Especialista em Dermatologia pela Santa Casa de Misericórdia de São Paulo (SCMSP), em Dermatocosmética pela Universidade de Bruxelas e em Nutrologia pela Associação Brasileira de Nutrologia (ABRAN). Mestre em Dermatologia pela FMUSP. Pesquisadora da Medclin Dermatologia.

Flávia Gerônimo Brasileiro de Medeiros
Médica dermatologista. Especialista em Clínica Médica pela SCMSP e em Dermatologia pelo Hospital Regional de Presidente Prudente. Ex-preceptora da disciplina de Dermatologia da Universidade do Oeste Paulista (Unoeste). Ex-assistente da Residência de Dermatologia do Hospital Regional de Presidente Prudente.

Francisco Le Voci
Médico dermatologista. Especialista em Dermatologia pela SBD e pela FMABC. Mestre em Dermatologia pela FMUSP. Professor-assistente da disciplina de Dermatologia do Departamento de Dermatologia da FMABC.

Gabriel Gontijo
Médico dermatologista. Especialista em Dermatologia pelo HC-FMUSP. Mestre em Dermatologia pela Universidade Federal de Minas Gerais (UFMG). Professor de Dermatologia da Faculdade de Medicina da UFMG.

Giselle Martins
Médica dermatologista. Especialista em Dermatologia pela Santa Casa de Misericórdia de Porto Alegre (SCMPA). Mestranda em Patologia pela UFCSPA. Pesquisadora pela Universidade de Miami. Preceptora da Residência Médica em Dermatologia da UFCSPA/SCMPA.

Glaysson Tassara Tavares
Médico dermatologista. Especialista em Dermatologia pela SBD, em Cirurgia de Mohs e em Doenças das Unhas pelo HSPM-SP. Médico voluntário do Hospital das Clínicas da UFMG. Coordenador do Departamento de Cirurgia Micrográfica da SBD.

Guilherme Torreão de Sá
Cirurgião plástico. Especialista em Cirurgia Plástica pelo Hospital Municipal Barata Ribeiro. Membro Titular da SBCP. Médico-assistente do Serviço de Cirurgia Plástica da UFPE.

Gustavo Alonso Pereira
Médico dermatologista. Especialista em Dermatologia pelo HC-FMUSP.

Igor Soares Manhães
Médico dermatologista. Especialista em Dermatologia pela UFRJ.

Joana Ribeiro Costa de Faria
Médica dermatologista. Especialista em Dermatologia pelo Instituto de Dermatologia Prof. Rubem David Azulay da SCMRJ e pela SBD.

Joaquim Mesquita Filho
Médico dermatologista. Especialista em Cirurgia Dermatológica pelo Hospital Miguel Couto e pela Fundação do ABC. Chefe do Setor de Cirurgia Dermatológica do Instituto Prof. Rubem David Azulay da SCMRJ. Ex-vice-presidente da SBD. Presidente eleito da SBCD (gestão 2019-2020).

João Roberto Antonio
Médico dermatologista. Especialista em Cirurgia Dermatológica e Cosmiatria pela FAMERP. Doutor em Ciências Biológicas pela FAMERP. Professor Emérito do departamento de Dermatologia e Moléstias Infecciosas e Parasitárias (DDIP) da FAMERP. Chefe da disciplina de Dermatologia da FAMERP e do serviço credenciado pela SBD do Hospital de Base de São José do Rio Preto. Maestro de la Dermatologia do *CILAD*.

José Rogério Regis Junior
Médico dermatologista e cirurgião de restauração capilar. Especialista em Dermatologia pela Santa Casa de Belo Horizonte (SCBH). Membro Titular da SBD. Professor-assistente de Dermatologia do Serviço de Dermatologia da SCBH.

Juliana Uchiyama
Médica dermatologista. Especialista em Dermatologia pelo Hospital do Servidor Público Estadual de São Paulo (HSPE-SP).

Juliano de Avelar Breunig
Médico dermatologista. Especialista e Doutor em Dermatologia pela UFRGS. Professor Adjunto da disciplina de Dermatologia do Departamento de Biologia e Farmácia da Universidade Santa Cruz do Sul (Unisc).

Kléber Danilo Ollague Córdova
Médico dermatologista. Especialista em Dermatologia pela PUC-RJ.

Lauro Lourival Lopes Filho
Médico dermatologista. Chefe do Serviço de Dermatologia do Hospital Universitário da Universidade Federal do Piauí (HU-UFPI). Membro da Academia de Medicina do Piauí. Membro Titular da SBD, da SBCD e do Colégio Brasileiro de Cirurgiões (CBC). Professor-associado e Coordenador da disciplina de Dermatologia na UFPI.

Lauro Rodolpho Soares Lopes
Médico dermatologista. Especialista em Dermatologia pela SCMSP. Mestre e Doutor em Dermatologia pela UFPI. Professor-assistente da disciplina de Dermatologia do Departamento de Medicina Especializada da UFPI.

Leonardo Zacharias Gonçalves
Médico dermatologista. Especialista em Dermatologia pela PGRJ.

Letícia Bueno Nunes da Silva
Médica dermatologista. Especialista em Dermatologia Avançada, Cirurgia Dermatológica e Cirurgia Micrográfica de Mohs pela EPM-Unifesp.

Ligia Piccinini Colucci
Médica dermatologista. Especialista em Dermatologia pela SBD e pela SBCD. Membro da Academia Americana de Dermatologia.

Lilian Gerônimo Brasileiro
Médica dermatologista. Especialista em Dermatologia pelo Hospital Regional de Presidente Prudente. Membro da SBD e da SBCD.

Lilian Mathias Delorenze
Médica dermatologista. Especialista em Dermatologia pela UFF.

Lívia Arroyo Trídico
Médica dermatologista. Especialista em Dermatologia pela FAMERP. Professora Colaboradora da disciplina de Dermatologia do Departamento de Dermatologia da FAMERP.

Luciana Gasques de Souza
Médica dermatologista. Especialista em Cabelos e Unhas pela UMC e em Cosmiatria e Laser pela USP. Professora Preceptora da disciplina de Laser do Departamento de Dermatologia da UMC.

Luis Henrique Barbizan de Moura
Médico dermatologista. Especialista em Cirurgia Dermatológica pela EPM-Unifesp. Médico Colaborador do setor de Cirurgia Dermatológica do Departamento de Dermatologia da EPM-Unifesp.

Luiz Eduardo Toledo Avelar
Médico dermatologista. Especialista em Cirurgia Plástica pela SBCP. Membro da American Society of Plastic Surgery. Ex-membro Titular da SBCP. Antropologista da Polícia Civil de Minas Gerais.

Luiz Roberto Terzian
Médico dermatologista. Especialista em Dermatologia pela EPM-Unifesp. Mestre em Ciências pelo HC-FMUSP. Professor Colaborador da disciplina de Dermatologia do Departamento de Cirurgia da FMABC.

Luiza Helena Urso Pitassi
Médica dermatologista. Especialista pela SBD. Mestre e Doutora em Dermatologia pela Faculdade de Ciências Médicas da Unicamp, em parceria com o Hospital Johns Hopkins da Johns Hopkins University, School of Medicine (Baltimore-EUA).

Marcelo Rezende Sette
Médico dermatologista. Especialista em Dermatologia pela Escola Superior de Ciências Santa Casa de Misericórdia de Vitória (EMESCAM). Sócio Titular da SBD.

Marcia Cristina Linhares da Silva
Médica dermatologista. Especialista em Dermatologia pela SBD.

Marcia Cristina Soares Correia Purceli
Médica dermatologista. Especialista em Câncer de Pele e Dermatoscopia pela EPM-Unifesp.

Marcio Soares Serra
Médico dermatologista. Especialista em Dermatologia pela Universidade Federal do Estado do Rio de Janeiro (Unirio). Mestre em Dermatologia pela UFRJ. Professor Colaborador responsável pelo Ambulatório de Cosmiatria do Serviço de Dermatologia da Unirio.

Marcos Felipe Fonseca Alves
Médico dermatologista. Especialista em Dermatologia pela SCBH.

Maria Claudia Almeida Issa
Médica dermatologista. Especialista em Dermatologia pela SBD. Mestre em Dermatologia pela UFF. Doutora em Dermatologia pela UFRJ. Professora-associada da disciplina de Dermatologia do Departamento de Clínica Médica da UFF.

Maria Helena Lesqueves Sandoval
Médica dermatologista. Especialista em Dermatologia pela SBD. Preceptora de Cosmiatria dos residentes de Dermatologia do Hospital Universitário Cassiano Antonio de Moraes (HUCAM).

Maria Teresa Pereira Soares
Médica dermatologista. Especialista em Dermatologia pela EPM-Unifesp.

Mariya Miteva
Associate Professor of Clinical Dermatology, Department of Dermatology and Cutaneous Surgery, University of Miami, Miller School of Medicine.

Marisa Gonzaga da Cunha
Médica dermatologista. Especialista em Dermatologia pelo HC-FMUSP. Doutora em Ciências da Saúde pela FMABC. Professora responsável pelo curso de Pós-graduação em Dermatocosmiatria da FMABC.

Maurício Paixão
Médico dermatologista. Especialista em Dermatologia pela SBD. Doutor em Ciências pela FMUSP. Professor Colaborador do Ambulatório de Tumores da EPM-Unifesp.

Meire Brasil Parada
Médica dermatologista. Especialista em Dermatologia pelo Hospital Pérola Byngton – Cruzada Pró Infância. Ex-colaboradora da Unidade de Cosmiatria e Oncologia da EPM-Unifesp.

Moyses Costa Lemos
Médico dermatologista. Especialista em Clínica Médica e Dermatologia pelo Hospital das Clínicas da Faculdade de Medicina de Ribeirão Preto (HCFMRP-USP) e em Cirurgia Dermatológica pela Universidade Estadual Paulista (Unesp, *campus* Botucatu). Mestre em Biotecnologia pela Universidade Federal de São Carlos (UFSCar).

Natália Guimarães Ribeiro
Médica dermatologista. Especialista em Dermatologia pela SCBH.

Nicole Perim
Médico dermatologista. Professora Voluntária da disciplina de Cirurgia Dermatológica do Departamento de Dermatologia da UFMG.

Patricia Ormiga Galvão Barbosa Serpa
Médica dermatologista. Especialista em Dermatologia pela SBD. Mestre em Clínica Médica pela UFRJ.

Paula Amendola Bellotti
Médica dermatologista. Especialista em Dermatologia Clínica e Cirúrgica pela UFRJ. Membro efetivo da SBD, da SBCD e da Societé Française de Dermatologie.

Rachel Guerra de Castro
Médica dermatologista. Especialista em Dermatologia pela UFMG. Ex-preceptora de Cirurgia Dermatológica no Hospital das Clínicas da UFMG. Preceptora de Cirurgia Dermatológica da SCBH. Sócia efetiva da SBD e da SBCD.

Rafael Anlicoara
Cirurgião plástico. Especialista em Cirurgia Plástica pelo Instituto Nacional de Câncer do Rio de Janeiro (INCA-RJ). Mestre em Cirurgia Geral pela UFPE. Chefe do Serviço de Cirurgia Plástica do Hospital das Clínicas da UFPE.

Renato Luiz Baldissera
Médico dermatologista. Especialista em Tricologia pelo HSPM-SP e em Dermatologia Avançada pela EPM-Unifesp. Especialista em Dermatologia pela SBD.

Renato Soriani Paschoal
Médico dermatologista. Especialista em Dermatologia pela SBD. Mestre em Dermatologia pela FMRP-USP. Membro Efetivo da SBCD.

Robertha Carvalho Nakamura
Médica dermatologista. Professora Adjunta da disciplina de Dermatologia do Centro de Estudos das Unhas do Instituto de Dermatologia Prof. Rubem David Azulay da SCMRJ.

Roney Gonçalves Fechine Feitosa
Cirurgião plástico. Especialista em Cirurgia Geral pelo Hospital Geral de Fortaleza e em Cirurgia Plástica pela EPM-Unifesp. *Fellowship* em Microcirurgia e Cirurgia Estética da Face pela EPM-Unifesp.

Roosevelt das Neves Rocha Filho
Médico dermatologista. Especialista em Dermatologia pelo HFSE-RJ. Ex-professor colaborador da Residência de Dermatologia da Universidade Federal de Juiz de Fora (UFJF).

Rubem Mateus Campos Miranda
Médico dermatologista. Especialista em Dermatologia no Instituto Lauro de Souza Lima (Bauru-SP).

Samir Arbache
Médico dermatologista. Especialista em Dermatologia pela SBD. Doutorando em Medicina Baseada em Evidências pela EPM-Unifesp.

Samira Yarak
Médica dermatologista. Especialista em Dermatologia e Hansenologia pela UERJ. Mestre em Dermatologia e Doutora em Patologia pela EPM-Unifesp. Professora Adjunta do Departamento de Dermatologia da EPM-Unifesp.

Sarita Martins
Médica dermatologista. Especialista em Dermatologia pela Associação Médica Brasileira (AMB). Mestre em Medicina Tropical pela UFPE. Doutora em Dermatologia pela FMUSP. Professora Preceptora da disciplina de Cirurgia Dermatológica do Centro de Estudos Dermatológicos do Recife (CEDER).

Sergio Henrique Hirata
Médico dermatologista. Especialista, Mestre e Doutor em Dermatologia pela EPM-Unifesp. Professor Adjunto da disciplina de Dermatologia Infecto-parasitária do departamento de Dermatologia da EPM-Unifesp.

Sylvia Ypiranga
Médica dermatologista. Especialista em Dermatologia pela PUC-Campinas e pela AMB. Mestre em Clínica Médica pela Unicamp. Professora Colaboradora da Pós-graduação em Dermatocosmiatria do Departamento de Dermatologia da FMABC.

Taciana Dal'Forno Dini
Médica dermatologista. Especialista em Dermatologia pela SBD. Doutora em Ciências Médicas pela UFRGS. Coordenadora da Cosmiatria da Residência de Dermatologia da PUC-RS.

Tatiana Villas Boas Gabbi
Médica dermatologista. Especialista em Dermatologia pela SBD. Médica-assistente do Departamento de Dermatologia do HC-FMUSP.

Thalita Marçal Machado
Médica dermatologista. Especialista em Dermatologia pela FAMERP. Membro Titular da SBD.

Thais Sakuma
Médica dermatologista. Especialista em Dermatologia pela Unirio.

Ursula Metelmann
Médica dermatologista. Especialista em Dermatologia pela UnB. Professora Coordenadora do Departamento de Cosmiatria e Laser no Complexo Hospitalar Padre Bento de Guarulhos (São Paulo). Membro da SBD.

Virgínia Batista
Médica dermatologista. Especialista em Dermatologia pela UFPE e em Cirurgia dermatológica pela Fundação Mariana Resende Costa (FMARC). Membro da SBCD.

Apresentação

Caros colegas,

Esta obra oferece um roteiro prático para estudo e pesquisa de técnicas consagradas e em tratamentos inovadores na condução de diferentes situações clínicas.

Para tornar a apresentação dos capítulos mais didática, além de explorar a experiência dos colaboradores, oferecemos uma abordagem inédita de tratamento por regiões.

Tanto nós quanto os profissionais convidados para aqui compartilharem suas vivências nos empenhamos para utilizar uma linguagem simples, direta e sucinta, a fim de otimizar o aprendizado e a aplicabilidade das condutas apresentadas.

O propósito primordial deste livro é beneficiar pacientes cuja qualidade de vida se encontra afetada pela presença de condições inestéticas, resgatando na essência o talento e a criatividade do médico especialista. Além disso, todos os direitos autorais desta publicação serão doados à Associação Pelo Bem, um projeto que acolhe moradores de rua, gestantes vulneráveis e crianças carentes.

Boa leitura!

Emerson Lima e Mariana Lima

Prefácio

Recebi com muita honra o convite para redigir este prefácio.

Emerson Lima foi meu aluno de pós-graduação e desde aquela época já demonstrava sua dedicação e seu empenho à Dermatologia, especialmente à cirurgia dermatológica. É nítido que ele se entrega de corpo e alma a tudo que faz, e neste seu segundo livro não poderia ser diferente. Cabe ressaltar também Mariana Lima, sempre impecável e de potenciais técnico e teórico acima da média.

Este livro está primoroso. Sua formatação, inédita no Brasil, conta com 105 capítulos escritos por grandes cirurgiões dermatológicos e divididos por regiões anatômicas, apresentando além de técnicas emergentes e outros critérios em cirurgia dermatológica, métodos para correções de cicatrizes de diferentes tipos e tratamento de dermatoses oncológicas, mantendo enfoque na abordagem cosmiátrica da pele.

Não tenho dúvidas de que esta obra será indispensável e de suma importância a todos os dermatologistas brasileiros, tanto aos experientes quanto àqueles ainda em formação.

Sarita Martins
Professora Preceptora de Cirurgia Dermatológica no
Centro de Estudos Dermatológicos do Recife (CEDER)

Sumário

PARTE 1
REGIÕES PERIORBITAL, FRONTAL E TEMPORAL

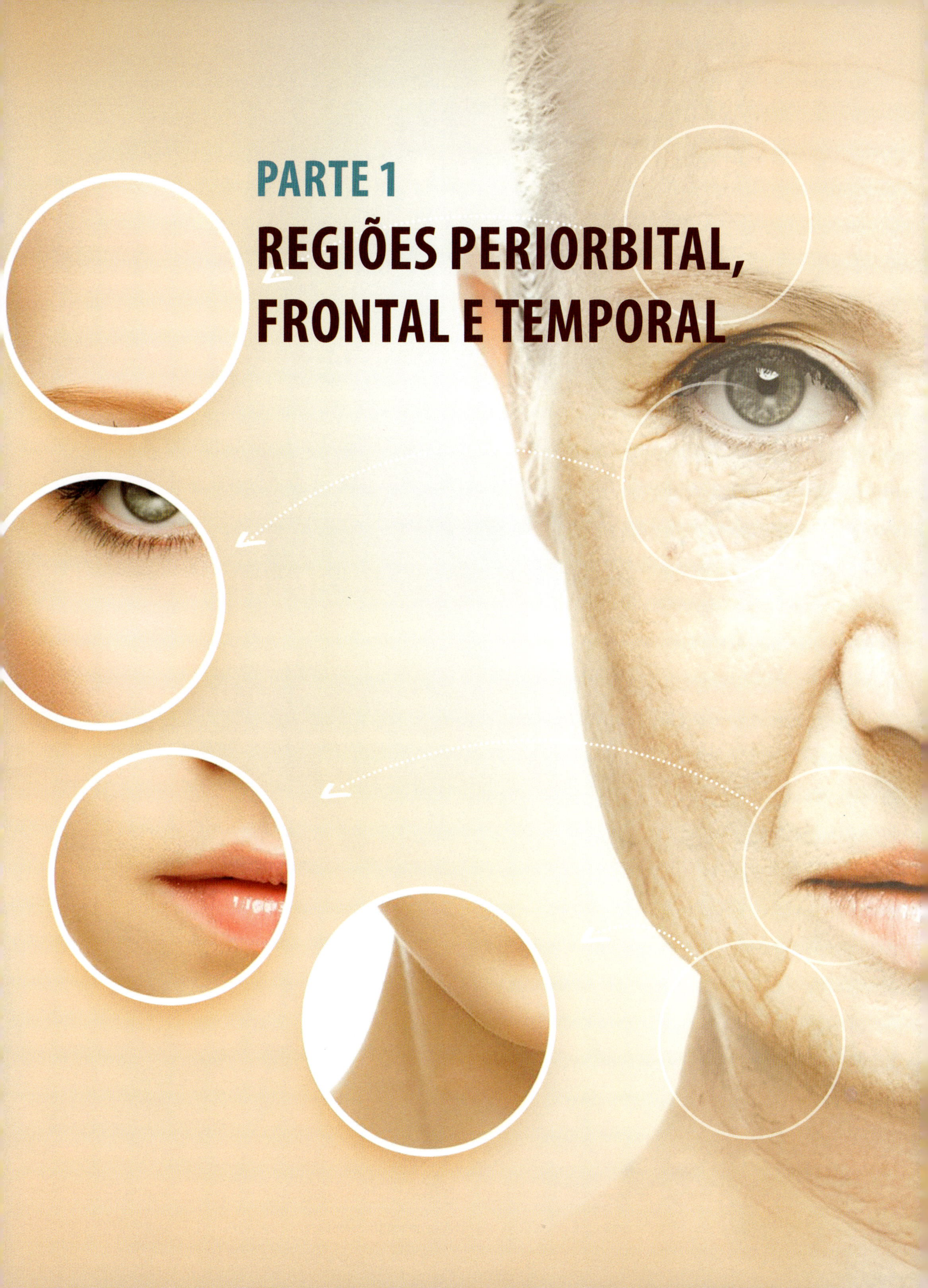

1

Apresentação Anatômica

Thais Sakuma

REGIÃO PERIORBITAL

Estrutura óssea

A órbita fundamenta o complexo periorbitário, sendo composta pelos seguintes ossos:

- Margem superior: frontal e esfenoide
- Margem inferior: maxila, zigomático e palatino
- Margem medial: etmoide, lacrimal e maxila
- Margem lateral: zigomático e esfenoide.

A região periorbital tem uma estrutura cônica que abriga o globo ocular, os músculos extraoculares e a gordura orbital. Por ser um compartimento com uma cavidade fixa, sem possível alargamento, um sangramento nessa região pode elevar a pressão ocular e promover consequências desastrosas.

Músculos

Músculos extraoculares

Trata-se dos seis músculos que controlam o movimento dos olhos somado àquele que controla a elevação da pálpebra (Figura 1.1 e Tabela 1.1). Todos são irrigados, principalmente, por ramos da artéria oftálmica.

Músculo orbicular dos olhos

Músculo esfinctérico das pálpebras, compõe-se por três porções:

- Porção orbital: atua no fechamento voluntário firme dos olhos. Espessa e avermelhada, suas fibras formam uma elipse completa, sem interrupção na comissura palpebral lateral. As fibras superiores dessa porção fundem-se com os músculos frontal e corrugador
- Porção palpebral: fecha as pálpebras suavemente de maneira involuntária, ou no reflexo de piscar, dividindo-se, também, em três porções: pré-tarsal, pré-septal e ciliar. É delgada, pálida, origina-se da bifurcação do ligamento palpebral medial, formando uma série de curvas concêntricas, e se insere na rafe palpebral medial

- Porção lacrimal: comprime o saco lacrimal, que recebe lágrimas e as transfere para o ducto lacrimal (Figura 1.2).

O músculo orbicular dos olhos é inervado pelos ramos temporal e zigomático do nervo facial (VII par) e vascularizado por ramos da artéria oftálmica.

Vascularização

A órbita é circundada, acima do septo orbital, por um anel vascular arterial formado pelos arcos palpebrais superior e inferior. O anel vascular é suprido por artérias derivadas de:

- Artéria carótida interna: artéria supraorbital, artérias palpebrais laterais, ramos da artéria lacrimal, artérias palpebrais mediais
- Artéria carótida externa: artéria facial, artéria angular, artéria infraorbital, artéria temporal superficial e artéria zigomático-orbital.

Inervação

O nervo facial (VII par) é responsável pela inervação dos músculos orbicular dos olhos, frontal, prócerus e corrugador do supercílio. Os ramos temporal e zigomático inervam esse músculo.

O nervo oculomotor (III par) inerva o elevador da pálpebra superior. Fibras simpáticas contribuem para a retração da pálpebra superior pela inervação dos músculos tarsal superior (músculo de Müller) e tarsal inferior, o que contribui para a retração da pálpebra inferior.

O nervo trigêmeo é responsável pela inervação sensitiva da pálpebra pelos ramos oftálmico (V1) e maxilar (V2). Ramos terminais da divisão oftálmica inervam a pálpebra superior, como os nervos lacrimal, supraorbital e supratroclear. O nervo

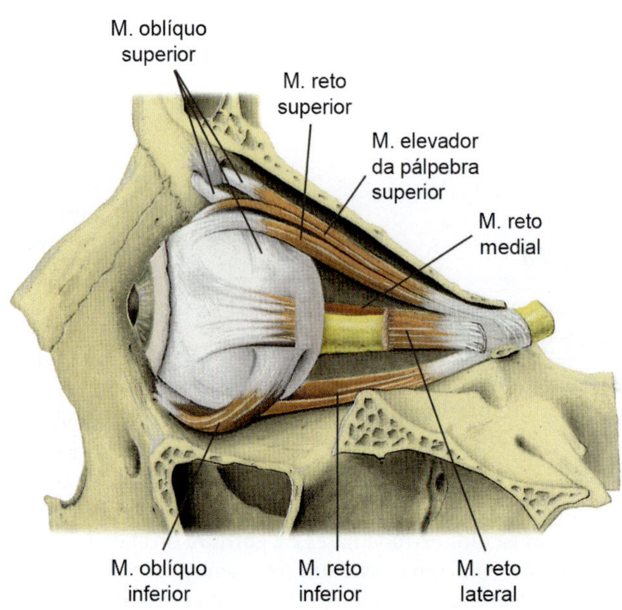

Figura 1.1 Musculatura extrínseca do olho, responsável pelo movimento e posicionamento correto dos olhos. Adaptada de Wolf-Heidegger, 2006.

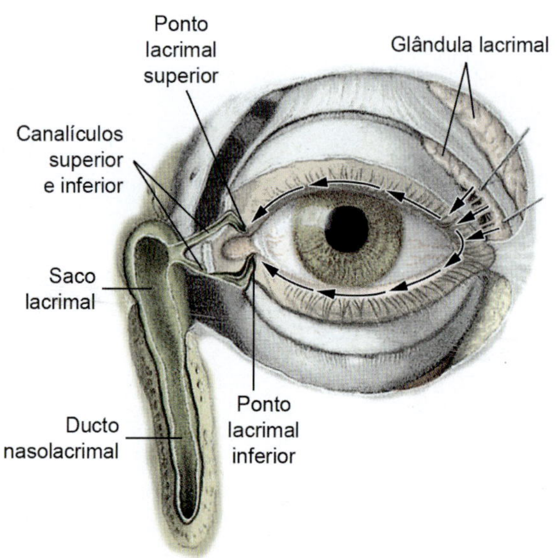

Figura 1.2 Porção lacrimal. Adaptada de Wolf-Heidegger, 2006.

Tabela 1.1 Inervação, inserção e ação dos músculos extraoculares.

Músculo	Inervação	Inserção	Posição neutra
Reto superior	Nervo oculomotor (ramo superior)	Olho (superfícies anterior e superior)	Elevação Inciclotorsão Adução
Reto inferior	Nervo oculomotor (ramo inferior)	Olho (superfícies anterior e inferior)	Depressão Extorsão Adução
Reto lateral	Nervo abducente	Olho (superfícies anterior e lateral)	Abdução
Reto medial	Nervo oculomotor (ramo inferior)	Olho (superfícies anterior e medial)	Adução
Oblíquo superior	Nervo troclear	Olho (superfícies posterior, superior e lateral)	Intorsão Depressão Abdução
Oblíquo inferior	Nervo oculomotor (ramo inferior)	Olho (superfícies posterior, inferior e lateral)	Extorsão Elevação Abdução
Elevador da pálpebra superior	Nervo oculomotor	Parte tarsal da pálpebra superior	Retração e elevação da pálpebra superior Antagonista do orbicular dos olhos

infratroclear inerva a parte medial das pálpebras superiores e inferiores, e os ramos terminais da divisão maxilar inervam a pálpebra inferior, como os nervos zigomaticofacial e infraorbital, que inervam as pálpebras inferior lateral e inferior, respectivamente. A Figura 1.3 apresenta artérias, veias e nervos da região periorbital.

Compartimentos de gordura da região periorbitária

Superficiais

São descritos na literatura três compartimentos de gordura superficiais ao redor dos olhos: superior, inferior e lateral. Os dois primeiros são delimitados externamente pelo ligamento de retenção orbicular e encontram-se sob a pele das pálpebras superior e inferior, respectivamente. O compartimento de gordura inferior é tão delgado que pode não ser encontrado na dissecção de alguns cadáveres frescos. Teoricamente, repousaria sobre a porção palpebral do músculo orbicular dos olhos.

Já o compartimento lateral é delimitado superiormente pelo septo temporal inferior (compartimento de gordura temporal) e inferiormente pelo septo malar superior.

Profundos

As principais funções da gordura orbital são lubrificar e amortecer o globo ocular e os músculos extraoculares. A gordura orbital inferior divide-se em três compartimentos (nasal, central e lateral), contidos pelo septo orbitário, o qual se estende do tarso ao rebordo orbitário ósseo inferior. A protrusão dessa gordura é chamada clinicamente de "bolsa de gordura".

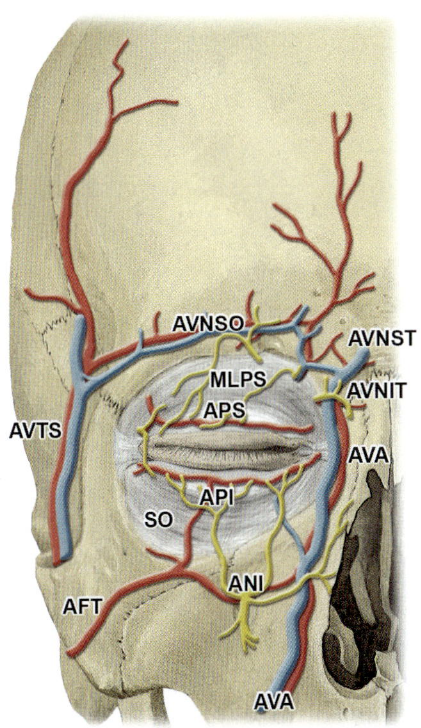

Figura 1.3 Artérias, veias e nervos da região periorbital. Adaptada de Wolf-Heidegger, 2006. AFT: artéria facial transversa; ANI: artéria e nervo infraorbitais; AVA: artéria e veia angulares; SO: septo orbital; API: arco palpebral inferior; AVTS: artéria e veia temporais superficiais; AVNSO: artéria, veia e nervo supraorbitais; AVNST: artéria, veia e nervo supratrocleares; AVNIT: artéria, veia e nervo infratrocleares; APS: arco palpebral superior; MLPS: músculo elevador da pálpebra superior.

Recobrindo o septo orbitário, encontra-se a porção palpebral do músculo orbicular dos olhos, que se insere distalmente no nível do rebordo orbitário ósseo inferior. Já a porção orbitária desse mesmo músculo se origina abaixo da porção palpebral, 0,5 a 1 cm abaixo do rebordo orbitário inferior. É recoberta pelo compartimento de gordura superficial nasolabial e malar medial e repousa lateralmente sobre a gordura suborbicular dos olhos (SOOF, do inglês *sub-orbicularis oculi fat*), didaticamente dividida em porções medial e lateral.

A gordura ocular retro-orbicular (ROOF, do inglês *retro-orbicularis oculi fat*) compreende o compartimento de gordura localizado profundamente no músculo orbicular, iniciando-se medialmente no nível do nervo supraorbitário e estendendo-se lateralmente sobre o rebordo orbitário superior.

REGIÃO FRONTAL

O tecido subcutâneo da região frontal compõe-se por três compartimentos: central, intermediários esquerdo e direito e temporolateral. É vascularizado pelas artérias supraorbital e supratroclear e pelo ramo frontal da artéria temporal superficial, encontrados também entremeados ao músculo frontal.

A inervação motora é realizada pelo ramo frontotemporal do nervo facial (VII par) e a sensitiva pelos nervos supraorbitário e supratroclear (V par).

A artéria supratroclear deixa a região superomedial da órbita a aproximadamente 17 mm da linha média. Existem, ainda, anastomoses com a artéria supraorbitária e o ramo frontal da artéria temporal superficial.

REGIÃO TEMPORAL

Constitui-se por pele, tecido subcutâneo, fáscia temporal superficial ou fáscia temporoparietal, fáscia temporal profunda (dividida também em superficial e profunda), músculo temporal e periósteo do osso temporal. Essa região é irrigada pelas artérias temporal superficial e temporal profunda.

A artéria temporal superficial é a menor dos dois ramos terminais da artéria carótida externa. Origina-se no nível da glândula parótida, posteriormente ao colo da mandíbula, e cruza o arco zigomático 10 mm anteriormente ao trago. Dela, originam-se a artéria facial transversa, a artéria zigomático-orbital e os ramos parietal e frontal.

Já a artéria temporal profunda compreende um ramo da artéria maxilar, o maior dos ramos terminais da carótida externa, e tem os ramos anterior e posterior localizados entre o músculo temporal e o periósteo.

É importante ressaltar que, apesar de se tratar de um ramo da carótida externa, a artéria temporal superficial anastomosa-se com ramos da carótida interna, como a artéria supraorbital. Assim, a injeção intravascular, pelo fluxo retrógrado, pode chegar ao sistema carotídeo interno e ocluir a artéria central da retina, cuja principal complicação, apesar de rara, é a cegueira. Portanto, o conhecimento da anatomia local e da técnica adequada é fundamental para qualquer procedimento nessa região.

Compartimento de gordura temporolateral

Estende-se da região temporal à região cervical. Na região temporal, encontra-se logo abaixo da pele e acima da fáscia temporal superficial do músculo temporal, sendo delimitado superiormente pela linha temporal (proeminência do osso frontal), inferiormente pelo arco zigomático, anteriormente pelo rebordo orbitário externo e posteriormente pelo couro cabeludo. A artéria temporal superficial encontra-se na região posterior desse compartimento. Já sua porção distal recobre o ângulo e a linha da mandíbula, repousando sobre a parótida e o corpo mandibular.

Inervação

Após emergir da glândula parótida 1,7 cm anterior ao trago, o ramo temporal do nervo facial passa pelo arco zigomático entre 3,2 e 3,9 cm posteriormente à borda lateral da órbita, no nível da linha órbito-tragal, o que corresponde ao terço médio do arco zigomático. Assim, enfatiza-se a vulnerabilidade do ramo temporal no nível do terço médio do arco zigomático.

O nível da profundidade dos nervos temporais sobre o arco zigomático é proporcional à quantidade de tecido adiposo apresentado pelo cadáver. Cadáveres magros e de idosos praticamente não apresentam tecido adiposo envolvendo o nervo, o que os torna mais vulneráveis a lesões.

Após sair da glândula parótida, o ramo temporal cursa imediatamente abaixo do sistema aponeurótico muscular superficial (SMAS, *superficial muscular aponeurotic system*) e assim continua durante sua passagem sobre o terço médio do arco zigomático. Ultrapassando esse marco anatômico, o ramo temporal passa a cursar sobre o folheto superficial da fáscia temporal profunda e permanece abaixo da fáscia temporoparietal (SMAS), mantendo-se nesse plano até penetrar no músculo frontal no nível do rebordo orbitário superior. Os ramos temporais do nervo facial são, em geral, mais anteriores e caudais ao ramo frontal da artéria temporal superficial.

BIBLIOGRAFIA

Braz A, Sakuma T. Atlas de anatomia e preenchimento global da face. Rio de Janeiro: Guanabara Koogan; 2017.

Goss CM. Gray anatomia. Rio de Janeiro: Guanabara Koogan; 1988.

Haddock NT, Saadeh PB, Boutros S, Thorne CH. The tear trough and lid/cheek junction: anatomy and implications for surgical correction. Plast Reconstr Surg. 2009;123(4):1332-40.

Hirmand H. Anatomy and nonsurgical correction of the tear trough deformity. Plast Reconstr Surg. 2010;125(2):699-708.

Lambros V. A technique for filling the temples with highly diluted hyaluronic acid: the "dilution solution". Aesthet Surg J. 2011;31(1):89-94.

Paulsen F, Waschke J. Sobotta. Atlas de anatomia humana. Cabeça, pescoço e neuroanatomia. 23. ed. Rio de Janeiro: Guanabara Koogan; 2010.

Radlanski RJ, Wesker KH. The face. Pictorial atlas of clinical anatomy. Chicago: Quintessence Publishing; 2012.

Raspaldo H. Temporal rejuvenation with fillers: global faceculpture approach. Dermatol Surg. 2012;38(2):261-5.

Rohrich RJ, Pessa JE. The fat compartments of the face: anatomy and clinical implications for cosmetic surgery. Plast Reconstr Surg. 2007;119(7):2219-27.

Silva MLA, Aboudib JH. Anatomia aplicada do ramo temporal do nervo facial: estudo do risco potencial de lesão durante a cirurgia do rejuvenescimento facial. Rev Bras Cir Plast. 2010;25(4):604-13.

Wolf-Heidegger. Atlas de Anatomia. 6. ed. Rio de Janeiro: Guanabara Koogan; 2006.

Wong CH, Hsieh MK, Mendelson B. The tear trough ligament: anatomical basis for the tear trough deformity. Plast Reconstr Surg. 2012;129(6):1392-402.

2

Blefaroplastia

Eliandre Costa Palermo, Maurício Paixão, Roney Gonçalves Fechine Feitosa

INTRODUÇÃO

A blefaroplastia representa um dos procedimentos cirúrgicos mais realizados para correção cosmética da região palpebral, preservando sua forma e aparência naturais. Além de promover melhorias significativas na estética facial, a operação é relativamente rápida, de baixo custo e perfil de risco bastante aceitável, constituindo um dos procedimentos estéticos mais realizados mundialmente. Estima-se que, nos EUA, no ano de 2012, mais de 150 mil pacientes tenham sido submetidos a esse procedimento, com um crescimento de 4% em relação ao ano anterior. Embora 85% dos pacientes submetidos a esse procedimento sejam mulheres, a blefaroplastia compreende a terceira cirurgia estética mais comum em homens.

Pode ser realizada por motivos cosméticos, funcionais ou reparadores e consiste na remoção do excesso de pele palpebral em associação à remoção ou ao reposicionamento das bolsas de gordura e do músculo orbicular. Há algum tempo, porém, deixou de ser considerada uma cirurgia somente para subtração de pele e gordura. Atualmente, as retiradas são mais conservadoras, valorizando cada vez mais os resultados mais seguros e menos artificiais. A tendência recente, tanto na blefaroplastia superior quanto na inferior, é de uma cirurgia com remoção criteriosa da gordura periorbital, evitando a remoção excessiva de pele, músculo orbicular e das bolsas de gordura, o que pode acentuar ou provocar um olhar encovado.

Para alcançar o objetivo de restaurar uma aparência mais jovem para a região palpebral, é fundamental avaliar a região periorbital no contexto global do envelhecimento da face e escolher a melhor abordagem e o melhor planejamento cirúrgico, bem como a adequada associação de procedimentos, como *brow lifting*, *lifting* endoscópico e procedimentos minimamente invasivos (p. ex., toxina botulínica, *laser* e preenchimentos).

O envelhecimento provoca alterações em toda a face, afetando pele, músculo, gordura, ligamentos e ossos. Ocorre reabsorção nas porções superomedial e inferolateral do rebordo orbital, que passa de um formato arredondado para uma forma romboidal. Na face média, particularmente, a reabsorção da maxila e da área piriforme contribui para a perda de sustentação dos coxins de gordura profundos, flacidez muscular e cutânea e o aumento e a projeção das bolsas de gordura palpebral – em alguns casos, o paciente pode apresentar edema malar. É importante avaliar essa condição, pois a cirurgia pode até mesmo melhorá-la, por remover e esticar a pele, mas nem sempre desaparecerá. A pele redundante e solta da pálpebra superior que surge com o envelhecimento é denominada dermatocalásia (Figura 2.1).

ANATOMIA DA REGIÃO ORBITAL

Em virtude dos recentes avanços na área de procedimentos cosméticos que englobam a região orbital, o conhecimento anatômico é importantíssimo para assegurar melhores resultados e a segurança no tratamento. Conhecer a anatomia cirúrgica, a fisiologia e a morfologia das pálpebras torna-se fundamental mesmo para quem não pretende fazer uma cirurgia dermatológica. O dermatologista que pretende realizar um procedimento cirúrgico como a blefaroplastia deve ter um conhecimento completo de toda a anatomia palpebral e orbital em detalhes - desde a pele e o tecido subcutâneo até o músculo orbicular, os tecidos submusculares, o septo orbital, as bolsas de gordura retrosseptal, os ligamentos e a conjuntiva –, além de saber profundamente a respeito da irrigação e da inervação da região orbital.

Pálpebras

Estruturas especializadas singulares que protegem o globo ocular, são formadas por um grande número de componentes, por vezes de aspecto bastante delicado. A Figura 2.2 possibilita localizar e identificar a pele com os cílios, o músculo orbicular do olho subjacente, o músculo elevador da pálpebra e sua aponeurose, o septo orbitário, que limita as bolsas de gordura pré-aponeurótica, e a placa tarsal.

A pele da pálpebra é a mais delgada do corpo e apresenta diferenças quanto à estratigrafia de acordo com a porção avaliada. As pálpebras dividem-se em camadas interna e externa, ou lamelas, separadas por uma divisão chamada linha cinzenta, que representa a linha de união entre as lamelas anterior e posterior. A lamela anterior compreende a pele e o músculo orbicular; indo em direção à porção posterior da pálpebra, tem-se a lamela posterior, composta pelo tarso e pela conjuntiva (Figura 2.3).

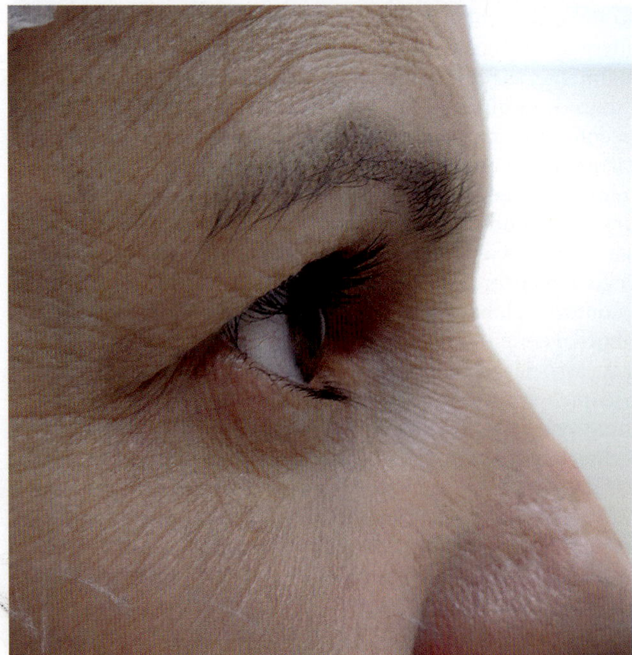

Figura 2.1 Dermatocalásia acentuada, perda do sulco palpebral superior e grande excesso de pele.

Na pálpebra superior, tem-se o sulco (ou linha palpebral superior), o qual, usado como referência na marcação da retirada de pele na pálpebra superior, é formado pela inserção da aponeurose do músculo elevador na pálpebra superior com o septo orbicular e separa a pálpebra em duas porções: orbitária e tarsal. A transição a partir dessa porção de pele palpebral com a porção orbital é evidente clinicamente em espessura e coloração. A porção tarsal é mais delgada e muito vascularizada, sendo composta por pele, músculo orbicular do olho, tarso e conjuntiva. Na região próxima à área nasal, essa pele palpebral tarsal é ainda mais fina e tem mais glândulas sebáceas que a região lateral.

A porção orbital, próxima à sobrancelha, apresenta espessura maior de derme e subcutâneo e vai se adelgaçando à medida que se aproxima da transição com a porção tarsal. Compõe-se por:

- Pele e tecido subcutâneo
- Músculo orbicular do olho
- Septo orbital
- Gordura pós-septal ou orbital
- Aponeurose do elevador da pálpebra superior
- Músculo de Müller
- Conjuntiva.

A fissura palpebral é o espaço de abertura ocular formada pelas pálpebras superior e inferior. Em forma de elipse, mede de 28 a 30 mm de largura e de 10 a 12 mm de altura. O sulco palpebral se localiza na porção central, entre 7 e 10 mm de altura da borda livre nos homens, e 8 a 12 mm nas mulheres. Nos orientais, o sulco palpebral superior se localiza mais próximo ao tarso, geralmente iniciando 2 a 3 mm da borda ciliar medialmente e na região medial atingindo 6 a 8 mm (Figura 2.4).

A pálpebra superior aberta deve cobrir cerca de 1 a 2 mm da córnea, enquanto a borda da pálpebra inferior geralmente tangencia o limbo. Quando essa medida da fissura palpebral está diminuída por rebaixamento da pálpebra superior sobre a córnea, denomina-se ptose palpebral, ou blefaroptose, e

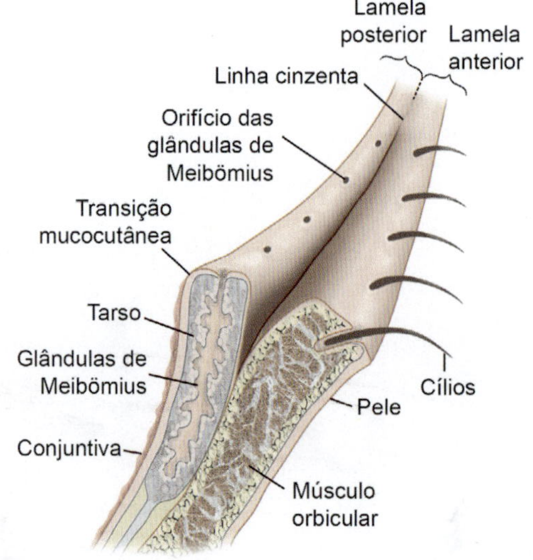

Figura 2.2 Ilustração esquemática da pálpebra.

designa a condição caracterizada pelo posicionamento anormalmente baixo da margem palpebral superior, medida do centro pupilar até a margem palpebral superior. No caso em que a fissura esteja aumentada por uma maloclusão da pálpebra inferior, tem-se a chamada esclera aparente que, apesar de comum em idosos, pode ser consequência de retrações pós-cirúrgicas, tanto cosméticas quanto oncológicas.

Em razão de sua íntima relação com as bolsas de gordura, o músculo elevador da pálpebra e a sua aponeurose estão mais sujeitos a dano durante a blefaroplastia superior. Em contrapartida, o oblíquo inferior pode ser lesionado na blefaroplastia inferior, podendo ser facilmente identificado entre as bolsas medial e nasal. Na cirurgia, pode ocorrer também lesão do reto inferior pela abordagem transconjuntival.

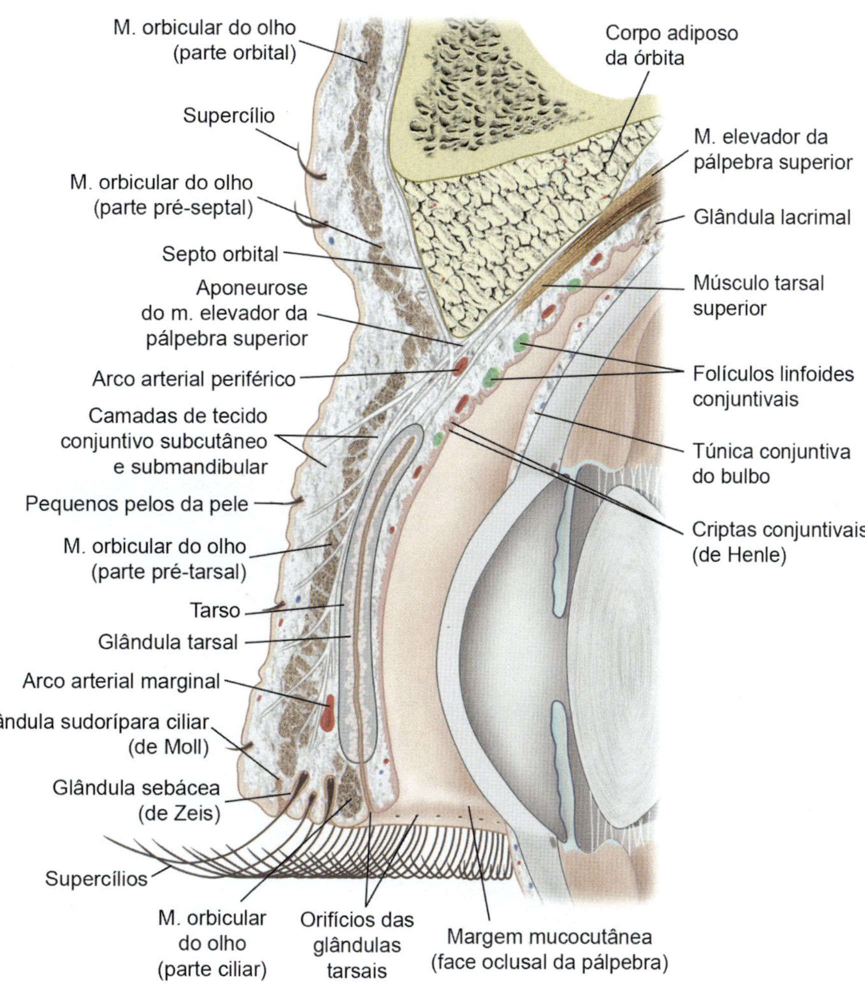

Figura 2.3 Borda palpebral: lamelas anterior e posterior.

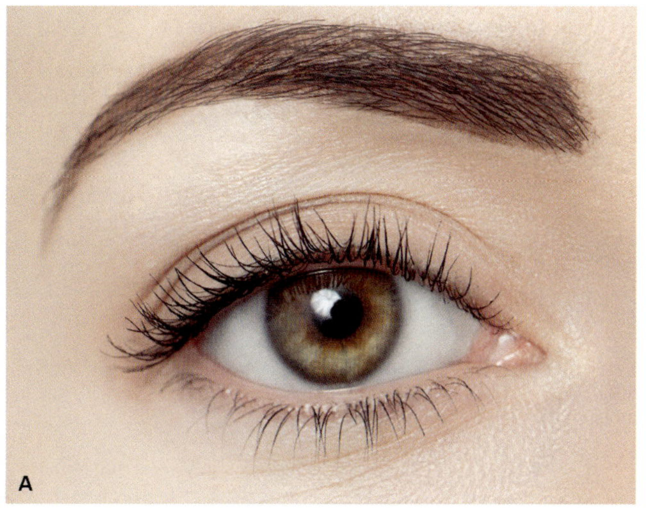

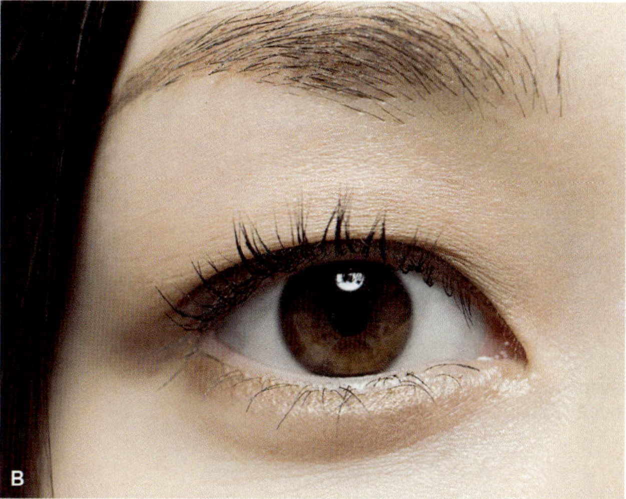

Figura 2.4 A. Sulco palpebral ocidental. **B.** Sulco palpebral oriental.

Músculo orbicular

O músculo orbicular dos olhos se localiza logo abaixo da pele palpebral e recobre toda a região orbital. A inervação motora da pálpebra superior é feita pelos ramos temporais e ramos zigomáticos do nervo facial (VII) e tem a função de fechar as pálpebras. Já a inervação sensitiva se dá pelo nervo oftálmico e ramos do nervo trigêmeo que se localizam abaixo do músculo orbicular; por isso, a anestesia deve ser feita nessa região.

O músculo orbicular apresenta uma porção palpebral, que atua nos movimentos de piscar intermitente e voluntário, e uma porção orbital, usada para o fechamento forçado da pálpebra. A porção orbital cobre a margem orbital e suas fibras mesclam-se superiormente com o músculo frontal e medialmente com o músculo prócero. A porção palpebral do músculo orbicular divide-se, ainda, em outras em duas porções, a pré-tarsal e a pré-septal (Figura 2.5). A porção pré-tarsal situa-se sobre a placa tarsal do músculo orbicular e está firmemente aderida ao tarso. Inicia-se no canto lateral e insere-se no canto medial. Sua porção superficial forma a parte anterior do tendão cantal medial e a porção profunda insere-se no osso da crista lacrimal posterior, formando o tendão posterior do canto medial. A porção pré-septal cobre o septo orbital da pálpebra e é menos aderida à pele, e suas fibras reúnem-se lateralmente para formar a rafe palpebral lateral.

Lamela posterior

Enquanto a pele e o músculo formam a lamela anterior, o *sling* tarsoligamentar cria a estrutura de apoio para a lamela posterior. As placas de tarso constituem a estrutura de tecido conjuntivo das pálpebras superiores e inferiores. A placa de tarso da pálpebra superior tem aproximadamente 24 mm na horizontal e 8 a 10 mm na vertical. Acessórios da placa tarsal da pálpebra superior incluem a porção pré-tarsal do músculo orbicular e aponeurose do músculo elevador da pálpebra na porção anterior e do músculo de Müller na borda superior e conjuntiva na superfície posterior.

As placas de tarso da pálpebra são anexadas à órbita pelos ligamentos cantal medial e laterais e estruturas de apoio retinacular (Figura 2.6). É interessante observar que o ligamento

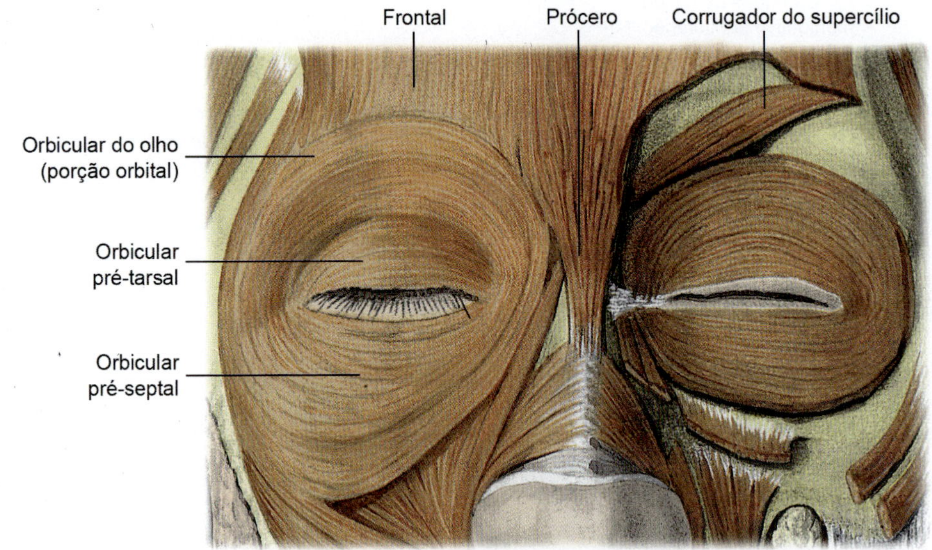

Figura 2.5 Anatomia muscular da região periorbital. Adaptada de Wolf-Heidegger, 2006.

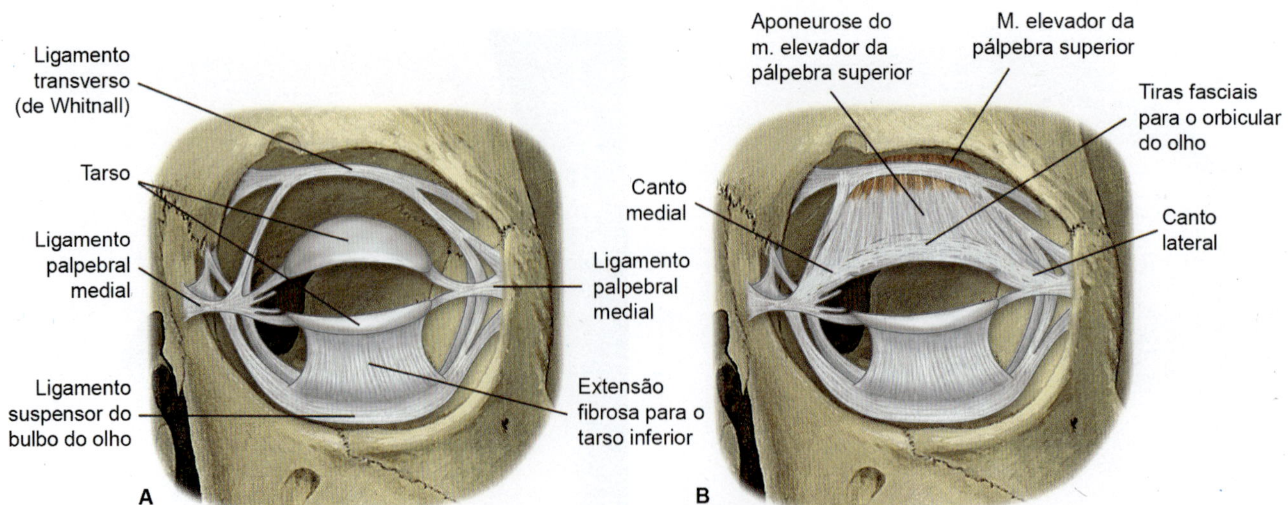

Figura 2.6 A. Placas tarsais e suas fixações. **B.** Inserção do músculo elevador da pálpebra superior. Adaptada de Wolf-Heidegger, 2006.

palpebral lateral é pouco desenvolvido, conectando-se ao osso zigomático dentro da margem orbitária. Inferiormente, a identificação da funcionalidade do ligamento palpebral lateral é particularmente útil para a cantoplastia associada à cantopexia. Outra particularidade diz respeito a uma séria intercorrência: o hematoma retrobulbar, que, nos casos mais dramáticos, exige a inserção dessas estruturas ligamentares (Figura 2.7), além de outras medidas terapêuticas adjuvantes.

Lâmina tarsal

Os tarsos são os elementos estruturais das pálpebras compostos por tecido fibroso denso de aproximadamente 29 mm de largura, 10 a 12 mm de altura no ponto médio e 1 mm de espessura. Liga-se medialmente, entre o nariz e o ângulo medial do olho, ao ligamento palpebral medial, conectando o tarso à margem medial da órbita e dando inserção ao músculo orbicular do olho. De modo semelhante, o ligamento palpebral lateral conecta o tarso à margem lateral da órbita. Com a pele da pálpebra superior, o tarso superior serve como inserção para o músculo elevador da pálpebra superior.

Embutidas verticalmente nas lâminas tarsais e estendendo-se para seus aspectos marginais, estão as glândulas sebáceas de Meibömius, em torno de 30 a 40 glândulas presentes nas pálpebras superiores. Elas produzem uma secreção adiposa que lubrifica as margens das pálpebras, evitando que a superior fique grudada à inferior no fechamento palpebral.

Septo orbital

A terceira camada das pálpebras na porção superior é o septo orbital. Lâmina fibroelástica de tecido conjuntivo que se origina do periósteo da margem supraorbitária, ele separa a pálpebra da gordura orbital e as estruturas orbitais profundas.

O septo orbicular na pálpebra superior se insere na aponeurose do músculo elevador da pálpebra superior. Por trás do septo, localizam-se os compartimentos da bolsa de gordura. Com o envelhecimento, tanto o septo quanto o músculo orbicular e a pele ficam mais frouxos e adelgaçados, causando prolapso de gordura orbital, o que torna essas condições mais proeminentes. Na blefaroplastia, são realizadas pequenas aberturas no septo para remover as bolsas de gordura. Nos casos leves, preenchimentos na região dos sulcos nasojugal e malar com ácido hialurônico (AH) podem amenizar o problema e retardar a cirurgia.

Bolsa de gordura

As bolsas de gordura palpebrais se localizam atrás do septo orbital e à frente dos retratores da pálpebra. Na pálpebra superior, existem apenas dois compartimentos: a gordura nasal e a gordura pré-aponeurótica.

A glândula lacrimal se apresenta lateralmente e não deve ser confundida com as bolsas, tomando-se cuidado para não lesar a glândula inadvertidamente durante a cirurgia (Figura 2.8).

Os grandes vasos palpebrais mediais superiores e inferiores cursam na superfície das respectivas bolsas de gordura nasais e podem ser cuidadosamente dissecados ou clampeados quando a bolsa de gordura é excisada durante a blefaroplastia.

Embora os vasos das áreas pré-septal e muscular sejam bem suportados pelo tecido conjuntivo e pelo músculo, os vasos orbitais estão virtualmente sem suporte. Portanto, apesar de suportarem tensão, os vasos orbitais podem ser facilmente traumatizados e até mesmo sofrer grave tensão durante a blefaroplastia. O sangramento desses vasos pode levar ao aumento da pressão intraocular e até mesmo à cegueira.

Retratores da pálpebra superior

A quarta camada da pálpebra superior é formada pelo músculo elevador da pálpebra superior e a aponeurose. Os retratores da pálpebra superior são compostos pelos músculos frontal, elevador da pálpebra superior, músculo de Müller e, também, pelo ligamento de Whitnall.

O músculo elevador da pálpebra superior tem origem na asa menor do osso esfenoide, sendo inervado pelo nervo oculomotor (3º par craniano) e responsável pela elevação da pálpebra superior e, portanto, pela abertura do olho. O músculo elevador se torna aponeurótico 5 a 7 mm acima da

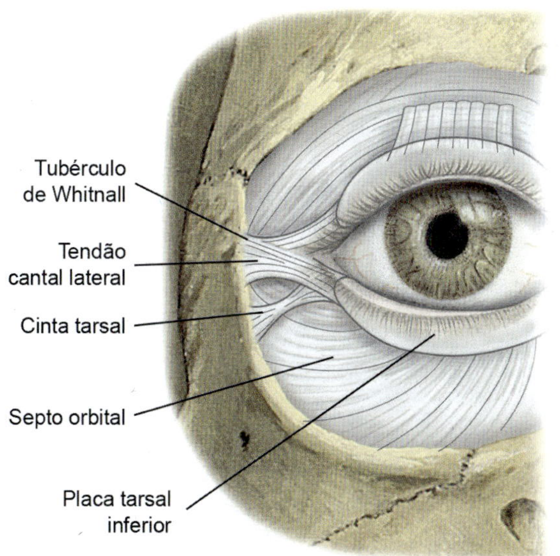

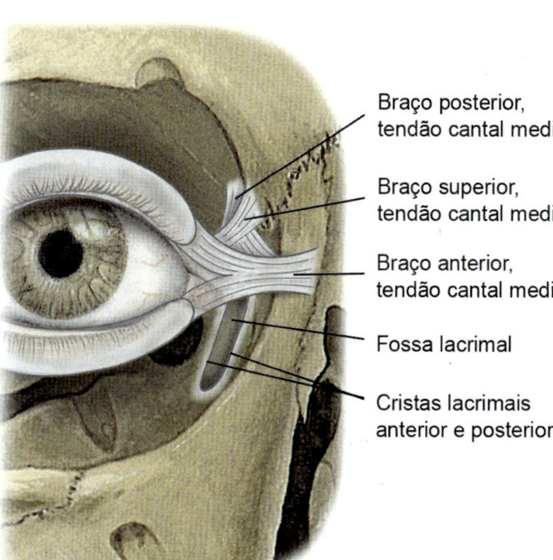

Figura 2.7 Anatomia ligamentar periorbital. Adaptada de Wolf-Heidegger, 2006.

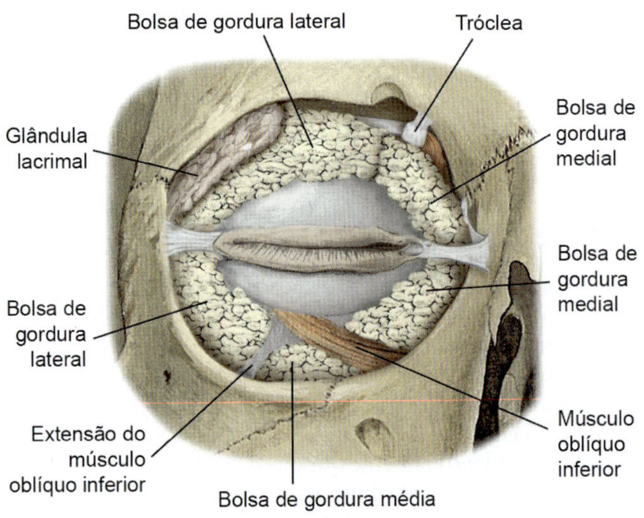

Figura 2.8 Bolsa de gordura. Adaptada de Wolf-Heidegger, 2006.

borda superior do tarso e 10 a 14 mm abaixo do ligamento de Whitnall. A aponeurose insere-se e imbrica-se com as fibras do músculo orbicular, dando origem ao sulco ou à linha palpebral superior. Quando se opera no espaço pós-septal, durante a blefaroplastia, é necessário ter cuidado para evitar um trauma da aponeurose e consequente ptose.

O músculo de Müller é um pequeno feixe de fibras musculares localizadas por baixo do músculo elevador da pálpebra superior, inserindo-se, também, no bordo superior do tarso. O músculo de Müller tem duas funções: manter o tônus da pálpebra superior e promover a elevação adicional à pálpebra em 2 mm (resposta ao estímulo simpático). A ação desse músculo pode ser reproduzida com colírios simpaticomiméticos (teste da fenilefrina) para avaliação etiológica dos casos de ptose palpebral leve. O músculo de Müller é inervado pelo sistema nervoso simpático.

Conjuntiva

Membrana mucosa de superfície lisa e translúcida que recobre todo o globo ocular e a pálpebra inferior em um fundo de saco inferior, também denominado fórnice; reflete do globo ocular para a pálpebra e cobre completamente a superfície palpebral interna.

Vascularização

O suprimento arterial dos olhos se origina das artérias carótidas interna e externa pelas artérias palpebrais e suas anastomoses. As artérias palpebrais lateral e medial, ramos da artéria oftálmica, se anastomosam entre si formando dois conjuntos: as arcadas marginal e periférica. As artérias palpebrais formam uma arcada marginal que se localiza de 2 a 3 mm do tarso, originando-se medialmente de ramos e anastomoses da artéria angular, dorsal do nariz, artérias supratroclear e supraorbital, e lateralmente por ramos da artéria infraorbital, e de ramos da lacrimal, temporal superficial, facial transversa, e de ramos zigomático-orbitais (Figura 2.9).

A arcada periférica situa-se entre a aponeurose do elevador da pálpebra e do músculo de Müller, acima da borda superior do tarso na pálpebra superior; na pálpebra inferior, sua posição pode variar. O sistema venoso divide-se em dois grupos: pré-tarsal e pós-tarsal. As veias tarsais são superficiais e conectadas medialmente com a veia angular e laterossuperiormente com as veias temporal e lacrimal. As veias pós-tarsais compõem as veias profundas. O sistema venoso drena para os plexos carotídeos e pterigóideo.

É interessante notar a íntima relação entre o sistema venoso superficial da região periocular e o seio cavernoso e plexo pterigóideo, facilitando o entendimento de como processos infecciosos na face podem levar a situações graves, como trombose do seio cavernoso, meningites e infecção do sistema nervoso central (SNC). Ainda, é sempre interessante ter em mente que, além da embolização arterial, existe o risco da embolização venosa com uso de preenchedores na região periocular.

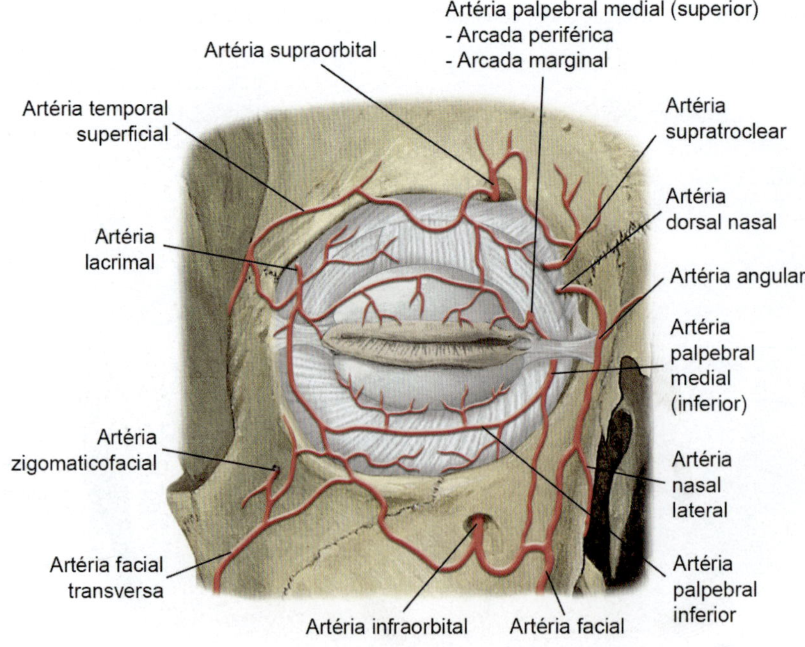

Figura 2.9 Irrigação da região orbital. Adaptada de Wolf-Heidegger, 2006.

AVALIAÇÃO DO PACIENTE

Com o envelhecimento orbital, perde-se parte da sustentação óssea e dos coxins de gordura orbitais. A pele palpebral perde tônus e elasticidade, acentuando-se as rugas e as linhas de expressão. O músculo orbicular, o tarso, o septo orbital e a mucosa conjuntival também se tornam flácidos e menos competentes na sustentação das bolsas de gordura, que tendem a herniar sobre o músculo orbicular e o septo.

Em casos mais graves, os pacientes podem se queixar, além da alteração cosmética das pálpebras, de sensação de peso, dificuldade em elevar a pálpebra superior, déficit de acuidade visual e diminuição do campo visual. O envelhecimento orbital faz parte do processo que afeta toda a face, incluindo a fronte, as regiões maxilar e zigomática; portanto, os cirurgiões devem avaliar as relações estéticas periorbitárias, sobretudo a posição dos supercílios antes de programar o procedimento.

A posição ideal da sobrancelha relaciona-se com referências anatômicas: em geral, inicialmente se localiza em linha perpendicular, traçada a partir da base alar do nariz, terminando no final de uma linha oblíqua traçada na base alar do nariz passando pelo canto lateral do olho. Em mulheres, deve se posicionar pouco acima do arco da órbita e, em homens, justamente acima do arco orbital. A porção medial deve ser mais espessa, tornando-se menos densa à medida que progride lateralmente. O ápice deve projetar-se sobre a linha no limbo lateral (Figuras 2.10 e 2.11).

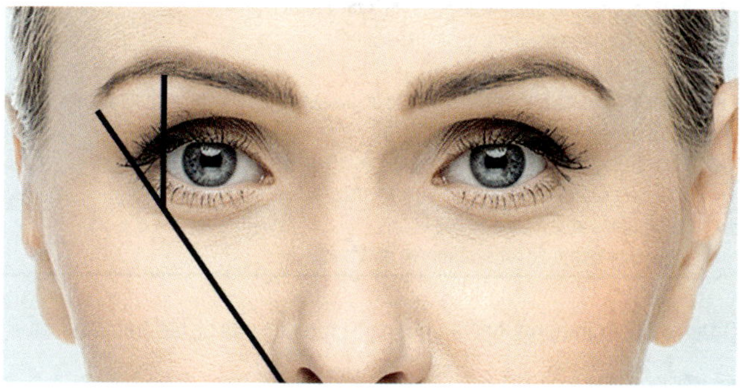

Figura 2.10 Região orbital feminina com proporções estéticas ideais. Suave encurvamento das sobrancelhas, posicionadas ligeiramente acima da órbita. O ponto mais alto deve ficar entre o limbo lateral e o canto lateral. A cauda da sobrancelha fica sobre uma linha traçada entre o canto lateral e a ala lateral do nariz.

Em alguns casos, a blefaroplastia pode ser realizada como um procedimento em combinação com o *brow lifting*, ou *lifting* endoscópico. Se houver, a ptose de testa e supercílio é idealmente corrigida no momento da blefaroplastia.

A região periorbitária superior é uma das primeiras a demonstrarem sinais de senilidade. Os olhos dos jovens costumam ser longos, horizontalizados e cheios de volume, sem sobras de pele palpebral. No envelhecimento, os olhos se tornam arredondados e fundos, com aumento da distância vertical dos olhos, o que diminui a sua aparência horizontal. A reabsorção óssea no arco orbital superior, principalmente na porção medial, manifesta-se externamente como "deformidade em forma de A" (Figura 2.12), o que exige planejamento cirúrgico, considerando a remoção cuidadosa das bolsas de gordura e da pele, a fim de não acentuar o efeito de esqueletização de toda a órbita superior.

Consulta pré-operatória

Nessa etapa, é fundamental uma avaliação dos aspectos clínicos, físicos e emocionais do paciente: saber sua real motivação e seu grau de expectativa, além de seu entendimento quanto ao procedimento. É importante que o paciente seja esclarecido e orientado por escrito sobre a cirurgia, o que ajuda no seu entendimento e facilita o ato cirúrgico e o pós-operatório.

Além de pesquisar sobre a história de doenças sistêmicas e oculares, os antecedentes alérgicos, a história de sangramentos e a cicatrização, deve-se realizar uma anamnese detalhada, incluindo:

- Antecedentes pessoais: pesquisas antecedentes de doença sistêmica, como diabetes melito (DM), hipertensão arterial sistêmica (HAS), sinusite, miastenia, coagulopatias, hipotireoidismo, doença renal, doença cardiopulmonar, alergias, imunodeficiências, colagenoses, entre outras
- Emprego de medicamentos de uso contínuo ou esporádico: pode influenciar na coagulação, como ácido acetilsalicílico, anti-inflamatórios, anticoagulantes, corticosteroides, vitamina E, ginkgo biloba etc.
- Tabagismo e etilismo: mesmo sociais, podem influenciar na coagulação e na cicatrização
- Histórico do paciente em relação a sangramentos (é tão importante quanto os exames de coagulação)
- Alergias a anestésicos

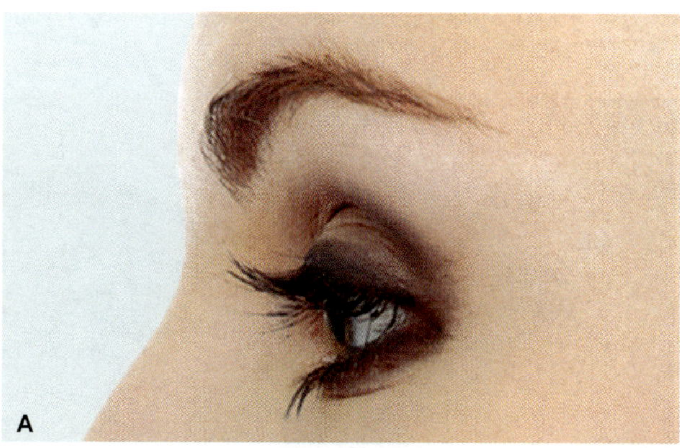

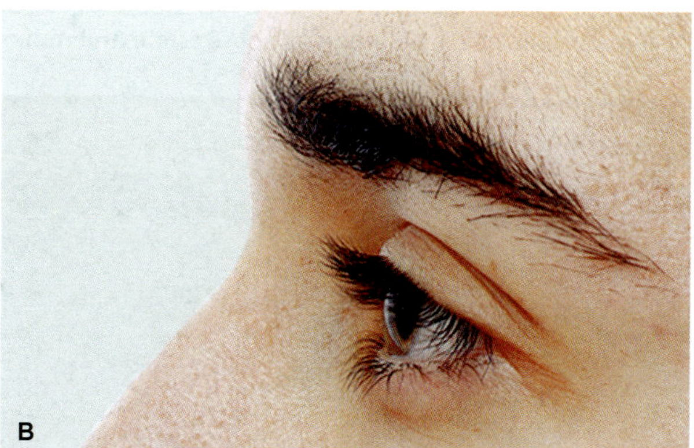

Figura 2.11 Avaliação da relação órbita/globo ocular. **A.** Região orbital feminina: sobrancelha arqueada, posicionamento sobre o rebordo ósseo da órbita. **B.** Região orbital masculina: sobrancelha retificada, posicionamento levemente abaixo da borda orbital.

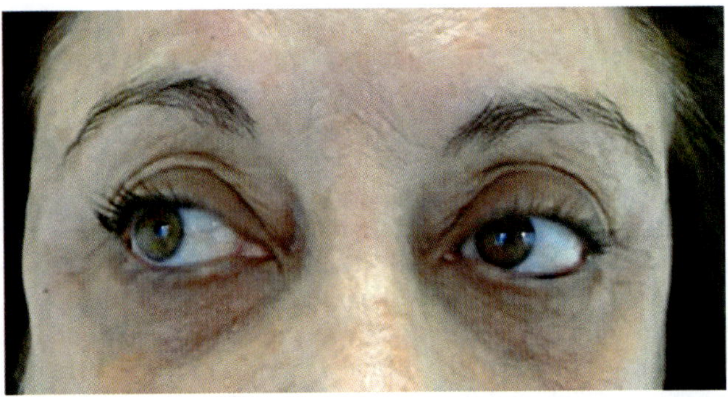

Figura 2.12 Deformidade em forma de A (porção medial da órbita).

- Patologias oculares: podem influenciar diretamente a cirurgia, como miopia acentuada, diplopia, glaucoma, alergias, blefarite, angioedema, blefarospasmo e síndrome do olho seco. No caso de doenças oculares, é indispensável o parecer do oftalmologista.

Finalmente, tiram-se fotos-padrão por três razões: planejamento pré-operatório e intraoperatório; referência; e para analisar com o paciente no pós-operatório. É fundamental avaliar cuidadosamente a anatomia orbitária, periorbitária e facial. O Quadro 2.1 apresenta um resumo da consulta pré-operatória. Esclarecidas as dúvidas e estabelecida uma boa relação médico-paciente, passa-se à avaliação física pré-operatória.

Avaliação física pré-operatória

No exame físico, é importante verificar, em primeiro lugar, a relação anatômica das pálpebras na face e na órbita, o posicionamento das sobrancelhas, o grau de flacidez cutânea, o tarso e o músculo orbicular, a dermatocalásia e a presença de bolsas de gordura. Em seguida, avaliar a região palpebral: lacrimejamento, cicatrizes, assimetria oculares, olheiras, edema palpebral e malar, assimetrias, rítides, blefarospasmo e parestesias.

O posicionamento das sobrancelhas influencia diretamente a avaliação das pálpebras superiores e o planejamento cirúrgico, devendo-se, por isso, ter cuidado na avaliação do paciente sob efeito de toxina botulínica, principalmente se estiver sem boa movimentação frontal e do supercílio. São extremamente comuns assimetrias e ptose nas sobrancelhas associada a dermatocalásia, e alguns pacientes nem percebem o problema antes de serem abordados na avaliação pré-operatória (Figuras 2.13 e 2.14). As sobrancelhas devem localizar-se ligeiramente acima da margem orbital nas mulheres (cerca de 22 mm de distância até o limbo), e sobre esta margem nos homens. Em caso de assimetrias de globo ocular com proptose, deve-se investigar suspeita de doenças graves e tumores intraoculares ou intracranianos.

Avaliação fotográfica

Fazer a documentação fotográfica do paciente no pré-operatório em três incidências (frente, lateral e oblíqua a 45°), repetindo o procedimento no pós-operatório, sempre na mesma posição e iluminação.

A fotografia deve ser usada também para avaliação e planejamento cirúrgico e com o paciente.

Exames laboratoriais

A solicitação de exames pré-operatórios é importante para garantir uma condição satisfatória antes da cirurgia, principalmente quando se suspeita de uma doença durante a avaliação clínica. A avaliação cardiológica e oftalmológica e a solicitação de exames laboratoriais são sempre realizadas com base na anamnese e no exame físico (Quadro 2.2).

Avaliação oftalmológica

Em alguns pacientes, uma avaliação oftalmológica específica pode ser necessária principalmente com relação a acuidade

Quadro 2.1 Consulta pré-operatória.

- Realizar uma boa anamnese (história clínica completa)
- Avaliar o estado de saúde geral do paciente
- Realizar exame físico
- Explicar em detalhes o procedimento ao paciente (prognósticos, diagnósticos, riscos e objetivos)
- Discutir possibilidades e tipos de analgesia e anestesia
- Solicitar exames e avaliação complementar, se necessário
- Fotografar a área a ser operada
- Preencher termo de consentimento informado

Quadro 2.2 Exames pré-operatórios para procedimento de blefaroplastia.

- Hemograma
- Plaquetas/TAP/TTPA
- T4, TSH
- Glicemia
- Eletrólitos (sódio, potássio, ureia e creatinina)
- Radiografia do tórax*
- ECG*

*Em casos de cirurgia sob sedação anestésica.

TAP: tempo de ativação da protrombina; TTPA: tempo de troboplastina parcial ativada; T4: tiroxina; TSH: hormônio estimulante da tireoide; ECG: eletrocardiograma.

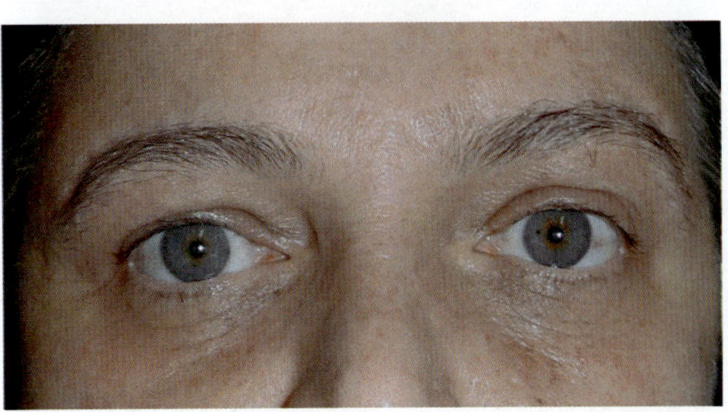

Figura 2.13 Assimetria da órbita.

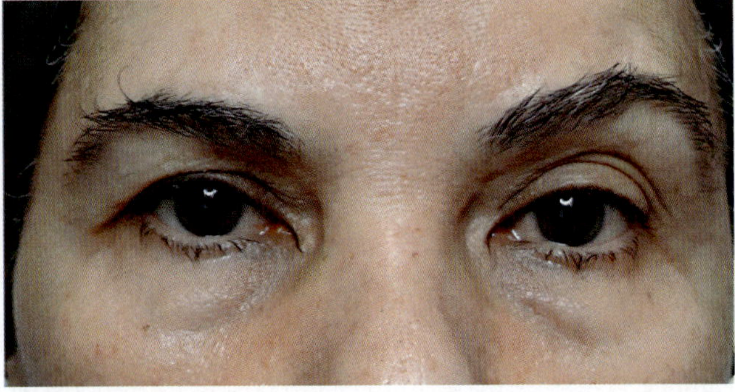

Figura 2.14 Assimetria de sobrancelhas.

visual, presença ou não de glaucoma, alterações da córnea ou dos músculos extrínsecos, blefarites, paciente com cirurgias oftalmológicas prévias e alterações de lacrimejamento (p. ex., olho seco).

A síndrome do olho seco, um dos efeitos adversos mais comuns após a cirurgia de blefaroplastia, na população normal varia de 8 a 20%. Ela é diagnosticada com base nas queixas subjetivas, como sensação de corpo estranho, queimação e fotofobia, além do exame físico. Alguns testes diagnósticos também podem ser utilizados para uma avaliação mais objetiva da função lacrimal, como o teste de Schirmer. Embora alguns autores questionem o valor do teste como preditivo no desenvolvimento da síndrome no pós-operatório, deve ser realizado sempre que houver suspeita clínica da doença.

BLEFAROPLASTIA SUPERIOR

Marcação

Um dos fatores mais importantes para um bom resultado na blefaroplastia superior, o ideal é realizá-la com o paciente sentado em local bem iluminado. É importante observar o posicionamento dos supercílios – nas mulheres, devem estar acima da margem orbital e, no sexo masculino, sobre esta margem.

Em primeiro lugar, marca-se o sulco ou a prega palpebral superior. O sulco palpebral superior localiza-se, geralmente, entre 8 e 10 mm da margem palpebral, centralmente, e 4 mm e 5 mm, lateralmente. Com a ajuda de uma pinça delicada, avalia-se o excesso de pele da pálpebra superior, iniciando-se uma marcação individual dos pontos superiores que, depois, serão unidos para formar a linha superior do fuso de marcação da pele a ser removida na pálpebra superior, cuja linha mediana precisa ficar oculta quando a pálpebra está aberta (Figura 2.15).

A pele remanescente, medida da sobrancelha aos cílios, no nível da pupila, deve ser de aproximadamente 1,5 a 2 cm, para evitar lagoftalmo. A extensão lateral deve ser escondida em uma linha de tensão da pele e não ultrapassar a borda lateral do orbital.

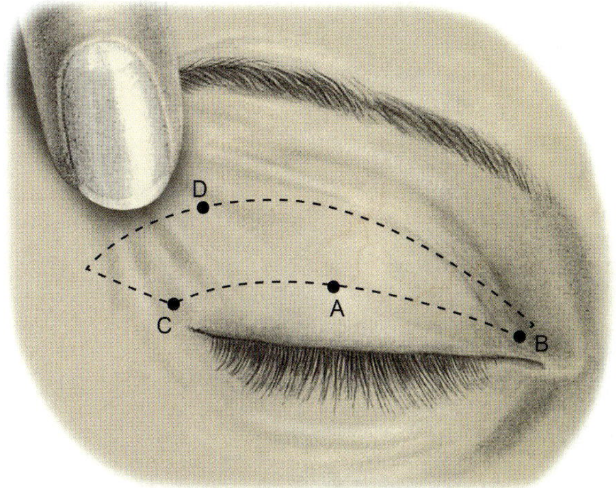

Figura 2.15 Marcação da blefaroplastia superior. Os pontos C e B devem estar a aproximadamente 5 mm do canto da pálpebra medial e lateral, respectivamente. O ponto A dista 7 a 10 mm da margem da pálpebra e corresponderá à nova altura do sulco palpebral. O ponto D é marcado como o excesso de pele a ser ressecado de modo a manter a oclusão normal da pálpebra. Adaptada de Wolf-Heidegger, 2006.

A marcação pode ser finalizada de modo diferente na região lateral, de acordo com o grau de flacidez palpebral e a posição da linha palpebral e das sobrancelhas (Figura 2.16). Com uma leve compressão do bulbo ocular, avalia-se se há bolsas de gordura, uma nasal e outra medial, e faz-se a marcação da exata localização.

Antissepsia

A antissepsia do local pode ser realizada com solução de clorexidina a 2% ou solução detergente de iodo polivinilpirrolidona (PVPI) sobre toda a face.

Anestesia

Realiza-se com infiltração anestésica com lidocaína a 2% com vasoconstritor 1:100.000, isolada ou, por vezes, associada a bloqueio supraorbitário. A anestesia infiltrativa ajuda no descolamento dos tecidos e na hemostasia.

Técnica cirúrgica

A incisão é feita com bisturi, *laser* CO_2 ou com ponta agulha do bisturi elétrico, sobre a marcação. Com o auxílio de uma pinça delicada com dente, a pele é puxada para cima enquanto o auxiliar ajuda a esticar a pálpebra, facilitando a remoção do fuso de pele. O descolamento da pele pode ser feito com bisturi, tesoura de íris curva, *laser* CO_2 ou ponta agulha do bisturi elétrico, deixando no assoalho do retalho o músculo orbicular ainda intacto. A seguir, realiza-se uma cuidadosa hemostasia com pinça bipolar ou monopolar. É importante que se faça um movimento de elevar o tecido antes da coagulação para diminuir a passagem de calor para os tecidos profundos. Após a retirada de pele, o músculo orbicular fica exposto.

As bolsas de gordura se localizam logo abaixo do músculo orbicular. Para melhor visualizá-las, realiza-se uma manobra de comprimir suavemente o globo ocular. Uma incisão no músculo orbicular se dá no sentido de suas fibras e do septo orbital subjacente. Se necessária, uma pequena porção de músculo orbicular pode ser retirada para facilitar a localização das bolsas de gordura e para acentuar o sulco palpebral superior. As bolsas de gordura são anestesiadas e clipadas e removidas (Figura 2.17).

Não se deve retirar uma grande quantidade de gordura para não provocar concavidades e um olho fundo no pós-operatório. É preciso cuidado, porém, com ressecções muito econômicas, pois deixam bolsas residuais.

Durante a remoção das bolsas de gordura, é fundamental evitar o sangramento dos vasos retrosseptais que irrigam as bolsas de gordura. Desse modo, a manipulação e a tração das bolsas devem ser muito cuidadosas para não provocar sangramentos retrobulbares e que podem levar a hematoma retrobulbar e até mesmo à amaurose no pós-operatório. A Figura 2.18 mostra o procedimento de eletrocoagulação após exérese das bolsas de gorduras.

Finalizadas a remoção e a hemostasia das bolsas, realiza-se a sutura da pálpebra, que pode ser feita por meio de cola cirúrgica, pontos simples separados, com fio mononáilon 6.0, sutura intradérmica cutânea contínua ou pontos separados (Figura 2.19). Os pontos não devem ser muito apertados e é fundamental uma coaptação das bordas adequada, a fim de melhorar o aspecto da cicatriz e evitar a formação de mílios

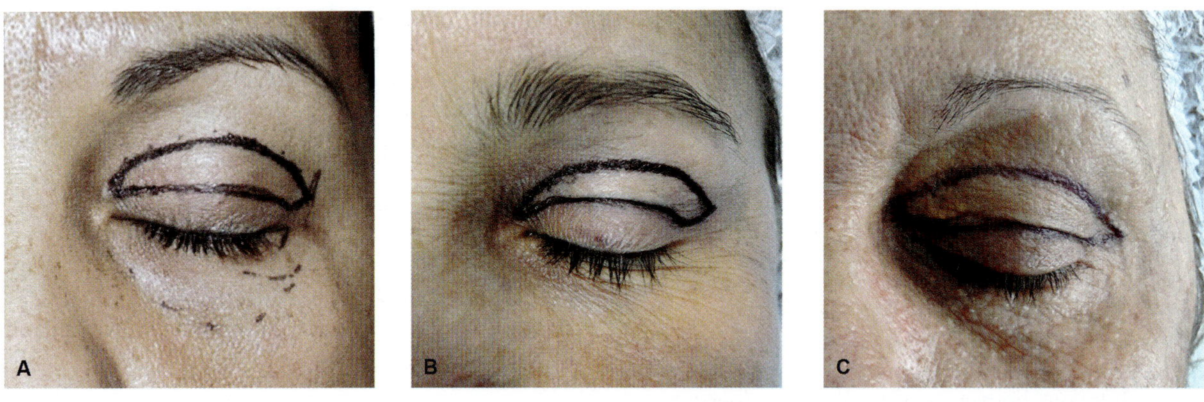

Figura 2.16 A a **C.** Diferentes tipos de marcação da blefaroplastia superior.

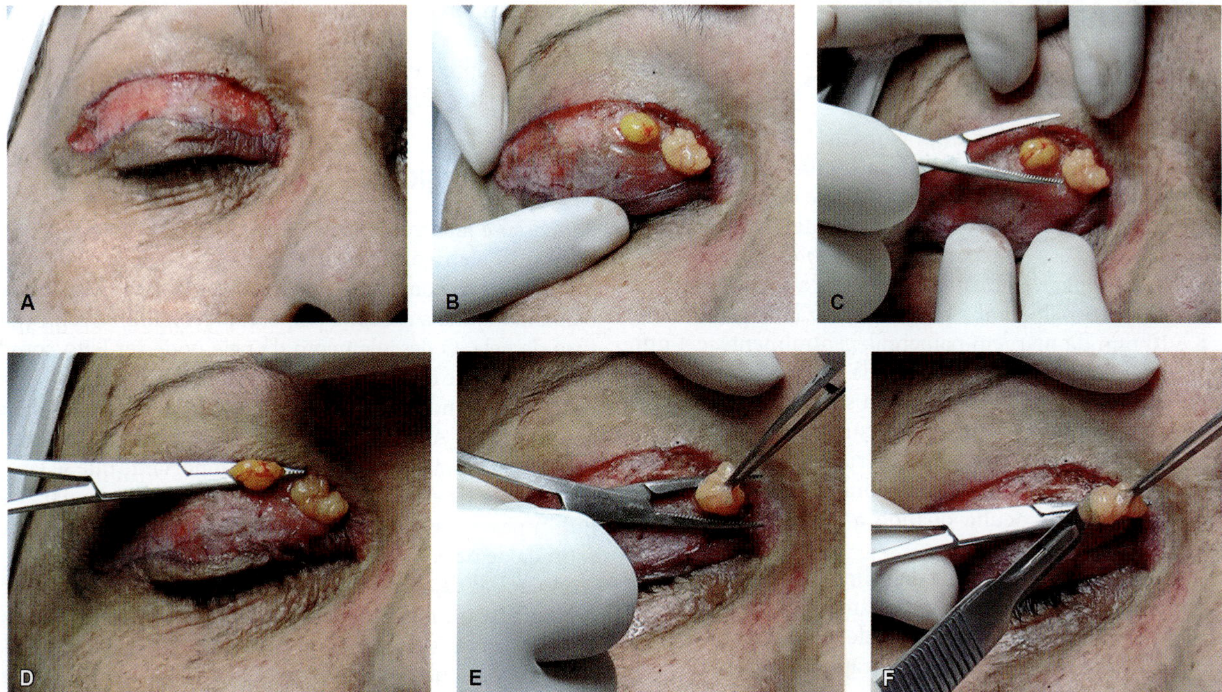

Figura 2.17 Técnica cirurgia. **A.** Remoção da pele preservando o músculo orbicular. **B.** Exposição das bolsas de gordura. Nota-se diferença de coloração das bolsas nasal e medial. **C.** Após anestesia infiltrativa, posiciona-se a pinça Halstead paralelamente à bolsa medial. **D.** Bolsa medial clipada para ser removida. **E.** Clipagem da bolsa nasal. **F.** Remoção da bolsa nasal. Deve-se ter cuidado adicional nesta região, pois há maior risco de sangramento retrosseptal.

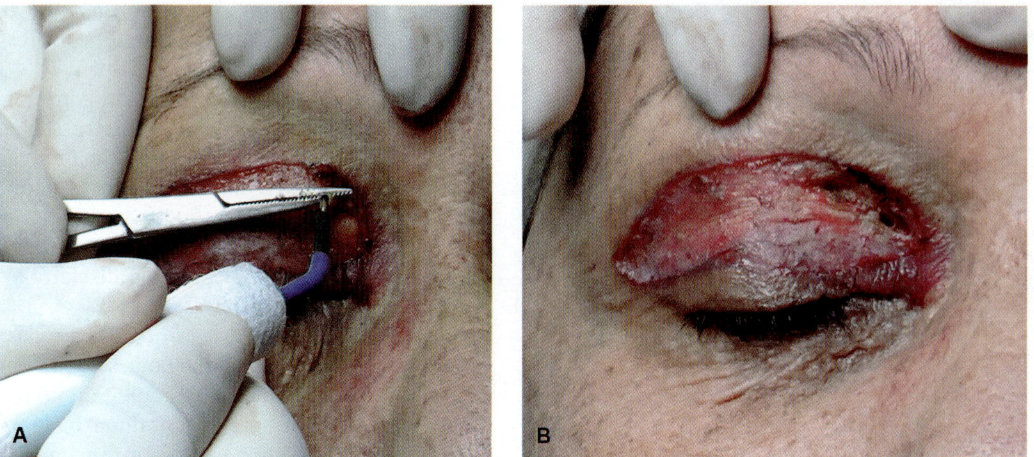

Figura 2.18 A. Eletrocoagulação da bolsa nasal. **B.** Aspecto final. Nota-se a preservação da musculatura na região medial, próximo à aponeurose do elevador da pálpebra, área de risco para ptose.

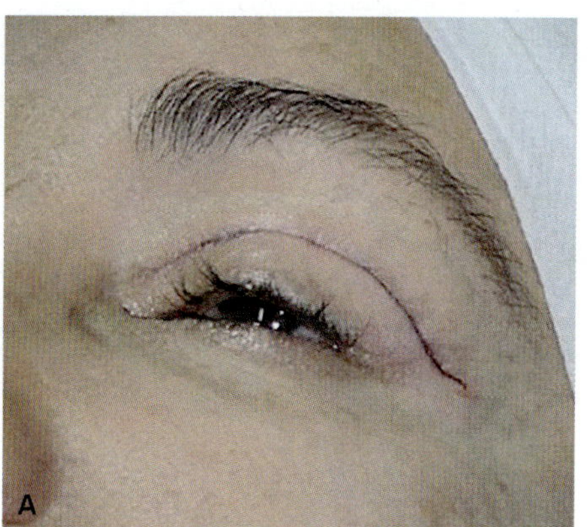
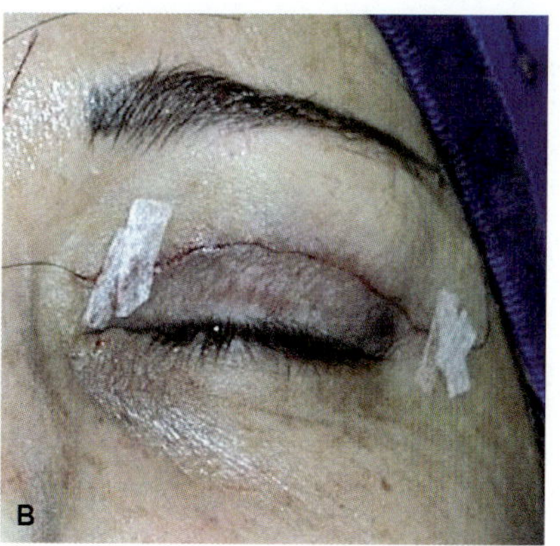
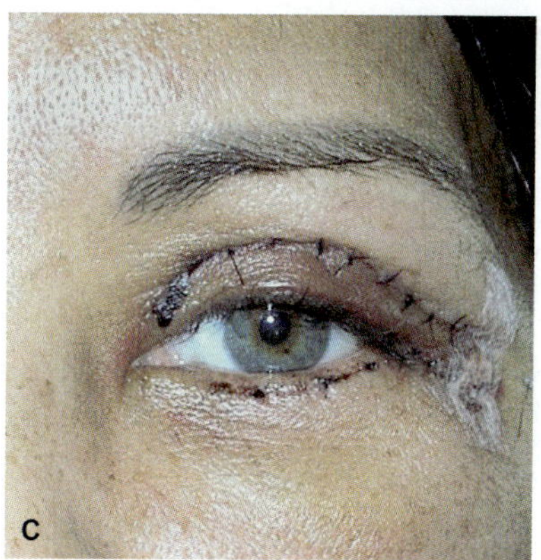

Figura 2.19 A. Após coaptação adequada sem tensão, pode-se realizar fechamento da pele com cola cirúrgica. **B.** Sutura da pele com mononáilon 6.0 intradérmico. **C.** Sutura da pele com mononáilon 6.0 pontos simples, no 5º dia de pós-operatório.

e a remoção precoce dos pontos. As Figuras 2.20 a 2.22 apresentam resultados pós-operatórios de pacientes com dermatocalásia.

Cuidados pós-operatórios

Compressas umedecidas em soro fisiológico (SF) gelado devem ser realizadas por 2 a 3 dias, podendo-se indicar lubrificação ocular com pomadas e colírios, além de repouso e cuidados locais. Pela natureza do procedimento, não há necessidade de antibioticoprofilaxia ou antibioticoterapia.

Os pontos são retirados em torno do 3º ao 5º dia após a cirurgia, devendo-se evitar o uso de lentes de contato até a completa recuperação.

BLEFAROPLASTIA INFERIOR

Marcação

A marcação cirúrgica representa uma etapa pré-operatória fundamental também na blefaroplastia inferior. Uma referência anatômica importante é o sulco palpebral da pálpebra superior, cujo limite deve ser respeitado inferiormente, pois existe uma grande quantidade de vasos superficiais da arcada marginal periférica, além de se tratar de uma prega natural para inserção da cicatriz.

No que diz respeito à extensão da cicatriz, o limite medial deve ser o ponto lacrimal, a fim de evitar o dano ao canalículo lacrimal superior, bem como a ampliação medialmente,

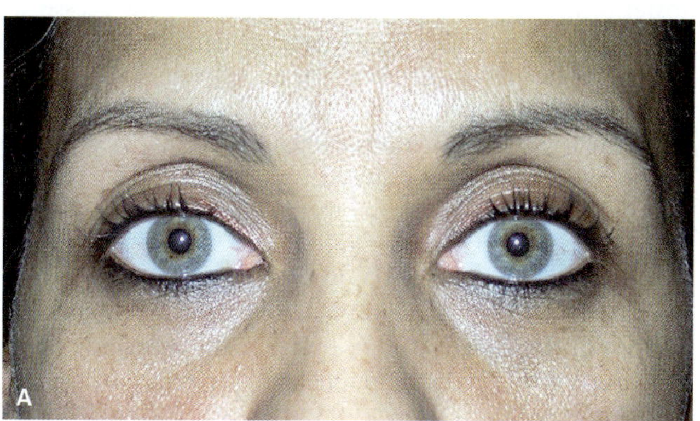
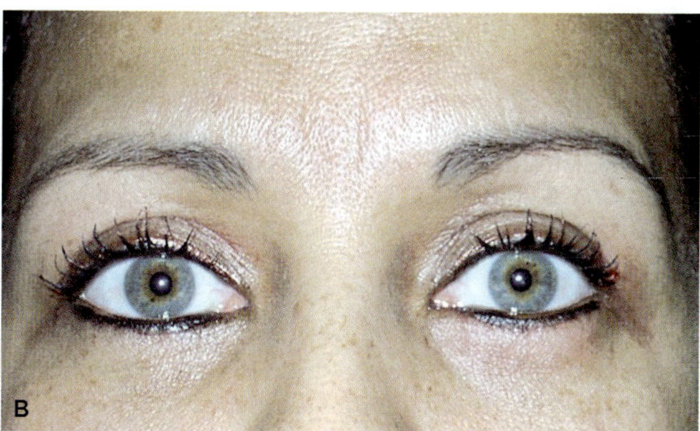

Figura 2.20 Paciente jovem com dermatocalásia leve antes (**A**) e depois de 30 dias de blefaroplastia superior e inferior (**B**).

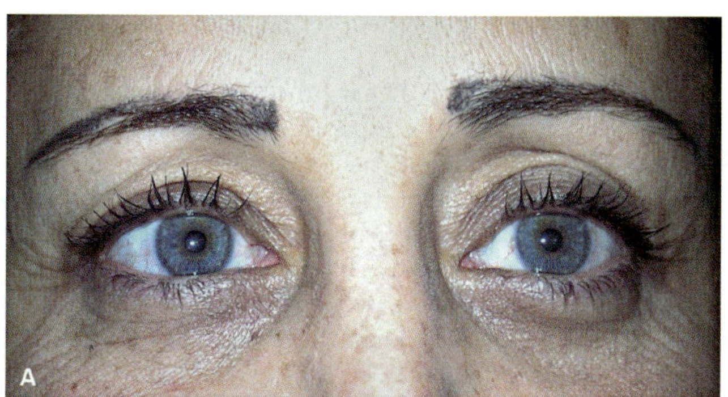
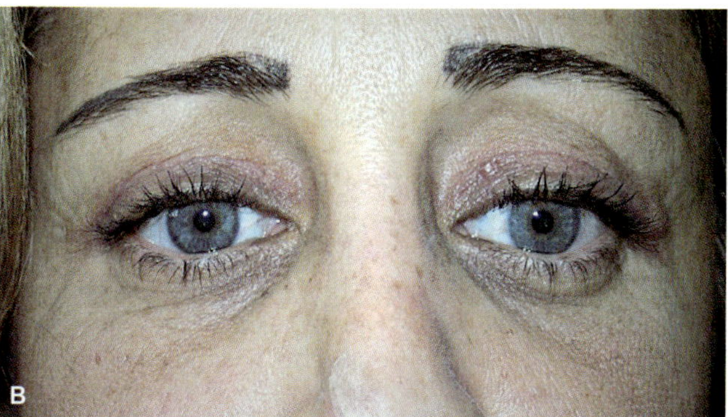

Figura 2.21 Paciente com dermatocalásia mediana antes (**A**) e depois de 30 dias de blefaroplastia superior (**B**).

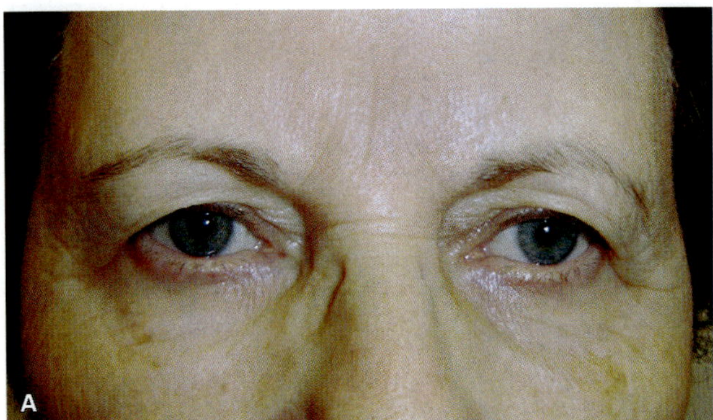

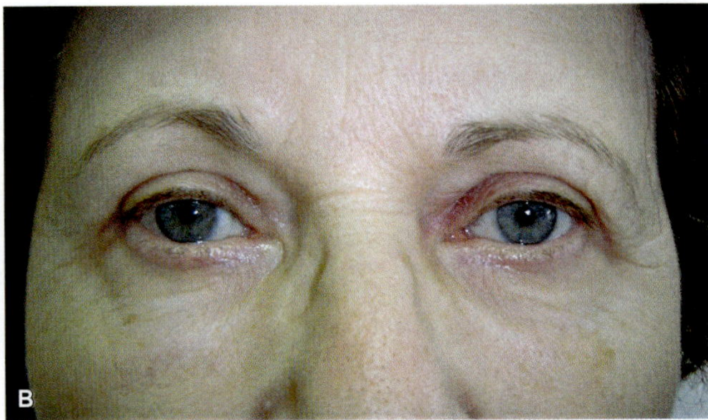

Figura 2.22 Paciente com dermatocalásia acentuada antes (**A**) e depois de 30 dias de blefaroplastia superior (**B**).

que pode predispor ao efeito de *webbing*, resultando em uma cicatriz não estética. Caso haja muita sobra de pele no canto medial, pode-se estender a cicatriz, mudando o efeito do vetor final de cicatrização. Uma opção consiste em quebrar a linha da cicatriz, tão comumente utilizada na W-plastia.

Em indivíduos mais jovens, é comum a incisão acabar dentro dos limites da órbita. Ela pode ter formato triangular, posicionando sempre que possível o vértice do triângulo em uma ruga periocular preexistente, o que favorecerá o efeito estético final da cicatriz. Outra opção é a cicatriz terminar em um ângulo agudo tal como na porção medial.

Todavia, em pacientes mais idosos, com muita sobra de pele lateralmente, prefere-se ampliar a cicatriz para limites além da órbita, removendo esse excesso de pele. Embora a cicatriz fique provisoriamente mais aparente, essa manobra evita a queixa posterior de não remoção do excesso de pele, lembrando que, após um período de 180 dias, o resultado estético comumente fica bastante satisfatório.

Antissepsia

A antissepsia do local pode ser realizada com solução de clorexidina 2%. Antes da marcação, deve-se pedir para o paciente lavar o rosto com sabonete (com ou sem antibiótico), pois o simples fato de a pele estar desengordurada já facilita a marcação.

Anestesia

Realiza-se com infiltração anestésica com 10 mℓ de lidocaína diluídos em 10 mℓ de SF e 0,2 mℓ de epinefrina (em concentração de 1:100.000). Inicialmente, deve-se fazer o botão no canto lateral da pálpebra inferior com agulha mais delicada; depois, pode-se usar uma agulha mais calibrosa.

Técnica cirúrgica

Diferentes técnicas cirúrgicas podem ser utilizadas para a realização da blefaroplastia inferior. Contudo, sua escolha deverá levar em consideração a redundância de pele infrapalpebral, o fotótipo e a idade do paciente.

A abordagem transconjutival se dá a partir de uma incisão na conjuntiva, logo abaixo da placa tarsal, possibilitando o acesso às bolsas infrapalpebrais. Hipoteticamente, seria mais fácil pelo acesso direto, porém não possibilita maior visualização cirúrgica das bolsas, além de não permitir a retirada de pele. Uma vantagem descrita consiste na cicatriz inaparente, que fica posicionada na conjuntiva.

Quando o acesso é feito por via anterior (lamela anterior), a cirurgia se inicia com uma incisão justainfraciliar na pálpebra inferior. Pode-se optar pelo descolamento da pele, deixando no assoalho cruento o músculo orbicular do olho, com a confecção de retalho cutâneo, ou um retalho que contém pele e músculo, daí o nome de miocutâneo. Ambos têm a mesma incisão de origem; na última, identificam-se abaixo do retalho o septo orbital e as suas bolsas.

O retalho cutâneo necessita de instrumental delicado com bom corte, e a tração da pele pelo cirurgião auxiliar facilita a separação da pele bem aderida ao músculo. Isso possibilita uma remoção maior de redundância de pele, embora se deva ter bastante cuidado em não retirá-la em excesso pelo risco de ectrópio. Durante o descolamento da pele, deve-se ter cuidado para não a perfurar, visando à confecção de um retalho sem perda de continuidade, tarefa eventualmente mais difícil para um cirurgião menos experiente. Posteriormente, realiza-se a miomectomia para acesso ao septo orbital e às bolsas de gordura, podendo ser ampla ou por intermédio de pequenas aberturas após divulsão no sentido da fibra muscular.

O retalho miocutâneo possibilita a visualização direta do septo orbital, o acesso às bolsas de gordura e, ainda, a retirada de excesso de pele. Deve-se ter o cuidado de, logo após a incisão justainfraciliar, estar no plano correto para não aprofundar demais e lesionar o tarso ou outras estruturas. Normalmente, compreende um retalho de fácil confecção quando o paciente não tem histórico de cirurgia prévia nesta topografia ou de qualquer outro processo traumático que tenha provocado fibrose no local.

Existe uma infinidade de técnicas para o tratamento de flacidez da placa tarsal/ligamentar, *festoons*, ectrópio, eversão de ponto lacrimal, lagoftalmo, *screral show*, entre outros problemas oftalmológicos, que podem ser realizadas em associação à blefaroplastia.

Uma alternativa simples para melhorar a flacidez tarsal consiste na confecção da cunha tarsal, realizada de maneira bastante simples, eventualmente em associação à blefaroplastia, quando o paciente tem flacidez verificada pelo *snap test*. Essa manobra de tracionar a pálpebra inferior e verificar o seu recuo, bem como a resistência de oposição ao movimento oferecida pelo tarso, possibilita observar o grau de competência da placa tarsal. Vale mencionar que essa técnica foi descrita por Will Adams, há mais de 200 anos, e que algumas referências a citam de modo equivocado como a técnica de Kuhnt-Szymanowski, demonstrada a seguir.

Desde a ressecção em cunha sugerida por Adams para o ectrópio senil, houve uma série de modificações propostas por diferentes cirurgiões, até que Kuhnt (1883) e Szymanowski (1870) sugeriram um novo procedimento, que se tornou clássico e foi difundido mundialmente. Szymanowski era um cirurgião do exército russo que modificou originalmente a ressecção triangular lateral de Dieffenbach. A técnica de Kuhnt-Szymanowski consiste na retirada de um quarto até um terço da borda palpebral, reduzindo a sua flacidez, podendo lateralizar o ponto lacrimal sem maiores consequências segundo os autores (Figuras 2.23 a 2.26).

A Figura 2.27 demonstra a grande quantidade de contribuições históricas para a cirurgia do ectrópio criadas por renomados cirurgiões. É interessante observar a diversidade de técnicas utilizadas. Outra avaliação interessante diz respeito à presença de *festoons* (Figura 2.28). O seu reconhecimento é mandatário para diferenciar as bolsas de gordura infrapalpebrais, exigindo tratamento específico e diferente da blefaroplastia.

Utilizando o *squinty test* (teste do fechamento ocular forcado), pode-se verificar melhoria na quantidade de redundância (*festoon*) na pele, e, pelo *pinch test* (teste do pinçamento), estimar a ação muscular no *festooning*. Uma técnica corretiva bastante útil foi desenvolvida por Furnas. Nela, após a confecção de um retalho miocutâneo, esse retalho avança em sentido superolateral de modo a atenuar o *festoon*; posteriormente, o músculo é fixado ao periósteo no canto lateral da órbita (Figura 2.29). A remoção de pele e músculo não deve ser feita em demasia para evitar o ectrópio.

Uma alternativa a essa técnica, também descrita por Furnas, consiste na elaboração de um retalho cutâneo, separado do retalho muscular, após a abordagem miocutânea (Figura 2.30). Dessa forma, a ressecção de pele e músculo pode ser mais bem realizada sob visão direta. E, apesar de aparentemente mais trabalhosa, possibilita que a plicatura também seja mais bem visualizada. Essa alternativa torna possível manipular os folhetos (pele e músculo) isoladamente e deixar a plicatura visualmente mais fácil.

A cantoplastia é também largamente difundida para a correção de ectrópio. Cantotomia, cantólise e cantopexia são termos comumente utilizados nesse tipo de cirurgia corretiva. Desde que Von Walther (1826) descreveu a tarsorrafia lateral conectando diretamente as bordas palpebrais superior e inferior, o que causava deformidade na fenda ocular e no campo visual, muito se avançou no sentido das cantorrafias laterais. Esses procedimentos envolvem uma série de retalhos de transposição com retirada de pele e fixação no canto lateral para suporte da pálpebra inferior.

Mais recentemente, foram criados diversos métodos de fixação tarsal e do ligamento inferior aos tecidos do rebordo orbital, oferecendo suporte e reposicionando a pálpebra inferior.

O motivo para a descrição desse grande número de técnicas na abordagem do ectrópio deve-se ao fato de este ser

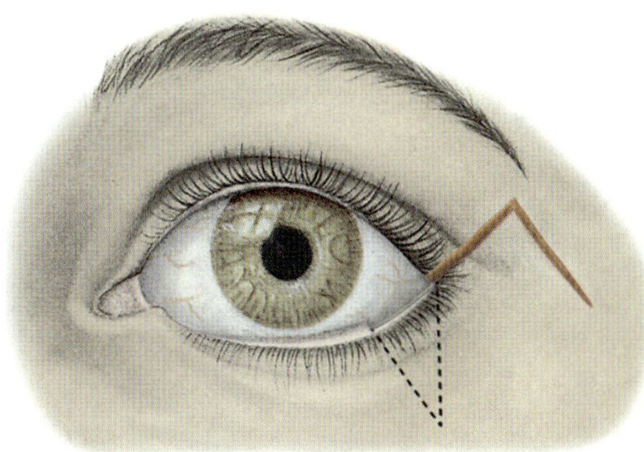

Figura 2.23 A tampa divide-se no canto lateral do olho e a incisão é puxada para cima e para fora. Outra incisão é feita para baixo e para fora, a fim de formar um retalho mobilizado. O excesso tarsoconjuntival é ressecado triangularmente. Adaptada de Wolf-Heidegger, 2006.

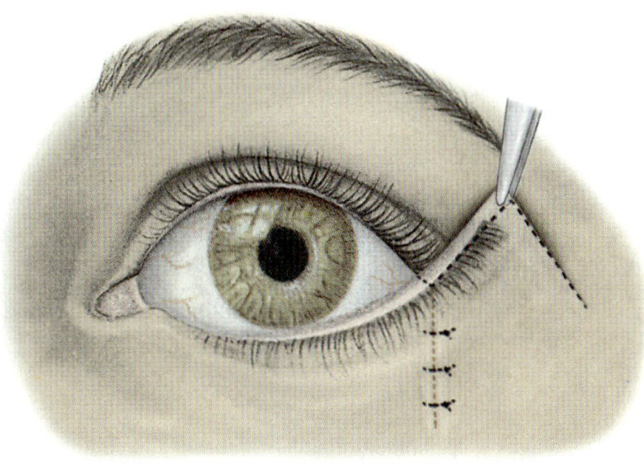

Figura 2.24 Fechamento do corte tarsoconjuntival. O retalho de pele é retirado e o excesso de cílios, ressecado. Adaptada de Wolf-Heidegger, 2006.

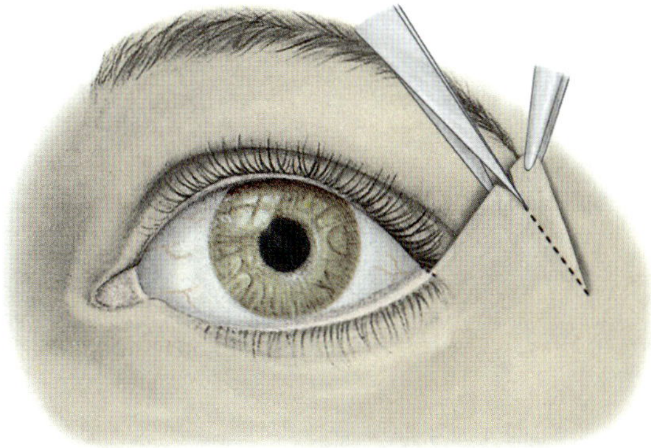

Figura 2.25 Excesso de pele ressecado lateralmente. Adaptada de Wolf-Heidegger, 2006.

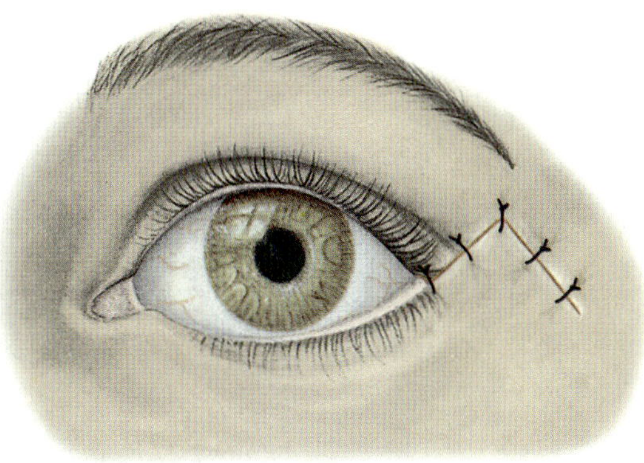

Figura 2.26 Fechamento do corte da pele. Adaptada de Wolf-Heidegger, 2006.

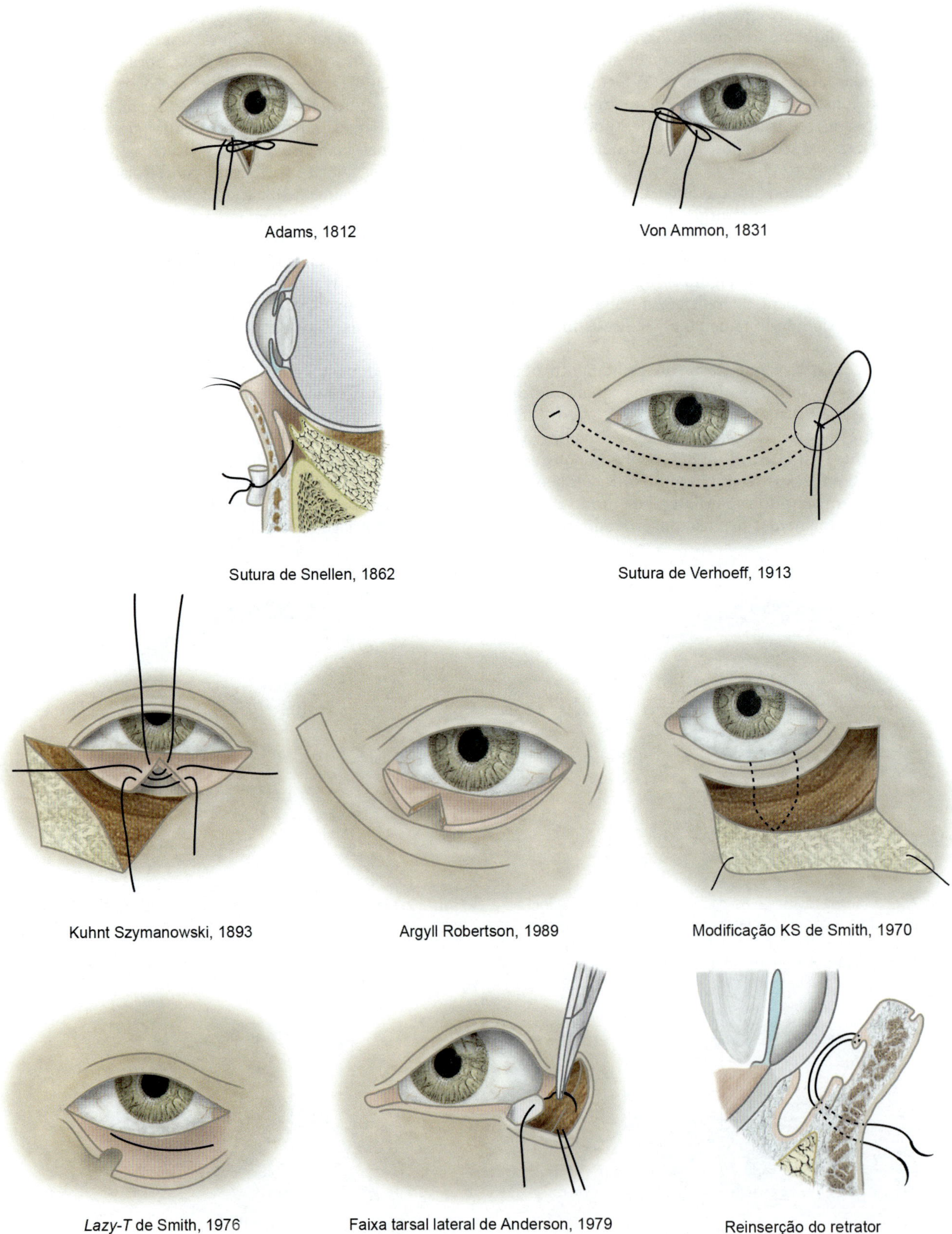

Figura 2.27 Principais desenvolvimentos na correção de ectrópio.

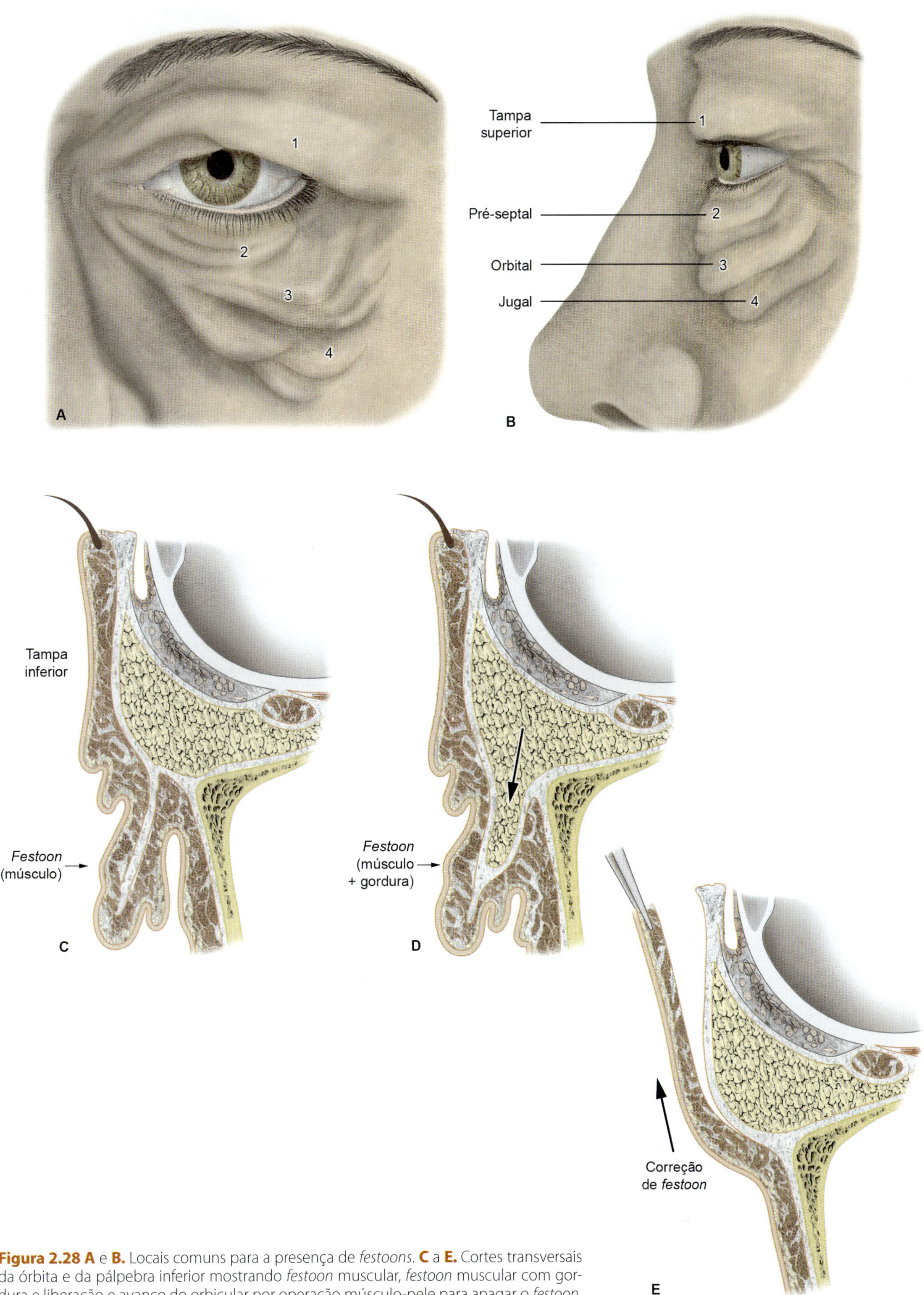

Figura 2.28 A e **B.** Locais comuns para a presença de *festoons*. **C** a **E.** Cortes transversais da órbita e da pálpebra inferior mostrando *festoon* muscular, *festoon* muscular com gordura e liberação e avanço do orbicular por operação músculo-pele para apagar o *festoon*.

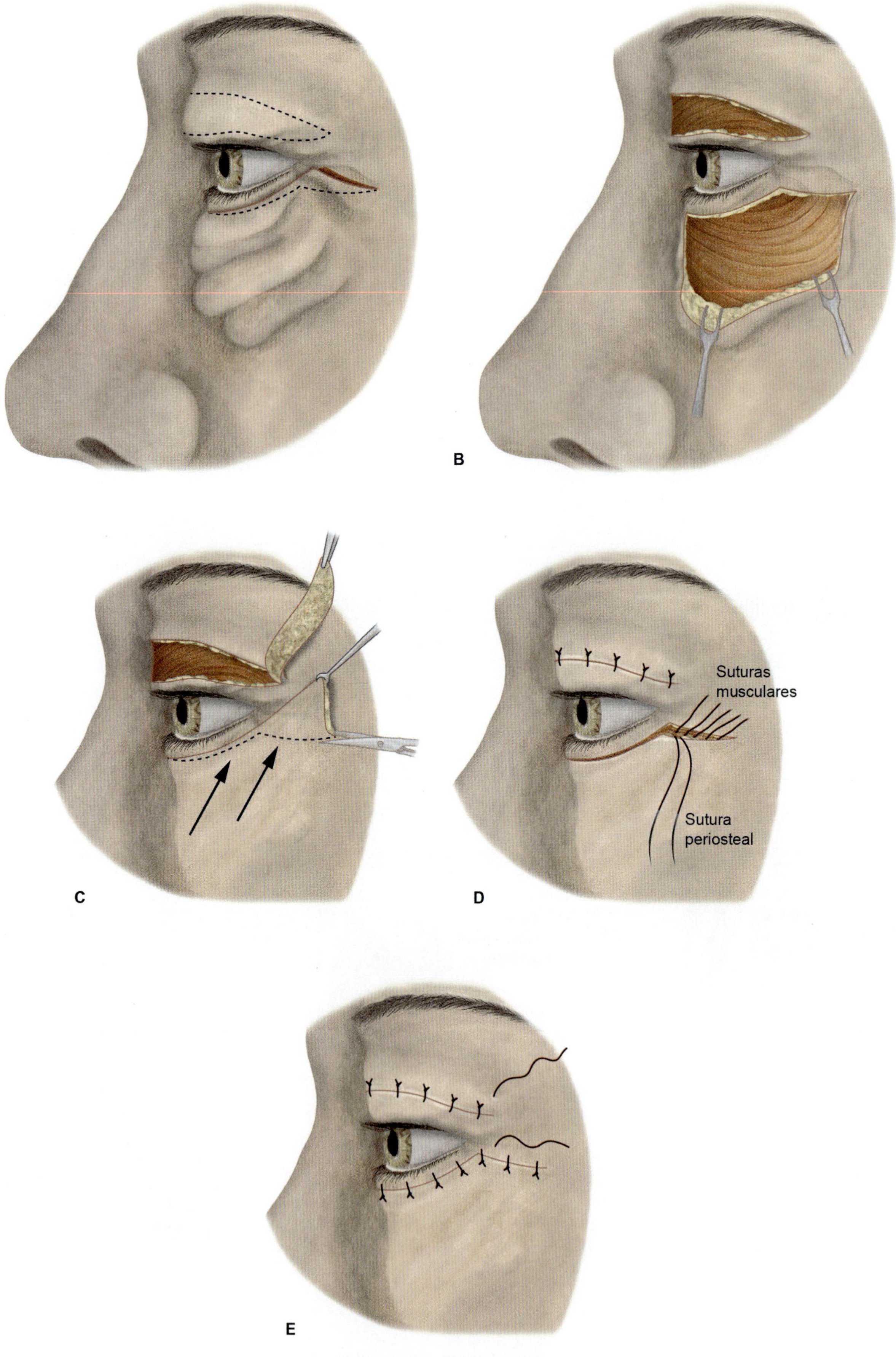

A

B

C

Suturas
musculares

Sutura
periosteal

D

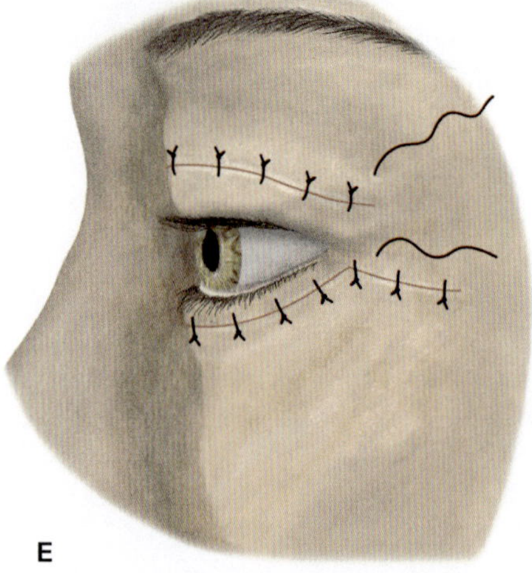

Figura 2.29 A a **E.** Excisão do retalho miocutâneo.

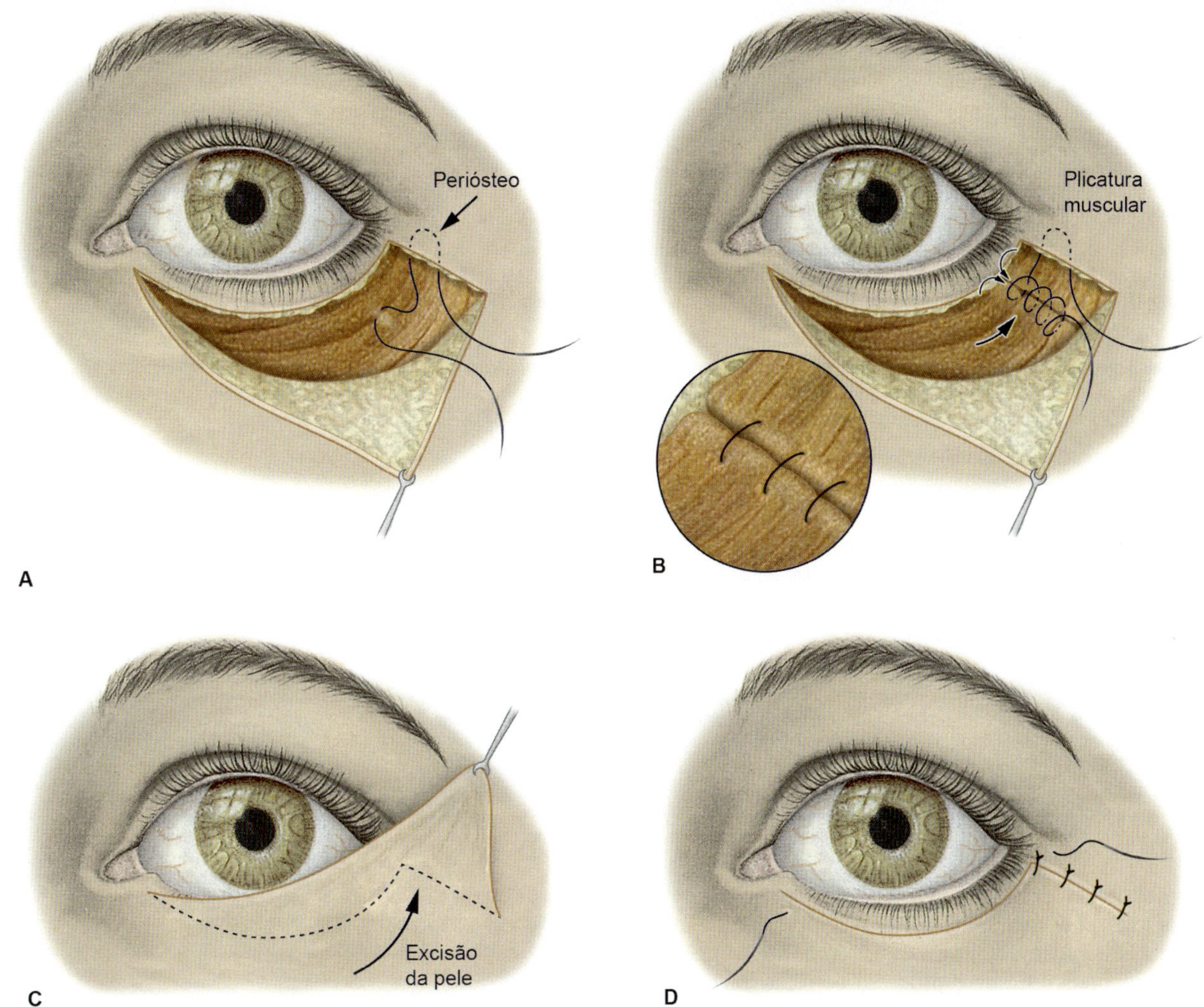

Figura 2.30 Plicatura muscular. **A** e **B.** Depois de levantar um retalho de pele, o *festoon* orbicular é apagado por meio da plicatura do músculo e da sutura do periósteo orbital lateralmente. **C.** O excesso de pele a ser removido é plotado. **D.** Depois de remover o excesso, a pele é fechada. Adaptada de Wolf-Heidegger, 2006.

uma complicação potencial na blefaroplastia. O cirurgião precisa saber reconhecer os diferentes tipos de ectrópio e saber atuar em sua correção, ofertando uma atenção mais integral ao paciente. Além disso, deve ter uma formação adequada para saber atuar e reconhecer a melhor indicação diante dessa miríade de possibilidades. Por fim, a referência a esses brilhantes cirurgiões é uma justa homenagem, podendo oferecer aos interessados uma pesquisa mais aprofundada do assunto.

O Quadro 2.3 apresenta, de maneira simplificada e objetiva, o formato da descrição cirúrgica utilizada nos prontuários hospitalares. Essa descrição, além de facilitar o entendimento dos tempos cirúrgicos, pode servir de modelo para preenchimento a ser utilizado pelo cirurgião dermatologista em formação nesse tipo de cirurgia.

Recomenda-se a realização da blefaroplastia em ambiente hospitalar, com sedação supervisionada pelo anestesista – esta é a forma mais comumente empregada por profissionais de outras especialidades, garantindo maior supervisão durante o ato operatório pelo anestesista. A equipe também deve contar com um cirurgião com experiência na blefaroplastia. A presença do instrumentador melhora o auxílio para o segundo cirurgião, desobrigando-o de realizar a passagem do material e facilitando a organização da mesa operatória.

Cuidados pós-operatórios

Além de manter uma compressa com SF nos 3 primeiros dias, recomenda-se dormir com cabeceira elevada e utilizar Epitezan®, principalmente se houver fenda palpebral, e antibiótico oral, se houver quebra de técnica (cefalexina, 1 g a cada 12 h, por 7 dias). Os pontos são retirados em 3 a 5 dias. A sutura contínua deve ser cortada em fragmentos e retirada dessa forma. Não se deve puxar pela extremidade, pois é bastante dolorido.

O retorno deve ocorrer em 30, 90 e 180 dias, para acompanhamento e documentação fotográfica.

COMPLICAÇÕES

As complicações podem ser prevenidas já na primeira consulta, com anamnese detalhada e exame físico adequado. Contudo, o risco de complicações existe como em qualquer procedimento cirúrgico, e o paciente deve ser bem orientado antes da cirurgia quanto aos cuidados pré e pós-operatórios imediatos e sobre os possíveis riscos do procedimento.

Quadro 2.3 Descrição cirúrgica.

1. Marcação com caneta de marcação cirúrgica
2. Posicionamento do paciente em decúbito dorsal
3. Antissepsia com clorexidina
4. Infiltração anestésica com lidocaína 10 mℓ diluída em 10 mℓ de soro fisiológico + 0,2 mℓ de epinefrina
5. Incisão de pele com lâmina de bisturi n. 11 no canto lateral do olho
6. Incisão justainfraciliar para confecção de retalho miocutâneo com lâmina 11 ▪ O bisel da lâmina 11 posicionado para cima fará a ressecção da pele e do músculo. Essa técnica pode ser substituída por confecção de retalho com uma tesoura delicada, devendo-se ter o cuidado de manter a linha de corte justainfraciliar. O limite medial do ponto lacrimal inferior deve ser respeitado
7. Confecção de retalho cutâneo com auxílio de uma tesoura delicada ▪ Nessa etapa, o cirurgião colocará um gancho simples na porção média do tarso inferior e um gancho duplo na borda do retalho. O auxiliar deverá ter o cuidado de não girar a ponta do gancho simples para não lesar a córnea ou a conjuntiva. Não deve ser feita muita tração no gancho simples para não promover muita tensão na estrutura ligamentar e tarsal, que já pode estar incompetente. O auxílio do segundo cirurgião é muito importante para visualização e exposição das bolsas de gordura
8. Abertura do septo orbital e exposição das três bolsas de gordura ▪ Após esta exposição, faz-se a infiltração anestésica das bolsas seguida do seu pinçamento com pinça hemostática delicada
9. Exérese das bolsas de gordura infrapalpebrais ▪ Eletrocoagulação das bolsas de gordura e colocar soro fisiológico gelado ou não sobre elas após eletrocoagulação ▪ Nessa etapa, após ter sido avaliada a incompetência tarsal e ligamentar, pode ser realizada a técnica de Zzymanowski ou cantoplastia/cantopexia
10. Retirada de excesso de pele e de fita de músculo orbicular ▪ Não retirar muita pele para não favorecer o ectrópio ▪ Nessa etapa, o auxiliar deverá elevar ao máximo a pálpebra inferior, pois somente após essa manobra deverá ser avaliada a real necessidade de retirada de pele ▪ A retirada de uma fita de músculo orbicular com 1 a 2 mm facilita a acomodação da sutura Quando houver muito *festooning*, pode ser feita a confecção de retalho cutâneo, seguida de plicatura lateral do músculo orbicular – técnica de Furnas
11. Síntese de pele como mononáilon – sutura contínua
12. Fixação da extremidade do fio de sutura com Micropore® estéril ou *sterylsrip*

As complicações das blefaroplastias podem ser divididas em temporárias ou permanentes. Entre as temporárias, têm-se o edema e as alterações da cicatrização, como deiscência ou retrações palpebrais durante o processo de cicatrização, que podem durar dias ou semanas. Sangramentos e infecções são muito raros.

As complicações permanentes e temporárias e tardias estão descritas no Quadro 2.4.

As complicações mais comuns são equimose, quemose, edema, hematoma, assimetrias na remoção de pele, bolsas de gordura e lagoftalmo. Mais raramente, têm-se hematomas intensos, epicanto, ptose palpebral, diplopia, infecção e a temida amaurose.

Qualquer dor importante nos olhos após a cirurgia precisa ser informada ao médico em caráter de urgência, pois pode indicar uma complicação rara, embora grave: a hemorragia retrobulbar, que pode levar à perda visual. Apesar de rara, a incidência estimada de perda visual com blefaroplastia é de 0,04%, podendo ser causada por hemorragia retro-orbital, comprometendo a circulação arterial da retina central ou por perfuração do globo direto com uma agulha, instrumento ou *laser*. Durante a cirurgia, uma complicação grave, ainda que rara, é o reflexo oculocardíaco, que pode provocar óbito intraoperatório se não atendido adequadamente.

O reflexo oculocardíaco faz parte do reflexo trigeminovagal, manifestando-se clinicamente por bradicardia, cianose dos lábios e palidez, náuseas, sensação de calor, tontura e desfalecimento, podendo ser desencadeado por estímulos mecânicos na região orbitária e em adjacências, durante manobras de compressão ocular para visualização e remoção das bolsas de gordura.

Quadro 2.4 Complicações da blefaroplastia.

Complicações permanentes
▪ Olho seco
▪ Lesão da córnea
▪ Assimetria palpebral
▪ Lagoftalmo
▪ Ectrópio
▪ Ptose palpebral
Complicações temporárias e tardias
▪ Ptose
▪ Lagoftalmo
▪ Ectrópio
▪ Diplopia
▪ Amaurose
▪ Lesão de córnea
▪ Esclera aparente
▪ Hematomas
▪ Super ou hipocorreções
▪ Assimetrias
▪ Enoftalmia
▪ Quemose
▪ Ceratite
▪ Cicatriz
▪ Mílio
▪ Deiscências
▪ Reação a corpo estranho
▪ Infecção

Edema

Edema leve e equimoses são tão frequentes que praticamente nem devem ser considerados complicações, mas um efeito transitório e esperado.

Hematoma

Embora uma complicação rara, de acordo com sua magnitude e evolução, pode provocar amaurose. Pode ser dividido em:

- Pré-septal: confinado apenas à pálpebra, não levando risco à visão
- Pós-septal: em decorrência da hemorragia intraorbital, ocasionando um aumento de pressão na cavidade orbitária e podendo comprometer o nervo óptico.

A hemorragia retrobulbar resulta em dor intensa e de aparecimento súbito que pode levar a abaulamento do olho e diminuição da visão. Precisa ser controlada imediatamente, com remoção do sangue. Isso pode exigir nova internação para cirurgia e administração de medicamentos para o inchaço e o controle da pressão arterial.

Quemose

Trata-se de uma infiltração edematosa da conjuntiva ocular resultante da retenção de líquido decorrente da reação inflamatória, da obstrução da drenagem linfática e do fechamento ocular deficiente, dando origem a um rebordo saliente e avermelhado em volta da córnea.

Assimetria do sulco palpebral

A assimetria da cicatriz final da blefaroplastia pode ocorrer por falha na marcação da pele a ser removida, não respeitando os limites anatômicos da linha palpebral superior e sua distância do tarso e do supercílio. O eixo final deve ficar sempre posicionado de modo a ser encoberto pela dobra palpebral.

Lagoftalmo

Caracteriza-se por uma falha no fechamento completo das pálpebras, geralmente em associação a ressecções excessivas de tecido da pálpebra superior, paralisia do músculo orbicular do olho ou retração da pálpebra inferior. O lagoftalmo consiste na causa mais comum de olho seco após blefaroplastia, mas isso pode ser tratado inicialmente com o uso de massagens e lágrimas artificiais; na maioria das vezes, há resolução espontânea, porém, em alguns casos, é necessária correção cirúrgica.

Ptose palpebral

Complicação que leva à queda da pálpebra superior abaixo do seu nível normal, e o músculo elevador da pálpebra superior é incapaz de elevá-la. O edema e o hematoma palpebral podem ser causas de ptose e têm resolução espontânea na maioria dos casos. Já a lesão da aponeurose do elevador da pálpebra pode levar à ptose irreversível, assim como sutura inadvertida do septo orbital com o elevador da pálpebra ou por formação de aderências entre eles. A remoção descuidada de bolsas de gordura pós-septal também é capaz de lesar o músculo. A maioria dos casos de ptose se resolve espontaneamente em um intervalo de até 3 meses. Quando isso não ocorre, é necessária correção cirúrgica.

CONSIDERAÇÕES FINAIS

Sem dúvida, as pálpebras representam um dos pontos importantes na renovação da estética e harmonia facial. A blefaroplastia tem evoluído ao longo dos anos e, ainda, é um dos procedimentos mais realizados em termos de cirurgia cosmética, isolada ou associada às diversas técnicas de rejuvenescimento. Apesar de ser um procedimento cirúrgico específico e delicado, um dermatologista com habilidade cirúrgica e treinamento adequado deverá estar apto a realizar a blefaroplastia superior. Lembrando que a avaliação funcional e global da região periocular é fundamental para conseguir um resultado estético mais natural e global da região orbital.

O planejamento para o sucesso cirúrgico inclui avaliação pré-operatória cuidadosa, esclarecimento sobre as reais expectativas obtidas com o procedimento, a escolha da técnica cirúrgica mais adequada e a orientação sobre potenciais complicações em uma blefaroplastia. É imprescindível também uma boa documentação fotográfica, além de preenchimento de termos de consentimento livre e esclarecido.

O êxito cirúrgico abrange uma série de pré-requisitos, como o conhecimento em profundidade da anatomia palpebral, a sua correta indicação, diferenciá-la, por exemplo, da ptose de supercílio, a individualização da marcação cirúrgica de acordo com a necessidade de redundância de pele, bem como a real necessidade de retirada das bolsas de gordura e/ou miomectomia do músculo orbicular dos olhos. Além disso, o cirurgião, por intermédio de propedêutica adequada, deverá investigar condições preexistentes, como xeroftalmia, prolapso de glândula lacrimal etc. Finalmente, o manejo correto das complicações é fundamental, incluindo circunstâncias que necessitam de medidas emergenciais, como uma gravíssima complicação que é o hematoma retrobulbar.

Somente após um amplo estudo sobre o tema, contando, inclusive, com treinamento supervisionado, o cirurgião estará mais apto para melhor ofertar a qualidade estética pós-operatória, utilizando variações técnicas que julgar mais eficientes. Estará também mais bem capacitado a conduzir potenciais intercorrências, oferecendo, nesses momentos mais críticos, a abordagem mais segura e efetiva para o seu paciente.

BIBLIOGRAFIA

Abell KM, Cowen DE, Baker RS, Porter JD. Eyelid kinematics following blepharoplasty. Ophthal Plast Reconstr Surg. 1999;15(4):236-42.

Aston SJ, Steinbrech DS, Walden JL. Aesthetic plastic surgery with DVD. Philadelphia: Saunders Elsevier; 2009. p. 321-410.

Bernardini F, Gennai A, Izzo L, Devoto M. Minimal incisions vertical endoscopic lifting and fat grafting as a systematic approach to the rejuvenation of the periocular esthetic unit. Ophthal Plast Reconstr Surg. 2013;29(4).

Brown BZ. Blefaroplastia. In: Levine MR (ed.). Manual de cirurgia plástica ocular. Medi Livros; 1994. p. 37-48.

Cahill K, Bradley E, Meyer D, Custer P, Holck D, Marcet M, Mawn L. Functional indications for upper eyelid ptosis and blepharoplasty surgery: a report by the American Academy of Ophthalmology. Ophthalmology. 2011;118(12):2510-7.

Castanares MSS. Forehead wrinkles, glabellar frown and ptosis of the eyebrows. Plast Reconstr Surg, 1964;34(4):406.

Castanares S. Blepharoplasty for herniated intraorbital fat; anatomical basis for a new approach. Plast Reconstr Surg. 1951 Jul;8(1):46-58.

Celsus AC. Medicinae Libri VIII. Venice: In aedibus Aldi, et Andreae Asulani soceri; 1528.

Cho I. Aging blepharoplasty. Arch Plast Surg. 2013;40(5):486-91.

Coleman W, Hanke C. Cosmetic surgery of the skin. 2. ed. St. Louis: Mosby Year Book; 1997. p. 17.

Collar R, Boahene K, Byrne P. Adjunctive fat grafting to the upper lid and brow. Clin Plastic Surg. 2013;40:191-9.

Deangelis DD, Carter SR, Seiff SR. Dermatochalasis. Int Ophthalmol Clin. 2002;42(2):89-101.

Demere M, Wood T, Austin W. Eye complications with blepharoplasty or other eyelid surgery. A national survery. Plast Reconstr Surg. 1974;53(6):634-7.

Drolet BC, Sullivan PK. Evidence-based medicine: Blepharoplasty. Plast Reconstr Surg. 2014;133(5):1195-205.

Fagien S. Advanced rejuvenative upper blepharoplasty: enhancing aesthetics of the upper periorbita. Plast Reconstr Surg. 2002;110(1):278-91; discussion 292.

Ferreira LM. Blefaroplastia. In: Ferreira LM. Manual de cirurgia plástica. São Paulo: Atheneu; 1995. p. 276-9.

Floegel I, Horwart-Winter J, Muellner K, Haller-Schober EM. A conservative blepharoplasty may be a means of alleviating dry eye symptoms. Acta Ophthalmol Scand. 2003;81(3):230-2.

Frankel AS, Kamer FM. The effect of blepharoplasty on eyebrow position. Arch Otolaryngol Head Neck Surg. 1997 Apr;123(4):393-6.

Fratila A, Moody B. Blepharoplasty and brownlifting. In: Robinson J, Hanke C, Siegel D, Fratila A. Surgery of the skin. Philadelphia: Mosby Elsevier; 2010.

Goldberg RA, Edelstein C, Shorr N. Fat repositioning in lower blepharoplasty to maintain infraorbital rim contour. Facial Plast Surg, 1999;15(3):225-9.

Goldberg RA, Marmor MF, Shorr N, Christenbury JD. Blindness following blepharoplasty: two case reports, and a discussion of management. Ophthalmic Surg. 1990;21(2):85-9.

Graziosi AC, Beer SMC. Browlifting with thread: the technique without undermining using minimum incisions. Aesth Plast Surg, 22:120-5,1998.

Hahn S, Holds JB, Couch SM. Upper lid blepharoplasty. Facial Plast Surg Clin North Am. 2016;24(2):119-27.

Hass AN, Penne RB, Stefanyszyn MA, Falnagan JC. Incidence of postblepharoplasty orbital hemorrhage and associated visual loss. Ophthal Plast Reconstr Surg. 2004;20(6):426-32.

Hayreh SS, Dass R. The ophthalmic artery, II: intraorbital course. Br J Ophthalmol. 1962;46:165-85.

Hayreh SS. Arteries of the orbit in the human being. Br J Surg. 1963;50:938-53.

Hwang K, Kim DH, Huan F, Nam YS, Han SH. The anatomy of the palpebral branch of the infraorbital artery relating to midface lift. J Craniofac Surg. 2011 Jul;22(4):1489-90.

Jelks GW, Jelks EB. Preoperative evaluation of the blepharoplasty patient. Clin Plast Surg. 1993;20(2):213-23.

Kadung B, Palermo E, Addor F, Metsavaht L, Rabello L, Mattos R, Martins S (orgs.). Tratado de cirurgia dermatológica, cosmiatria e laser da Sociedade Brasileira de Dermatologia. Rio de Janeiro: Elsevier; 2012. 891 p.

Kaminer MS, Dover JS, Arndt KA. Atlas of cosmetic surgery. Saunders; 2002. p. 351-84.

Knize DM. An anatomically based study of the mechanism of eyebrow ptosis. Plast Reconstr Surg. 1996;97(7):1321-33.

Lavker RM, Zheng PS, Dong G. Morphology and aged skin. Clin Geriatr Med. 1989;5(1):53-67.

Lelli GJ Jr, Lisman RD. Blepharoplasty complications. Plast Reconstr Surg. 2010;125(3):1007-17.

Lessa SF, Elena EH, Araújo MRC, Pitanguy I. Modificações anatômicas da fenda palpebral após blefaroplastia. Rev Bras Cir. 1997;87(4):179-88.

Lieberman D, Quatela V. Upper lid blepharoplasty a current perspective. Clin Plastic Surg. 2013;40:157-65.

Lima CGMG, Siqueira GB, Cardoso IH, Sant'Anna AEB, Osaki MH. Avaliação do olho seco no pré e pós-operatório da blefaroplastia. Arq Bras Oftalmol. 2006; 69(2):227-32.

Maegawa J, Kobayashi S, Yabuki Y, Hirotomi K, Yasumura K, Iwai T. Blepharoplasty in senile blepharoptosis: preoperative measurements and design for skin excision. Aesthet Surg J. 2012;32(4):441-6.

Montedonio J, Queiroz Filho W, Pousa CE, Paixão MP, Almeida AEF de. Fundamentos da ritidoplastia. Surg Cosmet Dermatol. 2010;2(4):305-14.

Osaki MH, Lima CGMG, Siqueira GB, Cardoso IH, Sant'Anna AEB. Avaliação do olho seco no pré e pós-operatório da blefaroplastia. Arq Bras Oftalmol. 2006;69(2):227-32.

Paixão MP, Machado Filho CD'AS. Avaliação do impacto da blefaroplastia superior na qualidade de vida utilizando questionário padronizado (Qblefaro): estudo piloto. An Bras Dermatol. 2008;83(1):32-7.

Paixão MP, Montedonio J, Queiroz Filho W, Pousa CET, Almeida AEF de. Lifting de lábio superior associado à dermabrasão mecânica. Surg Cosmet Dermatol. 2011;3(3):249-53.

Paixão MP. Conheço a anatomia labial? Implicações para o bom preenchimento. Surg Cosmet Dermatol. 2015;7(1):10-6.

Palermo E. Anatomia da região periorbital. Surg Cosmet Dermatol. 2013;5(3):245-56.

Palermo E. Blefaroplastia. In: Gadelha AR, Costa IMC (orgs.). Cirurgia dermatológica em consultório. 2. ed. São Paulo: Atheneu; 2009.

Palermo E. Cirurgia da região periorbitária. In: Lupi O, Belo J, Cunha PR (orgs.). Rotinas de diagnóstico e tratamento da Sociedade Brasileira de Dermatologia. 2 ed. São Paulo: AC Farmacêutica/Guanabara Koogan; 2012. p. 69-77.

Patel BC, Anderson RL. History of oculoplastic surgery (1896-1996). Ophthalmology. 1996 Aug; 103(8 Suppl.):S74-95.

Patrocinio TG, Loredo BAS, Arevalo CEA, Patrocinio LG, Patrocinio JA. Complicações em blefaroplastia: como evitá-las e corrigi-las. Braz J Otorhinolaryngol. 2011;77(3).

Pereira CU, Pereira JC, Santana D, Anjos ED dos, Siqueira AL, Gonçalves ACL et al. Reflexo trigeminovagal. Arq Bras Neurocir. 1999;18(2):97-101.

Peruzzo M, Mélega JM. Cegueira pós-blefaroplastia estética. Rev Soc Bras Cir Plast. 1988;3(2):138-42.

Pitangy I, Sbrissa RA. Atlas de cirurgia palpebral. Rio de Janeiro: Colina Livr. Ed.; 1994. p. 212-52.

Salasche SJ, Bernstein G, Senkarik M. Surgical anatomy of the skin. New York: Appleton & Lange; 1988. p. 183-97.

Sand JP, Zhu BZ, Desai SC. Surgical anatomy of the eyelids. Facial Plast Surg Clin North Am. 2016;24(2):89-95.

Sanke RF. Relationship of senile ptosis to age. Ann Ophthalmol. 1984;16:928-31.

Saonanon P. The new focus on epicanthoplasty for Asian eyelids. Curr Opin Ophthalmol. 2016 Sep;27(5):457-64.

Sbrissa RA. Blefaroplastias: comentários sobre alguns detalhes técnicos. Rev Bras Oftalmol. 1992;51(1):13-6.

Schellini SA, Preti RC, Yamamoto RK, Padovani CR, Padovan CRP. Dimensões palpebrais antes e após blefaroplastia superior – Avaliação quantitativa. Arq Bras Oftalmol. 2005;68(1):85-8.

Shore JW, McCord CD. Anatomic changes in involutional blepharoptosis. Am J Ophthalmol. 1984;98:21-7.

Siqueira M, Joaquim A, Schellini SA, Padovani CR, Velasco e Cruz AA. Alterações palpebrais após a idade de 50 anos. Arq Bras Oftalmol. 2005;68(3).

Testa JRG, Aumond MD, Figueiredo CR. Uso de peso de ouro palpebral para correção do lagoftalmo em pacientes com paralisia facial. Rev Bras Otorrinolaringol. 2002;68(1).

Trepsat F. Periorbital rejuvenation combining fat grafting and blepharoplastiesaesth. Plast Surg. 2003;27:243-53.

Viana G, Osaki M, Nishi M. Effect of lower blepharoplasty on self-esteem. Dermatologic Surgery: Official Publication for American Society For Dermatologic Surgery. 2010;36(8):1266-72.

Vold SD, Carrol RP, Nelson JD. Dermatochalasis and dry eye. Am J Ophthalmol. 1993;115(2):216-20.

Warwar RE, Bullock JD, Markert RJ, Marciniszyn SL, Bienenfeld DG. Social implications of blepharoptosis and dermatochalasis. Ophthal Plast Reconstr Surg. 2001;17(4):234-40.

Whipple K, Korn B, Kikkawa D. Recognizing and managing complications in blepharoplasty. Facial Plast Surg Clin N Am. 2013;21:625-37.

Will MG. Upper eyelid blepharoplasty. Atlas Oral Maxillofac Surg Clin North Am. 2016;24(2):125-33.

Wolf-Heidegger. Atlas de anatomia. 6. ed. Rio de Janeiro: Guanabara Koogan; 2006.

Yoo D, Peng G, Massry G. Effacing the orbitoglabellar groove with transposed upper eyelid fat. Ophthal Plast Reconstr Surg. 2013;29(3).

3

Peeling nas Pálpebras

Emerson Lima

INTRODUÇÃO

O *peeling* nas pálpebras, ou blefaroplastia química, tem como propósito substituir o tecido periorbicular envelhecido por um novo. Esse processo instala-se com uma inflamação controlada desencadeada por um agente caústico aplicado em toda a extensão de pele delineada pelo músculo orbicular subjacente. Considerada a mais delgada do corpo humano, a pele dessa região é fina e está sujeita ao desencadeamento de rugas, flacidez e escurecimento. É importante lembrar que o desconforto cosmético sentido pelo paciente quando procura o médico dermatologista para o tratamento da região periorbital deriva basicamente de quatro queixas:

- Sobra de pele e flacidez, resultando em rugas estáticas com graus variados de profundidade
- Rugas dinâmicas evidenciadas ou pioradas pela contração do músculo orbicular, estendendo-se em alguns pacientes, além dos seus limites
- Protrusão das bolsas de gordura, principalmente a medial, a lateral e a mediana posicionadas na pálpebra inferior
- Hiperpigmentação da região periorbital resultante do processo de envelhecimento cutâneo, ou estabelecido de maneira constitucional pela hereditariedade e pelas características étnicas.

A Figura 3.1 ilustra diferentes aspectos do envelhecimento periorbital, ressaltando cada uma delas ou a sobreposição das quatro queixas mencionadas. O estímulo provocado pelo *peeling* favorece um espessamento da derme, desencadeando a produção de colágeno e a reestruturação da epiderme removida, o que oferece um tecido mais claro e com aspecto jovial.

Como exemplo, a Figura 3.2 apresenta uma paciente antes e 30 dias após uma blefaroplastia com fenol 88%. Esse processo oferece um tecido cicatricial que estará mais sujeito a eritema persistente e hiperpigmentação pós-inflamatória; por isso, a seleção do paciente, a experiência do profissional e as orientações do pós-operatório são pontos fundamentais para o sucesso do tratamento.

Tratamentos complementares que objetivam a melhoria cosmética da região, como o uso da toxina botulínica e a aplicação de preenchedores, devem ser postergados para quando o processo de cicatrização estiver concluído. O racional dessa orientação reside no propósito de que a pele da região deverá estar rejuvenescida antes do tratamento de rugas dinâmicas ou da correção de concavidades e perda de volume.

A pele da região periorbital restaurada após o *peeling* apresenta tônus mais firme, uma condição fundamental para receber um preenchedor, evitando edemas matinais, e, também, está mais preparada para ser tratada pela toxina botulínica, a qual, quando mal indicada, pode evidenciar sobra de pele.

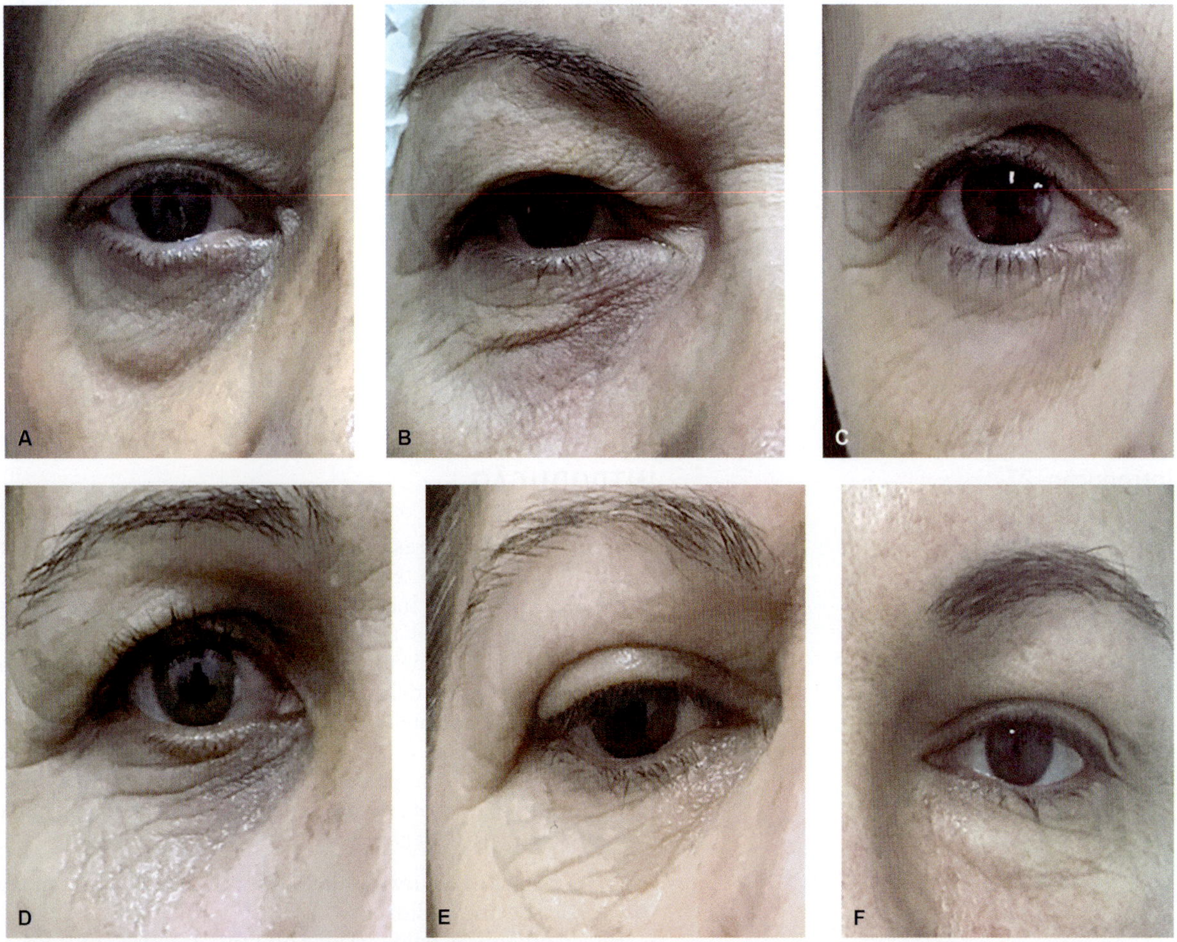

Figura 3.1 Diferentes aspectos do envelhecimento periorbital. **A.** Emagrecimento e acentuação da goteira lacrimal. **B.** Hiperpigmentação periorbital. **C.** Herniação das bolsas de gordura. **D.** Rítides. **E.** Flacidez. **F.** Sobra de pele.

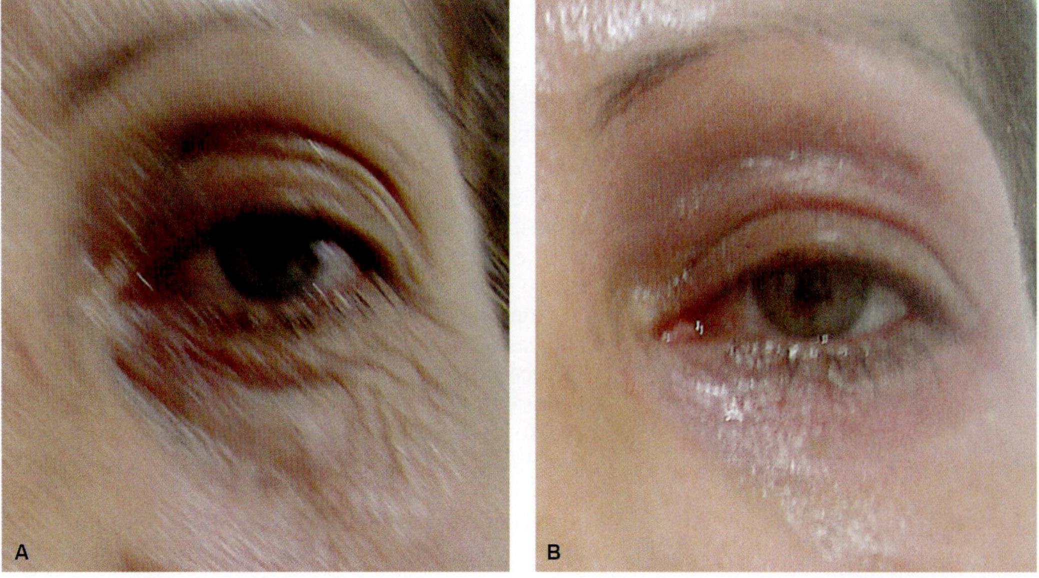

Figura 3.2 Paciente antes (**A**) e 30 dias após uma blefaroplastia com fenol 88% (**B**).

ESCOLHA DO AGENTE

Para o tratamento químico da região periorbital, recomendam-se basicamente dois agentes: o ácido tricloroacético (TCA) e o fenol. O TCA não deverá ultrapassar concentrações de 45%, optando-se preferencialmente por 35%, e o fenol na concentração de 88%. Assim, representa uma questão de escolha tratar essa região com *peelings* classificados como médios, nessas concentrações, apesar de terem um potencial de aprofundamento maior na região periorbital em comparação a outras regiões da face, em virtude do adelgaçamento da pele. Também é prudente utilizar essas concentrações quando se considera o fato de essa pele estar nas adjacências de um órgão nobre e vital.

Complicações como cicatrizes retráteis e ectrópio, passíveis de acontecer quando se aumenta o potencial da lesão provocada, desencadeiam déficits funcionais que podem ser transitórios, mas que causam grandes transtornos no pós-operatório.

É importante ainda pontuar que o tratamento regional pode resultar em uma diferença de tom entre a região periorbital e o restante da face, potencialmente minimizada, quando se opta por ativos menos caústicos. Para potencializar o efeito do agente escolhido, o desengorduramento da região compreende uma ferramenta útil.

ETAPAS E PECULIARIDADES DA TÉCNICA

Considera-se de eleição para essa intervenção o paciente que apresente uma sobra de pele moderada, acompanhada ou não de flacidez e rugas estáticas. O "teste da tração" da pálpebra inferior, observando a velocidade de acomodação do tecido, auxilia na constatação de higidez do tarso, minimizando o risco de ectrópio. Indivíduos maduros, mas também mais jovens, podem se beneficiar com a intervenção, que também favorece o clareamento dessa região. Não se recomenda a intervenção em fotótipos IV a VI, segundo a classificação de Fitzpatrick.

É importante atentar-se ao histórico de hiperpigmentação desses pacientes, bem como a características da pele, mesmo a clara. Ao residir em um país multirracial, fica-se sujeito a um maior risco de complicações. Considera-se contraindicação pacientes com história de melasma e vitiligo. O preparo com clareadores está indicado 30 dias antes da intervenção. Quanto menos melanina disponível no tecido, menor o risco de hiperpigmentação pós-inflamatória persistente (Figura 3.3). A escolha do clareador fica a critério do médico especialista, bem como da tolerabilidade do paciente.

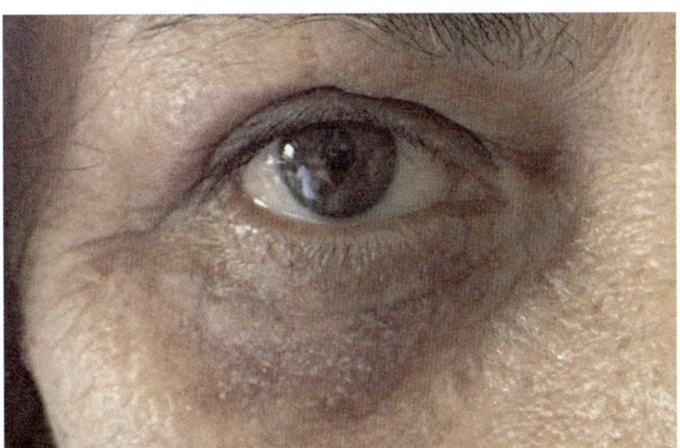

Figura 3.3 Hiperpigmentação pós-inflamatória com evolução de 45 dias.

Deve-se observar criteriosamente a procedência, a conservação e a validade do agente a ser utilizado. Como se trata de ácidos manipulados, é necessário confirmar a qualidade do material para evitar soluções com concentrações distorcidas das declaradas pelo rótulo.

Por se tratar de um pós-operatório acompanhado de edema substancial, crostas e eritema do intenso ao leve por, pelo menos, 30 dias, é importante que o paciente esteja ciente de todas as etapas, recebendo as orientações por escrito para que não restem dúvidas sobre a evolução esperada. A Figura 3.4 ilustra a evolução de 30 dias de uma paciente após submeter-se à blefaroplastia química com fenol 88%, apresentando um eritema periorbital importante ainda no 30º dia.

Isso ainda se torna mais importante em regiões ensolaradas, pois, durante esse processo, a exposição direta ao sol deve ser absolutamente contraindicada, e a adaptação a um filtro solar de amplo espectro e bem tolerado pela região periorbital estar confirmada antes da intervenção. Na entrevista, é importante certificar-se sobre a distância mínima de 2 a 3 meses de algum evento social importante, já que é prudente contar com os riscos de complicações. A Figura 3.5 ilustra o edema e as crostas esperados no pós-operatório.

Como a área a tratar é limitada, não há necessidade de se preocupar quanto à toxicidade do ativo quando da utilização de fenol 88% (*peeling* médio). Contudo, é importante estar atento ao histórico de arritmias e hipertensão arterial que podem ser deflagradas pela ansiedade ou por dor durante o procedimento.

PASSO A PASSO

O passo a passo para a realização do *peeling* de pálpebras compreende oito etapas fundamentais, descritas a seguir:

1. Posicionar o paciente em um ângulo de 45° em um ambiente cirúrgico. Trata-se de uma cirurgia química e todos os cuidados devem ser tomados.
2. Usar lidocaína 4% lipossomada 1 h antes da intervenção, mesmo que, posteriormente, haja infiltração anestésica da região, buscando mais conforto durante o procedimento. Nos pacientes mais ansiosos, pode-se administrar um ansiolítico sublingual 30 min antes da intervenção.
3. Desengordurar a região, a fim de obter otimização e uniformidade do procedimento. Solução de Jessner pode ser aplicada com um bastão com algodão semiúmido imediatamente antes da aplicação do cáustico escolhido.
4. Apropriando-se de bastões com algodão (há diferentes formatos; Figura 3.6), aplicar a solução de fenol 88% de fora (da borda distal do músculo orbicular subjacente) para dentro (1 a 2 mm da borda ciliar), construindo faixas, evitando a sobreposição total, mas assumindo um limitado padrão de sobreposição, atentando-se para o tratamento da totalidade da região, sem que o mínimo espaço entre as faixas seja deixado sem tratar. Atenção ao umedecer o algodão: o excesso deve ser reduzido com o auxílio de gazes, para que a solução não escorra durante o procedimento. Não necessariamente as pálpebras superior e inferior devem ser tratadas ao mesmo tempo. A pálpebra superior precisa sê-lo em toda a sua extensão: iniciar de fora (entrando no supercílio) para dentro (1 a 2 mm da borda ciliar) também construindo faixas usando a mesma metodologia descrita anteriormente. A busca do *frosting* uniforme representa um objetivo da intervenção (Figura 3.7).

5. O edema nas horas seguintes é substancial e progressivo, sendo observado já nos minutos seguintes uma epidermólise, que caracteriza o procedimento como ablativo. O ardor (sentido como desconforto) é moderado, oscilando entre alívio e piora pelo menos na 1ª hora após a intervenção. Varia de acordo com o limiar de dor de cada paciente, mas é tolerável, e poderá ser atenuado, nos pacientes mais sensíveis, com infiltração anestésica. Dor não é uma queixa comum passadas essas primeiras horas, mas se estiver presente, deve alertar para infecção secundária, principalmente se instalada após 48 h da intervenção. Dipirona 1 g efervescente a cada 6 h poderá ser utilizada nesse início.
6. Não utilizar curativos oclusivos ou qualquer bálsamo regenerador nas primeiras 12 h do pós-operatório, quando uma exsudação moderada poderá acontecer. Passadas as 12 h, recomenda-se aplicar um regenerador cutâneo várias vezes ao dia, possibilitando que a região fique úmida e facilitando o processo de reepitelização. As crostas formadas se desprenderão em 7 a 10 dias, quando um clareador suave e tolerável à região periorbital poderá ser introduzido.
7. Não recomendar antibioticoterapia tópica nem sistêmica, nem a administração de corticosteroides tópicos ou sistêmicos, pois a inflamação resultante da intervenção é necessária à resposta terapêutica. Compressas geladas poderão ser criteriosamente administradas nos primeiros dias de pós-operatório.
8. Indicar a administração de filtro solar de amplo espectro e tonalizado já no início do desprendimento espontâneo das crostas, além de proteção física com óculos de sol e a restrição de exposição solar direta por pelo menos 30 dias.

A Figura 3.8 ilustra diferentes resultados de blefaroplastia química com fenol 88%.

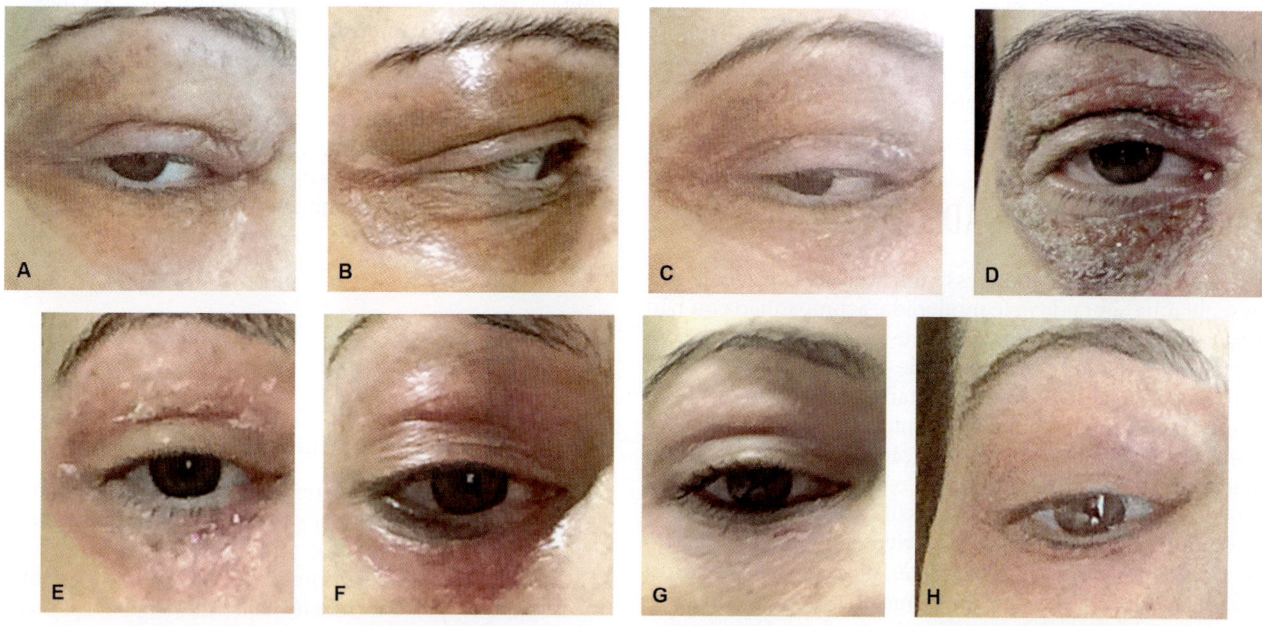

Figura 3.4 Evolução de 30 dias de uma paciente após se submeter à blefaroplastia química com fenol 88%, apresentando um eritema periorbital importante ainda no 30º dia de pós-operatório. **A.** 2 dias. **B.** 3 dias. **C.** 5 dias. **D.** 7 dias. **E.** 10 dias. **F.** 12 dias. **G.** 15 dias. **H.** 30 dias.

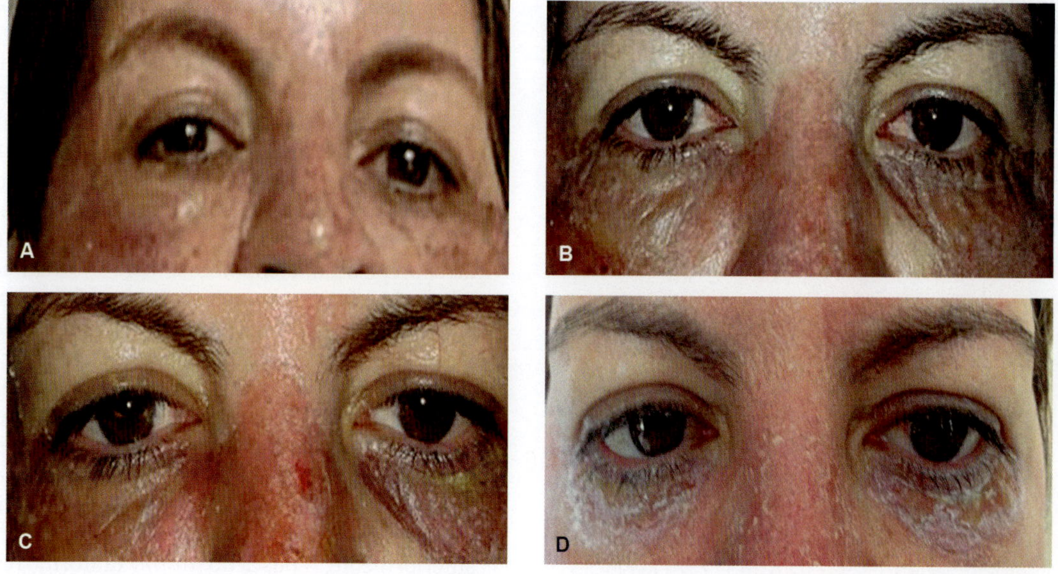

Figura 3.5 Edema e crostas esperados no pós-operatório do *peeling* de fenol 88%. **A.** 24 h. **B.** 72 h. **C.** 4 dias. **D.** 7 dias.

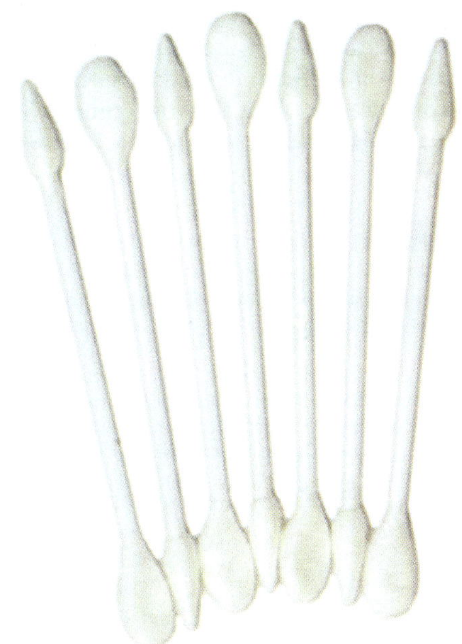

Figura 3.6 Hastes flexíveis para maquiagem recomendadas para realização do *peeling* de fenol 88%.

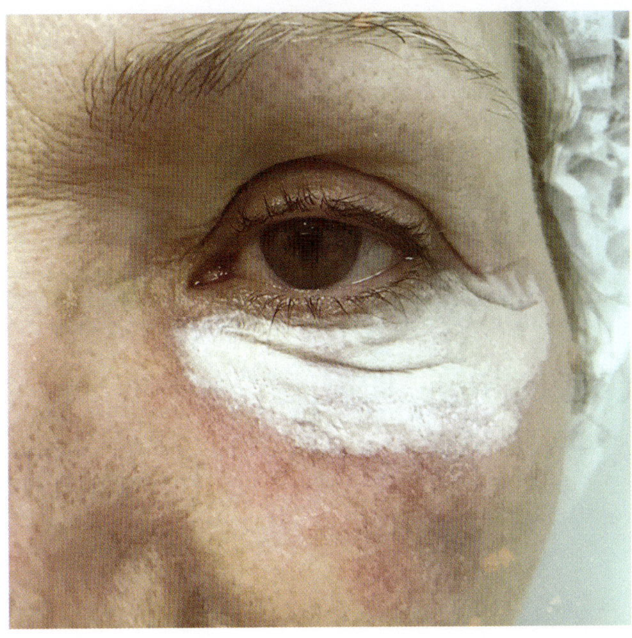

Figura 3.7 *Frosting* imediatamente após a realização do *peeling* de fenol 88%.

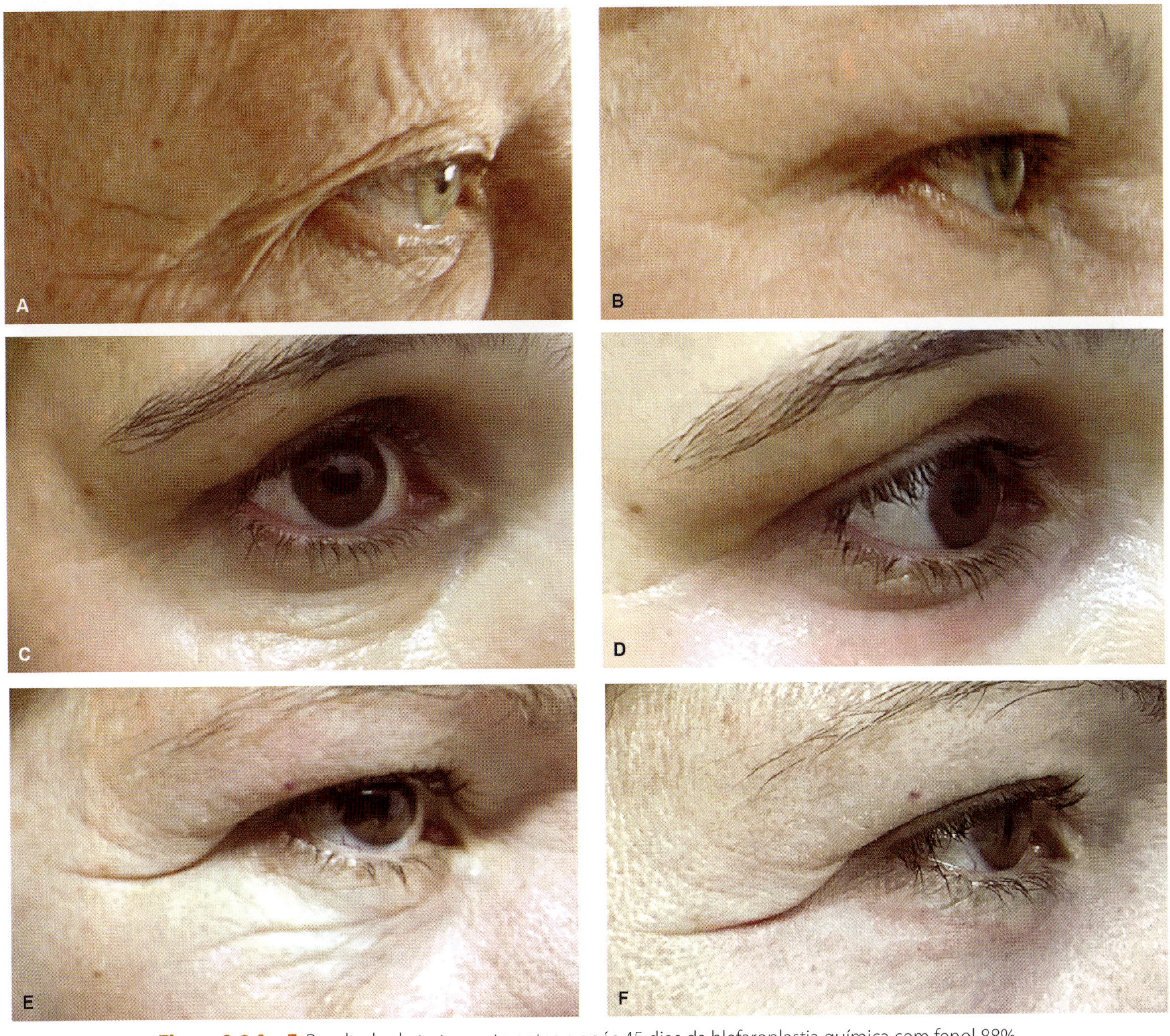

Figura 3.8 A a **F.** Resultado de tratamento antes e após 45 dias da blefaroplastia química com fenol 88%.

COMPLICAÇÕES

Edema, eritema transitório e crostas compreendem efeitos esperados e não podem ser confundidos com complicações. Quando o eritema ultrapassa 30 a 45 dias ou vem acompanhado de hiperpigmentação pós-inflamatória, mesmo que precocemente (já nos primeiros 15 dias), recomendam-se clareadores mais potentes e corticosteroides tópicos por um curto período. A prevenção das complicações, orientando bem o paciente, antes da intervenção parece ser a medida mais segura.

CONSIDERAÇÕES FINAIS

A blefaroplastia química representa uma intervenção vantajosa e segura quando bem indicada, mas não apropriada para todos os tipos de pele, muito menos para a totalidade dos pacientes que buscam o consultório dermatológico para tratar a região periorbital. Todos os cuidados devem ser tomados para evitar complicações e otimizar os resultados, o que passa por uma seleção coerente e madura do paciente a ser tratado.

BIBLIOGRAFIA

Bagatin E, Hassun K, Talarico S. Revisão sistemática sobre peelings. Surg Cosmet Dermatol. 2009;1(1):37-46.

Fathi R, Pfeiffer M, Tsoukas M. Minimally invasive eyelid care in dermatology: Medical, laser, and cosmetic therapies. Clin Dermatol. 2015;33(2):207-16.

Fioramonti P, Fallico N, Parisi P, Scuderi N. Periorbital area rejuvenation using carbon dioxide therapy. J Cosmet Dermatol. 2012;11(3):223-8.

Parada MB, Yarak S, Gouvêa LG, Hassun KM, Talarico S, Bagatin E et al. "Blepharopeeling" in the upper eyelids: a nonincisional procedure in periorbital rejuvenation – a pilot study. Dermatol Surg. 2008;34:1453-8.

4

RFPM® nas Pálpebras

Emerson Lima

INTRODUÇÃO

A degeneração progressiva da delicada arquitetura de componentes cutâneos da região periorbital, em associação à senescência das estruturas óssea, muscular e ligamentar, resulta em flacidez, sobras de pele, rugas dinâmicas e estáticas, bem como evidenciação de bolsas de gordura e hiperpigmentação. Essas alterações causam um impacto substancial no equilíbrio cosmético da face, o que resulta em busca frequente de intervenções.

Alternativas cirúrgicas e não cirúrgicas se apresentam para restaurar os danos sofridos por essa região, isoladamente ou em associações. Técnicas como blefaroplastia cirúrgica e química, preenchimento com ácido hialurônico, aplicação de toxina botulínica e *lasers* são frequentemente utilizadas com essa finalidade. A blefaroplastia cirúrgica convencional oferece um ganho cosmético considerável, resultante da remoção da sobra de pele e correção da herniação das bolsas de gordura, mas deixa uma cicatriz que, apesar de discreta, incomoda alguns pacientes (Figura 4.1).

Nesse processo, ainda se pode observar o branqueamento ou alargamento dessa cicatriz linear, trazendo uma nova queixa ou, ainda, uma cicatriz eritematosa persistente (Figura 4.2). Outros pacientes queixam-se de um contorno menos natural da região após a intervenção, notado principalmente por pessoas próximas. Nesse sentido, a proposta de rejuvenescer a região periorbital sem incisões tem resultado em ampla aceitação dos pacientes, principalmente daqueles mais resistentes a intervenções cirúrgicas.

A radiofrequência pulsada com multiagulhas (RFPM®) possibilita uma contração tecidual, com melhoria da qualidade e clareamento da pele por estímulo colagênico, o que também resulta em contenção de bolsas de gordura modestas (Figura 4.3). Estando a pele de toda região periorbital rejuvenescida pela RFPM®, técnicas complementares, como preenchimento com ácido hialurônico, estão mais bem indicadas. Com a pele mais espessa e o tônus melhorado pelo estímulo das multiagulhas, o risco de edema residual e de visualização do preenchedor é minimizado.

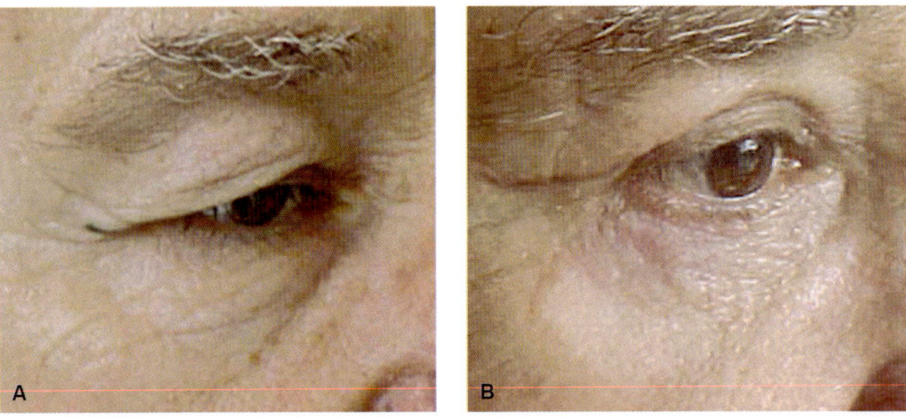

Figura 4.1 Paciente antes (**A**) e 90 dias após blefaroplastia cirúrgica superior e inferior (**B**).

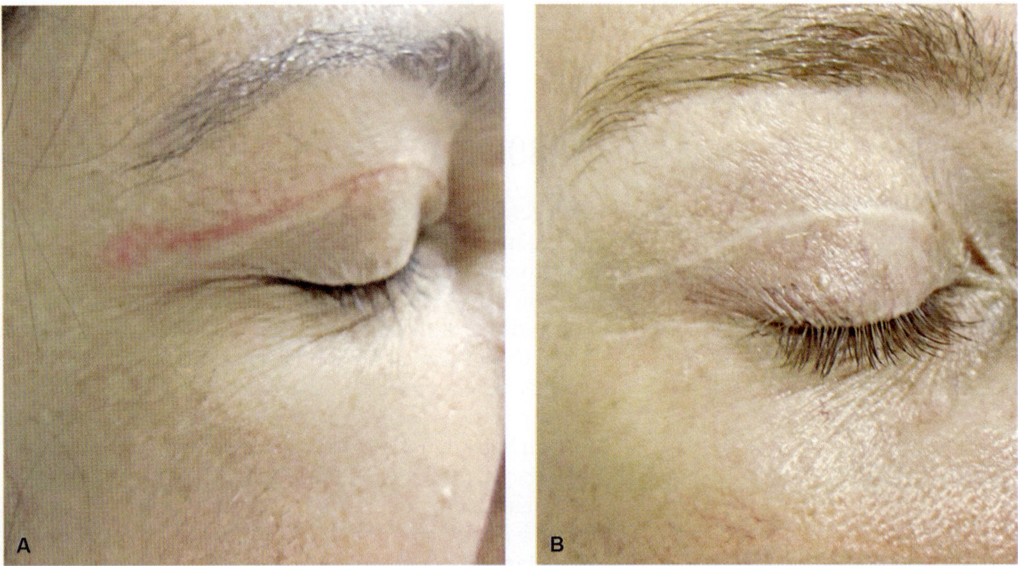

Figura 4.2 Cicatriz recente (3 meses; **A**) e tardia (5 anos; **B**) após blefaroplastia convencional.

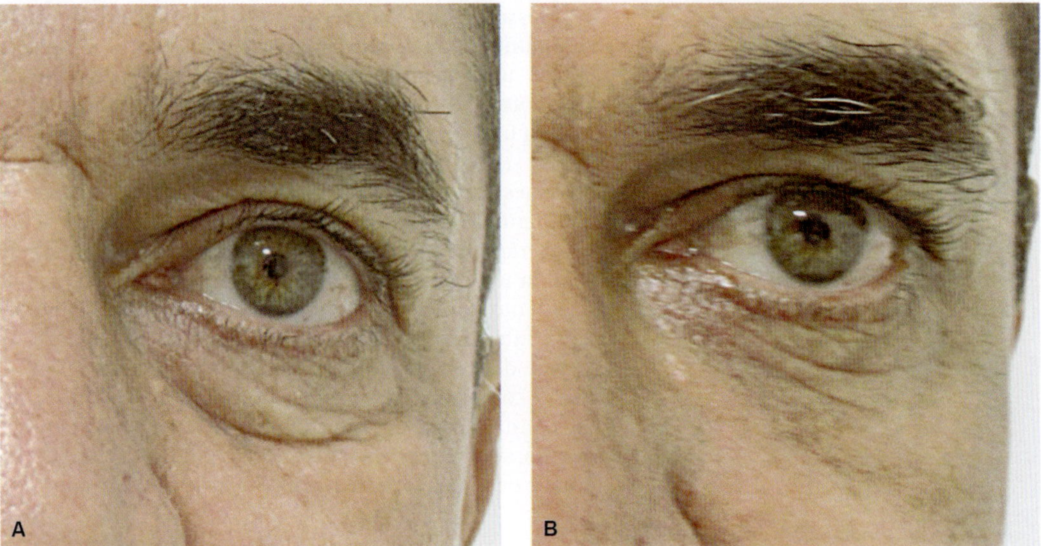

Figura 4.3 Paciente antes (**A**) e 45 dias após realização de RFPM® (**B**).

AÇÃO DA RFPM® NA REGIÃO PERIORBITAL

A utilização de energia fracionada randômica de alta frequência disparada sobre a pele resulta em regeneração dérmica na interface papilar-reticular, por meio da estimulação de fibroblastos com consequente síntese de fibras colágenas e fibras elásticas, bem como regeneração epidérmica promovida pela migração de queratinócitos. A RFPM® propõe uma abordagem inovadora para o rejuvenescimento cutâneo, com base na energia subablativa, por meio de eletrodos constituídos de várias agulhas, conectados a um aparelho de radioeletrocirurgia. Essa técnica, realizada de maneira precisa e pontuada, não compromete o tecido adjacente aos micropontos vaporizados e provoca significativo impacto tecidual, viabilizando, assim, o estímulo para a formação de um novo colágeno (Figuras 4.4 a 4.7).

Os eletrodos que contêm as agulhas muito finas são denominados Lima 2, Lima 4 e Lima 8 (Figura 4.8), referendando o seu idealizador. São constituídos por duas, quatro ou oito agulhas de tungstênio, respectivamente, com diâmetro de 100 milésimos de milímetro, peso e comprimento idênticos e dispostas paralelamente, com o objetivo de atingir o mesmo plano de profundidade. Apresentam comprimento de 2,5 mm, para ultrapassarem a epiderme e atuarem na derme, estimulando contração e renovação do colágeno. Esses eletrodos são estéreis e descartáveis, e, por serem muito delicados, ao final da intervenção já costumam estar completamente danificados. A Figura 4.9 apresenta o eletrodo Lima 8 em um aumento de 200 vezes e uma fotografia comparativa de sua espessura com um fio de cabelo. Não se recomenda sua reutilização, mesmo que reesterilizados.

Um estudo clínico, desenvolvido por Lima em 2015, avaliou a eficácia da RFPM® no rejuvenescimento da região periorbitária. Foram avaliados 12 mulheres e sete homens com envelhecimento da região periorbitária, tratados ambulatorialmente. A documentação fotográfica foi realizada com a mesma câmera digital em condições ambientais idênticas, imediatamente antes e 1 mês após intervenção única. Os resultados foram animadores, o que estimulou a incorporação da técnica ao arsenal terapêutico do autor, bem como o treinamento de vários colegas para a realização desse procedimento cuja casuística aumenta cada vez mais no Brasil.

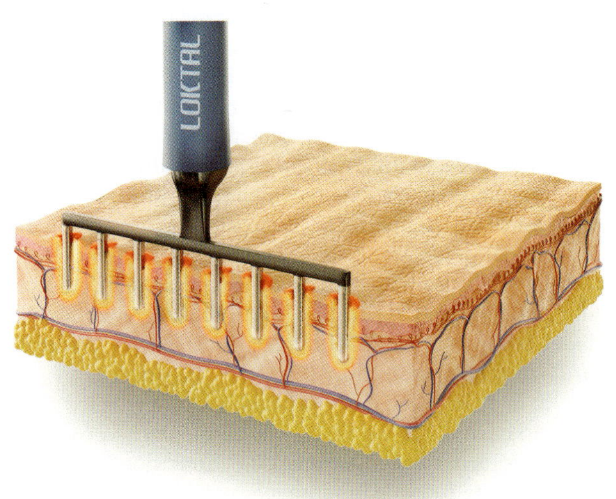

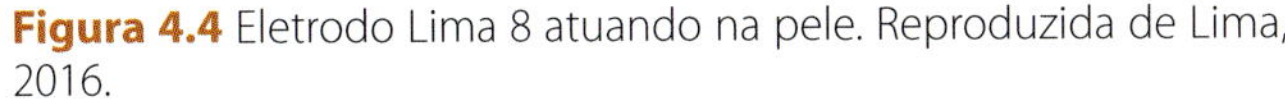

Figura 4.4 Eletrodo Lima 8 atuando na pele. Reproduzida de Lima, 2016.

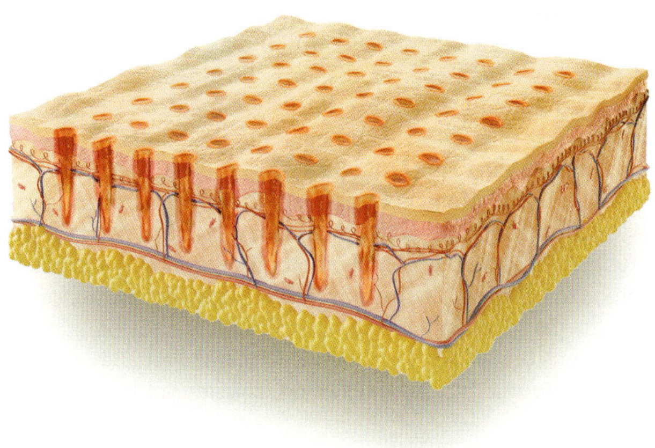

Figura 4.5 Micropunturas provocadas pelas multiagulhas. Reproduzida de Lima, 2016.

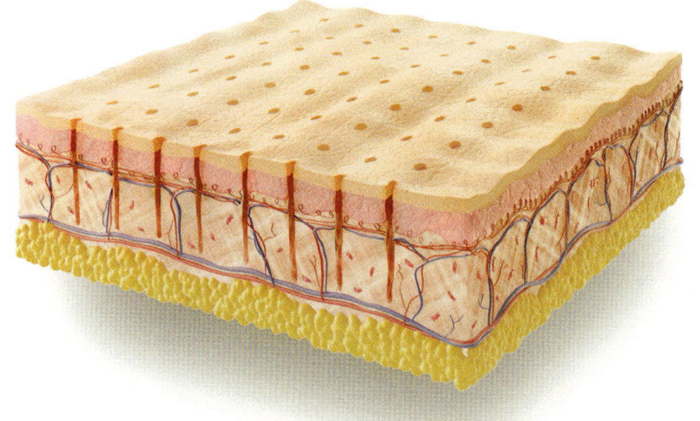

Figura 4.6 Regeneração tecidual após o estímulo da RFPM® na pele. Reproduzida de Lima, 2016.

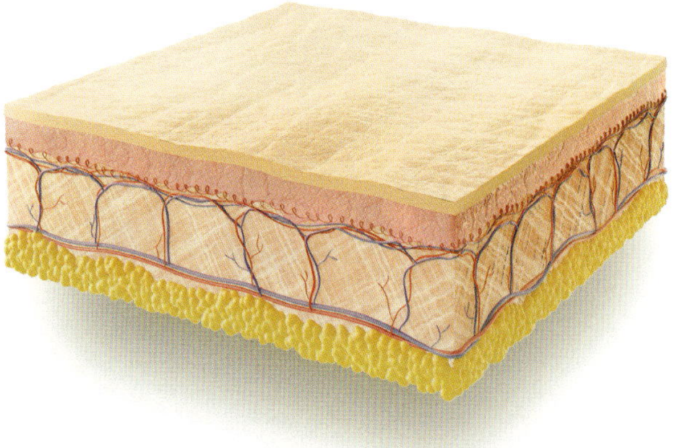

Figura 4.7 Espessamento dérmico e epidérmico após RFPM®. Reproduzida de Lima, 2016.

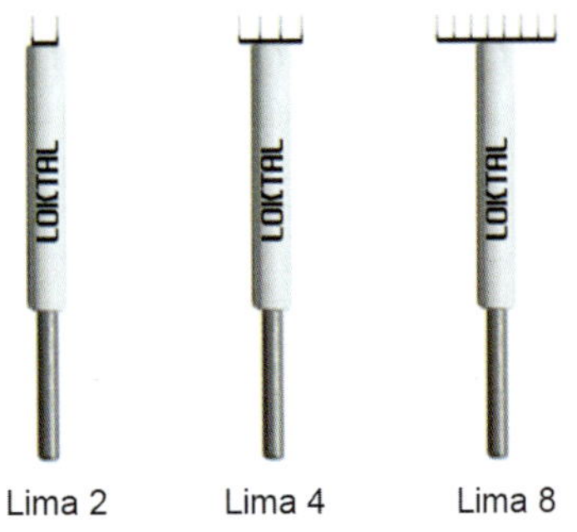

Figura 4.8 Eletrodos Lima 2, 4 e 8.

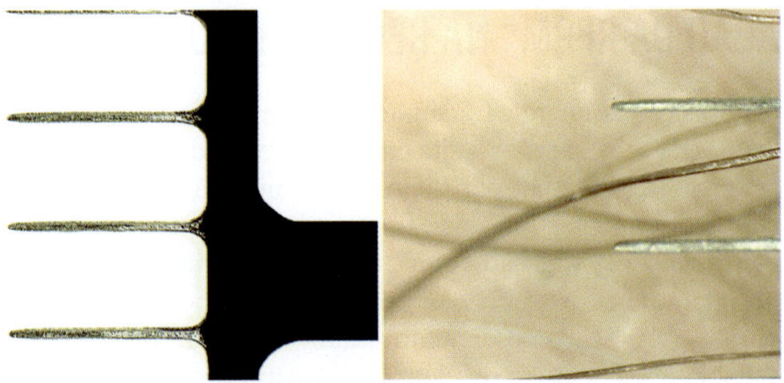

Figura 4.9 Eletrodo Lima 8 em um aumento de 200 vezes comparado a um fio de cabelo humano.

ETAPAS E PECULIARIDADES DA TÉCNICA

Considera-se de eleição para essa intervenção o paciente com uma sobra de pele modesta, na vigência de flacidez, e rugas estáticas. Indivíduos jovens também têm se beneficiado com essa intervenção, visto que isso favorece o clareamento da região. Também está bem indicada para o tratamento de cicatrizes resultantes de blefaroplastia convencional.

Tem-se notado boa experiência mesmo em fotótipos altos (Figura 4.10), o que não representa um limitador para sua aplicabilidade. Com a intenção de prevenir a hiperpigmentação pós-inflamatória, um clareador bem tolerado pela região periorbital poderá ser introduzido 30 dias antes da intervenção, buscando uma menor disponibilidade de melanina. A escolha do clareador fica a critério do médico especialista, bem como da tolerabilidade do paciente.

Indica-se o eletrodo Lima 8 sempre acoplado ao aparelho FRAXX® (Loktal Medical Electronics). Não se recomenda utilizar esse eletrodo em nenhuma outra máquina de radiofrequência, pois isso pode comprometer a segurança do procedimento e resultar em efeitos adversos. Além disso, o emprego de agulha gengival com anestésico em tubete e seringa de carpule é bem tolerado pelo paciente. Deve-se respeitar sempre a dose-limite máxima do anestésico, considerando o peso do indivíduo.

O eletrodo Lima 8 deve ser posicionado em um ângulo de 90° com a pele seca para, somente depois, acionar o pedal. O aparelho deve estar em CUT, potência de 30 a 45 W e Active de 30 a 45 ms. Deve-se evitar ultrapassar esses parâmetros. Procede-se, então, à realização de fileiras paralelas de microperfurações adjacentes, porém sem que sejam unidas. Não repassar a ponteira na área já tratada.

Não se deve usar qualquer umectante imediatamente após a intervenção, tampouco antibioticoterapia tópica ou sistêmica. A RFPM® é um procedimento limpo, embora, segundo normatização da Food and Drug Administration (FDA), essa precaução seja desnecessária. Compressas geladas, mesmo por cima do curativo (mantido por 48 h), são recomendadas por 3 a 5 dias, seguidas de compressas de água morna até a reabsorção completa dos hematomas. Também não se indica o uso de corticoterapia tópica ou sistêmica para conter os efeitos esperados do processo inflamatório autolimitado.

Na remoção do curativo, recomenda-se umedecê-lo no chuveiro antes da higienização com sabonete líquido com baixo potencial de detergência da área tratada, evitando sensibilização. O edema e o hematoma nos dias seguintes são substanciais. Em geral, o paciente está apto a regressar às suas atividades laborais após 3 a 5 dias da intervenção, podendo utilizar filtro solar tonalizado.

As complicações estão muito relacionadas com efeitos esperados, como edema, hematomas, hiperpigmentação pós-inflamatória transitória e eritema transitório. Tomados os devidos cuidados durante o procedimento, com atenção às recomendações ao pós-operatório, a RFPM® para a região periorbital é uma técnica segura e reprodutível, desde que o operador esteja devidamente habilitado e treinado. As Figuras 4.11 e

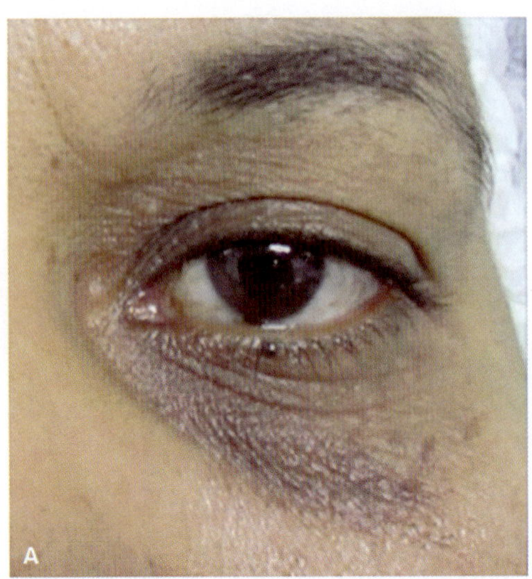

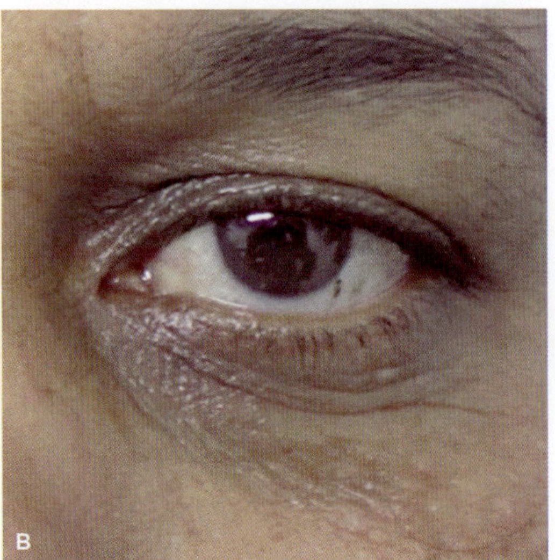

Figura 4.10 Paciente com fotótipo V, segundo classificação de Fitzpatrick, antes (**A**) e após tratamento com RFPM® (**B**).

4.12 apresentam pós-operatório imediato e após 7 dias, respectivamente.

O pós-operatório é indolor. Nota-se que dor não é uma queixa usual, de maneira que, se surgir, deve alertar para infecção secundária, principalmente se instalada após 48 h da intervenção. Comumente, não há necessidade de analgésico ou anti-inflamatório no pós-operatório, mas, caso haja queixa de desconforto quando da realização de movimentos que comprimem a região tratada, sem qualquer outro agravante, recomenda-se dipirona 1 g efervescente a cada 6 h. Como exemplos comparativos, a Figura 4.13 apresenta dois casos de pacientes submetidos à blefaroplastia convencional superior e à RFPM® inferior, enquanto a Figura 4.14 mostra três casos de pacientes que realizaram exclusivamente RFPM®.

PASSO A PASSO

O passo a passo para a realização da RFPM® em pálpebras compreende cinco etapas fundamentais, descritas a seguir:

1. Aplicar lidocaína lipossomada 4% em toda região periorbital 1 h antes da intervenção, a fim de oferecer maior conforto durante o procedimento.
2. Após a antissepsia com clorexidina 1%, fazer infiltração da região palpebral superior e inferior com lidocaína 2% com vasoconstritor na área a ser abordada. Recomenda-se um intervalo de pelo menos 20 min aguardando o efeito vasoconstritor do anestésico. Durante esse período, compressas de gelo são aceitas.

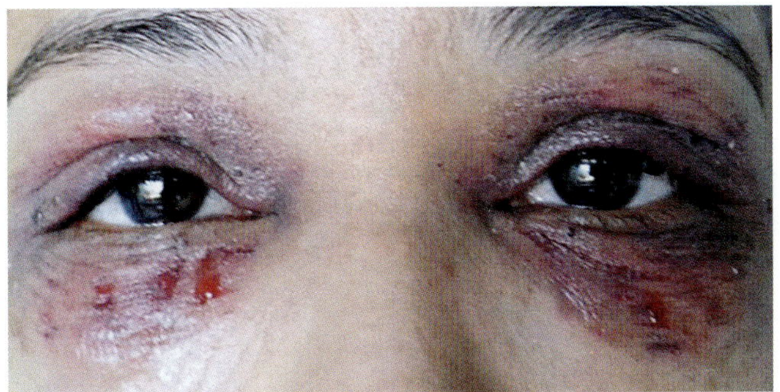

Figura 4.11 Pós-operatório imediato da RFPM®.

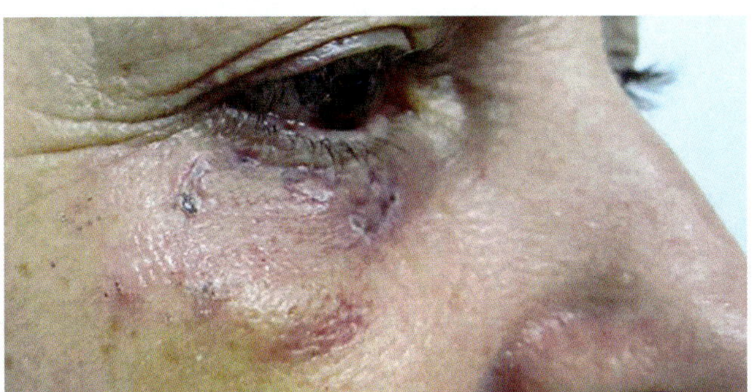

Figura 4.12 Pós-operatório de 7 dias da RFPM®.

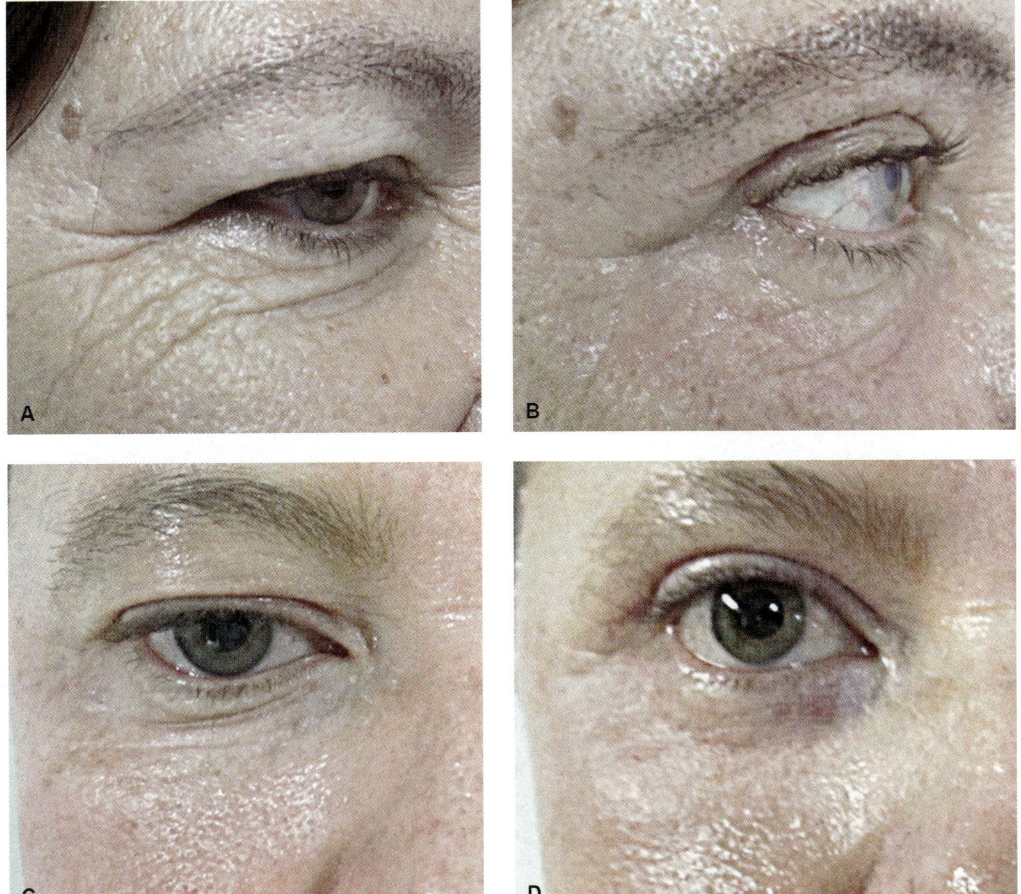

Figura 4.13 Paciente antes (**A**, **C**) e depois de RFPM® nas pálpebras inferiores e cirurgia convencional nas superiores (**B**, **D**).

3. Para a realização da RFPM®, utilizar o aparelho FRAXX® no modo *single pulse* e com o aparelho em CUT, com potência 30 e Active em 30 ms, com eletrodo Lima 8. Executar apenas uma passada, evitando o *overlap*. O espaçamento entre as fileiras de pontilhados deve ser mínimo (1 mm). A pálpebra superior do sulco suprapalpebral ao supercílio e a pálpebra inferior da margem externa do músculo orbicular são tratadas até 2 mm do bordo ciliar.
4. Após o procedimento, aguardar 20 a 30 min com compressas de gelo antes de fazer curativo com esparadrapo microporado, que deve ser removido 48 h após a intervenção.
5. Após 48 h, orientar uso de regenerador cutâneo ou clareador periorbital 2 vezes/dia e filtro solar, em segunda camada.

Não há contraindicação para a técnica baseada em fotótipos. A intervenção apresenta a versatilidade de poder ser realizada do fotótipo I a VI segundo a classificação de Fitzpatrick. Hiperpigmentação pós-inflamatória de grau leve a moderado pode ser observada em alguns casos e é transitória. A recuperação de uma RFPM® é bem mais rápida quando comparada à de uma blefaroplastia química (Figura 4.15).

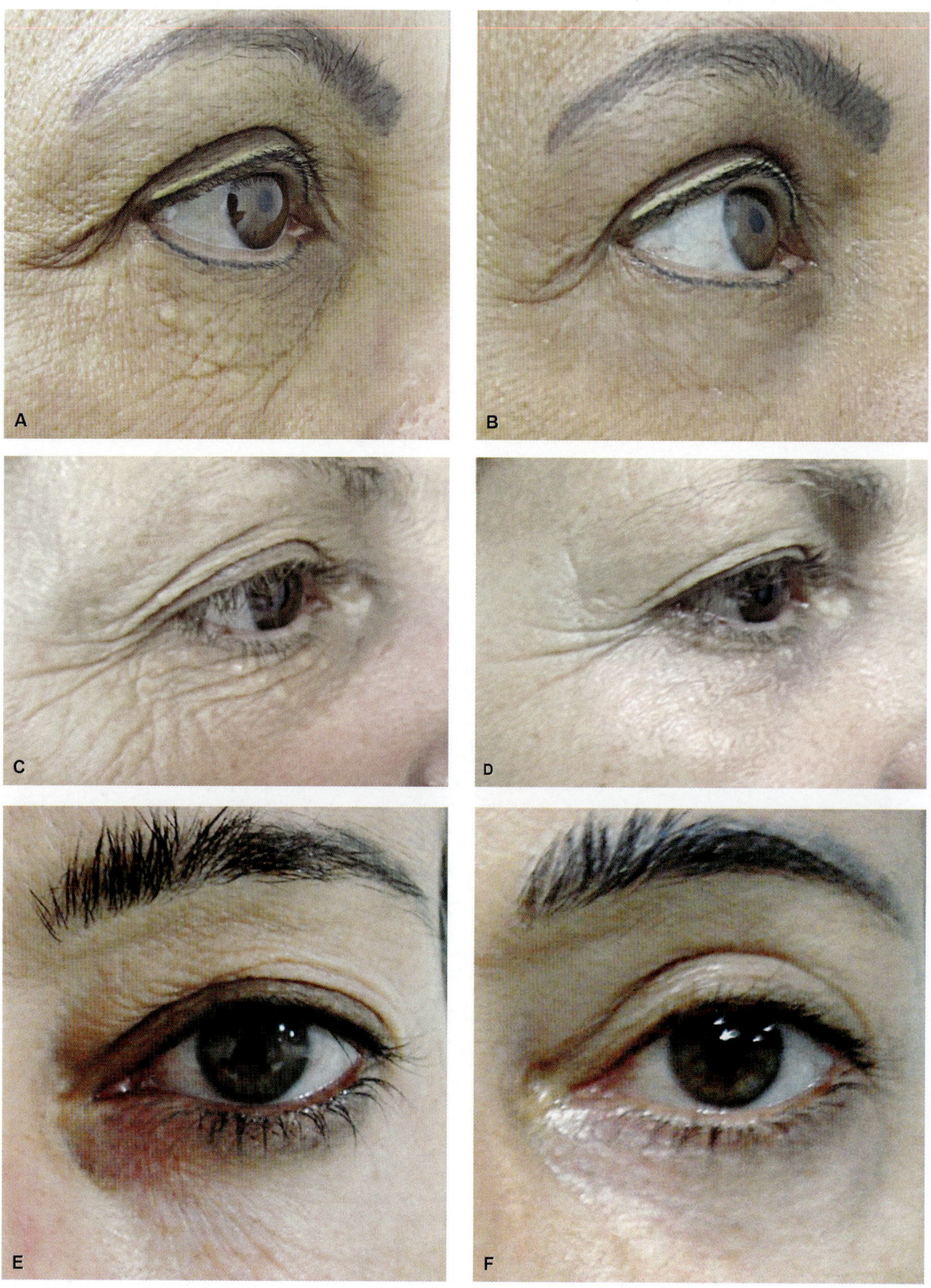

Figura 4.14 Pacientes antes (**A**, **C**, **E**) e após tratamento exclusivamente por RFPM® (**B**, **D**, **F**).

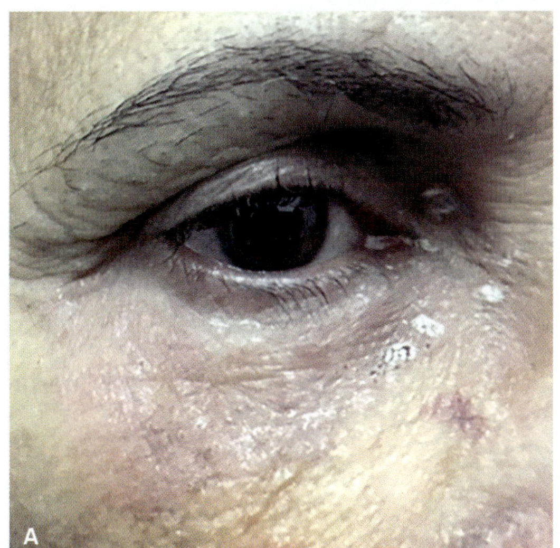

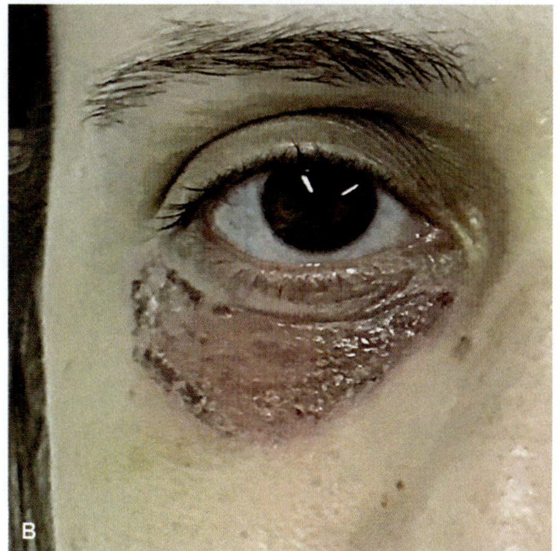

Figura 4.15 A. Paciente 7 dias após RFPM®. **B.** Paciente 7 dias após *peeling* médio de fenol 88%.

CONSIDERAÇÕES FINAIS

O envelhecimento da região periorbital representa uma queixa frequente entre os pacientes que buscam melhorar a aparência. Procedimentos minimamente invasivos, como preenchimento com ácido hialurônico, aplicação da toxina botulínica, uso de *laser* com potencial clareador e rejuvenescedor, apresentam suas limitações, principalmente quando se evidenciam sobra de pele, flacidez e rugas estáticas.

Muitas vezes, a correção cirúrgica da sobra de pele não é bem-aceita pelos pacientes, principalmente pelos mais jovens. Nos casos em que há sobra de pele modesta, flacidez e rugas, a utilização de um método que favoreça a substituição do colágeno danificado pelo fotodano por novo colágeno parece melhorar de modo substancial a aparência dessa região. Com base em resultados observados nos últimos 4 anos com eletrodos já disponíveis, a RFPM®, metodologia recente e estudada minuciosamente, tem oferecido resultados bem satisfatórios. Assim, é possível concluir que:

- A RFPM® é uma proposta terapêutica promissora para o rejuvenescimento periorbital, principalmente quando não há indicação ou um desejo de cirurgia convencional; pele fina, flácida e enrugada é a queixa mais marcante
- Os resultados obtidos são passíveis de reprodução utilizando a metodologia e os eletrodos descritos neste capítulo
- Os poucos efeitos adversos observados estimularam a recomendação da inclusão dessa nova proposta no amplo arsenal terapêutico já disponível para intervenções nessa região.

BIBLIOGRAFIA

Brill Al. Electrosurgery: principles and practice to reduce risk and maximize efficacy. Obstet Gynecol Clin North Am. 2011;38:687-702.

Fathi R, Pfeiffer M, Tsoukas M. Minimally invasive eyelid care in dermatology: Medical, laser, and cosmetic therapies. Clin Dermatol. 2015;33(2):207-16.

Fioramonti P, Fallico N, Parisi P, Scuderi N. Periorbital area rejuvenation using carbon dioxide therapy. J Cosmet Dermatol. 2012;11(3):223-8.

Lima EA. IPCA® – Indução percutânea de colágeno com agulhas. Rio de Janeiro: Guanabara Koogan; 2016.

Lima E. Radiofrequência pulsada com multiagulhas: uma proposta terapêutica em rugas, flacidez e pigmentação periorbital. Surg Cosmet Dermatol. 2015;7(3):223-6.

5

Fios de Sustentação

Rachel Guerra de Castro

INTRODUÇÃO

Nos últimos anos, houve um salto na compreensão do processo de envelhecimento, e o conhecimento das modificações pelas quais as estruturas faciais (ossos, ligamentos, músculos, subcutâneo e pele) passam ao longo do tempo possibilitou atuar de maneira específica em cada uma dessas estruturas, revertendo os sinais do envelhecimento ou mesmo modulando esse processo.

A modulação do processo de envelhecimento abriu novas fronteiras, passando-se a trabalhar com indivíduos cada vez mais jovens, o que promove um envelhecimento mais lento e harmônico. Se antes o olhar artístico, intuitivo, guiava muitos dos procedimentos, hoje a ciência encontrou a arte, e os conhecimentos anatômicos representaram os grandes catalisadores dessa mudança. Estudando a anatomia facial, além de compreender as relações anatômicas entre as estruturas e as modificações que ocorrem com o envelhecimento, é possível restaurar e, sobretudo, embelezar os indivíduos.

E por que embelezar ou harmonizar? Nesse momento, a Medicina está em contato direto com a Psicologia e a Sociologia, passando a cumprir o seu papel mais puro, o de melhorar a qualidade de vida dos seres humanos. Cada rosto passa uma mensagem positiva ou negativa. Raiva, agressividade, arrogância, assim como autoconfiança, alegria, serenidade e calma, são transmitidas pela face e identificadas pelo cérebro quase imediatamente, impactando nas relações sociais, afetivas e profissionais.

Na face, o olhar compreende o ponto central da expressão de estados emocionais e sentimentos. No olhar, as sobrancelhas são estruturas fundamentais, que o emoldurarão e contribuirão com a mensagem expressa. Além disso, as sobrancelhas influenciam bastante na expressão facial e são estruturas estéticas muito valorizadas, alvo de múltiplos tratamentos que visam à sua maior demarcação e à modificação de seu formato.

Desde o Antigo Egito, há relatos de maquiagem das sobrancelhas; e, ao passar das décadas, as sobrancelhas, sobretudo as femininas, foram se modificando, de acordo com os padrões de beleza vigentes. Dessa forma, o anseio por uma expressão mais positiva motiva grande parte das consultas dermatológicas. Felizmente, hoje, há múltiplas ferramentas para o tratamento do terço superior da face: toxina botulínica, preenchedores, bioestimuladores, *lasers*, *peelings* e, mais recentemente, os fios de sustentação. As intervenções nas regiões periorbital, glabelar e frontal são determinantes para a criação de um olhar descansado, calmo e belo.

CONSIDERAÇÕES ANATÔMICAS

Olhar

Os elementos anatômicos de um olhar considerado bonito são: pele periorbital e glabelar, pálpebras, formato dos olhos, cílios, sobrancelhas e simetria. Utilizando os fios de sustentação, pode-se interferir nas regiões periorbital e glabelar, melhorando a qualidade da pele e as rítides. Nas sobrancelhas, o fio possibilita a elevação das caudas, o reposicionamento e a melhora da simetria. A seguir, serão descritas as estruturas de maior interesse para o uso dos fios.

Pele periorbital e glabelar

A movimentação dos músculos orbicular dos olhos e dos músculos glabelares (músculos prócero e corrugadores) leva à formação de rítides, inicialmente dinâmicas e que cristalizam com o passar do tempo, tornando-se rugas estáticas, observadas continuamente, mesmo sem a movimentação.

Sobrancelhas

Importantes indicadores do estado emocional do indivíduo, modelam o rosto, tornando-o mais harmonioso, e protegem o globo ocular. Trata-se de estruturas pilosas que se relacionam com a borda superior das órbitas, confeccionando um *caput* protetor sobre as pálpebras superiores e prevenindo a entrada de líquidos nos olhos. Sob as sobrancelhas, encontra-se um tecido mais fibroso e aderido, e, na linha mediopupilar, na borda superior da órbita, está o forame supraorbitário, de onde emergem o nervo supraorbitário e os vasos correspondentes. O posicionamento e a simetria das sobrancelhas dependem da interação das estruturas vizinhas – regiões frontal, glabelar e temporal.

Sobrancelha ideal

Ao considerar o posicionamento do supercílio, deve-se ter em mente os formatos descritos como ideais, para replicá-los com a menor contribuição subjetiva possível. Entre os modelos descritos na literatura, três têm se destacado como os mais bem-aceitos entre os profissionais: Westmore, Lamas e Anastasia (Figura 5.1).

A abordagem de Westmore é a mais tradicional e a mais citada na literatura médica: o supercílio é descrito começando no plano vertical da extensão lateral da asa nasal e o canto interno do olho, arqueando perpendicularmente ao limbo lateral e terminando em uma linha oblíqua desenhada entre o ponto mais lateral da asa nasal e o canto externo do olho.

Lamas, por sua vez, descreve uma sobrancelha que parte do plano de uma linha perpendicular desenhada da porção mais lateral da asa nasal e segue arqueando-se em uma linha imaginária que se estende da ponta nasal até a margem lateral da íris, e termina em uma linha diagonal que passa pela asa nasal e o canto externo do olho.

Por fim, o modelo de Anastasia descreve o supercílio começando no plano de uma linha perpendicular desenhada na narina, o ponto mais elevado em uma linha desenhada do centro do nariz através do centro da pupila e o término em outra linha desenhada da borda da asa nasal, passando pelo canto externo do olho.

Em estudo com objetivo de identificar o posicionamento ideal do supercílio tendo como base esses três modelos, bem como definir se são esteticamente equivalentes, constatou-se que nenhum desses modelos era superior ao outro, embora todos tenham sido eficazes para aprimorar o formato das sobrancelhas, obtendo um contorno mais agradável esteticamente.

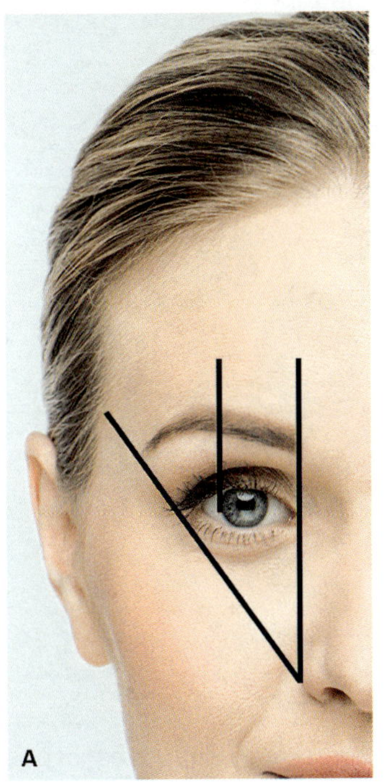

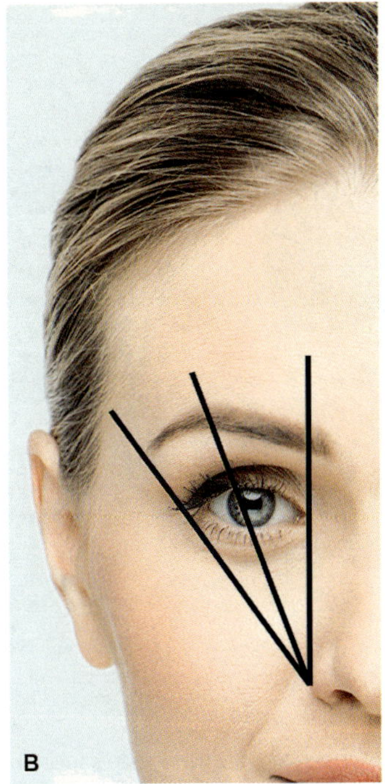

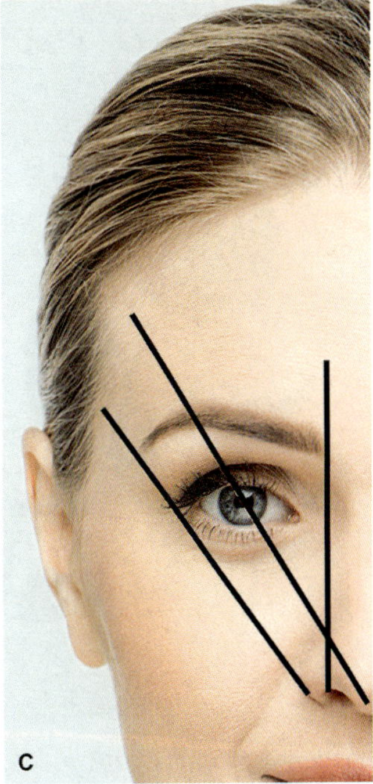

Figura 5.1 Modelos de sobrancelha. **A.** Westmore. **B.** Lamas. **C.** Anastasia.

Compreendendo os modelos descritos, deve-se observar que a sobrancelha masculina apresenta características distintas a serem preservadas durante o tratamento para evitar a feminilização do olhar. Diferentemente do formato arqueado da sobrancelha feminina, o supercílio masculino apresenta um arco mais plano e localiza-se levemente abaixo do rebordo orbital, não o ultrapassando, o que também difere do da feminina, que dista cerca de 4 mm desse rebordo superiormente.

Posicionamento das sobrancelhas

Os dois principais fatores responsáveis pelo posicionamento e pelo formato dos supercílios são o formato das órbitas e balanço entre forças musculares ascendentes (músculo frontal) e descendentes (músculos corrugadores, prócero e orbicular dos olhos).

Órbitas

Os ossos da face têm uma função no contorno tridimensional do rosto, uma vez que proveem a estrutura sobre a qual os tecidos moles recaem. A cavidade orbitária compreende uma cavidade óssea representada esquematicamente como uma pirâmide de quatro paredes que convergem posteriormente. Nela estão inseridos o bulbo ocular, os músculos, os nervos, os vasos e o aparelho lacrimal. Sua função é proporcionar sustentação e proteção para os tecidos moles orbitários.

A aparência tridimensional das pálpebras é determinada não somente pelo suporte ósseo, mas também pelos tecidos moles que preenchem o espaço da pálpebra superior, incluindo os coxins de gordura, pele, ligamentos e músculo orbicular. As órbitas sofrem alterações com o envelhecimento em ambos os gêneros, havendo significativa remodelação óssea nas porções superomedial e inferolateral, o que resulta no aumento da abertura da órbita (Figura 5.2)

As mudanças ósseas da órbita acarretam perda na sustentação, e discrepância de volume com os tecidos moles, superomedialmente, pode contribuir revelando o tecido adiposo da porção medial da pálpebra superior, o que, combinado com a agudização do ângulo glabelar, proveniente do envelhecimento, pode levar à percepção de queda no supercílio medialmente e aumento do seu arqueamento, bem como na formação de rugas na região glabelar. Inferolateralmente, a maior abertura da órbita pode contribuir para a formação de "pés de galinha" e a perda da sustentação do canto lateral (Figura 5.3).

Balanço das forças musculares

As sobrancelhas estão sob influência de dois grupos musculares que atuam de maneira antagônica, fazendo a sua elevação e a depressão. Os músculos depressores do supercílio constituem-se por dois grupamentos musculares, sendo representados na porção medial pelos músculos glabelares (músculos prócero, corrugadores do supercílio e depressores do supercílio) e, em menor grau, pela porção medial superior do músculo orbicular dos olhos e, na porção lateral, pela porção lateral do músculo orbicular dos olhos.

Em contraposição às forças depressoras, apenas o músculo frontal faz a elevação das sobrancelhas. Por ser o principal elevador, as variações anatômicas em força, contratilidade e extensão no músculo frontal serão determinantes quanto ao posicionamento dos supercílios. O músculo frontal comumente se apresenta como um músculo bífido no qual suas metades normalmente não se conectam na região medial da fronte. Estudos em cadáveres mostram que a margem lateral do frontal frequentemente termina ou se atenua ao longo da linha de fusão com a região temporal. Quanto mais curto o músculo frontal, menor a sua atuação na sustentação do

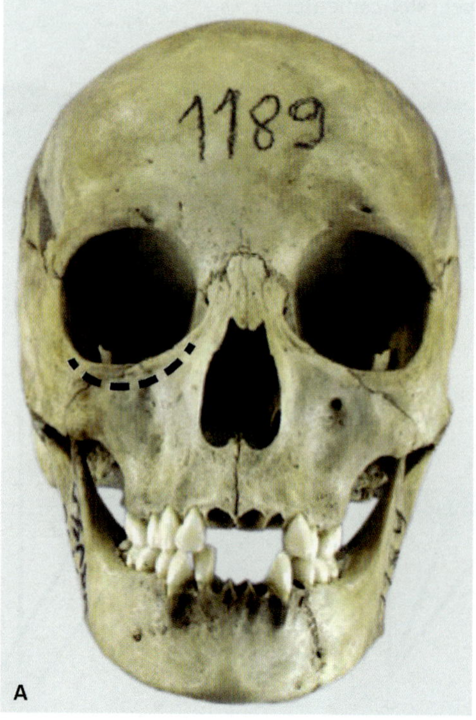

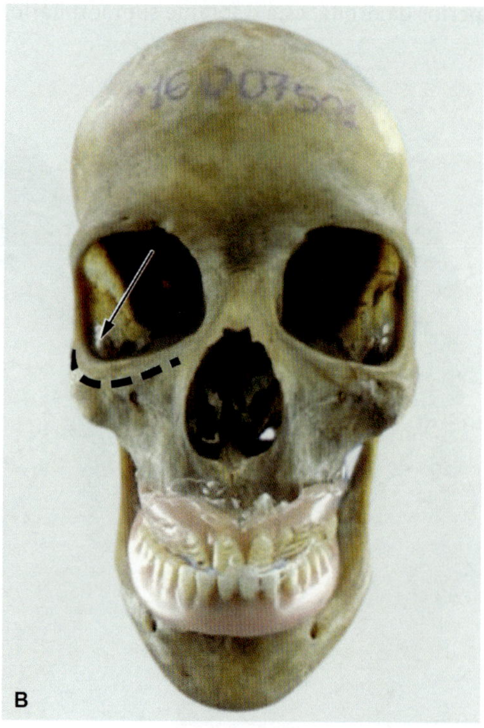

Figura 5.2 Órbitas de indivíduos jovem (**A**) e idoso (**B**). Observar o aumento da diagonal decorrente de absorção óssea nas porções superomedial e inferolateral das órbitas. E, ainda, outras alterações ósseas do envelhecimento: aumento da abertura piriforme, redução da proeminência malar e da espessura mandibular. Cortesia do Dr. Luiz Eduardo Avelar.

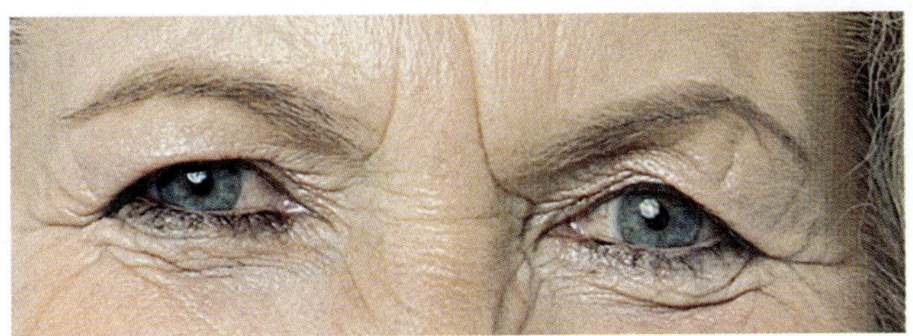

Figura 5.3 Olhar do idoso. Observar o arqueamento dos supercílios e as rítides glabelares e periorbitais.

supercílio lateral. Dessa forma, é possível afirmar que a habilidade de sustentação lateral do músculo frontal varia.

O processo de envelhecimento ainda colabora com outros fatores que interferirão no posicionamento das sobrancelhas: perda de volume na fossa temporal, depleção dos coxins frontais e blefarocalásia. As perdas volumétricas dos coxins de gordura temporomalares laterais levam à queda da cauda dos supercílios por falta de sustentação tecidual lateral. A blefarocalásia associa-se à hipercontratilidade frontal compensatória e ao aumento do tônus basal desses músculos, elevando as sobrancelhas para compensar a queda das pálpebras. Outro fator associado à hipercontratilidade frontal consiste na depleção dos coxins de gordura frontais. Tal fato ocorre porque a musculatura da mímica facial ajusta-se às mudanças no volume subjacente, modulando o seu tônus de repouso.

Por fim, o envelhecimento cutâneo com perda da elasticidade e flacidez colabora para o mau posicionamento dos supercílios e pela instalação de rítides. Conclui-se que o posicionamento dos supercílios é fruto do fino balanço entre forças depressoras e elevadoras no qual todas as estruturas faciais participam, mesmo que com menor importância. Desse modo, a abordagem dessa região deve prever a avaliação de todas as estruturas e, muitas vezes, requer a associação de técnicas para os melhores resultados.

FIOS/SUTURAS DE SUSTENTAÇÃO

A ideia dos fios de sustentação vem sendo observada ao longo dos tempos. Existem relatos de fios de ouro encontrados em múmias egípcias. Há algumas décadas, os fios de sustentação ressurgiram, utilizando-se fios farpados e não absorvíveis de polipropileno para *lifting* facial, o que se popularizou com o apelido de "fio russo". Desde então, vários fios foram usados com a promessa de rejuvenescimento sem cirurgia. Entretanto, os resultados foram, muitas vezes, desapontadores. Os fios, não absorvíveis, perdiam o efeito de tração e sustentação e, por vezes, tornavam-se aparentes.

As experiências iniciais com os fios de sustentação frutificaram e evoluíram com a melhora dos efeitos dos fios não absorvíveis e com a nova geração de fios absorvíveis, que, além da tração inicial, causam neocolagênese e reduzem efeitos colaterais, mudando a perspectiva do tratamento. É fundamental entender o que o fio pode oferecer, que tipo de mudança ele pode induzir e qual a sua real eficácia.

Classificação

Os fios de sustentação dividem-se em absorvíveis e não absorvíveis. Os primeiros serão o alvo de estudo deste capítulo. Os fios também podem ser classificados quanto à sua constituição, à existência de estruturas que aumentam a interação tecidual, ao tipo dessas estruturas (nós, farpas, espículas ou cones) e à forma de aplicação, com ancoragem tecidual ou não (Figura 5.4). Estes últimos, os não ancorados, fazem bioestímulo e sustentação, sem tração ou elevação.

Suturas ancoradas

A ancoragem do fio pode ser feita profundamente na fáscia muscular ou em tecidos mais fibrosos e resistentes na porção periférica da face, em sua junção com o couro cabeludo. A ancoragem possibilita a sustentação tecidual para obter o efeito de elevação desejado. Além do ponto distal de ancoragem, os fios apresentam múltiplas proeminências, caracterizadas por nós, farpas ou espículas e cones (Figura 5.5), que criam zonas de maior interação entre fio e tecido, promovendo maior distribuição do peso tecidual, ao longo do fio. Isso permite maiores força de tração e duração do efeito.

Suturas não ancoradas

Fragmentos de polidioxanona (PDO) de comprimento variável e espessura de 0-0 a 7-0, essas suturas podem ser lisas, espiraladas ou farpadas e estão introduzidas na luz de agulhas de comprimento variável (Figura 5.6).

Os mecanismos de ação dos fios não ancorados de PDO são a neocolagênese e a sustentação mecânica. As suturas lisas são colocadas em paralelo ou em rede, promovendo zonas de neocolagênese e sustentação tecidual. Múltiplas suturas lisas, colocadas nas áreas perioral ou periorbitária, têm efeito interessante, semelhante ao de preenchedores, isto é, observa-se uma força que se opõe à contração muscular dos orbiculares como efeito imediato dos fios e, após algumas semanas, uma melhora das linhas finas e da textura da pele, secundariamente à neocolagênese. Ainda, essa técnica apresenta como vantagem a não volumização da região tratada (Figura 5.7).

As suturas espiraladas têm efeito semelhante, mas possibilitam uma maior quantidade de fio por área de tecido e, com isso, apresentam maior estímulo à neocolagênese.

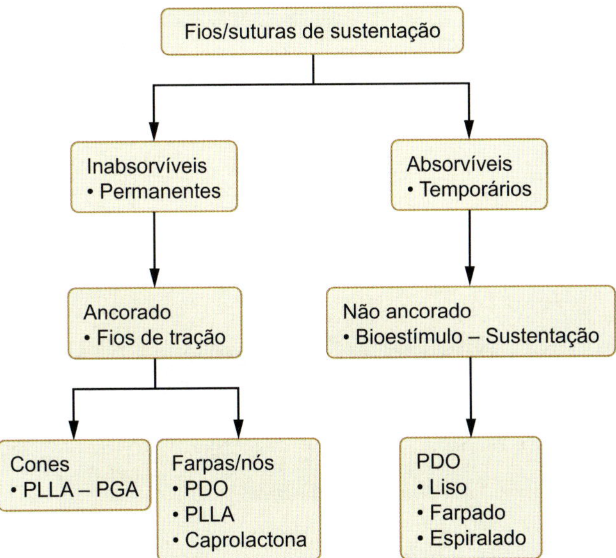

Figura 5.4 Classificação dos fios de sustentação. PDO: polidioxanona; PLLA: ácido poli-L-láctico; PGA: ácido poliglicólico.

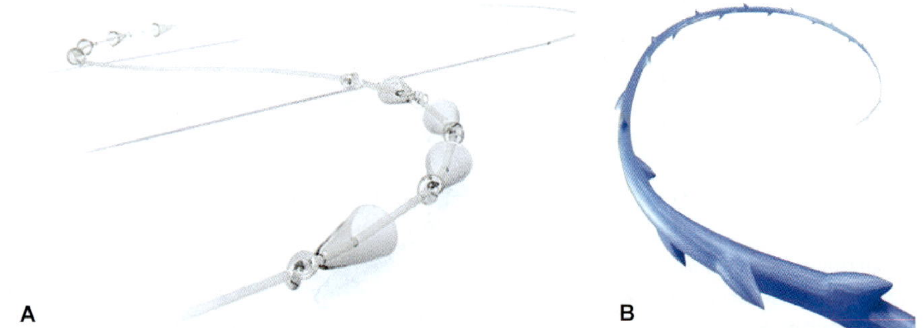

Figura 5.5 Fios ancorados com cones e nós disponíveis no mercado brasileiro.

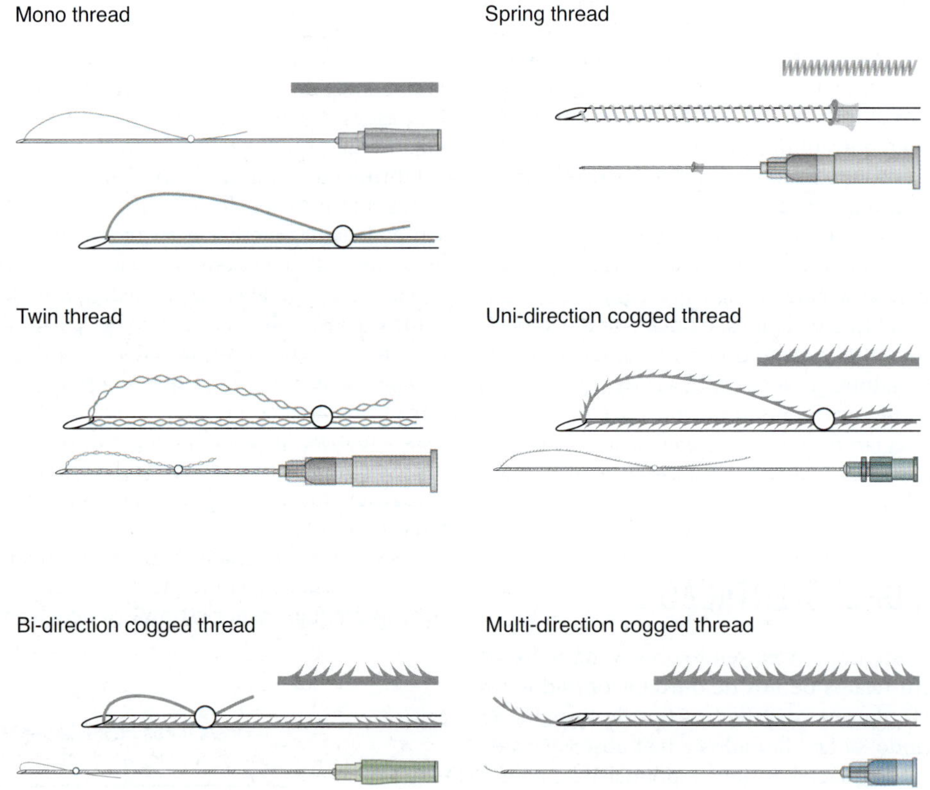

Figura 5.6 Fios não ancorados e seus diversos modelos.

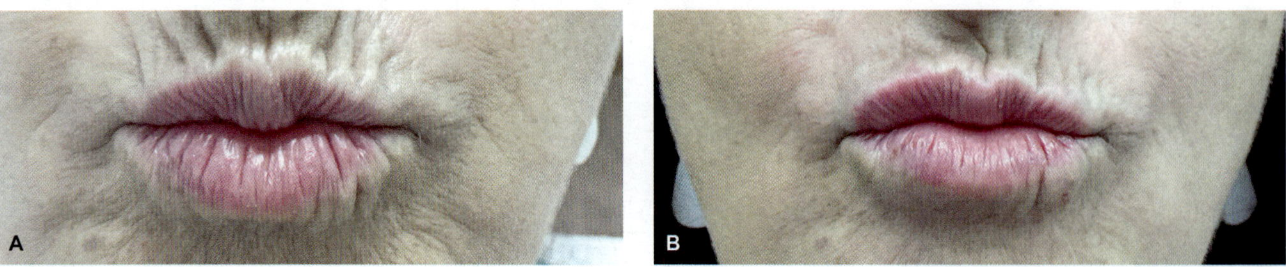

Figura 5.7 Lábios antes (**A**) e após colocação de fios não ancorados lisos de PDO em apenas um dos lados (**B**). Observa-se efeito imediato de contraposição à movimentação.

Suturas não ancoradas farpadas

Podem apresentar farpas uni ou bidirecionais. Apesar de não apresentarem ponto de ancoragem e não possibilitarem uma elevação tecidual persistente, essas suturas são capazes de fazer uma redistribuição horizontal dos tecidos. Suas melhores indicações são o tratamento do pescoço e do contorno facial (Figura 5.8).

Características físicas dos fios

Os fios são estruturas filamentares que se caracterizam por sua estrutura, diâmetro, força de tensão e absorção. É muito importante o conhecimento dessas características para guiar a escolha do melhor material para cada paciente e região.

Estrutura

Os fios são estruturas filamentares que podem ser compostas por filamento único (monofilamentar) ou por múltiplos filamentos (multifilamentar), que, por sua vez, podem estar arranjados em paralelo, em espiral (torcidos) ou trançados. Os fios monofilamentares são menos maleáveis, apresentam maior memória e menor coeficiente de fricção, consistindo em um ambiente menos propício à aderência bacteriana.

Diâmetro

O padrão atual de nomenclatura para o diâmetro dos fios leva em consideração sua força de tensão. O diâmetro dos fios é medido em milímetros e expresso em tamanhos com zeros, variando de 2 (maior diâmetro) até 12-0 (menor diâmetro). Essa escala se dá inversamente ao diâmetro; quanto menor o diâmetro, maior o número de zeros.

Vale ressaltar que essa escala considera a força de tensão, e não o diâmetro (p. ex., um fio de seda 4-0 é mais calibroso que um fio de náilon 4-0 monofilamentar, que tem maior força de tensão).

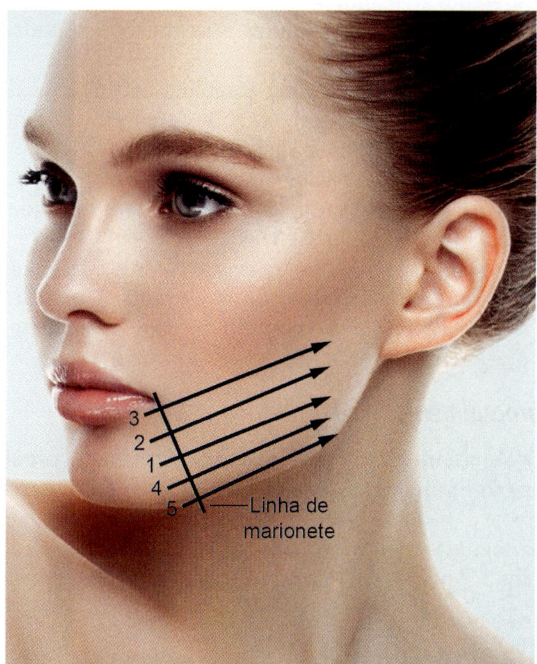

Figura 5.8 Representação esquemática da técnica de colocação dos fios não ancorados farpados na região do contorno mandibular.

Força de tensão

Designa-se força de tensão a quantidade de peso necessário para romper um fio. A força tênsil varia de acordo com a composição do fio e é diretamente proporcional ao seu diâmetro. Ao considerar a força de tensão na escolha de um fio, é necessário optar por um em que a força seja equivalente à força de tensão do tecido sobre o qual será aplicado, de modo que a sutura se mantenha íntegra sem causar ruptura do tecido.

Absorção

Como visto anteriormente, os fios podem ser não absorvíveis, aqueles que perduram por tempo indeterminado, mantendo contato com os tecidos e que apresentam, em geral, uma força de tensão maior, e absorvíveis, que, por hidrólise, proteólise ou fagocitose, são desintegrados, não deixando resquícios após determinado tempo. Os últimos fios podem ser de origem natural (absorvidos por proteólise) ou sintética (absorvidos por hidrólise). Com relação à absorção dos fios, é importante diferenciar dois conceitos:

- Tempo de absorção: tempo necessário para redução de 50% da força tênsil de um fio
- Tempo de dissolução: tempo que o fio leva para ser totalmente absorvido.

O tempo de absorção é constante de cada fio, não se alterando com o calibre; entretanto, isso não se aplica aos fios de origem orgânica. Fios como o categute, absorvidos por proteólise e fagocitose, apresentam uma absorção irregular e mais rápida quando de menor calibre.

Atualmente, os fios de sustentação constituem-se de materiais conhecidos, já utilizados em fios de sutura em várias especialidades cirúrgicas. Existe uma vasta literatura sobre as características físicas dos materiais. A Tabela 5.1 mostra algumas delas.

Indicações do fio de sustentação no terço superior da face (regiões periorbital, glabelar e frontal)

Os fios de sustentação absorvíveis atuam por dois mecanismos básicos de ação:

- Efeito biológico: a neocolagênese produz melhora da textura e qualidade da pele, podendo reduzir linhas finas, superficiais da região periorbital e, ainda, ser adjuvante no tratamento de rugas glabelares
- Efeito mecânico:
    - Sustentação: os fios de sustentação não ancorados fazem contraposição à movimentação muscular, reduzindo rítides dinâmicas das regiões periorbital e perioral. Esses mesmos fios podem auxiliar na distribuição horizontal dos tecidos, tendo boa indicação em alterações leves de cortorno facial e casos iniciais de flacidez no pescoço
    - Tração: obtêm-se a tração e o reposicionamento tecidual pela utilização dos fios ancorados. No terço superior da face, estão indicados no reposicionamento da porção lateral da sobrancelha.

Ao conhecer os mecanismos de ação dos fios de sustentação, pode-se traçar as indicações nessa região. Como visto anteriormente, o posicionamento das sobrancelhas é determinado por múltiplas variáveis. Dessa forma, a indicação dos fios de sustentação com a finalidade de reposicioná-las deve ser precedida por uma avaliação completa da face. Deve-se ainda

Tabela 5.1 Comparação entre características físicas de alguns fios disponíveis no mercado.

Fios	Estrutura	Força tênsil	Dissolução	Absorção
Polidioxanona	Monofilamentar	4 semanas	4 a 7 meses	Hidrólise
Poligliatina (PLLA + ácido glicólico)	Multifilamentar	30 dias	2 a 3 meses	Hidrólise
Poliglicaprona (ácido caprolactônico + ácido glicólico)	Multifilamentar	28 dias	3 a 4 meses	Hidrólise

PLLA: ácido poli-L-lático.

considerar a combinação de técnicas visando aos melhores e mais duradouros resultados. A Figura 5.9 mostra a indicação de múltiplas modalidades terapêuticas de maneira sucessiva e complementar.

É importante observar que as técnicas são complementares, de modo que o mesmo paciente pode beneficiar-se do preenchimento da região temporal, da denervação química dos músculos glabelares e periorbitários e, ainda, da colocação de fios de sustentação.

Considerações técnicas

Os fios de sustentação podem ser colocados em ambiente ambulatorial, sob anestesia tópica, no caso dos não ancorados pouco espessos, e sob anestesia infiltrativa, quando dos pontos de entrada dos fios ancorados. Não é necessário realizar sedação.

Atenção especial deve ser dada à antissepsia. Os pacientes devem retirar toda a maquiagem e filtro solar. Aqueles que colocarão suturas ancoradas na região do couro cabeludo precisam lavar a cabeça em casa com sabonete de triclosana 1% na manhã do procedimento e evitar produtos sem enxágue após a lavagem. Todos os pacientes devem ser fotografados e preencher um termo de consentimento informado.

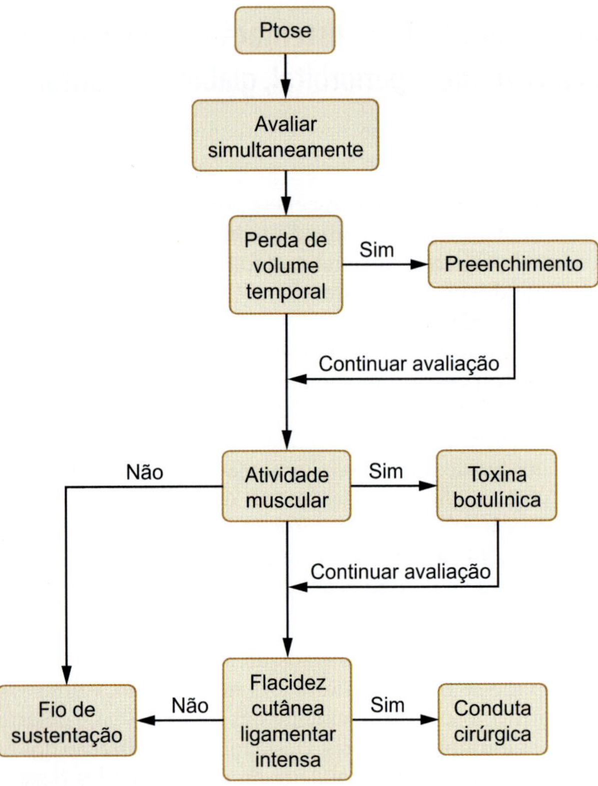

Figura 5.9 Avaliação do paciente com ptose das sobrancelhas.

Sutura não ancorada (PDO)

A escolha dos fios se relaciona com a área de tratamento. Em áreas de pele mais fina, como as pálpebras inferiores, utilizam-se fios mais finos; já nas rítides periorbitais e na glabela, fios um pouco mais espessos. Nessas regiões, preferem-se os fios lisos (Figura 5.10). Em rítides profundas da glabela, pode-se utilizar os fios em espiral.

Material

- Campo estéril
- Luva estéril
- Anestésico tópico
- Solução antisséptica
- Gaze estéril
- Tesoura.

Técnica

1. Anestesia tópica por 30 min é suficiente, pois as agulhas que portam os fios têm, em geral, um bisel bastante afiado, tornando a aplicação pouco dolorosa.
2. Antissepsia com clorexidina 2% de toda a face.
3. Marcação da área a ser tratada.
4. As agulhas são introduzidas em toda a sua extensão, na região justadérmica ou no subcutâneo superficial. Deve-se estar atento ao plano, pois fios colocados muito superficialmente podem ficar aparentes e os muito profundos têm efeito reduzido.
5. Após a introdução de toda a agulha, certificar-se de que a trava do fio já foi liberada, pois, do contrário, o fio será removido com a retirada da agulha.
6. Com o fio totalmente liberado, faz-se pressão leve sobre a ponta da agulha e retira-se a mesma, de modo que o fio fique dentro do tecido.
7. Após a colocação dos fios, deve-se fazer o estiramento da pele, visando à penetração do fio em toda a sua extensão. Evitam-se, assim, a extrusão do fio e infecção secundária. Pontas de fio aparentes devem ser cortadas.

Pós-procedimento

Aplica-se creme cicatrizante e sem antibiótico, e o paciente é orientado a manter a área tratada limpa. Não é necessário curativo e o paciente pode usar tópicos, inclusive maquiagem, no dia seguinte ao procedimento. Exercícios físicos são desaconselhados por 48 h e não há restrição quanto ao decúbito.

Sutura ancorada (PLLA)

A técnica de colocação e ancoragem varia de acordo com o tipo de fio escolhido. Na região frontal, os fios de poligliatina

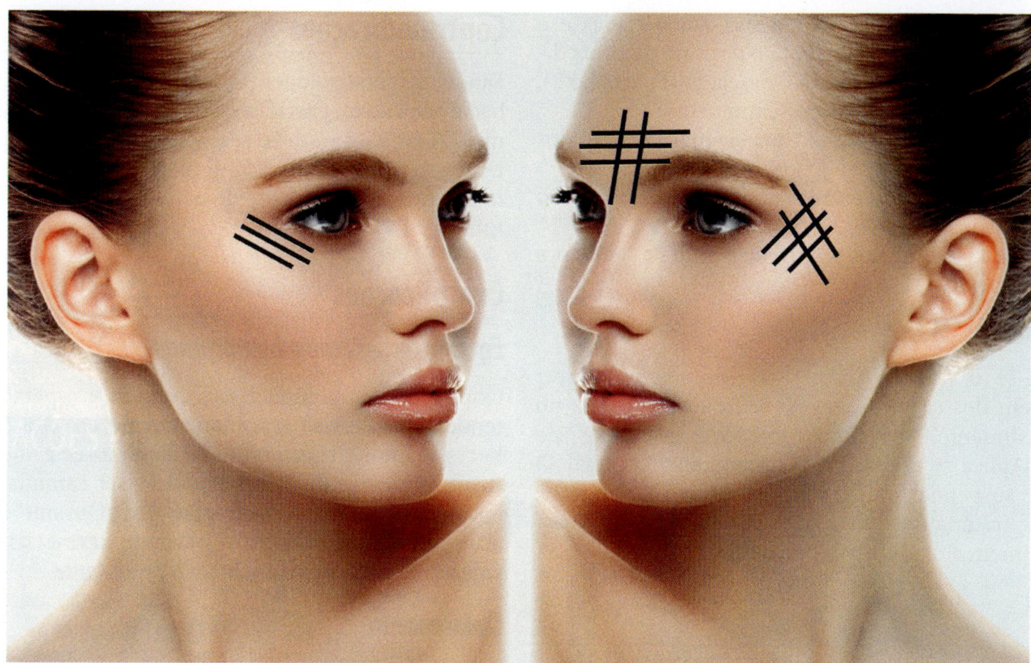

Figura 5.10 Representação esquemática das áreas de colocação dos fios de PDO.

com cones são delicados e eficazes, e a técnica de colocação será descrita adiante.

Trata-se de fio 2-0 agulhado nas duas pontas com agulha longa e reta. O fio apresenta dois conjuntos de quatro cones, móveis e separados por nós, responsáveis pela interação tecidual e a distribuição da força de tração.

Material

- Campo estéril
- Luva estéril
- Lidocaína 1% com vasoconstritor
- Solução antisséptica
- Gaze estéril
- Agulha 18 G
- Tesoura
- Micropore®
- Creme cicatrizante.

Técnica

1. A marcação deve ser simétrica e feita com o paciente assentado e olhando para a frente. As assimetrias devem ser corrigidas ao final do procedimento com o paciente novamente assentado (Figura 5.11).
2. O primeiro ponto a definir é o ponto de entrada do fio, que corresponde à cauda do supercílio. A partir desse ponto, 3,5 cm medialmente, tem-se o primeiro ponto de saída. Esse braço do fio sustentará a área da sobrancelha que sofrerá elevação.
3. A partir do ponto de entrada, traça-se uma linha ascendente em direção ao couro cabeludo de pelo menos 7 cm, em ângulo aberto, maior que 90°.
4. O ponto de saída deve estar no couro cabeludo, pois os cones serão fixados nessa região de tecido mais denso .
5. Faz-se a antissepsia rigorosa da face e da porção frontotemporal do couro cabeludo.
6. Anestesiam-se os pontos de entrada e saída com pequena quantidade de lidocaína. O trajeto não deve ser infiltrado com o anestésico, pois isso pode prejudicar a observação do plano correto de colocação do fio.
7. Cria-se um orifício de entrada com a agulha 18 G e, por meio dele, introduz-se a agulha até sair no ponto determinado. Deve-se ter o cuidado de manter a agulha no plano do subcutâneo superficial durante toda a sua trajetória para evitar complicações.
8. Após a passagem da agulha, o fio deve ser tracionado com delicadeza para evitar a sua ruptura.

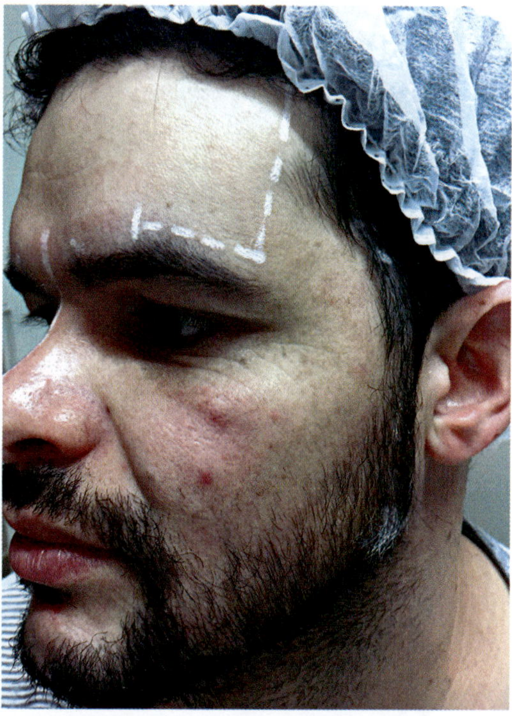

Figura 5.11 Marcação dos pontos de entrada e saída para colocação da sutura.

9. Com os fios posicionados, as agulhas são cortadas e o paciente é colocado assentado para o término do procedimento. Uma leve hipercorreção é desejada (Figura 5.12). As assimetrias são corrigidas nesse momento.
10. O fio superior é ancorado ao tecido pela manipulação dos cones até a sua fixação.
11. As pontas dos fios são cortadas com o cuidado de não haver ponta aparente.
12. Coloca-se Micropore® nos pontos de entrada e saída fora do couro cabeludo.

Pós-procedimento

Recomendam-se o uso de analgésicos comuns se houver dor e a lavagem dos cabelos com sabonete de triclosana no dia pós-procedimento. Antibióticos tópicos e sistêmicos são dispensáveis. Aplica-se apenas creme cicatrizante no local. O paciente deve suspender práticas esportivas por 2 semanas. Deve-se evitar traumatismo da região, decúbito lateral, massagens nos primeiros dias e, ainda, sol e calor.

Resultados

As Figuras 5.13 a 5.15 apresentam resultados utilizando fios não ancorados lisos aplicados na região periorbital, fio ancorado de poligliatina para elevação dos supercílios e fio não ancorado de PDO na glabela.

Contraindicações

Saúde debilitada, doenças autoimunes, herpes ou infecção bacteriana ativa, gravidez e alergia são contraindicações à técnica. Além destas, deve-se evitar situações em que a resposta terapêutica é limitada, como ptose excessiva dos tecidos, pele muito fina, incapacidade de ocultar o fio e rítides muito profundas.

Complicações

Equimoses, edema e hematomas

Compreendem complicações comuns e esperadas. O edema tende a resolver-se espontaneamente em 2 a 3 dias, sem a necessidade de tratamento. As equimoses evoluem habitualmente em cerca de 7 dias e podem ser camufladas por bases cosméticas ou filtro solar com cor. Durante o período de absorção das equimoses, o paciente deve evitar a exposição solar, pelo risco de pigmentação persistente.

Dolorimento

Leve por alguns dias, é esperado nas áreas de aplicação dos fios não ancorados. Já os fios ancorados provocam dor constritiva leve ou moderada, que pode persistir por vários dias. A dor é bem controlada por analgésicos comuns.

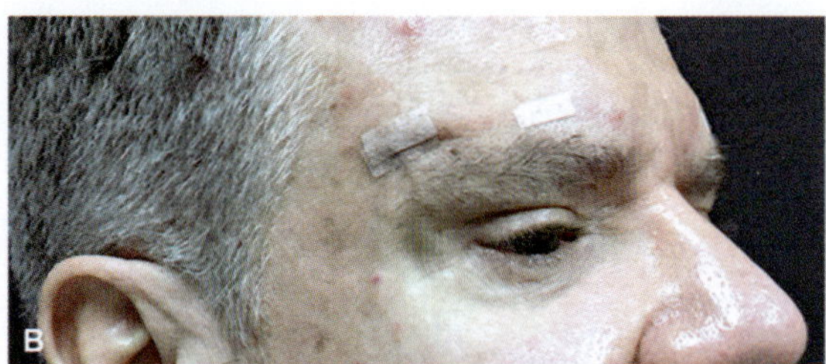

Figura 5.12 Paciente antes do procedimento (**A**) e imediatamente após (**B**). Nota-se leve hipercorreção.

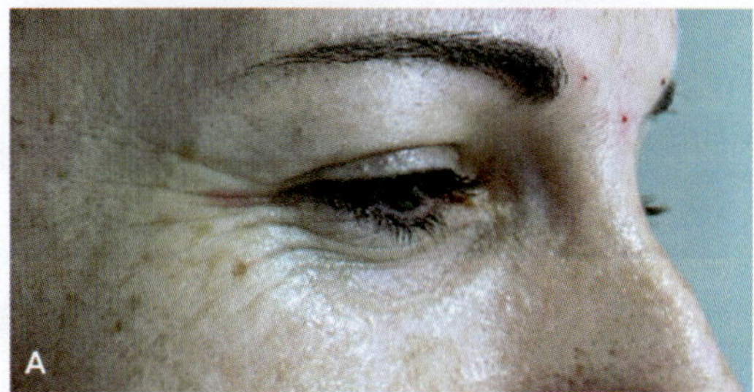

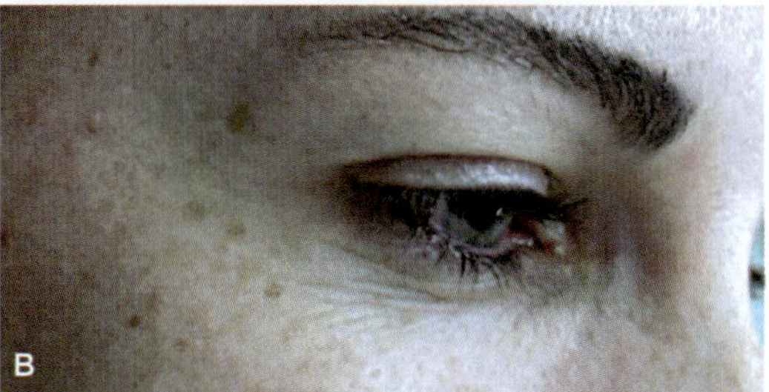

Figura 5.13 Fios não ancorados lisos aplicados na região periorbital. Paciente antes (**A**) e 30 dias após o procedimento (**B**). Observa-se melhora das rítides estáticas.

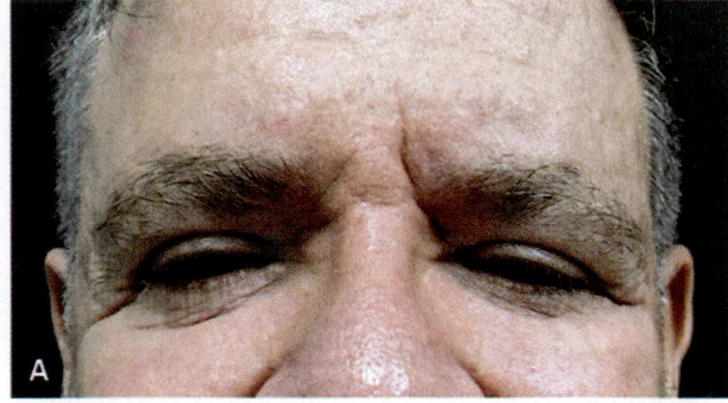

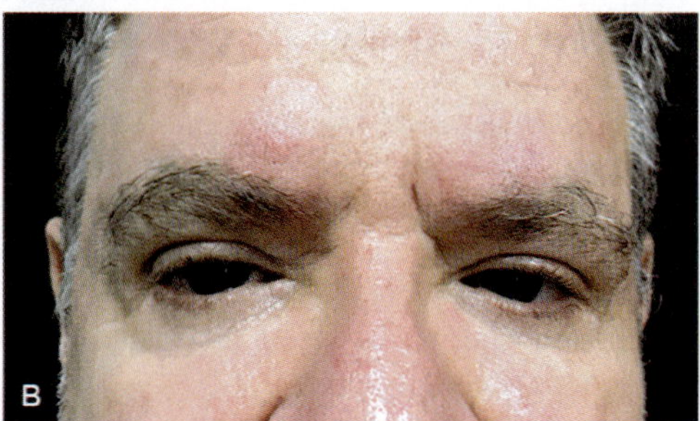

Figura 5.14 Fio ancorado de poligliatina para elevação dos supercílios. Paciente antes (**A**) e 30 dias após o procedimento (**B**).

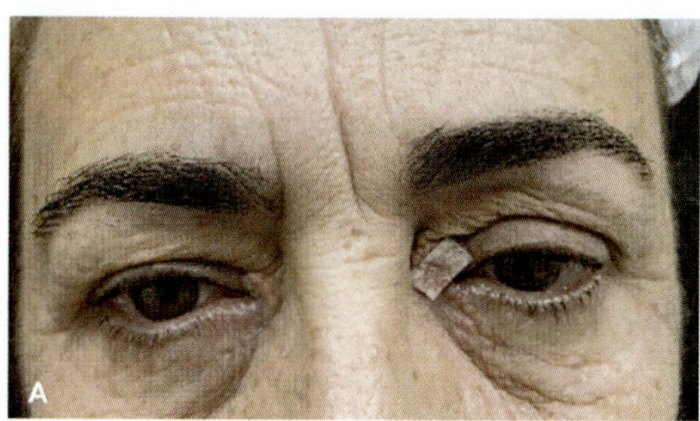

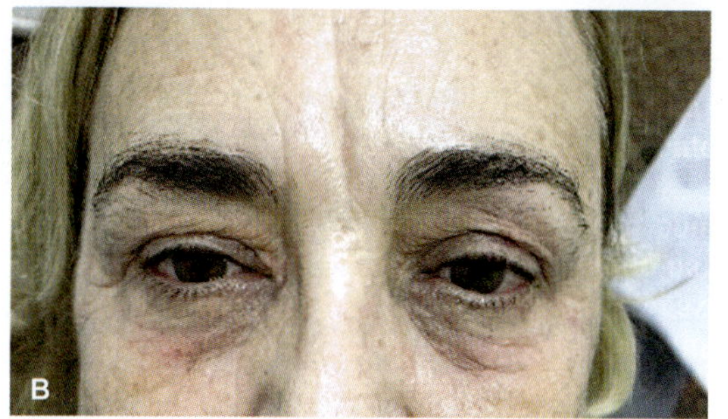

Figura 5.15 Fio não ancorado de PDO na glabela, associado a *laser* CO_2. Paciente antes (**A**) e 90 dias após o procedimento (**B**).

Pregueamentos e ondulações

Podem ser observados no trajeto dos fios, relacionados com a tração tecidual, principalmente naqueles casos em que há maior flacidez da pele. Essa ondulação desaparece em alguns dias à medida que os tecidos se acomodam. Entretanto, pode haver ondulação persistente que pode durar meses e exigir procedimentos corretivos, como subcisão e preenchimento com ácido hialurônico. Esses casos se relacionam com mau posicionamento do fio em seu trajeto no subcutâneo superficial com superficialização em partes do trajeto.

Depressão

Nos pontos de entrada e saída, pode ocorrer por pinçamento dérmico. No ponto de entrada, deve ser evitada utilizando-se o mesmo orifício para a entrada das duas agulhas, evitando-se o sepultamento da derme entre os braços do fio. Já a depressão nos pontos de saída é facilmente detectada no momento do procedimento e uma leve massagem no local pode mobilizar o fio que está pinçando a derme.

Assimetrias

Assimetrias faciais preexistentes podem ser corrigidas com o procedimento, porém aquelas causadas pelo procedimento são muito desagradáveis e exigem a correção imediata com colocação de mais fios.

Resultado inferior à expectativa

Apesar dos bons resultados, os fios de sustentação não são substitutos da cirurgia. Têm uma indicação precisa, que deve ser respeitada em relação ao que se pode ganhar em tração e a quantos fios são necessários para cada paciente. Colocação profunda dos fios, tração excessiva e face pesada com muito subcutâneo constituem fatores que podem determinar o insucesso da técnica. No caso específico das sobrancelhas, a motilidade da musculatura frontal e da glabela pode impedir a boa fixação do fio, sendo altamente recomendada a aplicação de toxina botulínica na região antes do procedimento. Técnica inadequada pode, ainda, levar a resultados satisfatórios, mas de pouca duração.

Dormência

Complicação rara descrita na literatura, é fruto de lesão neural sensitiva, geralmente branda e transitória. Associa-se à colocação dos fios em planos mais profundos que o indicado.

Infecção

Os principais pontos para a profilaxia de infecção são realizar o procedimento com técnica asséptica e não permitir que as pontas dos fios fiquem em contato com o meio externo, promovendo uma porta de entrada para a infecção. As pontas dos fios devem ser cortadas com muita atenção, fazendo-se leve tração no fio para fora e leve pressão sobre a pele, de modo a sepultar a ponta do fio. Ao fim do procedimento, todos os orifícios de saída devem ser revisados. No caso de infecção, instituir o tratamento com antibióticos sistêmicos prontamente; caso haja extrusão da ponta do fio, este deve ser removido.

Extrusão dos fios

De ocorrência rara, é mais frequente em áreas de grande motilidade, como as periorificiais. Ocorre mais comumente com fios não ancorados e lisos, que ficam flutuantes no tecido, sem áreas de sustentação. Em geral, apresentam-se como uma pequena ponta que se torna inicialmente palpável ou como um pequeno ponto inflamatório que evolui com a extrusão do fio (Figura 5.16). A conduta refere-se à retirada completa do fio e ao uso de antibióticos (se houver sinas de infecção).

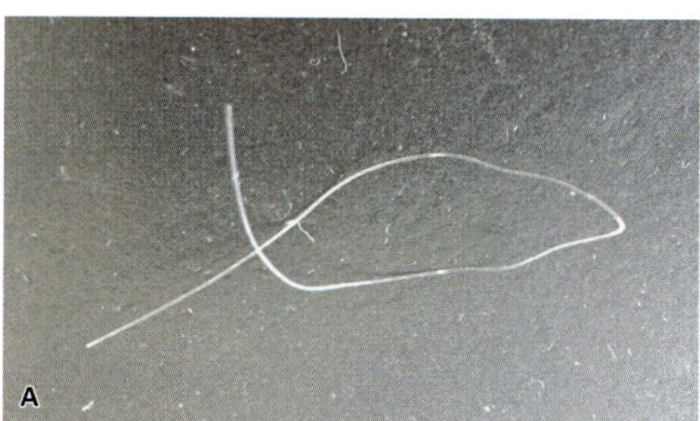

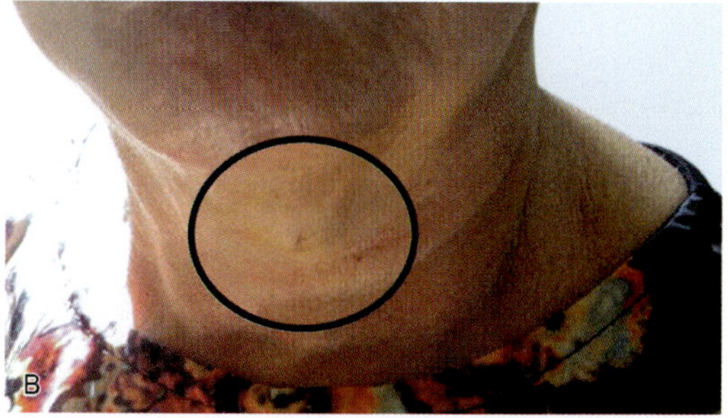

Figura 5.16 A e **B.** Pequeno nódulo na região cervical anterior no qual a ponta do fio liso de PDO exteriorizou-se, sendo puxada pelo próprio paciente.

Nódulos

Felizmente, são raros e em decorrência de reação granulomatosa de corpo estranho. O tratamento deve ser feito com corticosteroides tópicos ou injetáveis. Em geral, evoluem bem, mas, se persistirem, podem ser retirados cirurgicamente, com o fragmento do fio.

CONSIDERAÇÕES FINAIS

Hoje, dispõe-se de numerosas ferramentas não cirúrgicas para o tratamento estético facial. Toxina botulínica, preenchimentos, bioestimuladores, *lasers* e fios se complementam e possibilitam grandes resultados para o embelezamento e rejuvenescimento. Para tal, é necessário compreender exatamente os resultados almejados.

Para atingir a satisfação de pacientes e médicos, deve-se observar alguns pontos importantes, como expectativas realistas, relação de custo-benefício e tratamentos combinados.

Os fios de sustentação ancorados não substituem uma cirurgia plástica nem têm indicações semelhantes. Deve-se observar que a tração obtida é sempre leve; do contrário, a pressão excessiva exercida pelo peso do tecido promove perda dos resultados em um curto intervalo de tempo. A Figura 5.9 serve de orientação para identificar os casos cirúrgicos.

Em relação à duração do efeito, é importante reconhecer que os fios ancorados para elevação da cauda das sobrancelhas têm duração inferior aos tratamentos do terço médio e inferior da face. Em geral, os resultados se mantêm por cerca de 12 meses. Para isso, é importante que a musculatura do terço superior esteja relaxada. Os pacientes devem ser orientados a realizar aplicação de toxina botulínica no pré-procedimento e repeti-la a cada 4 ou 5 meses.

Já os fios não ancorados de PDO têm efeito variável (6 a 9 meses), dependendo do número de fios utilizados na região. Fatores que influenciam a neocolagênese, como tabagismo, restrição nutricional e prática excessiva de exercícios, devem ser considerados no momento da escolha da técnica. O tratamento da glabela e da região periorbital também tem seu resultado e duração otimizados com a associação da toxina botulínica.

Todo paciente deve ser avaliado de maneira completa. A harmonia e a mensagem facial exibida devem ser observadas e a partir da avaliação do todo: cada estrutura (pele, músculos, subcutâneo e ossos) precisa ser revisada. Após essa análise minuciosa e organizada, o médico terá condições de enumerar os problemas, identificar em quais estruturas eles encontram e definir quais procedimentos serão necessários. Os bons resultados advêm dessa avaliação sistematizada, que possibilita a combinação de procedimentos de maneira sinérgica e a elaboração de planos terapêuticos. Assim, um paciente com ptose de supercílios e perda volumétrica temporal pode se beneficiar com fios de sustentação, toxina ou preenchimento isoladamente, mas é na associação dos três procedimentos que poderá obter os melhores e mais duradouros resultados.

BIBLIOGRAFIA

Dhaliwal H. Analysis and diagnosis of upper facial region. Atlas Oral Maxillofacial Surg Clin N Am. 2016;24:87-93.

Drolet BC, Phillips BZ, Hoy EA, Chang J, Sullivan PK. Finesse in forehead and brow rejuvenation: modern concepts, including endoscopic methods. Plast Reconst Surg. 2014;134(6):1141-50.

Fitzgerald R. Contemporary concepts in brow and eyelid aging. Clin Plastic Surg. 2013;40:21-42.

Griffin GR, Kim JC. Ideal female brow aesthetics. Clin Plast Surg. 2013 Jan; 40(1):147-55.

Gunter JP, Antrobus SD. Aesthetic analysis of the eyebrows. Plast Reconstr Surg. 1997;99:1808-16.

Kang SH, Byun EJ, Kim HS. Vertical lifting: a new optimal thread lifting technique for Asians. Dermatol Surg. 2017; 43(10):1263-70.

Lambros V. Observations on periorbital and midface aging. Plast Reconstr Surg. 2007;120:1367-76.

Piovano L, D'Ettore M. Forehead and brow rejuvenation: definition of a surgical algorithm. Eur J Plast Surg. 2018; 41(3):285-92.

Suh DH, Jang HW, Lee SJ, Lee WS. Outcomes of polydioxanone knotless thread lifting for facial rejuvenation. Dermatol Surg. 2015;41(6):720-5.

Teven CM, Few JW. Does the eyebrow sag with aging? An anthopometric study of 95 caucasians from 20 to 79 years of age. Plast Reconst Sur. 2016; 137(2):305e-12e.

Toledo Avelar LE, Cardoso MA, Santos Bordoni L, de Miranda Avelar L, de Miranda Avelar JV. Aging and sexual diferences of the human skull. Plast Reconstr Surg Glob Open. 2017;5(4):e1297.

Villa MT, White LE, Alam M, Yoo SS, Walton RL. Barbed sutures: a review of the literature. Plast Reconstr Surg. 2008;121:102e-8e.

6

Preenchimento

André Braz, Daniel Dal'asta Coimbra, Igor Soares Manhães

REGIÃO PERIORBITAL

Daniel Dal'asta Coimbra, Igor Soares Manhães

Trata-se de uma das áreas da face que mais sofrem alterações pelo processo de envelhecimento: a modificação anatômica das estruturas ao redor dos olhos ao longo do tempo causa um aspecto de olhar cansado e envelhecido.

Por muitos anos, a toxina botulínica representou o único tratamento injetável com resultados consistentes na região periocular, atuando na prevenção e amenizando os "pés de galinha". Entretanto, atualmente, o principal objetivo no tratamento dessa área consiste em preservar a jovialidade do olhar, o que tem se tornado mais importante que apenas tratar as rítides na região lateral dos olhos. Dessa maneira, preservar ou corrigir o posicionamento das estruturas com preenchedores, mantendo ou devolvendo um aspecto jovial à expressão do paciente tem se destacado no rejuvenescimento periorbitário com injetáveis.

Anatomia

Ao abordar a região periocular com preenchedores, pode-se dividi-la didaticamente em supercílio, parte lateral aos olhos e região infraorbitária (sulco nasojugal e palpebromalar). O conhecimento anatômico e a experiência do injetor são muito importantes para a abordagem dessa região, pois, além da proximidade com os olhos, existem estruturas vasculonervosas passíveis de lesão. Ao preencher o sulco nasojugal e palpebromalar, deve-se tomar cuidado com a posição do forame infratorbitário, de onde surgem nervo, artéria e veia infraorbitários (Figura 6.1).

Na região do supercílio, atentar-se aos forames supraorbitário e supratroclear, que também emitem nervo, artéria e veia de mesmo nome. Esses plexos vasculonervosos emergem justaósseos e, após 1 a 1,5 cm, ascendem ao plano subcutâneo. Ressalta-se a importância do cuidado no tratamento do supercílio em virtude do risco de comprometimento do ramo que formará a artéria central da retina, o que causa amaurose.

Os primeiros relatos de tratamento com preenchedores de ácido hialurônico na região periocular limitavam-se a corrigir o aspecto de cansaço causado pela profundidade das olheiras. Atualmente, essa abordagem deve vir acompanhada do tratamento de toda a

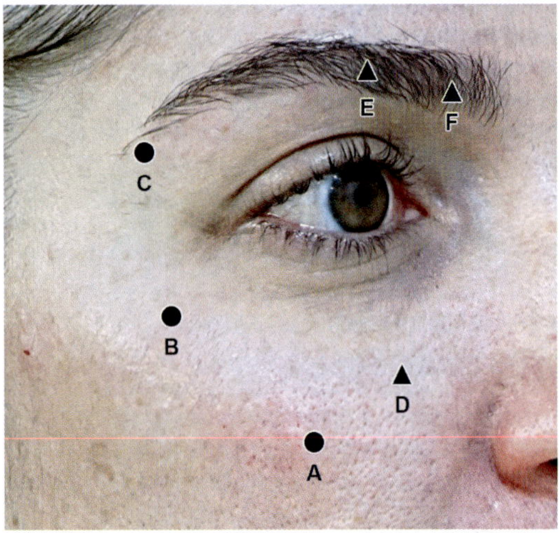

Figura 6.1 Técnica e anatomia. Ponto A: inserção para abordagem da região do supercílio; ponto B: inserção opcional para abordagem de sulco infraorbitário; ponto C: inserção clássica para abordagem de sulco infraorbitário; ponto D: forame supraorbitário; ponto E: forame supratroclear; ponto F: forame infraorbitário.

unidade periocular, além das regiões anatômicas adjacentes, como as regiões malar e temporal. Desse modo, a avaliação do posicionamento de todas as estruturas ao redor dos olhos é extremamente importante quando se pretende tratar a região, assim como o grau de contração/relaxamento do músculo orbicular dos olhos em repouso.

Técnicas

Região infraorbitária

O tratamento dessa região (as "olheiras") pode ser realizado em qualquer faixa etária, porém apresenta melhor resultado em pacientes com menos hipercromia e mais jovens, por terem menor flacidez cutânea e muscular (Figura 6.2).

O procedimento deve ser precedido de avaliação e tratamento da região malar, pois os coxins de gordura do osso maxilar garantem a sustentação dos sulcos nasojugal e palpebromalar. Deve-se optar por um ácido hialurônico de menor densidade e maior maleabilidade na região infraorbitária, mas, dependendo da experiência do aplicador, um ácido de maior viscosidade também pode ser utilizado quando associado ao preenchimento da região malar. O preenchimento pode ser realizado de duas formas:

- Técnica com agulha: a agulha é introduzida até tocar o osso do rebordo periorbitário e, após a aspiração, são depositados pequenos *bolus* ao longo da depressão. Posteriormente, massageia-se a região para uniformizar o produto. Essa técnica apresenta maior risco de injeção intravascular e de formação de hematoma
- Técnica com cânula: utilizam-se cânulas de 22 a 30 G, atentando-se para o fato de que, quanto mais fino o diâmetro, maior o risco de injeção intravascular. A cânula é introduzida por um orifício de entrada A na região malar e o produto deve ser depositado no plano submuscular em pequenas gotas ao longo dos sulcos nasojugal e palpebromalar.

Não se recomenda a injeção contínua, ou em cordão, pois o produto pode ficar aparente pela grande mobilidade da região. Quando o sulco palpebromalar for mais profundo, um segundo orifício de entrada lateral aos olhos pode ser necessário para melhor abordagem da área. Também se deve depositar o produto em pequenas gotas por esse acesso lateral. A quantidade utilizada de preenchedor em geral varia de 0,2 a 0,5 mℓ por lado.

A complicação mais frequente relacionada com o procedimento são a sobrecorreção e o efeito Tyndall, por isso o plano de aplicação submuscular e o uso de quantidades pequenas têm extrema importância nessa região. Assim, evita-se que a olheira, em vez de profunda, torne-se elevada e de coloração levemente azulada. No entanto, as complicações mais graves decorrem de injeção intravascular do preenchedor em uma artéria ou veia e lesão nervosa que podem evoluir, respectivamente, com necrose cutânea e alteração de sensibilidade. A hialuronidase consiste no tratamento de escolha e deve ser utilizada precocemente nos casos de injeção intravascular.

Região lateral dos olhos

Trata-se de uma área que pode ser preenchida quando de perda de volume relacionada com o processo de envelhecimento. Assim como na região infraorbitária, deve-se utilizar preenchedores de baixa viscosidade em razão do risco de o produto ficar aparente durante a movimentação da musculatura facial. Recomenda-se a utilização de cânulas pelo orifício B e pela deposição do produto, conforme mostrado na Figura 6.3. A quantidade utilizada varia de 0,1 a 0,3 mℓ por lado.

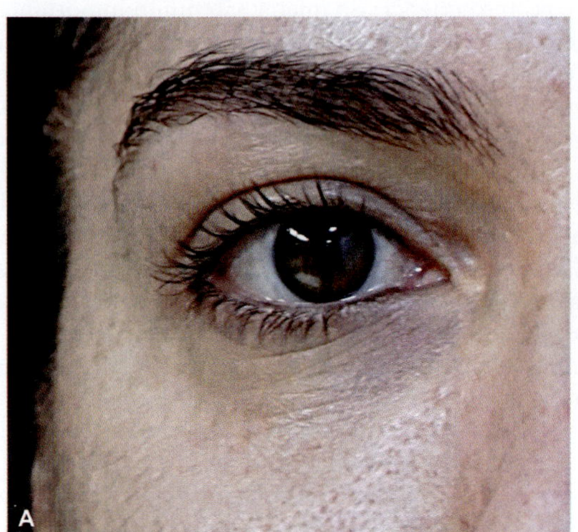

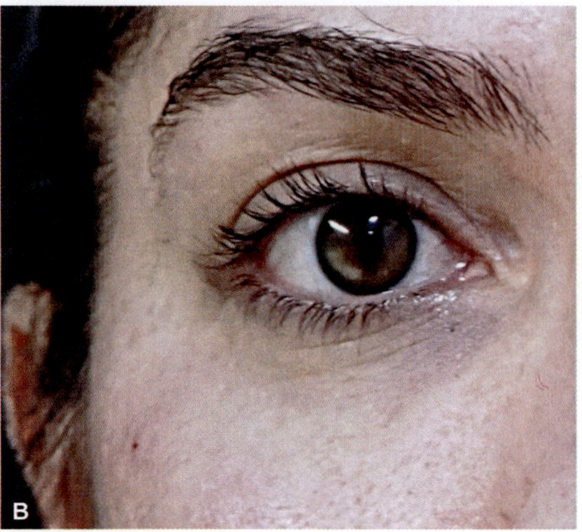

Figura 6.2 Região infraorbitária. **A.** Pré-abordagem completa. **B.** Pós-abordagem completa.

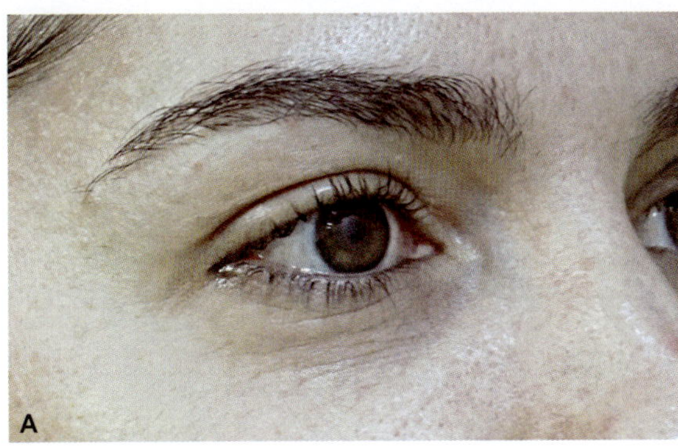

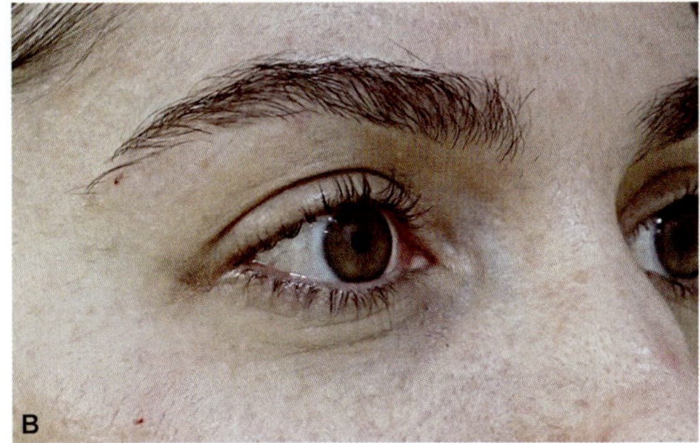

Figura 6.3 Região lateral dos olhos. **A.** Pré-abordagem completa. **B.** Pós-abordagem completa.

As linhas de expressão comuns dessa área (pés de galinha) também podem ser melhoradas com injeção intradérmica ao longo das rugas com agulhas.

Além dos preenchedores de menor viscosidade, os *skinboosters* com ácido hialurônico podem representar uma boa opção terapêutica no tratamento dessa região. A técnica mais utilizada consiste na deposição intradérmica do produto em microgotas com agulha.

Região do supercílio

Com o passar dos anos, o formato dos olhos vai se tornando arredondado e perde-se o desvio laterossuperior do canto lateral, que dá a aparência jovial ao olhar. Assim, além de reposicionar a sobrancelha, o tratamento da região do supercílio promove um desvio do canto lateral dos olhos superolateralmente, devolvendo jovialidade para o olhar.

Comparada às áreas previamente citadas, a região do supercílio representa a de maior risco e somente deve ser abordada por profissionais experientes. Indica-se o procedimento quando se pretende reposicionar as sobrancelhas acima do rebordo ósseo, corrigir assimetrias ou modular a contração do músculo orbicular dos olhos.

Assim como a região malar está intimamente relacionada com a infraorbitária, a região temporal associa-se ao supercílio. Por isso, sugere-se que a abordagem da têmpora preceda o preenchimento da região supraorbitária. Com agulha, injeta-se em *bolus* justaósseo na região temporal 0,5 a 1 mℓ de ácido hialurônico de alta viscosidade por lado. A consequência é a recuperação do desvio do canto lateral do olho, além da melhora do posicionamento lateral da sobrancelha. Depois, por meio do orifício de entrada C na cauda da sobrancelha, introduz-se uma cânula 22 ou 25 G e injeta-se o produto anterogradamente para aproveitar o efeito anestésico enquanto se progride em direção à glabela. A intenção é reposicionar a área da sobrancelha acima do rebordo ósseo. Em razão do risco de injeção intravascular nos vasos supraorbitários e/ou supratrocleares, é fundamental o emprego de cânulas nessa região, evitando-se a aplicação justaperiostal, pois, como citado anteriormente, o trajeto dos vasos nessa região é justaósseo.

A experiência dos autores no tratamento das sequelas de paralisia facial com preenchedores comprova que essa abordagem leva a um melhor controle da contração do músculo orbicular dos olhos, além de reduzir a contração do esfíncter em repouso, o que abre o olhar e oferece um aspecto mais jovial, sem comprometer o movimento voluntário (Figura 6.4).

Usa-se o ácido hialurônico de média a alta viscosidade conforme a espessura da pele do paciente, para dar sustentação à região. O preenchimento pode se estender à parte superior da órbita, ao compartimento de gordura retro-orbicular ocular (ROOF, *retro-orbicularis oculis fat*) e à parte inferior da fronte abaixo do músculo frontal, caso haja depressão em relação ao supercílio. A quantidade a ser injetada pode variar de 0,2 a 0,7 mℓ de cada lado.

REGIÃO TEMPORAL

André Braz

O rejuvenescimento da região temporal é muito valorizado na Ásia e, mais recentemente, tem sido motivo de consultas dermatológicas no Ocidente.

As têmporas em pessoas jovens são planas, mas se tornam côncavas com o envelhecimento. Nota-se, então, um estreitamento do terço superior da face, ocorrendo ptose das sobrancelhas.

Encontra-se a região temporal em área delimitada, na parte superior, pela linha temporofrontal; na inferior, pela porção superior do arco zigomático; na anterior, pelo rebordo orbitário; e na lateral, pela linha de implantação capilar (Figura 6.5).

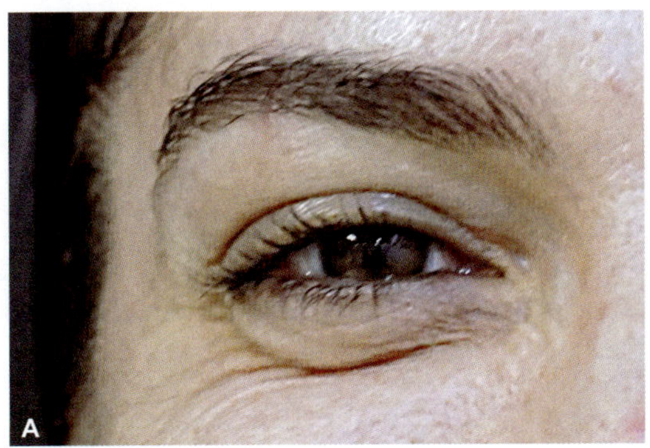

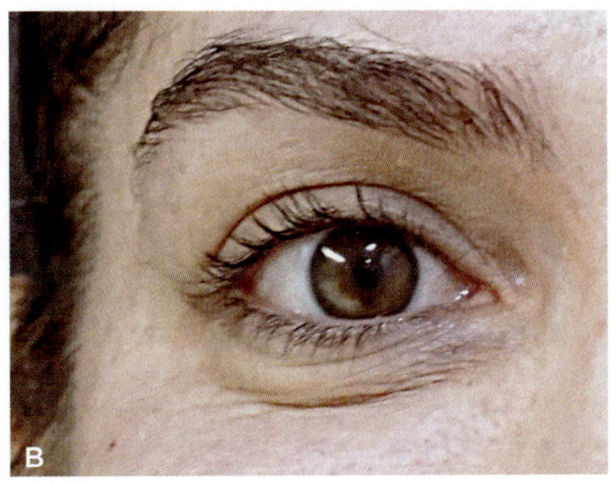

Figura 6.4 Região do supercílio. **A.** Pré-abordagem completa. **B.** Pós-abordagem completa.

Segundo Raspaldo[1], o envelhecimento da região temporal pode ser classificado em quatro graus:

- Fossa temporal plana
- Depressão leve
- Concavidade da fossa temporal, com alguns vasos visíveis e ptose da cauda da sobrancelha
- Esqueletização da fossa temporal e ossos visíveis; vasos muito visíveis; concavidade grave.

Anatomia

A região temporal é constituída por pele, tecido subcutâneo, fáscia temporal superficial, compartimento de gordura temporal, fáscia temporal profunda (dividida, também, em partes superficial e profunda), compartimento de gordura bucal, porção temporal, músculo temporal e periósteo do osso temporal (Figura 6.6). Essa região é irrigada pelas artérias temporais superficial e profunda.

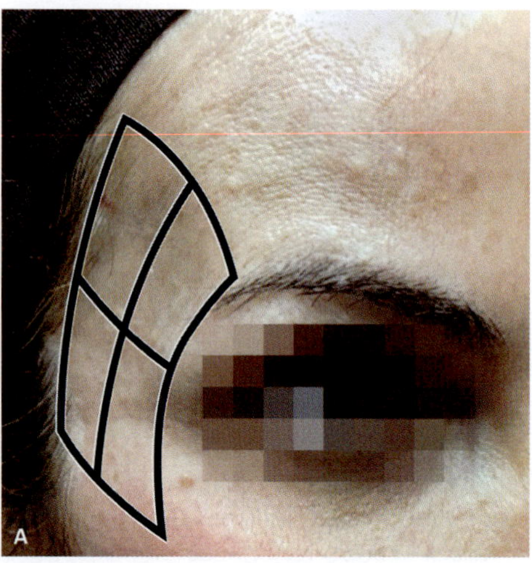

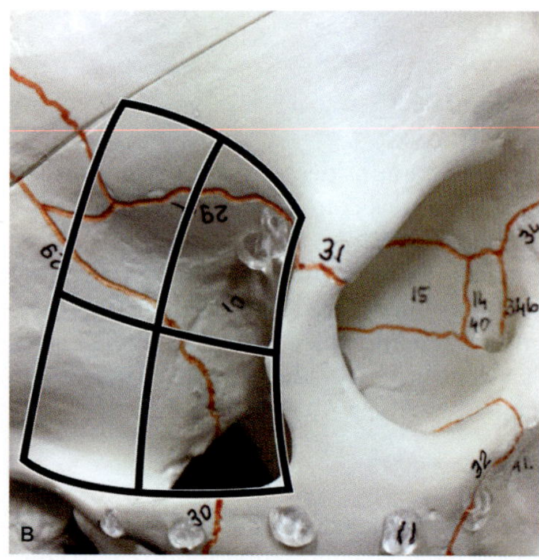

Figura 6.5 A. Região temporal em área delimitada, na parte superior, pela linha temporofrontal; na inferior, pela porção superior do arco zigomático; na anterior, pelo rebordo orbitário; na lateral, pela linha de implantação capilar. **B.** Marcação aplicada à fossa temporal craniana.

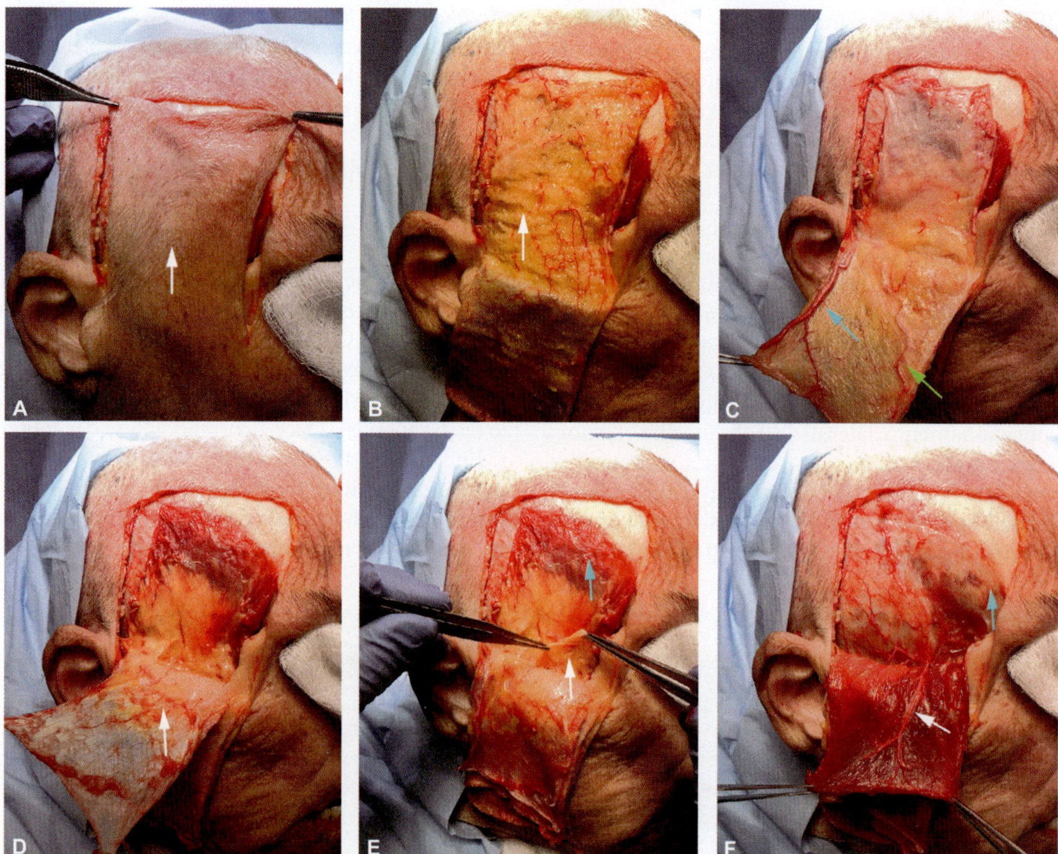

Figura 6.6 A a **C.** Pele exposta evidenciando o compartimento de gordura superficial temporal que, após rebatido, revela, pela *seta azul claro*, a artéria temporal superficial ramo parietal. A *seta verde claro* mostra a artéria temporal superficial ramo frontal. **D.** Na ponta da *seta branca*, nota-se a veia temporal média. **E.** Na *seta branca*, nota-se a porção temporal do bucal *fat pad*; na ponta da *seta azul claro*, evidencia-se o músculo temporal. **F.** Na *seta branca*, nota-se a artéria temporal profunda anterior. Já a *seta azul claro* mostra a região superomedial, que é avascular, sendo a área preferida para o preenchimento temporal supraperiosteal, por ser mais segura. Cortesia dos Drs. André Braz e Sebastian Cotofana.

A artéria carótida externa tem dois ramos terminais, sendo o menor a artéria temporal superficial. A carótida externa se origina na direção da glândula parótida, lateralmente ao ramo da mandíbula e cruza o arco zigomático anteriormente ao trágus. Dela, originam-se a artéria facial transversa, a artéria zigomático-orbital e os ramos parietal e frontal da artéria temporal superficial.

Já a artéria temporal profunda é um ramo da artéria maxilar, o maior dos ramos terminais da carótida externa. Essa artéria tem os ramos anterior e posterior localizados entre o músculo temporal e o periósteo.

É importante ressaltar que, apesar de compreender um ramo da carótida externa, a artéria temporal superficial anastomosa-se com ramos da carótida interna, por exemplo, com a artéria supraorbital. Desse modo, a injeção intravascular pelo fluxo retrógrado pode chegar ao sistema carotídeo interno e ocluir a artéria central da retina, cuja principal complicação, apesar de rara, é a amaurose. Por isso, para executar uma técnica de preenchimento segura nessa região, é necessário ter um grande conhecimento anatômico.

A 2 cm superiormente ao arco zigomático, encontra-se a veia temporal média, entre a fáscia profunda e o músculo temporal. Ressalta-se ainda que, no compartimento de gordura superficial, estão as veias sentinelas, as quais, conjuntamente à artéria temporal superficial, são estruturas visíveis a olho nu na região temporal.

Técnicas

Superficial

A técnica superficial costuma ser usada para duas indicações: a correção da posição da cauda de sobrancelha e o tratamento do grau 2 de envelhecimento temporal apresentado anteriormente. Nessa técnica, realiza-se a retroinjeção no plano subcutâneo por microcânula 25 G × 38 mm, utilizando ácido hialurônico para derme superficial ou média. A microcânula atravessa a pele e o ácido hialurônico é depositado no compartimento de gordura superficial temporal acima da fáscia temporal superficial (Figura 6.7).

A injeção é feita abaixo dos vasos visíveis e o volume utilizado depende do grau de envelhecimento local. Geralmente, utiliza-se entre 0,5 e 1 mℓ por lado. Deve-se massagear bem o local. Nesse plano de aplicação, um risco consiste no rompimento dos vasos superficiais, como as veias sentinelas ou a artéria temporal superficial, e no aparecimento de equimose ou, às vezes, hematoma. Outra complicação refere-se à irregularidade na superfície da região pós-tratamento, causada por injeção de muita quantidade do produto ou o uso de ácido hialurônico de apresentação mais densa que o necessário para o local.

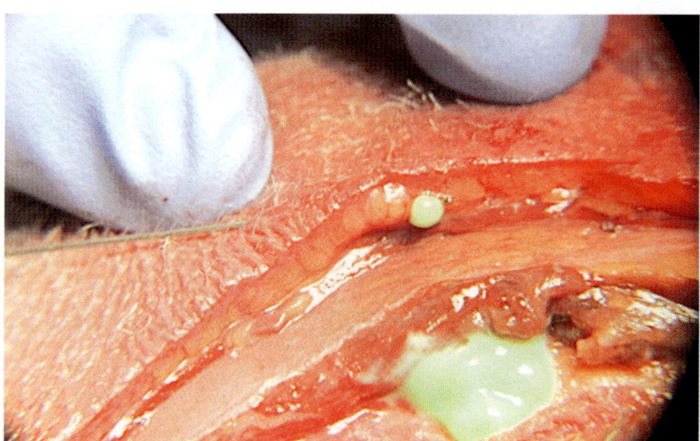

Figura 6.7 Evidenciam-se camadas da têmpora, onde se nota, na ponta da cânula, o ácido hialurônico, corado em verde, sendo injetado no compartimento de gordura superficial temporal, acima da fáscia superficial. Já no plano supraperiosteal, abaixo do músculo temporal, nota-se o ácido hialurônico, corado em verde, demonstrando o plano de injeção profunda, sempre com agulha. Reproduzida de Braz e Sakuma, 2017.[2]

Profunda

Com a técnica profunda, trata-se a região temporal em 90% dos casos, o que corresponde também aos graus 2, 3 e 4 de envelhecimento. Recomenda-se *bolus* de ácido hialurônico mais denso (volumerizador), depositado abaixo do músculo temporal no plano supraperiosteal. A agulha 27 G é inserida perpendicularmente à pele até alcançar o periósteo. Após tocar o periósteo, deve-se aspirar por 7 s, para evitar injeção intravascular, e injetar devagar, não movendo a agulha durante a injeção. Geralmente, utiliza-se de 0,5 a 1 mℓ por lado massageando-se o local.

Raspaldo[1] descreveu uma técnica para preenchimento profundo da região temporal, na qual a fossa temporal é dividida em quatro áreas, traçando-se uma linha vertical na linha média do arco zigomático e uma linha horizontal a partir do canto lateral dos olhos. Sugere, ainda, que os quatro quadrantes sejam preenchidos caso necessário.

Braz e Sakuma[2] sugerem que o primeiro quadrante a preencher seja o quadrante anterossuperior, considerado o mais seguro, já que as artérias temporais profundas estão posteriores ou laterais a esse quadrante. A marcação sugerida nesse caso se inicia delimitando a linha temporofrontal com o rebordo orbitário. Na linha temporofrontal, marca-se 1 cm superiormente e 1 cm inferiormente, formando um ângulo de 90°. Essa marcação equivale exatamente ao quadrante anterossuperior (Figura 6.8).

Se, mesmo assim, a depressão temporal não for corrigida, pode-se tentar o preenchimento do quadrante posterossuperior, embora, nesse caso, o risco seja maior, tornando-se necessárias maiores experiência e cautela do injetor. Não se recomenda o preenchimento dos quadrantes ântero e posteroinferiores por oferecerem maior risco de injeção intravascular.

É interessante também evitar a injeção em planos intermediários, como entre a fáscia profunda e o músculo temporal, onde, a 2 cm superiormente ao arco zigomático, encontra-se a veia temporal média. Quando necessário, ambas as técnicas são associadas em um mesmo paciente, denominada técnica combinada.

Para qualquer uma das técnicas, é regra fazer uma documentação fotográfica, marcar a área a ser preenchida e escolher o ácido hialurônico mais apropriado para o plano de aplicação de acordo com o grau de envelhecimento (Figuras 6.9 e 6.10).

Complicações

Entre os efeitos adversos mais comuns, está o edema, que pode durar até 72 h, além de congestão temporária dos vasos locais, irregularidades, hematoma e dor local.

GLABELA

André Braz

O rejuvenescimento da região glabelar representa um pedido bastante comum atualmente.

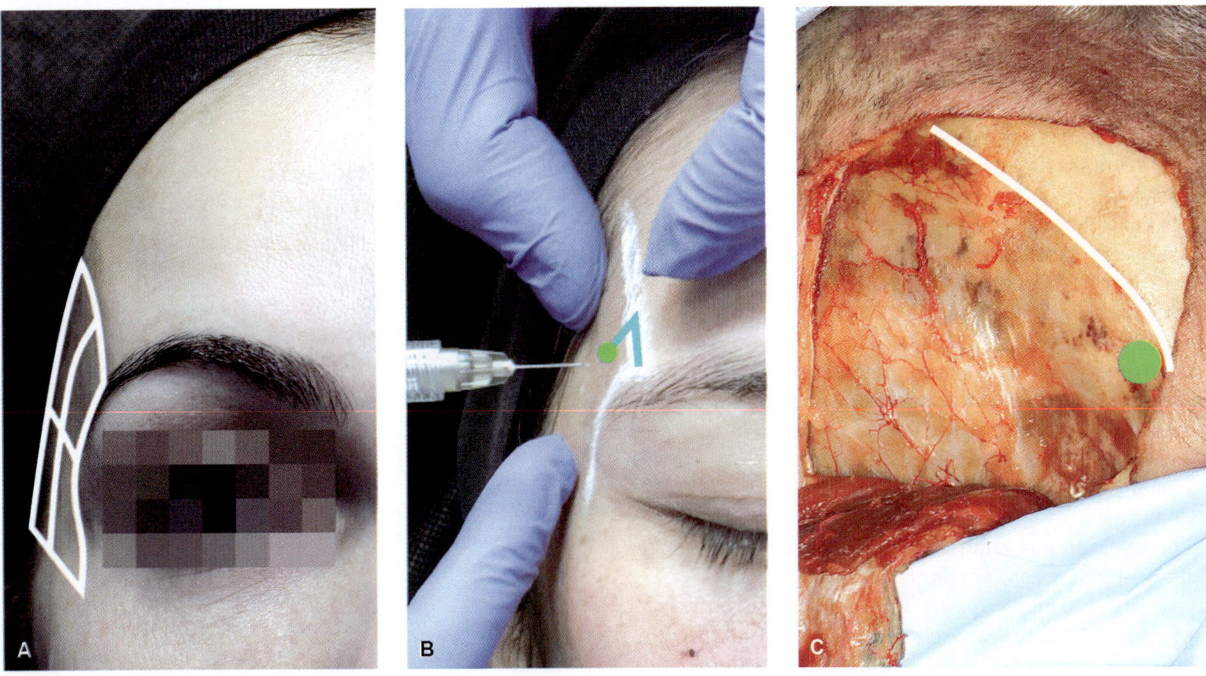

Figura 6.8 A. Marcação descrita na Figura 6.5. **B.** Posição correta da agulha, em 90°, para a injeção supraperiosteal, e marcação descrita por Swift e Braz para esta área. **C.** Região superomedial, que é avascular, sendo a área preferida para o preenchimemto temporal supraperiosteal, por ser mais segura. A *linha branca* demarca a linha temporofrontal e o *círculo verde* marca a área a ser injetada. Reproduzida de Braz e Sakuma, 2017.[2]

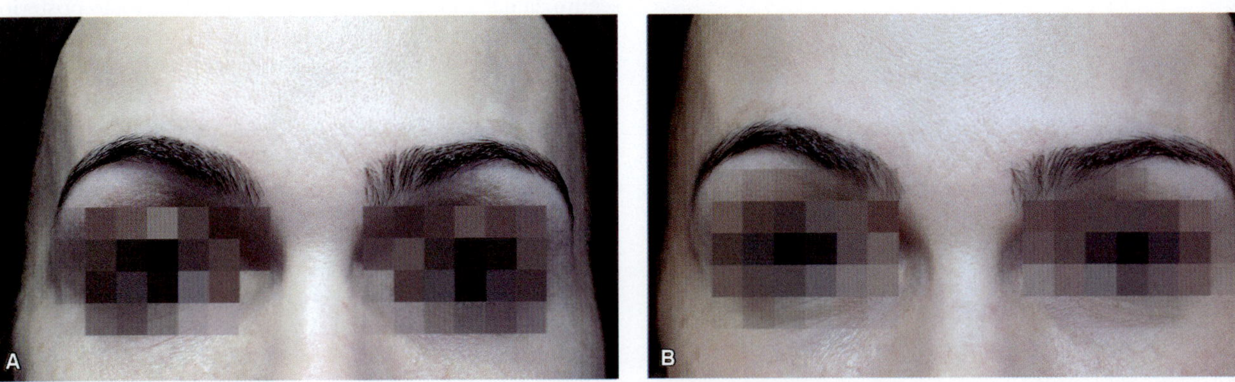

Figura 6.9 Caso 1 – antes (**A**) e após preenchimento da região temporal (**B**).

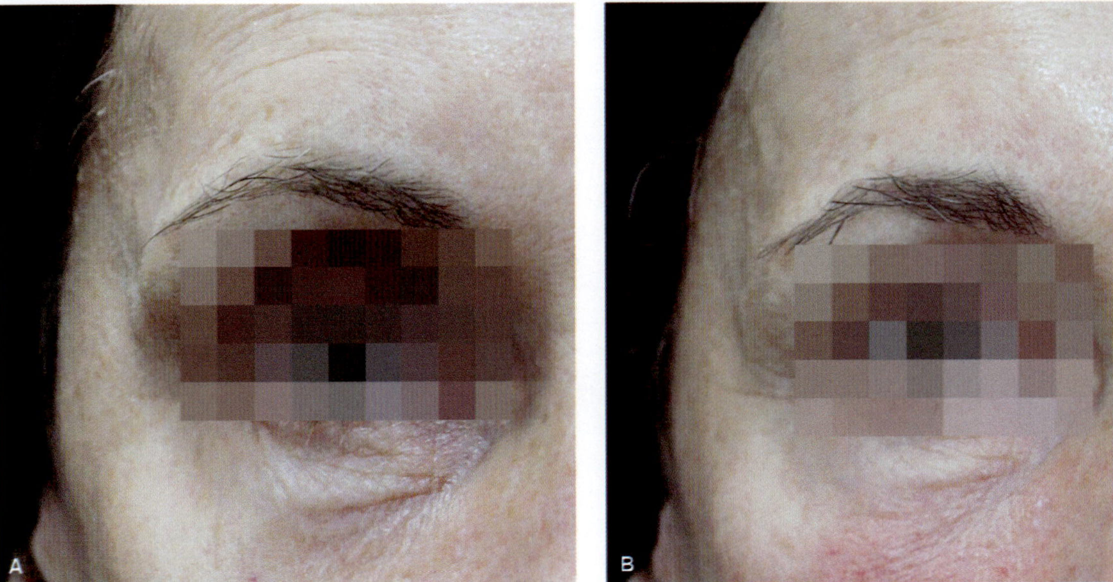

Figura 6.10 Caso 2 – antes (**A**) e após preenchimento da região temporal (**B**).

O ângulo nasoglabelar diminui durante o envelhecimento, em ambos os sexos, em decorrência da perda de gordura local e da reabsorção óssea. Além disso, rugas e, posteriormente, até mesmo sulcos podem ocorrer por movimentos musculares repetitivos dessa área. O preenchimento profundo dessa região corrige essa depressão e pode ser associado à toxina botulínica e ao preenchimento superficial intradérmico para aliviar as linhas horizontais e verticais provocadas pela contração, respectivamente, dos músculos prócero e corrugador.

Anatomia

A anatomia da região glabelar consiste em pele, compartimento de gordura central da fronte, músculo prócero e dorso nasal. Artéria, veia e nervo supratrocleares deixam a região superomedial da órbita cerca de 17 a 22 mm lateralmente à linha média, anastomosando-se, ainda, com a artéria supraorbitária e, em alguns casos, com o ramo frontal da artéria temporal superficial (Figura 6.11).

Técnicas

Intradérmica

Indica-se o uso de agulha 30 G para retroinjeção ou *microbolus* intradérmicos e correção das rugas superficiais persistentes, mesmo após a aplicação da toxina botulínica no corrugador e no prócero. Indica-se o uso do ácido hialurônico para a derme superficial.

Supraperiosteal

Essa técnica pode ser realizada com agulha 27 G ou cânula 25 G × 38 a 50 mm. Carruthers e Carruthers[3] descreveram uma técnica de injeção profunda com agulha 27 G. Recomendam-se introduzir a agulha na linha média na altura do ângulo nasoglabelar, tocar o periósteo e aspirar por 7 s, para evitar injeção intravascular, e injetar devagar, sem mover a agulha durante a injeção (Figura 6.12). Sugere-se não usar essa técnica lateralmente à linha média, para evitar atingir as estruturas da região supratroclear bilateralmente.

Para o uso de cânula 25 G × 38 a 50 mm, recomenda-se o pertuito para a entrada da microcânula 2 a 3 cm superiormente ao ângulo nasoglabelar e utilizar o plano supraperiosteal com a técnica de retroinjeção bem devagar. Para ambas as técnicas, sugere-se a apresentação de ácido hialurônico de coesividade média. É recomendada massagem posterior.

Complicações

Podem ocorrer leve desconforto álgico e discreto edema local. Mais raramente, observam-se irregularidades, corrigidas com massagem e/ou injeções adicionais de hialuronidase. É possível, ainda, ocorrer isquemia por compressão externa dos vasos locais, devendo-se, por isso, evitar grandes volumes. Injeção intravascular pode ocasionar embolia e obstrução da artéria central da retina.

FRONTE

André Braz

A região frontal considerada jovem se apresenta convexa em altura e largura. No caso das mulheres, a fronte deve ser convexa, já que, quando se apresenta mais plana ou levemente côncava, remete-se a masculinidade. Entretanto, o osso frontal não é uniformemente convexo. Geralmente, cerca de 2 cm acima do rebordo supraorbital, bilateralmente, há uma concavidade. Cerca de 1 a 2 cm acima da concavidade, nota-se uma elevação arredondada conhecida como eminência frontal. Inferiormente à eminência frontal, encontram-se os arcos superciliares, mais proeminentes medialmente e separados entre si pela glabela, mais visíveis no homem que na mulher (Figura 6.13).

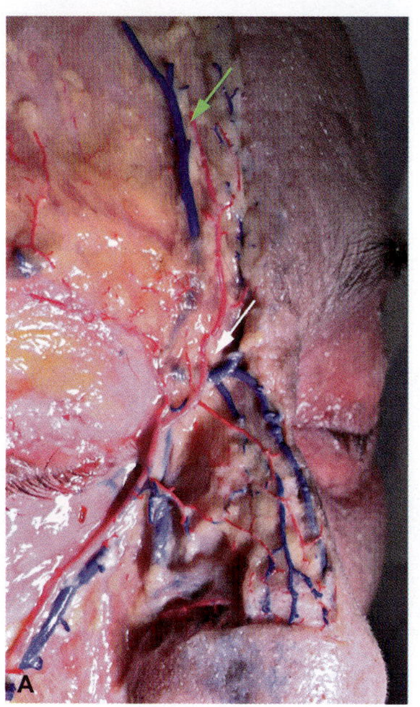

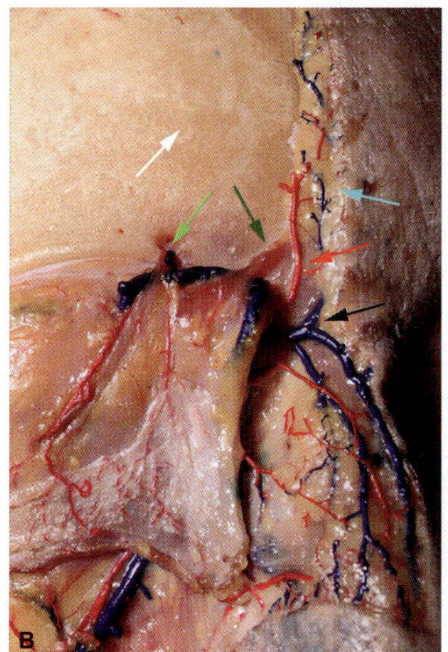

Figura 6.11 A. Artéria supratroclear (*seta branca*) e veia supratroclear (*seta verde*). Nota-se que ambas estão no compartimento de gordura superficial da glabela e da fronte. **B.** As setas de cores diferentes mostram as seguintes estruturas: periósteo (*branca*), forame supraorbitário (*verde claro*), corrugador (*verde escuro*), artéria supratroclear (*vermelha*), veia em dorso nasal (*preta*) e compartimento de gordura superficial frontal (*azul claro*).

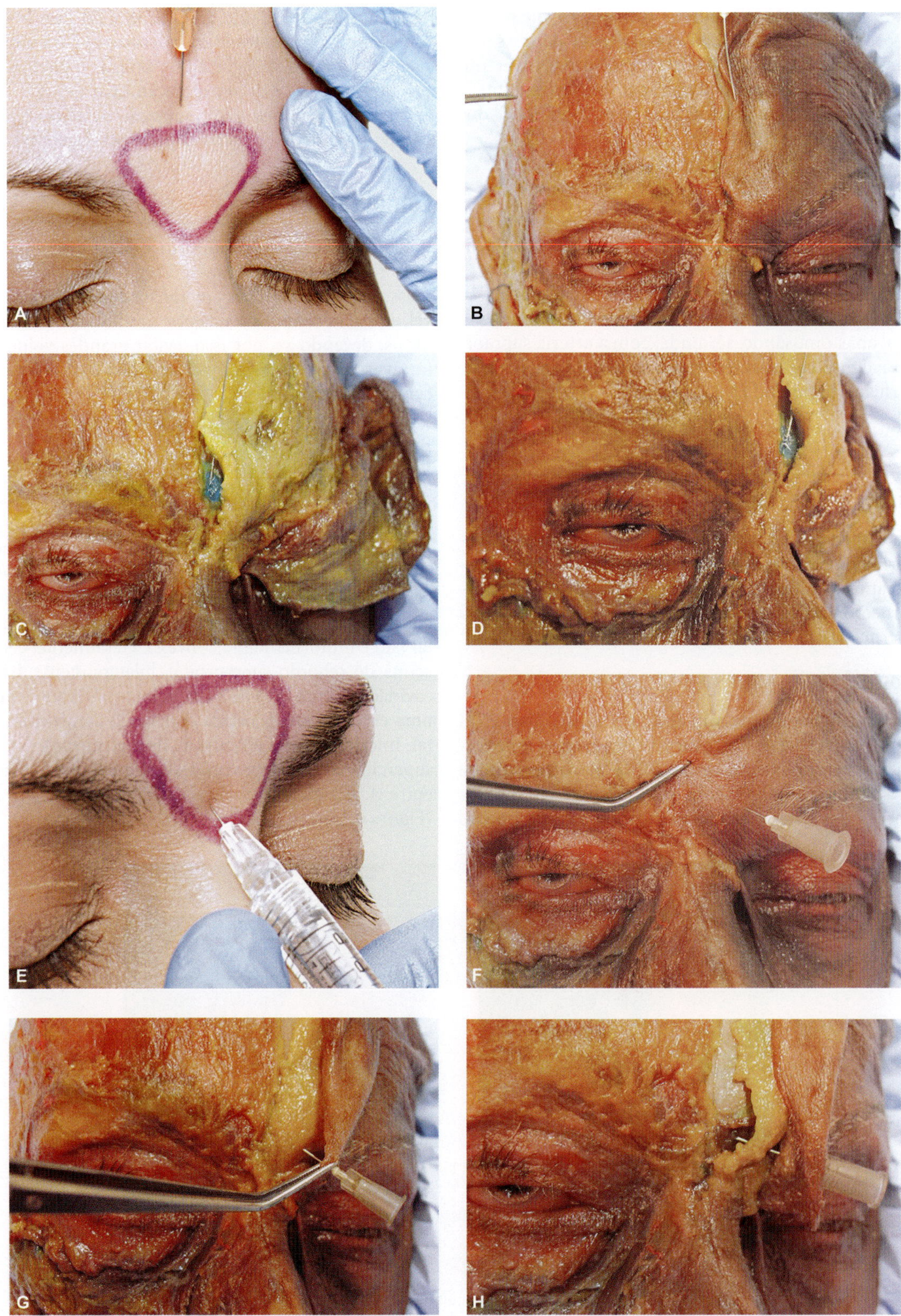

Figura 6.12 A a **D.** Técnicas supraperiosteal com cânula 25 G × 38 mm. **E** a **H.** Técnica supraperiosteal com agulha 27 G × 13 mm. Reproduzida de Braz e Sakuma, 2017.[2]

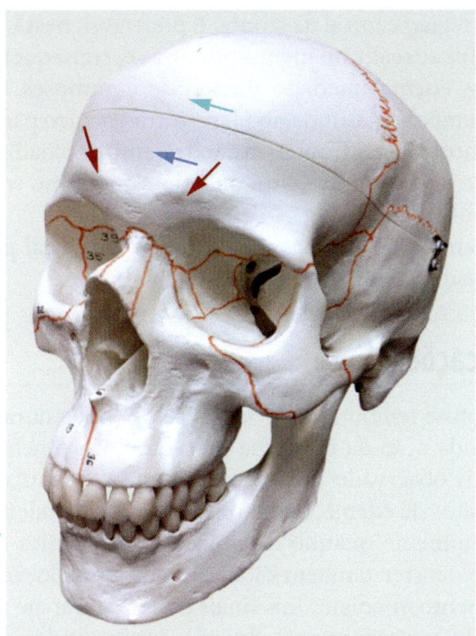

Figura 6.13 A *seta azul claro* mostra a direção da eminência frontal (ou túber frontal), que está em ambos os lados. As *setas vinho* mostram os arcos superciliares. A *seta azul escuro* mostra a concavidade, que é o alvo do preenchimento frontal.

A reabsorção óssea e a atrofia do tecido subcutâneo pioram a concavidade acima das sobrancelhas durante o envelhecimento. Com frequência, a revolumização da concavidade descrita anteriormente é o suficiente para o rejuvenescimento da região frontal. Ainda sobre essa região, sabe-se que a fronte curta não é considerada bela e, para reverter esse dado, é importante tratar a fronte em conjunto com as têmporas – a junção entre essas duas unidades estéticas deve ser perfeita.

Anatomia

A anatomia da fronte consiste em pele, tecido subcutâneo, músculo frontal e periósteo (Figura 6.14). O tecido subcutâneo compõe-se por três compartimentos – central, intermediário esquerdo e direito e temporolateral – e é vascularizado pelas artérias supraorbital e supratroclear e pelo ramo frontal da artéria temporal superficial. A inervação sensitiva é feita pelos nervos supraorbitário e supratroclear (V par), enquanto a motora é feita pelo ramo frontotemporal do nervo facial (VII par).

Técnica

A técnica para preenchimento da região frontal pode ser feita com cânula ou agulha. E a anestesia da região pode ser reali-

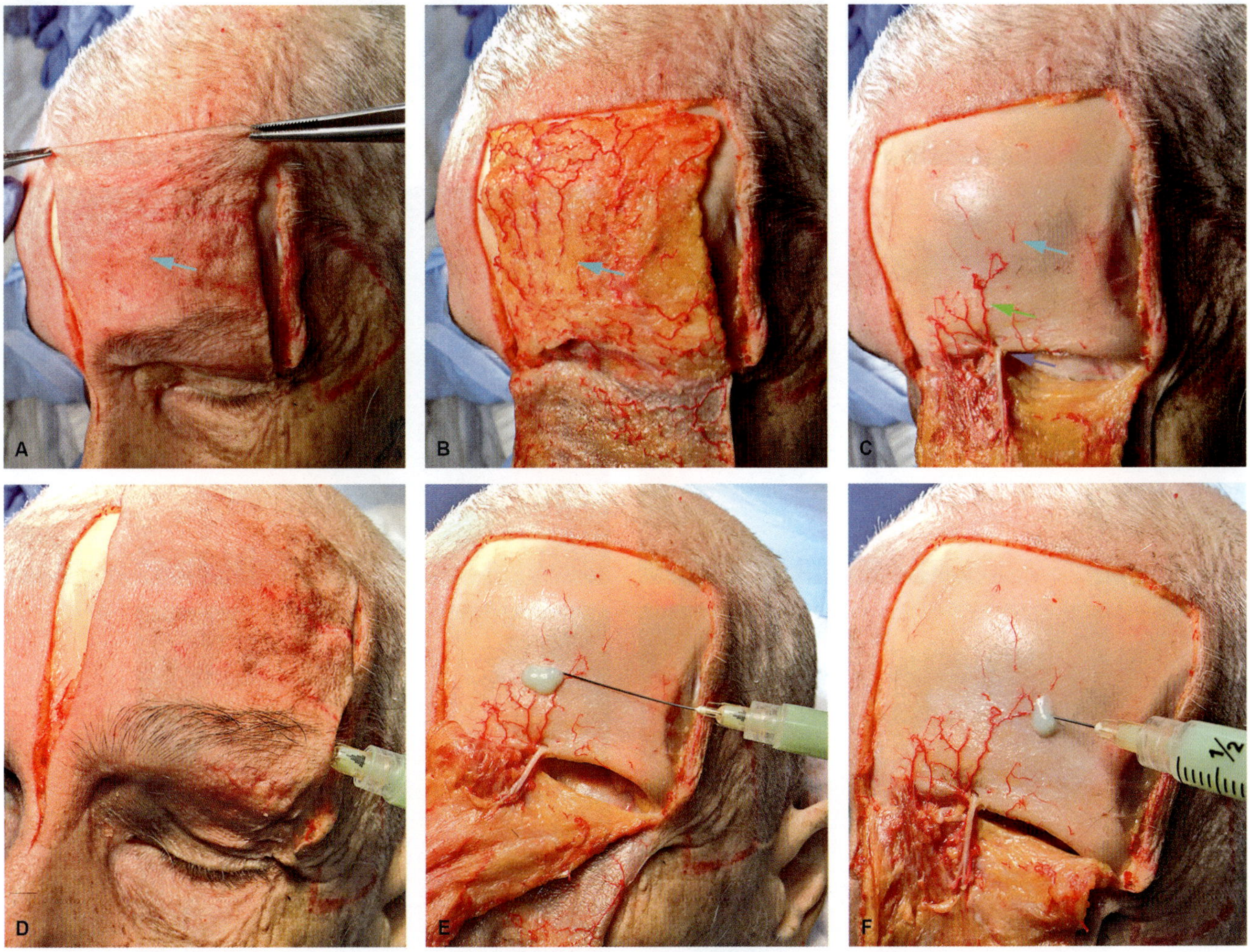

Figura 6.14 A e **B.** Pele exposta evidenciando o compartimento de gordura superficial frontal (*seta azul claro*). **C.** O compartimento de gordura superficial e o músculo frontal são rebatidos, revelando o periósteo (*seta azul claro*), a artéria para nutrição óssea (*seta verde claro*) e forame e artéria supraorbitária (*seta lilás*). **D.** Simulação da cânula no plano submuscular da região frontal. **E.** Cânula 25 G × 38 mm simulando retroinjeção submuscular. **F.** Agulha 27 G × 13 mm simulando técnica em *bolus* supraperiosteal.

zada opcionalmente com bloqueio dos nervos supraorbital e supratroclear.

Quando se utiliza cânula, deve-se fazer o pertuito lateralmente à linha temporofrontal, que delimita o início lateral do músculo frontal, o que facilmente acarreta o encontro do melhor plano de injeção, o supraperiosteal. Além de mais seguro, esse plano atenua o risco de irregularidades por ser mais profundo que o plano supra ou intramuscular. Ressalta-se que a correção indicada é a da concavidade da região frontal, que está cerca de 2 cm acima do rebordo orbitário, não devendo ser tratado nesse plano de aplicação pelo risco de serem atingidos os vasos supraorbitários e supratrocleares.

A injeção é retrógrada e o produto recomendado é o ácido hialurônico de média coesividade. Não se recomenda a injeção com cânula no plano supra ou intramuscular, pois há maior risco de oclusão vascular, já que os vasos importantes dessa região estão nesse plano, superiormente a cerca de 2 cm do rebordo orbitário (ver Figura 6.14).

Na técnica com agulha, injetam-se pequenos *bolus* do produto no plano supraperiosteal, após aspiração de pelo menos 7 s. Essa técnica pode ser usada isoladamente ou complementar áreas em que a técnica com cânula não pôde ser executada, como na região central da fronte. É preferível, nessa área, usar cânula, pois se realizam menos punturas e, consequentemente, há menos edema imediato e risco de equimoses. A agulha pode ser empregada ainda no plano intradérmico para atenuar as rugas horizontais frontais como tratamento coadjuvante ao uso da toxina botulínica e/ou quando este último tratamento não for possível.

Após ambas as técnicas, faz-se massagem local para obter um resultado uniforme (Figura 6.15).

Complicações

Nota-se ptose temporária da sobrancelha (pode durar até 1 h) em razão da ação da lidocaína presente no preenchedor, sintoma mais observado nos casos nos quais a cânula foi utilizada. Relatos de edema, hematoma e dor local podem ocorrer, mais comumente quando da utilização da técnica com agulha. Pode ocorrer também dilatação dos vasos locais no pós-procedimento imediato. Tais sinais podem durar até 1 semana, regredindo posteriormente. Injeção intravascular do preenchedor pode resultar em embolia e até mesmo oclusão da artéria oftálmica, que causaria amaurose.

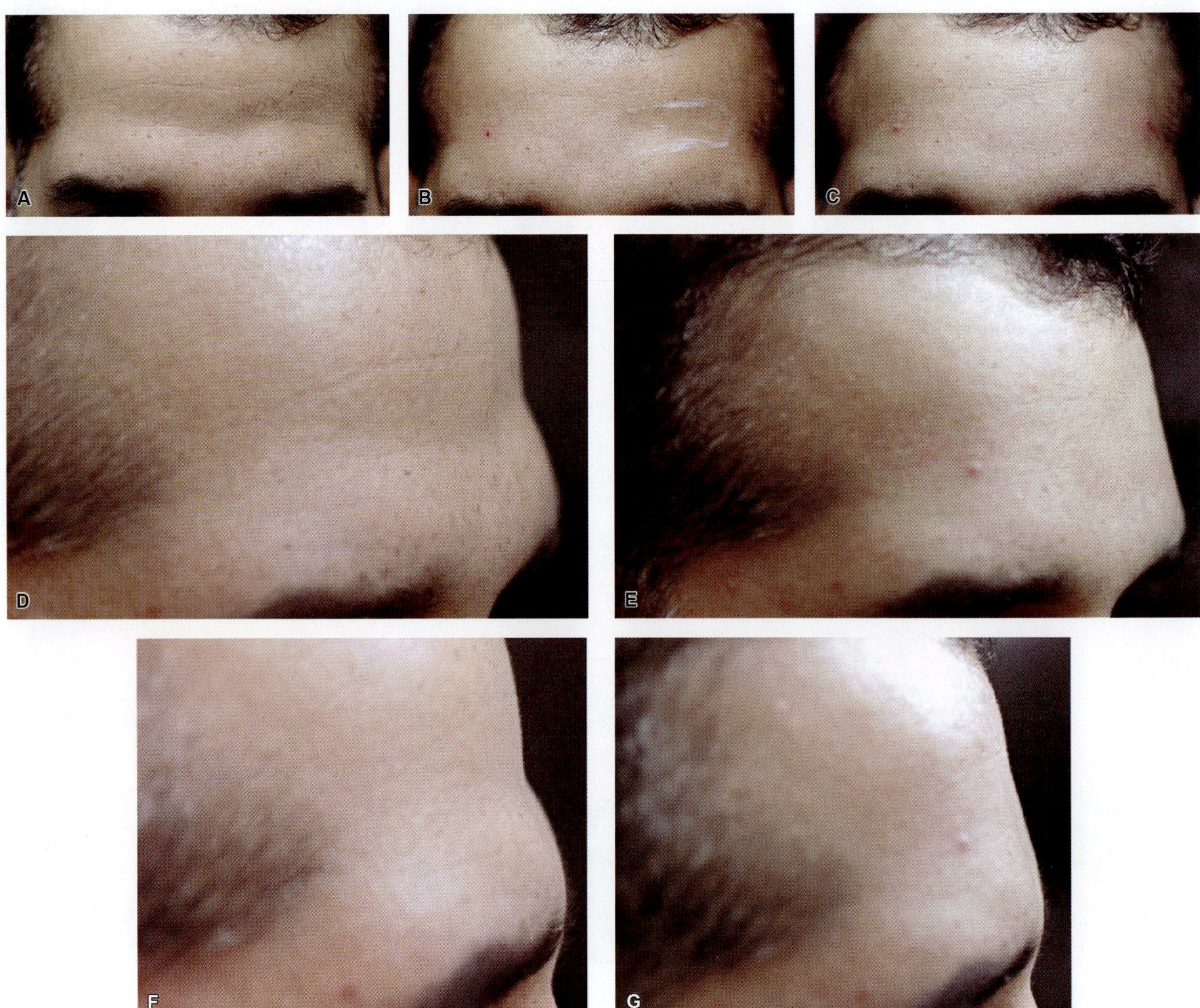

Figura 6.15 A a **G.** Fronte de paciente do sexo masculino antes e após preenchimento com cânula em retroinjeção no plano submuscular. Em **B**, observa-se o lado direito tratado em relação ao lado esquerdo não tratado.

REFERÊNCIAS BIBLIOGRÁFICAS

1. Raspaldo H. Temporal rejuvenation with fillers: globalface sculpture approach. Dermatol Surg. 2012;38(2):261-5.
2. Braz A, Sakuma T. Atlas de anatomia e preenchimento global da face. Rio de Janeiro: Guanabara Koogan; 2017.
3. Carruthers J, Carruthers A. Volumizing the glabella and forehead. Dermatol Surg. 2010;36(3):1905-9.

BIBLIOGRAFIA

Breithaupt AD, Jones DH, Braz A, Narins R, Weinkle S. Anatomical basis for safe and effective volumization of the temple. Dermatol Surg. 2015;41(Suppl. 1):S278-83.

Busso M, Howell DJ. Forehead recontouring using calcium hydroxylapatite. Dermatol Surg. 2010;36(Suppl. 3):1910-3.

De Maio M, De Boulle K, Braz A, Rohrich RJ. Facial assessment and injection guide for botulinum toxin and injectable hyaluronic acid fillers: Focus on the midface. Plast Reconstr Surg. 2017;140(4):540e-550.

Hotta T. Understanding the anatomy of the upper face when providing aesthetic injection treatments. Plastic Surgical Nursing. 2016;36(3):104-9.

Hwang C. Periorbital injectables: Understanding and avoiding complications. J Cutan Aesthet Surg. 2016;9(2):73.

Kede M, Sabatovich O. Dermatologia estética. 3. ed. São Paulo: Atheneu; 2015.

Lam S. Halos and asymmetric triangles: Designing the eyelids with volume using fillers and/or fat. facial plastic surgery. 2018;34(2):173-7.

Lam S. Periorbital and midfacial volume enhancement with cannula. JAMA Facial Plast Surg. 2016;18(1):71.

Lambros V. A technique for filling the temples with highly diluted hyaluronic acid: the "dilution solution". Aesthet Surg J. 2011;31(1):89-94.

Lee S, Yen M. Nonsurgical rejuvenation of the eyelids with hyaluronic acid gel injections. seminars in plastic surgery. 2017;31(1):17-21.

Lighthall JG. Rejuvenation of the upper face and brow: Neuromodulators and fillers. Facial Plast Surg. 2018;34(2):119-27.

Mustak H, Fiaschetti D, Goldberg R. Filling the periorbital hollows with hyaluronic acid gel: Long-term review of outcomes and complications. Journal of Cosmetic Dermatology. 2017 [Epub ahead of print].

Park DK, Song I, Lee JH, You YJ. Forehead augmentation with a methyl methacrylate onlay implant using an injection-molding technique. Arch Plast Surg. 2013;40(5):597-602.

Radlanski RJ, Wesker KH. The face. Pictorial atlas of clinical anatomy. Quintessence Publishing; 2012.

Rohrich RJ, Pessa JE. The fat compartments of the face: anatomy and clinical implications for cosmetic surgery. Plast Reconstr Surg. 2007;119(7):2219-27.

Shaw RB Jr, Katzel EB, Koltz PF, Yaremchuk MJ, Girotto JA, Kahn DM, Langstein HN. Aging of the facial skeleton: Aesthetic implications and rejuvenation strategies. Plast Reconstr Surg. 2011;127(1):374-83.

Sobotta J, Paulsen F, Waschke J, Klonisch T, Hombach-Klonisch S. Sobotta atlas of human anatomy. 15. ed. München: Elsevier/Urban & Fischer; 2013.

Sykes JM, Cotofana S, Trevidic P, Solish N, Carruthers J, Carruthers A et al. Upper face: Clinical anatomy and regional approaches with injectable fillers. Plast Reconstr Surg. 2015;136(5 Suppl.):204S-218S.

Tansatit T, Apinuntrum P, Phetudom T. Periorbital and intraorbital studies of the terminal branches of the ophthalmic artery for periorbital and glabellar filler placements. Aesthet Plast Surg. 2016;41(3):678-88.

7

Toxina Botulínica

Ada Regina Trindade de Almeida, Ana Flávia Nogueira Saliba Scoppetta

INTRODUÇÃO

A aplicação da toxina botulínica exige não apenas habilidades técnicas, mas também um conhecimento profundo da anatomia da face para resultados estéticos satisfatórios. Cada paciente deve ser minuciosamente analisado, atentando-se para o padrão de contração muscular, assimetrias e força de cada musculatura. Isso possibilitará uma aplicação individualizada da toxina e aprimorará o resultado estético final, diminuindo as chances de efeitos adversos e aumentando o grau de satisfação do paciente.

Convém lembrar que o equilíbrio facial depende da interação entre os músculos opositores, que elevam ou deprimem estruturas faciais. Ao se paralisar ou enfraquecer determinado músculo, a ação do grupo muscular opositor é exacerbada. Entre os músculos elevadores da face, pode-se citar o frontal, os elevadores do lábio, incluindo sua alça nasal, os zigomáticos maior e menor e o nasal. Entre os depressores, destacam-se os corrugadores, o prócero, os orbiculares das pálpebras, os depressores do septo nasal, do lábio e do ângulo da boca, além do platisma.

REGIÃO PERIOCULAR ("PÉS DE GALINHA")

O músculo orbicular dos olhos contorna toda a órbita como um esfíncter, possibilitando o fechamento dos olhos. Também contribui minimamente para a depressão da porção medial e lateral das sobrancelhas e para a elevação da bochecha.[1]

Tradicionalmente, esse músculo subdivide-se em três partes: pré-orbital, pré-septal e pré-tarsal. A porção pré-orbital tem localização mais periférica e compreende o alvo da aplicação da toxina. Formadas pela contração lateral do músculo orbicular das pálpebras, as rugas dinâmicas da lateral dos olhos ou "pés de galinha" formam-se como duas ou mais linhas radiadas.[2] De acordo com a extensão e a localização dessas linhas, observam-se quatro padrões de rugas perioculares, conforme descrição de Kane em 2003.[3-6] O padrão em leque total apresenta linhas que se projetam do canto lateral do olho e se estendem tanto superiormente, para a cauda da sobrancelha, quanto inferiormente, para a região malar superior. O padrão em leque inferior se caracteriza por linhas que se concentram no canto externo do olho e na região malar superior. No leque superior, as rugas estão localizadas predominantemente no canto externo do olho, avançando até o terço lateral da sobrancelha, enquanto, no padrão em leque central, restringem-se ao canto externo do olho.

Estudos mostram que os padrões em leque total e inferior são mais frequentes nos pacientes que apresentam rugas graves e a prevalência do padrão total aumenta com a idade. Os homens apresentam um predomínio do padrão em leque inferior em comparação às mulheres, sugerindo que o sorriso masculino recruta mais a musculatura elevadora do terço médio da face.[4-6]

Outra classificação de rugas perioculares, descrita por Tamura e Odo[7], divide-as em: tipo I, rugas laterais superiores; tipo II, rugas do canto externo até o arco zigomático; e tipo III, rugas apenas no canto externo dos olhos. Quando os pacientes não apresentam rugas nas pálpebras inferiores, são classificados como tipo A; por sua vez, aqueles com rugas (tipo B) subdividem-se em três tipos: laterais (B1), mediais (B2) e rugas no canto medial ou interno dos olhos (B3). Em virtude dos diferentes padrões de rugas perioculares, o tratamento deve sempre ser individualizado para uma resposta adequada, assegurando a satisfação do paciente.

Técnica

Clássica

A técnica para correção das rugas ao redor dos olhos consiste, de modo geral, na injeção de 1 a 4 UI de toxina botulínica, distribuídas em 2 a 3 pontos (média de 6 a 12 UI/lado). A primeira injeção pode ser feita entre 1 e 1,5 cm do canto externo do olho e as seguintes a cerca de 1,5 cm acima e abaixo deste ponto. Pontos adicionais podem ser acrescentados lateralmente em casos de rugas muito extensas.

O relaxamento ou a imobilização do quadrante superior externo desse músculo possibilitam a elevação da cauda da sobrancelha, o que pode ser observado, com a ausência das rugas, na paciente da Figura 7.1.

Alguns estudos recomendam que uma dose total de 24 UI de toxina é eficaz para o tratamento bilateral das rugas periorbitárias, sugerindo dois tipos de aplicação conforme o padrão de contração explicado anteriormente.

Para os casos com predomínio do padrão em leque inferior, sugere-se uma técnica modificada de aplicação. O primeiro ponto é feito 1,5 a 2 cm lateralmente ao canto externo do olho, em uma linha horizontal. Deve-se, então, traçar uma linha vertical passando pelo canto externo do olho até a proeminência zigomática. A segunda aplicação deve ser feita lateral e superiormente a esse ponto de convergência. O terceiro ponto deve ser posicionado no meio da linha que liga os pontos 1 e 2.[4-6]

Nos homens, pelo fato de o músculo orbicular ser mais amplo e avançar mais lateralmente, recomenda-se a aplicação de doses maiores de toxina, podendo até mesmo ser utilizada uma segunda linha de injeções.[8]

Microdoses

Um estudo prospectivo de 300 casos avaliou o uso de microdoses de toxina para abordar as rugas palpebrais inferiores:[9] no caso de padrões laterais (B1), mediais (B2) e rugas no canto medial (B3), sugerem começar a marcação dos pontos junto às rítides mais próximas da margem orbital e terminar na última rítide inferior, a cada 0,5 cm, em linhas horizontais paralelas, no sentido craniocaudal.

O frasco de toxina de 100 UI (Botox®) é reconstituído com 2 mℓ de soro fisiológico 0,9%. Dessa solução, retira-se 0,04 mℓ (duas unidades) em uma seringa BD Ultra Fine II® de 1 mℓ e agulha de 8 mm e se acrescenta 0,40 mℓ (volume correspondente a 10 UI) de soro fisiológico 0,9%, completando um volume total de 0,48 mℓ (12 “unidades”). Nesta diluição final, cada 0,04 mℓ é considerado uma unidade de microdose de toxina botulínica (UnMDTB).

Para as rugas laterais da pálpebra inferior, o estudo marcou de 6 a 24 pontos, utilizando uma dose média de 15 UnMDTB. Para as mediais, foram de 6 a 12 pontos, totalizando uma média de 9 UnMDTB, enquanto, nas rugas do canto medial, foi utilizada uma média de 4 UnMDTB, distribuídas em 3 a 6 pontos.

Dos pacientes, 34% necessitaram de uma segunda sessão, e o tempo médio de duração do tratamento foi de 125 dias. O estudo destacou que nenhum dos 300 pacientes tratados apresentou linha de demarcação esteticamente inaceitável entre a pálpebra inferior e a região malar, e que 86% dos casos relataram um resultado melhor com a aplicação de microdoses em relação ao tratamento prévio com pontos clássicos.

REGIÃO INFRAORBITAL | AUMENTO DA ABERTURA OCULAR

A contração da porção pré-tarsal do músculo orbicular das pálpebras durante o sorriso reduz a abertura ocular. Alguns pacientes com hipertrofia dessa área podem aparentar inchaço local ou aspecto de bolsa de gordura, mesmo jovens e estando com peso adequado.

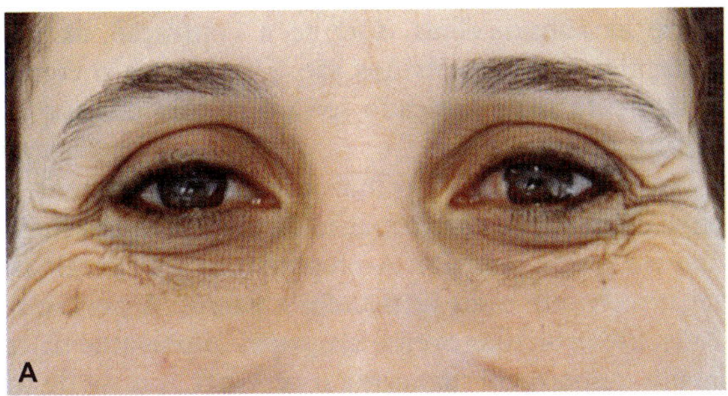

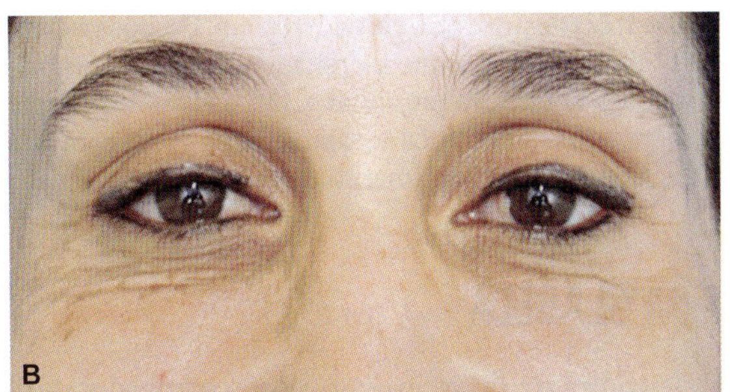

Figura 7.1 A. Paciente antes da aplicação da toxina botulínica. **B.** Paciente após o tratamento da região periocular, resultando na elevação das sobrancelhas e diminuição das rugas ao redor dos olhos.

Descrita por Flynn *et al.*[10], a injeção intradérmica ou subcutânea de 2 UI de toxina atenua as rugas, relaxa pontualmente a musculatura e aumenta a abertura ocular. Deve ser feita na linha mediopupilar, 3 mm abaixo da margem ciliar, apenas em pacientes com boa resposta ao teste do pinçamento (*snap test*). Esse teste consiste em tracionar inferiormente a pálpebra inferior, liberada de maneira súbita. O rápido retorno da pálpebra à sua posição original é o esperado e traduz bom tônus muscular. Flacidez e cirurgias locais prévias contraindicam o procedimento. O relaxamento resultante pode provocar exposição da esclera (*scleral show*) e olho arredondado (em vidro de relógio).[11,12]

Em pacientes com assimetria da abertura ocular, por hipertrofia do orbicular, Fagien[13] sugere injetar também na parte inferolateral do músculo. Desse modo, ao lado da injeção mediopupilar inferior, injeta-se outro ponto na porção lateral da margem ciliar, aumentando a abertura ocular. A dose sugerida para cada ponto é de 0,5 a 1 UI de toxina.

Técnica

Para uso cosmético, as injeções da toxina podem ser intramusculares, subcutâneas e até mesmo intradérmicas.[14] As autoras deste capítulo preferem utilizar seringas de 0,5 ou 0,3 mℓ, com agulhas 30 G curtas, acopladas e fixas (Ultrafine II®, Beckton Dickson, Canadá). A aplicação não é dolorosa, porém o discreto desconforto pode ser minimizado com o uso de cremes anestésicos, gelo local, técnica vibratória ou simplesmente "dobrando" a pele entre os dedos polegar e indicador da mão auxiliar no momento da injeção. Quando da retirada da agulha, realiza-se compressão manual por alguns segundos, para prevenir equimoses locais.

Os eventos adversos inespecíficos, geralmente transitórios, podem ocorrer dentro da 1ª semana após a aplicação da toxina. Como exemplos, destacam-se dor local, infecção, inflamação, edema, eritema e sangramento/equimose. A dor relacionada com a agulha, somada ou não à ansiedade, pode desencadear uma resposta vasovagal, com hipotensão e síncope.[4,15]

Embora as rugas perioculares possam se estender muito além do rebordo orbital, dependendo da extensão e da força do músculo orbicular de cada indivíduo, deve-se evitar a aplicação da toxina abaixo do zigoma. Esse cuidado diminui o risco de paresia do músculo zigomático maior, que se encontra muito próximo anatomicamente e que, por difusão da toxina, pode ser afetado. Este músculo é responsável pela elevação da bochecha, da porção lateral da boca e pela formação do sorriso amplo.[1]

O edema palpebral pode ser um efeito adverso do tratamento dos pés de galinha com os neuromoduladores. Um estudo de fase três mostrou que ele ocorreu em 1% dos pacientes tratados.[4] Isso ocorre porque a drenagem linfática das pálpebras é feita pela contração muscular. Com o envelhecimento e o relaxamento muscular após a toxina, essa drenagem fica prejudicada, facilitando o surgimento do edema.

RUGAS DA GLABELA

Resultam da contração de vários músculos: corrugador, prócero e parte medial do orbicular das pálpebras. Cada músculo será abordado de maneira isolada, embora, no dia a dia, sejam tratados na mesma sessão, como um "complexo glabelar".

Atualmente, o tratamento do complexo glabelar é essencial para a harmonização da fronte e para o posicionamento das sobrancelhas.

Deve-se prestar atenção não apenas às rugas locais, mas também, e principalmente, ao movimento predominante durante a contração da glabela, e concentrar a dose nos músculos responsáveis.

O corrugador se origina no osso frontal, medialmente, onde suas fibras podem se interligar com as da parte medial do orbicular das pálpebras. Inserem-se na derme da região frontal, logo abaixo da sobrancelha, na linha mediopupilar.[1,16] Nos homens, os corrugadores se estendem muito mais lateralmente.[8]

Uma ou duas linhas verticais entre as sobrancelhas significam predomínio de ação dos corrugadores, que aproximam e deprimem os supercílios. A terapia é feita pela injeção intramuscular de 4 a 10 UI/músculo, distribuídas em 1 a 2 pontos. O ponto mais medial da aplicação deve corresponder ao local de maior força de contração muscular. Para a aplicação na cauda do corrugador, Bloom *et al.* recomendam identificar a porção mais lateral do músculo (presença da "covinha") e posicionar a aplicação um pouco medialmente a esse ponto.[17] Lembrando que o ponto mais central ou medial deve ser profundo, enquanto o mais lateral, próximo à linha mediopupilar, mais superficial, para evitar a difusão a músculos vizinhos.

O músculo prócero é superficial, orientado verticalmente, se origina dos tecidos moles acima dos ossos nasais e se insere na porção central e inferior da fronte, superiormente à raiz nasal.[1,16]

Linhas horizontais no ápice do nariz mostram predomínio do prócero, cuja contração deprime a porção medial do supercílio.[2] A injeção intramuscular de 2 a 10 UI é feita em um ponto localizado 0,5 a 1 cm abaixo de linha imaginária que une as duas sobrancelhas.

As rugas radiais na face interna das pálpebras são resultado da contração do orbicular das pálpebras. As fibras mediais superiores deste músculo, quando contraídas, promovem aproximação e depressão das sobrancelhas, contribuindo para as rugas da glabela.[5] Para evitar a ptose palpebral por difusão da toxina ao músculo elevador da pálpebra, a aplicação intradérmica de 1 a 3 UI é feita medialmente à linha mediopupilar, 1 cm acima da borda óssea de cada lado do supercílio. Esses pontos estão indicados em casos de musculatura espessa, especialmente encontrada em homens ou mulheres com sobrancelhas muito horizontais ou atletas.

Um estudo identificou cinco padrões de contração da glabela, sugerindo um tratamento mais individualizado.[12] O padrão em "U", o mais encontrado nas mulheres, caracteriza-se pelo movimento de aproximação e depressão do espaço entre as sobrancelhas durante a contração da glabela. Os músculos mais envolvidos são o prócero e o corrugador. O tratamento mais indicado seria o padrão clássico com cinco pontos de aplicação.

O padrão em "V", o mais comum em homens, apresenta uma depressão e aproximação da glabela muito mais intensas que no grupo anterior. Ao repouso, as sobrancelhas também se apresentam mais retificadas e baixas. A porção medial do músculo orbicular exerce um papel importante na contração, assim como o corrugador e o prócero. A dose de toxina utilizada para tratamento precisa ser maior e sugere-se a aplicação em sete pontos, com doses mais elevadas no prócero e no corrugador.

No padrão em "setas convergentes", nota-se que as sobrancelhas se aproximam com pouca ou nenhuma depressão ou elevação, resultando em movimento de aproximação horizontal. Parece haver um equilíbrio de forças entre o prócero e o frontal. As injeções devem ser feitas mais horizontalizadas nos músculos envolvidos, mas, geralmente, não no prócero e no frontal.

O padrão em ômega é caracterizado pelo movimento de aproximação e elevação da glabela, assemelhando-se à letra grega ômega. Os músculos predominantes são os corrugadores e o frontal, com pouca ou nenhuma ação do prócero. A toxina deve ser aplicada nos corrugadores, na parte palpebral do músculo orbicular e na porção medial do frontal.

O padrão em "ômega invertido" foi o menos frequente em caucasianos. O movimento predominante é o da depressão, com pouca aproximação, lembrando a letra ômega invertida. Os músculos mais envolvidos são o prócero, o depressor do supercílio, a porção interna do músculo orbicular e, talvez, o músculo nasal. O tratamento mais adequado corresponderia a altas doses de toxina no prócero e no depressor do supercílio, acompanhados de alguns pontos na porção interna do orbicular (parte palpebral) e no músculo nasal. O corrugador pode ou não ser tratado. A Figura 7.2 ilustra esses padrões de contração, assim como os pontos de aplicação indicados para cada tipo.

Outro estudo avaliou esses mesmos padrões de contração da glabela entre os chineses, mostrando diferenças estatisticamente significativas em comparação ao estudo anterior.[18] O padrão em "setas convergentes" foi o mais encontrado, seguido do padrão em "U".

Isso mostra que os padrões de contração podem variar conforme a etnia, pois são influenciados pela diversidade anatômica, pelas expressões faciais tradicionais e pelas características fonéticas de cada idioma.[18,19]

Resumidamente, o padrão mais comum de aplicação compreende aquele com cinco pontos, sendo duas injeções em cada corrugador e um ponto na parte central do prócero. Pode-se optar por apenas um ponto no corrugador, caso a força muscular não seja intensa. As aplicações devem ser realizadas com uma distância mínima de 1 cm acima da borda óssea para evitar a difusão para o músculo elevador da pálpebra.[11,16,20]

Carruthers *et al.* recomendam que o complexo glabelar em mulheres deve ser tratado com pelo menos 20 UI, enquanto, nos homens, essa dose sobe para 40 UI.[20]

RUGAS FRONTAIS

A contração do frontal eleva as sobrancelhas e provoca rugas horizontais na fronte.[5,16] O músculo tem dois ventres – direito e esquerdo –, que, por apresentarem inervações distintas, podem contrair-se separadamente, causando assimetrias. Outro ponto importante refere-se ao fato de que variações anatômicas do músculo frontal são comuns, corroborando a necessidade de um exame individualizado do paciente.

Aqui, também foram descritos padrões de contração total, central e lateral, por Braz e Sakuma, que servem para uma abordagem mais diferenciada de cada caso, desde que doses maiores ou um número maior de pontos de aplicação sejam feitos de acordo com o tipo de contração predominante.[21]

Os homens apresentam um músculo frontal maior tanto em altura quanto em largura. A alopecia androgenética contribui para ampliar ainda mais a altura da fronte.

Como se trata do único músculo elevador no terço superior da face, deve-se sempre considerar o tratamento em conjunto com os músculos depressores para não resultar em ptose das sobrancelhas e proporcionar, no final, uma aparência mais natural.[11,22]

De modo geral, são feitos de 4 a 10 pontos para aplicação, distribuídos de maneira variável, dependendo do padrão de contração do paciente e da experiência do profissional. Em mulheres, podem ser utilizadas cerca de 5 a 10 UI, enquanto, nos homens, essa dose sobe para 8 a 20 UI.[1,23]

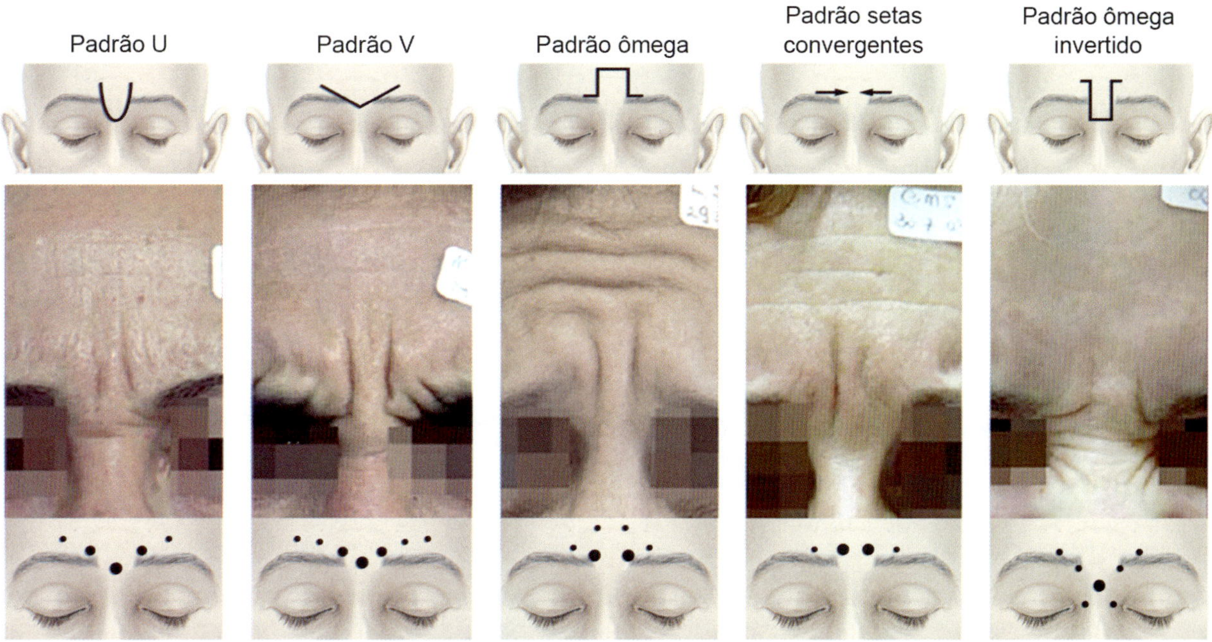

Figura 7.2 Ilustração mostrando esquematicamente os cinco diferentes padrões de contração da glabela, seguidos da apresentação clínica e do esquema de pontos de aplicação indicados para cada tipo. Adaptada de Wolf-Heidegger, 2006.

Alguns estudos sugerem que o uso de doses mais elevadas de toxina do tipo A na fronte proporciona melhora sustentada por mais tempo, assim como maior duração do efeito em comparação a doses menores.[22,24,25]

Contudo, a tendência atual compreende pequenas doses na região frontal, proporcionando apenas relaxamento e evitando a paralisia da musculatura, o que resulta em um aspecto mais natural e harmonioso.

Técnica

A técnica de aplicação consiste em 0,5 a 3 UI por ponto, distantes cerca de 2 cm entre si, em uma ou duas linhas horizontais (dose de 4 a 12 UI/músculo), que se iniciam 2 cm acima do rebordo ósseo supraorbital, para evitar a ptose das sobrancelhas e pálpebras. Em mulheres, para arquear as sobrancelhas, deve-se usar menor número de unidades ou evitar a injeção na parte lateral. Por sua vez, os homens devem ter o frontal tratado em toda a sua extensão para impedir este efeito e evitar feminizar a face.

Como os homens apresentam as sobrancelhas mais retificadas e baixas que as mulheres, deve-se evitar também uma depressão excessiva das sobrancelhas para não resultar em sensação de peso na região e até mesmo comprometimento da visão. Nos homens que já apresentam sobrancelhas mais baixas que o normal, sugere-se que os pontos sejam aplicados mais superiormente na fronte.[8]

Homens com alopecia androgenética devem ter a fronte tratada até o couro cabeludo para evitar a persistência de rugas apenas nessa região. Rugas residuais na fronte podem ser permitidas em casos de tratamento inicial ou quando o paciente apresenta ptose de supercílios. Esse resultado é esperado, deve ser explicado ao paciente no dia do procedimento e tende a desaparecer nos tratamentos subsequentes. Um exemplo é o da paciente da Figura 7.3. Nos homens, os objetivos do tratamento devem ser claramente discutidos, visto que as rugas frontais contribuem para uma aparência mais masculina.

ELEVAÇÃO DAS SOBRANCELHAS

A altura e a forma das sobrancelhas são influenciadas pelas atividades opostas do músculo frontal (elevador) e dos depressores mediais, prócero, corrugadores e orbiculares das pálpebras, os últimos também depressores laterais. O tratamento das rugas glabelares com a toxina botulínica sempre focou os depressores, o que levou vários autores a declararem que a elevação das sobrancelhas seria resultado da inativação desse grupo muscular.[26-29] Um estudo posterior[30] sugere que a elevação da sobrancelha após o tratamento da glabela seria resultado da difusão e inativação parcial de fibras mediais e inferiores do frontal, provocando aumento do tônus muscular das fibras laterais. Essa hipótese é apoiada no fato de a elevação começar nas porções laterais (sem nenhuma injeção temporal) e ser seguida, depois de alguns dias, da elevação de todo o supercílio, significando aumento do tônus muscular basal também nas fibras superiores do frontal, não afetadas pela toxina.

Técnica

De maneira geral, a aplicação da toxina na porção lateral do músculo orbicular da pálpebra pode causar elevação da cauda da sobrancelha em cerca de 2 a 4 mm. A dose pode variar de 2 a 5 UI com injeção intradérmica. Se houver elevação em excesso dessa porção lateral da sobrancelha, pode-se corrigi-la com o enfraquecimento da porção lateral do frontal.[26-30]

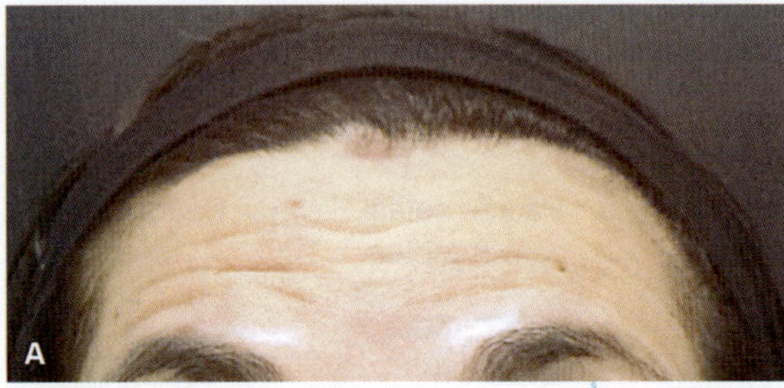

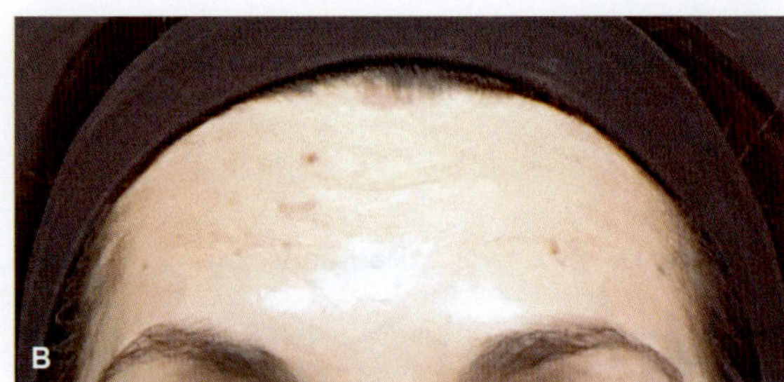

Figura 7.3 A. Contração da fronte gerando rugas horizontais. **B.** Resultado natural, com algumas rugas residuais, após 15 dias da aplicação da toxina botulínica no músculo frontal.

REFERÊNCIAS BIBLIOGRÁFICAS

1. Gart M, Gutowski KA. Overview of botulinum toxins for aesthetic uses. Clin Plastic Surg. 2016;43(3):459-71.
2. Bentsianov B, Blitzer A. Facial anatomy. Clin Dermatol. 2004;22:3-13.
3. Kane MC. Classification of Crow's feet patterns among caucasian women. The key to individualize treatment. Plast Reconstr Surg. 2003;112(5 Suppl.):33S-9S.
4. Carruthers A, Bruce S, Cox SE, Kane M, Lee E, Gallagher CJ. OnabotulinumtoxinA for treatment of moderate to severe crow's feet lines: a review. Aesthetic Surgery Journal. 2016;36(5):591-7.
5. Tamura B, Odo M, Chang B, Cucé L, Flynn T. Treatment of nasal wrinkles with botulinum toxin. Dermatol Surg. 2005;31:271-5.
6. Moers-Carpi M, Carruthers J, Fagien S, Lupo M, Delmar H, Jones D et al. Efficacy and safety of onabotulinumtoxinA for treating crow's feet lines alone or in combination with glabellar lines: a multicenter, randomized, controlled trial. Dermatol Surg. 2015;41:102-12.
7. Tamura B, Odo M. Classification of periorbital wrinkles and treatment with botulinum toxin A. Surgical and Cosmetic Dermatology. 2011;3(2):129-34.
8. Jones IT, Fabi SG. The use of neurotoxins in the male face. Dermatol Clin. 2018;36(1):29-42.
9. de Oliveira GB, Rossi NC, Moreira BM. Tratamento da porção inferior do músculo orbicular dos olhos com microdoses de toxina botulínica: série de 300 casos. Surg Cosmet Dermatol. 2016;8(3):206-9.
10. Flynn TC, Carruthers JA, Carruthers A. Botulinum A toxin treatment of the lower eyelid improves infraorbital rhytides and widen the eyes. Dermatol Surg. 2001;27:703-8.
11. de Maio M, Swift A, Signorini M, Fagien S. Facial assessment and injection guide for botulinum toxin and injectable hyaluronic acid fillers: focus on the upper face. Plast Reconstr Surg. 2017;140(2):265e-76e.
12. Klein AW. Contraindications and complications with the use of botulinum toxin. Clin Dermatol. 2004;22:66-75.
13. Fagien S. Temporary management of upper lid ptosis, lid malposition, and eyelid fissure asymmetry with botulinum toxin A. Plast Reconstr Surg. 2004;114(7):1892-902.
14. Carruthers J, Carruthers A. Aesthetic botulinum toxin in the mid and lower face and neck. Dermatol Surg. 2003;29:468-76.

15. Botox Cosmetic [package insert]. Irvine, CA: Allergan, Inc.; 2015.
16. Lorenc ZP, Smith S, Nestor M, Nelson D, Moradi A. Understanding the functional anatomy of the frontalis and glabellar complex for optimal aesthetic botulinum toxin type a therapy. Aesth Plast Surg. 2013;37:975-83.
17. Bloom JD, Green JB, Bowe W, von Grote E, Nogueira A. Cosmetic use of abobotulinumtoxinA in men: considerations regarding anatomical differences and product characteristics. J Drugs Dermatol. 2016;15(9):1056-62.
18. Jiang H, Zhou J, Chen S. Different glabellar contraction patterns in Chinese and efficacy of botulinum toxin type a for treating glabellar lines: a pilot study. Dermatol Surg. 2017;43:692-7.
19. Sharova AA. Comparison of different consensuses of BTXA in different countries. Journal of Cosmetic Dermatology. 2016;0:1-9.
20. Carruthers A, Carruthers J, Said S. Dose-ranging study of botulinum toxin type A in the treatment of glabellar rhytids in females. Dermatol Surg. 2005;31(4):414-22.
21. Braz A, Sakuma T. Patterns of contraction of the frontalis muscle. Surgical and Cosmetic Dermatology. 2010;2(3):191-4.
22. Solish N, Rivers JK, Humphrey S, Muhn C, Somogyi C, Lei X et al. Efficacy and safety of OnabotulinumtoxinA treatment of forehead lines: a multicenter, randomized, dose-ranging controlled trial. Dermatol Surg. 2016;42:410-9.
23. Carruthers J, Fagien S, Matarasso SL. Consensus recommendations on the use of botulinum toxin type A in facial aesthetics. Plast Reconstr Surg. 2004;114(6):1s-22s.
24. Carruthers A, Carruthers J, Cohen J. A prospective, double-blind, randomized, parallel-group, dose-ranging study of botulinum toxin type A in female subjects with horizontal forehead rhytides. Dermatol Surg. 2003;29:461-7.
25. Carruthers A, Carruthers J. A single-center, dose-comparison, pilot study of botulinum neurotoxin type A in female patients with upper facial rhytids: safety and efficacy. J Am Acad Dermatol. 2009;60:972-9.
26. Frankel AS, Kamer FM. Chemical browlift. Arch Otolaryngol Head and Neck Surg. 1998;124:321-3.
27. Ahn MS, Catten M, Maas CS. Temporal browlift using botulinum toxin. Plast Reconstr Surg. 2000;105:1129-35.
28. Huilgol SC, Carruthers A, Carruthers JDA. Raising eyebrows with botulinum toxin. Dermatol Surg. 1999;25:373-6.
29. Huang W, Rogachefsky AS, Foster JA. Browlift with botulinum toxin. Dermatol Surg. 2000;26:55-60.
30. Carruthers A, Carruthers J. Eyebrow height after botulinum toxin type A to the glabella. Dermatol Surg. 2007;33:S26-S31.

8

Laser e Outras Tecnologias

Carlos Roberto Antonio, João Roberto Antonio, Lívia Arroyo Trídico

INTRODUÇÃO

A região periorbital é uma subunidade facial que engloba sobrancelha, pálpebra superior, pálpebra inferior, região glabelar e epicanto. Ela tem papel essencial na comunicação, na expressão emocional, na expressão de bem-estar e no envelhecimento.[1,2] Na maior parte das vezes, as percepções relativas ao grau de cansaço pessoal e desgaste estão associadas à aparência da região periorbital[3], que desempenha um papel importante quanto ao aspecto geral da face e é uma das primeiras áreas a demonstrarem sinais de envelhecimento. Expressões faciais repetidas, exposição à radiação ultravioleta, tabagismo e características genéticas contribuem para a alteração da pele nessa região.[1]

As principais mudanças na pele da região periorbital que levam os pacientes a buscarem tratamento são rugas finas e profundas, flacidez da pele, olheiras, vasos e lesões proeminentes nas pálpebras (siringoma e xantelasma).[1,4] Ainda que as opções não cirúrgicas e minimamente invasivas sejam as preferidas, existem inúmeras opções de tratamento. Entre as mais utilizadas, estão tecnologias como a terapia a *laser* com resultados de sucesso, além de menores desconforto e "tempo de recuperação".[1,5,6]

RUGAS PERIORBITAIS

São sinais precoces do envelhecimento, inclusive em pacientes jovens (em torno de 30 anos), conhecidas como "pés de galinha", que aparecem como pregas cutâneas muito comuns, geralmente simétricas. Fazem parte do processo normal de envelhecimento, mas também resultam de danos relacionados com o sol e a atividade excessiva da musculatura da mímica, causando perda de fibras elásticas, colágeno e tecido subcutâneo da pele da região.[7]

Os *lasers* são um dos métodos mais utilizados para tratamento das rugas periorbitais em razão de sua capacidade em atingir seletivamente componentes específicos da pele com profundidade precisa. Em geral, o tratamento das rítides requer penetração superficial e profunda do *laser* nas camadas da pele a fim de estimular a remodelação de colágeno. Para isso, podem ser utilizados tanto métodos ablativos quanto não ablativos.

Laser CO_2 fracionado ablativo

Com comprimento de onda de 10.600 nm, o *laser* CO_2 ablativo tem a água presente nas células da epiderme e da derme como alvo. Desse modo, ela absorve a energia do *laser*, levando à vaporização tecidual em microzonas termais de lesão, o que resultará em contração do colágeno, *skin tightening* e neocolagênese.[5,6]

O uso de CO_2 na região periorbital promove resultados significativos aos pacientes.[8-10] Parâmetros como energia, densidade e *spot size* devem ser adequados de acordo com o fototipo, a quantidade e a profundidade das rugas e as características da pele do paciente. A ablação superficial e profunda em associação atua nas diferentes camadas da pele, ao tratar simultaneamente as duas áreas, além de oferecer melhora estética significativa, principalmente em casos de envelhecimento em múltiplas camadas (Figura 8.1).[8]

Kotlus realizou um trabalho com 15 pacientes que apresentavam rítides periorbitais a fim de avaliar a eficácia e a segurança do uso do CO_2 fracionado ablativo em duas profundidades. Os pacientes receberam duas passadas do *laser*, cada uma com diferentes parâmetros e *spot size* a fim de atingir profundidades distintas. Os resultados pós-tratamento foram excelentes, com melhora de 53% das rugas periorbitais. Os efeitos colaterais foram eritema até o 13º ao 40º dia pós-procedimento e hiperpigmentação pós-inflamatória em dois pacientes.[8]

A reepitelização da pele da região periorbital após tratamento com *laser* CO_2 ocorre em torno de 7 dias, variando de acordo com alguns parâmetros, como o tipo de pele.[8] Possíveis efeitos colaterais incluem eritema prolongado, cicatriz, hipo/hiperpigmentação e ectrópio, por isso são necessários cuidados antes, durante e após o procedimento.[1]

Laser Erbium:YAG

Do inglês *yttrium aluminium garnet*, esse tipo de *laser* emite um comprimento de onda de 2.940 nm e, semelhantemente ao CO_2, é um *laser* fracionado ablativo, com atração pela água, causando a vaporização tecidual. Todavia, diferentemente do CO_2, atua em menor profundidade de penetração tecidual e causa menor aquecimento, produzindo menos eritema, recuperação tecidual mais rápida e menor risco de cicatrizes e hipo/hiperpigmentação.[8]

Geralmente, utilizam-se o *laser* Erbium:YAG para tratar rugas superficiais e o *laser* CO_2 isolado ou em combinação com o Erbium:YAG para as profundas. Contudo, especialmente na região periorbital, o *laser* Erbium:YAG se mostrou eficaz no tratamento dos dois tipos de rugas, em virtude da fina espessura da pele da região (Figura 8.2).[11-13]

Laser Erbium Glass

Trata-se de um *laser* fracionado, não ablativo, com comprimento de onda de 1.550 nm, que promove resultados positivos no tratamento de rugas periorbitais. Como não é ablativo, promove aquecimento dérmico sem dano epidérmico, atuando profundamente na derme e estimulando a formação de colágeno dérmico com menos efeitos colaterais que os *lasers* ablativos (Erbium:YAG e CO_2), porém com eficácia limitada.[14,15] Assim, compreendem boas opções de tratamento para pacientes que não ficam confortáveis com os efeitos colaterais dos *lasers* ablativos e seu maior período de *downtime*.[1]

Jung *et al.* demonstraram redução de 8% das rugas periorbitais em 20 pacientes tratados com cinco sessões de Erbium Glass, com intervalo de 3 semanas entre elas. Em um estudo histopatológico, houve aumento das fibras elásticas e da espessura dérmica e diminuição da elastose solar em todos os pacientes, além de aumento de colágeno em alguns deles.[14]

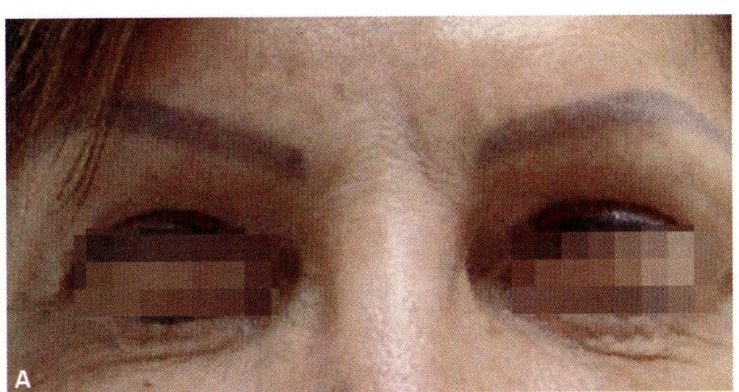

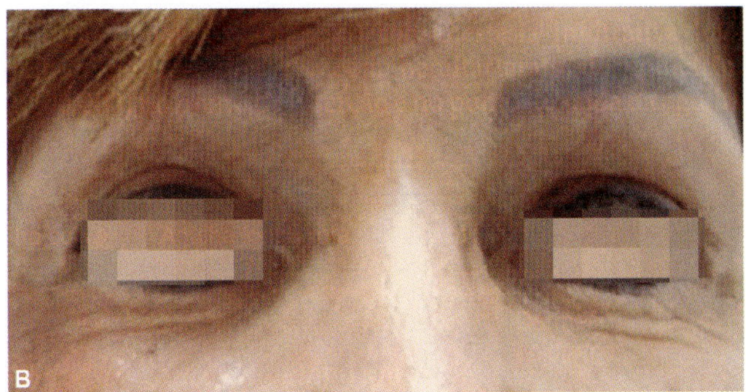

Figura 8.1 Paciente antes (**A**) e após uma sessão de laser CO_2 (**B**).

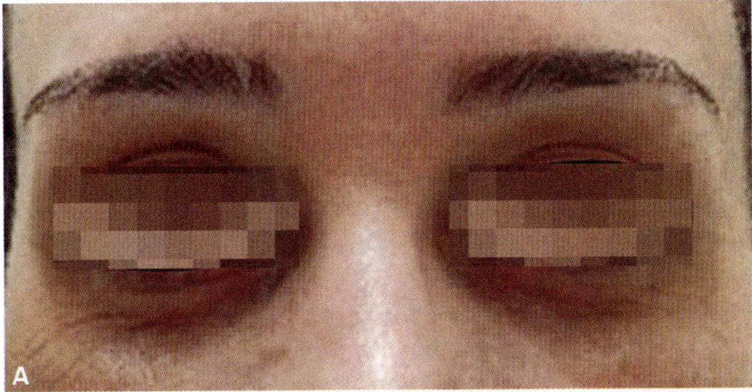

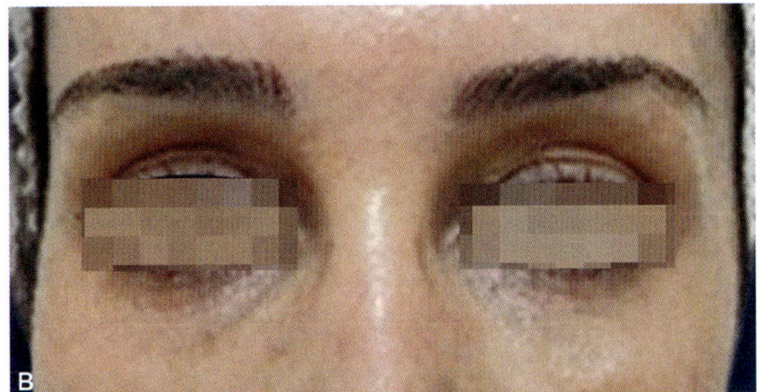

Figura 8.2 Paciente antes (**A**) e após duas sessões de Erbium:YAG (**B**).

Laser Nd:YAG

Com comprimento de onda de 1.064 nm, o *laser* Nd:YAG (do inglês, *neodymium-doped yttrium aluminium garnet*), não ablativo, foi utilizado inicialmente para o tratamento de lesões vasculares e fotoepilação. Porém, consegue penetrar profundamente na derme, pois é absorvido pela água. Tal propriedade possibilita a formação de danos fototérmicos na derme, que estimulam a síntese de colágeno e a remodelação dérmica, levando ao rejuvenescimento.[16,17]

No estudo de Chang *et al.*, 27 pacientes fizeram tratamento com Nd:YAG de pulso longo em rugas periorbitais em três sessões a cada 2 semanas. Os resultados mostraram melhora moderada em todos os pacientes, com redução média das rugas em 34,9% e aumento da elasticidade da pele em 8 semanas após a última sessão. Não foram observados efeitos adversos, exceto 2 semanas de eritema duradouro em um paciente. Os autores concluíram que o Nd:YAG pode ser considerado uma opção de tratamento segura para rugas periorbitais. No entanto, três sessões de tratamento não são suficientes para manter um ótimo resultado clínico.[6]

Karabudak *et al.* avaliaram evidências histológicas do uso de ND:YAG Q-switched para tratar as rugas periorbitais, realizando seis sessões quinzenais de Nd:YAG Q-swiched em oito pacientes e seguimento de 2 meses após a última sessão. O resultado demonstrou eficácia na redução de rugas periorbitais, principalmente em pacientes jovens, além de aumento da densidade das fibras de colágeno em avaliação histopatológica em todos os pacientes. O efeito colateral observado foi hiperpigmentação na área tratada em dois pacientes. Os autores concluíram que o método trata as rugas periorbitais de maneira eficaz e não ablativa.[18]

Radiofrequência fracionada

Os aparelhos de radiofrequência entregam energia para a pele, promovendo um aquecimento da camada dérmica e estimulando a formação de colágeno. Os resultados obtidos são semelhantes aos dos *lasers* não ablativos, porém, pela radiofrequência, a desnaturação do colágeno é imediata, causando contração da pele e possibilitando resultados mais imediatos na melhora de rugas superficiais. As vantagens incluem ausência de eritema significativo, resolvido dentro de horas e com um risco mínimo de efeitos colaterais.[1,19]

De acordo com pesquisas, a radiofrequência produz alterações imediatas na conformação do colágeno ao aquecer a derme até 57 a 61°C, além de estimular neocolagênese a longo prazo, em 4 a 6 semanas após o tratamento. A neocolagênese é o resultado da remodelação dérmica para recompor o dano do colágeno a fim de substituí-lo por colágeno novo. Roh *et al.* avaliaram o uso da radiofrequência fracionada multipolar para tratar rugas periorbitais de 70 pacientes com idades entre 40 e 60 anos submetidos a três sessões de tratamento com intervalo de 2 semanas entre elas. Após 4 semanas da última sessão, as rugas periorbitais melhoraram em torno de 20% e os efeitos colaterais foram mínimos (eritema, edema e crostas). Desse modo, concluiu-se que a radiofrequência fracionada multipolar foi eficaz ao reduzir as rugas periorbitais com boa tolerância por parte dos pacientes.[20]

A radiofrequência fracionada bipolar também produz resultados positivos no tratamento de rugas periorbitais. Lolis e Goldberg realizaram um estudo com 20 pacientes entre 35 e 60 anos que passaram por três sessões de radiofrequência fracionada bipolar com intervalo de 4 semanas. Houve melhora da elastose solar em 65% dos pacientes e na textura da pele e no grau de fotodano (22% e 26%, respectivamente) em 6 meses após o tratamento, além de taxa de satisfação dos pacientes de 75%.[21]

FLACIDEZ PERIORBITAL

O envelhecimento da região periorbital está associado a alterações morfológicas e estruturais na pele, que levam a afinamento cutâneo, atrofia do subcutâneo e acentuação dos sulcos, promovendo um aspecto flácido. Desse modo, a flacidez cutânea traz, como consequências, ptose de sobrancelha, dermatocalásia, blefarocalásia e formação de bolsas de gordura, queixas frequentes entre os pacientes.

Opções de tratamento cirúrgico para a flacidez da região periorbital incluem blefaroplastia e *lifting* de sobrancelhas, procedimentos estéticos realizados com frequência. Porém, muitos pacientes desejam procedimentos menos invasivos, associados a um curto período de recuperação. Os *lasers* e outras tecnologias representam alternativas, principalmente em casos de pacientes com flacidez periorbital discreta e contraindicações cirúrgicas.[22]

Laser CO_2 fracionado ablativo

Uma das principais opções terapêuticas para a flacidez periorbital em virtude de sua capacidade de promover *tightening* tecidual, contração de colágeno e neocolagênese, contribui para a melhora da atrofia e da falta de firmeza da pele.

Em um estudo com 20 pacientes que apresentavam dermatocalásia moderada a grave de pálpebra superior tratados com *resurfacing* com *laser* CO_2 ultrapulsado na pálpebra superior, na região superior da sobrancelha e na região periorbital, foi evidenciada elevação da prega palpebral e da posição da sobrancelha após 3 meses de tratamento, com melhora ainda maior em 6 meses pós-procedimento. Sabe-se que o remodelamento persistente de colágeno ocorre pelo menos até o 3º mês pós-tratamento, por isso os resultados melhoram a longo prazo.[23]

Bonam *et al.* promoveram o *lifting* de sobrancelha com o *laser* CO_2 fracionado na região palpebral de 45 pacientes (2 a 3 sessões). No seguimento de 1 ano após o tratamento, 82% dos pacientes mantinham a elevação da sobrancelha e uma abertura palpebral mais ampla; além disso, todos os pacientes mantinham melhora da flacidez, da textura da pele e das linhas finas periorbitais.

Ultrassonografia focada de alta intensidade

Trata-se de um método alternativo aos *lasers* para tratar a flacidez periorbital, desde a sua aprovação pela Food and Drug Administration (FDA) dos EUA, em 2009, para *lifting* de sobrancelha. A onda de energia acústica emitida pela ultrassonografia focada de alta intensidade (HIFU) é entregue ao tecido e induz a vibração intermolecular, que, por sua vez, produz calor e zonas de lesões térmicas com desnaturação de colágeno não somente na derme profunda, mas também no sistema aponeurótico muscular superficial, enquanto poupa a epiderme.[22]

Pak *et al.* realizaram um estudo com sete pacientes que apresentavam flacidez de pálpebra superior e tratados com HIFU e transdutores de 3 e 1,5 mm. O transdutor de 3 mm atinge o músculo orbicular, estimulando sua firmeza, enquanto o de 1,5 mm promove a firmeza da pele frouxa da pálpebra, atuando na derme profunda. Após avaliação por tomografia computadorizada, o *tightening* da flacidez infraorbital foi comprovado e a avaliação da satisfação dos pacientes e de dois avaliadores cegos em relação à pesquisa foi positiva. Assim, a HIFU constitui uma opção de tratamento não cirúrgico para a flacidez da região periorbital, sem efeitos colaterais consideráveis, uma vez que poupa a epiderme.[22]

OLHEIRAS

Condições conhecidas pela formação de uma área escurecida na pálpebra inferior, resultam de uma combinação de fatores como flacidez associada ao envelhecimento, perda de volume, proeminência de vasos, uso de medicações, aumento da pigmentação (por depósito tanto de hemossiderina quanto pela proliferação de melanócitos) ou, ainda, hiperpigmentação pós-inflamatória secundária a atopia ou dermatite de contato. Diante dessa etiologia multifatorial, geralmente é necessária uma terapêutica múltipla, que envolve desde a remodelação do volume perdido até o estímulo de colágeno dérmico e da espessura epidérmica por meio do uso de *lasers*.[24]

Luz intensa pulsada

Os dispositivos de luz intensa pulsada emitem luz no espectro visível, cujos cromóforos são pigmentos dérmicos e epidérmicos na forma de hemoglobina e melanina; isso resulta em fototermólise seletiva de áreas pigmentadas e/ou hipervasculares da pele, o que melhora a tonalidade e a homogeneidade do tom da pele. Os parâmetros podem ser ajustados para tratar alvos específicos diante de diversos graus de pigmento (p. ex., tratamento preferencial da hemoglobina sobre a melanina para áreas telangectásicas). Desse modo, o tratamento deve ser individualizado, ideal para pacientes com Fitzpatrick tipos I a III.[25]

Lasers Q-switched

Utilizados para tratar a hiperpigmentação das olheiras, em decorrência do tempo curto de relaxamento térmico dos melanossomos, são ideais para atingi-los seletivamente, causando lesão mínima da pele ao redor.[25]

O *laser* Nd:YAG Q-switched de comprimento de onda de 1.064 nm e 532 nm tem o potencial de atingir tanto o pigmento superficial quanto o profundo da região da olheira.[24] O *laser* Q-switched 1.064 nm também é capaz de tratar os vasos visíveis na região; em um estudo realizado com 26 pacientes, houve clareamento significativo da olheira após o tratamento e a remoção dos vasos proeminentes.[26]

No trabalho de Xu *et al.*, o Ruby Q-switched com comprimento de onda de 694 nm promoveu resultados bons a excelentes no tratamento das olheiras pigmentadas em 93% dos pacientes que realizaram oito sessões de tratamento com intervalo de 7 dias entre elas. Como o *laser* Ruby Q-switched é mais absorvido pela melanina do que o Nd:YAG Q-switched 1.064 nm, os autores do trabalho acreditam que o primeiro seja mais eficaz para tratar as olheiras pigmentadas, uma vez que, em estudos comparativos entre os dois em outras alterações pigmentadas (nevo de Ota, lentigo, hiperpigmentação pós-inflamatória e nevo de Becker), mostrou melhores resultados.[26]

Pulsed Dye *laser*

Com comprimento de onda entre 585 e 595 nm, é utilizado para tratar olheiras de etiologia vascular, pois tem a hemoglobina como cromóforo. É ideal para pacientes com fotótipos de I a III, sendo necessárias três ou mais sessões com intervalo de 4 a 6 semanas entre elas.[27]

Erbium-Doped Fiber *laser* 1.550 nm

O *laser* não ablativo fracionado Erbium-Doped 1.550 nm cria microzonas termais na derme e na epiderme, porém preserva o estrato córneo. Consegue eliminar o pigmento de melanina da epiderme pelo "transporte de melanina", que retira o pigmento da pele por meio de microzonas termais.

Trata-se de uma opção eficaz no tratamento das olheiras, pois, além de reduzir o depósito de melanina dérmico e epidérmico, atua estimulando a formação de colágeno, reduzindo a flacidez e, com isso, diminuindo o efeito de sombra, que exacerba a aparência escura da pele ao redor dos olhos.

SIRINGOMAS

Tumores benignos da pele de origem écrina que acometem, de modo preferencial, a região periorbital das mulheres, histologicamente os siringomas são cistos circunscritos localizados na parte superior da derme, sem qualquer conexão com a epiderme. O tratamento envolve a destruição do tumor, incluindo exérese cirúrgica, eletrodissecção e ablação a *laser*.

Difíceis de tratar, podem ser esteticamente inaceitáveis para alguns pacientes. Várias modalidades de tratamento são descritas na literatura, podendo-se utilizar *laser* CO_2 fracionado, Nd-YAG e *laser* Erbium:YAG. Na experiência dos autores deste capítulo, ainda não há uma tecnologia efetiva em todos os pacientes.

Laser CO_2 fracionado ablativo

Park *et al.* desenvolveram um método de tratamento para siringoma com o intuito de minimizar os efeitos secundários por meio da destruição seletiva do tumor a partir do estudo com seis pacientes com múltiplos siringomas periorbitais. O epitélio da superfície dos siringomas foi vaporizado pelo *laser* CO_2 e tinta preta introduzida na derme por meio de iontoforese. Posteriormente, as tatuagens artificiais foram removidas pelo *laser* Q-switched alexandrita. A maioria dos siringomas nos seis pacientes desapareceu após 1 semana de tratamento. Não houve casos de eritema prolongado por mais de 2 semanas. Em um dos pacientes, foi necessário tratamento adicional para remover os siringomas residuais. Não foi relatada recidiva nas 8 semanas de seguimento. Concluiu-se que o novo tratamento era seguro, pouco doloroso e com período de recuperação rápido.[28]

Kang *et al.* avaliaram, pela primeira vez, o tratamento do siringoma com a associação de ácido tricloroacético (TCA) e do *resurfacing* com *laser* CO_2. Eles relataram que a nova combinação foi eficaz na remoção de siringomas profundos e possibilitou a redução dos efeitos colaterais, especialmente a formação de cicatrizes. Posteriormente, Frazier *et al.* também avaliaram o tratamento do siringoma eruptivo com essa associação. Foram obtidos resultados estéticos aceitáveis e sem efeitos colaterais significativos. Os autores concluíram que o pré-tratamento com o TCA removeu parte do volume da lesão, o que tornou possível reduzir o número de aplicações do *laser*, com consequente diminuição dos danos térmicos na área tratada e na pele circundante.[29]

Em decorrência do alto risco de discromias e cicatrizes, os autores deste capítulo não recomendam em nenhuma situação o uso de TCA nas pálpebras.

Laser Nd:YAG

Kim *et al.* realizaram o tratamento de 19 pacientes que apresentavam siringoma periorbital com duas sessões de *laser* Nd:YAG 1.444 nm no intervalo de 2 meses. Tendo sido observadas melhora clínica acima de 50% em 68% dos pacientes em 2 meses após a última sessão e satisfação em 6 semanas de 89,5%, é considerado uma opção de tratamento eficaz.[30]

Laser Erbium:YAG

No estudo de Kitano, o *laser* Erbium:YAG foi utilizado para promover ablação de lesões de siringoma em 49 pacientes. Após uma média de 3,77 sessões, mais de 75% dos siringomas desapareceram em 43 pacientes.[31]

XANTELASMA PALPEBRAL

Xantoma cutâneo mais comum, caracteriza-se por pápulas ou placas macias e amarelas que surgem na pele periorbital. Como essas lesões podem ser desfigurantes cosmeticamente, muitos pacientes buscam ajuda médica para removê-las. O tratamento mais utilizado, eficaz e com menos recidiva consiste em excisão cirúrgica, que, na pálpebra superior, traz bons resultados, porém, na pálpebra inferior e na parede nasal lateral superior, pode deixar cicatrizes e ectrópio. Compreendem opções de tratamento a *laser* para o xantelasma o CO_2 e o Nd:YAG.

Laser CO_2 fracionado ablativo

Trata-se de uma boa opção terapêutica para o tratamento de xantelasmas, principalmente aqueles localizados na parte inferior da pálpebra e em pacientes jovens. É um tratamento seguro para regiões periorbitárias delicadas, com baixo risco de cicatrizes visíveis e menos recorrências. No trabalho de Navarro *et al.*, 12 pacientes foram tratados com sucesso: o *laser* CO_2 ultrapulsado foi aplicado em pulsos contínuos até o desaparecimento da lesão, o que resultou na resolução da maioria das lesões em apenas uma sessão.[32]

Laser Nd:YAG Q-switched

Em um trabalho de revisão retrospectiva realizada por Heng *et al.*, 46 pacientes com 103 lesões foram tratados com Nd:YAG Q-switched. Após uma única sessão, houve algum grau de melhora em 93,2% das lesões. Todas as lesões tiveram melhora excelente após serem completadas, pelo menos, quatro sessões de tratamento.[33]

REFERÊNCIAS BIBLIOGRÁFICAS

1. Glaser DA, Kurta A. Periorbital rejuvenation: overview of nonsurgical treatment options. Facial Plast Surg Clin North Am. 2016;24(2):145-52.
2. Chauhan N, Ellis DA. Periorbital rejuvenation: reticular vein treatment. Facial Plast Surg Clin North Am. 2013;21(1):147-55.
3. Kahn DM, Shaw RB Jr. Aging of the bony orbit: a threedimensional computed tomographic study. Aesthet Surg J. 2008;28:258-64.
4. Kane MA. Nonsurgical periorbital and brow rejuvenation. Plast Reconstr Surg. 2015;135(1):63-71.
5. Bonan P, Campolmi P, Cannarozzo G, Bruscino N, Bassi A, Betti S et al. Eyelid skin tightening: a novel 'Niche' for fractional CO_2 rejuvenation. J Eur Acad Dermatol Venereol. 2012;26(2):186-93.
6. Chang SE, Choi M, Kim MS, Chung JY, Park YW, Lee JH. Long-pulsed Nd:YAG laser on periorbital wrinkles in Asian patients: randomized split face study. J Dermatolog Treat. 2014;25(4):283-6.
7. Fabbrocini G, De Padova MP, De Vita V, Fardella N, Pastore F, Tosti A. Tratamento de rugas periorbitais por terapia de indução de colágeno. Surg Cosmet Dermat. 2009;1(3):106-11.
8. Kotlus BS. Dual-depth fractional carbon dioxide laser resurfacing for periocular rhytidosis. Dermatol Surg. 2010;36(5):623-8.
9. Alster TS, Bellew SG. Improvement of dermatochalasis and periorbital rhytides with a high-energy pulsed CO_2 laser: a retrospective study. Dermatol Surg. 2004;30:483-7.
10. Sukal SA, Chapas AM, Bernstein LJ. Eyelid tightening and improved eyelid aperture through nonablative fractional resurfacing. Dermatol Surg. 2008;34:1-5.
11. Fitzpatrick RE, Rostan EF, Marchell N. Collagen tightening induced by carbono dioxide laser versus erbium: YAG laser. Lasers Surg Med. 2000;27(5):395-403.
12. Bisson MA, Grover R, Grobbelaar AO. Long-term results of facial rejuvenation by carbon dioxide laser resurfacing using a quantitative method of assessment. Br J Plast Surg. 2002;55(8):652-6.
13. Caniglia RJ. Erbium:YAG laser skin resurfacing. Facial Plast Surg Clin North Am. 2004;12(3):373-7.
14. Jung JY, Cho SB, Chung HJ, Shin JU, Lee KH, Chung KY. Treatment of periorbital wrinkles with 1550- and 1565-nm Er:Glass fractional photothermolysis lasers: a simultaneous split-face trial. J Eur Acad Dermatol Venereol. 2011;25(7):811-8.
15. Manstein D, Herron GS, Sink RK, Tanner H, Anderson RR. Fractional photothermolysis: a new concept for cutaneous remodeling using microscopic patterns of thermal injury. Lasers Surg Med. 2004;34:426-38.
16. Dayan SH, Vartanian AJ, Menaker G, Mobley SR, Dayan AN. Nonablative laser resurfacing using the long-pulse (1064-nm) Nd:YAG laser. Arch Facial Plast Surg. 2003;5:310-5.
17. Schmults CD, Phelps R, Goldberg DJ. Nonablative facial remodeling: erythema reduction and histologic evidence of new collagen formation using a 300-microsecond 1064-nm Nd:YAG laser. Arch Dermatol. 2004;140:1373-5.
18. Karabudak O, Dogan B, Baloglu H. Histologic evidence of new collagen formation using a Q-switched Nd:YAG laser in periorbital rhytids. J Dermatolog Treat. 2008;19(5):300-4.
19. Fitzpatrick R, Geronemus R, Goldberg D, Kaminer M, Kilmer S, Ruiz-Esparza J. Multicenter study of noninvasive radiofrequency for periorbital tissue tightening. Lasers Surg Med. 2003;33(4):232-42.
20. Roh NK, Yoon YM, Lee YW, Choe YB, Ahn KJ. Treatment of periorbital wrinkles using multipolar fractional radiofrequency in Korean patients. Lasers Med Sci. 2017;32(1):61-6.
21. Lolis MS, Goldberg DJ. Assessment of safety and efficacy of a bipolar fractionated radiofrequency device in the treatment of periorbital rhytides. J Cosmet Laser Ther. 2014;16(4):161-4.
22. Pak CS, Lee YK, Jeong JH, Kim JH, Seo JD, Heo CY. Safety and efficacy of ulthera in the rejuvenation of aging lower eyelids: a pivotal clinical trial. Aesthetic Plast Surg. 2014;38(5):861-8.
23. Balzani A, Chilgar RM, Nicoli M, Sapountzis S, Lazzeri D, Cervelli V et al. Novel approach with fractional ultrapulse CO_2 laser for the treatment of upper eyelid dermatochalasis and periorbital rejuvenation. Lasers Med Sci. 2013;28(6):1483-7.
24. Vanaman Wilson MJ, Jones IT, Bolton J, Larsen L, Wu DC, Goldman MP. Prospective studies of the efficacy and safety of the picosecond 755, 1.064 and 532-nm lasers for the treatment of infraorbital dark circles. Lasers Surg Med. 2018;50(1):45-50.
25. Goldberg DJ. Current trends in intense pulsed light. J Clin Aesthet Dermatol. 2012;5:45-53.

26. Xu TH, Li YH, Chen JZ, Gao XH, Chen HD. Treatment of infraorbital dark circles using 694-nm fractional Q-switched ruby laser. Lasers Med Sci. 2016;31(9):1783-7.
27. Vrcek I, Ozgur O, Nakra T. Infraorbital dark circles: a review of the pathogenesis, evaluation and treatment. J Cutan Aesthet Surg. 2016;9(2):65-72.
28. Park HJ, Lim SH, Kang HA, Byun DG, Houh D. Temporary tattooing followed by Q-switched alexandrite laser for treatment of syringomas. Dermatol Surg. 2001;27(1):28-30.
29. Kang WH, Kim NS, Kim YB, Shim WC. A new treatment for syringoma. Combination of carbon dioxide laser and trichloroacetic acid. Dermatol Surg. 1998;24(12):1370-4.
30. Kim JY, Lee JW, Chung KY. Periorbital syringomas treated with an externally used 1,444 nm neodymium-doped yttrium aluminum garnet laser. Dermatol Surg. 2017;43(3):381-8.
31. Kitano Y. Erbium YAG laser treatment of periorbital syringomas by using the multiple ovoid-shape ablation method. J Cosmet Laser Ther. 2016;18(5):280-5.
32. Navarro CD, Lanuza García A, Llorca Cardeñosa A, Bañón-Navarro R, Corchero Martin G. Application of laser CO_2 for the treatment of xanthelasma palpebrarum. Arch Soc Esp Oftalmol. 2013;88(8):320-2.
33. Heng JK, Chua SH, Goh CL, Cheng S, Tan V, Tan WP. Treatment of xanthelasma palpebrarum with a 1064-nm, Q-switched Nd:YAG laser. J Am Acad Dermatol. 2017;77(4):728-34.

BIBLIOGRAFIA

Ma G, Lin XX, Hu XJ, Jin YB, Chen H. Treatment of venous infraorbital dark circles using a long-pulsed 1,064-nm neodymium-doped yttrium aluminum garnet laser. Dermatol Surg. 2012;38(8):1277-82.

Moody MN, Landau JM, Goldberg LH, Friedman PM. Fractionated 1550-nm erbium-doped fiber laser for the treatment of periorbital hyperpigmentation. Dermatol Surg. 2012;38(1):139-42.

9

TD® em Rugas

Emerson Lima

INTRODUÇÃO

Rugas estáticas sempre se apresentam como um desafio terapêutico. A rigidez do tecido e a elastose do envelhecimento cutâneo, além do espessamento dessa pele, muitas vezes acompanhado por um excesso de oleosidade, são determinantes, oferecendo a essa ruga o comportamento de uma cicatriz. Esse estado é acentuado quando há uma musculatura correspondente hipertrofiada e ativa. Por sua profundidade e seu aspecto inestético, essas linhas incomodam demasiadamente muitos pacientes. Quanto mais profunda e antiga, mais frustrantes tornam-se as tentativas de correção, resultando em um desafio terapêutico (Figura 9.1).

A toxina botulínica oferece bons resultados no caso de rugas dinâmicas, principalmente no terço superior da face; porém, a resposta é insatisfatória em rugas estáticas profundas. Quando a pele é fina, a utilização de preenchedores dérmicos, como o ácido hialurônico, pode garantir bons resultados em associação à toxina botulínica. Contudo, quando a pele é espessa e a ruga profunda, a tentativa de preenchimento comumente não oferece um resultado natural. O preenchedor fica encarcerado entre as traves fibróticas da ruga e é difícil obter uniformização, com base na experiência clínica (Figura 9.2).

Nesses casos, há necessidade prévia de superficialização dessas rugas, liberando a fibrose e soltando o seu fundo. A incisão subcutânea tem sido proposta também para tratamento desses vincos e seu fundamento é romper as traves fibróticas e desencadear uma resposta inflamatória, com sangramento, que culmina em neocolagênese. Agulhas com características específicas vêm sendo utilizadas por diferentes autores – entre elas 19 G, 20 G, 21 G, 18 G 1,5 Nokor™ –, apresentando vantagens técnicas particulares em suas experiências.

A tunelização dérmica (TD®) é uma variante da Subcision® e utiliza um instrumental específico (agulha de aspiração 18 G) guiado por uma metodologia autoral, idealizada no Brasil pelo dermatologista Emerson Lima.

Em um estudo científico, foram avaliados 12 pacientes tratados com TD® para melhoria de rugas glabelares, registrando segurança e boa resposta cosmética da intervenção. O tratamento baseia-se na liberação do fundo da ruga e seu conseguinte preenchimento

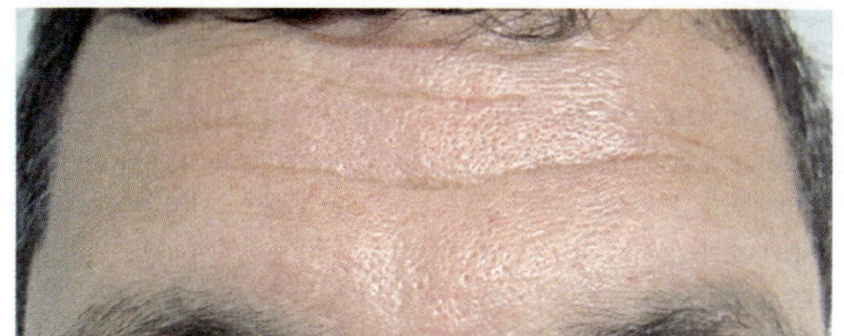

Figura 9.1 Ruga profunda, um desafio terapêutico.

por sangue, depósito de fibrina e produção e amadurecimento de um novo colágeno, superficializando uma ruga, que estava aprofundada pelo tempo, e que enrijeceu com o passar dos anos, dificultando sua correção pelo relaxamento da musculatura com toxina botulínica ou pelo preenchimento convencional da depressão.

ETAPAS E PECULIARIDADES DA TÉCNICA

A TD® em rugas da fronte e da glabela compreende um procedimento seguro e efetivo. O plano utilizado durante a intervenção consiste na derme superficial, portanto estruturas anatômicas vasculares e nervosas de grande calibre não são manipuladas. O sangramento é modesto e facilmente controlado com a compressão.

A TD® apresenta maior facilidade de execução, menor risco de efeitos adversos (como a hipercorreção) e maior precisão de resultados, dada a delicadeza dos movimentos propostos, em comparação à Subcision® convencional.

Para realizar essa intervenção, a pele deve ser espessa, já que o plano de tratamento é voltado para a derme superficial, e a manipulação dessa área em uma pele muito fina pode provocar laceração. Qualquer ruga estática de glabela e fronte pode ser beneficiada, independentemente da idade, do sexo ou da etnia do paciente. Em regiões nas quais a ruga profunda originou uma dobra/sobra da pele, interpretada muitas vezes como flacidez tecidual, também se indica a intervenção. A ruptura das traves fibróticas nessa região resultará em liberação da pele excedente encarcerada, com a possibilidade de acomodar o tecido (Figura 9.3).

O instrumento utilizado para a realização desse procedimento é uma agulha estéril de aspiração, 1,20 × 25 mm 18 G × 1" (Figura 9.4). Faz-se o tratamento em uma sala de procedimento criteriosamente preparada para uma intervenção cirúrgica e por um profissional treinado e paramentado. É fundamental não banalizar esses critérios de segurança, que vão desde a utilização de luvas estéreis e a posição de campos cirúrgicos estéreis até um ambiente que siga normas restritas de desinfecção.

PASSO A PASSO

Compreende as seguintes etapas fundamentais:

1. Definir as rugas a serem abordadas, pintando-as com marcador cirúrgico, já que a anestesia poderá distorcer os limites da intervenção. Um desenho imaginário em forma de pirâmide ou triângulo é pensado para a abordagem de rugas glabelares, com o ápice voltado para cima (eixo craniocaudal) e a base posicionada entre as sobrancelhas com ângulo agudo de 10 a 30°, conforme a extensão da lesão.

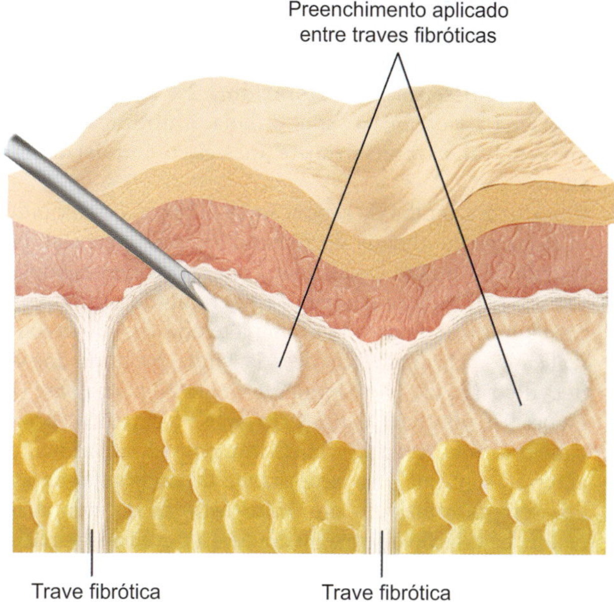

Figura 9.2 Esquema ilustrativo do depósito do preenchedor entre traves fibróticas. Reproduzida de Lima, 2016.

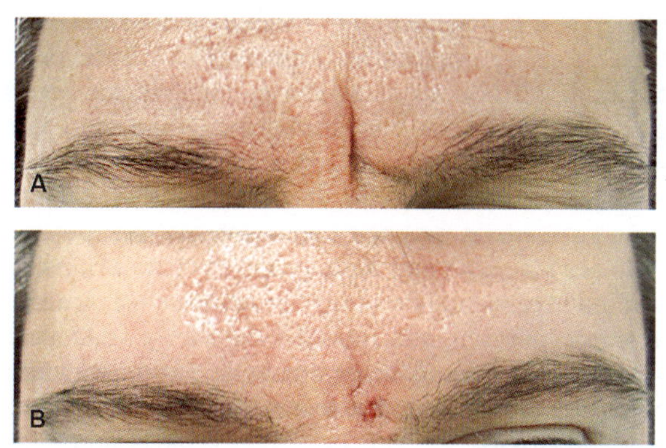

Figura 9.3 Paciente antes (**A**) e após sessão única de TD® – pós-operatório de 30 dias (**B**).

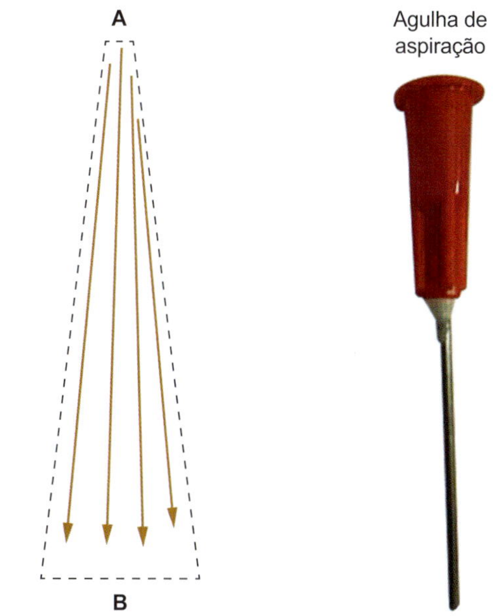

Figura 9.4 Agulha de aspiração 1,20 × 25 mm 18 G × 1" e desenho esquemático apresentando a metodologia da TD®.

O tracejado deve contemplar toda a extensão do vinco. Para as rugas da fronte, procede-se da mesma maneira, tornando ainda mais agudo o ângulo de manipulação.

2. Fazer a antissepsia com clorexidina 2% e anestesia com lidocaína 2% da área a ser abordada. A utilização de agulha gengival, carpule e tubete anestésico é preferida pelo autor.
3. Introduzir a agulha de aspiração 18 G por via transepidérmica na profundidade do plano dérmico superficial, perfazendo um trajeto canalicular, com consequentes ruptura das traves fibróticas existentes e liberação da ruga, criando túneis lineares dentro da derme alterada. Os movimentos realizados pela agulha são de ida e vinda, partindo dos vértices do triângulo (ver Figura 9.4, ponto A) para a base (ver Figura 9.4, ponto B). O túnel seguinte é formado de acordo com o mesmo preceito, imediatamente na adjacência do anterior, sem que haja necessidade da saída total da agulha, sempre utilizando um único óstio de entrada, o que resulta na criação de uma média de 4 a 6 colunas hemáticas horizontais dispostas paralelamente. É importante enfatizar que não se deve abordar apenas o fundo da ruga, mas também suas adjacências laterais, daí a necessidade de criar mais de um túnel, mesmo tratando-se de lesões lineares (Figura 9.5).
4. Observar a formação de um hematoma modesto, imediatamente após a intervenção (Figura 9.6). Os orifícios resultantes da introdução da agulha apresentam um leve sangramento, facilmente controlado com compressão, usando algodão estéril. Como o potencial cortante do instrumental aqui usado (agulha de aspiração 18 G) é limitado, observa-se que o trauma é menos intenso quando comparado aos instrumentais antes propostos para a Subcision®. Não há necessidade de suturar os orifícios – a cicatrização acontece por segunda intenção, já que se trata de uma solução de continuidade de menos de 1 mm. A Figura 9.7 apresenta um paciente que teve a ruga glabelar tratada por TD®. Nesse caso, a toxina botulínica já havia sido utilizada buscando melhoria, porém, em razão da profundidade da ruga, a correção somente se deu após o descolamento. A Figura 9.8 também apresenta casos de pacientes que tiveram as rugas profundas superficializadas com apenas uma sessão de TD®.
5. Contido o sangramento, utilizar esparadrapo microporado diretamente sobre a pele em 2 a 4 camadas, deixando-o por 48 h. Após esse período, removê-lo com água e sabonete, e, em seguida, utilizar filtro solar de amplo espectro. Não se recomenda antibioticoterapia tópica ou sistêmica – por se tratar de um procedimento limpo e, segundo normatização da Food and Drug Administration (FDA), essa precaução é desnecessária. Crioterapia ou compressas quentes não são indicadas. É preferível que a acomodação do hematoma e a resposta inflamatória resultante da sua presença sigam seu curso natural.
6. Restringir exposição solar em razão do edema e do hematoma resultantes da intervenção. A reabsorção pode ocorrer em até 7 a 10 dias. Edema palpebral pode acontecer, considerando o seu comportamento gravitacional; por isso, o paciente deve ser comunicado.
7. O paciente deve retornar às atividades laborativas, ainda com o curativo, no dia seguinte ou com 7 dias, quando a absorção do hematoma está bem encaminhada.

Com relação às complicações, não é comum observar rigidez tecidual ou nódulos quando da realização correta da técnica, seguindo criteriosamente a metodologia e com o instrumental adequado. Entretanto, caso sejam observadas, são mais palpáveis que visíveis e regridem em 30 a 45 dias. Nesses casos, a massagem com corticosteroide pode ser estimulada por poucos dias, buscando acelerar a acomodação do colágeno recém-produzido.

A TD® é uma nova abordagem cirúrgica para o tratamento de rugas estáticas na tentativa de otimizar os resultados observados com a toxina botulínica, cuja ação em rugas dinâmicas permanece o padrão-ouro. Quando se planeja a associação de TD® e toxina botulínica, recomendam-se:

- Realizar TD® para solturas de vincos estáticos em glabela e fronte como primeira etapa do tratamento, seguindo a metodologia descrita. Quando a toxina botulínica é realizada inicialmente e atinge seu propósito de relaxamento dos músculos frontais e corrugadores dos supercílios, a drenagem do edema e a reabsorção do hematoma podem ser retardadas, promovendo desconforto e possibilidade de comprometimento dos resultados

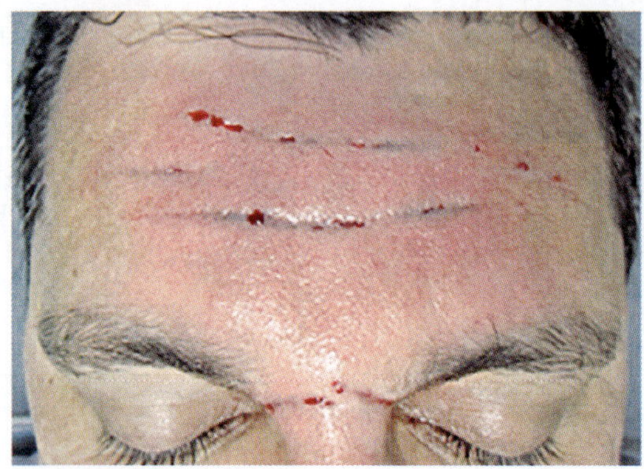

Figura 9.5 TD® em rugas profundas.

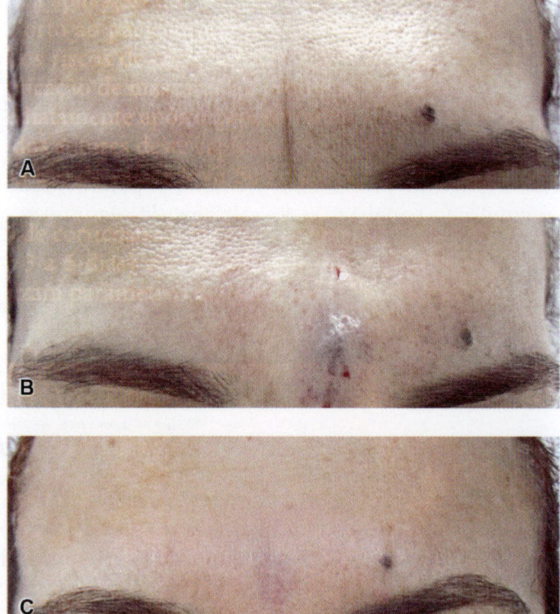

Figura 9.6 Paciente antes (**A**), imediamente após (**B**) e 30 dias depois da intervenção (**C**).

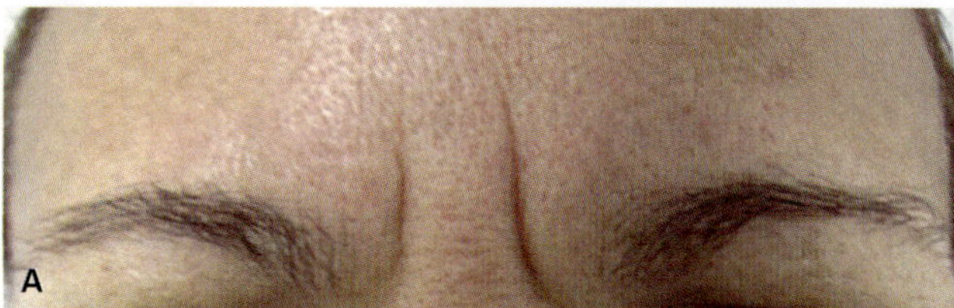

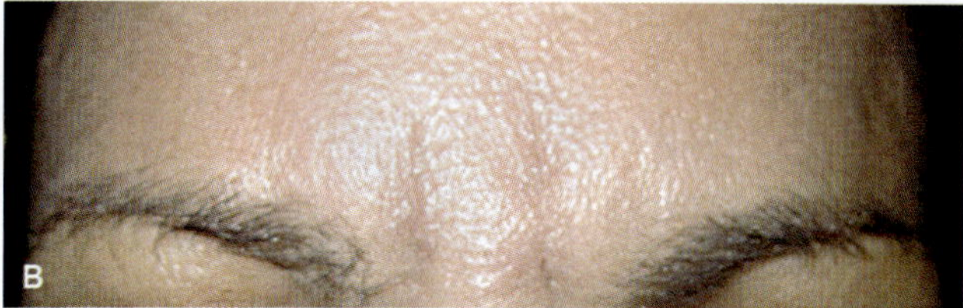

Figura 9.7 Paciente com ruga glabelar antes (**A**) e após sessão única de TD® (**B**).

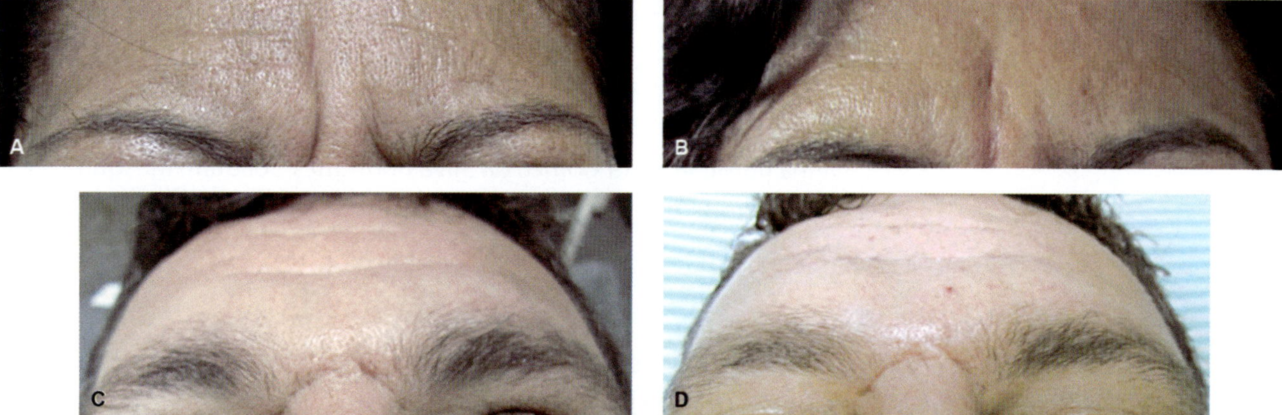

Figura 9.8 Pacientes antes (**A**, **C**) e após sessão única de TD® (**B**, **D**).

- Aguardar a reabsorção do hematoma e do edema antes de programar a aplicação da toxina botulínica. Rotineiramente, é aplicada 15 dias após a realização da TD®, desde que seu objetivo com a TD® tenha sido alcançado em uma sessão. Não realizá-la na vigência de edema, visto poder provocar migração do produto e aumento do halo de difusão, além de desencadear relaxamento de músculos não previstos e assimetria de resultados
- Não realizar TD® e aplicação da toxina botulínica no mesmo tempo cirúrgico. Pode haver efeitos adversos pelas mesmas razões anteriormente apresentadas.

Em alguns casos, quando de ruga antiga e mais profunda, pode ser necessária mais de uma intervenção. Para tanto, recomenda-se aguardar 30 dias de intervalo entre a realização da TD® e uma segunda sessão. Respeitando o período de regressão total do edema, programa-se a aplicação da toxina botulínica.

Quando a opção do operador consiste em associar a TD® a um preenchedor, recomenda-se realizar inicialmente a TD®, observando a regressão do edema e do hematoma, para, somente em um segundo momento, proceder à deposição de um preenchedor. O tempo médio considerado seguro para evitar hiper ou hipocorreções entre a realização da TD® e a deposição de preenchimento é de 30 dias.

A realização dessas intervenções em dois momentos também traz a segurança de avaliar os resultados alcançados pela TD®; caso ainda se evidencie a permanência de vincos em glabela e fronte profundos, pode-se intervir mais uma vez, respeitando o período de 30 dias.

CONSIDERAÇÕES FINAIS

A TD® é um tratamento inovador e seguro passível de utilização em rugas estáticas, oferecendo bons resultados e otimizando resultados cosméticos quando associado a outras técnicas. Além disso, pode ser executado por um profissional treinado e é seguro quando a metodologia e as orientações, neste capítulo enfatizadas, são veementemente respeitadas.

BIBLIOGRAFIA

Almeida ART, Marques ERMC, Kadunc BV. Rugas glabelares: estudo piloto dos padrões de contração. Sug Cosmet Dermatol. 2010;2(1):23-8.

Balighi K, Robati RM, Moslehi H, Robati AM. Subcision in acne scar with and without subdermal implant: a clinical trial. J Eur Acad Dermatol Venereol. 2008;22:707-11.

Dubina M, Tung R, Bototin D, Mahoney AM, Tayebi B, Sato M et al. Treatment of forehead/glabellar rhytide complex with combination of botulinum toxin and hyaluronic acid versus botulinum toxin A injection alone: a split face, rather-blinded, randomized control trial. J Cosmet Dermatol. 2013;12(4):261-6.

Hexsel DM, Mazzuco R. Subcision: uma alternativa cirúrgica para a lipodistrofia ginóide (celulite) e outras alterações no relevo corporal. An Br Dermatol. 1997;72(1):27-32.

Kim HS, Kim C, Cho H. A study on glabellar wrinkle patterns in Koreans. J Eur Acad Dermatol Venereol. 2014;28(10):1332-9.

Lima EVA. Dermal tunneling: a proposed treatment for depressed scars. An Bras Dermatol. 2016;91(5):697-9.

Lima EVA. Dermal Tunneling (TD®): a therapeutic option for static glabellar wrinkles. Surg Cosmet Dermatol. 2016;8(1):42-5.

Orentreich DS, Orentreich N. Subcutaneous incisionless (subcision) surgery for correction of depressed scars and wrinkles. Dermatol Surg. 1995;21543-9.

10

Cirurgia Corretiva Periorbital

Ana Carolina Serra Gomes da Silva Rodrigues, Joaquim Mesquita Filho, Kléber Danilo Ollague Córdova

INTRODUÇÃO

A cirurgia na região periorbital deve ser planejada de modo a garantir bons resultados estéticos e, principalmente, funcionais. Como se está diante de uma estrutura nobre, são fundamentais o conhecimento apurado da técnica a ser utilizada na reconstrução da região e a certificação de que o resultado final não comprometerá seu equilíbrio homeostático. Para tanto, faz-se necessário conhecer a anatomia da região; e embora o Capítulo 1 traga informações detalhadas, reforça-se a seguir uma descrição prévia.

ANATOMIA

Limites ósseos

A órbita é composta por sete ossos – etmoide, esfenoide, zigomático, frontal, maxilar, lacrimal e palatino –, que se anastomosam para formar um quadrilátero ósseo:

- Porção superior: processo orbital do osso frontal e da asa menor do esfenoide. A cerca de 2,5 cm da linha média, na linha mediopupilar, encontra-se um pequeno entalhe na borda óssea que pode ser sentido à palpação, à incisura ou ao forame supraorbital. Por ele, passam artéria e nervo supraorbitais
- Porção medial: processo frontal do osso maxilar, do lacrimal, do esfenoide e da porção do etmoide. Na borda inferomedial dessa área, localiza-se uma depressão denominada fossa lacrimal, que abriga o saco nasolacrimal. Na sua extremidade anterior, está o sulco nasolacrimal. Esse sulco é contínuo com o canal nasolacrimal, que, por sua vez, desemboca na cavidade nasal. Essa fossa se comunica com o canal nasolacrimal pelo ducto nasolacrimal
- Porção lateral: asas menores e maiores do esfenoide, osso zigomático e porção do frontal
- Porção inferior: placa orbital da maxila, placa orbital do osso zigomático e placa orbital dos ossos palatinos. A cerca de 1 cm da margem inferior e 2,5 cm da linha média, na região mediopupilar, está o forame infraorbitrário, que transmite os nervos e vasos infraorbitrários.

Bolsas de gordura

Na pálpebra inferior, existem três compartimentos: nasal, central e lateral. Essas bolsas de gordura são envolvidas por uma fina fáscia fibrosa, individualizando-as em compartimentes separados. Na superior, são dois compartimentos: a gordura pré-aponeurótica e a gordura nasal. A glândula lacrimal dispõe-se lateralmente, podendo ser confundida com o corpo adiposo. Por isso, deve-se ter cuidado para não lesar a glândula inadvertidamente durante procedimentos cirúrgicos.

Camada muscular

A segunda camada palpebral é o músculo orbicular do olho, um músculo estriado formado pelas porções palpebral e orbital. A porção orbital cobre a margem orbital e suas fibras mesclam-se com o músculo prócero medialmente e com o músculo frontal superiormente. A porção central do músculo orbicular do olho cobre a pálpebra e é referida como porção palpebral, a qual, por sua vez, divide-se em duas partes:

- Porção pré-tarsal: situa-se sobre a placa tarsal do músculo orbicular e é aderida firmemente ao tarso. Inicia-se no canto lateral e insere-se no canto medial
- Porção pré-septal: adere frouxamente à pele. Cobre o septo orbital das pálpebras superiores e inferiores.

Os tendões cantais mediais superior e inferior originam-se no aspecto medial das lâminas tarsais, coincidindo com o local de papila e ponto lacrimais.

Os principais músculos extraoculares são o elevador da pálpebra superior, os quatro músculos retos (superior, inferior, lateral e medial) e os dois músculos oblíquos (superior e inferior).

A terceira camada das pálpebras na porção superior é o septo orbital, uma membrana fibrosa de tecido conjuntivo que separa as bolsas de gordura orbitais e as estruturas orbitais profundas da própria pálpebra. Por trás do septo, localizam-se os compartimentos da bolsa de gordura. Na blefaroplastia, é necessário abrir pequenas incisões nesse septo para retirar as bolsas de gordura. A quarta camada da pálpebra superior é formada pelo músculo elevador da pálpebra superior e aponeurose. É responsável pela elevação da pálpebra superior e, portanto, pela abertura do olho.

A placa tarsal é um tecido conjuntivo denso que oferece estrutura à pálpebra, estabilizando a margem palpebral.

Pálpebras

Estruturas especializadas com componentes anatômicos únicos, cuja pele é a mais delgada do corpo.

Na porção tarsal, têm-se pele e tecido subcutâneo, músculo orbicular do olho, tarso e conjuntiva. E, na porção proximal, pele e tecido subcutâneo, músculo orbicular do olho, septo orbital, gordura pós-septal ou orbital, aponeurose do elevador da pálpebra superior, músculo de Müller e conjuntiva.

Ainda, a pele palpebral divide-se em duas porções:

- Porção orbitária (entre a porção tarsal e o rebordo orbitário)
- Porção tarsal (entre o bordo livre e o sulco orbitopalpebral).

A chamada linha cinzenta corresponde à linha de união entre a pele e o músculo orbicular anteriormente e do tarso e da conjuntiva posteriormente.

Na região medial, localizam-se a carúncula e a prega semilunar, onde existe uma elevação denominada papila lacrimal, cujo orifício central apresenta o ponto lacrimal. Os orifícios das glândulas de Meibömius localizam-se atrás da linha cinzenta. Os cílios formam duas ou três camadas anteriormente à linha cinzenta, sendo mais numerosos e espessos na pálpebra superior.

Inervação

A inervação sensitiva da pálpebra é feita por ramos do nervo oftálmico, na pálpebra superior, e por ramos do nervo maxilar, na pálpebra inferior, ambos constituindo divisões do nervo trigêmeo.

A inervação motora é realizada por ramos do nervo facial (VII par), que agem sobre os músculos orbicular dos olhos, prócero, corrugador e frontal. Entretanto, as estruturas que condicionam a elevação da pálpebra superior são o músculo elevador da pálpebra, inervado pelo nervo oculomotor (III par), e o músculo de Müller, inervado pelo sistema nervoso simpático. Já o músculo frontal tem somente uma pequena ação auxiliar de elevação da pálpebra superior. O músculo orbicular atua tanto na pálpebra superior quanto na inferior, promovendo a oclusão da fenda palpebral nos movimentos de piscar e o fechamento voluntário das pálpebras.

Irrigação

O suprimento sanguíneo das pálpebras deriva primariamente da artéria carótida interna, pela artéria oftálmica, e secundariamente da carótida externa, pelos ramos das artérias infraorbital, facial e temporal superficial. Na região orbital, onde se dá, inclusive, um dos pontos de anastomose dos dois sistemas (carótidas interna e externa), é a carótida interna quem predomina na irrigação local.

A artéria infraorbital, ramo da artéria maxilar interna, passa pela fissura orbital inferior no sulco infraorbital e dá ramos para a gordura e os ramos musculares orbitais que irrigam o músculo reto inferior e músculos oblíquos inferiores. Lateralmente, o ramo temporal superficial da artéria carótida externa contribui para as arcadas arteriais palpebrais superior e inferior pelas artérias zigomático-orbital e facial transversa.

A artéria oftálmica, primeiro grande ramo da artéria carótida interna, constitui a fonte principal de irrigação da região orbital. É responsável pelo fornecimento sanguíneo das estruturas orbitais, incluindo nervos, músculos, aparelho lacrimal, canal óptico, parte da irrigação palpebral, parte do dorso e da região nasal superior e porção frontal da órbita.

A artéria lacrimal é um dos maiores ramos derivados da oftálmica, acompanhando o trajeto do nervo lacrimal. Seus ramos suprem a glândula lacrimal, as pálpebras, a conjuntiva e os músculos reto superior e lateral. As artérias palpebrais laterais superiores e inferiores são ramos terminais da artéria lacrimal. Correm de lateral para medial nas pálpebras superior e inferior e se anastomosam com as artérias palpebrais mediais formando as arcadas arteriais superior e inferior das pálpebras.

A artéria lacrimal emite também os ramos zigomáticos: um surge na face pelo forame zigomaticofacial e por anastomoses com a artéria facial transversa; e o outro atravessa o forame zigomaticotemporal e irriga a fossa temporal, onde se anastomosa com as artérias temporais profundas.

As artérias palpebrais medial superior e inferior consistem em: a artéria oftálmica passa em direção à órbita entre os músculos oblíquo superior e reto medial para dividir-se em artérias palpebrais mediais superior e inferior, que formam uma arcada de irrigação superior e uma inferior entre o músculo orbicular dos olhos e o tarso.

A região orbital concentra alguns pontos de anastomose do sistema carotídeo externo com o interno. Um dos mais importantes é a anastomose da artéria dorsal nasal com a artéria angular. A artéria facial, ramo da carótida externa, termina como artéria angular, após cruzar superficialmente o tendão cantal medial, onde se anastomosa com o ramo nasal dorsal da artéria oftálmica, ramo da artéria carótida interna.

A drenagem venosa da órbita é realizada pelas veias oftálmicas inferior e superior, que se localizam dentro do septo conjuntivo da órbita. A veia oftálmica superior é formada próximo à raiz do nariz com a união das veias angular, supratroclear e supraorbital. Dividida em três partes, a veia acompanha o trajeto da artéria oftálmica, passa pela fissura orbital superior e termina no seio cavernoso.

A drenagem das pálpebras é feita pelas veias pré-tarsais e pós-tarsais.

A principal drenagem venosa das pálpebras se dá para as veias temporal superficial, angular e facial, pela ligação com o sistema frontal supraorbital superiormente e com a veia facial inferiormente.

Os linfáticos das pálpebras têm sistemas similares aos das veias, divididos em pré-tarsal e pós-tarsal. Os vasos pré-tarsais proveem drenagem linfática da pele das pálpebras e do músculo orbicular do olho. O plexo pós-tarsal profundo provê drenagem linfática para as lâminas tarsais, glândulas e outras estruturas das margens palpebrais, incluindo a conjuntiva e as glândulas lacrimais. Eles drenam para os linfonodos pré-auriculares. A porção medial da pálpebra superior e a metade medial da pálpebra inferior drenam para os nódulos submandibulares ao longo dos linfáticos que seguem os vasos angulares e faciais.

ANESTESIA

Como vários nervos sensitivos cutâneos auxiliam na inervação da órbita e da pálpebra, a infiltração local ou o bloqueio representam bons métodos para obter anestesia da região. A infiltração local deve ser iniciada pelo canto lateral no plano subdérmico com agulhas de fino calibre para evitar hematomas. Como a pele acima do tarso é frouxa, a agulha pode ser avançada medial e suavemente à medida que a injeção do anestésico eleva a pele e a separa da derme e do músculo orbicular. No caso de bloqueios, a indicação consiste em seguir a referência da linha mediopupilar, local de saída dos nervos supra e infraorbital, ou realizar bloqueio intraoral, no caso da pálpebra inferior.

RECONSTRUÇÕES DE DEFEITOS DA REGIÃO PERIOCULAR

As pálpebras representam um desafio para a reconstrução, pois são estruturas complexas: desempenham um papel importante na proteção do globo contra o trauma e a luz excessiva, na manutenção da integridade dos filmes lacrimais e no movimento das lágrimas para o sistema de drenagem lacrimal. O objetivo básico dessa reconstrução é restaurar sua anatomia e função. Deve haver normalização da posição e dos movimentos das pálpebras.

As principais complicações pós-cirúrgicas dessa região são o ectrópio e a alteração da drenagem lacrimal, com consequente lesão de córnea.

Uma camada deve conter seu próprio suprimento de sangue e a outra pode ser um enxerto livre. A pálpebra reconstruída deve estar de acordo com a curvatura do globo. A ancoragem, medial e lateralmente, deve ser feita na órbita óssea. Tecido semelhante deve ser usado para a reconstrução (lamela anterior: retroauricular, supraclavicular, pálpebra superior se tiver excesso de pele, região medial da parte superior do braço/lamela posterior: mucosa nasal com cartilagem septal, mucosa jugal ou do lábio, enxerto de palato, conjuntiva ou tarsoconjuntiva).

O revestimento ou a lamela posterior que entra em contato com o globo devem ser lisos, capazes de produzir muco para lubrificação. Ao escolher um método, deve-se considerar a função específica da área da pálpebra. No caso da superior, é a mobilidade – deve ser reconstruída com tecido maleável e leve. Já no da inferior, é a estabilidade com o canto – por isso, deve ser bem estabilizada.

A técnica de correção dos defeitos cirúrgicos criados na região palpebral depende basicamente da sua localização e dimensão. Pequenos defeitos podem ser reparados por fechamento primário, caso no qual a orientação da sutura deve ser preferencialmente perpendicular ou oblíqua à margem palpebral. Outra opção para pequenos defeitos nessa região é a cicatrização por segunda intenção, principalmente para defeitos localizados nas regiões cantal medial e lateral.

Para defeitos maiores, a cicatrização por segunda intenção compreende uma alternativa efetiva em casos selecionados, sendo os enxertos e retalhos mais indicados. No caso de enxertos, a melhor pele doadora é a da pálpebra contralateral, se ela apresentar redundância. O retalho é preferível ao enxerto, pois este último pode sofrer contração e ficar com aparência circular ou oval, causando complicações estéticas e funcionais.

RECONSTRUÇÃO PALPEBRAL SUPERIOR

As principais funções desse tipo de reconstrução, muito mais complexo que o da pálpebra inferior, são proteger o globo e dar uma abertura para a visão. Altura adequada e mobilidade para a pálpebra superior reconstruída são aspectos importantes. A maior parte da pele da pálpebra superior fica dobrada e não é visível; portanto, a lamela anterior deve ser de pele fina e aderir ao orbicular.

Compreendem métodos de reconstrução de defeitos da pálpebra superior:

- Pequenos defeitos:
  - Fechamento direto
  - Fechamento direto com cantólise lateral
  - Fechamento direto com uma aba semicircular (Tenzel)
- Defeito de tamanho moderado:
  - Aba do interruptor da tampa de Mustardé
  - Reconstrução Cutler-Beard
- Defeito tamanho grande:
  - Método Cutler-Beard
  - Aba do interruptor da tampa de Mustardé

- Outros métodos:
  - Lamela anterior: retalho de Fricke, retalho temporal lateral e retalho frontal da linha média
  - Lamela posterior: enxerto de membrana mucosa livre e retalho de tarsoconjuntival.

Pequenos defeitos centrais

Podem ser reconstruídos por aproximação direta: o defeito é convertido em um pentágono, fazendo um corte perpendicular até a borda superior do tarso. A pele acima é extirpada como um "V" invertido. O fechamento é feito em camadas com cuidado para as suturas marginais. Se houver uma orelha na extremidade superior, ela pode ser corrigida com Z-plastia. Inicialmente, pode haver alguma ptose, resolvida com o tempo.

Pequenos defeitos mediais

Os defeitos da pálpebra superior medial e até 30% de comprimento podem ser diretamente aproximados. A extremidade medial do tarso deve ser ancorada ao periósteo da parte posterior do osso lacrimal. Normalmente, o canalículo superior não está disponível. Mas, se o ponto mais baixo e o canalículo estiverem disponíveis, isso é suficiente para a drenagem lacrimal. Se houver alguma tensão, um retalho tarsoconjuntival de espessura total pode ser avançado e ancorado à parede medial da órbita. A incisão é feita por toda a espessura da pálpebra logo acima da placa do tarso e mobilizada medialmente. O comprimento da incisão depende da extensão em que a pálpebra deve ser movida. Uma cantólise lateral facilita ainda mais a mobilização. O lado posterior do retalho é suturado ao periósteo da parede medial da órbita e o lado anterior suturado à pele na área do canto medial.

Retalho semicircular lateral (aba de Tenzel)

Se o defeito central não puder ser fechado diretamente, um retalho semicircular de base superior pode ser formado a partir da área do canto lateral. A aba é levantada até o periósteo e movimentada medialmente. A conjuntiva no fórnice lateral é dissecada e avançada para sutura à margem. O defeito central pode ser fechado em camadas. Deve-se tomar alguns cuidados para evitar danos ao ducto lacrimal. A região lateral da pálpebra seria desprovida de cílios.

Defeitos de tamanho moderado da pálpebra superior

Retalho de rotação tipo Mustardé

O defeito na pálpebra superior é transferido para a pálpebra inferior. Seu ponto médio está marcado. Isso forma a dobradiça (H) do retalho. O retalho é projetado no lado medial ou lateral, conforme a disponibilidade do tecido. A elasticidade da pálpebra possibilita o fechamento primário até com 25% de perda. A pálpebra reconstruída deve ser firme. A mobilidade seria afetada se estivesse relaxada. O comprimento do retalho deve ser de pelo menos 7 mm; caso contrário, não sobreviveria. A pálpebra é toda a espessura da incisão, exceto no local da dobradiça – deve parar 3 mm da margem da pálpebra na pele e pouco menos no lado conjuntival. Isso se dá para proteger o vaso marginal, que fica a 2 a 3 mm da margem da pálpebra na superfície anterior do tarso. A área doadora é fechada principalmente em camadas, exceto na margem. Se houver tensão na aproximação, pode-se realizar a cantotomia lateral inferior. A aba da chave é colocada no defeito e suturada em camadas. Nos retalhos maiores, a aponeurose do elevador deve estar bem ancorada à placa tarsal. Para defeitos maiores, 75% da pálpebra inferior pode ser trocada com a reconstrução da pálpebra inferior pelo retalho de rotação da bochecha. O defeito é transferido para a pálpebra inferior. Um quarto do comprimento da pálpebra é marcado a partir da extremidade lateral do defeito – isso forma a dobradiça. A aba é marcada no lado medial da dobradiça. O tamanho deve corresponder ao tamanho do defeito menos um quarto do comprimento da pálpebra. A aba é incisada em toda a espessura, exceto na dobradiça, onde é parada a 4 mm da margem da pálpebra. A pele lateral ao canto é elevada com o remanescente da pálpebra inferior e mobilizada medialmente. A aba do retalho é colocada no defeito e suturada. O retalho compreende o único método de reconstrução que dá cílios naturais à pálpebra superior. As desvantagens são o edema, que pode persistir por um longo período, e a perda total do retalho. Dissecção extensa é necessária quando da reconstrução de toda a pálpebra inferior.

Reconstrução Cutler-Beard

Trata-se de um método útil para defeitos de altura vertical moderados a grandes, mas curtos, da pálpebra superior. O método clássico foi modificado. No método original descrito, as complicações ocorreram em virtude da falta de suporte tarsal. O retalho tarsoconjuntival formado a partir da pálpebra inferior tem muito pouco ou nenhum suporte társico pela menor altura do tarso na pálpebra inferior.

Uma incisão horizontal é feita na pálpebra inferior a 4 mm abaixo da margem da pálpebra por toda a espessura da pálpebra e estendida verticalmente abaixo. A conjuntiva e cerca de 1 mm de tarso, se disponíveis, são criados a partir do fórnice inferior. É avançado e suturado ao defeito da pálpebra superior com Vicryl® 6-0 com nós na superfície. As incisões verticais na pele são estendidas e um retalho retangular é levantado. Em pacientes mais velhos, o retalho cutâneo pode ser desenvolvido bem em razão da flacidez da pele. O triângulo de Burow pode ser extirpado de ambos os lados para dar maior avanço ao retalho. O retalho de pele é avançado sob a ponte da margem palpebral inferior intacta e suturado ao defeito da pele. Um enxerto de cartilagem da orelha para encaixar o defeito é colocado entre a pele e a conjuntiva. As extremidades medial e lateral da cartilagem devem ser ancoradas aos remanescentes do tarso da pálpebra superior. A aponeurose do elevador também deve estar ancorada à cartilagem. Em pacientes mais jovens, o avanço da pele pode não ser acessível. Um enxerto de pele de espessura total da região pós-auricular com o enxerto de cartilagem pode ser coletado e usado como a lamela anterior. O retalho é dividido em 6 a 8 semanas. A pele é incisada 1 a 2 mm abaixo da margem da pálpebra para compensar a retração. A conjuntiva é incisada dando margem extra para cobrir a margem da pálpebra recém-reconstruída. A pele da área doadora da pálpebra inferior é suturada, a da conjuntiva não. A deficiência desse procedimento é o intervalo de tempo para a separação das pálpebras; por isso, não é útil para pacientes monoculares. Entrópio e falta de cílios compreendem outros inconvenientes. Trata-se de um excelente método de reconstrução em defeitos após a excisão do câncer.

Defeitos de grandes dimensões das pálpebras superiores

Aqueles envolvendo mais de 50% da largura da pálpebra superior podem ser reconstruídos com o método Cutler-Beard modificado. A lamela posterior é reconstruída com o retalho tarsoconjuntival. Para a lamela anterior, existem outras opções. Se a altura vertical do defeito não for extensa, a pele da bochecha pode ser avançada para o defeito, desde que frouxa. Caso contrário, as outras opções são enxerto de pele de espessura total, retalho temporal lateral, retalho de Fricke (Figura 10.1) ou retalho frontal da linha média.

Se o retalho tarsoconjuntival não for viável, pode-se usar um enxerto livre da mucosa da bochecha para forrar o retalho de troca total da pálpebra de Mustardé com a reconstrução da pálpebra inferior, outra opção que precisa de dissecação extensa. Compreende um excelente método de reconstrução em mãos experientes.

São métodos para reconstrução:

- Pequenos defeitos (até 30%):
  - Fechamento direto
  - Fechamento direto com cantólise lateral
  - Fechamento direto com aba semicircular de Tenzel
- Defeitos moderados (até 50% do comprimento da tampa):
  - Lamela posterior
    - Retalho tarsoconjuntival de Hughes (modificado)
  - Lamela anterior:
    - Avanço da pele da bochecha
    - Enxerto de pele com espessura total
    - *Trip flap* de pedículo único.

Pequenos defeitos de até 25% do tamanho da pálpebra nos mais jovens e até 40% nos indivíduos mais velhos podem ser fechados diretamente. A incisão deve ser vertical no tarso. A pele deve ser incisada em forma de "V". Se houver tensão, a cantólise lateral ajuda na aproximação das bordas. Um corte transversal é feito no canto lateral e estendido na pele por 5 mm. O braço inferior do tendão cantal lateral (TCL) é incisado a partir da borda orbital, o que é bem apreciado quando a pálpebra é movida medialmente e aproximada.

Para o fechamento de defeitos maiores, um retalho semicircular de Tenzel da área do canto lateral pode ser mobilizado. Uma incisão curvada é feita lateralmente ao canto lateral e um retalho levantado do periósteo. O membro inferior do TCL é cortado para possibilitar maior mobilização do retalho. O tecido mais profundo do retalho deve ser ancorado ao periósteo da borda orbital lateral. Um retalho periosteal pode ser

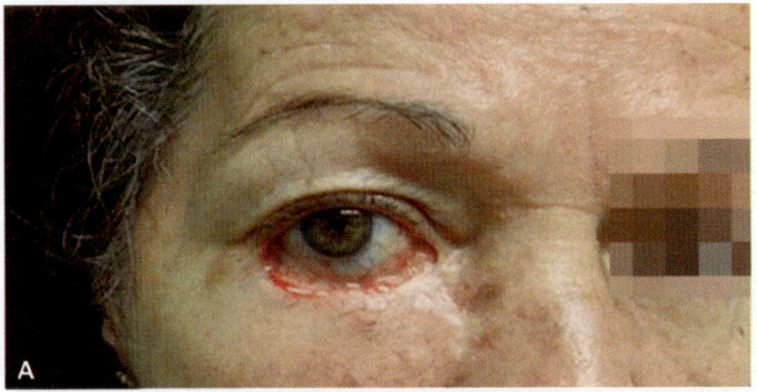

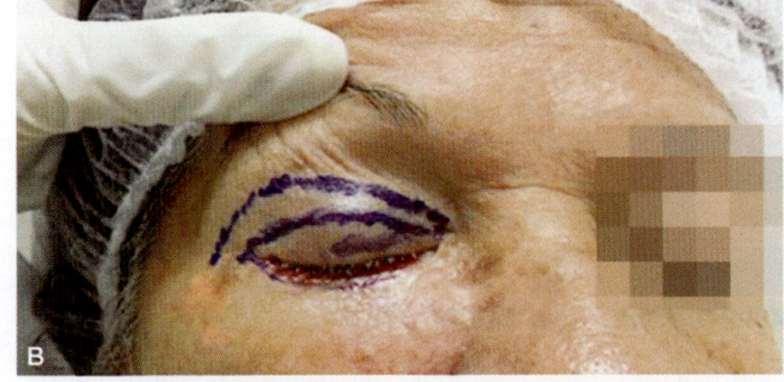

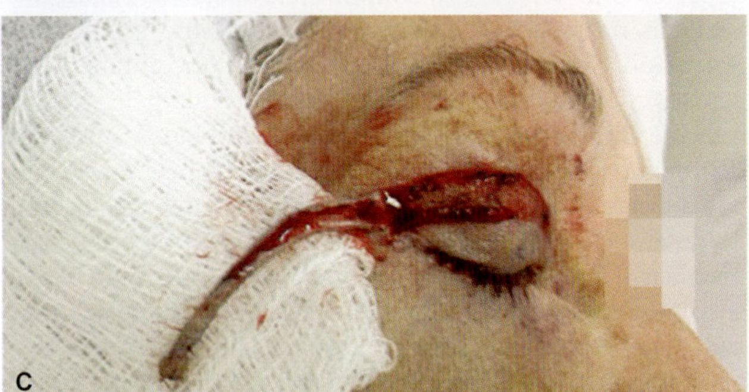

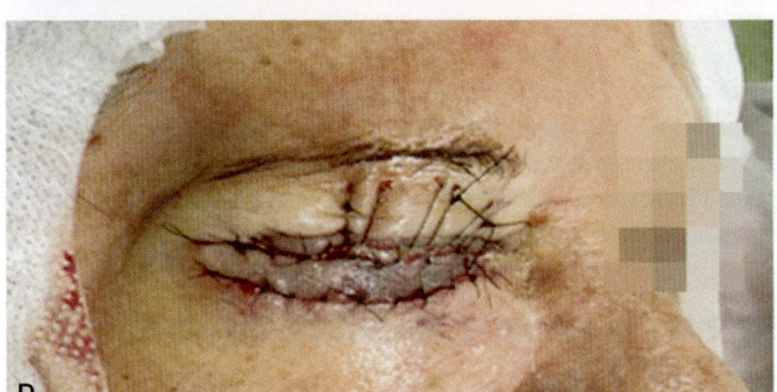

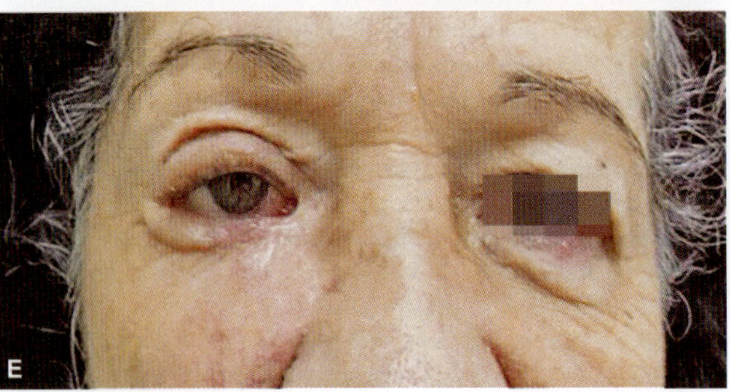

Figura 10.1 A. Paciente de 63 anos com relato de exérese de carcinoma basocelular infiltrante recidivado em pálpebra inferior direita há cerca de 6 anos, com perda importante do tecido no local. **B** a **D.** Retalho de transposição de pálpebra superior (retalho de Fricke). **E.** Resultado pós-operatório.

formado para dar suporte à margem da pálpebra do retalho reconstruído.

Retalho tarsoconjuntival de Hughes

A partir da pálpebra superior, um retalho tarsoconjuntival é desenvolvido 4 mm acima da margem da pálpebra. Isso é necessário para a estabilidade da margem da pálpebra. A aponeurose do elevador é dissecada do retalho. O músculo de Müller está incluído, mas dividido no momento da divisão do retalho. A largura do retalho deve ser menor que o tamanho do defeito. O retalho é suturado à borda inferior do defeito à conjuntiva e às placas tarsais do lado com suturas absorvíveis. A lamela anterior é reconstruída pelo retalho de avanço da bochecha (Figura 10.2), se a pele estiver frouxa, ou por um enxerto de pele de espessura total. A divisão do retalho é feita preferencialmente após 6 semanas para possibilitar o estiramento dos tecidos. A conjuntiva extra deve ser retida na pálpebra recém-reconstruída para formar o revestimento conjuntival da margem. Cuidados devem ser tomados para dissecar o músculo do Müller e dividi-lo a fim de evitar uma possível retração da pálpebra.

Tripier flap

O retalho de Tripier é um retalho musculocutâneo da pálpebra superior transferido para a pálpebra inferior para reconstrução da lamela anterior. Pode ser unipediculado ou bipediculado. Ela só pode ser levantada quando houver pele flácida suficiente disponível na pálpebra superior. A vantagem deste método consiste no eixo visual que não é coberto. A lamela posterior pode ser um enxerto livre de mucosa oral ou um enxerto palatino. É usado principalmente na reconstrução de defeitos estreitos e da margem da pálpebra.

Retalho de transposição/rotação da bochecha de Mustardé

Retalho muito útil para a reconstrução em defeitos maiores da pálpebra inferior. Especialmente nos defeitos verticais longos, é marcado lateralmente ao defeito, estendendo-se até a área do canto lateral. Ele deve se curvar para cima e ser levado para a frente da orelha. Está transposto sobre o defeito. A extremidade medial do defeito deve ser vertical, pois isso ajuda na redução da formação de orelha. A extremidade medial do retalho cutâneo deve ser ancorada à parede medial da órbita. Lateralmente, também deve ser ancorado à parede lateral.

O revestimento é da cartilagem septal nasal com mucosa. A cartilagem septal precisa ser afinada e pontuada para se ajustar à forma do globo. A altura deve ser suficiente para formar o fórnice inferior. Deve ser ancorado tanto medialmente quanto lateralmente ao periósteo para dar estabilidade. Para a lamela posterior, prefere-se o mucoperiósteo palatino porque é mais fácil de coletar e moldar.

Um enxerto palatino é uma excelente fonte de enxerto para a lamela posterior. Não pode ser usado na pálpebra superior, porque pode sofrer metaplasia escamosa e irritar a córnea. Esta aba é testada pelo tempo e é muito útil em indicações específicas. As desvantagens correspondem a retração da pálpebra inferior e da orelha, dissecção de uma grande área e sacrifício do músculo orbicular da pálpebra inferior. A drenagem lacrimal deve ser reconstruída secundariamente.

Retalhos usados para defeitos de pálpebras superiores e inferiores e áreas combinadas

Retalho lateral frontal da testa/retalho de Fricke

O retalho da testa temporal lateral elevado acima da sobrancelha oferece um grande retalho, que pode ser utilizado para a pálpebra superior ou inferior, ou para ambas. Também pode ser empregado em defeitos maiores envolvendo as áreas do canto lateral além das pálpebras. Um retalho de pele lateralmente acima da sobrancelha é levantado. O retalho deve ser moldado ao longo da curva da sobrancelha até a extremidade medial. A área doadora é fechada diretamente, mas levanta a sobrancelha. O enxerto de pele para o local doador deixa uma cicatriz perceptível. Para a lamela posterior, um enxerto mucoso livre ou um retalho vascularizado tarsoconjuntival da pálpebra inferior podem ser usados. A aba de pele pode dividir-se em 2 semanas. A pele é espessa e dificulta a excursão da

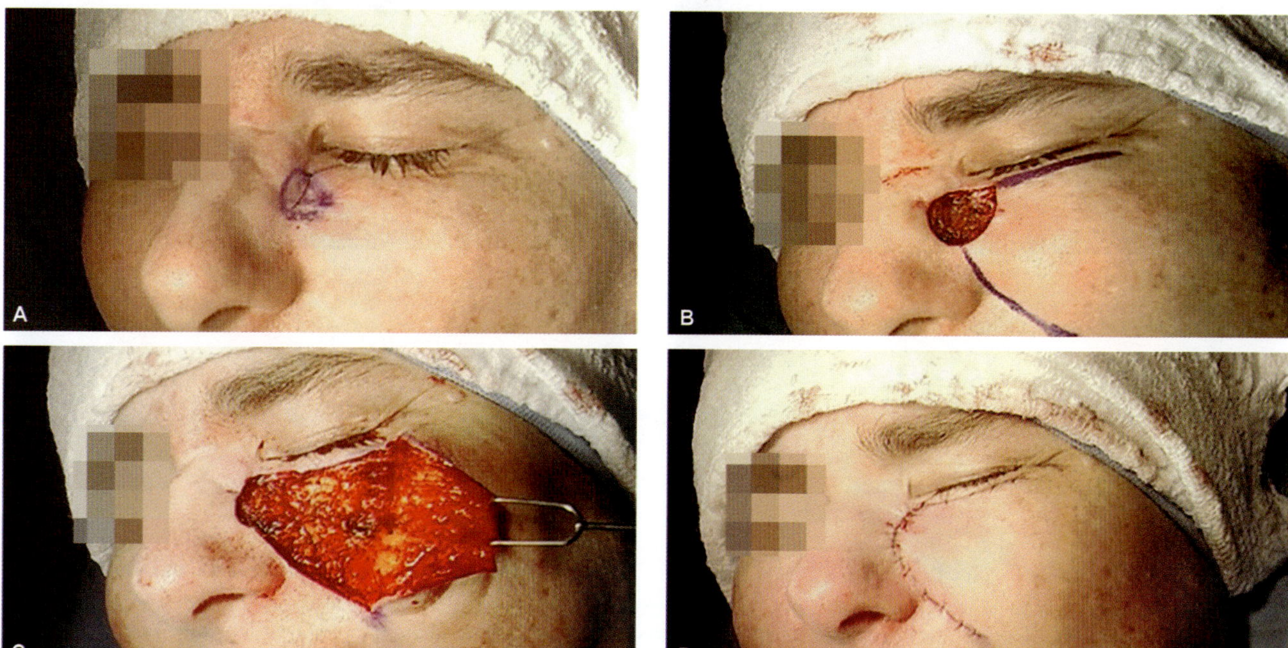

Figura 10.2 A a D. Retalho de avanço para correção de defeito em pálpebra inferior.

pálpebra. A fixação do elevador na derme do retalho oferece algum movimento ao retalho. Pode ser substituído posteriormente por enxerto de pele. A desvantagem na aba de Fricke são a sobrancelha e a cicatriz levantadas. Trata-se de um retalho útil para grandes defeitos após a excisão da malignidade. A assimetria da sobrancelha pode ser corrigida excisando-se a pele do lado oposto como se fosse uma sobrancelha.

Aba da testa mediana

O retalho mediano da testa representa um retalho versátil para reconstruir as pálpebras superiores, inferiores ou ambas e as áreas do canto medial. O retalho é espesso e a orelha no pedículo precisa ser aparada mais tardiamente. A aba é levantada a partir do centro da testa, dependendo da largura necessária. A área doadora é fechada diretamente. O pedículo é devolvido após 2 a 3 semanas.

RECONSTRUÇÃO DA ÁREA CANTAL MEDIAL

Defeitos nas áreas do canto medial podem envolver apenas a pele ou o tendão cantal medial (TCM) e/ou o sistema de drenagem lacrimal. Por vezes, recomenda-se o método do *laissez-faire*, a cura espontânea da área, apenas para o defeito da pele. Caso contrário, um enxerto de pele de espessura total pode ser usado. Se o osso estiver exposto, um retalho glabelar deve ser transposto para o defeito. O retalho glabelar compreende um retalho de transposição erguido da região glabelar. A área circundante é prejudicada para possibilitar o fechamento direto da área doadora e ajudar na transposição do retalho para o defeito. A área doadora é fechada como um "Y" invertido. Ele traz as extremidades mediais da sobrancelha juntas. Se o defeito se estender para a pálpebra inferior ou superior, uma aba mediana da testa pode ser feita. O TCM e o sistema de drenagem lacrimal não precisam ser reparados, principalmente quando de defeitos decorrentes de lesões malignas. No entanto, nos defeitos pós-traumáticos, a reconstrução TCM ou a drenagem lacrimal devem ser feitas, principalmente, e, se possível, ambas.

Defeitos do canto lateral

Podem envolver apenas o canto lateral do olho ou as pálpebras superiores ou inferiores ou ambos. Se o defeito não envolver a pálpebra, pode ser coberto com um enxerto de pele. Se o defeito do canto lateral se estende e envolve a espessura total das pálpebras superiores ou inferiores, a reconstrução pode ser feita pela transposição de um retalho conjuntival da mesma pálpebra com o enxerto de pele (Figura 10.3). Para defeitos

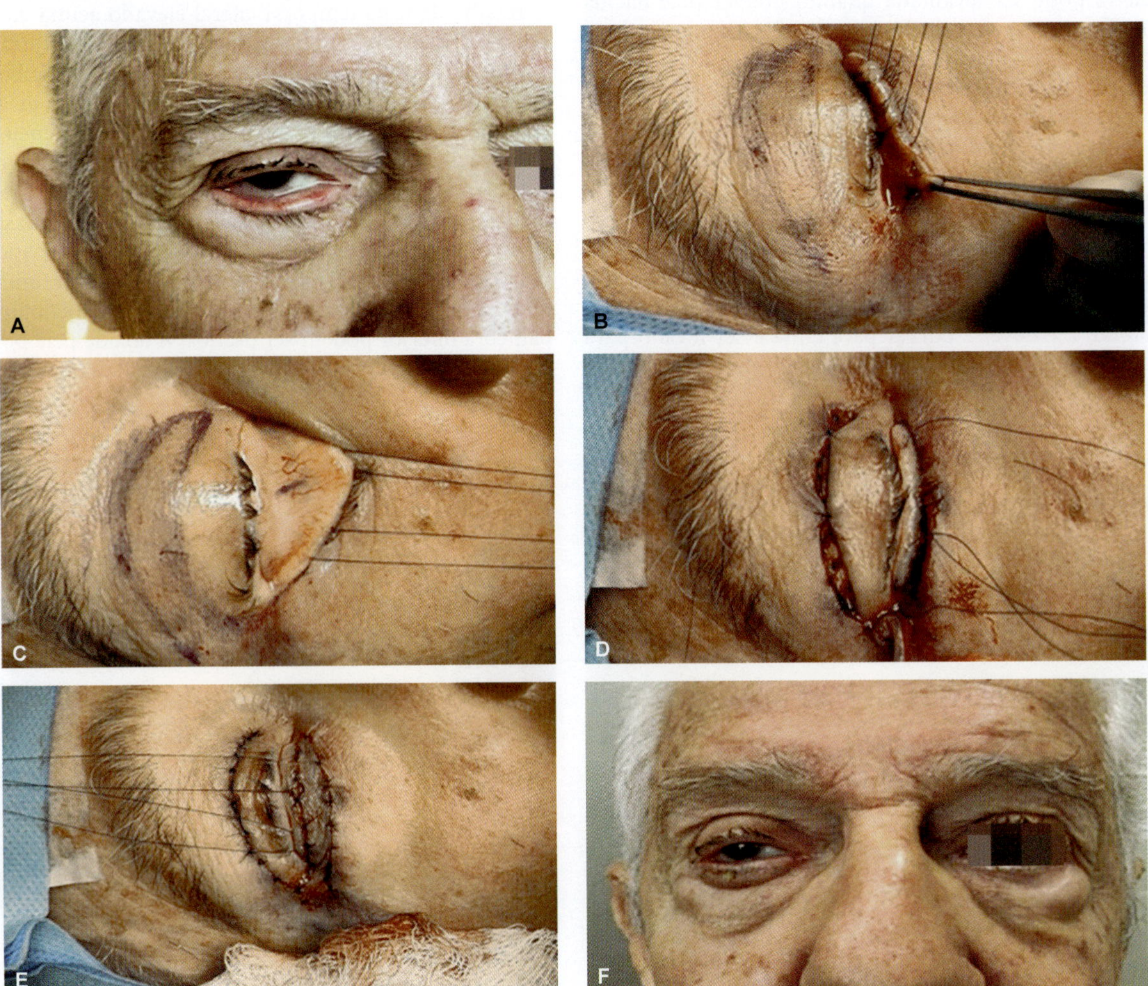

Figura 10.3 A. Paciente de 84 anos com relato de carcinoma espinocelular (CEC) de mucosa da pálpebra inferior tratado com curetagem seguida de crioterapia, evoluindo com ectrópio no local. **B.** Corte transversal em cicatriz do CEC em mucosa. **C.** Sutura inversa da ferida com o intuito de alongar a porção tarsal inferior encurtada. **D.** Cunha de tarso laterossuperior para encurtar a porção frouxa do tarso. **E.** Retalho de transposição da pálpebra superior após a fixação da borda ciliar na sobrancelha. **F.** Resultado pós-operatório.

maiores, seriam métodos alternativos: retalho de transposição da testa ou retalho em ilha, baseado no ramo anterior da artéria temporal superficial para a lamela anterior, enxerto de membrana mucosa para o revestimento.

O canto lateral pode ser reconstruído usando um retalho periosteal da parede lateral da órbita e ancorado ao remanescente da placa tarsal da pálpebra. Um enxerto fascial da fáscia temporal ou do tendão palmar longo pode ser usado. Este enxerto precisaria ser ancorado à parede lateral da órbita pelos orifícios feitos no osso. Medialmente, tem que ser ancorado ao TCM. A fixação do tendão lateral deve estar 3 mm acima do nível do canto medial.

CONSIDERAÇÕES FINAIS

Existem várias técnicas disponíveis para reconstruções de defeitos das pálpebras a partir da cicatrização espontânea após a excisão da lesão. Ao escolher um método, a função específica da área da pálpebra deve ser mantida em mente. A pálpebra superior refere-se à mobilidade, devendo ser reconstruída com tecido maleável e leve; a pálpebra inferior, à estabilidade com o canto, devendo, por isso, ser bem estabilizada. É muito importante conhecer as várias opções disponíveis para a reconstrução. A disponibilidade de tecidos, o conhecimento técnico e as necessidades específicas do paciente devem ser lembrados antes de escolher um método específico. Como os olhos são o ponto focal do rosto, a estética aceitável na reconstrução precisa ser um requisito importante.

BIBLIOGRAFIA

Codner MA, CD McCord, Mejia JD, Lalonde D. Reconstruções da pálpebra superior e inferior. Plast Reconstr Surg. 2010;126:231e-45e.

Palermo EC. Anatomia da região periorbital (artigo de revisão). Surg Cosmet Dermatol. 2013;5(3):24556.

Palermo EC. Cirurgia da região periorbitária. In: Lupi O, Belo J, Cunha PR, orgs. Rotinas de diagnóstico e tratamento da Sociedade Brasileira de Dermatologia. 2. ed. São Paulo: AC Farmacêutica; 2010. p. 69-77.

Palermo EC. Rejuvenescimento da região palpebral. In: Kadunc B, Palermo E, Addor F, Metsavaht L, Rabello L, Mattos R, Kadunc B, Palermo E, Martins S. Tratado de cirurgia dermatológica, cosmiatria e laser da Sociedade Brasileira de Dermatologia. Rio de Janeiro: Elsevier; 2012. p. 455-87.

Patel B, Taylor SF, Gupta R, Kokoska MS, Talavera F, LaFerriere KA, et al. Eyelid Anatomy. [Internet]. New York: Medscape; 2013 [cited 2013 Sept 9]. Disponível em: <http://emedicine.medscape.com/article/834932-overview>.

Petres J, Rompel R, Robins P. Dermatologic Surgery textbook and atlas. Springer-Verlag Berlin Heidelberg; 1996;19(4):179-215.

Petruzzelli GJ, Hampson CM, Meyers AD, Kokoska MS, Kellman RM, Slack CL, et al. Orbit Anatomy.[Internet]. New York: Medscape; 2011 [cited 2013 Sept 9]. Disponível em: <http://emedicine.medscape.com/article/835021-overview>.

René C. Update on orbital anatomy. Eye (Lond). 2006;20(10):1119-29. doi:10.1038/sj.eye.6702376.

Smith RL. Anatomia da órbita: introdução. [Internet]. São Paulo: Unifesp. [citado 9 Set 2013]. Disponível em: <www.oftalmo.epm.br/aluno/disciplina_eletiva/anatomia_olho/anatomia_olho.pdf.>.

Spinelli HM, Jelks GW. Reconstrução periocular: uma abordagem sistemática. Plast Reconstr Surg. 1993;91:1017-24.

Subramanian N. Reconstructions of eyelid defects. Indian Journal of Plastic Surgery: Official Publication of the Association of Plastic Surgeons of India. 2011;44(1):5-13. doi:10.4103/0970-0358.81437.

Thiagarajan B. Anatomy of orbit: Otolaryngologist's perspective. Ent Scholar. 2013;1:1-33.

11

Condução Cirúrgica de Tumores Cutâneos Malignos

Ana Carolina Serra Gomes da Silva Rodrigues, Joaquim Mesquita Filho, Kléber Danilo Ollague Córdova

ABORDAGEM GERAL

Aproximadamente 5 a 10% de todos os cânceres de pele surgem na região periocular. O tratamento dos tumores malignos das pálpebras exige ressecção completa do tumor com uma margem de segurança de tecido perilesional. Dois aspectos são importantes quando se trata de um tumor periorbital: primeiro, é importante conhecer o tipo histológico [os mais frequentes são o carcinoma basocelular (CBC), o carcinoma de células escamosas (CEC), o carcinoma de glândula sebácea, o tumor de células de Merkel e o melanoma maligno, que, se não forem tratados adequadamente, resultam em invasão orbital]; segundo, avaliar se o tumor é primário ou recidivado, já que os últimos têm maior risco de invasão orbital, uma complicação grave e potencialmente fatal, com frequência resultante de uma excisão incompleta com recorrências subsequentes ou de tumores invasivos altamente agressivos.

Os CBC representam 90% dos tumores perioculares, predominantemente na região medial ou lateral do canto e raramente apresentando invasão orbital por extensão direta. Os CBC do canto médio, que invadem a órbita por contiguidade, muitas vezes apresentam alterações externas mínimas, conhecidos como tipo *iceberg*. Pacientes com carcinoma basocelular raramente apresentam alto grau de mortalidade, mas a morbidade aumenta com os casos avançados, sobretudo aqueles com invasão orbital.

Os CEC e os basoescamosos podem invadir a órbita por extensão direta, por disseminação metastática ou perineural e, se não tratados, causar morte, pela invasão da cavidade craniana. As metástases do CEC ocorrem em 2 a 6% dos casos, geralmente para o linfonodo regional. O carcinoma sebáceo, o melanoma maligno e o tumor de células de Merkel podem metastatizar para os gânglios linfáticos regionais e órgãos distantes. Portanto, tumores malignos das pálpebras devem ser considerados de risco à vida e tratados adequadamente.

Em geral, esses tumores são diagnosticados por biopsia incisional. Antes da remoção do tumor, é importante conhecer as regiões anatômicas acometidas (Figura 11.1): regiões palpebrais superior e inferior, cantos interno e externo, bordo ciliar, canal lacrimal, tendão cantal e/ou estruturas adjacentes. Após a remoção do tumor na região periocular, a reconstrução do defeito exige o conhecimento

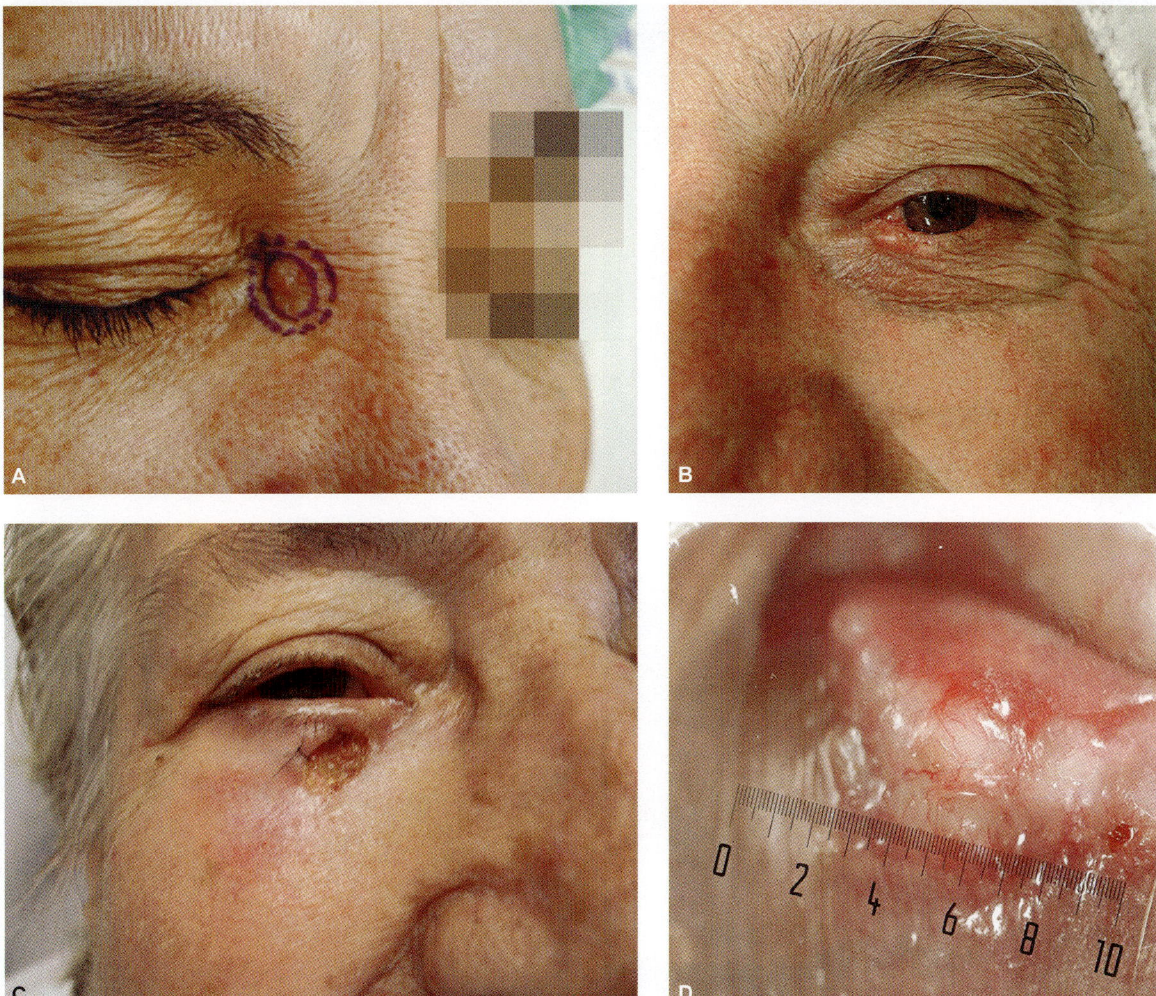

Figura 11.1 A. Acometimento apenas da pele. **B.** Acometimento da pele e do bordo ciliar. **C** e **D.** Acometimento de pele, bordo ciliar, canal lacrimal, tendão cantal e estruturas adjacentes.

e a experiência do cirurgião, podendo ser feita por síntese primária, retalhos de tecidos moles (rotação ou transposição) e enxertos de pele, tornando-se quase sempre necessária a cirurgia micrográfica de Mohs (CMM; Figura 11.2).

Com frequência, preferem-se os retalhos aos enxertos porque a semelhança da cor e da textura da pele leva a melhor unificação com o tecido circundante. Como a pálpebra compreende uma estrutura estratificada, a reconstrução em camadas apropriadas é essencial e o reparo dos defeitos palpebrais torna-se especialmente desafiador, pois deve ter como objetivos a proteção completa do globo ocular, sem interrupção visual, e a restauração da área lesada com uma aparência mais próxima possível da normalidade sem perder sua funcionalidade.

A CMM é considerada padrão-ouro no tratamento de tumores perioculares por apresentar controle histológico preciso das margens cirúrgicas, garantindo maior índice de cura, com menores taxas de recidiva. Uma vantagem adicional dessa técnica é possibilitar maior economia do tecido sadio ao redor do tumor, favorecendo a preservação de estruturas nobres e o fechamento cirúrgico. Apesar de alguns tumores perioculares serem facilmente manejados, grande parte deles tem difícil abordagem em razão do tamanho, da localização e do comportamento biológico agressivo. Existem várias técnicas para reparar os defeitos palpebrais com o objetivo de restaurar a função periocular e minimizar qualquer complicação pós-cirúrgica, mas, em poucos casos, a remoção completa de um tumor maligno da região periorbital impede a reconstrução das pálpebras, casos nos quais realiza-se exenteração, retirando o globo ocular.

Excisão cirúrgica

A remoção das neoplasias perioculares requer margens cirúrgicas claras, que podem ser obtidas por CMM, congelação ou secções permanentes. A congelação não é útil para certos tipos de tumores, como melanoma e carcinoma de células sebáceas, porque podem ser difíceis de interpretar e precisariam de fixação de parafina para garantir a excisão completa do tumor. A aderência do tumor à órbita óssea exige técnicas adicionais, descritas a seguir.

Envolvimento da órbita

Se o tumor estiver aderido ao periósteo, a remoção do segmento periosteal envolvido e a curetagem do osso subjacente são geralmente suficientes. O paciente deve ter acompanhamento periódico do tumor com imagens. Se houver destruição óssea significativa, a osteotomia deve ser realizada com a remoção do segmento envolvido. Qualquer borda afiada que

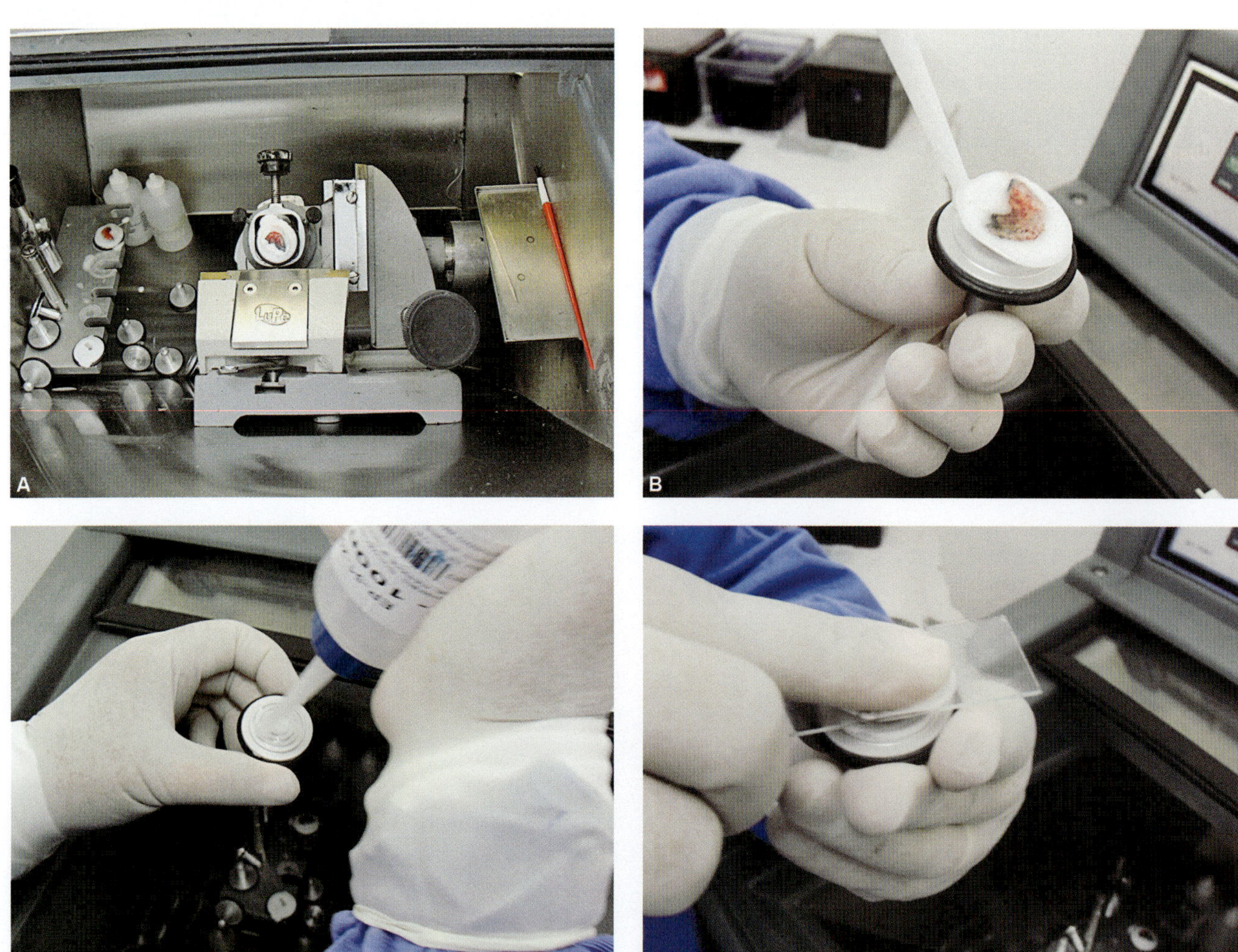

Figura 11.2 A a **D.** Sequencial de emblocamento da peça cirúrgica durante a cirurgia micrográfica.

resulte da remoção deve ser arredondada para evitar a penetração do tecido mole sobrejacente.

Reconstrução da pálpebra

Após a excisão do tumor, a reconstrução da pálpebra é planejada com base no tamanho, na profundidade do defeito, no acometimento do canto lateral ou medial do olho e no fato de o sistema lacrimal estar ou não envolvido. A reconstrução da pálpebra superior é mais complexa que a da pálpebra inferior em decorrência da falta de tecido disponível adjacente e, também, porque a função e o contorno palpebral devem ser preservados. Cada cirurgião elaborará um plano de reconstrução com base em sua familiaridade, experiência e a preferência com diferentes técnicas de restauração da pálpebra. O objetivo final de toda reconstrução palpebral é criar uma margem palpebral estável, a fim de garantir que a pálpebra tenha volume, dimensões e tensão adequadas quando aberta e fechada, obtendo simetria palpebral sem superfícies internas irregulares ou ásperas e otimizando a estética.

Primeiro, o cirurgião deve avaliar o tipo de defeito – os de espessura parcial envolvem a pele e o músculo orbicular, enquanto os de espessura total se estendem da pele até a conjuntiva. Ao usar enxertos livres, uma fonte vascular deve ser fornecida pela lamela anterior ou posterior. Os enxertos livres que substituem a lamela anterior não devem ser colocados sobre um enxerto livre, reconstruindo a lamela posterior, e vice-versa, em razão da falta de suprimento vascular. Um retalho de avanço orbicular pode ser interposto entre dois enxertos livres com sucesso.

Como mostra a Tabela 11.1, os defeitos envolvendo a lamela posterior podem ser restaurados usando enxertos de palato duro, mucosa condronasal e tarso superior (base pedunculada ou livre) ou cartilagem auricular. A lamela anterior é mais bem reconstruída com pele de tecido vizinho. Enxertos de pele de espessura total da pálpebra superior podem ser retirados da parte superior do braço, da região retroauricular ou supraclavicular se houver tecido adjacente insuficiente. Se o defeito tiver sido substituído por enxertos de pele, o novo tecido deve ser adequadamente ancorado no lugar para evitar qualquer mau posicionamento pós-operatório da pálpebra.

Na reconstrução palpebral, é importante seguir uma abordagem sistemática. Se, em indivíduos mais jovens, a ferida envolver menos de 20% da margem superior ou inferior da pálpebra e até 30% em pacientes mais velhos, ela pode ser fechada por síntese primária. Acometimentos maiores podem se beneficiar de cantotomia lateral e cantólise. É possível usar um retalho de avanço semicircular de Tenzel para reconstruir defeitos, que acometem 25 a 50% da pálpebra superior ou inferior (Figura 11.3). Para defeitos que envolvem mais de 50% da margem da pálpebra inferior, pode-se usar um retalho de

Tabela 11.1 Técnicas para reconstrução de defeitos.

Defeitos	Técnicas
Pequenos defeitos	Fechamento direto Fechamento direto com cantólise lateral Fechamento direto com uma aba semicircular (Tenzel)
Defeito de tamanho moderado	Aba do interruptor da tampa de Mustardé Reconstrução Cutler-Beard
Defeito de tamanho grande	Método Cutler-Beard Aba do interruptor da tampa de Mustardé
Lamela anterior	Retalho de Fricke, retalho temporal lateral Retalho na testa da linha média
Lamela posterior	Enxerto de membrana mucosa livre Retalho tarsoconjuntival

Hughes (retalho tarsoconjuntival) com um enxerto de pele de espessura total ou um retalho rotacional de bochecha de Mustardé com um enxerto lamelar posterior. O retalho tarsoconjuntival é o de escolha e pode ser aberto em 2 a 3 semanas. Defeitos maiores que 50% da pálpebra superior podem usar o pedículo de Cutler-Beard ou o retalho de Leone.

Reconstrução do canto

Os cantos medial e lateral são locais em que várias unidades estéticas se sobrepõem, o que dificulta a tentativa de preservar características únicas da região. A tensão horizontal adequada da pálpebra é importante porque diminui as chances de mau posicionamento palpebral e exposição da córnea. A ancoragem adequada da pálpebra ao longo do canto medial e lateral é essencial para o bom funcionamento

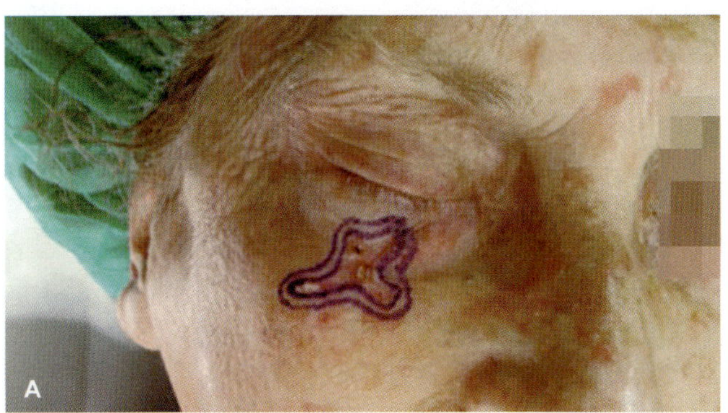

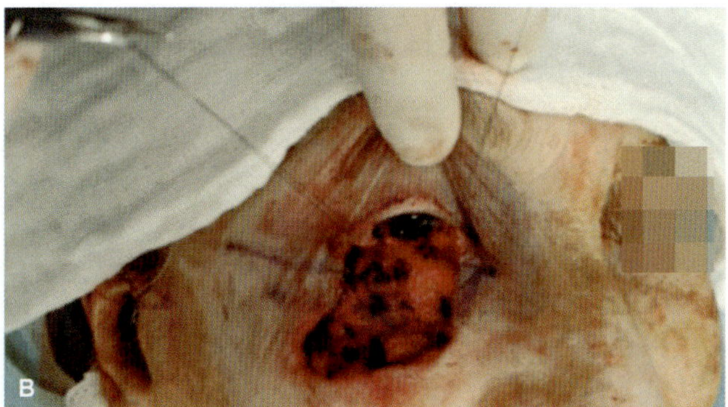

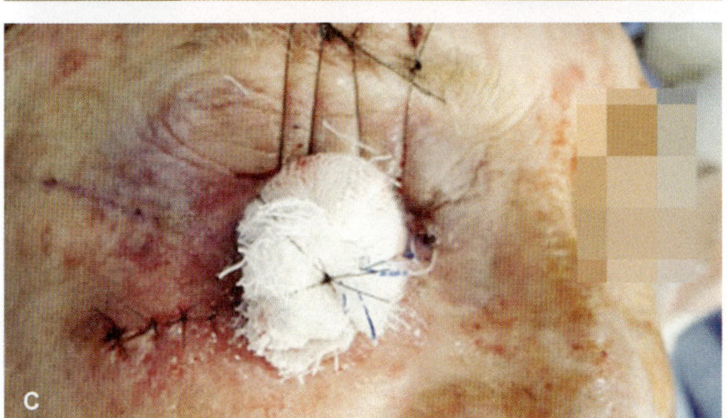

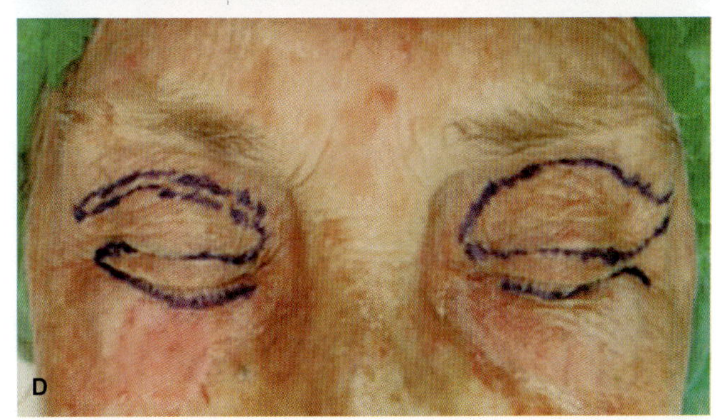

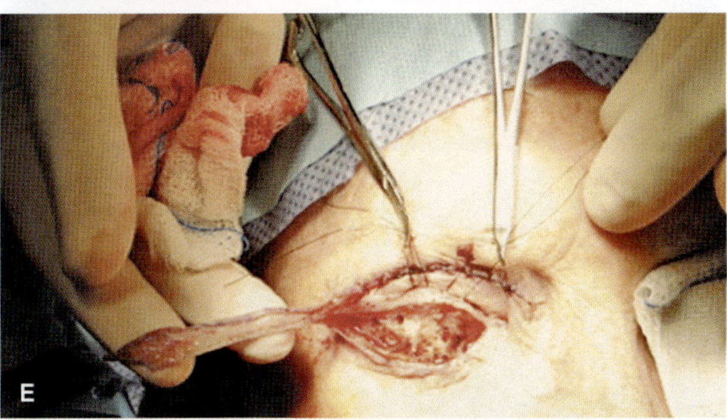

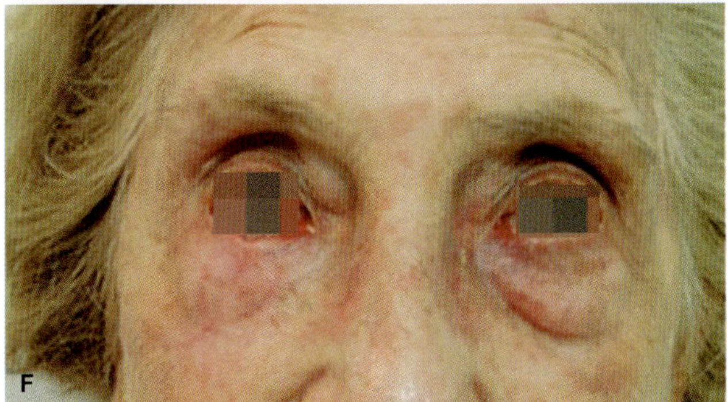

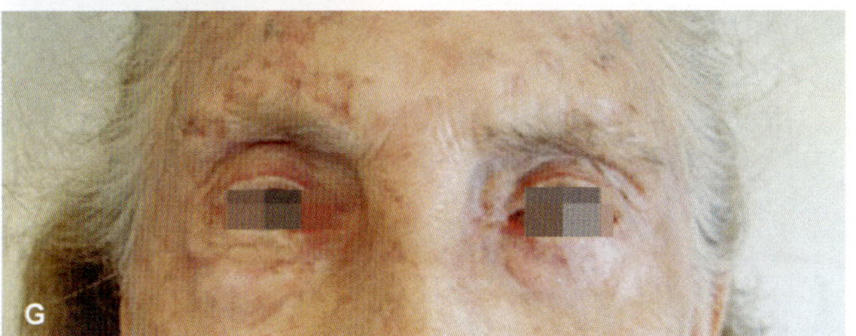

Figura 11.3 A. Tumor cutâneo palpebral previamente à remoção. **B.** Reconstrução palpebral, após remoção do tumor. **C.** Curativo. **D.** Marcação da blefaroplastia. **E.** Retalho para reconstrução do defeito. **F** e **G.** Resultado final.

e a estética. Retalhos com periósteo podem ser usados para reconstruir os ligamentos cantais que suportam estruturalmente a lamela posterior. Enxertos de pele livres podem ser colocados sobre os retalhos periosteais, se estes forem utilizados. (Figuras 11.4 e 11.5) É preciso levar em consideração os vetores negativos, o que exige que o retalho periosteal se localize suficientemente superior ao olho para evitar exposição indesejada. Se parte do periósteo for removida durante a excisão do tumor, pode-se remodelar o canto com uma pequena placa de titânio fixada com suturas. Pequenos defeitos (menos de 1 cm) podem ser solucionados por segunda intenção.

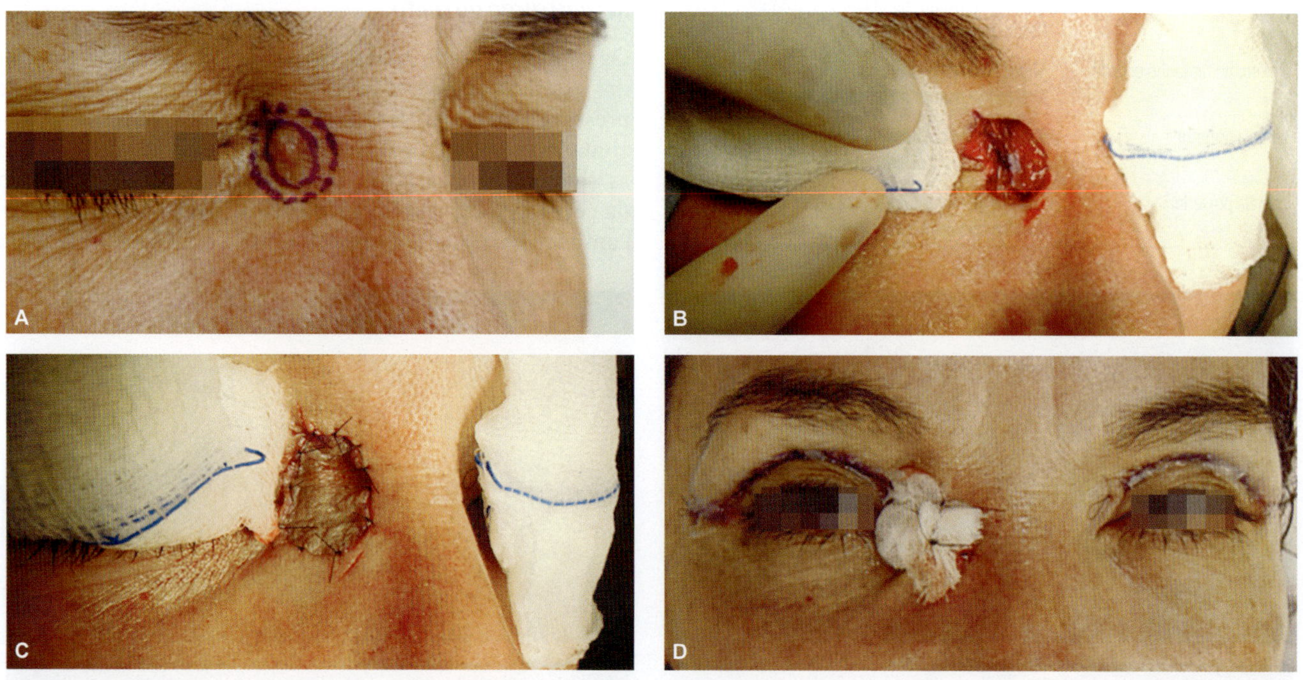

Figura 11.4 A. Carcinoma basocelular anteriormente à remoção. **B.** Defeito criado após remoção tumoral. **C.** Enxerto retirado da pálpebra superior. **D.** Resultado da blefaroplastia superior para reconstruir defeito na pálpebra inferior.

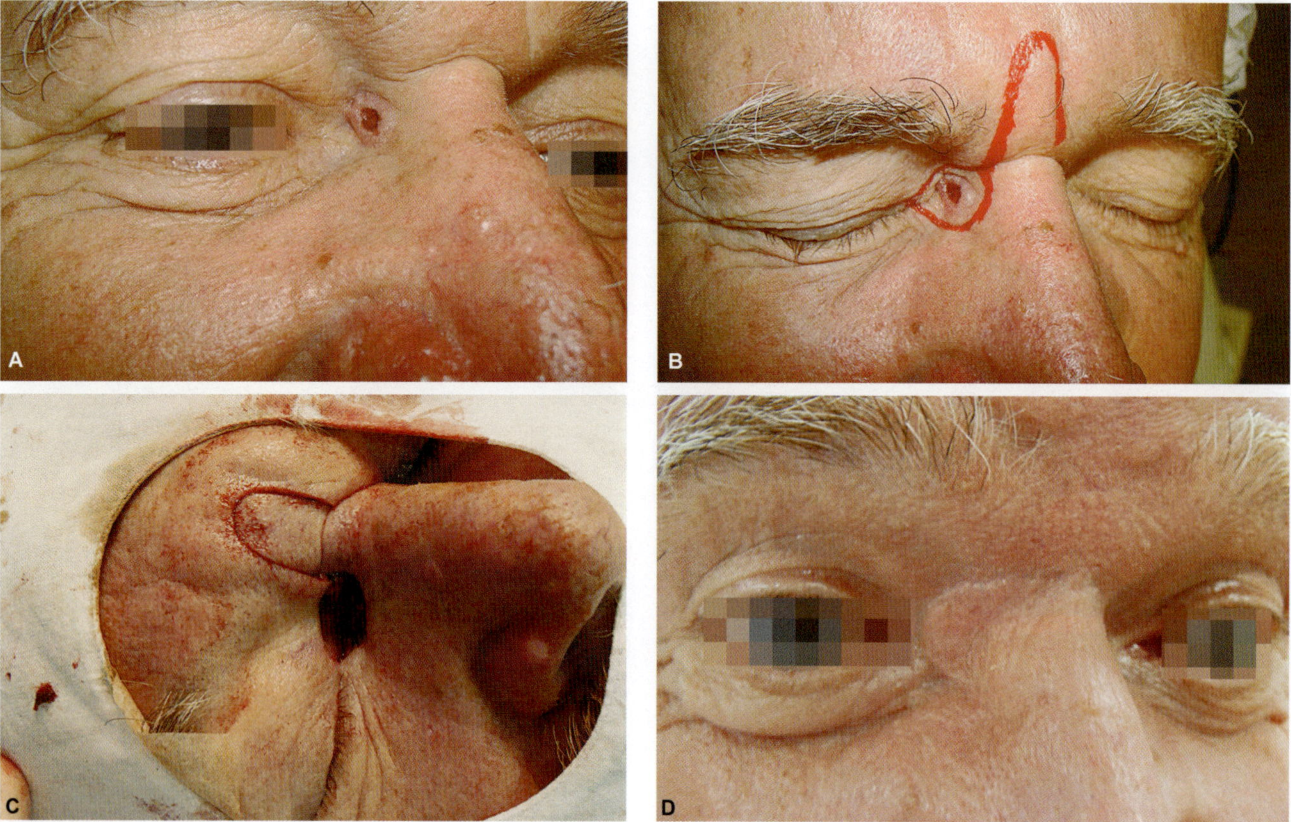

Figura 11.5 A. Carcinoma basocelular ulcerado previamente à remoção. **B.** Planejamento do retalho. **C.** Posicionamento do retalho para correção do defeito. **D.** Resultado após 30 dias.

Reconstrução da lamela posterior

É mais bem realizada com enxertos do tarso, preferencialmente os livres do tarso da pálpebra oposta ou de pedículo do tarso adjacente ao defeito. Os tarsos superior e inferior têm dimensões diferentes: 10 a 12 mm e 4 a 5 mm, respectivamente. Outras alternativas incluem a mucosa do palato duro, a orelha ou a cartilagem nasal. Quando uma quantidade considerável de tecido mole é extirpada durante a remoção do tumor, pode-se usar os enxertos de gordura da derme para restaurar o volume deficiente a fim de garantir o posicionamento adequado da pálpebra (Figura 11.6).

Reconstrução da lamela anterior

Os retalhos teciduais vizinhos são preferidos porque a cor e a textura do tecido são mais semelhantes aos do original, removido em decorrência da exposição a condições ambientais semelhantes. Opções alternativas incluem enxertos livres de pele da pálpebra superior, retroauricular, supraclavicular e braço interno. Quando não há enxertos cutâneos de espessura total suficientes, os de pele com espessura parcial são aceitáveis. No entanto, aqueles com espessura dividida se contraem mais no pós-operatório. Em comparação à lamela posterior, o tipo de reconstrução da lamela anterior influencia mais o resultado estético final (Figura 11.7). Para evitar a retração palpebral e o ectrópio, deve-se monitorar a tensão vertical da pele na pálpebra inferior.

Desenho do retalho

O rosto e as pálpebras têm extenso suprimento vascular. Por isso, não é necessário desenhar retalhos rotacionais com base em um suprimento arterial particular. O plexo vascular subdérmico pode fornecer fluxo sanguíneo adequado para suportar retalhos aleatórios.

É importante minimizar a tensão horizontal, motivo pelo qual se deve fazer as incisões com as linhas de tensão da pele relaxada. Isso promove a cicatrização adequada da ferida e diminui as chances de necrose tecidual e mau posicionamento

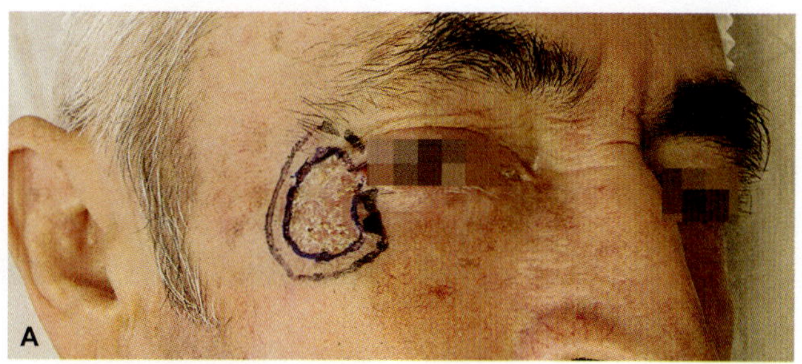

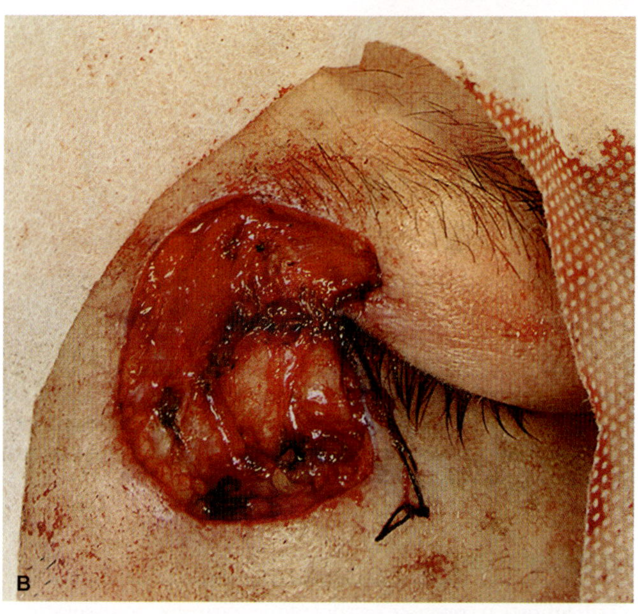

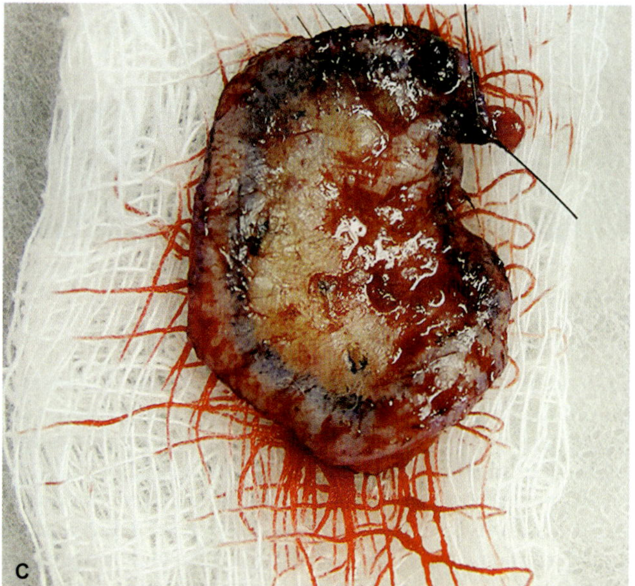

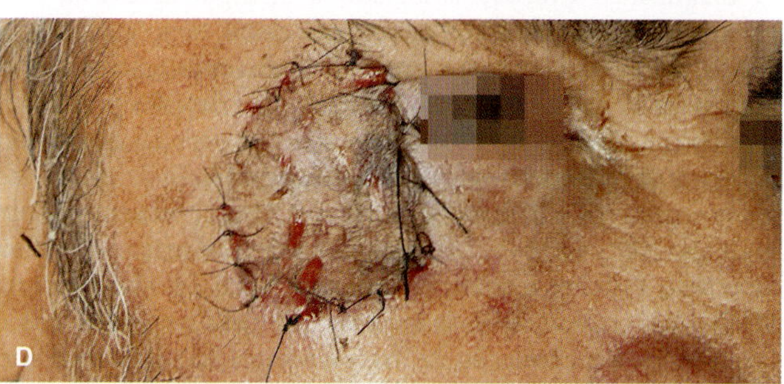

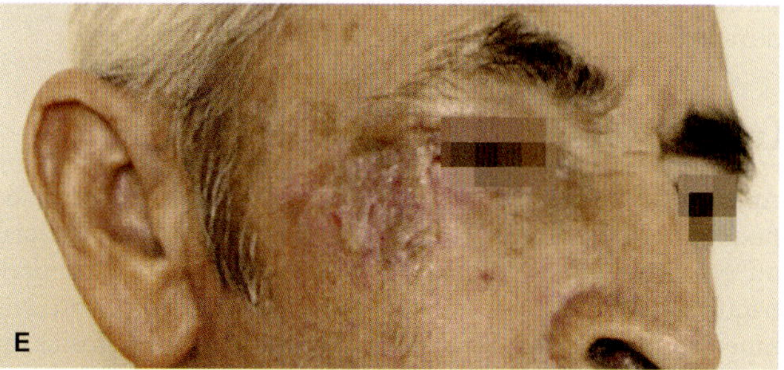

Figura 11.6 A. Marcação de tumor a ser excisionado **B.** Defeito criado. **C** e **D.** Enxerto para reconstrução. **E.** Resultado final.

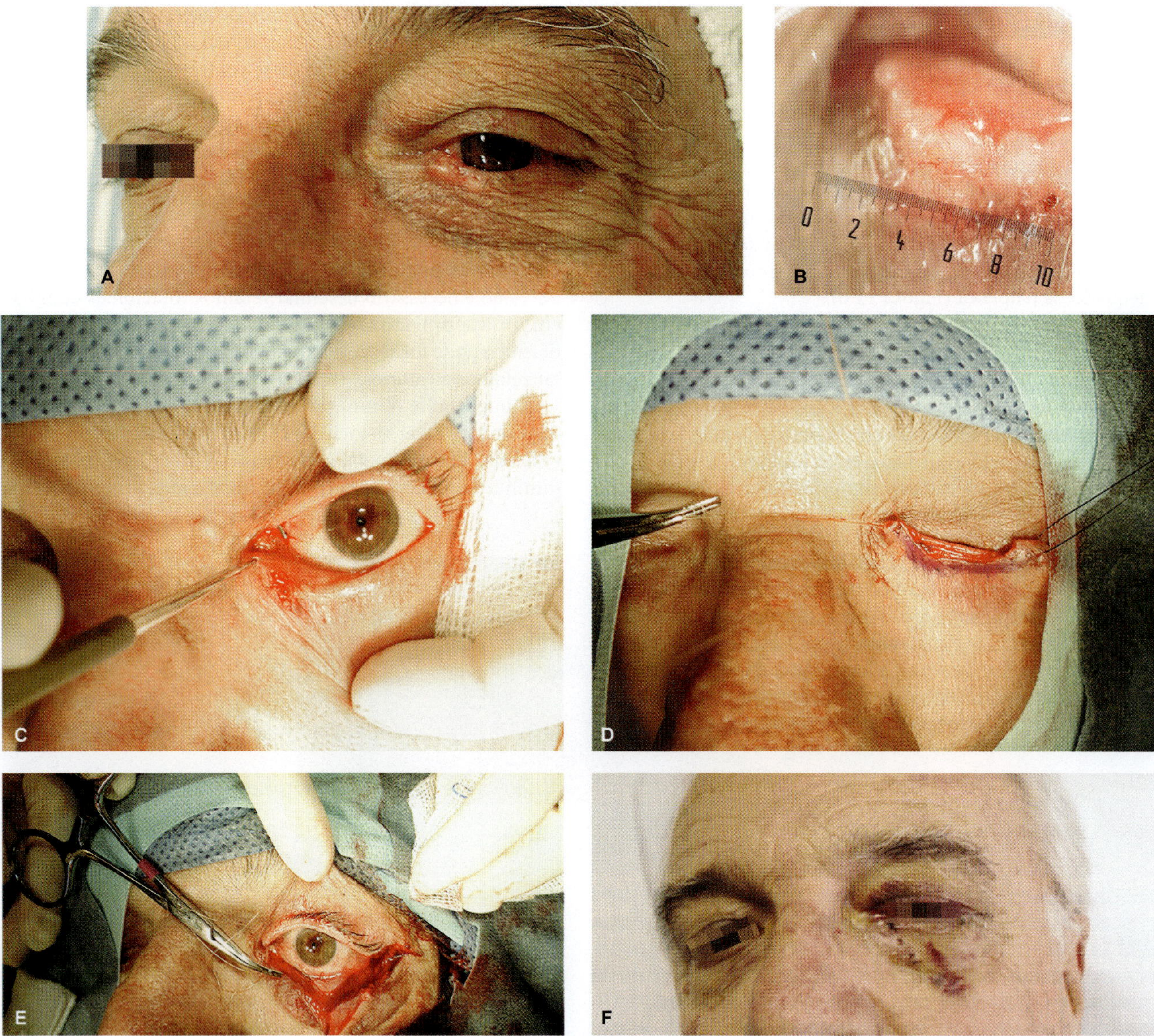

Figura 11.7 A. Tumor a ser removido. **B.** Dermatoscopia. **C.** Remoção cirúrgica. **D.** Retalho para reconstrução. **E.** Posicionamento do retalho. **F.** Resultado final.

palpebral. Na maior parte das vezes, o problema da tensão é diminuído em razão do fato de que muitos pacientes com câncer de pele são idosos e têm mais elasticidade da pele. Obtém-se melhor eversão da ferida com suturas de colchoeiro, o que resulta em fechamentos esteticamente agradáveis em comparação a suturas simples contínuas. Podem ser feitas suturas mais profundas, na camada do sistema musculoaponeurótico superficial (SMAS), para minimizar a tensão da ferida. As suturas no SMAS também podem ser mais profundas, "penduradas" com ancoragem no periósteo.

Complicações

Apesar do esforço do cirurgião, complicações ocasionais podem ocorrer, como retração palpebral, ectrópio cicatricial ou entrópio, ptose, lagoftalmo, olho seco, recidiva tumoral, triquíase, infecção secundária, falha de enxerto, cicatrizes, hiper ou hipopigmentação. Aproximadamente 10% dos casos podem requerer cirurgia adicional para a correção do mau posicionamento da pálpebra. Essa taxa pode ser maior em pacientes com história de radiação, tabagismo e cirurgia prévia. Aqueles com tumores grandes ou invasão perineural precisam de acompanhamento periódico.

Considerações

O diagnóstico precoce associado à cirurgia agressiva, com remoção total do tumor e, em alguns casos, terapia adjuvante, é necessário para tratar e prevenir a disseminação posterior com invasão da órbita. A reconstrução dos defeitos periorbitários após a cirurgia de Mohs exige atenção especial quanto aos aspectos da aparência estética e da função palpebral. Muitas técnicas e princípios diferentes foram descritos, portanto o cirurgião tem alguma liberdade para escolher e alcançar o melhor resultado. Embora seja importante seguir um algoritmo reconstrutivo sistemático, deve-se lembrar que cada paciente é único, o que exige a formulação de um planejamento individual adequado, seguindo os princípios fundamentais.

ABORDAGEM ESPECÍFICA

Carcinoma basocelular

Existem quatro tipos principais de CBC, cada um com um padrão clinicopatológico diferente e com comportamento biológico distinto: nodular/ulcerativo, esclerodermiforme, superficial multifocal e basoescamoso.

O subtipo nodular/ulcerativo localizado representa a forma mais comum de carcinoma basocelular, responsável por 75% de todos os tumores. A invasão orbital pode se dar com o tipo nodular/ulcerativo de CBC, embora seja mais comum no tipo difuso/esclerodermiforme.

O subtipo esclerodermiforme é responsável por 15% de todos os CBC e pela maioria dos tumores que invadem a órbita. Pode ser difícil de diagnosticar, uma vez que as margens são clinicamente indistintas. A lesão pode se apresentar como uma placa deprimida de tecido intacto, com perda da margem posterior da pálpebra e perda de cílios. Os CBC esclerodermiformes se caracterizam por invasão profunda na derme e em tecidos mais profundos.

O subtipo basoescamoso do CBC mostra uma diferenciação esparsa. Pode ser clinicamente indistinguível do tipo nodular. No entanto, biologicamente, comporta-se de maneira mais agressiva com invasão perineural e potencial metastático a distância.

São características clínicas sugestivas da invasão orbital:

- Envolvimento dos ângulos cantais
- Acometimento da conjuntiva ou do periósteo
- Palpação de lesão tumoral profunda
- Envolvimento dos nervos faciais ou trigêmeos
- Diplopia
- Proptose
- Oftalmoplegia
- Limitação de movimento.

Suspeita de invasão orbital

O clínico deve suspeitar de invasão orbital em lesões recorrentes do tipo esclerodermiforme, sobretudo nas regiões medial e lateral do canto, e de disseminação perineural se o paciente se queixar de dor intermitente ou constante ou sensação alterada, como formigamento ("sensação de insetos", entorpecimento e entumecimento intermitente). À medida que o tumor continua crescendo, a dor pode se tornar mais grave e ser descrita como ardência.

O CBC tipo *iceberg* descrito pelo Dr. Peter Rogers com frequência apresenta sinais externos mínimos de tumor e a maior parte da lesão está profundamente aderida na órbita. Esse subtipo clínico de CBC é encontrado em tumores das regiões medial e cantal lateral. O cirurgião deve palpar para observar se existe extensão profunda e notar qualquer distorção dos ângulos do canto. A imagem é essencial para estabelecer a extensão do tumor. A atividade biológica do tumor pode mudar para um padrão mais agressivo após a radioterapia.

Sinais de invasão do canto lateral incluem perdas do ângulo cantal, de cílios e da margem posterior, irregularidade da pálpebra, invasão de estruturas locais, como músculo e glândula lacrimal, aderência ao periósteo e invasão óssea.

Investigação

A imagem continua a ser a base das investigações no manejo da invasão orbital da malignidade cutânea. A tomografia computadorizada (TC) pode mostrar uma massa orbital originada da região palpebral, com extensão para a órbita. Pode haver comprometimento ósseo mesmo que a TC resulte normal. Sempre guiado pela observação clínica, o cirurgião não deve ser impedido de remover o osso clinicamente anormal e submetê-lo a estudo histopatológico.

A ressonância nuclear magnética (RNM) pode ser útil para determinar a extensão da invasão orbital e neural antes da cirurgia. Trata-se do modo preferido de imagem quando a disseminação perineural é suspeita, o que proporciona melhor definição de tecido mole. A TC é usada para complementar os dados da RNM, definindo a destruição e o alargamento do forame na base do crânio. Os achados radiológicos sugestivos de disseminação perineural incluem aumento dos nervos, aumento/destruição do forame e obliteração dos planos adiposos e convexidade da parede do seio cavernoso lateral.

Tratamento

O manejo cirúrgico do CBC com evidência de invasão orbital pode ser efetuado por duas técnicas cirúrgicas: excisão em bloco ou pela CMM. Realiza-se a exérese cirúrgica em bloco com margens livres sob controle de congelação, sendo confirmada por secção de parafina por um patologista ocular experiente (Figura 11.8).

A CMM é empregada quando o tumor é retirado próximo à margem clínica e processado com cortes congelados. Essa técnica possibilita a identificação e remoção de qualquer tumor residual. O processo é demorado e envolve uma série de exames e cortes em secções congeladas até o alcance de margens livres. Trata-se de um método que ajuda a minimizar a remoção de tecido normal. Em muitos casos de invasão orbital, a cura somente é possível com exenteração.

Complicações

As complicações da remoção óssea incluem vazamento de líquido cefalorraquidiano (LCR), fístulas sinusais, meningite, abscesso cerebral e osteomielite. Outras modalidades de tratamento podem ser oferecidas a pacientes que recusam exenteração. A radioterapia compreende uma medida paliativa útil, embora não deva ser recomendada como um tratamento efetivo em virtude da taxa de recorrência significativa.

A disseminação perineural, embora mais comumente relatada com carcinoma de células escamosas, também pode ocorrer no CBC. Recomenda-se a técnica de Mohs para identificar o envolvimento perineural em virtude das secções congeladas cortadas horizontalmente, que podem ser perdidas nas seções cortadas verticalmente.

Prognóstico e acompanhamento

O cirurgião deve estar alerta para a possibilidade de propagação perineural. O paciente pode se queixar de sintomas antes do início de qualquer lesão recorrente visível. O acompanhamento ao longo da vida precisa ser mantido para detectar as recidivas. O prognóstico depende de cada caso, da histopatologia, da remoção do tumor e da extensão da doença. As chances de um resultado bem-sucedido dependem fortemente do diagnóstico precoce.

Carcinoma de células escamosas

Segunda forma mais comum de câncer de pele, representa aproximadamente 9% de todos os tumores da pálpebra, mas menos de 2% de todas as malignidades palpebrais. Trata-se

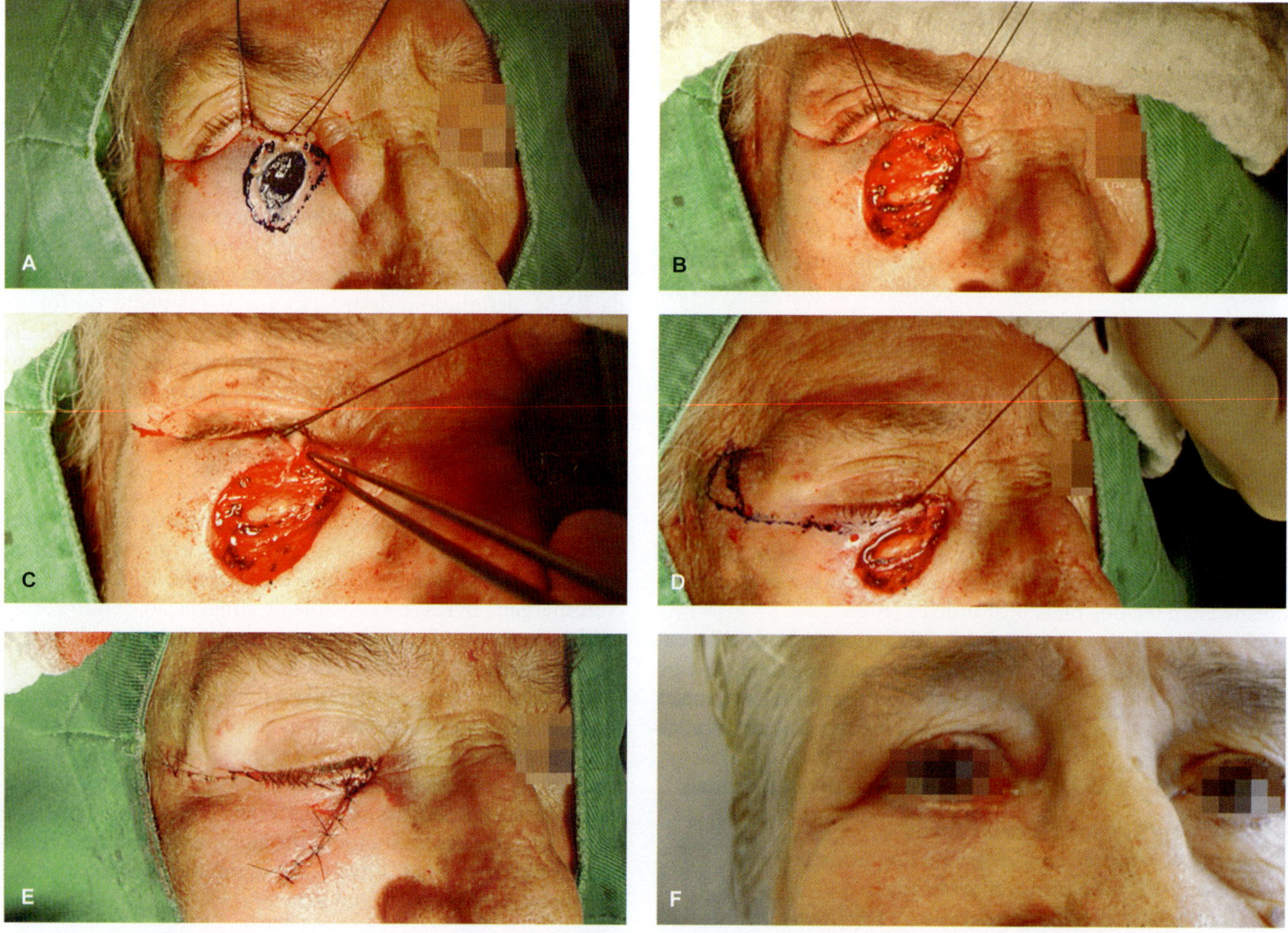

Figura 11.8 A a **D.** Marcação do tumor, remoção e retalho de avanço. **E** e **F.** Sutura e resultado final.

de uma neoplasia potencialmente fatal, que pode metastatizar para os gânglios linfáticos regionais e, também, apresentar disseminação local agressiva.

Geralmente, o CEC se apresenta como uma lesão ulcerada em uma base endurecida e elevada eritematosa incrustada. O tumor se espalha localmente na derme e, em seguida, invade o tecido conjuntivo mais profundo, a região periorbital e as vias lacrimais. O tumor pode se espalhar pelas glândulas linfáticas para os linfonodos submandibulares e submaxilares da pálpebra inferior e medial e para os linfonodos pré-auriculares, se o tumor estiver no canto lateral ou na pálpebra superior. O CEC tende a ter um curso mais rápido que o CBC, podendo acometer toda a região orbital, a maior parte da face e, eventualmente, atingir a cavidade craniana. Pode causar acometimento perineural e ganhar acesso à órbita por essa modalidade.

Investigação

As mesmas investigações para o CBC são necessárias. Como o CEC tende a metastatizar, deve-se realizar um exame cuidadoso dos linfonodos. A disseminação perineural pode ser vista radiologicamente como um aumento no tamanho do nervo ou como um alargamento do forame neural.

Invasão orbital

O CEC pode invadir a derme em diferentes níveis e percorrer vários planos teciduais, como o periósteo, os planos de fusão embrionária, as bainhas nervosas, os vasos linfáticos e os vasos sanguíneos, até atingir a órbita.

Esse câncer é responsável por aproximadamente 10% dos carcinomas que envolvem a órbita, principalmente como resultado da disseminação direta dos tecidos adjacentes. Como a invasão orbital pelo CBC, a pelo CEC tende a resultar de um diagnóstico tardio, um tratamento prévio inadequado com excisão cirúrgica incompleta, uma irradiação prévia ou recorrências frequentes. A invasão orbital também pode estar associada ao envolvimento dos nervos orbitais, dos ramos dos nervos trigêmeo e facial e dos nervos cranianos. Os pacientes podem apresentar dor, parestesias, sensação diminuída ou alterada, como parestesia, ptose completa e oftalmoplegia antes de qualquer proptose, fraqueza facial, diplopia ou paralisia progressiva dos nervos cranianos. A dor, a ptose completa e a oftalmoplegia indicam que o processo da doença alcançou um estado avançado na órbita e no seio cavernoso.

Tratamento

A excisão cirúrgica completa mediante o controle por congelação continua sendo o tratamento recomendado para o CEC das pálpebras que invadem a órbita (Figura 11.9). A cirurgia de Mohs tem sido defendida por alguns autores como tratamento adequado se a doença estiver nos estágios iniciais, mas essa técnica pode não detectar *skip lesions* à distância do CEC inicial. Alguns cirurgiões que usam a técnica de Mohs utilizam radioterapia adjuvante, mesmo se as margens estiverem livres. Quando a disseminação perineural se estendeu até a base do crânio, o ápice orbitário ou o seio cavernoso, o prognóstico é extremamente reservado.

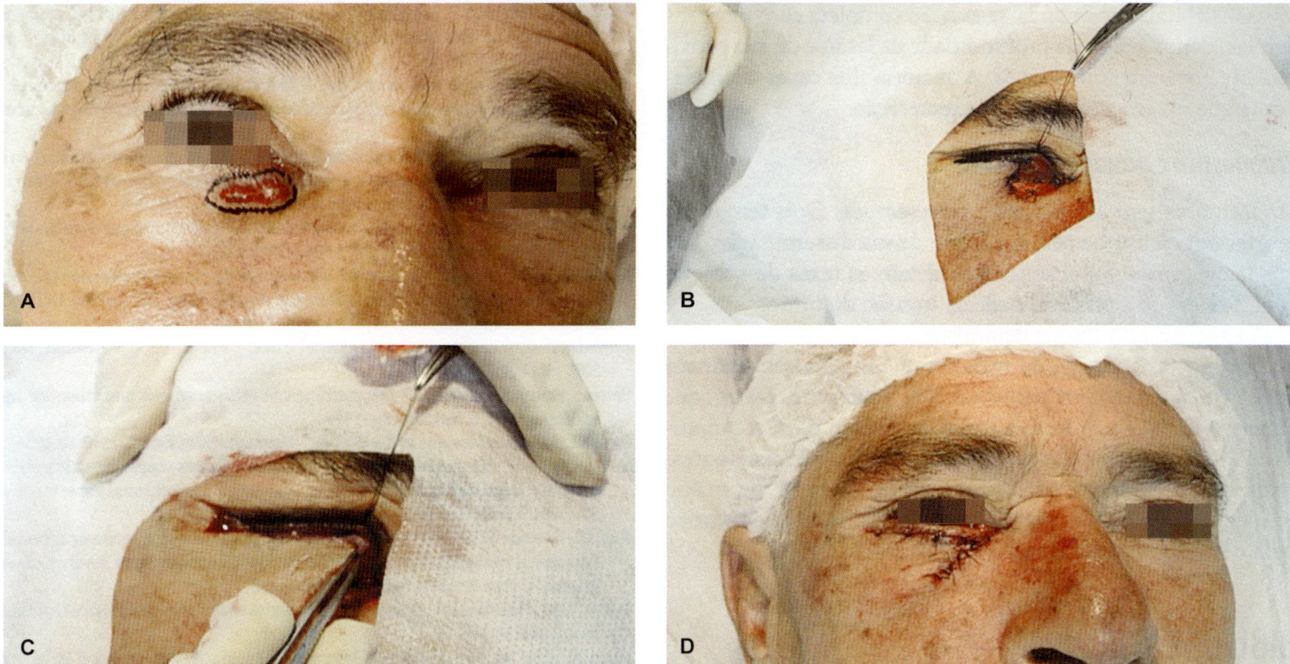

Figura 11.9 Marcação (**A**), remoção (**B**), reconstrução (**C**) e resultado final (**D**).

Prognóstico e acompanhamento

A taxa de mortalidade do CEC da pálpebra é de até 40%. Metástases de CEC ocorrem em 2 a 6% dos casos. A maioria dos CEC invadindo a órbita exige exenteração. A disseminação perineural está associada a mau prognóstico, dependendo de fatores como grau histológico de malignidade, diagnóstico tardio, radioterapia prévia, excisão incompleta prévia e recidivas. É necessário acompanhamento periódico de todos os pacientes.

Melanoma maligno

O melanoma da região periocular compreende um tumor relativamente raro, responsável por aproximadamente 1% das malignidades palpebrais e menos de 1% de todos os melanomas cutâneos. Pode surgir da pele da pálpebra ou da conjuntiva e se estender em qualquer direção. Aquele que envolve a conjuntiva tende a se comportar de maneira mais agressiva que o confinado à pele da pálpebra. O melanoma cutâneo do olho ocorre quase exclusivamente em caucasianos. Acredita-se que a exposição à radiação ultravioleta tenha um papel na sua etiologia.

Dos três tipos de melanoma, o nodular é o mais provável de estar associado à invasão orbital. Clark sugere uma classificação em três tipos, com base em fundamentos clínicos e histológicos:

1. Melanoma decorrente do *freckle* melanótico de Hutchinson ou do lentigo maligno: as áreas da pálpebra inferior e do canto estão comumente envolvidas no lentigo maligno. Quando há invasão dérmica, a superfície torna-se irregular, a lesão elevada e forma-se um nódulo marrom-escuro a preto. Acredita-se que a incidência de transformação maligna em lentigo maligno seja de 25 a 30%.
2. Melanoma decorrente de áreas de melanose pré-malignas ou melanoma superficial: pode ocorrer tanto na pele exposta ao sol quanto na não exposta e na conjuntiva.
3. Melanoma nodular: pode surgir novamente ou de um nevo juncional preexistente. São afetadas as peles exposta e não exposta, bem como as membranas mucosas (p. ex., a conjuntiva). A lesão aparece como um nódulo azul-preto palpável ou amelanótico, que aumenta rapidamente de tamanho. O melanoma nodular é altamente invasivo e tem maior probabilidade de estar associado à invasão orbital. Apresenta maior proporção de invasão para tecidos mais profundos e um prognóstico menos favorável que os outros tipos de melanoma.

Fatores de risco para invasão orbital

O melanoma é um tumor potencialmente letal com tendência a invadir tecidos locais, como a órbita, e a metastatizar amplamente. Seu crescimento ocorre em um padrão radial ou vertical. Um padrão de crescimento vertical é considerado o fator prognóstico negativo mais importante no comportamento dos melanomas.

Investigação

A imagem da órbita com TC ou RNM é essencial. Pacientes com invasão orbital por melanoma também devem ser rastreados sistemicamente em razão da alta incidência de metástases a distância. O mapeamento dos linfonodos sentinela com cintilografia e a subsequente linfadenectomia seletiva podem ser úteis para determinar a disseminação linfática e o tratamento posterior.

Tratamento

O tratamento primário deve ser cirúrgico com ampla excisão local do tumor. A natureza exata da cirurgia depende do caso individual: o tipo de melanoma, o nível de Clark, a espessura do tumor (Breslow), o estádio da doença e a extensão da invasão orbital. Recomenda-se excisão completa com margens amplas, dependendo da profundidade da lesão e de sua proximidade com estruturas vitais. A maioria dos casos de melanoma que invade a órbita exige exenteração.

Prognóstico e acompanhamento

O melanoma tem um prognóstico reservado. Dois terços das mortes por câncer de pele decorrem de sua disseminação. Um dos fatores mais importantes que afetam as taxas de sobrevivência refere-se à profundidade de invasão do tumor.

A espessura do tumor demonstrou ser o fator mais significativo no prognóstico do melanoma. Os tumores cutâneos envolvendo a margem palpebral têm pior prognóstico que aqueles que não envolvem a margem palpebral ou a conjuntiva; já os melanomas das membranas mucosas são mais agressivos que os cutâneos. Espessura nível de Clark IV ou maior, ou de Breslow maior que 1,5 mm, indica mau prognóstico para o melanoma palpebral.

BIBLIOGRAFIA

Ahmad J, Mathes DW, Itani KM. Reconstruction of the eyelids after Mohs surgery. Seminars in Plastic Surgery. 2008;22(4):306-18.

Chadha V, Wright M. Small margin excision of periocular basal cell carcinomas. Br J Ophthalmol. 2009;93(6):803-6.

Cook BE Jr, Bartley GB. Treatment options and future prospects for the management of eyelid malignancies: an evidence-based update. Ophthalmology. 2001;108(11):2088-98.

Hayano SM, Whipple KM, Korn BS, Kikkawa DO. Principles of periocular reconstruction following excision of cutaneous malignancy. J Skin Cancer. 2012;2012:438502.

Loeffler M, Hornblass A. Characteristics and behavior of eyelid carcinoma (basal cell, squamous cell, sebaceous gland, and malignant melanoma). Ophthalmic Surgery, Lasers and Imaging Retina. 1990;21(7):513-8.

Margo CE, Waltz K. Basal cell carcinoma of the eyelid and periocular skin. Survey of Ophthalmology. 1993;38(2):169-92.

Mathijssen IMJ, van der Meulen JC. Guidelines for reconstruction of the eyelids and canthal regions. J Plast Reconst Aesthet Surg. 2010;63(9):1420-33.

Nassab RS, Thomas SS, Murray D. Orbital exenteration for advanced periorbital skin cancers: 20 years experience. J Plast Reconst Aesthet Surg. 2007;60(10):1103-9.

Petres J, Rompel R, Robins P. Dermatologic Surgery textbook and atlas. Springer-Verlag Berlin Heidelberg. 1996;19(4):179-215.

Piest KL. Malignant lesions of the eyelids. J Dermatol Surg Oncol. 1992;18:1056-9.

Rao J, Deora H. Surgical excision with forehead flap as single modality treatment for Basal cell cancer of central face: single institutional experience of 50 cases. J Skin Cancer. 2014;2014:320792.

Rao JK, Shende KS. Overview of local flaps of the face for reconstruction of cutaneous malignancies: single institutional experience of seventy cases. Journal Cutan Aesthet Surg. 2016;9(4):220.

Reifler DM, Hornblass A. Squamous cell carcinoma of the eyelid. Surv Ophthalmol. 1986;30:349-65.

Saito A, Saito N, Furukawa H, Hayashi T, Oyama A, Funayama E et al. Reconstruction of periorbital defects following malignant tumour excision: a report of 50 cases. J Plast Reconstr Aesthet Surg. 2012;65(5):665-70.

Zollino I, Riberti C, Candiani M, Candotto V, Carinci F. Eyelid reconstruction following excision of cutaneous malignancy. Journal Craniof Surg. 2014;25(1):e13-7.

PARTE 2
REGIÃO PERIORAL

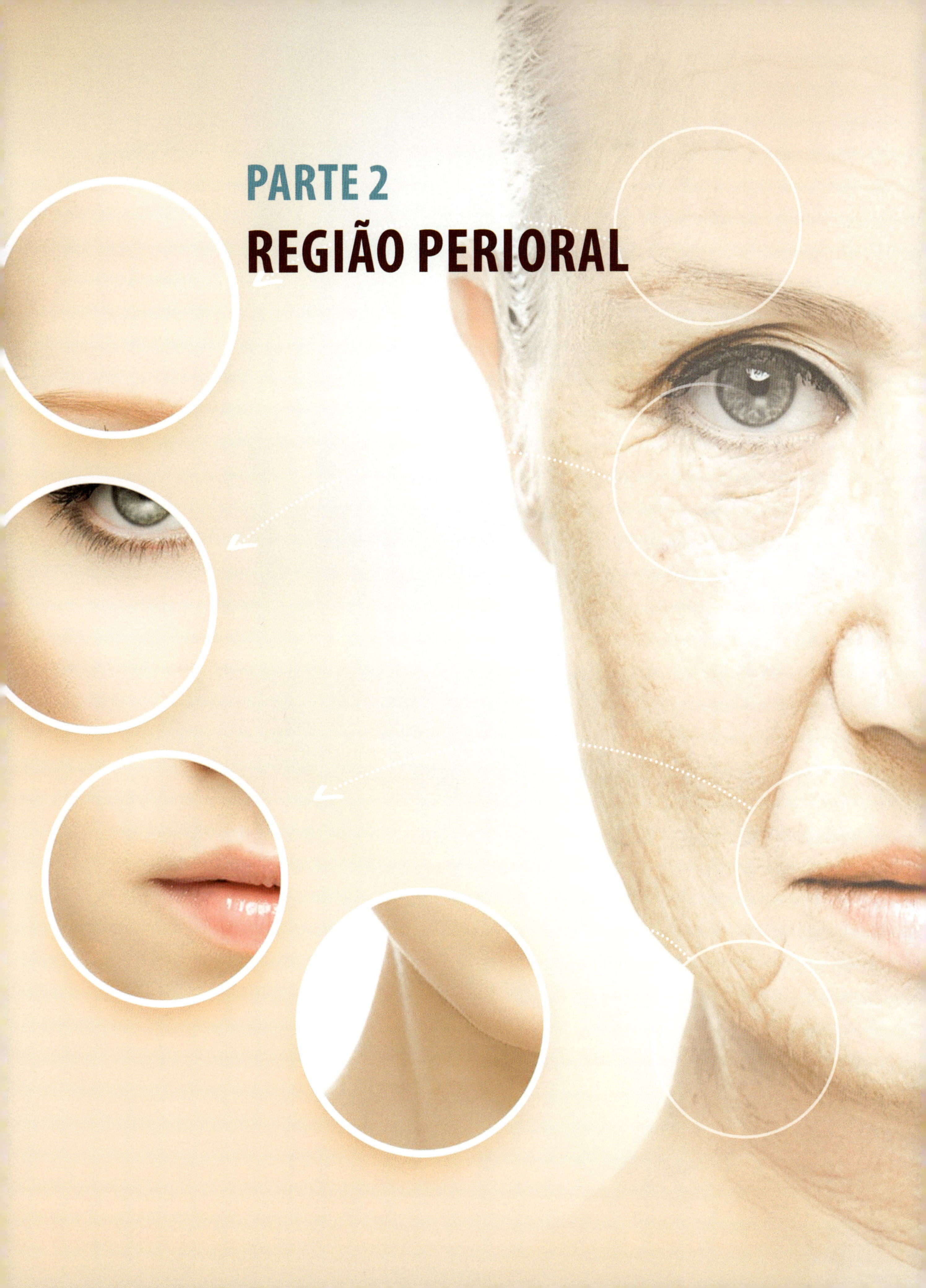

12

Detalhamento Anatômico

Thais Sakuma

INTRODUÇÃO

Os lábios são formados por uma porção interna e outra externa. A interna constitui-se por mucosa labial (epitélio pavimentoso estratificado não queratinizado e córion rico em vasos sanguíneos e glândulas salivares menores ou acessórias) e uma zona de transição, chamada *vermelhão do lábio* (epitélio pavimentoso estratificado queratinizado sem folículos pilosos, glândulas sudoríparas ou salivares, mas eventualmente com glândulas sebáceas). Já a porção externa é representada pela pele e por seus anexos. A porção interna é úmida e a externa, seca.

MÚSCULOS

No limite entre a porção interna (mucosa labial e a zona de transição), inserem-se as fibras musculares do músculo orbicular da boca, que, por sua vez, delimita dois compartimentos de gordura:

- Compartimento superficial (CS): abaixo da semimucosa (SM) e acima do músculo orbicular (MO)
- Compartimento profundo (CP): abaixo do MO e acima da mucosa labial.

VASCULARIZAÇÃO

Os lábios são irrigados por ramos da artéria facial, que, após juntarem-se à veia facial, tornam-se bastante superficiais e, contornando a borda inferior da mandíbula no nível da borda anterior do masseter, penetram na face. Próximo à comissura labial, origina-se a artéria labial inferior, que se dirige anteriormente sob o depressor do ângulo da boca e, atravessando o orbicular dos lábios, apresenta um trajeto tortuoso ao longo da borda do lábio inferior, entre este músculo e a membrana mucosa. Anastomosa-se com a artéria do lado oposto.

Já a artéria labial superior é maior e mais tortuosa que a inferior, segue trajeto idêntico ao longo da borda do lábio superior, situando-se entre a membrana mucosa e o músculo orbicular dos lábios. Também se anastomosa com a artéria do lado oposto (Figura 12.1). Emite um ramo septal que irriga o septo nasal e um ramo alar que

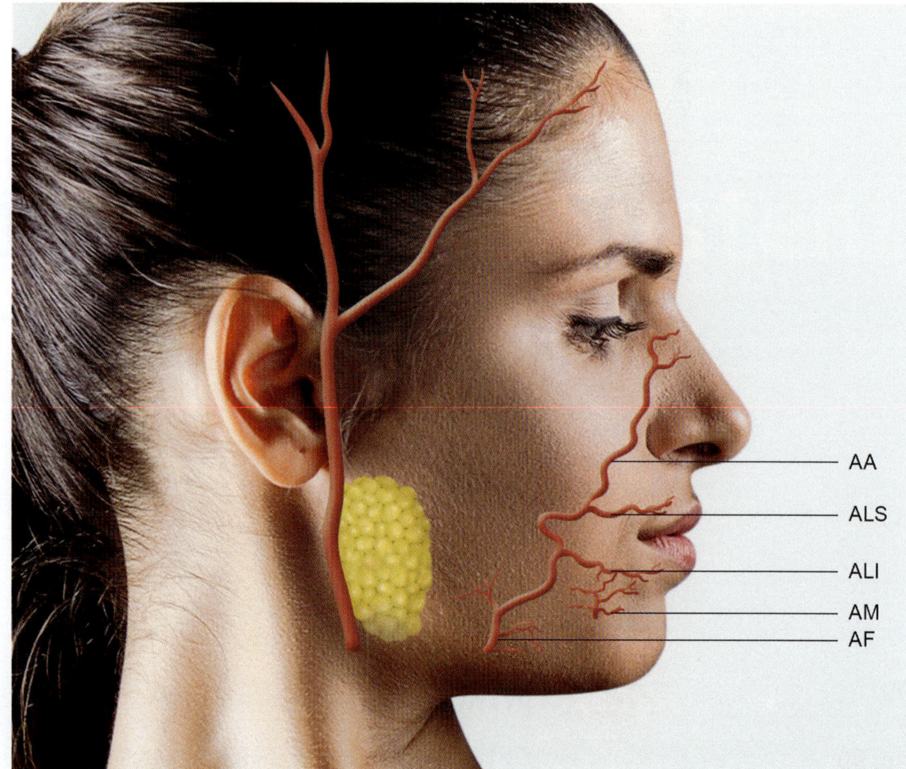

Figura 12.1 Vascularização da região perioral. AF: artéria facial; AM: artéria mentoniana; ALI: artéria labial inferior; ALS: artéria labial superior; AA: artéria angular.

irriga a asa do nariz. Após emitir esses dois ramos, a artéria facial continua o seu trajeto ascendente e emite o ramo nasal lateral. Este irriga a asa e o dorso do nariz, anastomosando-se com o lado contralateral, com os ramos septal e alar, com o ramo nasal dorsal da artéria oftálmica e com o ramo infraorbital da artéria maxilar.

COMPARTIMENTO DE GORDURA

Descrito por Heister em 1872, acredita-se que o compartimento de gordura bucal, também conhecido como "bola de Bichat", seja o tecido encontrado de origem glandular. Entretanto, foi o anatomista e fisiologista francês Marie François Xavier Bichat quem reconheceu a sua natureza como compartimento de gordura. Relaciona-se diretamente com os músculos da mastigação e, na infância, auxilia o movimento de sucção, conferindo a face querúbica.

Trata-se de um compartimento profundo que representa a porção central do triângulo submalar. De morfologia triangular, tem extensões entre os músculos masseter, temporal e pterigoide. Repousa sobre uma fissura acima do músculo bucinador e abaixo do sistema musculoaponeurótico superficial (SMAS). Artéria e veia faciais localizam-se anteriormente à bola de Bichat. Os vasos faciais transversos irrigam a sua porção superior, acima do ducto parotídeo. Ramos da artéria maxilar interna também contribuem para a vascularização. O ducto parotídeo e os ramos zigomático e bucal do nervo facial se relacionam intimamente com o compartimento bucal.

O nervo mentoniano emerge do forame mentoniano na base da raiz do segundo dente pré-molar (em muitos pacientes, um pré-molar pode estar faltando em decorrência de extrações ortodônticas). O forame mentoniano fica, em média, a 11 mm da linha gengival. Alternativamente, o nervo mentoniano pode ser bloqueado pela pele da face, mirando o mesmo ponto. As áreas anestesiadas serão o lábio inferior unilateral até a linha medial e lateralmente até a linha labiomentoniana.

BIBLIOGRAFIA

Braz A, Sakuma T. Atlas de anatomia e preenchimento global da face. Rio de Janeiro: Guanabara Koogan; 2017.

Braz AV, Louvain D, Mukamal LV. Combined treatment with botulinum toxin and hyaluronic acid to correct unsightly lateral-chin depression. An Bras Dermatol. 2013; 88(1):138-40.

Carruthers A, Carruthers J, Hardas B, Kaur M, Goertelmeyer R, Jones D et al. A validated grading scale for marionette lines. Dermatol Surg. 2008;34(Suppl. 2):S167-72.

Carruthers A, Carruthers J, Hardas B, Kaur M, Goertelmeyer R, Jones D et al. A validated lip fullness grading scale. Dermatol Surg. 2008; 34 Suppl 2:S161-6.

Fulton JE Jr, Rahimi AD, Helton P, Watson T, Dahlberg K. Lip rejuvenation. Dermatol Surg. 2000 May;26:470-4.

Klein AW. In search of the perfect lip: 2005. Dermatol Surg. 2005;31(11 Pt 2):1599-603.

Rohrich RJ, Pessa JE. The anatomy and clinical implications of perioral submuscular fat. Plast Reconstr Surg. 2009;124:266-71.

Sarnoff DS, Saini R, Gotkin RH. Comparison of filling agents for lip augmentation. Aesthet Surg J. 2008;28:556-63.

Tobias GW, Binder WJ. The submalar triangle. Its anatomy and clinical significance. Facial Plastic Surgery Clinics of North America. Facial Contouring and Alloplastic Implants. August 1994;2(3).

Weinkle S. Injection techniques for revolumization of the perioral region with hyaluronic acid. J Drugs Dermatol. 2010; 9(4):367-71.

13

Minilift

Emerson Lima

INTRODUÇÃO

A proporcionalidade entre as medidas cosméticas da face propicia uma harmonização considerada padrão de beleza. A Figura 13.1 apresenta uma demonstração didática desse racional, sempre tendo em conta variações étnicas, constitucionais e de gênero.

O terço inferior da face é bastante afetado pelo envelhecimento, com substancial alteração das suas proporções (Figura 13.2). Tratamentos ablativos, como *peelings* químicos e abrasão cirúrgica, promovem um estímulo na produção de colágeno, atenuando rugas e flacidez e melhorando a textura da pele. As microagulhas, por meio da radiofrequência pulsada com multiagulhas (RFPM®) e outras tecnologias, também cumprem essa função. Contudo, apesar de os preenchedores e bioestimuladores serem benéficos na eversão dos lábios e na correção da queda das comissuras labiais, em alguns casos a intervenção cirúrgica convencional torna-se necessária.

O *lifting* facial total (ritidectomia) proporciona um ganho cosmético globalizado da face e, consequentemente, uma melhoria setorial. De modo oportuno, intervenções setoriais podem ser requisitadas, considerando a necessidade de progressos regionais à custa de uma intervenção cirúrgica mais simplificada, resultando em um período de recuperação mais curto.

O *minilifting* tem abordagem localizada no tratamento da perda cosmética da proporcionalidade, consistindo na remoção da pele excedente, o que resulta na sustentação e no reposicionamento de estruturas. Nesse contexto, a demarcação bem delineada entre o vermelhão dos lábios e a pele da região perioral, o filtro e as columelas é sempre perseguida durante o *minilifting*.

CONDUTA

Na seleção do paciente, recomendam-se afastar tendência a cicatrizes elevadas ou acrômicas e evitar casos de pele espessa e oleosa pelo maior risco ao alargamento cirúrgico. Apesar de não estar contraindicada a cirurgia em fotótipos altos, aqueles entre I e III, segundo a classificação de Fitzpatrick, parecem apresentar uma tendência menor a cicatrizes inestéticas, apesar da dificuldade em classificá-los em um país miscigenado como o Brasil. Observam-se

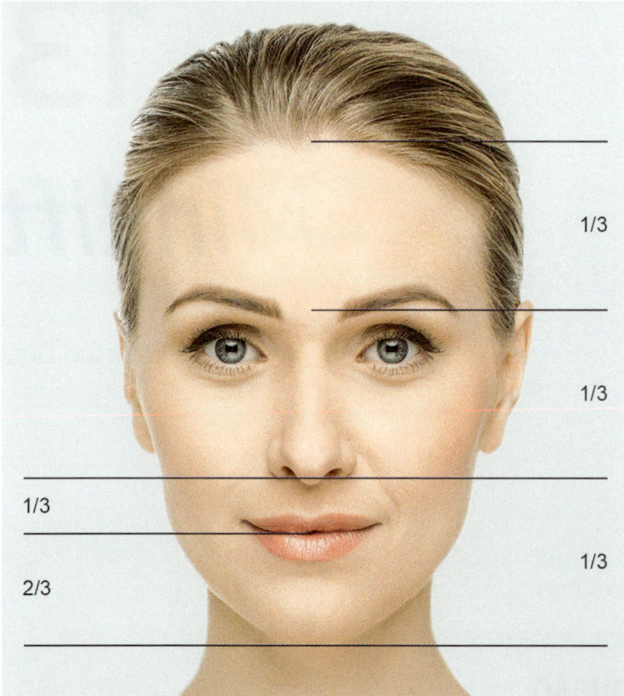

Figura 13.1 Demonstração didática das proporções da face.

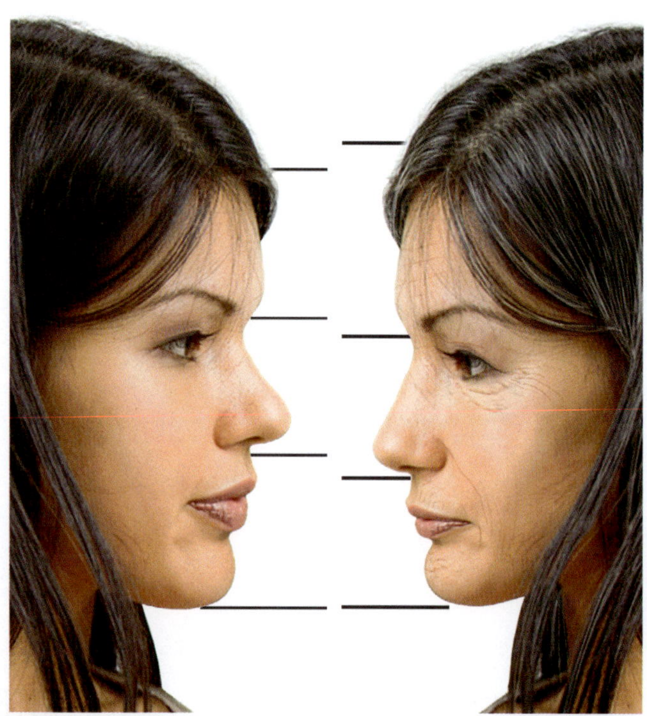

Figura 13.2 Esquema da desproporção entre os terços da face durante o envelhecimento.

comumente nos melhores candidatos características similares: distância aumentada entre a base columelar e a linha de transição cutaneomucosa no lábio superior, além de retificação horizontal do lábio superior e diminuição da visualização do vermelhão com evidenciação de rugas periorais (Figura 13.3).

A avaliação criteriosa sinalizará a necessidade de *lifting* apenas do lábio superior ou, também, das comissuras labiais, cuja queda pode ficar ainda mais evidente com a intervenção labial, como visualizado na Figura 13.4 após *lifting* em "asa de gaivota". Nesses casos, recomenda-se a correção dessas comissuras.

A remoção de uma elipse de cada canto labial tangenciando o vermelhão oferece a correção desse desabamento das comissuras e pode ocorrer no mesmo tempo cirúrgico do *lifting* em "asa de gaivota". Nas Figuras 13.5 e 13.6, percebe-se a diferença cosmética resultante do tratamento das comissuras. A Figura 13.7 ilustra o resultado dessa intervenção em uma paciente com queixa de comissurite de repetição.

O procedimento deve ser realizado em ambiente cirúrgico, com todas as medidas de assepsia e antissepsia e suporte exigidas pela Agência de Vigilância Sanitária (Anvisa). Também se deve assegurar estar diante de um paciente hígido, sem qualquer comorbidade fora de controle e exames pré-operatórios dentro da normalidade.

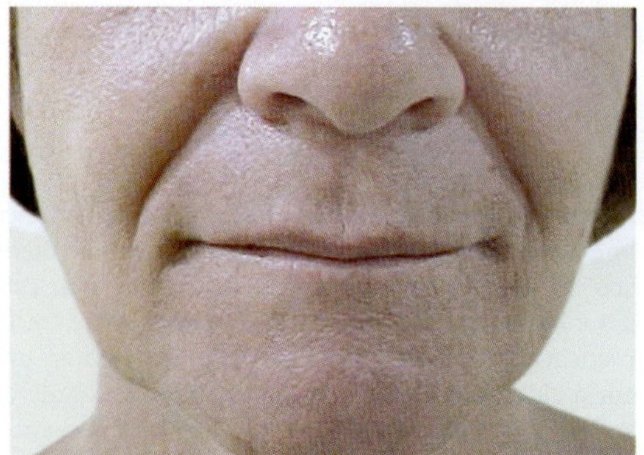

Figura 13.3 Envelhecimento perioral.

Recomenda-se bloqueio anestésico dos nervos mentonianos e infraorbitários, complementado por anestesia infiltrativa que contemple toda a região perioral.

PASSO A PASSO

1. Inicialmente, com caneta cirúrgica, realiza-se o desenho da área de pele que será removida. Deve-se avaliar criteriosamente a espessura da sobra de pele de acordo com o grau de inversão do lábio inferior e o alargamento da distância entre o vermelhão e o sulco nasolabial (Figura 13.8). Após assepsia com clorexidina 2%, remove-se a área demarcada até o tecido celular subcutâneo (Figura 13.9) procedendo-se à hemostasia, seguida de pontos de sustentação internos com náilon 4.0 (evitar o alargamento cirúrgico da incisão) e pontos externos com náilon 6.0 (Figura 13.10). Finalizada a intervenção, faz-se um curativo com esparadrapo microporado em "escama de peixe" com programação para retirada dos pontos externos em 7 dias (Figura 13.11).
2. Na retirada dos pontos, realizar um *peeling* de fenol 88% na extensão da incisão (Figura 13.12). A Figura 13.13 apresenta o nítido efeito de *lifting* labial produzido pela intervenção em "asa de gaivota" após 45 dias de pós-operatório.
3. Não administrar antibiótico tópico nem sistêmico. O curativo poderá ser trocado diariamente, mas mantido por 7 dias, possibilitando barreira física e não visualização da sutura.
4. Observar edema e hematoma, que devem ser discretos, nos dias que se seguem. O paciente estará apto a regressar às suas atividades laborativas em torno do 5º dia de pós-operatório, porém alguns já retornam nas primeiras 48 h, sem contraindicação.

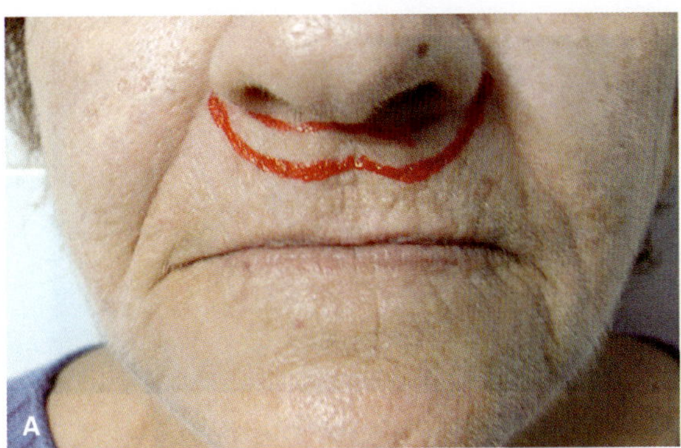

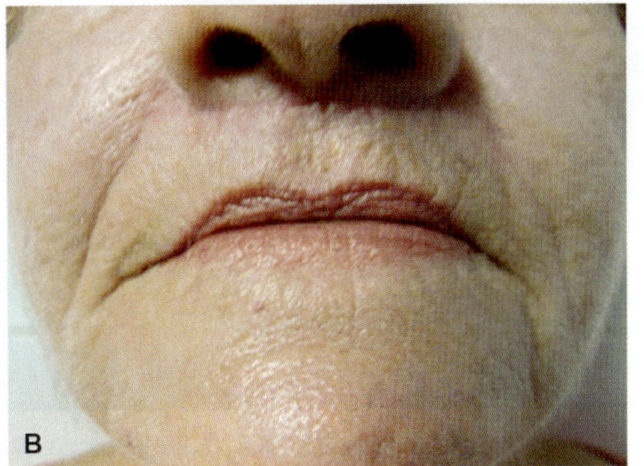

Figura 13.4 Paciente antes (**A**) com 45 dias de pós-operatório do *lifting* em "asa de gaivota", evidenciando a necessidade de correção de comissuras labiais (**B**).

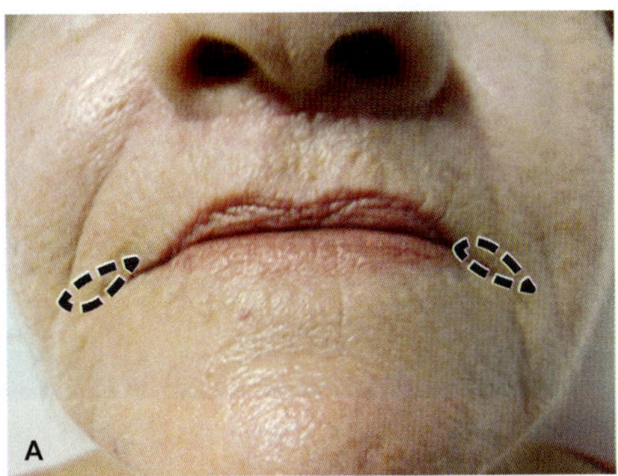

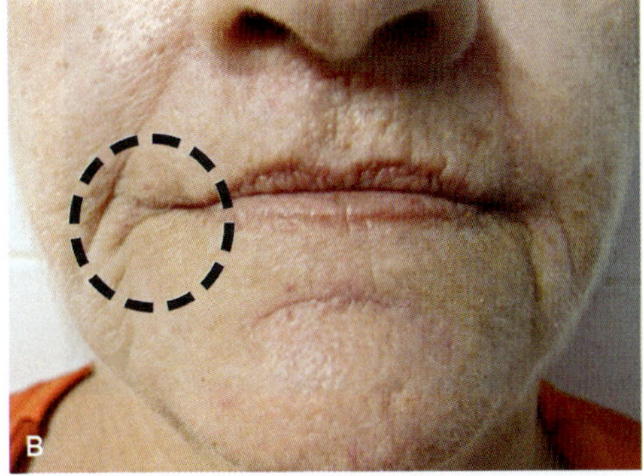

Figura 13.5 Paciente antes, com desenho das elipses (*lifting* de comissuras labiais) recomendadas para a correção do desabamento das comissuras (**A**), e após o tratamento com elipses de compensação (**B**).

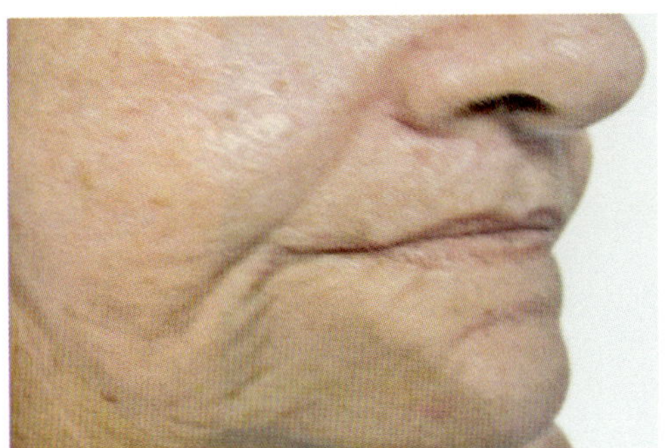

Figura 13.6 Paciente após o tratamento das comissuras labiais com elipses de compensação.

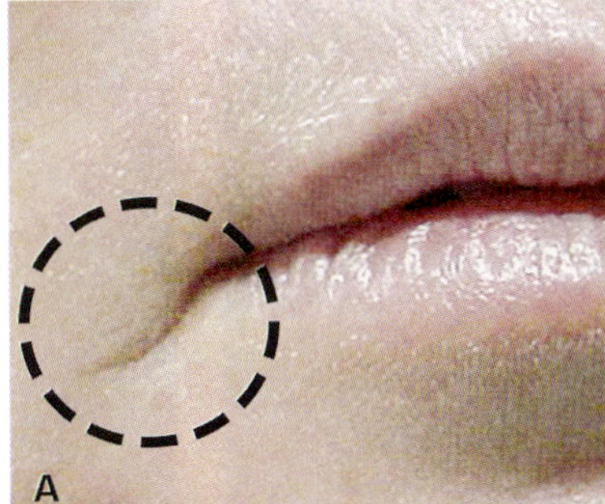

Figura 13.7 Paciente com queixa de comissurite de repetição (**A**) tratada com *lifting* de comissuras (**B**).

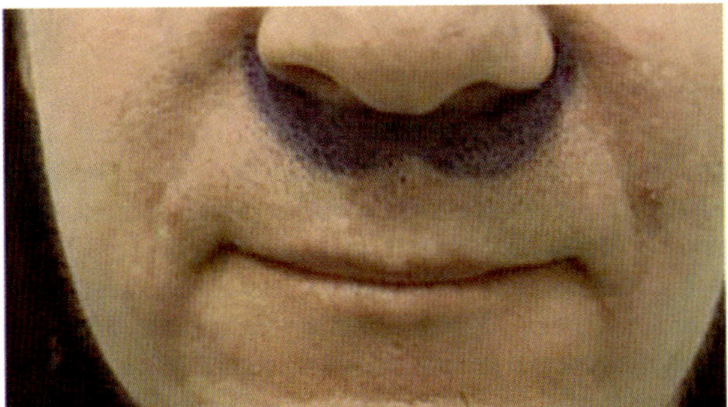

Figura 13.8 Desenho esquemático da "asa de gaivota" no sulco nasolabial.

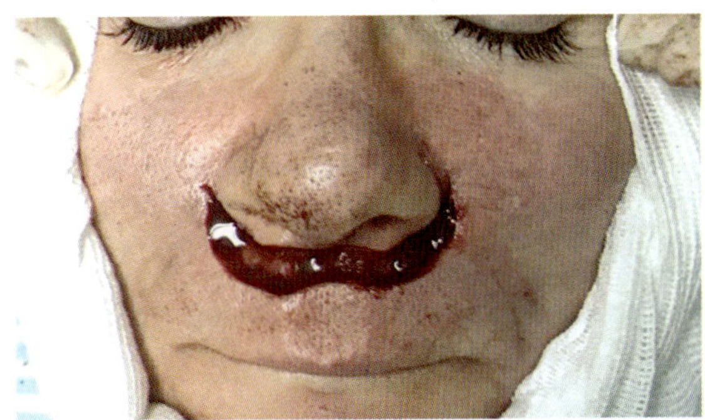

Figura 13.9 Paciente após a remoção da sobra de pele.

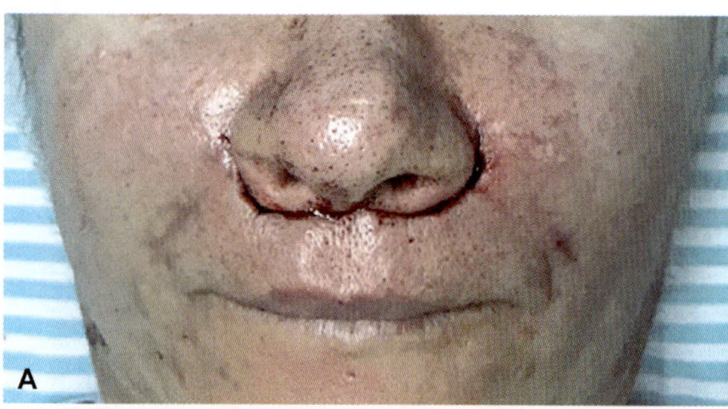

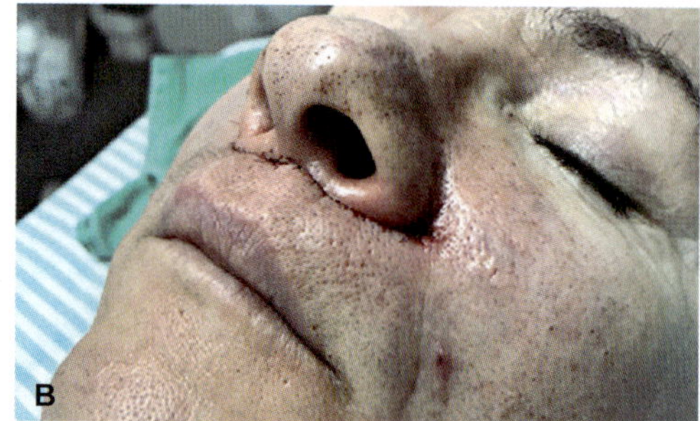

Figura 13.10 A. Sutura interna. **B.** Imediatamente depois, síntese borda a borda.

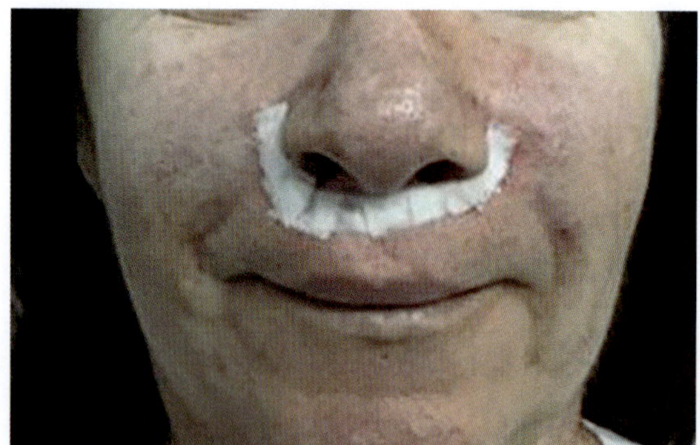

Figura 13.11 Curativo recomendado.

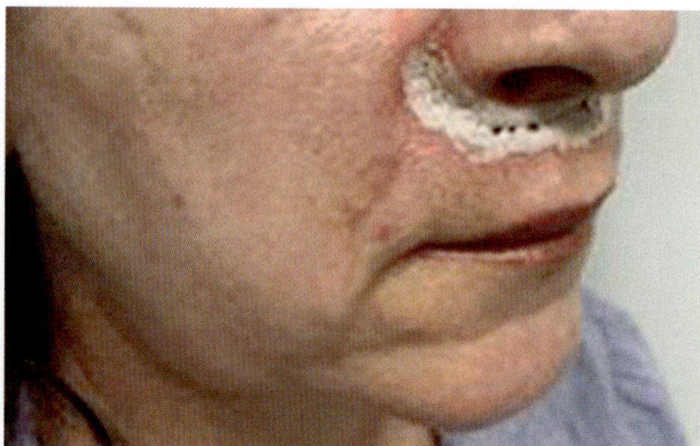

Figura 13.12 *Frosting* do *peeling* de fenol 88% 7 dias após o pós-operatório, na remoção dos pontos.

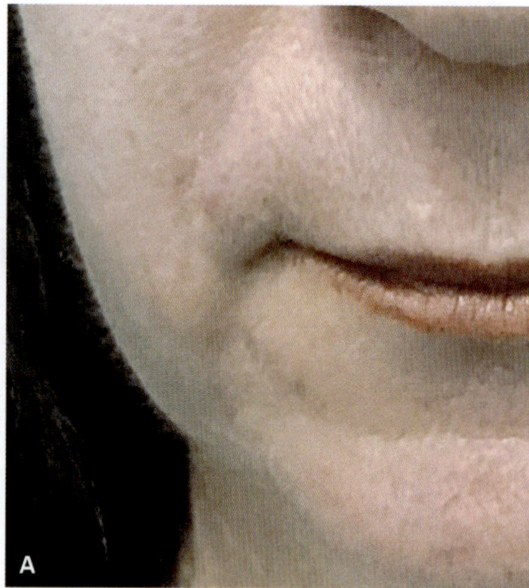

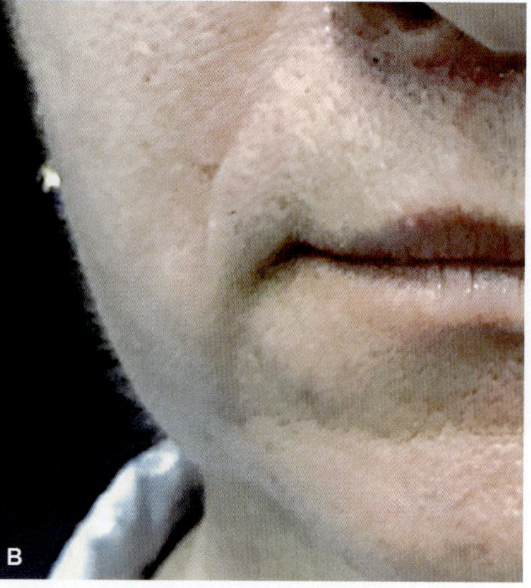

Figura 13.13 Paciente antes (**A**) e 45 dias após o *lifting* em "asa de gaivota" (**B**).

Caso o dermatologista deseje utilizar um preenchedor, como o ácido hialurônico, recomenda-se programar essa intervenção para, pelo menos, 15 dias após o *lifting* labial, certificando-se de que o edema regrediu completamente. *Peelings* médios na região perioral, conforme mencionado anteriormente, poderão ser realizados no 7º dia de pós-operatório.

COMPLICAÇÕES

Alargamento e/ou evidenciação da cicatriz podem ser prevenidos com o protocolo do autor de aplicação de fenol 88% na retirada dos pontos. Abrasão cirúrgica ou RFPM® também compreendem opções para a correção da marca. Demais complicações são prevenidas com a realização da técnica seguindo todos os critérios de uma boa prática cirúrgica.

Dor e desconforto não são queixas frequentes, de modo que, se existirem, devem alertar para infecção secundária, principalmente se instalados após 48 h da intervenção. Comumente, não há necessidade de analgésico ou anti-inflamatório no pós-operatório, mas, caso haja queixa de desconforto, sem qualquer outro agravante, recomenda-se dipirona 1 g efervescente a cada 6 h.

CONSIDERAÇÕES FINAIS

Apesar do amplo arsenal terapêutico disponível para a abordagem de rugas periorais, alguns casos são desafiadores e rugas mais profundas e rígidas respondem bem a RFPM®, oferecendo um curto tempo de recuperação em comparação a técnicas ablativas.

BIBLIOGRAFIA

Baker TM. Dermabrasion. As a complement to aesthetic surgery. Clin Plast Surg. 1998;25(1):81-8.

Hinderer UT. Aging of the upper lip: a new treatment technique. Aesthetic Plast Surg. 1995;19(6):519-26.

Mazzaro CB, Tagliolatto S, Leite OG. Perioral rejuvenation with fractional carbon dioxide (CO_2) laser. Surg Cosmet Dermatol. 2014;6(1):39-42.

Meski APG, Cucé C. Quimioabrasão para tratamento de rugas periorais: avaliação clínica e quantificação das células de Langerhans epidérmicas. Surg Cosmet Dermatol. 2009;1(2):74-9.

Perkins SW, Sandel HD. Anatomic considerations, analysis, and the aging process of the perioral region. Facial Plast Surg Clin North Am. 2007;15(40):403-7.

Tretti Clementoni M, Galimberti M, Tourlaki A, Catenacci M, Lavagno R, Bencini PL. Random fractional ultrapulsed CO_2 resurfacing of photodamaged facial skin: long-term evaluation. Lasers Med Sci. 2013;28(2):643-50.

Waldman SR. The subnasal lift. Facial Plast Surg Clin North Am. 2007;15(4):513-6.

14

TD® em Sulcos Nasogenianos e Mentonianos

Emerson Lima

INTRODUÇÃO

Sabe-se que o terço inferior da face representa a região que mais sofre com o processo de envelhecimento. A reabsorção óssea, a atrofia e a frouxidão de músculos e ligamentos, além da redistribuição do coxim adiposo, favorecem uma acentuação dos sulcos nasogeniano e mentoniano – estas são queixas frequentes nos consultórios dermatológicos: "bigode chinês" e "rugas da marionete" (Figura 14.1).

A flacidez do tecido e a sobra de pele que se instala conforme a senescência são facilmente percebidas com o aprofundamento dos sulcos periorais. A ritidoplastia clássica com tratamento do sistema musculoaponeurótico superficial (SMAS) compreende uma das técnicas utilizadas, que busca sustentação dos terços médio e inferior da face e remoção da sobra de pele. Tecnologias usando diferentes comprimentos de luz e ultrassom, bem como microagulhas, radiofrequência e técnicas ablativas, propõem o estímulo de um colágeno, substituindo o degradado e atenuando esses sulcos. Preenchedores e bioestimuladores buscando recuperar o volume perdido com a degeneração tecidual também têm oferecido resultados favoráveis. Todavia, muitas vezes, a elastose instalada com o processo de envelhecimento resulta em sulcos que assumem o comportamento de uma cicatriz: rígidos, presos por traves fibróticas e resistentes às intervenções referidas (Figura 14.2).

A utilização de agulhas para fins cosméticos foi proposta por Orentreich e Orentreich[1] com a promessa de promover um estímulo colagênico. A tunelização dérmica (TD®), técnica proposta por Lima[2], compreende uma variante da Subcision®, executada com metodologia autoral e instrumental próprio. O tratamento baseia-se na liberação do fundo da ruga e seu conseguinte preenchimento por sangue, seguido de inflamação, depósito de fibrina e produção e amadurecimento de um novo colágeno, superficializando a ruga profunda. Desse modo, sulcos difíceis tratar, como os nasogenianos e mentonianos, podem ser abordados com resultados animadores.

ETAPAS E PECULIARIDADES DA TÉCNICA

A execução da TD® nos sulcos nasogenianos e mentonianos compreende um procedimento seguro e efetivo. O plano utilizado durante a intervenção é a derme superficial; portanto, estruturas anatômicas vasculares e nervosas de grande calibre não são manipuladas durante o tratamento. O sangramento é modesto e facilmente controlado com a compressão. Quando bem executada, a TD® apresenta menor risco de efeitos adversos (como a hipercorreção) e maior precisão de resultados, dada a delicadeza dos movimentos propostos (vaivém), além de usar um instrumental que perfura sem lancetar, quando comparada à Subcision® convencional. A seguir, pontuam-se algumas etapas que devem ser observadas.

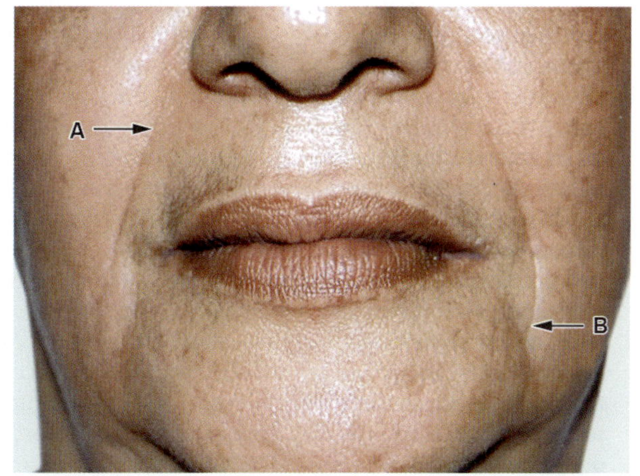

Figura 14.1 Exemplo típico de "bigode chinês" (**A**) e "ruga da marionete" (**B**).

O melhor candidato à intervenção tem pele espessa, já que o plano de tratamento é a derme superficial, cuja manipulação em uma pele muito fina é mais passível ao trauma. Sulcos profundos, independentemente de idade, sexo ou etnia, podem se beneficiar da TD®. Sabe-se que, de modo constitucional, pacientes jovens podem apresentar sulcos ainda mais profundos que idosos, e, quanto mais espessa a pele, maior benefício a técnica trará, corrigindo, muitas vezes, até mesmo uma sobra de pele que necessitava ser acomodada (Figura 14.3). A ruptura das traves fibróticas nessa região resultará em liberação da pele excedente encarcerada, com a possibilidade de acomodação do tecido.

O instrumento utilizado para a realização da TD® é uma agulha estéril de aspiração, 1,20 × 25 mm 18 G × 1" (Figura 14.4). O tratamento deve ser realizado em uma sala de procedimento criteriosamente preparada para a intervenção cirúrgica e por um profissional treinado e paramentado. É fundamental não banalizar esses critérios de segurança, que vão desde a utilização de luvas estéreis e aposição de campos cirúrgicos estéreis até um ambiente que siga normas restritas de desinfecção.

PASSO A PASSO

O passo a passo para a realização da TD® em sulcos nasogenianos e mentonianos compreende algumas etapas fundamentais, como descrito a seguir:

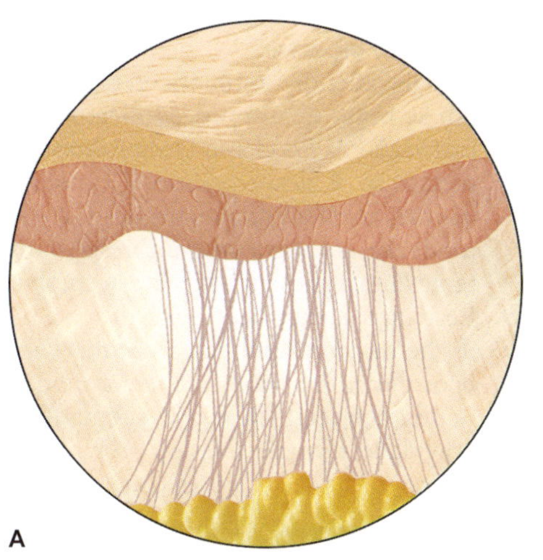

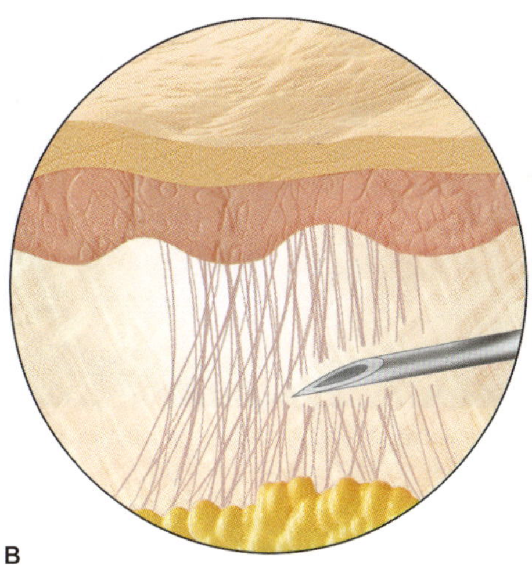

Figura 14.2 A e **B.** Esquema da liberação de traves fibróticas com a manipulação da agulha 18 G.

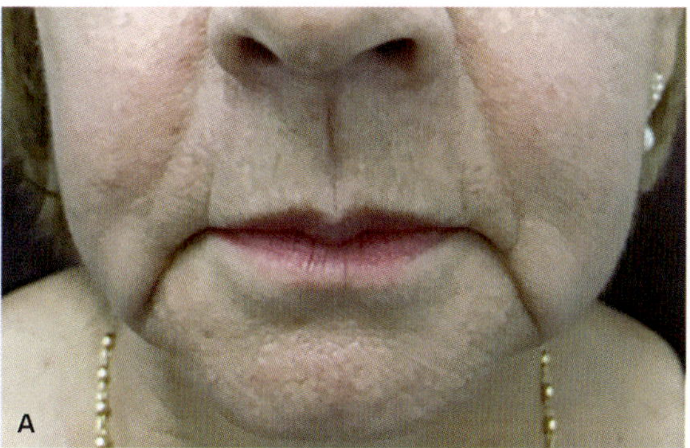

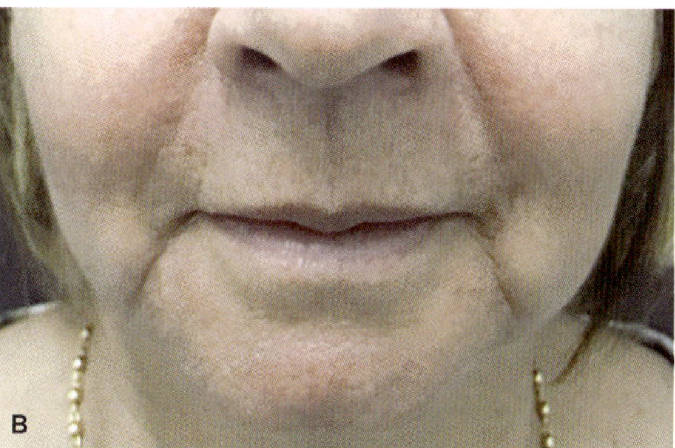

Figura 14.3 Paciente antes (**A**) e após tratamento com TD® (**B**).

Parte 2

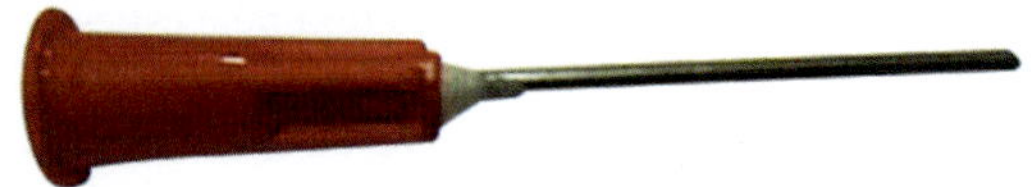

Figura 14.4 Agulha estéril de aspiração, 1,20 × 25 mm 18 G × 1".

1. Para facilitar o tratamento, fazer a marcação dos sulcos a serem tratados com caneta cirúrgica, já que a anestesia poderá distorcer os limites da intervenção.
2. Fazer antissepsia com clorexidina 2% e anestesia com lidocaína 2% da área a ser abordada. Prefere-se a utilização de agulha gengival, carpule e tubete anestésico.
3. Como o sulco nasogeniano é longo e a agulha curta, torna-se necessário abrir dois pontos de penetração da agulha – um craniocaudal, próximo à borda lateral das narinas, e um segundo caudocranial, próximo às comissuras labiais (Figura 14.5) –, deslocando, dessa maneira, toda a extensão do sulco. Esse descolamento deve ultrapassar o limite linear do fundo do sulco, estendendo-se para as suas bordas, assumindo uma angulação total de até 30° e garantindo que o vinco foi bem desprendido (Figura 14.6).
4. Introduzir a agulha de aspiração 18 G por transepidérmica na profundidade do plano dérmico superficial, perfazendo um trajeto canalicular, com consequentes ruptura das traves fibróticas existentes e liberação da ruga, criando túneis lineares. Os movimentos realizados pela agulha são de ida e vinda. O túnel seguinte é formado seguindo o mesmo preceito, imediatamente na adjacência do anterior, sem que haja necessidade da saída total da agulha, aproveitando o mesmo óstio de entrada, resultando na criação de uma média de 4 a 8 colunas hemáticas horizontais dispostas paralelamente. Da mesma maneira, realiza-se o tratamento dos sulcos mentonianos, que podem necessitar de apenas uma entrada da agulha por serem mais curtos, mas comumente têm o ângulo de descolamento, podendo chegar a 45° pela necessidade da liberação das comissuras labiais (Figura 14.7).
5. Observar a formação de um hematoma, imediatamente após a intervenção (Figura 14.8). Os orifícios resultantes da introdução da agulha apresentam um leve sangramento, facilmente controlado com compressão, usando algodão estéril. Como o potencial cortante do instrumental aqui usado (agulha de aspiração) é limitado, observa-se que o trauma é menos intenso quando comparado aos instrumentais antes propostos para a Subcision®.
6. Não suturar os orifícios, pois a cicatrização acontece por segunda intenção, já que se trata de uma solução de continuidade de menos de 1 mm. A Figura 14.9 mostra uma paciente tratada após 7 dias, apresentando a reabsorção dos hematomas. A Figura 14.10 mostra pacientes tratadas por TD® após 30 dias da intervenção.
7. Realizar curativo com esparadrapo microporado diretamente sobre a pele em 2 a 4 camadas, recomendando-se deixá-lo por 48 h. A remoção é feita após esse período com água e sabonete, seguida da utilização de filtro solar de amplo espectro.
8. Não recomendar antibioticoterapia tópica nem sistêmica: por se tratar de um procedimento limpo e segundo normatização da Food and Drug Administration (FDA), essa precaução é desnecessária. Crioterapia ou compressas quentes também não são indicadas. Prefere-se que a acomodação do hematoma e a resposta inflamatória resultante da sua presença sigam seu curso natural.
9. Restringir a exposição solar direta em razão do edema e do hematoma resultantes da intervenção. A reabsorção ocorre com 7 a 10 dias. Edema moderado e hematomas podem aparecer na região submandibular pela força da gravidade, mas não causam problemas.

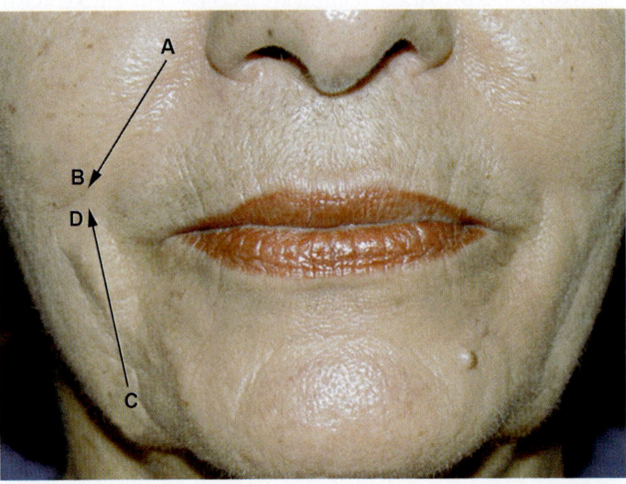

Figura 14.5 Entrada craniocaudal (próximo à borda lateral das narinas; A para B) e caudocranial (próximo às comissuras labiais; C para D).

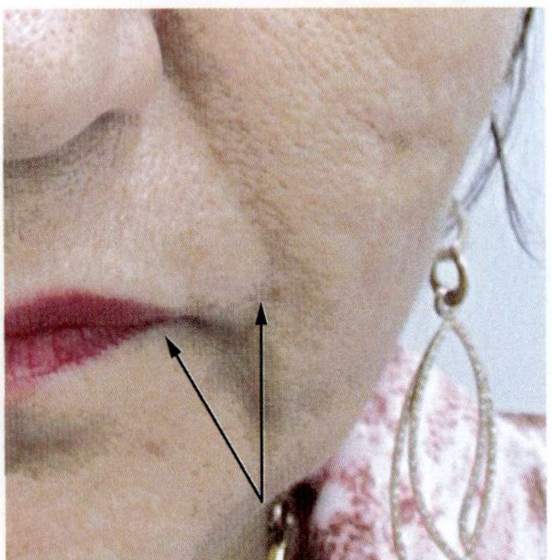

Figura 14.6 Amplitude do descolamento para contemplar todo o sulco.

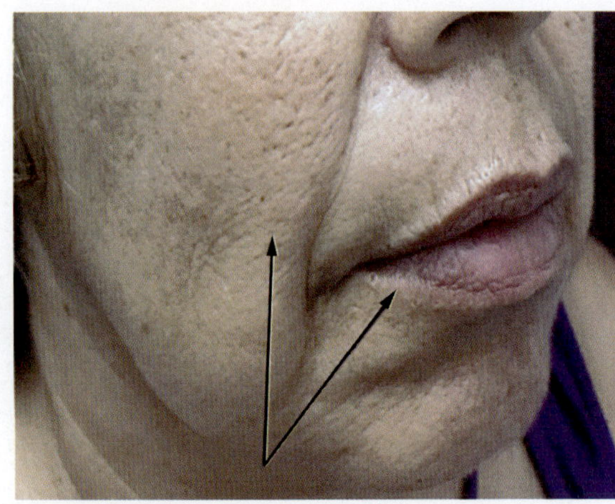

Figura 14.7 Amplitude do descolamento para contemplar as comissuras labiais.

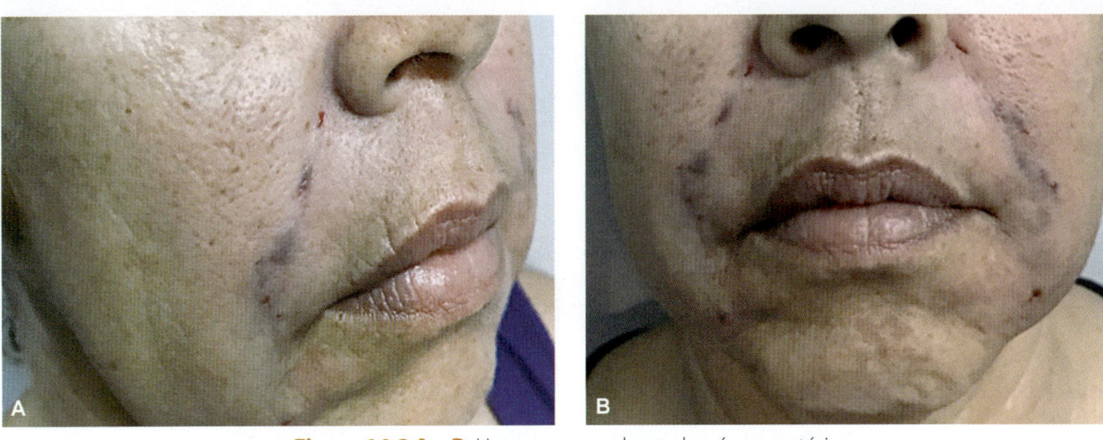

Figura 14.8 A e **B.** Hematoma e edema do pós-operatório.

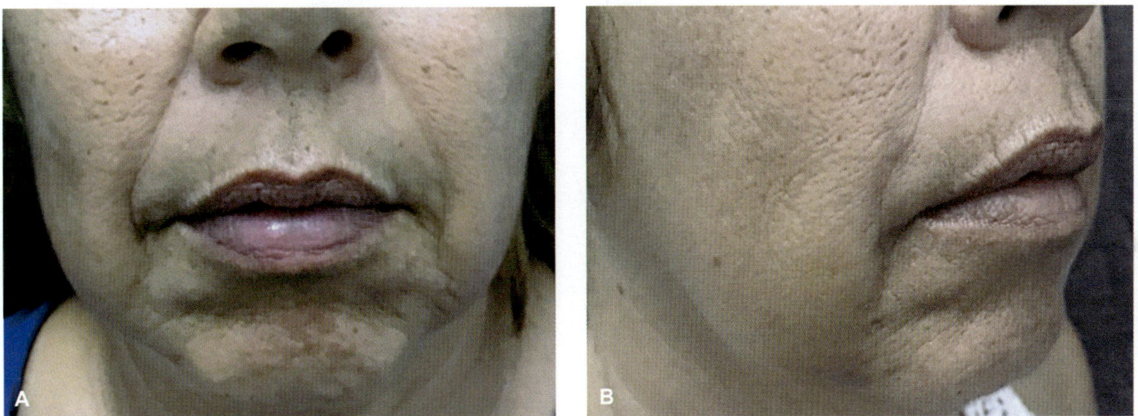

Figura 14.9 A e **B.** Hematoma e edema em reabsorção após o 7º dia de pós-operatório.

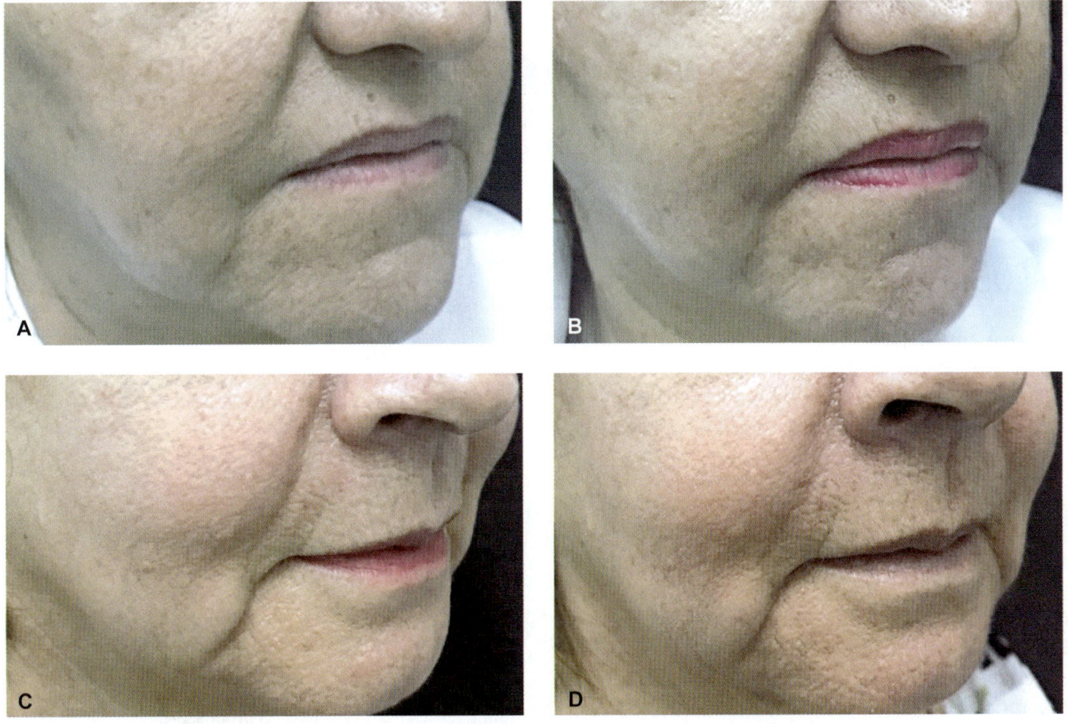

Figura 14.10 A a **D.** Antes e depois de pacientes tratadas por TD®. (*continua*)

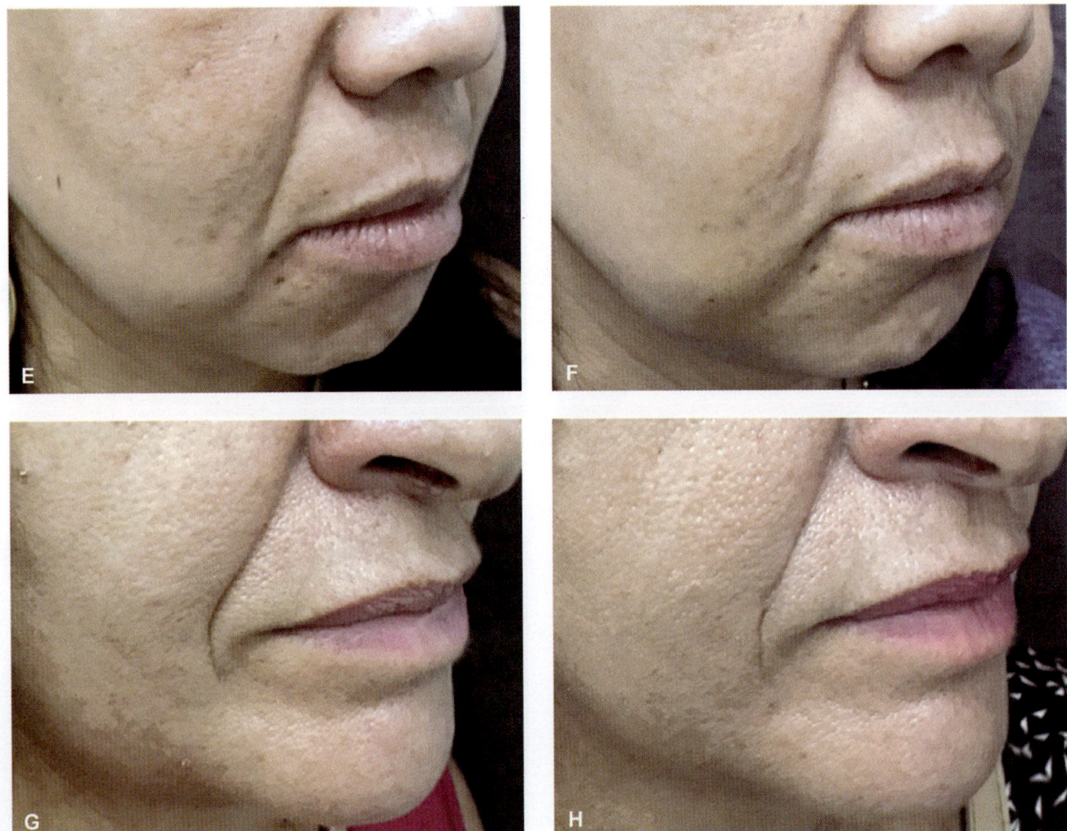

Figura 14.10 E a H. (*Continuação*) Antes e depois de pacientes tratadas por TD®.

10. Retornar às atividades laborativas ainda com o curativo, no dia seguinte ou com 7 dias, quando a absorção do hematoma está bem encaminhada.

Não é comum observar rigidez tecidual ou nódulos quando da realização correta da técnica, seguindo criteriosamente a metodologia e com o instrumental correto. No entanto, caso sejam observados, são mais palpáveis que visíveis e regridem em 30 a 45 dias. Nesses casos, a massagem com corticosteroide pode ser estimulada por poucos dias, buscando acelerar a acomodação do colágeno recém-produzido.

CONSIDERAÇÕES FINAIS

A TD® é uma nova abordagem cirúrgica inovadora e segura para o tratamento de sulcos profundos, como os nasogenianos e mentonianos, buscando torná-los mais rasos para otimizar os resultados de preenchimentos. Para isso, recomendam-se:

- Realizar a TD® como primeira etapa do tratamento, seguindo a metodologia anteriormente descrita. Somente então deve-se planejar a aplicação de preenchimentos ou bioestimuladores
- Aguardar a reabsorção do hematoma e do edema, antes de programar sua aplicação. Rotineiramente, procede-se à aplicação de preenchedores, a distância ou no local da intervenção, 30 dias após a realização da TD®, desde que seu objetivo com a TD® tenha sido alcançado em uma única sessão
- Não realizar TD® e aplicar preenchedores no mesmo tempo cirúrgico. Excesso de volumerização ou degradação do produto durante o processo de organização do hematoma formado podem acontecer. Os parâmetros podem ser perdidos pelo edema e mesmo pela aplicação do anestésico local.

Em alguns casos, quando o sulco é antigo e mais profundo, pode haver a necessidade de mais de uma intervenção. Para tanto, recomenda-se aguardar 30 dias de intervalo entre a TD® e a realização de uma segunda sessão.

REFERÊNCIAS BIBLIOGRÁFICAS

1. Orentreich DS, Orentreich N. Subcutaneous incisionless (subcision) surgery for the correction of depressed scars and wrinkles. Dermatol Surg. 1995;21(6):6543-9.
2. Lima EVA. Dermal Tunneling (TD®): a therapeutic option for static glabellar wrinkles. Surg Cosmet Dermatol. 2016;8(1):42-5.

BIBLIOGRAFIA

Aust MC, Fernandes D, Kolokythas P, Kaplan HM, Vogt PM. Percutaneous Collagen Induction therapy (PCI)-an alternative treatment for scars. Wrinkles Skin Laxity. Plast Reconstr Surg. 2008;121(4):1421-9.

Cohen KI, Diegelmann RF, Lindbland WJ. Wound healing: biochemical and clinical aspects. Philadelphia: W.B. Saunders Co; 1992.

Fernandes D. Minimally invasive percutaneous collagen induction. Oral Maxillofac Surg Clin North Am. 2006;17(1):51-63.

Lima EVA. Dermal tunneling: a proposed treatment for depressed scars. An Bras Dermatol. 2016;91(5):697-9.

15

Cirurgia Química e Abrasão Cirúrgica da Região Perioral

Emerson Lima

INTRODUÇÃO

Com o sofrimento do terço inferior da face no processo de envelhecimento intrínseco e extrínseco, a pele caminha para o enrugamento. Essa perda de volumerização por atrofia óssea, muscular e adelgaçamento cutâneo resulta na formação de rítides, inicialmente dinâmicas e posteriormente estáticas, muitas vezes difíceis de tratar. A elastose envolvida nesse processo torna essas rugas cada vez mais rígidas e profundas, dificultando a melhoria com tratamentos tópicos convencionais. Esses vincos assumem o comportamento de cicatrizes, tornando-se mandatória a necessidade de uma intervenção que libere o seu fundo para obter resultados cosméticos satisfatórios. Preenchedores ou bioestimuladores depositados nesse campo inóspito ficam encarcerados entre traves fibróticas resultantes do processo de senectude (Figura 15.1). Portanto, é necessário tratar previamente a região com uma técnica que reorganize esse tecido e corrija essa rigidez.

ETAPAS E PECULIARIDADES DA TÉCNICA

Técnicas ablativas, como abrasão cirúrgica e *peelings*, proporcionam a transformação desse tecido elastótico em outro novo. Esse processo se concretiza com a remoção total da epiderme e de boa parte da derme acionando um gatilho de liberação de fatores de crescimento, essencialmente fatores transformadores do crescimento beta 1 e beta 2 (TGFβ1 e TGFβ2), e a migração de células inflamatórias, culminando na produção de colágeno. Esse colágeno amadurece e se traduz como melhoria do tom da pele, superficialização de rugas e volumerização da região tratada, seguidas de melhoria da flacidez e sobra de pele.

Algumas soluções cáusticas, com diferentes concentrações, são candidatas à renovação celular, associadas ou não à abrasão cirúrgica, que, por si só, apresenta esse potencial. O ácido tricloroacético (TCA) e o fenol são os agentes mais comumente utilizados. A associação do *peeling* à abrasão cirúrgica denomina-se quimioabrasão e tem por fim a potencialização das técnicas, aprofundando a intervenção e uniformizando os resultados.

A Figura 15.2 apresenta o resultado de uma paciente após 90 dias do tratamento. A Figura 15.3 exibe um paciente 60 dias após a associação de TCA 45% e abrasão, evidenciando a redução da flacidez e a suavização de rugas.

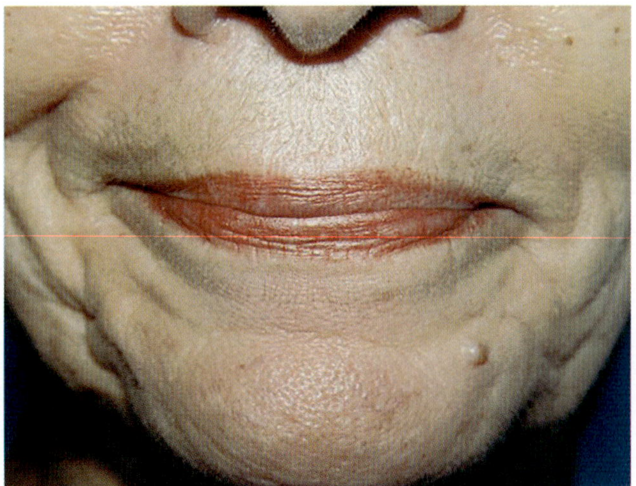

Figura 15.1 Envelhecimento perioral.

Na seleção do paciente, deve-se afastar tendência a cicatrizes elevadas ou acrômicas, bem como histórico de discromias, incluindo tendência à hiperpigmentação pós-inflamatória. O menor risco de complicações e a maior chance de obtenção de resultados cosméticos satisfatórios, com uma técnica ablativa, passam pela escolha de candidatos com fotótipos entre I e III segundo a classificação de Fitzpatrick, apesar da dificuldade em classificá-los em um país miscigenado como o Brasil. Os pacientes claros com intenso fotodano parecem ser os que mais se beneficiam com esse tratamento (Figura 15.4).

O procedimento deve ser realizado em ambiente cirúrgico, com todas as medidas de assepsia e antissepsia exigidas. Além disso, é fundamental certificar-se sobre a procedência das soluções, bem como sua conservação e validade. TCA 35% e fenol 88% são preferíveis como agentes para o tratamento da região perioral, pois provocam *peelings* médios e, por si sós, conseguem oferecer bons resultados e reduzido risco de complicações.

A associação com a abrasão cirúrgica objetiva tornar a lesão mais profunda e busca evitar complicações; para tanto, recomenda-se que o *peeling* anteceda o lixamento. A abrasão isolada também cumpre seu papel no tratamento do fotodano, como demonstra a Figura 15.5.

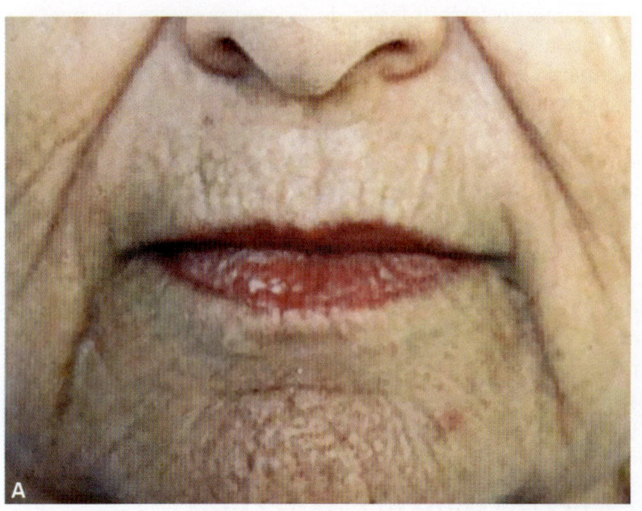

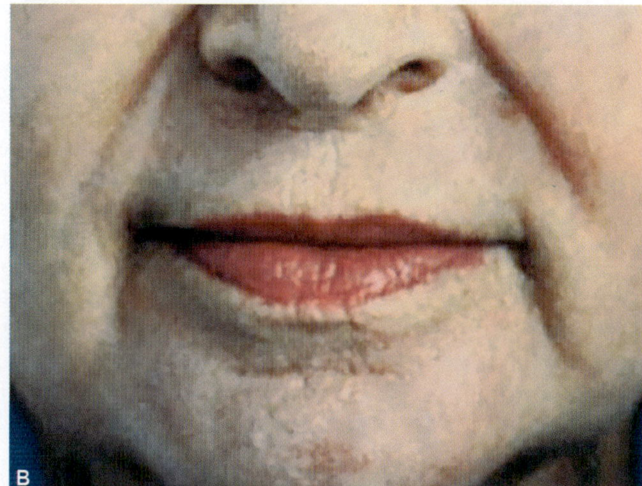

Figura 15.2 A. Quimioabrasão com fenol 88% + abrasão cirúrgica. **B.** Pós-operatório de 90 dias.

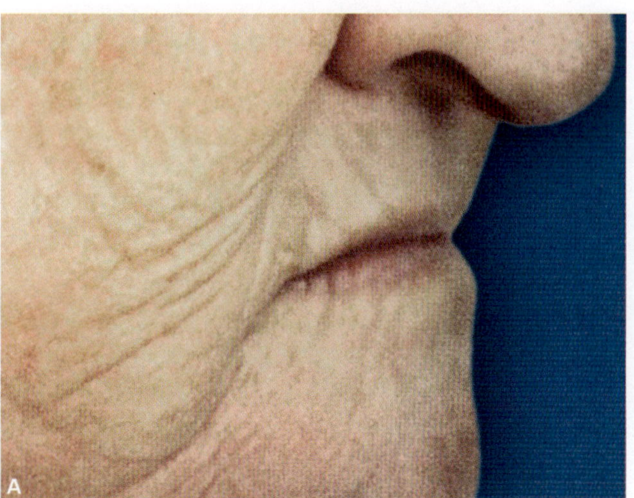

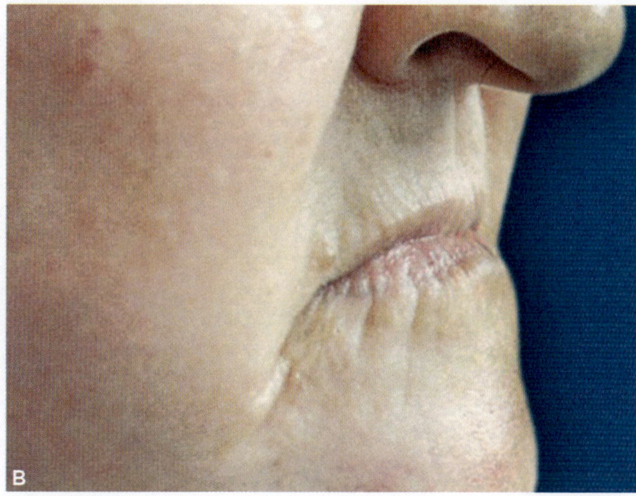

Figura 15.3 A. Quimiobrasão com TCA 45% + abrasão cirúrgica. **B.** Pós-operatório de 45 dias.

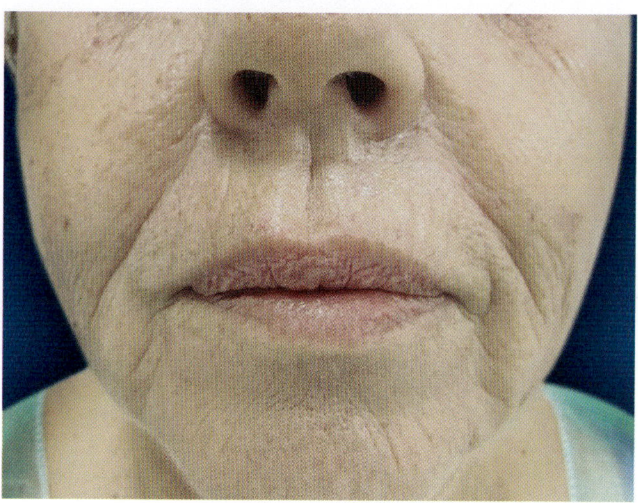

Figura 15.4 Paciente candidata à intervenção.

PASSO A PASSO

O passo a passo para cirurgia química e abrasão cirúrgica da região perioral compreende algumas etapas fundamentais, descritas a seguir:

1. Para abrasão cirúrgica, usar um motor acoplado a ponteiras delicadas (Figura 15.6), ou lixas d'água (0 e 100) umedecidas em solução de soro fisiológico (SF) 0,9%. Se a opção for pelas lixas, utilizar uma seringa de aspiração de 5 mℓ para facilitar a manipulação das lixas, que deverão ser criteriosamente autoclavadas, assim como os eletrodos do abrasor.
2. Buscando conforto analgico durante a intervenção, fazer bloqueios de nervos infraorbitários e mentonianos e anestesia complementar com solução de lidocaína 2% 1:1 SF 0,9% e 10% do volume total de bicarbonato de sódio 10%. Caso apenas o *peeling* médio seja utilizado, 10 g de lidocaína lipossomada 4% massageada na pele não higienizada, 1 h antes da intervenção e deixada em grossa camada oferece um pouco mais de conforto.
3. Para desengordurar a pele antes do *peeling* de fenol 88% ou TCA 35%, realizar um *peeling* com solução de Jessner imediatamente antes da realização dos anteriores.
4. Aplicar fenol 88% ou TCA 35%, a fim de alcançar um *frosting* uniforme, pois é essencial que a pele esteja bem preparada. A abrasão cirúrgica, quando representa uma opção, é realizada após alcançar esse branqueamento, estando o paciente devidamente anestesiado.
5. Proceder à abrasão, buscando como *end point* um orvalho sangrante uniforme, como apresentado na Figura 15.7. Após a intervenção, faz-se a aplicação de gazes e esparadrapo microporado sobre a área cruenta, removidos após 12 h no chuveiro para facilitar o desprendimento. A exsudação resultante deve ser mantida como curativo biológico, e não higienizada. Administrar um creme regenerador sobre a pele apenas após 12 h da intervenção. A Figura 15.8 apresenta uma paciente antes e após 60 dias a associação do *peeling* de fenol 88% à abrasão. Já a Figura 15.9 mostra uma paciente antes e 60 dias após o tratamento com fenol 88%, isoladamente.
6. Não recomendar antibiótico tópico nem sistêmico. Para o período pós-operatório, orienta-se o uso de regenerador cutâneo 2 vezes/dia quando removido o curativo. Também não se recomenda corticoterapia tópica ou sistêmica para conter os efeitos esperados do processo inflamatório autolimitado. A introdução de um antiviral 48 h antes da intervenção (em doses usuais) e sustentada até a reepitelização (7 a 10 dias) é indicada, já que se trata de uma técnica que remove a epiderme e possibilita a reativação do herpes-vírus, em predispostos, durante o processo de reepitelização. Essas mesmas recomendações se adéquam à administração exclusiva do fenol 88% ou TCA 35%. Não se emprega TCA em concentrações superiores a 45%, com base na vasta literatura, que sinaliza risco aumentado de complicações, principalmente na região perioral. Em relação ao fenol, prefere-se associar abrasão cirúrgica ou microagulhas à intervenção para obtenção de resultados mais promissores que utilizar o óleo de cróton. Sempre se opta pelo fenol 88% – tal prudência resulta do fato de se tratar de uma região limitada, e não de toda a face, com risco aumentado de diferença de tom da pele por soluções mais concentradas, bem como maior chance de eritema persistente (comum na região perioral) e hiperpigmentação pós-inflamatória de difícil manejo. Na Figura 15.10, pode-se observar a evolução da epidermólise imediatamente após o *peeling* de fenol 88%. A Figura 15.11 apresenta o pós-operatório de 72 h do fenol 88%, evidenciando edema e crostas.

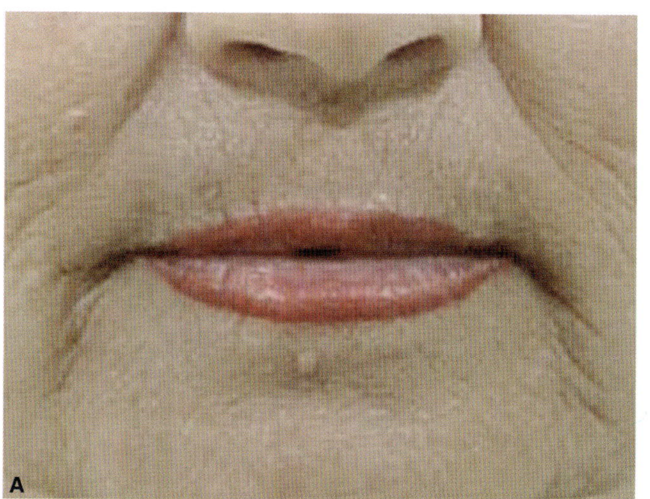

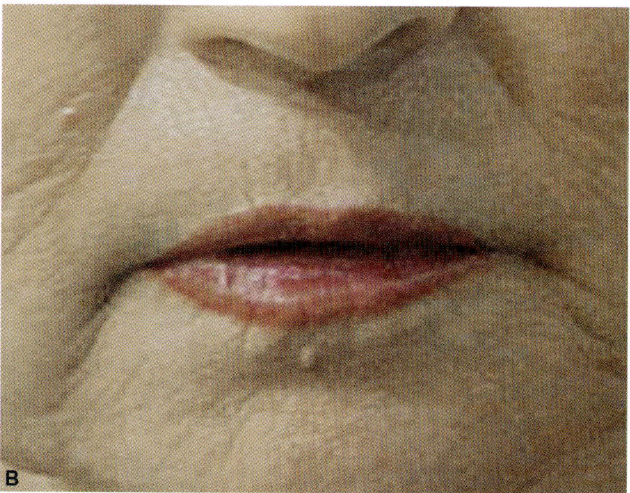

Figura 15.5 Paciente antes (**A**) e após 45 dias da abrasão cirúrgica, isoladamente (**B**).

Parte 2

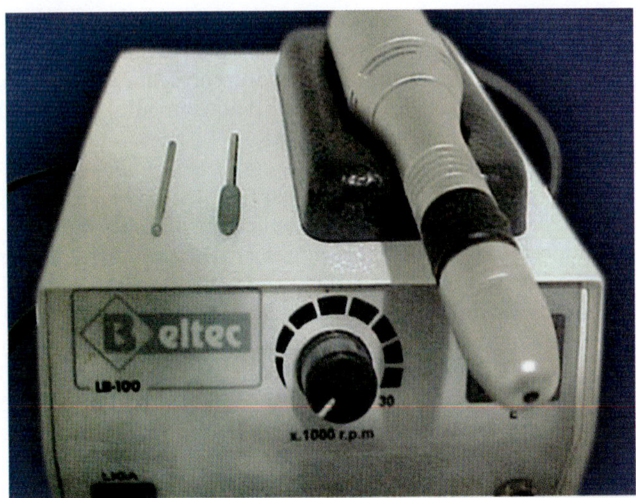

Figura 15.6 Dermabrasor e ponteiras delicadas.

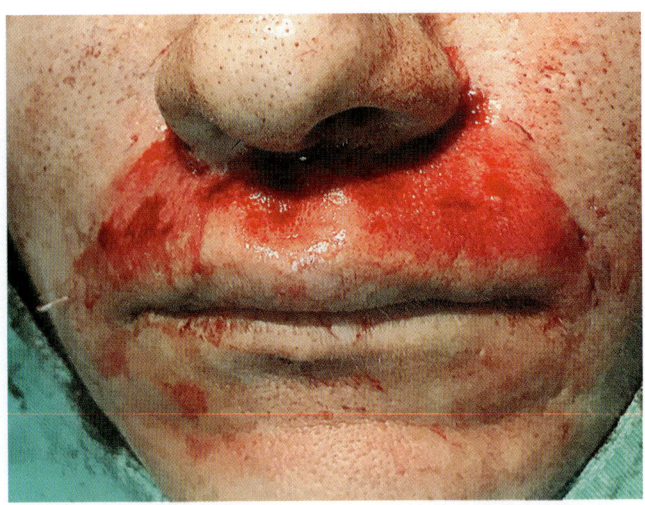

Figura 15.7 Pós-operatório imediato apresentando *end point* do tratamento.

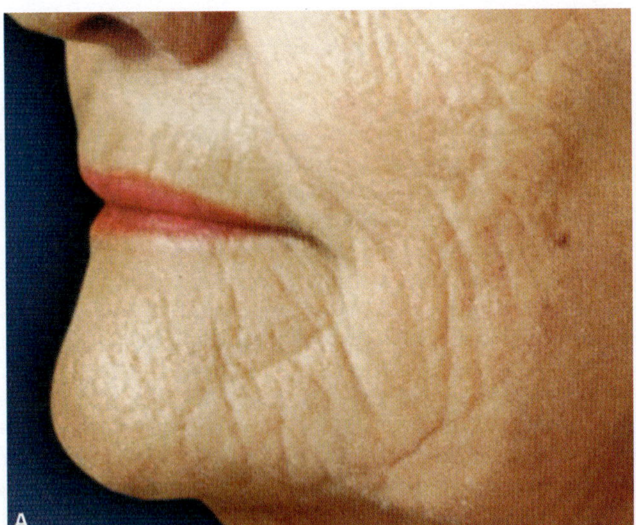

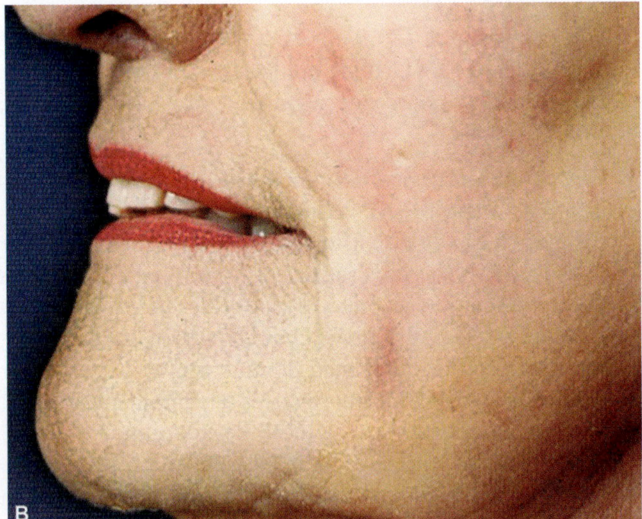

Figura 15.8 Paciente antes (**A**) e após associação de fenol 88% à abrasão – pós-operatório de 60 dias (**B**).

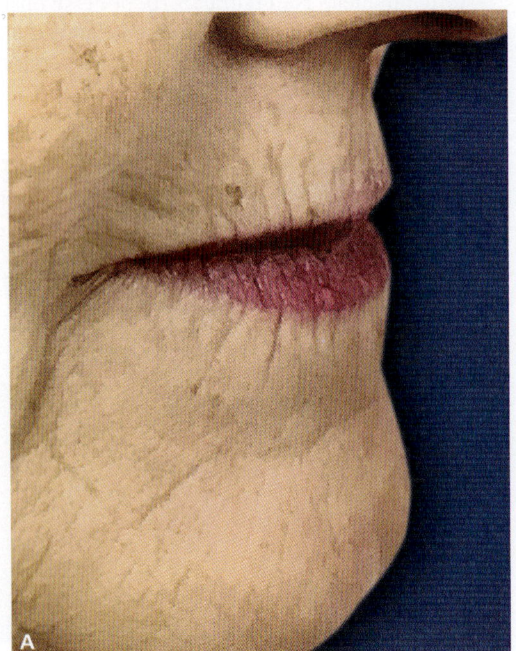

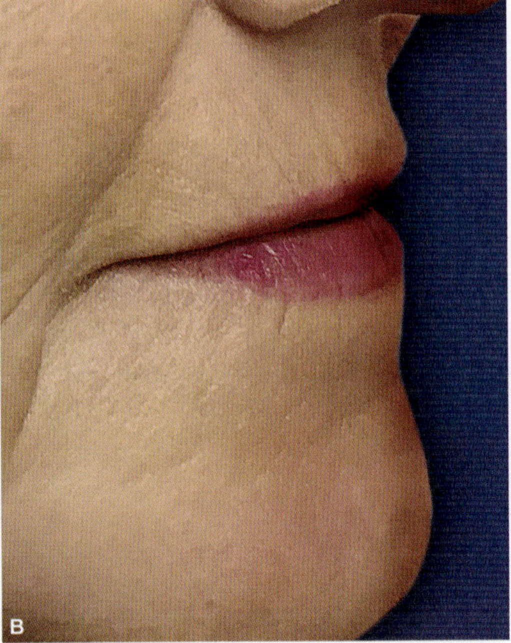

Figura 15.9 Paciente antes (**A**) e após aplicação de fenol 88% isoladamente – pós-operatório de 60 dias (**B**).

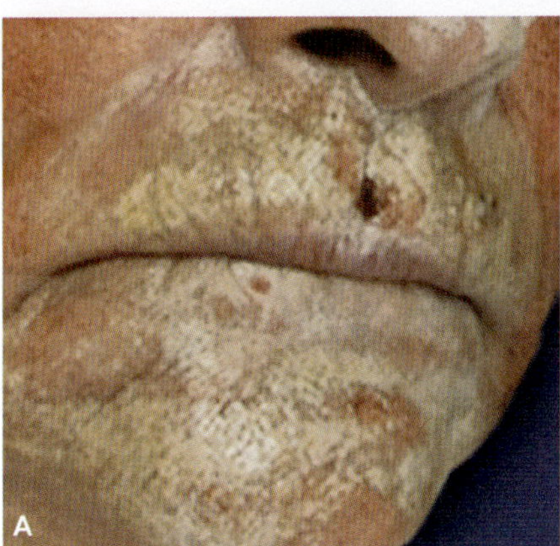
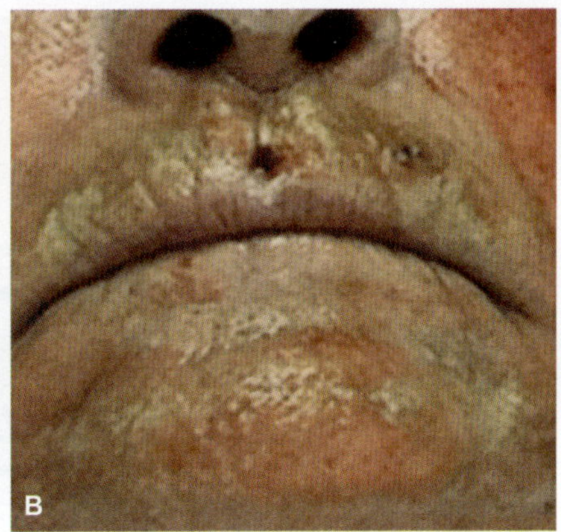
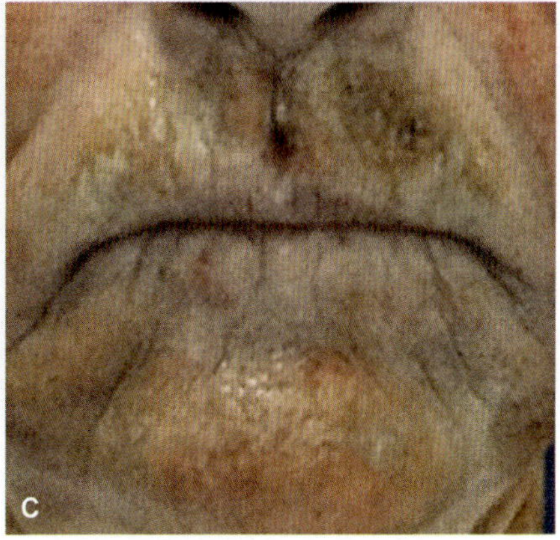

Figura 15.10 A a **C.** Evolução da epidermólise imediatamente após a aplicação de fenol 88%.

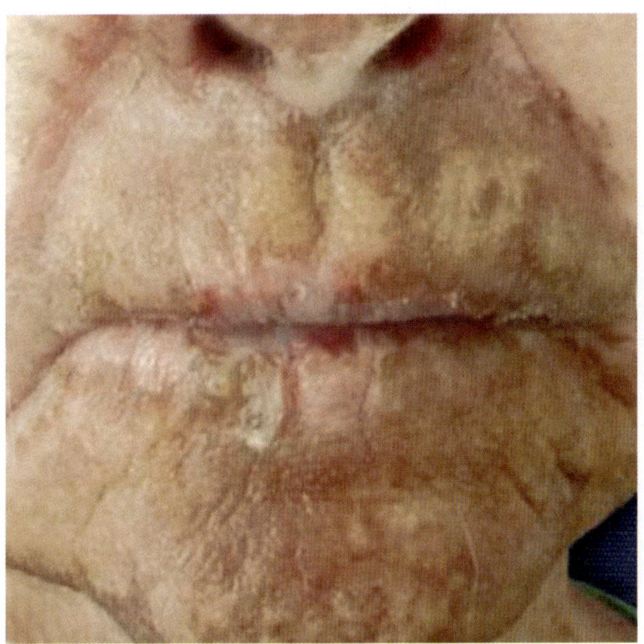

Figura 15.11 Pós-operatório de 72 h do *peeling* de fenol 88%.

7. Utilizar cremes clareadores suaves à noite após 10 dias da intervenção, substituindo o creme regenerador, conforme a tolerância do paciente e sempre em associação ao uso matinal de filtro solar tonalizado.
8. Restringir, mandatoriamente, a exposição solar, em razão do edema e das crostas dos primeiros dias. O paciente estará apto a regressar às suas atividades laborativas em torno do 10º dia de pós-operatório, porém alguns podem precisar de mais tempo.

Caso o dermatologista opte por utilizar um preenchedor como o ácido hialurônico, recomenda-se programar essa intervenção para pelo menos 30 dias após *peelings* e/ou abrasão. A aplicação de toxina botulínica na prática do autor deste capítulos é segura após 30 dias dessa intervenção, respeitando o edema residual, que pode ser persistente. Efeitos adversos são possíveis na vigência do edema, pelo aumento da difusão do halo de ação da toxina, atingindo fibras musculares alheias à proposta. O uso de preenchedores ou bioestimuladores pode mesmo ser mais precoce, com 15 dias de pós-operatório, mas com cautela de volume, visto ainda haver edema.

COMPLICAÇÕES

Estão frequentemente relacionadas com a seleção inadequada do paciente, uma técnica não efetiva e um pós-operatório não criterioso.

Comumente, não há necessidade de analgésico ou anti-inflamatório no pós-operatório de *peelings* médios e abrasão cirúrgica, mas, caso haja queixa de desconforto, sem qualquer outro agravante, recomenda-se dipirona 1 g efervescente a cada 6 h. A dor é um sintoma frequente nas primeiras 12 h, pelo menos quando de *peelings* profundos, tornando o óleo de cróton um coadjuvante na intervenção.

BIBLIOGRAFIA

Fezza JP. Laserbrasion: the combination of carbon dioxide laser and dermasanding. Plast Reconstr Surg. 2006;118(5):1217-21; discussion 1222-3.

Goel A, Krupashankar DS, Aurangabadkar S, Nischal KC, Omprakash HM, Mysore V. Fractional lasers in dermatology – Current status and recommendations. Indian J Dermatol Venereol Leprol. 2011;77(3): 369-79.

Kadunc BV. Ácido pirúvico: técnica de padronização para uso em esfoliações químicas através de estudo experimental. [Tese]. São Paulo: Universidade de São Paulo; 1998.

Meski APG, Cucé C. Quimioabrasão para tratamento de rugas periorais: avaliação clínica e quantificação das células de Langerhans epidérmicas. Surg Cosmet Dermatol. 2009;1(2):74-9.

Oremovi L, Bolanca Z, Situm M. Chemical peelings – when and why? Acta Clin Croat. 2010;49(4):545-8.

Perkins SW, Sandel HD. Anatomic considerations, analysis, and the aging process of the perioral region. Facial Plast Surg Clin North Am. 2007;15(40):403-7.

Ransom ER, Antunes MB, Bloom JD, Greco T. Concurrent structural fat grafting and carbon dioxide laser resurfacing for perioral and lower face rejuvenation. J Cosmet Laser Ther. 2011;13(1):6-12.

Yokomizo VMF, Benemond TMH, Chisaki C. Chemical peels: review and practical applications Surg Cosmet Dermatol. 2013;5(1):5868.

16

RFPM® em Rugas Periorais

Emerson Lima

INTRODUÇÃO

O processo de envelhecimento intrínseco e extrínseco oferece à face uma redução considerável de volume. Observam-se reabsorção óssea, redução de massa muscular, redistribuição da gordura e frouxidão ligamentar. Além disso, a pele, um envelope que recobre toda a estrutura descrita, fica folgada, frouxa, resultando em sobras, flacidez e rugas finas e profundas (Figura 16.1). A derme e a epiderme, que também sofrem com a degeneração, afinam, acentuando ainda mais o aspecto decorrente do tempo e do estresse oxidativo.

Peelings químicos médios e profundos propiciam incontestável estímulo à produção de colágeno, o que resulta na atenuação de rugas, flacidez, melhoria da textura, brilho e coloração da superfície cutânea, além de atenuação substancial do fotodano. Resultados efetivos também são observados com a associação dos *peelings* à abrasão cirúrgica-quimioabrasão. Contudo, a recuperação desses procedimentos é longa, além de não estarem adequados a todos os tipos de pele, preferencialmente recomendados para indivíduos de pele clara.

Vale ressaltar que o tecido resultante do estímulo de uma intervenção que desepiteliza está mais sensível à luz, sujeito à hiperpigmentação pós-inflamatória e à fotossensibilidade, somado ao risco de complicações, como formação de cicatrizes hipertróficas e eritema persistente. As intervenções atuais buscam um dano fracionado da pele, possibilitando que a integridade da microrregião adjacente ao trauma mantenha-se íntegra, o que favorece um tempo de recuperação mais curto e um risco diminuído de complicações. O *laser* CO_2 fracionado compreende um exemplo dessa proposta, bem como a indução percutânea de colágeno com agulhas (IPCA®) e a radiofrequência pulsada com multiagulhas (RFPM®).

RFPM® NA REGIÃO PERIORAL

Objetiva superficializar rítides e melhorar a frouxidão tecidual, substituindo a derme e a epiderme danificadas por um novo tecido. Adicionalmente, observa-se seu potencial para desprender o fundo de rugas profundas. Essa intervenção tem metodologia e instrumental próprios, utilizando eletrodos específicos. Para sua execução, é necessária a utilização dos eletrodos Lima 8, Lima 4 ou Lima 2, constituídos de tungstênio, com base da haste teflonada e comprimento de 2 mm. A Figura 16.2 apresenta a delicadeza das agulhas de 100 µ em aumento de 200 vezes que compõem tais eletrodos, comprovando a sutileza das micropunturas provocadas nessa abordagem.

Essas microperfurações estimulam a produção de colágeno, sem provocar a desepitelização total observada nas técnicas ablativas. A epiderme e a derme são perfuradas, mas não removidas. Desse modo, mesmo rugas profundas resultantes da evolução da elastose na pele fotoenvelhecida, que, muitas vezes, comportam-se como cicatrizes profundas difíceis de tratar pelas técnicas anteriormente descritas, são melhoradas pelas agulhas. A Figura 16.3 apresenta casos de pacientes tratados RFPM® para superficialização de rugas profundas e rígidas, apresentando bons resultados já na primeira sessão.

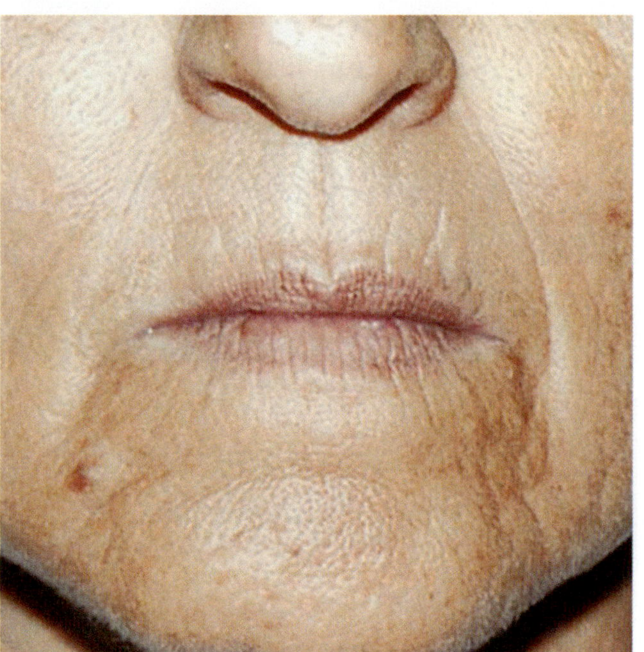

Figura 16.1 Sinais do envelhecimento perioral.

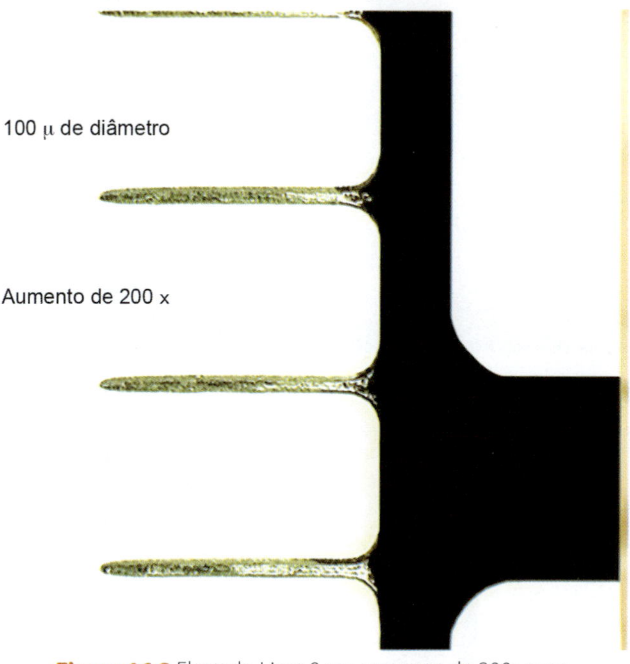

Figura 16.2 Eletrodo Lima 8 em aumento de 200 vezes.

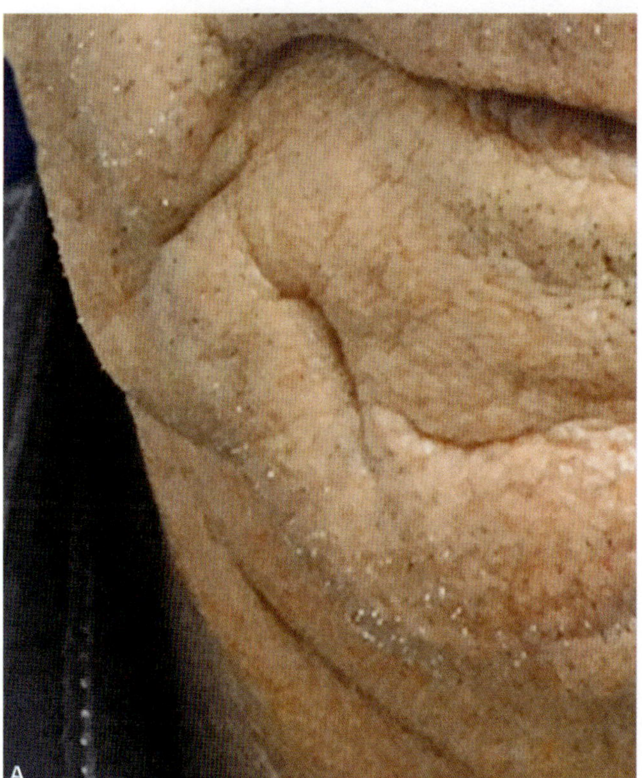

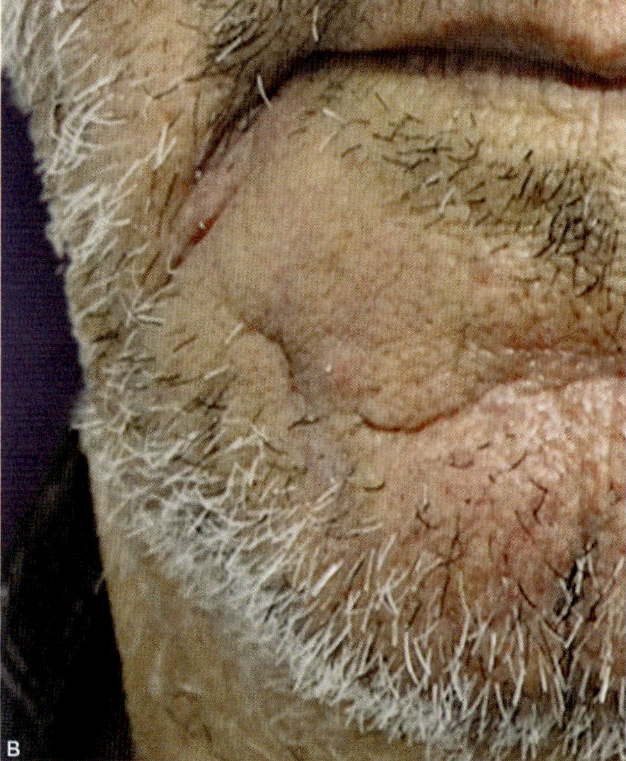

Figura 16.3 Pacientes antes (**A**, **C**, **E**) e 30 dias após sessão única de RFPM® (**B**, **D**, **F**). *(continua)*

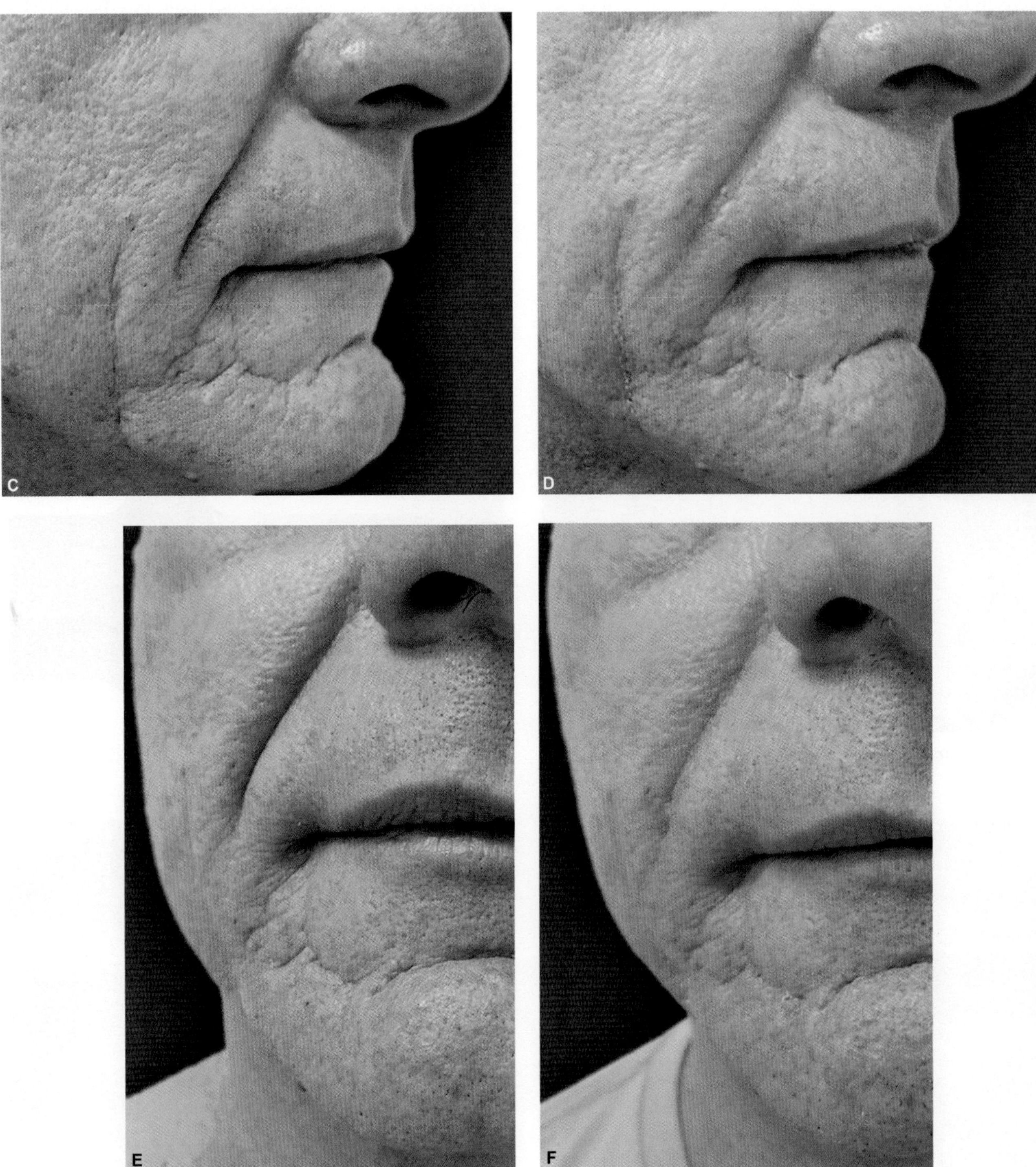

Figura 16.3 (*Continuação*) Pacientes antes (**A**, **C**, **E**) e 30 dias após sessão única de RFPM® (**B**, **D**, **F**).

As microagulhas associadas à radiofrequência rompem a rigidez e o enrijecimento vistos frequentemente em rugas profundas estáticas, como as observadas na região perioral, na fronte e na região periorbital, especialmente em indivíduos com pele espessa e seborreica, bem como em tabagistas. Ainda, na pele mais fina e flácida se observa um ganho cosmético substancial com a RFPM®. Nesses indivíduos, as agulhas encontram uma resistência ainda menor em comparação a peles espessas.

ETAPAS E PECULIARIDADES DA TÉCNICA

Recomenda-se, embora não seja mandatória, a utilização de clareadores 30 dias antes da intervenção, bem como de filtro solar. Quanto menos melanina disponível, menor risco de complicação. Nos indivíduos com mais idade, quanto mais elastótica a pele, maior a evidência a resistência à penetração das microagulhas. Isso também se observa em peles espessas e oleosas e em tabagistas. Para compensar e vencer essa resistência, muitas vezes há necessidade de aumentar a potência da máquina.

As agulhas são muito delicadas e podem ser danificadas pela pressão exercida contra a pele. Não se pode exercer força perpendicular. Recomenda-se que o eletrodo repouse sobre a pele do paciente em um ângulo de 90°, sem que haja pressão.

Deve-se realizar o procedimento em um ambiente cirúrgico com todas as medidas de assepsia e antissepsia exigidas nessas intervenções. É fundamental não banalizar tais critérios de segurança.

Para efetivação da RFPM® com segurança e resultados previsíveis, é mandatória a utilização do aparelho FRAXX® e das ponteiras Lima 2, 4 ou 8. Toda a região perioral poderá ser abordada, ou rugas específicas serem tratadas, ficando a critério do operador. Caso não estejam bem visíveis com a luz do ambiente ou auxílio de foco cirúrgico, sugere-se marcar com caneta cirúrgica os fundos das rugas a serem tratadas, evitando-se perder os limites após a anestesia infiltrativa.

PASSO A PASSO

1. Fazer bloqueios dos nervos infraorbitários e mentonianos, associados à anestesia infiltrativa complementar, com lidocaína 2%, agulha gengival e carpule na execução.
2. Após a higienização com clorexidina 2% e o FRAXX® ligado em CUT, função *single pulse*, com potência 30 e Active 30 ms, posicionar o eletrodo Lima 8, 4 ou 2 no sentido da ruga, realizando pelo menos a construção de 4 a 6 fileiras dentro e na borda das rugas (Figura 16.4). Toda a região perioral poderá ser tratada; assim, recomenda-se posicionar o eletrodo perpendicularmente aos lábios, realizando com as micropunturas um tracejado radial em torno de todo o contorno da boca. Apenas uma passada, evitando-se *overlap*, e, para tanto, realizam-se micropunturas com distanciamento médio de 1 mm de um orifício para o outro. O sangramento, embora modesto, acontece. Após 10 min do final da intervenção, já se pode observar uma redução importante do sangramento, que dá lugar a uma exsudação serosa que regride progressivamente nas primeiras horas. A Figura 16.5 ilustra o pós-operatório imediato.
3. Após o procedimento, fazer um curativo com camadas de esparadrapo microporado (Figura 16.6), a ser removido com 48 h ou já no dia seguinte. Comumente, não é necessário utilizar gazes, porém, caso a exsudação seja substancial, as gazes são adicionadas diretamente sobre a pele.
4. Não recomendar antibiótico tópico nem sistêmico. Após 48 h, orienta-se o uso de regenerador cutâneo 2 vezes/dia ou um clareador suave (bem tolerado pelo paciente) e filtro solar industrializado com fator de proteção 60. Crioterapia ou compressas quentes também não são indicadas. Prefere-se que a acomodação dos hematomas e a resposta inflamatória resultante da sua presença siga seu curso natural. Também não se recomendam corticoterapia tópica nem sistêmica para conter os efeitos esperados do processo inflamatório autolimitado. O curativo poderá ser removido no domicílio pelo próprio paciente, umedecendo-o no chuveiro após 48 h, quando a área tratada poderá ser higienizada com sabonete líquido com baixo potencial de detergência, evitando sensibilização. O edema e os hematomas nos dias seguintes são modestos.
5. Regressar às suas atividades laborativas em torno do 5º dia de pós-operatório, porém alguns pacientes já retornam nas primeiras 24 h, pois não há contraindicação.

Caso o dermatologista opte por utilizar um preenchedor, como o ácido hialurônico, recomenda-se que essa intervenção seja programada para pelo menos 15 dias após a RFPM®, após certificar-se de que o edema regrediu completamente. A aplicação de toxina botulínica na prática é segura já após 15 dias da intervenção. Não aplicar a toxina botulínica no mesmo tempo cirúrgico.

Efeitos adversos podem ocorrer na vigência do edema, pelo aumento da difusão do halo de ação da toxina, atingindo fibras musculares alheias à proposta. Pode-se associar tunelização dérmica (TD®; sulcos profundos) e IPCA®, imediatamente após a RFPM®, buscando otimizar resultados.

As complicações estão relacionadas com efeitos esperados, como edema, hematomas, hiperpigmentação pós-inflamatória transitória e eritema transitório. Dor e desconforto não representam uma queixa frequente, mas, se surgirem, devem

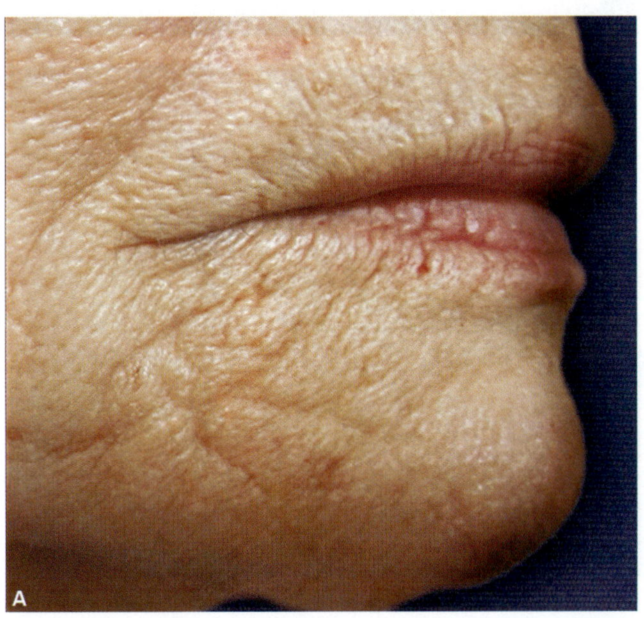

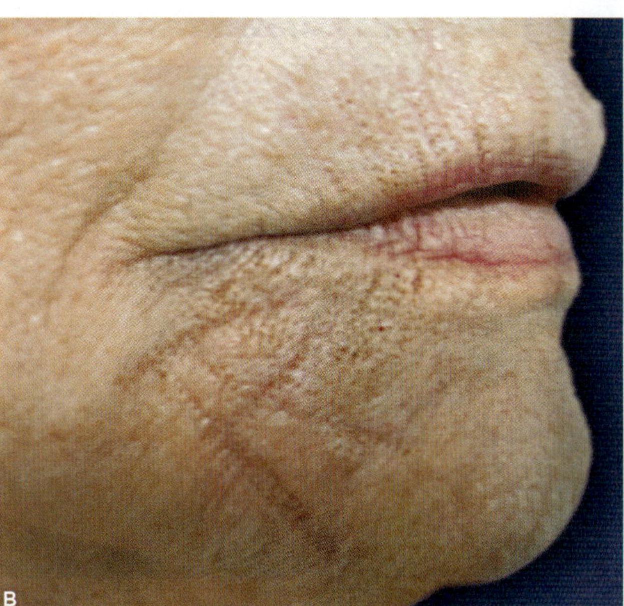

Figura 16.4 Paciente antes (**A**) e imediatamente após a realização da RFPM® localizada em rugas periorais (**B**).

alertar para infecção secundária, principalmente se instalada após 48 h da intervenção. Comumente, não há necessidade de analgésico ou anti-inflamatório no pós-operatório, mas, quando de uma queixa de desconforto, sem qualquer outro agravante, recomenda-se dipirona 1 g efervescente a cada 6 h.

A profilaxia para herpes não é recomendada de rotina, já que não se trata de uma intervenção ablativa, que remova a epiderme totalmente e, consequentemente, que possibilite a infecção por um organismo que necessita da perda da integridade do queratinócito para proliferar. Todavia, nos casos em que se identificar o caráter frequente e recalcitrante da infecção viral, é considerada mandatória, levando em conta principalmente o estresse cirúrgico.

Uma segunda intervenção para melhorar os resultados poderá ser executada após 15 dias da primeira, porém, de modo geral, recomenda-se um intervalo de 30 dias.

A Figura 16.7 apresenta os resultados de pacientes após uma única sessão.

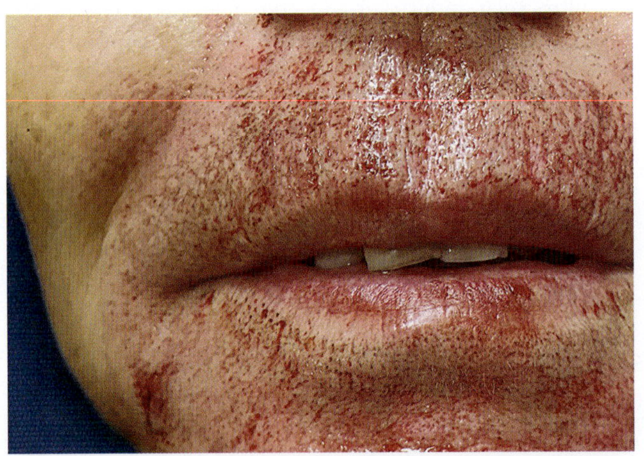

Figura 16.5 Pós-operatório imediato da RFPM® em toda extensão perioral.

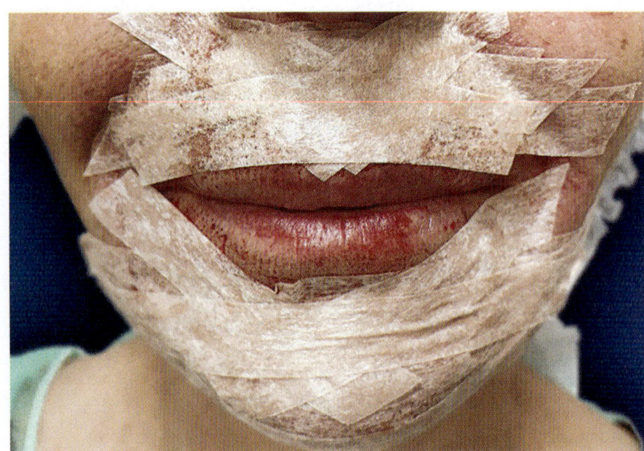

Figura 16.6 Curativo no pós-procedimento.

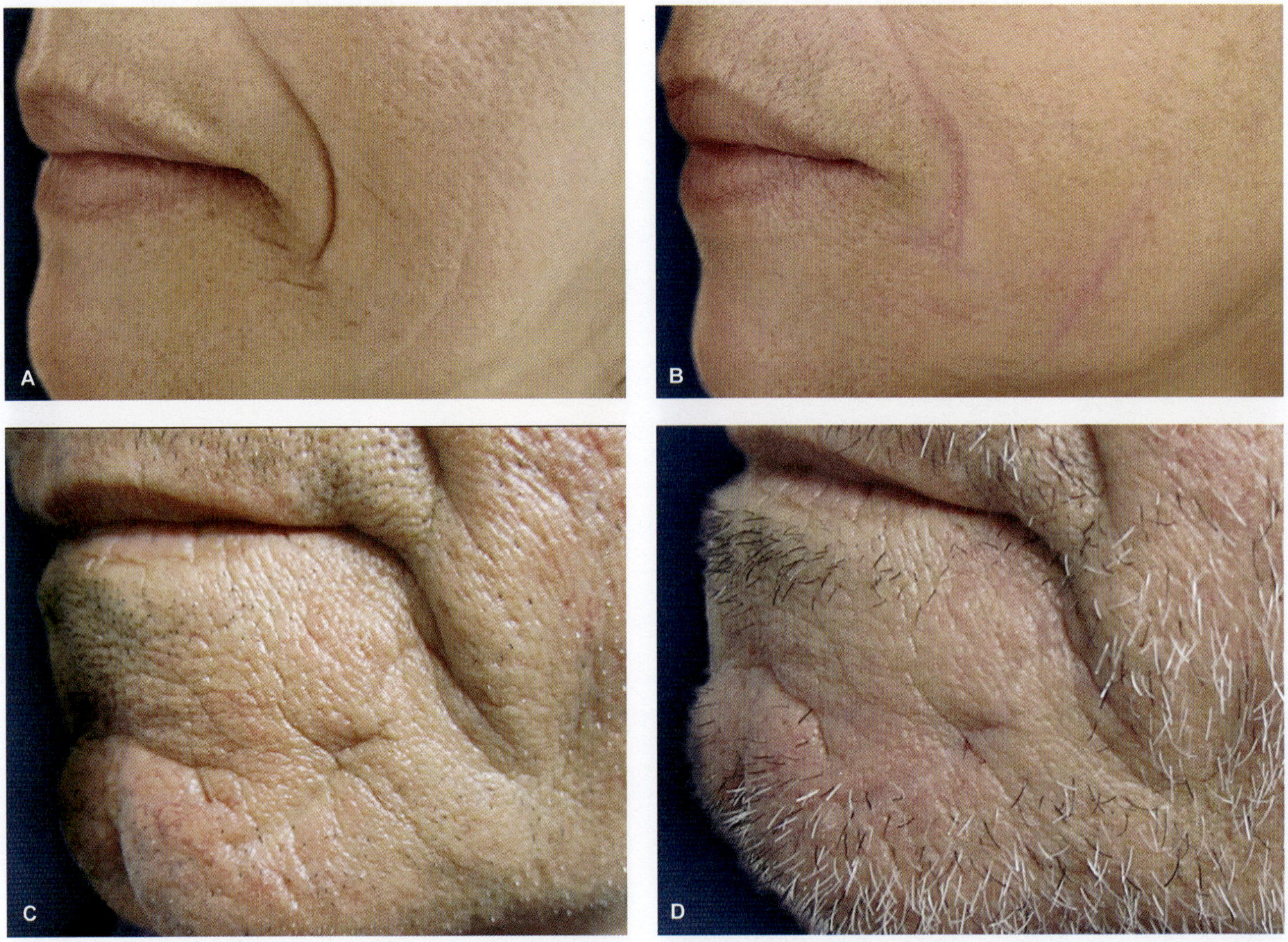

A B C D

Figura 16.7 Pacientes antes (**A**, **C**) e 60 dias após a intervenção (**B**, **D**).

CONSIDERAÇÕES FINAIS

Considera-se a RFPM® uma técnica efetiva para rugas superficiais e profundas periorais. A possibilidade de poder ser executada em qualquer tipo de pele amplia suas possibilidades e adiciona ao arsenal terapêutico uma intervenção que, apesar de exigir treinamento e conhecimento técnico, tem resultados reproduzíveis.

BIBLIOGRAFIA

Aust MC. Percutaneous Collagen Induction therapy (PCI) – An alternative treatment for scars. Wrinkles Skin Laxity. Plast Reconstr Surg. 2008;121(4):1421-9.

Bal SM, Caussian J, Pavel S, Bouwstra J A. In vivo assessment of safety of microneedle arrays in human skin. Eur J of Pharm Sci. 2008;35(3):193-202.

Brody HJ. Trichloracetic acid application in chemical peeling, operative techniques. Plast Reconstr Surg. 1995;2(2):127-8.

Camirand A, Doucet J. Needle dermabrasion. Aesthetic Plast Surg. 1997;21(1): 48-51.

Cohen KI, Diegelmann RF, Lindbland WJ. Wound healing: biochemical and clinical aspects. Philadelphia: W.B. Saunders Co; 1992.

Fabroccini G, Fardella N. Acne scar treatment using skin needling. Clin Exp Dermatol. 2009;34(8):874-9.

Fernandes D, Massimo S. Combating photoaging with percutaneous collagen induction. Clin Dermatol. 2008;26(2):192-9.

Fernandes D. Minimally invasive percutaneous collagen induction. Oral Maxillofac Surg Clin North Am. 2006;17(1):51-63.

Lima E. Radiofrequência pulsada com multiagulhas: uma proposta terapêutica em rugas, flacidez e pigmentação periorbital. Surg Cosmet Dermatol. 2015;7(3):223-6.

Orentreich DS, Orentreich N. Subcutaneous incisionless (subcision) surgery for the correction of depressed scars and wrinkles. Dermatol Surg. 1995;21(6):6543-9.

17 Preenchimento

Ligia Piccinini Colucci

INTRODUÇÃO

O envelhecimento da face implica diversas variáveis que personalizam o tratamento. A região perioral, particularmente, representa um dos marcos do envelhecimento da face, pois compreende a área utilizada para comer, conversar, expressar emoções e, também, como órgão sensorial, além de simbolizar sensualidade e sexualidade. As mudanças da área perioral decorrem de diversos fatores, sobretudo perda de volume, mudanças na estrutura óssea e flacidez por perda de colágeno intrínseco e extrínseco.

A região perioral consiste no terço inferior da face, entre a área subnasal e o mento, subdividindo-se em duas: da base do nariz até o lábio superior, a metade superior da área; e do lábio inferior até o mento, a metade inferior. Proporcionalmente, não são iguais, e, de acordo com as medidas ideais, a parte superior deve ser igual à metade da parte inferior (Figura 17.1). A análise dessa área precisa incluir também a avaliação dentária e óssea, já que perda óssea e de dentes, maloclusão e retrognatia podem influenciar o resultado.

As primeiras alterações do envelhecimento da área perioral são ptose da comissura labial, formação das linhas de marionetes (linhas verticais que se iniciam nas comissuras labiais) e linhas verticais acima e abaixo dos lábios, conhecidas como "códigos de barra". Essas três alterações conferem ao paciente uma expressão de tristeza. Sabe-se, também, que as linhas de marionete resultam do envelhecimento do rosto com perda e deslocamento inferomedial dos compartimentos de gordura.

Diante dessas informações, percebe-se que o tratamento dessa região é mais complexo do que se imagina, e a devolução de volumes e a reestruturação de áreas que não a perioral podem ter impactos indiretos nesse local. Com o envelhecimento, há diminuição da estrutura óssea da mandíbula, atrofia da maxila e perda de suporte de tecidos concomitantes. Os lábios superiores se tornam mais finos e com maior exposição dentária ao sorrir, o filtro labial afina e o lábio inferior faz um movimento de rotação superior, além do afinamento, comprometendo a projeção da região.

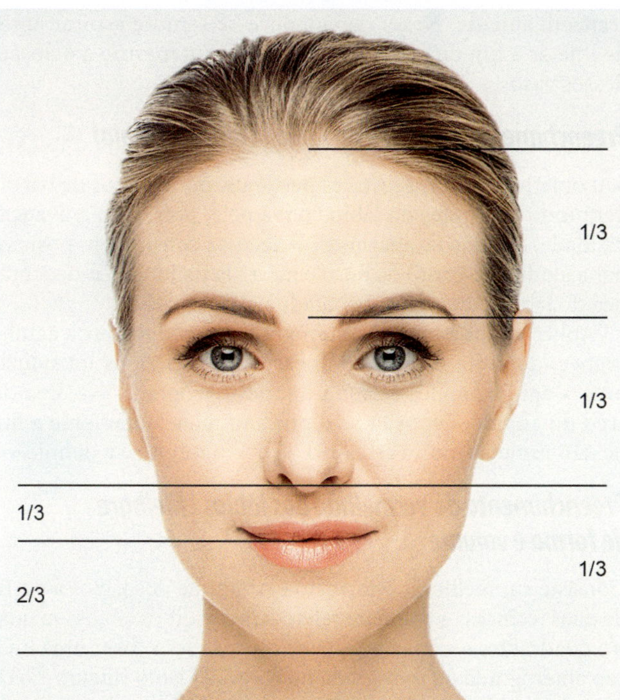

Figura 17.1 Proporções faciais.

ASSESSMENT | AVALIAÇÃO DO PACIENTE

Os marcos anatômicos da região perioral incluem filtro, arco do cupido, borda do vermelhão, sulco nasogeniano e sulco labiomentoniano, chamados "linhas de marionete". Muitos fatores podem predispor ao envelhecimento da área perioral, como o tamanho dos lábios, a hereditariedade e, também, o tabagismo e a exposição solar, que podem acelerar o processo.

O movimento da musculatura facial dessa área tem um papel importante quanto ao seu envelhecimento. O músculo orbicular da boca é um esfíncter e, ao contrair, a longo prazo, forma rítides periorais, chamadas "códigos de barra". Há perda de protuberância, definição e volume. As linhas de marionete têm influência do músculo depressor do ângulo da boca, uma parte também pelo músculo platisma e pelo ligamento mandibular. Lateralmente, há perda de suporte da área malar, causando, também, uma acentuação dos sulcos nasogeniano e labiomentoniano. A diminuição dos compartimentos de gordura do mento fazem com que a área do *jowl* fique mais evidente.

Na atualidade, lábios com volume remetem à jovialidade; nesse sentido, a chave para rejuvenescer a região perioral é tratar os lábios. Contudo, deve-se respeitar a individualidade e a anatomia de cada paciente e harmonizar essa área com o restante do rosto, pois, do contrário, a naturalidade dos resultados não será alcançada. Então, na consulta, é muito importante ressaltar que fotos de revistas ou da internet levadas pelos pacientes na maioria das vezes não se enquadram no resultado que alcançarão. É importante avaliar não somente a necessidade de aumentar o volume dos lábios, mas também a forma.

Perda intrínseca de volume, fotodano, movimento da área, alongamento da distância nasolabial, achatamento do vermelhão, perda do arco do cupido e comissura labial descendente são todas características de um lábio envelhecido, assim como a atrofia do tecido subcutâneo (Figura 17.2).

Existem três perfis de pacientes para tratamento de lábios:

- Grupo 1: pacientes com lábios definidos, mas que desejam um aumento
- Grupo 2: pacientes com lábios mostrando atrofia possivelmente decorrente de envelhecimento ou genética e que procuram melhorá-los ou mesmo aumentá-los
- Grupo 3: pacientes com pouca definição e perda do vermelhão, frequentemente em associação a envelhecimento e/ou histórico de tabagismo.

Uma regra importante para avaliar a área perioral consiste em analisar o formato dos lábios, o envelhecimento da face (associado ao suporte ósseo do terço inferior do rosto) e a dentição. A restauração volumétrica do rosto e de seu terço inferior dependem disso. Um lábio rejuvenescido, de acordo com a literatura, apresenta as seguintes características:

- A proporção ideal em mulheres caucasianas é de 1:1,6, isto é, o lábio inferior tem mais volume que o superior
- Arco do cupido e filtro evidentes
- 2 a 3 mm de projeção do lábio superior
- 2 mm de projeção do lábio superior em relação ao inferior
- Lábio paralelo à linha imaginária desenhada entre as pupilas
- Distância de 18 a 20 mm do lábio superior à base do nariz
- Lábio inferior distante 36 a 40 mm do mento.

É claro que também se deve ajustar essas medidas de acordo com a etnia do paciente e suas expectativas. E, ainda, é importante que o paciente entenda que, nessa região, a duração do preenchimento é menor que nas outras áreas do rosto pelo movimento contínuo dos lábios.

TRATAMENTO COM ÁCIDO HIALURÔNICO

Atualmente, há uma variedade de substâncias para reestruturar o rosto, mas, por se tratar de uma área de muita movimentação e maior delicadeza, o produto escolhido é o ácido hialurônico. Portanto, neste capítulo, não serão abordados os bioestimuladores de colágeno, contraindicados na área perioral.

Existem diversas apresentações de preenchedores de ácido hialurônico, que variam quanto à coesividade, à viscosidade, ao tamanho de partícula e à duração. A escolha depende de diversos fatores, como o local de tratamento, a

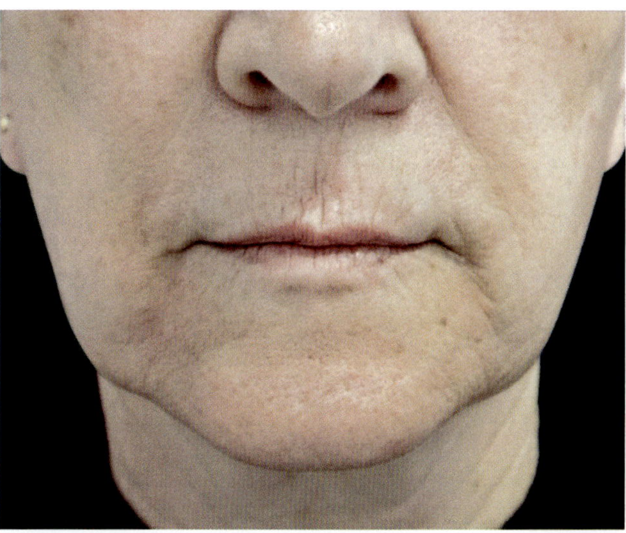

Figura 17.2 Envelhecimento labial e perioral.

quantidade necessária para a área e a preferência do injetor. Independentemente do ácido hialurônico utilizado, as técnicas são as descritas a seguir.

Pré-tratamento

Ao avaliar o paciente, é importante ter em mente o seguinte *check-list*:

- Analisar as expectativas do paciente: uma das partes mais importantes, pois se avalia não somente a região perioral, mas também todo o rosto do paciente; a partir de então, monta-se uma estratégia de tratamento e quantidade de produto. Explicar ao paciente os resultados reais, que ele não deseja
- Fotografar o paciente em repouso e em movimento (sorriso aberto, com dentes à mostra e protrusão de lábios fechados ou bico). A fotografia é extremamente importante para comparar o resultado final e, também, para mostrar ao paciente qualquer diferença já existente antes da realização do procedimento
- Questionar história pregressa de herpes simples e, se necessário, prescrever retrovirais, a fim de não desencadear infecção recente pela manipulação da área durante o procedimento.

Técnicas de aplicação

Existem diversas técnicas de aplicação de ácido hialurônico na região perioral – retroinjeção, anteroinjeção, *bolus*, em leque –, são as áreas do paciente que precisam ser tratadas e a necessidade de volume ou restauração de cada área que determinarão sua escolha. Deve-se lembrar que o envelhecimento do terço médio do rosto tem influência direta na área do terço inferior e seu tratamento suaviza os sulcos nasogeniano e labiomentoniano. Neste capítulo, a abordagem da área perioral será restrita à região dos lábios, às linhas periorais, à comissura labial e ao sulco labiomentoniano.

Antes de preencher essa área, lembrar-se de que as artérias labial superior e inferior são ramos da artéria facial e fazem o suprimento sanguíneo do lábio superior e inferior, respectivamente. Nessa região, deve-se sempre aspirar antes de injetar a fim de evitar a compressão, ou mesmo a oclusão, desses vasos.

Preenchimento da borda do lábio | Contorno labial

Seu objetivo é tratar as rítides periorais, ou "códigos de barra", definindo os limites do lábio com a pele, pois, com o avançar da idade, eles vão se apagando. A técnica consiste em posicionar a agulha no canto da boca e inseri-la na junção mucocutânea do lábio, conforme assinalado na Figura 17.3.

Aplica-se uma injeção anterógrada (à medida que a agulha avança, deposita o produto linearmente) ou, após introduzir toda a agulha, aplica-se uma injeção retrógrada. Na área do arco do cupido, deposita-se o produto mais lentamente a fim de não projetar muito essa área, já que o intuito é a definição.

Preenchimento do vermelhão dos lábios | Melhora de forma e volume

Consiste em melhorar o formato e o volume dos lábios a partir de duas técnicas. A primeira refere-se a dividir os lábios em quatro quadrantes e, com a agulha na mucosa seca, fazer uma injeção anterógrada ou retrógrada no corpo do lábio (Figura 17.4).

A segunda, para tratamento do vermelhão, é fazê-la com *bolus* e três pontos de aplicação em cada quadrante (Figura 17.5). A fim de evitar sangramento, entrar com a agulha 2 mm acima da borda do lábio superior em direção ao vermelhão e, se no lábio inferior, 2 mm abaixo da borda do lábio inferior. Após colocar os *bolus* na área, a massagem da região é obrigatória para evitar irregularidades e nódulos.

Preenchimento da mucosa labial

Quando os lábios precisam de maior volume, representa a técnica ideal, pois o ácido hialurônico é depositado no compartimento de gordura profundo abaixo do músculo orbicular dos lábios. Como nessa área há o risco de injeção intravascular, pois as artérias labiais superior e inferior estão nessa localização, é prudente usar cânulas, de preferência de 25 G ou mais grossas, a fim de não injetar o produto por via intravascular e causar oclusão dos vasos (Figura 17.6). Frequentemente, os

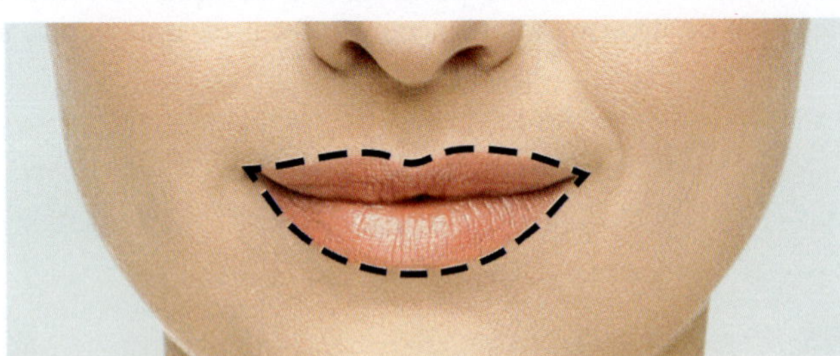

Figura 17.3 Tratamento da borda dos lábios.

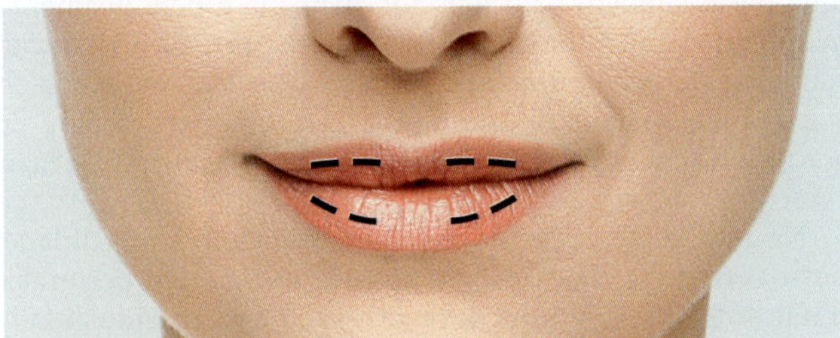

Figura 17.4 Tratamento do vermelhão com retro ou anteroinjeção.

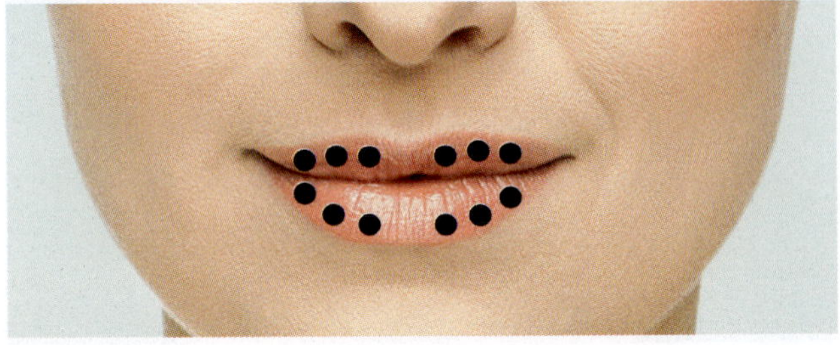

Figura 17.5 Técnica de *bolus* para tratamento do vermelhão dos lábios.

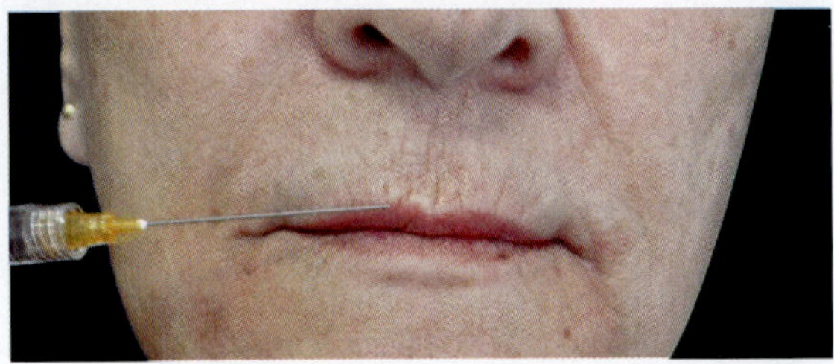

Figura 17.6 Cânula 25 G para preenchimento de mucosa em lábio sem volume.

pacientes que precisam preencher a mucosa labial são aqueles com um fotoenvelhecimento da área com perda do compartimento de gordura (Figura 17.7).

Preenchimento do filtro labial

O filtro está localizado na área entre a base do nariz e o lábio superior e compreende uma área que, com o processo de envelhecimento, tende a ficar mais plana. A melhor técnica para sua reestruturação se dá com agulha: utilizando dois dedos, insere-se a agulha na base do filtro no lábio superior e aplica-se uma injeção lenta, como no arco do cupido, e retrógrada, evitando a supercorreção da área (Figura 17.8). Assegurar que o formato final é semelhante a um V invertido.

Preenchimento da comissura labial e linhas de marionete

Antes de tratar a comissura, deve-se tratar a borda labial para um resultado mais harmônico e satisfatório. Insere-se a agulha no canto dos lábios e injeta-se um pequeno *bolus* na mucosa, tomando o devido cuidado de aspirar antes para não injetar na artéria labial. Evita-se usar muito produto nessa área para não criar um sorriso anormal ao movimento.

A linha labiomentoniana faz o rosto parecer triste, e seu tratamento muitas vezes, além do preenchimento, demanda relaxamento com toxina botulínica do músculo depressor do ângulo da boca a fim de ajudar a elevar essa região e a comissura labial. Perpendicularmente à linha, aplicam-se injeções paralelas de ácido hialurônico, criando, assim, um pilar de sustentação da área.

Complicações

Imediatamente após a aplicação, podem ocorrer eritema e edema em decorrência do uso de agulha e do próprio ácido hialurônico, que tem propriedades higroscópicas. É possível haver equimose, quando de perfuração do vaso, que dura de 5 a 10 dias. Pode também acontecer uma injeção intravascular (oclusão), a qual, de todas as complicações, é a mais temida, pois sua consequência mais grave refere-se à necrose da área irrigada pela artéria afetada. Para isso, é muito importante o profissional dispor de hialuronidase e saber manejá-la. Podem se formar nódulos por falta de massagem após o procedimento, se feito em *bolus*, ou por colocação do produto em um plano incorreto.

CONSIDERAÇÕES FINAIS

O tratamento da região perioral é mais complexo do que somente preencher os lábios. Além de avaliar a real necessidade de cada paciente, é importante olhar para ele como um todo e analisar regiões que não a perioral, já que, ao serem tratadas, também impactam no resultado final.

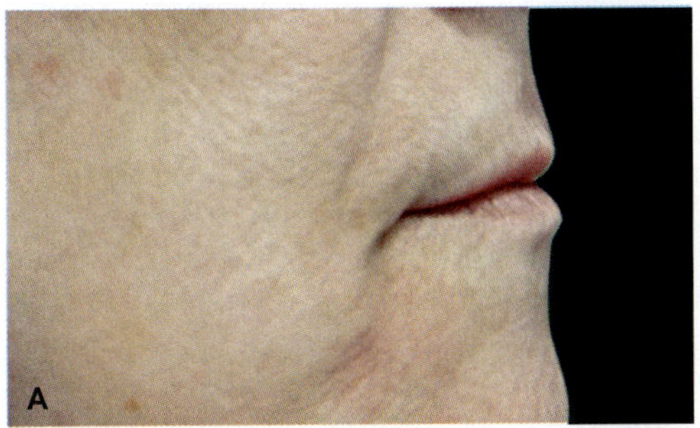

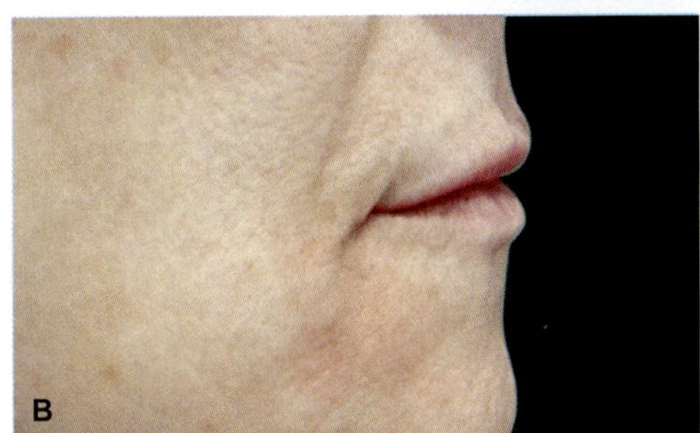

Figura 17.7 Lábio fotoenvelhecido antes (**A**) e no pós-procedimento imediato (**B**) do preenchimento da mucosa com cânula 25 G.

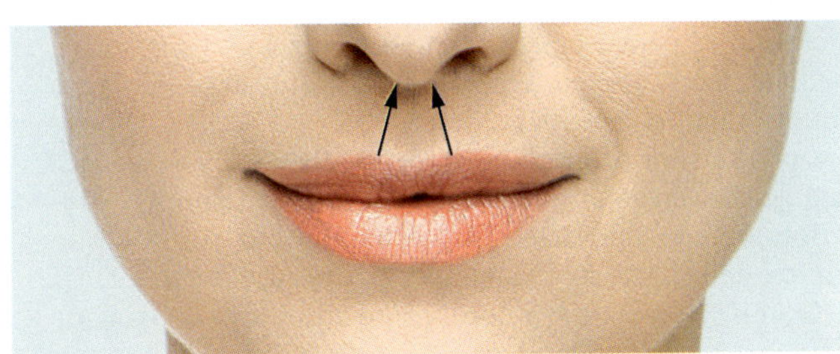

Figura 17.8 Tratamento do filtro labial.

BIBLIOGRAFIA

Ali MJ, Ende K, Maas CS. Perioral rejuvenation and lip augmentation. Facial Plast Surg Clin N Am. 2007;15:491-500.

Braz AV, Mukamal LV. Preenchimento labial com microcânulas. Surg Cosmet Dermatol. 2011;3(3):257-60.

Braz AV, Sakuma TH. Atlas de anatomia e preenchimento global da face. Rio de Janeiro: Guanabara Koogan: 2017.

Buckingham ED, Glasgold R, Kontis T, Smith SP Jr, Dolev Y, Fitzgerald R et al. Volume rejuvenation of the lower third, perioral, and jawline. Facial Plast Surg. 2015;31:70-9.

Carruthers A, Carruthers J, Hardas B, Kaur M, Goertelmeyer R, Jones D et al. A validated lip fullness grading scale. Dermatol Surg. 2008;34:S161-6.

Hotta TA. Understanding the perioral anatomy. American Society of Plast Surg Nurses. 2016;36(1):12-8.

Klein AW. In search of the perfect lip: 2005. Dermatol Surg. 2005;31:1599-603.

Maio M, Wu WTL, Goodman GJ, Monheit G. Facial assessment and injection guide for botulinum toxin and injectable hyaluronic acid fillers: focus on the lower face. Plast Reconstr Surg. 2017;140:393-404.

Perkins SW, Sandel HD IV. Anatomic considerations, analysis, and the aging process of the perioral region. Facial Plast Surg Clin N Am. 2007;15:403-7.

Perkins SW, Smith SP Jr, Williams EF III. Perioral rejuvenation complementary techniques and procedures. Facial Plast Surg Clin N Am. 2007;15:423-32.

Rohrich RJ, Pessa JE. The anatomy and clinical implications of perioral submuscular fat. Plast Reconstr Surg. 2009;124:266-71.

Sandoval MHL, Ayres EL. Preenchedores: guia prático de técnicas e produtos. São Paulo: AC Farmacêutica; 2013.

Segall L, Ellis DAF. Therapeutic options for lip augumentation. Facial Plast Surg Clin N Am. 2007;15:485-90.

Weinkle S. Injection techniques for revolumization of the perioral region with hyaluronic acid. Journal Drug Dermatol. 2010;9:367-71.

18

Toxina Botulínica

Alessandra Ribeiro Romiti, Sylvia Ypiranga

INTRODUÇÃO

Como dito em outros capítulos, a região perioral é uma área da face muito suscetível aos sinais do envelhecimento. A perda intrínseca do volume labial, o fotodano e a movimentação constante dos músculos formam rugas estáticas e dinâmicas. Os melhores resultados terapêuticos são atingidos quando da combinação de vários tipos de tratamento, como preenchimentos, *lasers*, *peelings*, microagulhamento e toxina botulínica.

O tratamento de rugas dinâmicas com toxina botulínica é considerado padrão-ouro quando realizado no terço superior da face. Nos terços médio e inferior, seu uso pode ser observado como um refinamento de técnica, realizado por injetores experientes a fim de complementar e melhorar os resultados de outros procedimentos cosmiátricos.

Existem diferentes apresentações comerciais de toxinas botulínicas do tipo A. Por se tratar de produtos biológicos, elaborados de maneira individualizada por cada fabricante, suas unidades de potência não são intercambiáveis e, por consequência, não podem ser diretamente comparadas entre si. Foram realizados testes de equivalência clínica para estabelecer uma conversão volumétrica a fim de facilitar didaticamente e possibilitar a utilização de várias toxinas com resultados semelhantes.

Neste capítulo, será utilizada a potência de 1 UI volumétrica com índice de conversão entre Dysport®, Botox®, Xeomin®, Prosigne® e Botulift® de 2,5:1:1:1:1. O volume de diluição utilizado como padrão é de 1 mℓ de soro fisiológico para as toxinas de 100 UI (Botox®, Xeomin®, Prosigne® e Botulift®) e 2 mℓ para a toxina de 500 sU (Dysport®).

ANATOMIA DOS MÚSCULOS DA REGIÃO PERIORAL

Ao abordar a região perioral, é fundamental ter um conhecimento anatômico detalhado de suas estruturas (Figura 18.1). Merece destaque especial a íntima relação que os músculos guardam entre si, uma vez que estão parcialmente sobrepostos uns sobre os outros, interferindo na sua movimentação e consequente função. Pode-se utilizar a toxina botulínica para tratar determinado músculo ou um grupo muscular correlacionado.

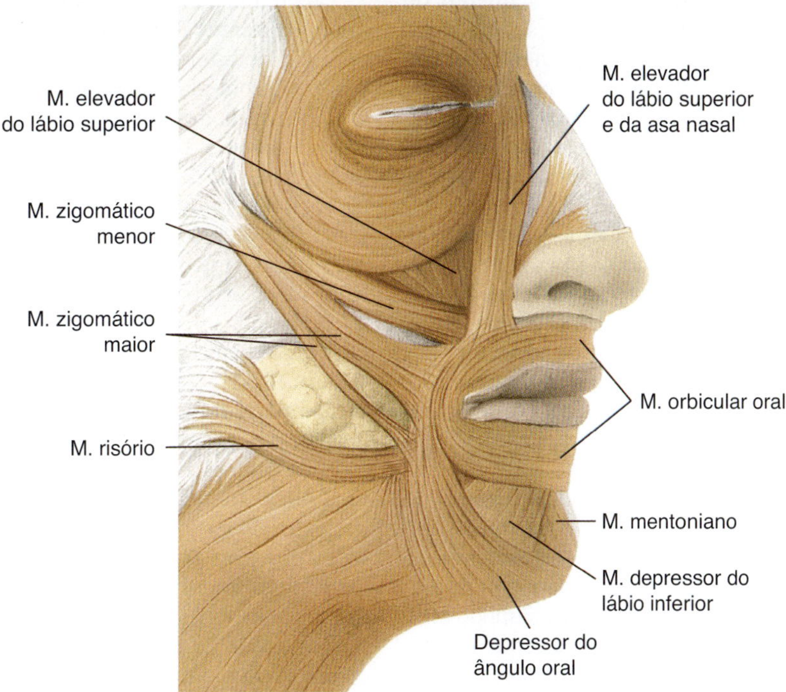

Figura 18.1 Anatomia dos músculos da região perioral. Adaptada de Wolf-Heidegger, 2006.

O músculo orbicular oral é um músculo circular, localizado ao redor da rima bucal, e que apresenta função de esfíncter. Tem disposição superficial, inserindo-se na pele e na mucosa dos lábios. Interlaça-se com os demais músculos da região perioral, tendo participação na mímica durante a fala, o sorriso, o beijo e o assovio.

Na sua porção superior, o músculo orbicular oral relaciona-se com fibras do depressor do septo nasal, do elevador do lábio superior e da asa nasal e do elevador do lábio superior. Mais lateralmente, com o elevador do ângulo oral, os zigomáticos maior e menor e o risório. Na sua porção inferior, interlaça-se com o depressor do ângulo oral (mais superficialmente), o depressor do lábio inferior e o mentoniano. Esses músculos inferiores relacionam-se intimamente com as fibras do platisma.

O músculo elevador do lábio superior origina-se na margem inferior da órbita e insere-se no lábio superior. Sua função é elevar o lábio superior e expor os dentes anteriores superiores.

Os músculos zigomáticos originam-se na porção medial (zigomático menor) e lateral (zigomático maior) do osso zigomático e inserem-se na pele do lábio superior e no ângulo oral (região do modíolo). Elevam o ângulo da boca durante o sorriso.

O músculo risório origina-se na fáscia parotídea e insere-se no lábio superior e no ângulo oral (região do modíolo). Puxa o ângulo da boca lateralmente no ato do sorriso. Já o músculo elevador do ângulo oral origina-se na fossa canina da maxila e insere-se no lábio superior e modíolo, sendo responsável pela elevação do ângulo oral durante o sorriso.

O músculo depressor do ângulo oral origina-se na linha oblíqua da mandíbula e insere-se no lábio inferior e no modíolo. Tem a função de puxar para baixo os ângulos orais, conferindo um aspecto de tristeza ao rosto. Dos músculos periorais inferiores, é aquele de localização mais lateral e mais superficial.

O depressor do lábio inferior origina-se na linha oblíqua da mandíbula e insere-se no lábio inferior. Tem localização mais profunda e mais medial que o depressor do ângulo oral. Sua função é puxar o lábio inferior para baixo.

O mentoniano é um músculo que se origina na fossa incisiva da mandíbula e se insere na pele do queixo. Tem localização mais medial e profunda que o depressor do lábio inferior. Pode contribuir puxando o lábio para baixo e enruga a pele do queixo. Esses grupos musculares periorais são inervados por ramos do nervo facial – ramos zigomáticos, bucais e marginal.

TRATAMENTO DA REGIÃO PERIORAL COM TOXINA BOTULÍNICA

Rugas periorais

As linhas verticais em torno dos lábios formam o famoso e indesejado "código de barras", muito relacionado com o envelhecimento. Essas rugas são causadas basicamente pela contração do músculo orbicular oral durante a mímica facial e podem ser tratadas com a aplicação de toxina botulínica. Embora no início as rítides apareçam somente com a movimentação (rugas dinâmicas), se não forem tratadas podem evoluir para rugas estáticas.

A toxina botulínica deve ser aplicada em plano superficial (para atingir as fibras mais superficiais do músculo), em pequenas quantidades, de maneira simétrica na borda do vermelhão dos lábios. São realizados quatro pontos na porção superior e um a dois pontos na porção inferior dos lábios, com 0,5 a 1 UI por ponto. É importante que a aplicação seja feita respeitando a distância de 1 cm da comissura oral para não correr o risco de atingir outros músculos inseridos no modíolo. No lábio superior, deve-se evitar pontos muito próximos ao filtro labial para não ocorrer uma horizontalização do arco do cupido (Figura 18.2).

Os efeitos colaterais mais frequentes no tratamento do músculo orbicular oral com toxina botulínica estão relacionados com a perda de movimentação oral, geralmente quando a dose utilizada é muito alta. Os pacientes podem relatar dificuldades para falar, assoviar, chupar canudo ou mandar beijo. Atenção especial deve ser dada àqueles que utilizam a musculatura perioral para fins profissionais, como os que tocam instrumentos de sopro.

Também podem ocorrer assimetrias mais perceptíveis com a fala ou o sorriso, em especial quando os pontos de aplicação não são distribuídos de maneira criteriosa. Alguns autores descrevem o aumento do volume labial com o uso da toxina botulínica no músculo orbicular oral. Pode-se observar uma eversão dos lábios, principalmente quando a aplicação é realizada na borda do vermelhão labial, mas, para restaurar o volume, os melhores resultados são obtidos com a associação dos preenchedores aos neuromoduladores.

Na região perioral, principalmente quando as rugas dinâmicas se somam a rugas estáticas e perda de volume, o tratamento deve combinar múltiplos procedimentos, associando a toxina botulínica a *lasers*, *peelings*, microagulhamento e preenchedores para otimizar os resultados. A técnica de Skinbooster®, que consiste na injeção de ácido hialurônico de pequenas partículas para fazer a estimulação de colágeno, também pode ser combinada, para melhorar a região perioral.

Sorriso gengival

Ocorre quando há uma exposição importante da gengiva, durante o sorriso ou a fala. Pode ser considerado um traço marcante na personalidade, relacionado com a jovialidade e a simpatia, mas algumas pessoas sentem-se incomodadas com essa situação e buscam tratamento.

Pode ter intensidade variável, dependendo do grupo muscular utilizado e da sua força. Quando moderado e mais central, costuma decorrer da elevação e da eversão do lábio superior pelo músculo elevador do lábio superior e da asa nasal, com eventual participação do músculo depressor do septo nasal, que rebaixa a ponta do nariz e pode elevar o tubérculo medial do lábio superior. No sorriso gengival grave, além dos músculos já citados, pode haver participação do elevador do lábio superior e/ou zigomáticos, com retração do lábio superior e exposição dos dentes superiores tanto na porção medial quanto lateral do sorriso.

Para o tratamento dos casos moderados, são marcados dois pontos distantes entre 0,5 e 1 cm da asa nasal, para atingir o músculo elevador da asa nasal e do lábio superior. A aplicação deve ser profunda e intramuscular e a quantidade de unidades pode varia de 0,5 a 4 por ponto, conforme a força do sorriso e o desejo do paciente. Em alguns pacientes, um terceiro ponto com 2 UI de toxina botulínica pode ser aplicado na base da columela (também intramuscular profundo) para atingir o músculo depressor do septo nasal. Nos sorrisos gengivais mais largos e intensos, quando há participação do elevador do lábio superior ou zigomáticos, além dos pontos já descritos, estes músculos devem ser tratados, aplicando-se 1 a 4 UI de cada lado, mais lateralmente e em plano muscular profundo (Figura 18.3).

É importante analisar o impacto desse tratamento na autoimagem dos pacientes. Em alguns casos, mesmo quando de um resultado estético adequado após a aplicação, pode haver uma sensação de "sorriso travado" e desconforto, o que faz o paciente não gostar do resultado. Para evitar esse tipo de problema, na primeira vez em que se realiza o procedimento é mais indicado utilizar poucas unidades de toxina botulínica e que o paciente seja reavaliado após 2 semanas para observar a necessidade de complementação da dose. Essa insatisfação com o resultado do tratamento compreende a principal complicação do uso da toxina botulínica para o tratar sorriso gengival. Outros efeitos indesejáveis são as assimetrias do sorriso e o resultado inestético causado pelo excesso de dose. É muito importante cada caso ser analisado individualmente, além de discutir as propostas de tratamento e utilizar doses adequadas para aumentar as possibilidades de sucesso terapêutico.

Depressor do ângulo oral

A contração constante e hipercinética desse músculo acentua o sulco labiomentual, também conhecido como "ruga da marionete", conferindo um aspecto de cansaço e tristeza à face. O tratamento consiste na aplicação de toxina botulínica para diminuir sua força depressora e elevar o canto da boca, o que dá a impressão de um rosto mais descansado e feliz.

Para a marcação dos pontos de aplicação, devem-se traçar uma linha de cada lado sobre o sulco nasogeniano até a sua projeção no arco mandibular e lateralizar aproximadamente 1 cm. Anatomicamente, o músculo depressor do ângulo oral é mais largo próximo à mandíbula e vai ficando mais estreito

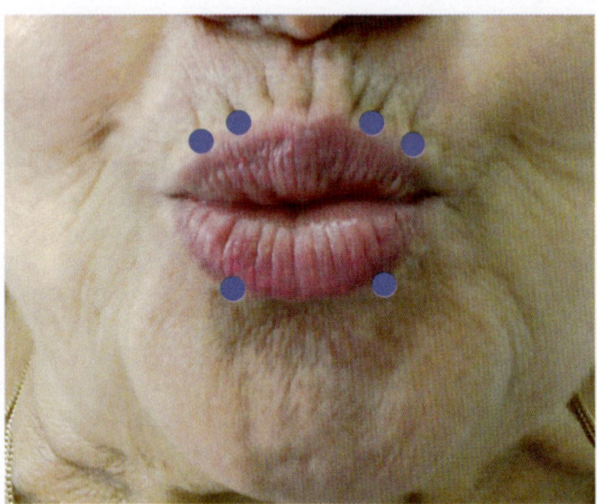

Figura 18.2 Pontos de aplicação da toxina botulínica no músculo orbicular oral.

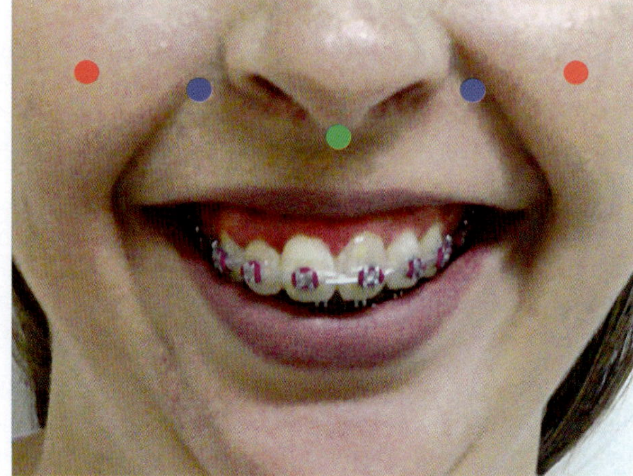

Figura 18.3 Pontos de toxina botulínica para tratamento do sorriso gengival: elevador da asa nasal e do lábio superior (*azul*), depressor do septo nasal (*verde*) e zigomáticos (*vermelho*).

em direção ao modíolo. Essa técnica diminui o risco de atingir o músculo depressor do lábio inferior e causar assimetrias. Devem ser utilizadas 2 a 4 UI de toxina botulínica por lado (Figura 18.4).

A principal complicação se dá justamente quando o músculo depressor do lábio é atingido, deixando o sorriso desviado para o lado contralateral. Caso a assimetria seja discreta e não cause comprometimento funcional, pode-se aguardar o tempo de ação da toxina para a melhora do quadro. Em casos mais intensos, com alteração importante do sorriso, pode-se fazer a correção aplicando 1 a 2 UI no músculo depressor do lábio inferior do lado que não foi atingido. O resultado é um sorriso mais curto, sem exposição dos dentes inferiores, porém mais simétrico.

Para a melhora do contorno facial, muitas técnicas associam o tratamento do depressor do ângulo oral ao do platisma, o qual tem inserções na face (*pars modiolaris*, *pars labialis* e *pars mandibularis*) e está muito relacionado com os músculos periorais. Sua constante contração, somada à ação dos outros músculos depressores, tracionam a face para baixo, piorando o seu aspecto de ptose. O tratamento do platisma com toxina botulínica para tratamento do contorno facial foi descrito por Levy em 2007 e ficou conhecido como *Nefertiti lift*. Desde então, foram feitas várias modificações da técnica, inclusive associando a abordagem do platisma em conjunto a outros músculos depressores (como depressor do ângulo oral e mentoniano), sempre visando à melhoria do contorno da face (Figura 18.5).

Mentoniano (ou mentual)

É o músculo que everte o lábio inferior e eleva a pele do queixo. Sua contração durante a mímica facial confere, muitas vezes, um aspecto irregular e enrugado ao mento (*peau d'orange*).

A toxina botulínica deve ser aplicada na região mentoniana próximo ao osso mandibular, em um ponto de cada lado da linha média. Aplicam-se 2 a 3 UI por ponto, em plano profundo, para evitar o acometimento das fibras do músculo depressor do lábio inferior, localizado mais superficial e lateralmente ao músculo mentoniano (Figura 18.6).

A principal complicação observada nessa região refere-se à assimetria do sorriso, que ocorre justamente quando o músculo depressor do lábio inferior é atingido, podendo ser corrigida com a aplicação de 1 UI no músculo contralateral. O sorriso fica mais limitado, sem exposição dos dentes inferiores, contudo mais simétrico. Para evitar esse efeito colateral, pode ser utilizada a técnica de aplicar todas as unidades desejadas (4 a 6 UI) em um único ponto central no mento. É importante destacar que o músculo mentoniano pode ser

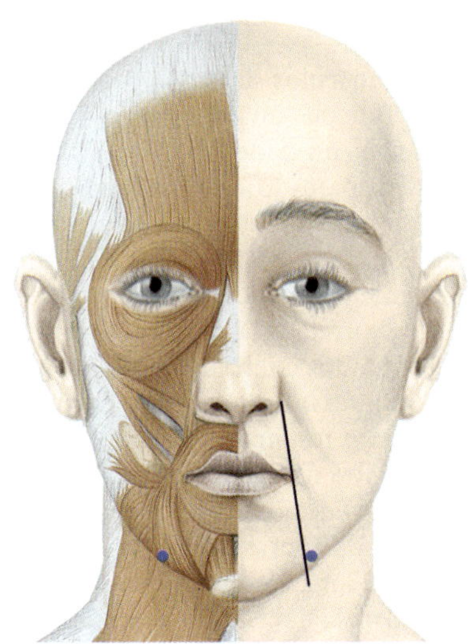
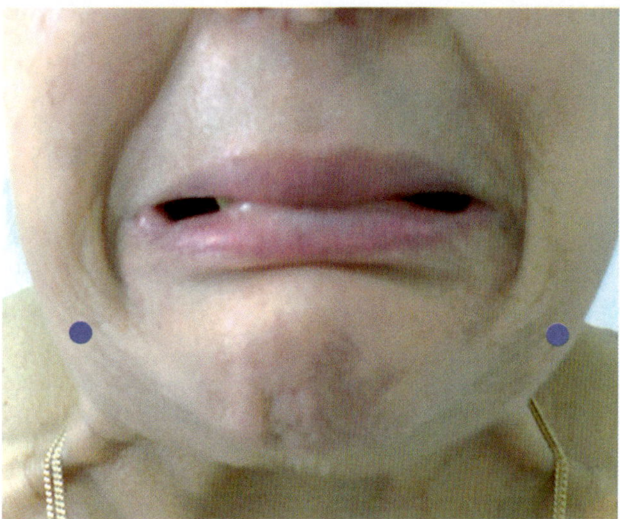

Figura 18.4 Aplicação da toxina botulínica no músculo depressor do ângulo oral. Adaptada de Wolf-Heidegger, 2006.

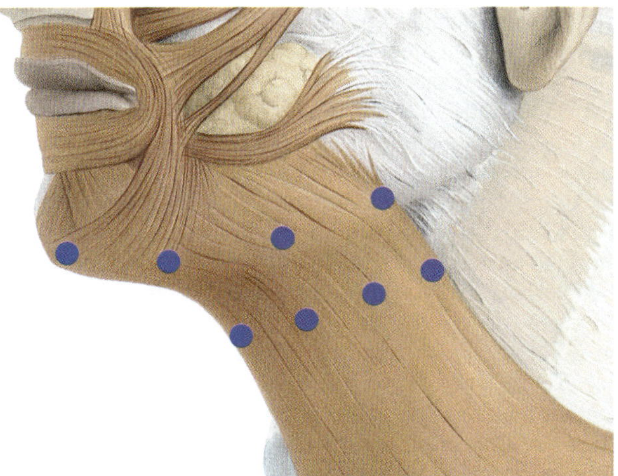
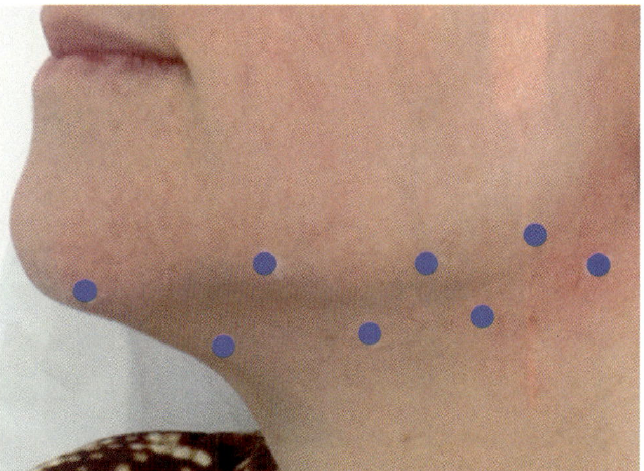

Figura 18.5 Exemplo de pontos de aplicação para tratamento do contorno facial. Adaptada de Wolf-Heidegger, 2006.

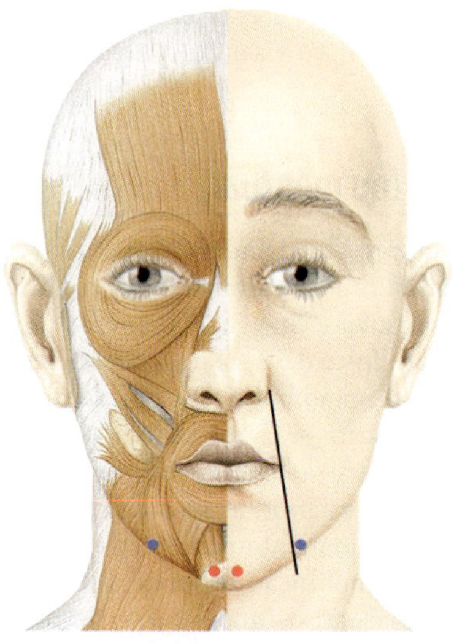

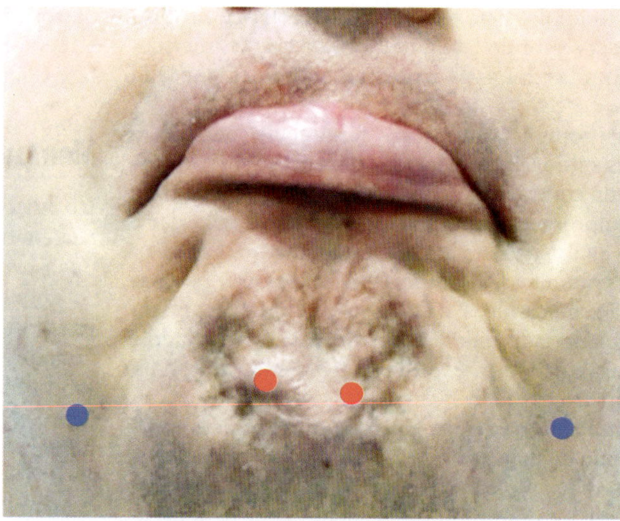

Figura 18.6 Pontos de aplicação de toxina botulínica no músculo mentoniano (*vermelho*) e depressor do ângulo oral (*azul*). Adaptada de Wolf-Heidegger, 2006.

tratado de maneira isolada ou em associação com outros músculos depressores, como o depressor do ângulo oral e o platisma, para melhorar o contorno facial.

Hiperidrose perioral

A hiperidrose craniofacial acomete principalmente a fronte, as bochechas, o couro cabeludo, a região perioral, o dorso e a asa nasal. Tem aumento de incidência em mulheres após a menopausa e pode ter impacto muito negativo na qualidade de vida dos pacientes acometidos. A toxina botulínica faz parte do arsenal terapêutico, com melhora expressiva dos sintomas.

Antes da aplicação, é importante realizar o teste iodo-amido (teste de Minor) para definir a área acometida pela hiperidrose. Deve-se marcar pontos com 1 a 1,5 cm de distância e realizar aplicação intradérmica de 0,5 a 2 UI de toxina botulínica por ponto, dependendo da área acometida e da quantidade de pontos que será utilizada (Figura 18.7). O tratamento é doloroso e a aplicação prévia de cremes anestésicos tópicos pode melhorar o desconforto.

O músculo orbicular oral está localizado superficialmente, logo abaixo da pele, e o tratamento da hiperidrose pode levar a toxina botulínica a agir nessa musculatura, causando efeitos indesejados, como assimetrias e perda de movimentos orais adequados. Assim, é muito importante a aplicação ser bem superficial, com formação de pápula na pele, atentando-se à dose utilizada para minimizar os riscos.

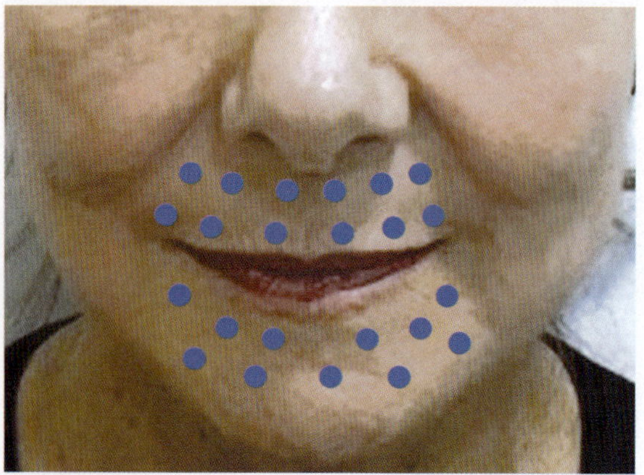

Figura 18.7 Pontos de aplicação de toxina botulínica para o tratamento de hiperidrose perioral.

Assimetrias

Uma vez que os músculos da região perioral se comunicam e interferem nas funções uns dos outros, pode-se considerar essa área uma mesma unidade funcional. Trata-se de músculos que se dispõem aos pares (direito e esquerdo, superior e inferior), o que leva a movimentos simétricos durante a mímica facial. A atividade ou a paralisia de determinado músculo dessa unidade podem provocar modificações nos padrões de contração de seus correlatos, causando assimetrias. Esses quadros podem ser tratados com a aplicação de toxina botulínica, na tentativa de recuperar a simetria e a harmonia.

Antes de iniciar o tratamento, deve-se realizar um exame físico cuidadoso, a fim de diagnosticar assimetrias preexistentes, como em decorrência da diferença no tônus, no comprimento e no padrão de contração dos músculos contralaterais. Podem ser constitucionais ou decorrer de alterações neurológicas, como paralisia facial e lesões neurais.

Quando as assimetrias faciais prévias ao tratamento são discretas, muitas vezes pode-se manter a aplicação da toxina botulínica nos pontos convencionais, de acordo com a necessidade do paciente e sem mudar a dose entre os dois lados, porque, com o bloqueio bilateral dos grupos musculares, a assimetria pode desaparecer. Caso persista após o tratamento planejado, pode-se complementar pontualmente com 1 a 2 UI no músculo que ainda esteja contraindo e causando o efeito indesejado.

Alguns pacientes podem apresentar assimetria facial após a aplicação da toxina botulínica pela ação da toxina em algum músculo adjacente ao tratado ou por diferenças entre as forças e os vetores de contração dos músculos contralaterais. Nesses casos, deve-se inicialmente identificar o grupo muscular envolvido e, depois, planejar a correção. Na região perioral, por exemplo, já foi destacado que os grupos musculares apresentam muita proximidade, sobreposição e relação entre si, o que pode levar a toxina a agir em músculos adjacentes, que não estavam no plano inicial de tratamento, e a uma consequente assimetria. Um exemplo consiste no comprometimento do depressor do lábio inferior quando se faz um tratamento do depressor do ângulo oral, mentoniano e/ou orbicular oral, causando assimetria do sorriso. Nesses casos, após a identificação do músculo acometido, deve-se tratar seu par contalateral, para devolver a harmonia e a simetria à face.

A condição clínica que mais comumente leva à assimetria secundária é a paralisia facial. Suas sequelas costumam impactar muito a qualidade de vida dos pacientes acometidos e, sempre que possível, devem ser tratadas. Observa-se fraqueza muscular do lado comprometido, podendo ser acompanhada de movimentos sincinéticos. No lado não paralisado, pode haver hipertrofia muscular, que promove um estado de contração persistente e crônica, exercendo antagonismo contralateral. Além da hipertrofia muscular, observam-se formação de sulcos e desvio da rima e da boca, conferindo um aspecto "desbalanceado" à face, tanto em repouso quanto durante a movimentação. O tratamento consiste em aplicar toxina botulínica nos músculos envolvidos na sincinesia do lado acometido e nos músculos hipertróficos contralaterais (Figura 18.8).

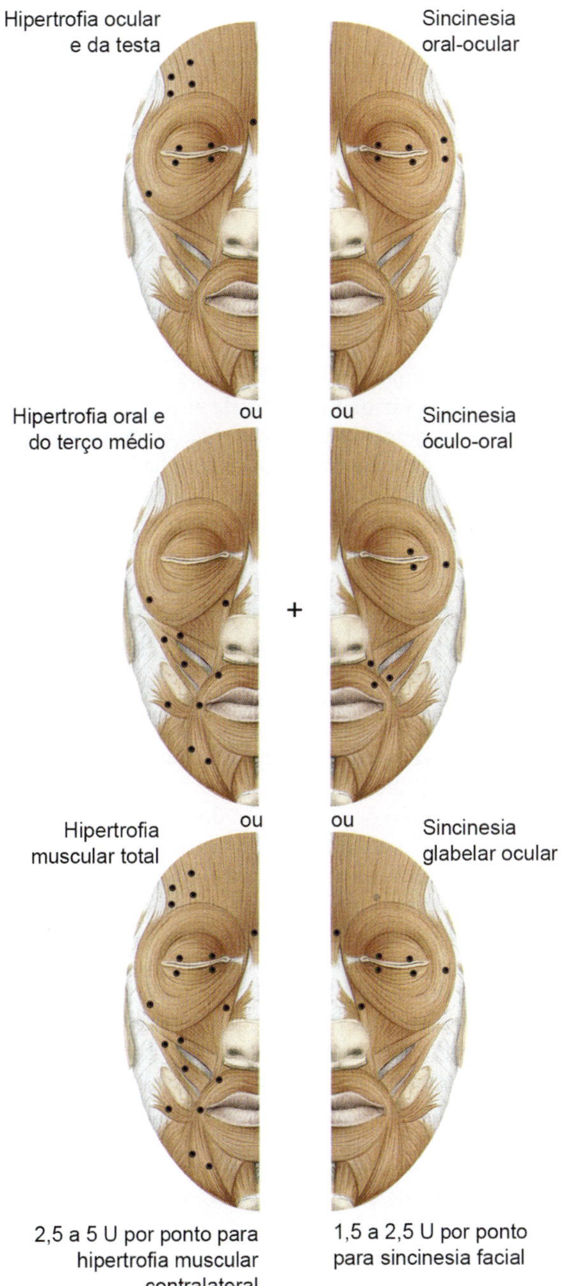

Figura 18.8 Pontos de aplicação de toxina botulínica para correção de assimetrias faciais. Adaptada de Wolf-Heidegger, 2006.

Na abordagem diagnóstica dos casos de assimetria facial, os pacientes devem ser analisados tanto no repouso quanto durante a realização de vários movimentos de expressão facial, para que se possam identificar todos os músculos envolvidos e marcar os pontos de aplicação de maneira individual e adequada. Antes de iniciar o tratamento, deve-se explicar aos pacientes a possibilidade de que a face fique com um aspecto mais "congelado", pois grupos musculares paralisados pela afecção associam-se à paralisação farmacológica dos músculos contralaterais. Com aplicações consecutivas, a tendência é que haja redução da hipertrofia e sincinesia muscular, podendo haver diminuição progressiva da dose utilizada e aumento do intervalo entre os tratamentos.

Mais recentemente, tem-se descrito a utilização de preenchedores com ácido hialurônico para a correção de assimetrias faciais. Esse preenchimento proporciona suporte às estruturas e pode diminuir a sincinesia e a hipertrofia contralateral, tornando possível o uso de menores doses de toxina botulínica e prolongando o tempo de resultado favorável do tratamento.

BIBLIOGRAFIA

Almeida ART, Hexsel DM. Hiperidrose e toxina botulínica. São Paulo: Know-How; 2003.

Almeida ART, Romiti A, Carruthers JDA. The facial platisma and its underappreciated role in lower face dynamics and contour. Dermatol Surg. 2017;43(8):1042-9.

Choi KH, Rho SH, Lee JM, Jeon JH, Park SY, Kim J. Botulinum toxin injection of both sides of the face to treat post-paralytic facial synkinesis. J Plast Reconstr Aesth Surg. 2013;66:1058-63e.

Haykal S, Arad E, Bagher S, Lai C, Hohman M, Hadlock T et al. The role of botulinum toxin a in the establishment of symmetry in pediatric paralysis of the lower lip. JAMA Facial Plast Surg. 2015;17(3):174-8.

Jost WH. Atlas ilustrado de injeção de toxina botulínica. Dosagem, localização, aplicação. 2 ed. Itapevi: Araújo Silva Farmacêutica; 2011.

Maio M, Wu WTL, Goodman GJ, Monheit G. Facial assessment and injection guide for botulinum toxin and injectable hyaluronic acid fillers: focus on the lower face. Plast Reconstr Surg. 2017;140:393-404e.

Pinto CAS, Rebelato PRO, Schmitt JV, Torre DS. Aumento do volume labial com o uso de toxina botulínica. Surg Cosmet Dermatol. 2017;9(1):24-8.

Radlanski RJ, Wesker KH. A face: atlas ilustrado de anatomia. São Paulo: Quintessence Editora; 2016.

Risoud M, Aljudaibi N, Duquennoy-Martinot V, Guerreschi P. Long-term sequelae treatment of peripheral facial paralysis with botulinum toxin type A: Repartition and kinetics of doses used. Journal Article, Observational Study. 2016;61(1):10-5.

Scaglione F. Conversion ratio between botox, dysport, and xeomin in clinical practice. Toxins. 2016;8:65-75.

Starmer H, Lyford-Pike S, Ishii LE, Byrne PA, Boahene. KD. Quantifying labial strength and function in facial paralysis effect of targeted lip injection augmentation. JAMA Facial Plast Surg. 2015;17(4):274-8.

Wolf-Heidegger. Atlas de Anatomia. 6. ed. Rio de Janeiro: Guanabara Koogan; 2006.

Wu DC, Fabi SG, Goldman MP. Neurotoxins: current concepts in cosmetic use on the face and neck – lower face. Plast Reconstr Surg. 2015;136:76-9S.

19

Fios de Sustentação

Samira Yarak

INTRODUÇÃO

Fios de sutura estão intimamente relacionados com a cirurgia, tendo sido desenvolvidos vários materiais de sutura em razão da necessidade de realizar a hemostasia e a cicatrização de feridas por primeira intenção. Esses fios são classificados com base nas seguintes características: capacidade de absorção (absorvíveis e não absorvíveis); origem do material (natural ou sintético); e configuração ou estrutura do fio (mono ou multifilamentar). As características físicas ou propriedades inerentes aos fios de sutura que determinam a sua utilidade são configuração ou estrutura (mono ou multifilamentar), diâmetro, capilaridade, absorção no tecido humano (absorvíveis e não absorvíveis), força de tensão (resistência à tração), força do nó, presença de farpas, elasticidade, plasticidade, memória e reação tecidual.

Várias técnicas de rejuvenescimento são descritas na literatura de dermatologia e cirurgia plástica. O papiro Ebers (1.500 a.C.) indica que os antigos egípcios foram os primeiros a documentarem vários medicamentos, ainda usados atualmente. As técnicas de abordagem da flacidez cutânea, por meio da excisão direta da pele, e o reposicionamento dos tecidos moles e do sistema musculoaponeurótico superficial (SMAS), por exemplo, surgiram no início do século 20.

Em 1956, foi desenvolvido o primeiro fio farpado, que não foi eficaz na sustentação dos tecidos moles. Em 1976, foi definido o SMAS. Abordagens invasivas fundamentadas na reconstrução facial surgiram no período de 1980 à década de 1990, quando se passou a utilizar fios farpados em *liftings* cirúrgicos para proporcionar maior suporte tecidual. Posteriormente, foi apresentada a técnica de suspensão com fios de sutura farpados para o rejuvenescimento cutâneo minimamente invasivo, que descreve o fio com farpas dispostas de maneira bidirecional, denominado APTOS (*anti-ptosis suture*).

A técnica de suspensão com fios farpados foi reintroduzida para o *lifting* facial, por meio de incisões mínimas, em razão do desenvolvimento de novos fios de sutura com diferentes composições e estruturas morfológicas. Trata-se de um método de rejuvenescimento cutâneo minimamente invasivo capaz de corrigir a flacidez cutânea por melhorar os contornos dos tecidos moles. Menos agressiva que o *lifting* cirúrgico, pode ser utilizada associada a outros procedimentos, como preenchimento cutâneo e toxina botulínica. Técnicas minimamente invasivas têm sido popularizadas porque possibilitam um tempo mais rápido de cirurgia e recuperação, além de menor incidência de complicações pós-cirúrgicas.

FIO DE SUSTENTAÇÃO FARPADO BIDIRECIONAL DE POLIDIOXANONA NO REJUVENESCIMENTO FACIAL

O envelhecimento facial altera o formato da face em razão da flacidez dos tecidos moles e da pele, sendo as áreas mais acometidas os supercílios, as bochechas, a mandíbula e o pescoço. O padrão-ouro para o rejuvenescimento facial é o *lifting* cirúrgico; no entanto, compreende um procedimento cirúrgico mais invasivo e que exige maior tempo de recuperação.

A introdução recente de fios de sustentação farpados absorvíveis produzindo um efeito mecânico de tração (ação do *lifting*) associado ao efeito químico (neocolagênese) representa uma boa alternativa para esse tipo de envelhecimento, em razão do menor tempo de recuperação e da inatividade do paciente em relação à cirurgia plástica convencional. O fio de sustentação também possibilita a associação a outros procedimentos não cirúrgicos, como o uso da toxina e/ou preenchimento cutâneo no remodelamento facial.

O fio Mint Lift™ é um fio de sustentação sintético (polidioxanona), monofilamentar e absorvível fabricado pela HansBiomed Corp e HansBiomed Daeduk Institute, Seoul, Coreia), que pertence à classe III de *medical devices*. O comprimento do fio é de 43 cm, espessura 1-0 (*USB size*), de cor violeta, tornando-se transparente 1 mês após a inserção, com farpas helicoidais bidirecionais de modo a proporcionar forte ancoragem cutânea inicial.

O fio não está acoplado à agulha e inicialmente é inserido por meio de agulha curva (5/8; Figura 19.1) e, posteriormente, por um guia (ou cânula ou porção interna) de ponta romba (18 G) acoplado a outro guia externo (trocarte) de ponta cortante descartável.

Indicação

Tratamento da flacidez cutânea de grau leve a moderado do terço inferior da face por ser capaz de promover os efeitos mecânico (*lifting*) e químico (neocolagênese) com a melhora do sulco nasogeniano, *jawl*, e do contorno da mandíbula.

O efeito imediato (efeito mecânico) produzido pelo fio é possível em virtude dos arranjos das farpas dispostos de modo helicoidal e bidirecionados. Essa força de tração produzida em ambos os lados possibilita que as farpas funcionem como um gancho sem deslizamento do fio. Isso é uma vantagem em relação aos fios com farpas unidirecionais. Acredita-se que essas características das farpas associadas à técnica cirúrgica e o efeito químico (indução da neocolagênese) do fio possibilitem melhor tração do fio de sustentação.

Marcação pré-operatória

Ponto de inserção

Deve-se fazer uma linha reta de 5 pontos de 5 a 7 mm de distância a partir de 10 mm da porção superior da inserção da hélice auricular (área temporal; Figura 19.2). Os cabelos devem estar higienizados e presos para evitar que sejam inseridos sob a pele. Neste ponto, pode-se inserir o número de fios que forem necessários (1 a 3 fios).

Ponto de saída

Antes da marcação, é necessária avaliação, em razão da quantidade de fios inseridos e, também, para poder melhor direcionar a força de tração no andar inferior da face. O primeiro ponto é 2 cm da comissura labial e/ou a 1,5 cm no ponto médio do sulco nasolabial. Para o segundo ponto, é necessário desenhar uma linha a partir da comissura labial de 5 a 7 mm em direção à parte inferior da bochecha e/ou outro ponto logo abaixo deste (Figura 19.3).

Conduta

O procedimento é realizado sob anestesia infiltrativa (cloridrato de lidocaína 2% com hemitartarato de epinefrina 1:200.000) no ponto de inserção e no ponto de saída da agulha.

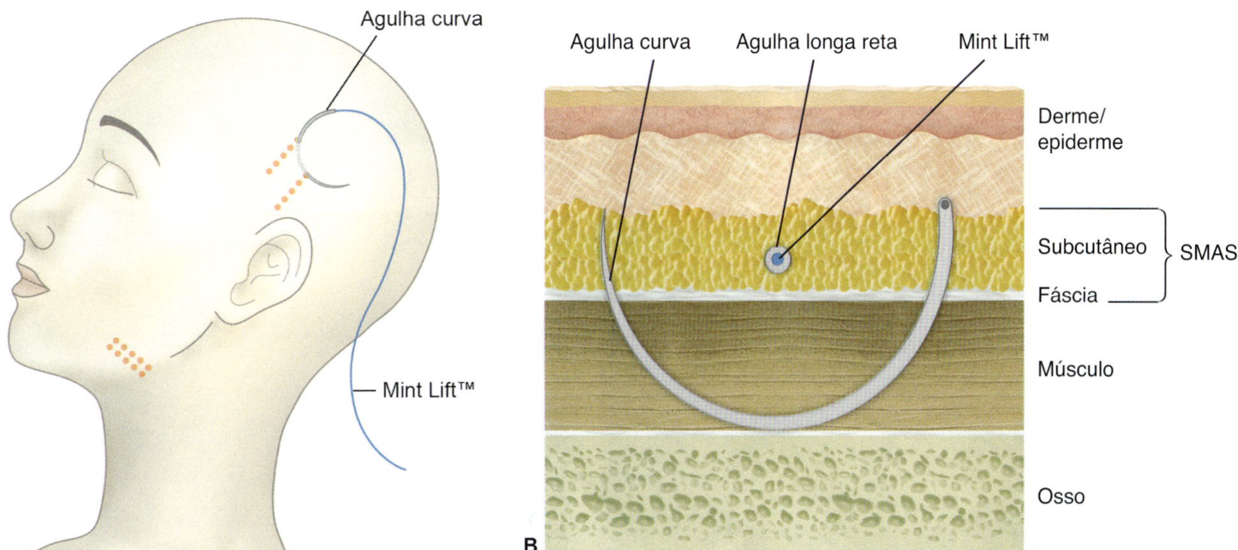

Figura 19.1 A. Introdução da agulha com o fio de polidioxanona farpado na região temporal do paciente. **B.** Local de inserção e ancoragem do fio profundo entre a fáscia parietotemporal superficial e a fáscia temporal profunda.

A agulha curva é inserida no ponto de inserção em plano profundo entre a fáscia parietotemporal superficial e a fáscia temporal profunda com a finalidade de conseguir maior sustentação e efeito de tração. O local de saída do fio depende da necessidade de *lifting* de cada paciente, sendo direcionado ao sulco nasogeniano ou à região de maior ptose na mandíbula.

Utiliza-se cânula romba acoplada externamente ao trocarte (Figura 19.4) para introduzir o fio e realizar tunelização, bem como proteger a integridade dos tecidos. O curso da cânula inicia-se em plano profundo entre a fáscia parietotemporal superficial e a fáscia temporal profunda e, logo depois, torna-se mais superficial encontrando-se no nível entre o subcutâneo e o SMAS. Ao chegar ao ponto de saída, a cânula é parcialmente removida proximalmente, expondo o guia externo cortante (trocarte) que perfura a pele (Figura 19.5). Em seguida, remove-se totalmente a cânula para passar o fio por dentro do trocarte e, logo em seguida, remove-se distalmente o trocarte e posiciona-se o fio no subcutâneo. Ao final, o fio é tracionado e a parte do fio que está fora da pele deve ser removida por meio de corte com tesoura.

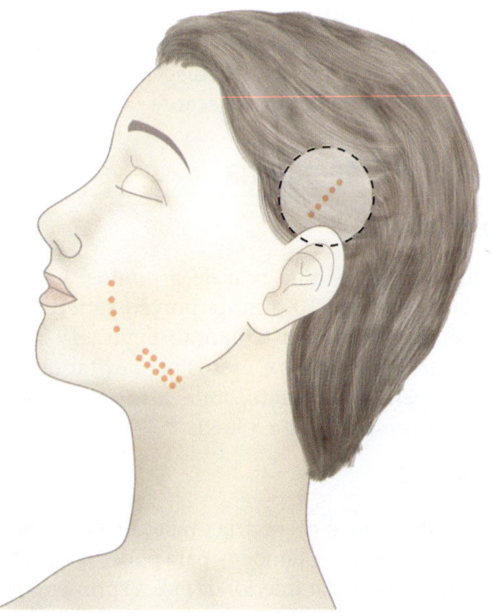

Figura 19.2 Marcação dos pontos onde será introduzido o fio na região acima do pavilhão auricular, e alguns possíveis pontos para a saída do fio na região do sulco nasogeniano e na região da *jowl line* na linha mandibular.

Os fios de sustentação são introduzidos para contribuir no tratamento do rejuvenescimento facial com diminuição da morbidade pós-operatória (Figuras 19.6 e 19.7). Têm excelentes resultados nos terços médio e inferior da face e apresentam índice de satisfação dos pacientes elevado. O dermatologista deve estar atento a esse procedimento como um recurso adicional ao tratamento.

Complicações

Entre as complicações, destacam-se edema, equimoses, assimetria, extrusão (Figura 19.8), fios palpáveis e visíveis, neuropraxia, infecção e resultados pobres e alopecia temporária. Contudo, edema e equimoses são considerados complicações comuns e transitórias após o procedimento cirúrgico.

CONSIDERAÇÕES FINAIS

O *lifting* cirúrgico ainda é o padrão-ouro para o rejuvenescimento e o reposicionamento dos tecidos da face que sofreram ptose, porém demanda um tempo de recuperação mais extenso, além de os riscos cirúrgicos serem maiores.

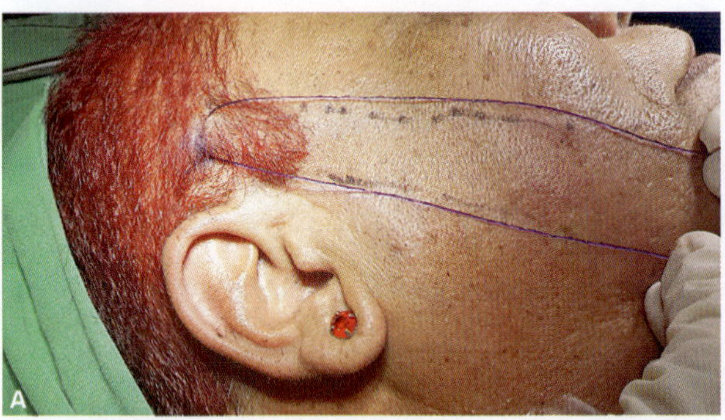

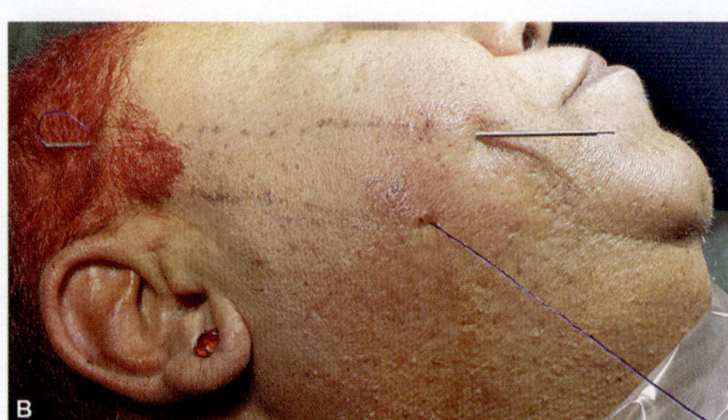

Figura 19.3 A. Fio já ancorado e a direção em que será colocado no subcutâneo. **B.** Saída do fio.

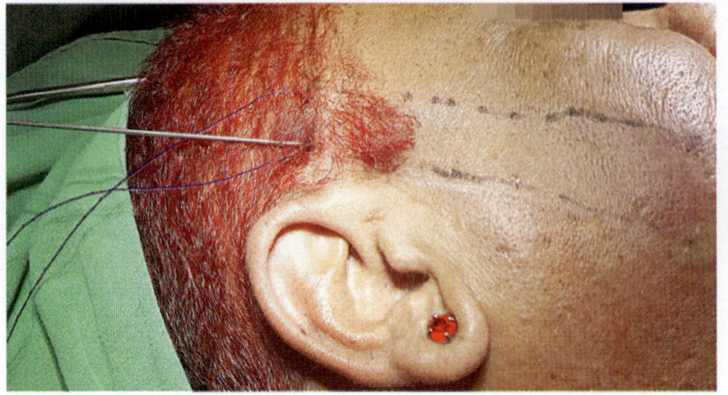

Figura 19.4 Introdução da cânula com o trocarte.

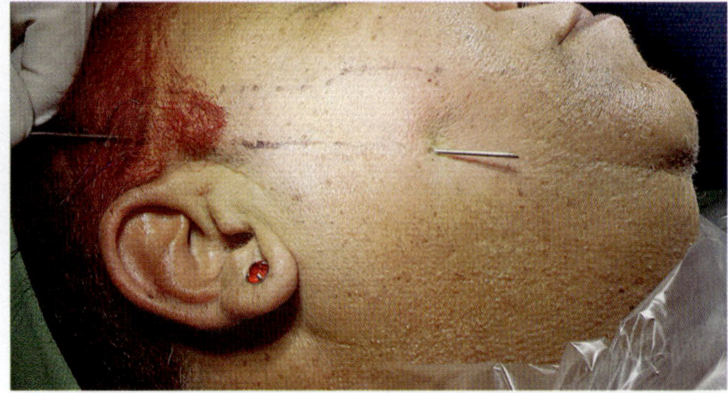

Figura 19.5 Local de saída da cânula, por onde uma das extremidades do fio será passado.

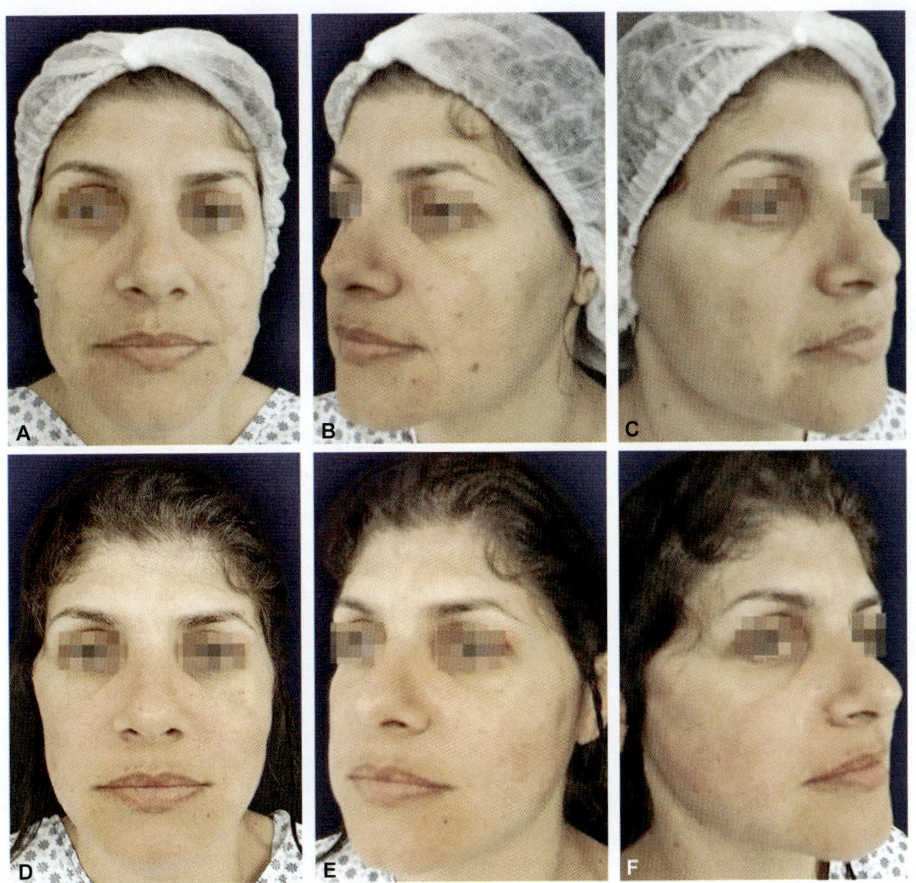

Figura 19.6 A a **C.** Pré-procedimento. **D** a **F.** Pós-procedimento, após 3 meses, evidenciando suavização do sulco nasogeniano e melhora do contorno da mandíbula e da ptose facial.

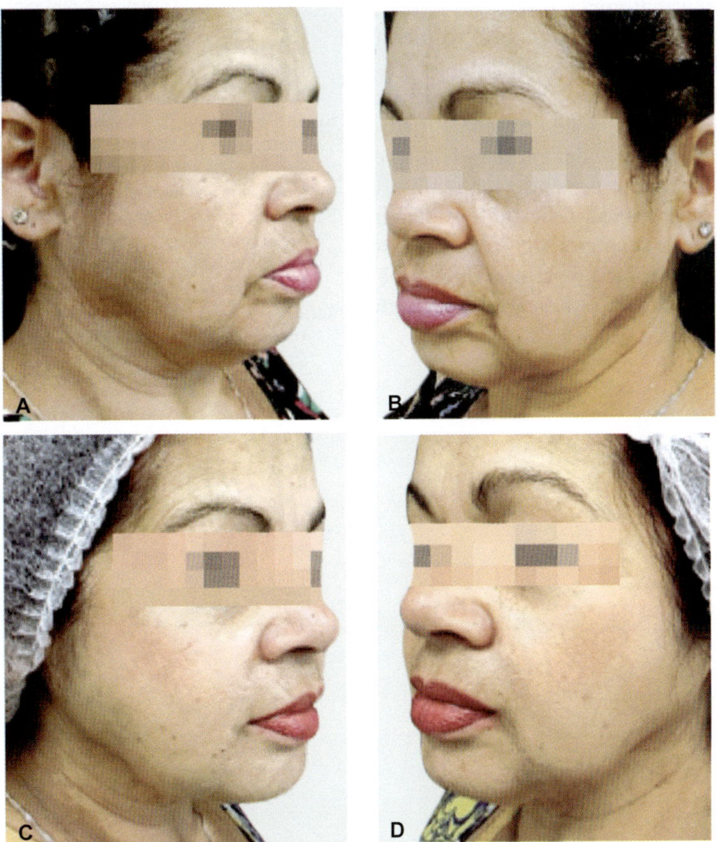

Figura 19.7 A e **B.** Antes do procedimento (lados direito e esquerdo, respectivamente). **C** e **D.** Pós-procedimento evidenciando suavização do sulco nasogeniano e melhora do contorno da mandíbula e da ptose facial.

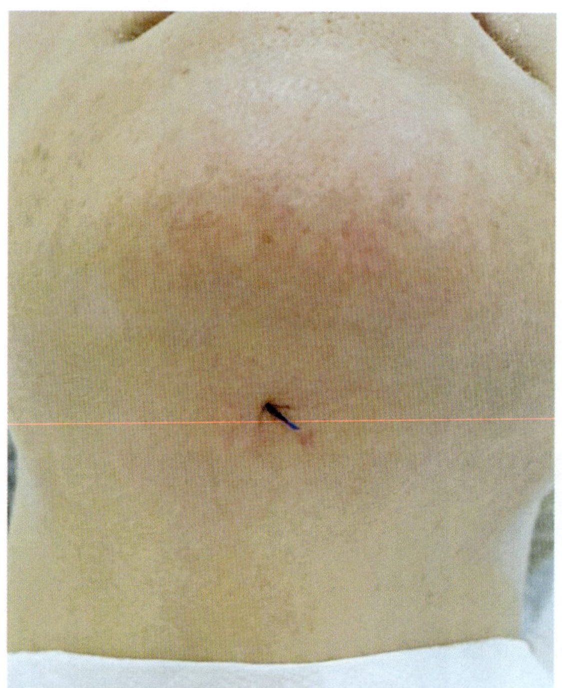

Figura 19.8 Extrusão do fio.

Os pacientes com melhores indicações à aplicação deste fio são aqueles com flacidez cutânea leve a moderada, ptose do tecido adiposo malar, sulco nasogeniano acentuado e contorno mandibular irregular.

O médico que se propõe a realizar *lifting* com fios de sustentação deve conhecer os diferentes tipos de fios disponíveis no mercado, além de dominar a anatomia e as técnicas cirúrgicas de inserção para indicar corretamente cada procedimento e prevenir as diversas complicações do procedimento.

O fio de sustentação representa uma alternativa para o remodelamento e o rejuvenescimento facial dos terços médio e inferior da face de pacientes com flacidez moderada a leve, considerado minimamente invasivo e podendo ser realizado em menor tempo e com anestesia local. É bastante indicado para pacientes que não desejam se sujeitar a um procedimento cirúrgico convencional ou não dispõem de tempo de recuperação elevado, ou, ainda, tenham contraindicação à cirurgia em virtude da sedação anestésica.

E, por fim, um importante fator a ser considerado quando se analisam os resultados obtidos por meio dessa técnica corresponde à correta seleção de pacientes tratados.

BIBLIOGRAFIA

Amuso D, Amore R, Iorio EL, Dolcemascolo R, Reggiani LB et al. Histological evaluation of a biorevitalisation treatment with PDO wires. Aesthetic Medicine. 2015;3:111-7.

Atiyeh BS, Dibo SA, Costagliola M, Hayek SN. Barbed sutures "lunch time" lifting: evidence-based efficacy. J Cosmet Dermatol. 2010;9(2):132-41.

Beer K. Delayed complications from thread-lifting: report of a case, discussion of treatment options, and consideration of implications for future technology. Dermatol Surg. 2008;34:1120-3.

Bigdelian H, Sedighi M. Evaluation of sternal closure with absorbable polydioxanone sutures in children. J Cardiovasc Thorac Res. 2014;6(1):579.

Bisaccia E, Kadry R, Saap L, Rogachefsky A, Scarborough D. A novel specialized suture and inserting device for the resuspension of ptotic facial tissues: early results. Dermatol Surg. 2009;35:645-50.

de Benito J, Pizzamiglio R, Theodorou D, Arvas L. Facial rejuvenation and improvement of malar projection using sutures with absorbable cones: surgical technique and case series. Aesthetic Plast Surg. 2011;35(2):248-53.

De Lorenzi CL. Barbed sutures, rationale and techniques. Aesthet Surg J. 2006; 26:223-9.

Garvey PB, Ricciardelli EJ, Gampper T. Outcomes in threadlift for facial rejuvenation. Ann Plast Surg. 2009;62:482-5.

Han HH, Kim JM, Kim NH, Park RH, Park JB et al. Combined, minimally invasive, thread-based facelift. Arch Aesthetic Plast Surg. 2014;20(3):160-4.

Kaminer MS, Bogart M, Choi C, Wee SA. Long-term efficacy of anchored barbed sutures in the face and neck. Dermatol Surg. 2008;34:1041-7.

Kress DW. The history of barbed suture suspension: applications, and visions for the future. In: Shiffman MA, Mirrafati SJ, Lam SM (eds.). Simplified facial rejuvenation. Berlin Heidelberg: Springer-Verlag; 2008. p. 247.

Lee S, Isse N. Barbed polypropylene sutures for midface elevation: early results. Arch Facial Plast. Surg. 2005;7(1):55-61.

Paul MD. Barbed sutures for aesthetic facial plastic surgery: indications and techniques. Clin Plastic Surg. 2008;35:451-61.

Prendergast P. Minimally invasive face and neck lift using silhouette coned sutures, mini invasive face and body Lifts – closed suture lifts or barbed thread lifts. In: Serdev N (ed.), 2013. Disponível em: <http://www. intechopen.com/books/miniinvasive-face-and-body-lifts-closed-suture-lifts-or-barbed-thread-lifts/minimally-invasive-face-and-neck-lift-using-silhouette-coned-sutures>.

Rubin JP, Hunstad JP, Polynice A, Gusenoff JA, Schoeller T, Dunn R et al. A multicenter randomized controlled trial comparing absorbable barbed sutures versus conventional absorbable sutures for dermal closure in open surgical procedures. Aesthet Surg J. 2014;34(2):27283.

Sulamanidze MA, Fournier PF, Paikidze TG, Sulamanidze GM. Removal of facial soft tissue ptosis with special threads. Dermatol Surg. 2002;28:367-71.

Villa MT, White LE, Alam M, Yoo SS, Walton RL. Barbed sutures: a review of the literature. Plast Reconstr Surg. 2008;121:102e-8e.

Yarak S, de Carvalho JAR. Facial rejuvenation with absorbable and barbed thread lift: case series with mint Lift™. J Clin Exp Dermatol Res. 2017;8:5.

20

Laser e Outras Tecnologias

Flávia Gerônimo Brasileiro de Medeiros, Lilian Gerônimo Brasileiro, Renato Soriani Paschoal

INTRODUÇÃO

O envelhecimento da região perioral envolve um conjunto de alterações anatômicas complexas, nas quais se observam desde mudanças da forma do afinamento e do alongamento do lábio superior com perda progressiva de sua concavidade até a formação de um arco convexo que cobre os dentes incisivos superiores, além da inversão progressiva do vermelhão. Também se verificam alterações na textura da pele ao redor dos lábios, como a atenuação dos filtros e do arco do cupido, além do aparecimento das rugas periorais, inicialmente dinâmicas e, depois, estáticas.

Estas alterações de forma e textura, analisadas sistematicamente, são apresentadas na Tabela 20.1 e exemplificadas nas Figuras 20.1 a 20.3.

A classificação para o envelhecimento perioral possibilita avaliar os pacientes que terão mais benefícios com o tratamento com *lasers* e outras tecnologias: aqueles com alterações de textura moderada (grau B) ou intensas (grau C).

INDICAÇÕES CLÍNICAS

Lasers e outras tecnologias estão formalmente indicados para o rejuvenescimento da região perioral em indivíduos com alterações moderadas ou intensas. Esses tratamentos conseguem promover uma melhora da textura de pele e das rugas estáticas periorais, além de uma discreta reestruturação volumétrica e estrutural destas com melhora da estética global desta região. Neste capítulo, são abordados os principais *lasers* e tecnologias empregados na prática diária para o rejuvenescimento da região perioral: *laser* CO_2 fracionado, *laser* de Erbium (intraoral e na superfície) e radiofrequência microagulhada (RFMA®). Outras tecnologias, como luz intensa pulsada, *lasers* fracionados não ablativos, radiofrequência, infravermelho e ultrassonografia microfocada de alta intensidade, não serão abordadas neste capítulo, pois não fazem parte da prática clínica, seja por eficácia inferior, seja por evidências insuficientes.

Tabela 20.1 Classificação para o envelhecimento perioral e condutas terapêuticas sugeridas para cada situação.

Grau	Anamnese e exame físico	Conduta terapêutica
Forma		
1	Lábio superior discretamente côncavo com exposição mínima dos incisivos superiores (2 a 3 mm) e vermelhão evertido	Rejuvenescimento desnecessário
2	Lábio superior moderadamente alongado e estreito com incisivos superiores tocando sua borda inferior e vermelhão levemente invertido	Volumização
3	Lábio superior muito alongado formando um arco convexo sobre a arcada dentária. Incisivos superiores não visíveis e vermelhão invertido	Cautela com o uso isolado de preenchedores. Avaliar *lifting* labial
Textura		
A	Filtros e arco do cupido definidos, contorno labial sem rugas estáticas e com poucas rugas dinâmicas	Rejuvenescimento desnecessário
B	Filtros e arco do cupido menos proeminentes, perda do contorno labial, rugas estáticas incipientes e rugas dinâmicas bem estabelecidas	Avaliar *laser* ou *peeling* e avaliar preenchedores para definição dos filtros e do contorno
C	Filtros, arco do cupido e contorno labial não visíveis e rugas estáticas bem estabelecidas	Avaliar *laser* com parâmetros intensos ou *peelings* profundos e preenchedores para rugas verticais ou restauração da estrutura do lábio

Adaptada de Penna et al., 2015.

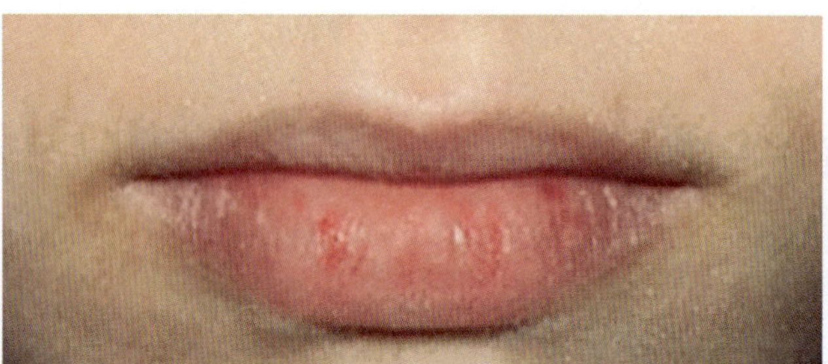

Figura 20.1 Região perioral em mulher com 23 anos, sem alterações de forma ou textura (1A). Rejuvenescimento desnecessário.

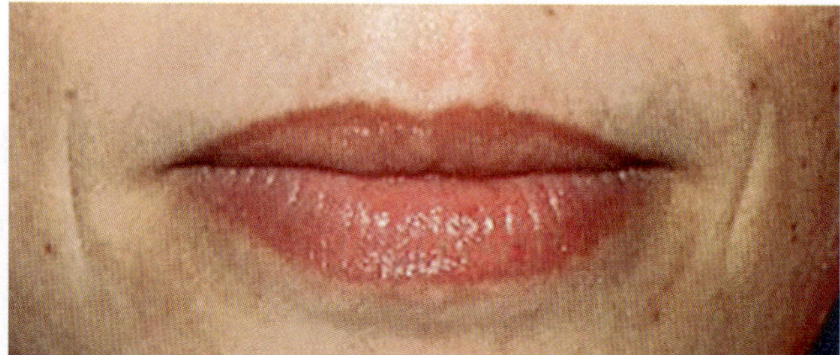

Figura 20.2 Região perioral em mulher com 42 anos. Observa-se o lábio mais alongado com filtros, arco do cupido e contornos menos definidos, além de rugas estáticas incipientes (2B). Volumização com preenchedores, *peelings*, *lasers* e outras tecnologias podem ser indicados isoladamente ou combinados.

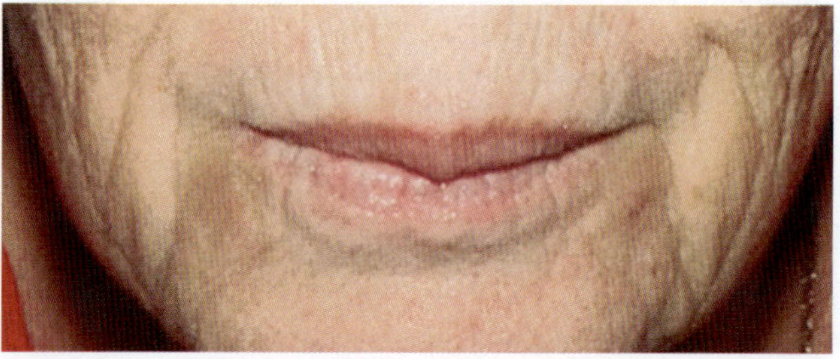

Figura 20.3 Região perioral em mulher com 60 anos. Observa-se o lábio mais alongado e fino com desaparecimento dos filtros, arco do cupido e contorno labial, além de rugas estáticas bem estabelecidas (3C). *Peelings* profundos, *lasers* e outras tecnologias com parâmetros mais intensos estão indicados. Evitar o uso de volumizadores isoladamente. Procedimentos cirúrgicos podem ser considerados.

PREPARO DA PELE

O preparo da pele para o tratamento da região perioral com *laser* e outras tecnologias está alinhado com as medidas sugeridas para os tratamentos ablativos faciais. Sugere-se preparo tópico com uma formulação de uso noturno contendo retinoide, despigmentante, vitamina C e anti-inflamatório formulados em um veículo adequado ao tipo de pele do paciente durante um período mínimo de 4 semanas em associação a uma formulação oral magistral e ao uso regular de um protetor solar de amplo espectro (Tabela 20.2). A formulação oral pode ser mantida durante todo o tratamento e por até 90 dias após o término do mesmo com o objetivo de diminuir o risco de complicações e potencializar a neocolagênese.

Recomenda-se, também, que o paciente seja devidamente orientado sobre o procedimento antes de sua realização, assine um termo de consentimento específico para cada um deles e seja fotografado (registro fotográfico) pelo profissional responsável por seu tratamento.

Realiza-se a profilaxia para reativação de infecção herpética em todos os indivíduos, independentemente da história pregressa positiva ou negativa. Atualmente, prefere-se o uso do valaciclovir por sua eficácia e comodidade posológica para um paciente em tratamento cosmiátrico. Recomendam-se 500 mg do medicamento a cada 12 h, iniciado 1 dia antes do procedimento e utilizado durante 5 dias.

Antes do procedimento, aplica-se uma fina camada (1 mm) de creme anestésico contendo lidocaína 7% e tetracaína 7% (Pliaglis®, Galderma®) por um período de aproximadamente 30 min. Embora não recomendado em bula, sugere-se que a fina camada seja coberta por gaze com o objetivo de facilitar a remoção da película que se formará durante o período de exposição. Em alguns casos, em virtude da tolerância reduzida do paciente à dor ou ao uso de parâmetros mais agressivos, faz-se o bloqueio dos nervos infraorbitários e mentonianos com a técnica intraoral, preferida pelo maior conforto ao paciente e pela prevenção de formação de hematomas visíveis na face.

Recomendam-se previamente a anestesia tópica da mucosa e os bochechos com PerioGard® solução bucal sem álcool. Nesses bloqueios, utiliza-se 0,6 mℓ de lidocaína 2% com vasoconstritor bilateralmente na margem distal do segundo pré-molar (arcada superior) e no ápice da raiz do canino (arcada inferior).

Tabela 20.2 Preparo da pele para procedimentos com *laser* e tecnologias na região perioral.

Meio de preparo	Composição
Fórmula tópica	Retinol filme molecular 3%, hidroquinona 2%, ascorbosilane® C 5%, desonida 0,05% em bigel (peles mistas ou oleosas) ou vacina cosmética (peles normais ou secas)
Fórmula oral	Exsynutriment® 75 mg, picnogenol 50 mg, P. Leucotomos 250 mg, nicotinamida 500 mg, vitamina D 500 UI, ácido ascórbico 500 mg
Protetor solar	Alta proteção UVB, UVA, infravermelho e luz visível; cosmética adequada ao tipo de pele do paciente

Como medida complementar de analgesia, indica-se o uso de equipamentos que resfriem a superfície da pele durante o procedimento. É necessária a higienização da face com solução aquosa de clorexedina a 2%. Após o término de cada sessão, realizar exposição a LED âmbar (590 ± 10 nm) durante aproximadamente 20 min e aplicar máscaras ou produtos calmantes e cicatrizantes.

LASER CO_2 FRACIONADO

Considera-se o rejuvenescimento facial por meio de *laser* CO_2 fracionado para pacientes com alterações moderadas a intensas e tratamento cirúrgico de lesões benignas. Nesse contexto, o procedimento está formalmente indicado para indivíduos que desejam o rejuvenescimento da região perioral e que apresentam alterações de textura classificadas como B ou C na classificação proposta por Penna. Embora o número de sessões seja amplamente variável e dependa da resposta individual e dos objetivos pessoais de cada paciente, sugere-se a realização de três a cinco aplicações com intervalos mensais a trimestrais para resultados mais evidentes. Os resultados finais do tratamento devem ser avaliados em aproximadamente 90 dias após a realização de cada sessão ou do término do protocolo.

Utiliza-se o equipamento SmartXide[2] DOT/RF (DEKA, Itália) com potência de 20 a 30 watts, tempo de exposição de 1.800 a 2.000 ms, espaçamento de 800 a 1.000 μm e estaqueamento de 2 a 3. Independentemente do aparelho utilizado, as alterações observadas no envelhecimento perioral demandam energia elevada, alta densidade e parâmetros que tornem possível a entrega dessa energia à derme papilar e reticular.

Atualmente, associa-se a aplicação de superfície desta tecnologia à sua aplicação na mucosa intraoral para otimização dos resultados. Nas aplicações intraorais, utiliza-se uma ponteira (Figura 20.4) especificamente desenvolvida para essa finalidade (ponteira de Soriani), com um pulso específico (DEKA-Pulse) desenvolvido para uso em mucosas (ablação inicial rápida e intensa seguida de um efeito térmico controlado distribuído homogeneamente pelo tempo de exposição ao tecido) e os seguintes parâmetros: 40 watts (energia), 1.000 ms (tempo de exposição), 1.000 μm (espaçamento), estaqueamento de 2, com 3 a 5 passadas. Nos casos mais avançados de envelhecimento perioral, a aplicação de sessões seriadas do *laser* CO_2 fracionado representa uma conduta que pode promover resultados próximos aos observados com os *peelings* profundos para aqueles dermatologistas que não realizam esse tipo de procedimento (Figura 20.5).

LASER ERBIUM

As várias alterações de forma e textura referidas no envelhecimento da região perioral podem ser tratadas conjuntamente com os diversos modos de pulsos oferecidos pelos aparelhos disponíveis atualmente. Em indivíduos com alterações moderadas a intensas (B e C da classificação de Penna), sugerem-se 4 a 6 sessões dessa tecnologia. Os *lasers* Erbium fracionado podem ser aplicados na superfície externa da região perioral ou na mucosa oral (uso intraoral). Embora a aplicação na superfície e intraoral possa ser realizada isoladamente, prefere-se combiná-las sempre que possível.

Utiliza-se a plataforma Solon (LMG, Brasil), associando os diversos tipos de pulsos oferecidos pela ponteira Er:Glass 2.940 nm em uma mesma sessão (Figura 20.6). As rugas periorais são tratadas no modo ablativo coagulativo, com energias entre 12 e 17 J, ajustáveis conforme o fotótipo do paciente. Associa-se concomitantemente o tratamento intraoral com o pulso *smooth*, modo transmucosa, energia de 2,5 J, duração de pulso de 250 ms, número de pulso 9 e 100 ms de intervalo. Finaliza-se o tratamento com o *resurfacing* do vermelhão do lábio com energia de 3J, pulsos de 3 ms, *spot* de 9 mm, uma a duas passadas até ocorrer o completo branqueamento da semimucosa.

O intervalo entre as sessões deve ser de 21 a 30 dias, pois o tratamento com o *laser* intraoral não é realizado isoladamente, e sim como complemento do tratamento com o *laser* fracionado ablativo. Outras tecnologias, como Fotona SP Dynamis), também demonstram eficácia para os tratamentos intraorais. Estudos recomendam nesse caso aplicações no modo *smooth* com os seguintes parâmetros: 9 J/cm², 1,8 Hz, *spot* de 7 mm e disparos em quatro linhas, realizando-se 12 passadas.

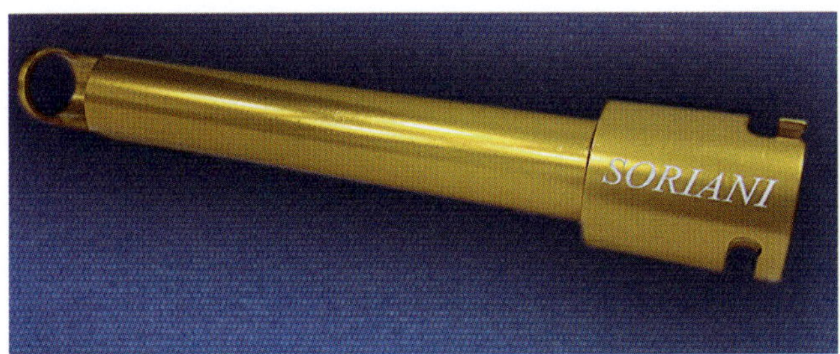

Figura 20.4 Ponteira de Soriani, utilizada para a aplicação intraoral do *laser* CO_2 fracionado (SmartXide[2] DOT/RF) com um pulso desenvolvido especificamente para essa finalidade (DEKA-Pulse).

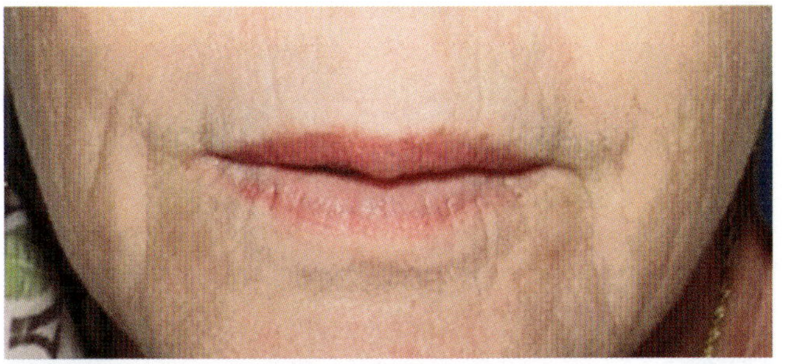

Figura 20.5 Região perioral 90 dias após três sessões de *laser* CO_2 fracionado em uma mulher de 60 anos.

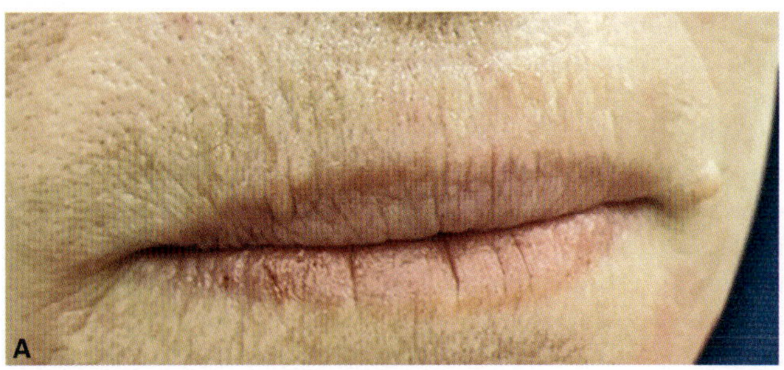

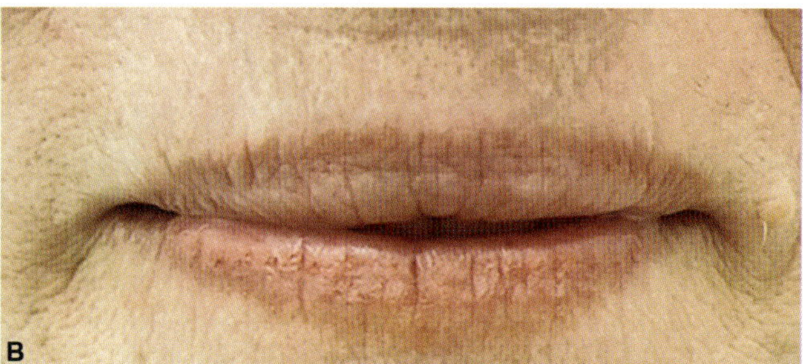

Figura 20.6 A e B. Região perioral antes e 60 dias após única sessão (aplicação externa e intraoral) com *laser* Er:Glass 2.940 nm em uma mulher de 62 anos.

RADIOFREQUÊNCIA MICROAGULHADA (RFMA®)

Trata-se de uma tecnologia com uso crescente no tratamento das rugas periorais (Figura 20.7). Na abordagem de rugas finas e superficiais, a técnica apresenta boa eficácia quando utilizada isoladamente. Nas rugas mais profundas, melhores resultados são observados quando da associação dos *lasers* fracionados intra e extraorais.

Essa técnica é tida como segura e com baixo risco de complicações mesmo nos indivíduos com fotótipos mais altos, além de ser bastante tolerada e oferecer uma rápida recuperação. Atualmente, é considerada a técnica de eleição para pacientes com melasma na região perioral e que desejam o rejuvenescimento dessa área anatômica. Os dispositivos eletrônicos para RFMA® utilizam ponteiras com microagulhas banhadas a ouro de 0,5 mm de comprimento e 260 a 300 μ de diâmetro.

Há ponteiras com variadas densidades (p. ex., 12, 25, 49 e 81 agulhas). Recomendam-se ponteiras com densidade intermediária (49 agulhas) para os tratamentos da região perioral com a finalidade de uma boa adaptação anatômica na área a ser tratada e, também, com o objetivo de tornar o tratamento o mais rápido e indolor possível. A profundidade (geralmente entre 0,5 e 3,5 mm) e a energia e a duração do pulso são definidas pelo operador.

Divide-se a região em quatro quadrantes, trabalhando cada região de modo que se obtenha um orvalho sangrante intenso e homogêneo (*end point* utilizado na prática clínica diária dos autores deste capítulo). Sugerem-se como parâmetros de penetração das agulhas de 1,5 a 2 mm para as rugas periorais finas e uma penetração mínima de 2 a 2,5 mm para as mais profundas. Quanto maiores a energia e a duração do pulso, maior será o estímulo à neocolagênese e à volumização das rugas. O fotótipo e a presença concomitante de melasma, por exemplo, também regem as escolhas desses parâmetros. De modo geral, em indivíduos com restrições ao uso de altas energias (p. ex., melasma concomitante e/ou fotótipos altos) é sensato utilizar energias baixas com uma a duas passadas de 5 watts e posterior redução da energia ao nível mínimo permitido pelo aparelho para prosseguir com as demais passadas até alcançar o *end point* desejado. Nos indivíduos que não apresentam tais restrições, sugere-se de uma a duas passadas com energia de 30 watts e duração de pulso de 140 ms e posterior redução da energia ao nível mínimo permitido pelo aparelho para prosseguir com as demais passadas até alcançar o *end point* desejado. O número de sessões varia de 3 a 10, considerando a profundidade das rugas e se o tratamento consiste no uso isolado da RFMA® ou na combinação de tecnologias e injetáveis. Recomenda-se um intervalo mínimo de 30 dias entre as sessões.

A remoção do orvalho sangrante não é necessária quando existe a intenção de mimetizar os efeitos observados com o uso do plasma rico em plaquetas. Nesse caso, estudos demonstram que a permanência deve ser de 6 horas após sua exteriorização. Quando se opta pela limpeza pós-procedimento, recomenda-se a aplicação delicada de gaze estéril embebida em soro fisiológico gelado para que o sangue seja preservado dentro dos orifícios. Embora não faça parte da conduta dos autores para o rejuvenescimento da região perioral com RFMA®, produtos tópicos podem ser aplicados imediatamente após o procedimento como uma forma de *drug delivery*.

CUIDADOS PÓS-PROCEDIMENTO

Conforme já mencionado, recomenda-se a aplicação de LED da cor âmbar (590 ± 10 nm) por aproximadamente 20 min após a aplicação dos *lasers* ou da RFMA®. Isso oferece maior conforto ao paciente, favorece a recuperação da pele e diminui os riscos de complicações do procedimento. Além disso, a aplicação de máscaras ou produtos calmantes e cicatrizantes imediatamente após o procedimento faz parte da prática diária dos autores deste capítulo.

O uso do valaciclovir 500 mg a cada 12 h deve ser mantido até o 5º dia de tratamento. Reservam-se doses anti-inflamatórias de corticosteroides orais (20 mg de prednisona, 1 vez/dia, por 3 a 5 dias) apenas para alguns tratamentos nos quais se utilizam parâmetros mais intensos.

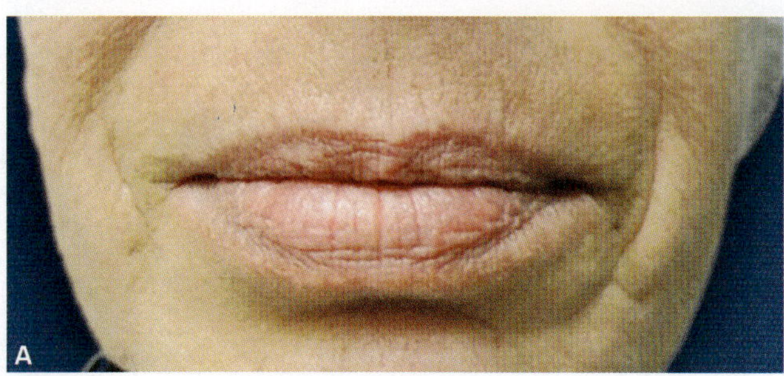

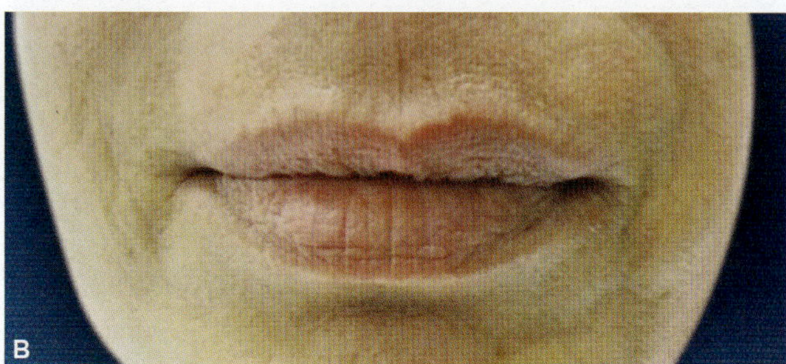

Figura 20.7 A e B. Região perioral antes e 60 dias após 3 sessões (aplicação externa e intraoral) com RFMA® em uma mulher de 55 anos.

A dor pode ser controlada com dipirona 1 g efervescente a cada 6 h, paracetamol 750 mg a cada 8 h, cetoprofeno 150 mg a cada 12 h ou codeína 30 mg associada a 500 mg de paracetamol a cada 12 h. Em adição, indica-se o uso de compressas frias e/ou água termal várias vezes ao dia se necessário.

A pele deve ser higienizada com produtos suaves (p. ex., sabonetes neutros e águas micelares) e as medidas de proteção solar seguidas rigorosamente. O paciente também deve aplicar várias vezes ao dia produtos que auxiliem no processo de cicatrização (p. ex., Cicaplast Baume B5, Cicalfate Post-Acte, Aquaphor® e Epidrat® Calm).

COMPLICAÇÕES

As principais complicações dos *lasers* e da RFMA® no rejuvenescimento perioral são as observadas quando se estudam essas tecnologias para o rejuvenescimento da face como um todo. A seguir, serão descritas algumas condutas para a abordagem terapêutica de cada uma delas.

Erupção acneiforme

Recomenda-se tratamento sistêmico com tetraciclinas. Como primeira opção, a limeciclina 300 mg a cada 12 h por um período de 14 a 28 dias.

Dermatite de contato

A primeira conduta consiste na suspensão dos prováveis agentes causadores. A resolução mais rápida dos sinais e sintomas justifica o uso do corticosteroide tópico no tratamento dessa complicação. Como primeira opção, sugere-se a loção de aceponato de metilprednisolona 0,1% 1 vez/dia durante 7 a 14 dias.

Infecção (bactérias, fungos ou herpes)

Nas infecções herpéticas, opta-se como primeira opção por alterar a posologia do valaciclovir já recomendado profilaticamente para 500 mg a cada 8 h por 5 dias adicionais (até completar 10 dias de tratamento). Como segunda opção, sugere-se o fanciclovir 250 mg a cada 8 h durante 10 dias. A cultura deve ser realizada em todos os casos nos quais haja suspeita de infecção bacteriana. No entanto, o tratamento empírico com cobertura para *S. aureus* e *P. aeruginosa* com cefalexina 500 mg a cada 12 h associada a ciprofloxacino 500 mg a cada 12 h durante 7 a 14 dias é recomendado para diminuir o risco de cicatrizes ocasionadas pela demora no tratamento da complicação. Recomenda-se itraconazol 100 mg/dia durante 15 dias para o tratamento das infecções fúngicas, geralmente causadas por *C. albicans*.

Eritema persistente

O eritema é considerado persistente em procedimentos ablativos quando de duração superior a 30 dias. Recomendam-se aplicações seriadas de LED âmbar (590 ± 10 nm) ou luz intensa pulsada (580 nm) com parâmetros conservadores em associação à aplicação 2 vezes/dia de formulação tópica contendo vitamina C e/ou ácido tranexâmico. Embora o *dye laser* seja recomendado pela literatura, os autores deste capítulo não têm experiência com o seu emprego. Nos casos mais intensos ou refratários, sugere-se o uso de corticosteroide tópico (loção de aceponato de metilprednisolona 0,1% 1 vez/dia) por um período de até 4 semanas.

Hipercromia pós-inflamatória

Recomenda-se o uso noturno diário de formulação contendo retinoide (retinol filme molecular 1,5%), hidroquinona (4%), vitamina C (Ascorbosilane® C 5%) e um corticosteroide tópico de baixa potência (desonida 0,05%) em veículo com toque seco e propriedades anti-inflamatórias em associação a fotoproteção rigorosa. Com o objetivo de atingir os resultados desejados mais rapidamente, sugere-se a realização de *peelings* químicos seriados, a cada semana ou a cada 15 dias. Recomendam-se associações de ácido salicílico com ácido mandélico ou de ácido retinoico com hidroquinona e/ou outros despigmentantes. Para os casos refratários, sugerem-se os *lasers* Q-Switched de Nd:YAG com baixas energias ou, como segunda opção, os *lasers* fracionados com parâmetros de baixa energia, pouca ablação (superficiais) e densidade moderada.

Hipopigmentação

Recomenda-se o uso tópico de corticosteroides (loção de aceponato de metilprednisolona 0,1% 1 vez/dia) durante 4 semanas seguido do emprego de um inibidor de calcineurina (creme de pimecrolimo 1% 1 vez/dia) por 12 a 16 semanas. Como tratamentos complementares, sugerem-se a fototerapia UVB de banda estreita (311 a 312 nm), o *excimer laser* (308 nm), os tratamentos de entrega de medicamento com 5-fluoruracila (microinfusão de medicamento na pele, MMP, microagulhamento ou *lasers* fracionados ablativos) ou os tratamentos cirúrgicos.

Cicatrizes

Nesse caso, o tratamento deve ser orientado de acordo com o tipo da cicatriz. Infiltrações intralesionais com corticosteroides ou bleomicina, *lasers* fracionados, indução percutânea de colágeno por agulhas (IPCA®), RFMA® e tratamentos cirúrgicos podem ser utilizados isoladamente ou combinados.

BIBLIOGRAFIA

Cohen JL. Perioral rejuvenation with ablative erbium resurfacing. J Drugs Dermatol. 2015;14(11):1363-6.

Cohen SR, Goodacre A, Lim S, Johnston J, Henssler C, Jeffers B et al. Clinical outcomes and complications associated with fractional lasers: a review of 730 patients. Aesthetic Plast Surg. 2017;41(1):171-8.

Fezza JP. Laserbrasion: the combination of carbon dioxide laser and dermasanding. Plast Reconstr Surg. 2006;118(5):1217-21.

Goldberg DJ, Samady JA. Intense pulsed light and Nd:YAG laser non-ablative treatment of facial rhytids. Lasers Surg Med. 2001;28(2):141-4.

Haimovic A, Ibrahim O, Lee NY, Dover JS. Ensuring consistent results when microneedling perioral rhytides. Dermatol Surg. 2017 Sep 8. [Epub ahead of print]

Mazzaro CB, Tagliolatto S, Leite OG. Rejuvenescimento perioral com *laser* de dióxido de carbono (CO2) fracionado. Surg Cosmet Dermatol 2014;6(1):39-42.

Metelitsa AI, Alster TS. Fractionated laser skin resurfacing treatment complications: a review. Dermatol Surg. 2010 Mar;36(3):299-306.

Penna V, Stark GB, Voigt M, Mehlhorn A, Iblher N. Classification of the Aging Lips: a foundation for an integrated approach to perioral rejuvenation. Aesth Plast Surg. 2015; 39(1):1-7.

Perkins SW, Sandel HD. Anatomic considerations, analysis, and the aging process of perioral region. Facial Plast Surg Clin North Am. 2007;15(40):403-7.

Ramsdell WM. Fractional CO_2 laser resurfacing complications. Semin Plast Surg. 2012 Aug;26(3):137-40.

Ransom ER, Antunes MB, Bloom JD, Greco T. Concurrent structural fat grafting and carbon dioxide laser resurfacing for perioral and lower face rejuvenation. J Cosmet laser Ther. 2011 Feb; 13(1):6-12.

Shamsaldeen O, Peterson JD, Goldman MP. The adverse events of deep fractional CO(2): a retrospective study of 490 treatments in 374 patients. Lasers Surg Med. 2011 Aug;43(6):453-6.

Tanzi EL, Wanitphakdeedecha R, Alster T. Fraxel laser indications and long-term follow-up. Aesthet Surg J. 2008 Nov-Dec;28(6):675-8.

Parte 2

21

Plastia dos Sulcos Nasogenianos e Mentonianos

Emerson Lima

INTRODUÇÃO

As sobras de pele evidenciadas no terço inferior da face com senilidade sinalizam a necessidade de uma correção cosmética particularizada. A pele comporta-se como um envelope que fica folgado em relação ao seu conteúdo, cujo volume foi reduzido.

Além do envelhecimento, doenças inflamatórias, infecciosas ou perda de peso brusca podem conduzir a esse consumo. A ritidoplastia clássica tem o objetivo de corrigir essa redundância posicionando incisões na região pré-auricular. Algumas vezes, a pele pendente no nível do sulco nasogeniano apresenta-se como um grande desafio estético, principalmente em caso de pacientes com pele espessa e oleosa, somada a uma força da gravidade que dificulta a sustentação duradoura pós-*lifting*. A Figura 21.1 apresenta um paciente com acentuada sobra de pele, enrijecida pela elastose, além de espessamento constitucional.

Com frequência, os pacientes com acne cística persistente desenvolvem marcada lipodistrofia pela liberação de enzimas lipolíticas e uma perda da sustentação geniana secundária ao consumo inflamatório. Nesse caso, a remoção da sobra de pele, aproveitando um sulco anatômico para receber a incisão, pode ser uma opção terapêutica. A Figura 21.2 apresenta uma paciente com histórico de acne grau IV, submetida à lipodistrofia secundária, tratada pela associação da remoção da redundância de pele e indução percutânea de colágeno com agulhas (IPCA®) em toda a face, a fim de buscar uma melhoria da qualidade da pele pelo estímulo colagênico.

PLASTIA DE SULCOS

A utilização de preenchedores e bioestimuladores que buscam recuperar uma substancial perda de volume e correção da flacidez, refletindo na atenuação dos sulcos nasogeniano e mentoniano profundos, pode não ser suficiente, com o risco de oferecer um aspecto pouco natural quando se excede a quantidade de produto. A remoção da pele em excesso, denominada plastia do sulco, pode oferecer resultados satisfatórios quando bem indicada e executada com precisão.

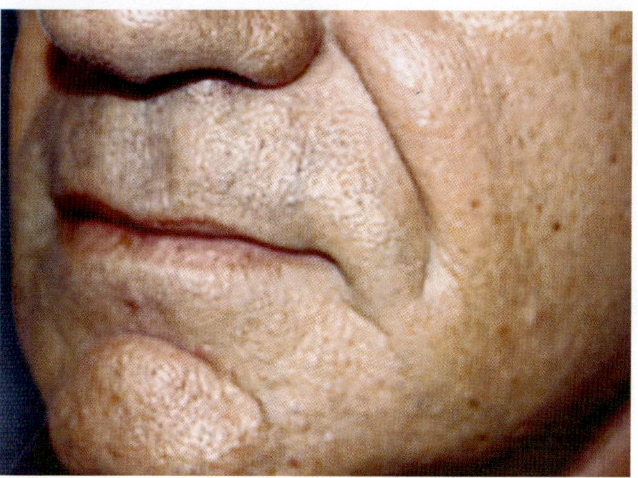

Figura 21.1 Paciente com acentuada sobra de pele, enrijecida pela elastose.

A cicatriz deixada pela técnica deve ser bem avaliada, e todos os artifícios técnicos para mascará-la precisamente utilizados. Outra aplicabilidade da técnica consiste em remover lesões granulomatosas limitadas a essa dobra, resultantes do uso prévio de preenchedores.

ETAPAS E PECULIARIDADES DA TÉCNICA

A plastia do sulco nasogeniano compreende um procedimento seguro desde que todos os critérios técnicos sejam seguidos meticulosamente, respeitando a anatomia da região com domínio da metodologia.

O candidato à intervenção apresenta um sulco nasogeniano profundo e/ou uma sobra de pele flácida ou rígida redundante. Sulcos profundos, independentemente de idade, sexo ou etnia, podem se beneficiar com a plastia, mas deve-se estar atento aos pacientes com histórico de alargamento de incisões cirúrgicas anteriores. A pele oleosa e espessa sempre estará mais sujeita a esse alargamento. Quanto mais fina a pele, menor o risco de visualização da cicatriz.

A Figura 21.3 apresenta uma paciente de pele fina e idosa que se beneficiou com a intervenção. Nesse caso, complementa-se a intervenção com a associação de quimioabrão, relacionando fenol 88% com a abrasão cirúrgica.

PASSO A PASSO

1. Demarcar com precisão a sobra de pele a ser removida com caneta cirúgica, construindo uma elipse que contemple toda sobra e considerando que os dois lados deverão se unir e repousar no sulco nasogeniano. A angulação dos vértices, o comprimento e a largura do centro da elipse dependem de cada paciente. Por isso, a marcação prévia bem executada é fundamental. A Figura 21.4 apresenta a marcação de um paciente e seu pós-operatório de 30 dias. Na Figura 21.5, observa-se uma marcação com angulação diferente em paciente que se submeteu à intervenção para remover grânulos pós-aplicação há mais de 15 anos de um preenchedor desconhecido.
2. Fazer antissepsia com clorexidina 2% e aplicar anestesia com lidocaína 2% da área a ser abordada. A utilização de agulha gengival, carpule e tubete anestésico é preferível. Realiza-se a incisão removendo epiderme, derme e parte do subcutâneo, também conforme cada caso. Hemostasia com eletrocautério minuciosa, seguida de sutura com náilon 3.0, executando-se pontos internos de sustentação na altura da transição entre derme profunda e subcutâneo (Figura 21.6). Na Figura 21.7, há uma sutura contínua borda a borda, sem desepitelização. Na prática do autor deste capítulo, a desepitelização de toda a borda da incisão com lixa delicada acoplada ao abrasor é essencial para a acomodação da cicatriz. Dessa maneira, os pontos externos serão posicionados dentro da derme. A síntese borda a borda é executada com náilon 6.0 e poderá ser corrido dentro da derme exposta (intradérmico). Outra opção também recomendada é substituir a abrasão da borda no transoperatório, realizando um *peeling* de fenol 88% localizado por ocasião da remoção dos pontos (15 dias de pós-operatório). A Figura 21.8 demonstra o *frosting* resultante dessa intervenção. Nas Figuras 21.9 e 21.10, pode-se observar a paciente antes e 15 dias após a intervenção e 1 mês após a cirurgia, respectivamente.
3. Realizar curativo com esparadrapo microporado diretamente sobre a pele em duas a quatro camadas, recomendando-se deixá-lo por 48 h. A remoção é realizada após esse período com água e sabonete, seguida da aposição de

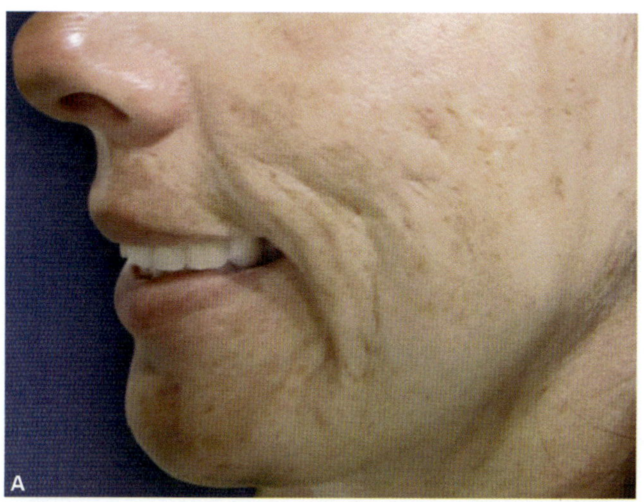

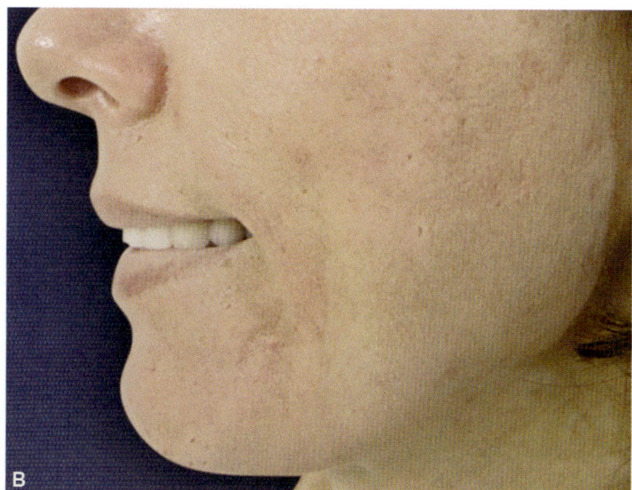

Figura 21.2 Paciente antes (**A**) e após correção com remoção da redundância de pele e IPCA® (**B**).

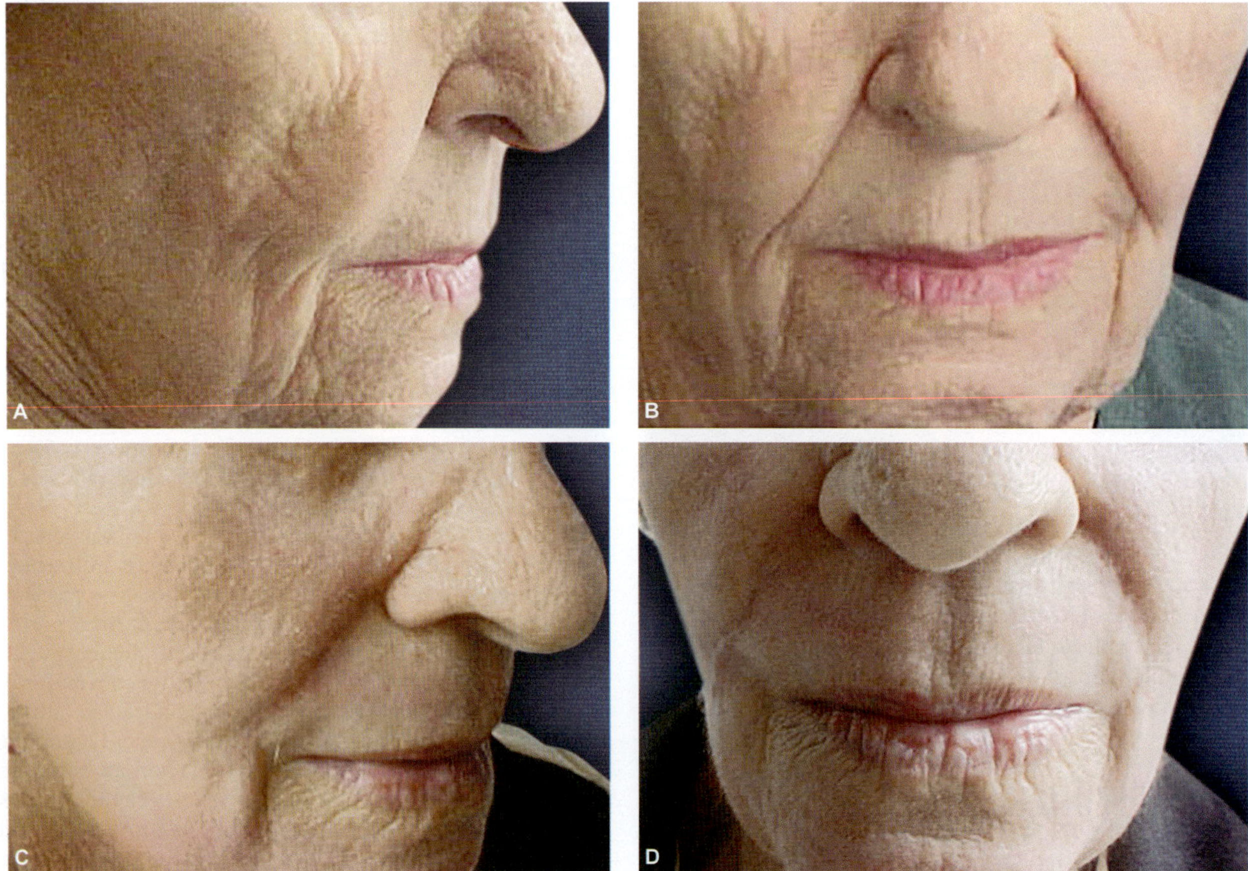

Figura 21.3 Paciente idosa antes (A, C) e após correção da sobra de pele (B, D).

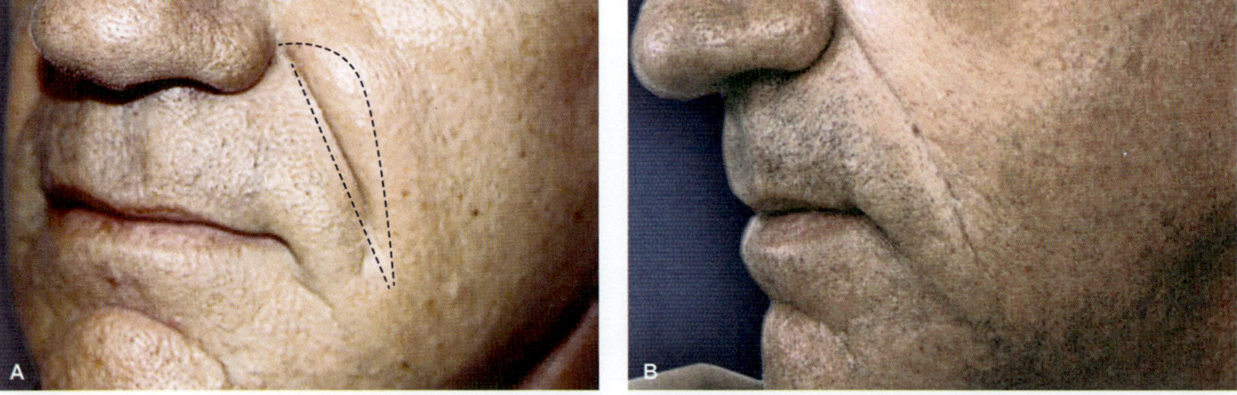

Figura 21.4 A. Paciente antes correção da sobra de pele. B. Pós-operatório de 30 dias.

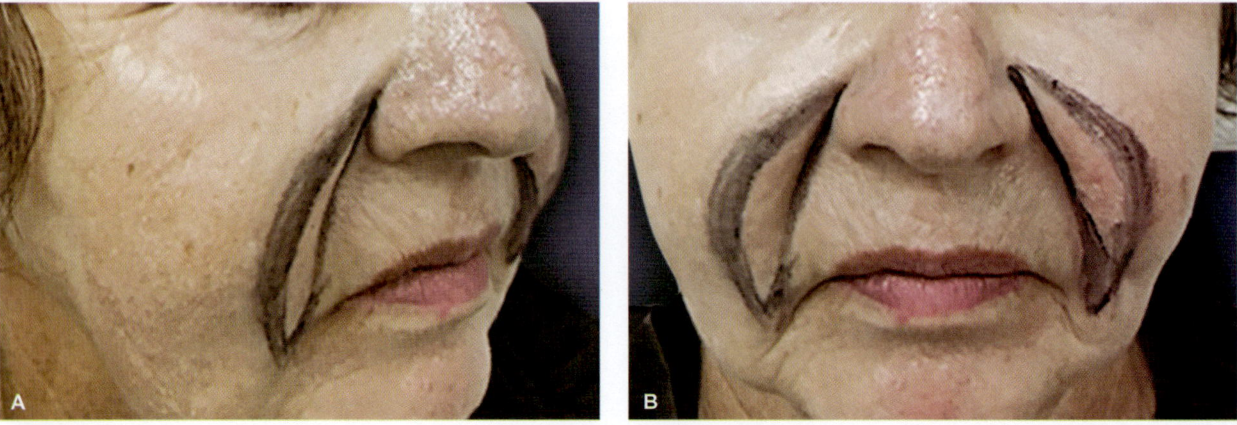

Figura 21.5 A e B. Marcação cirúrgica.

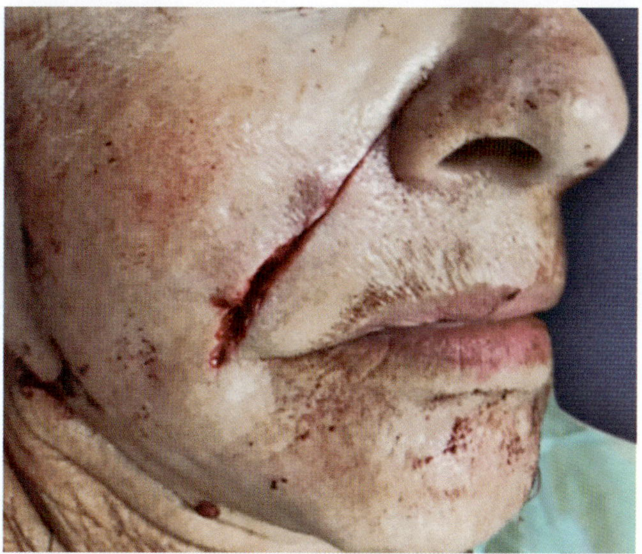

Figura 21.6 Transoperatório demonstrando aproximação das bordas por pontos internos.

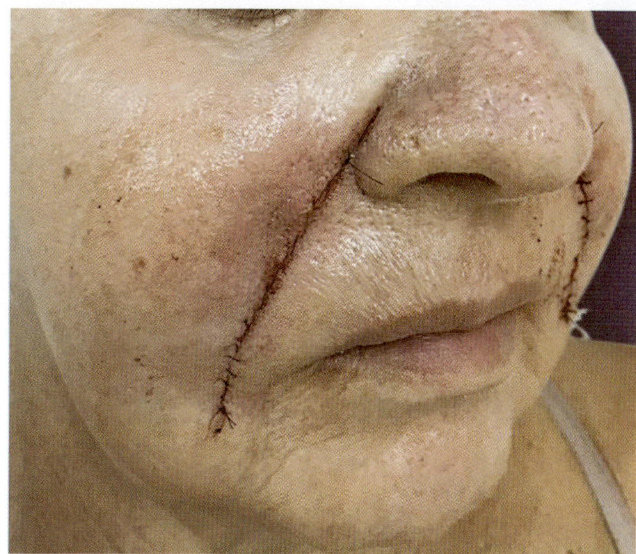

Figura 21.7 Transoperatório demonstrando aproximação das bordas por pontos externos.

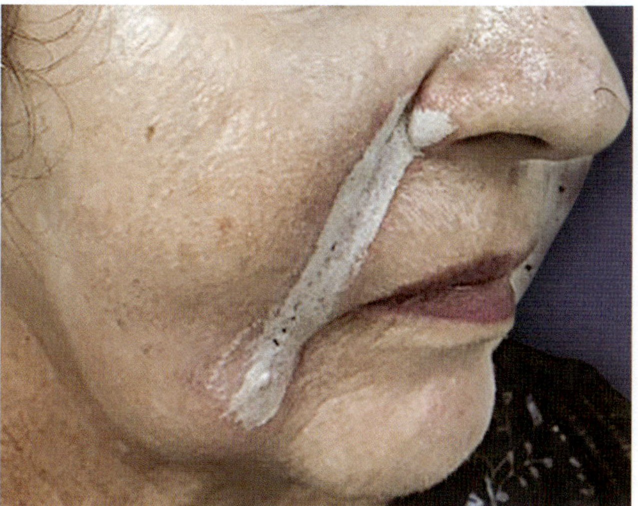

Figura 21.8 Pós-operatório demonstrando aplicação de *peeling* de fenol 88%.

um novo curativo, que deve permanecer até a remoção dos pontos com troca a cada 48 h (Figura 21.11).

4. Não recomendar antibioticoterapia tópica nem sistêmica: por se tratar de um procedimento limpo e, segundo normatização da Food and Drug Administration (FDA), essa precaução é desnecessária. Crioterapia ou compressas quentes podem ser recomendadas por cima do curativo.
5. Restringir exposição solar, em razão do hematoma resultante da intervenção. A reabsorção ocorre com 7 a 10 dias. Edema moderado e hematomas podem aparecer na região submandibular pela força da gravidade, sem maiores problemas.
6. Retornar às atividades laborativas, ainda com o curativo, no dia seguinte, ou em 7 dias, quando a absorção do edema ou hematoma estiver bem encaminhada. A Figura 21.12 apresenta mais um paciente que se beneficiou com a plastia de sulco.

Caso seja uma opção realizar técnicas complementares, como aplicação de preenchimento e bioestimuladores, recomenda-se aguardar 30 a 45 dias para a total acomodação do edema.

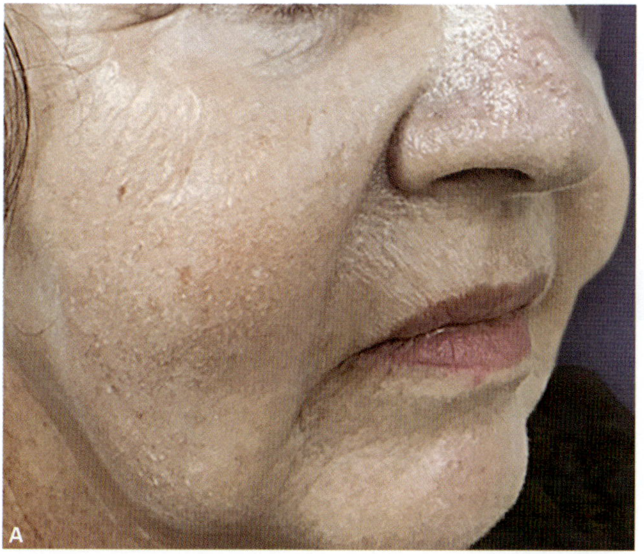

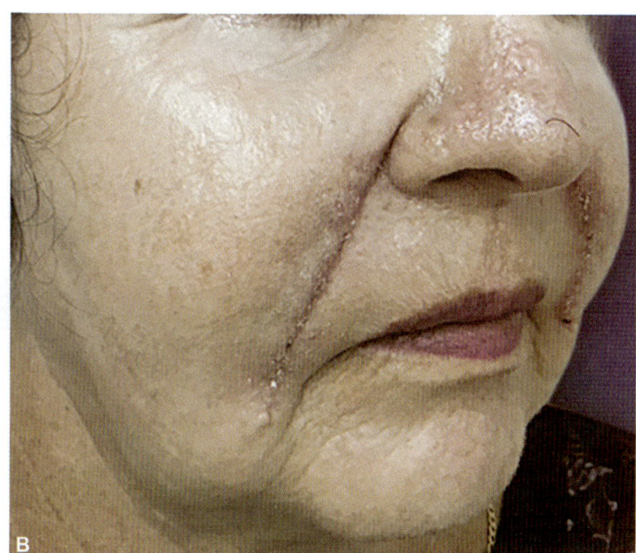

Figura 21.9 Paciente antes (**A**) e 15 dias após o procedimento (**B**).

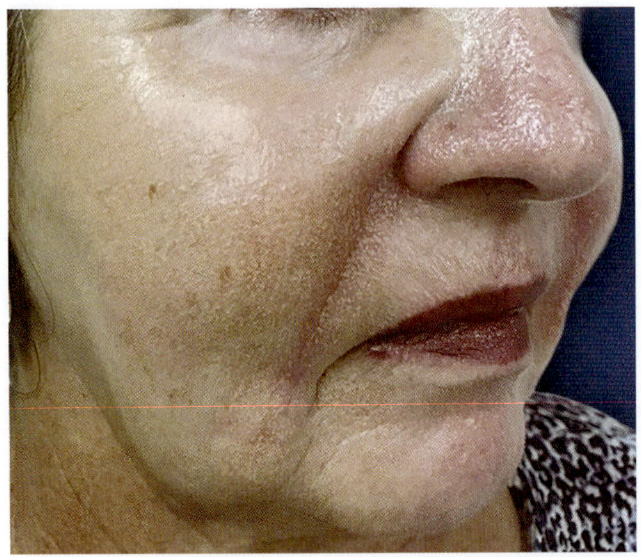

Figura 21.10 Pós-operatório de 30 dias.

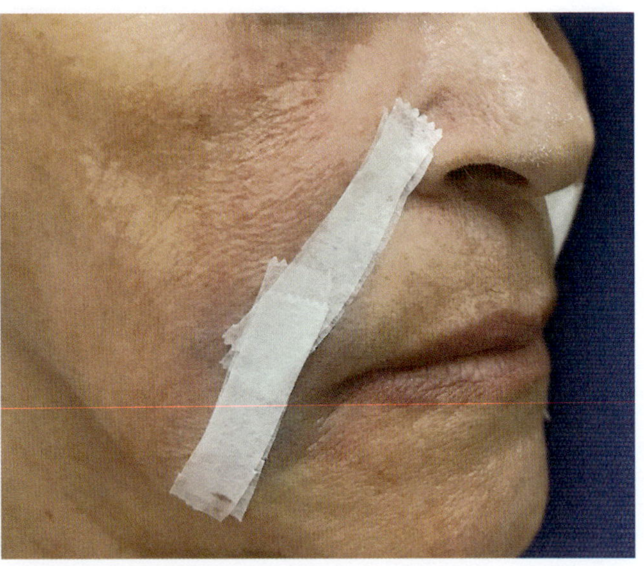

Figura 21.11 Curativo no pós-operatório.

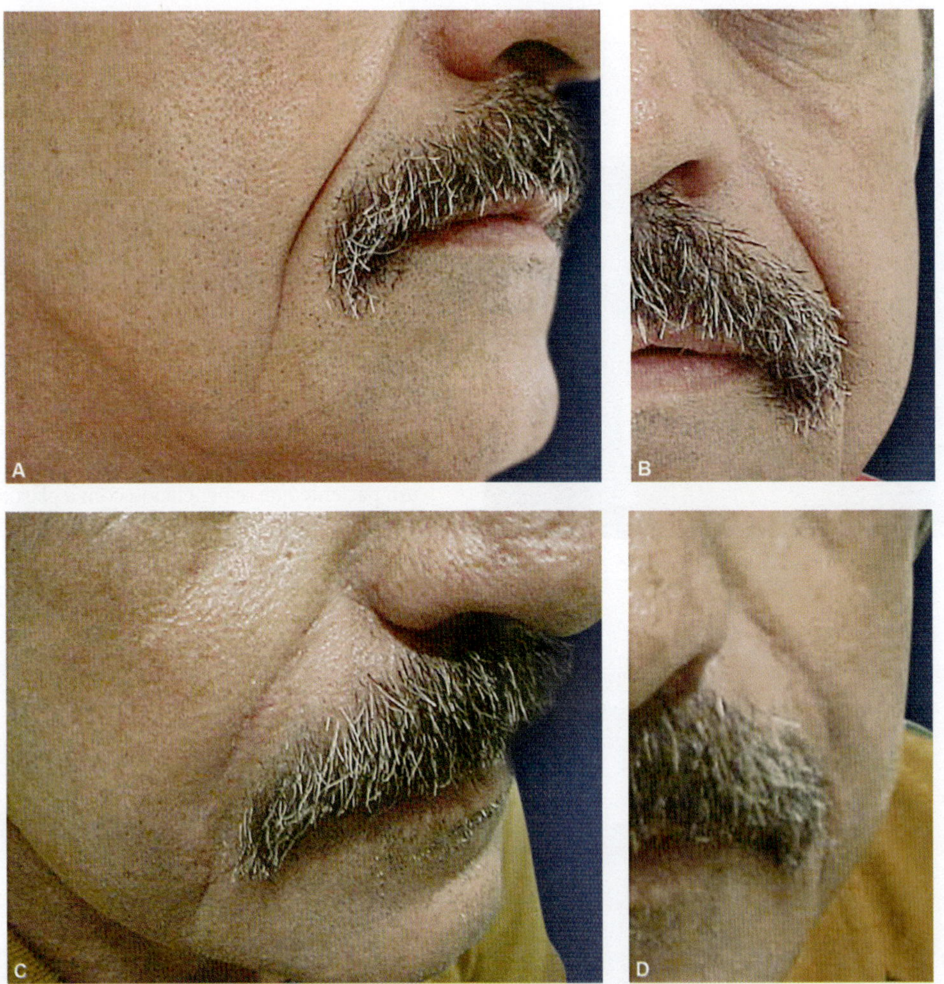

Figura 21.12 Paciente antes (**A**, **B**) e após 60 dias da plastia do sulco (**C**, **D**).

BIBLIOGRAFIA

Aust MC. Percutaneous Collagen Induction therapy (PCI) – an alternative treatment for scars. Wrinkles Skin Laxity. Plast Reconstr Surg. 2008;121(4): 1421-9.

Fernandes D. Minimally invasive percutaneous collagen induction. Oral Maxillofac Surg Clin North Am. 2006;17(1):51-63.

Hudson DA. An analysis of unsolved problems of face-lift procedures. Ann Plast Surg. 2010;65(2):266-9.

Lima EVA. Dermal tunneling: a proposed treatment for depressed scars. An Bras Dermatol. 2016;91(5):697-9.

Mendelson BC. Correction of the nasolabial fold: extended SMAS dissection with periosteal fixation. Plast Reconstr Surg. 1992;89(5): 822-33; discussion 834-5.

Pitanguy I. The round-lifting technique. Facial Plast Surg. 2000;16(3):255-67.

22

Reconstrução Após Cirurgia Oncológica

Gabriel Gontijo, Natália Guimarães Ribeiro, Nicole Perim

INTRODUÇÃO

Os lábios e a região perioral têm grande importância funcional e cosmética. Localizados no centro da face, são responsáveis por grande parte da expressão facial e da função de fala e mastigação. Além disso, compreendem uma região extremamente vascularizada e com uma vasta inervação sensitiva e motora.

Por se tratar de uma área muito exposta à radiação ultravioleta, é relativamente comum o diagnóstico de câncer da pele não melanoma e queilite actínica nessa região. Assim, o conhecimento minucioso da anatomia perioral é imprescindível para o planejamento cirúrgico na região, a fim de preservar a função e a harmonia facial.

Afinal, por ser uma área extremamente nobre, discretas alterações na estrutura do arco do cupido, na borda do vermelhão ou comissuras podem ser cosmeticamente inaceitáveis; e a perda da competência oral repercutirá em funções cruciais, como a fala, o sorriso e a contenção de secreções e alimentos.

ANATOMIA DA REGIÃO PERIORAL

A avaliação adequada da anatomia regional também auxilia na preservação da viabilidade tecidual, da inervação sensitiva e motora e na prevenção de morbidades pós-operatórias. A seguir, serão apresentados aspectos importantes da anatomia da região perioral no que se refere à reconstrução pós-cirurgia oncológica.

MUSCULATURA

Os músculos da região perioral contribuem para a formação das linhas de tensão da pele, para a mastigação, a fala e o sorriso, e a fluidez dos movimentos dos músculos faciais é orquestrada por sua interação com o sistema musculoaponeurótico superficial (SMAS). Esses músculos agem como agonistas e antagonistas, contribuindo para a movimentação do lábio e para a expressão oral. O principal músculo dessa região é o orbicular da boca, que contém fibras musculares responsáveis pelo fechamento dos lábios e pela fala. Na Figura 22.1, podem ser observados os músculos da região perioral.

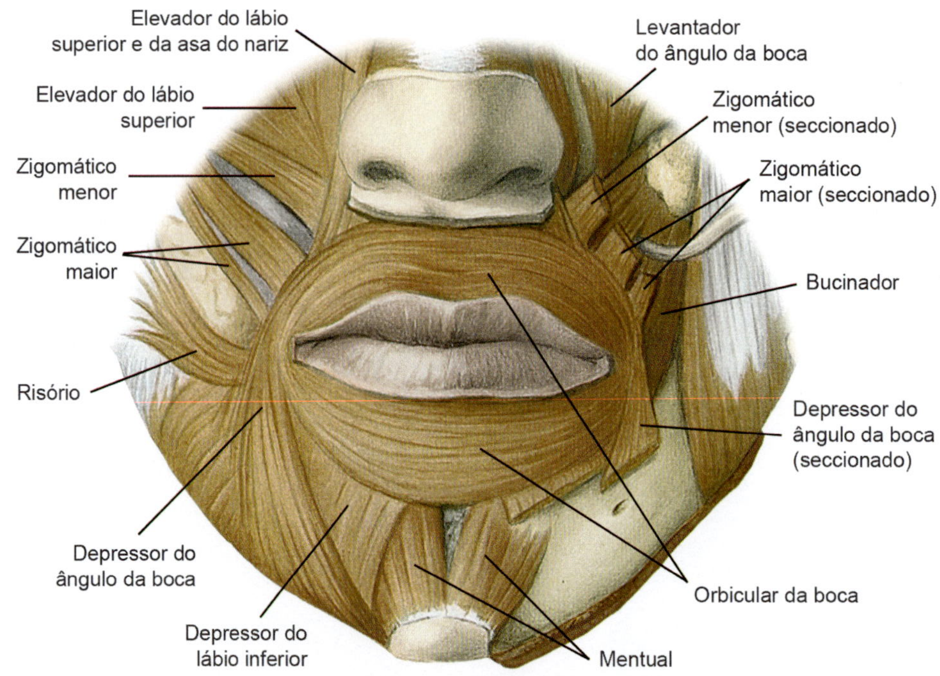

Figura 22.1 Músculos da região perioral. Adaptada de Wolf-Heidegger, 2006.

Linhas de tensão

Os músculos da expressão facial exercem uma tensão contínua sobre a pele. A soma dos vetores de força da ação desses músculos forma linhas perpendiculares chamadas linhas de tensão da pele (Figura 22.2). Com o tempo, essas linhas tornam-se visíveis, formando as rugas estáticas.

Conhecer esses princípios anatômicos é essencial à dermatologia cirúrgica. Por exemplo, a colocação de linhas de incisão cirúrgica paralelas às linhas de tensão da pele proporciona um fechamento sob menor tensão, evitando deiscência e promovendo resultados cosméticos mais adequados. Além disso, com a idade pode ocorrer acúmulo de pele redundante nas linhas de tensão da pele, sendo essas regiões verdadeiros reservatórios teciduais. Na região perioral, destacam-se as dobras nasolabiais.

Subunidades cosméticas

Pode-se dividir a região perioral em regiões levando em consideração as semelhanças de cor, textura, número de unidades pilossebáceas e espessura da pele. Na Figura 22.3, é possível observar as subunidades cosméticas da região perioral.

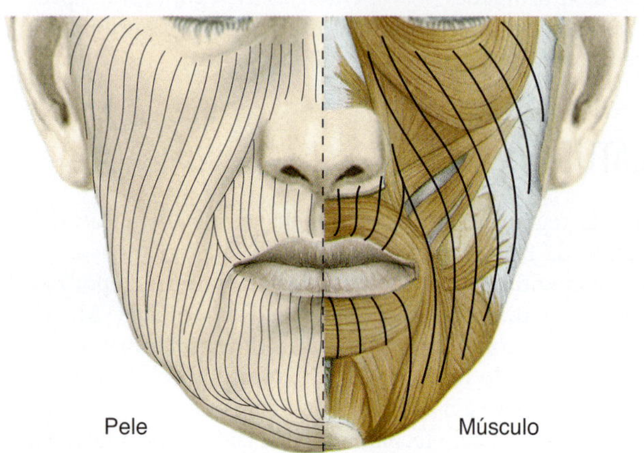

Figura 22.2 Linhas de tensão da pele. Adaptada de Wolf-Heidegger, 2006.

As linhas que separam essas regiões devem ser consideradas quando se planejam excisões, fechamentos e rotações de retalho.

A fim de preservar as características teciduais, o ideal é reparar defeitos cirúrgicos com tecido da mesma subunidade cosmética.

Além disso, as linhas que dividem essas subunidades são excelentes locais para acomodar incisões e disfarçar as cicatrizes pós-operatórias. Assim, deve-se evitar a colocação de suturas perpendiculares ou que atravessem as subunidades cosméticas.

Vascularização

A irrigação da região perioral provém de ramos da artéria facial. Como apresentado na Figura 22.4, quando a artéria facial entra na face, ela segue um caminho tortuoso até a comissura labial, onde emite primeiro o ramo labial inferior e, logo em seguida, o labial superior. Esses ramos cursam horizontalmente acima e abaixo dos lábios, respectivamente. Após emitir o ramo labial superior, a artéria facial segue lateralmente ao nariz, onde passa a ser chamada de angular, emitindo outros ramos.

A artéria labial superior e seus ramos são responsáveis por uma rica irrigação da parte superior dos lábios, do arco do cupido e do vermelhão. Nessa região, é comum ocorrerem anastomoses com ramos provenientes das artérias subalares e septal.

Já a artéria labial inferior é a principal responsável pela irrigação do lábio inferior e do vermelhão. Essa região também recebe irrigação das artérias facial e labiomentoniana.

Inervação

A inervação motora da região perioral provém de ramos do nervo facial. Os ramos zigomático, bucal, marginal da mandíbula e cervical são responsáveis pela inervação motora dessa

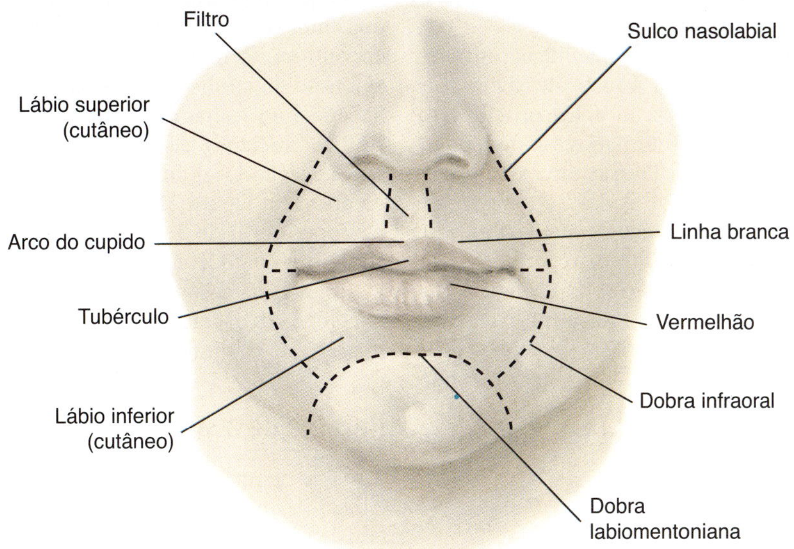

Figura 22.3 Subunidades cosméticas da face. Adaptada de Wolf-Heidegger, 2006.

região, formando um rede complexa. Em geral, as fibras dos ramos zigomáticos e bucal formam ricas anastomoses; assim, danos durante procedimentos cirúrgicos dificilmente resultam em disfunção motora, e, quando esta ocorre, costuma ser temporária.

Já danos ao ramo marginal da mandíbula podem ser muito comuns, principalmente quando este nervo se superficializa ao atravessar a margem óssea da mandíbula. Danos ao ramo marginal da mandíbula podem ocasionar assimetria do sorriso, mais aparente ao movimento.

A inervação sensitiva da região perioral superior é conferida por ramos no nervo infraorbital, enquanto a região inferior é inervada por ramos do nervo mentoniano, como visto na Figura 22.5. O conhecimento da inervação sensitiva dessa região é fundamental para a realização de bloqueios desses ramos.

RECONSTRUÇÃO DO LÁBIO INFERIOR

Os lábios são estruturas funcionais e cosméticas importantes na face e desenvolvem funções complexas, como mastigação, fala e mímica facial. Assim, a reparação de defeitos nessa região torna-se um desafio, pois o cirurgião precisa se atentar tanto para os resultados cosméticos quanto funcionais.

Em virtude de sua posição anatômica, o lábio inferior está mais comumente exposto à radiação solar, sendo uma localização comum de neoplasias da pele. Nessa região, é mais frequente o aparecimento de lesões no vermelhão do que na pele, sendo relativamente comum o acometimento por queilite actínica e carcinomas espinocelulares.

A reparação do lábio inferior deve ser programada de acordo com o tipo de lesão e a extensão da área a ser reconstruída. Em geral, trata-se de reconstruções de defeitos de espessura total, que englobarão pele, mucosa e músculo. É importante a identificação da junção mucocutânea, atentando-se para o seu alinhamento durante as reconstruções.

Para os casos de queilite actínica, a vermelhectomia está bem indicada. Para lesões menores, em que o defeito não ultrapasse um terço da extensão dos lábios, a ressecção em cunha e o fechamento primário são excelentes opções. Já nos casos nos quais o defeito cirúrgico acomete mais de um terço do lábio, a utilização de retalhos deve ser avaliada para que sejam mantidas a simetria labial e a competência oral. O lábio remanescente, o lábio superior e a pele da região geniana e do mento podem ser utilizados como fonte de tecido para retalhos. Retalhos de avanço da mucosa e de Karapandzic são realizados com tecido livre do lábio. Os retalhos de Abbe utilizam o tecido do lábio superior. A região geniana também pode ser fonte de tecido para a reconstrução de defeitos extensos do lábio inferior por meio de retalhos de transposição.

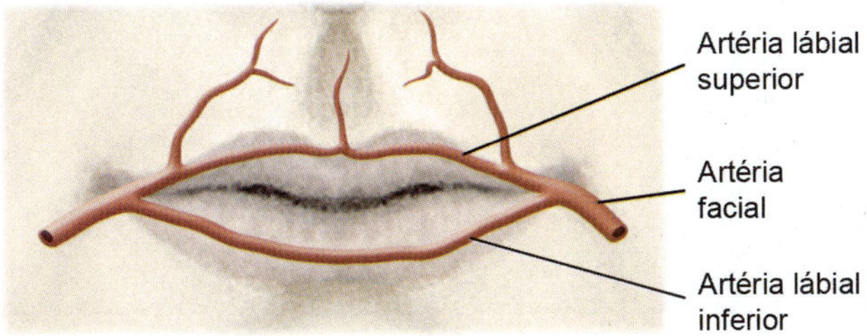

Figura 22.4 Vascularização da face. Adaptada de Wolf-Heidegger, 2006.

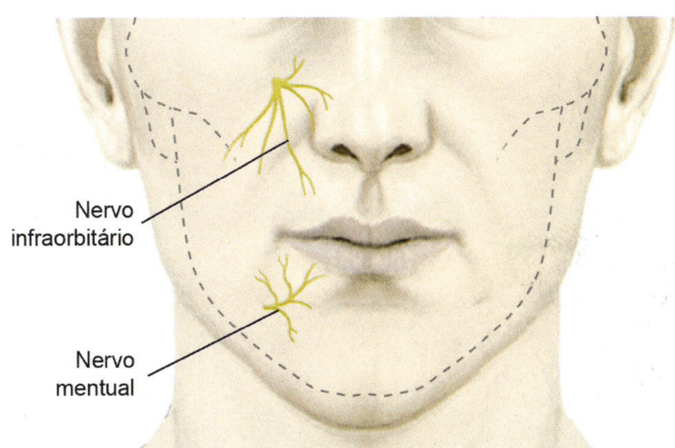

Figura 22.5 Inervação sensitiva da face. Adaptada de Wolf-Heidegger, 2006.

Vermelhectomia

Excelente escolha para lesões extensas de queilite actínica ou carcinomas espinocelulares *in situ* ou pouco invasivos; realiza-se a exérese de todo o vermelhão da boca. É aconselhável a realização de bloqueio dos nervos mentonianos e complementação com anestesia infiltrativa local. Por ser uma área extremamente vascularizada, a utilização de aspirador tem grande valia durante o procedimento. Outra técnica que facilita esse tipo de procedimento é a colocação de fios de reparo próximo à comissura labial, facilitando a exposição da região. Nesta técnica, realiza-se a exérese em bloco de toda a mucosa labial até o plano muscular. Após feita a hemostasia, descola-se delicadamente parte da mucosa interna do lábio inferior, sendo suturada de maneira simétrica e sem tensão na pele. Na Figura 22.6, observa-se um paciente com queilite actínica, no qual foi realizada vermelhectomia.

Fechamento primário

Oncologicamente preferível aos retalhos, o fechamento primário representa a escolha para lesões muito pequenas e superficiais. A retirada de triângulos de descarga muitas vezes é necessária, devendo-se levar em consideração o sentido das linhas de tensão da pele do lábio inferior.

Excisão em cunha ou bloco em V

Técnica muito utilizada para defeitos menores que um terço do lábio, pois alcança excelentes resultados cosméticos e funcionais.

Após a delimitação das margens tumorais, são realizadas duas incisões verticais em direção ao mento, onde as linhas se encontram, formando um defeito em V (Figura 22.7 A e B). A extensão da cunha será proporcional ao tamanho do defeito. Segue-se ao fechamento unindo as bordas da lesão (Figura 22.7 C), iniciando-se pela sutura do ponto da junção mucocutânea e levando, assim, ao alinhamento das fibras do orbicular da boca. Na Figura 22.7 D e E, observam-se o fechamento e o pós-operatório de 3 meses, sem microstomia, preservando o alinhamento do lábio e a sua função.

Em alguns casos, nos quais se opte por realizar a excisão em bloco em defeitos um pouco maiores, pode-se realizar uma incisão em W, diminuindo, assim, a extensão da cunha.

Retalho de avanço da mucosa labial

Trata-se de um retalho de avanço de tecido remanescente do lábio inferior, sendo necessário pelo menos 20% de mucosa labial após a exérese da lesão com margem. O primeiro passo para essa reconstrução é a demarcação da junção cutaneomucosa, na qual será realizada a incisão para que o retalho avance. A vantagem desse tipo de retalho reside no fato de que a cicatriz é colocada na junção cutaneomucosa, sendo disfarçada pelo vermelhão, como mostra a Figura 22.8.

Retalho de Karapandzic

Trata-se de um retalho circular de rotação que pode ser realizado para defeitos de até 80% do lábio inferior. É feita uma incisão curvilínea até o plano muscular, que se inicia na prega nasolabial, de um lado da face, passa pela prega men-

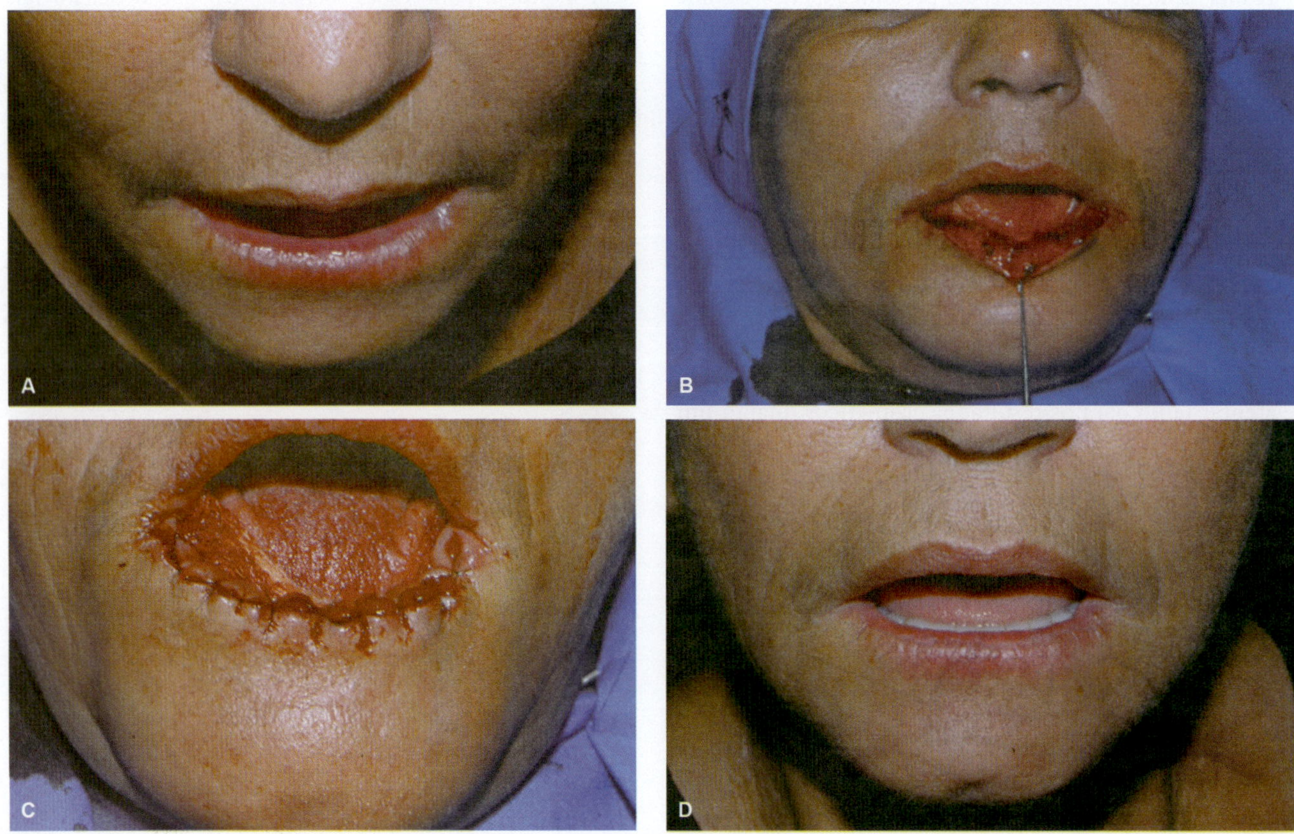

Figura 22.6 A. Lesões de queilite actínica. **B.** Retirada da mucosa do lábio inferior até o plano muscular. **C.** Aproximação das bordas após descolamento. **D.** Pós-operatório de 6 meses, mantendo-se a estética e a função labial.

tolabial e segue até a prega nasolabial contralateral. Incisões transversais na base do defeito são realizadas e, desse modo, as bordas são aproximadas. Esse tipo de retalho pode causar microstomia. Na Figura 22.9, pode-se observar a movimentação do retalho.

Retalhos de rotação

Para lesões no mento, retalhos de rotação compreendem excelentes opções. Dependendo da localização e do tamanho da lesão, podem ser realizados retalhos de rotação duplo ou simples.

Na Figura 22.10, observa-se um defeito no mento, no qual não se pode realizar o fechamento primário.

Retalho de Abbe

Trata-se de um retalho de transposição de pele do lábio superior. O desenho consiste em um triângulo no lábio superior, com a base no vermelhão do lábio. O tamanho da base do triângulo do lábio superior deve ser a metade do tamanho do defeito primário, para que, ao final, os lábios fiquem proporcionais. Sua grande desvantagem é a necessidade de manter o

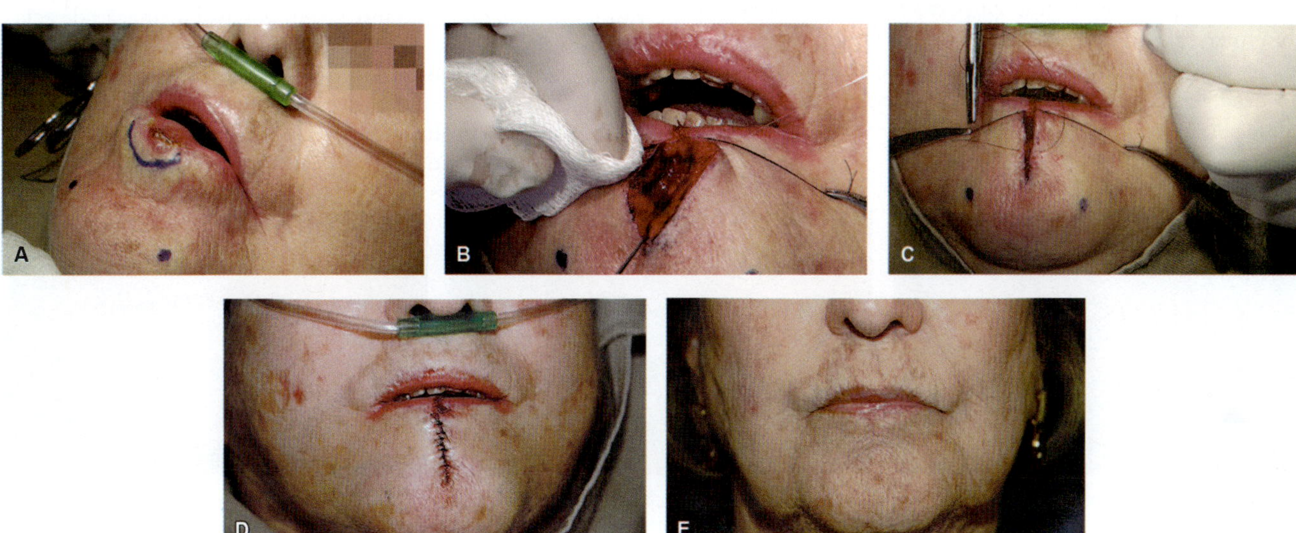

Figura 22.7 A. Marcação da margem de segurança. **B.** Defeito menor que um terço do lábio e pontos de reparo na junção mucocutânea. **C.** Aproximação das bordas após realizada a sutura na junção mucocutânea atentando-se para o seu alinhamento durante a reconstrução. **D.** Fechamento da lesão. **E.** Pós-operatório de 3 meses.

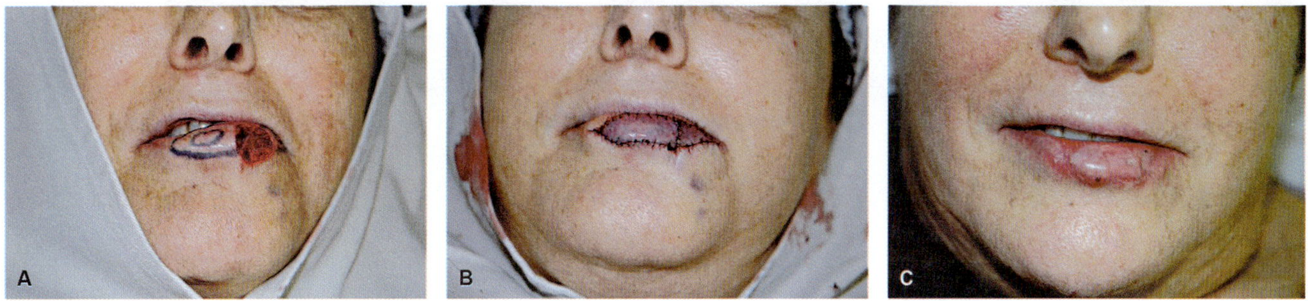

Figura 22.8 A. Defeito após exérese da lesão. **B.** Desenho do retalho de avanço com pedículo em ilha. **C.** Fechamento do retalho após a incisão na linha de junção mucocutânea.

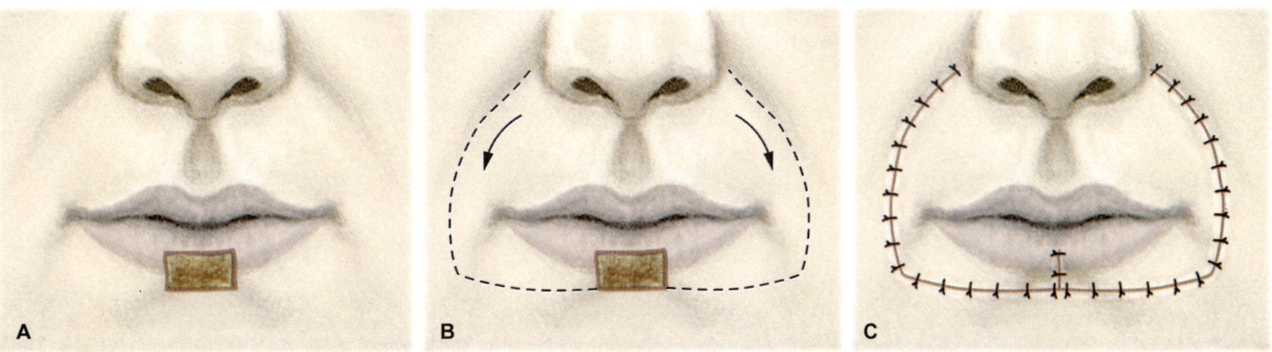

Figura 22.9 Movimentação do retalho de Karapandzic. **A.** Defeito. **B.** Movimento do retalho. **C.** Fechamento. Adaptada de Wolf-Heidegger, 2006.

pedículo por 2 a 3 semanas, consistindo, assim, em uma reparação em dois tempos. Na Figura 22.11, pode-se observar a movimentação do retalho.

Retalho de transposição nasolabial

Defeitos laterais extensos do lábio inferior que não tenham envolvimento muscular podem ser reparados com retalho de transposição nasolabial em um ou dois tempos. Realiza-se a incisão da pele da região nasolabial no plano subcutâneo, o defeito secundário é fechado com sutura simples, enquanto o retalho transpõe o lábio superior para ser suturado no leito do lábio inferior. É importante se atentar para que a espessura de retalho seja semelhante à do defeito primário, evitando, assim, um desnível na região. Na Figura 22.12, observa-se a movimentação do retalho.

RECONSTRUÇÃO DO LÁBIO SUPERIOR

Reconstrução do filtro

A reconstrução do filtro representa um desafio para o cirurgião dermatológico. As rugas encontradas no lábio superior lateral são comumente ausentes no filtro.

O filtro é um reservatório de pele móvel utilizada na imensidade dos movimentos orais que distendem o lábio superior, como sorrir e chorar.

Raramente, a cicatrização por segunda intenção constitui uma opção nessa localização. A contração da cicatriz pode resultar na distorção do filtro e em possível formação de eclábio, especialmente se próximo à borda do vermelhão.

Em geral, são utilizados quatro fechamentos para a reconstrução dessa região, cuja escolha dependerá principalmente do tamanho, da profundidade e da localização do defeito.

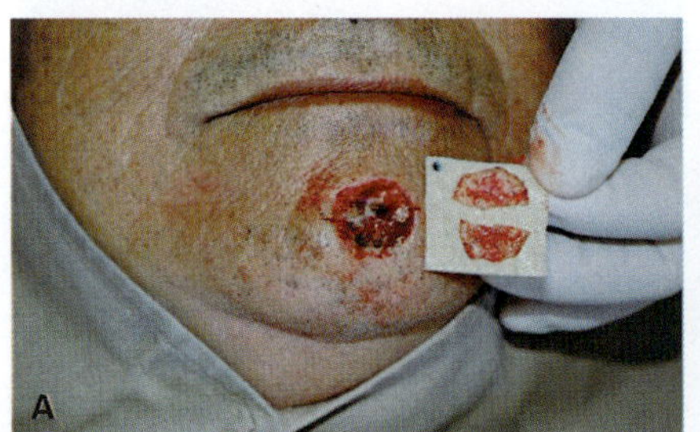

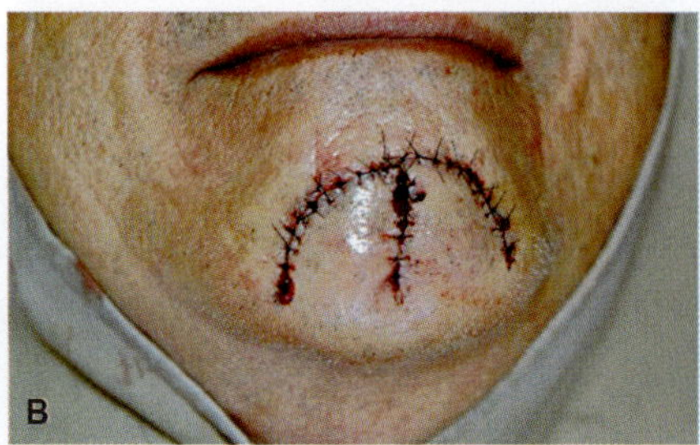

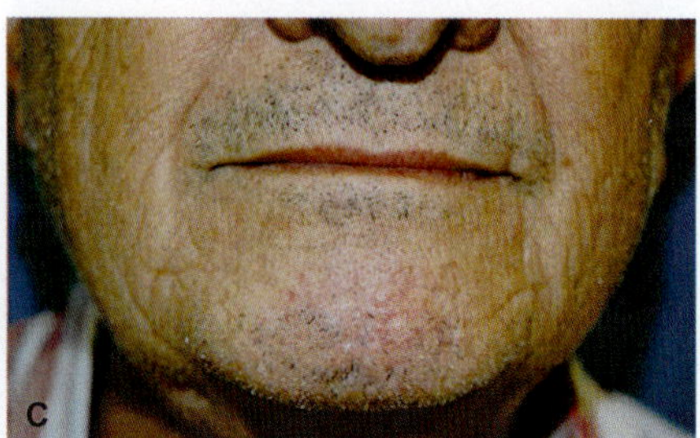

Figura 22.10 A. Paciente com defeito no mento após exérese de carcinoma basocelular. **B.** Rotação de retalho duplo. **C.** Pós-operatório de 6 meses.

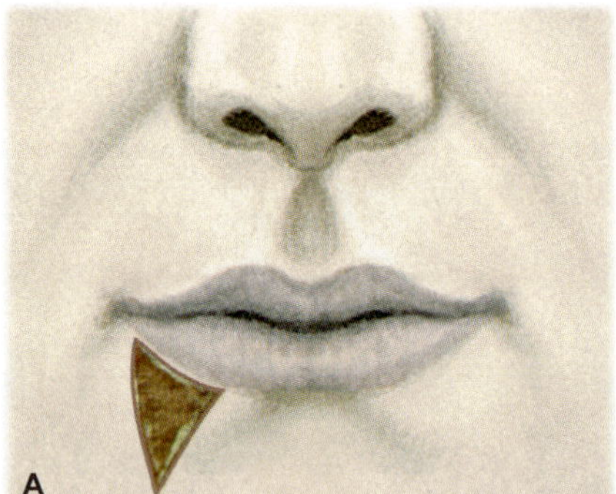

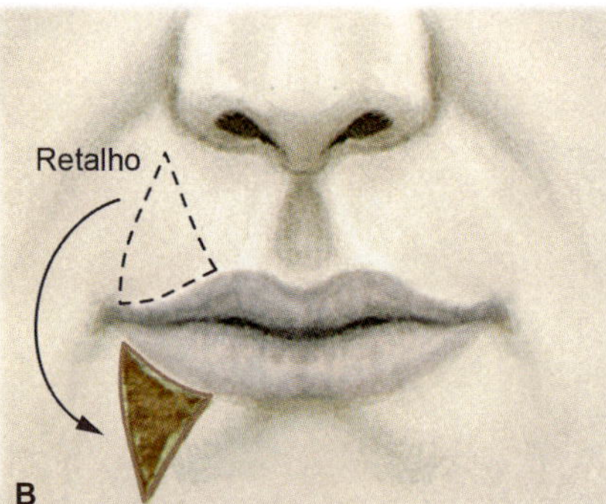

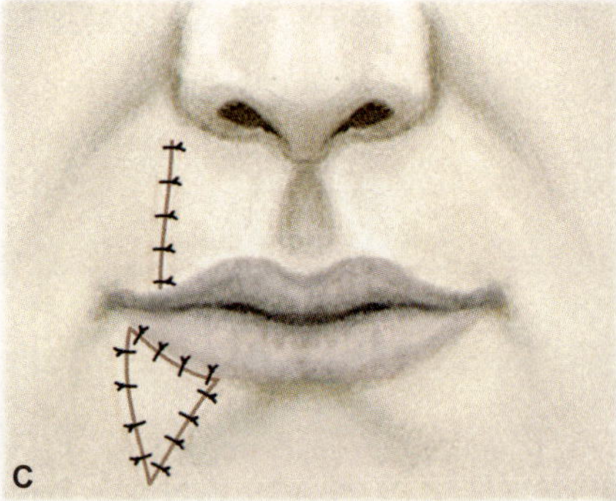

Figura 22.11 Movimentação do retalho de Abbe. **A.** Defeito. **B.** Movimento do retalho. **C.** Fechamento. Adaptada de Wolf-Heidegger, 2006.

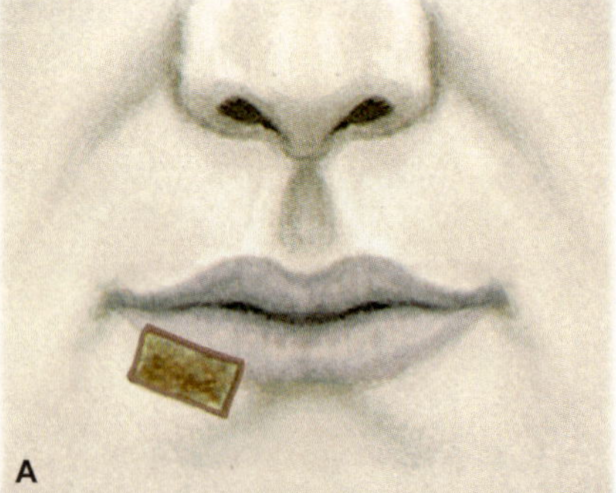

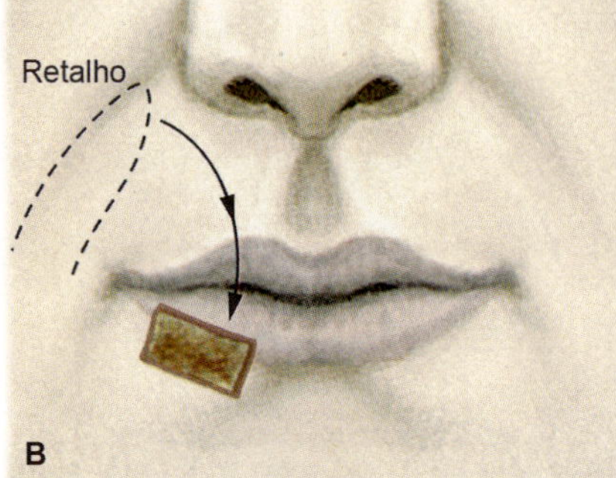

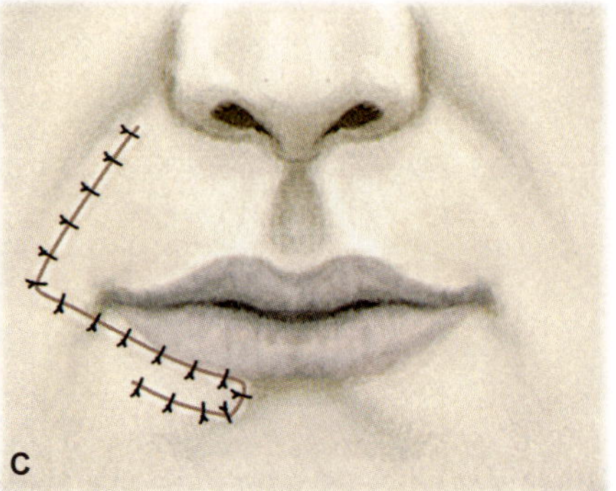

Figura 22.12 Movimentação do retalho nasolabial. **A.** Defeito. **B.** Movimento do retalho. **C.** Fechamento. Adaptada de Wolf-Heidegger, 2006.

Fechamento primário

Defeitos menores do que a metade da largura do filtro podem ser reconstruídos por fechamento primário, geralmente com ótimo resultado estético.

Defeitos maiores, se fechados primariamente, podem diminuir de maneira não natural o lábio superior.

Retalho de avanço em ilha ou V-Y

O retalho de avanço em ilha é ideal para defeitos envolvendo o filtro que são muito grandes para serem fechados primariamente ou por reparo do arco do cupido. É mais bem utilizado em defeitos com menos de 50% da altura do filtro e até 1,5 vez a largura. Defeitos acima de 50% da altura do filtro têm maior probabilidade de provocar eclábio.

O retalho de avanço em ilha é desenhado como um triângulo equilátero de tecido localizado superiormente ao defeito. No caso de defeitos maiores, o triângulo pode se estender até a columela.

A borda do vermelhão deve ser desenhada com caneta marcadora previamente à infiltração anestésica. A incisão deve ser feita abaixo do tecido subcutâneo, com o descolamento do tecido sendo realizado lateralmente nesse mesmo plano. Esse descolamento mais profundo libera uma ilha de tecido subcutâneo que nutre o centro do retalho que será avançado, transformando uma incisão em V em uma sutura V-Y. O retalho é mobilizado inferiormente e o ponto-chave é posicionado unindo a extremidade inferior do retalho ao defeito. O defeito secundário criado pode ser fechado facilmente por pontos simples.

No caso de acometimento da mucosa (Figura 22.13), o retalho pode ser duplo – um vindo da pele superior para reconstruir o filtro e o outro da mucosa, inferiormente ao defeito, a fim de reconstruir o vermelhão.

Se houver alguma tensão criada pelo fechamento da lesão, pode ocorrer elevação da mucosa labial, criando um resultado estético inaceitável. Nesses casos, pode-se converter o retalho em um enxerto de Burow. O pedículo é seccionado, retirando o tecido subcutâneo com uma tesoura de íris. O enxerto é posteriormente posicionado para fechar o defeito.

A conduta cirúrgica indicada seria remover o tecido de pele normal na borda inferior do defeito para posicionar a cicatriz na borda do vermelhão e ter um resultado estético final ainda melhor.

Em razão da ausência de linhas radiais de tensão na região do filtro, as linhas oblíquas promovidas pela sutura do retalho são mais perceptíveis. Esse fato é uma das desvantagens em realizar esse tipo de fechamento. A dermoabrasão ou o uso de *laser* ablativo 6 a 8 semanas do pós-operatório podem ajudar a minimizar as cicatrizes provocadas pela sutura do retalho.

Enxerto

Nos casos de defeitos maiores, o enxerto composto por pele total ou pele parcial pode ter resultado estético melhor. Em certos casos, é possível remover a pele normal adjacente ao defeito ou até mesmo retirar toda a subunidade, a fim de ter um resultado final mais uniforme e natural.

A área doadora pode ser retirada das regiões pré ou retroauricular, nas quais a pele se assemelha à do filtro e que proveem tecido suficiente para cobrir grandes defeitos.

Em defeitos menores, o enxerto de Burow compreende uma boa opção, uma vez que a pele, sendo da mesma subunidade anatômica, apresenta as mesmas cor e textura.

A grande limitação do uso de enxertos na região perioral reside em sua tendência à contração irregular da cicatriz. Essa complicação é menos comum em áreas côncavas do filtro. Outro problema comum refere-se à dificuldade de conseguir uma área doadora pilosa compatível nos pacientes do sexo masculino. Nesses casos, o enxerto de Burow é uma boa alternativa.

Defeitos profundos não cicatrizam bem com enxerto e têm um risco aumentado de resultar em eclábio.

Reconstrução do arco do cupido

Feridas complexas que envolvam múltiplas subunidades, incluindo o vermelhão, podem ser reparadas com um retalho de avanço da mucosa. Essa técnica é ideal para defeitos de pequeno tamanho vertical (menos de um terço da altura do filtro) e localizados próximo ao arco do cupido (menos de um terço da distância entre a linha média e a comissura oral).

Essa técnica requer uma reconstrução precisa do arco de acordo com o defeito. Marcar o desenho da crista e do sulco do filtro auxilia na orientação correta do arco.

As linhas de incisão são realizadas bilateralmente e se estendem das partes superior e inferior do defeito, acompanhando lateralmente o vermelhão até permitir um ângulo de 30° para o fechamento. Os triângulos são retirados e o descolamento superficial acima do músculo orbicular da boca é realizado. O ponto-chave se dá posicionando a concavidade central do lábio com a concavidade central do vermelhão. A ferida é fechada com uma camada de pontos simples (Figura 22.14).

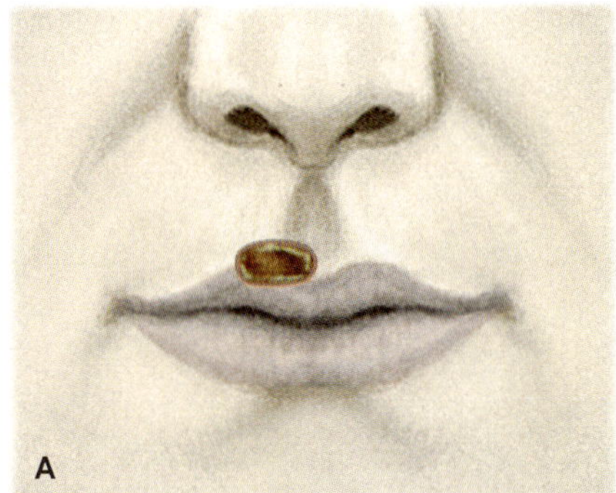

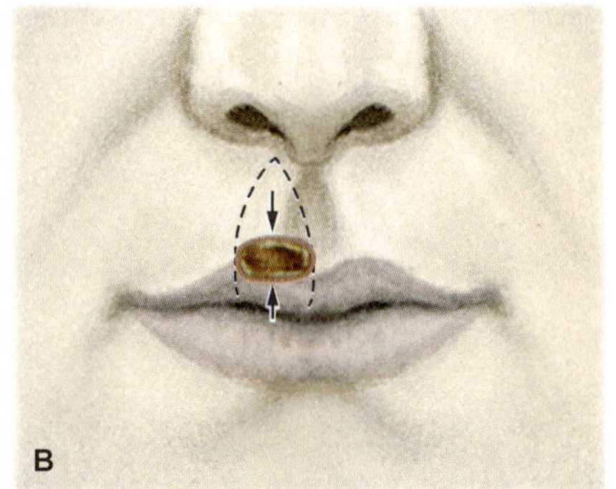

Figura 22.13 Defeito acometendo pele e mucosa do lábio superior. **A.** Esquema de dois retalhos de avanço em ilha verticais. As setas demonstram o sentido do avanço. **B.** O retalho superior ao defeito reconstrói o filtro, enquanto o retalho inferior provém da mucosa e reconstrói o vermelhão. Adaptada de Wolf-Heidegger, 2006.

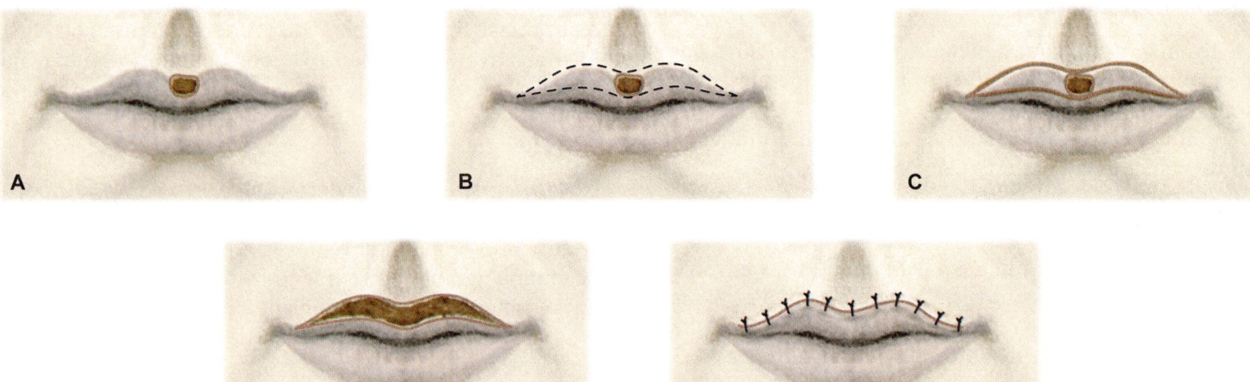

Figura 22.14 Reconstrução do arco do cupido. **A.** Defeito. **B.** Na linha tracejada, desenho dos triângulos laterais a serem descartados, seguindo o arco do cupido. **C.** Incisão realizada e triângulos descartados. **D.** Defeito final. **E.** Reconstrução por meio de sutura simples com fio não absorvível, seguindo a borda do vermelhão. Adaptada de Wolf-Heidegger, 2006.

No caso de defeitos maiores que envolvam o lábio superior central e o lábio superior lateral, um retalho de avanço duplo da pele pode ser realizado. Se o vermelhão for acometido, um retalho de avanço da mucosa também será necessário. Uma incisão perialar em crescente pode ser realizada para evitar a distorção da asa nasal e posicionar a cicatriz em um local mais discreto. O descolamento do tecido deve ser feito acima do músculo periorbicular da boca, realizando-se uma hemostasia rigorosa para prevenir complicações no pós-operatório. O emprego da sutura periosteal ajuda a recriar o sulco melolabial. A ferida é, então, fechada em camadas, utilizando-se um fio reabsorvível para fechamento do subcutâneo e um fio não absorvível para sutura da pele e do vermelhão. O resultado final pode ser aceitável com o posicionamento da cicatriz no vermelhão, no sulco alar e abaixo do nariz.

Subunidade lateral do lábio superior

Retalhos cutâneos são ideais para reconstruir essa região, uma vez que há considerável redundância da pele, além de o resultado estético final ser superior em relação ao enxerto e à cicatrização por segunda intenção.

Defeitos apicais são mais bem reconstruídos com retalhos que resultam em linhas de sutura no sulco alar ou no sulco melolabial. Defeitos mediais se beneficiam de fechamentos que explorem linhas de tensão vertical, a borda do vermelhão ou o sulco melolabial.

Fechamento primário

É utilizado apenas em defeitos pequenos para prevenir a distorção do vermelhão. Em pacientes mais idosos que apresentam redundância significativa da pele, essa regra não necessariamente precisa ser cumprida. A marcação da borda do vermelhão com caneta ajuda a visualizar um potencial desalinhamento, especialmente em excisões fusiformes que se estendam até a mucosa labial.

Orienta-se o fechamento verticalmente ao longo das linhas de tensão, a fim de evitar formação de eclábio e posicionar a cicatriz nas linhas de expressão. A cicatriz não deve cruzar o sulco melolabial, o que causaria o rompimento do arco natural do sulco (Figura 22.15).

Para realizar um fechamento primário, os triângulos de descarte devem ser retirados superior e inferiormente, deixando o ângulo dos ápices próximo a 30°. Se necessário, na borda

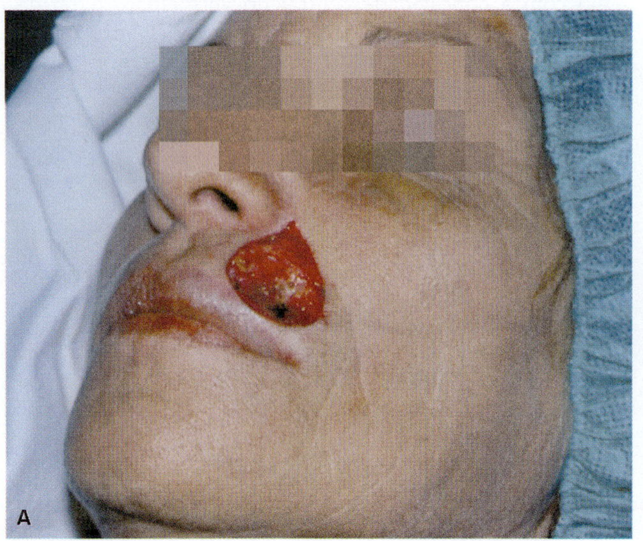

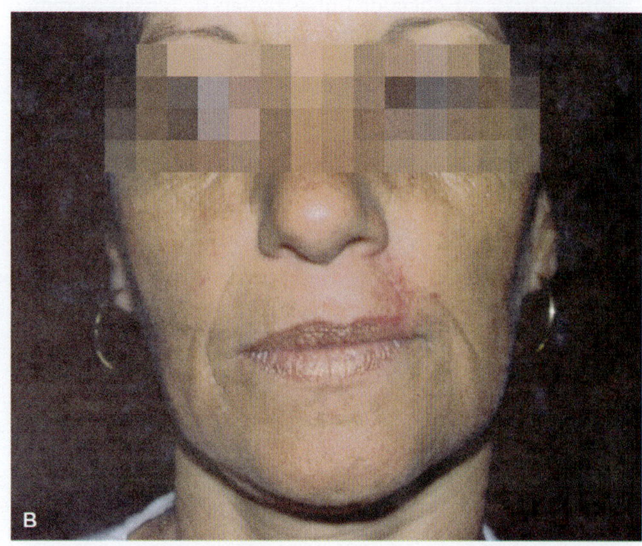

Figura 22.15 A. Defeito após exérese de carcinoma basocelular no lábio superior. **B.** Resultado final após 3 meses do fechamento primário.

inferior pode ser realizada a M-plastia para evitar a retirada de parte do vermelhão, ou, se não for possível, pode-se estender a cicatriz até o vermelhão. É importante frisar que o vermelhão não é uma estrutura inviolável e, se necessário, ela pode ser retirada parcialmente para facilitar o fechamento do defeito. Caso ocorra retirada parcial do músculo orbicular, é recomendável reaproximar as fibras musculares por meio de sutura para diminuir a tensão. Finalmente, a pele é fechada em camadas.

Cicatrização por segunda intenção

Desaconselha-se deixar um defeito próximo ao vermelhão cicatrizar por segunda intenção pelo risco de formação de eclábio.

Esse tipo de fechamento deve ser realizado em casos restritos a defeitos pequenos e superficiais. De qualquer modo, o paciente deve ser orientado a respeito da contração da cicatriz e da ausência de pelos no local.

Enxerto de pele

O enxerto de pele total ou parcial deve ser usado em mulheres com pequenos a médios defeitos próximos ao sulco nasal ou às narinas. O enxerto representa uma alternativa menos considerada para homens em virtude da pilificação da região.

Retalho de avanço perialar em crescente

Ótima escolha para defeitos pequenos, menores que 2 cm, adjacentes ao sulco alar inferior ou logo abaixo das narinas. Essa modalidade de fechamento possibilita ao cirurgião dermatológico posicionar a linha de sutura camuflada no sulco perialar, além de poder contar com o avanço de pele vindo da região malar.

A linha de sutura inferior é posicionada verticalmente ao longo das rítides periorais ou até mesmo no sulco nasogeniano (Figura 22.16).

O crescente é essencialmente um triângulo de Burow, que possibilita um avanço maior do tecido ao redor.

Retalho de avanço em ilha ou V-Y

O retalho de avanço em ilha é ideal para defeitos maiores próximo ao sulco melolabial. A artéria facial está localizada paralelamente ao sulco, o que promove um excelente suprimento sanguíneo ao pedículo do retalho.

O tamanho do retalho deve ter ao menos duas vezes o tamanho do defeito no seu comprimento axial. A incisão é realizada lateralmente ao longo da borda do vermelhão ou paralelamente a ela. No caso de defeitos maiores, o retalho pode se estender até a mandíbula (Figura 22.17).

O tecido deve ser descolado no subcutâneo, liberando-o do músculo orbicular e facilitando sua movimentação (Figura 22.18). O ponto-chave é dado unindo a borda inferior do retalho à borda inferior do defeito próximo ao vermelhão. Isso possibilita melhor alinhamento do retalho. A pele é, então, fechada em camadas.

Retalho de avanço em A-T

Pode ser realizado para defeitos localizados lateralmente, próximo à comissura labial.

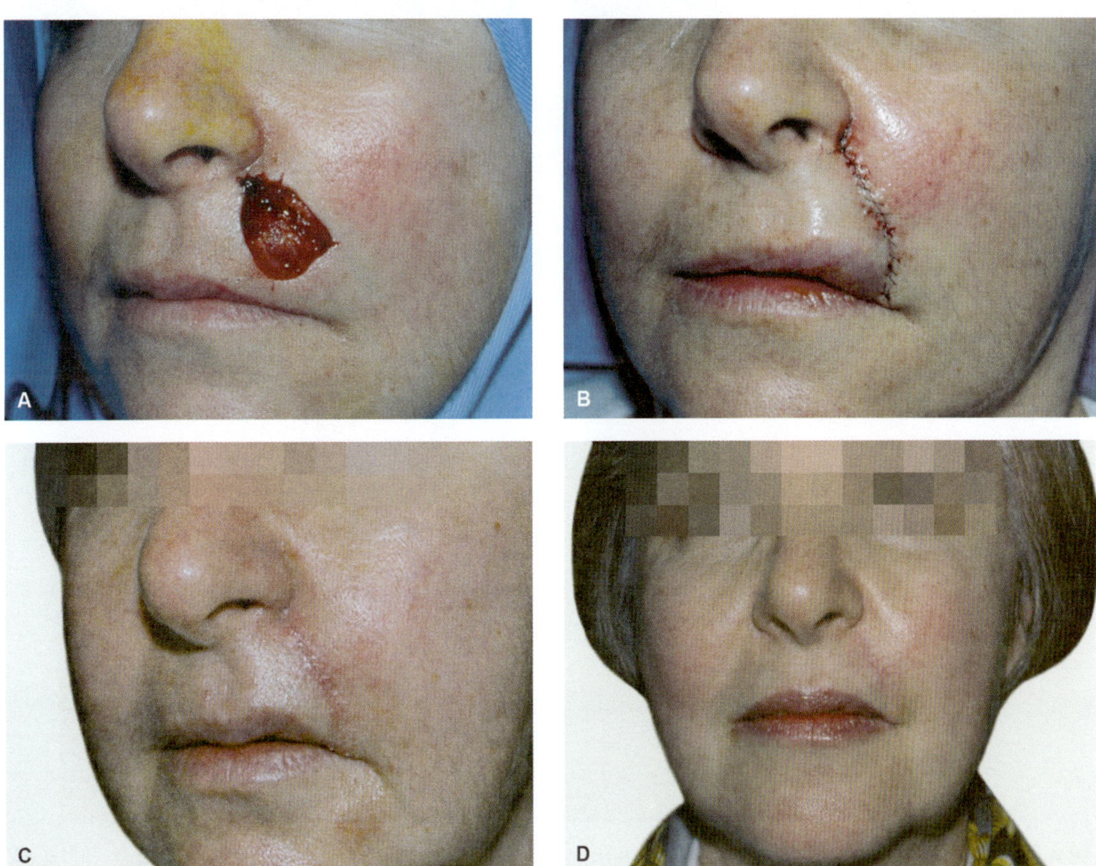

Figura 22.16 A. Defeito provocado pela exérese de carcinoma basocelular. **B.** O crescente foi retirado e o movimento de avanço da pele é medial, trazendo a pele da região malar até o sulco alar. Então, a linha de sutura foi posicionada no sulco alar e se estendeu até o sulco nasogeniano. **C.** Resultado pós-operatório após 30 dias. **D.** Resultado pós-operatório após 6 meses. O posicionamento da cicatriz nos sulcos naturais deixou o resultado ainda mais natural.

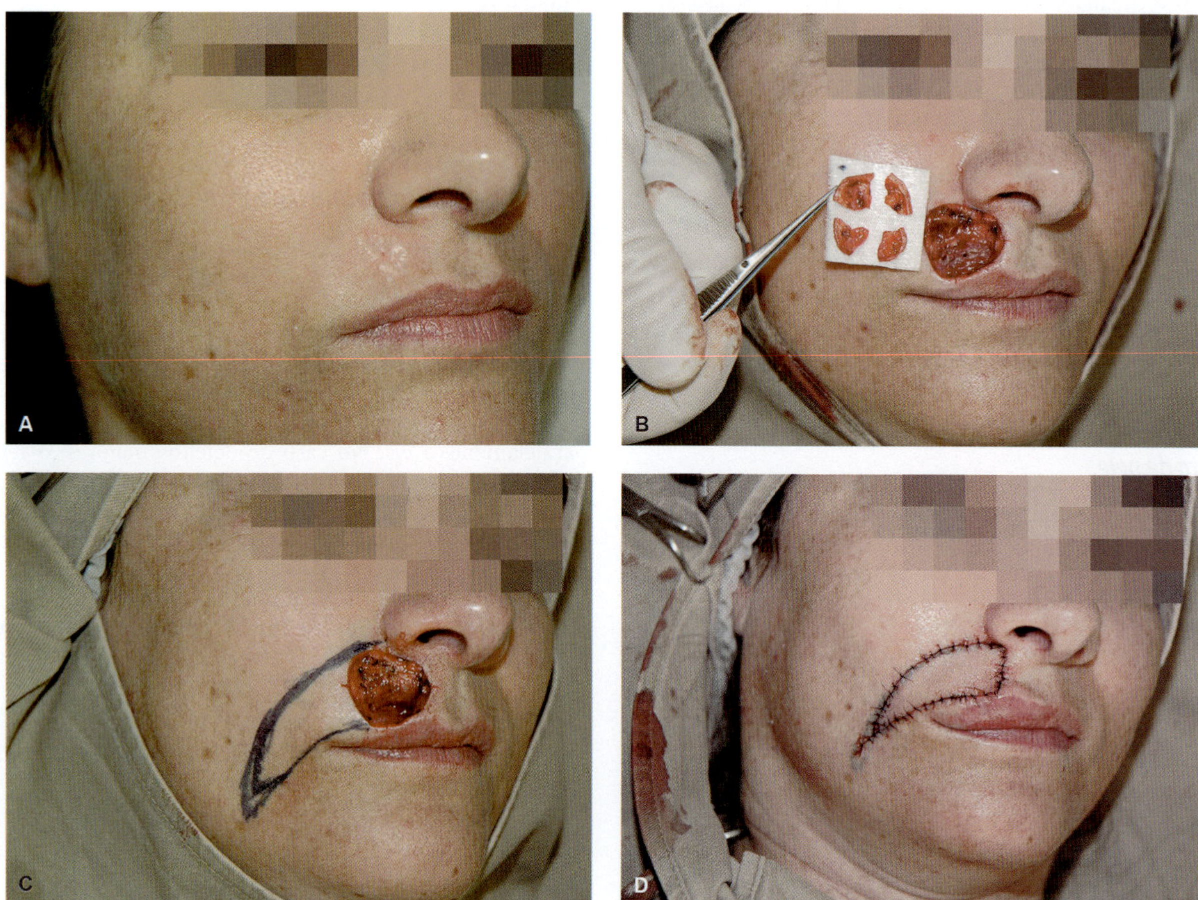

Figura 22.17 A. Carcinoma microcístico anexial. **B.** Defeito criado após exérese do tumor por cirurgia micrográfica de Mohs. **C.** Retalho de avanço em ilha deve ser no mínimo duas vezes o tamanho do defeito. **D.** Retalho programado ao longo do sulco melolabial para melhor resultado estético final. A borda inferior segue o vermelhão e se estende próximo à mandíbula devido à maior extensão do defeito.

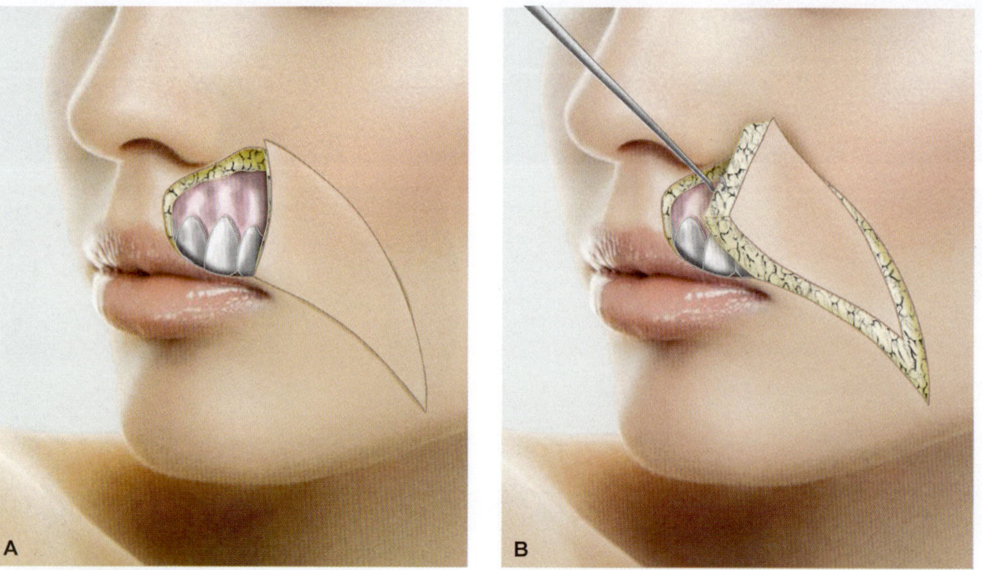

Figura 22.18 A e **B.** Sentido do movimento do retalho após descolamento no subcutâneo. O pedículo é mantido para promover suprimento sanguíneo.

O defeito é convertido em um triângulo, com a base localizada na borda do vermelhão. A linha de incisão horizontal é realizada e o tecido é descolado no subcutâneo para possibilitar o avanço apropriado. Se o defeito acometer a mucosa, um retalho de avanço da mucosa pode ser realizado concomitantemente, conforme mostra a Figura 22.19.

O resultado final é uma cicatriz em T invertido, seguindo a borda do vermelhão e as rugas periorais verticais.

Retalho de transposição melolabial

Pode ser realizado para defeitos maiores e superficiais. O pedículo doador pode ter sua base tanto superior quanto inferior. Um pedículo com a base superior geralmente é usado para reconstruir defeitos do lábio superior central, enquanto pedículos com base inferior para reconstruir defeitos mais laterais ou localizados no lábio inferior.

A medida do retalho deve ser cuidadosa e 1 a 2 mm maior que o defeito para prevenir a retração do lábio. O retalho e a região malar são descolados abaixo do plexo subdérmico para facilitar a movimentação do tecido.

O ponto-chave é fechar a área doadora, a fim de minimizar a tensão no retalho. Posteriormente, o retalho é transposto e ajustado à área do defeito. A pele é fechada em camadas por pontos absorvíveis no subcutâneo e não absorvíveis na pele (Figura 22.20). Recomenda-se o uso de pontos absorvíveis, conectando o retalho ao periósteo e recriando o sulco melolabial.

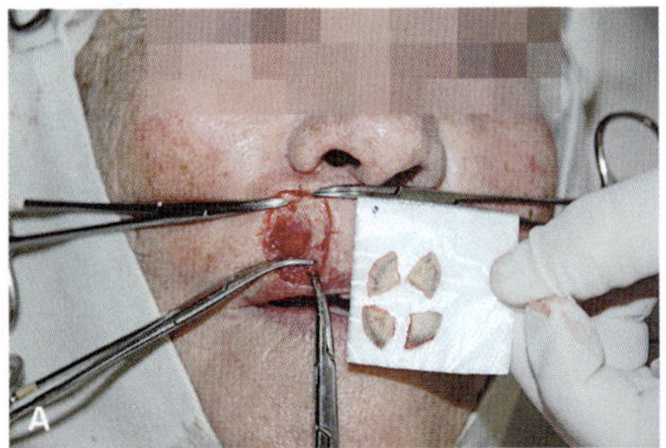

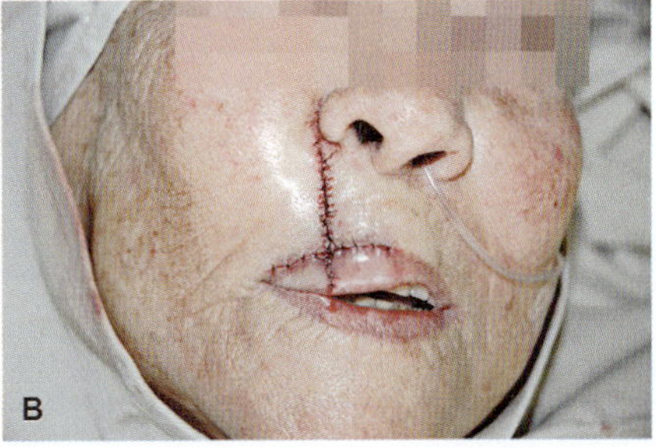

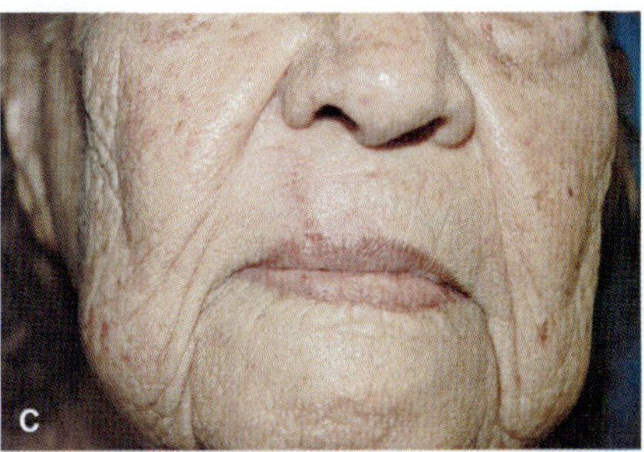

Figura 22.19 A. Defeito localizado no lábio superior lateral, acometendo a pele e parte da mucosa do vermelhão. **B.** Reconstrução feita em retalho de avanço A-T, aliada a um retalho de avanço da mucosa para reparo do vermelhão. **C.** Ótimo resultado estético alcançado após 6 meses.

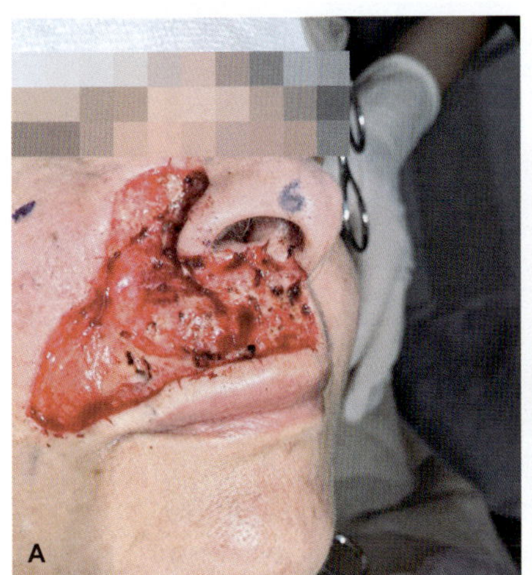

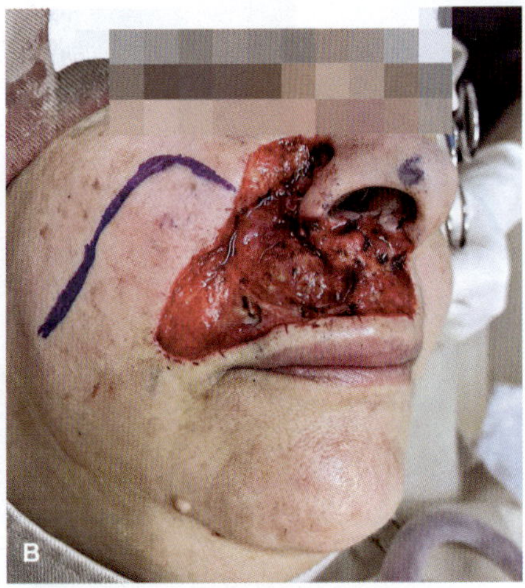

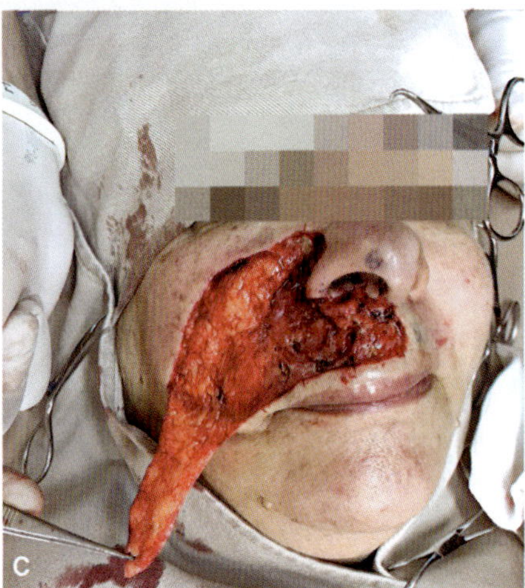

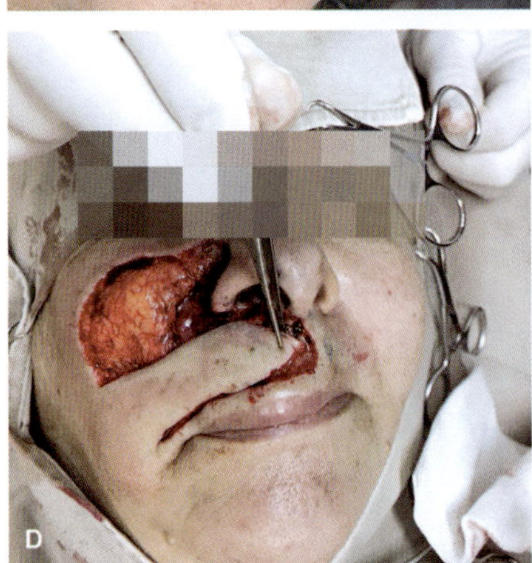

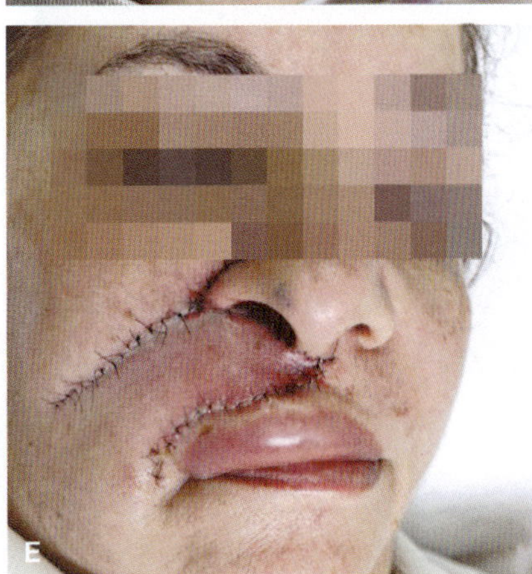

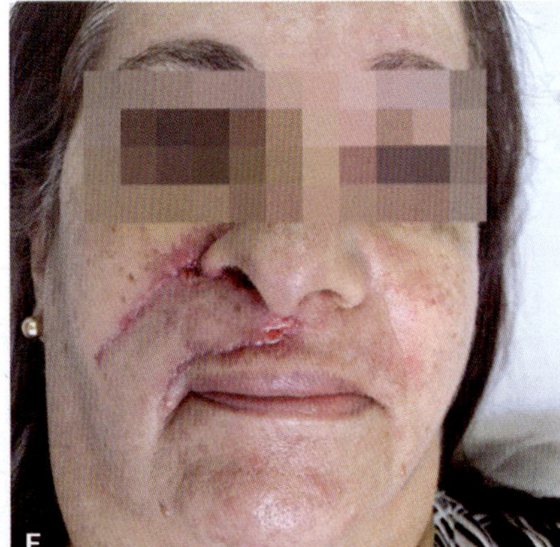

Figura 22.20 A. Defeito após exérese de carcinoma basoescamoso recidivado realizado por cirurgia micrográfica de Mohs. **B.** Desenho do retalho de transposição melolabial a ser realizado. Nesse caso, o pedículo é inferior. **C.** Retalho após incisão. Descolamento realizado em nível subcutâneo com pedículo inferior. **D.** Posicionamento do retalho. **E.** Retalho após a sutura. O defeito secundário é fechado pelo avanço da região malar. **F.** Duas semanas de pós-operatório, após a retirada dos pontos.

Retalho de transposição romboidal

O clássico retalho de transposição romboidal pode ser usado para a reconstrução dessa região, embora seja capaz de ocasionar o apagamento do sulco melolabial.

É necessário fazer um planejamento cuidadoso, com o intuito de que a área doadora saia da área adjacente para o defeito com a lassidão tecidual mais abundante possível. Essa área doadora é, mais comumente, paralela às linhas de tensão da pele relaxada.

Torna-se importante se assegurar de que o retalho e a pele circundante ao defeito e à área doadora tenham a mesma espessura, evitando a formação de *trapdoor*. Após uma hemostasia cuidadosa, o defeito secundário é fechado de modo convencional, para que, em seguida, o retalho seja posicionado no defeito (Figuras 22.21 e 22.22).

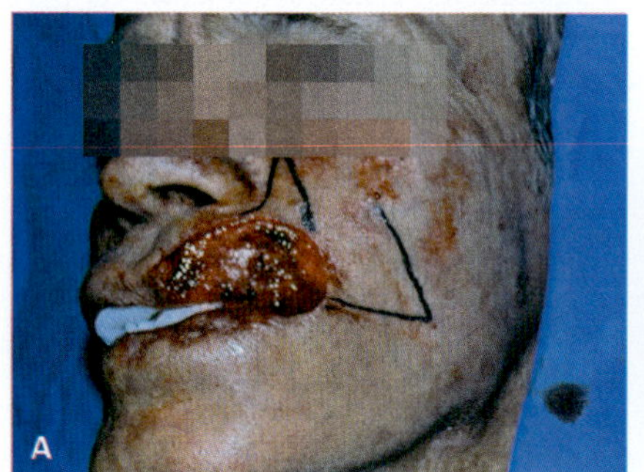

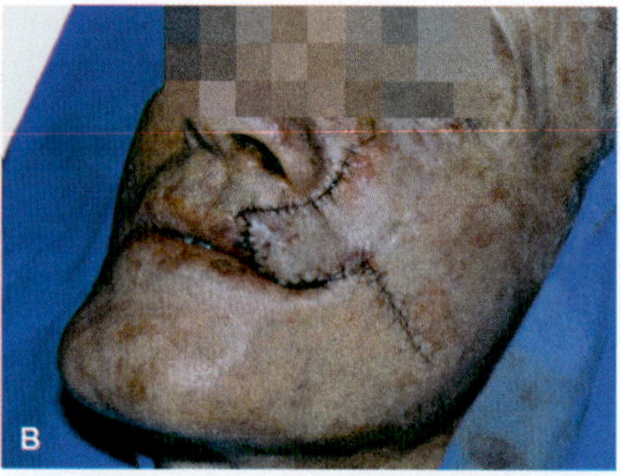

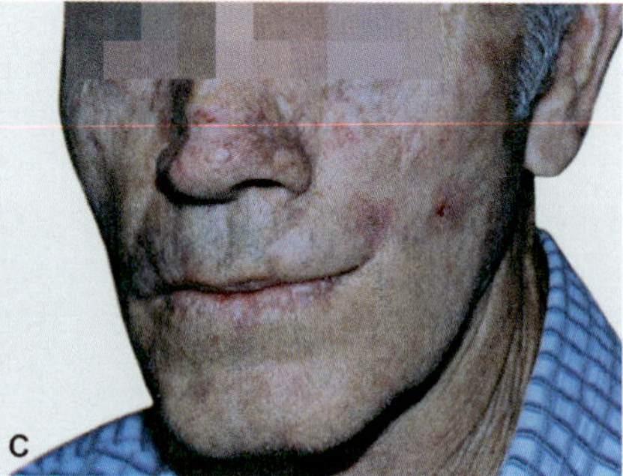

Figura 22.21 A. Defeito resultante da exérese de carcinoma basocelular no lábio superior. Programada reconstrução por retalho de transposição romboidal. O triângulo de descarga é superior ao defeito, enquanto o tecido a ser transposto é lateral. **B.** Reconstrução após sutura. **C.** Resultado final após 6 meses. Nota-se leve *trapdoor*, possível complicação nesse tipo de retalho.

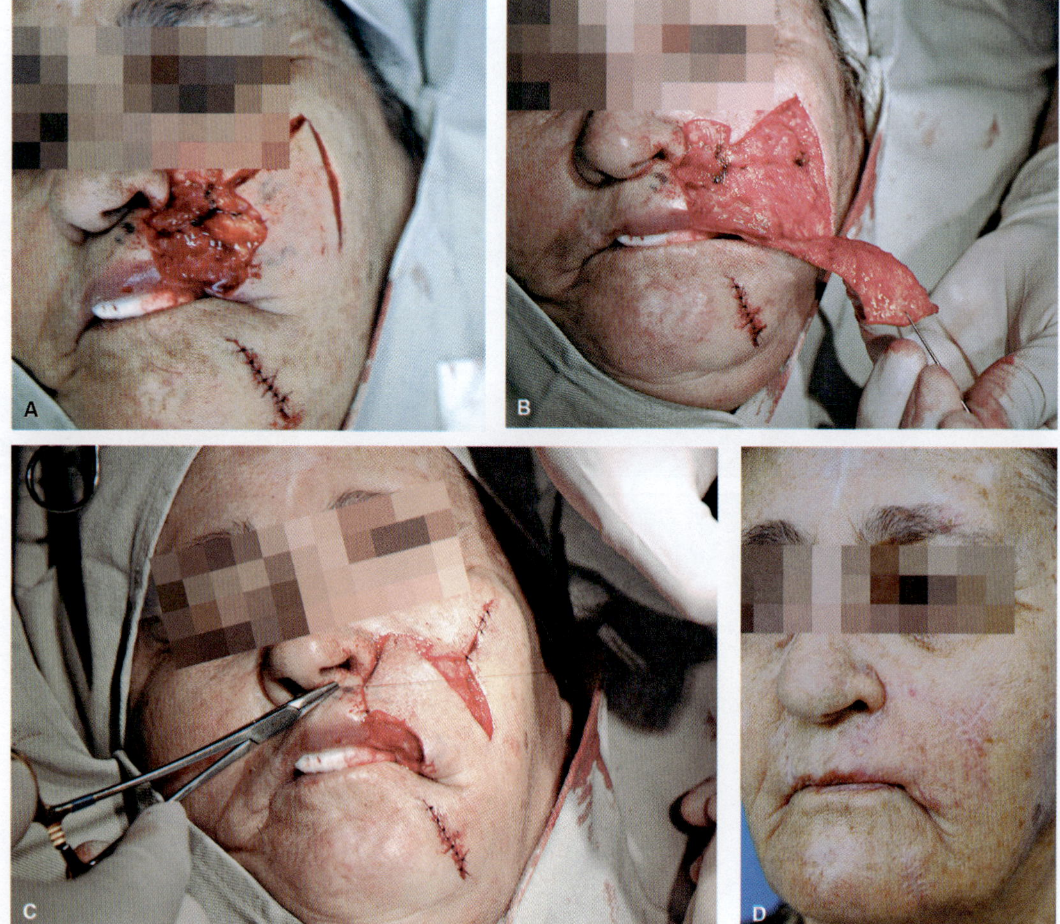

Figura 22.22 Outro exemplo de retalho de transposição. **A.** Lesão no mento fechada primariamente. **B.** Retalho a ser transposto após descolamento no subcutâneo. **C.** Posicionamento do retalho. Defeito secundário já suturado. **D.** Excelente resultado após 3 meses do pós-operatório.

CONSIDERAÇÕES PÓS-CIRÚRGICAS

O cuidado com a ferida é essencial para maximizar o resultado estético final. A ferida deve ser coberta abundantemente por creme umectante e fechada com gaze e Micropore®. O curativo deve ser mantido por 24 h e trocado diariamente após limpeza delicada do local com água e sabonete.

O paciente deve ser orientado a fim de evitar complicações pós-operatórias. É preciso evitar ao máximo a movimentação dos lábios. Isso inclui cuidado na mastigação, evitar falar excessivamente e movimentos faciais exagerados. A alimentação deve ser feita em pequenas quantidades e se recomenda o uso de canudos para ingestão de líquidos.

Edema e hematomas no local são comuns em cirurgias nessa localização. Compressas de água gelada nas primeiras 48 h podem reduzir essas complicações.

Considerando o fato de que cicatrizes podem piorar com a movimentação da região, pequenas injeções de toxina botulínica na região perioral podem diminuir a mobilidade da cicatriz e levar a uma cicatriz mais fina. Aproximadamente uma unidade de toxina botulínica pode ser injetada na borda do vermelhão em quatro quadrantes do lábio superior e em três pontos do lábio inferior.

São recomendações cirúrgicas:

- Evitar incisão elíptica paralela ao lábio e, também, cicatrização por segunda intenção pelo risco de eclábio
- Sempre marcar com uma caneta a borda do vermelhão previamente à infiltração anestésica, se essa região for abordada. A infiltração distorce o vermelhão e dificulta a visualização da reconstrução a ser realizada
- Os defeitos devem ser reparados utilizando tecido da mesma unidade cosmética, preservando topografia, consistência, cor e textura. Se isso não for possível, utilizar tecido da unidade cosmética adjacente
- Utilizar pontos periosteais para reconstruir o sulco melolabial
- Se a reconstrução envolver incisão em cunha do lábio, recomenda-se dar um ponto em cada uma das bordas do vermelhão a serem unidas. Após a incisão, esses pontos servirão de guias para facilitar na reconstrução e evitar o desnível do lábio
- Considerar retirar tecido normal adjacente ao defeito, se o resultado final melhorar o posicionamento da cicatriz
- Como a região perioral é altamente vascularizada, o uso do aspirador facilita a visualização do cirurgião e deixa a cirurgia mais limpa e organizada.

Parte 2

BIBLIOGRAFIA

Bolognia JL, Jorizzo JJ, Schaffer JV, Callen JP, Cerroni L, Heymann WR et al. Dermatology. 3. ed. London: Elsevier; 2012.

Faulhaber J, Geraud C, Goerdt S, Koenen W. Functional and aesthetic reconstruction of full-thickness defects of the lower lip after tumour resection: analysis of 59 cases and discussion of a surgical approach. Dermatol Surg. 2010; 36:859-67.

Hafiji J, Hussain W, Salmon P. Reconstruction of perioral defects post-Mohs micrographic surgery: a dermatological surgeon's approach. British Journal of Dermatology. 2015; 172:145-50.

Krunic AL, Weitzul S, Taylor RS. Advanced reconstructive techniques for the lip and perioral area. Dermatol Clin. 2005; 23(1):43-53.

Lucia MY, Carvalho RR. V-Y Advancement Flap for the reconstruction of partial and full thickness deffects of the upper lip. Scand J Plast Reconstr Surg Hand Surg. 2002; 36:28-33.

Paixão MP. Conheço a anatomia labial? Implicações para o bom preenchimento. Surg Cosmet Dermatol. 2015; 7(1):10-6.

Paniker MA, Mellette JR. A simple technique for repair of Cupid's bow. American Society for Dermatologic Surgery. 2003; 29:636-40.

Rohrer T, Cook, J, Nguyen T et al. Thomas E, Rohrer JL. Perioral reconstruction. In: Flaps and grafts in germatologic surgery. Philadelphia: Saunders/ Elservier; 2009.

Shyamala C, Huilgol M. Double island pedicle or V-Y flap repair for partial-thickness combined defects of the cutaneous and mucosal lip. Journal of the American Academy of Dermatology. 2014; 71:1198-203.

Webster RC, Coffey RJ, Kellerher RE. Total and partial reconstruction of the lower lip with innervated muscle-bearing flaps. Plast Reconstr Surg. 1960; 25:360-71.

Wolf-Heidegger. Atlas de Anatomia. 6. ed. Rio de Janeiro: Guanabara Koogan; 2006.

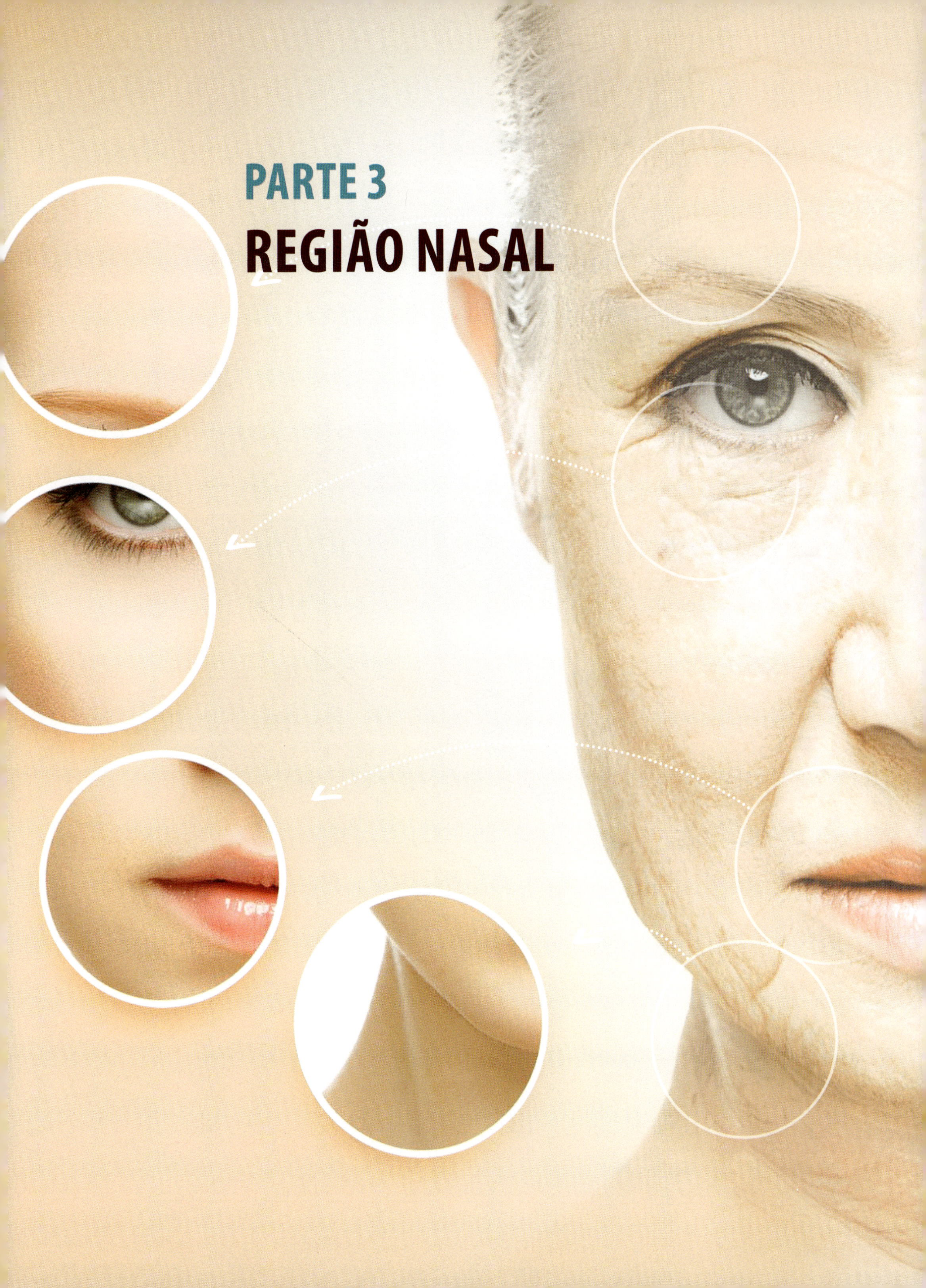

PARTE 3
REGIÃO NASAL

23

Apresentação Anatômica

Maurício Paixão

INTRODUÇÃO

O nariz é uma área na qual ocorrem diversas patologias, sendo o câncer de pele de particular relevância. Referência importante na análise dos procedimentos estéticos faciais, compreende a primeira estrutura à qual os olhos se dirigem, além de ser vital na fisiologia respiratória.

Trata-se de uma estrutura tridimensional em formato de pirâmide, com várias concavidades e convexidades, o que dificulta ainda mais o processo de reconstrução. Suas proporções variam conforme o sexo, a idade e a etnia. Ao se dividir a face em cinco porções verticais e três horizontais, ocupa a porção média de ambas as divisões.

Diversos retalhos são utilizados na reconstrução nasal: espiral, *shark island*, de Rieger, unilobado, bilobado, trilobado, romboidal, de Baker, avanço, rotação, indiano etc.; e outra infinidade de opções podem ser empregadas.

Ele se inicia na sutura nasofrontal e se estende para a ponta nasal, formando um ângulo obtuso ao se juntar à fronte, medindo de 115 a 135° (ângulo nasofrontal). De acordo com o sexo, forma um ângulo reto ou obtuso com o lábio superior. No homem, forma um ângulo reto, enquanto, na mulher, é obtuso, medindo de 95 a 110° (ângulo lábio-columela) e, finalmente, o ângulo ápice-columela, medindo de 30 a 45° (Figura 23.1).

Além disso, climatiza a temperatura do ar inalado e tem importante função olfatória. O nariz apresenta três camadas: envelope formado de tecidos moles, arcabouço ósseo e camada interna.

UNIDADES ESTÉTICAS E RELEVÂNCIAS ANATÔMICAS

Pode-se dividir o nariz em sete unidades estéticas: raiz, dorso, paredes laterais, alares, ponta (*tip*) e infraponta (*infratip*; Figura 23.2). Defeitos maiores que 50% podem indicar a reconstrução de toda a unidade estética, situação na qual se deve lembrar do enxerto de pele de unidade total.

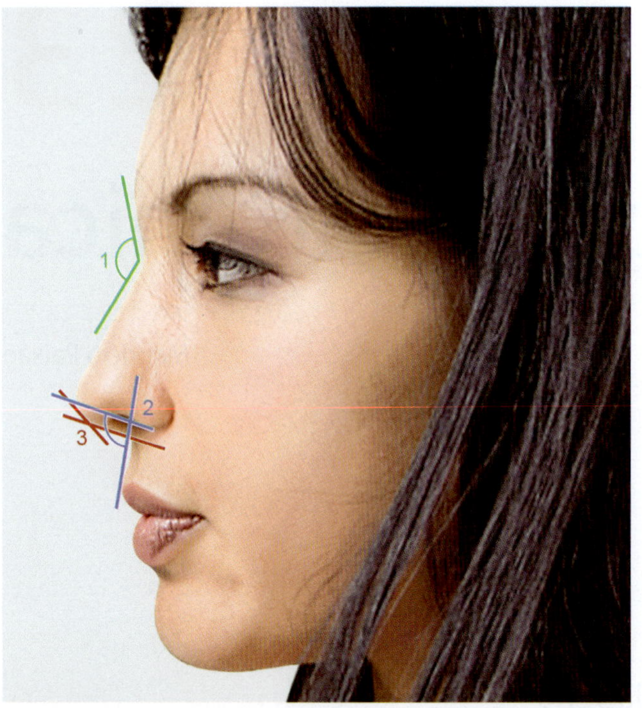

Figura 23.1 Ângulos nasofrontal (*verde*), lábio-columela (*azul*) e ápice-columela (*vermelho*).

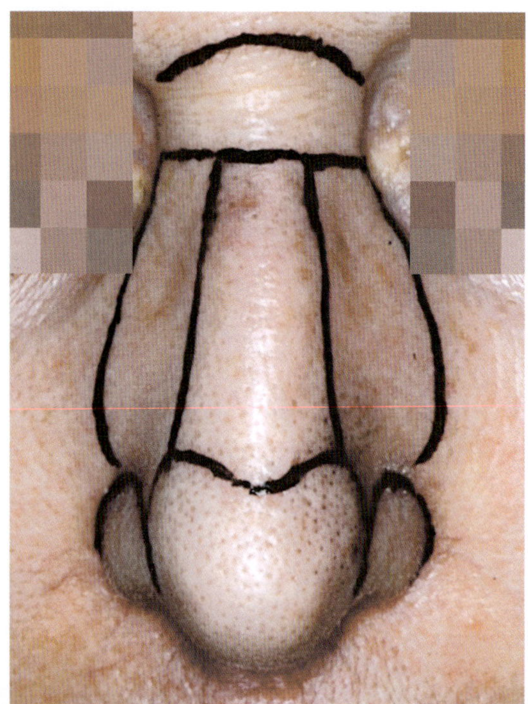

Figura 23.2 Unidades estéticas do nariz.

Região infraponta (*infratip*)

Compõe-se pelo assoalho da abertura nasal (*nasal sill*), a borda alar, a columela e o triângulo mole (*facet;* Figura 23.3). Este último representa a ligação entre columela e alar. Defeitos nessa região são de difícil reparo. O triângulo mole pode ser removido durante a extração de tumores de ponta nasal, enquanto o acometimento do assoalho da abertura nasal (*nasal sill*) pode decorrer de tumores originados no lábio superior.

Alar (ala)

A região alar é separada do lábio superior pelo sulco alar (*alar crease ou alar groove*). Inicialmente, o sulco prolonga-se para cima e medialmente de maneira curva, onde se separa da parede lateral antes de se juntar à borda alar no triângulo mole (Figura 23.4). O sulco alar tem importante efeito cosmético, mas é frequentemente perdido com o uso de retalhos de transposição.

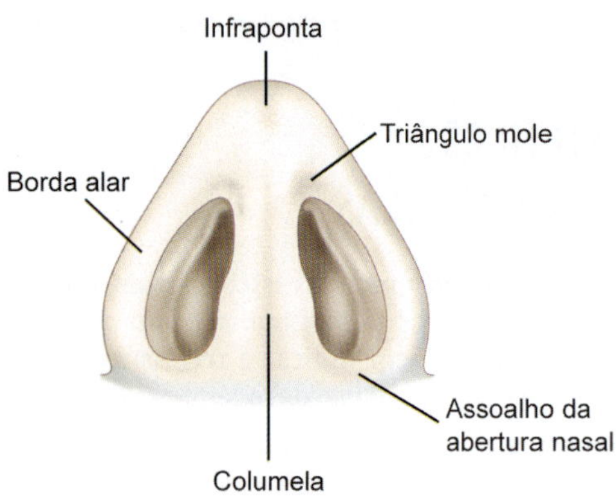

Figura 23.3 Região infraponta.

Asa nasal (*ala nasi*)

Constitui-se por tecidos moles e pele e não contém cartilagem, salvo na porção medial próxima à ponta nasal. Seu colapso é evitado graças à consistência mais firme do tecido conjuntivo fibroelástico; contudo, defeitos profundos, que podem não ser inicialmente identificados, podem causar seu declínio. Para sua avaliação, pede-se para o paciente inspirar profundamente com uma narina ocluída; isso facilitará a visualização caso exista colabamento. Uma alternativa para evitar essa condição consiste em usar cartilagens na reconstrução.

Parede lateral

Tem como limites o dorso e o sulco nasofacial. A pele nessa região é menos aderida, representando um reservatório bastante útil para o dorso e, também, para a pele pouco móvel

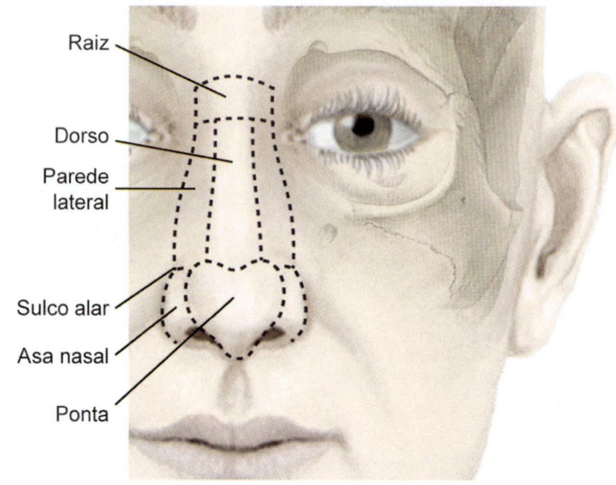

Figura 23.4 Região e sulco alar. Adaptada de Wolf-Heidegger, 2006.

da ponta nasal. Essa mobilidade da pele fundamenta, por exemplo, a viabilidade do retalho bilobado, bastante usado na reconstrução nasal.

Raiz nasal

Não tem limites tão precisos quando comparada com a região alar e o dorso, representando a parte deprimida entre a glabela e o dorso. A junção entre a raiz nasal e a glabela é chamada násio, onde se encontra uma ruga transversa que representa o limite entre os ossos nasais e o frontal.

Por sua mobilidade, representa um reservatório útil para a região do dorso. A reconstrução deve evitar constrição e efeito *webbing* da região cantal medial.

CAMADA MAIS SUPERFICIAL | TECIDOS MOLES

A camada mais superficial do nariz é composta por pele, tecido subcutâneo, uma camada fibromuscular e o pericôndrio ou periósteo situado acima do esqueleto osteocartilaginoso. Os sistemas carotídeos arteriais fornecem redundâncias suficientes para uma gama de técnicas de reconstrução nasal. Além disso, uma rica trama de nervos é responsável pela grande capacidade sensorial do nariz, fornecendo sensibilidade da camada mais superficial até a mucosa nasal.

Pele

É interessante observar que a espessura da pele varia ao longo do nariz – mais espessa no násio e mais fina no rínio (variando de 1,25 mm a 0,6 mm). O rínio representa o ponto de transição entre a parte óssea e a cartilaginosa; a pele, de espessura mais fina, volta a ganhar densidade em direção à ponta nasal (Figura 23.5). Esse espessamento na ponta decorre do aumento no número de glândulas sebáceas. Dessa forma, entende-se o fato de a rinofima iniciar na ponta nasal.

Tecido subcutâneo

O tecido celular subcutâneo compõe-se por gordura subcutânea superficial, sistema musculoaponeurótico superficial (SMAS) nasal, gordura profunda e pericôndrio ou periósteo.

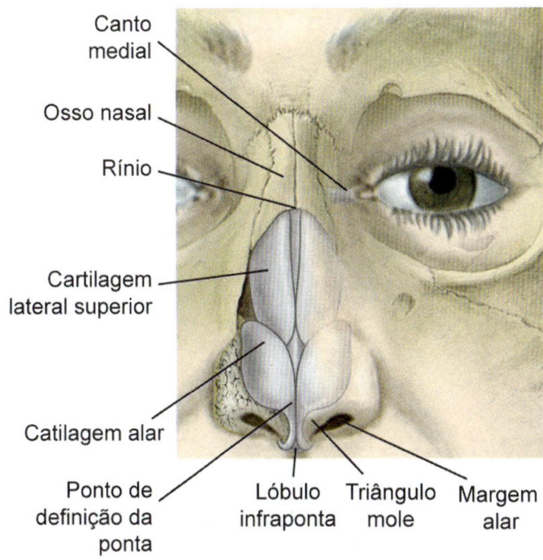

Figura 23.5 Rínio. Adaptada de Wolf-Heidegger, 2006.

A gordura superficial é bem aderida à derme e pode ser de difícil identificação, tornando-se mais evidente no násio. Inferiormente, encontra-se o SMAS nasal, que tem continuidade com o SMAS do resto da face e contém os músculos da mímica nasal. Mais profundamente, está localizada a gordura profunda, tal como em outras localizações na face (gordura suborbicular do olho, gordura bucal etc.).

Entre o pericôndrio ou periósteo, existe uma camada de tecido areolar frouxo, relativamente avascular e que possibilita o deslizamento do músculo sobre o arcabouço esquelético. Esse plano pode ser interessante ao se realizar a dissecção na construção de retalhos nasais, minimizando o sangramento.

Musculatura

Os músculos nasais da mímica facial podem ser divididos em quatro categorias, de acordo com a sua ação: depressor, elevador, compressores e constritor (Figura 23.6). Os elevadores encurtam o nariz e dilatam as narinas. Os compressores encurtam e dilatam as narinas. O dilatador nasal anterior apenas dilata as narinas.

Suprimento arterial

Os sistemas arteriais carotídeos interno e externo formam uma ampla rede com múltiplas anastomoses, fornecendo suprimento arterial nasal (Figura 23.7). A carótida interna dá origem à artéria oftálmica, que, por sua vez, forma a do dorso nasal e a etmoidal anterior. A artéria do dorso nasal penetra o septo orbitário, acima do canto medial, suprindo o dorso e as laterais do nariz. A etmoidal anterior emite a artéria nasal externa, que penetra a transição osteocartilaginosa, auxiliando no suprimento arterial do dorso nasal.

As artérias maxilar interna e facial também suprem o nariz e são ramos da carótida externa. A artéria facial se divide em labial superior e angular. A primeira se dirige em sentido medial, originando o ramo da columela. A angular desfere de 7 a 14 ramos, fornecendo suprimento para a porção lateral, alar e ponta nasal. Também forma uma arcada com a artéria infraorbitária (ramo da maxila interna).

A vasta rede de anastomoses entre os sistemas carotídeos provê grande redundância, viabilizando o suprimento para um grande número de retalhos nasais aleatórios.

Inervação sensorial

A inervação sensorial externa do nariz é fornecida pelo trigêmeo (V par) e pelos ramos oftálmico (divisão V2) e maxilar (divisão V1). A divisão oftálmica originará os nervos supratroclear, infratroclear e nasal externo (Figura 23.8). O último participará da inervação do dorso e da ponta nasal. A divisão maxilar fornecerá sensibilidade para o nariz por meio dos nervos infraorbitário e nasopalatino. O infraorbitário participa da inervação da parede lateral nasal, da região alar e da ponta nasal. O nervo nasopalatino inerva o septo pelo forame incisivo.

A infiltração tumescente da porção alar e da ponta nasal é bastante dolorosa. O bloqueio dos nervos infraorbitário e etmoidal anterior (na transição entre a cartilagem e o osso nasal) são bastante úteis ao promoverem analgesia nessas regiões.

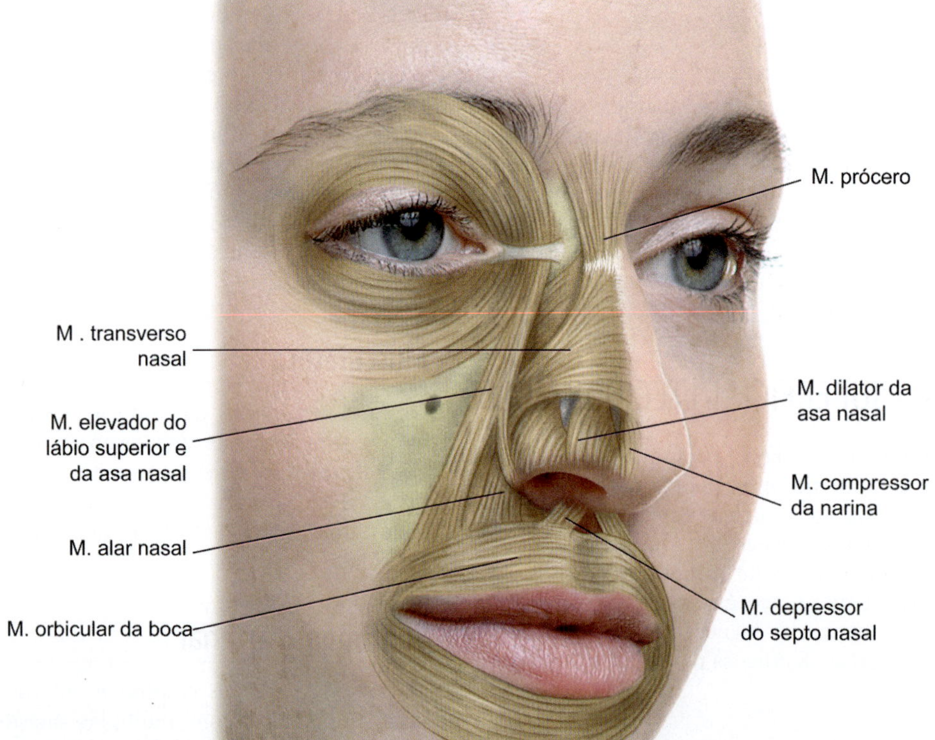

Figura 23.6 Músculos nasais da mímica facial. Adaptada de Wolf-Heidegger, 2006.

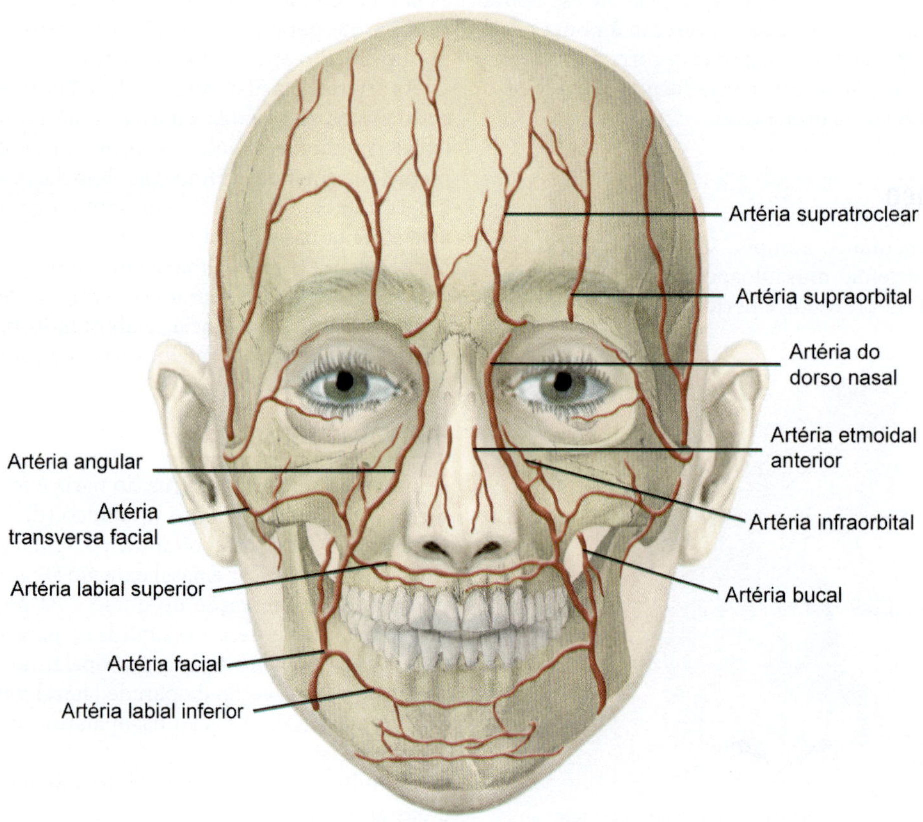

Figura 23.7 Suprimento arterial nasal. Adaptada de Wolf-Heidegger, 2006.

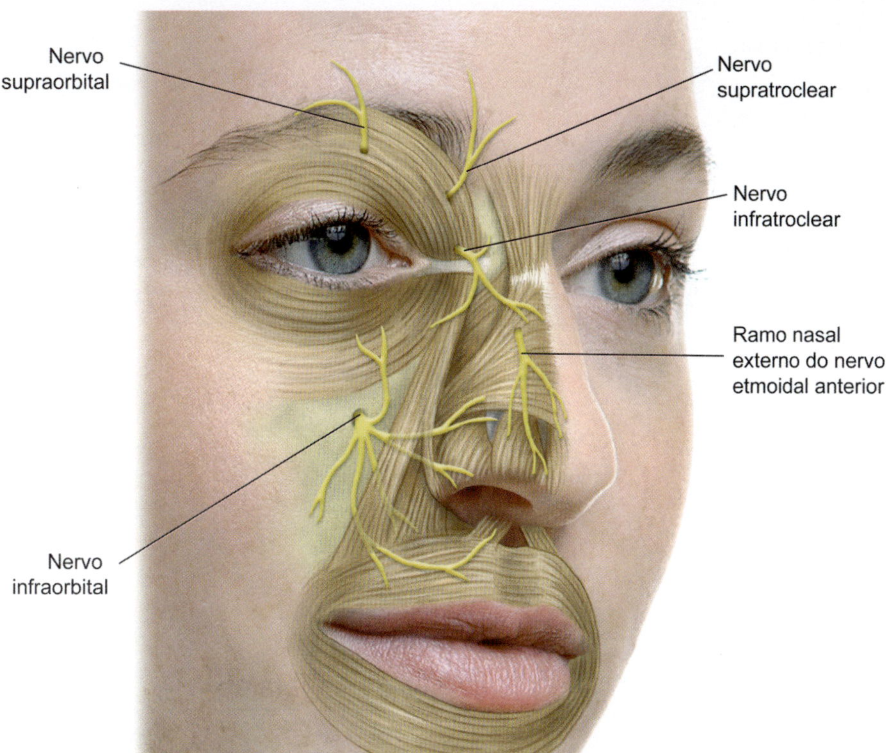

Figura 23.8 Divisão oftálmica. Adaptada de Wolf-Heidegger, 2006.

ARCABOUÇO OSTEOCARTILAGINOSO | PORÇÃO MÉDIA

Porção óssea

Os dois ossos do nariz, chamados de nasais, fundem-se ao osso frontal (násio), tendo também como limite o processo maxilar. O comprimento dos ossos nasais é, em média, de 2,5 cm. Próximos à sutura nasofrontal, eles são mais espessos, tornando-se mais finos no sentido caudal. Esses ossos têm o aspecto do teto de uma tenda, mantendo como suporte central o osso etmoidal, com o qual se articulam.

Porção cartilaginosa

Pode-se dividir o nariz em três partes – o terço superior, composto pelos ossos nasais, e os outros dois terços, representados pela porção cartilaginosa. As cartilagens laterais se fundem com os ossos nasais e o septo nasal em uma região fibrosa importante (rínio), pois a desestruturação dessa área pode promover o colapso nasal pela obstrução da válvula interna. Essas cartilagens também são chamadas de triangulares.

A cartilagem alar e as cartilagens triangulares são as maiores do nariz e as que mais contribuem para manter o seu formato. A cartilagem alar pode ser dividida em três partes, conforme mostra a Figura 23.9.

A cartilagem alar promove suporte para o terço inferior nasal e a ponta. Participa da sustentação da porção lateral da asa nasal, um denso tecido fibroconjuntivo com cartilagens alares acessórias.

A reconstrução na asa nasal é dificultada pelas características peculiares desse tecido fibrogorduroso denso. Na ponta nasal, é importante observar o ângulo de abertura (alfa) formado pelas cartilagens alares, o qual pode variar de 10 a 80° e tem particular efeito em determinar a largura da ponta nasal.

O entendimento anatômico desse ângulo é importante para as intervenções estéticas em ponta nasal. As cartilagens alares menores são três ou quatro, situando-se mais lateralmente entre a cartilagem triangular e a alar (Figura 23.10).

A cartilagem acessória é pequena e une a crura lateral da alar à triangular (Figura 23.11). A cartilagem vomeronasal (Figura 23.12), também conhecida como cartilagem de Jacobson, conecta o septo nasal ao osso vômer. Mais desenvolvida em animais inferiores, localiza-se próximo ao órgão de Jacobson, responsável pela detecção de feromônios (substâncias inaladas que modificam o comportamento do animal).

Septo nasal

Compõe-se por uma porção anterior, formada por cartilagem hialina, e outra posterior óssea. Em virtude de sua forma, a cartilagem do septo nasal é chamada quadrangular.

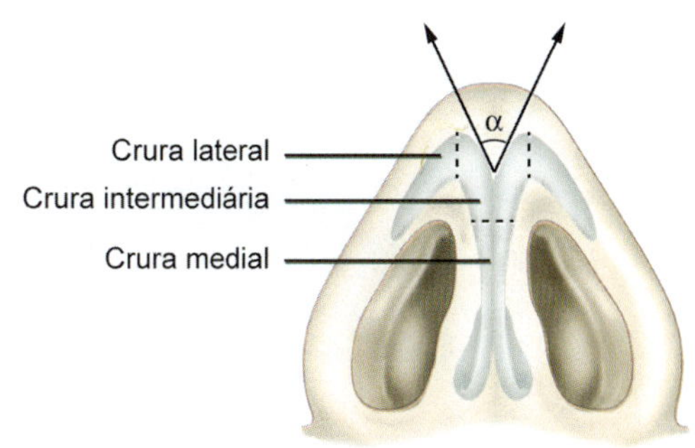

Figura 23.9 Divisões da cartilagem alar.

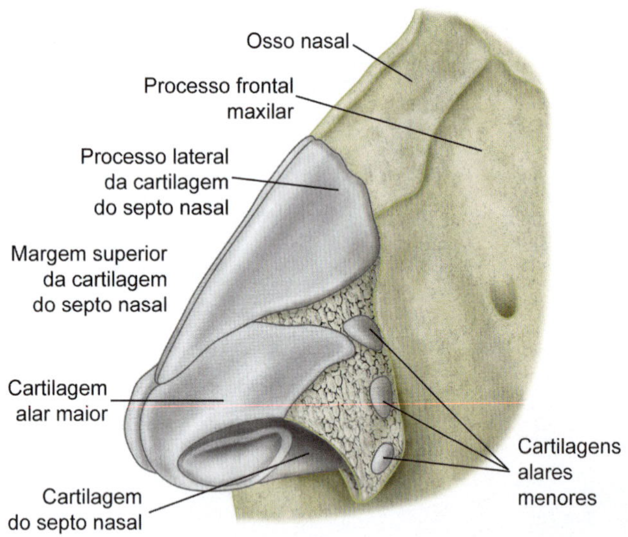

Figura 23.10 Cartilagens alares menores. Adaptada de Wolf-Heidegger, 2006.

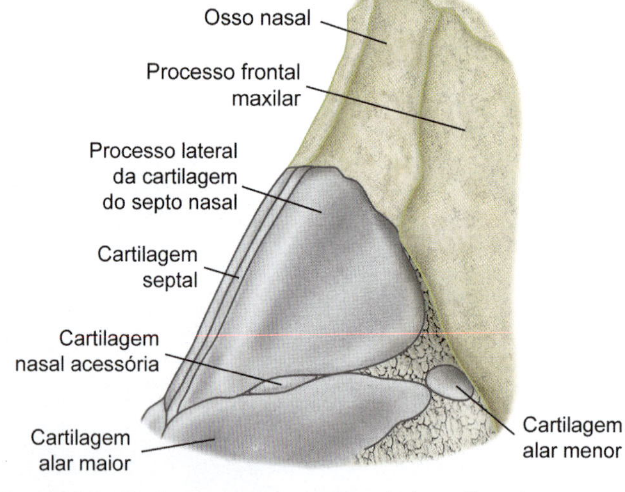

Figura 23.11 Cartilagem acessória. Adaptada de Wolf-Heidegger, 2006.

Superiormente, o septo ósseo é composto pela placa perpendicular do etmoide e, posteroinferiormente, pelo osso vômer.

O osso etmoide tem particular importância, pois contribui para formar tanto a cavidade nasal quanto a craniana. Articula-se com os seguintes ossos: dois nasais, dois maxilares, dois lacrimais, dois palatinos, duas conchas nasais inferiores, o vômer, o osso frontal e o esfenoide. Um dos seus constituintes é a lâmina horizontal ou crivosa (recebe este nome pela presença de crivos ou orifícios); nela, localizam-se os canais e bulbos olfatórios. Além dessa lâmina, contribuem para a formação do etmoide duas porções laterais e a placa perpendicular do etmoide, que pode ser mais bem visualizada na Figura 23.13 e que demonstra sua relação com a cartilagem quadrangular na formação do septo nasal, já descrita como constituinte da porção óssea septal. A cartilagem quadrangular se articula com as cartilagens laterais, com septo ósseo posteriormente e crista maxilar inferiormente. Mais detalhadamente, visualizam-se o septo nasal em corte transversal e suas relações anatômicas.

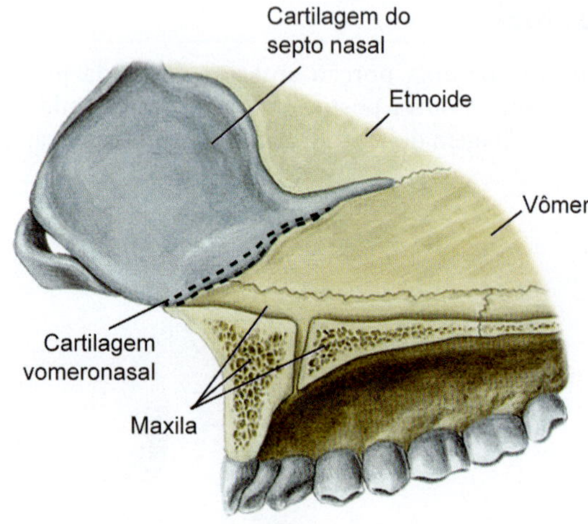

Figura 23.12 Cartilagem vomeronasal. Adaptada de Wolf-Heidegger, 2006.

Paredes laterais

A parede lateral nasal compreende uma estrutura complexa formada por três projeções chamadas de conchas ou cornetos (Figura 23.14). O corneto inferior é constituído de osso conchal inferior, sendo o maior dos cornetos nasais. O osso conchal inferior pode ser dividido em três porções: uma anterior, que se articula com a maxila; uma posterior, que se articula com a placa perpendicular do osso palatino; e uma medial, em que se identificam o processo lacrimal, ponto de exteriorização do canal lacrimal, e o processo etmoidal, que ascendem para se juntarem aos processos etmoidal uncinado

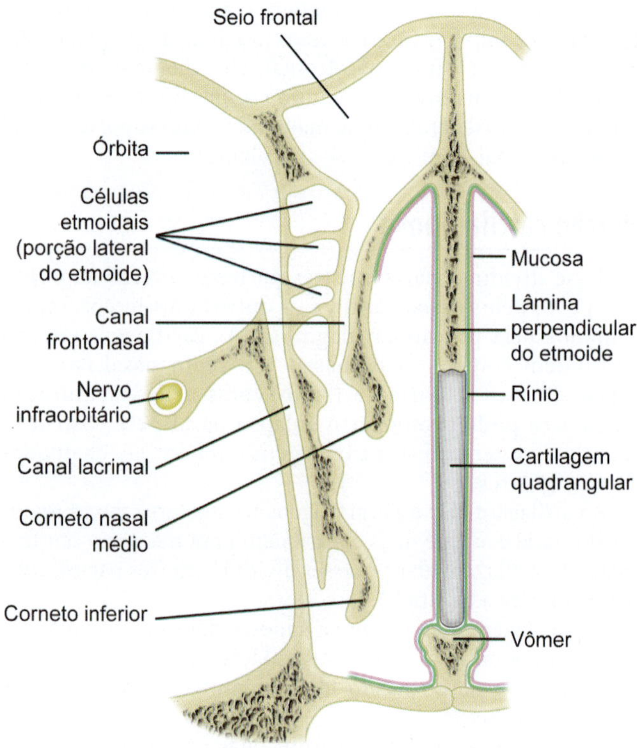

Figura 23.13 Septo nasal e suas relações anatômicas.

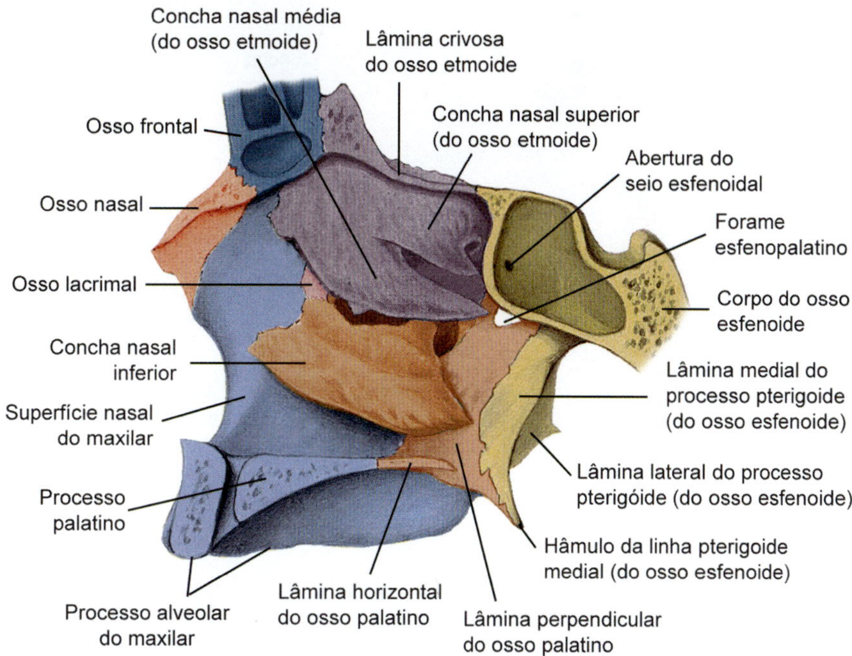

Figura 23.14 Paredes laterais. Adaptada de Wolf-Heidegger, 2006.

e maxilar. O processo maxilar se articula com a maxila, formando parte da parede lateral do maxilar. É possível observar na Figura 23.15, em detalhe, esses processos do osso conchal inferior.

O corneto medial é representado pela porção medial pneumática do labirinto etmoidal composto por células etmoidais. O corneto superior, também formado pelo osso etmoide, é o menor de todos e tem uma localização mais posterior em relação ao corneto médio. A superfície das conchas nasais é revestida pela mucosa respiratória e, graças a um plexo venoso bastante rico, possibilita que o ar seja aquecido, umedecido e limpo. O edema do plexo venoso também é responsável pela constrição nasal. Posteriormente, a concha nasal inferior encontra a tuba auditiva, responsável pela equalização barométrica entre a orelha média e a cavidade nasal (Figura 23.16).

CAMADA INTERNA | SUPERFÍCIE NASAL INTERNA

A camada nasal interna é composta de epitélios escamoso estratificado, respiratório e olfativo. A pele do vestíbulo nasal continua com a da porção externa do nariz, formada pelo epitélio escamoso estratificado e uma lâmina própria rica em fibras colágenas, que conferem grande resistência, compreendendo a área vestibular. É interessante notar que a porção anterior do osso conchal inferior é revestida também por esse tipo de epitélio.

Posteriormente, em uma região logo após a abertura nasal (abertura piriforme), existe a transição do epitélio escamoso estratificado para epitélio pseudoestratificado colunar (Figura 23.17). A maior parte das fossas nasais é revestida por uma mucosa contendo epitélio "típico respiratório", um epitélio pseudoestratificado cilíndrico ciliado com células caliciformes (produtor de muco).

A produção de muco e o batimento ciliar são responsáveis pela corrente viscosa formada no interior do nariz, que elimina impurezas e lubrifica as vias respiratórias.

A área olfatória está situada no teto da cavidade nasal (Figura 23.18). É revestida por um epitélio especializado na captação de estímulos olfatórios. A população celular do epitélio que reveste essa mucosa contém células nervosas (neurônios bipolares) interpostas com células cilíndricas ciliadas e arredondadas basais.

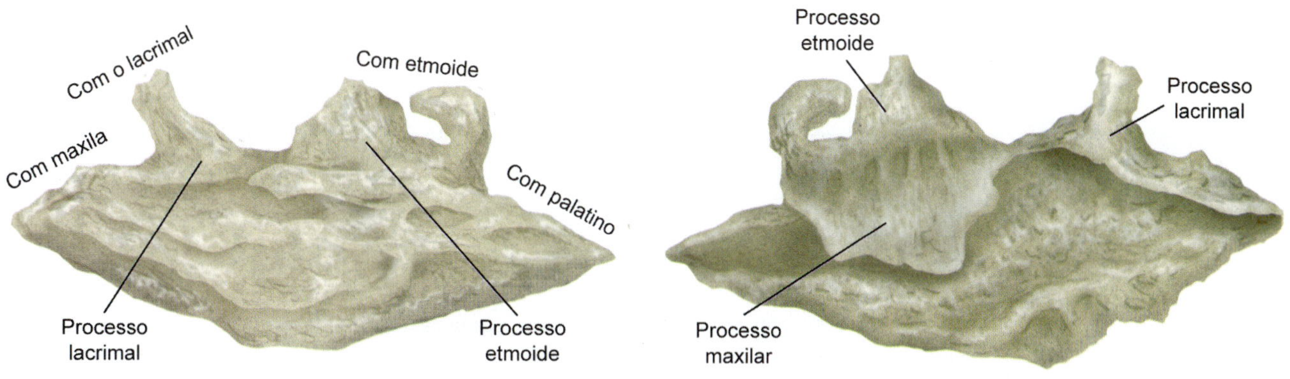

Figura 23.15 Processos do osso conchal inferior.

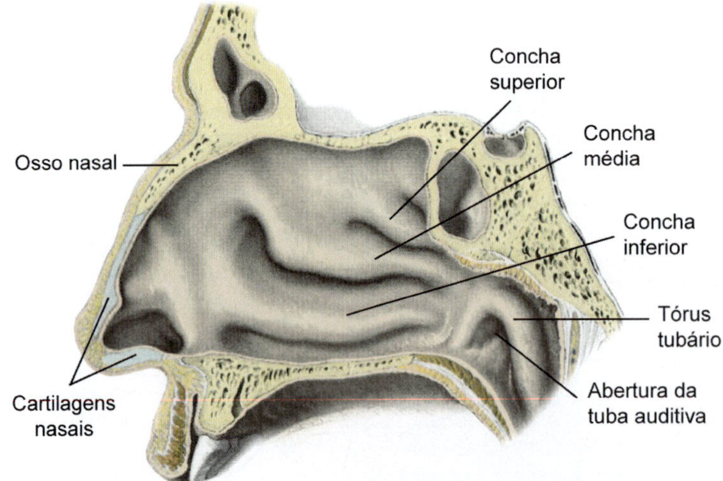

Figura 23.16 Tuba auditiva. Adaptada de Wolf-Heidegger, 2006.

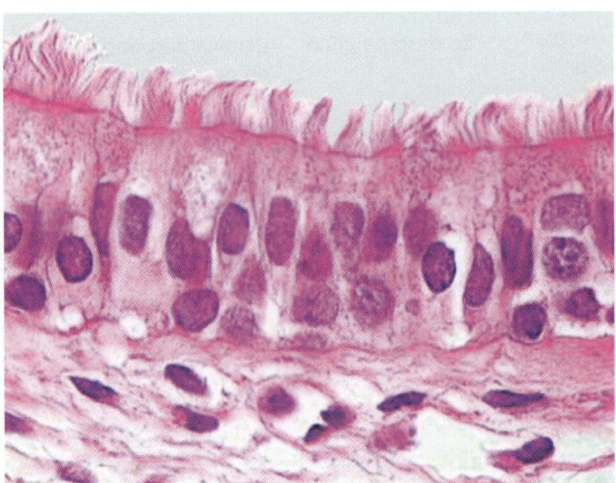

Figura 23.17 Epitélio colunar pseudoestratificado cilíndrico (epitélio respiratório).

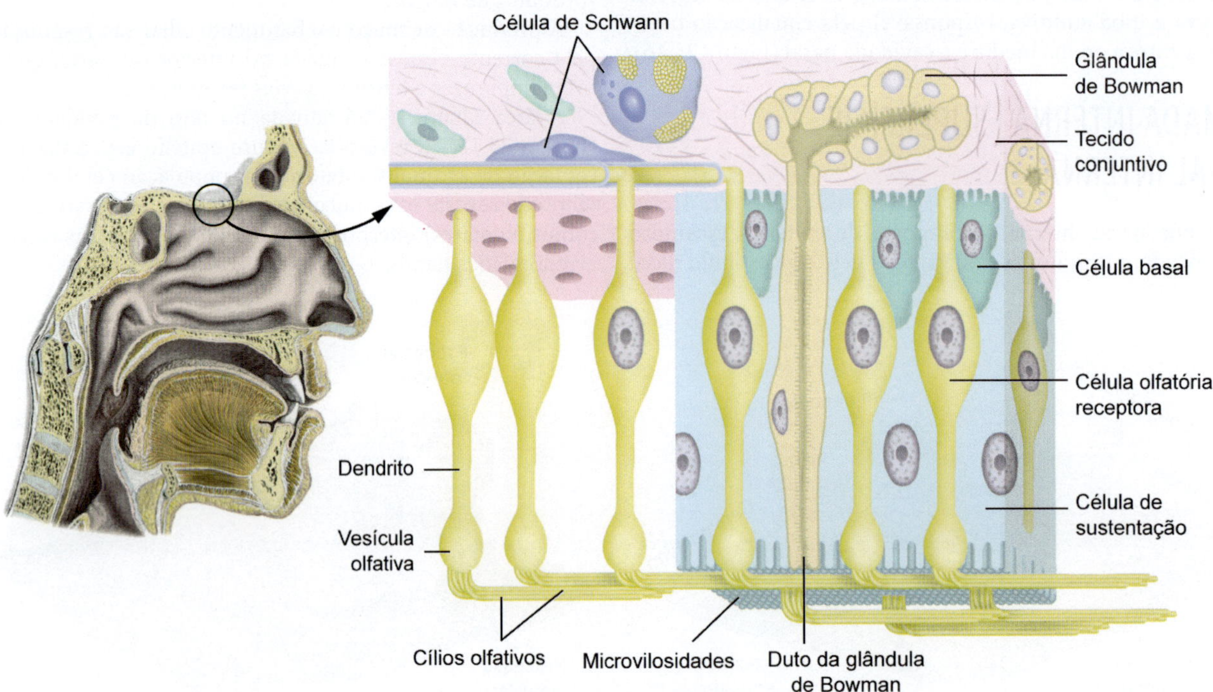

Figura 23.18 Área olfatória. Adaptada de Wolf-Heidegger, 2006.

A secreção serosa das glândulas de Bowman (ou olfatórias) remove os compostos que estimulam o olfato, mantendo os receptores aptos para novos estímulos. Em sua secreção, apresenta imunoglobulina A (IgA), lactoferrina, lisozima e proteínas de ligação a odorantes.

A mucosa da cavidade nasal é irrigada por ramos das carótidas externa e interna. As artérias esfenopalatina e palatina maior, os ramos da artéria maxilar interna e o ramo septal da artéria labial superior, oriunda da facial, compõem o sistema carotídeo externo. A artéria esfenopalatina termina em múltiplas ramificações, ocluindo o ramo septal posterior, o qual, por sua vez, atravessa o seio esfenoidal, suprindo a porção posterior do septo nasal. A carótida interna provê suprimento arterial para cavidade nasal por meio das artérias etmoidais anterior e posterior. Elas fornecem suprimento para o teto da cavidade nasal e para a porção dorsal do septo.

O plexo de Kiesselbach (ou área de Little) é uma região da porção anteroinferior do septo nasal (Figura 23.19), na qual se observa a confluência anastomótica de quatro artérias: etmoidal anterior (ramo da oftálmica); esfenopalatina (ramo terminal da maxilar); palatina maior (ramo da maxilar); e o ramo septal da labial superior (ramo da facial). A maioria dos episódios de epistaxe se origina dessa região.

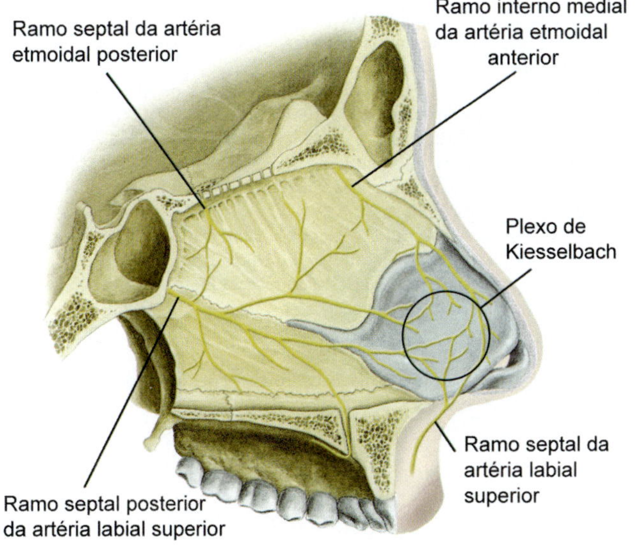

Figura 23.19 Plexo de Kiesselback. Adaptada de Wolf-Heidegger, 2006.

Fluxo aéreo nasal

É necessário ter em mente a função mais importante do nariz – sua participação na homeostase e na fisiologia respiratórias. Além da função olfatória, o nariz tem a função de promover a limpeza, o aquecimento e a umidificação do ar.

O nariz tem duas válvulas – uma interna e outra externa (Figura 23.20) – que representam os pontos nos quais o fluxo de ar sofre maior resistência. A válvula interna, descrita por Mink em 1920, representa o ponto de resistência máxima.

É importante lembrar que a cavidade nasal tem uma estrutura complexa, com várias projeções da parede lateral; a porção mais constrita constitui a válvula interna, formada pela seção transversal, que tem como limites o septo nasal, a cartilagem lateral do nariz, a porção anterior do corneto inferior e o assoalho nasal. O ângulo ideal entre as cartilagens laterais e o septo é de 10 a 15°, cuja redução pode causar o colapso da válvula interna e a obstrução nasal. A válvula externa é formada pelo vestíbulo nasal e é passível de colapso pela falta de suporte rígido.

Esse colabamento dinâmico pode ser explicado pela equação de Bernoulli: quando o fluxo de ar aumenta, a pressão exercida na área transversal diminui, causando, assim, o seu colapso. Isso também é facilmente visualizado pelo efeito Venturi (Figura 23.21).

O conhecimento do fluxo de ar no nariz tem suma importância para a busca da melhor solução cirúrgica, visando à manutenção da sua funcionalidade.

CONSIDERAÇÕES FINAIS

O conhecimento da anatomia nasal é fundamental para o cirurgião dermatologista, que frequentemente enfrenta a abordagem

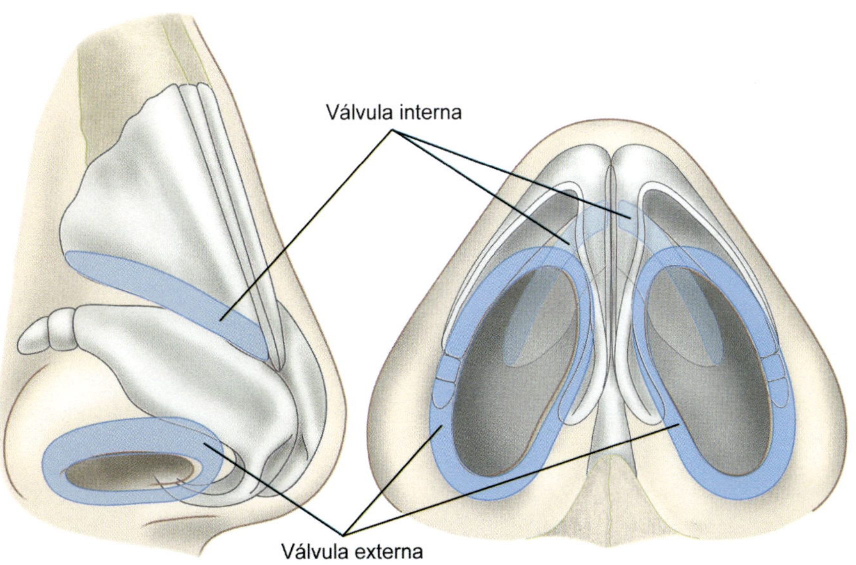

Figura 23.20 Válvulas nasais.

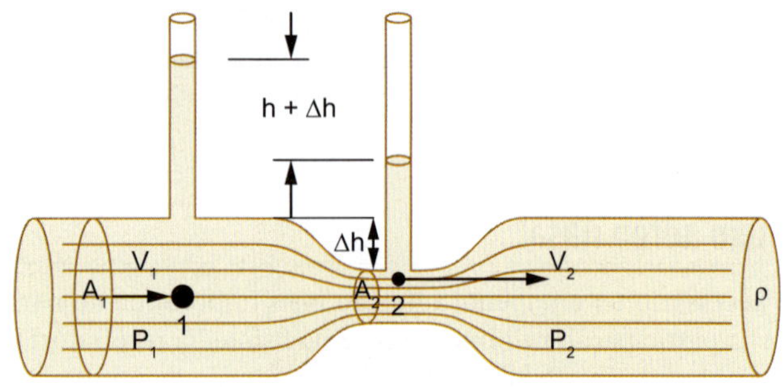

Figura 23.21 Efeito Venturi.

de tumores cutâneos capazes de acometer a profundidade, com propagação para a cavidade nasal.

É importante que esse profissional compreenda que, além dos aspectos anatômicos relevantes à estética nasal, existe a necessidade imperiosa de entender o potencial impacto trazido pela patologia na funcionalidade e na fisiologia do nariz. Além disso, o cirurgião experiente deverá saber atuar na correção de defeitos e/ou alterações decorrentes do tratamento, de modo a restabelecer, o quanto possível, o *status quo ante* (estado anterior).

Além do conhecimento anatômico e de diferentes técnicas reconstrutoras, lançando mão de diversas possibilidades que incluem enxertos e retalhos, o cirurgião deve ter amplo conhecimento sobre a fisiopatogenia do agravo. No caso de tumores cutâneos, deve saber utilizar os mais diversos recursos para diagnose, incluindo a propedêutica trazida com o uso da dermatoscopia e/ou métodos de imagem complementares, inclusive aqueles utilizados para avaliar o estadiamento de cânceres mais invasivos.

Outro recurso terapêutico muito importante compreende o controle de margem intraoperatória, particularmente difundida pela técnica de Mohs, embora não seja a única, para tumores de maior complexidade. Cabe ao cirurgião entender que essa escolha não deve ser postergada para o momento da recidiva, quando, infelizmente, a prognose para o paciente será tardia em termos de morbimortalidade. Este deve sempre esclarecer o paciente sobre tal possibilidade, a fim de que futuramente não seja responsabilizado pela omissão dessa modalidade terapêutica.

BIBLIOGRAFIA

Aston SJ, Steinbrech DS, Walden JL. Aesthetic plastic surgery with DVD. New York: Saunders Elsevier; 2009.

Broadbent TR, Woolf RM. Anatomy of a rhinoplasty – saw technique. Ann Plast Surg. 1984;13(1):67-75.

Kroger I, Sisco M. Practical plastic surgery (Vademecum). Austin: Landes Bioscience; 2007.

Montedonio J, Queiroz Filho W, Pousa CET, Paixão MP, de Almeida AEF. Fundamentos da ritidoplastia. Surg Cosmet Dermatol. 2010;2(4):305-14.

Nguyen PS, Bardot J, Duron JB, Jallut Y, Aiach G. Anatomie chirurgicale de la pyramide nasale. Ann Chir Plast Esthet. 2014;59(6):380-6.

Oliphant TJ, Langtry JA. Nasal anatomy for the dermatological surgeon. Br J Dermatol. 2014;71(Suppl 2):2-6.

Paixão MP. Conheço a anatomia labial? Implicações para o bom preenchimento. Surg Cosmet Dermatol. 2015;7(1):10-6.

Paixão MP, Montedonio J, Queiroz Filho W, Pousa CET, de Almeida AEF. Lifting de lábio superior associado à dermabrasão mecânica. Surg Cosmet Dermatol. 2011;3(3):249-53.

Patel RG. Nasal anatomy and function. Facial Plast Surg. 2017;33(1):3-8.

Salasche SJ, Bernstein G, Senkarik M. Surgical anatomy of the skin. Norwalk: Appleton & Lange; 1988.

Sowder JC, Thomas AJ, Ward PD. Essential anatomy and evaluation for functional rhinoplasty. Facial Plast Surg Clin North Am. 2017;25(2):141-60.

Stranding S. Gray's Anatomy: a base anatômica da prática clínica. 40. ed. São Paulo: Elsevier Brasil; 2010.

Thorne CH. Grabb and Smith's plastic surgery. Philadelphia: Lippincott Williams & Wilks; 2007.

Wolf-Heidegger. Atlas de anatomia. 6. ed. Rio de Janeiro: Guanabara Koogan; 2006.

24

Preenchimento Nasal

Adeiza de Alencar Branco

INTRODUÇÃO

Ocupando a porção central da face, o nariz é uma importante estrutura cosmética. Mínimas variações no seu formato podem originar alterações fisionômicas, que causam insatisfação do indivíduo com sua própria imagem. Frequentemente, esses pacientes procuram procedimentos médicos para melhorar a sua aparência. As alternativas para intervir na estética nasal estavam limitadas à cirurgia de rinoplastia, que tem como desvantagens a necessidade de internamento hospitalar, anestesia geral, pós-operatório prolongado e, por consequência, alto custo. Os resultados desse procedimento são definitivos, geralmente com modificação da porção osteocartilaginosa e, em alguns casos, implante de próteses. Assim, se houver dano funcional, cicatrizes ou pequenos defeitos no resultado cirúrgico final, ou mesmo se o paciente ficar insatisfeito com o novo formato do nariz, a irreversibilidade representa um grande problema.

Nas últimas décadas, os preenchedores vêm fazendo parte do arsenal terapêutico dos dermatologistas e cirurgiões plásticos para promover o rejuvenescimento e o tratamento de defeitos na face. Mais recentemente, esses implantes começaram a ser usados para melhorar a estética nasal. Entre as vantagens desse procedimento, destacam-se: maior rapidez de realização; curto período de pós-operatório; mínima dor e menor custo. As desvantagens estão nas limitações de indicação, o que muitas vezes frustra o paciente, e o fato de ter que repetir periodicamente a intervenção para manter os resultados. Entretanto, apesar da grande popularidade dos preenchedores, o procedimento deve ser realizado somente por aplicadores treinados e a indicação para implante nasal ainda é *off-label*.

SELEÇÃO E INDICAÇÕES

Alguns cuidados devem ser tomados durante a seleção do paciente candidato a submissão ao procedimento de preenchimento nasal. Na anamnese, interrogar sobre o uso de substâncias que interfiram na coagulação sanguínea, além de tabagismo, alcoolismo e alergias a medicamentos. Se o paciente referir história de rinite, é importante estar fora da crise para não manipular a área nasal e modificar os resultados do preenchimento.

O uso de fármacos inalados pode provocar lesões da estrutura nasal. Como exemplo, o consumo prolongado de cocaína inalada, capaz de causar necrose e perfuração do septo nasal, modificando totalmente a sua anatomia. Nesses casos, o procedimento com preenchedores no nariz deve ser realizado com muito cuidado ou mesmo evitado.

Ainda na anamnese, investigar doenças autoimunes e degenerativas, comorbidades e história de herpes ou infecções na região nasal. É de extrema importância inquirir sobre preenchimentos prévios, principalmente com implantes permanentes, visto que eles podem contraindicar o procedimento pelo perigo de, ativando o biofilme, desencadear reação inflamatória local e o aparecimento de granulomas.

Em pacientes que já se submeteram à rinoplastia cirúrgica, a anatomia nasal natural sofre modificações estruturais na vascularização e na inervação, aumentando os riscos de oclusão de vasos e necrose. Nesses casos, o aplicador deve procurar cicatrizes, avaliar pequenos defeitos e tomar mais precauções no momento do procedimento. Recomenda-se, nessas situações, utilizar preenchedor de baixa viscosidade e em pequenas quantidades. As microcânulas podem diminuir os riscos de oclusão. É importante também aguardar pelo menos 6 meses depois da rinoplastia para total reabsorção do edema e contração da pele, deixando os pequenos defeitos visíveis.

A melhor indicação de preenchedores na área nasal é em paciente sem tratamento cirúrgico anterior e que necessita corrigir pequenos defeitos naturais ou acidentais, como ângulo frontonasal muito obtuso ou profundo, discretas modificações volumétricas do dorso nasal e ajustes na columela e no ângulo filtro-columela. Ao intervir com preenchedores nesses pequenos defeitos, o aplicador pode melhorar a silhueta nasal e conseguir excelentes resultados estéticos com um procedimento minimamente invasivo.

Entretanto, a aplicação de preenchedores somente substitui a rinoplastia cirúrgica em um grupo seleto de pacientes. Ao avaliar cada caso, o aplicador deve estar ciente dos limites do método e encaminhar o paciente ao cirurgião plástico, quando necessário. A intervenção com preenchedores não deve ser indicada para corrigir grandes desvios e defeitos nasais, nariz com ponta bulbosa, necessidade de modificar a base nasal ou as asas nasais ou de diminuir o tamanho do nariz.

Uma discussão importante refere-se à aplicação de preenchedores na ponta nasal. Existem divergências e muitos aplicadores não a recomendam. Para trabalhar na ponta nasal, utiliza-se um ácido hialurônico de baixa viscosidade em pequena quantidade e com microcânula, o que torna o procedimento mais seguro.

Outra boa indicação para o preenchimento nasal consiste na correção das alterações que ocorrem com o processo de envelhecimento. A sustentação de todos os tecidos moles da face é dada pelos ossos anteriores do crânio. O osso que mais sofre reabsorção com o avançar da idade é o maxilar, o que origina aumento da abertura piriforme e consequente redução da sustentação nasal. Essa reabsorção óssea também atinge a espinha nasal anterior, diminuindo a sustentação da columela e provocando a rotação da ponta nasal para baixo. Contribui, ainda, para o tombamento do nariz o enfraquecimento dos ligamentos entre as bandas de cartilagem e demais estruturas de sustentação nasal. A atrofia da pele e a diminuição do subcutâneo acabam destacando as ondulações osteocartilaginosas de suporte. O resultado final do processo de envelhecimento é um nariz com aspecto mais alongado e fino, dorso irregular com depressão nas laterais e queda da ponta nasal. Essas alterações também podem ser corrigidas com implantes.

Para ser um aplicador eficiente, minimizar os riscos do procedimento e alcançar resultados esteticamente naturais, o conhecimento anatômico da face tem extrema importância. Além disso, deve-se conhecer a topografia nasal ideal e suas variações sexuais e étnicas. A análise dos pontos topográficos é muito importante para a indicação e a programação do procedimento. A anatomia do nariz é descrita no Capítulo 23.

PREENCHEDORES

Existem inúmeras substâncias usadas no mundo todo para procedimentos de preenchimento. Entretanto, a escolha da substância ideal depende da experiência de cada aplicador, da oportunidade de acesso e da legislação vigente em cada país.

Recomendam-se preenchedores biodegradáveis, biocompatíveis e com registro nas autoridades de saúde do Brasil, preferencialmente aqueles com ácido hialurônico e com hidroxiapatita de cálcio.

Os implantes com ácido hialurônico são os mais utilizados e bem estabelecidos por serem biocompatíveis, biodegradáveis, eficazes, versáteis, com bom perfil de segurança e de fácil armazenamento e aquisição pelo médico. Várias empresas comercializam implantes com ácido hialurônico e cada fabricante tem um processo de manufatura diferente. Esses processos estão sempre em evolução para otimizar e conferir maior segurança aos procedimentos. Hoje, a indústria oferece implantes de ácido hialurônico com elevada tecnologia e grande variedade de concentração, densidade, plasticidade, viscosidade e ligações cruzadas para corresponder às necessidades de cada aplicador e indicação.

Recomenda-se aos aplicadores iniciantes optar pelo ácido hialurônico para preenchimento nasal durante a curva de aprendizado. Particularmente, indicam-se os monofásicos e de baixa densidade.

A aplicação sempre deve ser feita com a agulha que acompanha o produto. A agulhas mais calibrosas aumentam os riscos de compressão e de penetrar em vasos, levando à embolização. Recomenda-se também usar cânulas com calibre entre 25 e 27 G. As mais espessas podem deixar o preenchimento grosseiro e, por injetarem uma quantidade maior de produto, provocar compressão em estruturas profundas. As muito finas podem funcionar como uma agulha e penetrar um vaso mais calibroso, provocando embolia e necrose.

Produtos que contêm hidroxiapatita de cálcio são bastante utilizados como preenchedores, bioestimuladores e volumizadores. Eles trazem 30% de uma fase mineral no formato de microesferas e 70% de um gel carreador aquoso de carboximetilcelulose. Essas microesferas são compostas por cálcio e fosfato e medem entre 25 e 45 μm. São produtos biodegradáveis e associados a um bom perfil de segurança. Podem ser implantados na derme profunda, na região subdérmica e na supraperiostal usando agulha ou cânula.

Inicialmente, a hidroxiapatita de cálcio era implantada sem diluição, mas o protocolo de mixá-la com lidocaína a 2% foi aceito pela Food and Drug Administration (FDA) dos EUA em 2009 e pela Comunidade Europeia em 2016. A mistura traz maior conforto ao paciente e diminui a ocorrência de hematomas e edema no pós-operatório. Para o aplicador, o produto fica menos viscoso e mais maleável, facilitando a moldagem.

A diluição clássica consiste em misturar uma ampola de 1,5 mℓ do produto com 0,3 mℓ de lidocaína a 2% com vasoconstritor. Entretanto, nos últimos anos, surgiram outras diluições utilizadas para bioestimulação, sempre aumentando a quantidade da lidocaína ou, mesmo, associando soro fisiológico estéril a 0,9% à mistura.

Para aplicar a hidroxiapatita de cálcio na região nasal, o aplicador deve utilizar a diluição clássica, empregar sempre a agulha que acompanha o produto ou a cânula 25 a 27 G e tomar todos os cuidados já citados anteriormente em relação ao ácido hialurônico.

Uma consideração sobre a hidroxiapatita de cálcio reside no fato de que o aplicador use o produto mais diluído, principalmente sobre o dorso nasal, onde a pele é mais delgada e tem menor quantidade de tecido subcutâneo. Classicamente, a ampola de 1,5 mℓ de hidroxiapatita de cálcio é diluída em 0,3 mℓ de lidocaína com vasoconstritor. Como a quantidade de preenchedor usada na região nasal é mínima, indica-se que primeiro o aplicador realize os demais preenchimentos faciais com a diluição clássica e separe 0,5 mℓ para utilizar na região nasal, diluindo novamente com 0,5 mℓ de anestésico ou mesmo de soro fisiológico injetável a 0,9%. Essa segunda diluição deixa o produto mais fluido, facilitando a aplicação e com menor risco de compressão de estruturas.

Para escolher o preenchedor, ácido hialurônico ou hidroxiapatita de cálcio, deve-se pesar a experiência e a familiarização do aplicador com cada produto e o fato de que, se houver embolização ou necrose, o uso da hialuronidase só terá efeito sobre o ácido hialurônico, e não sobre a hidroxiapatita de cálcio.

TÉCNICAS

Apesar de compreender uma pequena unidade anatômica da face, o nariz externo é bastante complexo. Ocorrem grandes variações estruturais em pequenos espaços, além da complexa rede vascular. Portanto, as técnicas variam de acordo com a área anatômica que se está trabalhando.

Para controlar a dor, podem-se utilizar anestésicos tópicos ou realizar bloqueios do infraorbitário e do infratroclear. Não se recomenda a anestesia local, pois o volume injetado provoca a distorção dos tecidos, dificultando o procedimento. Cada região será descrita a seguir, separadamente.

Raiz e ângulo frontonasal

A indicação de preenchimento na raiz nasal ocorre quando esta região se apresenta muito profunda e, ao analisar o paciente em perfil, nota-se que o ângulo nasal está obtuso. Essa característica pode ser natural ou adquirida após trauma local ou cirurgia de rinoplastia. Ao preencher a raiz nasal, o aplicador consegue reduzir a sua concavidade e deixar o ângulo frontonasal mais raso (Figura 24.1). A correção desse pequeno defeito tem grande impacto na harmonização da raiz com o dorso nasal e a glabela.

A extensa vascularização que percorre a raiz nasal e suas proximidades deve ser uma das grandes preocupações do aplicador. A embolização ou a intensa compressão de vasos nessa região podem causar necrose e cegueira. Portanto, o conhecimento anatômico é imprescindível para realizar o procedimento. Outros cuidados importantes consistem em tentar palpar os pulsos da artéria lateral nasal e da artéria dorsal nasal para melhor localizá-las e evitar o plano dérmico, se a opção for por preencher com agulha. Acredita-se que usar a cânula torna o procedimento mais seguro, porém a aplicação seria no plano subcutâneo. Atentar-se para não aplicar grandes volumes e não usar cânulas muito finas.

Utilizando agulha, o aplicador deve pinçar a pele ao redor do ângulo frontonasal, exatamente no centro, entrar com a agulha perpendicularmente à pele e tocar o osso nasal. Aguardar alguns segundos, pois, se um vaso foi atingido, notar-se-á edema imediato. Aspirar para detectar algum refluxo de san-

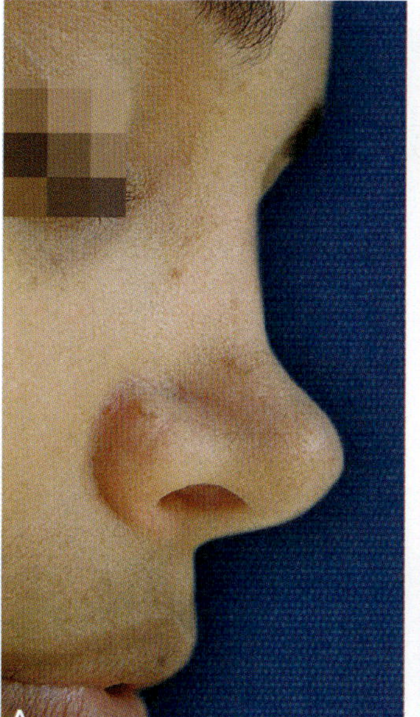

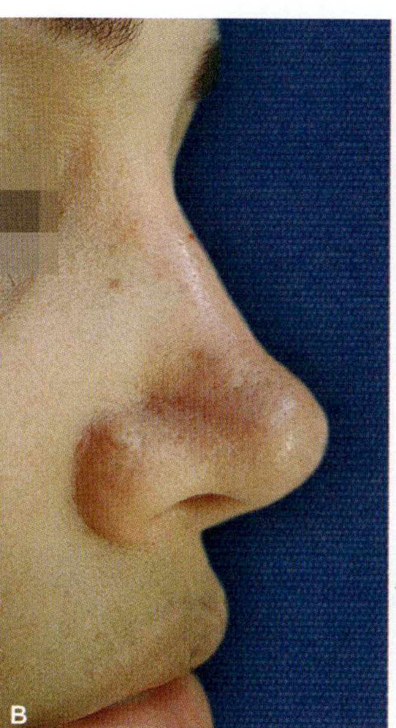

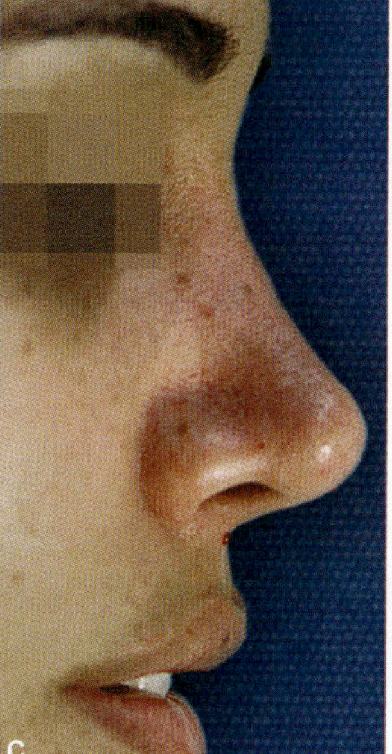

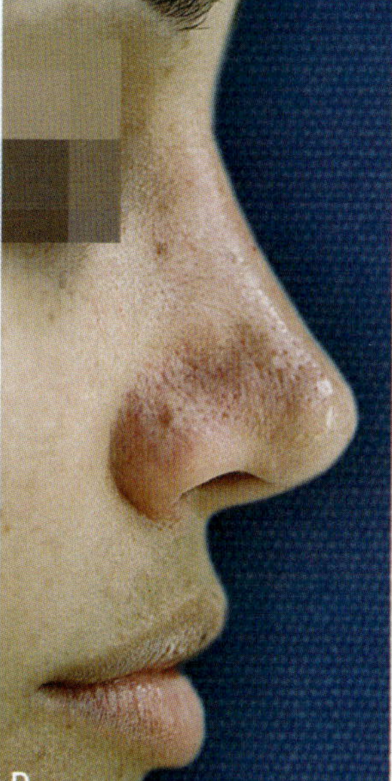

Figura 24.1 A. Paciente jovem que se submeteu a três cirurgias de rinoplastia, o que resultou em importante deformação nasal. **B** e **C.** Foram realizadas várias sessões de preenchimento com ácido hialurônico com intervalo entre os procedimentos de cerca de um ano. Como a possibilidade de necrose neste caso era elevada por conta da grande alteração anatômica local decorrente das rinoplastias, não foi realizada a correção total do defeito em uma sessão. **D.** No decorrer do tratamento, a deformação foi diminuindo e os resultados foram se somando até o resultado final.

Parte 3

gue e, somente assim, iniciar a aplicação, que deve ser lenta e com baixa pressão. No fim do procedimento, massagear suavemente para moldar o produto. Nunca injetar grandes quantidades. O melhor seria fazer nova aplicação após alguns dias.

A dor não é comum a esse procedimento. Se o paciente referir dor intensa ou o aplicador perceber alteração na cor da pele no local ou próximo a ele, deve suspender a injeção imediatamente. Se utilizar cânula, fazer um pequeno botão anestésico na pele do dorso nasal, abrir um pertuito com agulha para passagem da cânula e injetar o produto subdérmico em retroinjeção. Também não injetar grande quantidade para não comprimir os vasos. Utilizar principalmente a cânula com orifício de entrada no terço médio do dorso nasal, dando preferência a ácido hialurônico monofásico e de baixa densidade.

Dorso nasal

A principal indicação para preenchimento no dorso nasal consiste na correção de ondulações provocadas por irregularidades do plano osteocartilaginoso, que acabam prejudicando a estética do nariz. Essas irregularidades podem ser naturais ou adquiridas após trauma local, rinoplastia ou processo de envelhecimento (Figuras 24.2 e 24.3).

A técnica e os cuidados de preenchimento no dorso nasal com agulha são semelhantes aos descritos para o ângulo nasofrontal. Contudo, no dorso ósseo o preenchedor deve ser injetado em plano supraperiostal, em pequenos *bolus* ou em retroinjeção. Já no dorso cartilaginoso, sempre entrar com a agulha inclinada e fazer a aplicação em retroinjeção para evitar que o preenchedor penetre na cartilagem.

Manter-se sempre sobre o dorso nasal durante a aplicação diminui os riscos de atingir vasos importantes, como as artérias dorsal nasal e nasal lateral. Atentar-se para os sinais de alerta, como o surgimento de dor intensa ou a mudança da cor da pele, e suspender imediatamente a injeção.

Quando o aplicador opta pela cânula, o orifício de entrada pode ser em cima do dorso, na sua porção medial ou no ponto mais elevado da rima, para que, partindo desse local, ele possa aplicar o preenchedor nas regiões mais baixas e nivelar o dorso nasal. Utilizando a cânula, o acesso também pode ser pela ponta do nariz. Pode-se utilizar ácidos hialurônicos monofásicos de baixa densidade ou a hidroxiapatita de cálcio na diluição já descrita.

Ângulo nasolabial

Um ângulo nasolabial mais obtuso causa a impressão de queda da ponta nasal, sendo, normalmente nas mulheres, mais aberto que nos homens. O fechamento desse ângulo e a consequente queda da ponta nasal são comuns no processo de envelhecimento. O preenchimento dessa região eleva a ponta nasal e oferece um aspecto mais belo e jovem ao nariz (Figura 24.4).

Inicia-se o procedimento na base da columela para dar sustentação e, depois, se injeta na própria columela para alongá-la. Na injeção com agulha, o aplicador deve pinçar a pele da base da columela, introduzir a agulha perpendicular a ela até tocar a espinha nasal anterior. Aguardar alguns segundos, aspirar e injetar o produto lentamente e com baixa pressão, mantendo a agulha alinhada. Quando o aplicador escolhe a cânula, o orifício de entrada deve ser exatamente na base da columela e o produto injetado no subcutâneo ou no supraperiostal.

Na ânsia de elevar a ponta nasal, o aplicador pode injetar muita quantidade do produto e causar engrossamento da base da columela, empurrando o lábio superior para baixo, prejudicando a estética local. Assim, é importante não injetar grandes volumes.

A columela em si é formada pela porção anterior da cartilagem septal nasal que repousa sobre a espinha nasal, dirige-se para cima e para a frente e está coberta por subcutâneo e pele. Quando o aplicador utilizar agulha, deve pinçar a pele

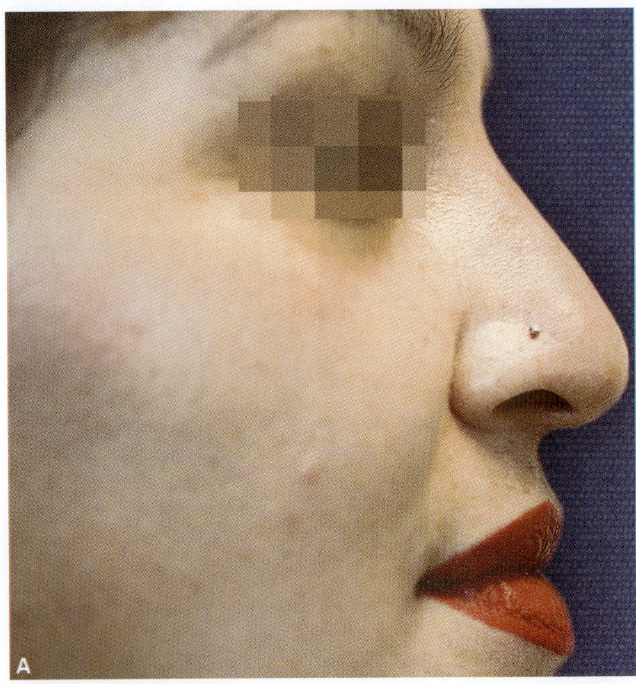

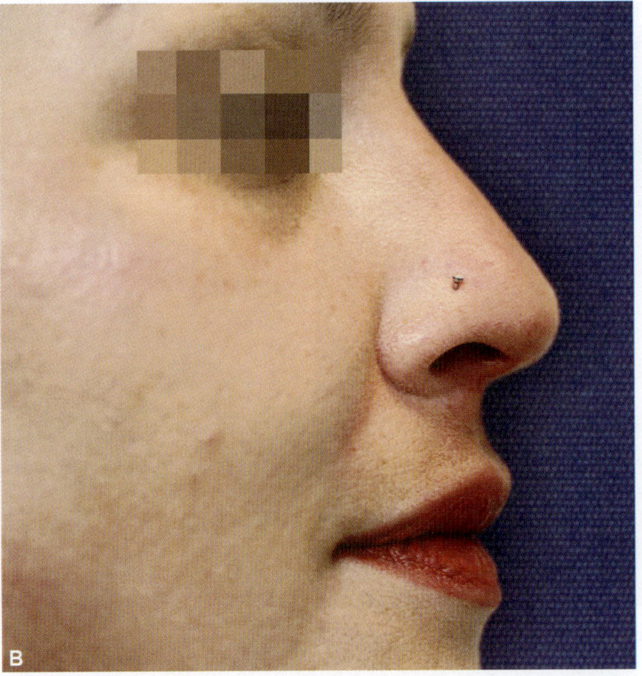

Figura 24.2 A. Paciente com dorso nasal adunco, em que foi realizado preenchimento com ácido hialurônico utilizando cânula 25 G. Tratou-se inicialmente a região da base da columela e a própria columela para elevar a ponta nasal e, posteriormente, aplicou-se o preenchedor no dorso nasal para retificá-lo. **B.** Resultado estético final com elevação da ponta nasal e retificação do dorso nasal.

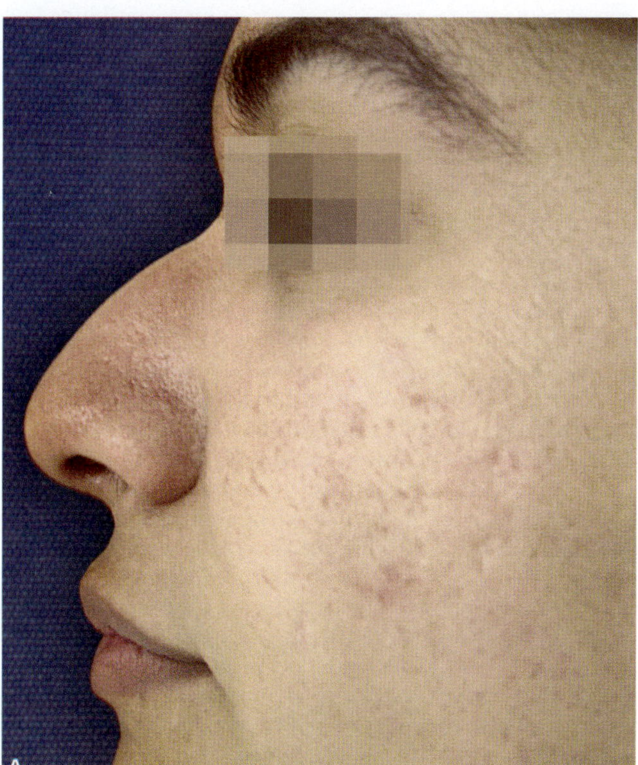

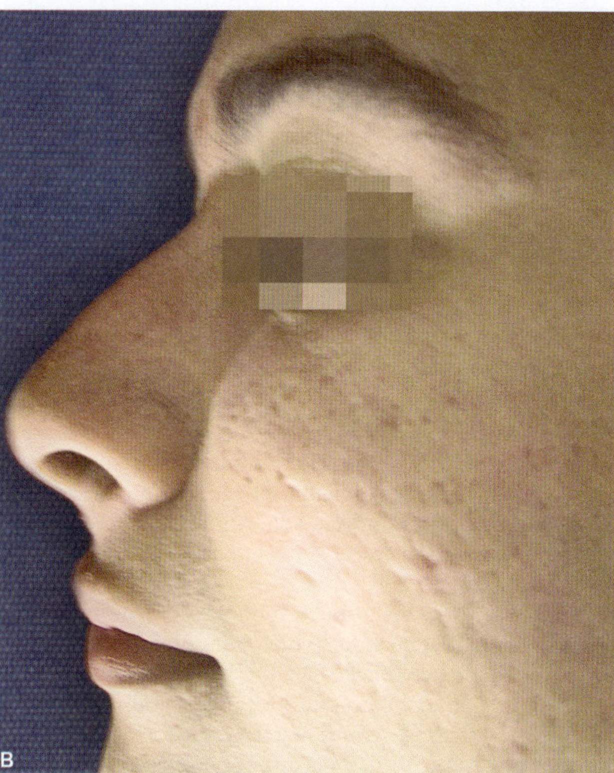

Figura 24.3 A. Paciente com queda da ponta nasal por envelhecimento das estruturas nasais. Realizou-se preenchimento com ácido hialurônico e cânula 25 G. O ponto de entrada da cânula foi na base da columela, onde se injetou um pequeno *bolus* do preenchedor. Posteriormente, envergou-se a cânula e a columela foi preenchida em retroinjeção. **B.** Resultado estético final com elevação da ponta nasal.

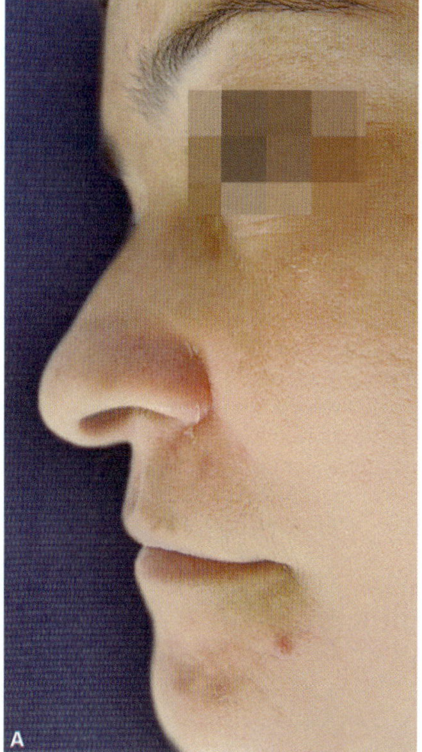

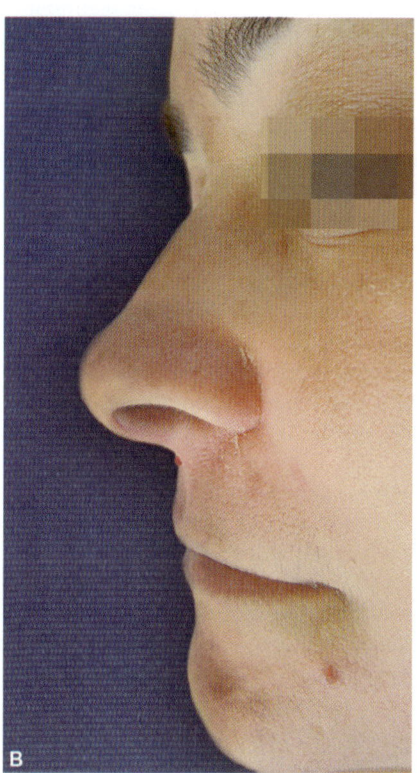

Figura 24.4 A. Paciente jovem apresentando ângulo nasolabial agudo, o que dá o aspecto de ponta nasal caída. Realizou-se preenchimento com ácido hialurônico, utilizando a agulha do próprio produto. Injetou-se inicialmente na base da columela; posteriormente, com a agulha discretamente torcida em 30 a 45°, injetou-se o produto em retroinjeção em direção ascendente da columela à ponta nasal. **B.** Resultado estético final com a elevação da ponta nasal.

Parte 3

entre os dedos e introduzir a agulha inclinada a 45° no plano logo acima da cartilagem. Espera alguns segundos, aspira e, depois, injeta lentamente e com baixa pressão. A técnica deve ser em retroinjeção para não introduzir o preenchedor dentro da cartilagem. Para facilitar a injeção, o aplicador pode curvar levemente a agulha, deixando-a angulada. Quando o aplicador escolhe usar a cânula, penetrará na columela pelo mesmo orifício que usou para o preenchimento da base. A cânula é introduzida abaixo da pele em direção ascendente e o preenchedor aplicado em retroinjeção. Para facilitar o procedimento, o aplicador pode curvar a cânula, como descrito anteriormente com a agulha.

O principal cuidado refere-se à vascularização para não puncionar ou comprimir os ramos da artéria labial superior (alar e septal) e artéria lateral nasal. Caso haja dor intensa ou mudança de coloração da pele durante a injeção, suspender imediatamente o procedimento. O preenchimento na columela e em sua base promoverá a abertura do ângulo nasolabial com a impressão de elevação da ponta nasal e discreto alongamento das narinas.

Utiliza-se ácido hialurônico monofásico e de baixa densidade com agulha quando se pretende somente preencher a base e o corpo da columela. Quando há necessidade de avançar mais um pouco, entrando na ponta nasal, opta-se pela cânula. Nesses casos, sempre injetar a menor quantidade de produto possível para não deixar a ponta nasal grosseira ou mesmo comprimir estruturas vasculares ou nervosas.

EFEITOS ADVERSOS E COMPLICAÇÕES

Todo procedimento de preenchimento tem chance de levar a reações adversas e complicações que podem ser secundárias ao próprio implante, ao aplicador ou à técnica utilizada. Para diminuir ao máximo as chances de complicações, o aplicador deve ser exaustivamente treinado e executar a técnica com precisão. A escolha do material para o implante também tem grande importância. Preferir sempre preenchedores absorvíveis, pela possibilidade de reversibilidade de algum efeito adverso, e que estejam devidamente registrados pelas autoridades sanitárias do país. Além disso, o aplicador deve escolher o produto conforme sua viscosidade e elasticidade para cada local de aplicação.

Os efeitos adversos podem ser imediatos ou tardios, e o aplicador deverá sempre acompanhar o pós-operatório dos pacientes e estar atento aos sinais de complicação. A imediata intervenção pode reverter o problema e evitar sequelas futuras.

Sangramento excessivo durante o procedimento pode ocorrer em pacientes que usam medicamentos que diminuem a coagulação sanguínea ou por inadvertida punção de algum vaso sanguíneo. O aplicador deve suspender a injeção, comprimir o local por 5 min e fazer compressas geladas. O hematoma decorrente do sangramento geralmente reabsorve com 1 semana.

Edema e eritema locais são esperados por conta das puncturas e se resolvem em poucos dias. Se esses efeitos se prolongarem, pode-se usar corticosteroide tópico ou mesmo sistêmico. Esses sintomas também podem alertar para infeção local bacteriana ou viral. Para evitá-las, fazer a profilaxia para herpes, uma boa assepsia antes do procedimento e usar sempre material estéril. Urticária, angioedema e anaflaxia são extremamente raros e decorrem de hipersensibilidade do paciente aos implantes, mesmo que usados os biocompatíveis.

O ácido hialurônico tem propriedades hidrofílicas e, em alguns casos, pode causar edema prolongado. Nódulo no local da aplicação é raro, mas deve chamar a atenção para reação de corpo estranho. Quando ocorre em um só ponto da aplicação e sem sinais de inflamação, deve-se pensar inicialmente em erro de técnica por acúmulo do produto. Porém, se os nódulos surgirem em vários locais e forem acompanhados de sinais inflamatórios, realizar biopsia imediatamente, para diagnosticar prováveis granulomas, e iniciar tratamento adequado com corticosteroide intralesional e antibióticos orais.

As reações adversas de natureza técnica mais comuns são assimetrias, sobrecorreção, subcorreção, produto visível ou palpável, efeito de coloração azulada, pápulas ou nódulos por erro de plano de aplicação ou injeção de grandes volumes. Todavia, as complicações mais temidas são a necrose dos tecidos e a cegueira, que podem ocorrer pela injeção intra-arterial acidental, levando à embolização. Espasmos ou compressões vasculares por injeção inadvertida de grandes volumes de implante também podem promover redução da irrigação arterial e sofrimento dos tecidos. Esses graves problemas são possíveis em qualquer procedimento de preenchimento facial. Entretanto, o nariz e suas imediações fazem parte de uma área especialmente perigosa pela complexa rede vascular com grande quantidade de anastomoses que favorecem o fluxo retrógrado.

O aplicador deve sempre seguir o passo a passo da técnica de injeção com agulha; aguardando alguns segundos após a punção, aspirando antes de injetar e fazê-lo lentamente e com baixa pressão. É importante que, durante o procedimento, ele esteja atento ao surgimento de dor aguda e à mudança na coloração da pele. Palidez, pele mosqueada, dormente ou fria são sinais de isquemia. A rapidez em intervir nesse processo interferirá no prognóstico. Estão indicados uso de compressas quentes, vasodilatadores e aplicação de hialuronidase o quanto antes. Essa enzima decompõe imediatamente o ácido hialurônico injetado, podendo levar à revascularização do vaso embolizado. Diluir 1 mℓ da solução de hialuronidase de 150 UI em 10 mℓ de lidocaína e injetar 15 UI dessa solução no local. Esse tratamento pode ser repetido a cada 2 dias em um total de três aplicações. Usar a hialuronidase com parcimônia, pois se trata de uma enzima retirada do testículo de boi e que pode causar reação de hipersensibilidade e anafilaxia. Finalmente, acompanhar o caso com ultrassonografia com Doppler e ter uma ajuda de um oftalmologista, se houver sintomas oculares.

É importante lembrar que a hialuronidase somente atua sobre o ácido hialurônico, e não sobre a hidroxiapatita de cálcio; entretanto, faz parte do protocolo também utilizar a hialuronidase se houver suspeita de isquemia nos procedimentos com hidroxiapatita de cálcio.

BIBLIOGRAFIA

Becker H. Nasal augmentation with calcium hydroxylapatite in a carrier-based gel. Plastic and Reconstrutive Surgery. 2008;121:2142-7.

Braz AV, Sakuma TH. Atlas de anatomia e preenchimento global da face. Rio de Janeiro: Guanabara Koogan; 2017.

Busso M, Voigts R. An investigation of changes in physical properties of injectable calcium hydroxylapatite in a carrier gel when mixed with lidocaine and lidocaine/epinephrine. Dermatologic Surgery. 2008;34:S16-2416.

Coimbra DD, Uribe NC, Oliveira BS. "Facial squaring" in the aging process. Surg Cosmet Dematol. 2014;6:66-71.

Coleman SR, Grover R. The anatomy of the aging face: volume loss and changes in 3-dimensional topography. Aesthet Surg J. 2006 Jan-Feb;26(1S):S4-9.

Contijo B, Bittencourt FV, Lourenço LF. Skin manifestations of illicit drug use. Anais Brasileiros de Dermatologia. 2006;81(4):307-17.

de Maio M, DeBoulle K, Braz A, Rohrich RJ. Facial assessment and injection guide for botulinum toxin and injectable hyaluronic acid fillers: focus on the midface. Plastic and Reconstructive Surgery. 2017;140,4:540E-50E.

Humphrey CD, Arkins JP, Dayan SH. Soft tissue filler in the nose. Aesthetic Surgery Journal. 2009;29:477-84.

Kadouch JA. Calcium hydroxylapatite: a review on safety and complications. J Cosmet Dermatol. 2017 Jun;16(2):152-161.

Lacerda DA, Zancanaro P. Filler rhinoplasty. Dermatologic Surgery. 2007;33:207-12.

Monteiro E. Complicações imediatas com preenchimento cutâneo. Revista Brasileira de Medicina. 2014;71:5-11.

Palermo EC. Anatomy of the periorbital region. Surg Cosmet Dermatol. 2013;5(3):245-56.

Requena L, Requena C, Christensen L, Zimmermman US, Kutzner H, Cerroni L. Adverse reactions to injectable soft tissue fillers. J Am Acad Dermatol. 2011;64:1-27.

Ridenour B, Kontis TC. Injectable calcium hydroxylapatite microspheres (Radiesse). Facial Plastic Surgery. 2009;25:100-5.

Rohrich RJ, Pessa JE. The fat compartmentes of the face: anatomy and clinical implications for cosmetic surgery. Plast Reconstr Surg. 2007;119(7):2219-27.

Tran C, Carraux P, Micheels P, Kaya G, Salomon D. In vivo bio-integration of three hyaluronic acid filler in human skin: a histological study. Dermatology. 2014;228:47-54.

Yutskovskaya YA, Kogan EA. Improved neocollagenesis and skin mechanical properties after injection of diluted calcium hydroxylapatite in the neck and decolletage: a pilot study. Journal of Drugs in Dermatology. 2017;16:68-74.

Zoumalan RA, Larrabee Jr. WF. Anatomic considerations in the aging face. Facial Plastic Surgery. 2011;27:16-22.

25

Toxina Botulínica

Alessandra Ribeiro Romiti

INTRODUÇÃO

Embora a toxina botulínica seja considerada padrão-ouro para o tratamento das rugas dinâmicas do terço superior da face, cada vez mais os neuromoduladores têm sido utilizados para complementar as melhorias nos terços médio e inferior.

Na região nasal, além dos preenchedores para corrigir irregularidades e perdas de volume, e técnicas como *lasers* e *peelings* para tratar manchas, vasos e mudanças de textura, pode-se associá-los à toxina botulínica para o tratamento das alterações causadas pela contração muscular.

Existem várias marcas comerciais de toxina botulínica que, por serem produtos biológicos e elaboradas de distintas maneiras, têm unidades de potência que não são intercambiáveis, não podendo ser diretamente comparadas entre si. Foram realizados testes de equivalência e estabelecida uma conversão volumétrica para facilitar didaticamente e possibilitar a utilização de várias toxinas com resultados semelhantes. Neste capítulo, será utilizada a potência de 1 UI com índice de conversão entre Dysport®, Botox®, Xeomin®, Prosigne® e Botulift® de 2,5:1:1:1:1. O volume de diluição utilizado como padrão é de 1 mℓ de soro fisiológico para as toxinas de 100 UI e 2 mℓ para a toxina de 500 U.

MÚSCULOS NASAIS

A região nasal compreende vários grupos musculares:

- Músculos elevadores: prócero, elevador do lábio superior e asa nasal, dilatador nasal anterior (porção alar do músculo nasal)
- Músculos depressores: corrugadores, alar nasal, depressor do septo nasal
- Músculos compressores: porção transversa do músculo nasal, compressor nasal menor
- Músculos dilatadores: dilatadores nasais anterior e posterior.

Os músculos dessa região mais tratados com toxina botulínica são o nasal (parte transversa e alar), o elevador do lábio superior e a asa nasal e o depressor do septo nasal. O prócero e os corrugadores são músculos da glabela, mas, como participam dos movimentos nasais, também devem ser abordados (Figura 25.1).

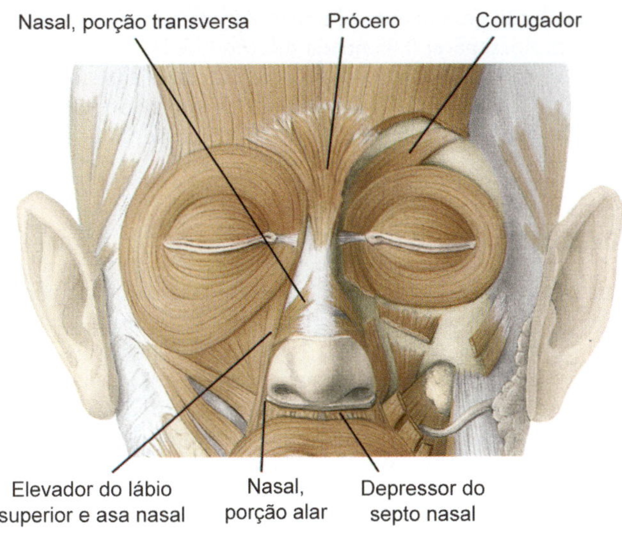

Figura 25.1 Principais músculos da região nasal tratados com toxina botulínica. Adaptada de Wolf-Heidegger, 2006.

O músculo nasal é constituído por duas porções: a transversa e a alar. A transversa origina-se na eminência canina da maxila e insere-se na cartilagem nasal lateral. Sua contração alonga o vestíbulo nasal. A porção alar origina-se na eminência incisiva lateral e insere-se na asa do nariz. Tem como principal função a dilatação das narinas.

A anatomia do músculo depressor do septo nasal (DSN) é muito estudada em virtude de sua importância na rinoplastia cirúrgica, encontrando-se na literatura variações com relação a sua origem e inserção (Figura 25.2). O DSN insere-se no ligamento dermatocartilaginoso e pode ter três origens distintas: classe I com origem no músculo orbicular dos lábios (62%); classe II com origem no periósteo e algumas fibras no orbicular dos lábios (22%); e classe III com o DSN sendo rudimentar ou inexistente.

Essa classificação tem importância anatômica no tipo de contração muscular e na resposta ao tratamento. Sua principal função é abaixar a ponta nasal. Sua contração também pode elevar e encurtar o lábio superior.

O prócero é um músculo da região glabelar intimamente relacionado com os músculos do nariz. Origina-se nas aponeuroses sobre o osso e/ou sobre a cartilagem nasal e parte transversa do músculo nasal e insere-se na pele da glabela, muitas vezes interligando-se com fibras do músculo frontal.

O músculo elevador do lábio superior e da asa nasal origina-se no processo frontal da maxila e na porção medial do orbicular dos olhos e insere-se na cartilagem alar maior, na pele e nos músculos do lábio superior. Eleva a asa nasal e dilata as narinas.

TRATAMENTO COM TOXINA BOTULÍNICA

Bunny lines

Compreendem as rugas transversais que se formam na região dorsal e lateral do nariz durante a mímica facial. Ficam evidentes durante a fala, o sorriso e o ato de franzir a testa ou o nariz (Figura 25.3).

Ocorrem principalmente pela contração da porção transversa do músculo nasal. A contração do músculo prócero, responsável por abaixar as sobrancelhas, também pode contribuir para a formação dessas linhas. As *bunny lines* também podem ser secundárias à aplicação de toxina botulínica para tratamento da glabela e das rugas perioculares, por aumento da contração compensatória da porção transversa do músculo nasal.

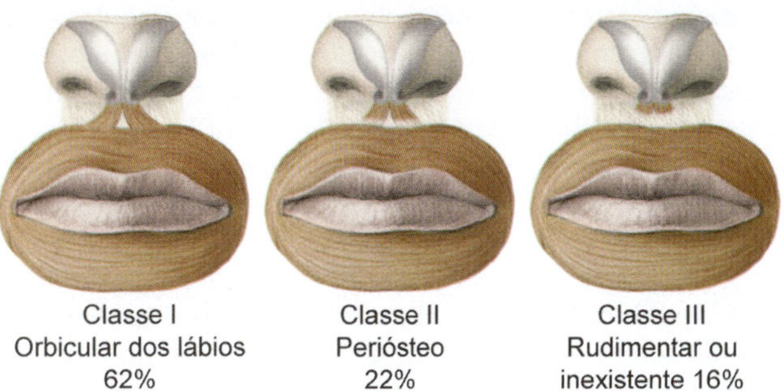

Figura 25.2 Padrões de inserção do músculo depressor do septo nasal. Adaptada de Wolf-Heidegger, 2006.

O tratamento é feito aplicando-se a toxina botulínica em 1 ponto lateral de cada lado do nariz, com 1 a 3 UI por ponto, em uma aplicação superficial (Figura 25.4). Alguns autores descrevem um terceiro ponto complementar no dorso nasal com 1 a 3 UI. O tratamento do prócero com 3 a 5 UI contribui para a melhora das rugas horizontais.

Na prática, muitas vezes observa-se que, mesmo com a realização do tratamento nos pontos corretos e com doses adequadas, a melhora das *bunny lines* é parcial. Os pacientes que obtêm melhora completa são os que apresentam as rugas horizontais causadas basicamente pela contração do músculo nasal. Quando há participação de outros músculos na formação das rugas nasais e perinasais (como o orbicular dos olhos, o elevador do lábio superior e da asa nasal e os músculos zigo-

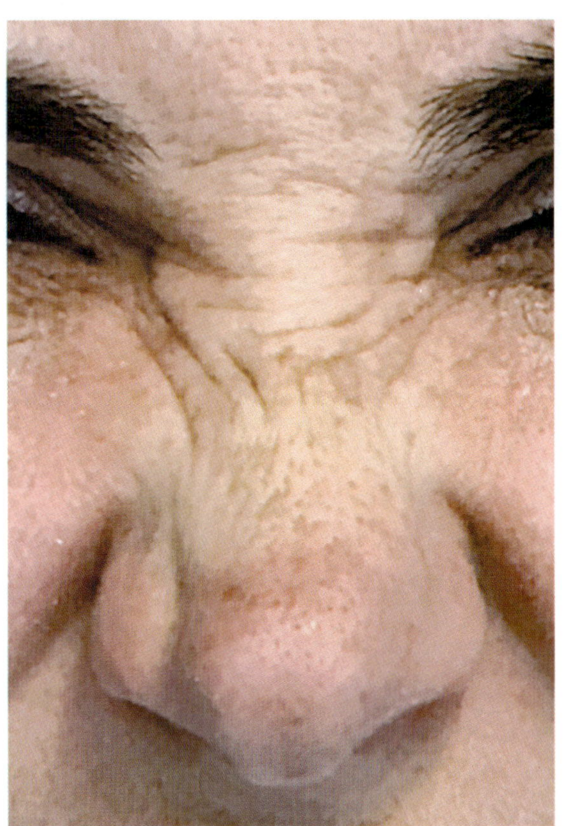

Figura 25.3 *Bunny lines*.

máticos), as rugas remanescentes podem ser tratadas com pontos complementares nos músculos envolvidos, na tentativa de melhorar os resultados. A sugestão é de que a porção nasal do elevador do lábio superior seja tratada com 1 a 2 UI de cada lado, na lateral da asa nasal, e a porção medial do orbicular dos olhos com 1 a 2 UI de cada lado, sempre injeções superficiais (Figura 25.5).

A complicação mais comum no tratamento da região nasal com toxina botulínica é a ptose do lábio superior, com alteração do sorriso e por ação indesejada da toxina no músculo elevador do lábio superior. Para evitá-la, a aplicação da neurotoxina no músculo nasal deve ser superficial e mais próximo ao dorso nasal, sem inferiorizar os pontos em direção ao sulco nasofacial. A dose também não deve ultrapassar 2 ou 3 UI de cada lado, para não aumentar o halo de ação.

As complicações são mais frequentes nos pacientes que apresentam resposta parcial em uma primeira aplicação e são submetidos à complementação de dose. No tratamento da porção alar do elevador do lábio superior, há mais chance de as fibras elevadoras do lábio serem acometidas, podendo oferecer a sensação de lábio "travado", com dificuldade de fala e de exposição dos dentes superiores com o sorriso. No tratamento das porções mediais do músculo orbicular dos olhos, pode haver diminuição do bombeamento muscular no saco lacrimal, com lacrimejamento, e difusão para o músculo reto medial, causando estrabismo e diplopia.

Recentemente, tem sido utilizada a técnica de aplicação de microdoses de toxina botulínica para minimizar os riscos de complicações em regiões como as porções medial e inferior do músculo orbicular dos olhos e nasal. Inicialmente, faz-se a diluição desejada para a apresentação comercial que estiver sendo utilizada, seguida de uma rediluição de algumas unidades da solução com maior volume de soro fisiológico. Pode-se, por exemplo, separar 0,05 mℓ da solução (5 UI) e rediluir com mais 0,2 mℓ de soro fisiológico, ficando cada 0,01 mℓ com 0,25 UI de toxina (0,25 UI = 1 unidade de microdose). As unidades de microdoses possibilitam aplicar pequenas doses por ponto, minimizando os riscos de complicações.

Elevação da ponta do nariz

Com a contração do DSN, pode haver abaixamento da ponta nasal e encurtamento do lábio superior durante a mímica facial, como a fala ou o sorriso. Nem todos os pacientes apresentam esse movimento, o que pode ser explicado pelas variações anatômicas de origem do músculo. Os primeiros estudos realizados para discutir essas variações foram em cirurgia plástica, para discutir a abordagem cirúrgica do DSN e melhorar o resultado final do procedimento.

A toxina botulínica pode ser utilizada para diminuir a contração do DSN e melhorar o posicionamento da ponta do nariz. Antes de sua aplicação, é importante fazer a avaliação do paciente e observar a mímica facial. Aqueles que apresentam movimentação da ponta nasal com o sorriso são os que têm fibras do DSN que se originam diretamente no músculo orbicular dos lábios (classe I) e apresentarão maior benefício com o tratamento. Os pacientes com origem muscular classes II ou III, que não têm ponta nasal dinâmica, praticamente não verão melhoras com esse procedimento.

A técnica consiste na aplicação intramuscular da toxina botulínica na base da columela. Como o DSN tem dois feixes musculares, um de cada lado do septo nasal, alguns artigos sugerem dois pontos de aplicação, um em cada feixe muscular, com 1 a 4 UI por ponto. Como a aplicação nessa região

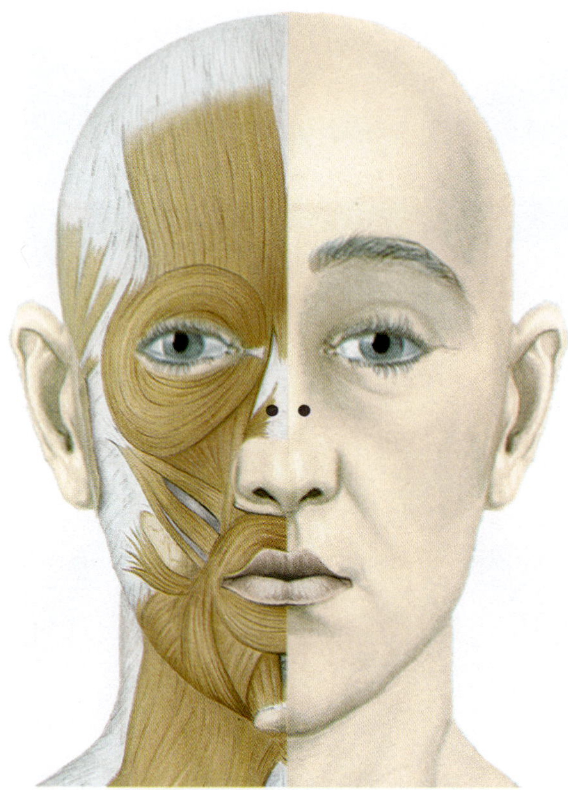

Figura 25.4 Pontos de aplicação no músculo nasal (porção transversa). Adaptada de Wolf-Heidegger, 2006.

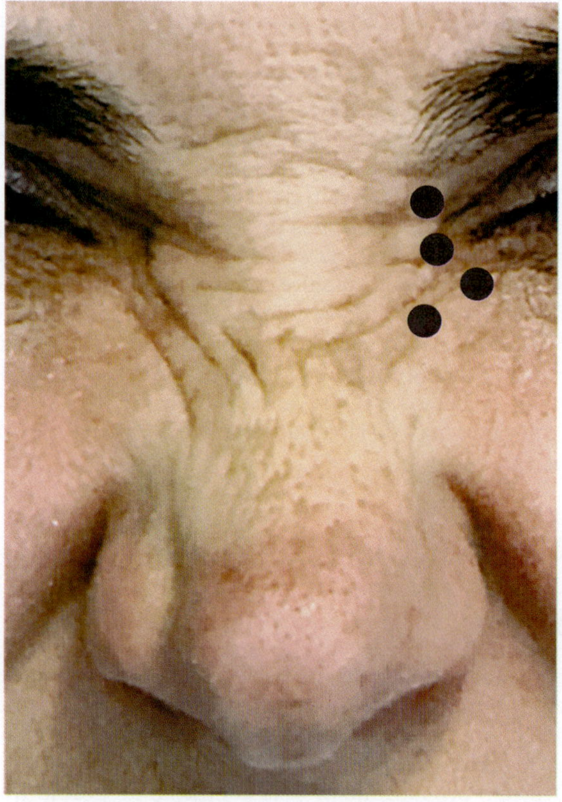

Figura 25.5 Pontos complementares no tratamento das *bunny lines*.

é dolorosa e os feixes musculares são bastante próximos, pode também ser realizada a aplicação em um único ponto na região central, usando-se de 2 a 6 UI na massa muscular total (Figura 25.6).

Além da melhora parcial, outro eventual efeito indesejado com o tratamento do DSN é a alteração da movimentação do lábio superior, por ação da toxina no músculo orbicular oral. Para evitá-la, a dose total não deve ser alta e a aplicação deve ficar na base da columela, o mais distante possível do lábio. Também é preciso evitar o tratamento de pacientes com lábio superior longo, porque o relaxamento do DSN pode aumentar a distância entre a base da columela e o vermelhão, oferecendo um resultado inestético.

Narinas dilatadas

Alguns pacientes queixam-se de narinas dilatadas ou que se movimentam rapidamente com a fala ou o estresse (*flutter* nasal, que ocorre por contração rápida e involuntária do músculo dilatador nasal). Para minimizar esses sintomas, pode ser realizada injeção de toxina botulínica no músculo dilatador nasal (Figura 25.7). Marca-se um ponto na asa nasal, um pouco acima da abertura das narinas, e aplicam-se superficialmente 1 a 5 UI de toxina botulínica.

Em alguns casos, para posicionamento adequado da asa nasal e da narina, além do tratamento do dilatador nasal, há necessidade de complementação com aplicação de 1 a 2 UI no músculo elevador da asa nasal e do lábio superior.

Hiperidrose do dorso nasal

A hiperidrose craniofacial acomete principalmente fronte, bochechas, couro cabeludo, lábios, dorso e asa nasais. Sua incidência aumenta em mulheres após a menopausa e pode ter impacto muito negativo na qualidade de vida dos pacientes acometidos. A toxina botulínica faz parte do arsenal terapêutico, com melhora expressiva dos sintomas.

Antes da aplicação, é importante realizar o teste iodo-amido (teste de Minor), para definir a área acometida pela hiperidrose. Em toda essa área, devem-se marcar pontos com 1 a 1,5 cm de distância e realizar aplicação intradérmica de 1 a 2 UI de toxina botulínica por ponto. O tratamento é doloroso, e a aplicação prévia de cremes anestésicos tópicos pode melhorar o desconforto.

Nas regiões nasal e perinasal, a pele é bastante fina, com subcutâneo praticamente ausente em algumas áreas, o que aumenta o risco de ação da toxina botulínica na musculatura, causando efeitos indesejados. Então, é muito importante que a aplicação seja bem superficial, com formação de pápula na pele, e que se fique atento à dose utilizada, para minimizar os riscos.

Rosácea

Como a rosácea é uma doença crônica, de difícil controle, várias modalidades terapêuticas, isoladas ou associadas, são descritas para tentar melhorar os seus sintomas. O eritema facial e o *flushing*, que fazem parte do quadro clínico da rosácea e, muitas vezes, acometem a região nasal, podem ser tratados com toxina botulínica e a melhora parece ser explicada pela modulação na transmissão da acetilcolina.

A técnica de aplicação é parecida com a da hiperidrose. Após uso de creme anestésico tópico, faz-se a marcação dos pontos em toda a área do eritema/*flushing*, distantes 1 a 1,5 cm, e realiza-se aplicação intradérmica de 1 a 2 UI de toxina botulínica por ponto (Figura 25.8).

A melhora costuma ser parcial, mas pode ajudar como uma opção terapêutica associada, principalmente nos casos refratários aos tratamentos convencionais.

Na região nasal, as complicações estão relacionadas com a ação indesejada da toxina botulínica nos músculos faciais, podendo ocorrer alterações do sorriso e assimetrias. A aplicação bem superficial, intradérmica, é a melhor maneira de tentar evitar esses efeitos indesejados.

Hidrocistoma écrino

Trata-se de estruturas císticas das glândulas sudoríparas écrinas, que se caracterizam por lesões papulocísticas translúcidas encontradas na face, principalmente ao redor de olhos, fronte, nariz e lábio superior.

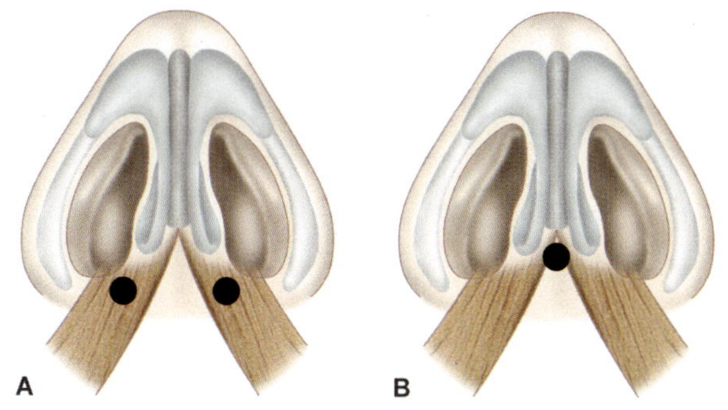

Figura 25.6 Aplicação no depressor do septo nasal. **A.** Um ponto de cada lado do feixe muscular. **B.** Um ponto central.

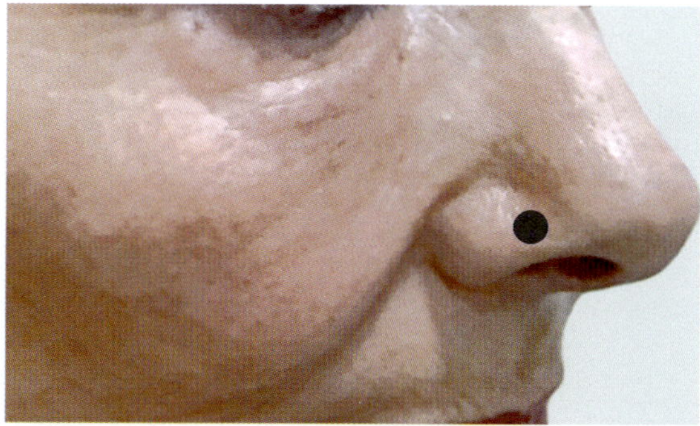

Figura 25.7 Ponto de aplicação do músculo dilatador nasal.

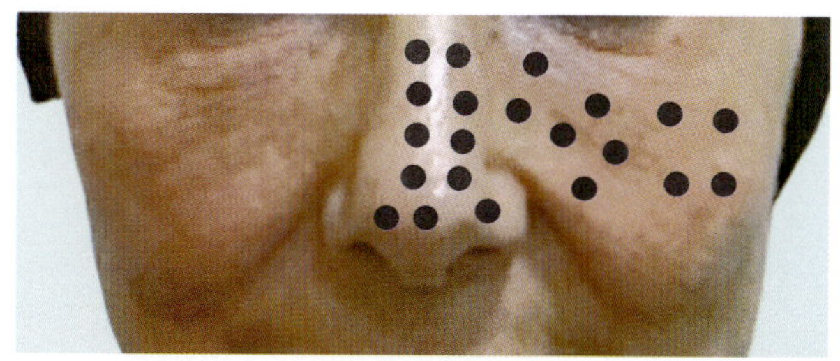

Figura 25.8 Pontos intradérmicos para tratamento de hiperidrose ou rosácea.

As opções terapêuticas mais utilizadas são as que promovem a destruição das lesões, como eletrocoagulação, podendo deixar cicatrizes. Além disso, as recidivas são frequentes.

A toxina botulínica, por sua ação em fibras parassimpáticas e na hiperidrose, passou a ser utilizada no tratamento dos hidrocistomas, com resultados interessantes. Sugere-se a técnica em que se faz uma punctura da lesão com agulha para esvaziamento do conteúdo do cisto, com posterior aplicação da toxina botulínica na base da lesão. A dose pode variar de 2 a 5 UI por hidrocistoma, de acordo com o seu tamanho. Algumas lesões desaparecem com um único tratamento e outras acabam recidivando, tornando-se necessária a reaplicação.

BIBLIOGRAFIA

Almeida ART, Hexsel DM. Hiperidrose e toxina botulínica. São Paulo: Know-How; 2003.

Dayan SH, Kempiners JJ. Treatment of the lower third of the nose and dynamic nasal tip ptosos with Botox. Plast Reconstr Surg. 2005;115:1784.

Erickson BP, Lee WW, Cohen J, Grunebaum LD. The role of neurotoxins in the periorbital and midface areas. Facial Plast Surg Clin N Am. 2015; 23:243-55.

Ghavami A, Janis JE, Guyron B. Regarding the treatment of dynamic nasal tip ptosis with botulinum toxin A. Plast Reconstr Surg. 2006;118(1):263-4.

Hur M. Anatomical relationships of the procerus with the nasalis and levator labii superioris alaequi nasi. Surg Radiol Anat. 2017;39:865-9.

Jost W. Atlas de toxina botulínica: dosagem, localização, aplicação. Rio de Janeiro: AC Farmacêutica; 2011.

Maio M, Wu WTL, Goodman GJ, Monheit G. Facial assessment and injection guide for botulinum toxin and injectable hyaluronic acid fillers: focus on the midface. Plast Reconstr Surg. 2017;140(4):540e-50e.

Oliveira GB, Rossi NCP, Moreira BMT. Tratamento da porção inferior do músculo orbicular dos olhos com microdoses de toxina botulínica: série de 300 casos. Surg Cosmet Dermatol. 2016;8(3):206-9.

Park KY, Hyun MY, Jeog SY, Kim BJ, Kim MN, Hong CK. Botulinum toxin for the treatment of refractory erythema and flushing of rosacea. Dermatology. 2015;230:299-301.

Radlanski RJ, Wesker KH. A face: atlas ilustrado de anatomia. São Paulo: Quintessence Editora; 2016.

Redaelli A. Medical rhinoplasty with hyaluronic acid and botulinum toxin A: a very simple and quite effective technique. J Cosmet Dermatol. 2008;7:210-20.

Rohrich R, Huynh B, Muzaffar A, Adams WP, Robinson JB. Importance of the depressor septi nasi muscle in rhinoplasty: anatomic study and clinical application. Plast Reconstr Surg. 2000;105:376.

Scaglione F. Conversion ratio between botox, dysport and xeomin in clinical practice. Toxins. 2016;8:65.

Scavelzon D, Blugerman G, Wexler G, Martinez L. Botulinum toxin in the nasal area, miniinvasive techniques in rinoplasty. In: Serdev N (ed.). Miniinvasive techniques in rhinoplasty. London: InTechOpen; 2016. p. 99-112.

Sinno S, Chang JB, Saadeh PB, Lee MR. Anatomy and surgical treatment of the depressor nasi muscle: a systematic review. Plast Reconstr Surg. 2015; 135:838e-48e.

Tamura BM, Odo MY, Chang B, Cucé LC, Flynn TC. Treatment of nasal wrinkles with botulinum toxin. Dermatol Surg. 2005;31:271-5.

Wolf-Heidegger. Atlas de anatomia. 6. ed. Rio de Janeiro: Guanabara Koogan; 2006.

26

Laser e Outras Tecnologias

Moyses Costa Lemos

INTRODUÇÃO

O nariz tem um aspecto funcional, psicológico e estético importante na região centrofacial. Entre suas funções, têm-se a respiração e a fonação. As suas proporções com as outras estruturas faciais possibilitam harmonização, equilíbrio e beleza.

Além da proporcionalidade obtida por técnicas cirúrgicas ou uso de preenchimentos, o nariz apresenta afecções dermatológicas capazes de alterar esse equilíbrio.

As suas peculiaridades anatômicas, histológicas e topográficas sujeitam o nariz a fatores externos um pouco diferentes em relação às áreas vizinhas. Isso se reflete nos tratamentos, na resposta a diferentes agressões e, também, no seu processo de cicatrização.[1]

LESÃO PRÉ-CANCERÍGENA

Queratoses actínicas são lesões pré-cancerígenas mais comuns na região nasal, que é amplamente exposta à radiação.

Descrevem-se curetagem e eletrocoagulação, criocirurgia e *lasers* ablativos; entretanto, a terapia fotodinâmica (TFD) com certeza representa uma excelente opção em índice de cura, de campo cancerizável e de resultado estético.

A TFD consiste em um processo fotoquímico dependente de substâncias fotossensibilizantes que reajam com luz. Uma boa opção são os diodos emissores de luz (LED, do inglês *light emitting diodes*), diodos de semicondutores envoltos por uma embalagem translúcida, que, ao serem submetidos à corrente elétrica, emitem luz. Esses LED são quase monocromáticos e emitem luz em um comprimento de onda na faixa de ± 10 nm do comprimento de onda especificado.

Para melhores resultados, recomenda-se fazer curetagem das queratoses actínicas, aplicar a substância fotossensibilizante, seja ácido 5-aminolevulínico (ALA) ou metilaminolevulinato (MAL), e, após um período de contato variável, realizar a aplicação no nariz. O ideal é repetir o procedimento com um intervalo de 1 semana.[2,3]

PELOS NASAIS

Na remoção de pelos, deve-se ter em mente o princípio da fototermólise seletiva – o *laser* é absorvido pelo cromóforo da melanina e transforma-se em calor, causando dano ao folículo piloso. Para haver uma remoção permanente, o calor precisa eliminar as células-tronco presentes na papila dérmica e no bulbo, além do correto uso da fluência (energia por área), associado ao adequado uso do intervalo de pulso em equipamento, cujo comprimento de onda possibilite à energia chegar ao alvo desejado. A remoção de pelos na região nasal (Figura 26.1) costuma ser bastante efetiva, porém, normalmente, esses pelos são mais finos do que em outras áreas; portanto, deve-se priorizar tratamentos com *lasers* ou luz que atuem em pelos mais finos, como o Alexandrite, e a luz intensa pulsada (LIP), dependendo da espessura, inclusive o diodo. Deve-se evitar o cristal de granada de ítrio e alumínio dopado com neodímio 1.064 nm de pulso longo (NdYag1064), que, além de ser menos efetivo em pelos finos, tem o risco de provocar queimadura na pele e necrose da cartilagem nasal.[4]

A LIP emite um amplo espectro de comprimentos de onda, portanto é policromática; em geral, seu comprimento de onda vai de 400 a 1.200 nm (Figura 26.2).

A escolha da faixa de comprimento de onda se dá por meio de um filtro colocado em frente à sua lâmpada, deixando passar os comprimentos de onda acima do corte; portanto, quando se coloca um filtro de 640 nm, por exemplo, utilizam-se os comprimentos de onda a partir de 640 a 1.200 nm. Além disso, a luz é incoerente, isto é, emitida em todas as direções. Em contraponto, quando se fala em *laser* (*light amplification by stimulated emission of radiation*), refere-se a uma amplificação da luz por emissão estimulada de radiação. Nesse caso, a luz será monocromática, coerente e colimada, ou seja, terá um único comprimento de onda, será emitida em uma única direção e os raios serão paralelos.

TRANSTORNOS FOLICULARES

Acne

Condição extremamente comum, afeta 80% dos adolescentes e adultos jovens de 11 a 30 anos. Os tratamentos para acne têm como alvo as unidades pilossebáceas, tanto por hiperplasia da glândula sebácea, crescimento e diferenciação foliculares alterados, com colonização folicular pelo *Propionibacterium acnes*, quanto pela resposta imune exacerbada.

O microcomedão é a lesão primária da acne e surge da combinação da hiperplasia sebácea e da diferenciação folicular alterada. O microcomedão pode evoluir para um comedão (Figura 26.3) não inflamatório ou tornar-se inflamado com apresentação de pápula, pústula ou nódulo.[5]

A glândula sebácea está embriologicamente relacionada com o folículo piloso e a epiderme. O número de glândulas sebáceas permanece constante durante toda a vida; no entanto, o tamanho e a atividade dessas glândulas são influenciados pela quantidade de andrógenos circulantes, estrogênios, glicocorticoides e prolactina no corpo. Algumas evidências sugerem que dietas com carboidratos de alto índice glicêmico podem estar ligadas a alterações metabólicas que afetam a homeostase das glândulas sebáceas.[6,7]

Portanto, a terapêutica da acne pode ser combinada para cada caso. O melhor tratamento para um paciente pode não ser efetivo para outro, e os anseios familiares podem prejudicar o tratamento considerado melhor para aquele determinado momento. Muitas vezes, a acne pode ser autolimitada e um tratamento menos invasivo ou com menos efeitos colaterais pode alcançar resultados satisfatórios e menos agressivos.

Com a identificação da causa, pode-se corrigir a queratinização folicular, diminuir a atividade da glândula sebácea, a proliferação bacteriana e o processo inflamatório reacional.

As tecnologias não são tratamentos para monoterapia, mas podem potencializar um tratamento tópico ou poupar o uso de antibióticos orais. Pacientes apresentam menos crises de agudização quando da associação de tecnologias à terapêutica, podendo ser utilizadas por pessoas impossibilitadas de usar isotretinoína ou antibióticos orais. Às vezes, a decisão quanto a tratamentos sistêmicos foge da vontade do médico ou do próprio paciente e fica a critério dos responsáveis legais.

Limpeza de pele

Os comedões podem ser extraídos mecanicamente como um tratamento temporário, embora as descrições na literatura sejam poucas e a técnica difundida na área de estética não esteja totalmente padronizada. Podem ser usados transdutores ultrassônicos ou vapores para dilatar ósteos foliculares, fluidificar secreções sebáceas e facilitar a extração manual desses

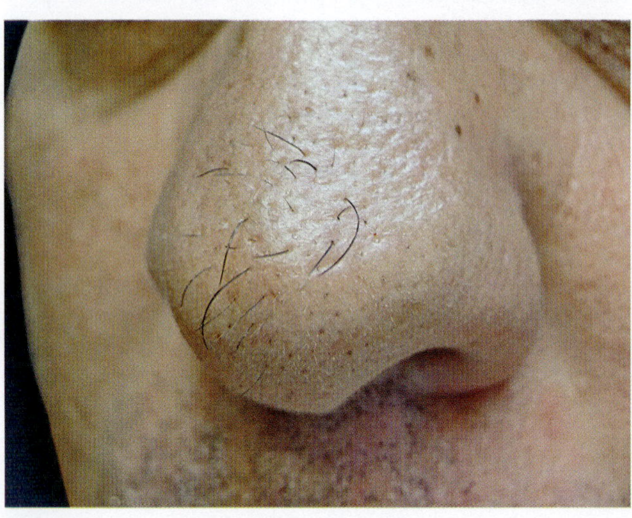

Figura 26.1 Pelos nasais.

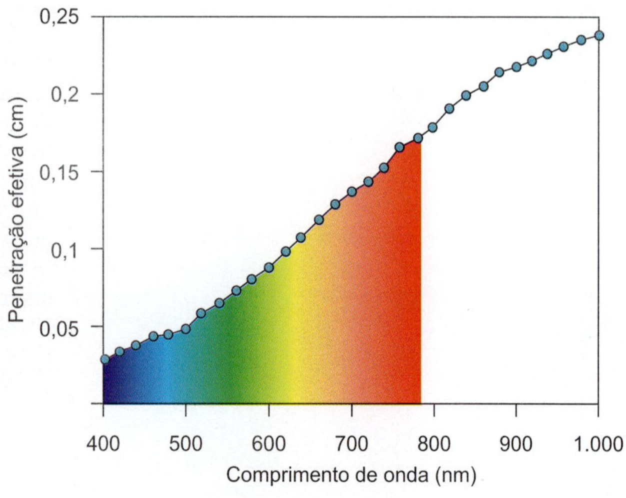

Figura 26.2 Comprimento de ondas de LIP.

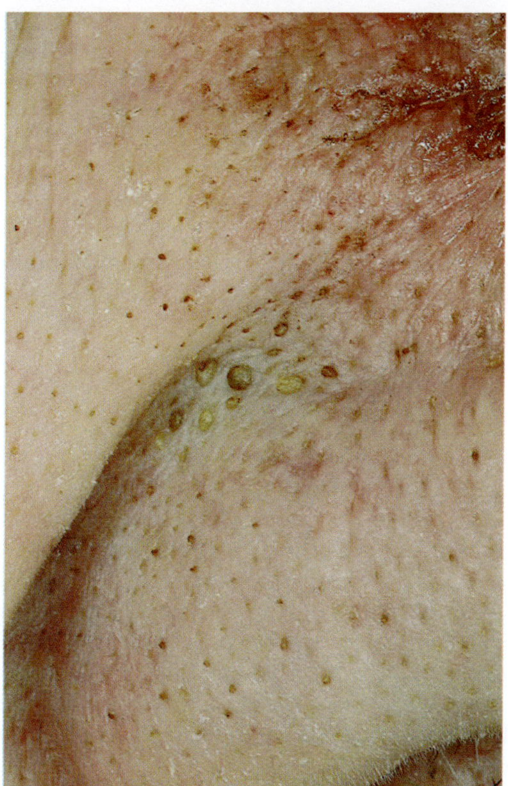

Figura 26.3 Comedões no nariz.

comedões. Após esse processo mecânico, pode-se realizar a fotobioestimulação com LED. A fotobioestimulação é um tratamento não ablativo, com efeito fotobioquímico pela irradiação luminosa, que pode ser vermelha, infravermelha e azul. A vermelha e a infravermelha atuam na inflamação, na cicatrização e, inclusive, na remodelação de colágeno. O LED azul, por sua vez, atua nas porfirinas produzidas pelas bactérias, levando-as à morte por esse efeito bactericida. É importante ressaltar que o comprimento de onda de 405 nm do LED azul é próximo ao da radiação ultravioleta A (UVA) e pode causar pigmentação da pele e ativar melasma. Normalmente, esse tratamento é realizado por um técnico em estética, um fisioterapeuta dermatofuncional ou por um enfermeiro sob supervisão ou não de um dermatologista. Pelos efeitos na pele tanto dos equipamentos quanto dos produtos utilizados, recomenda-se acompanhamento médico durante o tratamento.[8]

Terapia fotodinâmica

O LED pode ser associado ao ALA ou ao MAL na pele para estimular a produção de protoporfirina e promover um dano final na glândula sebácea. Os trabalhos científicos demonstram benefício, mas, pelo custo da medicação e a ocorrência de efeitos colaterais, essa técnica tem sido levada ao desuso.

Luz intensa pulsada

A LIP, por sua versatilidade, pode ser utilizada para efeito anti-inflamatório e bactericida na pele. Tem também efeito de fotobioestimulação, agindo direto nas porfirinas das bactérias como cromóforo-alvo. O pico de absorção da protoporfirina IX acontece em 410 nm e, quando se utiliza filtro com corte em 400 nm, têm-se a ativação da porfirina e a ação bactericida. Além disso, comprimentos maiores com corte a partir de 500 e 700 nm conseguem uma penetração maior na pele e possibilitam um efeito anti-inflamatório pela energia liberada em áreas mais profundas. Neste capítulo sugere-se essa técnica, pois, além da seletividade espectral (comprimento de onda), trabalha o tempo do pulso. Faz passadas em 100 ms e, depois, em 20 ms nos comprimentos de onda com corte em 400 nm, além de associar cortes entre 500 e 700 nm. Em relação à fluência a ser utilizada, cada equipamento terá características específicas e não se pode sugerir parâmetros, pois a luz pulsada tem variações de padronização independentes. Uma dica importante é iniciar com a metade da fluência do seu equipamento e ir aumentando gradativamente até ter boa resposta clínica. De maneira geral, a resposta à LIP é interessante para elevar a autoestima do paciente e para resultados rápidos para eventos sociais (formaturas, festas de casamento etc.).

O uso exclusivo como monoterapia não é costumeiramente viável, mas pode servir para otimizar o resultado dos tratamentos tópicos. Outra dica é, se possível, aplicar a LIP e até mesmo o LED antes de iniciar o uso de antibióticos tópicos ou orais, pois o efeito sobre os cromóforos das porfirinas provenientes das bactérias será mais efetivo.

Laser fracionado não ablativo

Na evolução do *laser*, há o sistema fracionado, caso em que o *laser* produz lesões térmicas microscópicas envoltas por tecido sadio; dessa forma, as áreas não agredidas possibilitarão uma recuperação mais rápida de toda a pele. Utiliza-se como cromóforo-alvo a água. Esses *lasers* fracionados podem ser divididos em ablativos (que retiram a epiderme) e não ablativos (LFNA; que não retiram a epiderme), com menor afinidade pela água e, portanto, seu efeito é mais profundo e sem dano à epiderme. Os LFNA devem ser usados com muito cuidado, pois a técnica incorreta dessa tecnologia pode levar a um efeito de *bulking* (excesso de calor), com consequentes cicatrizes. As tecnologias fracionadas não ablativas devem ser direcionadas para uso nas correções de cicatrizes; os fracionados não ablativos se tornam ferramentas interessantes, pois sua baixa afinidade de pela água possibilita atuar em cicatrizes mais profundas. A curva de aprendizado dos LFNA é importante, pois o *laser* que cura cicatrizes também pode causá-las, e vice-versa.

Lasers fracionados ablativos

Nas correções de cicatrizes de acne, deve-se priorizar o *laser* CO_2 em relação ao Erbium 2.940 nm, pois a afinidade com a água é maior neste último e o seu tratamento acaba sendo muito superficial.

Q-Swicthed 1.064 nm

Esse *laser* trabalha em altas energias e com tempo muito curto (nanossegundos). Apesar de não ter sido descrito na literatura, existem relatos do seu emprego para diminuir os comedões abertos em face, por seu efeito fotoacústico e afinidade pelo pigmento preto.[9]

Rosácea

Trata-se de uma afecção inflamatória de causa não totalmente elucidada. Normalmente, os pacientes queixam-se de sensibilidade na pele, vermelhidão e coceira. Podem exibir pápulas ou pústulas, placas avermelhadas e telangiectasias.

Pode ser classificada em:

- Rosácea eritematotelangiectásica
- Rosácea papulopustulosa

- Rosácea fimatosa
- Variante granulomatosa.

As mulheres são mais afetadas, porém os homens têm maior risco de evolução para a forma de rinofima. A rosácea também pode afetar a região ocular.

Em relação ao tratamento, diferentemente da acne, que vislumbra uma possibilidade de cura com a isotretinoína oral em uma parcela significativa dos casos, na rosácea o tratamento é crônico. Portanto, a associação de tratamentos tópicos, orais e tecnologias torna-se primordial.

Rosácea eritematotelangiectásica

Nesse tipo de rosácea, o componente vascular é exuberante, e o uso de tecnologias pode fazer a diferença (Figura 26.4). O primeiro tratamento a ser realizado consiste no emprego de *laser* de NdYag1064, tecnologia com peculiaridades importantes, principalmente para a área nasal. O Nd:YAG 1.064 aprofunda mais pelo seu baixo coeficiente de absorção de água; além disso, o tamanho do *spot* é diretamente proporcional à sua capacidade de penetração.

Portanto, na área nasal existe risco de necrose de cartilagem e alguns cuidados devem ser tomados. O primeiro é não usar *spots* maiores que 3 mm; os trabalhos demonstram que a profundidade está relacionada com o tamanho do *spot* utilizado (Figura 26.5).[10]

O segundo cuidado, porém não menos importante, é não repetir disparos com essa tecnologia na região nasal e ajustar os parâmetros de fluência e intervalo de pulso para o calibre dos vasos nos quais se atuará. Como não se deve repetir disparos de NdYag na região nasal, o ideal para otimizar o resultado é associá-lo à LIP com corte por volta dos 550 nm. Como já existe um acúmulo de energia pelo uso do neodímio 1.064 nm, torna-se interessante o uso de resfriadores externos e ponteiras resfriadas de LIP. O *dye laser* também é descrito para o tratamento do eritema e das telangiectasias, mas seu uso está restrito na atualidade pelos custos do equipamento e pela limitação de acesso aos dermatologistas.

Rosácea papulopustulosa

Nesse tipo de rosácea, deve-se usar LIP semelhantemente ao descrito para acne e aplicar comprimento de onda com corte por volta de 400 nm para atingir as bactérias que colonizam a rosácea. Recomendam-se duas passadas com duração de pulso de 100 ms e, depois, entre 15 e 20 ms; se possível, realizar essas duas passadas com comprimento de onda com corte entre 600 e 700 nm para efeito anti-inflamatório pelo calor liberado.

Rosácea fimatosa

Neste tipo de rosácea, ocorre um processo de espessamento da pele, tornando-se necessários procedimentos ablativos, realizados com *laser* CO_2 fracionado ou modo cirúrgico não fracionado ou com eletrocirurgia. A eletrocirurgia consiste no uso de corrente alternada de alta frequência que destrói o tecido por produção de calor e ruptura mecânica. A habilidade e a experiência do cirurgião dermatológico são importantes para evitar excesso de aprofundamento. Também é necessária rapidez no uso da eletrocirurgia, pois casos de acromia ou cicatrizes hipertróficas são relatados. Desse modo, neste capítulo recomenda-se a abrasão mecânica sob anestesia local com lixa diamantada e repetição do tratamento outras vezes, se necessário.

Nos casos de rosácea granulomatosa, observa-se menor resposta terapêutica às tecnologias.[11,12]

TUMORES BENIGNOS DA FACE

Rinofima

Pode existir como doença independente da rosácea (Figura 26.6); suas outras causas não são bem estabelecidas, mas seu tratamento segue os mesmos protocolos de tratamento citados em "Rosácea fimatosa".

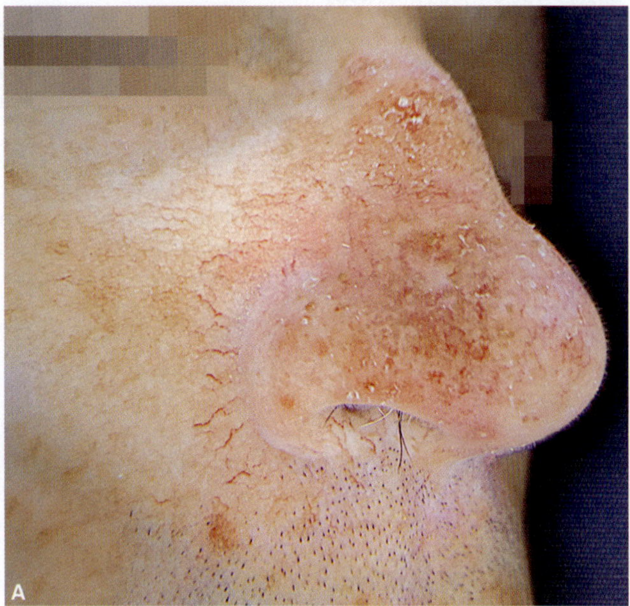

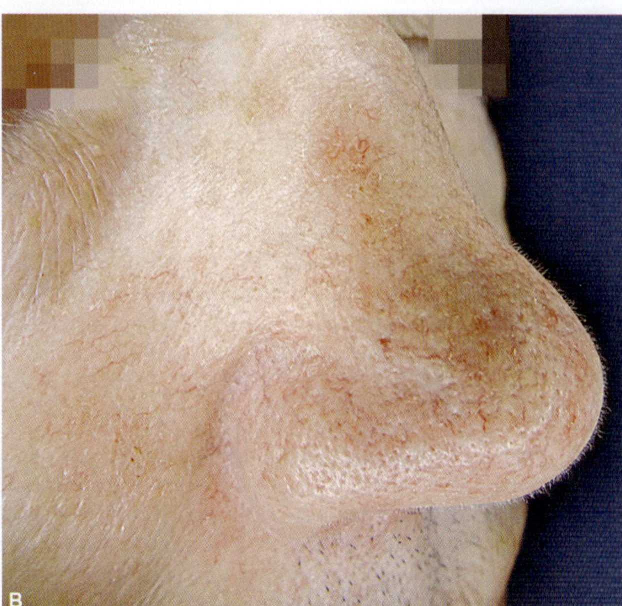

Figura 26.4 A. Caso de rosácea eritematotelangiectásica com focos pustulosos. **B.** Excelente resposta após duas sessões de LIP associada a Nd:YAG 1.064.

Nevo intradérmico nasal

Os nevos intradérmicos (Figura 26.7) podem ser retirados com LFNA com modo cirúrgico ou uso de eletrocirurgia. No nariz, a cicatrização por segunda intenção tem excelente resultado, mas, para evitar hipo ou acromias, neste capítulo recomenda-se a retirada tangencial dos nevos com tesoura, lâmina de bisturi ou lâmina de barbear seguida da coagulação da área excisada. O resultado estético torna-se melhor com essa técnica.

Nevo melanocítico congênito

Na área nasal, esses tumores tendem a ser pequenos (Figura 26.8), e nevos inferiores a 20 cm têm menores chances de malignizar. Os melhores resultados são obtidos com os *lasers* Q-Swichted, mas eles não eliminam totalmente os nevos e pode haver recidivas; outros *lasers*, como os ablativos, estão associados a cicatrizes inestéticas.[13]

Adenoma sebáceo ou angiofibroma

Pode ser tratado com eletrocirurgia ou, de modo mais preciso, com *laser* CO_2, visto que este, além de coagular pequenos vasos, apresenta menor sangramento e melhor coagulação, dessecação e carbonização dos adenomas sebáceos (Figura 26.9).

Pápula fibrótica do nariz

Variante do angiofibroma, deve ser tratada da mesma maneira (Figura 26.10).

Hidrocistoma

Laser CO_2 e eletrocirurgia em hidrocistoma (Figura 26.11) são procedimentos amplamente difundidos, porém com recidivas.

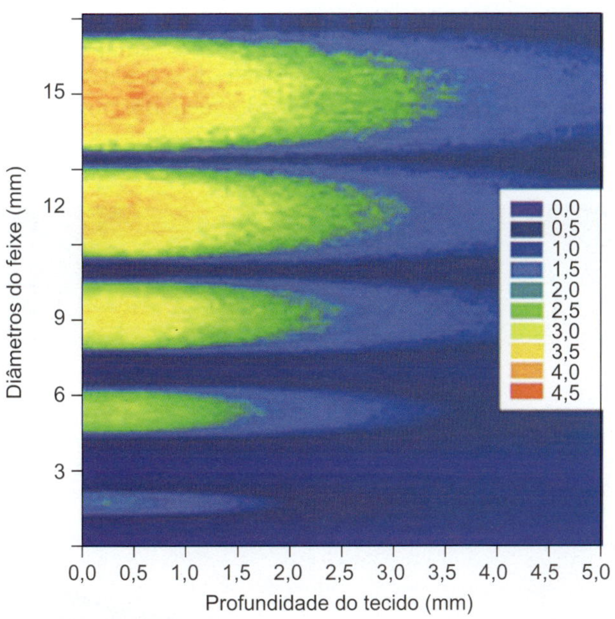

Figura 26.5 Profundidades do Nd:YAG 1.064 conforme o diâmetro do *spot*. Adaptada de Ross e Domankevitz, 2005.[10]

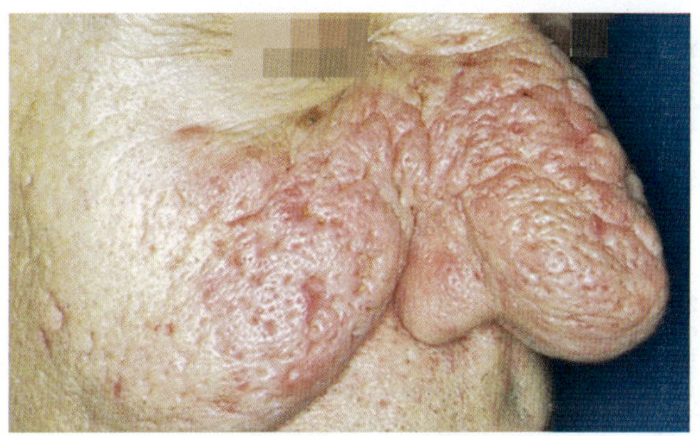

Figura 26.6 Rinofima.

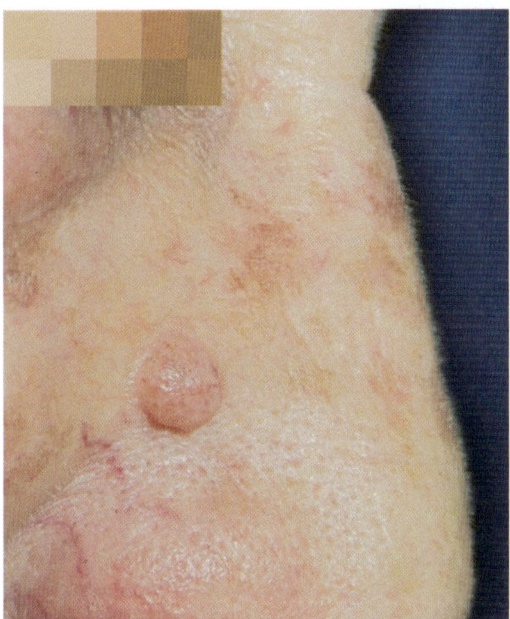

Figura 26.7 Nevo intradérmico.

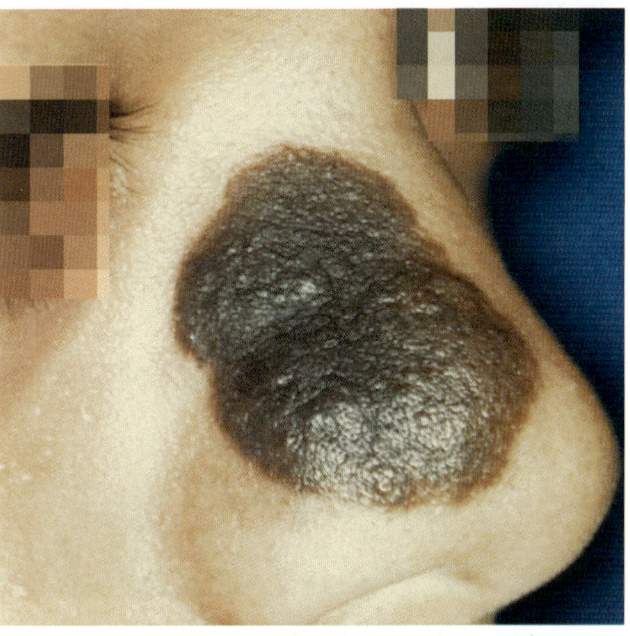

Figura 26.8 Nevo melanocítico congênito nasal.

Hiperplasia sebácea

Apesar de o tratamento poder ser feito com *laser* CO_2 ou eletrocirurgia, esta é uma das patologias mais recompensadoras no que concerne ao tratamento, em razão do excelente resultado apresentado (Figura 26.12).[14,15]

Melanoses e efélides

Pela mesma questão da fotoexposição descrita, o fato de os pigmentos no rosto decorrerem da exposição solar e de fototipos mais baixos, os tratamentos com tecnologias são bem indicados para essas situações.

Dos aparelhos disponíveis para a retirada de pigmentos de melanina, têm-se a luz intensa pulsada com comprimento de onda com corte próximo dos 550 nm e os *lasers* Q-Switched, ambos eliminando os pigmentos melânicos dermoepidérmicos. A associação dessas tecnologias com *laser* fracionado ablativo otimiza a eliminação dos pigmentos. Além disso, uma tecnologia interessante, porém de menor alcance ao dermatologista geral, é o *laser* de túlio 1.927 nm, que tem como cromóforo a água, mas também ajuda a eliminar os pigmentos.[16] Um exemplo de efélide nasal pode ser observado na Figura 26.13.

LESÕES VASCULARES DO NARIZ

Hemangioma

Hemangiomas envolvendo o nariz são responsáveis por 15,8% dos hemangiomas faciais e, destes, 5,1% afetam a ponta nasal (Figura 26.14).

Os tratamentos para hemangiomas mudaram após 2008, a partir do emprego do propranolol como opção terapêutica. O tratamento atual tem como base identificar primeiro se há comprometimento extracutâneo e posterior uso de betabloqueadores ou cirurgias. O uso de tecnologias fica para uma fase muito inicial do crescimento tumoral ou para as telangiectasias residuais pós-involução espontânea, pós-betabloqueadores ou pós-cirúrgicas. O *dye laser* é o equipamento de escolha, mas, apesar disso, a luz pulsada e o Nd:YAG 1.064 pulso longo podem ser utilizados com menor resposta.

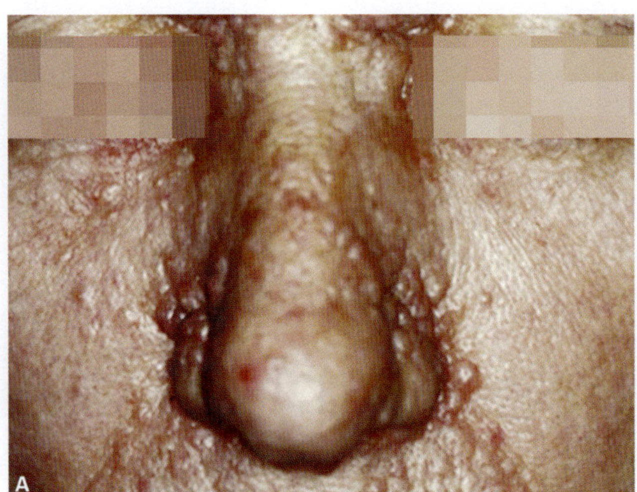

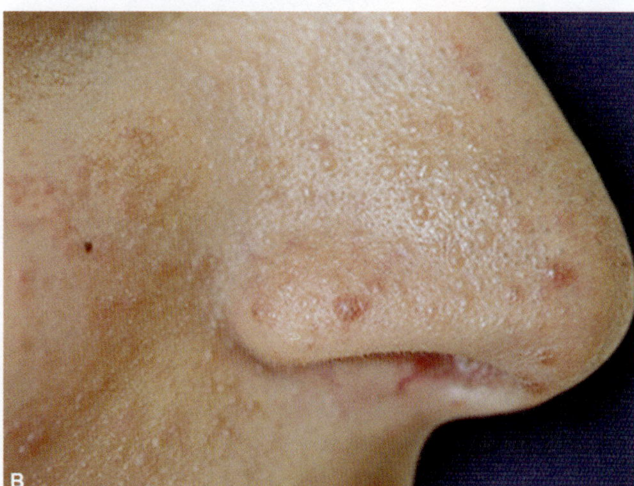

Figura 26.9 A e **B.** Lesões nasais de adenoma sebáceo.

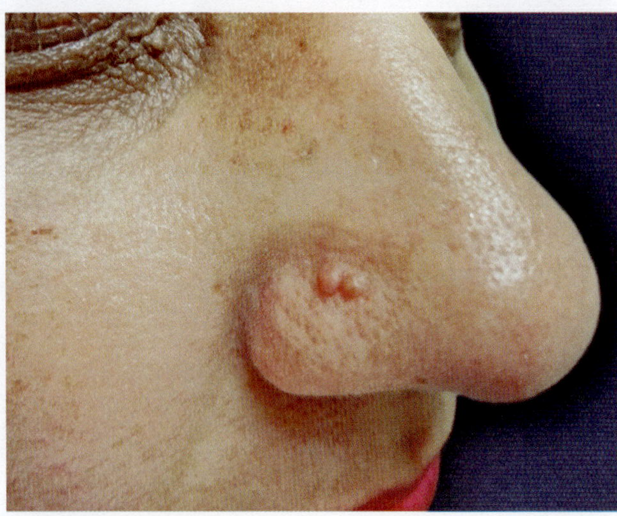

Figura 26.10 Pápula fibrótica do nariz.

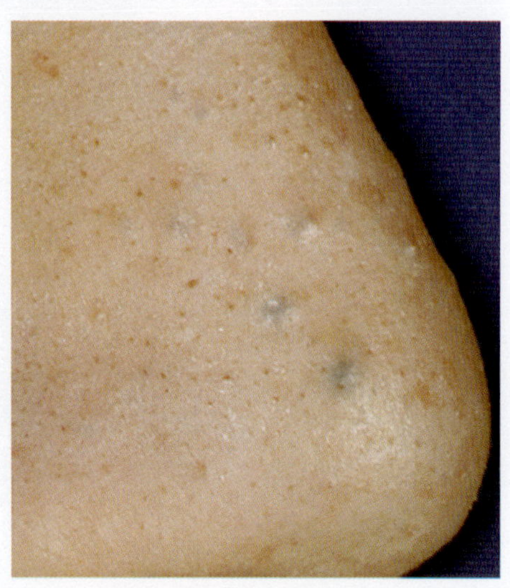

Figura 26.11 Hidrocistoma.

Malformações vasculares

A principal representante na Dermatologia é a mancha vinho do Porto (Figura 26.15), uma malformação capilar. Seu tratamento é preferencialmente a *laser* e, também, com o *dye laser.* A LIP pode ser utilizada como terapia, porém com resultados inferiores. Uma promessa para o futuro é a LIP com banda estreita e com dois cortes entre 500 e 600 nm, podendo, desse modo, haver aumento de energia na faixa de absorção da hemoglobina.

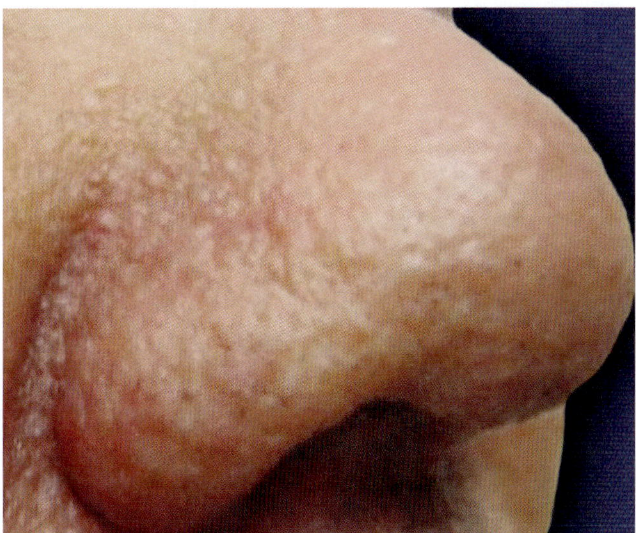

Figura 26.12 Hiperplasia sebácea nasal.

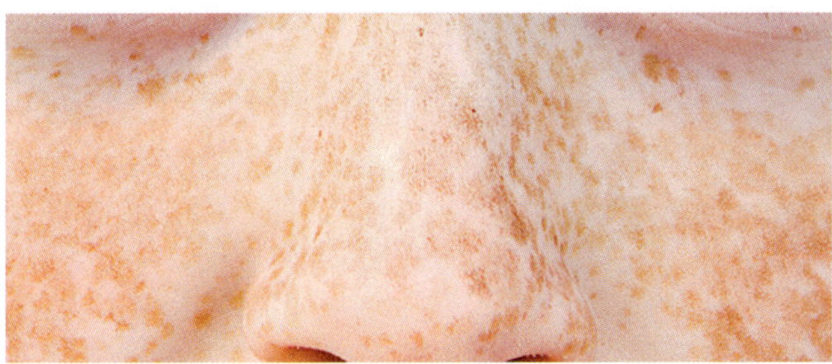

Figura 26.13 Efélides nasais.

Angioma rubi

Certamente, o Nd:YAG 1.064 sem sobreposição compreende o tratamento de escolha, mas a eletrocirurgia de modo delicado pode também tratar esse tipo de lesão (Figura 26.16).

Telangiectasias

O *dye laser* representa uma excelente opção para telangiectasias nasais. Contudo, apesar de os dermatologistas terem maior acesso a essa tecnologia, a luz pulsada apresenta maior recidiva e dificuldade de atingir vasos mais profundos. Uma opção para melhorar os resultados em vasos consiste na associação da luz intensa pulsada com o *laser*, também específico para vasos e com maior disponibilidade em plataformas de *laser* e luz, o Nd:YAG 1.064.

Essa associação deve ser iniciada com o Nd:YAG 1.064, pois sua penetração é mais profunda. Esse equipamento não deve ser aplicado duas vezes no mesmo ponto, pelo risco de necrose de cartilagem ou queimadura na pele. Em seguida, aplica-se a luz intensa pulsada para se aproximar do resultado do *dye laser.*[17-19] É importante lembrar que, na área nasal, substâncias esclerosantes devem ser evitadas pelo risco de necrose cutânea e pela possiblidade de afetar artérias do sistema nervoso central.

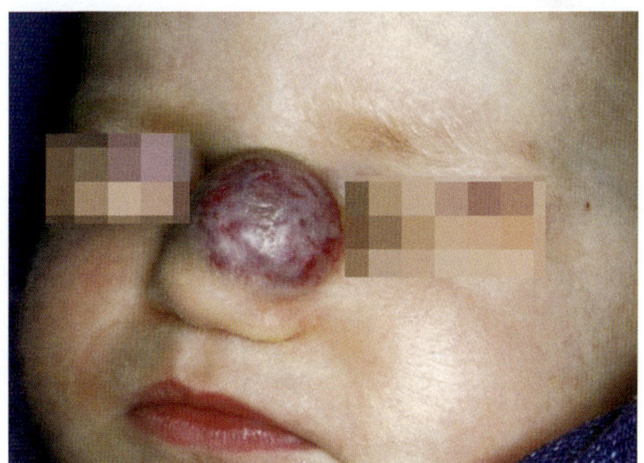

Figura 26.14 Hemangioma nasal.

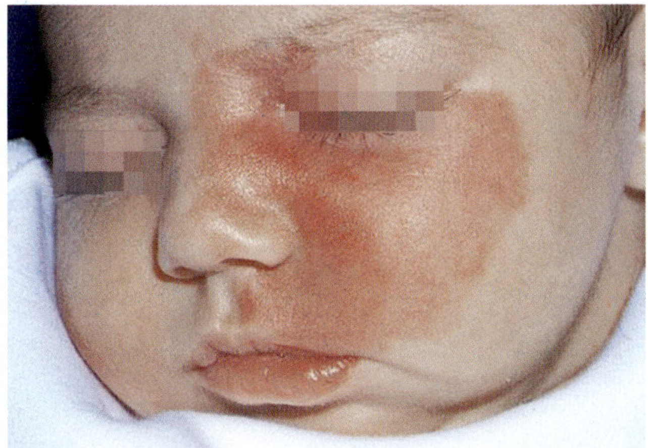

Figura 26.15 Mancha vinho do Porto com acometimento nasal.

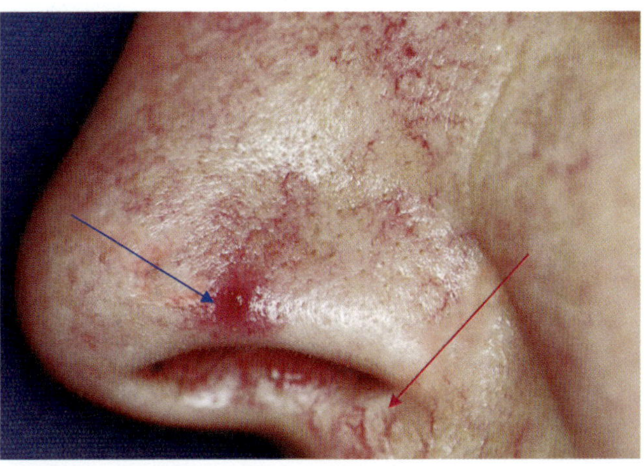

Figura 26.16 Angioma rubi (*seta azul*) e telangiectasias (*seta vermelha*).

REFERÊNCIAS BIBLIOGRÁFICAS

1. Sand M, Sand D, Thrandorf C, Paech V, Altmeyer P, Bechara FG et al. Cutaneous lesions of the nose. Head Face Med. 2010;6:7.
2. Morton CA, Szeimies RM, Sidoroff A, Braathen LR. European guidelines for topical photodynamic therapy part 1: treatment delivery and current indications – actinic keratoses, Bowen's disease, basal cell carcinoma. J Eur Acad Dermatol Venereol. 2013;27:536-44.
3. Schmitz L, von Dobbeler C, Gupta G, Gambichier T, Szeimies RM, Morton CA et al. Photodynamic therapy leads to significant improvement of actinic keratosis area and severity index (AKASI). Photodiagnosis Photodyn Ther. 2018;21:66-70.
4. Zandi S, Lui H. Long-term removal of unwanted hair using light. Dermatol Clin 2013;31:179-91.
5. Gollnick H, Cunliffe W, Berson D, Dreno B, Finlay A, Leyden JJ et al. Management of acne: a report from a Global Alliance to Improve Outcomes in Acne. J Am Acad Dermatol. 2003;49:S1-37.
6. Zouboulis CC. Acne and sebaceous gland function. Clin Dermatol. 2004; 22(5):360-6.
7. Melnik BC. Linking diet to acne metabolomics, inflammation, and comedogenesis: an update. Clin Cosmet Investig Dermatol. 2015;8:371-88.
8. Alvares DB, Taborda VBA, Alma JM. Acne vulgaris: Advances in the combined technique of facial skin cleansing associated with ultrasonic peel and LEDs photobiostimulation. Salusvita. 2012;31(1):71-80.
9. Barbaric J, Abbott R, Posadzki P, Car M, Gunn LH, Layton AM et al. Light therapies for acne: abridged 1193 Cochrane systematic review including GRADE assessments. Br J Dermatol. 2018;178(1):61-75.
10. Ross EV, Domankevitz Y. Laser treatment of leg veins: physical mechanisms and theoretical considerations. Lasers Surg Med. 2005;36:105-16.
11. Handler MZ, Bloom BS, Goldberg DJ. IPL vs PDL in treatment of facial erythema: A split-face study. J Cosmet Dermatol. 2017; 16(4):450-53.
12. Micali G, Dall'Oglio F, Verzì AE, Luppino I, Bhatt K, Lacarrubba F et al. Treatment of erithemato-telangiectatic rosacea with brimodine alone or combined with vascular laser based on preliminary instrumental evaluation of vascular component. Lasers Med Sci. 2017.
13. Eggen CAM, Lommerts JE, van Zuuren EJ et al. Laser treatment of congenital melanocytic nevi: a systematic review. Br J Dermatol. 2018;178(2):369-83.
14. Ygider AP, Kayhan FT, Yigit O, Kavak A, Cingi C et al. Skin diseases of the nose. Am J Rhinol Allergy. 2016;30(3):e83-e90.
15. Guvenc U, Bahali AG, Tursen Umit et al. Treatment of facial angiofibromas of tuberous sclerosis with radiofrequency dessication and coagulation. RoJCED. 2017;3(4):182-5.
16. Köse. Successful removal of freckles with the bipolar radiofrequency and optical energy. J Cosmet Laser Ther. 2016;18(4).
17. Waner M, Kastenbaum J, Scherer K. Hemangiomas of the nose: surgical management using a modified subunit approach. Arch Facial Plast Surg. 2008;10(5):329-34.
18. Keller RG, Stevens S, Hochman M. Modern management of nasal hemangiomas. JAMA Facial Plast Surg. 2017;19(4):327-32.
19. Moy WJ, Yakel JD, Osorio OC, Salvador J, Hayakawa C, Kelly KM et al.Targeted narrowband intense pulsed light on cutaneous vasculature. Lasers Surg Med. 2015;47:651-7.

27

Tratamento do Rinofima

Juliana Uchiyama, Sarita Martins

INTRODUÇÃO

Também conhecido como elefantíase nasal ou acne hiperplásica, o termo rinofima vem do grego *rhis*, que significa nariz, e *phyma*, que significa crescimento.

Hebra, em 1845, foi o primeiro a usar o termo rinofima na literatura médica.[1] A descrição do primeiro tratamento cirúrgico foi feita em 1629, por Daniel Sennert. Já Virchow foi o primeiro a relatar a ligação entre rosácea e rinofima, em 1846.[2]

Por um longo período, o rinofima foi erroneamente associado com o alcoolismo, recebendo uma variedade de nomes como "nariz de uísque", "nariz de batata", "flor de gim", entre outros.[3]

Trata-se de uma doença desfigurante, com grande estigma social e baixo índice de qualidade de vida. Tem um crescimento lento, caracterizado por hipertrofia e hiperplasia benigna das glândulas sebáceas, vasos sanguíneos e tecido dérmico na região nasal.[4]

EPIDEMIOLOGIA

A incidência e a prevalência mundial do rinofima são desconhecidas. Embora a rosácea seja mais comum no sexo feminino (3:1), o rinofima atinge 15 a 30 vezes mais os homens, sendo raro nas mulheres, afetando principalmente homens caucasianos entre a 5ª e a 7ª década de vida.[5]

Essa discrepância na incidência entre os sexos provavelmente é explicada pela diferença nos níveis de androgênio, que desempenham um papel importante na progressão da rosácea para hiperplasia inflamatória crônica característica do rinofima.[5]

ETIOPATOGENIA

A etiologia do rinofima ainda não foi completamente elucidada.[6,7] Alguns autores consideram que essa doença esteja associada ao quarto estágio da rosácea centrofacial.[8] Nesses casos, várias causas têm sido sugeridas, incluindo fatores genéticos e ambientais como a colonização das glândulas sebáceas por *Demodex folliculorum* e consumo de álcool, porém não são confirmadas.[9]

Entretanto, outros acreditam que o rinofima seja uma entidade própria, já que, diferentemente da rosácea, é mais comum no sexo masculino e pode se manifestar sem o quadro rosaceiforme típico.[6]

QUADRO CLÍNICO

O primeiro sinal clínico do rinofima é o aparecimento da dilatação dos poros pilossebáceos, que contém sebo e queratina no seu interior, na região distal do nariz.[8]

Com a evolução do quadro, observa-se uma aparência engrossada, irregular, lentamente aumentada de volume, com aparecimento de formações nodulares resultando em um aspecto irregular e desfigurante. Há substituição dos contornos normais das subunidades do dorso inferior, ponta, parede lateral e alar e consequente perda da demarcação entre elas.[5,7]

O rinofima pode ser localizado ou generalizado, no entanto, geralmente acomete os dois terços distais do nariz. Outros achados comuns incluem eritema e telangiectasias.[8]

Em alguns pacientes, o processo inflamatório pode ser intermitente, culminando em aspectos cicatriciais e fibrosos.[10] Os ossos e as cartilagens não são acometidos, embora ocorra obstrução significativa das vias respiratórias nasais, resultando na apneia obstrutiva do sono, nos estágios avançados.[5]

Clinicamente, três variantes do rinofima podem ser reconhecidas: a glandular, a fibrosa e a fibroangiomatosa. Na forma glandular, o nariz é aumentado, principalmente devido à hiperplasia das glândulas sebáceas, sendo acompanhada de seborreia. Já a variante fibrosa é caracterizada pela hiperplasia do tecido conjuntivo, enquanto na forma fibroangiomatosa há adicionalmente uma vasodilatação.[11]

Embora o rinofima seja uma lesão benigna, nos casos em que houver crescimento rápido e ulceração, deve-se considerar a possibilidade de malignidade, visto que há alguns casos na literatura de associação com carcinoma basocelular e espinocelular.[12]

O rinofima é classificado como:

- Leve: telangiectasias e hipertrofia da derme
- Moderado: hipertrofia e nódulos pequenos
- Grave: grande quantidade de nódulos abrangendo quase todo nariz.

HISTOPATOLOGIA

Observa-se na histopatologia do rinofima o aumento do número e do tamanho das glândulas sebáceas. O infundíbulo folicular pode estar dilatado e preenchido por debris de queratina. Infiltrado linfo-histiocitário perifolicular está presente.

Há descritas na literatura duas formas histopatológicas de rinofima, uma forma glandular com hiperplasia das glândulas sebáceas e ductos sebáceos dilatados, preenchidos por sebo, e uma forma telangectásica fibrosa, com aumento dos vasos sanguíneos, linfáticos e tecido conectivo.[13]

TRATAMENTO

Cuidados gerais

Deve-se orientar a higiene local com sabões neutros, o uso de protetores solares e loções adstringentes.[7,14] Devem ser evitados cremes oleosos, corticosteroides, exposição à luz solar, fontes de calor e frio, assim como bebidas alcoólicas.[7]

Tratamentos clínicos

Os tratamentos clínicos apresentam resultados desapontadores, exceto nas alterações bem iniciais do rinofima.[15]

Topicamente se utiliza metronidazol, ácido azelaico, sulfacetamida com enxofre e tretinoína. Sistemicamente, antibióticos, como tetraciclinas, doxiciclina e claritromicina, são alternativas para os casos em que há sinais clínicos de inflamação ativa.[7,15]

Doses baixas de isotretinoína (0,5 a 1 mg/kg/dia) têm sido utilizadas no rinofima leve/precoce, como tentativa de retardar a progressão.[2,16-18] Nenhum antibiótico ou retinoide se mostrou capaz de parar a progressão ou melhorar a aparência do rinofima.[5]

Tratamento cirúrgico

Existem diversas formas de abordagem do rinofima, porém não há consenso na literatura quanto à melhor técnica, pois todas apresentam vantagens e desvantagens. A escolha depende do treinamento e da experiência do profissional que irá realizá-lo.

No período pré-operatório, é recomendada a suspensão do uso de ácido acetilsalicílico, ginkgo biloba e vitamina E. Os medicamentos anti-hipertensivos devem ser tomados no dia, bem como os antidiabéticos.[19] O uso de antiviral oral é mandatório para prevenir o herpes simples. Kilty e Brownrigg[20] recomendam o uso de antibióticos intra e pós-operatório contra espécies de estafilococos. Já Antonio[21] utiliza a antibioticoterapia sistêmica 2 dias antes da cirurgia e 5 dias depois.

A anestesia para tratamento cirúrgico do rinofima é local, ou, para maior conforto do paciente, local mais sedação em ambiente hospitalar. Há autores que preconizam a anestesia geral. Na anestesia local, utiliza-se a lidocaína a 2% com epinefrina para realizar os bloqueios dos nervos infraorbitário através de um carpule de forma intraoral ou extraoral. Na intraoral, levanta-se o lábio superior com o polegar da mão esquerda e, com a mão direita (pessoas destras), introduz-se a agulha 30 G através da mucosa oral no ápice do dente canino posicionando-a cranialmente para trás e lateralmente ao longo da maxila em direção ao dedo que está palpando o forame. Na extraoral, traça-se uma linha imaginária paralela à linha média da face, equidistando cerca de 3 cm passando pela pupila e pelos forames supraorbitários, a cerca de 0,5 cm do rebordo inferior orbital. Identifica-se o forame com a colocação do dedo indicador esquerdo. Introduz-se a agulha intradérmica fina em um ponto localizado 1 cm lateralmente à porção média da asa do nariz. Assim que sentir a agulha próxima ao forame, deve-se dirigi-la para cima e para trás e lateralmente ao plano axial definido pelo dedo guia. Toca-se a agulha na maxila, esta é recuada e injetam-se 2 a 3 mℓ da solução anestésica com vasoconstritor próximo ao forame.[17]

A anestesia tumescente (Tabela 27.1) é utilizada para promover um menor sangramento, sempre respeitando os limites de 7 mg/kg de peso de lidocaína com vasoconstritor e 4,5 mg/kg de peso sem vasoconstritor.[18] Ela é introduzida diretamente na área comprometida, o que algumas vezes, pela intensa fibrose, se torna difícil. Caso não seja possível, faz-se mais ao redor e abaixo da lesão. Deve-se lembrar de esperar sempre de 10 a 15 min o início do efeito anestésico e vasoconstritor.[18]

Tabela 27.1 Solução anestésica utilizada em cirurgia dermatológica.

Anestésico	Dose
Lidocaína 2%	10 mℓ
Epinefrina 1/1.000	0,4 mℓ
Bicarbonato de sódio 8,4%	4 mℓ
Soro fisiológico (quantidade suficiente)	40 mℓ

A anestesia tópica não proporciona analgesia adequada para a realização do *shaving*.

Decorticação

A decorticação com lâmina de bisturi é um procedimento que sangra muito. O *shaving* é feito com uma lâmina de bisturi número 15 paralela à pele, sempre controlando a profundidade. É importante deixar uma camada fina com alguma glândula sebácea, para que ocorra a reepitelização. Do contrário, poderá deixar cicatrizes atróficas no local. Karge e Kons[22] utilizam para a decorticação, além da lâmina de bisturi, uma lâmina gilete descartável para retificar a área. A hemostasia é realizada com cloreto de alumínio ou eletrocoagulação com bisturi elétrico.[22,23]

Dermoabrasão

Pode ser realizada por lixas diamantadas ou lixas d'água. Inicia-se com lixa mais grossa (80) e, depois de atingir a profundidade desejada, troca-se por uma mais fina, até homogeneizar a área. A técnica é simples e barata, porém demorada e o sangramento é intenso.

Eletrocirurgia

Pode ser feita com a técnica de *shaving* com argolas ou por vaporização da pele até a profundida desejada.[23] Normalmente, quando o rinofima é muito grande, solicita-se ao paciente uma foto anterior ao problema, para servir como parâmetro. Retiram-se as camadas aos poucos, esculpindo o nariz de modo lento até que adquira uma forma cosmeticamente aceitável. O aparelho utilizado é o Wavetronic 5000 na modalidade *blend*, ponteira em alça e com potência entre 4 e 5. Indica-se finalizar com uma lixa d'água para retificar algum degrau que por acaso o *shaving* deixe. Em alguns casos, pode-se finalizar com a colocação de ácido tricloroacético (TCA) a 35% sobre a área cruenta. A ponteira utilizada é a alça circular e o aparelho de eletrocirurgia é colocado na função *cut* e *low blend* e na potência 3.[21] A cicatrização se dá por volta de 15 a 20 dias (Figuras 27.1 e 27.2). A principal desvantagem desse procedimento é o acúmulo do calor nos tecidos, levando a maior risco de necrose e cicatriz.[7]

Quimiocirurgia

Geralmente, se usa o TCA a 70% ou fenol a 88%. Após a limpeza do local, aplica-se uma ou mais passadas do ácido sobre a região a ser tratada. Ambos os cáusticos deixam de imediato uma coloração esbranquiçada, que deve ser preferencialmente homogênea.[23]

Gaspar *et al.*[10] desengorduram a pele com acetona e imediatamente aplicam o TCA (de 70 a 90%) com um bastão envolvido em chumaço de algodão, formando um cotonete plano até que ocorra o branqueamento do local. Nas lesões muito exuberantes, foram aplicadas duas ou mais camadas. Áreas de pele normal ou atróficas devem ser evitadas. Avisar ao paciente que haverá a formação de crostas espessas e escuras, que devem permanecer por um período de 7 a 10 dias e terão descolamento espontâneo e não traumático. Se necessária nova aplicação nos pontos que permanecem com alguma hipertrofia, poderá ser realizada logo que as crostas se soltem. Após 30 a 60 min, o aspecto esbranquiçado é substituído por um eritema discreto. Pode-se também associar técnicas como a exérese tangencial seguida de dermoabrasão com lixa d'agua e aplicação de TCA a 30% sobre a área previamente abrasada.[19]

Laser

Laser de dióxido de carbono

A ablação da rinofima por *laser* de dióxido de carbono (CO_2) é um método bem estabelecido para o seu tratamento. O resultado cosmético é geralmente muito bom. No entanto, trata-se de uma técnica demorada, podendo exigir mais de 1 h nos casos avançados.[24]

Devido à dispersão térmica do *laser* CO_2, observa-se atraso na cicatrização, cicatrizes hipertróficas, eritema pós-tratamento, alterações da pigmentação e entalhe da asa nasal.[25] No entanto, isso tem diminuído com o advento dos modos pulsados, visto que com estes há redução dos efeitos térmicos iatrogênicos.[24]

Laser Erbium:YAG

Também tem sido usado no tratamento do rinofima. Apresenta uma dispersão térmica menor que o *laser* CO_2, reduzindo o tempo de reepitelização para 1 a 2 semanas.[26]

A sua desvantagem está no custo, equipamento especializado e hemostasia pobre.[25]

O uso do *laser* Erbium:YAG (Er:YAG) combinado com o *laser* CO_2 diminui a probabilidade de dispersão térmica e ajuda a manter a hemostasia intraoperatória.[25]

Laser de diodo

Tem sido usado para tratar o rinofima leve. Suas vantagens incluem boa hemostasia e dano mínimo no tecido normal ao redor. Entre as complicações incluem-se bolhas que aumentam o risco de cicatrizes e discromia.[27-29]

O grande problema do tratamento a *laser* é que ele não preserva o tecido para exame histopatológico porque ele vaporiza o tecido. Ele prolonga o tempo de operação porque vai destruindo camada por camada, especialmente nos casos em que o rinofima é extenso.[30]

Criocirurgia

Os benefícios incluem mínimo sangramento, pouca dor intraoperatória, mas que necessita anestesia, e não destruição da cartilagem nasal, se tratada corretamente. Como desvantagens, tem-se discromia e cicatriz.[8]

Já Strempel[23] defende que a criocirurgia caiu em desuso, por ser um método pouco preciso e com muitos efeitos adversos, como o sangramento. Pode ser usada em um único ciclo de 30 s a 1 min, dependendo da espessura do rinofima.

Excisão em bloco e fechamento direto

Tem como vantagens rápida cicatrização e resultado cosmético bastante satisfatório, porém é muito limitante, só indicada para rinofimas pequenos e localizados.[23]

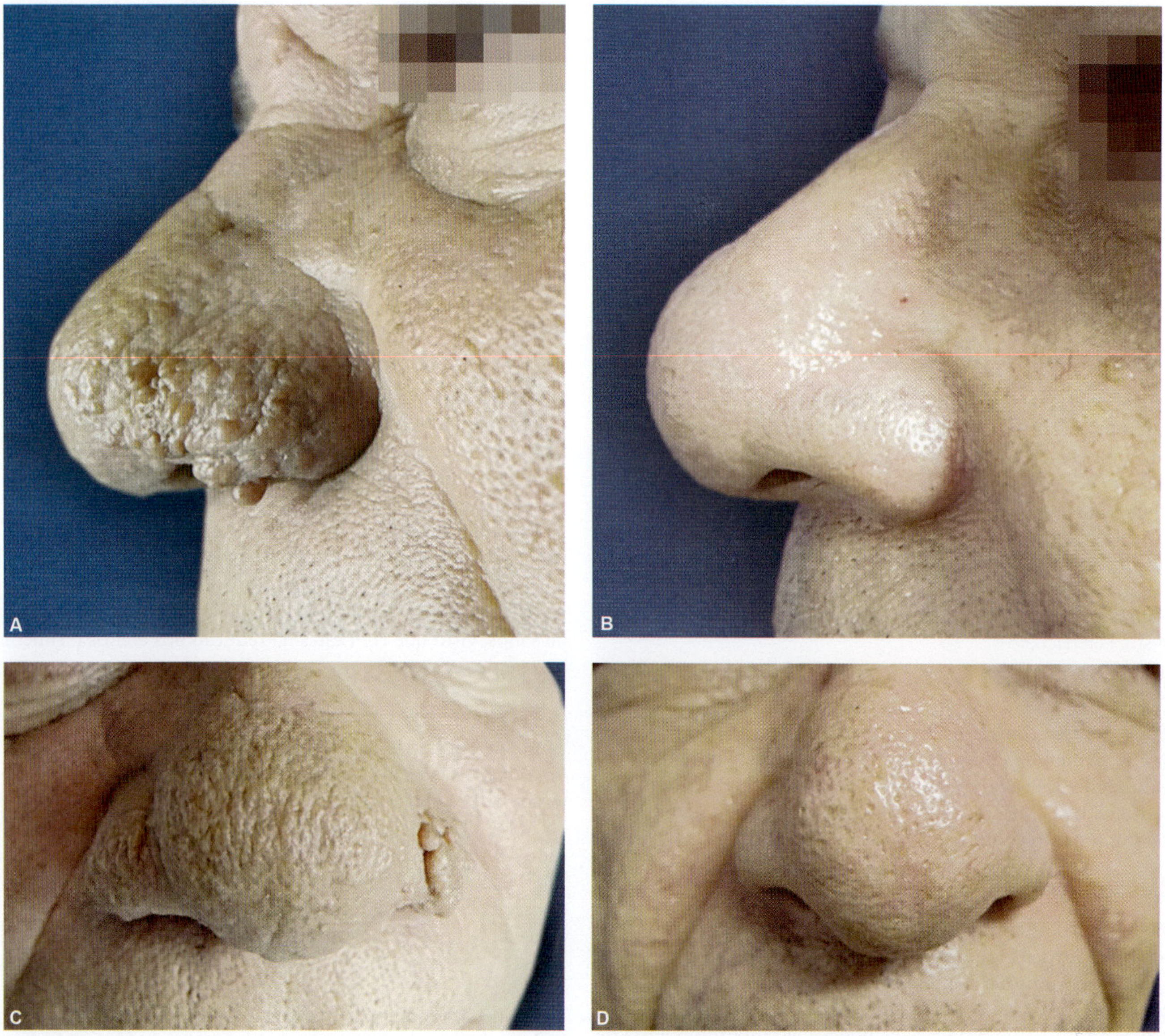

Figura 27.1 Caso 1 – antes (A e C) e depois (B e D) da eletrocirurgia.

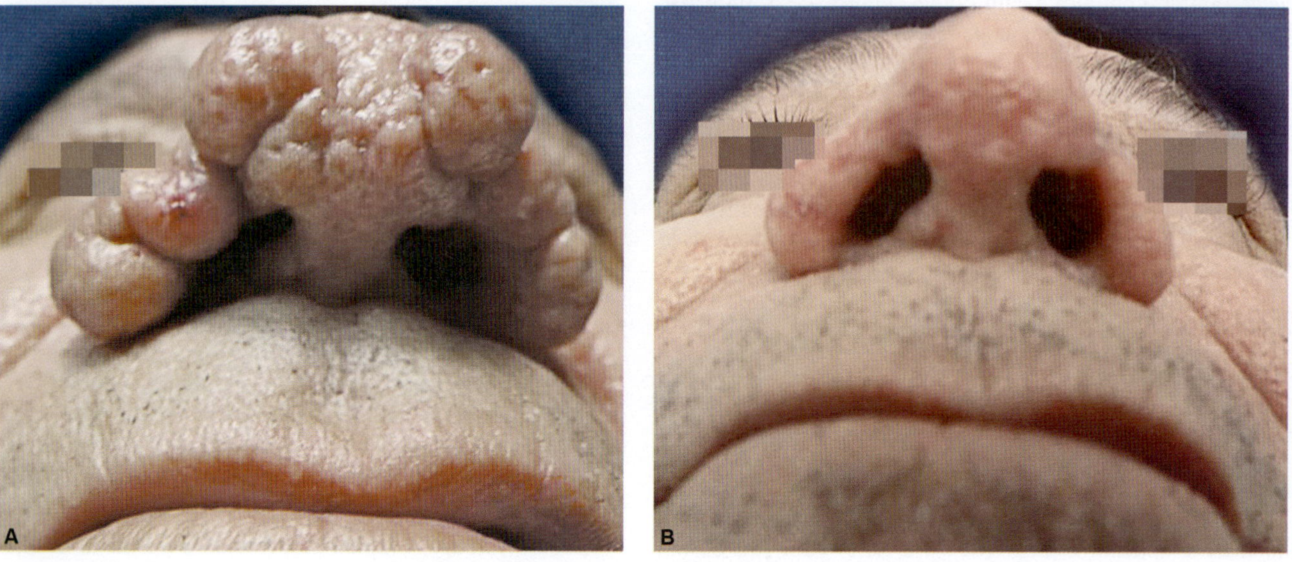

Figura 27.2 Caso 2 – antes (A) e depois (B) da eletrocirurgia.

Exérese com reconstrução utilizando enxertos

Indicada para os casos de rinofima em que a lesão se infiltra profundamente. A lesão é totalmente extirpada e coberta por um enxerto de pele total retirado da região clavicular ou inguinal. Essa área doadora é fechada primariamente. A área receptora é coberta pelo enxerto e por um curativo grande e espesso. Para impedir o fechamento da asa nasal, talas de silicone são colocadas e retiradas no 5º dia de pós-operatório. O curativo é retirado no 5º dia e se mostrou pega do enxerto, ele é deixado aberto e um creme de mupirocina a 2% é aplicado no local. O resultado cosmético é considerado muito bom pelos pacientes; entretanto, o uso de filtro solar no pós-operatório é mandatório para que não ocorra hipo nem hiperpigmentação do local.[24]

Nas excisões tangenciais em que são preservadas as glândulas sebáceas, enxerto de pele parcial pode ser uma opção.[28]

Tratamentos combinados

Os tratamentos combinados visam a diminuir a probabilidade de ocorrência dos efeitos colaterais. A excisão tangencial associada à eletrocoagulação[29], a dermoabrasão associada ao uso do TCA, a eletrocirurgia associada à dermoabrasão e a retirada com lâmina de bisturi seguida de dermoabrasão são opções descritas na literatura com bons resultados estéticos.

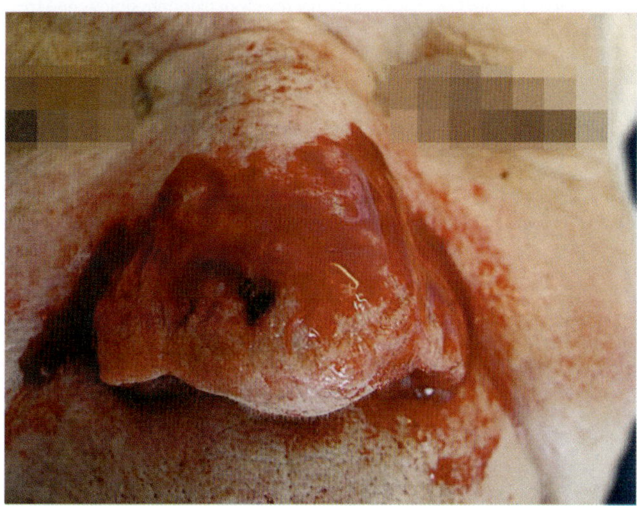

Figura 27.3 Sangramento pós-operatório.

O *laser*, quando aplicado após a decorticação, deve ser usado alguns meses após.[16]

São também citados na literatura a exérese e o fechamento com retalho da região frontal e excisão com microdermoabrasador.[30]

PÓS-OPERATÓRIO

É muito semelhante em todas as técnicas utilizadas. Uma vez que a cicatrização é por segunda intenção, utilizam-se curativos não aderentes, que podem ser feitos com gaze raiom vaselinada, gaze embebida com vaselina ou mesmo filmes biológicos com Tegaderm™ ou Bioclusive®. Os curativos devem ser trocados diariamente e a área limpa com água e sabão ou clorexidina aquosa.[23] Alguns autores preconizam o uso de pomada à base de colagenase (0,6 U) associada ao cloranfenicol em trocas diárias do curativo.[28] Já Vasconcellos *et al.*[19] propõem a colocação de antibiótico tópico seguido de um filme plástico de PVC, gaze e esparadrapo. O filme plástico tem como função bloquear as terminações nervosas, controlando a dor do pós-operatório. Os curativos devem ser refeitos diariamente durante 1 semana. Após esse período, usar o filtro solar até o eritema desaparecer e a pele retornar à cor normal.

Na maioria das vezes, não são necessários antibióticos tópicos nem sistêmicos, embora Kilty e Brownrigg[26] preconizem o uso de antibacteriano tópico sobre uma gaze antiaderente. Normalmente, a cicatrização se dá em torno de 10 a 15 dias e um eritema pós-procedimento pode ocorrer e ter duração de até 3 meses. Mancera *et al.*[16] utilizam o creme de metronidazol a 1% após a cicatrização, durante 6 meses.

COMPLICAÇÕES

Podem ocorrer sangramento no pós-operatório (Figura 27.3), cicatrizes atróficas ou hipertróficas (Figura 27.4) decorrentes do aprofundamento na retirada, infecção (Figura 27.5), retração da asa do nariz, necrose (Figura 27.6), mudanças pigmentares na pele do nariz, folículos dilatados, eritema persistente, ou retirada insuficiente do tecido comprometido. Caso o paciente tenha feito uso da isotretinoína, esperar sempre de 6 a 12 meses para realizar qualquer intervenção cirúrgica, em virtude do risco de uma cicatrização inestética.[7]

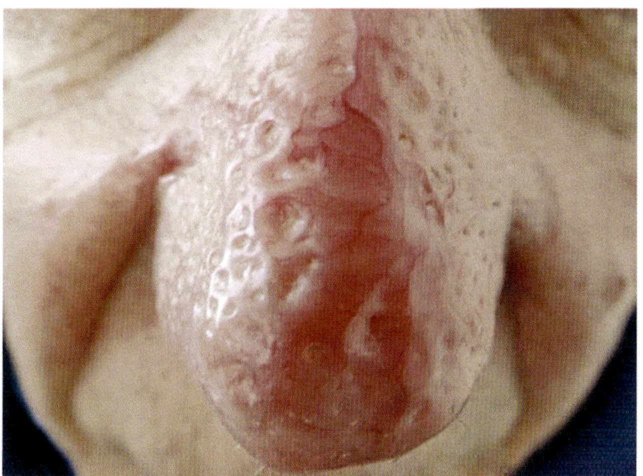

Figura 27.4 Cicatriz hipertrófica.

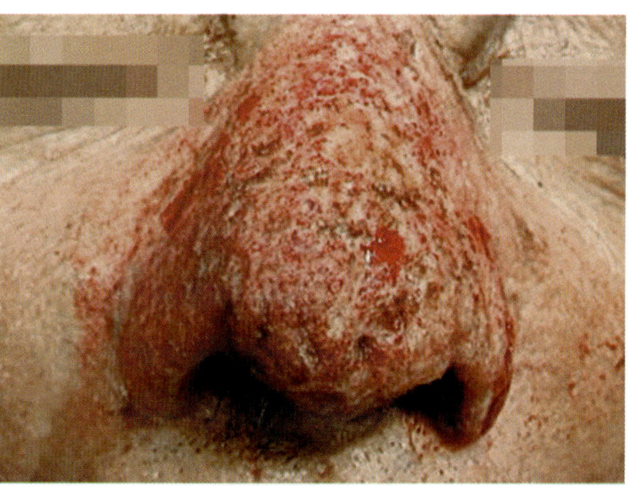

Figura 27.5 Infecção.

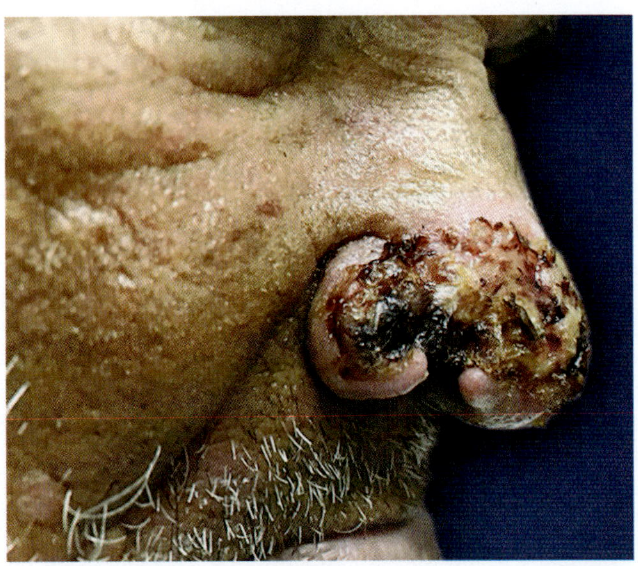

Figura 27.6 Necrose.

REFERÊNCIAS BIBLIOGRÁFICAS

1. Odou BL, Odou ER. Rhinophyma. Am J Surg. 1961;102:3-16.
2. Sadick H, Goepel B, Bersch C, Goessler U, Hoermann K, Riedel F. Rhinophyma: diagnosis and treatment options for a disfiguring tumor of the nose. Ann Plast Surg. 2008;61:114-20.
3. Curnier A, Choudhary S. Rhinophyma: dispelling the myths. Plast Reconstr Surg. 2004;114:351-4.
4. Rohrich RJ, Griffin JR, Adams WP Jr. Rhinophyma: review and update. Plast Reconstr Surg. 2002;110:860-9.
5. Little SC, Stucker FJ, Compton A, Park SS. Nuances in the management of rhinophyma. Facial Plastic Surgery. 2012;28:231-7.
6. Reyes JAE, Valencia DPP. Rinofima: una revisión de la literatura. Acta de Otorrinolaringología & Cirugía de Cabeza y Cuello. 2012;40(3):220-7.
7. Faad CF, Lackey J, Grande DJ. Rhinophyma: a treatment review. Dermatol Surg. 2018;44(2).
8. Fink C, Lackey J, Grande DJ. Rhinophyma: a treatment review. Dermatol Surg. 2017;1-8.
9. Tüzün Y, Wolf R, Kutlubay Z, Karakus O, Engin B. Rosacea and rhinophyma. Clinics in Dermatology. 2014;32:35-46.
10. Gaspar NK, Gaspar APA, Aidê MK. Rinofima: tratamento prático e seguro com ácido tricloroacético. Surg Cosmet Dermatol. 2014;6(4):36872.
11. Hofmann MA, Lehmann P. Physical modalities for the treatment of rosacea. Deutsche Dermatologische Gesellschaft. 2016;14(38-43).
12. Lazeri D, Colizzi L, Licata G et al. Malignancies within rhinophyma: report of three new cases and review of the literature. Aesthetic Plast Surg. 2012;36:396-405.
13. Aloi F, Tomasini C, Soro E, Pippione M. The clinicopathologic spectrum of rhinophyma. J Am Acad Dermatol. 2000;42:468.
14. Abokwidir M, Feldman SR. Rosacea management. Skin Appendage Disord. 2016;2:26-34.
15. Rordam OM, Guldbakke K. Rhinophyma: Big problem, simple solution. Acta Derm Venereol. 2010;11:188-9.
16. Mancera JJ, Cervantes DH, Monroy JAZ, Izquierdo CO. Rinofima: tratamento quirúrgico com el uso de radiofrecuencia. Cirurgia Plástica. 2007;17(3).
17. Oliveira, NIM, Plazza CD. Anestesia. In: Kadunc V, Palermo E. Addor, F, Metsavht L, Rabello L, Mattos R, Martins S. Tratado de cirurgia dermatológica, cosmiatria e *laser* da Sociedade Brasileira de Dermatologia. Rio de Janeiro: Elsevier; 2012.
18. Gadelha AR. Anestesia infiltrativa. In: Gadelha AR, Costa IC. Cirurgia dermatológica em consultório. 2. ed. São Paulo: Atheneu, 2009.
19. Vasconcellos JB, Fonseca JCM, Fonseca CR. Dermoquimioabrasão: um tratamento eficaz e seguro para o rinofima. Surg Comet Dermatol. 2016:8(1):28-31.
20. Kilty S, Brownrigg P. Surgical treatment of rhinophyma. J Otolaryngol Head Neck Surg. 2008;37(2):269-72.
21. Antonio JR, Antonio CR. Rosacea e rinofima. Condutas terapêuticas clínicas e cirúrgicas In: Gadelha AR, Costa IC. Cirurgia dermatológica em consultório. 2. ed. São Paulo: Atheneu; 2009.
22. Karge HJ, Konz B. Surgical methods in the treatment of rhinophyma. J Dermatol Surg. 1975;1(3):31-2.
23. Strempel H. A new dermatome for surgical treatment of rhinophyma. J Dermatol Surg Oncol. 1981;7(2):153-6.
24. Hoasjoe DK, Stucker FJ. Rhinophyma: review of pathophysiology and treatment. J Otolaryngol. 1995;24:51-6.
25. Goon PK, Dalal M, Peart FC. The gold standard for decortication of rhinophyma: combined erbium-YAG/CO2 *laser*. Aesthetic Plast Surg. 2004;28:456-60.
26. Orenstein A, Haik J, Tamir J et al. Treatment of rhinophyma with Er: YAG *laser*. Lasers Surg Med. 2001;29:230-5.
27. Zakaria TJ. Diode *laser* treatment of rhinophyma. Clin Otolaryngol. 2010;35:439-50.
28. Sarifakioglu N, Sarifakioglu E. Simple, easy, and still effective treatment option in severe rhinophyma: shave and paste. Dermatol Ther. 2013;26(2):168-9.
29. Silva DN, Santos BRM, Branquinho LI, Melo MM, Rosseto M. Tratamento combinado para o rinofima. Surg Cosmet Dermatol. 2016;8(2): 167-71.
30. Vural E, Royer MC, Kokoska M. Sculpting resection of rhinophyma using the shaw scalpel. Arch Facial Plast Surg. 2009;11(4):263-6.

28

Rinoplastia Estética

Eduardo Victor de Paula Baptista

INTRODUÇÃO

A rinoplastia está entre as cirurgias estéticas de maior ocorrência em escala mundial: segundo dados de 2016 da International Society of Aesthetic Plastic Surgery (ISAPS), é o quarto procedimento cirúrgico estético mais realizado no mundo.

Nos últimos 30 anos, a rinoplastia sofreu mudanças importantes. Anteriormente, o uso de técnicas ablativas, com ressecções para reduzir o tamanho do nariz, resultavam, com frequência, em um nariz bem definido no pós-operatório imediato, porém com a estrutura enfraquecida, o que levava invariavelmente a um colapso com deformidade nasal. Recentemente, no entanto, os cirurgiões passaram a se concentrar na utilização de técnicas de reposicionamento de cartilagens, enxertos para melhor suporte e definição e, sobretudo, várias técnicas de sutura para dar a forma desejada ao esqueleto cartilaginoso.

No passado, a função nasal, muitas vezes, não fazia parte da preocupação do cirurgião e da programação de uma rinoplastia. Hoje, identificar no pré-operatório a queixa de uma possível deficiência de função nasal e programar a cirurgia estética do nariz com manobras que também atinjam a melhora da respiração é primordial. Isso tudo faz da rinoplastia um dos procedimentos mais desafiadores na área da cirurgia plástica.

A base para o sucesso no resultado, tanto para o cirurgião como para o paciente, passa por diversos pontos: compreensão da anatomia do nariz, especialmente do seu arcabouço osteocartilaginoso; acurada análise pré-operatória com um correto diagnóstico clínico; identificação da expectativa do paciente; programação de um plano cirúrgico pré-operatório e revisão desse plano; esclarecimentos e reconhecimento das limitações impostas por cada caso; execução meticulosa do procedimento cirúrgico; e orientações e cuidados pós-operatórios.

FUNÇÃO NASAL

A ação primordial do nariz é a respiração, portanto, não é interessante conseguir, via cirurgia, um nariz esteticamente aceitável e manter ou promover uma deficiência respiratória importante. As funções do nariz sobre o ar inspirado incluem umidificação, filtração, regulação da temperatura e proteção contra agentes externos.

As principais estruturas do nariz que atuam sobre o fluxo de ar são o septo nasal, as válvulas nasais internas e externas e os cornetos inferiores. A musculatura (principalmente o músculo elevador da asa nasal) e as cartilagens laterais inferiores são as responsáveis pela dilatação e pelo suporte da narina, a válvula nasal externa, primeira passagem de ar pelo nariz (Figura 28.1).

Após adentrar o nariz, o fluxo nasal pode ser alterado por deformidades septais, em geral desvios, que ocasionalmente levam a hipertrofias dos cornetos (na maior parte dos casos, contralaterais ao lado septal desviado).

Os cornetos são extensões da mucosa da parede lateral da cavidade nasal que se contraem e se expandem de acordo com a necessidade de umidificação e resistência ao ar inspirado. O corneto inferior possui relevante destaque funcional sobre os cornetos médio e superior, tendo grande atuação na resistência ao ar (Figura 28.2).

A inter-relação do septo nasal e a margem inferior da cartilagem lateral superior (ângulo da válvula nasal interna ideal de 10 a 15°; Figura 28.3), o assoalho do nariz e a cabeça do corneto inferior são de extrema importância para o correto desempenho das funções nasais.

Deve-se observar que, durante a rinoplastia, as estruturas mencionadas devem ser preservadas ou corrigidas em caso de alterações, no intuito de auxiliar a função respiratória nasal, promovendo, assim, uma rinoplastia estética e funcional.

AVALIAÇÃO PRÉ-OPERATÓRIA

Na rinoplastia, a diferença entre um resultado bom e um resultado insatisfatório pode ser medida em milímetros (Figura 28.4). Durante a consulta pré-operatória, o paciente deve ser ouvido atentamente e solicitado a detalhar suas queixas estéticas, às quais o cirurgião deve correlacionar o grau de deformidade realmente existente. Bons candidatos à rinoplastia são aqueles que compreendem suas limitações anatômicas e que sabem explicitar suas insatisfações – estando estas proporcionais à alteração nasal.

Pelo contrário, pacientes com queixas não congruentes com seu grau de deformidade nasal e/ou expectativas que excedem o ganho estético a ser obtido cirurgicamente devem ser evitados.

Independentemente do nível de deformidade nasal e/ou dificuldade cirúrgica, se o grau de experiência e habilidade necessário para realizar a rinoplastia exceder o nível do cirurgião, o paciente deve ser encaminhado para um profissional que cumpra essa exigência.

História nasal

O paciente deve ser questionado sobre doenças alérgicas, especialmente a rinite. A obstrução nasal secundária à hipertrofia dos cornetos inferiores é frequentemente encontrada em casos de rinite alérgica crônica, passado de trauma no nariz e cirurgias nasais funcionais e/ou estéticas. O planejamento pré-operatório deve ser individualizado.

Respiração

O exame clínico da função respiratória é obrigatório antes da rinoplastia. Ao cirurgião cabe observar se há colapso da válvula nasal externa com inspiração forçada. O teste de Cottle deve ser feito para avaliar a patência das válvulas nasais internas. Um exame com espéculo nasal e sob iluminação apropriada é capaz de identificar estreitamento ou colapso na válvula nasal interna, desvios e/ou perfurações septais e hipertrofia do corneto inferior.

Análise nasofacial

O nariz jamais deve ser observado como entidade única, e sim em conjunto com a face, no intuito de preservar a harmonia facial. Assimetrias faciais devem ser identificadas e previamente discutidas com o paciente.

O tipo de pele influencia sobremaneira o resultado. Indivíduos com pele mais espessa têm o resultado mais camuflado, neste caso, podem ser necessárias modificações mais agressivas no esqueleto osteocartilaginoso. No oposto, a pele mais delgada tende a aparentar pequenas irregularidades.

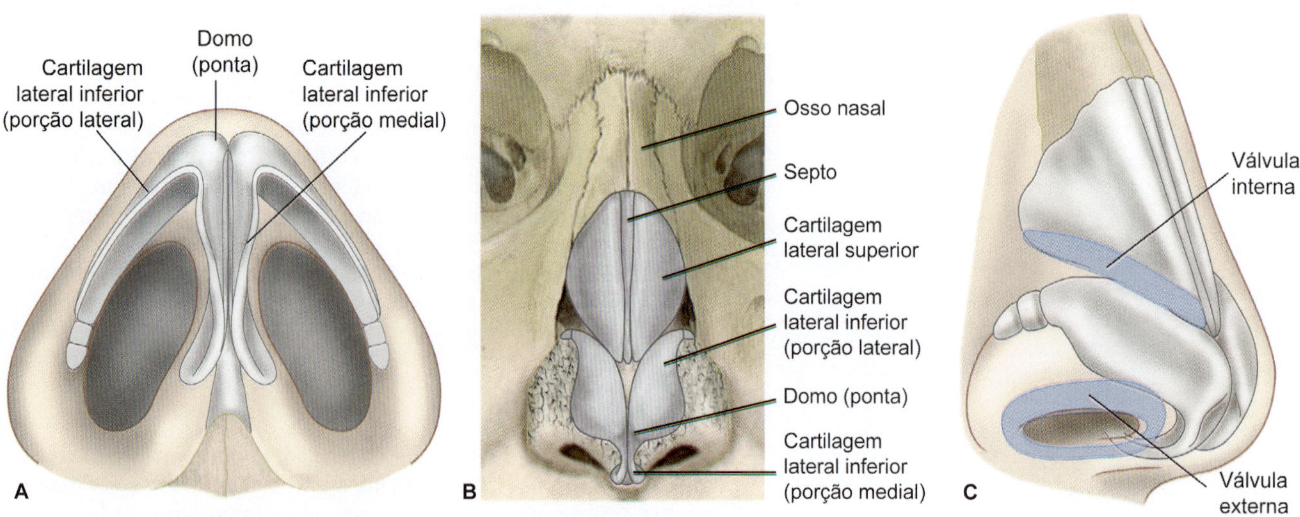

Figura 28.1 A a C. Estruturas do nariz que atuam sobre o fluxo de ar. Adaptada de Wolf-Heidegger, 2006.

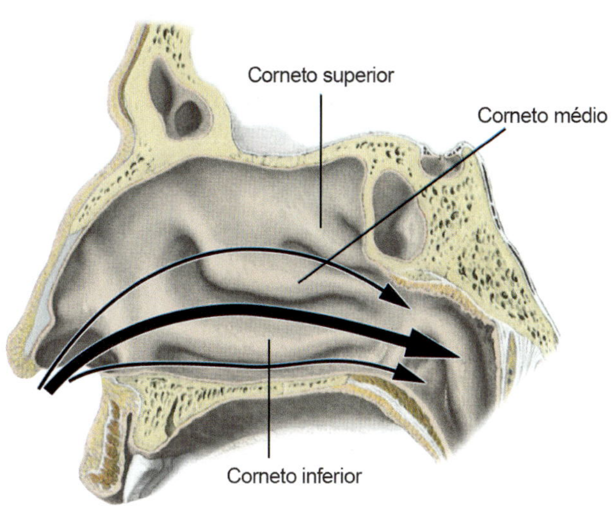

Figura 28.2 Cornetos nasais. Adaptada de Wolf-Heidegger, 2006.

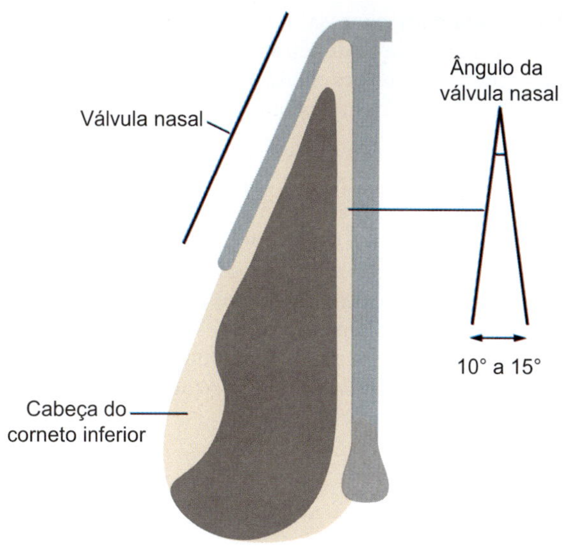

Figura 28.3 Inter-relação do septo nasal e margem inferior da cartilagem lateral superior.

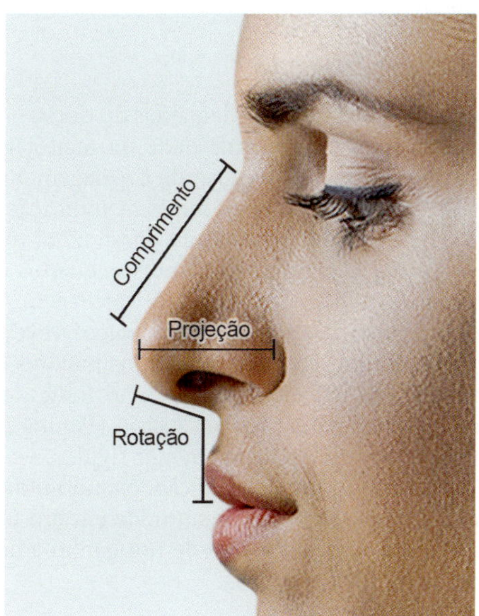

Figura 28.4 Aspectos importantes da avaliação pré-operatória.

Alguns dos pontos que devem ser procurados/observados em um detalhado exame físico pré-rinoplastia são: laterorrinias; presença de giba nasal; tipo de ponta (normal, quadrangular ou bulbosa); comprimento do nariz; ângulo nasolabial; presença de *supratip*; projeção e rotação da ponta nasal; abertura e assimetrias narinárias; posição da columela; largura da base nasal; suporte e resiliência da ponta nasal.

Exames de imagem, como tomografia de ossos nasais e seios da face, podem ser úteis para complementar o diagnóstico – a exemplo de casos de trauma nasal e desvio septal posterior.

O entendimento anatômico das causas da insatisfação estética do paciente, o conhecimento das manobras/táticas cirúrgicas e suas consequências durante a rinoplastia e a capacidade para reconhecer limitações anatômicas que possam reduzir o ganho estético desejado são elementos, por vezes simultâneos, que fazem parte do completo exame físico do paciente e que são adquiridos apenas com a experiência do cirurgião.

Fotografias

Um registro fotográfico prévio à rinoplastia, incluindo as incidências frontal, laterais, oblíquas e basal, deve ser feito para todos os pacientes. Isso não apenas serve para auxiliar na identificação de irregularidades e alterações prévias, às vezes apenas visíveis com iluminação e fotografias adequadas, como também é fundamental para complementar o planejamento pré-operatório. Essas imagens devem ser exaustivamente discutidas com o paciente, demonstrando-se sempre os achados, bem como as áreas que serão tratadas ou as irregularidades que podem persistir após o procedimento. As fotografias devem ser impressas e levadas à sala de cirurgia.

O uso de *softwares* de manipulação de imagem antes da rinoplastia tem sido bastante discutido. Tal ferramenta pode ser útil para explicar o resultado de forma mais interativa ao paciente e auxiliar o cirurgião no seu planejamento pré-cirúrgico. Em caso de uso, não é recomendado fornecer ao paciente cópias dessas imagens manipuladas e, sobretudo, deve-se esclarecer que elas não são uma promessa de resultado, pois algumas alterações externas obtidas digitalmente não podem ser replicadas de modo fiel em um processo cirúrgico.

TÉCNICA CIRÚRGICA

Aberta *vs.* fechada

Há muito tem se falado e escrito sobre as vantagens e desvantagens das rinoplastias aberta e fechada. O acesso fechado possui a vantagem de não deixar cicatriz columelar. Teoricamente, é realizada com um descolamento nasal mais restrito, que resulta em um edema pós-operatório menor; contudo, a visão do esqueleto osteocartilaginoso é limitada. Logo, pode ser usada em indicações mais direcionadas, como em uma deformidade estética apenas de giba nasal. A rinoplastia aberta, ou exorrinoplastia, é a técnica mais utilizada e possui inúmeras vantagens, como:

- Avaliação completa das deformidades, sem distorções
- Diagnóstico preciso e possibilidade de simetrização maior nas correções

- Hemostasia mais rigorosa
- Sutura e estabilização dos enxertos com mais uniformidade
- Possibilidade de ensino mais apropriado sobre anatomia nasal e manobras cirúrgicas aos residentes.

Como desvantagens, há a cicatriz columelar, que em geral é muito discreta (Figuras 28.5 e 28.6).

O tempo cirúrgico mais prolongado da rinoplastia aberta em comparação com a fechada não chega a ser uma desvantagem, pois isso reflete maior cuidado e detalhamento das manobras executadas pelo cirurgião, com mais precisão no resultado final, consequentemente.

Em casos de trauma nasal, deformidades estéticas muito significativas e rinoplastias de revisão, o acesso aberto é imperativo.

Anestesia

A anestesia pode ser local, com sedação intravenosa, a depender da característica do paciente, e em casos reservados de rinoplastia de ponta nasal, com pouca ou quase nenhuma modificação óssea.

A anestesia geral aplica-se a qualquer rinoplastia, e tem a vantagem de proteger a via respiratória e o estômago do sangramento nasal.

O uso de infiltração do nariz com solução vasoconstritora facilita a dissecção e minimiza o tempo de descolamento do retalho nasal.

Incisões

Inicia-se com uma incisão transcolumelar em "V", estendendo-a e conectando-a com as incisões infracartilaginosas bilaterais. Levanta-se o retalho da ponta nasal em um plano suprapericondral e inframuscular, tendo o cuidado em não lesar as cartilagens subjacentes, especialmente os ramos mediais das cartilagens laterais inferiores, mais suscetíveis (Figura 28.7). A dissecção continua cefalicamente até o início da pirâmide óssea. Caso haja necessidade de tratamento dos ossos nasais, o descolamento passa para o plano subperiostal, apenas na área a ser tratada. Assim expõe-se todo o esqueleto osteocartilaginoso.

Em seguida, as manobras cirúrgicas e sua sequência dependerão das queixas do paciente durante as consultas iniciais, do planejamento pré-operatório e do diagnóstico intraoperatório como forma de maximizar o sucesso da rinoplastia.

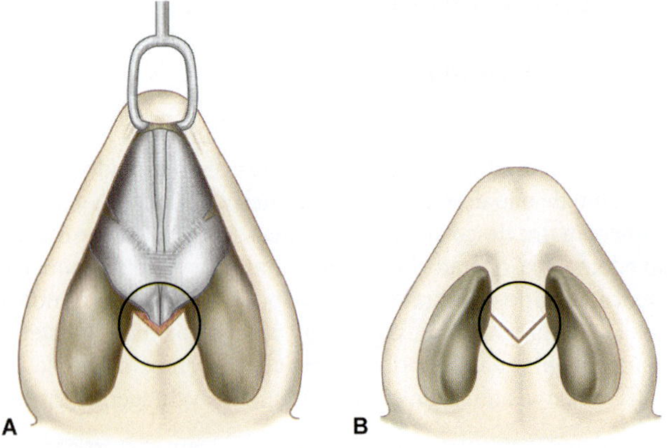

Figura 28.5 Técnica aberta (**A**) e cicatriz columelar (**B**).

Dorso nasal

Redução dorsal

A presença de giba nasal é uma das queixas mais comuns entre os pacientes de rinoplastia. O tratamento se inicia com a criação de um túnel submucopericondral no septo em sentido caudocefálico, até a junção osteocartilaginosa. Assim, consegue-se separar as cartilagens laterais superiores do septo nasal, evitando lesões inadvertidas na mucosa, o que poderia resultar em sinéquias na área da válvula nasal interna. A ressecção em bloco, sem separação das cartilagens laterais superiores do septo nasal, frequentemente determina uma deformidade em "V" invertido, traduzindo-se funcionalmente como um estreitamento da válvula nasal interna.

O dorso cartilaginoso pode ser reduzido seguramente, sob visão direta, sem lesão de outras estruturas. Essa manobra deve ser feita com parcimônia e sempre avaliada com palpação até atingir a altura desejada. Em seguida, acessa-se a proeminência óssea, em geral utilizando-se raspas nas linhas dorsais esquerda e direita e, posteriormente, no centro. Essa redução deve ser bem controlada, simetrizando-se os dois lados e sempre avaliando o resultado obtido.

Aumento dorsal

A falta de projeção e estrutura adequadas do dorso nasal pode ser tratada por uma grande variedade de materiais utilizados para enxertos. Prefere-se o uso da cartilagem autóloga, a qual pode ser colhida de diversos locais. A indicação da fonte doadora do enxerto para aumento do dorso nasal recai sobre o quanto se deseja aumentar. Aumentos pequenos e médios podem ser conseguidos com o uso de cartilagem septal ou cartilagem fragmentada em pequenos pedaços, revestida com fáscia temporal ou Surgicel®. Em aumentos maiores de dorso, ou na ausência de cartilagem septal como fonte doadora, o uso de cartilagem costal se faz necessário (Figura 28.8). Por seu formato e, sobretudo, pela sua menor rigidez, a cartilagem auricular não constitui uma boa opção, quando utilizada isoladamente. Ela pode ser utilizada suturada em um fragmento de cartilagem septal, como forma de um ganho adicional de projeção do dorso nasal.

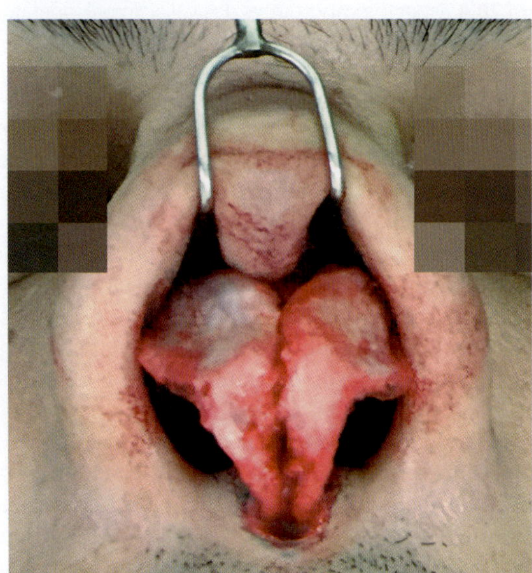

Figura 28.6 Rinoplastia aberta: exposição das cartilagens laterais inferiores.

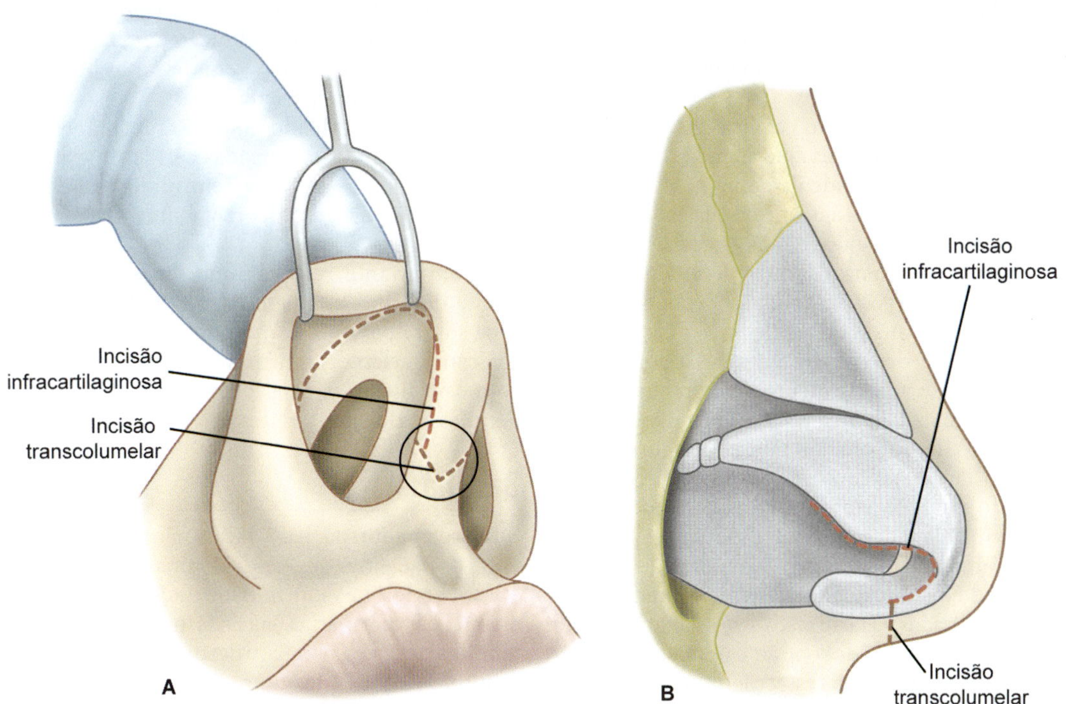

Figura 28.7 A. Incisão transcolumelar em "V". **B.** Exposição das cartilagens. Adaptada de Wolf-Heidegger, 2006.

Retirada de fragmento do septo nasal para enxertos

Resseca-se um fragmento de septo nasal adequado quando se está diante de um septo com desvio importante com o objetivo de melhorar a passagem de ar e/ou quando se deseja utilizar enxertos na rinoplastia. O procedimento, apesar de simples e rápido, apresenta alguns detalhes.

Inicia-se com uma pequena incisão no pericôndrio do septo nasal, na região do ângulo septal anterior, e descola-se esse pericôndrio do septo nasal posteriormente, inferiormente e anteriormente. Faz-se esse mesmo procedimento dos dois lados. Após isso, resseca-se a cartilagem septal desejada, tendo o cuidado de manter intactos, no mínimo, 10 mm de septo nasal dorsal e caudal, como forma de manter uma estrutura em "L", fundamental para a manutenção da estrutura cartilaginosa do dorso nasal. Não se utilizam *splints* septais; em vez disso, faz-se uma sutura em chuleio simples na área onde foi retirado o fragmento septal para enxertos (unindo os retalhos mucoperiocondrais bilaterais) e uma pequena incisão unilateral na mucosa inferior, a fim de drenar um possível hematoma nessa região.

Válvula nasal interna

Frequentemente, quando se reduz uma giba osteocartilaginosa de altura importante, haverá alguma modificação na anatomia, na região da válvula nasal interna, podendo levar a deformidades respiratórias e/ou estéticas, como o "V" invertido. O cirurgião deve ter a preocupação de verificar a correta abertura dessa estrutura.

Os *spreader grafts*, ou enxertos alargadores, são bastante úteis. Trata-se de enxertos cartilaginosos, em geral septais, suturados ao lado do septo dorsal, indo da junção osteocartilaginosa até a união do septo nasal com a borda inferior da cartilagem lateral superior, com objetivo de aumentar o ângulo da válvula nasal interna (Figura 28.9). Eles também auxiliam na definição estética do dorso e da ponta nasal. Quando colocados unilateralmente, ajudam na correção da laterorrinia, e bilateralmente, definem com mais precisão as linhas dorsais. Esses enxertos podem ser utilizados mais longos, passando das cartilagens laterais superiores e do ângulo anterior do septo nasal, quando com intuito de alongar o nariz.

Ponta nasal

É consenso que a ponta nasal deve possuir: sustentação, definição, projeção e rotação adequadas. Durante muitos anos a cirurgia da ponta nasal era realizada, invariavelmente, sob ressecções das cartilagens laterais inferiores. Isso produzia pontas refinadas no pós-operatório imediato, contudo, depois de alguns meses as pontas "desabavam" e tornavam-se frequentes as queixas respiratórias. Hoje, diversas técnicas de sutura em

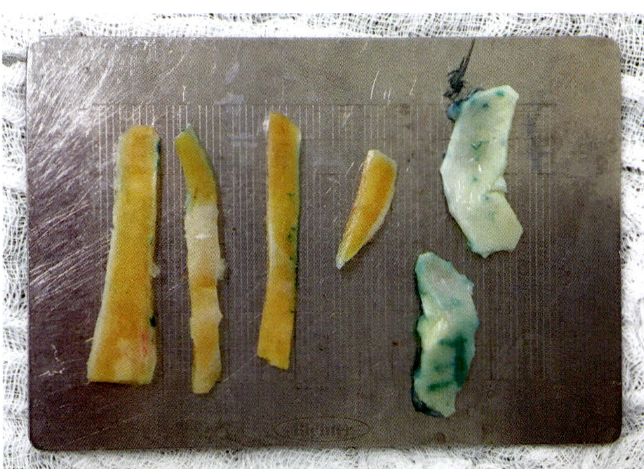

Figura 28.8 Confecção de múltiplos enxertos com cartilagens costal e auriculares (em casos de rinoplastias secundárias, terciárias etc.).

locais específicos das cartilagens laterais inferiores, ressecções controladas e enxertos para sustentação, projeção e definição têm sido utilizados isoladamente ou em conjunto para se obter o melhor da ponta nasal.

A ressecção econômica da porção cefálica dos ramos laterais das cartilagens laterais inferiores ajuda a melhorar a angulação desta e diminuir a bulbosidade da ponta nasal.

As suturas dos ramos mediais ajudam na sustentação e em pequeno ganho de projeção. Quando os ramos mediais são suturados na borda caudal do septo nasal, podem levar à rotação da ponta e à diminuição de uma possível columela pendente.

As suturas interdomais auxiliam na definição da ponta ao diminuírem o ângulo de divergência entre os domo, reduzindo, quando se deseja, o aspecto quadrado da ponta.

As suturas transdomais devem ser feitas após dissecção da mucosa subjacente aos domo para não pinçá-la (Figura 28.10). Controladamente o cirurgião consegue projeções adequadas dos domo, tendo o cuidado em simetrizá-los, podendo tal sutura corrigir alguma diferença prévia de altura neles.

As suturas nos ramos laterais das cartilagens laterais inferiores atuam diminuindo a convexidade destes, deformidade frequente em pontas quadradas. O cirurgião deve estar atento para o fato de que haverá algum grau de rotação da ponta, com consequente encurtamento nasal. Uma ressecção mínima do septo caudal está indicada em nariz longo com ponta nasal caída.

Uma atenção especial deve ser dada ao *supratip*, que é justamente a distância entre o domo e a parte mais alta/superior do ângulo septal anterior. Essa distância deve estar próxima dos 7 mm para que os domo permaneçam como a parte mais projetada da ponta nasal. Deformidades estéticas de um *supratip* elevado são comuns em rinoplastias secundárias e uma das principais causas de revisões cirúrgicas.

O uso de um enxerto, preferencialmente oriundo de cartilagem septal, colocado entre os ramos mediais, é uma das medidas mais eficazes em sustentação da ponta nasal. Mesmo em um nariz com boa sustentação no pré-operatório, em geral se utiliza deste enxerto, pois ao modificar a ponta nasal para melhorar definição e rotação, pode-se perder um pouco de sustentação quando se desfazem algumas conexões cartilaginosas. É chamado *strut* e é um enxerto que fica oculto entre os ramos mediais.

Outros enxertos colocados diretamente na ponta podem ser úteis para melhores definição e rotação; e, por serem visíveis, deve-se ter o cuidado em deixar as bordas arredondadas e/ou cobri-los com pericôndrio.

Um enxerto aplicado no plano subcutâneo da margem alar e/ou sob os ramos laterais das cartilagens laterais inferiores é importante para se tratar deformidades nessa região, como uma retração alar e/ou corrigir uma insuficiência da válvula nasal externa.

É importante ressaltar que todas as manobras anteriormente descritas possuem inter-relações, ou seja, ao executar uma sutura para projetar a ponta, isso levará a algum grau de rotação. Portanto, o cirurgião deve estar bem familiarizado com os efeitos e as consequências de cada manobra, e considerar esses dois pontos desde o planejamento pré-operatório.

Base nasal

O alargamento da base nasal não é uma queixa incomum entre os pacientes que desejam uma rinoplastia. A cirurgia que busca corrigir tal deformidade pode ser aplicada também para assimetrias narinárias, narinas muito largas, bem como um lóbulo alar excessivo. O procedimento varia desde ressecções mínimas de pele e tecido mole apenas na base do forro nasal, no caso de reduções alares pequenas, até extensão da excisão de pele externamente à narina, no lóbulo alar, com o cuidado em posicionar tal incisão 1 mm acima do sulco alar-facial. É sempre preferível subcorrigir tal anormalidade, e em geral a ressecção não excede 2 mm de largura.

Osteotomias

Nem todos os pacientes submetidos à rinoplastia se beneficiarão das osteotomias. A indicação da fratura controlada dos ossos da pirâmide óssea se dá quando ela é nitidamente alargada; ou após ressecção de uma giba óssea que "abra o teto" nasal, tornado largo; e na correção de desvios dos ossos nasais. Pode ser feita por acesso percutâneo ou intranasal, sendo este último o preferido.

Faz-se uma incisão lateral na mucosa no nível da base da abertura piriforme, descola-se o periósteo, e com um osteótomo

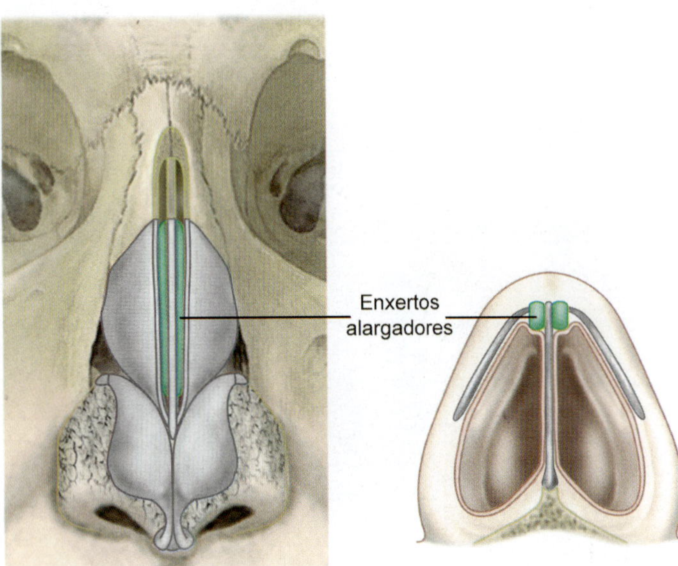

Figura 28.9 Enxertos alargadores. Adaptada de Wolf-Heidegger, 2006.

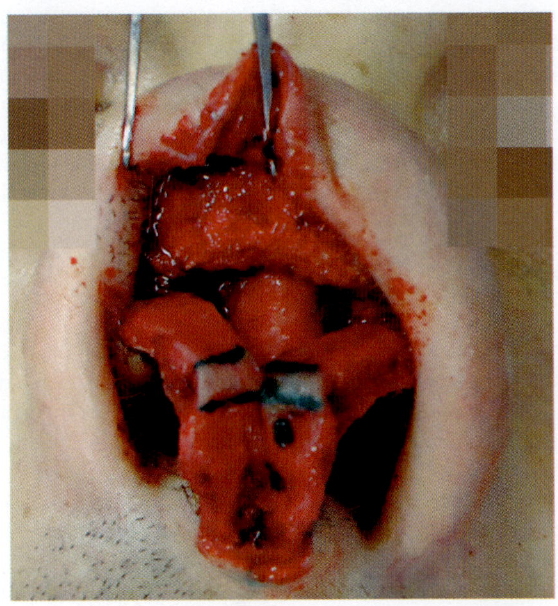

Figura 28.10 Marcação das suturas transdomais.

curvo, inicia-se o traço de fratura em direção cefálico-posterior. Em seguida, direciona-se o osteótomo para o canto medial e, ao chegar próximo deste, ascende-se para encontrá-lo com o outro traço paramediano ipsilateral (quando a abertura do teto ósseo nasal não está completa). Chamada osteotomia baixa-alta, ela mantém o osso mais estável, porém permite uma medialização menor, de até 2 mm de cada lado da pirâmide nasal (Figura 28.11 A). Quando se deseja uma mobilização medial maior, utiliza-se a osteotomia baixa-baixa. Esta se inicia na abertura piriforme e segue baixa, ao longo da base da pirâmide, encerrando-se logo abaixo do canto medial; então é feita a fratura paramediana e unem-se as duas como a uma fratura manual com o polegar (Figura 28.11 B).

Cuidados adicionais devem ser observados em pacientes com a base da pirâmide nasal muito ampla e sem uma cúpula nasal definida, por exemplo, os pacientes de forte ascendência africana. Nesses casos, a falta de projeção do dorso é a causa principal do alargamento da base da pirâmide, esta muitas vezes corrigida com o aumento do dorso osteocartilaginoso.

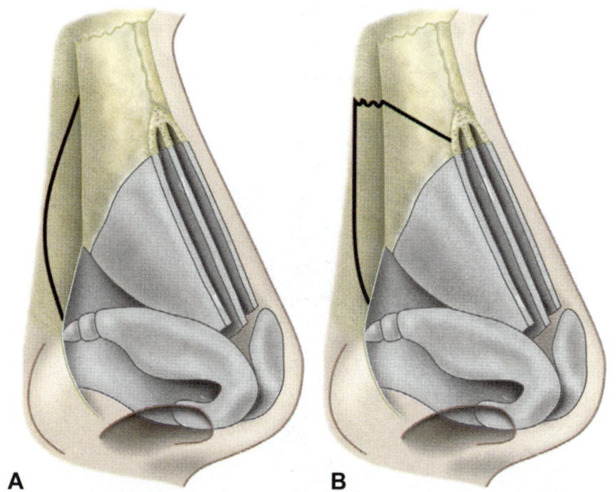

Figura 28.11 A. Osteotomia baixa-alta. **B.** Osteotomia baixa-baixa. Adaptada de Wolf-Heidegger, 2006.

Deve haver precaução em pacientes idosos, pois a possibilidade de fraturas cominutivas é bem maior em virtude da fragilidade óssea.

Fechamento

As incisões na mucosa devem ser fechadas com fios absorvíveis, e da pele, com fio de náilon 6.0.

CUIDADOS PÓS-OPERATÓRIOS

O pós-operatório é uma etapa importantíssima na rinoplastia. A meta em orientar determinados cuidados após a cirurgia é prevenir problemas pós-operatórios.

Um curativo com fita adesiva (tipo SteriStrip®) é aplicado cuidadosamente para "moldar" a pele ao esqueleto osteocartilaginoso. Esse curativo é trocado semanalmente, durante aproximadamente 3 semanas. Quando se fratura o nariz, é aplicada adicionalmente uma imobilização nos 2/3 superiores do nariz.

O paciente é orientado a manter um decúbito dorsal de 30°, espirrar pela boca e não manipular o nariz. Atividades físicas devem ser desencorajadas por 2 a 3 semanas e deve-se evitar molhar o "curativo" nasal.

Recomenda-se usar compressas geladas nos olhos para minimizar o edema periorbitário no caso de fratura dos ossos nasais. O uso de *spray* em jato de soro fisiológico auxilia na remoção de crostas intranasais.

Rotineiramente, recomenda-se corticoide oral por 5 dias para minimizar o edema externo e sobretudo mucoso, facilitando a descongestão nasal.

Na maioria das rinoplastias, consegue-se visualizar um bom resultado após aproximadamente 2 meses. Alguns narizes podem se manter inchados por até 1 ano, porém esse edema, após 4 semanas, é visível apenas para o paciente e o cirurgião plástico.

As Figuras 28.12 a 28.14 mostram três pacientes submetidas a exorrinoplastia, antes e depois do procedimento.

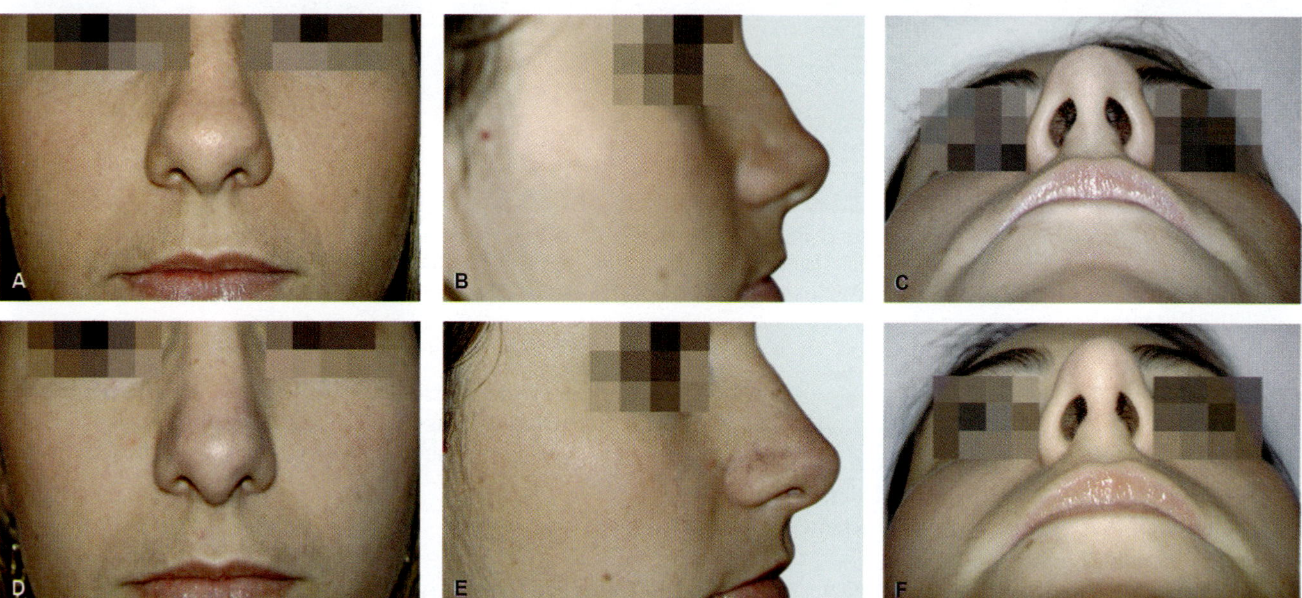

Figura 28.12 Exorrinoplastia. **A** a **C.** Pré-operatório (frontal, perfil e base). **D** a **F.** Pós-operatório de 12 meses (frontal, perfil e base). Foram realizados: mínima ressecção da parte cefálica das cartilagens laterais inferiores; reposicionamento mais lateral das cartilagens laterais inferiores em seus ramos laterais; sutura nos ramos laterais das cartilagens laterais inferiores; pontos interdomais; leve rebaixamento da giba osteocartilaginosa; enxertos tipo *strut* e *spreaders*; ressecção pequena dos *footplates*; osteotomia baixa-baixa.

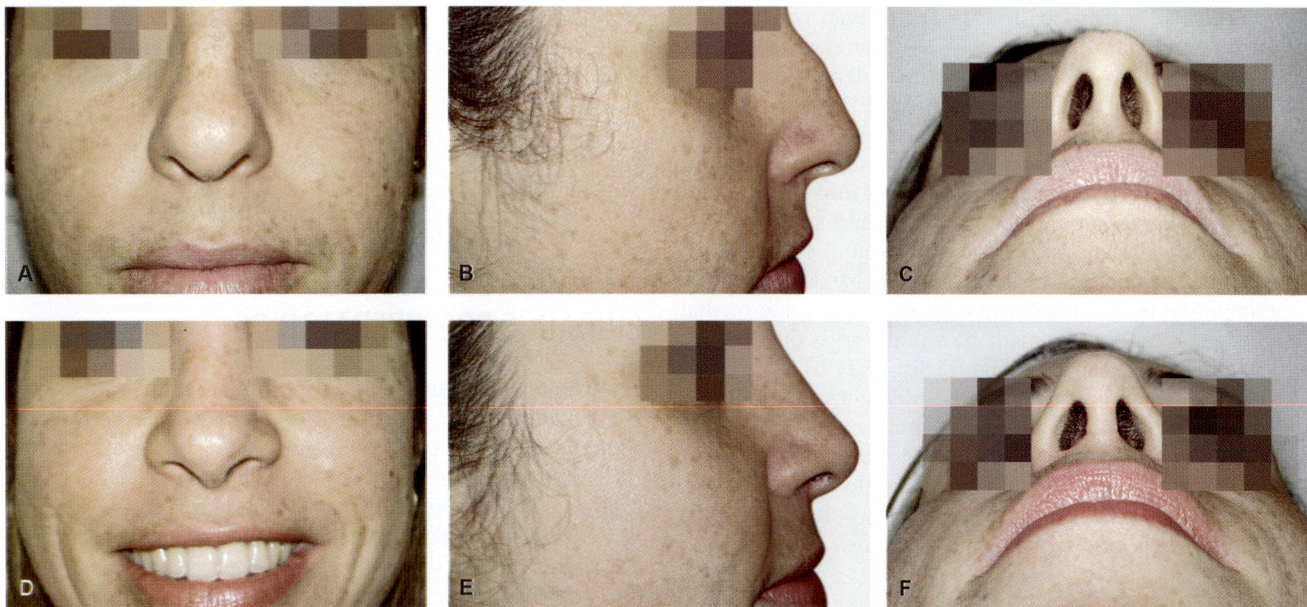

Figura 28.13 Exorrinoplastia. **A** a **C.** Pré-operatório (frontal, perfil e base). **D** a **F.** Pós-operatório de 18 meses (frontal, perfil e base). Foram realizados: mínima ressecção da parte cefálica das cartilagens laterais inferiores; sutura nos ramos laterais das cartilagens laterais inferiores; pontos interdomais e transdomais; leve rebaixamento da giba osteocartilaginosa; enxertos tipo *strut* e *spreaders*; osteotomia baixa-baixa.

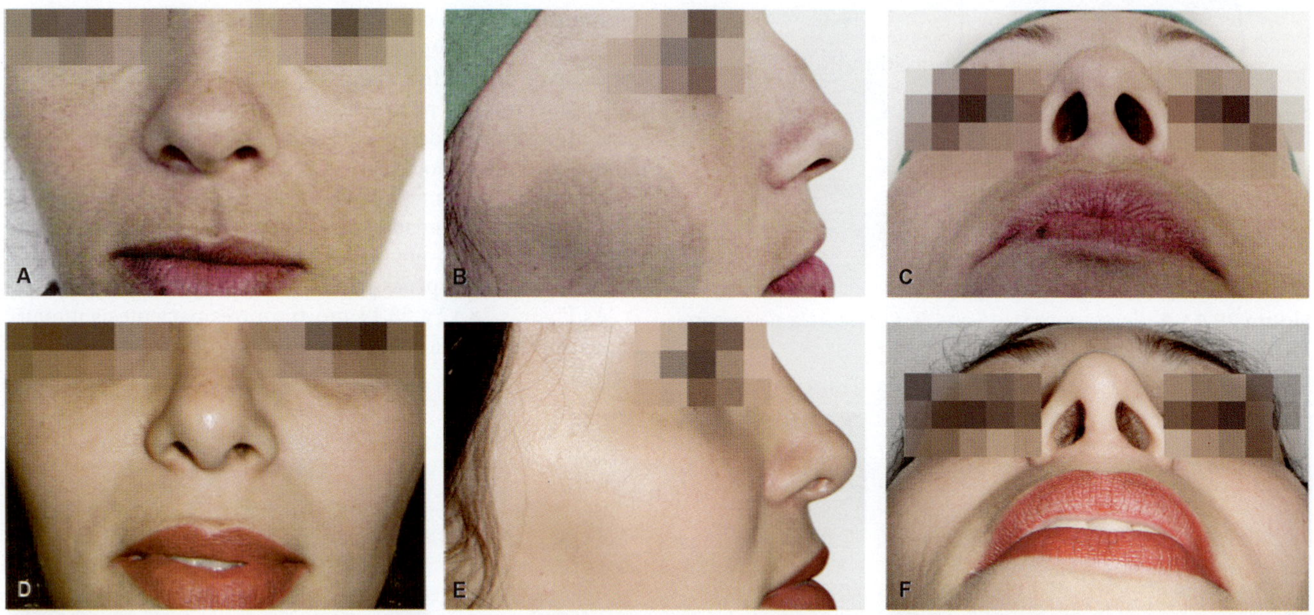

Figura 28.14 Exorrinoplastia. **A** a **C.** Pré-operatório (frontal, perfil e base). **D** a **F.** Pós-operatório de 18 meses (frontal, perfil e base). Foram realizados: sutura nos ramos laterais das cartilagens laterais inferiores; pontos interdomais e transdomais; leve rebaixamento da giba osteocartilaginosa; enxertos tipo *strut* e *spreaders* e enxertos sob os ramos laterais das cartilagens laterais inferiores; pequena alectomia bilateral; osteotomia baixa-baixa.

COMPLICAÇÕES

A incidência de complicações é bem variável na literatura (1,7 a 18%). Sangramentos, desvios, deformidades, infecção, dificuldade respiratória e edema prolongado estão entre as mais comuns.

O cirurgião plástico deve conhecer bem a anatomia nasal, as manobras cirúrgicas e como estas afetam tanto a forma como a função do nariz. Esta íntima relação, entre a estética e a função nasal, está ligada diretamente ao surgimento de complicações e insatisfações.

É necessário selecionar bem o paciente, identificar anatomicamente suas queixas e saber as manobras apropriadas para corrigi-las, sempre esclarecendo ao paciente as suas expectativas.

BIBLIOGRAFIA

Angelos P, Been M, Toriumi D. Contemporary Review of Rhinoplasty. Archives of Facial Plastic Surgery. 2012;14(4):238.

Bayram A, Kilavuz A, Serin G. The Importance of Soft Triangle in Rhinoplasty. Journal of Craniofacial Surgery. 2016;27(6):e536-37.

Beck D, Kenkel J. Evidence-Based Medicine. Plastic and Reconstructive Surgery. 2014;134(6):1356-71.

Campbell C, Pezeshk R, Basci D, Scheuer J, Sieber D, Rohrich R. Preventing Soft-Tissue Triangle Collapse in Modern Rhinoplasty. Plastic and Reconstructive Surgery. 2017;140(1):33e-42e.

Constantine F, Ahmad J, Geissler P, Rohrich R. Simplifying the Management of Caudal Septal Deviation in Rhinoplasty. Plastic and Reconstructive Surgery. 2014;134(3):379e-388e.

Duron J, Jallut Y, Nguyen P, Aiach G, Bardot J. Ostéotomies en rhinoplastie. Annales de Chirurgie Plastique Esthétique. 2014;59(6):418-23.

Fedok F. Primary Rhinoplasty. Facial Plastic Surgery Clinics of North America. 2016;24(3):323-35.

Hahn S, Becker D. What are some tips and pearls for preserving and improving nasal function when performing a cosmetic rhinoplasty?. Current Opinion in Otolaryngology & Head and Neck Surgery. 2014;22(1):58-62.

Khansa I, Khansa L, Pearson G. Patient Satisfaction After Rhinoplasty: A Social Media Analysis. Aesthetic Surgery Journal. 2015;36(1):NP1-5.

Lazovic G, Daniel R, Janosevic L, Kosanovic R, Colic M, Kosins A. Rhinoplasty: The Nasal Bones – Anatomy and Analysis. Aesthetic Surgery Journal. 2015;35(3):255-63.

Lee M, Geissler P, Cochran S, Gunter J, Rohrich R. Decreasing Nasal Tip Projection in Rhinoplasty. Plastic and Reconstructive Surgery. 2014;134(1): 41e-49e.

Lee M, Most S. Evidence-Based Medicine. Facial Plastic Surgery Clinics of North America. 2015;23(3):303-12.

Lee M, Unger J, Rohrich R. Management of the Nasal Dorsum in Rhinoplasty. Plastic and Reconstructive Surgery. 2011;128(5):538e-550e.

Loyo M, Wang T. Revision Rhinoplasty. Clinics in Plastic Surgery. 2016;43(1):177-85.

Momeni A, Gruber R. Primary Open Rhinoplasty. Aesthetic Surgery Journal. 2016;36(9):983-92.

Nguyen P, Mazzola R. Histoire de la rhinoplastie esthétique. Annales de Chirurgie Plastique Esthétique. 2014;59(6):374-79.

Niechajev I. Comparison of Various Rhinoplasty Techniques and Long-Term Results. Aesthetic Plastic Surgery. 2015;39(4):474-77.

Pessa J, Rohrich R. Nasal analysis and anatomy. In: Neligan P, Warren R, Van Beek A, ed. by. Plastic Surgery. 3rd ed. London: Elsevier Saunders; 2013. p. 373-86.

Rohrich R, Afrooz P. Rhinoplasty Refinements. Plastic and Reconstructive Surgery. 2017;140(4):716-19.

Rohrich R, Ahmad J. A Practical Approach to Rhinoplasty. Plastic and Reconstructive Surgery. 2016;137(4):725e-746e.

Rohrich R, Ahmad J. Open technique rhinoplasty. In: Neligan P, Warren R, Van Beek A, ed. by. Plastic Surgery. 3rd ed. London: Elsevier Saunders; 2013. p. 387-412.

Rohrich R, Ahmad J. Rhinoplasty. Plastic and Reconstructive Surgery. 2011;128(2):49e-73e.

Rohrich R, Dauwe P, Pulikkottil B, Pezeshk R. The Importance of the Anterior Septal Angle in the Open Dorsal Approach to Rhinoplasty. Plastic and Reconstructive Surgery. 2017;139(3):604-12.

Rohrich R, Gunter J. Dallas rhinoplasty. St. Louis, Mo. [u.a.]: Quality Medical Publ. [u.a.]; 2014.

Rohrich R, Janis J. Rhynoplasty. In: Grabb W, Beasley R, Thorne C (eds.). Grabb and Smith's plastic surgery. 6th ed. Philadelphia: Lippincott Williams & Wilkins; 2007. p. 517-32.

Rohrich R, Liu J. Defining the Infratip Lobule in Rhinoplasty. Plastic and Reconstructive Surgery. 2012;130(5):1148-58.

Rohrich R, Malafa M, Ahmad J, Basci D. Managing Alar Flare in Rhinoplasty. Plastic and Reconstructive Surgery. 2017;140(5):910-19.

Rosenberger E, Toriumi D. Controversies in Revision Rhinoplasty. Facial Plastic Surgery Clinics of North America. 2016;24(3):337-45.

Schwitzer J, Sher S, Fan K, Scott A, Gamble L, Baker S. Assessing Patient-Reported Satisfaction with Appearance and Quality of Life following Rhinoplasty Using the FACE-Q Appraisal Scales. Plastic and Reconstructive Surgery. 2015;135(5):830e-837e.

Surowitz J, Most S. Complications of Rhinoplasty. Facial Plastic Surgery Clinics of North America. 2013;21(4):639-51.

Swartout B, Toriumi D. Rhinoplasty. Current Opinion in Otolaryngology & Head and Neck Surgery. 2007;15(4):219-27.

Taub P, Baker S. Rhinoplasty. New York: McGraw-Hill Medical; 2012.

Toriumi D, Becker D, Cunning D. Rhinoplasty dissection manual. Philadelphia: Lippincott Williams & Wilkins; 1999.

Wolf-Heidegger. Atlas de anatomia. Rio de Janeiro: Guanabara Koogan; 2006.

29

Reconstrução Após Tumores Cutâneos

Maurício Paixão

INTRODUÇÃO

O nariz é uma região topográfica da face de grande complexidade. Por esse motivo, o cirurgião deve ter ciência de suas limitações e de que será incapaz de constituir um "novo" nariz.[1] Posto isso, não se deve esquecer a diversidade de funções fisiológicas que ele também desempenha, incluindo a olfatória, a coleta da drenagem lacrimal, o aquecimento do ar e sua função valvular. Tais atributos o tornam único, impedindo o *restitutio ad integrum* (restauração da condição original).

Gonzalez-Ulloa *et al.*[2] definiram o nariz como uma unidade estética da face, composta por subunidades que incluem: ponte, columela, asas nasais, paredes laterais e raiz nasal. Seus constituintes, além da pele, são estruturas ósseas, diversas cartilagens e tecido celular subcutâneo denso. Além da diversidade de ampla rede arterial com várias redundâncias de suprimento sanguíneo, decorrente de múltiplas anastomoses, possui também diversas inervações, variável com a subunidade em análise, e ampla rede linfática e venosa.

Além de demonstrar a experiência do autor, este capítulo apresenta um algoritmo de sugestão para abordagem dos tumores nasais na dependência do seu tamanho e da sua topografia.[3] Voltado principalmente para o cirurgião mais jovem, pode também servir de guia para o mais experiente. Todavia, não tem a menor pretensão de ser uma norma absoluta ou não levar em conta a *expertise* do cirurgião em mudar a sua conduta ou não aplicá-lo.

ASPECTOS EPIDEMIOLÓGICOS E SUBTIPOS DE TUMORES NASAIS

A incidência de câncer não melanoma nos EUA é estimada em cerca de quase dois casos por minuto, perfazendo um total de aproximadamente um milhão de casos novos todos os anos. Destes, 75% ocorrem na cabeça e no pescoço, com cerca de 30% acometendo o nariz, ou seja, aproximadamente 225 mil casos novos somente nessa região. Se, por um lado, os tumores não melanoma representam um risco menor de metástases, quando negligenciados podem desfigurar o paciente, principalmente no dorso nasal.[3]

O carcinoma basocelular é o tumor cutâneo mais comum. Na Alemanha, sua incidência é de 13 casos para cada 10 mil habitantes, respondendo por cerca de 115 mil casos novos por ano.[4] Destes, 80% acometem a face, dos quais 25 a 30%, o nariz. Curiosamente, o nariz tem uma taxa de recidiva 2,5 vezes maior de carcinoma basocelular.[5] Cerca de um terço das ressecções incompletas ocorrem nessa topografia.[6] Em uma casuística com 321 pacientes, houve uma proporção de acometimento de 1,2 mulher para cada homem, com idade média de 78 anos. Os subtipos histológicos mais encontrados foram sólido/solitário (182), esclerodermiforme (79) e micronodular, com 56 casos de invasão perineural.[3]

No Canadá, um estudo envolvendo 788 pacientes com câncer em dorso nasal demonstrou que 370 eram homens (aproximadamente 47%) e 418 eram mulheres (aproximadamente 53%), com idade média de 67 anos e desvio-padrão de 13 anos. A faixa etária variou de 20 a 100 anos. A Tabela 29.1 mostra alguns desses dados e subtipos mais encontrados.[3]

CIRURGIA DE MOHS E ABORDAGEM CIRÚRGICA

Em geral, os dermatologistas recomendam a cirurgia micrográfica pela técnica de Mohs para circunstâncias em que o tumor tenha comportamento desfavorável.[7] O benefício de análise infraoperatória de margens permite uma abordagem mais segura ao se avaliar de maneira objetiva as margens do tumor, bem como seu subtipo histológico.

É sempre importante lembrar que a análise convencional anatomopatológica comumente visualiza uma parte da biopsia (Figura 29.1)[7], e esta muitas vezes também é apenas uma fração do tumor, ou seja, trata-se de exéreses parciais usadas para diagnóstico pré-operatório.

Apenas para exemplificar, é possível que o resultado da biopsia, por exemplo, seja o de carcinoma basocelular de menor agressividade, quando, na verdade, quer na área não amostrada, quer na parcela residual do tumor, possa existir uma variante de maior agressividade, com potencial impacto para, inclusive, recomendação operatória. Outra possibilidade, bem menos provável, é de que um tumor de coalizão possa passar despercebido. Feito esse aparte, em linhas gerais, pode-se definir como elementos desfavoráveis: subtipos agressivos, localização na zona H da face (Figura 29.2) e tumores maiores do que 1 cm. Todavia, recomenda-se uma leitura mais criteriosa de *guidelines* de tumores cutâneos. Uma excelente leitura são as *guidelines* para melanoma, tumores não melanoma e dermatofibrossarcoma da National Comprehensive Cancer Network.

É interessante observar o crescimento da cirurgia micrográfica pela técnica de Mohs nessa topografia, lembrando sempre que o nariz, por ser uma área de fenda embrionária, permite a propagação para planos anatômicos mais profundos, diferentemente do couro cabeludo, que possui uma calota óssea que dificulta o processo. Em uma referência envolvendo 788 reconstruções nasais, a cirurgia de Mohs foi usada inicialmente em 50% dos casos, mas, posteriormente, passou a ser recomendada em 90% deles em um centro de referência desse tipo de cirurgia.[2]

Outro aspecto mandatório é informar ao paciente, em situações de maior risco, o quanto essa cirurgia é recomendada. Ainda que não esteja disponível em determinada localidade, é importante não deixar de indicar o procedimento, porque tomar essa decisão pelo paciente pode provocar um futuro questionamento por parte deste. Se, ainda assim, o paciente concordar em utilizar uma técnica convencional, mesmo sabendo da maior chance de recidiva, é bom que se mantenham documentação e conduta, visando a se proteger legalmente.

É importante esclarecer que mesmo a cirurgia de Mohs sendo considerada padrão-ouro, ela não é uma técnica infalível. Tumores recidivados, principalmente após a mobilização do tecido por procedimento cirúrgico prévio, apresentam perda de continuidade anatômica, diminuindo a sua efetividade. Outros pontos importantes que podem dificultar a análise incluem os artefatos de congelação, invasão perineural, cortes de tecidos com densidades muito diferentes (p. ex., gordura, em geral, usa uma espessura de corte maior do que derme). Recursos de imuno-histoquímica podem ser usados na congelação, sendo um exemplo o CD34, para análise do dermatofibrossarcoma, embora seu uso em lesão pigmentada ainda seja polêmico pela dificuldade de visualização dos melanócitos por congelação.[8]

TÉCNICAS CIRÚRGICAS

Sutura primária

A técnica mais simples de fechamento de defeito cirúrgico é a sutura primária, ou borda a borda em mesmo tempo cirúrgico da retirada da tumoração.[4] Mais utilizada nas regiões do

Tabela 29.1 Distribuição dos tumores nasais e tipos encontrados.

Subunidade	CBC	CEC	Melanoma	Número de defeitos	Masculino	Feminino
Dorso	174	13	1	188	86	102
Parede lateral	123	6	0	129	60	69
Ponta nasal	156	6	0	162	69	93
Alar	224	3	0	227	113	114
Vestíbulo nasal	3	20	2	25	13	12
Heminasal	16	15	0	31	14	17
Todo o nariz	8	7	1	16	10	6
Total	711	73	4	788	370	418

CBC: carcinoma basocelular; CEC: carcinoma espinocelular.

Parte 3

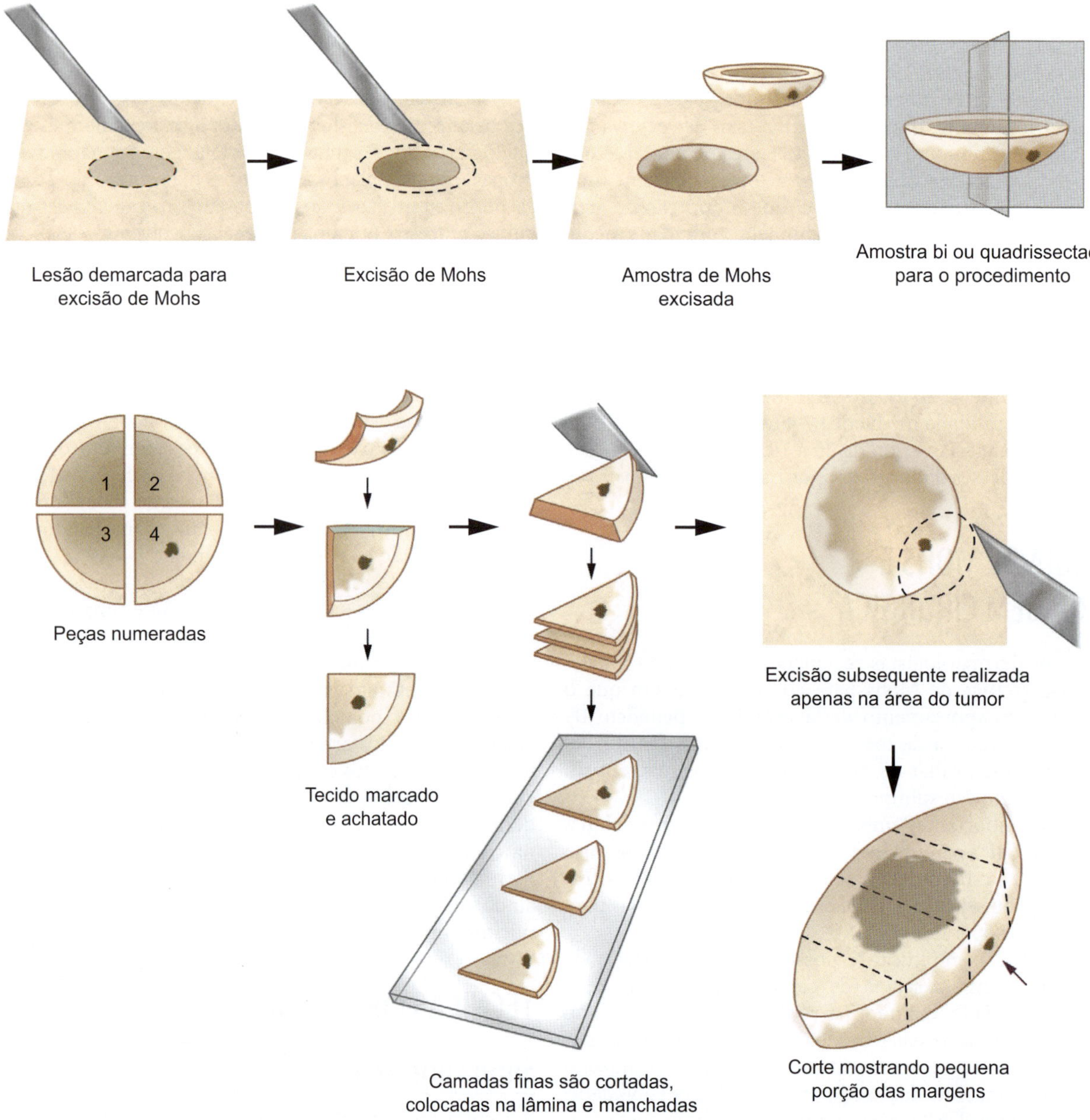

Figura 29.1 Análise convencional anatomopatológica.

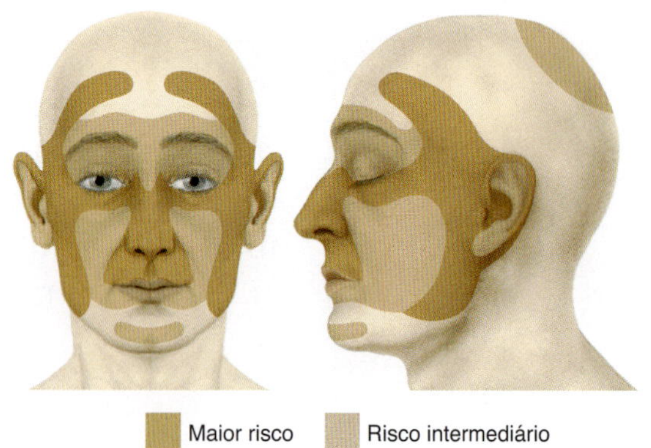

Figura 29.2 Zona "H": região de maior risco. Adaptada de Wolf-Heidegger, 2006.[9]

dorso, laterais do nariz e raiz nasal, infelizmente não é muito útil para defeitos maiores ou que tragam mais risco de distorções anatômicas, como regiões alares, ponta nasal e columela.

Enxertos

Muitas vezes são considerados soluções de segunda linha para a reconstrução nasal[4], pois se verificam alterações de cor e textura e visualização das bordas da sutura, descrito comumente como "aspecto de selo" (Figura 29.3), além de alterações de relevo, inclusive área deprimida, também descrita como complicação tardia. Quando elevada, convém esperar a real necessidade de emagrecimento, pois, nos retalhos, a congestão linfática decorre do maior tempo da sua reconstituição.

Além disso, é sempre interessante esperar antes de tratar hipercromias pós-inflamatórias reversíveis. Depois de alguns meses, é possível tentar também abrasão física e/ou mecânica das bordas cirúrgicas, melhorando muito a aparência estética final (Figura 29.4). O tempo de espera correto, aliado aos múltiplos tratamentos dos enxertos, também colabora para o resultado da aparência, de tal sorte que passa a ser opção importante na reconstrução. Contudo, é importante ter esse cuidado ao orientar previamente o paciente.

Com relação à área doadora, potencialmente qualquer pele glabra pode ser utilizada. Todavia algumas apresentam maior proximidade de textura e cor com a região nasal, preferindo-se as áreas pré e retroauriculares. Quando se trata de tumores, é necessário ter sempre em mente o conceito de campo cancerizável; nesse caso, acredita-se que a região retroauricular é preferível, já que a busca por uma pele de maior similitude pode não corresponder ao melhor critério oncológico.

Regiões supraclaviculares podem ser úteis para regiões doadoras maiores[4], apesar de não ser incomum encontrar fotodano importante nesses locais. Uma boa área doadora é a região inframamária, visto que as mulheres, na idade da manifestação, em geral apresentam algum grau de ptose mamária, o que favorece a camuflagem da cicatriz pós-retirada da área doadora.

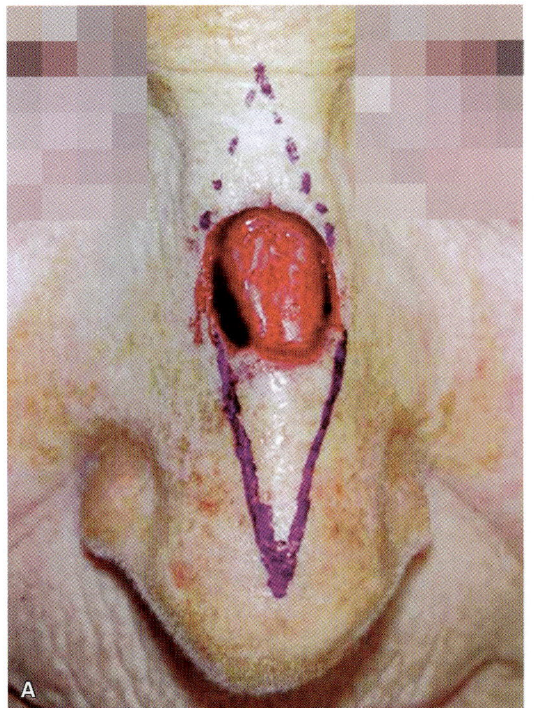

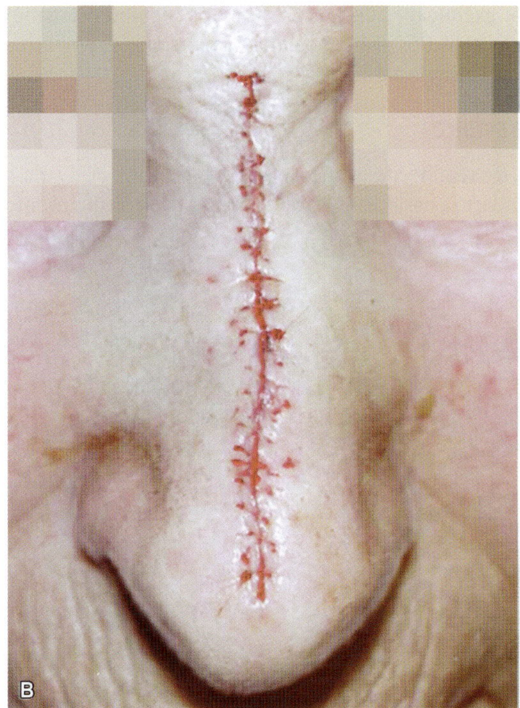

Figura 29.3 A. Enxerto nasal. **B.** Aspecto de selo.

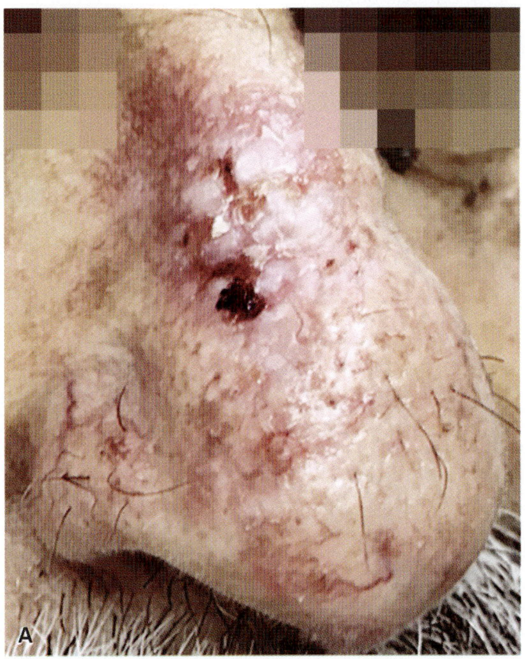

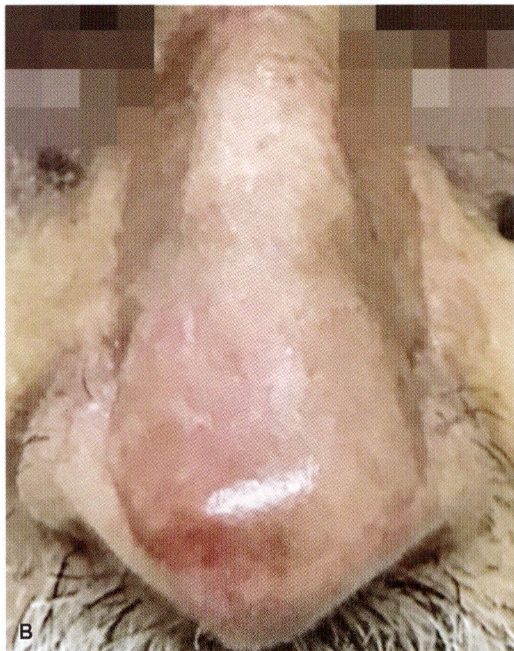

Figura 29.4 A. Hipercromia pós-inflamatória. **B.** Melhora após abrasão.

Quando necessário o uso de cartilagem, como em reconstruções alares, a conchal é bastante utilizada.[2] Sua curvatura própria representa uma característica favorável, dispensando a necessidade de retificações comumente feitas nas rinoplastias com esmagadores de cartilagem.

Retalhos

Diferentes tipos de retalho podem ser utilizados nas reconstruções nasais, podendo ser classificados em: avanço, rotação, transposição e interpolação (Figura 29.5). A escolha é pautada na subtopografia do defeito nasal e na familiaridade com a execução do retalho. O cirurgião sempre deve privilegiar a facilidade de execução, buscando o melhor resultado cosmético, lançando mão dos conceitos anatômicos que suportam a sua vitalidade e funcionalidade.

Retalhos de avanço

O protótipo de retalho de avanço nasal é o de Rintala. Dada a grande redundância nasal, esse retalho suporta um comprimento maior que o habitual em outras áreas (até quatro vezes a relação entre base do pedículo e comprimento).[4] Pode ser particularmente útil quando houver ptose de ponta nasal, uma vez que tende a elevá-la (Figura 29.6). Pode ser necessária a confecção de triângulos de Burow na sua base. Opções também são o retalho A-T, em que as paredes laterais são mobilizadas a partir de incisão nos sulcos supra-alares para correção de um defeito central (Figura 29.7). Outra solução bastante interessante é o retalho sinusoidal[10] porque, associado ao movimento de avanço, existe transposição do tecido do sulco nasogeniano (Figura 29.8).

Um retalho bastante interessante para a região acima da ponta é o *East-West*. Utilizado para pequenos defeitos, faz um triângulo de compensação com vértice inferior voltado para a columela. Ele não deve ser usado em nariz de ponta muito fina (Figura 29.9).

O retalho em crescente é também chamado de duplo triângulo invertido assimétrico, onde existe a compensação do triângulo inferior no sulco alar (Figura 29.10). O movimento é bastante semelhante ao visto no *East-West*, podendo ser usado para defeitos maiores na região alar.

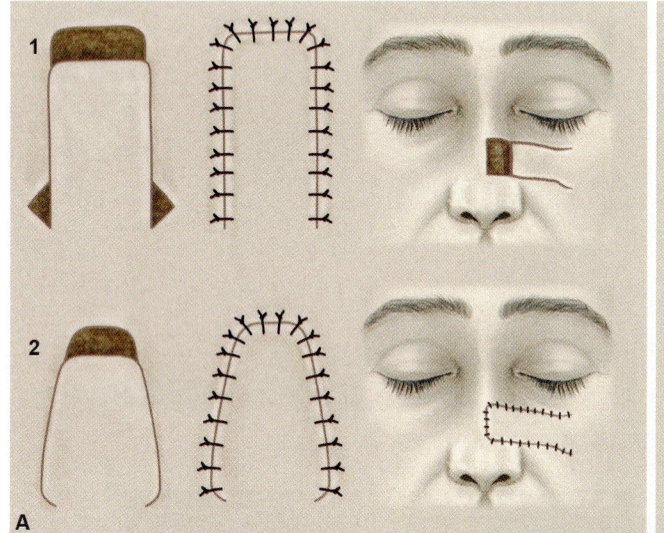

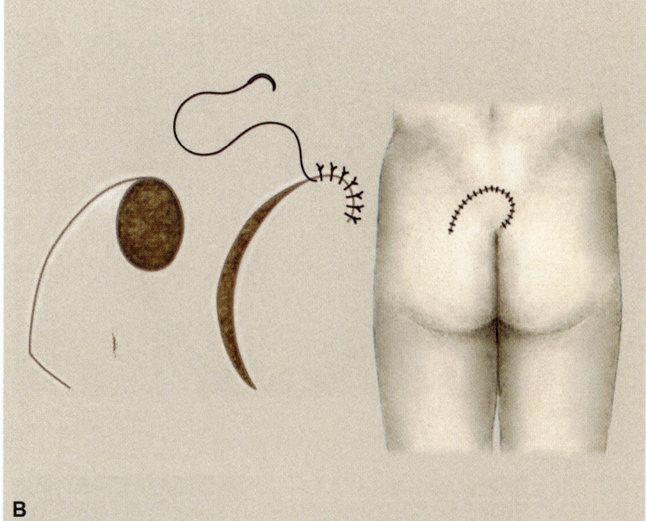

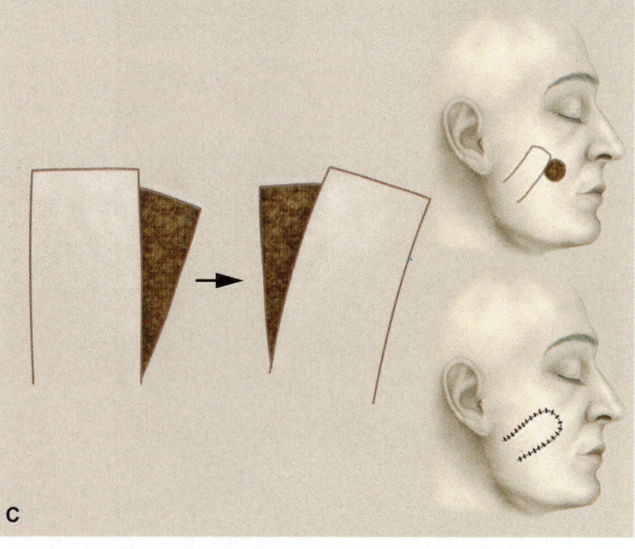

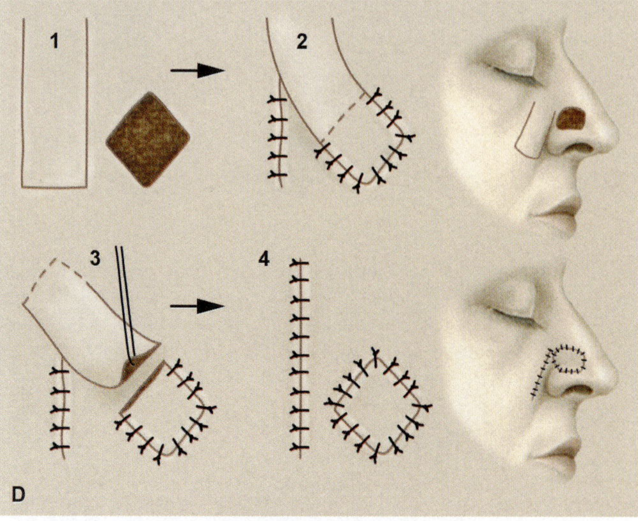

Figura 29.5 Tipos de retalho para reconstrução nasal. **A.** Avanço. **B.** Rotação. **C.** Transposição. **D.** Interpolação. Adaptada de Wolf-Heidegger, 2006.[9]

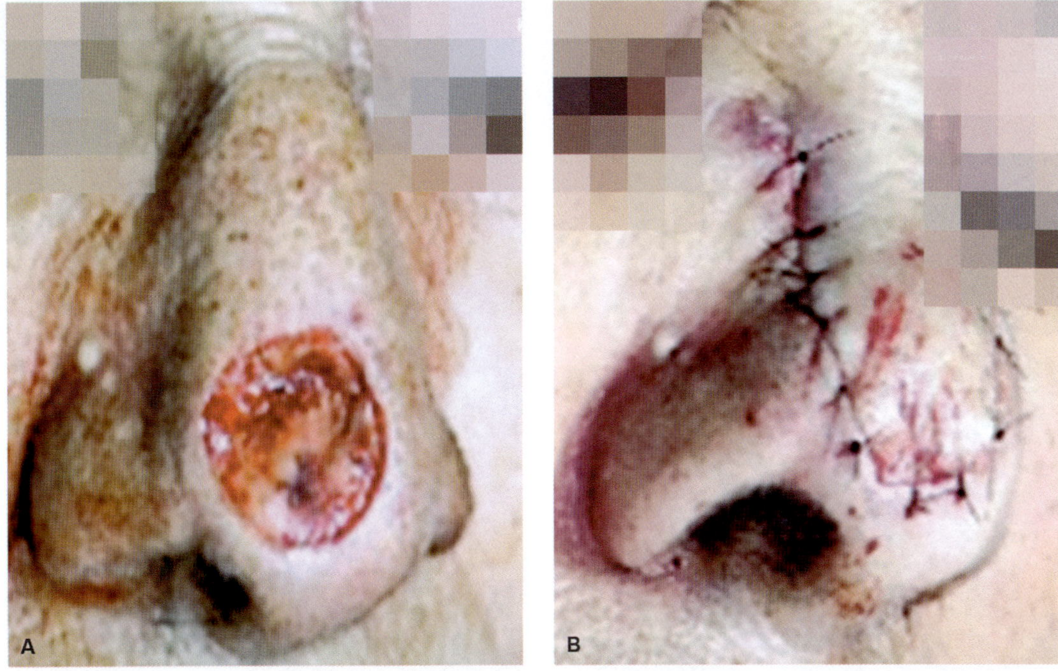

Figura 29.6 A. Retalho de Rintala. **B.** Elevação de ptose nasal.

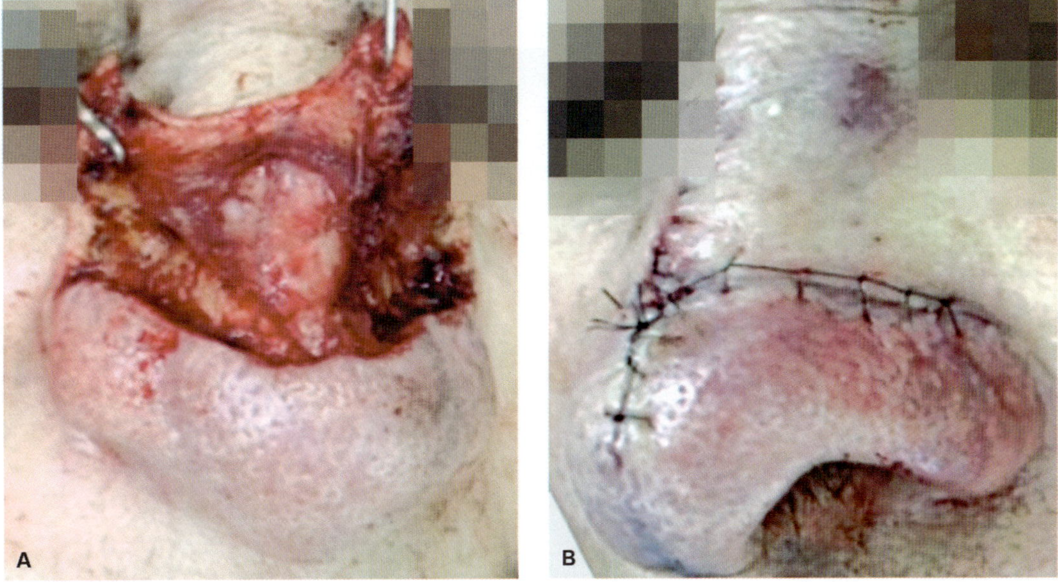

Figura 29.7 A e **B.** Retalho A-T.

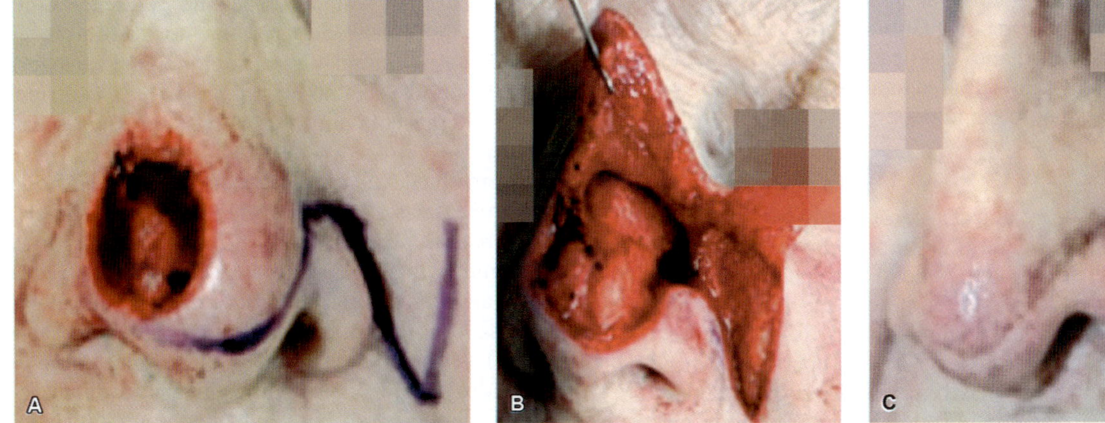

Figura 29.8 A a **C.** Retalho sinusoidal.

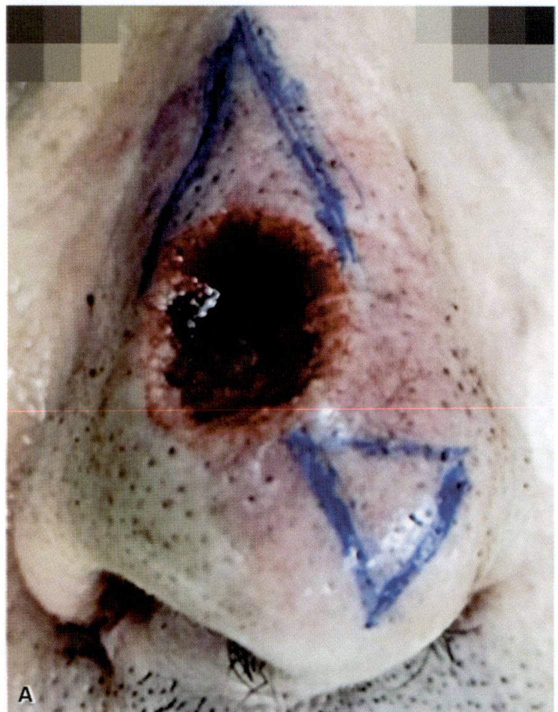

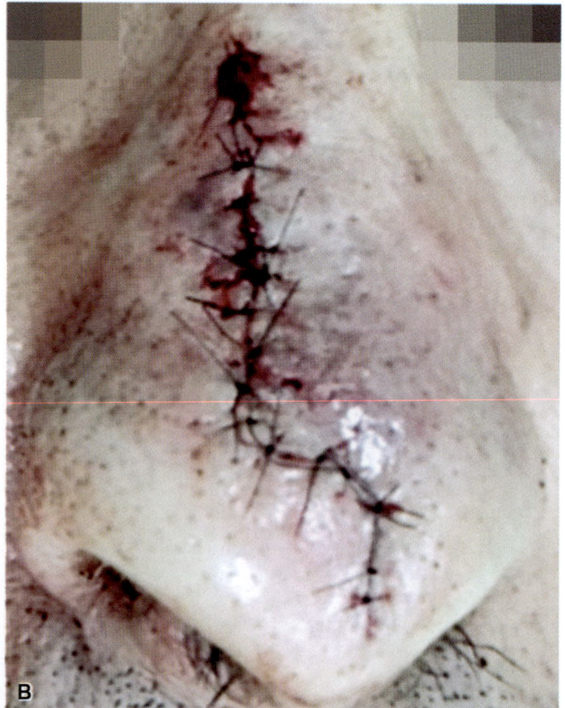

Figura 29.9 A e **B.** Retalho *East-West*.

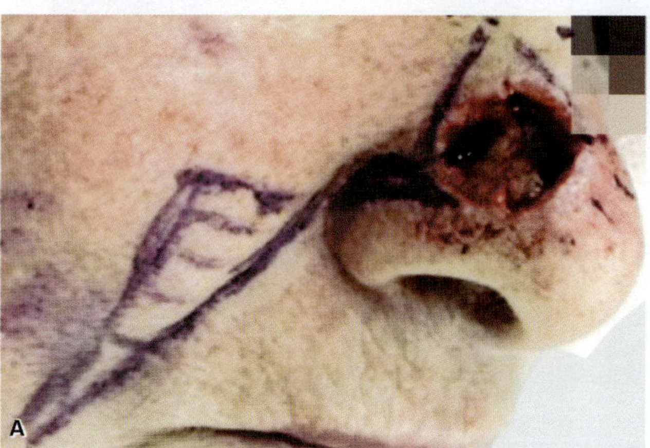

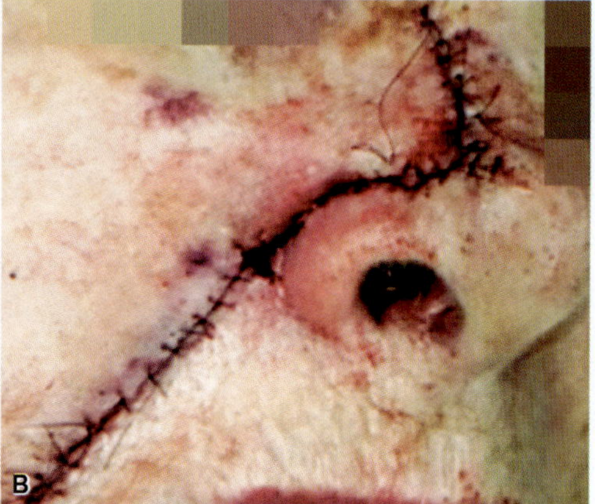

Figura 29.10 A e **B.** Retalho em crescente.

Outro retalho bastante versátil que pode ser usado na região nasal é o em ilha pediculado (Figura 29.11).[9] Usado em outras regiões da face como sulco nasogeniano e lábios, é particularmente útil para a região perialar. Sempre que possível, o retalho deve abranger a maior quantidade de pele da área doadora para maior semelhança estética. Idealmente, o pedículo deve conter cerca de 50% da área total do retalho, a fim de ofertar um bom suprimento sanguíneo.[4]

Retalhos de rotação

Um exemplo clássico de retalho de rotação usado para a região nasal é o de Rieger (Figura 29.12). Bastante versátil, é útil para defeitos na raiz e no dorso nasal, podendo ter sua mobilidade aumentada na região da glabela com *back cut*, permitindo que ele alcance a ponta nasal. Em grandes descolamentos nasais não é incomum muito edema no pós-operatório imediato; corticosteroides e/ou drenagem linfática podem ajudar no controle do edema, lembrando que este último pode ter impacto na viabilidade do retalho.

Em menor escala, o retalho glabelar também pode ser uma alternativa para lesões da raiz nasal e da porção superior da região lateral do nariz (Figura 29.13). Pode ser entendido como um subcaso mais simples do retalho de Rieger. Outro exemplo de retalho envolvendo movimento de rotação é o em espiral.[11] Trata-se de uma espiral com incremento logarítmico constante, onde o retalho faz um movimento centrípeto (Figura 29.14). Representa uma alternativa interessante para a região perialar.

O retalho em ilha de tubarão[12] (*shark island flap*) é utilizado para a curvatura da asa nasal. Há rotação do braço superior do retalho forçando a porção nasal do retalho a dobrar 90° sobre o restante, o que forma um cone invertido de redundância, resultando em recriação natural da asa externa e do sulco alar nasal, sem a necessidade de suturas de ancoragem (Figura 29.15). A porção inferior do retalho avança como um V-Y pediculado, daí a nomenclatura. O retalho de rotação malar pode ser feito para defeitos de tamanho médio (Figura 29.16).[13] Quando possível, tentar posicionar a incisão próximo

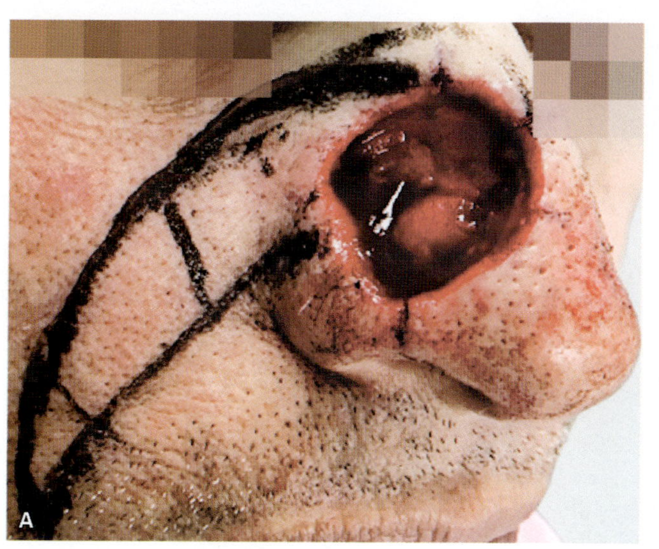

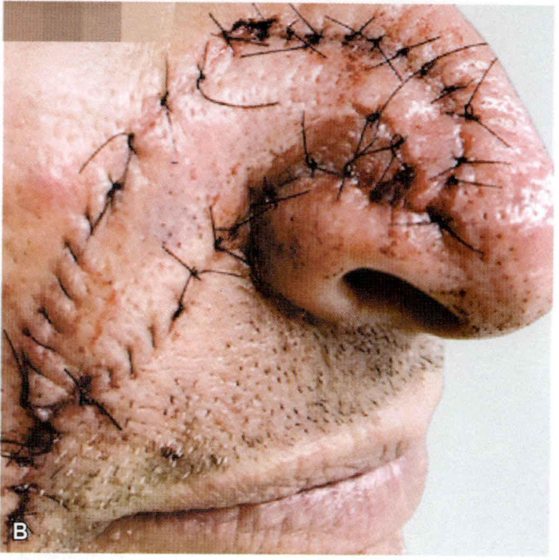

Figura 29.11 A e **B.** Retalho pediculado.

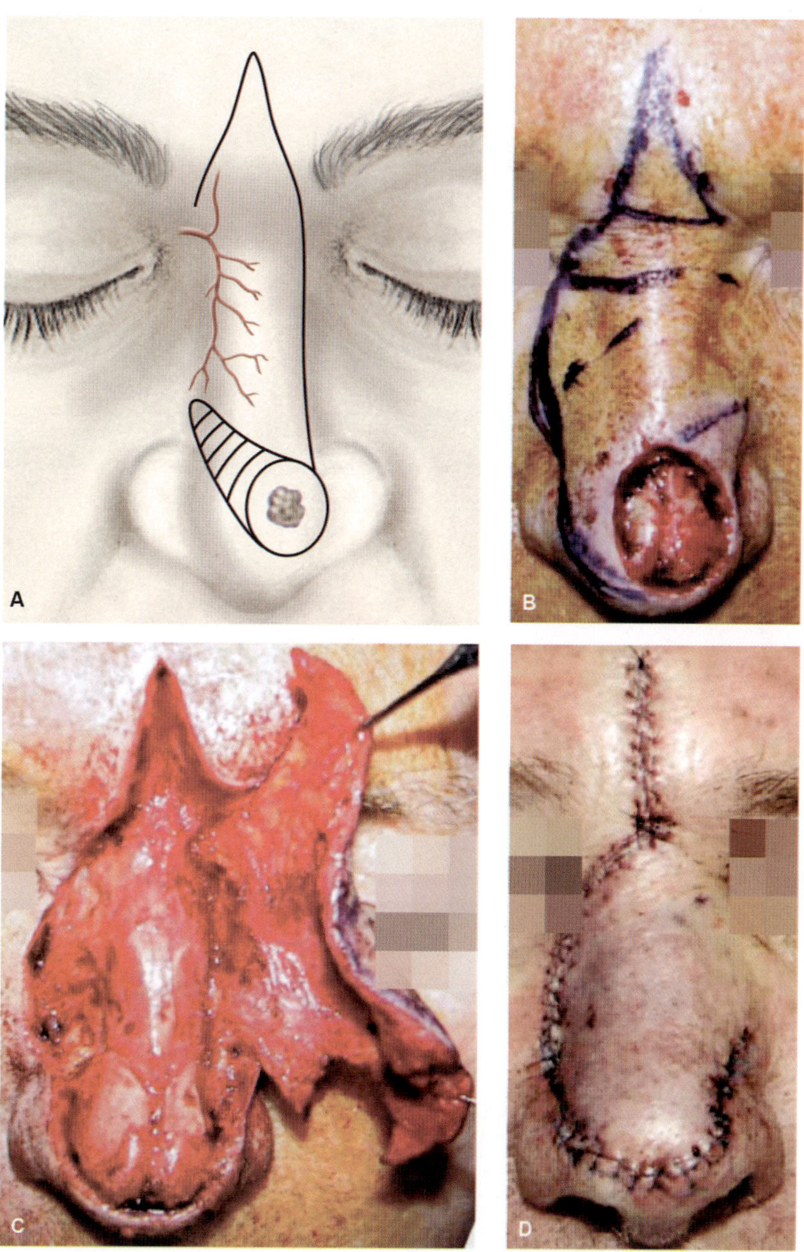

Figura 29.12 A a **D.** Retalho de Rieger.

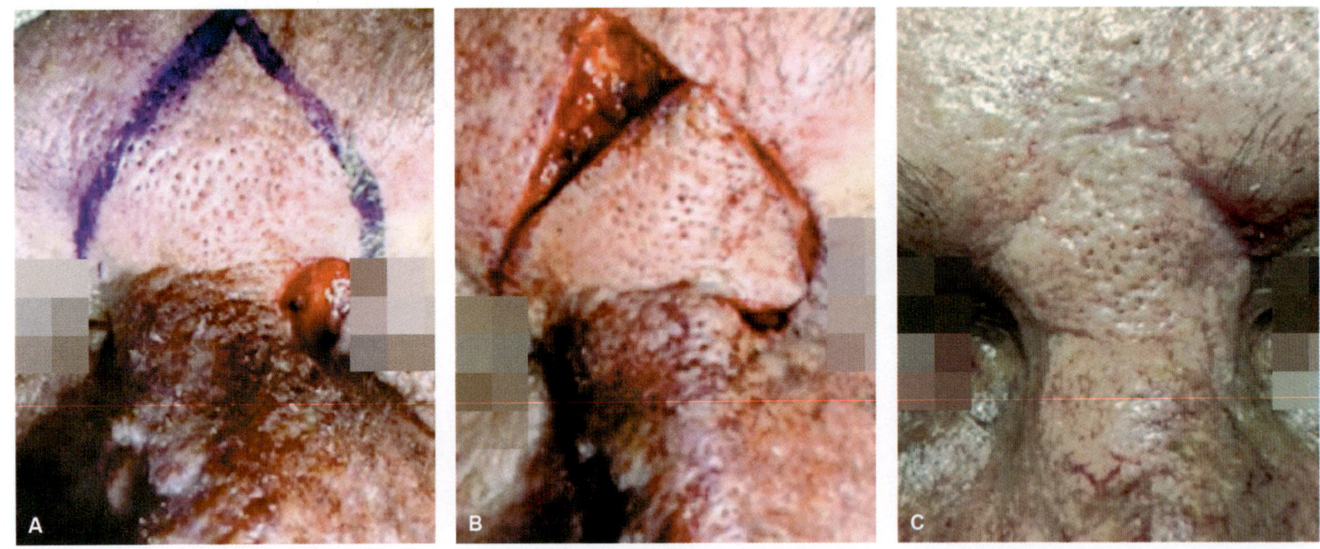

Figura 29.13 A a C. Retalho glabelar.

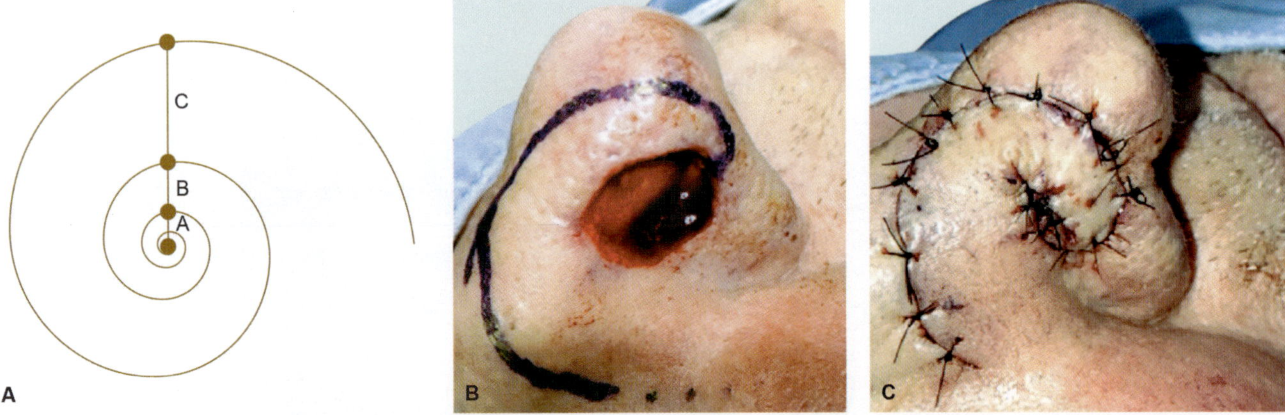

Figura 29.14 A a C. Retalho em espiral.

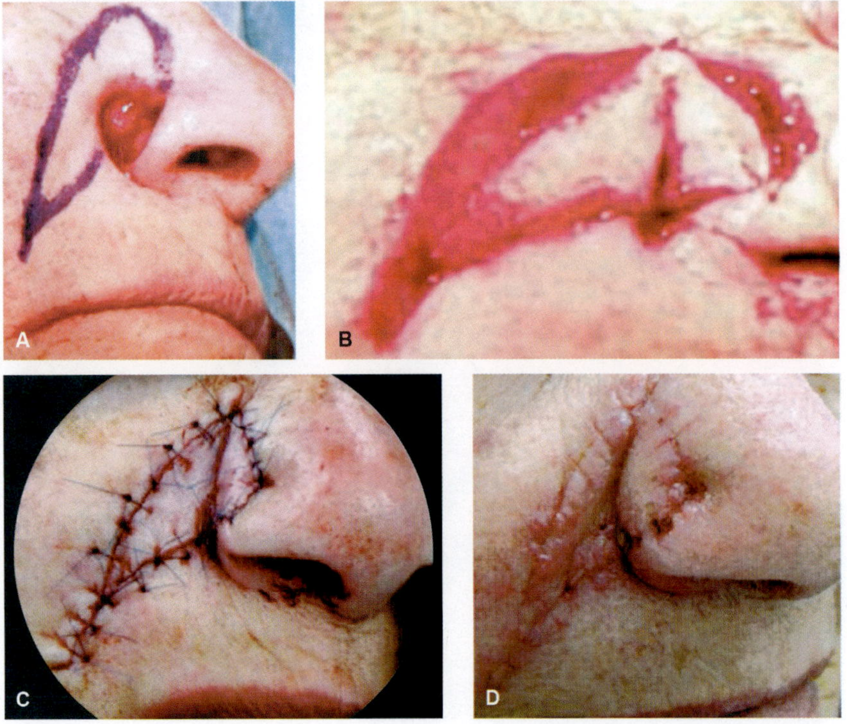

Figura 29.15 A a D. Retalho em ilha de tubarão.

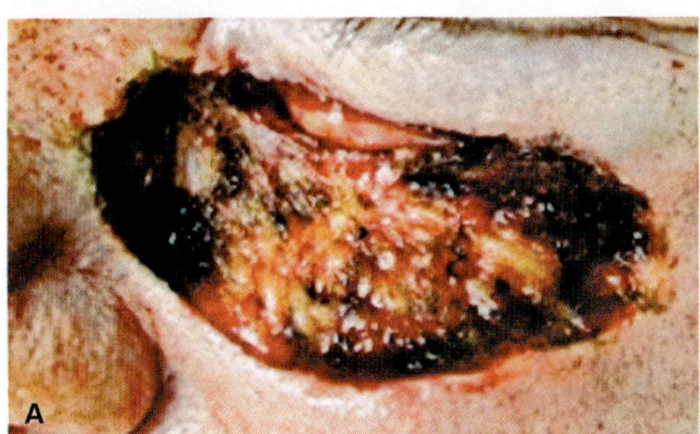

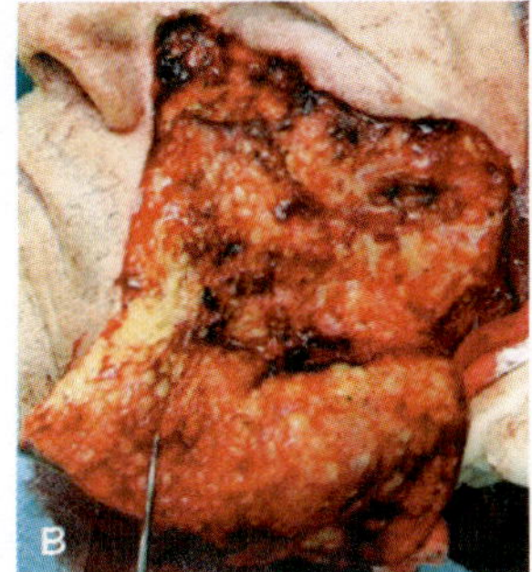

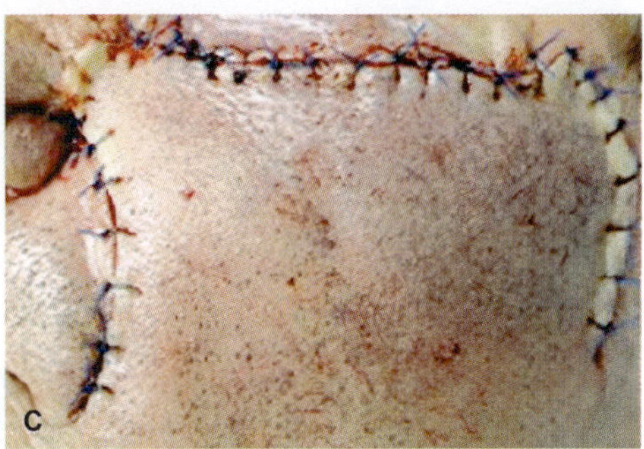

Figura 29.16 A a **C.** Retalho de rotação malar.

à região justainfraciliar, pois isso ajuda no resultado estético, semelhante ao que é feito na blefaroplastia inferior.

Quando o defeito for de maior dimensão, uma extensão mais lateral é desejável. O retalho de Mustardé é um exemplo.[14] Ele pode ser complementado por fixação periosteal para diminuir o efeito de tração na pálpebra inferior, a fim de evitar o ectrópio. A incisão lateral pode seguir a linha de implantação capilar para se obter uma melhor camuflagem (Figura 29.17). Esse retalho envolve um movimento de rotação na porção lateral e de avanço da porção central. É comum a presença de edema infrapalpebral no pós-operatório. Recomenda-se que o descolamento seja feito superiormente ao sistema musculoaponeurótico superficial (SMAS).

Retalhos de transposição

O retalho de transposição clássico é o de Limberg[15], incluindo suas variantes Dufourmentel e Webster (Figura 29.18). Pode ser usado na raiz nasal e nas paredes laterais, e seus vetores de tração devem ser cuidadosamente orientados para evitar a pálpebra inferior e a asa nasal.

Em geral, o retalho bilobado é usado para a ponta nasal e as paredes laterais (Figura 29.19).[16] O primeiro lóbulo é criado com a mesma dimensão do defeito ou até 20% menor, desde que a pele apresente adequada distensibilidade. O segundo lóbulo é desenhado com um ângulo de 90° em relação ao ponto de pivô do retalho.

Uma variante ao retalho bilobado é o trilobado (Figura 29.20).[16] É interessante perceber que os lobos vão diminuindo de tamanho. O terceiro lobo foi colocado na região da glabela. A conduta adotada para o *trapdoor* foi expectante, com resultado estético satisfatório após alguns meses.

O retalho em *banner* (em faixa) é um retalho de transposição, em que existe uma rotação pivotal para cobrir o defeito.[17] O ângulo de rotação varia de 60 a 120°. Triângulos de compensação devem ser retirados. Esse retalho pode ser usado na parede lateral inferior e na asa nasal (Figura 29.21). Na Figura 29.22, observa-se o retalho em *banner* retirado do sulco nasogeniano.

O retalho unilobado se assemelha ao retalho em faixa.[18] Também é um retalho de transposição, podendo ser definido como uma variante mais simples do bilobado. No exemplo da Figura 29.23, foi utilizado para correção de cicatriz atrófica, pois houve exérese tumoral. Além de seu uso habitual para a parede nasal lateral, é possível observar, na figura, que o retalho foi utilizado para a região de ponta nasal.

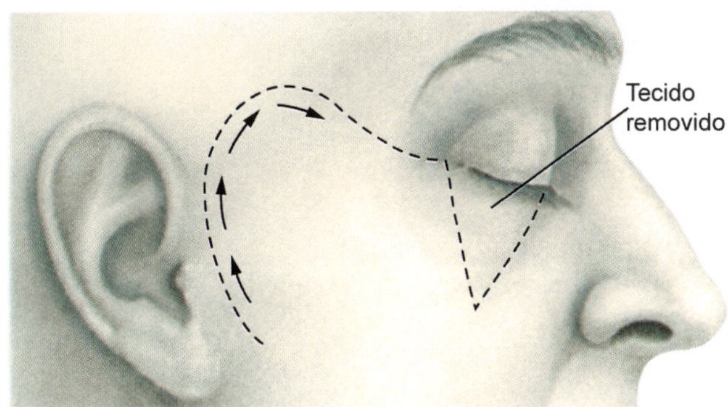

Figura 29.17 Retalho de Mustardé. Adaptada de Wolf-Heidegger, 2006.[9]

Retalhos de interpolação

É uma técnica de reconstrução usada para defeitos maiores ou profundos, em que o tecido doador é oriundo de um local não adjacente, com pedículo vascular próprio, que viabiliza essa transferência até ocorrer neovascularização na área receptora.[19] Pode ser utilizado diretamente sobre ossos e cartilagens. Sua grande desvantagem é que o procedimento exige dois tempos cirúrgicos, exatamente por conta do processo de autonomização da área receptora, além de sua reconhecida maior complexidade técnica.

Mais do que em qualquer outra circunstância, o planejamento pré-operatório da sua dimensão e suprimento vascular é mandatório para o êxito cirúrgico. O retalho paramediano (Figura 29.24), também chamado indiano, é usado para reparos de defeitos nasais das porções medial e distal. Seu suprimento arterial vem da artéria supratroclear e dos ramos mediais da

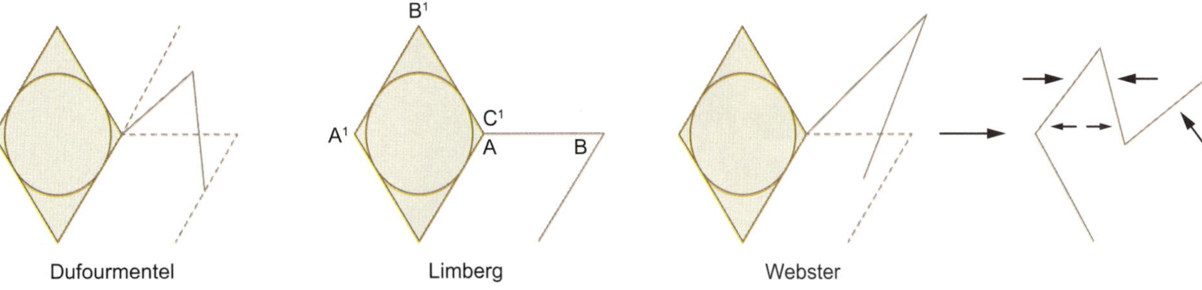

Figura 29.18 Retalho de transposição clássico e suas variantes.

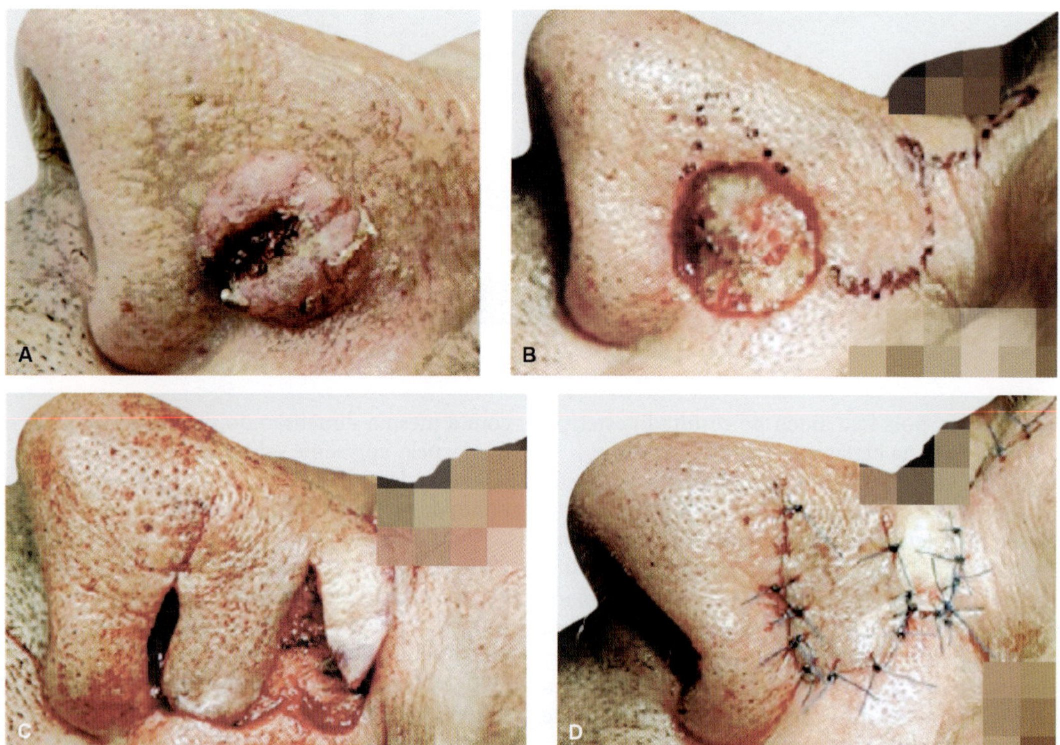

Figura 29.19 Retalho bilobado. **A** e **B.** Lóbulo criado com a mesma dimensão do defeito. **C** e **D.** Lóbulo desenhado com ângulo de 90° em relação do ponto de pivô.

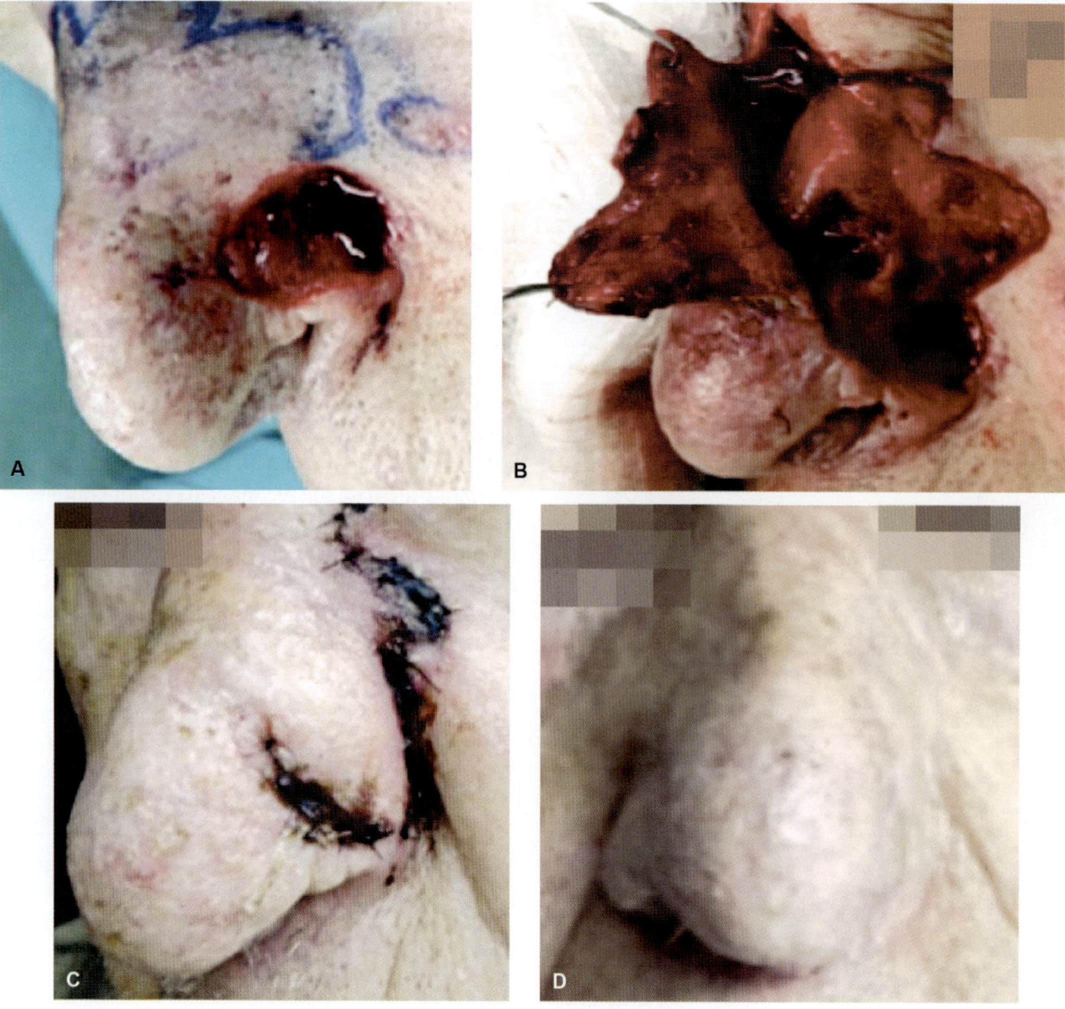

Figura 29.20 A a **C.** Retalho trilobado. **D.** Resultado estético.

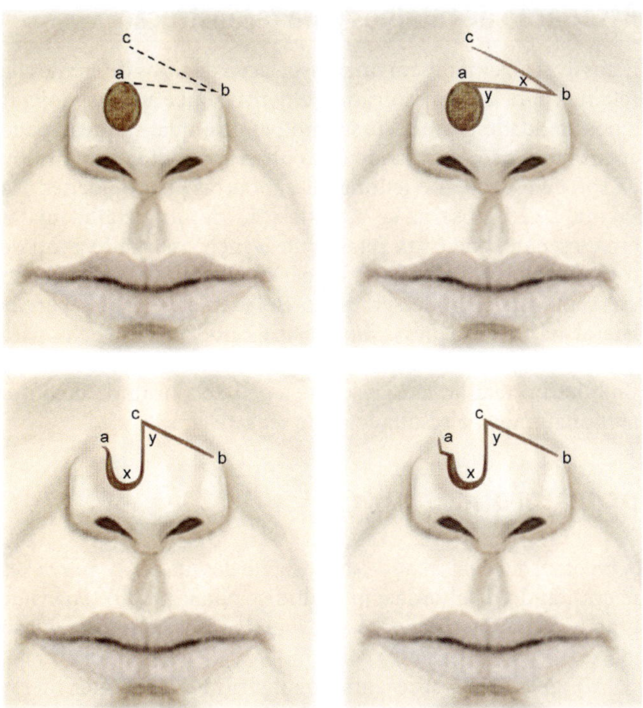

Figura 29.21 Retalho em *banner*. Adaptada de Wolf-Heidegger, 2006.[9]

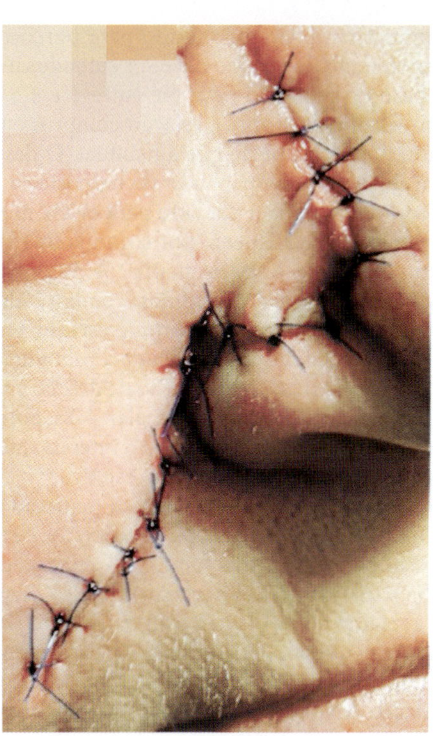

Figura 29.22 Retalho em *banner* retirado do sulco nasogeniano.

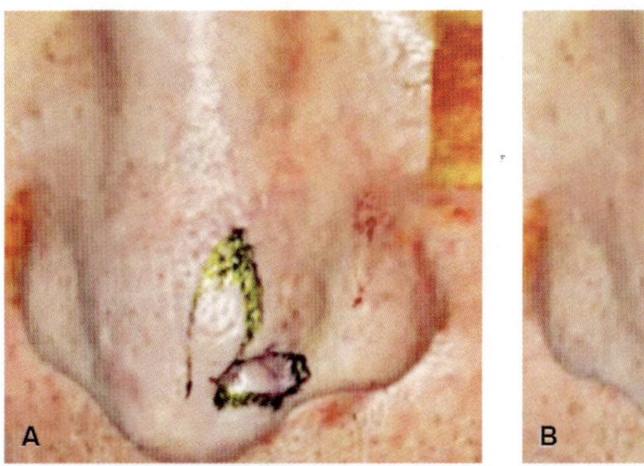

Figura 29.23 A e **B.** Retalho unilobado.

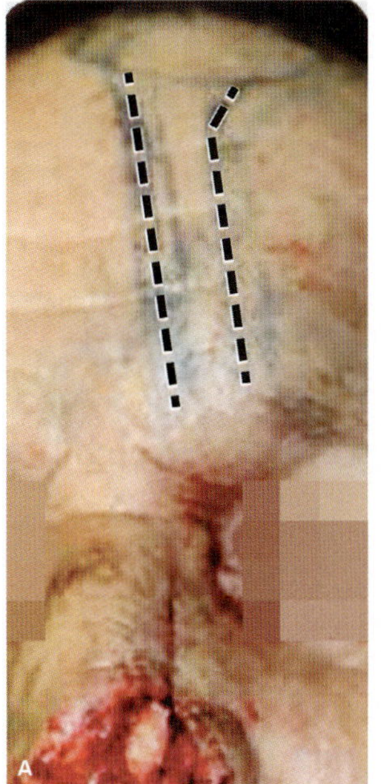

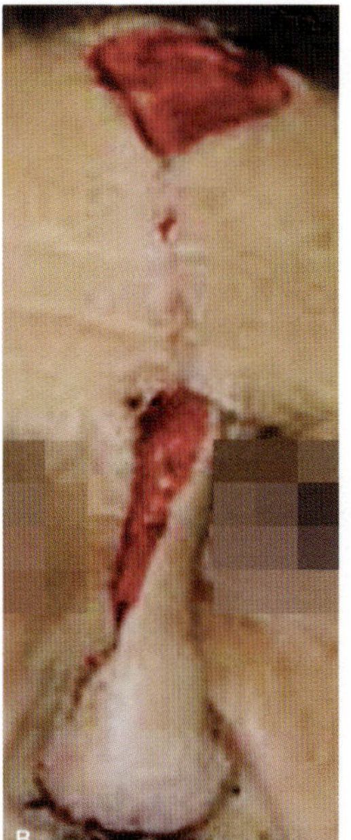

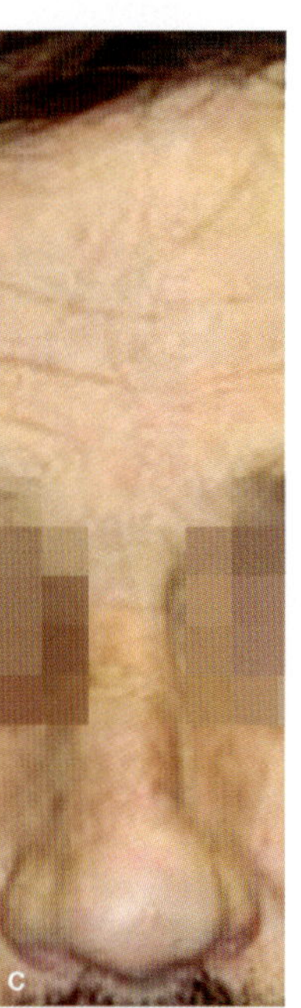

Figura 29.24 A e **B.** Retalho paramediano. **C.** Resultado pós-operatório.

artéria supraorbitária. Quando usado para porções mais distais, o comprimento do retalho deve ser cuidadosamente verificado. A base do pedículo deve ter entre 1 e 1,5 cm, e por não ser um retalho aleatório, a relação comprimento-largura pode ser um pouco maior do que a habitual. O descolamento supragaleal deve ser acompanhado de hemostasia adequada. No sítio doador, deve-se ter cuidado para evitar muita tensão, sendo preferível um fechamento por segunda intenção do que tensão demasiada que cause isquemia. A automatização do retalho ocorre por volta de 3 semanas, embora alguns recomendem a complementação do segundo estágio, ressecção do pedículo, em até 6 semanas.[4] Verificada a mobilidade da área doadora, permite, inclusive, a correção de defeito em columela e *infratip*. A inclusão da cartilagem alar para porção da asa pode ser feita em um terceiro tempo. É interessante manter o sulco superalar para melhor resultado estético.[20,21]

O retalho de interpolação malar com pedículo melolabial (Figura 29.25) pode ser usado para a porção perialar. Esse retalho possui um pedículo profundo, faz uma rotação de 180° e passa por baixo da área descolada no sulco alar. Pode ser associado a retalho de cartilagem conchal, por perda do assoalho no caso em questão. A inserção de cartilagem também pode ser feita em segundo tempo. Diferentemente do retalho de interpolação melolabial, este procedimento é realizado em um único tempo cirúrgico.[22]

Associação de retalhos para reconstrução

É possível fazer também uma associação de tipos diferentes de retalhos para a reconstrução. O objetivo aqui é apenas mostrar a possibilidade desse recurso, motivo pelo qual é apresentado apenas um caso, lembrando que outras possibilidades existem, de sorte a estimular o leitor a buscar outras possibilidades. Na Figura 29.26, observa-se a associação de um retalho malar em crescente, que é um retalho de avanço, associado a um de rotação glabelar (retalho de Rieger).[23] O retalho de avanço em crescente malar pode ser usado isoladamente para a parede lateral nasal. Fixações subperiosteais podem ser feitas para evitar ectrópio[22] e o aspecto em tenda causado pelo avanço. Embora no retalho em crescente a pele seja oriunda de outra área anatômica, o resultado pode ser satisfatório.

RECONSTRUÇÃO NASAL

A reconstrução nasal pode ser bastante desafiadora – por vezes necessitando de abordagem multidisciplinar para o reparo de grandes defeitos cirúrgicos – e, muitas vezes, a única solução viável é o uso de próteses.

A Figura 29.27 apresenta um algoritmo, de caráter meramente sugestivo, que pode ser útil para o cirurgião mais

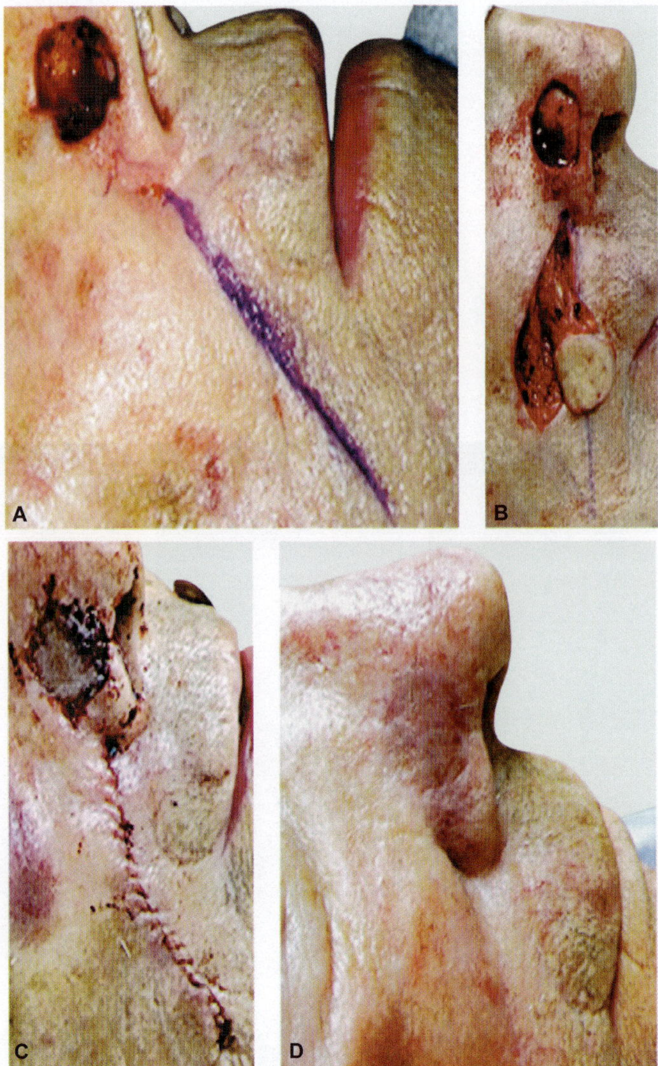

Figura 29.25 A a **C.** Retalho de interpolação malar com pedículo melolabial. **D.** Resultado pós-operatório.

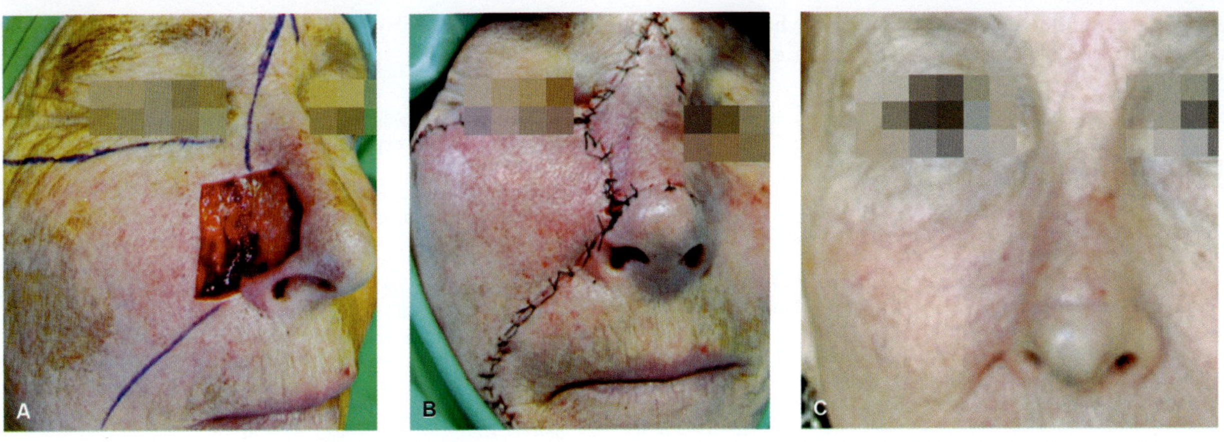

Figura 29.26 A e **B.** Associação de retalho malar em crescente e retalho de rotação glabelar. **C.** Resultado pós-operatório.

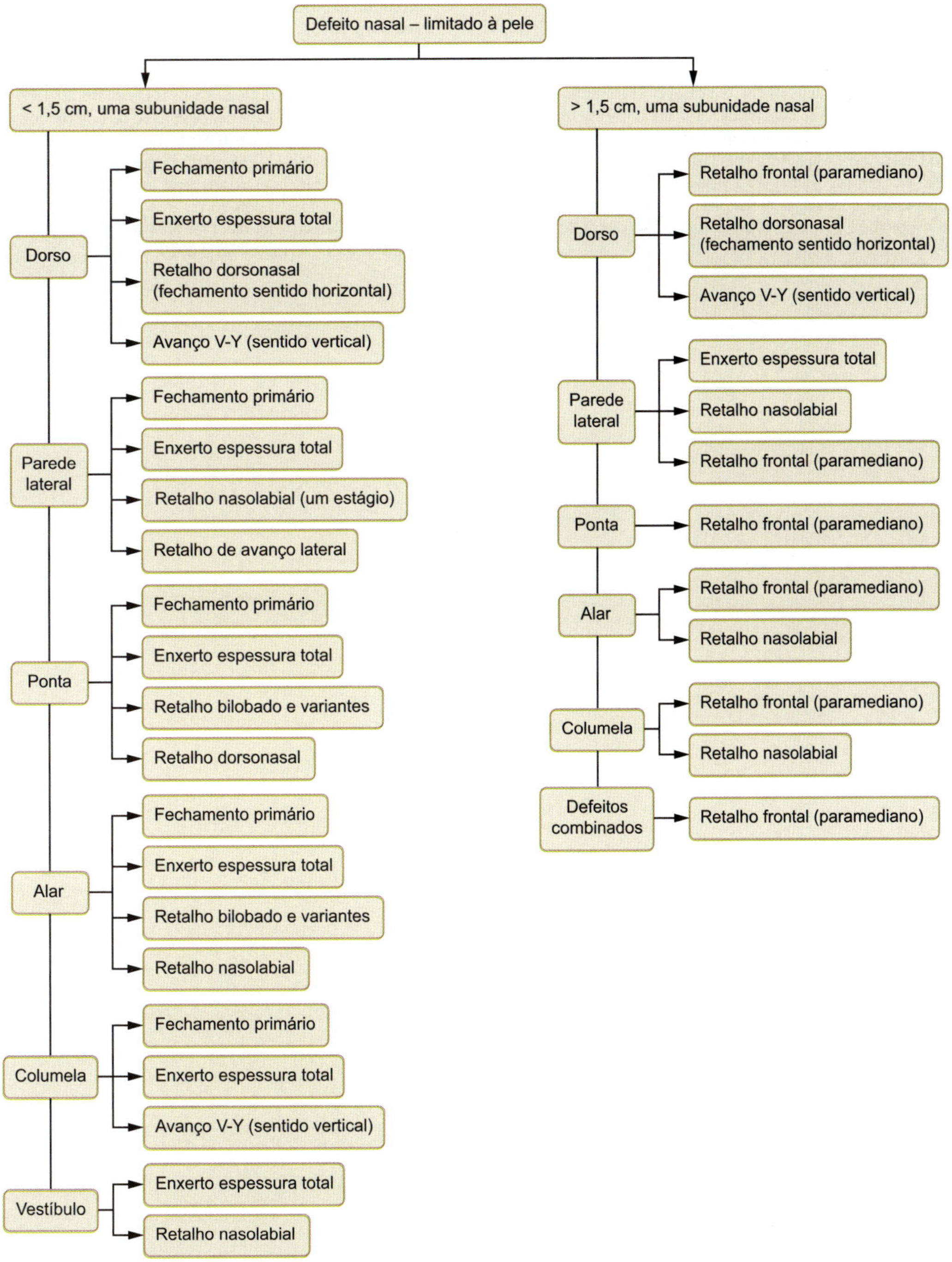

- Defeito nasal – limitado à pele
  - < 1,5 cm, uma subunidade nasal
    - Dorso
      - Fechamento primário
      - Enxerto espessura total
      - Retalho dorsonasal (fechamento sentido horizontal)
      - Avanço V-Y (sentido vertical)
    - Parede lateral
      - Fechamento primário
      - Enxerto espessura total
      - Retalho nasolabial (um estágio)
      - Retalho de avanço lateral
    - Ponta
      - Fechamento primário
      - Enxerto espessura total
      - Retalho bilobado e variantes
      - Retalho dorsonasal
    - Alar
      - Fechamento primário
      - Enxerto espessura total
      - Retalho bilobado e variantes
      - Retalho nasolabial
    - Columela
      - Fechamento primário
      - Enxerto espessura total
      - Avanço V-Y (sentido vertical)
    - Vestíbulo
      - Enxerto espessura total
      - Retalho nasolabial
  - > 1,5 cm, uma subunidade nasal
    - Dorso
      - Retalho frontal (paramediano)
      - Retalho dorsonasal (fechamento sentido horizontal)
      - Avanço V-Y (sentido vertical)
    - Parede lateral
      - Enxerto espessura total
      - Retalho nasolabial
      - Retalho frontal (paramediano)
    - Ponta
      - Retalho frontal (paramediano)
    - Alar
      - Retalho frontal (paramediano)
      - Retalho nasolabial
    - Columela
      - Retalho frontal (paramediano)
      - Retalho nasolabial
    - Defeitos combinados
      - Retalho frontal (paramediano)

Figura 29.27 Algoritmo para reconstrução nasal. Adaptada de Moolenburgh *et al.*, 2010.[3]

jovem. É evidente que cirurgiões com maior habilidade irão ajustar o tipo de construção pautado à sua experiência de reconstrução.

REFERÊNCIAS BIBLIOGRÁFICAS

1. Burget GC, Menick FJ. The subunit principle in nasal reconstruction. Plast Reconstr Surg. 1985;76(2):239-47.
2. Gonzalez-Ulloa M, Castillo A, Stevens E, Alvarez Fuertes G, Leonelli F, Ubaldo F. Preliminary study of the total restoration of the facial skin. Plast Reconstr Surg. (1946). 1954;13(3):151-61.
3. Moolenburgh SE, McLennan L, Levendag PC, Munte K, Scholtemeijer M, Hofer SO et al. Nasal reconstruction after malignant tumor resection: an algorithm for treatment. Plast Reconstr Surg. 2010;126(1):97-105.
4. Wollina U, Bennewitz A, Langner D. Basal cell carcinoma of the outer nose: overview on surgical techniques and analysis of 312 patients. J Cutan Aesthet Surg. 2014;7(3):143-50.
5. Rogalski C, Kauer F, Simon JC, Paasch U. Meta-analysis of published data on incompletely excised basal cell carcinomas of the ear and nose with introduction of an innovative treatment strategy. J Dtsch Dermatol Ges. 2007;5:118-26.
6. Palmer VM, Wilson PR. Incompletely excised basal cell carcinoma: residual tumor rates at Mohs re-excision. Dermatol Surg. 2013;39:706-18.
7. Prickett KA, Ramsey ML. Mohs micrographic surgery. StatPearls [Internet]. Treasure Island (FL): StatPearls Publishing; 2017.
8. Newman J, Beal M, Schram SE, Lee PK. Mohs micrographic surgery for lentigo maligna and lentigo maligna melanoma using Mel-5 immunostaining: an update from the University of Minnesota. Dermatol Surg. 2013; 39(12):1794-9.
9. Wolf-Heidegger. Atlas de anatomia. 6.ed. Rio de Janeiro: Guanabara Koogan; 2006.
10. Kimyai-Asadi A, Goldberg LH. Island pedicle flap. Dermatol Clin. 2005; 23(1):113-27.
11. Mahlberg MJ, Leach BC, Cook J. The spiral flap for nasal alar reconstruction: our experience with 63 patients. Dermatol Surg. 2012; 38(3):373-80.
12. André MC, Fraga A, Garcia CR, Pignatelli JG, Soares RO. Shark island pedicle flap for repairing of basal cell carcinoma localized in nasal ala-perialar region: a simple procedure. An Bras Dermatol. 2011;86(4 Suppl 1):S160-3.
13. Raschke GF, Rieger UM, Bader RD, Guentsch A, Schaefer O, Elstner S et al. Cheek rotation flap reconstruction: an anthropometric appraisal of surgical outcomes. Clin Oral Investig. 2014;18:1251-7.
14. Callahan MA, Callahan A. Mustardé flap lower lid reconstruction after malignancy. Ophthalmology. 1980; 87(4):279-86.
15. Borges AF. The rhombic flap. Plast Reconstr Surg. 1981;67:458-66.
16. Skaria AM. The medial based bi- or trilobed flap for repair of distal alar defects. Dermatology. 2013;227:165-70.
17. Masson JK, Mendelson BC. The banner flap. Am J Surg. 1977;134:419-23.
18. Jung DH, Medikeri GS, Chang GU, Hyun SM. Surgical techniques for the correction of postrhinoplasty depressed scars on the nasal tip. JAMA Facial Plast Surg. 2015;17(6):405-12.
19. Mellette JR. Interpolation flaps. Dermatol Clin. 2005;23(1):87-112.
20. Cerci FB, Dellatorre G. Paramedian forehead flap combined with hinge flap for nasal tip reconstruction. An Bras Dermatol. 2016; 91(5 Suppl 1):140-3.
21. Menick FJ. A 10-year-experience in nasal reconstruction with the three-stage forehead flap. Plast Reconstr Surg. 2002;109:1839-61.
22. Petukhova TA, Joo JS, Eisen DB. Single-staged tunneled cheek interpolation flap with cartilage batten graft for repair of nasal ala defect. J Drugs Dermatol. 2017;16(3):288-90.
23. Redondo P. Reconstruction of the anterior cheek, upper nasal ala, and lateral nasal sidewall. Dermatol Surg. 2010;36:123-7.

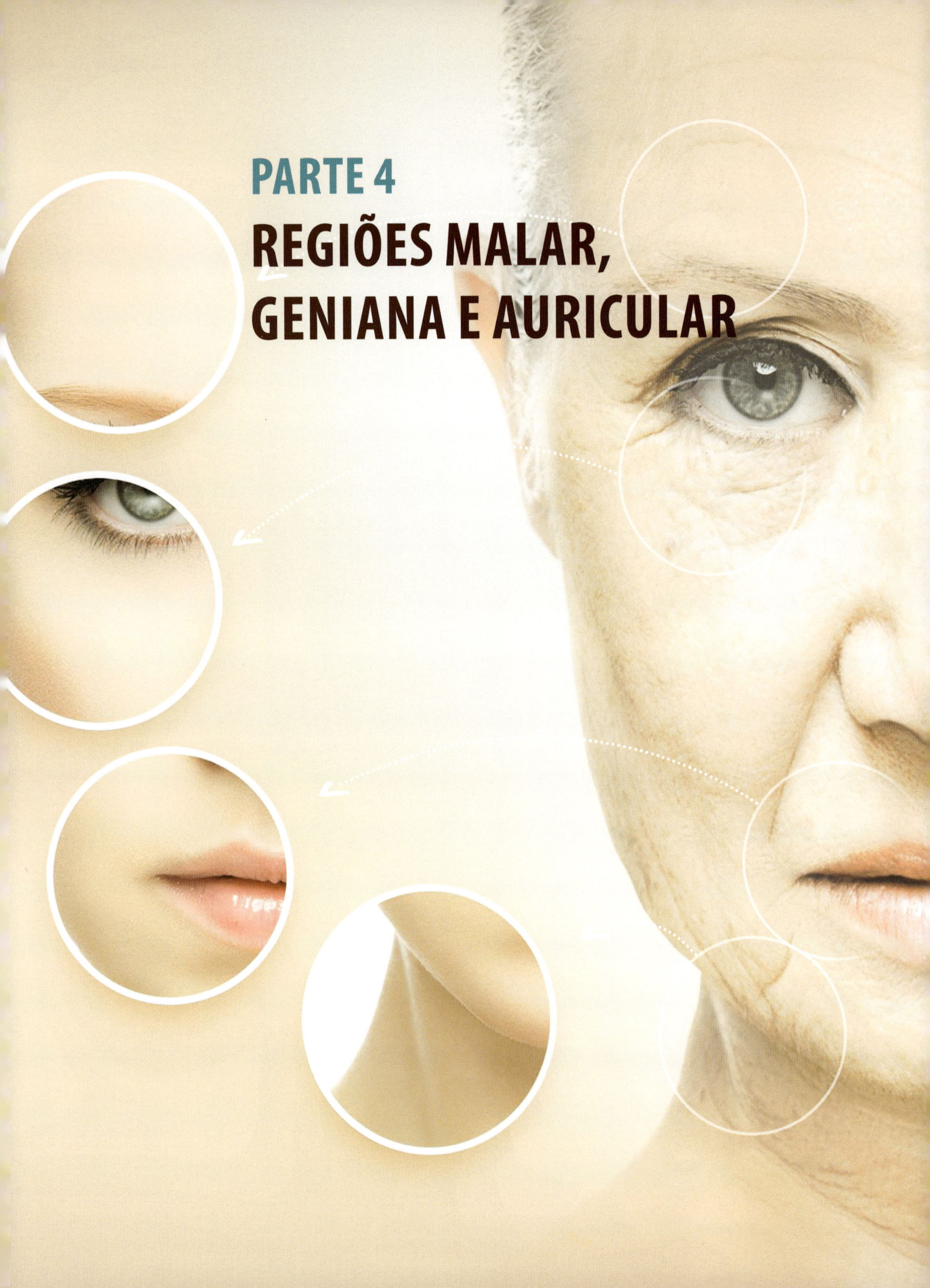

PARTE 4

REGIÕES MALAR, GENIANA E AURICULAR

30

Apresentação Anatômica

Thais Sakuma

REGIÃO MALAR

O tecido adiposo do terço médio da face é composto por uma porção superficial e outra profunda. A porção superficial é formada pelos compartimentos nasolabial, malar medial, malar intermediário e temporolateral. A porção profunda é constituída pelas porções medial e lateral da gordura suborbicular dos olhos (*suborbicular oculi fat* – SOOF) e pelos compartimentos malar medial profundo e malar lateral profundo (Figura 30.1).

MÚSCULOS

Separando as porções superficial e profunda, encontra-se a porção orbital do músculo orbicular dos olhos e o sistema musculoaponeurótico superficial (SMAS) – envolvendo os músculos elevador do lábio superior e asa do nariz, elevador do lábio superior, zigomáticos menor e maior –, além de vasos e nervos.

Os compartimentos superficiais nasolabial e malar medial recobrem a porção orbitária do músculo orbicular dos olhos, que se origina abaixo da porção palpebral, 0,5 a 1 cm abaixo do rebordo orbitário inferior. Já a SOOF encontra-se abaixo da porção orbital do músculo orbicular dos olhos, repousando sobre o osso zigomático.

O compartimento de gordura malar medial superficial e o SOOF medial são vascularizados por ramos das artérias facial e infraorbitária.

Vascularização

A veia facial atravessa o terço médio da face mais lateralmente do que a artéria e, após passar abaixo do músculo zigomático maior, superficializa-se, margeando a SOOF medialmente. Em sua porção superior, localiza-se profundamente ao compartimento malar medial superficial e superficialmente à SOOF, logo abaixo do músculo orbicular dos olhos (Figura 30.2).

A artéria facial se origina da carótida externa, cruza a borda inferior da mandíbula anteriormente ao músculo masseter e, então, emite o ramo labial inferior e superior, nasal; em seguida, continua ascendendo sob o músculo elevador do lábio superior e da asa do

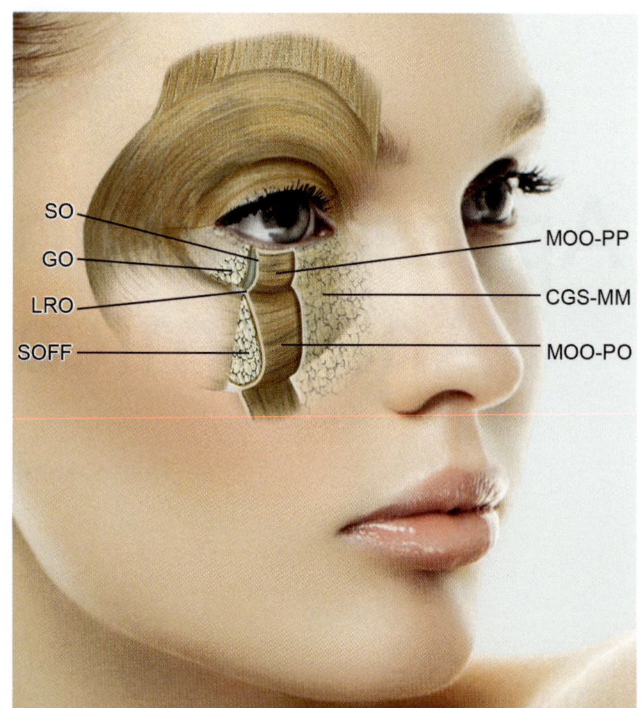

Figura 30.1 Anatomia das regiões malar e periorbital. SO: septo orbitário; GO: gordura orbitária; LRO: ligamento de retenção orbital; SOOF: gordura suborbicular dos olhos; MOO-PP: músculo orbicular dos olhos – porção palpebral; CGS-MM: compartimento de gordura superficial – malar medial; MOO-PO: músculo orbicular dos olhos – porção orbital.

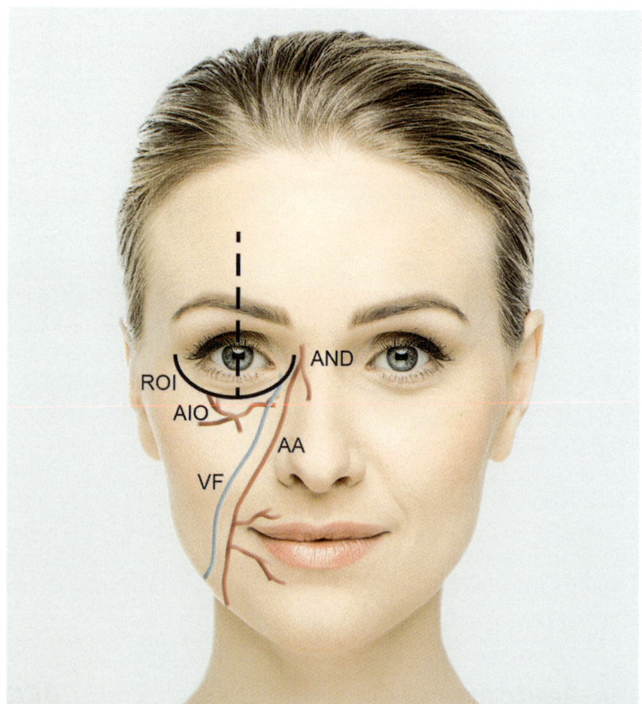

Figura 30.2 Vascularização da região malar. ROI: rebordo orbitário inferior; AIO: artéria infraorbital; AA: artéria angular; AND: artéria nasal dorsal; VF: veia facial.

nariz. A partir disso, anastomosa-se com a artéria infraorbitária para terminar no canto medial como artéria angular.

Mais lateralmente, o compartimento malar intermediário e a SOOF lateral são irrigados por perfurantes das artérias facial transversa e zigomático-orbitária. Nessa região, as artérias perfurantes são esparsas e calibrosas, ao contrário da região medial, onde são delgadas, porém numerosas.

A artéria temporal superficial emite, no nível da glândula parótida, dois ramos para a região malar: artérias facial transversa e zigomático-orbitária. A artéria facial transversa se divide em dois ramos, sendo que o superior se encontra 5 a 26 mm (média 14 mm) abaixo do arco zigomático, emitindo ramos para masseter superior, zigomático maior superior e região malar.

Inervação

A inervação sensitiva é conferida pelo ramo maxilar do nervo trigêmeo, enquanto a motora, pelos ramos temporal e zigomático do nervo facial.

REGIÃO PRÉ-AURICULAR

É constituída pelo compartimento de gordura temporolateral superficial, que se estende da têmpora até a região cervical.

Vascularização

Região irrigada pela artéria temporal superficial, o menor dos dois ramos terminais da carótida externa, é a continuação desse vaso. Começa no interior da glândula parótida, posteriormente ao colo da mandíbula, e cruza por cima da raiz posterior do processo zigomático do osso temporal, dividindo-se cerca de 5 cm acima desse processo, nos ramos frontal e parietal (Figura 30.3). Acima do processo

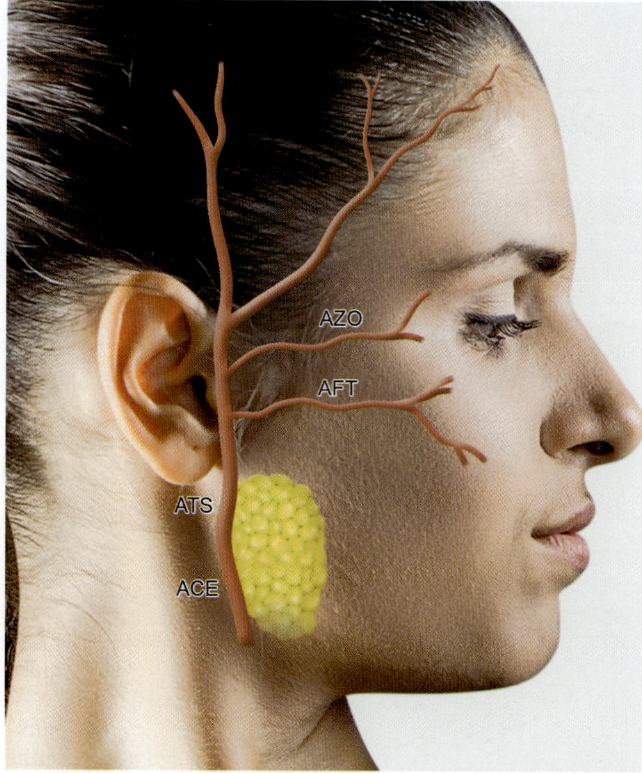

Figura 30.3 Anatomia da região pré-auricular e zigomática. ACE: artéria carótida externa; ATS: artéria temporal superficial; AFT: artéria facial transversa; AZO: artéria zigomático-orbital.

zigomático e na frente do pavilhão auricular, a artéria temporal superficial é pouco profunda, podendo-se facilmente sentir sua pulsação.

REGIÃO GENIANA

Vascularização

O sulco nasolabial é irrigado pela artéria facial, ramo da artéria carótida externa. Após emitir os ramos labiais inferior e superior, a artéria facial segue trajeto na região do sulco nalabial e emite um ramo septal que irriga o septo nasal e um ramo alar que irriga a asa do nariz. Além disso, a artéria facial continua seu trajeto ascendente e emite o ramo nasal lateral. Este irriga a asa e o dorso do nariz, anastomosando-se com o lado contralateral, com os ramos septal e alar, com o ramo nasal dorsal da oftálmica e com o ramo infraorbital da maxilar (Figura 30.4). Por isso, uma das complicações desse preenchimento decorre de injeção intravascular ou compressão vascular externa, que se manifestam clinicamente como necrose da asa e da ponta do nariz.

No estudo de Yang *et al.*, a artéria facial foi observada na região do sulco nasolabial em 93,3% dos casos; em 42,9%, localizava-se medialmente ao sulco e, em 23,2%, lateralmente. Nos demais casos, a artéria facial cruzou o sulco nasolabial medial ou lateralmente.

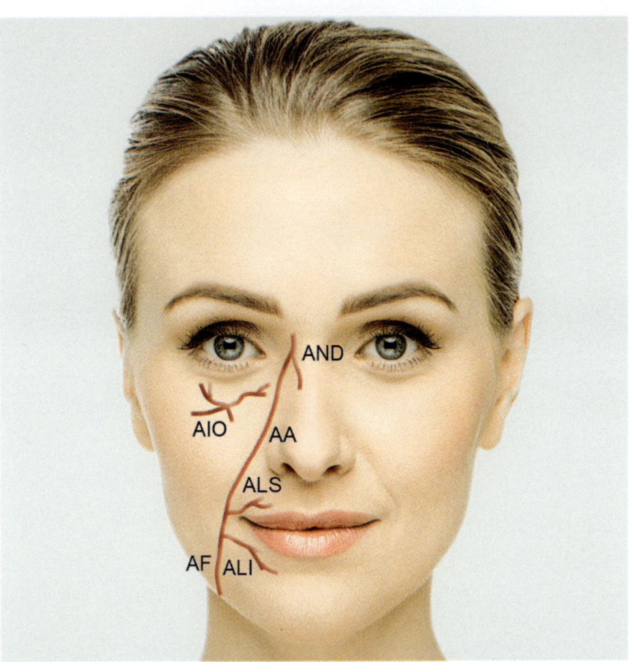

Figura 30.4 Vascularização da região geniana. A artéria angular é parte terminal da artéria facial, recebendo essa denominação após a emissão da artéria labial superior. Seus ramos anastomosam-se com a artéria infraorbital e com o ramo nasal dorsal da artéria oftálmica. A artéria angular encontra-se no plano subcutâneo ou entremeada aos músculos elevador do lábio superior e zigomático maior. AA: artéria angular; AF: artéria facial; ALC: artéria labial superior; AIO: artéria infraorbital; ALI: artéria labial inferior; AND: artéria nasal dorsal.

BIBLIOGRAFIA

Braz AV, Sakuma TH. Midface rejuvenation: an innovative technique to restore cheek volume. Dermatol Surg. 2012;38(1):118-20.

Carruthers JD, Carruthers A. Facial sculpting and tissue augmentation. Dermatol Surg. 2005;31:1604-12.

Cotofana S, Schenck TL, Trevidic P, Sykes J, Massry GG, Liew S et al. Midface: Clinical Anatomy and Regional Approaches with Injectable Fillers. Plast Reconstr Surg. 2015;136(5 Suppl):219S-234S.

Furnas DW. The retaining ligaments of the cheek. Plast Reconstr Surg. 1989;83(1):11-6.

Furukawa M, Mathes DW, Anzai Y. Evaluation of the facial artery on computed tomographic angiography using 64-slice multidetector computed tomography: implications for facial reconstruction in plastic surgery. Plast Reconstr Surg. 2013;131(3):526-35.

Ghassemi A, Prescher A, Riediger D, Axer H. Anatomy of the SMAS revisited. Aesthetic Plast Surg. 2003;27(4):258-64.

Hoffmann K, Juvederm Voluma Study Investigators Group. Volumizing effects of a smooth, highly cohesive, viscous 20-mg/mL hyaluronic acid volumizing filler: prospective European study. BMC Dermatol. 2009;9:1-9.

Pessa JE, Garza JR. The malar septum: the anatomic basis of malar mounds and malar edema. Aesthet Surg J. 1997;17(1):11-7.

Pilsl U, Anderhuber F, Rzany B. Anatomy of the cheek: implications for soft tissue augmentation. Dermatol Surg. 2012;38(7 Pt 2):1254-62.

Raspaldo H. Volumizing effect of a new hyaluronic acid subdermal facial filler: a retrospective analysis based on 102 cases. J Cosmet Laser Ther. 2008;10:134-42.

Rohrich RJ, Pessa JE, Ristow B. The youthful cheek and the deep medial fat compartment. Plast Reconstr Surg. 2008;121:2107-12.

Rohrich RJ, Pessa JE. The fat compartments of the face: anatomy and clinical implications for cosmetic surgery. Plast Reconstr Surg. 2007;119(7):2219-27.

Rohrich RJ, Pessa JE. The retaining system of the face: histologic evaluation of the septal boundaries of the subcutaneous fat compartments. Plast Reconstr Surg. 2008;121(5):1804-9.

Schaverien MV, Pessa JE, Rohrich RJ. Vascularized membranes determine the anatomical boundaries of the subcutaneous fat compartments. Plast Reconstr Surg. 2009;123(2):695-700.

Shaw RB Jr, Katzel EB, Koltz PF, Yaremchuk MJ, Girotto JA, Kahn DM, Langstein HN. Aging of the facial skeleton: aesthetic implications and rejuvenation strategies. Plast Reconstr Surg. 2011;127(1):374-83.

Whetzel TP, Mathes SJ. Arterial anatomy of the face: ananalysis of vascular territories and perforating cutaneous vessels. Plast Reconstr Surg. 1992;89(4):591-603.

Yang HM, Lee JG, Hu KS, Gil YC, Choi YJ, Lee HK et al. New anatomical insights on the course and branching patterns of the facial artery: clinical implications of injectable treatments to the nasolabial fold and nasojugal groove. Plast Reconstr Surg. 2014;133(5):1077-82.

31

Minilift Facial

Marcelo Rezende Sette, Roosevelt das Neves Rocha Filho

INTRODUÇÃO

O envelhecimento facial se dá por meio de modificações na estrutura óssea da face (reabsorção principalmente da borda orbital, malar e mento), enfraquecimento de estruturas que atuam na contenção, como tecido conjuntivo, fáscias, músculos e tendões, além de, em um nível mais microscópico, degeneração do tecido elástico e do colágeno da pele. Atualmente, há um arsenal de tratamentos eficazes na abordagem dessas estruturas, e a maioria dos dermatologistas já domina muitos desses recursos, como microagulhamento, *peeling*, *laser*, tratamentos orais e tópicos, uso de preenchedores, aplicação de toxina botulínica, entre outros.

O *lifting* facial é uma intervenção em consonância com o conceito de rejuvenescimento facial global e, quando bem indicado, entrega um resultado que não poderia ser alcançado com técnicas não cirúrgicas. Este capítulo não aborda o excesso de pele do pescoço e nem gordura e demais estruturas da papada, somente o *lifting* da face (em seus terços médio e inferior). Um conceito que deve ser entendido é de que o *lifting* isoladamente não é capaz de rejuvenescer a face do paciente. A associação dessa técnica com outras, como preenchimentos, *peeling* e toxina botulínica, é salutar e entrega resultados superiores, a depender da queixa apresentada. A principal indicação do *lifting* é no rejuvenescimento dos dois terços inferiores da face (terços médio e inferior), principalmente quando o principal componente do envelhecimento é o excesso de flacidez. A realização da cirurgia não muda a qualidade e a textura da pele e, por esse motivo, pacientes cuja pele tem bom aspecto são melhores candidatos ao *lifting*.

Os pacientes que mais se beneficiam do *lifting* são os que possuem pele com dobras e muita flacidez associada, acometendo principalmente os terços médio e inferior da face, pois o resultado do *lifting* se observa na melhora dessa flacidez e no reposicionamento das estruturas faciais. Há ainda outras características que, quando presentes, sinalizam que o paciente terá um melhor resultado. São elas: bom tônus da pele, pouco fotoenvelhecimento, boa estrutura óssea facial (principalmente um queixo forte e proeminente e ossos malares volumosos), face média com bom volume, paciente não fumante e poucas rugas profundas em bochecha e região perioral. Quando essas características não estão presentes, pode-se associar outras técnicas para se obter um melhor resultado final. Um exemplo clássico é a realização de enxerto autólogo de gordura, muito utilizado em pacientes que fazem o *lifting* facial para aumentar o volume da região malar e do mento (mas que também pode ser usado para preenchimento da região palpebral, do *pré-jowl*, temporal, mandibular e outras). Essa associação é frequente, pois muitos dos pacientes também apresentam excesso de gordura na região cervical anterior e se submetem a lipoaspiração da papada, utilizando a gordura coletada nesse momento (Figura 31.1) para enxerto autólogo na face. Apesar de queixo proeminente e malar volumoso serem características ideais, é comum que os pacientes apresentem reabsorção óssea e perda de gordura, principalmente malar, nessas estruturas. Portanto, ao se enxertar gordura nessas áreas, o resultado final é superior.

Para pacientes com pele fina, fotoenvelhecida, brancos e quando a queixa principal não é flacidez, mas rugas finas, o *peeling* de Fenol-Croton é uma ótima opção de tratamento, pois se obtém melhora da textura da pele e das rugas finas, bem como da flacidez, apesar de inferior ao *lifting*. Portanto, a maioria dos pacientes não se encaixa perfeitamente nas indicações anteriormente citadas de *lifting* e *peeling* de fenol, mas certamente se beneficiariam da associação entre as duas técnicas.

Tal diferenciação é importante para que, na seleção do paciente, escolha-se o procedimento que oferecerá mais resultados. Sempre é bom frisar que, tão importante quanto saber quando e como operar, é saber quando não operar. Para os casos que não respondem bem ou em que não se deseja realizar o *lifting*, existem diversas alternativas. A comparação com o *peeling* de Fenol-Croton foi feita apenas pela didática e por escolha dos autores – que apreciam e praticam ambas as técnicas (pois as consideram eficazes) –, podendo também ser feitas comparações com outras tecnologias. Quando se deseja associar o *peeling* de Fenol-Croton ao *minilifting* facial, o ideal é realizar primeiro o tratamento cirúrgico e, após pelo menos 6 meses de intervalo, o peeling. Essa escolha se deve ao fato de o fenol ajudar a melhorar as cicatrizes do lifting, o qual, se feito depois, pode evidenciar a linha de demarcação submandibular (uma linha virtual que diferencia a pele tratada com Fenol-Croton e a não tratada) para o meio da bochecha (situação que ocorre principalmente quando se realiza o *lifting* de face associado ao de pescoço). Evita-se fazer os dois procedimentos no mesmo momento e na mesma área, a fim de não aumentar o risco de complicações. Uma opção seria tratar áreas diferentes, como fazer o *lifting* no pescoço associado a fenol na face ou *lifting* nos dois terços inferiores da face e fenol ao redor dos olhos (terço superior da face). Os objetivos a serem buscados na cirurgia de *lifting* facial são:

- Melhora da flacidez da face
- Melhora da linha mandibular
- Melhora do sulco nasogeniano
- Rejuvenescimento facial global.

BASES ANATÔMICAS E TÉCNICA CIRÚRGICA

As mais modernas técnicas de *lifting* facial salientam a importância da abordagem do sistema musculoaponeurótico superficial (SMAS) para que se alcance um melhor resultado. Abordagens mais antigas, que tratavam apenas a pele e nela depositavam sua força de tensão, estão sendo abandonadas em favor de técnicas mais modernas, que abordam o SMAS por meio de sua plicatura ou de sua ressecção parcial, pois entregam um resultado superior e mais duradouro. A abordagem do SMAS se dá pela confecção de vetores de força oblíquos e ascendentes no sentido anteroposterior (Figura 31.2), sob os quais ocorrem a suspensão e o reposicionamento das estruturas desejadas e em que se fixam os principais componentes da força de tensão dessa suspensão – de forma que a pele deve ser idealmente suturada sem tensão, a fim de se obter uma cicatriz com resultado cosmético superior.

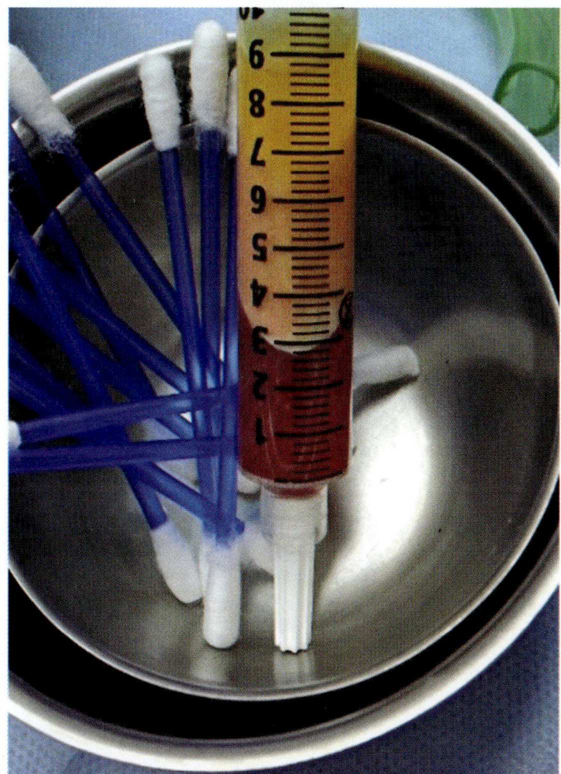

Figura 31.1 Gordura coletada da papada para enxerto autólogo.

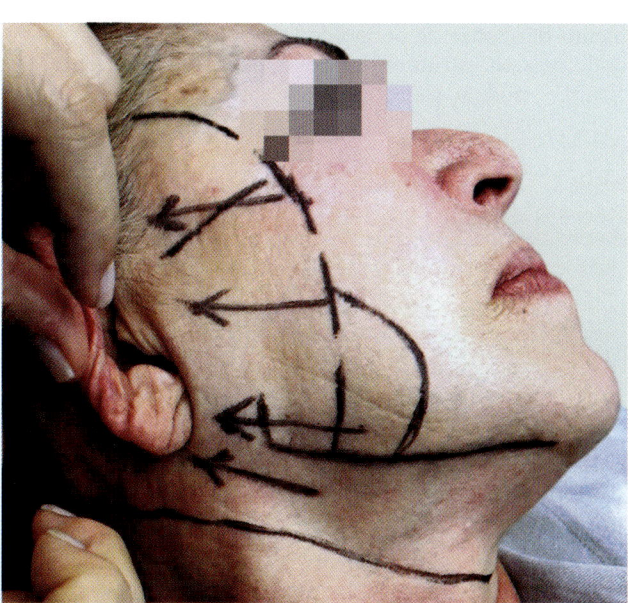

Figura 31.2 Vetores de tração.

O SMAS é uma fáscia superficial contínua que se localiza logo abaixo da gordura facial superficial e que envolve a face e a região cervical. Seus limites estão na sua porção superior acima do arco zigomático (onde se funde com a fáscia temporal superficial) e, em seguida, no escalpo com a gálea aponeurótica. Na sua porção inferior está a fáscia cervical superficial, que recobre o músculo platisma no pescoço. Na face existem partes mais espessas, como sobre a glândula parótida, e na sua porção mais anterior se adelgaça, recobrindo os músculos da mímica facial. O SMAS se relaciona com as estruturas faciais superficiais e profundas, sendo que estas apresentam áreas de mobilidade intercaladas com áreas de fixação (onde não se move). Sobre a parótida, na borda inferior do arco zigomático e na borda anterior do masseter, o SMAS é fixo.

Clinicamente, a espessura e a força do SMAS variam de acordo com o paciente e também em cada face individual, sendo mais espessas e aderentes sobre a glândula parótida e mais delgadas anteriormente. É mais tênue sob o coxim de gordura malar, onde se divide para englobar o zigomático maior e o orbicular dos olhos. O SMAS tem importantes implicações cirúrgicas, porque suas inserções fibrosas na pele permitem que atue como um guia para a gordura subcutânea sobrejacente; ele também tem demonstrado ser muito mais resistente ao estiramento do que a pele.

Um dado anatômico de extrema importância cirúrgica é que, abaixo do arco zigomático, todos os ramos do nervo facial são profundos ao SMAS.

Observa-se, convencionalmente, grande variabilidade na espessura de gordura superficial. Isso também tem implicações cirúrgicas, porque um paciente com maior peso terá camadas mais espessas, tecidos mais pesados para reposicionar, porém a dissecção do retalho cutâneo será mais fácil. Inversamente, nos pacientes com menor peso, as camadas faciais ficam todas muito próximas, necessitando de maiores cuidados se o cirurgião pretender separar a pele do SMAS e o SMAS das estruturas subjacentes. A gordura facial superficial também varia em espessura, dependendo da área do rosto.

O procedimento é realizado com anestesia local tumescente (fórmula de Klein modificada, que será descrita posteriormente), pois dessa forma se reduz o sangramento e a segurança aumenta. A opção pela forma de sedação é estabelecida após a entrevista anestésica.

Atenção especial deve ser dedicada ao estudo e conhecimento das zonas de perigo da face (Figura 31.3), locais por onde passam estruturas nervosas que, se lesadas durante a cirurgia, podem causar alterações permanentes nos locais acometidos. Essas estruturas, sua localização e sua relação com o SMAS são comentadas na Tabela 31.1.

A avaliação da posição dos nervos em relação ao SMAS não é apenas formalidade, visto que possui grande implicação prática. O descolamento cirúrgico do retalho cutâneo é realizado durante toda a cirurgia no plano subcutâneo acima do SMAS, de forma que, se a dissecção for executada corretamente, o risco de se lesionar algumas dessas estruturas é muito baixo. Para a grande maioria dessas estruturas há uma inervação colateral abundante, de modo que, se alguma delas for lesada, é possível manter (mesmo que possa haver um déficit) a função da área acometida. No entanto, há duas zonas em especial que se tratam de ramos terminais onde isso não acontece, e um dano se converterá provavelmente em perda de função. São elas: o ramo temporal do nervo facial e o ramo mandibular marginal do nervo facial. Por isso, atenção redobrada deve ser dada à manipulação dessas regiões.

Apesar de diversos nervos terem sido citados na Tabela 31.1 como zonas de perigo no *minilifting*, apenas as áreas correspondentes aos nervos zigomáticos, bucal, mentoniano e infraorbital são manipuladas. Para os demais nervos é interessante saber sua anatomia, mas normalmente eles percorrem trajetos não abordados na cirurgia em questão.

O plano de dissecção é realizado na gordura superficial da pele (Figura 31.4). Em geral, a dissecção do retalho cutâneo deixa pelo menos 2 mm de gordura na derme, o que resulta em um retalho relativamente espesso e com vascularização aleatória, ou seja, sua sobrevivência depende inteiramente do plexo subdérmico.

Na face há dois grupos principais de gordura. O grupo superficial é responsável por cerca de 55% da gordura da face, a qual é compartimentada por septos, sendo mais densa na bochecha, no sulco nasolabial, na proeminência inferior da bochecha, nas regiões pré-mentoniana, glabelar e anterior do pescoço. O grupo profundo, por sua vez, é responsável por aproximadamente 45% da gordura da face, distribuída em compartimentos e mais densa nas regiões temporal, suborbicular dos olhos, anterior e média das bochechas e submentual. É praticamente inexistente nas regiões de fronte, temporal superior, glabela, mento e perioral.

Há diversas formas de se realizar o *lifting* da face. Didaticamente, elas podem ser divididas em três grandes grupos:

- Abordagens que incluem apenas a pele, sem atuar sobre o SMAS – em crescente desuso pelos seus resultados ruins e pouco duráveis

Tabela 31.1 Estruturas nervosas.

Nervo	Localização	Local no SMAS
Ramo temporal (ramo do facial)	No ponto de encontro entre linha traçada 0,5 cm abaixo do trágus a 2 cm lateral ao supercílio	Abaixo
Ramo mandibular marginal (ramo do facial)	Parte média da mandíbula 2 cm atrás da comissura oral	Abaixo
Ramos zigomático e bucal (ramo do facial)	Triângulo formado por: ▪ Comissura oral ▪ Borda posterior do ângulo da mandíbula ▪ Eminência malar	Abaixo
Infraorbitário	1 cm abaixo do rebordo orbitário inferior na linha mediopupilar	Anterior
Mentoniano	Parte média da mandíbula abaixo do pré-molar	Anterior
Grande auricular	6,5 cm abaixo do canal auditivo externo	Atrás
Supraorbitário e supratroclear	Rebordo orbitário superior acima da linha mediopupilar	Anterior

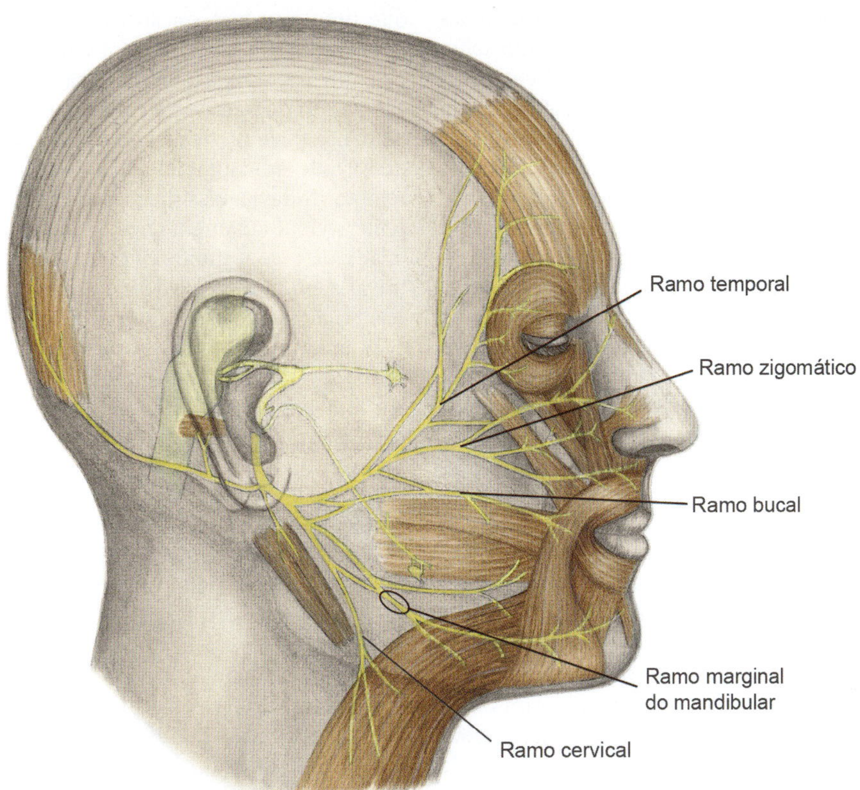

Figura 31.3 Zonas de perigo da face. Adaptada de Wolf-Heidegger, 2006.

- Cirurgias com abordagem da pele e do SMAS – atualmente são as técnicas mais realizadas devido aos seus bons resultados, boa reprodutibilidade e maior segurança (essa é a técnica descrita neste capítulo)
- Abordagem subperiostal – tecnicamente mais complicada e com resultados que não justificam sua escolha frente à abordagem da pele e do SMAS.

Nas modernas técnicas de *lifting*, o retalho cutâneo deve ser considerado como uma cobertura e seu reposicionamento deve ter como objetivo apenas a remoção do excesso de pele redundante, não devendo ter papel de contenção de tecidos ptóticos.

PASSO A PASSO

Após adequada escolha dos pacientes e todos os cuidados acerca de controle de pressão arterial, suspender fumo e drogas que interfiram na coagulação, orientações individualizadas sobre o procedimento e outros, chega-se ao momento da cirurgia.

Procede-se então à marcação cirúrgica e à antissepsia. Para antissepsia utiliza-se mais frequentemente a clorexidina 2% em solução aquosa, pois possui a vantagem de não retirar as marcações pré-operatórias e não apresentar risco de combustão durante a eletrocauterização.

A marcação cirúrgica deve ser individualizada, mas obedece a algumas regras gerais. A primeira delas é que a marcação deve ocorrer antes da aplicação porque, como se trata de anestesia tumescente, a anatomia da face se distorce após a infiltração anestésica, e a perda de tônus muscular como efeito da medicação também influencia nesse processo.

O descolamento máximo deve ser em um raio de 6 cm a partir do trágus, respeitando-se, como limite superior, o arco zigomático e, como anterior, a órbita ocular. Esse descolamento pode ser maior ou menor (mas sempre respeitando o

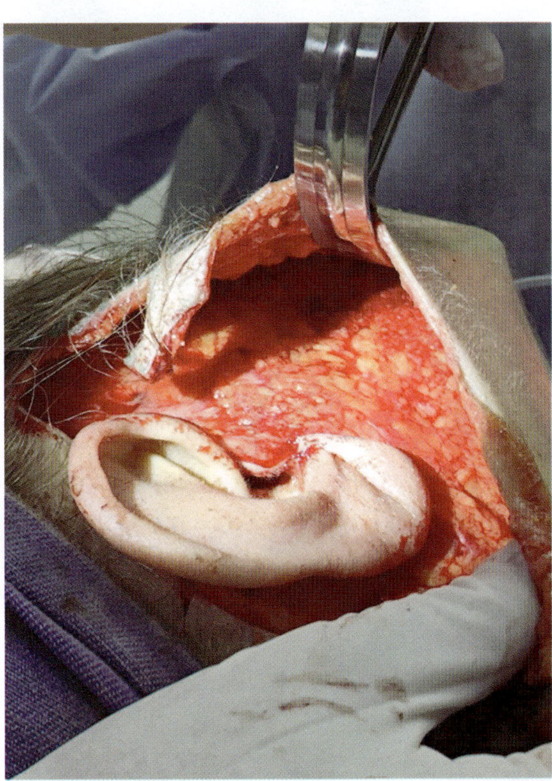

Figura 31.4 Plano de dissecção.

máximo de 6 cm), dependendo das características individuais de cada paciente – para alguns, 4 cm de descolamento serão suficientes, enquanto outros podem precisar de até 6 cm. Essas medidas não precisam ser uniformes em toda a face, e haverá áreas que precisarão de maior descolamento do que outras.

A distância entre a borda lateral da órbita e a linha de implantação capilar na região temporal deve ser avaliada para se decidir entre uma incisão dentro do cabelo temporal ou anterior a essa região. Em jovens, esse espaço normalmente é menor do que 4 a 5 cm, já em idosos essa distância aumenta e, se for maior do que esse valor ou se a tração exercida na linha de implantação para a posição desejada criar um espaço superior a essas dimensões, uma incisão capilar temporal deve ser evitada, devendo-se optar por um acesso pré-triquial nessa região.

Os pacientes devem ser sempre informados de que, nesse caso específico, a cicatriz pode ser mais visível, mas que há formas de contornar esse problema, como o biselamento da incisão (i. ex., incisão perpendicular ao crescimento do pelo), que permite o crescimento de cabelo através da cicatriz; além disso, a sutura deve ser realizada sob pouca tensão, o que melhora o aspecto da cicatriz.

Independentemente de o corte ser realizado dentro ou fora da área pilosa, como os tecidos serão tracionados para cima, resultando em excesso de pele a ser excisado, a incisão deve ser idealmente feita com um triângulo de compensação de Burow, que contemplará esse excesso de pele e permitirá um fechamento mais harmonioso; para tanto, recomenda-se que a incisão tenha o formato da letra R (Figura 31.5).

Na região da orelha a incisão normalmente contorna seus limites, sendo que na região anterior uma incisão pré-tragal é o que melhor esconde e acomoda a cicatriz. Para que o acesso seja bem-sucedido é importante tomar cuidado para evitar que uma eventual tração cause distorção no trágus. Outro detalhe a ser lembrado é que é necessário um afinamento da pele que irá repousar sobre o trágus, a fim de evitar a formação de um degrau de pele mais espessa nessa região. Esse afinamento deve ser realizado cirurgicamente pela remoção de excesso de subcutâneo logo antes de se assentar essa parte do retalho. Todavia, há situações em que uma incisão pré-tragal é preferível, notadamente nos casos em que a diferença da qualidade da pele é muito evidente entre as regiões pré-tragal e tragal e em homens, para evitar que pele espessa e com pelos seja tracionada para o trágus.

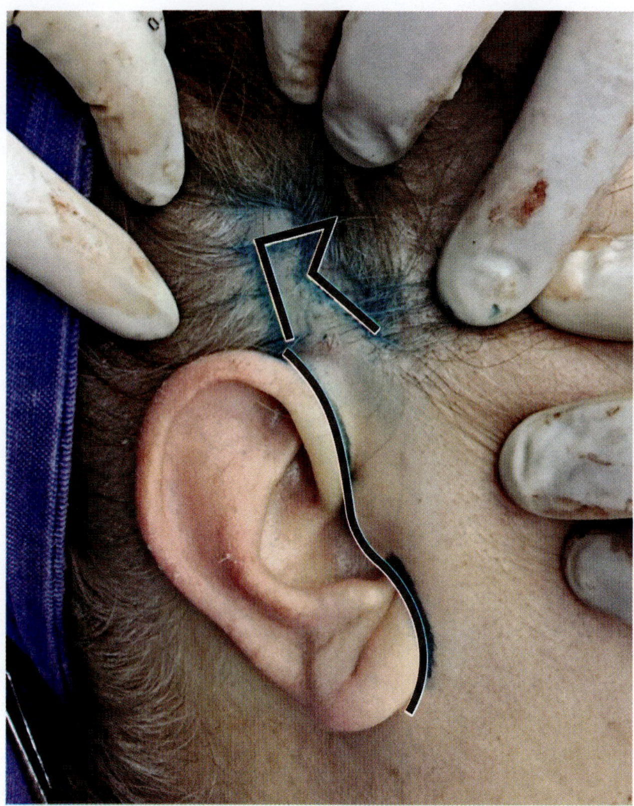

Figura 31.5 Triângulo de compensação de Burow.

A incisão retroauricular deve ser realizada de 0,3 a 0,5 cm acima do sulco retroauricular, já dentro da concha da orelha, e a incisão da linha capilar posterior (retroauricular), feita após a primeira fileira de cabelos (Figura 31.6). O limite superior da incisão superior é na região onde a orelha é mais larga (pois esconde mais a cicatriz), o posterior é na linha capilar após a primeira fileira de cabelos e o inferior pode variar. Em geral, a marcação é feita até o limite inferior do lóbulo da orelha, mas pode ser ampliada, se necessário (isso ocorre predominantemente no final da cirurgia, quando os pontos são para evitar a formação de orelhas e excessos redundantes de pele).

Uma marcação cirúrgica auxiliar pode ser executada pelo desenho de uma linha horizontal a partir de cada base nasal com comprimento de 5 cm (Figura 31.7). Essa linha servirá de parâmetro anatômico para mobilização do SMAS e para comparação da elevação tecidual entre um lado e outro da face.

Em um paciente de bom perfil, o *lifting* facial pode ser realizado tranquilamente apenas com anestesia tumescente local (associada ou não a um benzodiazepínico oral). Em pacientes mais ansiosos ou menos cooperativos, pode ser necessário algum grau de sedação e analgesia venosas.

A fórmula utilizada na anestesia tumescente é a de Klein modificada, que consiste em:

- 250 mℓ de lactato de Ringer
- 20 mℓ de lidocaína 2% sem vasoconstritor
- 0,5 mℓ de epinefrina 1:1.000.000.

Em geral, utiliza-se para anestesia cerca de 50 mℓ em cada lado da face, e a infiltração anestésica é feita com agulha de Klein e seringas de 10 mℓ. Realiza-se previamente um botão anestésico, que é posteriormente transfixado com uma agulha 18 G (canhão da cor rosa). O orifício criado pela agulha 18 G é então utilizado para inserir a agulha de Klein e proceder à anestesia tumescente no plano subcutâneo. Após a anestesia deve-se esperar pelo menos 15 min antes de iniciar a cirurgia, período no qual ela atinge seu efeito vasoconstritor máximo e a analgesia já se encontra plenamente instalada.

Iniciam-se então a incisão da pele e o descolamento para confecção do retalho cutâneos, que devem ser realizados com bisturi cabo n. 3 e lâmina 15. A sequência do descolamento deve ser realizada com gancho delicado Joseph para tracionar a pele e tesoura. É necessário atenção e respeitar os limites da marcação pré-cirúrgica. O plano de dissecção é na gordura superficial da face, pois dessa forma cria-se um retalho viável e a chance de lesão de estruturas nobres (vasos calibrosos e nervos) é pequena. O aspecto do assoalho do retalho é descrito como em "pizza de mozarela" sendo determinado pela presença de tecido gorduroso e demais estruturas que o formam.

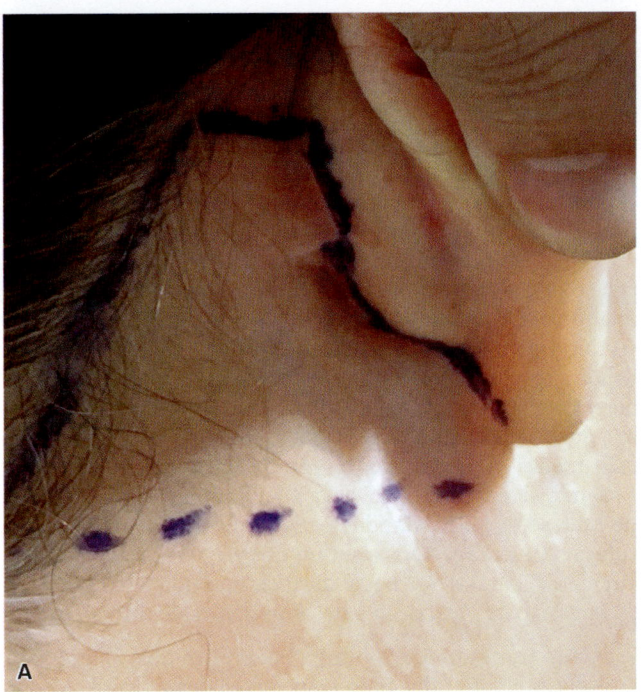

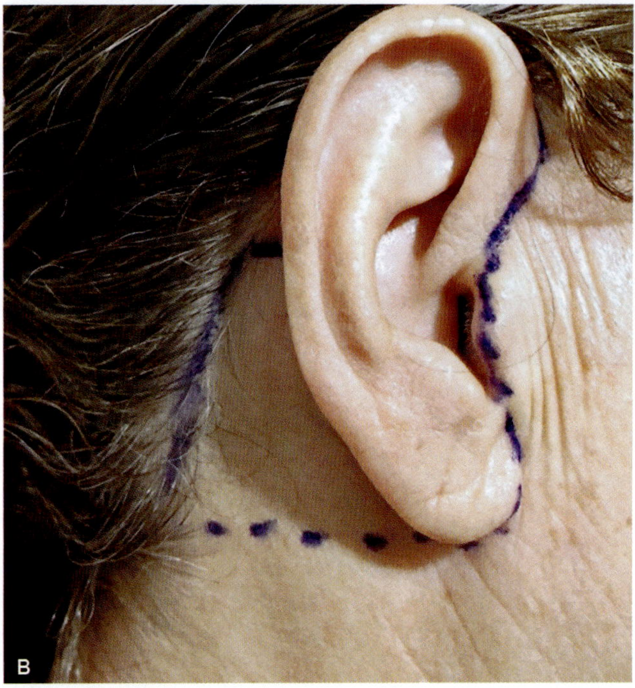

Figura 31.6 A e **B.** Marcação cirúrgica para incisão retroauricular.

A hemostasia deve ser preferencialmente realizada com pinça bipolar (como opção monopolar, mas com baixa energia) para evitar que se irradie energia desnecessariamente aos tecidos adjacentes, evitando, assim, lesões indesejadas de estruturas nobres (especialmente ramos nervosos). Um detalhe importante é sempre desligar o oxigênio complementar eventualmente fornecido aos pacientes que estão sendo operados sob efeito de anestesia local associada à sedação, a fim de evitar o risco de explosões no sítio cirúrgico.

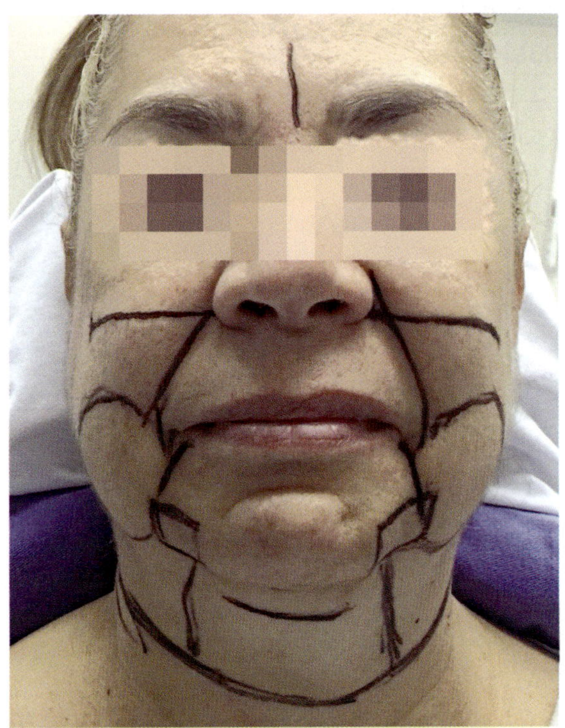

Figura 31.7 Marcação cirúrgica auxiliar.

Uma vez confeccionado o retalho, mantendo-se a atenção à sua hemostasia meticulosa, é chegado o momento de se abordar o SMAS. Para isso existem duas formas principais:

- Plicatura do SMAS
- Retirada de parte do SMAS (SMASectomia).

A plicatura do SMAS é uma técnica mais simples, melhor indicada em casos de flacidez mais leve, que consiste em realizar pontos com fio náilon 3.0 (se pele espessa) ou 4.0 (se pele fina), de preferência incolor no sentido do vetor que se deseja tracionar. O vetor de tração possui sempre uma orientação oblíqua superior. A distância entre os vértices do ponto de plicatura deve ser de 2 a 3 cm de distância. Normalmente executam-se de 4 a 6 pontos, mas esse número pode variar entre os pacientes. A SMASectomia é realizada por meio da retirada de uma tira de SMAS em forma de meia-lua, com sua concavidade orientada para o trágus e sua convexidade orientada para o nariz (Figura 31.8).

A inclinação e a posição dessa meia-lua variam de acordo com a necessidade de cada caso específico, mas parte dela deve estar localizada preferencialmente sobre o SMAS, acima da fáscia parotídea, pois nesse local a ressecção do SMAS é mais segura, visto que os nervos passam profundamente e que ele é mais resistente (conforme mencionado anteriormente, sua espessura dele varia de acordo com a localização, sendo mais espessa sobre a fáscia parotídea). Deve-se ter atenção especial para não realizar a incisão muito próximo ao trágus, pois nessa região o SMAS é mais firme e há o risco de se tracionar a orelha para frente. Alguns autores fazem a SMASectomia bem longe da orelha, no meio da bochecha, o que até apresenta bom resultado, porém à custa de um risco maior de lesão de nervos e vasos. Por isso, normalmente se aborda o SMAS mais próximo à orelha (onde o resultado é muito bom e a segurança é maior), com o cuidado de não ser excessivamente próximo.

A largura da tira de SMAS a ser retirada é de cerca de 2 a 2,5 cm, mas essa medida pode ser individualizada em cada caso, removendo-se apenas a quantidade necessária de tecido

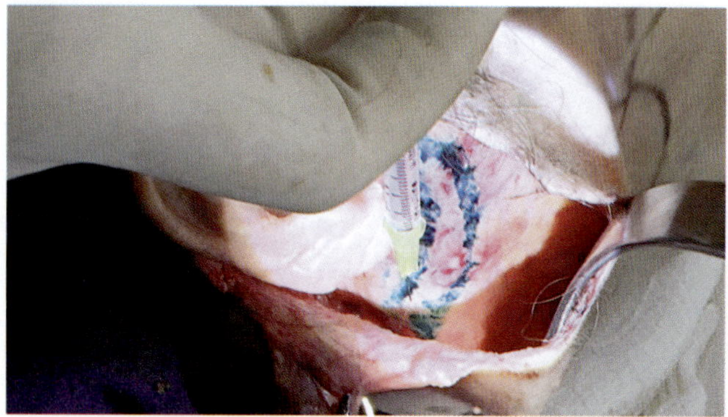

Figura 31.8 Abordagem ao SMAS.

para corrigir a flacidez do paciente, sempre tendo em mente que é no SMAS, e não na pele, que a força de tensão e tração dos tecidos será depositada. O limite superior da SMASectomia deve ser a borda inferior do arco da mandíbula, e o limite inferior pode variar desde a mandíbula (casos em que a ressecção é mais conservadora) até o platisma (casos de ressecção mais agressiva). A SMASectomia é mais bem indicada em casos de maior flacidez, visto que, se fosse feita apenas a plicatura, a tração poderia ser insuficiente e a interposição das camadas de SMAS (mais abundante nesses casos) criaria uma "bolsa" ou um volume visível após a recuperação cirúrgica nas regiões malar e pré-auricular, principalmente em pacientes com faces mais gordas. A sutura deve ser realizada preferencialmente com fio náilon 3.0 incolor (se pele espessa) ou 4.0 (se pele fina). A opção pelo fio incolor é porque, principalmente nos casos de pele mais fina, é possível visualizar a cor do fio sob a pele nos casos em que se usa fio náilon de cor preta.

A sutura da SMASectomia não é feita exatamente borda a borda. O que se faz é uma sutura de compensação assimétrica mais verticalizada (inclinada para cima) para ajudar a tracionar o SMAS, podendo inclusive sobrepô-lo mais inferior e distal sobre o mais superior e proximal (da mesma forma que ocorre na plicatura). Esse movimento de sobreposição do SMAS é realizado quando se deseja dar mais volume nessa região ao final da cirurgia, sendo feito apenas na parte mais inferior da sutura.

Para se obter uma boa demarcação do ângulo mandibular, o ideal é pinçar o SMAS na altura desse ângulo e fixá-lo em dois pontos:

- Um na porção retroauricular, se houver tecido excedente suficiente no periósteo da mastoide; porém nem sempre isso é possível, principalmente nos casos em que uma fita mais larga de SMAS é excisada, pois nesses casos o excesso de tecido é encurtado, não sendo possível uma fixação tão distal
- Outro na fáscia anterior ao trágus, com o cuidado de não fazer a fixação muito próxima, pelo risco de se tracionar a orelha para frente.

Antes de se iniciar a sutura da pele deve-se lavar os retalhos com uma gaze embebida em uma solução de 5 mℓ de soro fisiológico e 5 mℓ de ácido tranexâmico 50 mg/mℓ (ampola de 5 mℓ).

Após abordagem do SMAS, é feita uma revisão da cirurgia com ênfase especial à hemostasia e, então, a sutura da pele, etapa final do procedimento, que deve ser realizada em dois tempos. No primeiro, são suturados apenas alguns pontos principais e parte-se para a cirurgia na outra hemiface. Em seguida, são feitos alguns pontos iniciais de sutura apenas para orientação, antes de suturar completamente, e retorna-se para a pele da primeira hemiface a ser operada, procedendo-se ao término da sutura. Como, eventualmente, podem ocorrer focos de hemorragia, esta técnica possibilita a abordagem, precoce e pouco trabalhosa (i. e., basta soltar poucos pontos e rever a hemostasia) de locais que possam ser focos de hematoma. Terminada completamente a sutura da pele da primeira hemiface operada, procede-se a sutura completa da pele da segunda.

Após a abordagem do SMAS, ao iniciar o fechamento da pele, o primeiro ponto de orientação a ser fixado é o de fechamento do triângulo de Burow do "R" na região temporal. O segundo ponto é o que fixa a pele originalmente correspondente à região do lóbulo da orelha e que deve ser transposto para a região retroauricular superior. Fixados esses dois pontos, deve-se realizar a cirurgia da segunda hemiface, antes do fechamento completo da pele, como descrito anteriormente.

Findos esses pontos iniciais, é feita a remoção meticulosa do excesso de pele redundante, de forma que se permita uma sutura sem tensão. Após a sutura da pele, é realizado curativo circular (Figura 31.9), o qual deve ser mantido por 24 h.

Sugestão de prescrição para os pacientes de ritidoplastia:

- Ácido tranexâmico 250 mg, 2 comprimidos, 3 vezes/dia, 1 dia antes até 1 dia após a cirurgia (3 dias)
- Prednisona 20 mg, 1 dia antes a 4 dias após (5 dias)
- Cefalexina 500 mg, 1 comprimido de 6 em 6 h por 10 dias
- Analgesia.

Os pontos são retirados após 7 dias e os pacientes devem utilizar curativo circular por pelo menos 24 h depois da cirurgia (faixa facial para pós-cirurgia ou curativo equivalente executado com faixa e Micropore®). Compressas frias reduzem o edema pós-operatório e aumentam o conforto. Idealmente os pacientes dormem por 14 dias sem travesseiro, pois isso faz com que a cabeça fique em uma posição neutra, evitando distensão da cicatriz.

COMPLICAÇÕES

Hematoma

É a complicação mais comum e mais temida. Uma vez que ocorre, mesmo que a abordagem seja precoce e eficaz, o

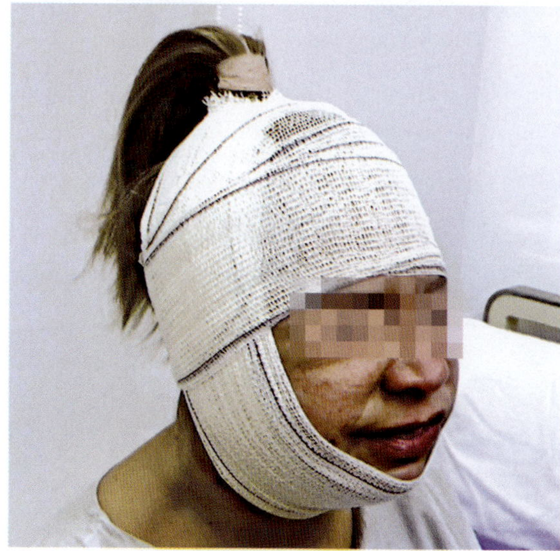

Figura 31.9 Curativo circular.

resultado estético final nunca é tão bom quanto o dos pacientes que não o tiveram. Quanto maiores o retalho e o descolamento, maior a chance de um hematoma ocorrer. Para evitá-lo deve-se realizar anamnese pré-cirúrgica detalhada (excluir medicações que alterem a coagulação), controlar pressão arterial no pré e pós-operatório, evitar esforço no pós-operatório imediato e manter hemostasia meticulosa durante a cirurgia. O hematoma é complicação precoce e, quando presente, deve ser drenado assim que identificado. Além das medidas citadas é interessante manter os pacientes em observação por pelo menos 2 h após o término da cirurgia. Passado esse período, troca-se o curativo e examina-se o aspecto da cirurgia. A imensa maioria dos casos de hematoma se instala muito precocemente, o que permite que sejam identificados e tratados já no momento da reavaliação. Muitos autores recomendam a utilização de ácido tranexâmico 500 mg de 8 em 8 h, 2 dias antes a 2 dias após a cirurgia. Alguns autores ainda mencionam que, no fim da cirurgia, antes da sutura da pele e após hemostasia meticulosa se embeba uma gaze em uma solução de 5 mℓ de soro fisológico e 5 mℓ de ácido tranexâmico e que se aplique essa solução com as gazes nos leitos cirúrgicos. Pequenos hematomas de instalação mais tardia podem ser apenas aspirados, mas os hematomas precoces e de maior volume devem ser abordados cirurgicamente, ou seja, deve-se soltar os pontos e refazer meticulosamente a hemostasia do local afetado. Não é indicado o uso de drenos de Penrose ou outros no *lifting* facial, pois os hematomas não devem ocorrer, e, se ocorrerem, devem ser abordados cirurgicamente, e não com a colocação de drenos.

Infecção

Não é complicação comum e, se presente, a antibioticoterapia deve englobar também a cobertura para *Pseudomonas aeruginosa* (além de estafilococos e estreptococos). Normalmente utiliza-se profilaxia antibiótica com cefalexina 500 mg de 6 em 6 h por 10 dias nos pacientes operados.

Lesão nervosa

Não é frequente, ocorrendo em menos de 1% dos casos, pois a dissecção deve ser meticulosa e feita no plano correto, reduzindo muito as chances desse tipo de lesão. Outro aspecto que deve ser notado é que, nos locais onde normalmente é feito o descolamento, os nervos mencionados correm mais profundamente. Os ramos do facial só se tornam mais superficiais, no caso do ramo temporal, 1,5 a 3 cm acima do arco zigomático, sendo que o limite de dissecção nesse ponto é a borda inferior do arco zigomático; no caso dos ramos zigomático e bucal, é após o término da fáscia parotídea, onde normalmente a dissecção cessa. A exceção à segurança fornecida pela fáscia parotídea se dá quando, na tentativa de se obter um melhor resultado na correção do sulco nasogeniano e da porção malar, realiza-se a dissecção do SMAS distal ao término dessa fáscia, atingindo a topografia dos músculos zigomáticos (maior e menor) e ligamentos profundos, pois isso permite melhor mobilização e tração das estruturas desejadas, mas à custa de um risco maior de lesão neurológica. Ainda sobre o trajeto do temporal, o marco clássico que afirma que ele corre em uma linha imaginária que passa de 0,5 cm abaixo do trágus a 2 cm lateralmente à sobrancelha é só uma aproximação, pois esse nervo pode ter mais de um ramo, e uma forma mais segura é abordar essa região respeitando uma área que vai desde 1 cm anterior ao meato acústico até 2 cm posterior à rima orbital. O nervo auricular maior (sensitivo para o lóbulo da orelha e parte lateral do pavilhão auricular) também deve ser resguardado, e seu trajeto mais superficial passa pelo ponto de McKinney, localizado 6,5 cm abaixo do conduto auditivo externo, sobre o músculo esternocleidomastóideo (1 cm anterior a esse ponto passa a jugular externa).

Necrose da pele

O risco não é elevado, pois a vascularização do retalho cutâneo é boa, principalmente se o plano de dissecção for adequado. Pacientes de pele fina, com pouco panículo adiposo superficial, são os de maior risco; já aqueles de pele espessa e panículo adiposo mais espesso oferecem risco menor. Quando a necrose ocorre, é mais comum na porção mais distal do retalho cutâneo, ou seja, próximo às linhas de sutura.

Edema

A presença de edema é regra após a cirurgia, em virtude do trauma tecidual e da tração exercida sob as estruturas, mas normalmente cede com o passar dos dias. Alguns autores recomendam o uso de dexametasona ou prednisona por via oral por alguns dias antes e após a cirurgia, como forma de reduzir o edema.

Dor

É comum dor no pós-operatório de ritidoplastias, sendo rotina a prescrição de analgesia para os pacientes (podendo incluir a prescrição de opioides).

BIBLIOGRAFIA

Baker DC. Complications of cervicofacial rhytidectomy. Clin Plast Surg. 1983;10(3):543-62.

Baker TJ, Gordon HL. The temporal face lift ("mini-lift"). Plast Reconstr Surg. 1971;47(4):313-5.

de Patrocínio JA, Patrocínio LG, de Aguiar AS. Complicações de ritidoplastia em um serviço de residência médica em otorrinolaringologia. Rev Bras Otorrinolaringol. [Internet]. 2002 May [cited 2018 Feb 04]; 68(3):338-42.

de Souza AST, de Andrade Júnior JCC. Minimally invasive lift of the middle third of the face using musculoaponeurotic suspension with periosteal fixation technique: a review of 50 cases. Rev Bras Cir Plást (Impr.) [Internet]. 2011 Sep [cited 2018 Feb 04]; 26(3):439-45.

Gomes Filho BS, Fleishmann Júnior HW, Caldellas AV, Colombo FG, Andrade AAM. Ritidoplastia com cicatriz periauricular. Rev Bras Cir Plast. 2009;24(4):488-96.

Paul MD, Calvert JW, Evans GR. The evolution of the midface lift in aesthetic plastic surgery. Plast Reconstr Surg. 117(6):1809-27.

Stocchero IN, Stocchero GF, Stocchero GF, Fonseca ASF. Método de avaliação da suspensão do SMAS no rejuvenescimento facial. Rev Bras Cir Plást. [Internet]. 2012 Sep [cited 2018 Feb 04]; 27(3):392-7.

Wolf-Heidegger. Atlas de Anatomia. 6.ed. Rio de Janeiro: Guanabara Koogan; 2006.

32

Fios de Sustentação

Alessandro Louza Alarcão

INTRODUÇÃO

No processo de envelhecimento, ocorrem reabsorção óssea, afinamento da camada de gordura e de músculo, além de diminuição da neocolagênese e das substâncias da matriz extracelular. Desse modo, o afinamento do tecido e a redução das fibras de sustentação da pele causam flacidez, enrugamento e a consequente inversão do triângulo de alinhamento facial (Figura 32.1), sendo as áreas mais afetadas geralmente os terços faciais médio e inferior.

O envelhecimento facial ocorre em virtude da combinação de inúmeras alterações. A sustentação óssea e os tecidos moles que recobrem a face sofrem perda de estrutura, com aumento de flacidez, consequentemente com ptose da sobrancelha, proeminência dos ossos da cavidade orbitária, enrugamento da região nasolabial, pronunciamento de rugas, acúmulo de gordura sob o queixo, entre outros.

Durante muito tempo essas alterações foram tratadas por meio de intervenções radicais, como elevação facial por meio dos sistemas musculoaponeurótico superficial (SMAS), cutâneo, periosteal e subperiosteal. Para reposicionar o tecido, os cirurgiões realizavam grandes incisões, dissecavam diferentes camadas da pele e, consequentemente, enfrentavam risco alto de complicações.

Nesse sentido, o uso de fios de sustentação para rejuvenescimento surgiu pela necessidade se de obter um *lifting* facial seguro de forma menos invasiva e com recuperação mais rápida que no método cirúrgico.

FIOS DE SUSTENTAÇÃO

Há diferentes fios de sustentação, sendo que cada um tem diferentes graus de elasticidade, memória, reação ao tecido e capilaridade:

- Memória: capacidade de voltar à forma original após sua manipulação
- Reação ao tecido: resposta inflamatória local ao fio
- Capilaridade: extensão em que um fluido pode ser transmitido ao longo do fio.

Desde sua criação, os fios de sustentação têm ganhado papel importante no processo de rejuvenescimento facial, abrindo caminho

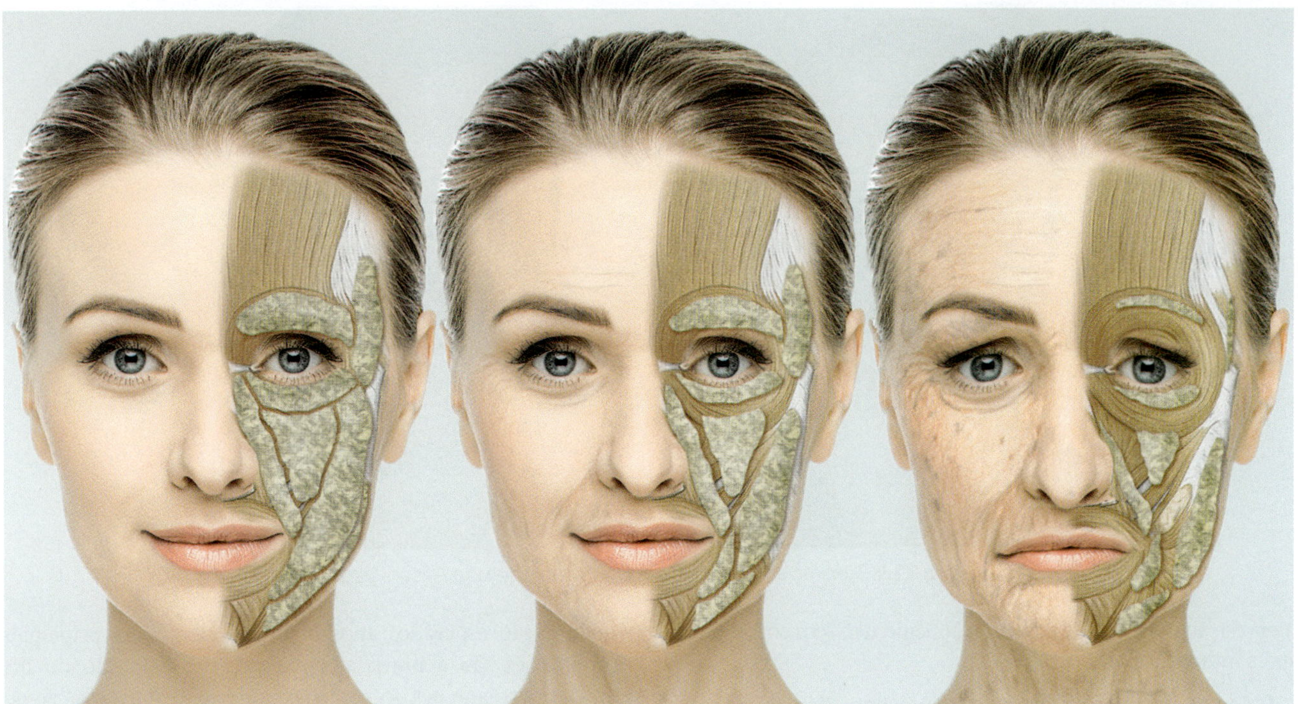

Figura 32.1 Triângulos faciais.

para o desenvolvimento de sustentação com outros materiais, que se dividem em absorvíveis, não absorvíveis e parcialmente reabsorvíveis:

- Absorvíveis:
  - Polímero de ácido poliláctico (PLA)
  - Caprolactona
  - Polidioxanona (PDO)
- Não absorvíveis:
  - Polipropileno
  - Náilon
- Parcialmente reabsorvíveis:
  - Monofilamento de polipropileno
  - Cones de ácido glicólico e ácido láctico.

O PLA é um polímero constituído por moléculas de ácido láctico, portanto, é biodegradável e biocompatível, com duração de aproximadamente 24 meses. Já o PDO é composto de material biocompatível, não tóxico, com reabsorção entre 180 e 240 dias. Pode ser monofilamentar, espiral, com garras uni, bi ou multidirecionais.

Um dos fios não absorvíveis mais comuns é o náilon, de baixo custo, fácil manuseio e que pode ser mono ou multifilamentar.

Fios Aptos

Em 1998, foi proposto o uso de fios com garras produzidos com polipropileno (previamente utilizados em suturas de tendões e aproximação de feridas) para elevação de tecido facial de maneira uniforme, ao longo de seu comprimento, visando ao rejuvenescimento. Esses fios foram chamados de Aptos.

Fios Aptos (Kolster Methods, Anaheim, CA), também chamados de fios russos, são dotados de dupla fileira de garras que correm em sentidos opostos da direção do centro. São implantados no tecido subcutâneo supra-SMAS, com suas garras ancoradas no tecido gorduroso, e aplicados conforme vetores, resultando em expressão facial sem estigma de cirurgia plástica.

A adição de garras bidirecionais às suturas de polipropileno cria uma imagem em espelho no sentido oposto das garras, originando gradientes de tensão e compressão e efeito *lifting* do tecido ancorado. A ação de elevação dos tecidos flácidos ainda é potencializada pela reação normal do organismo a um corpo estranho.

Sutura Silhouette

Monofilamento não absorvível de polipropileno com cones reabsorvíveis de ácido glicólico (18%) e ácido láctico (82%). Na ponta distal, existe uma agulha reta (20 G); e na ponta proximal, uma agulha curva para fixar a sutura.

Além do efeito tensor imediato causado pela tração e ancoragem do tecido, o fio absorvível estimula a ativação de fibroblasto e a produção de colágeno, contribuindo ainda mais para o efeito de remodelamento facial e melhora das rítides (Figura 32.2). Os fios podem ter espículas, cones, polias e até nós para conseguir uma maior ancoragem, funcionando como ganchos no tecido e, assim, garantindo maior suspensão da pele. As espículas podem ser uni, bi ou multidirecionais.

É um procedimento rápido, ambulatorial, minimamente invasivo.

PLANO DE INSERÇÃO DOS FIOS

A redução do tempo operatório, do tempo de recuperação pós-operatório, dos riscos relacionados à ritidectomia (p. ex., hematoma, infecções, danos neurais e cicatrizes) e a ausência de necessidade de anestesia geral e a possibilidade do uso em todos os tipos de pele são benefícios fornecidos pela

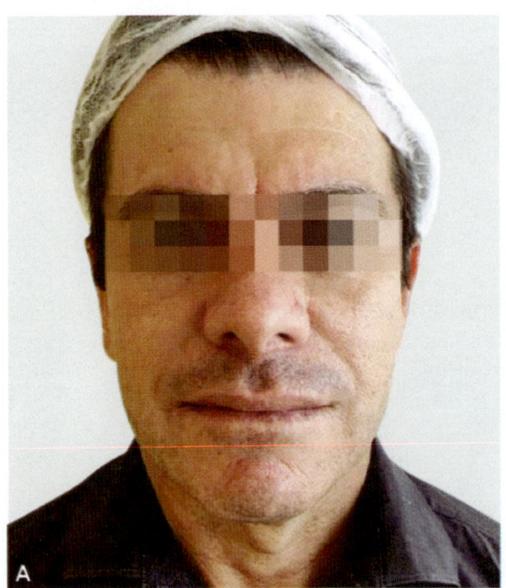

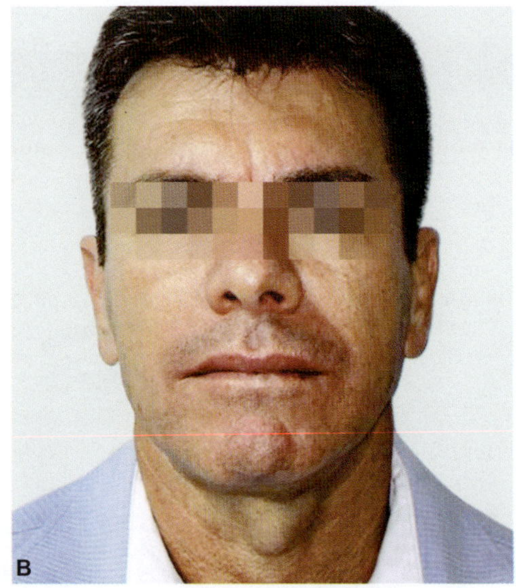

Figura 32.2 Paciente antes (**A**) e após *lifting* com método Ancorage (**B**).

intervenção com fios de sustentação, cujo uso tem como principais indicações:

- Idade do paciente preferencialmente: entre 35 e 45 anos
- Retoque de um *lifting* cirúrgico tradicional
- Idosos e diabéticos
- Indivíduos com contraindicação ao *lifting* tradicional.

A avaliação dos pacientes geralmente depende do examinador, porém o chamado *finger test* pode auxiliar. Esse teste é positivo quando se consegue efeito *lifting* satisfatório ao fazer uma pequena elevação da pele com os dedos.

A colocação dos fios está bem indicada para pacientes que não possuam flacidez e ptose intensas. É extremamente importante que o paciente tenha uma expectativa real do procedimento e saiba suas limitações.

Pacientes com doenças autoimunes, imunossuprimidos, gestantes, lactantes, anticoagulados ou com infecção local não devem realizar esse procedimento.

Técnica geral

Para obter o efeito *lifting*, deve-se reposicionar os tecidos de sustentação da face. Desse modo, é necessário conhecer os vetores de elevação para desenhar o plano de tratamento. O registro fotográfico deve ser realizado de forma protocolar.

Os fios devem ser colocados no tecido celular subcutâneo na área do SMAS, e estes seguram melhor o tecido quando estão dispostos formando ângulo reto com os feixes de colágeno.

Antes da colocação dos fios podem ser usados anestésicos, sendo fundamental uma assepsia adequada do local de inserção bem como a utilização de material estéril. Entretanto, o procedimento é bem tolerado pelo paciente.

Após a realização do procedimento é possível perceber pequenas retrações da pele sobre o fio. Essas irregularidades desaparecem em torno de 7 a 10 dias. O paciente deve ser orientado a não praticar atividade física vigorosa nas primeiras semanas subsequentes.

Efeitos indesejáveis

O índice de efeitos indesejáveis é baixo. O treinamento e a experiência evitam tais efeitos; contudo, edema leve e hematomas pequenos são esperados após o procedimento. As principais complicações são assimetria, visualização e palpação do fio, retrações permanentes, infecção secundária e exteriorização do fio. Todas elas são mais comuns ao utilizar fios não absorvíveis.

FIOS DE POLIPROPILENO

Em 2008, avaliou-se o resultado do método Fios Aptos (fios de polipropileno). Acompanharam-se 4.388 mulheres e 192 homens operados pela mesma equipe cirúrgica entre janeiro de 1988 e dezembro de 2007. As idades variavam de 31 a 77 anos.

Desses pacientes, 2.133 foram submetidos à implantação de fios como uma operação independente. No restante, foi feito em combinação com outras cirurgias e procedimentos, incluindo a subcotação de rugas e dobras (método Fio Aptos), *autolifting*, lipoaspiração de mento, submandibular e região cervical, blefaroplastia, *facelift*, platismoplastia e outros. Foram utilizados quatro métodos diferentes: Fios Aptos, Fios Aptos 2 G, Aptos Spring e MIZ-lift.

Método Fios Aptos

Fios com garras convergentes com agulha-guia. Realizou-se a introdução de vários fios no tecido subcutâneo e através da região temporal em direção à face sem necessidade de incisão. Com a emersão da ponta distal dos fios e agulhas na superfície cutânea, estes eram cortados novamente e a porção superior do fio suturada à fáscia do músculo temporal. O método foi utilizado também para puxar tecidos das regiões submaxilar e para fixação no periósteo do processo mastóideo.

O procedimento foi feito em pacientes que não apresentavam pele muito fina e com manifestações moderadas de ptose cutânea, entre 35 e 50 anos.

Inicialmente, o método foi aplicado na face e no pescoço, observando-se que criava contorno na face média e elevava a região mentoniana (Figura 32.3), otimizando-se a melhora na pele de acordo com as peculiaridades da região e a patogênese da deformidade encontrada.

Método Fios Aptos 2 G

Este método se refere ao uso de fios com garras convergentes e agulhas nas duas extremidades. Após sua aplicação, ocorreu aumento da força sobre a estabilidade do *lifting*. Os fios eram acoplados por soldadura temporária, então nessa posição suas pontas constituíam orifício único, possibilitando colocação de fios sem incisão cutânea, sem gerar marcações por dentro da pele na porção de curvatura do fio: ambas as agulhas eram colocadas por dentro da pele por meio de ponta comum, para serem separadas embaixo da pele na profundidade certa, para só então avançar em direções opostas.

O método Fios Aptos 2 G permitiu melhores resultados na elevação do canto da sobrancelha (Figura 32.4) e na flacidez do mento, com resultados moderados na elevação da face média. Foi usado em pacientes que desejavam resultados mais radicais e duradouros que no método Fios Aptos.

Método Aptos Spring

Alterações em zonas cineticamente ativas (linhas de marionete, ptose dos ângulos da boca) foram removidas por fios com forma helicoidal, sendo necessária a implantação de dois fios Aptos Spring em cada lado, perpendicularmente à ruga.

Os métodos Aptos são especialmente eficazes na zona da face média: a dobra nasolabial fica mais suave e a dobra lacrimal é suavizada (Figura 32.5).

Método MIZ-lift

Em 2014, outro estudo aplicou um tipo de fio recém-desenvolvido (Fios Miz), integrando fio com garras menores e uma sensação suave e frágil do material (classificação médica: polipropileno 16,5 cm de comprimento, 15 cm de comprimento coberto com garras e 0,40 mm de diâmetro).

TÉCNICA BERAMENDI | *FACELIFT* VOLUMÉTRICO COM FIOS

Técnica com fios de polipropileno que visa a corrigir a perda de volume da região malar, sendo indicada se há pouca gordura facial, ptose inicial e na otimização de ritidoplastia "vencida".

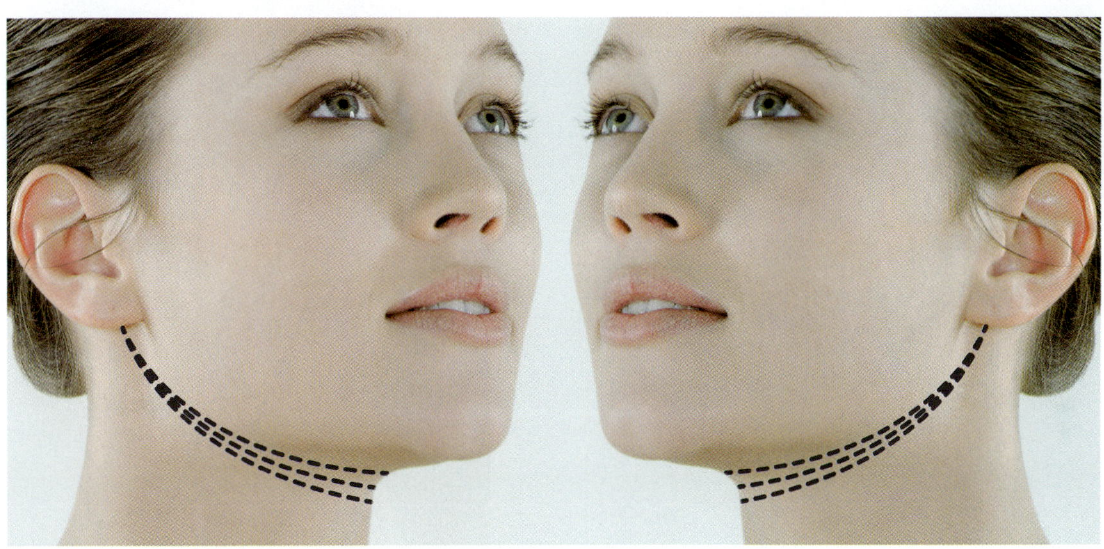

Figura 32.3 Método Fios Aptos.

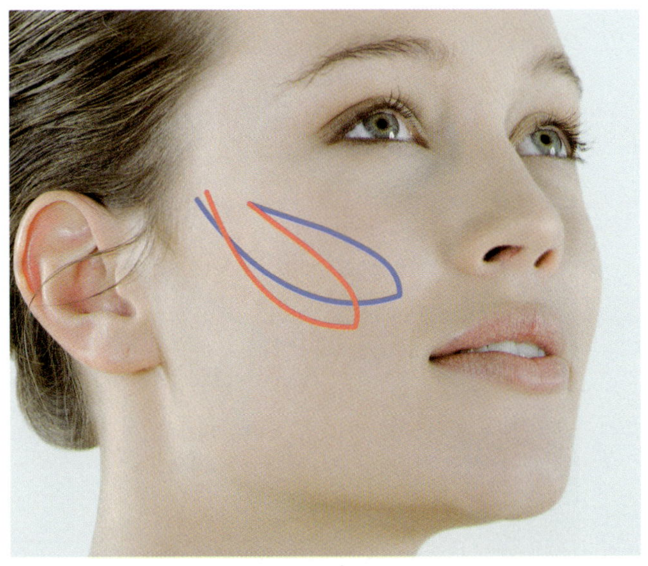

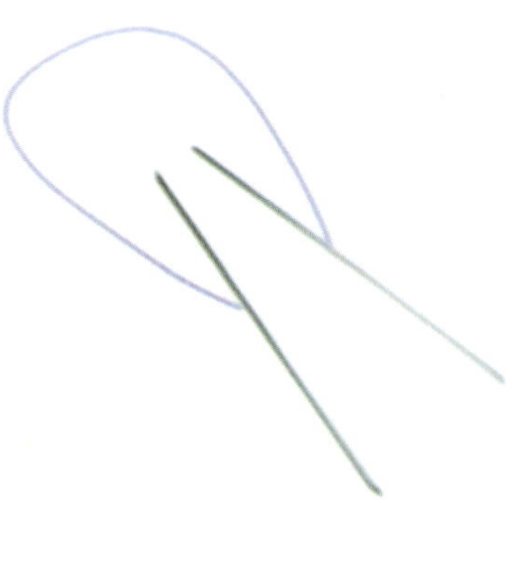

Figura 32.4 Método Fios Aptos 2 G para elevação do canto da sobrancelha.

Podem ser colocados de 7 a 10 fios de polipropileno em cada hemiface, com diferentes funções:

- F1 e F2 – mestres (Figura 32.6):
  - Fios: DC 200 mm, T 200 mm, M4 P 200 mm, 3C 150 mm
  - Implantação paralela: do temporoparietal ao arco mandibular
  - Função: erguer e sustentar em bloco os coxins de Bichat e malar. Vetores verticais imprescindíveis ao rejuvenescimento do terço médio facial
- F3, F4 e F5 – eretores dos coxins infraorbitário e malar (Figura 32.7):
  - Fios: DC 200 mm, T 100 mm, M4 P 200 mm, 3C 150 mm
  - Implantações:
    - F3: da fossa triangular à asa do nariz
    - F4: do trágus à altura da linha labial superior
    - F5: do lóbulo auricular ao modíolo
  - Funções:
    - F3: erguer e sustentar o coxim infraorbitário
    - F4: erguer e sustentar o coxim malar
    - F5: erguer a comissura bucal e lateralizar o sulco nasolabial
- F6 – mantenedor do volume malar (Figura 32.8):
  - Fios: DC 200 mm, T 100 mm, CON 120 mm, 3C 150 mm
  - Implantação: do lóbulo auricular ao terço médio nasal
  - Função: sustentar o terço médio e dar convexidade à região malar
- F7 – mestrinho (Figura 32.9):
  - Fios: DC 200 mm, CON 120 mm, 3C 150 mm
  - Implantação: do ângulo da mandíbula à intersecção do fio F3
  - Função: erguer e sustentar os tecidos no arco mandibular
- F8 – eretor do supercílio (Figura 32.10):
  - Fios: DC 200 mm, CON 120 mm, T 70 mm, T 100 mm
  - Implantação: do couro cabeludo ao supercílio (cauda ou arco)
  - Função: erguer e sustentar a cauda e/ou o arco superciliar
- F9 – cervical (Figura 32.11):
  - Fios: DC 200 mm, T 200 mm, 3C 150 mm
  - Implantação: do osso hioide à aponeurose mastóidea
  - Função: erguer e lateralizar os tecidos moles cervicais

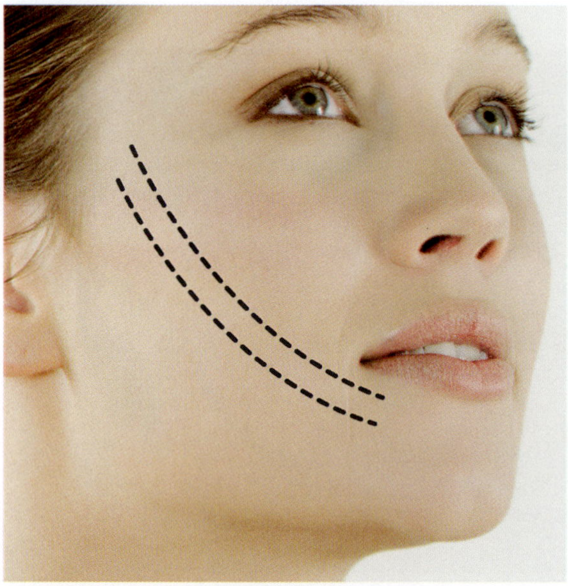

Figura 32.5 Marcação para *lifting* com método Aptos Spring.

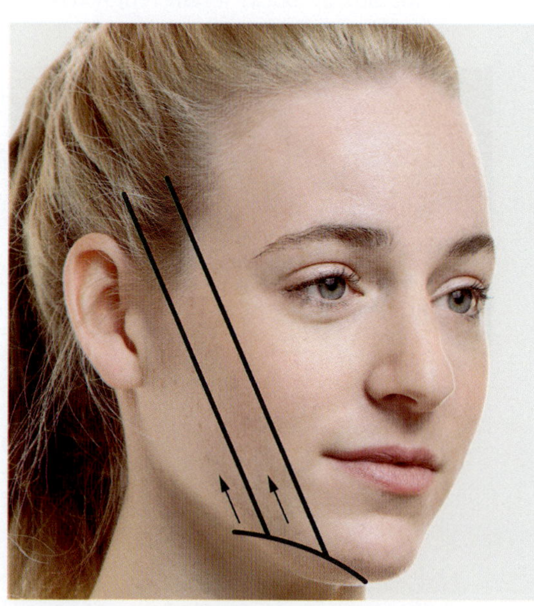

Figura 32.6 F1 e F2 – mestres.

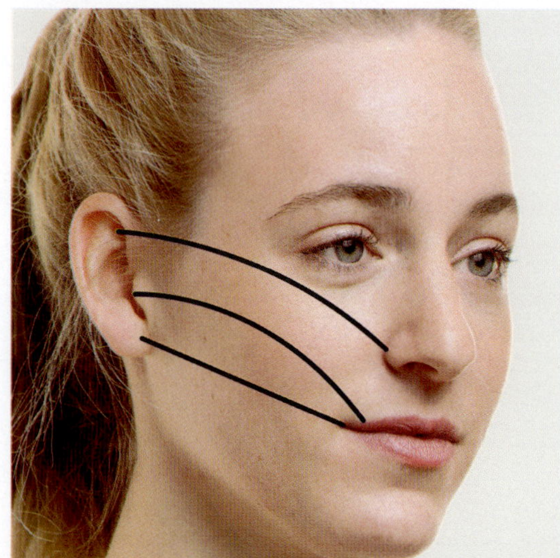

Figura 32.7 F3, F4 e F5 – eretores dos coxins infraorbitário e malar.

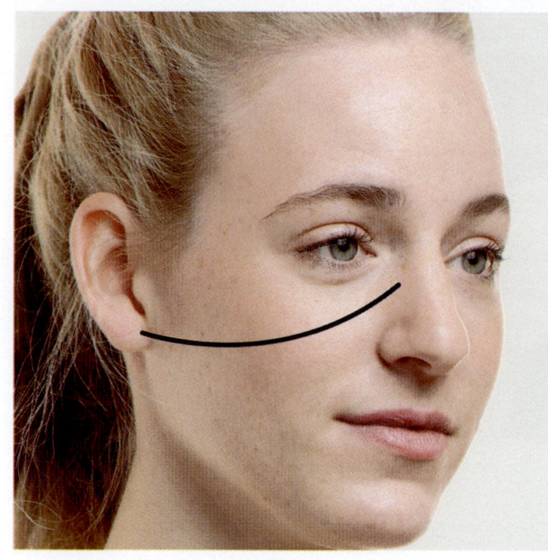

Figura 32.8 F6 – mantenedor do volume malar.

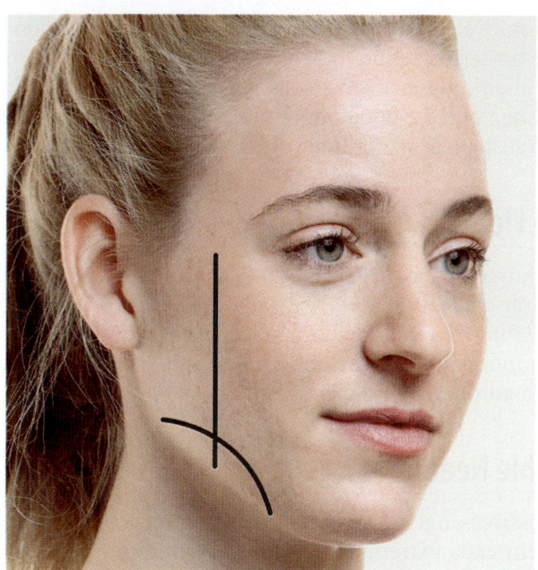

Figura 32.9 F7 – mestrinho.

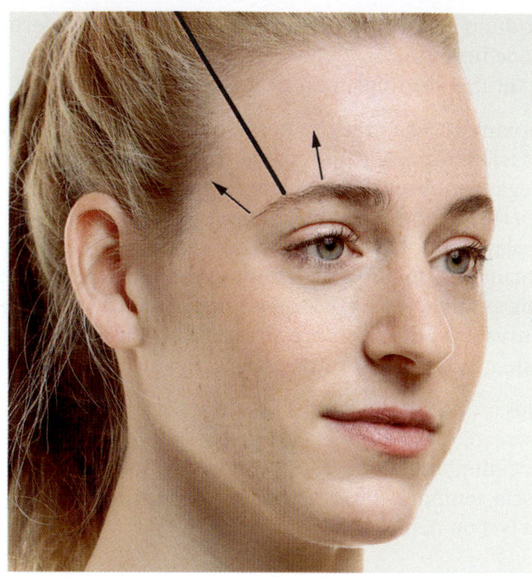

Figura 32.10 F8 – eretor do supercílio.

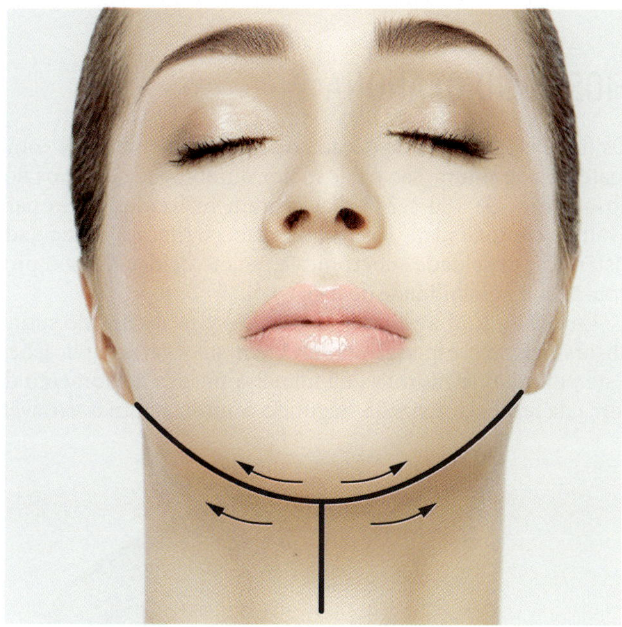

Figura 32.11 F9 – cervical.

TÉCNICA DE CONVERGÊNCIA TEMPORAL

Utiliza quatro fios de polipropileno. O local da incisão é a região temporal, 2,5 cm acima da implantação da hélice, com fixação dos mesmos na fáscia profunda.

Em 2010, foi realizada uma revisão com objetivo de avaliar parâmetros clínicos referentes aos fios de sustentação, como a longevidade dos resultados de vários tipos de suturas de polipropileno, sua eficácia clínica, segurança e os riscos de eventos adversos graves associados a essas suturas.

As garras fazem um caminho de direção obrigatória dos tecidos, evitando sua ptose, além disso, diminuem o diâmetro efetivo da sutura. As principais aplicações para as suturas com garras em cirurgias faciais estéticas são aquelas que envolvem elevadores da fronte, terços médio e inferior da face e pescoço.

O procedimento é feito sob anestesia local com sedação. A anestesia local pode ser aplicada de duas maneiras diferentes: infiltração imediata por baixo de cada trajetória das suturas ou anestesia de bloqueio do nervo em cada ramo do nervo trigêmeo. Realiza-se incisão na área temporal, aproximadamente 1 cm inferior à crista temporal superior e 1 a 3 cm atrás da linha do cabelo. A extremidade superior da incisão é de aproximadamente 1 cm atrás da linha de implantação capilar temporal e a porção inferior da incisão é de 3 cm atrás da linha de implantação capilar temporal.

A incisão é aprofundada da fáscia temporal superficial até a fáscia temporal profunda.

A dissecação é realizada para baixo, entre as fáscias temporais superficial e profunda, até o nível da linha do cabelo. Neste nível, na área com pelos, as suturas localizam-se entre as fáscias temporais superficial e profunda para evitar alopecia de pressão. Reforço da fáscia temporal profunda é usado para evitar fragmentar ou rasgar a mesma.

Há duas linhas de saída:

- Linha nasolabial: localizada lateralmente a 5 mm do sulco nasogeniano
- Linha *jowl*: depois de puxar as bochechas flácidas para cima, a pele parece suave, elevada, e uma linha é marcada na junção da comissura bucal e no ângulo da mandíbula.

Os pontos de saída variam conforme o número de fios utilizados, geralmente seis de cada lado (Figura 32.12). São eles:

1. Localizado entre a asa nasal e a comissura labial e 5 mm lateralmente ao sulco nasolabial.
2. Localizado na mesma linha do ponto 1, 1 cm abaixo do mesmo.
3. Localizado na junção de linhas nasolabiais e linha da bochecha. Às vezes, se as bochechas são pesadas ou grandes, este ponto de saída é localizado mais abaixo.
4. Localizada 1 cm lateral ao ponto 3, na linha da mandíbula.
5. Localizada 1 cm lateral ao ponto 4, na linha da mandíbula.
6. Localizada 1 cm lateral ao ponto 5, na linha da mandíbula.

As duas suturas nasolabiais vão desde o mais baixo da porção de incisão temporal até os pontos de saída 1 e 2.

A sutura 3 (comissura bucal ou labial) se estende à extremidade superior da incisão temporal, ao passo que as suturas 4, 5 e 6 (mandibulares) e as da bochecha seguem em direção à 3, criteriosamente nessa ordem, com o objetivo de produzir o travamento, o qual se traduz pelo resultado do procedimento.

As suturas são implantadas em dois níveis diferentes:

- Implantação na área temporal: entre a fáscia superficial e a fáscia temporal profunda. Uma vez que a agulha atinge a região anterior de linha temporal, a sutura torna-se mais superficial, no tecido subcutâneo
- Implantação facial (malar, submalar, papada): tecido subcutâneo. Evita-se ficar muito perto da derme para prevenir ondulações na pele ou nos tecidos profundos. Devido à curvatura normal entre as áreas malar e submalar, a agulha neste nível tende a sair da pele.

Apesar de a tração de cada sutura ser avaliada no momento de inserção, a tensão final e o ajustamento são feitos no final do procedimento, quando as suturas são amarradas em pares na fáscia temporal profunda, que foi reforçada com malha, absorvível ou não.

FIOS HAPPY LIFT (ÁCIDO POLILÁCTICO E CAPROLACTONA)

Fios totalmente absorvidos em 9 a 15 meses. Provocam alterações histológicas como aumento de fibroblastos, fibras de colágeno, fibras e ácido hialurônico na matriz e ativação da matriz, causando melhora na elasticidade, na cor, na textura, no tônus, na hidratação e na perfusão sanguínea do tecido. A ação é antioxidante, com efeitos visíveis em 30 dias e melhora gradativa nos 12 a 15 meses subsequentes.

São descritas três técnicas de uso dos Fios Happy Lift: Ancorage, Free Floating e Double Needle.

Ancorage (Promoitalia)

Fio reabsorvível, unidirecional convergente. Em uma extremidade apresenta agulha reta para inserção, e na outra uma agulha curva para ancoragem em plano estável.

Promove elevação nos tecidos moles em um sentido superior e posterior, sendo indicado principalmente para *lifting* de terço médio da face, pois suas garras prendem o tecido ptosado, que então é ancorado à fáscia temporal profunda, com efeito suspensor maior que volumétrico (Figura 32.13).

Free Floating

Fio bidirecional com garras convergentes. Não possui agulhas, portanto sua inserção é realizada através de cânulas. Usado para *lifting* de terço médio da face em pacientes com flacidez leve a moderada (Figura 32.14). Restaura o volume por elevação da gordura superficial.

Double Needle

Fio bidirecional com garras convergentes, com uma agulha reta em cada extremidade, o que permite um procedimento mais rápido e menos traumático, sendo indicado principalmente para elevação de supercílio, permitindo movimentos curvos e *loop* com o fio (Figuras 32.15 e 32.16).

FIOS POLIDIOXANONA

Os fios PDO, usados na década de 1970 primeiramente como materiais de sutura, são os de maior durabilidade entre os fios absorvíveis: de 180 a 240 dias. Foram realizados testes para avaliar citotoxicidade, sensibilização, irritação, toxicidade sistêmica, toxicidade subcrônica e genotoxicidade, e comprovou-se sua possibilidade de uso.

Em 2006, Ruff avaliou a técnica e o uso de fios de sutura absorvíveis, em especial os PDO, em suas várias aplicações. Este polímero se hidrolisa de maneira inversa ao aumento da força da ferida cicatrizada. Segundo o autor, algumas variáveis

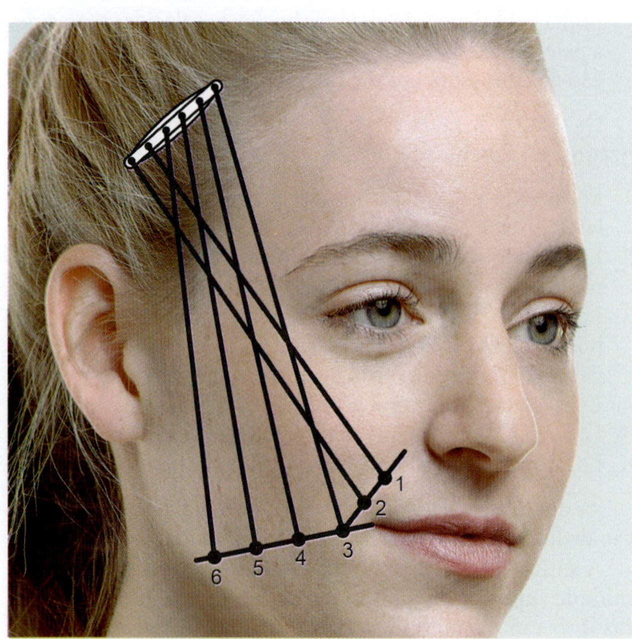

Figura 32.12 Pontos de saída.

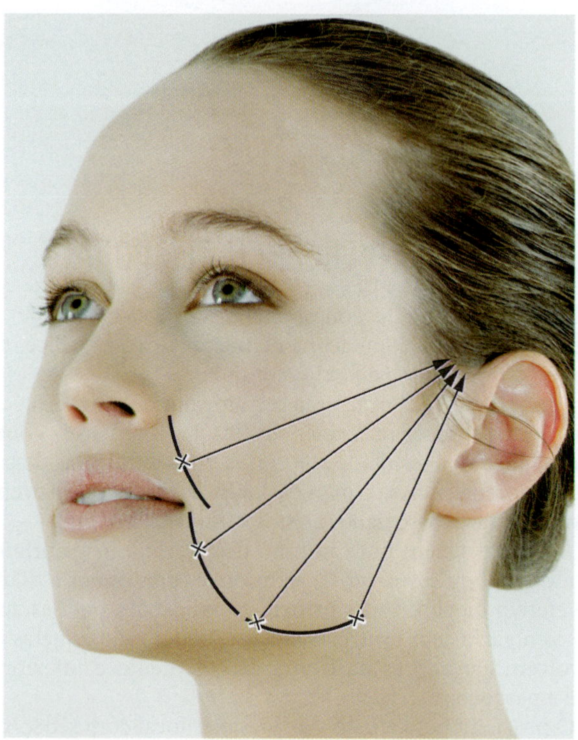
Figura 32.13 Marcação para *lifting* de terço médio da face.

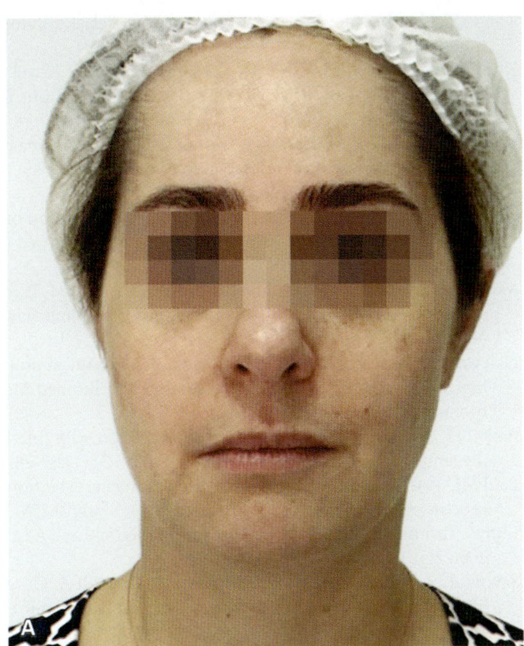

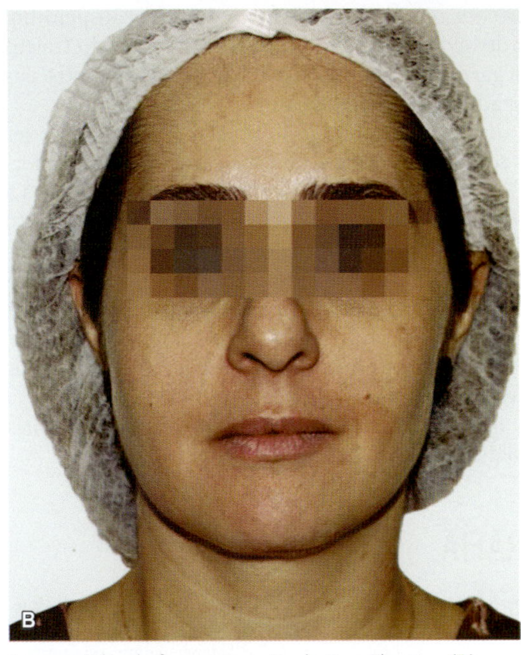

Figura 32.14 Paciente antes (**A**) e depois de *lifting* de terço médio da face com método Free Floating (**B**).

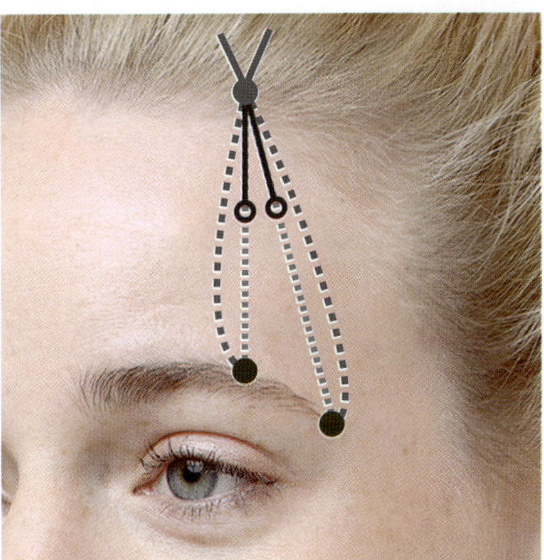

Figura 32.15 Técnica para elevação de supercílio.

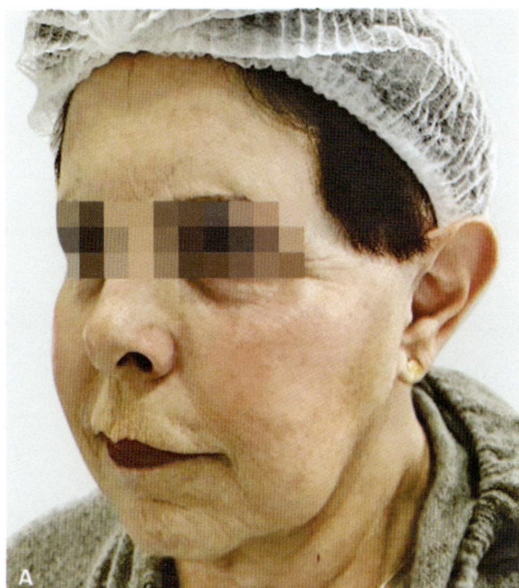

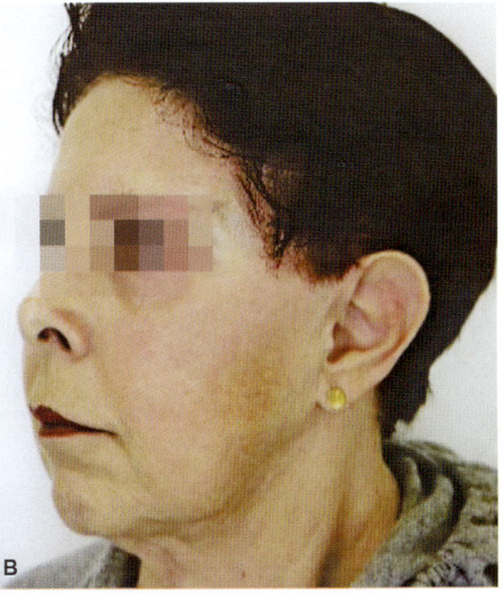

Figura 32.16 Paciente antes (**A**) e depois do procedimento de elevação do supercílio com método Double Needle (**B**).

podem fazer com que haja maior força de retenção pelo fio: composição dos fios, menor profundidade do corte do trajeto helicoidal da garra em vez de trajeto axial, menor diâmetro das agulhas utilizadas para implantação.

As taxas de absorção e força de um fio PDO podem ser combinadas com a força da cicatriz necessária para uma determinada técnica. Apresenta grande influência nos resultados a técnica empregada, tanto no caso dos fios com garras quanto no dos fios convencionais, com maior retenção se encaixe dos fios em ângulo reto com as fibras de colágeno. Existe preferência pela passagem sinuosa do fio, que propicia contato maior entre colágeno e pele, conforme o fio de sutura é puxado, fazendo com que novas fibras sejam pressionadas contra as garras à movimentação do fio.

A técnica de colocação do fio PDO segue os mesmos critérios dos demais.

BIBLIOGRAFIA

Atiyeh BS, Dibo SA, Costagliola M, Hayek SN. Barbed sutures "lunch time" lifting: evidence-based efficacy. J Cosmet Dermatol. 2010;9:132-41.

Benito J, Pizzamiglio R, Theodorou D, Arvas L. Facial rejuvenation and improvement of malar projection using sutures with absorbable cones: surgical te and case series. Aesthetic Plastic Surgery. 2011;35(2):248-53.

Consiglio F, Pizzamiglio R, Parodi PC, De Biasio F, Machin PN, Di Loreto C et al. Suture with resorbable cones: histology and mechanical features. Aesthetic Surgery Journal. 2016;3;36(3):122-7.

Ellis DAF, Segall L, Zakhary K. The thread-lift technique of cervical-facial lifting. In: Truswell WH, editor. Surgical facial rejuvenation: a roadmap to safe and reliable outcomes. New York: Thieme; 2011.

Farrapeira AB. Suspensão circular fechada do terço médio da face. Rev Bras Cir Plást. 2012;27(3):478-81.

Han SE, Go JY, Pyon JK, Oh SK. A prospective evaluation of outcomes for midface rejuvenation with mesh suspention thread: "REEBORN LIFT". Jour Cosmetic Dermatology. 2016;15(3):254-9.

Isse N. Silhouette sutures for treatment of facial aging: facial rejuvenation, remodeling, and facial tissue support. Clin Plastic Surg. 2008;35(4):481-6.

Kang MS, Shin JS, Nam SN, Park ES. Evaluation of elastic lift for neck rejuvenation. Arch Aesthetic Plast Surg. 2016;22(2):68-73.

Kim H, Bae IH, Ko HJ, Choi JK, Park YH, Park WS. Novel polydioxanone multifilament scaffold device for tissue regeneration. Dermatol Surg. 2016;42(1):63-7.

Kim J, Kim HS, Seo JM, Nam KA, Chung KY. Evaluation of a novel thread-lift for the improvement of nasolabial folds and cheek laxity. J Eur Acad Dermatol Venereol. 2017;31(3):e136-79.

Kim J, Zheng Z, Kim H, Nam KA, Chung KY. Investigation on the cutaneous change induced by face-lifting monodirectional barbed polydioxanone. Dermatologic Surgery. 2017;43(1):74-80.

Maschio F, Lazzaro L, Pizzamiglio R, Perego F, De Biasio F, Parodi PC. Suspension sutures in facial reconstruction: surgical techniques and medium-term outcomes. J Craniofac Surg. 2013;24(1):e31-3.

Naleway SE, Lear W, Kruzic JJ, Maughan CB. Mechanical properties of suture materials in general and cutaneous surgery. J Biomed Mater Res B Appl Biomater. 2015;103(4):735-42.

Park TH, Seo SW, Whang KW. Facial rejuvenation with fine-barbed threads: the simple Miz lift. Aesthetic Plast Surg. 2014;38(1):69-74.

Paul MD. Barbed sutures in aesthetic plastic surgery: evolution of thought and process. Aesthetic Surgery Journal. 2013;33(3 Suppl):17S-31S.

Ruff G. Technique and uses for absorbable barbed sutures. Aesthetic Plast Surg. 2006;26(5):620-8.

Savoia A, Accardo C, Vannini F, Di Pasquale B, Baldi A. Outcomes in thread lift for facial rejuvenation: a study performed with happy lift™ revitalizing. Dermatol Ther (Heidelb). 2014;4(1):103-14.

Suh DH, Jang HW, Lee SJ, Lee WS, Ryu HJ. Outcomes of polydioxanone knotless thread lifting for facial rejuvenation. Dermatol Surg. 2015;41(6): 720-5.

Sulamanidze M, Sulamanidze G. APTOS suture lifting methods: 10 years of experience. Clin Plast Surg. 2009;36;281-306.

Tiryaki KT, Aksungur E, Grotting JC. Micro-shuttle lifting of the neck: a percutaneous loop suspension method using a novel double-ended. Aesthetic Surgery Journal. 2016;6;629-38.

Villa MT, White LE, Alam M, Yoo SS, Walton RL. Barbed sutures: a review of the literature. Plast Reconstr Surg. 2008;121(3):102-8.

Woffles TLW. Commentary on facial rejuvenation with fine barbed threads: the simple MIZ-Lift. Aesthetic Plast Surg. 2014;38(1):75-7.

Yuyukina J. The correct clinical protocol of Double Needle for the new mini invasive technique, after three years and an half of application and experience. In: 23rd European Academy of Dermatology and Venereology Congress. 2014. Amsterdam.

33

Preenchimento

André Braz, Adeiza de Alencar Branco

REGIÃO MALAR E ARCO ZIGOMÁTICO

André Braz

O terço médio facial de uma pessoa jovem e atraente demonstra uma região malar e zigomática bem contornada e convexa. Contudo, durante o processo de envelhecimento, em virtude da atrofia dos compartimentos de gordura e a reabsorção óssea, nota-se uma diminuição de volume dessa área, que se torna mais plana e, às vezes, até côncava. Essa depleção também pode ser causada por perda de peso e predisposição congênita.

A volumerização das regiões malar e zigomática requer conhecimento profundo de anatomia, senso estético aguçado e habilidade grande do injetor. A hipercorreção da região malar pode causar uma projeção desfavorável a uma face masculina, causando feminilização desta. Já a hipercorreção zigomática pode alargar o diâmetro horizontal do rosto, causando aparência masculinizada nas mulheres. Para a região infraorbitária, é fundamental o plano correto de aplicação, pois a injeção muito profunda pode não atingir o resultado desejado, e a aplicação muito superficial pode causar edema persistente ou visibilidade do produto.

Anatomia

Compartimentos de gordura

Os compartimentos de gordura do terço médio da face se dividem em porções superficial e profunda. A porção superficial é composta pelos compartimentos nasolabial, malar medial, malar intermediário e temporolateral. A porção profunda é composta pelas porções medial e lateral da gordura ocular suborbicular (SOOF, do inglês *suborbicularis oculi fat*), também chamada gordura pré-zigomática, e pelos compartimentos malar medial profundo e malar lateral profundo.

O que separa o compartimento de gordura superficial do profundo é a porção orbital do músculo orbicular dos olhos. Os compartimentos superficiais nasolabial e malar medial recobrem a porção orbitária do músculo orbicular dos olhos, que se origina abaixo da porção palpebral, 0,5 a 1 cm abaixo do rebordo orbitário inferior (Figura 33.1). Já a SOOF encontra-se abaixo da porção orbital do músculo orbicular dos olhos, repousando sobre o osso zigomático (Figura 33.2).

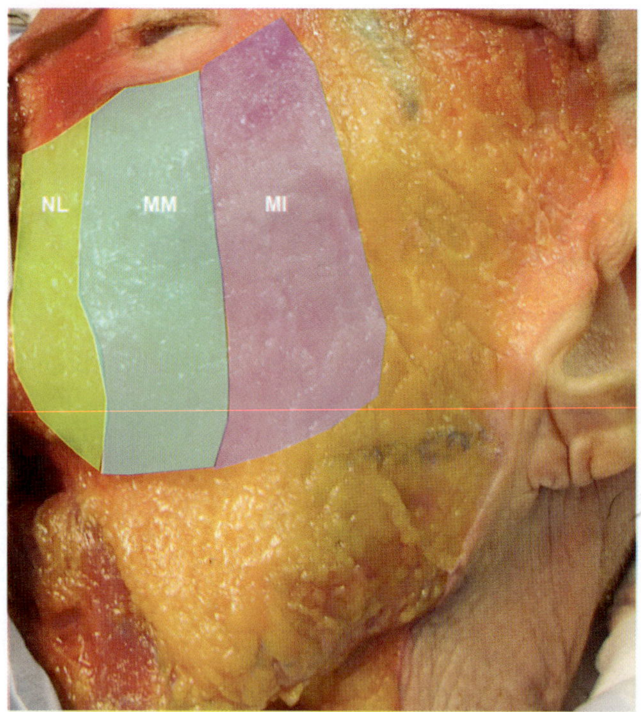

Figura 33.1 Porção superficial dos compartimentos de gordura malares, composta pelas porções nasolabial (NL), malar medial (MM) e malar intermediária (MI).

Figura 33.2 Em cadáver fresco, notam-se: pele, compartimento de gordura superficial (CGS), músculo orbicular dos olhos (MO), gordura ocular suborbicular (SOOF, do inglês *sub orbicular oculi fat*) e osso zigomático. Fonte: Braz e Sakuma, 2017.

Vascularização

O compartimento de gordura malar medial superficial e a SOOF medial são vascularizados por ramos das artérias facial e infraorbitária. A veia facial atravessa o terço médio da face mais lateralmente que a artéria e, após passar abaixo do músculo zigomático maior, se superficializa, margeando a SOOF medialmente. Em sua porção superior, localiza-se profundamente ao compartimento malar medial superficial e superficialmente à SOOF, logo abaixo do músculo orbicular dos olhos.

Mais lateralmente, o compartimento malar intermediário e a SOOF lateral são irrigados por perfurantes da artéria facial transversa e da zigomático-orbitária. Nessa região, as artérias perfurantes são esparsas e calibrosas, ao contrário da região medial, em que são delgadas e numerosas (Figura 33.3).

Técnica

A técnica para preenchimento das regiões malar e zigomática pode ser feita com cânula ou agulha. Geralmente, a ideia é devolver o volume perdido durante o envelhecimento ou emagrecimento, ofertando ao paciente projeção malar e, se necessário, da região zigomática (Figura 33.4). É importante lembrar que o tratamento desta última área deve ser feito em casos selecionados, nos quais o volume adicional não cause desarmonia em relação ao formato facial anterior, respeitando a relação entre os terços medial e inferior da face. Ressalta-se ainda que é possível repor o volume zigomático perdido sem aumentar a região tratada, exceto se esse for o objetivo, dependendo de cada caso (Figura 33.5).

Prefere-se o preenchimento com cânula, devido a menor probabilidade de injeção intravascular e formação de hematomas. É importante lembrar que, ao se abordar planos mais profundos, como a SOOF medial, encontra-se, logo acima desta e abaixo da parte orbital do músculo orbicular, a veia facial. Com o uso da cânula, há também menos edema e mais conforto para o paciente, visto que é possível preencher toda a área infraorbitária e zigomática com apenas um orifício de entrada. Inicia-se a marcação com o ponto "AB" e recomenda-se fazer um pertuito para entrada da cânula 25 G de 38 a 50 mm no ponto "C" (Figuras 33.6 e 33.7).

Posteriormente, no SOOF medial, encontra-se o plano submuscular, quando então se realiza a técnica de *bolus* seguida de retroinjeção. Após a restauração da perda volumétrica da região malar, direciona-se a cânula para a eminência malar e o arco zigomático, onde se mantém, como plano de aplicação, a SOOF lateral (Figura 33.8). Nessa transição, o injetor pode sentir certa dificuldade e resistência, pois são atravessadas as fibras do ligamento zigomático, o que causa mais desconforto para o paciente. No arco zigomático encontra-se um forame de mesmo nome, que apresenta um nervo sensitivo, o que também explicaria a maior sensibilidade da área, além de artéria e veia zigomáticas.

No preenchimento com agulha da região malar, deve-se evitar o forame infraorbitário, 10 mm abaixo do arco zigomático na linha pupilar imaginária. Recomenda-se aspirar por 7 s e posterior injeção de forma lenta e lateralmente ao forame descrito. Para preenchimento da região zigomática com agulha, não esquecer de tocar o periósteo e fazer aspiração anterior à injeção, visto que o forame zigomático contém artéria e veia zigomáticas (Figura 33.9), como descrito.

Complicações

Normalmente, pode ocorrer edema leve a moderado, sendo que intenso é raro e costuma se relacionar com a quantidade de volume injetado, a propensão individual do paciente, o plano de injeção e o tipo de produto escolhido. Entre os volumerizadores, os bifásicos costumam

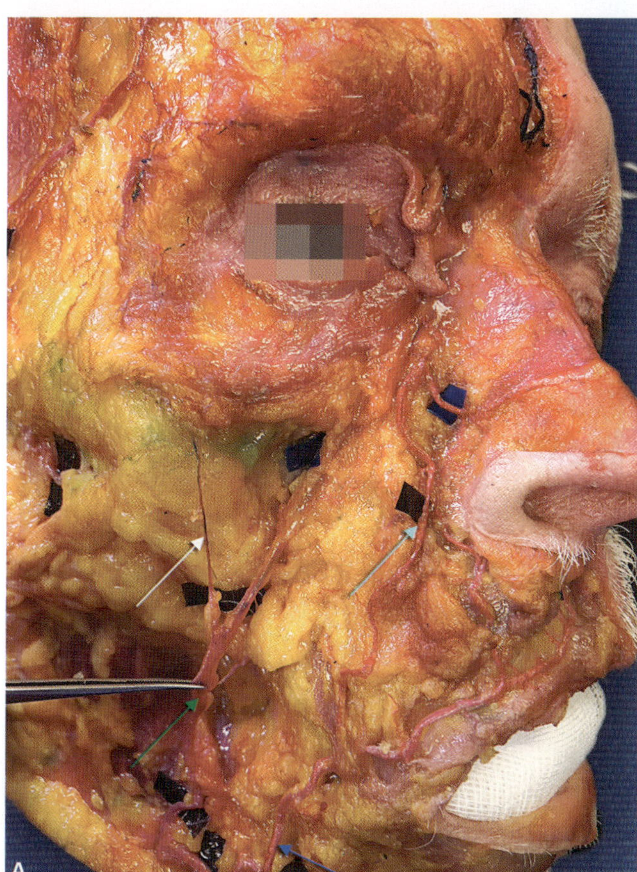

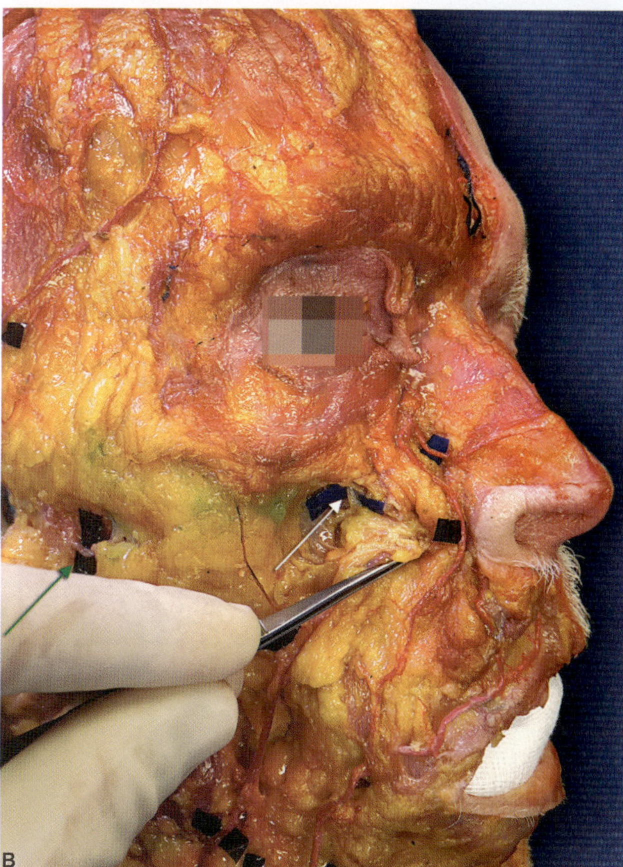

Figura 33.3 A. Em cadáver fresco, notam-se, mais medialmente, as artérias facial (*seta azul escuro*) e angular (*seta azul clara*) e, mais lateralmente, a veia facial (*seta verde*) e a veia tributária (*seta branca*). **B.** Em cadáver fresco, notam-se a artéria facial transversa (*seta verde*) e a artéria infraorbitária (*seta branca*).

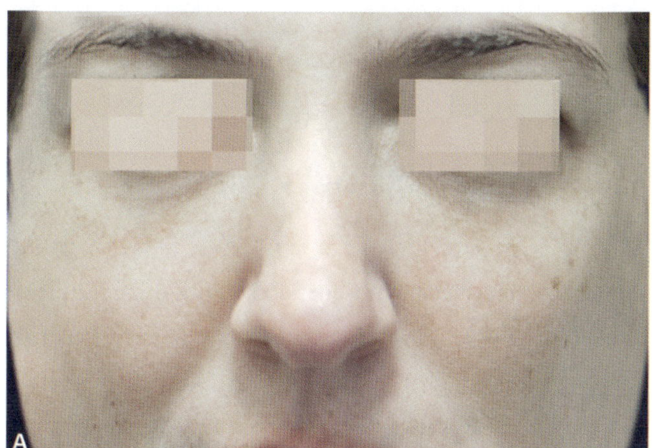

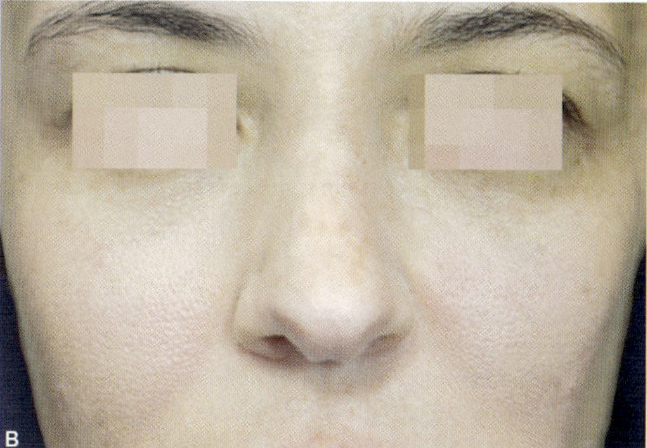

Figura 33.4 Paciente antes (**A**) e após tratamento de revolumização da região malar e projeção com aumento da largura da região zigomática (**B**). Este aumento era necessário pois a paciente apresentava o terço médio facial mais estreito que o ideal.

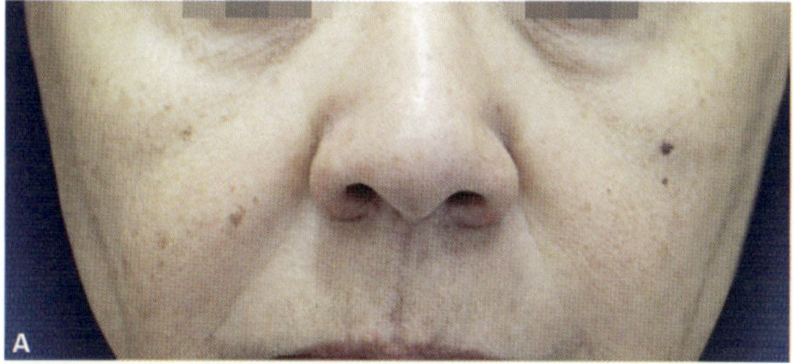

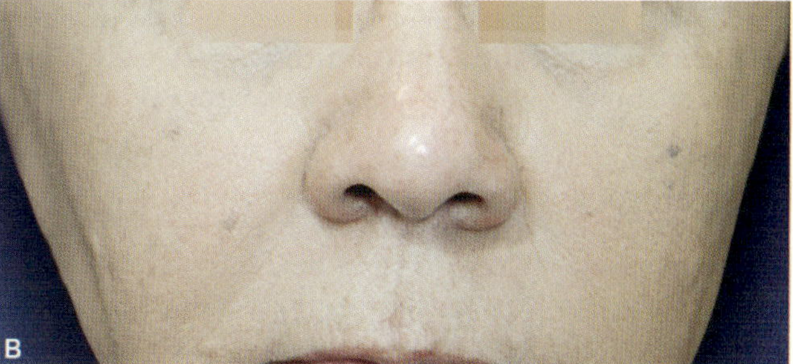

Figura 33.5 Paciente antes (**A**) e após tratamento de revolumização da região malar e leve projeção da região zigomática (**B**), porém sem aumento da largura da mesma, já que a paciente apresentava terço médio facial de largura ideal.

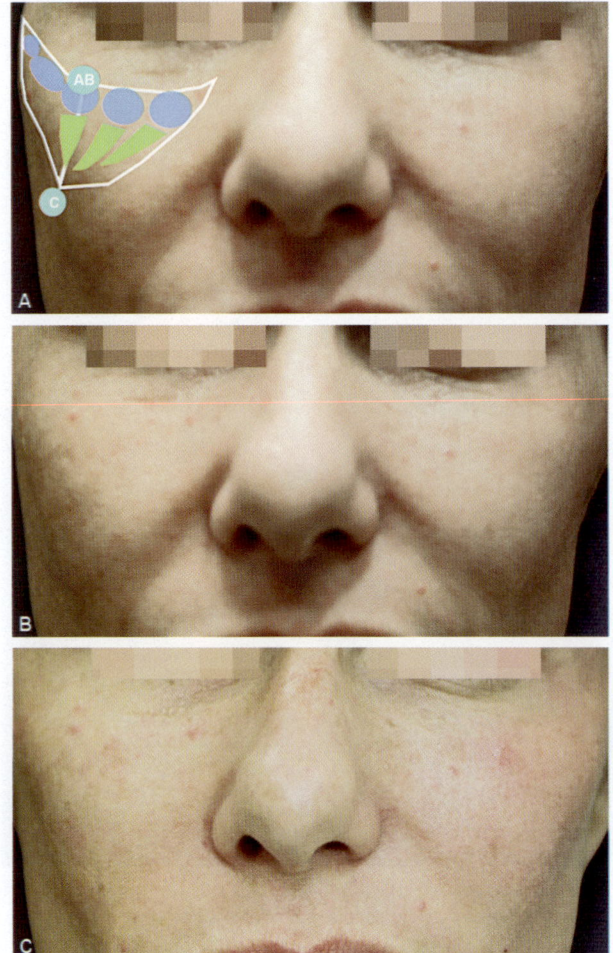

Figura 33.6 A a **C.** Paciente antes e após tratamento de revolumização da região malar e leve projeção da região zigomática com cânula. Na primeira imagem, nota-se a marcação das regiões malar e zigomática; inicia-se com o ponto "AB", descrito por Braz *et al.*, que significa a junção entre a maxila e a eminência malar. O ponto "C" demonstra o local para realização do pertuito de entrada da cânula 25 G × 38 a 50 mm. Os círculos azuis demonstram as áreas tratadas em *bolus* e as representações em verde indicam as áreas tratadas em retroinjeção.

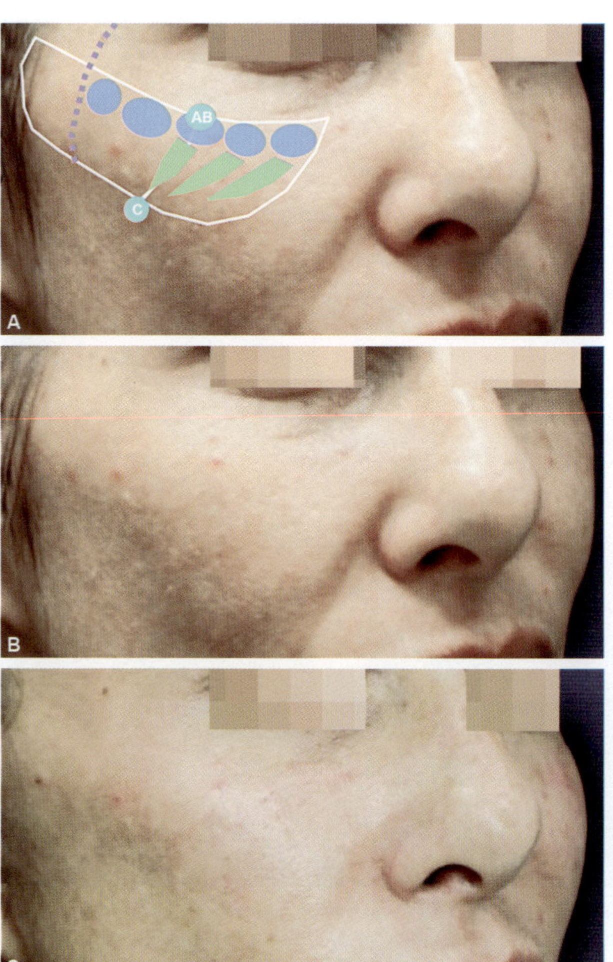

Figura 33.7 A a **C.** Imagens semelhantes às da Figura 33.6, porém em posição de meio perfil. Nota-se também uma linha pontilhada no final da cauda de sobrancelha cruzando o arco zigomático, a qual delimita a melhor área a ser tratada na opinião do autor.

reter mais líquido. Não é incomum dor ou desconforto no local, resolvendo-se espontaneamente dentro de 2 a 3 dias. Processos álgicos mais intensos podem sugerir nervo sensitivo infraorbitário atingido ou oclusão arterial, seguida provavelmente por mudança na coloração local até necrose tecidual. Podem ocorrer hematomas, mas são minimizados com a cânula. Uma complicação mais rara é o edema tardio, meses após o procedimento. Deve-se descartar infecção dentária e sinusite, embora nem sempre haja essa correlação; a melhora ocorre com corticosteroides por via oral e/ou intralesional, associado ou não à hialuronidase.

Considerações

O domínio da anatomia do terço médio da face é crucial para a reposição volumétrica e/ou harmonização facial adequada e segura das regiões malar e zigomática, proporcionando excelentes resultados com naturalidade e eficácia (Figura 33.10).

REGIÃO PRÉ-AURICULAR

André Braz

Demonstra envelhecimento quando se nota o aparecimento de rugas verticais.

Anatomia

A artéria carótida externa irriga a região pré-auricular, à frente do *trágus*, através de ramos auriculares anteriores da artéria temporal superficial, cuja pulsação pode ser facilmente sentida (Figura 33.11).

Técnica

Para o preenchimento dessa região, pode-se utilizar cânula ou agulha.

Na técnica de preenchimento com cânula, o material é depositado em retroinjeção abaixo da pele, no compartimento de gordura superficial. As vantagens dessa ferramenta são: somente um orifício de entrada, menor chance de equimose e garantia do plano correto de aplicação (subcutâneo), já que com cânula 25 G ou mais grossa dificilmente se atravessa o

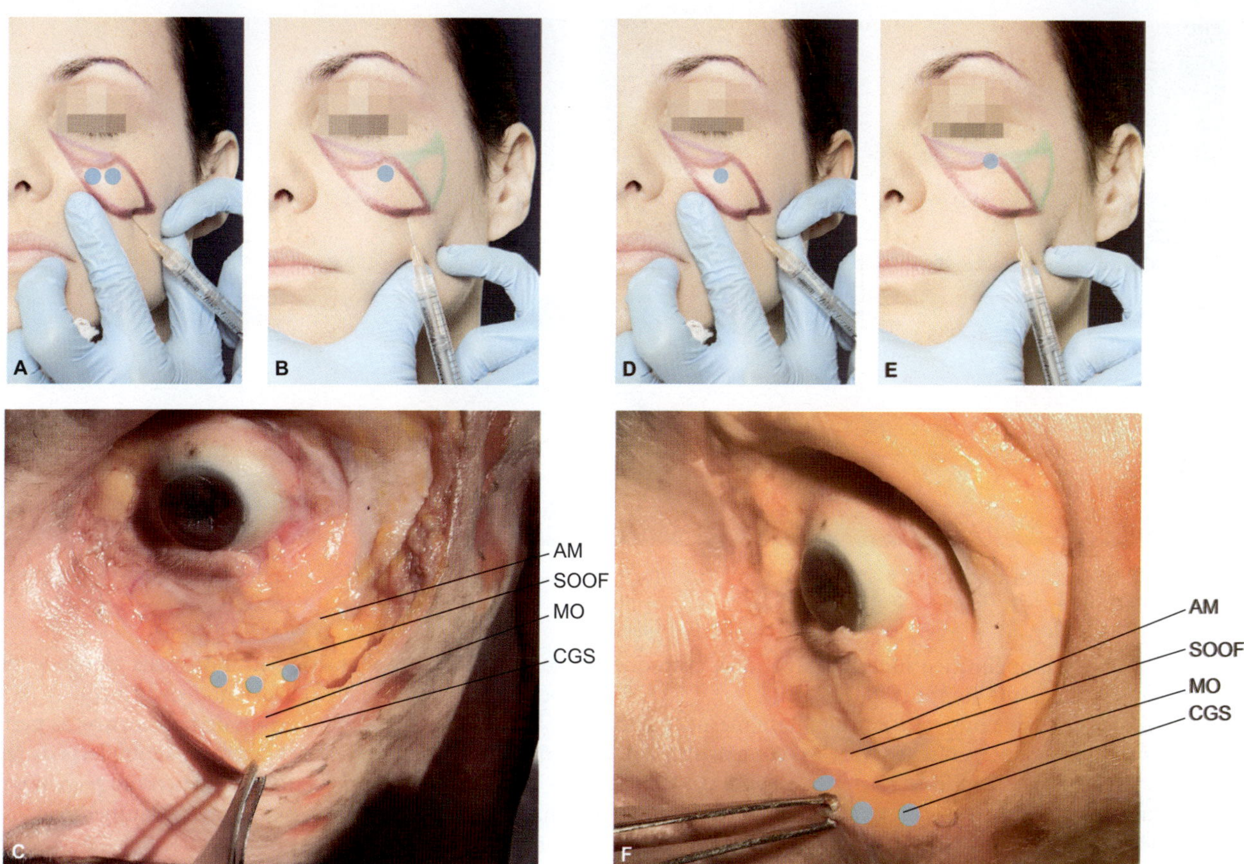

Figura 33.8 A a **C.** Técnica de preenchimento com cânula no plano profundo, submuscular (SOOF medial), quando então se realiza a técnica de bolus seguida de retroinjeção. Depois, direciona-se a cânula para a eminência malar e o arco zigomático, onde se mantém, como plano de aplicação, o SOOF lateral. **D** a **F.** Plano de aplicação superficial, supramuscular, no compartimento de gordura malar medial e intermediário com cânula. Fonte: Braz e Sakuma, 2017. AM: artéria maxilar; SOOF: *suborbicularis oculi fat*; MO: músculo orbicular do olho, porção orbital; CGS: compartimento de gordura superficial.

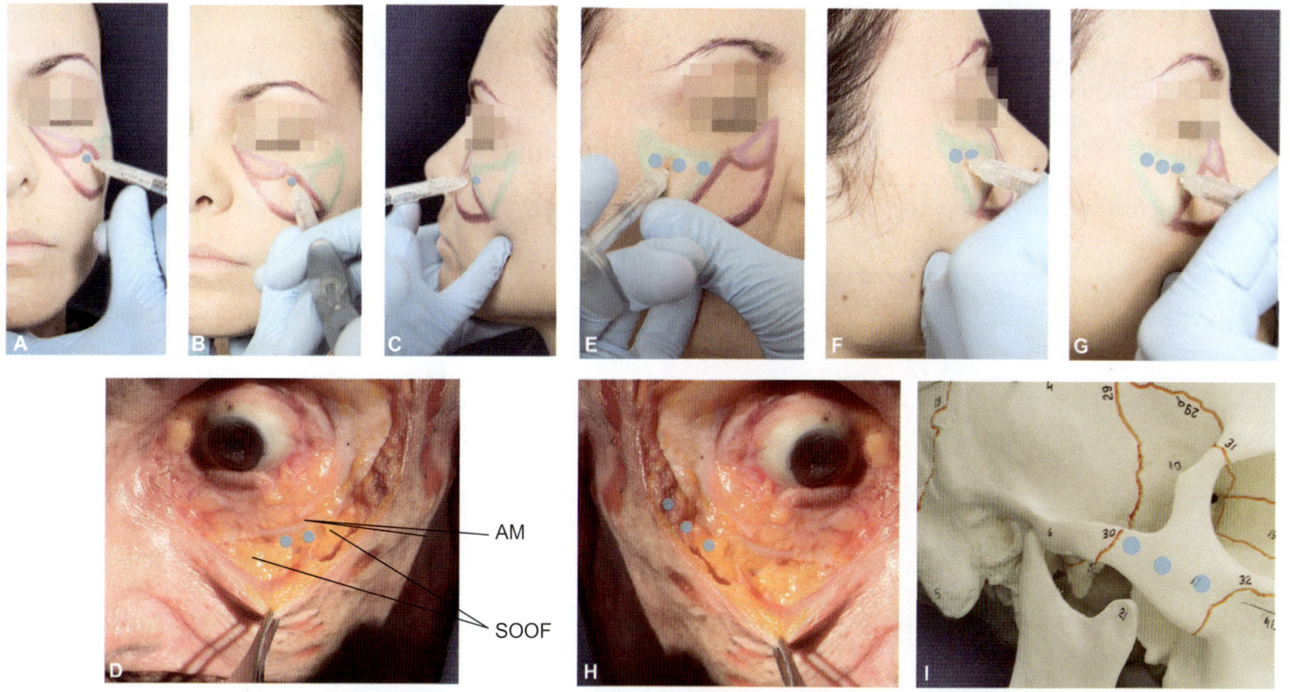

Figura 33.9 A a **D.** Técnica de preenchimento malar no plano supraperiosteal com agulha. **E** a **I.** Técnica de preenchimento zigomático no plano supraperiosteal com agulha. Fonte: Braz e Sakuma, 2017. AM: artéria maxilar; SOOF: *suborbicularis oculi fat*.

Parte 4

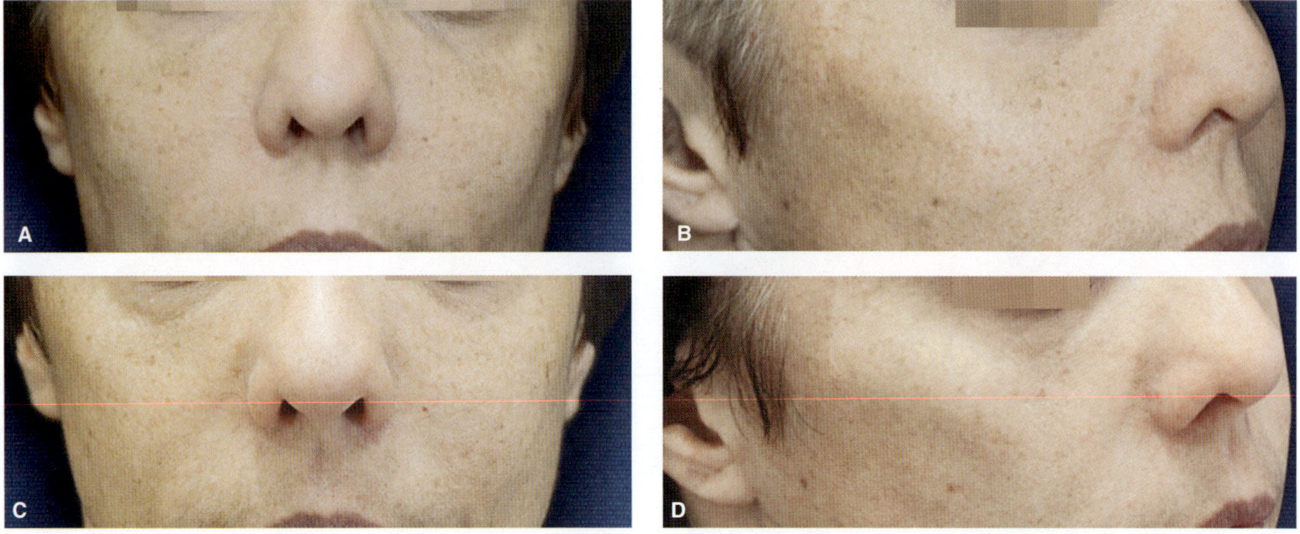

Figura 33.10 Paciente antes (**A**, **B**) e após reposição volumétrica e/ou harmonização facial adequada das regiões malar e zigomática, com resultado natural e eficaz (**C**, **D**).

sistema musculoaponeurótico superficial (SMAS), visto que a ferramenta tem a ponta romba (Figura 33.12).

Na técnica de preenchimento com agulha, a mesma é introduzida superficialmente, entre a derme e o compartimento de gordura superficial, evitando-se a artéria temporal superficial, ramo da carótida externa. Nessa técnica, sugere-se também a retroinjeção.

REGIÃO AURICULAR

Adeiza de Alencar Branco

Parte do sistema auditivo, o pavilhão auricular se projeta como uma pequena asa em forma de concha de cada lado da cabeça. Sua função primordial é captar os sons do meio ambiente e canalizá-los em direção ao tímpano, trabalhando como uma verdadeira concha acústica.

Assim como todo o corpo, o pavilhão auricular sofre modificações com o envelhecimento natural e a exposição prolongada ao Sol. O envelhecimento altera o formato, a largura e o comprimento de toda a orelha, denotando a idade do indivíduo. Contudo, por não possuir arcabouço cartilaginoso, o lóbulo sofre as maiores alterações, ficando mais alongado, flácido e perdendo a capacidade de sustentar os brincos. A flacidez do lóbulo também aumenta o risco de transformar as perfurações em fendas ou mesmo causar lacerações completas da região.

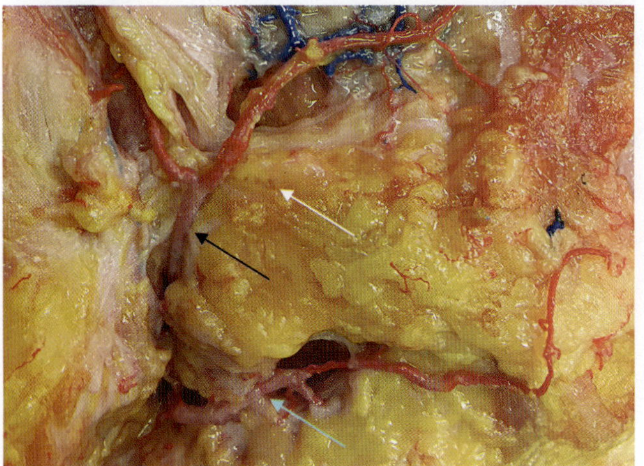

Figura 33.11 Artéria carótida externa (*seta preta*), artéria temporal superficial (*seta branca*) e artéria facial transversa (*seta azul claro*).

Na cultura ocidental o uso de brincos ou *piercings* nas orelhas é bastante comum, o que causou aumento da ocorrência de deformações no pavilhão auricular. Por ser uma área delicada, o lóbulo muitas vezes sofre um alongamento por não suportar o peso ou o uso de múltiplos brincos. Assim, a procura para corrigir defeitos no pavilhão auricular, principalmente no lóbulo, tem aumentado.

Nas últimas décadas, os preenchedores vêm fazendo parte do arsenal terapêutico de dermatologistas e cirurgiões plásticos para rejuvenescimento e tratamento da flacidez do lóbulo da orelha. Esses procedimentos são realizados ambulatorialmente, com rapidez, mínima dor e menor custo. E, embora seja necessário repetir o procedimento periodicamente, os resultados são muito satisfatórios para o paciente.

Anatomia

Cartilagem

O pavilhão auricular, também chamado orelha externa ou ouvido externo, é constituído por tecido cartilaginoso flexível e elástico recoberto por pele. A exceção é o lóbulo ou lobo, onde não há sustentação do tecido cartilaginoso.

A cartilagem do pavilhão auricular é uma estrutura compacta, que apresenta um formato oval e possui uma série de pregas e relevos característicos, cuja função é enviar as ondas sonoras para o canal auditivo externo e o tímpano. Sua base está inserida nos tecidos moles da lateral do crânio com a ajuda de três pequenos músculos, que normalmente não conferem movimento à orelha. Na porção inferior da cartilagem pende o lóbulo da orelha, formado exclusivamente por pele e ínfimo tecido subcutâneo.

Vascularização

A inervação sensitiva da orelha é feita pelos nervos auriculotemporal, auricular magno e auricular posterior. A irrigação é realizada pela artéria temporal superficial, com seu ramo auri-

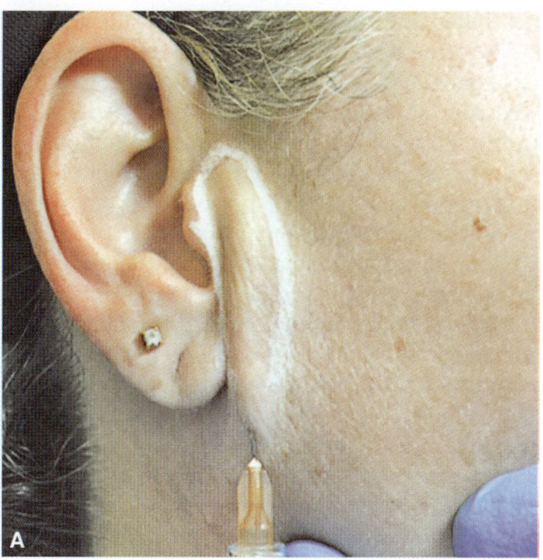

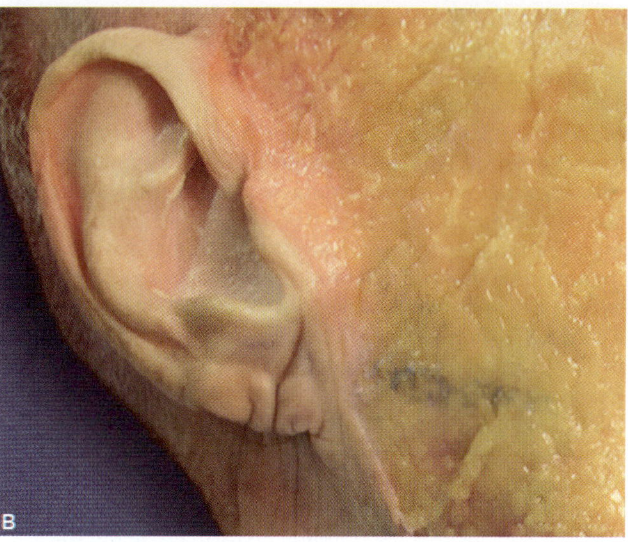

Figura 33.12 A. Técnica de preenchimento pré-auricular com cânula no compartimento de gordura superficial temporolateral. **B.** Compartimento de gordura superficial temporolateral em cadáver fresco com pele removida anteriormente. Reproduzida de Braz e Sakuma, 2017.

cular posterior, e pela artéria auricular posterior, que é ramo da carótida externa. A drenagem linfática é feita para os linfonodos parotídeos, cervicais e mastoides.

Seleção e indicações

Alguns cuidados devem ser tomados durante a seleção do paciente candidato a se submeter ao procedimento de preenchimento na orelha. Na anamnese é importante interrogar sobre o uso de substâncias que interfiram na coagulação sanguínea, além de tabagismo, alcoolismo, alergias a drogas e comorbidades, como doenças autoimunes e degenerativas.

De extrema importância é inquerir sobre preenchimentos prévios, principalmente implantes permanentes. A presença desses implantes pode contraindicar o procedimento pelo perigo de, ativando o biofilme, desencadear reação inflamatória local e o aparecimento de granulomas.

Ao exame, existem detalhes importantes que devem ser avaliados ao analisar o lóbulo da orelha e capazes de interferir diretamente nos resultados.

O lóbulo do paciente deve ser examinado inicialmente com o brinco e posteriormente sem ele, pois assim é possível avaliar com mais precisão a sustentação que o lóbulo dá ao adorno. Muitas vezes, o paciente se queixa de laceração no orifício do brinco e, ao examinar, verifica-se que se trata somente de flacidez do lóbulo, que o torna mais distensível e alongado, dando a impressão de estar lacerado (Figura 33.13). Se houver realmente laceração, esta deve ser inicialmente corrigida para depois realizar o preenchimento do lóbulo.

Outro ponto importante no exame do lóbulo é observar o seu tamanho. Para isso, o médico deve avaliá-lo em repouso e depois tracioná-lo no comprimento e na largura. Quando, mesmo flácido, ele tem um tamanho proporcional ao restante do pavilhão, o preenchimento pode ser realizado como tratamento único. Porém, se o examinador encontrar um lóbulo muito alongado e largo, deve avaliar como essa área ficaria após o preenchimento. Um resultado inestético seria um lóbulo grande, largo e desproporcional ao restante da orelha. É importante mostrar ao paciente a previsão desse resultado, pois, muitas vezes, é necessária uma cirurgia para diminuir lóbulo antes de preenchê-lo.

Preenchedores

Existem inúmeras substâncias usadas no mundo todo para realizar procedimentos de preenchimento. Entretanto, a escolha da substância ideal depende da experiência de cada aplicador, da oportunidade de acesso a ela e da legislação vigente em cada país.

Recomenda-se preenchedores biodegradáveis, biocompatíveis e com registro nas autoridades de saúde do Brasil. Preenchedores com ácido hialurônico e com hidroxiapatita de cálcio são os mais indicados.

Os implantes com ácido hialurônico são os mais utilizados e bem estabelecidos por serem biocompatíveis, biodegradáveis, eficazes, versáteis, com bom perfil de segurança e de fácil armazenamento e aquisição pelo médico. Várias empresas comercializam implantes com ácido hialurônico e cada fabricante tem um processo de manufatura diferente. Esses processos estão sempre em evolução para otimizar e dar mais segurança aos procedimentos. Hoje, a indústria oferece implantes

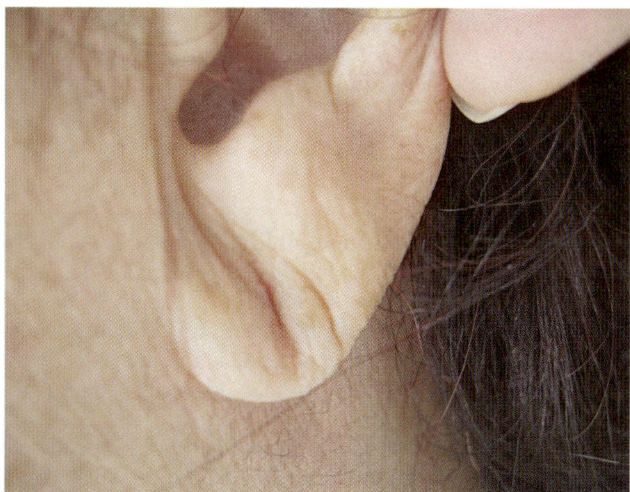

Figura 33.13 Lóbulo da orelha após preenchimento com ácido hialurônico, apresentando melhora do contorno do lóbulo. Nota-se que a fenda do brinco voltou a ter um formato circular, com melhor sustentação dos adereços.

de ácido hialurônico com elevada tecnologia e grande variedade de concentração, densidade, plasticidade, viscosidade e ligações cruzadas para corresponder às necessidades de cada aplicador e cada indicação.

Aplicadores iniciantes devem optar pelo ácido hialurônico para preenchimento do lóbulo durante a curva de aprendizado. Particularmente, recomendam-se os preenchedores monofásicos e de média densidade.

A aplicação sempre deve ser feita com a agulha que vem com o produto. Agulhas mais calibrosas aumentam os riscos de compressão e de penetrar em vasos, levando à embolização. As cânulas com calibre entre 25 e 27 G também são recomendadas. Aquelas mais espessas podem deixar o preenchimento grosseiro e, por injetar mais produto, provocar compressão em estruturas profundas. As muito finas podem funcionar como uma agulha e penetrar um vaso mais calibroso, provocando embolia e necrose.

Produtos que contêm hidroxiapatita de cálcio são bastante utilizados como preenchedores, bioestimuladores e volumizadores. Trazem 30% de uma fase mineral no formato de microesferas e 70% de um gel carreador aquoso de carboximetilcelulose. Essas microesferas são compostas por cálcio e fosfato e medem entre 25 e 45 μm. São produtos biodegradáveis e associados a um bom perfil de segurança. Podem ser implantados na derme profunda ou subcutânea do lóbulo da orelha, usando agulha ou cânula.

Inicialmente, a hidroxiapatita de cálcio era implantada sem diluição, mas o protocolo de misturá-la com lidocaína 2% foi aceito pela Food and Drug Administration (FDA) dos EUA, em 2009, e pela Comunidade Europeia (CE), em 2016. A mistura com lidocaína traz mais conforto ao paciente e diminui hematomas e edema no pós-operatório. Para o aplicador, a mistura torna o produto menos viscoso e mais maleável, facilitando a moldagem. A diluição clássica é misturar uma ampola de 1,5 mℓ do produto com 0,3 mℓ de lidocaína 2% com vasoconstritor. Entretanto, nos últimos anos, surgiram outras diluições utilizadas para bioestimulação, sempre aumentando a quantidade da lidocaína ou mesmo associando à mistura soro fisiológico estéril 0,9%. Para aplicar hidroxiapatita de cálcio no lóbulo, o aplicador pode fazer a diluição clássica ou mesmo aumentar a diluição, o que facilita a aplicação. Sempre utilizar a agulha que acompanha o produto ou cânula 25 a 27 G.

Na escolha entre preencher o lóbulo com ácido hialurônico ou hidroxiapatita de cálcio, deve-se considerar a experiência e a familiarização do aplicador com cada produto. Lembrando que se trata de uma região bastante delicada, é necessário cuidado para não deixar o preenchimento grosseiro nem aumentar muito o lóbulo, deixando-o em desarmonia com o pavilhão auricular e a face.

Técnicas

Para controle da dor podem ser utilizados anestésicos tópicos ou bloqueio da inervação do lóbulo. Para esse bloqueio, penetra-se a agulha logo abaixo da inserção do lóbulo na pele da face, direcionando-a para adiante e para trás do lóbulo, injetando o anestésico. Não se recomenda a anestesia local, pois o volume injetado provoca a distorção dos tecidos, o que dificulta o procedimento.

O preenchimento do lóbulo da orelha deve ser realizado delicadamente e com o mínimo de produto injetável possível para não desfigurá-lo anatomicamente (Figura 33.14). O risco de compressão ou mesmo de embolização de vasos também existe, o que poderia causar necrose dos tecidos locais e a distância.

Ao escolher utilizar agulha, o aplicador deve introduzi-la perpendicularmente à superfície da pele até atingir o nível subdérmico. Antes de injetar o preenchedor, deve aguardar alguns segundos, pois, se atingiu algum vaso, notará edema imediato. Posteriormente, aspirar para detectar algum refluxo de sangue e só então iniciar a aplicação, que deve ser lenta e com baixa pressão. É importante injetar o preenchedor em toda a borda do lóbulo, ascendendo lateralmente até o encontro deste com a cartilagem. Aplicar então na região central e no entorno do orifício do brinco. Essa técnica levará ao estiramento da pele e apagamento das rugas, aumentando a capacidade do lóbulo de sustentar adornos. No fim do procedimento, massagear suavemente para moldar o produto. Nunca injetar grandes quantidades. O melhor seria fazer nova aplicação após alguns dias.

O preenchimento também pode ser realizado com cânula. O aplicador deve fazer um pequeno botão anestésico na pele da borda medial do lóbulo, abrir um pertuito com agulha para passagem da cânula e injetar o produto subdérmico em retroinjeção. Partindo de um único ponto, a cânula pode atingir desde a borda superior do lóbulo até sua borda interna e a região central em torno do orifício do brinco. Cuidado para não injetar grande quantidade de produto e deixar o resultado grosseiro e inestético nem correr o risco de haver compressão de vasos com sofrimento tecidual. Prefere-se utilizar ácidos hialurônicos monofásicos e de média densidade e hidroxiapatita de cálcio na diluição 50%.

Complicações

Todo procedimento de preenchimento tem chance de causar reações adversas e complicações, que podem ser secundárias ao próprio implante, ao aplicador ou à técnica utilizada. Para diminuir ao máximo as chances de complicações, o aplicador deve estar exaustivamente treinado e executando uma técnica com precisão. A escolha do material para o implante também é de grande importância. Preferir sempre preenchedores absorvíveis pela possibilidade de reversibilidade de algum efeito adverso e que estejam devidamente registrados pelas autoridades sanitárias do país. Além disso, o aplicador deve escolher o produto conforme sua viscosidade e elasticidade para cada local de aplicação.

Os efeitos adversos podem ser imediatos ou tardios, e o aplicador deverá sempre acompanhar o pós-operatório dos pacientes e estar atento aos sinais de complicação. A imediata intervenção pode reverter o problema e evitar sequelas futuras.

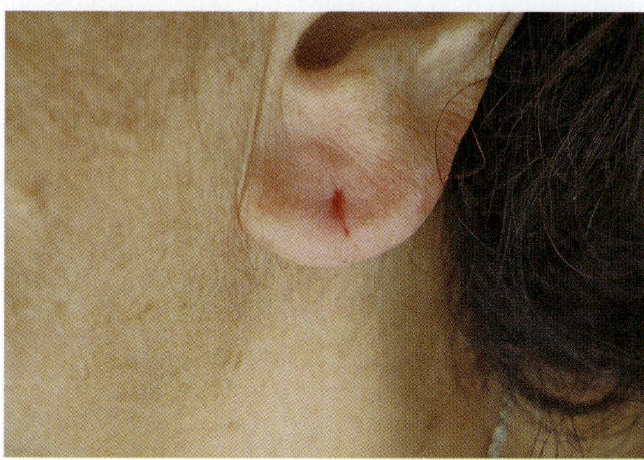

Figura 33.14 Lóbulo da orelha apresentando flacidez e simulando alargamento da fenda do brinco.

Sangramento excessivo durante o procedimento pode ocorrer em pacientes que usam medicamentos que diminuem a coagulação sanguínea ou por inadvertida punção de algum vaso sanguíneo. O aplicador deve suspender a injeção, comprimir o local por 5 min e fazer compressas geladas. O hematoma decorrente do sangramento geralmente reabsorve em 1 semana.

Edema e eritema locais são esperados por conta das puncturas e se resolvem em poucos dias. Se esses efeitos se prolongarem, usar corticosteroide tópico ou mesmo sistêmico. Esses sintomas também podem alertar para a presença de infeção local bacteriana ou viral. Para evitá-las, fazer a profilaxia para herpes, uma boa assepsia antes do procedimento e usar sempre material estéril. Urticária, angioedema e anafilaxia são extremamente raros e decorrem de hipersensibilidade do paciente aos implantes, mesmo que se usem os biocompatíveis.

Observar que o ácido hialurônico tem propriedades hidrofílicas e, em alguns casos, pode causar edema prolongado. O aparecimento de nódulo no local da aplicação é raro, mas deve chamar a atenção para reação de corpo estranho. Quando ocorre em um só ponto da aplicação e sem sinais de inflamação, deve-se pensar inicialmente em erro de técnica por acúmulo do produto. Porém, se os nódulos surgirem em vários locais de aplicação e forem acompanhados de sinais inflamatórios, realizar biopsia imediatamente para diagnosticar prováveis granulomas e iniciar tratamento adequado com corticosteroide intralesional e antibióticos orais.

As reações adversas de natureza técnica mais comuns são: assimetrias, sobrecorreção, subcorreção, produto visível ou palpável, efeito de coloração azulada, pápulas ou nódulos por erro de plano de aplicação ou injeção de grandes volumes. Porém, as complicações mais temidas são a necrose dos tecidos e a cegueira que podem ocorrer pela injeção intra-arterial acidental, levando à embolização. Espasmos ou compressões vasculares por injeção inadvertida de grandes volumes de implante também podem levar à redução da irrigação arterial e ao sofrimento dos tecidos. Esses graves problemas são passíveis de ocorrer em qualquer procedimento de preenchimento facial.

O aplicador deve sempre seguir o passo a passo da técnica de injeção com agulha; aguardando alguns segundos após a punção, aspirando antes de injetar e fazendo-o lentamente e com baixa pressão. É importante que, durante o procedimento, atente-se ao surgimento de dor aguda e mudança na coloração da pele. Palidez, pele mosqueada, dormente ou fria são sinais de isquemia. A rapidez em intervir nesse processo vai interferir no prognóstico. Estão indicados uso de compressas quentes, vasodilatadores e aplicação de hialuronidase o quanto antes. Essa enzima decompõe imediatamente o ácido hialurônico injetado, podendo levar à revascularização do vaso embolizado. Diluir 1 mℓ da solução de hialuronidase de 150 U em 10 mℓ de lidocaína, e desta solução injetar 15 U no local. Esse tratamento pode ser repetido a cada 2 dias em um total de três aplicações. Usar a hialuronidase com parcimônia, pois é uma enzima retirada do testículo de boi e pode levar à reação de hipersensibilidade e anafilaxia. Finalmente, acompanhar o caso com a ajuda de exames de ultrassonografia com Doppler e do oftalmologista, se houver sintomas oculares.

É importante lembrar que a hialuronidase só tem a possibilidade de atuar sobre o ácido hialurônico e não sobre a hidroxiapatita de cálcio. Entretanto, faz parte do protocolo também utilizar a hialuronidase se houver suspeita de isquemia nos procedimentos com hidroxiapatita de cálcio.

BIBLIOGRAFIA

Andre P, Azib N, Berros P, Braccini F, Claude O, Dre issigacker K, et al. Anatomy and volumizing injections. Paris: E2e Medical Publishing; 2011.

Braz AV, Sakuma TH. Atlas de Anatomia e Preenchimento Global da Face. Rio de Janeiro: Guanabara Koogan; 2017.

Braz AV, Sakuma TH. Midface rejuvenation: an innova tive technique to restore cheek volume. Dermatol Surg. 2012;38(1):118-20.

Busso M, Voigts R. An investigation of changes in physical properties of injectable calcium hydroxylapatite in a carrier gel when mixed with lidocaine and lidocaine/epinephrine. Dermatologic Surgery. 2008;34:S16-2416.

Carruthers JD, Carruthers A. Facial sculpting and tissue augmentation. Dermatol Surg. 2005;31:1604-12.

Coimbra DD, Uribe NC, Oliveira BS. "Facial squaring" in the aging process. Surgical & Cosmetic Dematology. 2014;6:66-71.

Coleman SR, Grover R. The anatomy of the aging face: volume loss and changes in 3-dimensional topography. 2006;26:S4-9.

Colombo LR, Santos PM, Motta IA, Cunha MTR, Silva Neto MP. Rejuvenescimento de lóbulo da orelha: descrição da técnica e indicações. Rev Bras Cir Plast. 2013;28(2):289-93.

de Maio M, DeBoulle K, Braz A, Rohrich RJ. Facial assessment and injection guide for botulinum toxin and injectable hyaluronic acid fillers: focus on the midface. Plastic and Reconstructive Surgery. 2017;140(4):540E-50E.

Furnas DW. The retaining ligaments of the cheek. Plast Reconstr Surg. 1989;83(1):116.

Furukawa M, Mathes DW, Anzai Y. Evaluation of the facial artery on computed tomographic angiography using 64 slice multidetector computed tomography: implications for facial reconstruction in plastic surgery. Plast Reconstr Surg. 2013;131(3):526-35.

Gassia V, Raspaldo H, Niforos FR, Michaud T. Global 3-dimensional approach to natural rejuvenation: recommendations for perioral, nose, and ear rejuvenation. J Cosmet Dermatol. 2013;12(2):123-36.

Ghassemi A, Prescher A, Riediger D, Axer H. Anatomy of the SMAS revisited. Aesthetic Plast Surg. 2003;27(4):258-64.

Homann K. Juvéderm Voluma Study Investigators Group. Volumizing effects of a smooth, highly cohesive, viscous 20-mg/mL hyaluronic acid volumizing filler: prospective European study. BMC Dermatol. 2009;9:19.

Kadouch JA. Calcium hydroxylapatite: a review on safety and complications. J Cosmet Dermatol. 2017;16(2):152-61.

Lima EV. Radiofrequência pulsada com multiagulhas (RFPM) no tratamento do envelhecimento do lóbulo da orelha. Surgical & Cosmetic Dermatology. 2016;8:4.

Monteiro E. Complicações imediatas com preenchimento cutâneo. Revista Brasileira de Medicina. 2014;71:5-11.

Oliveira AR, Mendonça MC, Machado RF. Técnica minimamente invasiva para correção de lóbulo de orelha totalmente fendido. Surgical & Cosmetic Dermatology. 2018;3:3.

Pessa JE, Garza JR. The malar septum: the anatomic basis of malar mounds and malar edema. Aesthet Surg J. 1997;17(1):117.

Pilsl U, Anderhuber F, Rzany B. Anatomy of the cheek: implications for soft tissue augmentation. Dermatol Surg. 2012;38(7 Pt 2):1254-62.

Radlanski RJ, Wesker KH. The face. Pictorial atlas of clinical anatomy. Quintessence Publishing; 2012.

Raspaldo H. Volumizing efect of a new hyaluronic acid subdermal facial filler: a retrospective analysis based on 102 cases. J Cosmet Laser Ther. 2008;10(3):134-42.

Requena L, Requena C, Christensen L, Zimmermman US, Kutzner H, Cerroni L. Adverse reactions to injectable soft tissue fillers. J Am Acad Dermatol. 2011;64:1-27.

Ridenour B, Kontis TC. Injectable calcium hydroxylapatite microspheres (Radiesse). Facial Plastic Surgery. 2009;25:100-5.

Rohrich RJ, Pessa JE, Ristow B. The youthful cheek and the deep medial fat compartment. Plast Reconstr Surg. 2008;121:2107-12.

Rohrich RJ, Pessa JE. The fat compartments of the face: anatomy and clinical implications for cosmetic surgery. Plast Reconstr Surg. 2007;119(7): 2219-27.

Rohrich RJ, Pessa JE. The retaining system of the face: histologic evaluation of the septal boundaries of the subcutaneous fat compartments. Plast Reconstr Surg. 2008;121(5):1804-9.

Schaverien MV, Pessa JE, Rohrich RJ. Vascularized membranes determine the anatomical boundaries of the subcutaneous fat compartments. Plast Reconstr Surg. 2009;123(2):695-700.

Tran C, Carraux P, Micheels P, Kaya G, Salomon D. *In vivo* bio-integration of three hyaluronic acid filler in human skin: a histological study. Dermatology. 2014;228:47-54.

Whetzel TP, Mathes SJ. Arterial anatomy of the face: an analysis of vascular territories and perforating cutaneous vessels. Plast Reconstr Surg. 1992;89(4):591-603.

Zoumalan RA, Larrabee Jr WF. Anatomic considerations in the aging face. Facial Plastic Surgery. 2011;27:16-22.

Parte 4

34

IPCA®, TD® e RFPM®

Emerson Lima

INTRODUÇÃO

Tanto a senectude quanto as doenças inflamatórias, como a acne cística, oferecem grande impacto cosmético para a região que se estende do osso malar ao mandibular. A pele que recobre esse arcabouço perde sustentação, pendendo e resultando em flacidez e rugas, tanto por atrofia como por consumo inflamatório. É comum observar pacientes jovens que após a dramática vivência de uma acne cística apresentam intensa lipodistrofia e flacidez tecidual, bem como indivíduos com mais idade, que pelo processo de envelhecimento com reabsorção óssea e atrofia muscular apresentam a pele dessa região frouxa (Figura 34.1).

O coxim adiposo nessa região é elemento fundamental para sustentação: seu consumo por enzimas lipolíticas da acne inflamatória ou redistribuição do passar dos anos evidencia a perda de volume da face com formação de vincos. A elastose envolvida nesse processo torna essas rugas cada vez mais rígidas e profundas, dificultando a melhoria com tratamentos tópicos convencionais (Figura 34.2). Esses sulcos assumem o comportamento de cicatrizes, e a necessidade de uma intervenção que libere o seu fundo é mandatória para a obtenção de resultados cosméticos satisfatórios.

Preenchedores ou bioestimuladores depositados nesse campo inóspito para sua boa difusão ficam encarcerados entre traves fibróticas sem que ofereçam uniformidade, apesar da melhoria cosmética (Figura 34.3). Portanto, é necessário tratar previamente a região com uma técnica que reorganize esse tecido e corrija essa rigidez.

INDUÇÃO PERCUTÂNEA DE COLÁGENO COM AGULHAS

A indução percutânea de colágeno com agulhas (IPCA®) oferece um estímulo na produção de colágeno, sem provocar a desepitelização. A epiderme e a derme são perfuradas, mas não removidas. Desse modo, a penetração das microagulhas gera micropunturas no fundo das cicatrizes, modificando sua superfície, desestruturando o colágeno anormal e favorecendo uma intensa neocolagênese, observada já em sessão única (Figura 34.4). O mesmo acontece com rugas superficiais e profundas presas por intensa elastose, como se observa na Figura 34.5.

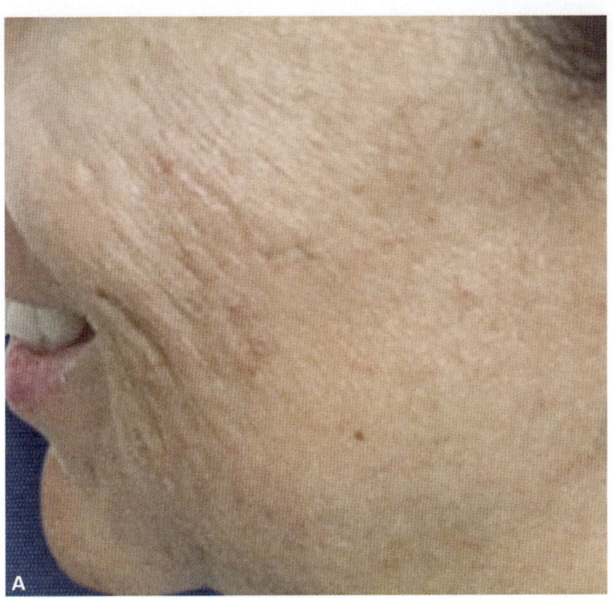

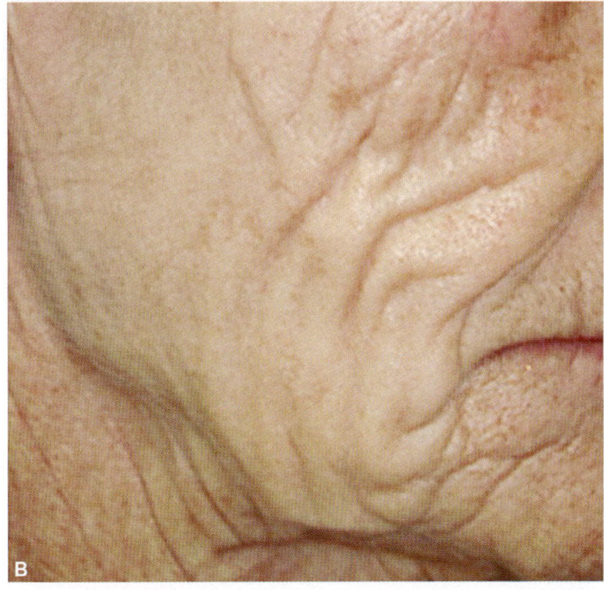

Figura 34.1 Paciente de 30 anos (**A**) e paciente de 70 anos (**B**) com frouxidão tecidual.

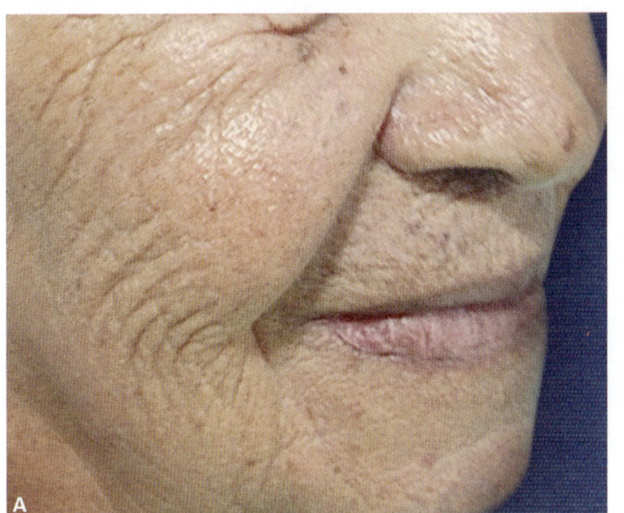

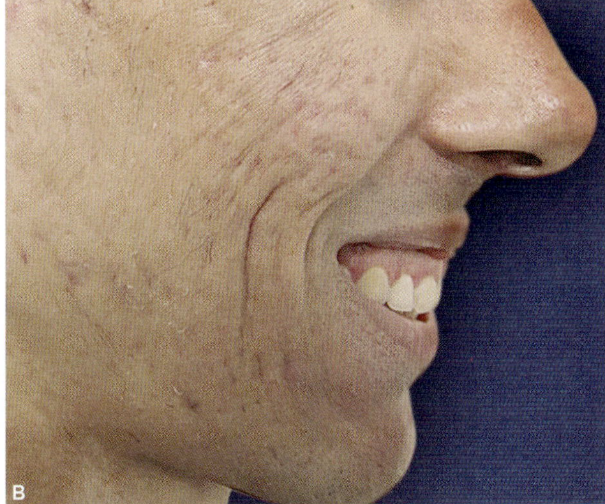

Figura 34.2 A. Rugas rígidas em paciente de 60 anos. **B.** Vincos profundos em paciente de 20 anos.

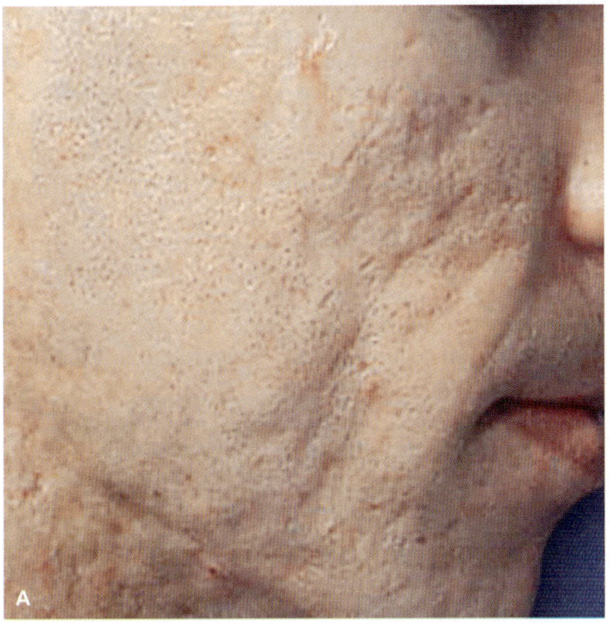

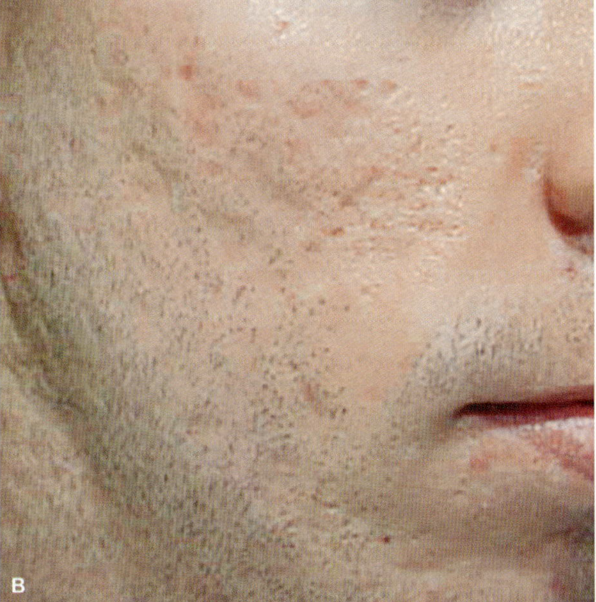

Figura 34.3 A e **B.** Traves fibróticas encarcerando preenchedor.

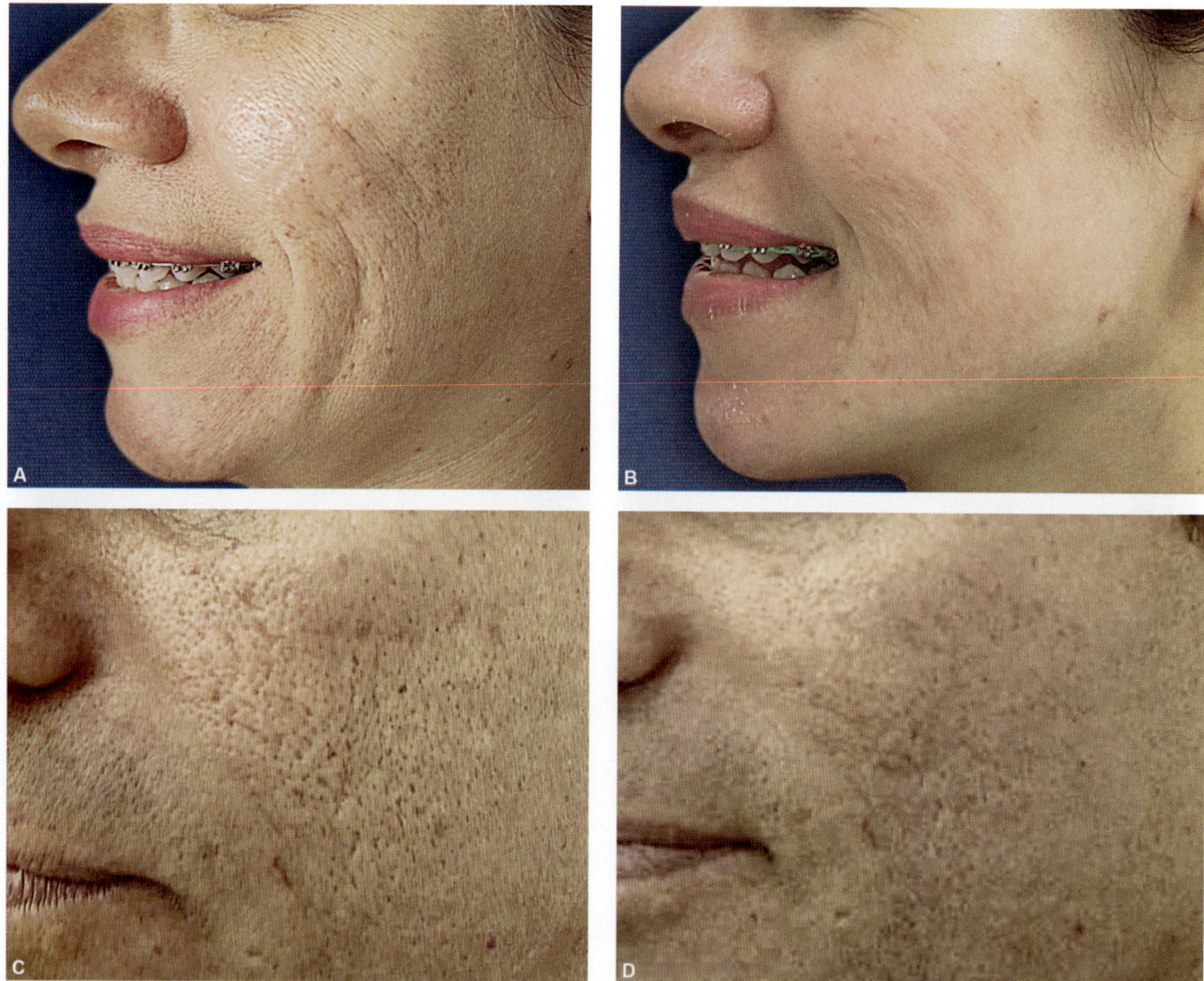

Figura 34.4 Pacientes antes (**A**, **C**) e após sessão única de IPCA®, apresentando intensa neocolagênese (**B**, **D**).

As cicatrizes deprimidas, mesmo as mais largas e mais profundas, responderão às agulhas com resultados mantidos, como se observa na Figura 34.6, que ilustra um paciente tratado em uma única sessão antes e após 4 anos da intervenção. Quanto mais superficiais e estreitas forem, melhor será o resultado terapêutico, fazendo-se necessário, muitas vezes, aumentar o comprimento das agulhas para que o fundo dessas lesões seja efetivamente abordado – sendo o comprimento de agulha 2,5 mm, lesão moderada preferida nesses casos. A Figura 34.7 ilustra uma lesão.

O grau da melhora é variável, já que se trata de uma intervenção essencialmente técnico-dependente, além de considerada a gravidade dessas lesões, ou seja, quanto mais profunda, discrômica e irregular, menos substancial será o ganho cosmético. Também se observa um efeito de desprendimento ou elevação da região consumida pela inflamação e afetada por traves fibróticas que retraem o tecido, ancorando a superfície da pele em planos profundos. A manutenção dos resultados da IPCA® é evidenciada na Figura 34.8, que apresenta uma paciente 8 anos após uma única sessão da intervenção que objetivou corrigir cicatrizes deprimidas. *Grosso modo*, compara-se a liberação dessas traves fibróticas à ruptura de cordões que produzem o aspecto capitonê em uma almofada.

TUNELIZAÇÃO DÉRMICA

De modo similar, e por meio de uma agulha de aspiração 18 G, a tunelização dérmica (TD®) executa movimentos de vaivém, construindo colunas hemáticas na derme superficial e corrigindo cicatrizes e sulcos profundos. A Figura 34.9 apresenta pacientes com cicatrizes de acne tratados exclusivamente pela TD®.

O protocolo de correção de cicatrizes de acne recomenda a associação da TD® à IPCA® no mesmo tempo cirúrgico para otimizar os resultados (Figura 34.10). Nos indivíduos com mais idade, o envelhecimento intrínseco e o fotodano pioram o aspecto das cicatrizes. Somando-se a flacidez e a redistribuição da gordura da face, ocorre uma acentuação do aspecto inestético. É necessário ressaltar que, mesmo quando o paciente é submetido a procedimentos de remoção das sobras de pele, atenuando flacidez e rugas, a pele resultante precisa ser tratada. IPCA® e TD® possibilitam a melhoria da qualidade da pele, e não apenas a correção de redundância.

A Figura 34.11 exemplifica uma paciente em uma avaliação estática (em repouso) e dinâmica (sorrindo), demonstrando acentuação das cicatrizes, rugas profundas e flacidez. A asso-

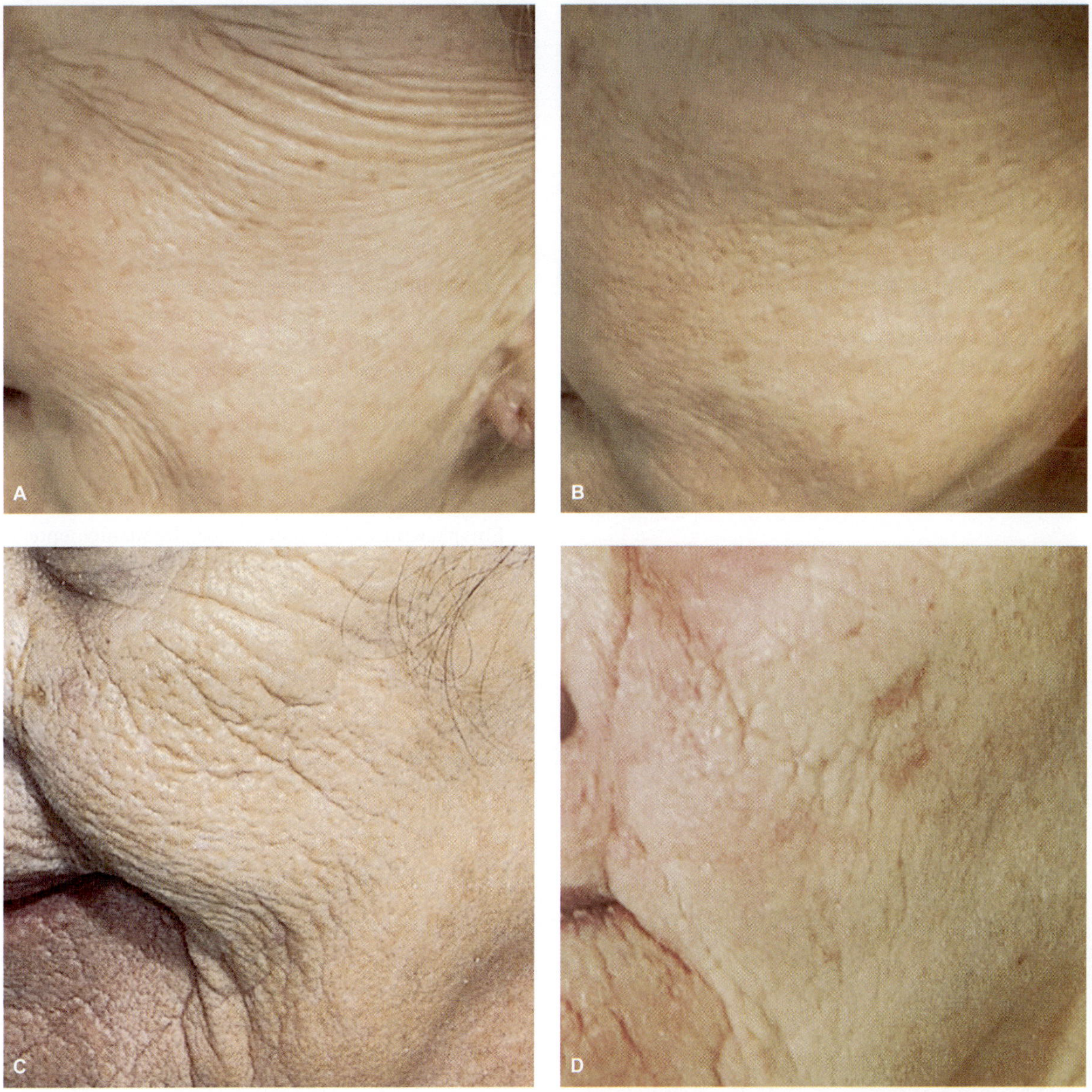

Figura 34.5 Pacientes com rugas superficiais antes (**A**, **C**) e após sessão única de IPCA® (**B**, **D**) .

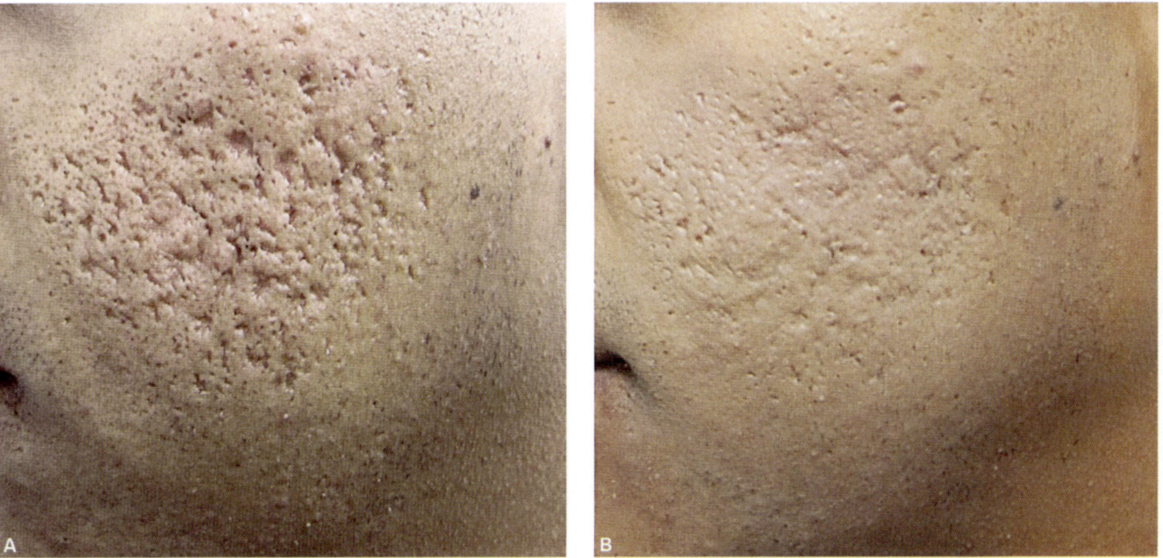

Figura 34.6 Paciente antes e (**A**) após 4 anos de sessão única de IPCA® (**B**).

ciação de energia randômica fracionada e pulsada às microagulhas tem propiciado à intervenção ainda mais precisão no tratamento do fundo de cicatrizes e rugas.

RADIOFREQUÊNCIA PULSADA COM MULTIAGULHAS

A radiofrequência pulsada com multiagulhas (RFPM®) utiliza multiagulhas delicadas acopladas a um aparelho de radiofrequência, com o objetivo de destruir o tecido fibrótico, sem a necessidade de incisões, substituindo-o por novo tecido, como se pode observar no paciente tratado da Figura 34.12. A RFPM® utiliza multiagulhas de tungstênio de 100 μ de diâmetro e 2 mm de comprimento em três disposições: eletrodos Lima 2, Lima 4 e Lima 8. Diante do polimorfismo cicatricial que comumente se observa nessa região, pode-se tratar cicatrizes distróficas e deprimidas não distensíveis com RFPM®, oferecer sustentação a essa região, descolando traves fibróticas com TD®, e uniformizar toda a área com IPCA®, a exemplo do paciente apresentado na Figura 34.13.

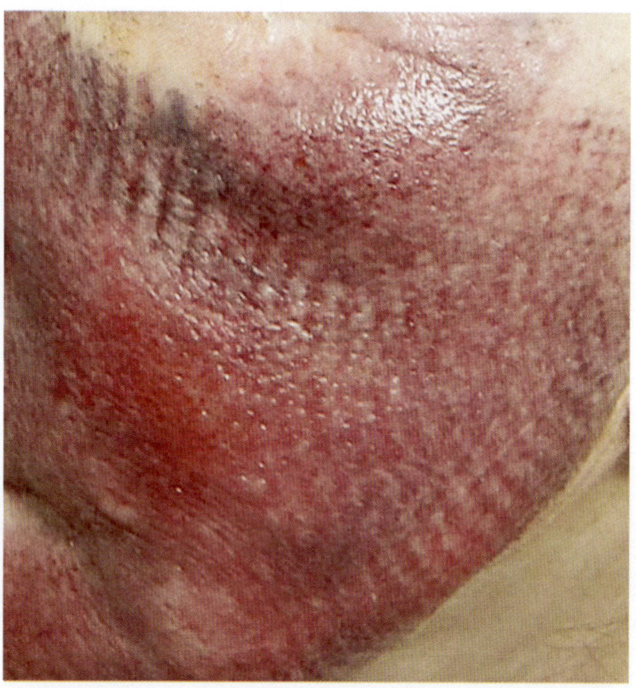

Figura 34.7 Paciente imediatamente após IPCA® em lesão profunda.

ETAPAS E PECULIARIDADES DAS TÉCNICAS

Todos os pacientes, independentemente de idade, sexo ou etnia, poderão se beneficiar com as técnicas descritas anteriormente para o tratamento de cicatrizes, rugas e flacidez. Essa versatilidade faz das técnicas com agulhas um diferencial em relação às intervenções ablativas. As peles mais espessas oferecem mais resistência à penetração das microagulhas. Por isso, a TD® e/ou RFPM® realizadas previamente à IPCA® são bem oportunas. Esses indivíduos apresentam comumente reentrâncias que dificultam o rolamento das microagulhas e, consequentemente, comprometem a uniformidade da sua penetração.

Em pacientes com mais idade, frequentemente há duas condições: os de pele muito fina e aqueles que, pela intensa elastose, oferecem maior resistência. Também nos tabagistas observa-se esse processo. Para compensar e vencer essa renitência, muitas vezes o operador impõe força exagerada ao instrumento, podendo traumatizar estruturas nervosas ou vasculares e não atingir o efeito esperado. Portanto, recomenda-se que o vetor da força que se imprime ao rolo sempre tangencie o plano horizontal no qual se está trabalhando e nunca esteja perpendicular a essa superfície.

PASSO A PASSO

O passo a passo para a realização das técnicas apresentadas compreende algumas etapas fundamentais, descritas a seguir:

1. Antes da assepsia com clorexidina 2%, fazer anestesia tópica com lidocaína lipossomada 4% na face não higienizada 1 h antes da aplicação do anestésico. Recomenda-se solução de lidocaína 2% e soro fisiológico 0,9% na proporção de 1:2, respeitando a dose máxima do ativo permitida. A adição de 10% do total da solução de bicarbonato de sódio 10% com o intuito de oferecer mais conforto, reduzindo o ardor, é opcional.

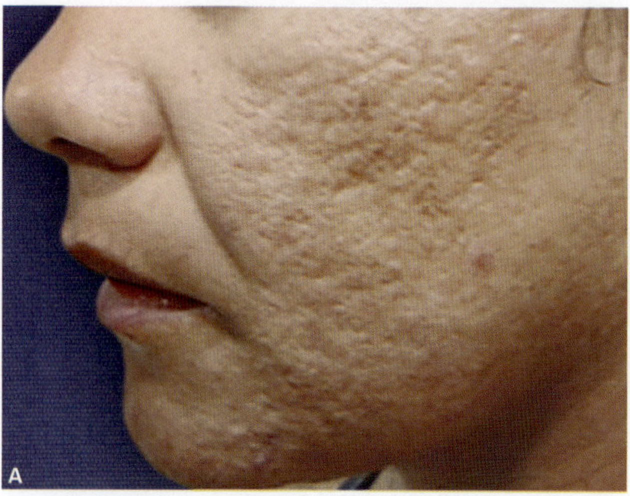

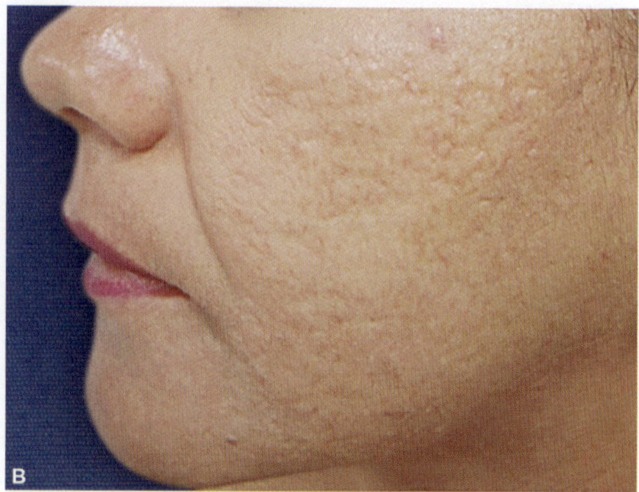

Figura 34.8 Paciente antes (**A**) e 8 anos após sessão única de IPCA® em lesão profunda (**B**).

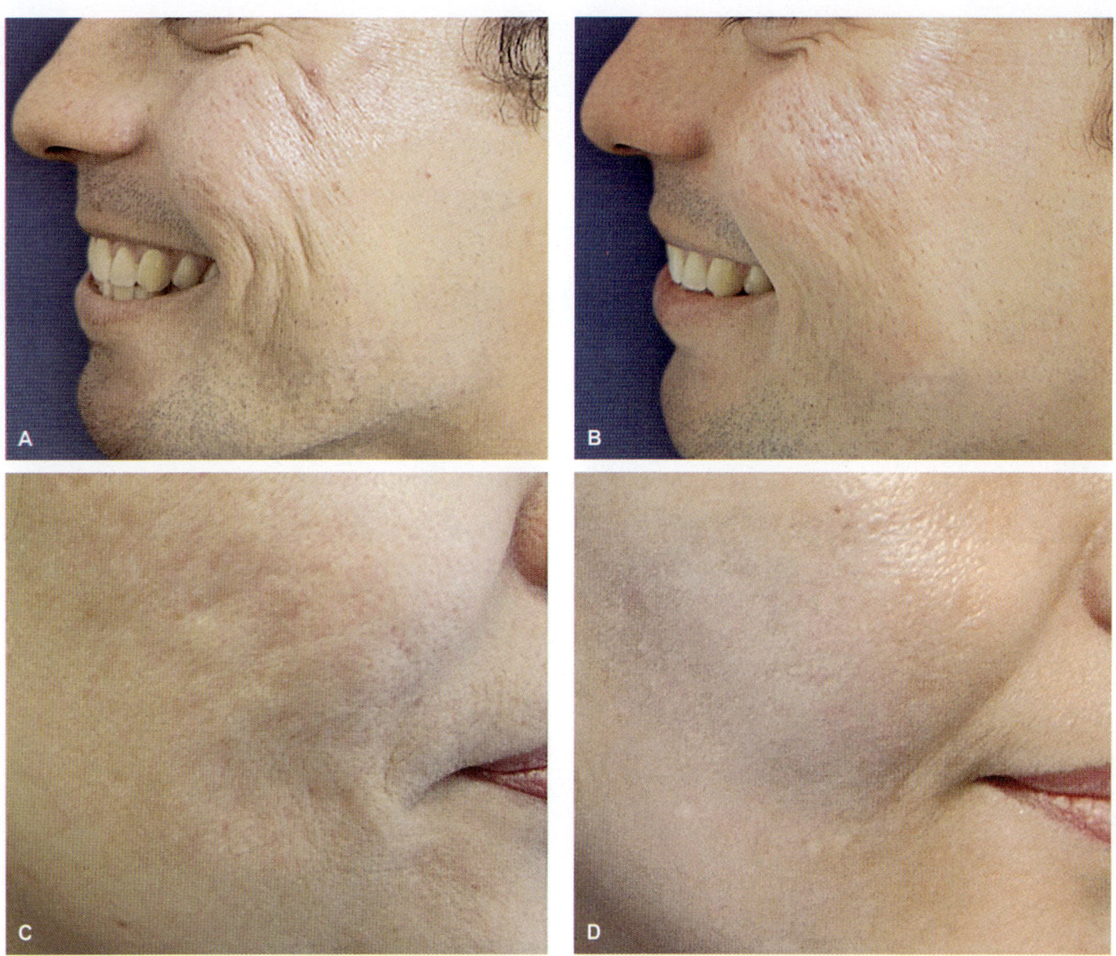

Figura 34.9 Pacientes com cicatrizes de acne antes (**A**, **C**) e após tratamento exclusivamente por TD® (**B**, **D**).

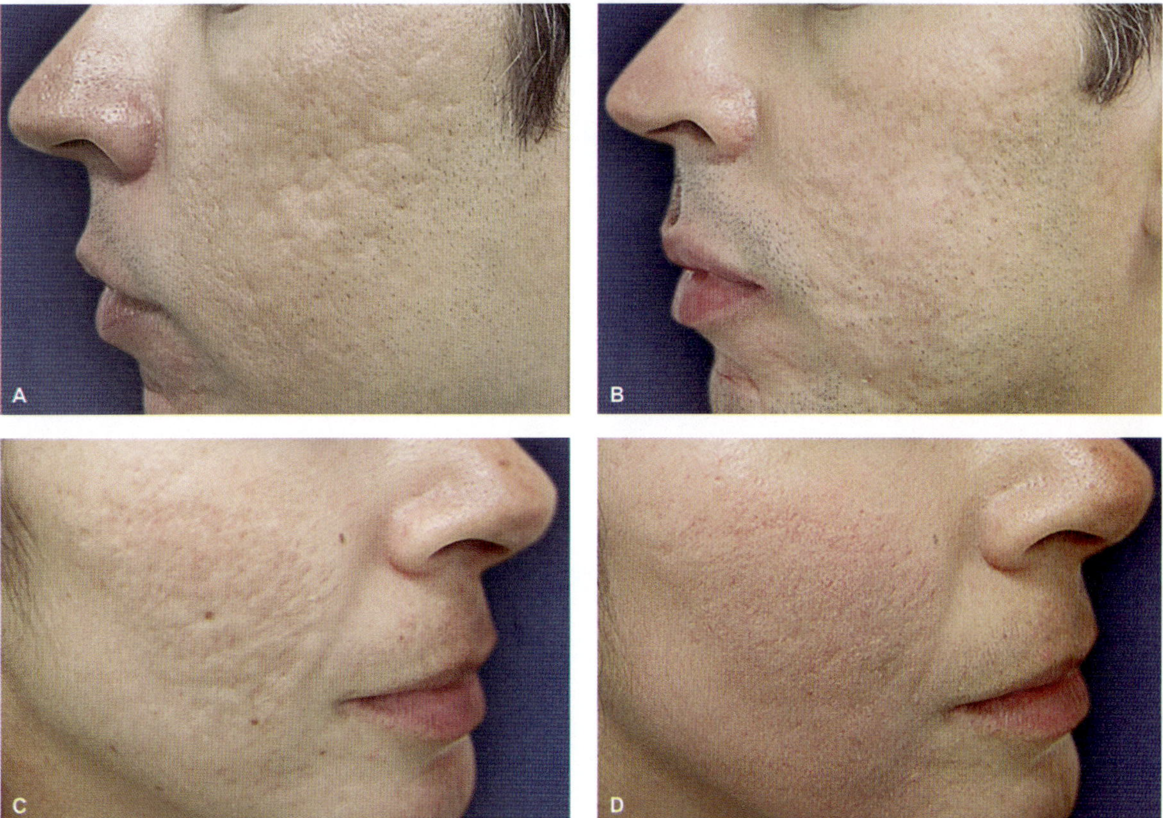

Figura 34.10 Pacientes antes (**A**, **C**) e após tratamento pela associação de TD® e IPCA® no mesmo tempo cirúrgico (**B**, **D**).

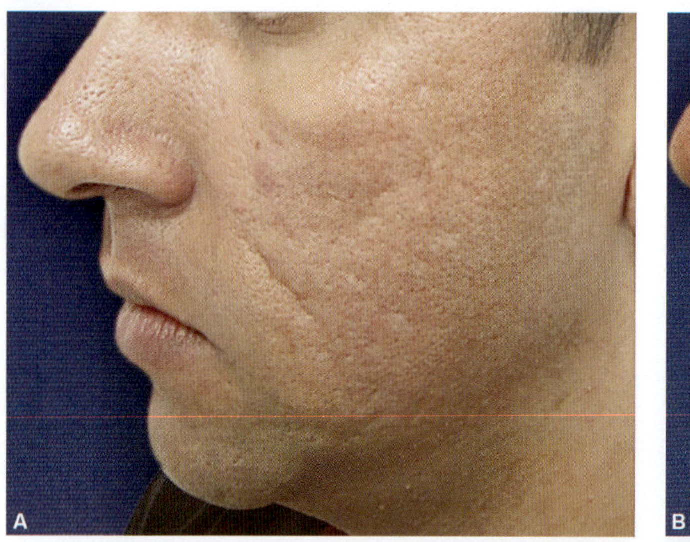

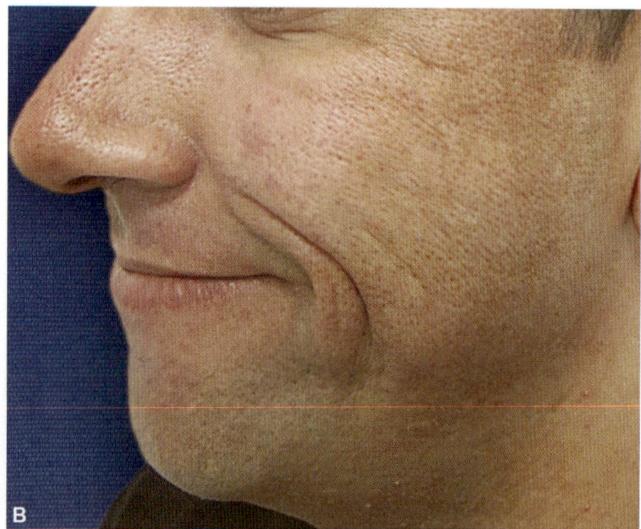

Figura 34.11 A. Avaliação estática (em repouso). **B.** Avaliação dinâmica (sorrindo).

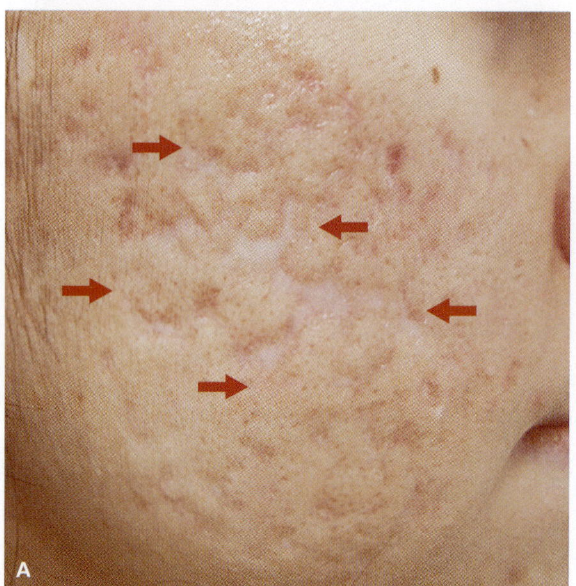

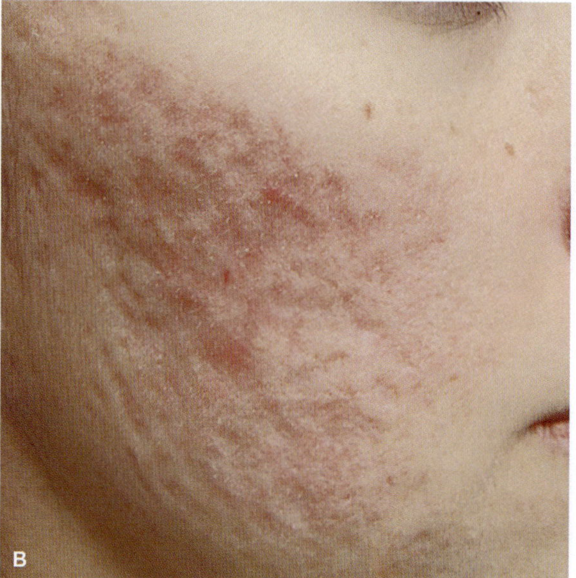

Figura 34.12 Paciente antes (**A**) e após sessão única de RFPM® (**B**).

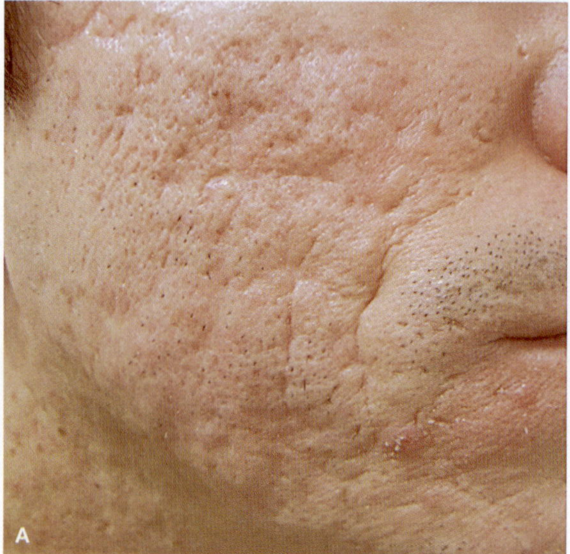

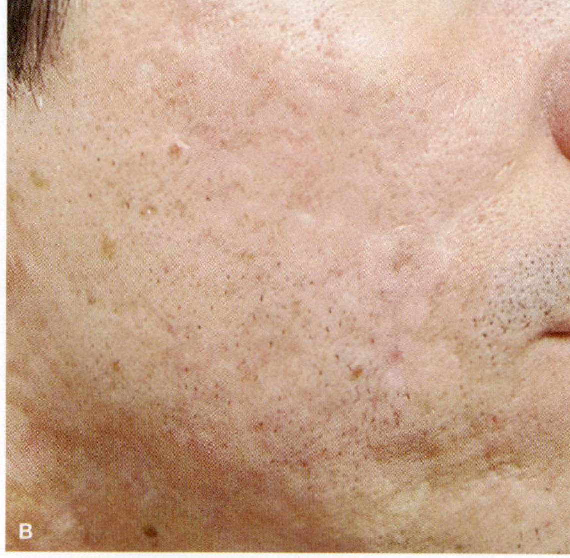

Figura 34.13 Paciente antes (**A**) e após tratamento com associação de RFPM®, TD® e IPCA® no mesmo tempo cirúrgico (**B**).

2. Para extrair o máximo da intervenção em um único tratamento, propõe-se *end point*. A Figura 34.14 apresenta um paciente imediatamente após a intervenção e depois de 20 min, demonstrando o *end point* de uma lesão profunda e a exsudação serosa que se instala na sequência. Nessa abordagem, utiliza-se comprimento de agulha 2,5 mm construindo-se faixas paralelas que posteriormente se intercruzam na vertical, horizontal e diagonal, buscando uma púrpura uniforme. A RFPM® é a primeira das três técnicas quando se opta pela associação. Para tal, utiliza-se o aparelho FRAXX®, no modo *single pulse*, ligado em CUT, com potência de 30 a 45 W e Active em 30 a 45 ms. Posiciona-se a ponteira Lima 8, Lima 4 ou Lima 2 perpendicular às cicatrizes ou rugas, para somente depois acionar o pedal. A área deverá estar seca. A escolha do eletrodo dependerá do tamanho das lesões; em geral, o Lima 8 é o mais utilizado nos procedimentos. Recomenda-se executar apenas uma passada, evitando-se *overlap*, e, para tanto, realizam-se micropunturas com distanciamento médio de 1 mm de uma fileira para o outra. A área deverá ser totalmente contemplada pelas micropunturas. O sangramento é modesto, mas acontece. Após somente 20 min do fim da intervenção, é possível observar uma redução importante do sangramento, que abre espaço a uma exsudação serosa que regride progressivamente nas primeiras 4 h. Quando a TD® é uma opção, procede-se, como já descrito, imediatamente após a RFPM® e finaliza-se a cirurgia com a IPCA®. A Figura 34.15 apresenta um paciente antes e depois do tratamento com RFPM® isoladamente. O resultado da associação de RFPM® tratando cicatrizes deprimidas e TD® descolando o assoalho da região geniana é evidenciado na Figura 34.16.
3. Fazer curativo com gaze estéril em grande quantidade (a fim de conter a exsudação) e esparadrapo microporado, sem a adição de qualquer umectante.
4. Não indicar antibioticoterapia tópica nem sistêmica. Este é um procedimento limpo e realizado segundo normatização da Food and Drug Administration (FDA), de modo que tal precaução é desnecessária. Crioterapia ou compressas quentes não são indicadas: prefere-se que a acomodação dos hematomas e a resposta inflamatória resultante da sua

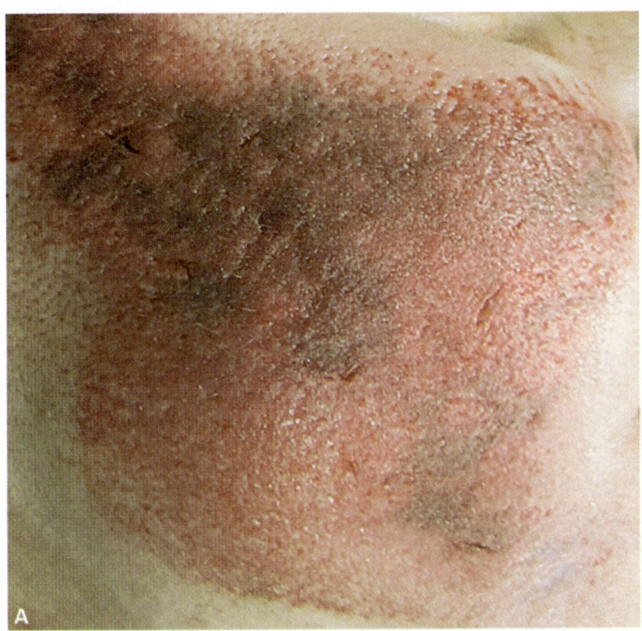

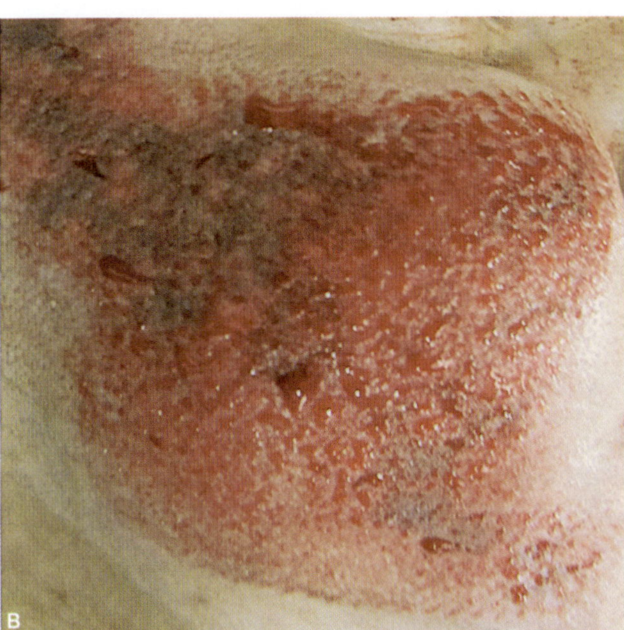

Figura 34.14 Paciente imediatamente após a intervenção (**A**) e passados 20 min (**B**), demonstrando o *end point* de uma lesão profunda e a exsudação serosa que se instala na sequência.

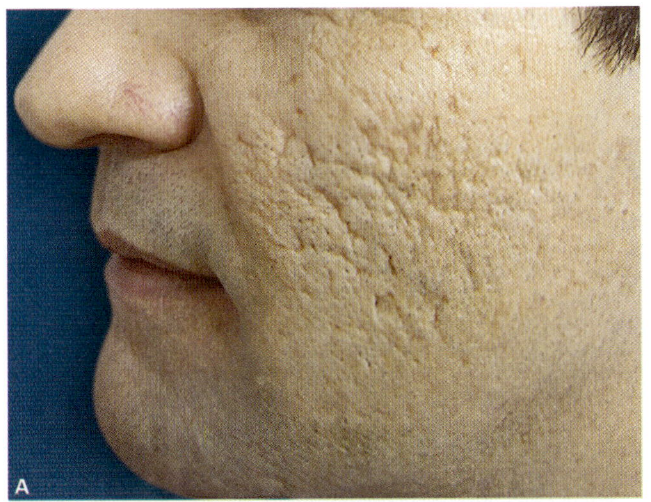

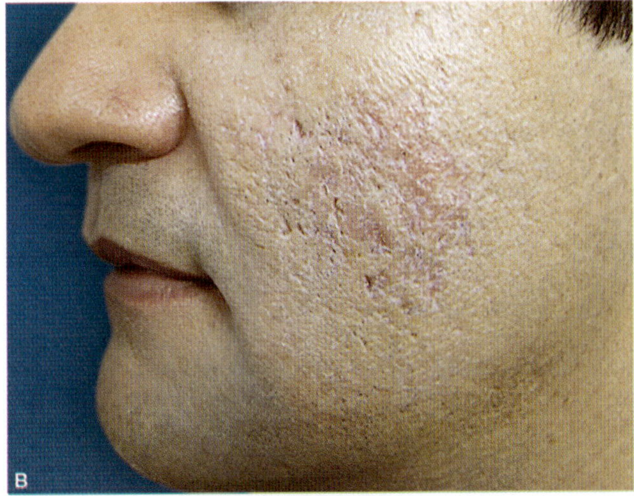

Figura 34.15 Paciente antes (**A**) e após tratamento com RFPM® isoladamente (**B**).

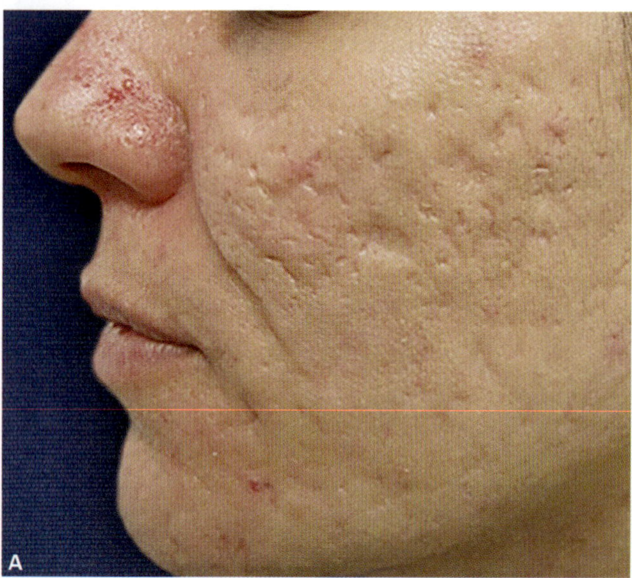

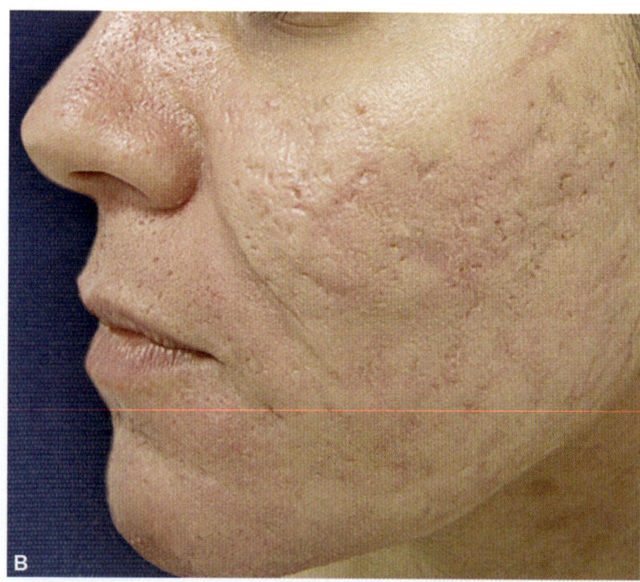

Figura 34.16 Paciente antes (**A**) e após RFPM®, para tratamento de cicatrizes deprimidas, e associação à TD®, para descolamento do assoalho da região geniana (**B**).

presença siga seu curso natural. Também não se recomenda o uso de corticoterapia tópica ou sistêmica para conter os efeitos esperados do processo inflamatório autolimitado.

5. Remover o curativo em domicílio (o próprio paciente), umedecendo-o no chuveiro, quando a área tratada poderá ser higienizada com sabonete líquido com baixo potencial de detergência, evitando sensibilização. A partir de então recomenda-se o uso de um bálsamo regenerador até a reepitelização, que ocorre em média entre 5 a 7 dias, quando cremes clareadores e filtro solar tonalizado de amplo espectro poderão ser utilizados. Restrição às luzes deve ser orientada. O edema e o hematoma nos dias que se seguem são substanciais.
6. O paciente pode regressar às suas atividades laborativas em torno do 7º dia de pós-operatório. Se a área tratada for encoberta (colo, peito, dorso), o retorno ao convívio público poderá acontecer no dia seguinte.
7. Caso se deseje utilizar um preenchedor ou bioestimulador, recomenda-se programar a intervenção para 15 a 30 dias após a lesão profunda anteriormente descrita, certificando-se da regressão do edema.

COMPLICAÇÕES

Estão muito mais relacionadas a efeitos esperados, como edema, hematomas, hiperpigmentação pós-inflamatória transitória e eritema transitório. Dor e desconforto não são queixas usuais, portanto, se estiverem presentes, devem alertar para infecção secundária, principalmente se surgirem após 48 h da intervenção. Em geral, não há necessidade de analgésico ou anti-inflamatório no pós-operatório, mas, caso haja queixa de desconforto, sem qualquer outro agravante, recomenda-se dipirona 1 g efervescente a cada 6 h.

A profilaxia para herpes não é recomendada de rotina, uma vez que não se trata de uma intervenção ablativa que remove a epiderme totalmente e, consequentemente, permite a infecção por um organismo que necessita da perda da integridade do ceratinócito para proliferar. Entretanto, nos casos em que se identificar o caráter frequente e recalcitrante da infecção viral, é mandatória, levando-se em consideração principalmente o estresse cirúrgico.

Para o tratamento dessa região e das queixas anteriormente pontuadas com lesão moderada tem-se a opção de utilizar o ácido retinoico em solução de *peeling*. Também é possível associar o fenol 88% previamente a uma lesão profunda para correção de fotodano, rugas e flacidez.

CONSIDERAÇÕES FINAIS

A IPCA® é um divisor de águas no tratamento da correção de cicatrizes e rugas, considerando-se seus 20 anos de experiência explorando todo o arsenal terapêutico disponível ao cirurgião dermatológico. Nos últimos 9 anos, suas pesquisas com as microagulhas e os casos desafiadores apresentados, possibilitaram sua ampliação de indicações e a grata experiência de otimização de seus resultados com a associação de TD® e RFPM®. Assim, considera-se a associação das técnicas a melhor opção no tratamento das regiões malar, geniana e pré-auricular.

BIBLIOGRAFIA

Aust MC. Percutaneous Collagen Induction therapy (PCI)-an alternative treatment for scars. Wrinkles Skin Laxity. Plast Reconstr Surg. 2008;121(4):1421-9.

Bal SM, Caussian J, Pavel S, Bouwstra J A. *In vivo* assessment of safety of microneedle arrays in human skin. Eur J of Pharm Sci. 2008;35(3):193-202.

Brody HJ. Trichloracetic acid application in chemical peeling, operative techniques. Plast Reconstr Surg. 1995;2(2):127-8.

Camirand A, Doucet J. Needle dermabrasion. Aesthetic Plast Surg. 1997;21(1):48-51.

Cohen KI, Diegelmann RF, Lindbland WJ. Wound healing: biochemical and clinical aspects. Philadelphia: W.B. Saunders Co; 1992.

Fabroccini G, Fardella N. Acne scar treatment using skin needling. Clin Exp Dermatol. 2009;34(8):874-9.

Fernandes D, Massimo S. Combating photoaging with percutaneous collagen induction. Clin Dermatol. 2008;26(2):192-9.

Fernandes D. Minimally invasive percutaneous collagen induction. Oral Maxillofac Surg Clin North Am. 2006;17(1):51-63.

Orentreich DS, Orentreich N. Subcutaneous incisionless (subcision) surgery for the correction of depressed scars and wrinkles. Dermatol Surg. 1995;21(6):6543-9.

35

Peeling e RFPM® no Lóbulo da Orelha

Emerson Lima

INTRODUÇÃO

O lóbulo da orelha é, em geral, negligenciado quando se planeja um tratamento rejuvenescedor da face. Trata-se de uma região que visivelmente sofre a ação da senescência natural, caracterizada por flacidez, sobra de pele, perda de volume e rítides (Figura 35.1). Essas alterações que resultam da degeneração tecidual desse segmento anatômico favorecem também a acentuação do orifício do brinco, frequente queixa em consultório dermatológico.

Técnicas cirúrgicas objetivando a redução do volume e a correção da sobra de pele vêm sendo propostas. Contudo, é importante ressaltar que a melhoria da qualidade da pele pela substituição do colágeno envelhecido por um novo colágeno, proporcionando uma contração tecidual e oferecendo maior resistência a esse tecido, é fundamental para a percepção de um rejuvenescimento substancial. Neste capítulo serão apresentadas duas técnicas que se baseiam nesse racional: o *peeling* e a radiofrequência pulsada com multiagulhas (RFPM®).

PEELING

A utilização de *peelings* médios e profundos buscando estímulo colagênico é consagrada dentro da dermatologia. O fenol na concentração 88%, enquanto *peeling* médio, ou com adição do óleo de cróton, tornando-o capaz de produzir uma lesão mais profunda, tem oferecido bons resultados (Figura 35.2).

Também o ácido tricloroacético em concentrações que podem variar, com segurança, de 15 a 45%, aplicado em todo o lóbulo é um agente administrado com esse fim. É importante relembrar que o *peeling* é uma intervenção desepitelizante, com destruição total da epiderme e parcial da derme, que exige um período de recuperação e não é segura para todos os tipos de pele. A utilização do fenol 88% é preferida no lóbulo da orelha.

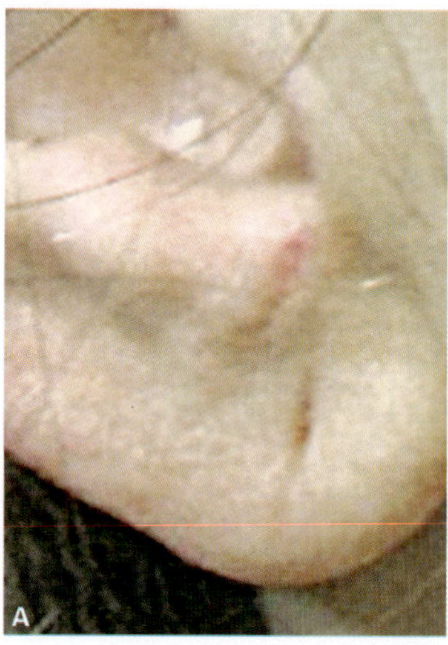
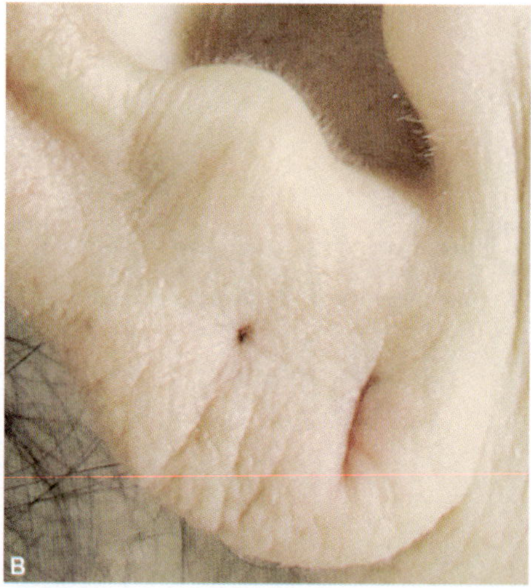
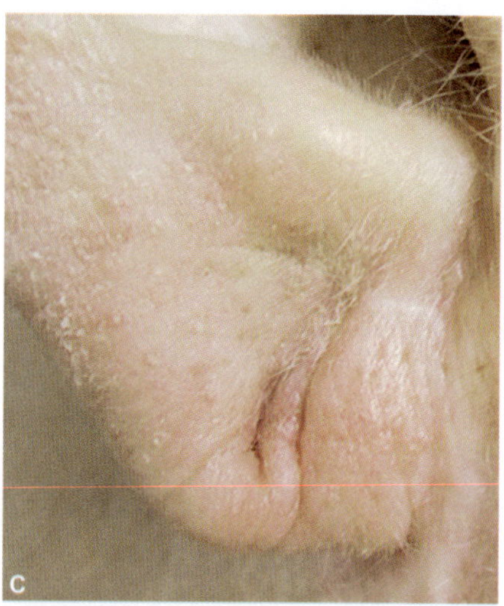

Figura 35.1 A a C. Senescência do lóbulo da orelha caracterizada por flacidez, sobra de pele, perda de volume e rítides.

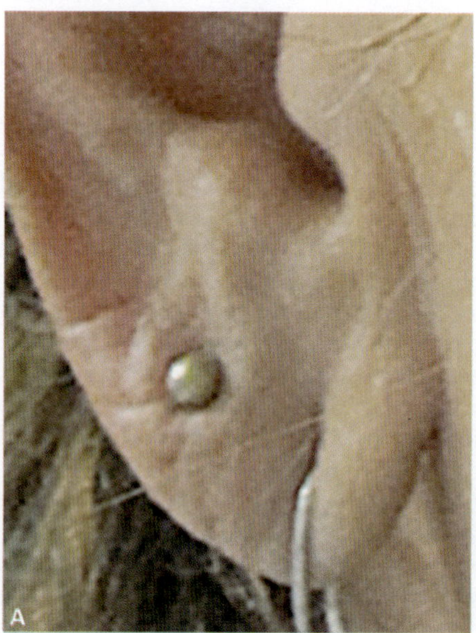
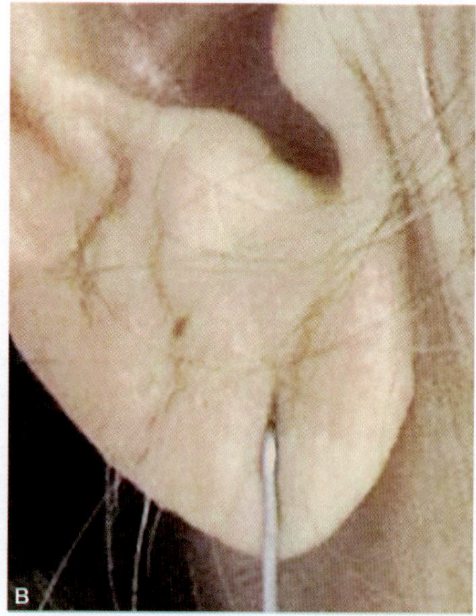

Figura 35.2 Lóbulo de orelha antes (**A**) e 60 dias após *peeling* de fenol 88% (**B**).

Passo a passo

O preparo não é obrigatório, mas recomendado. Quanto menos melanina disponível, menor a chance de efeitos adversos. Além disso, algumas etapas fundamentais para a execução dessa técnica são descritas a seguir:

1. Realizar o procedimento ambulatorialmente em sala de cirurgia criteriosamente preparada seguindo critérios da Agência Nacional de Vigilância Sanitária (Anvisa), pois é uma cirurgia química.
2. Como a área é limitada a anestesia tópica, utilizar lidocaína lipossomada 4% 1 h antes da intervenção é suficiente para oferecer conforto ao paciente, porém, caso o paciente seja muito sensível à dor, pode-se realizar bloqueio anestésico do nervo auricular ou anestesia infiltrativa com lidocaína 2% sem vasoconstritor, posteriormente à higienização com clorexidina 2%.
3. Para desengordurar o lóbulo da orelha, objetivando a uniformização da intervenção e otimização dos resultados, realizar *peeling* superficial com solução de Jessner utilizando gazes umedecidas.
4. Na sequência, embeber bastões delicados com algodão (Figura 35.3) em solução de fenol na concentração de 88% e aplicar em toda a extensão do lóbulo da orelha, anteriormente e posteriormente, incluindo o orifício do brinco que não será coaptado no processo de cicatrização – apenas sofrerá uma modesta redução pela contração tecidual.
5. Após o procedimento, liberar o paciente sem curativo, porém, caso o operador deseje, a aplicação do esparadrapo microporado poderá ser realizada e removida 48 h após a intervenção, com a intenção de aprofundar um pouco a lesão. Para o período pós-operatório, orienta-se o uso de regenerador cutâneo 2 vezes/dia e filtro solar industrializado com FPS 60. O creme regenerador poderá ser substituído, à noite, por clareadores a partir do 5º dia de pós-operatório, respeitando a velocidade de regeneração individual e a tolerância do paciente.
6. Repetir a intervenção em 30 a 45 dias, a fim de provocar um estímulo tecidual mais substancial.

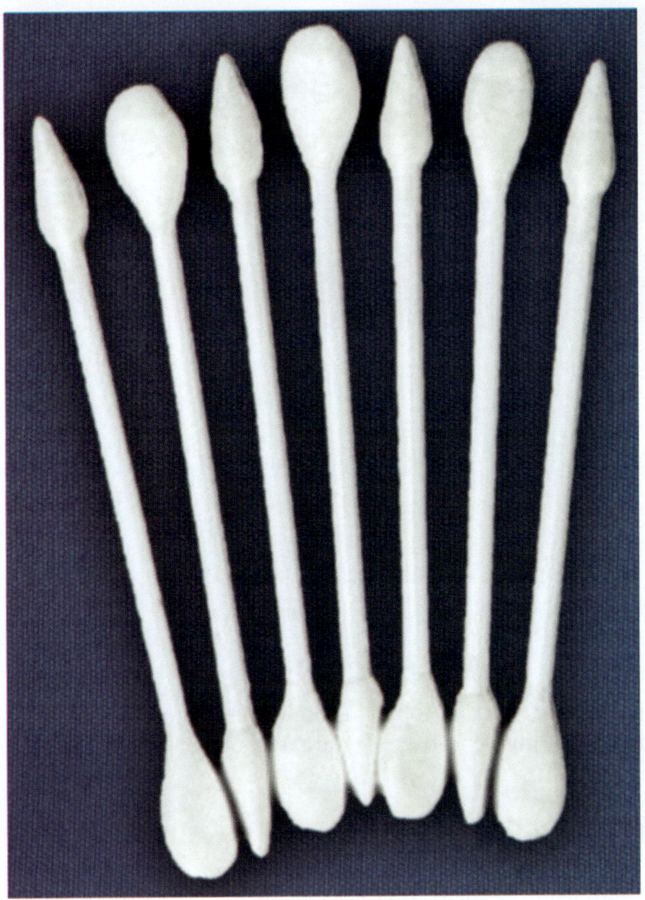

Figura 35.3 Hastes flexíveis de algodão.

A aplicação de preenchedores ou bioestimuladores, como técnica complementar, está indicada em 15 a 30 dias. O benefício de realizar uma técnica que restaure o tecido antes de propor sua volumerização é oferecer um resultado mais natural ao lóbulo da orelha, obter uma durabilidade maior da intervenção e usar, para isso, menos preenchedor.

RFPM®

O uso das microagulhas para estímulo de colágeno baseia-se na preservação da epiderme, oferecendo como vantagem um tempo de regeneração mais curto e a possibilidade de ser usado em todos os tipos de pele. Recentemente, a RFPM® tem sido indicada para o rejuvenescimento das pálpebras, com resultados de melhoria cosmética importante em 19 pacientes, com correção da flacidez, rugas e melhoria da qualidade da pele.

Estudo recente avaliou 12 mulheres com fotótipo variando de II a IV, segundo a classificação de Fitzpatrick, tratadas com a RFPM®, executada ambulatorialmente. A avaliação dos resultados foi feita a partir da aplicação de questionários de satisfação e julgamento dos resultados clínicos por dermatologistas independentes. A totalidade das pacientes relatou satisfação com os resultados. A dor durante o tratamento foi considerada tolerável, observando-se regeneração tecidual entre 5 e 7 dias, com retorno às atividades laborativas no dia seguinte, após a redução significativa do edema e hematomas resultantes da anestesia infiltrativa. Não se observaram nesse grupo infecções, discromias ou cicatrizes inestéticas.

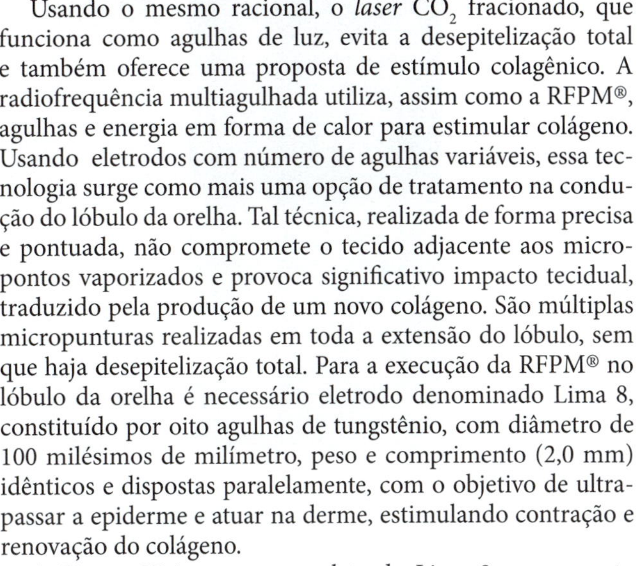

A hiperpigmentação pós-inflamatória de grau leve a moderado foi observada após período de 10 a 15 dias do tratamento em 5 das 12 pacientes, tendo sido resolvida no prazo de 15 a 30 dias com a utilização de formulações clareadoras.

Usando o mesmo racional, o *laser* CO_2 fracionado, que funciona como agulhas de luz, evita a desepitelização total e também oferece uma proposta de estímulo colagênico. A radiofrequência multiagulhada utiliza, assim como a RFPM®, agulhas e energia em forma de calor para estimular colágeno. Usando eletrodos com número de agulhas variáveis, essa tecnologia surge como mais uma opção de tratamento na condução do lóbulo da orelha. Tal técnica, realizada de forma precisa e pontuada, não compromete o tecido adjacente aos micropontos vaporizados e provoca significativo impacto tecidual, traduzido pela produção de um novo colágeno. São múltiplas micropunturas realizadas em toda a extensão do lóbulo, sem que haja desepitelização total. Para a execução da RFPM® no lóbulo da orelha é necessário eletrodo denominado Lima 8, constituído por oito agulhas de tungstênio, com diâmetro de 100 milésimos de milímetro, peso e comprimento (2,0 mm) idênticos e dispostas paralelamente, com o objetivo de ultrapassar a epiderme e atuar na derme, estimulando contração e renovação do colágeno.

A Figura 35.4 apresenta o eletrodo Lima 8 em aumento de 200 vezes e o lóbulo da orelha microperfurado (imediatamente após a intervenção).

Passo a passo

Algumas etapas fundamentais para a execução dessa técnica são descritas a seguir:

1. Utilizar clareadores 30 dias antes da intervenção, bem como filtro solar. Dessa forma, a disponibilização de melanina estará diminuída, evitando complicações.
2. Realizar o procedimento ambulatorialmente em sala de cirurgia criteriosamente preparada segundo critérios da Anvisa.
3. Fazer higienização com clorexidina 2%, seguida de anestesia infiltrativa com lidocaína 2% sem vasoconstritor em toda a extensão da pele do lóbulo da orelha, anterior e posterior.
4. Posicionar o aparelho FRAXX® em CUT e *single pulse*, com potência 30 W e Active em 30 ms. Posiciona-se o eletrodo Lima 8 em ângulo de 90° com a pele e aciona-se o pedal. Se o eletrodo for pressionado com força sobre a pele, será deteriorado, dada a delicadeza das multiagulhas. Recomenda-se executar apenas uma passada em toda a extensão anterior e posterior do lóbulo da orelha, evitando-se *overlap*.
5. Caso haja orifício do brinco alargado (considerar > 2 mm), caracterizando-se uma fenda parcial, tratar toda a extensão da borda do orifício com o eletrodo Lima 8. Dessa maneira, o estímulo de colágeno resultante irá provocar uma contração tecidual e conseguinte diminuição desse óstio. Ao final dessa intervenção e tratada a face anterior e posterior do lóbulo totalmente, observa-se um modesto sangramento, controlado pela compressão de gazes ou algodão estéreis.
6. Após o procedimento, fazer curativo com esparadrapo microporado, removido 48 h após a intervenção. Para o período pós-operatório, orienta-se o uso de regenerador cutâneo 2 vezes/dia e filtro solar industrializado com FPS 60. O creme regenerador poderá ser substituído, à noite, por clareadores a partir do 2º dia de pós-operatório, respeitando a tolerância do paciente.

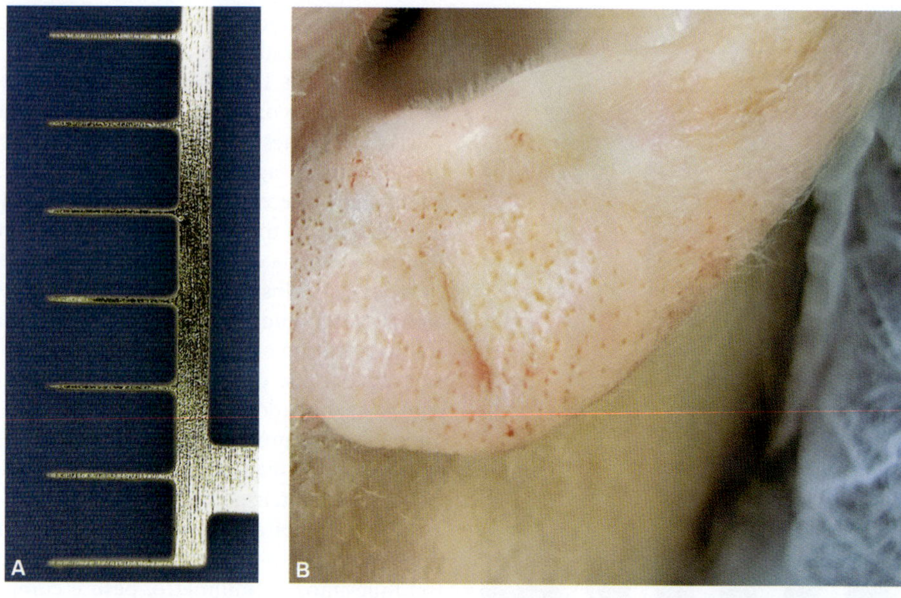

Figura 35.4 A. Eletrodo Lima 8. **B.** Lóbulo da orelha imediatamente após a RFPM®.

7. Não recomendar uso de antibiótico tópico nem sistêmico, pois se trata de uma cirurgia limpa. Também não está recomendado o uso de corticosteroide tópico ou sistêmico. O processo inflamatório modesto que irá se instalar é necessário aos resultados terapêuticos.
8. Repetir a intervenção com 30 dias, objetivando provocar um estímulo tecidual mais substancial. A Figura 35.5 ilustra casos de lóbulos de pacientes antes e 45 dias após uma única intervenção.

A aplicação de preenchedores ou bioestimuladores, como técnica complementar, poderá ser realizada em 7 dias; contudo, é prudente aguardar de 15 a 30 dias para a acomodação do edema. O benefício de realizar uma técnica que restaure o tecido antes de propor sua volumerização é oferecer um resultado mais natural ao lóbulo da orelha, obter uma durabilidade maior da intervenção e usar, para isso, menos preenchedor.

CONSIDERAÇÕES FINAIS

Tanto técnicas ablativas como não ablativas trarão um ganho cosmético satisfatório na condução do envelhecimento do lóbulo da orelha. Procedimentos complementares podem ser adicionados ao sequencial terapêutico para maior ganho cosmético, mas a melhoria da qualidade da pele é fundamental para a manutenção de resultados. Quando se está diante de uma fenda parcial ou total, intervenções adicionais podem ser necessárias para a obtenção de melhores resultados.

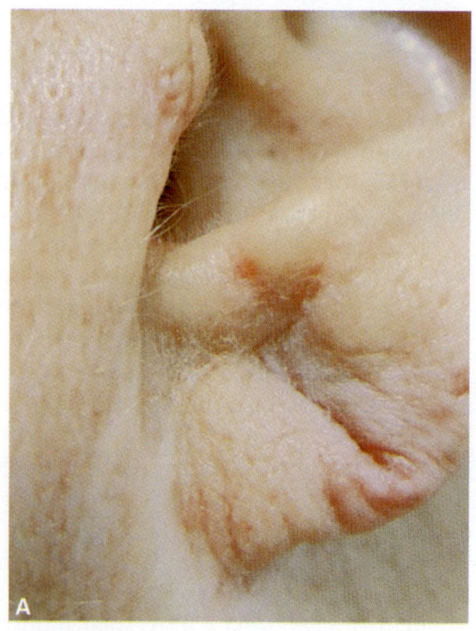

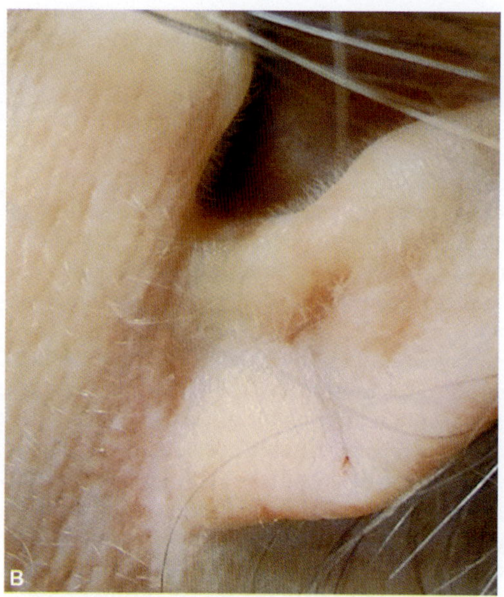

Figura 35.5 Lóbulos de orelha antes (**A**, **C**) e 45 dias após a RFPM® (**B**, **D**). (*continua*)

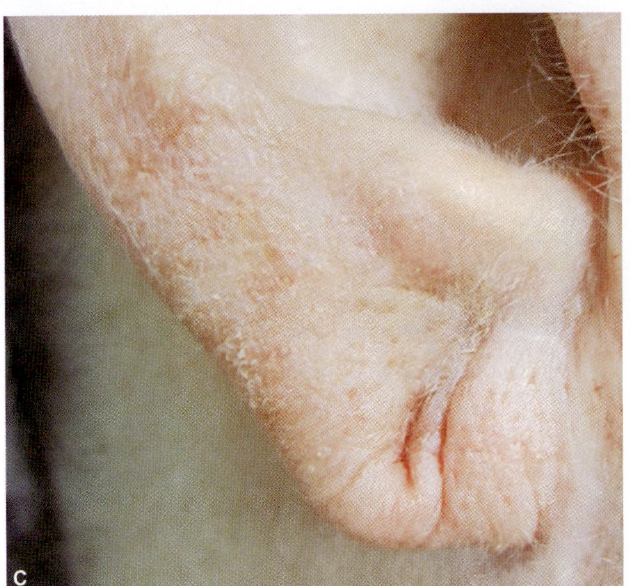

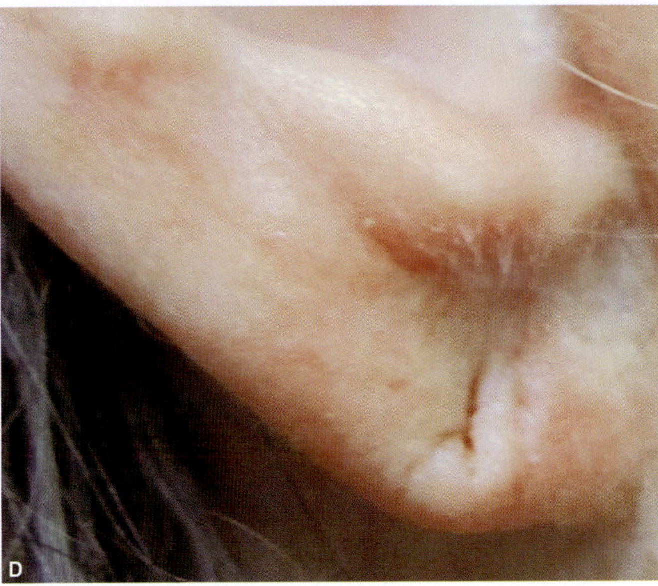

Figura 35.5 (*Continuação*) Lóbulos de orelha antes (**A**, **C**) e 45 dias após a RFPM® (**B**, **D**).

BIBLIOGRAFIA

Bagatin E, Hassun K, Talarico S. Revisão sistemática sobre peelings. Surg Cosmet Dermatol. 2009;1(1):37-46.

Beschloss JK, Toren KL, Bingham JL. Earlobe stabilization with 6-0 suture for repair of a complete split. Dermatol Surg. 2011;37(6):848-9.

Chiummariello S, Iera M, Arleo S. Alfano C. L-specular plasty versus double-round plasty: two new techniques for earlobe split repair. Aesth Plast Surg. 2011;35(3):398-401.

de Mendonça MC, de Oliveira AR, Araújo JM, Silva Md, Gamonal A. Non-surgical technique for incomplete earlobe cleft repair. Dermatol Surg. 2009;35(3):446-50.

Lima E. Radiofrequência pulsada com multiagulhas: uma proposta terapêutica em rugas, flacidez e pigmentação periorbital. Surg Cosmet Dermatol. 2015;7(3):223-6.

Niamtu J. Eleven pearls for cosmetic earlobe repair. Dermatol Surg. 2002;28: 180-5.

Ravanfar P, Alater T. Laser earlobe revision. Dermatol Surg. 2013;39: 1056-61.

36

Laser e Outras Tecnologias

Alessandro Louza Alarcão

INTRODUÇÃO

O rejuvenescimento facial consiste em um dos pilares da dermatologia cosmiátrica. Inúmeras técnicas foram desenvolvidas ao longo do tempo para suprir as exigências cada vez maiores da população. Rítides, manchas, cicatrizes de acne e flacidez são queixas extremamente comuns. Para combatê-las, o dermatologista dispõe da tecnologia como sua aliada.

LASER

O *laser*, um acrônimo para luz amplificada obtida por emissão de radiação estimulada, revolucionou a área. Atualmente, existem diferentes tipos para as mais diversas indicações (Figura 36.1).[1,2] Um *laser* constitui-se por uma matéria-prima que pode ser um meio gasoso, como o gás carbônico (CO_2), sólido, como diodo, ou líquido, como o corante. Essa matéria-prima fica em um recipiente chamado de ressonador ou cavidade óptica, constituído por um sistema de espelhos.

Existe uma fonte de energia, um sistema de condução e um circuito de liberação da luz. A ponteira por onde passa a energia do *laser* pode ter ou não resfriamento. O disparo pode ser controlado pela *hand piece* (peça de mão na qual está a ponteira), pelo pedal ou por ambos.

Os cromóforos compreendem as substâncias-alvo que absorverão a luz, sendo os mais comuns a água, a melanina e a hemoglobina. A luz se propaga em onda e a distância entre dois picos da onda é chamada de comprimento de onda. Cada *laser* é: monocromático, tem apenas uma cor; coerente, com ondas na mesma fase em tempo e espaço; e colimado, porque as ondas apresentam trajetórias paralelas.

Conforme o comprimento de onda, haverá uma absorção por determinado cromóforo-alvo e determinada profundidade de penetração e atuação. Quanto maior o comprimento de onda, maior a penetração. O comprimento de onda depende da matéria-prima (Figura 36.2).

O *laser* pode ser contínuo ou em pulsos. Existem, em ordem de rapidez, os modos pulsado, superpulsado, ultrapulsado e Q-switched. A capacidade de condensar energia em pulsos extremamente curtos

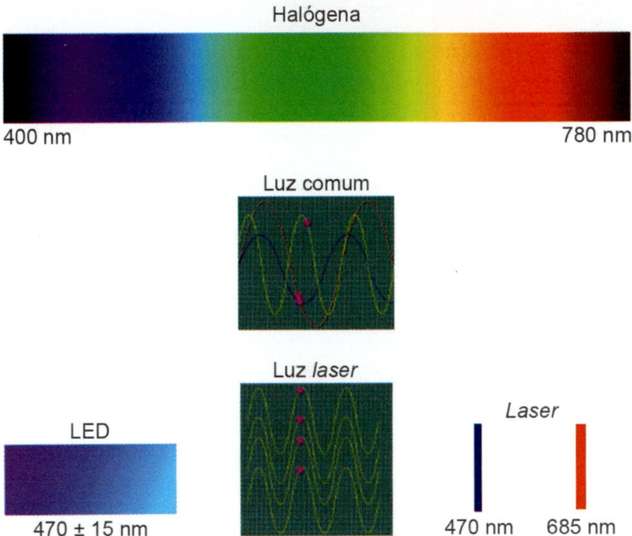

Figura 36.1 Foto esquemática de um *laser*.

possibilita que as moléculas-alvo sejam excitadas em níveis energéticos elevados sem liberar muita energia para os tecidos ao redor. Quanto menor o comprimento de onda, maior a sua energia. Essa energia, alcançada por unidade de área, é chamada de fluência e medida em joules (J).

O *laser* é ablativo, quando destrói a epiderme, não fracionado, quando atinge toda a superfície, e fracionado, quando atinge microáreas deixando pele saudável entre elas.[2]

De qualquer modo, o *laser* provocará um grau de desnaturação a partir da coagulação de macromoléculas. A desnaturação das moléculas e, portanto, os pontos de coagulação levam a uma reação inflamatória que promove neocolagênese, além de retração e reestruturação do colágeno existente. Há produção de proteínas, angiogênese, ativação de fibroblastos e aumento de fatores como fator transformador do crescimento beta (TGF-beta), que modulam a resposta inflamatória.[3]

O nível de desnaturação celular está exponencialmente relacionado com a temperatura. A coagulação obtida pelo efeito térmico produz necrose celular. Desse modo, quanto maior o dano causado, maior a chance de haver complicações, como queimaduras.

Para evitar as complicações, o tempo de exposição ao *laser* deve ser menor que o tempo de relaxamento térmico (TRT), ou seja, menor que o tempo necessário para o resfriamento de 50% da temperatura adquirida imediatamente após a exposição ao *laser*. Desse modo, consegue-se evitar algum dano provocado pelo calor ao tecido adjacente.

A temperatura a ser alcançada depende do tipo e do objetivo de cada *laser*. Contudo, se se respeitar o TRT, é possível fazer fototermólise seletiva de maneira eficaz e segura.[1]

No pós-operatório, espera-se certo grau de desconforto com edema e hiperemia, que diminuem progressivamente à medida que ocorre a reepitelização.[1]

Quando se precisa pensar em *laser* para rejuvenescimento facial, os principais exemplos são o *laser* CO_2 e o de erbium.

Laser CO_2

Com um comprimento de onda de 10.600 nm, apresenta como cromóforo a água. Esse *laser* tem pulso de energia suficiente para vaporizar o tecido, ou seja, atinge uma fluência alta, em intervalo de tempo menor que o do relaxamento térmico, evitando a difusão do calor e realizando a fototermólise seletiva no tecido-alvo.[1,3]

Foi muito utilizado para *resurfacing* no modo ablativo não fracionado. Contudo, por apresentar um *down-time* longo e alto risco de complicações, como discromias, produção de cicatrizes inestéticas e infecções, tem sido substituído pelo modo fracionado (Figura 36.3).[3,4] É indicado para tratamento de rítides, fotoenvelhecimento, cicatrizes de acne, estrias, rejuvenescimento íntimo, cirurgias plásticas (principalmente a blefaroplastia), tratamento de lesões benignas e pré-malignas.

O *laser* CO_2 consegue coagular pequenos vasos sanguíneos e linfáticos; assim, torna-se um aliado cirúrgico, proporcionando pós-operatórios com menos edema e hematoma. Para efetuar o seccionamento do tecido, esse *laser* é utilizado em modo contínuo. Para tratamento de lesões (p. ex., angiofibroma), já podem ser usados os modos pulsados. Pacientes com marca-passo podem se beneficiar de cirurgias com *laser* CO_2.

O *laser* CO_2 fracionado ainda é o padrão-ouro no rejuvenescimento, muito utilizado para *resurfacing* fracionado. O procedimento não deve ser realizado em pacientes com tendência à formação de queloides, com imunossupressão, em uso de isotretinoína, com doença cutânea em atividade, com doença de pele autoimune ou fotossensível, como o lúpus.

Antes do seu emprego, é necessário verificar se o paciente já teve infecção por herpes, tornando-se necessária profilaxia em caso positivo. Pode ser indicado o uso de cremes preparatórios para o procedimento, como a fórmula de Kligman. O uso de protetor solar de fator alto com proteção para luz visível e infravermelho é imprescindível. O emprego de anestésico é importante para o conforto do paciente, devendo-se usar proteção para os olhos.[1]

As complicações mais comuns desse método são eritema persistente e hiperpigmentação pós-inflamatória, devendo ser acompanhados e tratados pelo profissional executante.

Laser Erbium

Er:YAG significa que tem érbio, ítrio, alumínio e granada ($Er{:}Y_3Al_5O_{12}$). Os comprimentos de onda mais utilizados são 1.540, 1.550, 1.565 e de 2.940 nm. Também realiza fototermólise seletiva com a água como alvo. O dano térmico provoca contração do tecido e neocolagênese.[5]

O Er:YAG tem um comprimento de onda menor que o CO_2, penetrando, assim, menos. Contudo, tem como vantagem uma absorção pela água muito maior e um dano térmico residual menor, principalmente quando utilizado no modo Q-switched.[1] Além disso, a menor penetração do erbium possibilita que a repetição aprofunde seu efeito até o limite desejado. Mesmo que haja variação desse limite em cada paciente, a derme reticular é preservada. Desse modo, o pós-operatório é mais rápido e seguro.[5]

Entre as complicações, que são raras, estão hipercromia pós-inflamatória e infecções. As contraindicações são as mesmas do *laser* CO_2.

Atualmente, os *lasers* Erbium são utilizados em aplicação intraoral. Com a idade, há aumento da distância entre a base do nariz e o lábio, surgimento de rugas periorais, diminuição dos lábios, afrouxamento dos ligamentos de sustentação tecidual e acentuação do sulco nasogeniano. O erbium estimula a cavidade intraoral com consequente remodelamento das fibras colágenas, neocolagênese, aumento da produção de

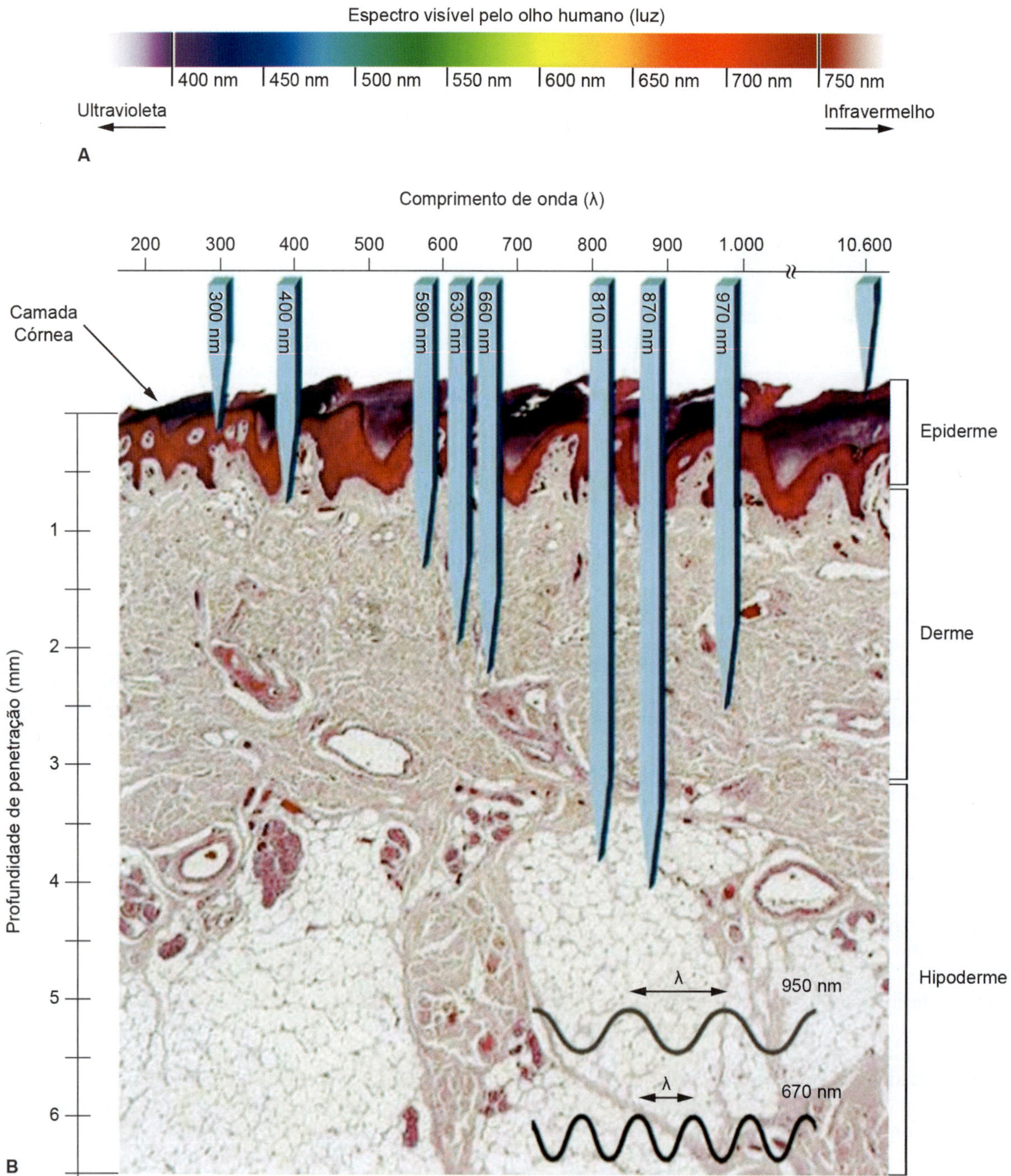

Figura 36.2 A e B. Comprimentos de onda.

componentes da matriz extracelular, fortalecimento dos ligamentos e aumento do tônus da camada muscular (Figura 36.4).[6] Com isso, pode-se obter uma reestruturação e sustentação da região da boca de modo eficaz e confortável para o paciente.

Laser Nd:YAG

Em geral, o *laser* de neodímio ítrio-alumínio-granada (Nd:$Y_3Al_5O_{12}$) emite ondas com comprimento de 1.064 nm, que se encontra no espectro infravermelho. Por não ter uma afinidade alta com a melanina, é seguro em todos os fotótipos. Também apresenta menos afinidade pela água que o *laser* CO_2, por exemplo; assim, consegue penetrar em camadas mais profundas. Após impactos repetidos, pode causar um dano térmico que promove *skin tightening*. Além disso, está indicado para tratamento de discromias, tatuagem, lesões vasculares, depilação e para *resurfacing*. É possível utilizá-lo de modo ablativo ou não ablativo.[7] Existem também Nd:YAG em outros comprimentos de onda (p. ex., 532 e 1.320 nm).

Está contraindicado em pacientes imunossuprimidos, com doença de pele ativa no local de aplicação e com doenças com componente de fotossensibilidade.

Laser de picossegundos

O *laser* pulsado de alexandrita de picossegundos (10^{-12} s) tem comprimento de onda de 755 nm, com uma ação fotomecânica importante que trata rítides, cicatrizes de acne e lesões pigmentadas.[8] Apresenta também comprimentos de onda opcionais (532 e 1.064 nm) para tratamento de tatuagens principalmente.

Laser bem tolerado nos diferentes fotótipos, não deve ser utilizado, contudo, em pacientes com imunossupressão, em uso de isotretinoína, com doença cutânea em atividade e doença fotossensível (p. ex., lúpus). São realizadas sessões mensais de acordo com a queixa a ser tratada.

Todos os tipos de *laser* que ocasionam dano superficial importante devem ter cuidados especiais no pré e pós-operatório, como o *laser* CO_2. Além da assepsia adequada e da impossibilidade de realização em caso de doença ativa no local, a profilaxia do herpes deverá ser estabelecida. São imprescindíveis não se expor ao sol ou a fontes de calor e usar protetor solar. O dermatologista deve orientar o paciente e precisa estar preparado em caso de complicações.

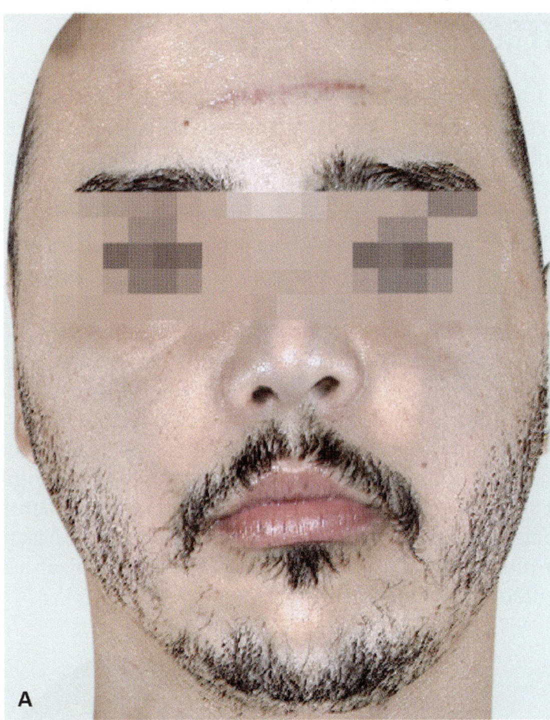

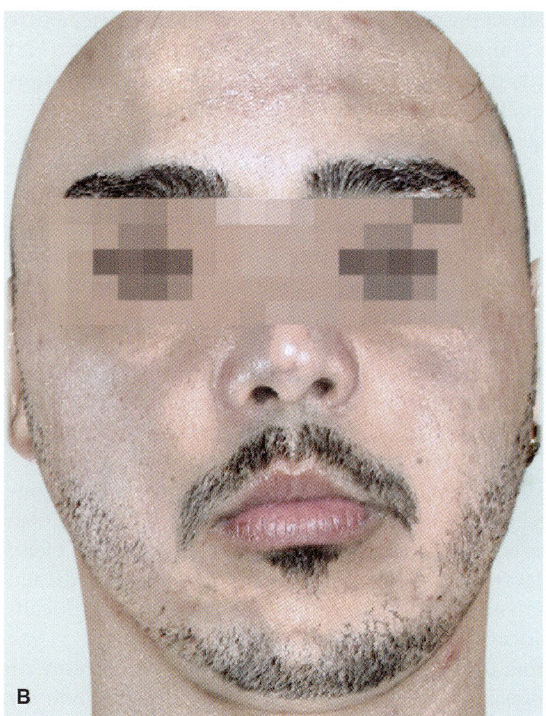

Figura 36.3 Paciente antes (**A**) e após aplicação de *laser* CO_2 em cicatriz (**B**).

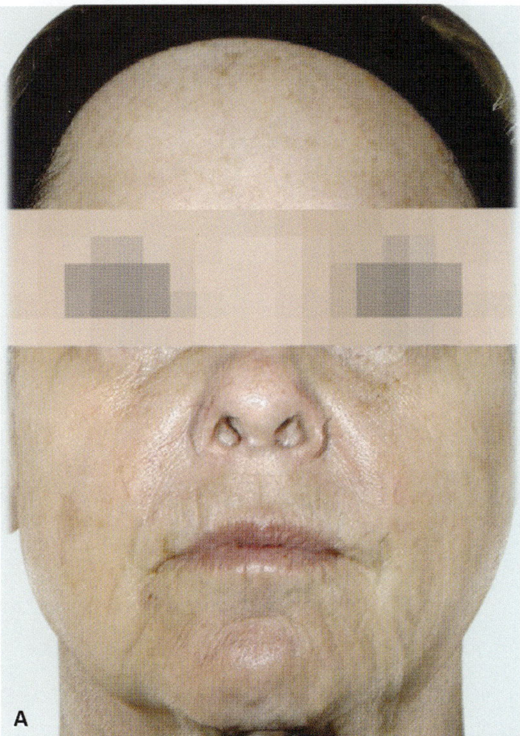

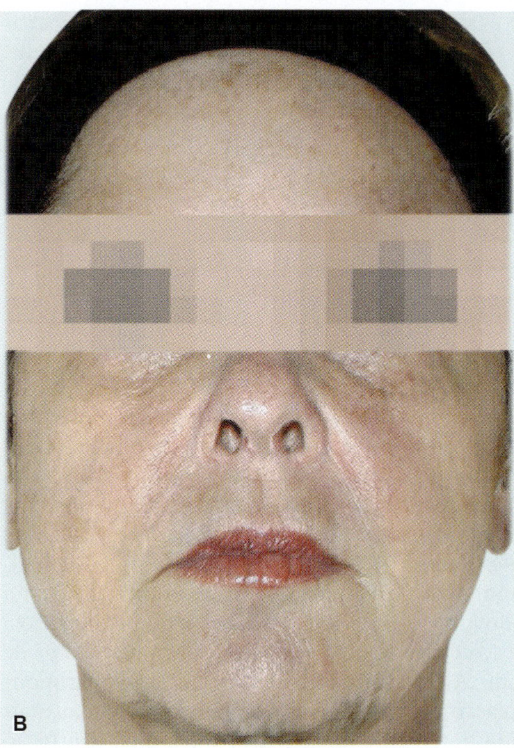

Figura 36.4 Paciente antes (**A**) e após aplicação de *laser* Erbium (**B**). Três sessões de Fotona.

O tratamento com o *laser* de picossegundos de 755 nm forma vacúolos na pele sem dano vascular, o que garante um pós-operatório mais confortável e resultados efetivos.[9]

OUTRAS TECNOLOGIAS

Radiofrequência

Trata-se de um conjunto de ondas eletromagnéticas pelas quais o som se propaga em uma frequência específica entre 30 KHz e 300 MHz. A frequência é medida em hertz (Hz) e representa o número de vibrações por segundo. As ondas eletromagnéticas são emitidas em correntes de alta frequência (geralmente entre 0,5 e 1,5 MHz) que promoverão calor nas camadas profundas da pele. A profundidade de penetração da energia é inversamente proporcional à frequência. A temperatura mantida entre 40 e 43°C estimula a neocolagênese e a reorganização do colágeno existente. Vasodilatação e hiperemia surgem também como consequência do efeito térmico.

O aparelho de radiofrequência (RF) monopolar apresenta dois eletrodos. Um deles é o eletrodo ativo, por onde passa a corrente, e o outro é o eletrodo passivo, que constitui uma placa condutiva que fecha o circuito da corrente. As radiofrequências bi ou multipolares não utilizam placas condutivas.

Para realizar o procedimento, é necessário um meio de condução – gel, glicerina ou óleo, dependendo do fabricante. São necessárias em média quatro sessões semanais para um efeito de sustentação mais efetivo. Esse procedimento está indicado para tratamento de flacidez, rítides, celulite e gordura localizada, sem ocasionar *downtime*.[2,10]

A RF microagulhada refere-se à passagem da corrente de radiofrequência por agulhas introduzidas na pele. Pode ser associada a *drug-delivery* e deve ser realizada após aplicação de anestésico para conforto do paciente.

O dano térmico leva a um efeito de *lifting* imediato – efeito cinderela –, ocasionado pela contração das fibras colágenas e elásticas. O *lifting* permanente será obtido, principalmente, pela neocolagênese.[11] A RF está contraindicada em caso de gravidez, coagulopatia, implantes permanentes, doenças autoimunes do colágeno e história de radioterapia facial.

Ultrassom

É obtido quando as ondas sonoras têm frequência acima de 20.000 Hz, superior ao limite audível pelo homem. As ondas do ultrassom de alta frequência têm grande energia e atingem as camadas mais profundas da pele, produzindo calor. A temperatura, que pode chegar até mais que 60°C, será responsável pela coagulação e pela desnaturação de macromoléculas. Ocorrem contração e restruturação do colágeno, neocolagênese e contração do sistema musculoaponeurótico superficial (SMAS) mantendo a epiderme intacta. Com o tempo, há maturação e remodelação do colágeno novo, processo que pode levar até 1 ano.[12,13]

O ultrassom microfocado foi desenvolvido para alcançar a expectativa do *lifting* não cirúrgico eficaz e é obtido quando a energia é focada em um ponto e concentrada em uma área de cerca de 1 mm^3. A elevação da temperatura levará a micropontos de coagulação profunda, sem alteração das camadas mais superficiais. O tratamento do SMAS provoca uma contração instantânea, promovendo um *lifting* não cirúrgico importante. Esse efeito diminui em alguns dias e, depois, é reconstruído com a ação a longo prazo do ultrassom.[12]

Esse procedimento está indicado para tratamento de flacidez, rítides, celulite e gordura localizada. O ultrassom necessita de gel como meio de condução.

Recomenda-se uma a duas sessões por ano para a manutenção do tratamento.

REJUVENESCIMENTO DO TERÇO MÉDIO DA FACE

O processo de envelhecimento envolve reabsorção óssea, redistribuição dos compartimentos de gordura, frouxidão dos ligamentos, diminuição das fibras elásticas, das fibras colágenas e dos componentes da matriz em geral. Consequentemente, ocorrem afinamento e enrijecimento do tecido conjuntivo. Com isso, há uma exacerbação dos sulcos e atenuação do contorno da mandíbula, além do enrugamento e perda da qualidade da pele.

Além da flacidez e das rítides, as alterações na textura e na homogeneidade da pele, como manchas e cicatrizes de acne, são alvos importantes na dermatologia. O tratamento deve ser planejado de acordo com a queixa, com as diferentes camadas da pele e da camada mais profunda para a mais superficial para obter um resultado satisfatório (Figuras 36.5 a 36.7). Considerando as camadas da pele estruturalmente para planejar um tratamento focado, a base seria reedificar a musculatura e a hipoderme, depois reorganizar a derme e, então, renovar a epiderme.

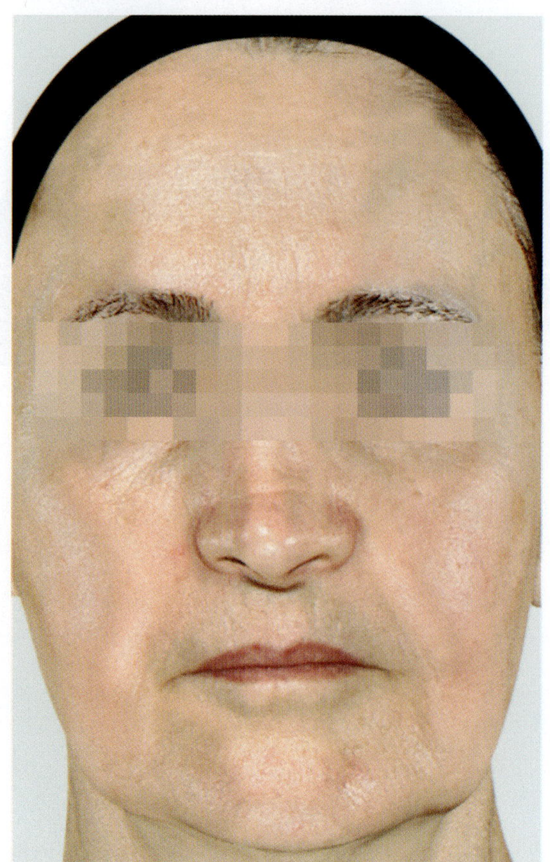

Figura 36.5 Paciente de mais idade com flacidez para quem a técnica de ultrassom pode ser eficaz.

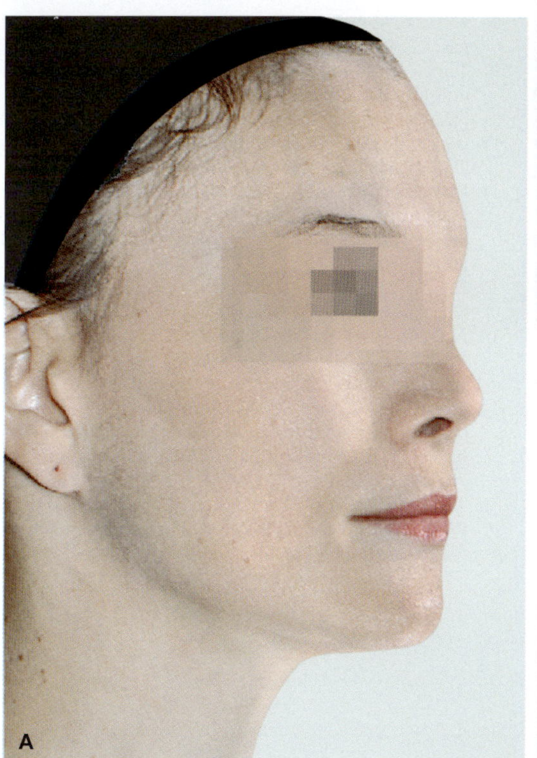

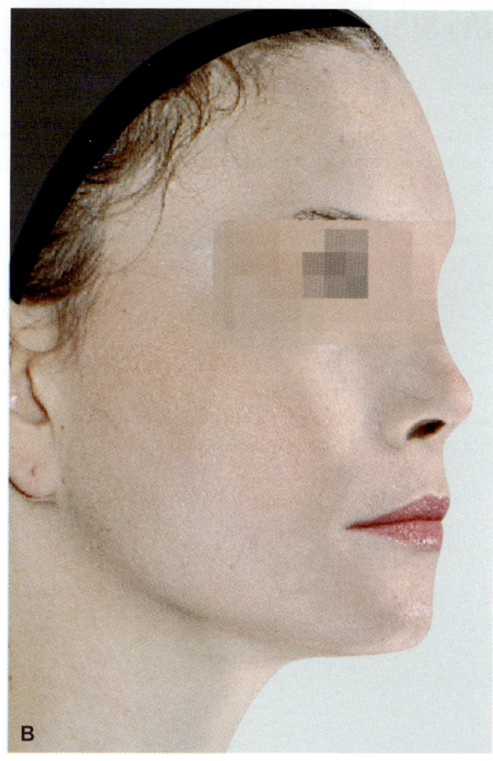

Figura 36.6 Paciente mais jovem com flacidez inicial (**A**) e após reparação com radiofrequência (**B**).

O tratamento tecnológico combinado é imprescindível para alcançar um rejuvenescimento integral da face.[2,4,12-15]

Quando se precisa promover o rejuvenescimento do terço médio da face, trabalham-se primeiro os vetores de sustentação. Deve-se reestruturar a região malar para dar suporte à pálpebra e aos coxins gordurosos. Assim, inicialmente são tratadas as regiões pré e retroauriculares e, então, a região malar para obter o efeito *lifting* com elevação da linha mandibular. Por último, explora-se a região geniana. O número de sessões e o tempo de tratamento dependem da queixa, do paciente e da tecnologia escolhida.

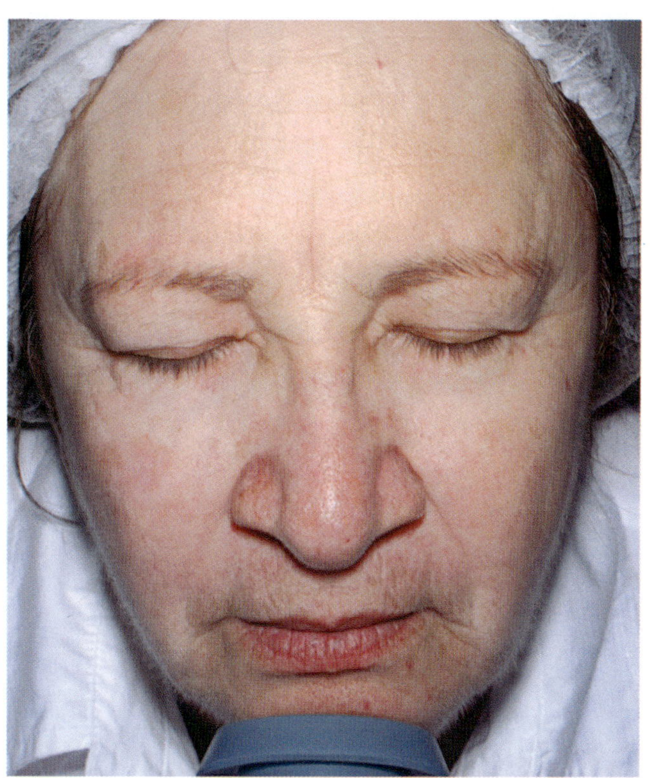

Figura 36.7 Paciente com rugas que podem ser tratadas com *resurfacing*.

TRATAMENTOS COM TECNOLOGIAS COMBINADAS

Ao realizar um *laser* que atinja epiderme e derme, espera-se dano local. Isso leva a edema, que prejudica a realização de tratamento subsequente de camada profunda, uma vez que teria que ultrapassar a área de lesão para atingir o alvo. Cada aparelho tem um alcance e um propósito. Dessa forma, deve-se tratar a pele de dentro para fora. O planejamento e o uso racional das tecnologias são fundamentais para obter bons resultados. Além disso, a tecnologia associada ao uso da toxina botulínica, do preenchimento (reestruturação facial) e de vários outros recursos disponíveis (como os fios de ácido polilático, atualmente na dermatologia cosmiátrica, faz diferença no *endpoint* desejado.

Combinações de sucesso

- Erbium intraoral com erbium fracionado externo, associado a Nd:YAG, além da associação no mesmo tempo com ultrassom microfocado
- Ultrassom microfocado para tratamento da camada muscular e RF para atingir a derme profunda em paciente com flacidez e perda do contorno facial
- *Laser* Erbium e RF microagulhada para tratar a camada média e superficial da derme
- *Laser* Erbium e CO_2 para *resurfacing*.

Parte 4

REFERÊNCIAS BIBLIOGRÁFICAS

1. Dover JS, Hruza GJ, Arndt KA. Lasers in skin resurfacing. Semin Cutan Med Surg. 2000;19(4):207-20.
2. Loesch MM, Somani AK, Kingsley MM, Travers JB, Spandau DF. Skin resurfacing procedures: new and emerging options. Clin Cosmet Investig Dermatol. 2014;7:231-41.
3. Rinaldi F. Laser: a review. Clin Dermatol. 2008;26(6):590-601.
4. Wu DC, Fitzpatrick RE. Facial rejuvenation via the sequential combined use of multiple laser modalities: safety and efficacy. Lasers Surg Med. 2016;48(6):577-83.
5. El-Domyati M, Abd-El-Raheem T, Abdel-Wahab H, Medhat W, Hosam W, El-Fakahany H et al. Fractional versus ablative erbium:yttrium-aluminum-garnet laser resurfacing for facial rejuvenation: an objective evaluation. J Am Acad Dermatol. 2013;68(1):103-12.
6. Gaón NQ, Binfa F. The effect of intraoral 2,940nm non-ablative Erbium:YAG laser on the rejuvenation of the upper lip: a pilot study. Surg Cosmet Dermatol 2017;9(1):56-8.
7. Alshami MA. New application of the long-pulsed Nd-YAG laser as an ablative resurfacing tool for skin rejuvenation: a 7-year study. J Cosmet Dermatol. 2013;12(3):170-8.
8. Forbat E, Al-Niaimi F. The use of picosecond lasers beyond tattoos. J Cosmet Laser Ther. 2016;18(6):345-7.
9. Tanghetti Md E, Jennings J. A comparative study with a 755 nm picosecond Alexandrite laser with a diffractive lens array and a 532 nm/1064 nm Nd:YAG with a holographic optic. Lasers Surg Med. 2018;50(1):37-44.
10. Beasley KL, Weiss RA. Radiofrequency in cosmetic dermatology. Dermatol Clin. 2014;32(1):79-90.
11. McDaniel D, Weiss R, Weiss M, Mazur C, Griffen C. Two-treatment protocol for skin laxity using 90-Watt dynamic monopolar radiofrequency device with real-time impedance intelligence monitoring. J Drugs Dermatol. 2014;13(9):1112-7.
12. Fabi SG. Noninvasive skin tightening: focus on new ultrasound techniques. Clin Cosmet Investig Dermatol. 2015;8:47-52.
13. Jung HJ, Min J, Seo HM, Kim WS. Comparison of effect between high intense focused ultrasound devices for facial tightening: Evaluator-blinded, split-face study. J Cosmet Laser Ther. 2016;18(5):252-6.
14. Trelles MA, Leclère FM, Martínez-Carpio PA. Fractional carbon dioxide laser and acoustic-pressure ultrasound for transepidermal delivery of cosmeceuticals: a novel method of facial rejuvenation. Aesthetic Plast Surg. 2013;37(5):965-72.
15. Kwon HH, Lee WY, Choi SC, Jung JY, Bae Y, Park GH. Combined treatment for skin laxity of the aging face with monopolar radiofrequency and intense focused ultrasound in Korean subjects. J Cosmet Laser Ther. 2018;1-5.

37

Plástica de Face | Tratamento do Terço Médio

Rafael Anlicoara

INTRODUÇÃO

O envelhecimento facial ocorre em graus diferentes em cada indivíduo e torna-se mais evidente a partir dos 40 anos. As principais alterações são decorrentes de atrofia óssea, perda de massa muscular, enfraquecimento dos ligamentos retentores da face e alterações cutâneas, principalmente a perda de elasticidade e seu adelgaçamento.

Essas alterações reforçadas pelos efeitos da gravidade têm, como consequência, a queda dos tecidos adiposos malares com surgimento/acentuação dos sulcos palpebromalar e nasojugal, mais conhecido como *tear trough*, tornando a pálpebra inferior mais longa. Ocorre também queda dos tecidos adiposos bucais, resultando na acentuação do sulco nasogeniano e surgimento do *jowl* (Figura 37.1).

Os procedimentos para manter uma face jovem ou rejuvenescê-la estão atualmente em um nível muito avançado. A dermatologia e a cirurgia plástica dispõem de um leque enorme de opções.

O cuidado com a pele deve iniciar na juventude: a proteção dos efeitos nocivos do sol, o uso de suplementos orais com ingestão de vitaminas e colágeno constituem algumas das armas essenciais. Pacientes jovens, na faixa dos 30 anos, já podem ser submetidos a procedimentos estéticos conservadores, e com o avançar da idade torná-los periódicos, visando à prevenção do envelhecimento.

Os procedimentos estéticos visam melhorar a qualidade da pele – com *peeling*, *laser*, microagulhamento, *skinbooster* – ou o volume facial – com preenchimentos. Os modernos preenchedores têm produzido resultados mais duradouros com mais segurança. As novas técnicas de aplicação promovem resultados excelentes. A toxina botulínica é utilizada em todas as idades e também complementa o tratamento estético facial.

Não se pode considerar a plástica de face com a finalidade de rejuvenescer o terço médio da face sem antes dar a importância devida a todos esses cuidados com a pele e procedimentos, fundamentais para um resultado de excelência da plástica.

Quando existe um descenso dos tecidos faciais provocado pelo envelhecimento e pela ação da gravidade, deve-se lançar mão dos procedimentos cirúrgicos, com o intuito de reposicioná-los. Os procedimentos de sustentação com fios são utilizados para esse fim,

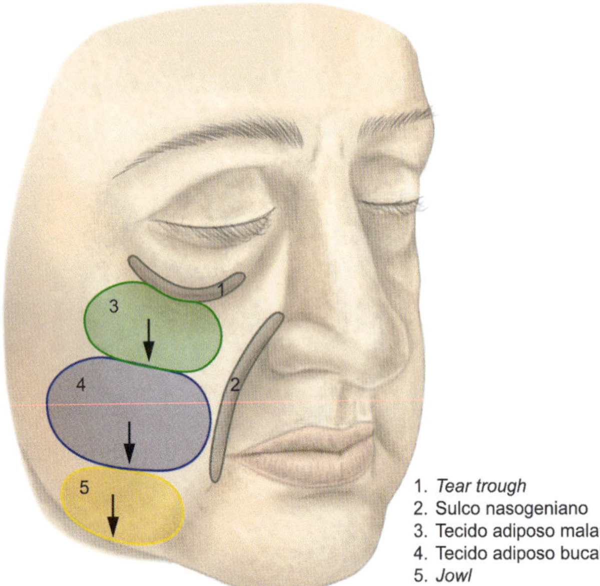

Figura 37.1 Alterações da face decorrentes do envelhecimento.

mas na visão do cirurgião plástico têm resultados aquém dos desejados, com custos muitas vezes parecidos aos das plásticas de face, procedimento que, na década de 1970, tratava apenas de "esticar" a pele, mas que evoluiu muito nos últimos 20 anos, agregando tratamento às estruturas profundas. A moderna plástica de face é o procedimento de maior impacto no rejuvenescimento facial.

PLANEJAMENTO DA CIRURGIA

Os fatores mais importantes para o sucesso de uma plástica de face são o diagnóstico correto das deformidades de cada paciente e o planejamento adequado para corrigir cada deformidade. Não existe uma técnica cirúrgica que possa ser utilizada para todos os pacientes. O planejamento cirúrgico detalhado e bem discutido é o primeiro passo para sucesso do procedimento.

Avaliar toda história clínica do paciente – hipertensão, uso de medicamentos, exames laboratoriais, fotografias –, além de obter o termo de consentimento informado, constituem etapas fundamentais antes da cirurgia. A partir dessa avaliação clínica, determina-se se existe indicação de um *facelift* ou de procedimentos menos invasivos; e, uma vez indicada a cirurgia, quais suas extensão e magnitude.

Podem-se realizar plásticas de face de menor amplitude, inclusive ambulatorialmente, ou plásticas com amplos descolamentos, que envolvem regiões frontal, temporal, face média e pescoço. As incisões na plástica de face são determinadas por quais estruturas profundas se deseja tratar. Podem variar em extensão, desde incisões reduzidas até extensas, que vão do couro cabeludo até a região occipital.

A incisão tem dois propósitos: tratamento do sistema musculoaponeurótico superficial (SMAS) e remoção do excesso de pele. Deve ser realizada de forma mínima para alcançar esses objetivos. A cirurgia é normalmente planejada com anestesia local e sedação para, caso necessário, contar com a colaboração do paciente no intraoperatório e reduzir o risco do acordar "brusco", que gera pico hipertensivo. Em pacientes selecionados, utiliza-se 1 comprimido de clonidina 0,1 mg no momento da internação para melhor controle dos níveis pressóricos.

ASPECTOS ANATÔMICOS

A anatomia do terço médio da face foi amplamente descrita e seu conhecimento é fundamental para a plástica da região.[1-3] Para fins didáticos, o terço médio da face será delimitado pela região pré-auricular lateralmente, pela borda superior da mandíbula inferiormente, pelo sulco nasogeniano medialmente e pela pálpebra inferior e arco zigomático superiormente. Existem quatro planos anatômicos importantes no terço médio da face: a pele, o tecido adiposo subcutâneo, o SMAS da face e o nervo facial. A observação e o tratamento dessas estruturas serão a base para a plástica descrita a seguir.

Os ligamentos retentores da face fixam a pele às estruturas profundas, e para o tratamento do terço médio da face interessam os ligamentos zigomáticos, massetéricos e mandibulares. A secção deles permite uma maior mobilidade da pele.

Os tecidos adiposos malar e bucal (bola de Bichat) estão abaixo do SMAS e devem ser mobilizados na cirurgia. O SMAS é uma estrutura contínua por toda a face; envolve os músculos da expressão facial e fáscias. Seu tratamento/ascensão eleva toda a face, como um conjunto.

FACELIFT PARA O TERÇO MÉDIO DA FACE

A plástica de face, que teve início com dissecção e tração apenas da pele, passou a exigir um tratamento também do SMAS para que se obtenham bons resultados. Os artigos pioneiros de Skoog[4] na década de 1970 e a descrição anatômica do SMAS por Mitz e Peironie,[5] nessa mesma década, proporcionaram um salto de qualidade na cirurgia facial. Hoje, ela pode ser realizada de três formas principais:

- Dissecção em plano subcutâneo e tratamento do SMAS de forma independente
- Dissecção em plano composto, incluindo pele e SMAS
- Dissecção em plano subperiostal.

Cada uma dessas táticas cirúrgicas tem o mesmo objetivo: liberar os tecidos que sofreram ptose, elevá-los e fixá-los superiormente. Todas têm vantagens e desvantagens, e ainda não foi provada cientificamente vantagem de uma sobre as outras.[6,7]

A suspensão do terço médio da face pode também ser realizada por meio de incisão subciliar na pálpebra inferior. Alguns autores têm demonstrado bons resultados, mas eles ainda não são consenso na literatura médica, principalmente pelo excessivo tempo de edema no pós-operatório.

TÉCNICA CIRÚRGICA

O paciente indicado para a técnica encontra-se na faixa etária entre 40 e 60 anos, com pouca flacidez em região cervical, onde o tratamento principal objetiva as estruturas do terço médio. Para esses casos preferem-se as incisões reduzidas em regiões temporais pré-capilar, pré-auricular e retroauricular, descritas por Baker.[8]

Quando se evidencia a necessidade de tratar o terço inferior da face, estende-se a incisão para a região occipital pré-capilar; e quando se deseja elevar a cauda do supercílio, realizam-se incisões independentes em região temporal intracapilar.

Após sedação do paciente, procede-se a marcação das incisões e infiltração anestésica com solução contendo xilocaína, levobupivacaína, soro fisiológico e epinefrina, na concentração de 1:250.000. Infiltram-se os dois lados da face antes de começar a incisão.

A incisão da pele inicia-se na região temporal pré-capilar, contorna a costeleta, desce em região pré-auricular, sendo pré-tragal, e contorna o lóbulo da orelha, subindo posteriormente até a sua metade (Figura 37.2).

A incisão temporal pode também ser intracapilar, ascendendo na mesma direção da incisão pré-auricular, se a costeleta for densa e baixa. Esse tipo de incisão exige muitas vezes a excisão de um triângulo de pele de compensação para evitar a subida excessiva da costeleta.

A incisão pré-capilar deve sempre ser biselada, preservando os folículos pilosos de modo a possibilitar que cresçam cabelos através da cicatriz. Apesar de a cicatriz temporal pré-capilar permanecer visível por algum tempo, é sempre melhor manter a costeleta em posição natural; após o crescimento dos cabelos através da cicatriz, ela tende a ficar camuflada.

Após as incisões, dissecam-se aproximadamente 3 cm com o próprio bisturi, e a dissecção continua em plano subcutâneo com a tesoura curva de face até a área previamente demarcada, que em geral dista 2 cm do canto externo do olho, 3 cm da comissura da boca e, inferiormente, 4 cm do ângulo da mandíbula. Uma hemostasia rigorosa é realizada, além de dissecção da face contralateral (Figura 37.2).

A plicatura do SMAS pode ser feita de algumas formas. Tonard e Verpaele[9] descrevem as suturas em bolsa para tração vertical do SMAS. Baker[8] descreve a SMASectomia e plicatura paralela ao sulco nasogeniano. Outra opção é a dissecção e a elevação do SMAS como retalho.[10]

O método de plicatura pode ou não ser associado à técnica de SMASectomia quando a face for "pesada" e exigir emagrecimento. Marca-se uma linha na borda inferior do arco zigomático, a partir da incisão de pele, com cerca de 5 cm; associa-se outra marcação na borda pré-auricular, distando 0,5 a 1 cm da pele que desce até abaixo do ângulo da mandíbula. Uma linha diagonal unindo as duas primeiras, formando um triângulo, é marcada de acordo com a flacidez e o avanço do SMAS, detectados por meio de tração com pinça.

A primeira sutura é passada tracionando-se superiormente o SMAS para o vértice do triângulo na região pré-auricular. Esse será o ponto de maior tração e deverá garantir a fixação de tecido do arco zigomático. Os demais pontos distribuem a tensão e são passados primeiramente ao longo da borda do arco zigomático, garantindo ascensão dos tecidos do terço médio, inclusive os tecidos adiposos malar e bucal, ressaltada na Figura 37.2. Após essa sutura, realiza-se plicatura em sentido posterior para acomodar a plicatura do SMAS.

Acredita-se que essa técnica é a que mais simula o tratamento do SMAS com dissecção e avanço do retalho, sem acrescentar riscos de lesão de parótida ou do nervo facial durante a dissecção. É rápida e facilmente reprodutível.

No tratamento do SMAS, o vetor vertical deve ser priorizado; essa é a melhor maneira de ascender o terço médio da face. A técnica de plicatura alta do SMAS, logo acima do arco zigomático, tem sido descrita com o objetivo de garantir melhor elevação do tecido adiposo malar, embora ainda sejam necessários mais estudos para assegurar que existam vantagens sem que se reduza a segurança da plicatura tradicional.[12] Após o término da plicatura e nova revisão de hemostasia, realiza-se a resseção dos excedentes cutâneos. A pele deve ser tracionada em direção mais superior que posterior e deve ter pouca tração, que pode ser admitida apenas no primeiro ponto localizado na parte mais alta da incisão pré-auricular.

Na Figura 37.3, nota-se o excedente de pele posicionado para ser ressecado, que deve se apresentar naturalmente após a plicatura do SMAS, mesmo sem tração. A resseção será maior no sentido vertical, demonstrando a grande elevação do terço médio. Para uma cicatriz de qualidade excelente é sempre importante ressecar a pele sem tração.

As suturas da pele são feitas com pontos absorvíveis de Monocryl®, passados na subderme, e suturas de Gilles aplicadas externamente com fios de náilon 5-0 e 6-0. Na técnica

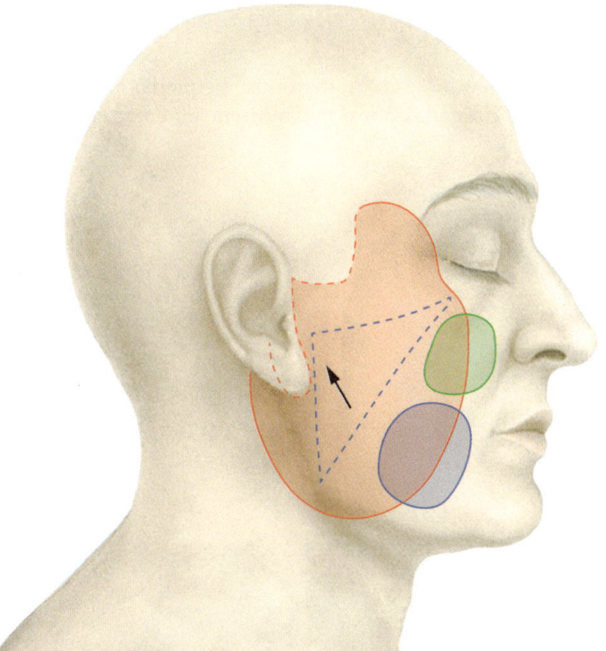

Figura 37.2 Incisão na pele para plástica de face. Adaptada de Wolf-Heidegger, 2006.[11]

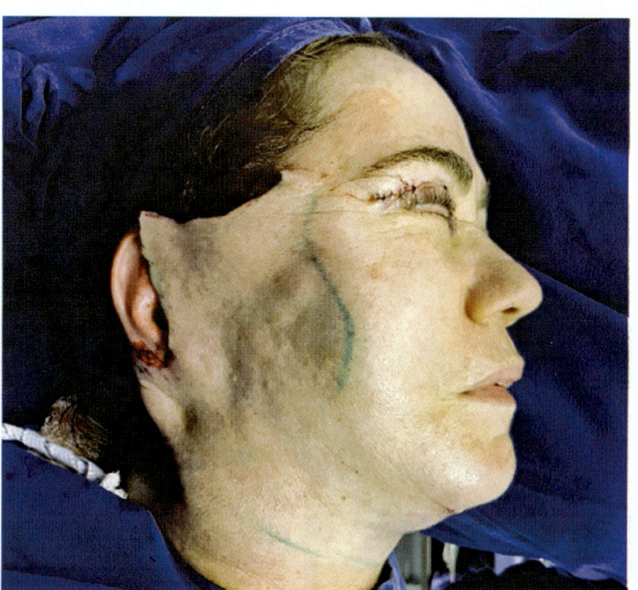

Figura 37.3 Excedente de pele posicionado para ser ressecado.

descrita, sempre se observam excedentes de pele em região retroauricular, que devem ser acomodados na própria região.

Drenos tubulares são deixados na região mais inferior da área descolada com saída em região retroauricular, Eles serão retirados no curativo realizado no primeiro dia pós-operatório.

O curativo, ao fim da cirurgia, é feito com acolchoados e ataduras de crepom de modo a fazer leve compressão. Acredita-se que a pressão excessiva sempre prejudica o retorno venoso, o que favorece o acúmulo de sangue na face.

A elevação dos tecidos é percebida de imediato, e os dois lados da face devem ser comparados. Uma visita pós-operatória deve ser realizada à noite da cirurgia para identificar possíveis hematomas que possam comprometer o resultado.

Imediatamente antes da alta hospitalar, após lavagem das incisões e do cabelo pela enfermeira da equipe, passa-se uma faixa elástica modeladora sobre gazes.

PARTICULARIDADES DA TÉCNICA

Algumas particularidades devem ser observadas para que sejam obtidos resultados mais refinados. A lipoaspiração da região cervical nos pacientes mais obesos ou a utilização dos descoladores de Dilson Luz nessa região promovem maior ascensão dos tecidos do terço inferior da face, melhorando a harmonia facial.[13]

Uma sutura simples do tecido adiposo bucal ao SMAS antes de sua plicatura pode favorecer sua ascensão. A excisão do tecido adiposo bucal pode ser associada na cirurgia da face, porém é sempre bom ressaltar que, em se tratando de tecido adiposo na face, em geral é melhor reposicionar do que ressecar. Essa resseção deve ser avaliada criteriosamente.

Quando se detecta necessidade de maior elevação do tecido adiposo malar, a técnica FAME, descrita por Aston e Walden[14], pode ser utilizada. Ela consiste em uma dissecção romba digital da região malar medialmente à área descolada. Essa dissecção, por baixo do tecido adiposo, facilita sua mobilização e pode ser muito útil. A elevação do terço médio da face pode resultar em excesso de pele e músculo orbicular ressaltando na pálpebra inferior. Pode-se associar, de forma benéfica para muitos pacientes, a blefaroplastia inferior.

A plástica da face, que já foi muito agressiva do ponto de vista de resseções, tem evoluído para reposicionamentos, inclusive com uso de enxertos de gordura (*micrografts*), que podem ser realizados em pálpebra inferior e no *tear trough*. Enxertos de gordura, ou mesmo de SMAS, podem ser aplicados em sulco nasogeniano, linhas de "marionetes", região temporal e para volumização dos lábios.

PÓS-OPERATÓRIO

O cuidado com a hipertensão arterial sistêmica deve ser a maior preocupação do cirurgião nesse período. Tal preocupação começa, realmente, antes da marcação da cirurgia, permanece no transoperatório e ganha mais força ao fim do procedimento. A analgesia deve garantir conforto ao paciente, que pode ainda necessitar de ansiolíticos, os quais podem ser substituídos pela clonidina em casos selecionados. Tudo isso visa a garantir estabilidade emocional e dos níveis pressóricos no pós-operatório imediato.

Na primeira consulta de revisão, com 5 dias de cirurgia, são retirados os pontos da região pré-auricular; os demais são retirados na próxima consulta, 7 dias depois. O paciente é, nesse momento, encaminhado à fisioterapia dermatofuncional.

O protetor solar, ou a base com protetor solar, é introduzido após a total cicatrização das incisões, assim como o gel de silicone, para garantir melhor qualidade das cicatrizes. Os resultados tornam-se naturais a partir de 2 ou 3 semanas e não se observam mais estigmas de uma face operada, como elevação do "pé de cabelo", boca repuxada ou linha do cabelo desalinhada.

Na Figura 37.4, observam-se aumento da projeção malar e redução do comprimento da pálpebra inferior, tudo isso graças à elevação de todo o terço médio da face, que repercute também na elevação do canto da boca e na atenuação do sulco nasogeniano e das linhas de "marionete".

Essa naturalidade do resultado, que deve ser garantida até o fim da recuperação, garante satisfação plena dos pacientes, que se apresentam rejuvenescidos, sem aspecto artificial, uma das principais exigências na atualidade.

COMPLICAÇÕES

As mais comuns são hematoma, pequenas coleções que podem ser drenadas por punção direta, e hematomas visíveis,

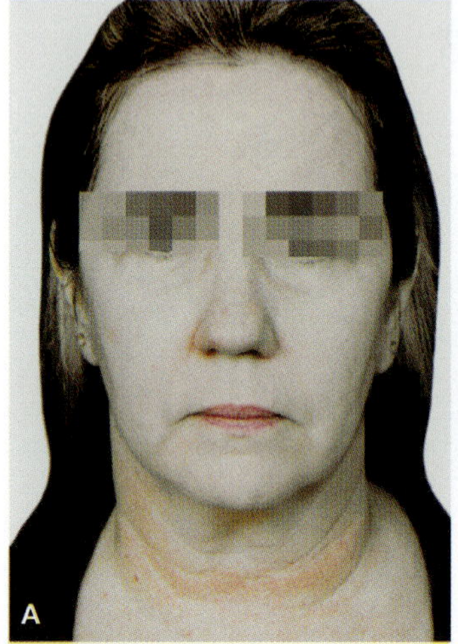

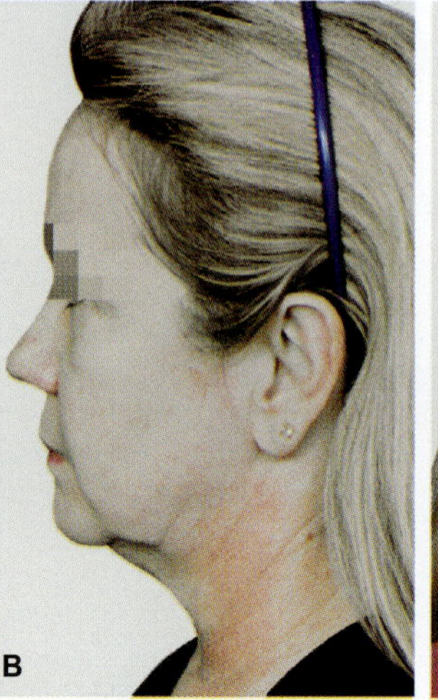

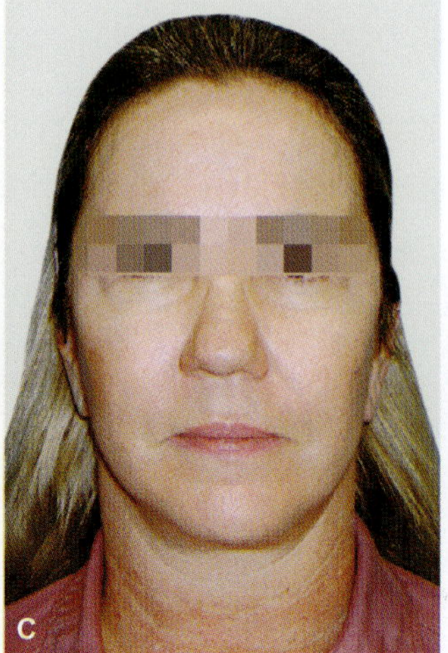

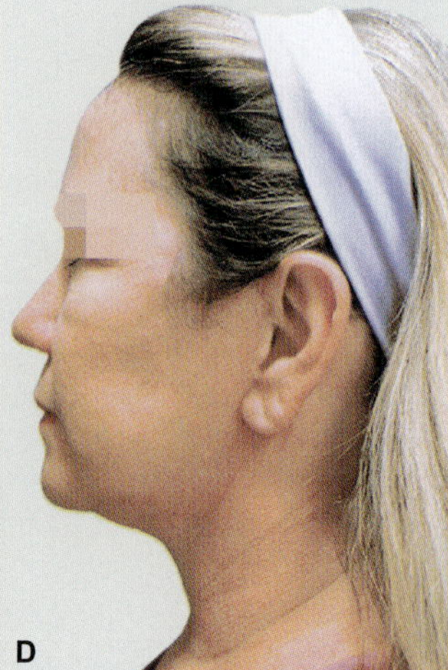

Figura 37.4 A a **D.** Aumento da projeção malar e redução do comprimento da pálpebra inferior.

que podem comprometer a viabilidade da pele e devem ser drenados em centro cirúrgico.

Cicatrizes inestéticas na face são raras e podem requerer retoques que não devem ser realizados antes da completa maturação da cicatriz. Necroses de pele, outrora temidas nas cirurgias com grandes descolamentos da face, inexistem nesta técnica com incisões e descolamentos reduzidos.

As lesões do nervo facial podem ocorrer de forma transitória, haja vista a grande rede de conexões dos ramos bucais e zigomáticos do nervo facial, e não devem preocupar o cirurgião, que deve saber acalmar seu paciente quanto ao caráter passageiro desse tipo de lesão.

CONSIDERAÇÕES FINAIS

A plástica de face tem evoluído nos últimos 20 anos, alcançando um nível de excelência sem precedentes. Antes vista como procedimento agressivo, hoje pode ser realizada com incisões reduzidas, durando cerca de 3 horas, com mínimos riscos, e mantendo resultados excepcionais.

Pacientes na faixa dos 40 a 60 anos podem rejuvenescer com uma cirurgia que não deixa estigmas e possibilita seu rápido retorno às atividades sociais. Considera-se esta cirurgia mais uma opção a quem preza pela autoestima e deseja manter sua jovialidade.

REFERÊNCIAS BIBLIOGRÁFICAS

1. Mendelson BC, Jacobson SR. Surgical anatomy of the midcheek: facial layers, spaces, and the midcheek segments. Clin Plast Surg. 2008;35(3):395-404.
2. Gassner HG, Rafii A, Young A, Murakami C, Moe KS, Larrabee WF Jr. Surgical anatomy of the face: implications for modern face-lift techniques. Arch Facial Plast Surg. 2008;10(1):9-19.
3. Batniji RK. Surgical anatomy for facelift. Facial Plast Surg. 2017;33(3):250-1.
4. Scoog T. Plastic surgery – new methods. Philadelphia: WB Saunders; 1974.
5. Mitz V, Peyronie M. The superficial musculo-aponeurotic system (SMAS) in the parotid and cheek area. Plast Reconstr Surg. 1976;58(1):80-8.
6. Chang S, Pusic A, Rohrich RJ. A systematic review of comparison of efficacy and complication rates among face-lift techniques. Plast Reconstr Surg. 2011;127(1):423-33.
7. Prado A, Andrades P, Danilla S, Castillo P, Leniz P. A clinical retrospective study comparing two short-scar face lifts: minimal access cranial suspension *versus* lateral SMASectomy. Plast Reconstr Surg. 2006;117:1413-25.
8. Baker DC. Minimal incision rhytidectomy (shot scar face lift) with lateral SMASectomy: evolution and application. Aesthetic Surg J. 2001; 21:14-26.
9. Tonnard A, Verpaele PL. Optimizing results from minimal access cranial suspension lifting (MACS-lift). Aesthetic Plast Surg. 2005;29:213-20.
10. Lindsey TL. Five-year retrospective review of the extended SMAS. Critical landmarks an technical refinements. Ann Plast Surg. 2009;62:492-6.
11. Wolf-Heidegger. Atlas de anatomia. 6.ed. Rio de Janeiro: Guanabara Koogan; 2006.
12. Barton FE Jr. The "high SMAS" face lift technique. Aesthetic Surg J. 2002; 22:481-6.
13. Luz D. Progressive tunnelizations in neck face lift detachment. Clin Plastic Surg. 2014;41:33-41.
14. Aston SJ, Walden JL. Facelift with SMAS techniques and FAME. In: Aston SJ, Steinbrech DS, Walden JL (Eds.). Aesthetic plastic surgery. London: Saunders Elsevier; 2009.

38

Correção Cirúrgica da Orelha Fendida

Emerson Lima

INTRODUÇÃO

O envelhecimento do lóbulo da orelha, seguindo a senescência natural, é caracterizado por flacidez e perda de volume. Essas alterações secundárias à degeneração tecidual favorecem a acentuação do orifício do brinco, muitas vezes piorada pela utilização de adereços pesados ao longo dos anos, ou mesmo após traumas súbitos que resultem em fenda parcial ou total. A Figura 38.1 apresenta um exemplo de fenda parcial e outro de fenda total, demostrando frouxidão tecidual, redução do tônus do lóbulo da orelha e rugas profundas.

Alternativas cirúrgicas e não cirúrgicas são propostas para restaurar os danos sofridos por essa região, isoladamente ou em associação, respeitando a diversidade de sinais inestéticos e progressivos. Várias técnicas de correção cirúrgica, removendo a sobra de pele e/ou corrigindo a fenda, vêm sendo aplicadas: uso de *punch*, zetaplastia, desepitelização das bordas da fenda total por abrasão cirúrgica e fechamento direto, retalho por cavalgamento do segmento posterior sobre o anterior (técnica de Reiter e Alford), além de ativos cáusticos, como o ácido tricloroacético (TCA) 90%, utilizados na borda do orifício com o objetivo de desepitelização e coaptação da fenda parcial. Quando o orifício sofreu um alargamento modesto, resultante muito mais da flacidez do que da septação da fenda, o preenchimento com ácido hialurônico presta-se para volumerizar a região, atenuando rugas e flacidez e oferecendo mais resistência ao lóbulo. O tratamento de todo o lóbulo com *peelings* médios e radiofrequência pulsada com multiagulhas (RFPM®), trazendo a renovação da pele envelhecida, também pode oferecer bons resultados ao contrair o tecido e diminuir o tamanho do óstio.

TÉCNICAS CIRÚRGICAS

São necessários dois direcionamentos para a escolha da melhor técnica: quando a fenda é parcial ou quando é total. Na parcial, o objetivo é recuperar o máximo de tecido íntegro ainda presente, sem que haja necessidade de realizar a ruptura total do segmento. Quando o orifício ultrapassa 2 mm, já oferece uma instabilidade à utilização de adereços, que pode ser sentida pelo paciente. Para realizar qualquer uma das intervenções a seguir, procede-se o mesmo preparo:

- Paciente posicionado em um ambiente ambulatorial cirúrgico com todas as exigências necessárias
- Assepsia com clorexidina 2%
- Posicionamento do campo cirúrgico
- Anestesia infiltrativa do lóbulo auricular com lidocaína 2% sem vasoconstritor ou bloqueio anestésico do nervo auricular
- Utilização da pinça para calázio (Figura 38.2) para oferecer suporte e facilitar a intervenção.

O *punch* 4 mm (mais estreito ou mais largo; Figura 38.3) pode ser bastante útil e prático quando se está diante de uma fenda parcial. A intenção é remover as bordas da fenda de forma circular, oferecendo uma superfície cruenta para ser coaptada. A síntese borda a borda pode ser feita com náilon 5.0 ou 6.0, suturando as faces anterior e posterior do lóbulo.

A abrasão cirúrgica utilizando ponteiras delicadas do dermoabrasor com o objetivo de desepitelizar a borda interna do orifício é uma técnica de fácil execução e efetiva. A desepitelização deve ser feita com toda precisão possível para deixar as bordas bem cruentas, sem qualquer área de epiderme íntegra – caso contrário, o resultado não será satisfatório. O náilon 5.0 ou 6.0 também é usado na síntese. A Figura 38.4 apresenta o motor e as lixas de diversos tamanhos que podem ser empregados depois de autoclavados.

A energia randômica obtida por meio de um aparelho de radioeletrocirurgia, usando um eletrodo-agulha curvo (Figura 38.5), na função CUT, também é uma opção para fendas parciais ou totais. Após remover a epiderme e expor a derme, as bordas são suturadas como apontado nas propostas anteriores. Recomenda-se usar baixas potências (8 a 12 W).

Tanto nesse momento quanto ao utilizar qualquer método cirúrgico de fechamento da fenda auricular, a RFPM®, como técnica de rejuvenescimento de todo lóbulo envelhecido, está bem indicada. Observa-se na Figura 38.6 uma paciente após 60 dias de tratamento com RFPM®.

Outra opção para a correção da fenda é a técnica de Reiter e Alford, também chamada "retalhos opostos paralelos". Os retalhos criados possuem pedículos junto à borda da fenda, um na parte anterior do lóbulo, à direita, e outro na parte posterior do lóbulo, à esquerda. Os retalhos se entrecruzam como "portas de *saloon*", resultando na coaptação da fenda. Observa-se esquematicamente na Figura 38.7 a execução da técnica.

A sutura borda a borda é bem indicada na correção da fenda total, depois de as bordas terem sido cortadas com uma tesoura íris delicada ou com lâmina de bisturi, bem como após plastia em "Z", "Y" ou retalho em "L". A Figura 38.8 apresenta esquematicamente a realização de uma zetaplastia e a Figura 38.9 mostra uma paciente após 60 dias da correção da fenda total por sutura borda a borda. Nesse caso, por ocasião da retirada dos pontos – feita com 15 dias –, foi realizado um *peeling* de fenol 88% em todo o lóbulo da orelha.

Um cáustico com potencial para desepitelizar toda a borda do orifício alargado vem sendo usado como opção terapêutica para a fenda parcial. O TCA na concentração de 90% é a solução de eleição. Recomenda-se aplicar o TCA 90% em toda a extensão da borda interna do orifício com posterior oclusão, que poderá ser realizada com esparadrapo microporado com permanência de pelo menos 48 h. As sessões são repetidas até a coaptação total da fenda.

Em todas as opções apresentadas, recomenda-se aguardar a cicatrização e a maturação do tecido resultante da restauração antes de fazer um novo orifício. O novo óstio para receber o brinco não deve ser posicionado dentro da cicatriz, mas em tecido sadio, visto que o tecido cicatricial não apresenta a mesma resistência daquele nunca antes traumatizado. Como na maioria das vezes se observa uma flacidez ou frouxidão do lóbulo da orelha previamente fendida, recomenda-se tratar todo o lóbulo, buscando melhorar o tônus, estimular a regeneração tecidual e preencher o tecido frouxo. O *peeling* de fenol 88% e principalmente a RFPM® têm se mostrado efetivos para esse fim.

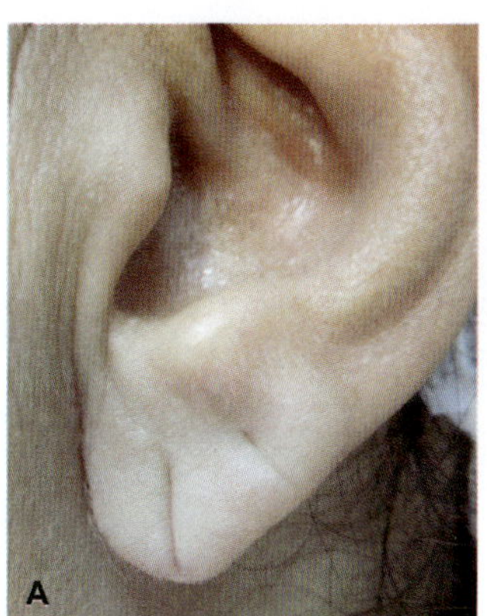

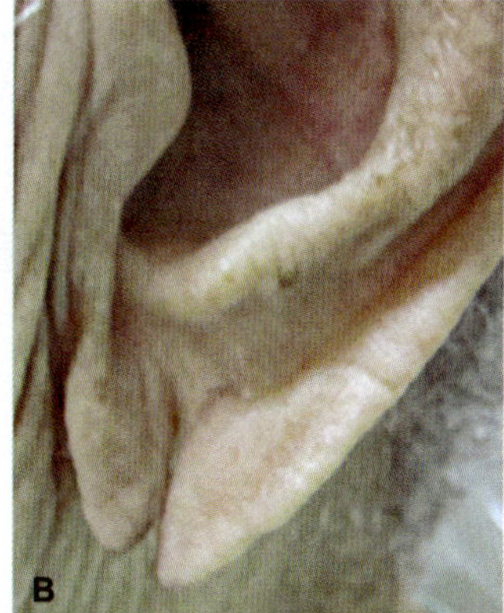

Figura 38.1 A. Fenda parcial. **B.** Fenda total.

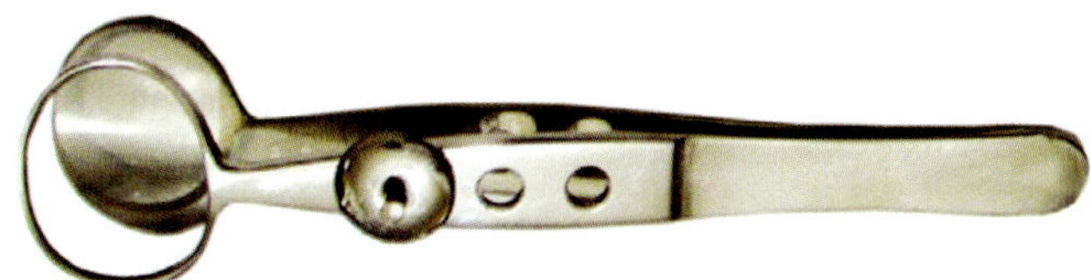

Figura 38.2 Pinça para calázio.

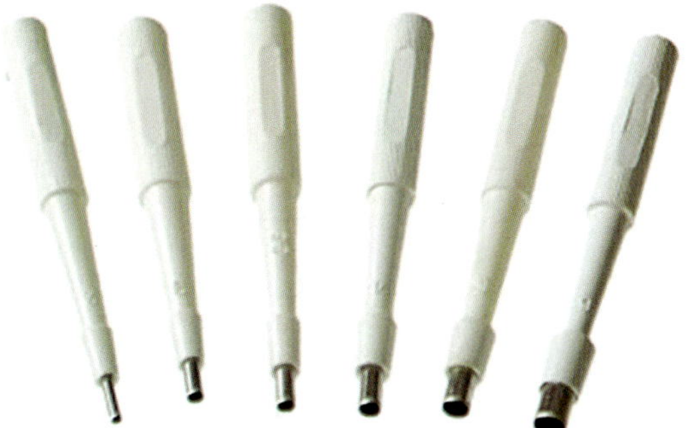

Figura 38.3 *Punchs* utilizados para correção da orelha fendida.

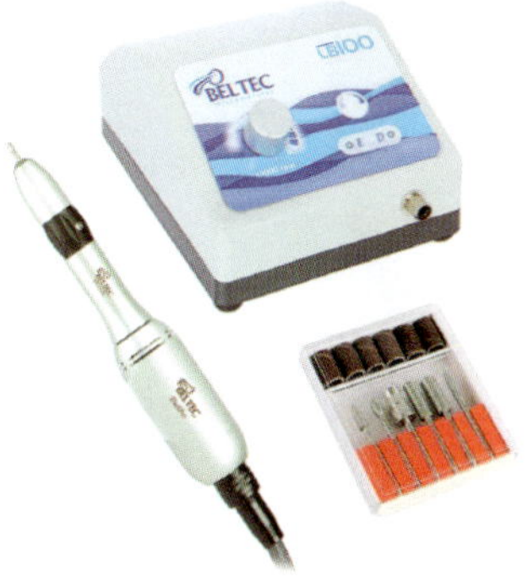

Figura 38.4 Motor e lixas usados para a técnica de abrasão cirúrgica.

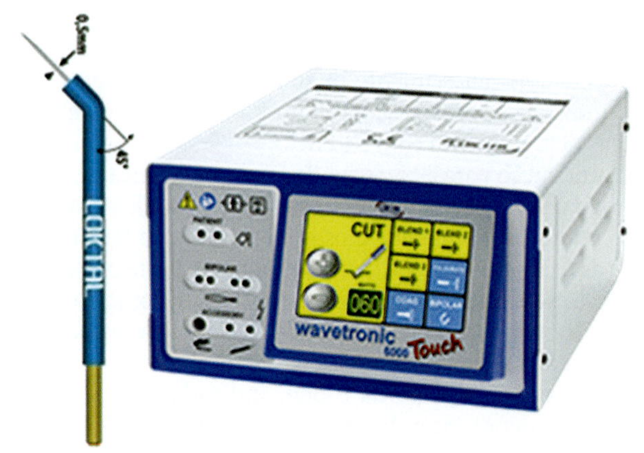

Figura 38.5 Eletrodo-agulha curvo e aparelho de radioeletrocirurgia.

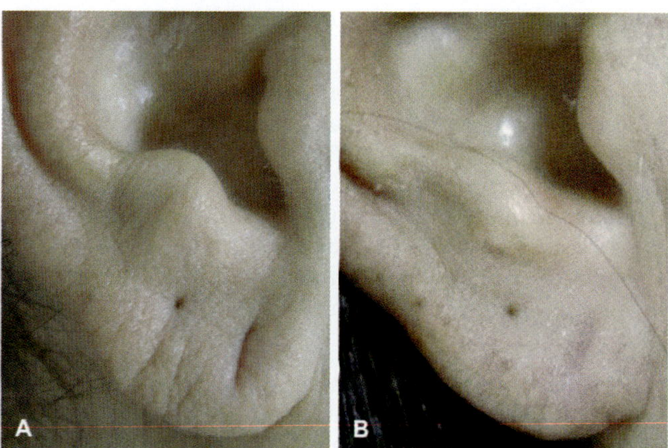

Figura 38.6 Lóbulo de orelha antes (A) e 60 dias após a RFPM® (B).

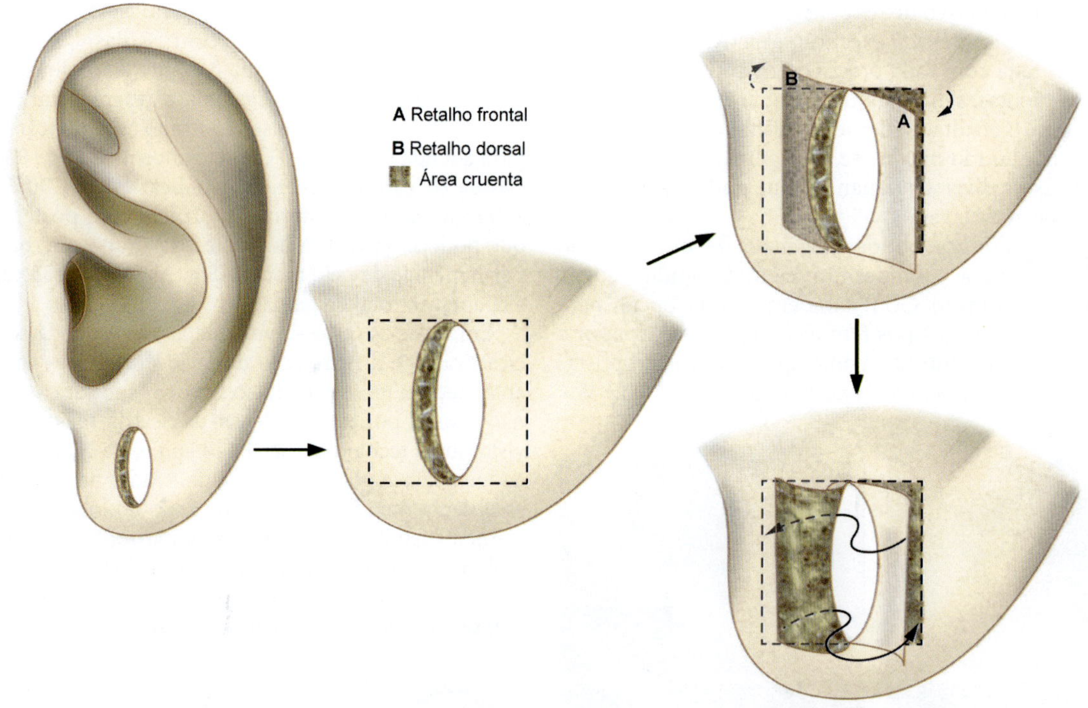

Figura 38.7 Técnica de Reiter e Alford.

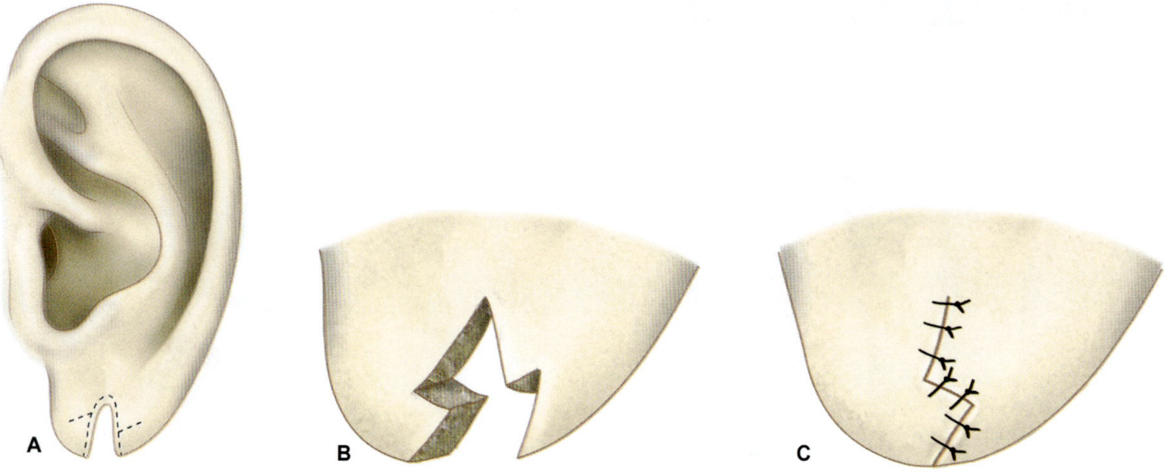

Figura 38.8 A a C. Realização esquemática de uma zetaplastia.

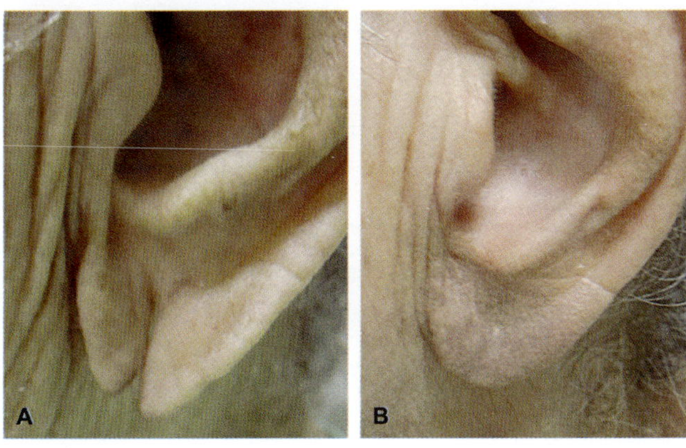

Figura 38.9 Paciente antes (**A**) e 60 dias após correção da fenda total por sutura borda a borda (**B**).

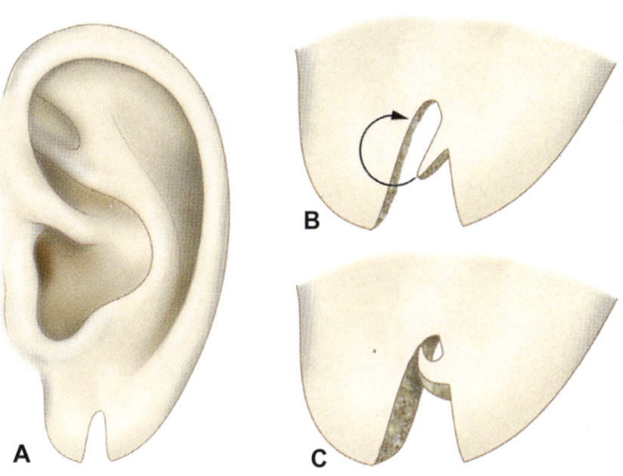

Figura 38.10 A a **C.** Técnica de Pardue.

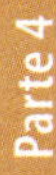

O reparo do lóbulo da orelha fendida também poderá ser feito preservando-se o orifício. Para tanto, os brincos necessitam estar previamente esterilizados. Várias técnicas são propostas; contudo, a de Pardue parece ser a mais difundida. Nessa proposta, as bordas da fenda são excisadas e um fragmento proximal de retalho é rodado de forma circular, originando um novo óstio com sustentação no lado oposto, seguido de sutura de todo o segmento (Figura 38.10).

BIBLIOGRAFIA

Apesos J, Kane M. Treatment of traumatic earlobe clefts. Aesthetic Plast Surg. 1993;17:253-5.

Effendi SH. Reconstruction of the middle-aged torn earlobe: a new method. Br J Plast Surg. 1988;41:174-6.

Elsahy NI. Reconstruction of the cleft earlobe with preservation of the perforation for an earring. Plast Reconstr Surg. 1986;77:322-4.

Harahap M. Repair of split earlobes. A review and a new technique. Plast Reconstr Surg. 1984;74:299-300.

Kalimuthu R, Larson BJ, Lewis N. Earlobe repair: a new technique. J Dermatol Surg Oncol. 1982;8:187-91.

Mendonça MCC, Oliveira ARMR, Araújo JMFA. Nonsurgical technique for incomplete earlobe cleft repair. Dermatol Surg. 2009;35:446-50.

Reiter D, Alford EL. Torn earlobe: a new approach to management with a review of 68 cases. Ann Otol Rhino Laryngol. 1994;103:879-84.

Ribeiro AA, Lourenço ML, Matsuda TH. Split ear lobe repair: literature review and new technique proposal. Surgical & Cosmetic Dermatology 2009;1(3):141-4.

Tan EC. Punch technique: an alternative approach to the repair of pierced earlobe deformities. J Dermatol Surg Oncol. 1989;15:270-2.

39

Correção da Orelha de Abano

Juliano de Avelar Breunig, Roosevelt das Neves Rocha Filho

INTRODUÇÃO

Entre as alterações que caracterizam as orelhas de abano encontram-se concha hiperdesenvolvida, anti-hélix hipodesenvolvido, lóbulo em posição inestética, ângulo formado por orelha e cabeça maior que 30° e distância da cabeça maior que 2 cm. Cerca de 5% da população apresenta orelha de abano, sem diferença entre os sexos. É comum a ocorrência de diversos casos em uma mesma família.

ANATOMIA

A orelha externa é formada pelos pavilhões auriculares e o meato acústico externo. As duas faces da orelha são chamadas face lateral e face medial (Figura 39.1).

Vascularização

É proveniente das artérias auriculares, divididas em auricular anterior (ramo da artéria temporal superficial), auricular posterior (proveniente da artéria carótida externa) e occipital (Figura 39.2). Em razão do fluxo arterial intenso e de diversas anastomoses na circulação local, pequenos traumas cirúrgicos não comprometem a circulação local.

Inervação

Medialmente, a orelha é inervada pelos ramos cervicais dos nervos occipital menor e grande auricular. Lateralmente, pelos ramos do nervo auriculotemporal (ramo do trigêmeo – V par), ramo auricular do nervo vago e ramo auricular do nervo facial (Figura 39.3).

TÉCNICA CIRÚRGICA

O objetivo da cirurgia é, por meio de raspagem, excisão e suturas, "moldar" a orelha em nova posição, deixando-a mais harmônica esteticamente. Na Dermatologia cirúrgica, a indicação é sobretudo

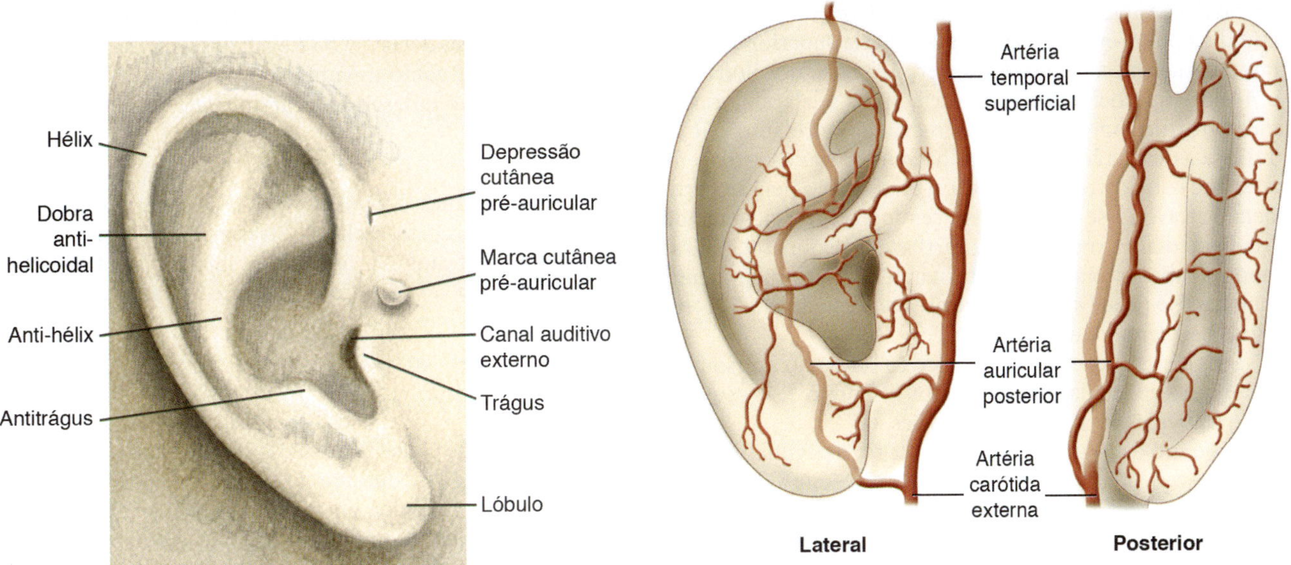

Figura 39.1 Anatomia auricular. Adaptada de Wolf-Heidegger, 2006.[1]

Figura 39.2 Vascularização da orelha.

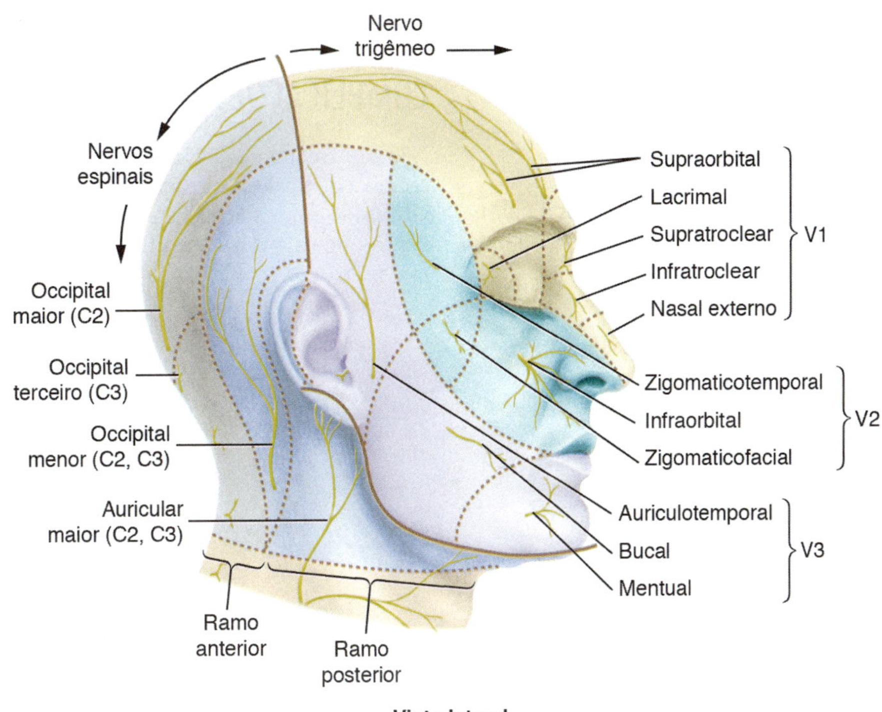

Figura 39.3 Inervação da orelha. Adaptada de Wolf-Heidegger, 2006.[1]

estética. A cirurgia pode ser feita depois dos 7 anos de idade, quando a orelha atingiu quase todo o seu desenvolvimento.

Existem dezenas de diferentes técnicas.[2,3] Neste capítulo será detalhado um método de fácil reprodução por médicos residentes em treinamento de cirurgia dermatológica.

Primeiro, faz-se a anestesia com solução tumescente: lidocaína 2%, epinefrina, soro fisiológico 0,9% e bicarbonato de sódio 8,4%. A aplicação deve ser feita superficialmente, na face medial da orelha, para que o próprio anestésico crie o plano de divulsão onde se irá trabalhar.

Faz-se uma incisão elíptica na face medial da orelha, pela qual se excisa uma faixa de pele e se expõe a cartilagem auricular. Em seguida, retira-se uma parte da cartilagem da concha, em formato de semicírculo (Figura 39.4). Ao suturar a cartilagem, aproximando as duas bordas da excisão, a orelha assume uma posição mais próxima do couro cabeludo, reduzindo o ângulo que inicialmente era maior do que 30° e ficando a menos de 2 cm de distância do couro cabeludo. Muitos profissionais aproveitam essa etapa para escarificar a cartilagem, usando instrumento próprio ou até mesmo uma agulha para fraturar a cartilagem e deixá-la maleável.

O próximo passo são os pontos em "U", cujo objetivo é trabalhar a face lateral da orelha. São feitos cerca de 3 ou 4 pontos, seguindo o trajeto da anti-hélix e abraçando-a em "U". Eles serão responsáveis por moldar a parte superior do pavilhão auricular, que muitas vezes é discreta ou ausente em pacientes com orelha de abano. A sua presença confere um aspecto mais natural à orelha, evitando ainda que a parte superior da hélix fique anteriorizada. Para fazê-los, deve-se passar o náilon incolor 4-0 da superfície medial da orelha para a lateral, atravessando a cartilagem, em local pré-marcado. Entretanto, não se atravessa a pele lateral com a agulha após cruzar a cartilagem. Antes que isso ocorra, desliza-se a agulha entre a pele e a cartilagem e atravessa-se a mesma em sentido contrário, voltando do lado medial para o lateral da cartilagem (Figura 39.5). Essa manobra "abraça" o anti-hélix, tornando-a mais proeminente. Traciona-se o fio até a orelha assumir a posição desejada. Essas suturas não serão removidas.

Na sequência, fecha-se a pele borda a borda no acesso feito para exérese da cartilagem com náilon 4-0 preto. Essas suturas serão removidas a partir de 10 a 14 dias.

Após o fim da cirurgia, deve-se proteger o pavilhão auricular com gazes e realizar o enfaixamento, para que a orelha seja mantida na posição correta e a cartilagem se enrijeça na nova posição. O paciente é orientado a não remover as ataduras por 3 a 5 dias. Após esse período, elas devem ser retiradas para banho rápido e recolocadas em seguida. Apesar de não haver consenso, a maioria dos profissionais solicita que as orelhas sejam mantidas na posição correta por meio de faixas durante 15 a 30 dias.

Etapas adicionais

Hipertrofia da concha

Alguns profissionais incluem ainda uma etapa adicional, na qual a cartilagem é fixada no periósteo do osso mastoide, usando náilon 3-0 incolor. Esses pontos costumam ser realizados apenas quando a concha é bastante protrusa, para evitar que se comporte como uma mola, trazendo a orelha de volta para uma posição indesejada futuramente.

Lóbulo

Em alguns pacientes, o lóbulo da orelha pode ser proeminente, assumindo posição frontalizada. Nesses casos, deve-se fazer mão de incisão triangular na incisura intertrágica, forçando o lóbulo a assumir nova posição mais medial, aproximando-se do mastoide.

Reparos

Pequenos reparos podem ser necessários em casos de assimetria evidente, que traga insatisfação ao paciente. No entanto, devem ser evitados durante o período de maturação do resultado. Em virtude da posição lateral das orelhas, é difícil visualizá-las simultaneamente no espelho, diferentemente do nariz, que ocupa posição central na face. Com isso, queixas não são frequentes, e essa cirurgia costuma ter grande impacto na qualidade de vida dos pacientes, que retornam ao consultório com comportamento de extrema gratidão.

COMPLICAÇÕES

Não são frequentes nesse tipo de cirurgia, mas pode-se citar recidiva da posição inestética da orelha, hematomas discretos, abscessos e queloides. Estes últimos sobretudo em pacientes negros, nos quais podem chegar a 10% dos casos.[4]

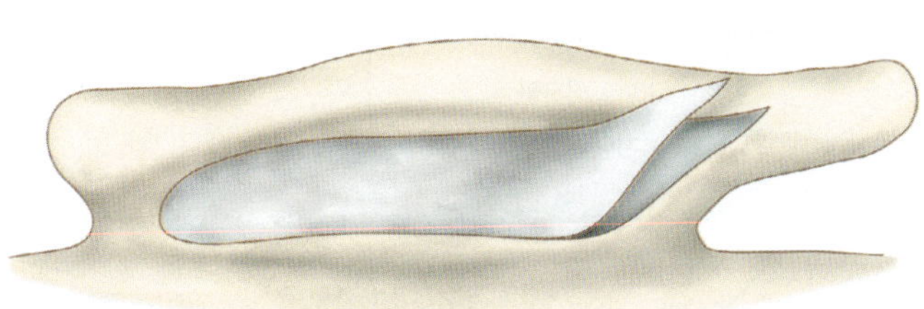

Figura 39.4 Remoção de uma parte da cartilagem em formato de semicírculo.

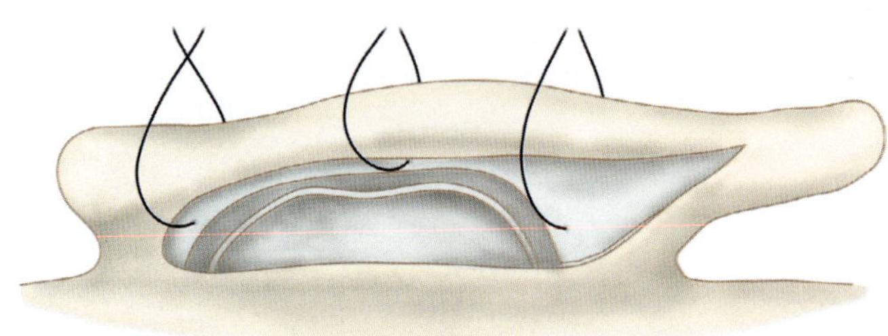

Figura 39.5 Pontos em "U".

REFERÊNCIAS BIBLIOGRÁFICAS

1. Wolf-Heidegger. Atlas de anatomia. 6.ed. Rio de Janeiro: Guanabara Koogan; 2006.
2. Pawar SS, Koch CA, Murakami C. Treatment of Prominent Ears and Otoplasty: A Contemporary Review. JAMA Facial Plast Surg. 2015;17(6):449-54.
3. Richards SD, Jebreel A, Capper R. Otoplasty: a review of the surgical techniques. Clin Otolaryngol. 2005;30(1):2-8.
4. Handler EB, Song T, Shih C. Complications of otoplasty. Facial Plast Surg Clin North Am. 2013;21(4):653-62.

40

Cirurgia Química e Abrasão Cirúrgica

Emerson Lima

INTRODUÇÃO

Técnicas ablativas são consagradas dentro da dermatologia pelo seu potencial de desencadear uma efetiva modificação do tecido danificado. Tanto a pele envelhecida como a vitimada por cicatrizes respondem bem a essas intervenções. Isso se dá à custa da substituição de um tecido elastótico ou cicatricial por um novo tecido, secundário à remoção total da epiderme e parcial da derme.

Intervenções praticadas há décadas, como a abrasão cirúrgica e os *peelings* médios e profundos, fortemente presentes no atual arsenal terapêutico do dermatologista, atuam desencadeando a liberação de fatores de crescimento, essencialmente fatores transformadores do crescimento beta 1 e beta 2 (TGFβ1 e TGFβ2), migração de células inflamatórias, ativação de fibroblastos e, por fim, neocolagênese. Esse colágeno amadurece e se traduz como melhoria do tom da pele, superficialização de rugas, correção de cicatrizes, volumerização da região tratada, seguida da melhoria da flacidez e sobra de pele.

Algumas soluções caústicas, com diferentes concentrações, são boas candidatas à renovação celular, associadas ou não à abrasão cirúrgica, que por si só apresenta esse potencial. Os ácidos tricloroacético (TCA) e o fenol são os agentes mais comumente utilizados. Esses ativos são úteis à correção de cicatrizes discrômicas, como se observa na Figura 40.1, em que pacientes pós-acne inflamatória foram tratados com o *peeling* de fenol 88%. São substâncias comprovadamente efetivas na correção do fotodano, tratando melanoses solares e queratoses actínicas (Figura 40.2).

A associação do *peeling* à abrasão cirúrgica é denominada quimioabrasão e tem como objetivo a potencialização das técnicas, aprofundando a intervenção e uniformizando os resultados (Figura 40.3). Também a abrasão cirúrgica como técnica isolada é útil tanto para a melhora de cicatrizes deprimidas rasas como na condução de rítides em que o grau de elastose é moderado. Na Figura 40.4 é possível constatar a resposta desse tratamento em cicatrizes de acne.

Na quimiobrasão, tanto o fenol 88% como o TCA até 45% podem ser utilizados. Concentrações superiores a 45% aumentam muito os riscos de discromias. Embora sejam técnicas com baixo custo para o operador, e ainda que exijam muito conhecimento técnico e treinamento, deve-se pontuar que o tecido resultante do estímulo abla-

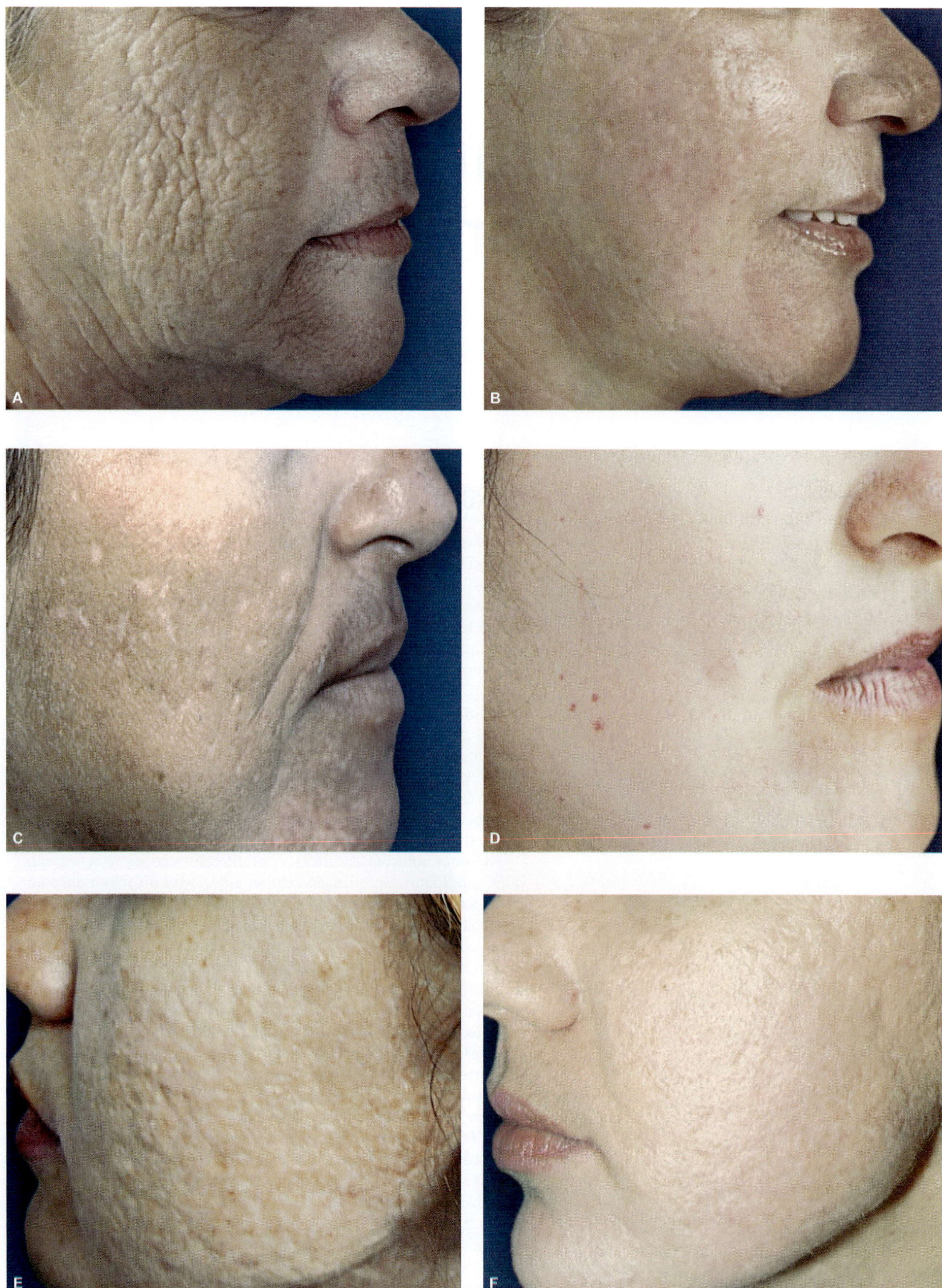

Figura 40.1 A a **F.** Antes e depois de pacientes tratados com fenol 88% para correção de cicatrizes de acne.

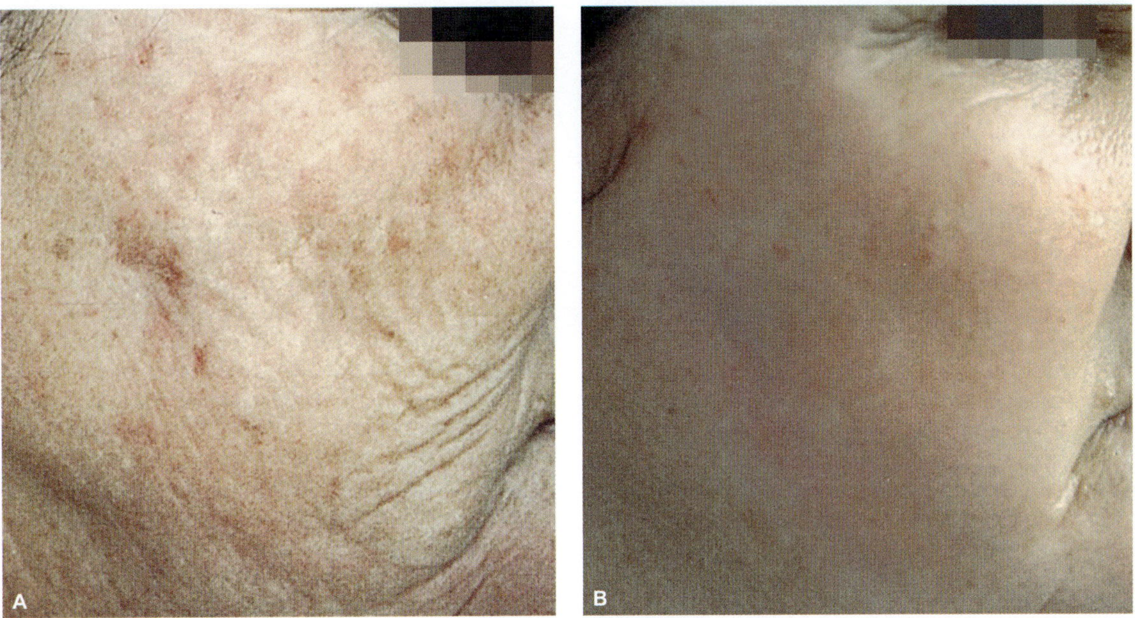

Figura 40.2 Paciente antes (**A**) e após tratamento com fenol 88% para o fotodano (**B**).

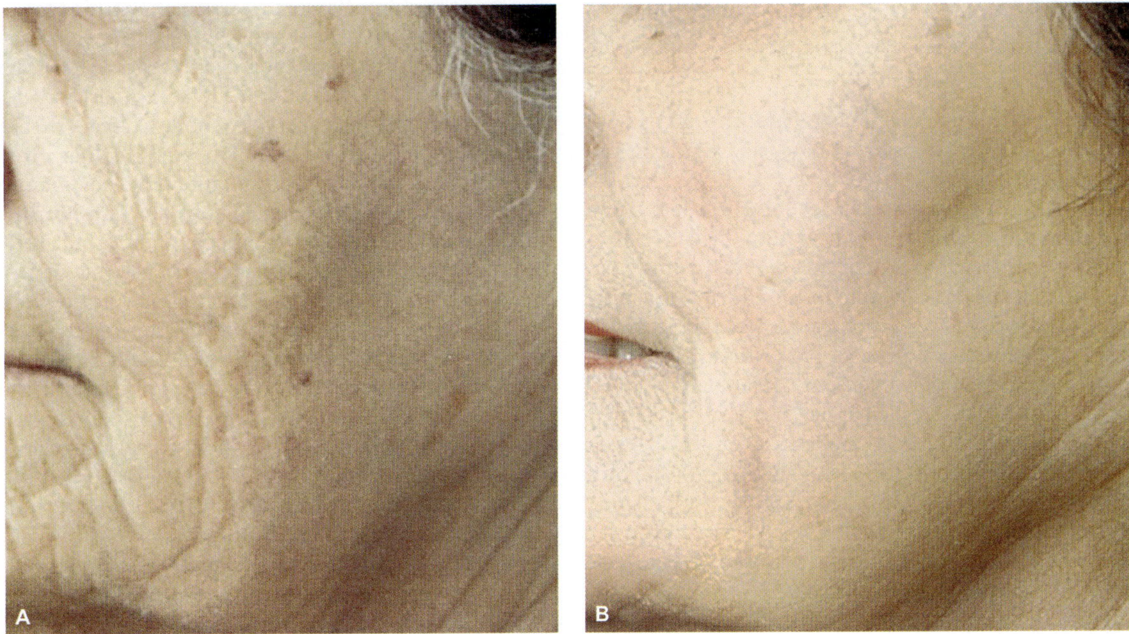

Figura 40.3 Paciente antes (**A**) e após tratamento com associação de fenol 88% e abrasão cirúrgica (**B**).

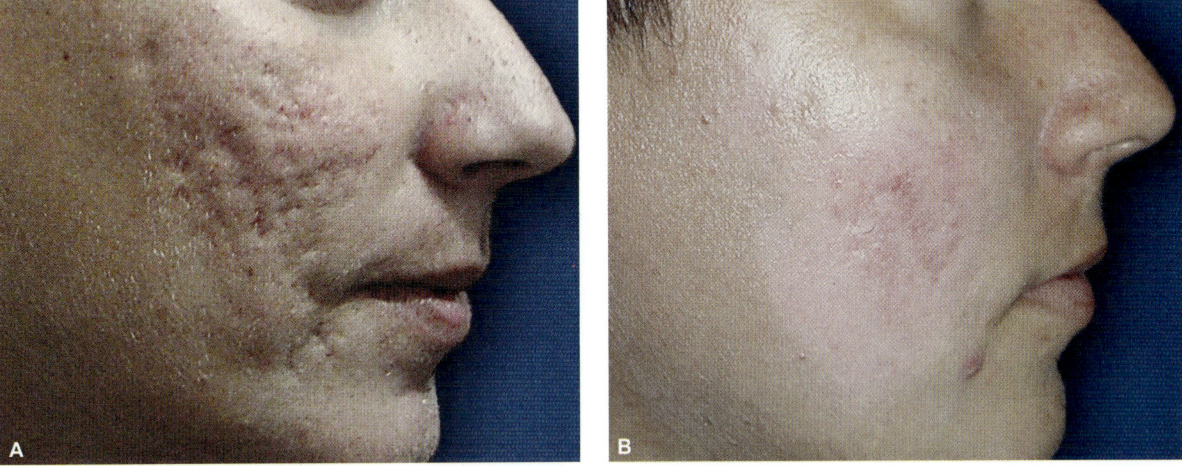

Figura 40.4 Paciente antes (**A**) e após tratamento com quimioabrasão em caso de acne (**B**).

tivo está mais sujeito a eritema persistente, hiperpigmentação pós-inflamatória, diferença de tom da área tratada para a não tratada e um longo tempo de hipersensibilização. A abstinência à exposição à luz solar é mandatória e muitas vezes pode se prolongar além do esperado.

PARTICULARIDADES DA TÉCNICA

Na seleção do paciente, deve-se afastar tendência a cicatrizes elevadas ou acrômicas, bem como histórico de discromias, incluindo tendência à hiperpigmentação pós-inflamatória. Os melhores candidatos são aqueles com fotótipo entre I e III segundo a classificação de Fitzpatrick, apesar da dificuldade em classificá-los em um país miscigenado como o Brasil. Os pacientes claros com intenso fotodano parecem ser os que mais se beneficiam com esse tratamento (Figura 40.5). O preparo da pele é aconselhado, utilizando ativos despigmentantes. Quanto menos melanina disponível, menor a chance de complicações.

PASSO A PASSO

O passo a passo para a realização dessa técnica compreende importantes etapas, descritas a seguir:

1. Realizar o procedimento em ambiente cirúrgico, com todas as medidas de assepsia e antissepsia exigida nessas intervenções.
2. Certificar-se sobre a procedência das soluções, bem como sua conservação e validade. Prefere-se o TCA 35% e o fenol 88%. Essas soluções provocam *peelings* médios e são capazes de oferecer bons resultados e reduzir o risco de complicações. A associação com a abrasão cirúrgica objetiva torna a lesão mais profunda. Para minimizar os riscos, o *peeling* deve sempre anteceder o lixamento.
3. Para a realização da abrasão cirúrgica, usar um motor acoplado a ponteiras delicadas (Figura 40.6) ou lixas d'água (80 e 100) umedecidas em soro fisiológico (SF) 0,9% . Se a opção for pelas lixas, utilizar uma seringa de aspiração de 5 mℓ para facilitar a sua manipulação; e elas deverão ser criteriosamente autoclavadas, assim como os eletrodos do abrasor.
4. Buscando conforto analgico durante a intervenção, utilizar solução de lidocaína 2% 1:1, SF 0,9% e 10% do volume total de bicarbonato de sódio 10%. Caso apenas o *peeling* médio (fenol 88% ou TCA 35%) seja utilizado, deve-se administrar 10 g de lidocaína lipossomada 4% massageada na pele não higienizada 1 h antes da intervenção e deixada em grossa camada, para que ofereça um pouco mais de conforto, com alívio do ardor.
5. Para desengordurar a pele antes do *peeling* de fenol 88% ou TCA 35%, realizar um *peeling* com solução de Jessner imediatamente antes dos procedimentos.
6. Aplicar o fenol 88% ou TCA 35% a fim de alcançar um *frosting* uniforme, sendo essencial que a pele esteja bem preparada. A abrasão cirúrgica, quando opção, é realizada após alcançar o branqueamento, estando o paciente devidamente anestesiado. Quando o *peeling* for utilizado isoladamente, recomenda-se um intervalo de, pelo menos, 20 min entre os lados direito e esquerdo das regiões genianas tratadas, garantindo a segurança da intervenção. Manter o paciente monitorado durante toda a intervenção, avaliando saturação de oxigênio, frequência cardíaca e pressão arterial. O desconforto do ardor e/ou a ansiedade sentidos pelo paciente deverão ser criteriosamente observados, respeitando o comportamento particular de cada caso.
7. Proceder à abrasão buscando como *end point* um orvalho sangrante uniforme, como apresentado na Figura 40.7. Após a intervenção, procede-se à aplicação de gazes e esparadrapo microporado sobre a área cruenta, removidos após 12 h no chuveiro, para facilitar o desprendimento. A exsudação resultante deve ser mantida como curativo biológico, não higienizada. Administrar creme regenerador sobre a pele apenas após 12 h da intervenção. A Figura 40.8 apresenta uma paciente antes e após 60 dias da associação do *peeling* de fenol 88% à abrasão.
8. Não recomendar antibioticoterapia tópica ou sistêmica. Para o período pós-operatório, orienta-se o uso de regenerador cutâneo 2 vezes/dia, quando removido o curativo. Também não se recomenda corticoterapia tópica ou sistêmica para conter os efeitos esperados do processo inflamatório autolimitado. A introdução de um antiviral 48 h antes da intervenção (em doses usuais) e sustentada até a reepitelização (7 a 10 dias) deve ser avaliada, já que se trata de uma técnica que remove a epiderme e permite a reativação do herpes-vírus, em predispostos, durante o

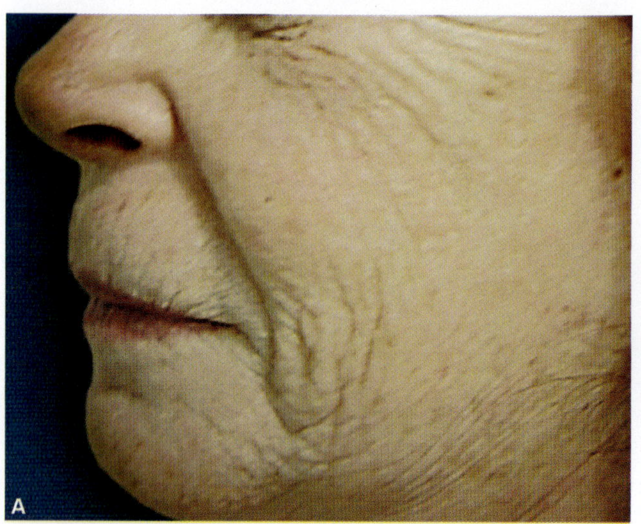

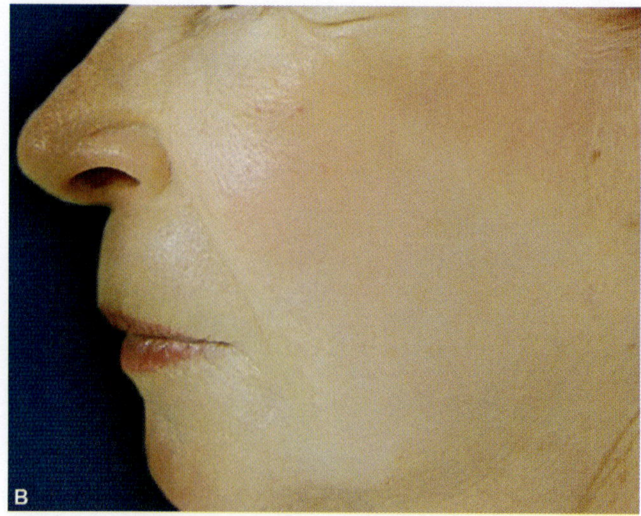

Figura 40.5 Paciente com intenso fotodano antes (**A**) e após a associação de fenol 88% à abrasão cirúrgica (**B**).

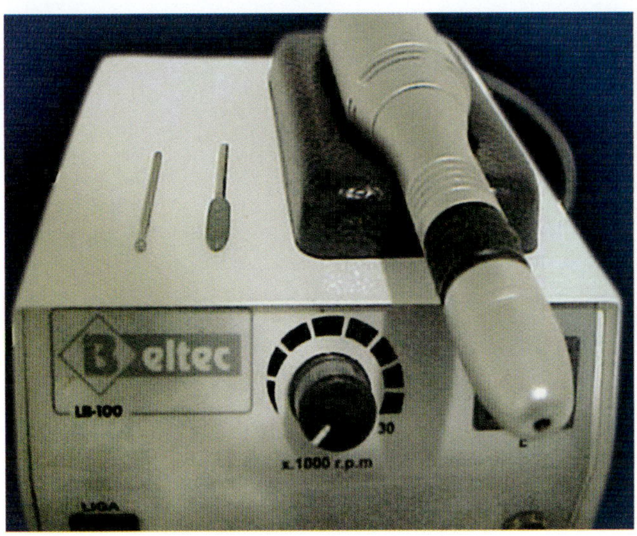

Figura 40.6 Abrasor e lixas delicadas.

processo de reepitelização. Na Figura 40.9, observa-se a crosta espessa que se forma no pós-operatório de 5 dias e o eritema ainda presente após 30 dias da intervenção.

9. As mesmas recomendações dispostas anteriormente se adéquam à realização exclusiva do fenol 88% ou TCA 35%. Em relação ao fenol, prefere-se associar a abrasão cirúrgica ou as microagulhas (IPCA®) à intervenção para obter resultados mais promissores ao utilizar o óleo de cróton. A prudência deve-se ao fato de se estar tratando uma região limitada, e não a face toda, com risco aumentado de diferença de tom da pele decorrente de soluções mais concentradas, bem como maior chance de eritema persistente e hiperpigmentação pós-inflamatória de difícil manejo. A Figura 40.10 apresenta pacientes tratados pela associação de fenol 88% e abrasão cirúrgica.
10. Aplicar cremes clareadores suaves à noite após 10 dias da intervenção, substituindo o creme regenerador, a depender da tolerância do paciente, sempre associados ao uso matinal de filtro solar tonalizado.

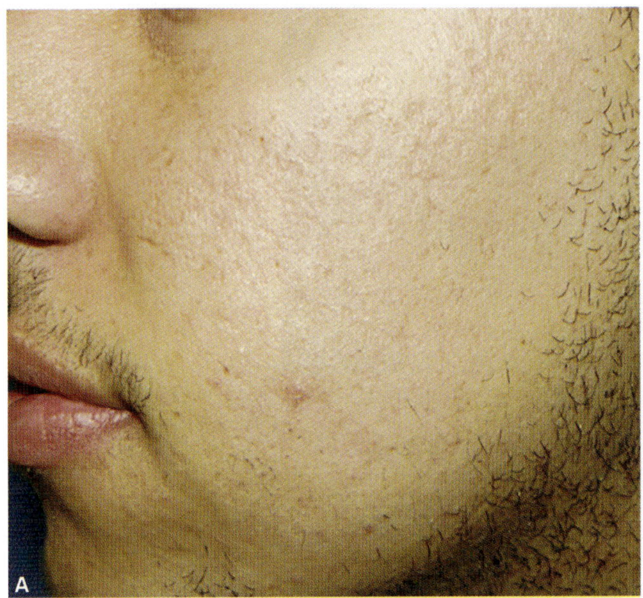

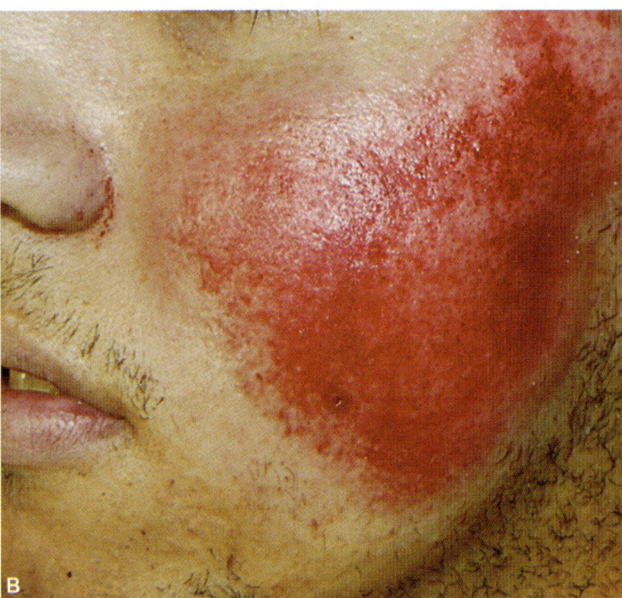

Figura 40.7 A. Paciente imediatamente antes do tratamento. **B.** Paciente após o tratamento, demonstrando o *end point*.

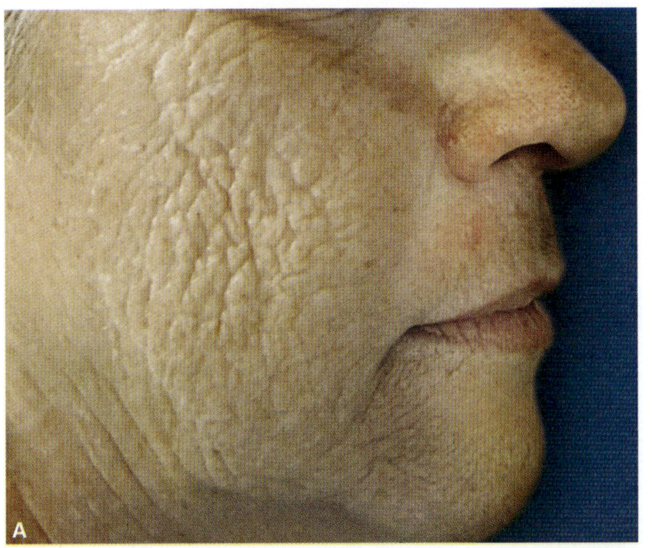

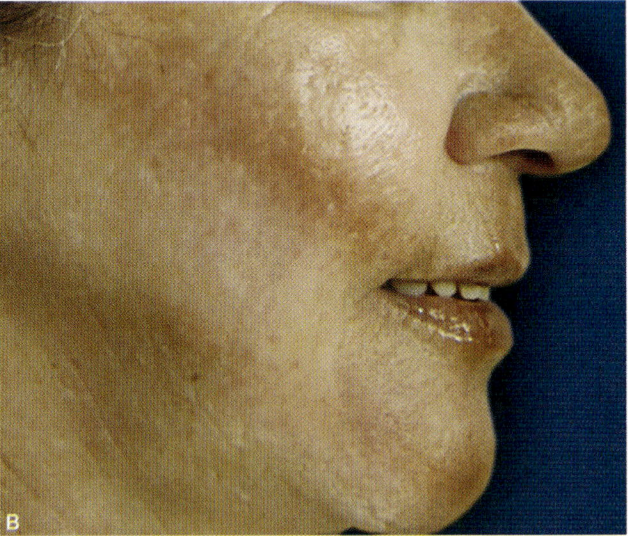

Figura 40.8 Paciente antes (**A**) e 60 dias após associação do *peeling* de fenol 88% à abrasão (**B**).

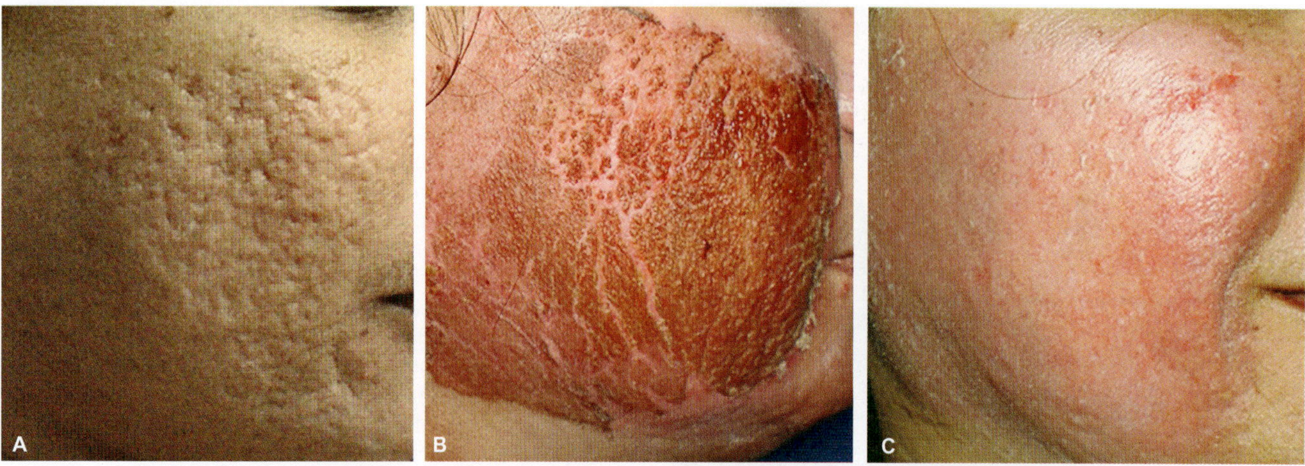

Figura 40.9 A. Aspecto inicial da pele. **B.** Crosta espessa após 5 dias da intervenção. **C.** Eritema persistente no 30º dia de pós-operatório.

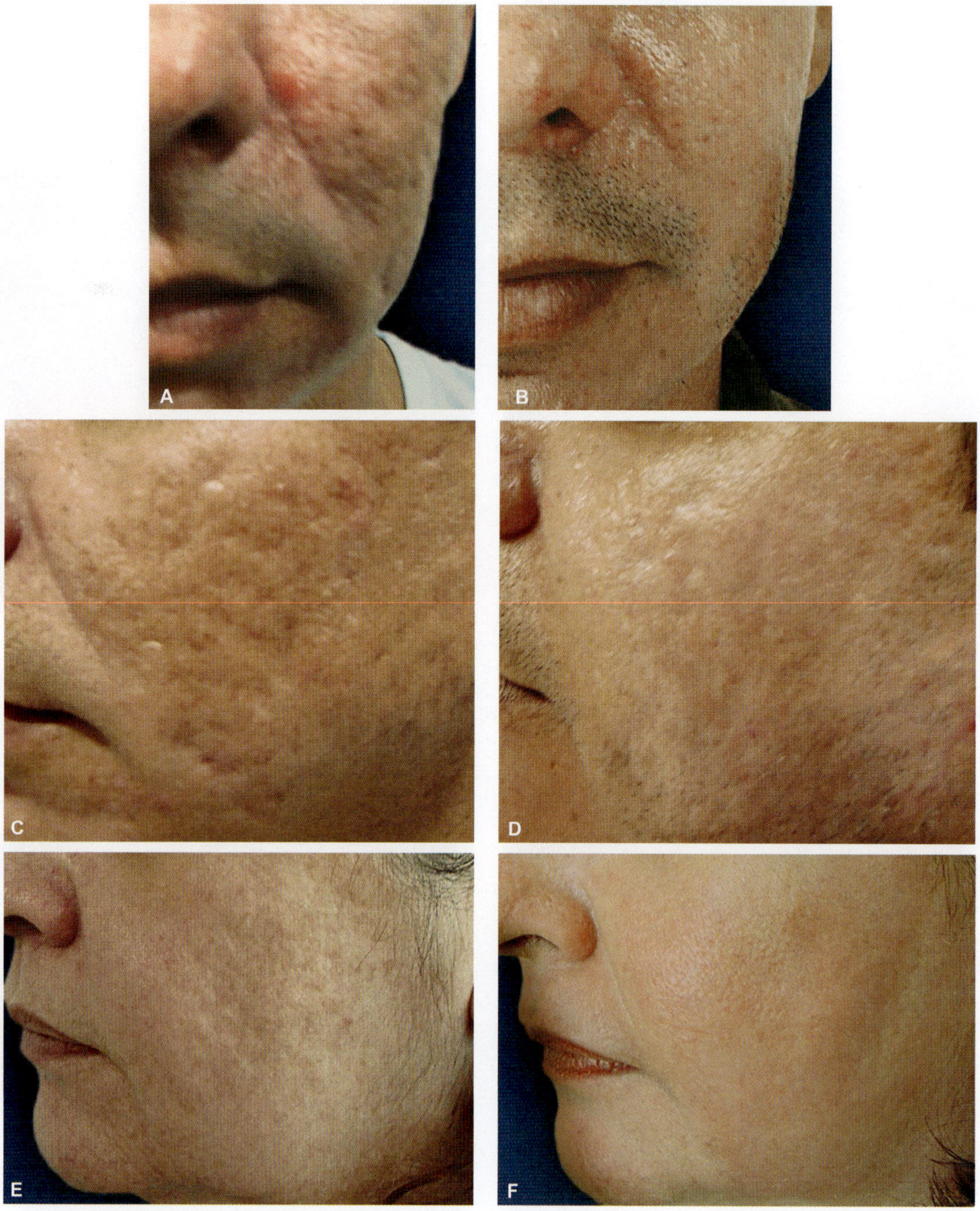

Figura 40.10 A a **F.** Antes e depois de pacientes tratados pela associação de fenol 88% e abrasão cirúrgica.

11. Restringir exposição à luz solar devido ao edema e às crostas dos primeiros dias. O paciente estará apto a regressar às suas atividades laborativas em torno do 10º dia de pós-operatório, porém alguns podem precisar de mais tempo.

Caso o dermatologista deseje utilizar um preenchedor, como ácido hialurônico, recomenda-se que essa intervenção seja programada para pelo menos 30 dias após os *peelings* e/ou abrasão.

COMPLICAÇÕES

Estão frequentemente relacionadas à seleção inadequada do paciente, à má técnica e a um pós-operatório não criterioso.

Comumente não há nenhuma necessidade de analgésico ou anti-inflamatório no pós-operatório de *peelings* médios e abrasão cirúrgica, mas caso haja queixa de desconforto, sem qualquer outro agravante, recomenda-se dipirona 1 g efervescente a cada 6 h. A dor é um sintoma frequente nas primeiras 12 h, pelo menos dos *peelings* profundos, quando se opta pelo óleo de cróton como coadjuvante na intervenção.

CONSIDERAÇÕES FINAIS

A abrasão cirúrgica, apesar do pós-operatório prolongado, é compensada pelos bons resultados obtidos. Quando associada aos *peelings* médios, esses resultados são ainda mais evidentes. Após o advento das microagulhas e a possibilidade de obtenção de uma lesão profunda, sem a necessidade de desepitelização, prefere-se associação do fenol 88% à IPCA®, considerando o menor tempo de recuperação e um risco minimizado de efeitos adversos quando comparada à abrasão.

BIBLIOGRAFIA

Goel A, Krupashankar DS, Aurangabadkar S, Nischal KC, Omprakash HM, Mysore V. Fractional lasers in dermatology – current status and recommendations. Indian J Dermatol Venereol Leprol. 2011;77(3):369-79.

Kadunc BV. Ácido pirúvico: técnica de padronização para uso em esfoliações químicas através de estudo experimental [tese]. São Paulo: Universidade de São Paulo; 1998.

Meski APG, Cucé C. Quimioabrasão para tratamento de rugas periorais: avaliação clínica e quantificação das células de Langerhans epidérmicas. Surg Cosmet Dermatol. 2009;1(2):74-9.

Oremović L, Bolanca Z, Situm M. Chemical peelings--when and why? Acta Clin Croat. 2010;49(4):545-8.

Rosas FMB, Mulinari-Brenner F, Helmer KA. Comparative assessment of CO2 fractional laser and dermabrasion in the treatment of acne scars. Surg Cosmet Dermatol. 2012;4(4):298-303.

Velasco MVR, Ribeiro ME, Bedin V, Okubo FR, Steiner D. Rejuvenescimento da pele por *peeling* químico: enfoque no *peeling* de fenol. An Bras Dermatol. 2004;79(1):91-9.

Yokomizo VMF, Benemond TMH, Chisaki C. Chemical peels: review and practical applications Surg Cosmet Dermatol. 2013;5(1):5868.

41

Condução Cirúrgica de Tumores

Lauro Lourival Lopes Filho

INTRODUÇÃO

A face é uma região que possui características peculiares, tanto no aspecto anatômico quanto no funcional e no estético. O cirurgião dermatológico, ao se propor a executar qualquer procedimento nessa área, deve ter um conhecimento profundo de todas essas peculiaridades para conseguir resultados curativos, funcionais e estéticos adequados. Esses resultados são influenciados pela localização, pelo tamanho e profundidade do defeito cirúrgico, se acomete apenas uma ou mais unidades estéticas, pela qualidade, mobilidade e elasticidade da pele circundante, pela técnica cirúrgica apurada e pela idade do paciente. Além disso, o cirurgião deve conhecer as unidades e subunidades estéticas da face e avaliar se a movimentação tecidual para a reconstrução não acarretará deformidades em estruturas anatômicas e defeitos funcionais.

Quando a intervenção for executada para tratar tumores malignos, é essencial que haja uma avaliação histopatológica das margens cirúrgicas, seja por meio da cirurgia micrográfica ou de outros métodos, para que se possa ter maior segurança quanto à remoção total da lesão antes que seja feita qualquer técnica de reconstrução. Se isso for totalmente impossível, as margens cirúrgicas podem ser avaliadas clinicamente (por inspeção cuidadosa e palpação da lesão), dermatoscopicamente ou, ainda, por múltiplas biopsias prévias.

REGIÃO GENIANA

É delimitada superiormente pela borda inferior da órbita, inferiormente pela borda inferior da mandíbula, lateralmente pela borda anterior do músculo masseter, medialmente pelos sulcos nasogeniano e labiogeniano e, por fim, por uma linha que se prolonga até a borda inferior da mandíbula (Figura 41.1).

A drenagem linfática é feita primariamente para os linfonodos submentonianos, submandibulares e pré-auriculares. As artérias temporal superficial, infraorbital (que se anastomosa com a artéria facial) e facial (que continua como artéria angular) são as responsáveis pela maior parte do suprimento sanguíneo dessa região. A drenagem venosa é feita por vasos com nomenclatura similar à das

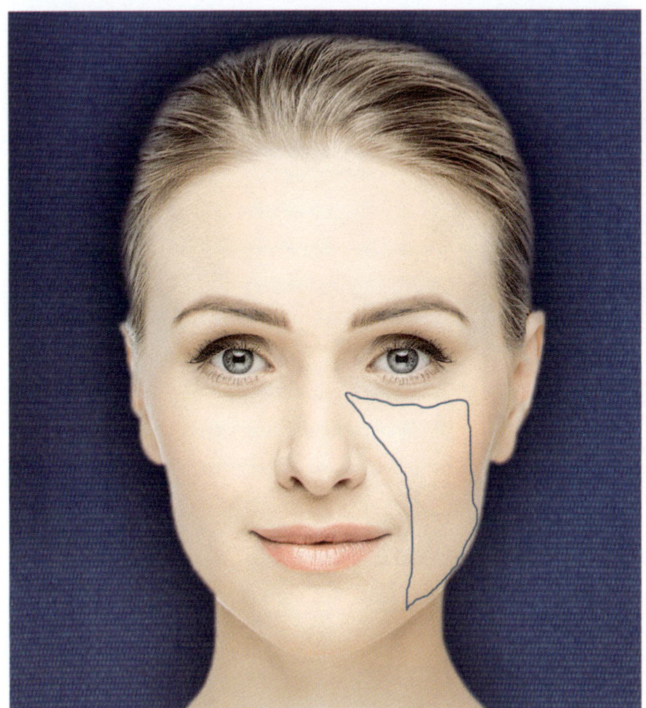

Figura 41.1 Região geniana.

artérias. O nervo facial fornece inervação motora e a maioria da inervação sensitiva é feita pelas divisões do nervo trigêmeo.

A exérese de tumores nessa região pode ser seguida de qualquer uma das técnicas de reconstrução. O fechamento primário, com sutura borda a borda, é sempre a primeira opção de reconstrução por ser o procedimento mais simples, rápido e com menos risco de complicações (Figura 41.2). Por exemplo, pequenos tumores localizados no limite lateral do nariz com a região geniana e lateralmente ao sulco nasolabial podem ser excisados com a técnica de fuso assimétrico, em que a incisão medial é uma reta, localizada dentro ou próximo aos sulcos, e a lateral, a metade de uma elipse. A diferença entre elas é compensada durante a sutura e a cicatriz fica posicionada dentro dos sulcos, o que a torna menos perceptível (Figura 41.3). Quando a incisão convencional necessitar ultrapassar para outra unidade estética, utiliza-se o recurso da M-plastia (ou W-plastia) em uma ou em ambas as extremidades para encurtá-la.

Contudo, em muitas ocasiões, devido principalmente ao tamanho e à localização dos tumores, a reconstrução da ferida operatória pelos métodos anteriormente descritos pode não ser possível, havendo a necessidade de mobilização dos tecidos adjacentes pela confecção de retalhos ou por enxertia.

Principais retalhos

Deve-se sempre lembrar, quando da confecção de qualquer retalho local, que a sua mobilização não deve ser por tração ou com tensão, porque isso pode causar isquemia do pedículo ou distorção das áreas circunvizinhas. O retalho deve apenas "deitar" na área receptora. Para isso, são necessários um descolamento adequado e um bom planejamento do ponto de rotação. Outro detalhe muito importante é a hemostasia durante o ato cirúrgico, uma vez que um hematoma ou um seroma embaixo do retalho pode comprometer a sua viabilidade, assim como nos enxertos. Os materiais utilizados no procedimento devem ser os mais delicados possíveis, os fios mais finos, e a manipulação do retalho deve ser feita com cuidado para a preservação da sua integridade.

O retalho de avanço em V-Y com pedículo subcutâneo é uma das melhores opções por sua versatilidade, podendo ser utilizado para pequenos e grandes defeitos. Ele é planejado com um formato triangular, incisado e descolado, de modo a deixar o pedículo no tecido subcutâneo, que em geral tem um diâmetro médio de metade do seu comprimento, por onde as artérias perfurantes farão o suprimento sanguíneo. As pontas dos ângulos do triângulo do retalho podem ser removidas, quando ele tomará um formato mais arredondado, ou preservadas, dependendo da necessidade de tecido para o fechamento. O retalho avança e, após o posicionamento na área receptora, as linhas de sutura tomam forma de Y (Figura 41.4). Pode ocorrer elevação da porção central decorrente da esperada retração da cicatriz, mas esse resultado pode ser minimizado quando no planejamento se desenha o diâmetro do retalho um pouco menor (1 a 2 mm) em relação ao diâmetro da área receptora. Se mesmo assim ocorrer, com o passar do tempo a maioria voltará ao normal.

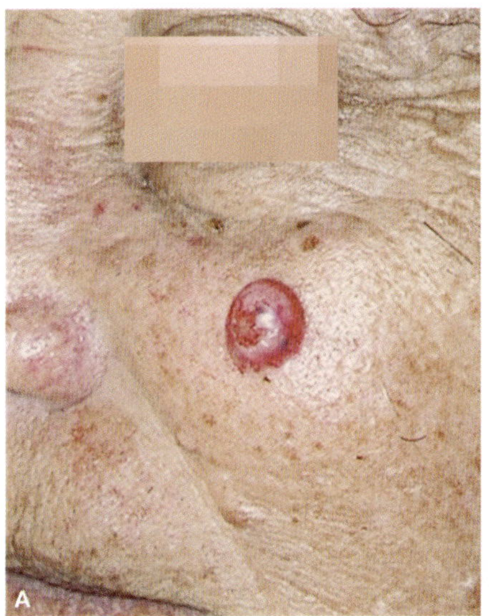

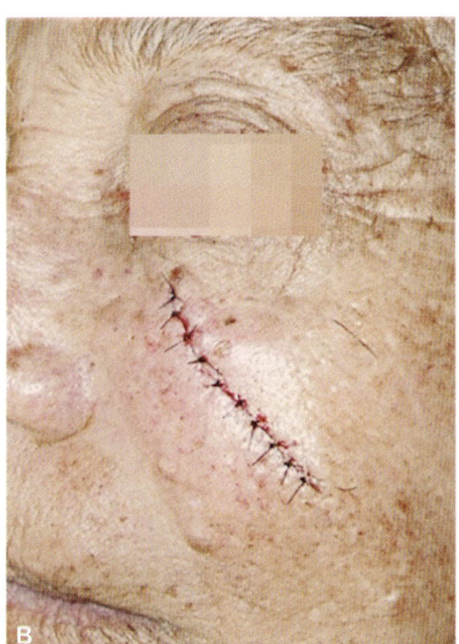

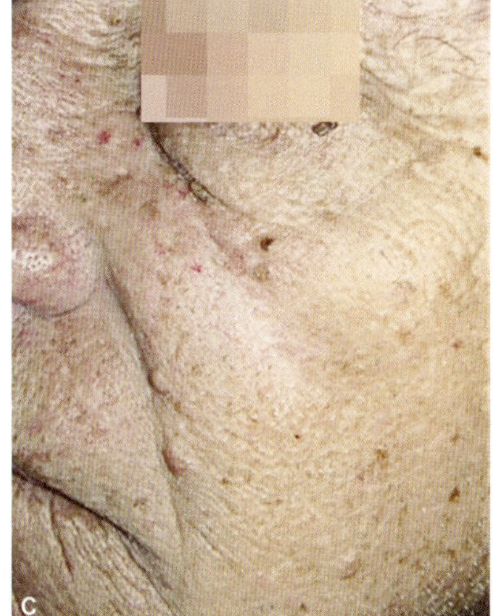

Figura 41.2 A. Carcinoma basocelular. B. Exérese em fuso. C. Resultado final.

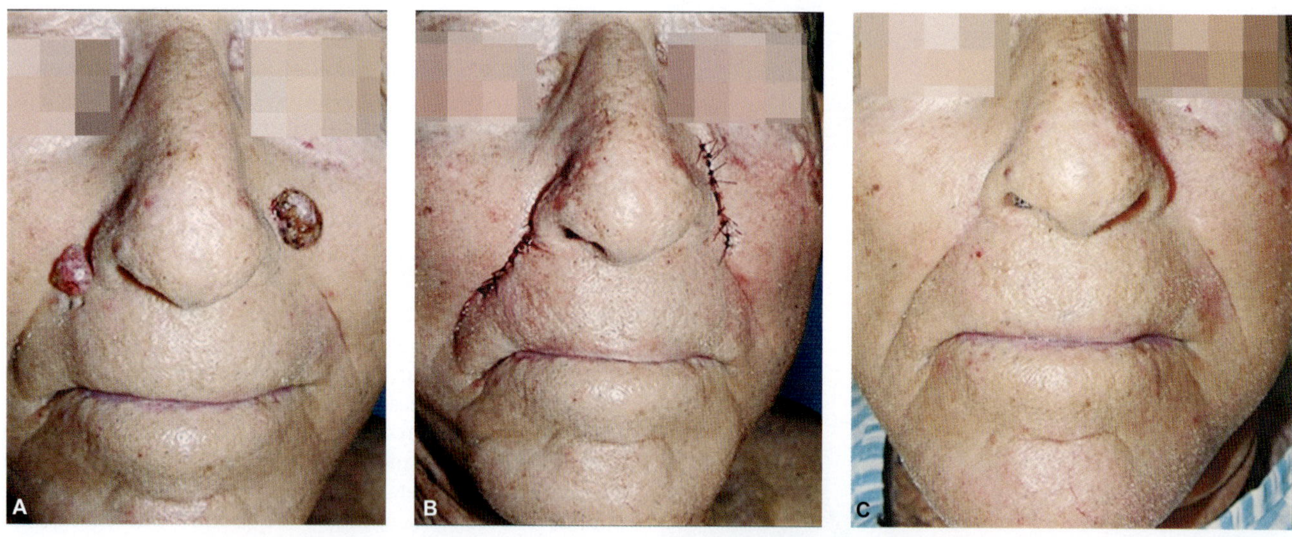

Figura 41.3 A. Carcinoma basocelular bilateral. **B.** Exérese em fuso assimétrico. **C.** Resultado final.

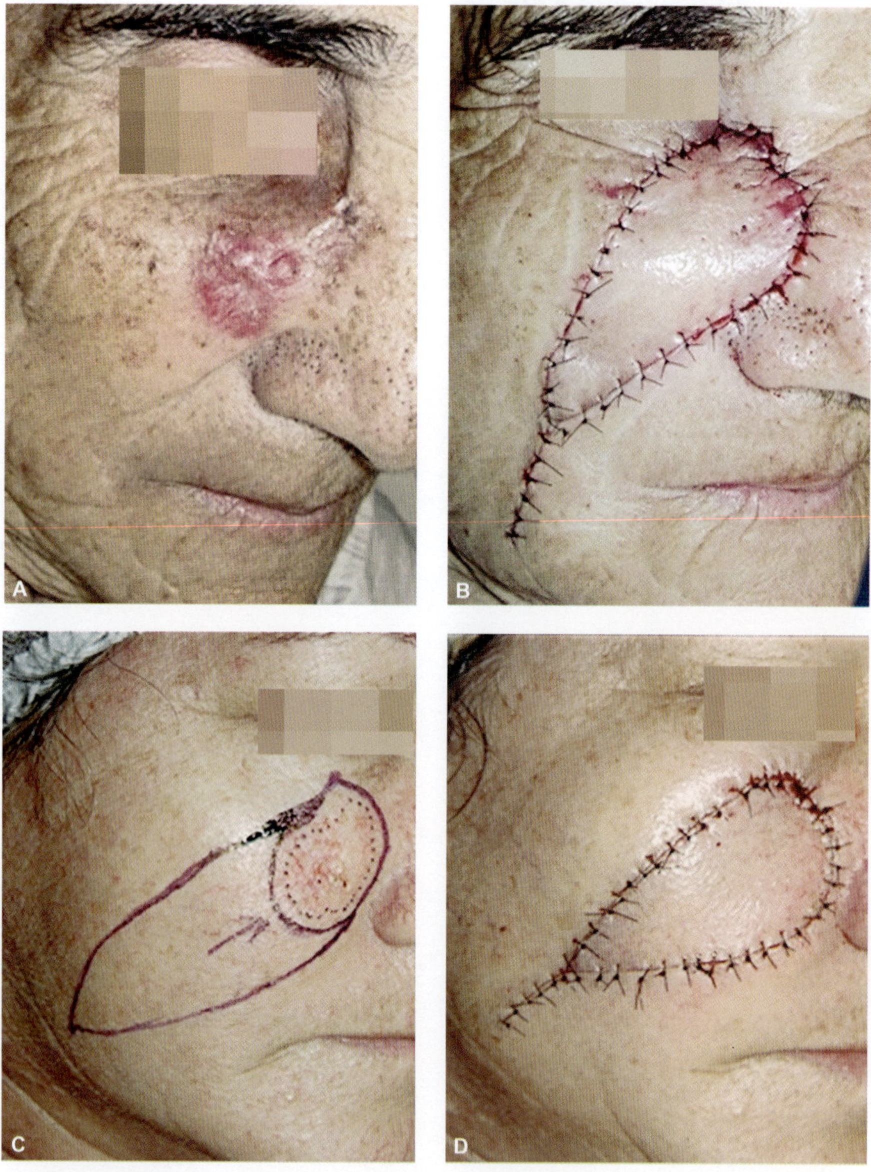

Figura 41.4 Carcinomas basocelulares (**A**, **C**) e retalho de pedículo subcutâneo (**B**, **D**).

Os retalhos de rotação simples também são muito úteis para a reconstrução de feridas cirúrgicas na região geniana. Têm a grande vantagem de terem pedículos largos e, portanto, baixo risco de isquemia e perda. Além disso, a própria anatomia da área favorece a mobilização tecidual e o escamoteamento das cicatrizes (Figura 41.5).

Os retalhos de transposição são também muito versáteis e podem ser utilizados para pequenos defeitos na porção central da região geniana. O retalho romboidal de Limberg tem como vantagem oferecer quatro opções de transposição, entre as quais o cirurgião escolhe a que tem melhor mobilidade e que faz o fechamento mais fácil e mais estético.

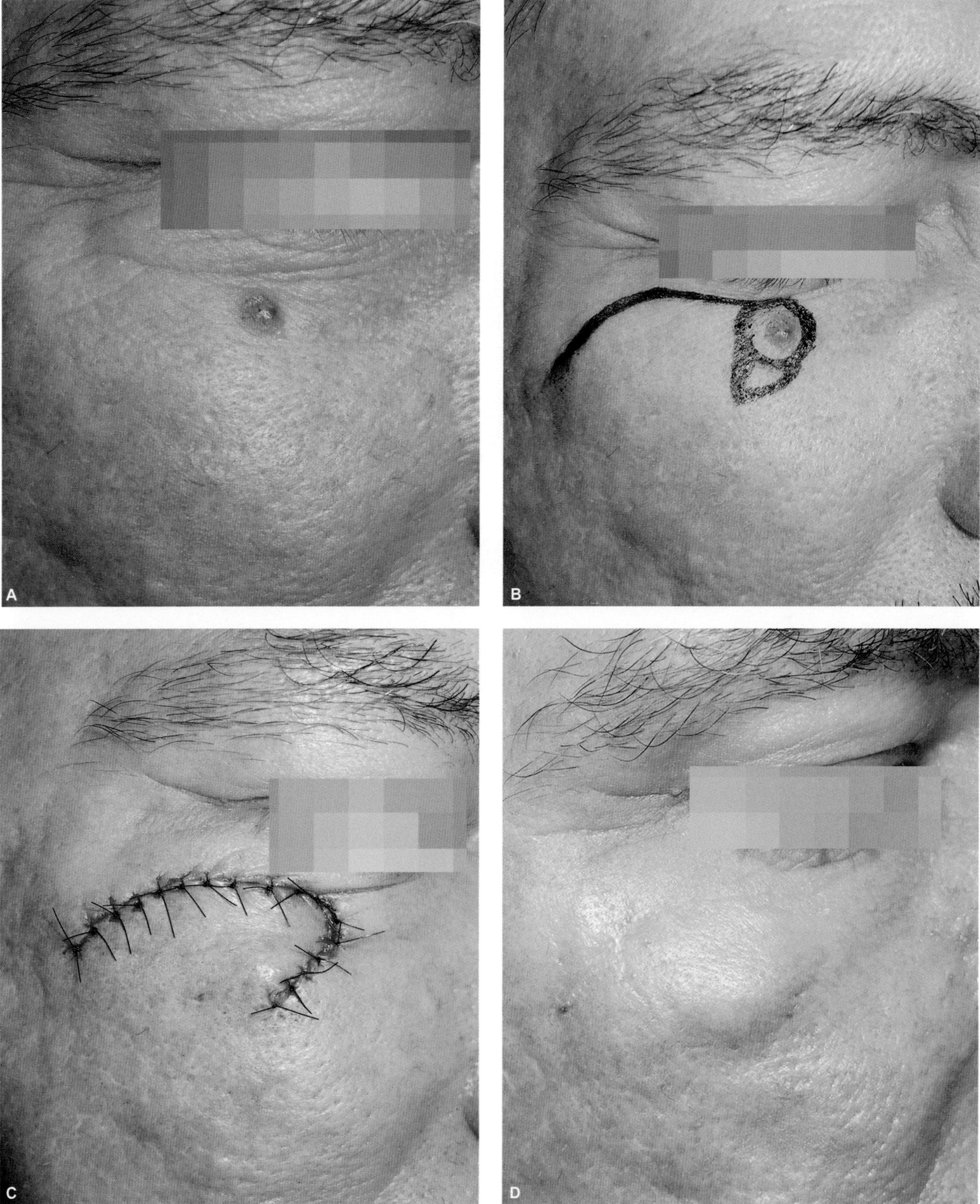

Figura 41.5 A. Carcinoma basocelular. **B.** Marcação cirúrgica. **C.** Retalho de rotação. **D.** Resultado final.

Para a reconstrução de defeitos próximos à órbita, uma boa opção é o retalho de avanço e rotação, posicionando-se a sutura em uma linha paralela à borda da órbita e a outra no sulco nasolabial (Figuras 41.6 e 41.7). Se o retalho for espesso e, consequentemente, pesado, e houver risco de ectrópio pela ação da gravidade, ele é fixado no periósteo.

Em algumas situações, faz-se necessária a combinação de dois ou mais tipos de retalhos, como de avanço e rotação, transposição e avanço, rotação e transposição, dependendo da mobilidade tecidual e do diâmetro do defeito. Nem sempre é possível a reconstrução em um único tempo cirúrgico, sendo necessários dois ou mais tempos.

REGIÃO MALAR

Corresponde a uma área triangular infrapalpebral, limitada medialmente pela região nasal até a porção inferior do sulco nasolabial e, a partir desse ponto, por uma linha imaginária até o arco zigomático. A vascularização é feita por ramos

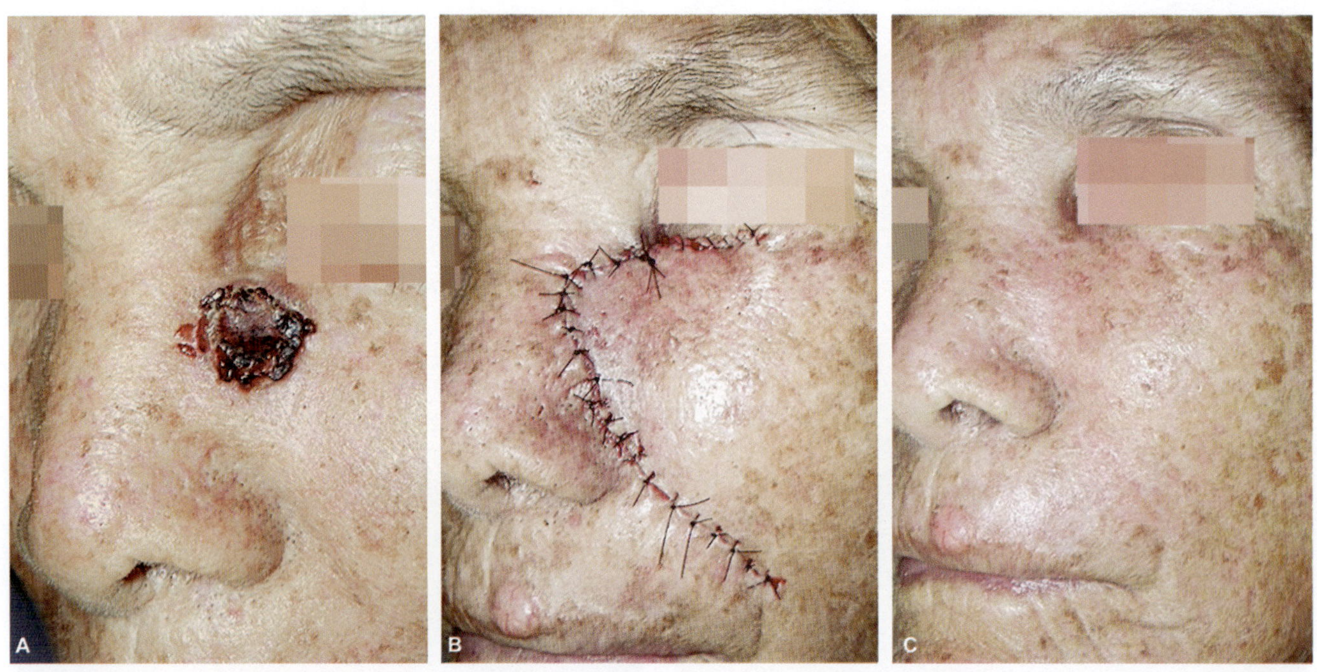

Figura 41.6 A. Carcinoma basocelular ulcerado. **B.** Retalho de avanço e rotação. **C.** Resultado final.

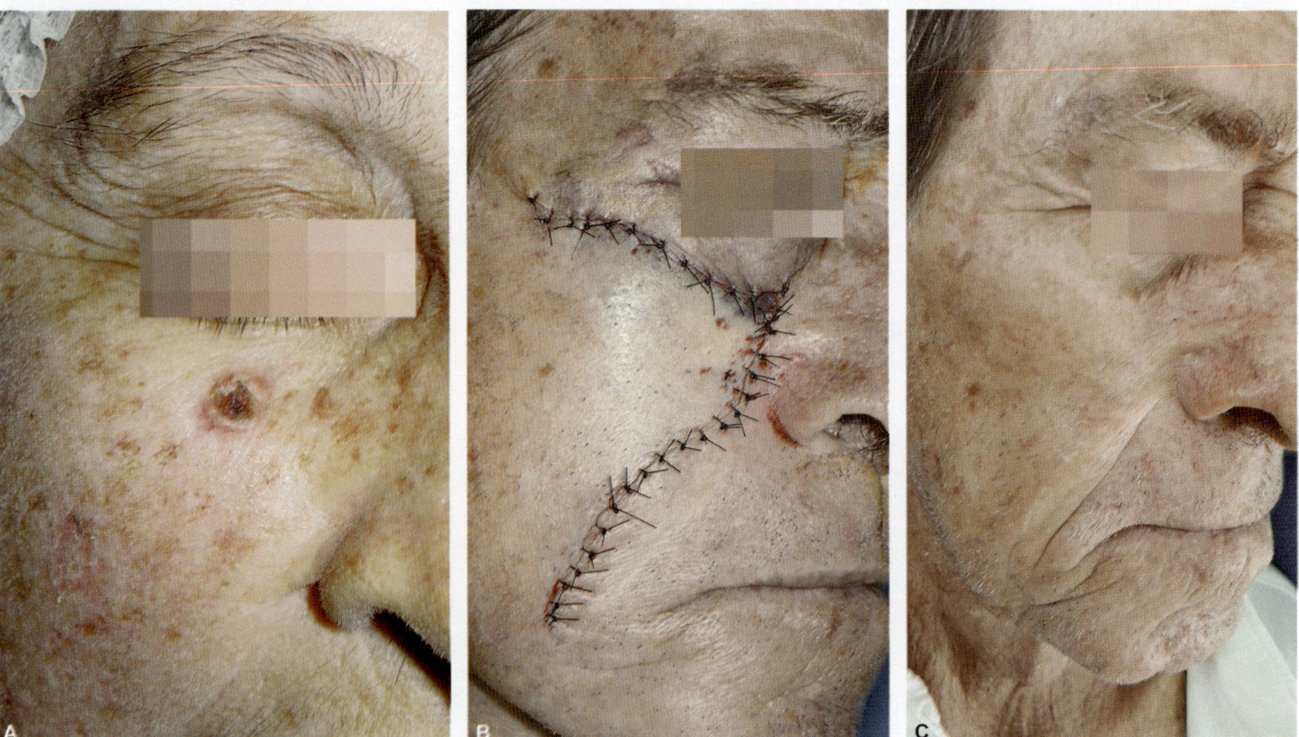

Figura 41.7 A. Paciente com carcinoma basocelular. **B.** Retalho de avanço após remoção do tumor. **C.** Resultado após 6 meses.

da artéria angular e da carótida interna, que emergem do forame infraorbitário com a veia e o sistema neural sensitivo do nervo infraorbitário. Nessa região, há uma camada espessa de tecido subcutâneo, bem como um compartimento de gordura.

Em razão da boa mobilidade tecidual da região malar, o fechamento primário por afrontamento direto das bordas é quase sempre possível quando se tratam pequenos e médios defeitos. A incisão elíptica é planejada de modo que o eixo se posicione paralelamente às rugas periorbitárias. Em lesões mais extensas também pode ser possível, desde que haja boa mobilidade da pele e que não ocorra distorção das estruturas anatômicas (Figura 41.8). Se a incisão necessitar invadir a pálpebra inferior, o artifício utilizado para evitar esse problema é a confecção de W- ou M-plastia na extremidade palpebral da incisão (Figura 41.9). Cuidados especiais devem ser tomados para se evitar que haja distorção do canto ocular lateral e da pálpebra inferior quando da execução de cirurgias reconstrutivas nessa região.

Quando se tratar de defeitos maiores, os mesmos retalhos utilizados para a reconstrução da região geniana podem ser aplicados na região malar, como o de rotação (Figuras 41.10 e 41.11), retalhos em ilha ou de pedículo subcutâneo (Figura 41.12), e de transposição. A escolha recairá naquele que tiver melhor mobilidade e determinar menos distorção nos tecidos vizinhos.

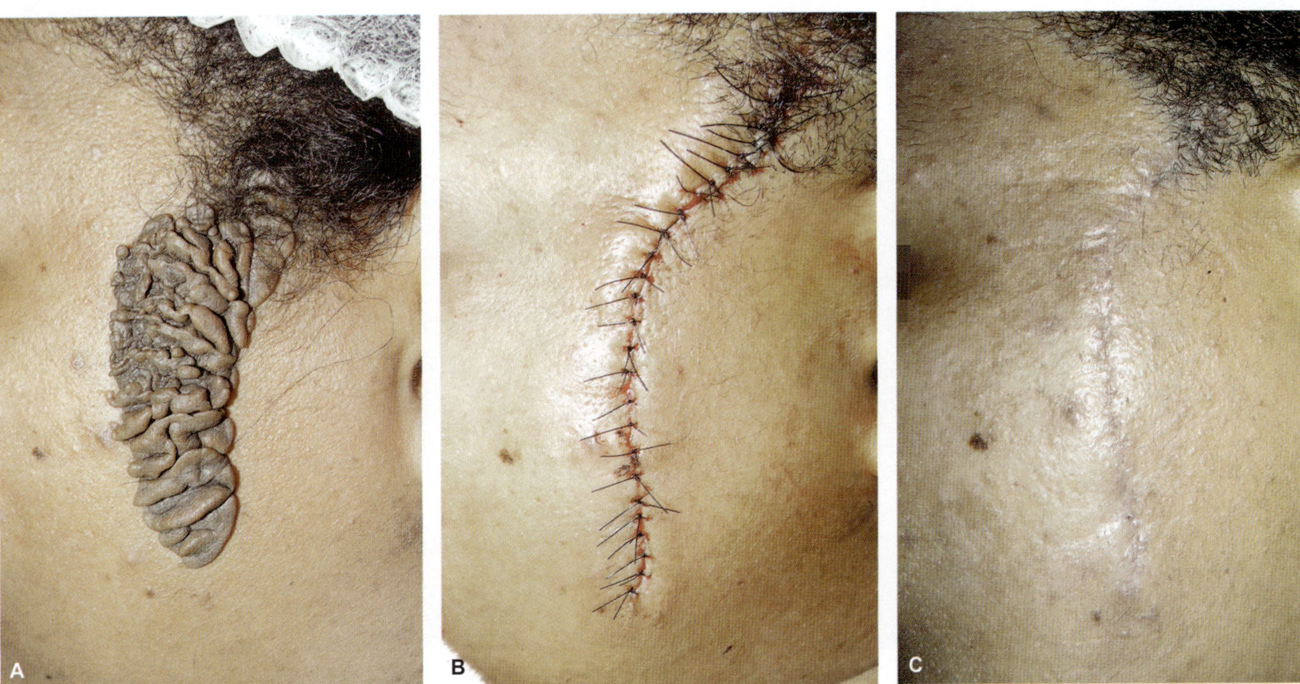

Figura 41.8 A. Nevo organoide. **B.** Exérese e sutura simples. **C.** Resultado final.

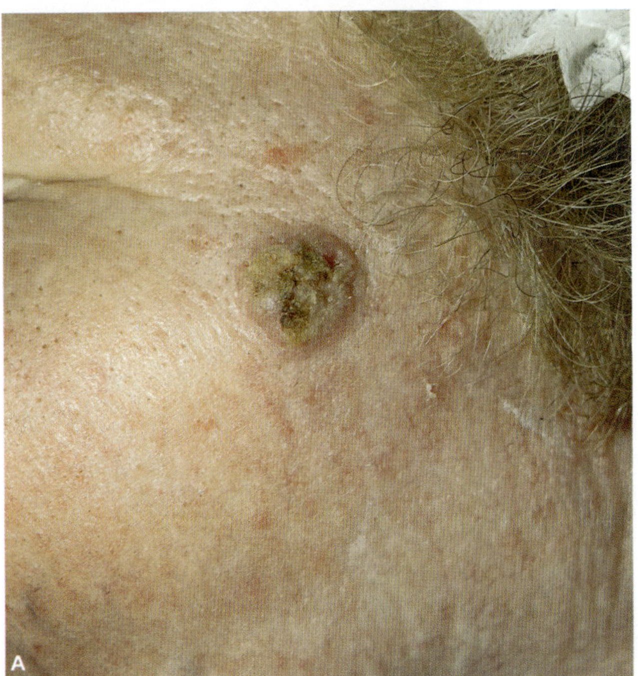

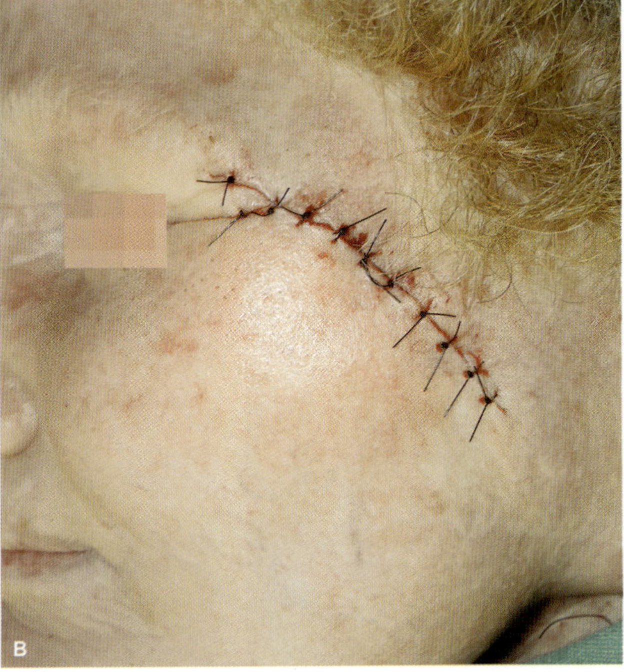

Figura 41.9 A. Carcinoma espinocelular. **B.** W-plastia na extremidade palpebral.

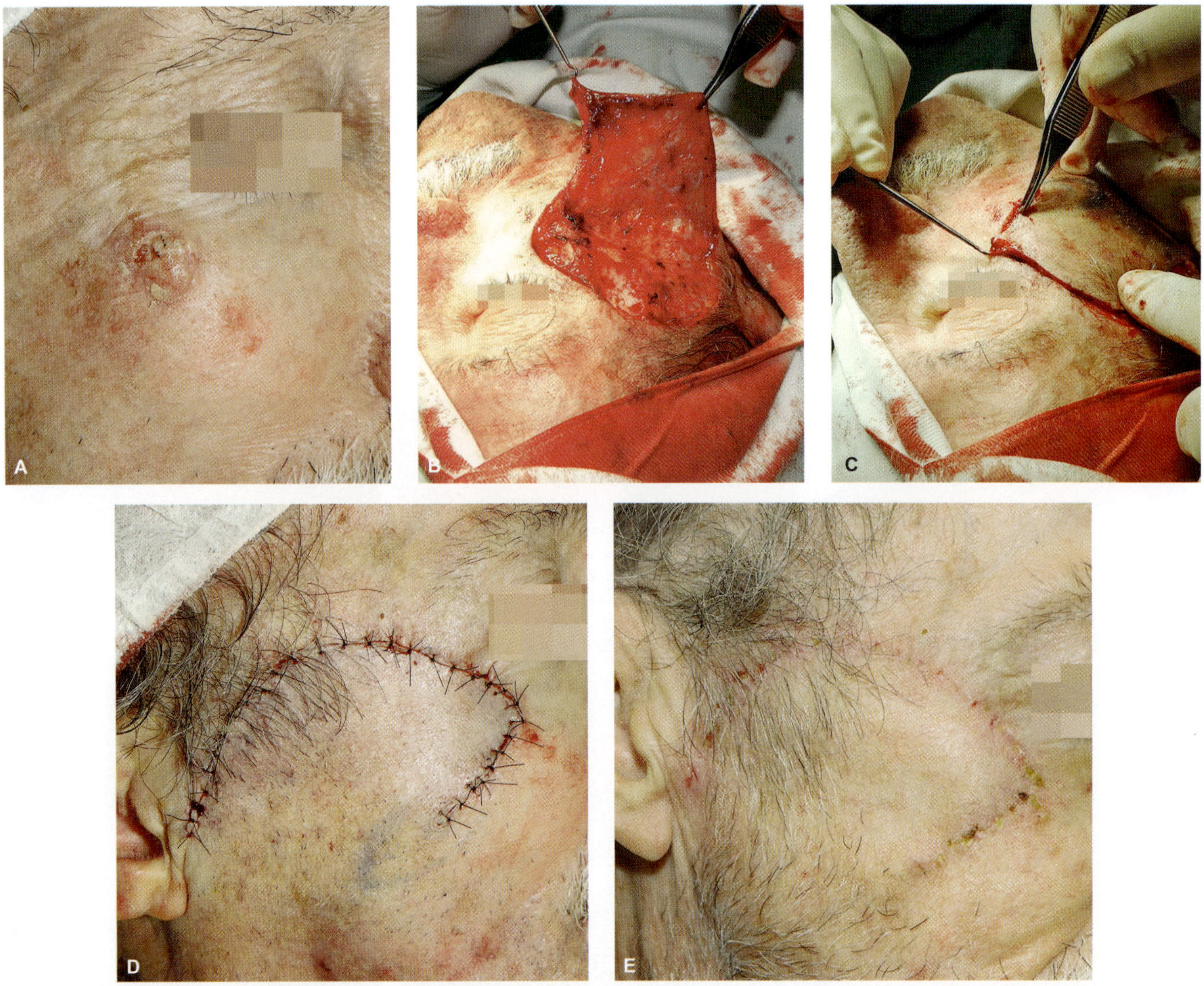

Figura 41.10 A. Carcinoma basocelular. **B** a **D.** Retalho de rotação. **E.** Resultado final.

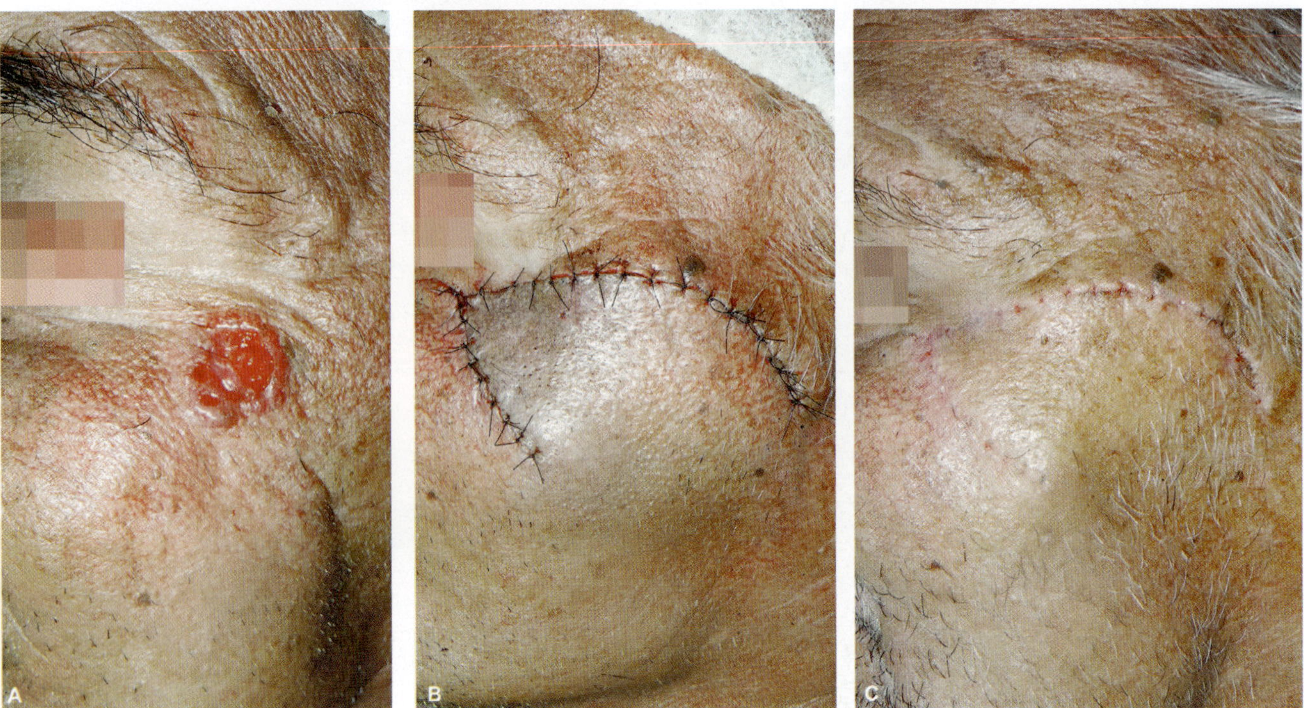

Figura 41.11 A. Carcinoma basocelular ulcerado. **B.** Retalho de rotação. **C.** Resultado final.

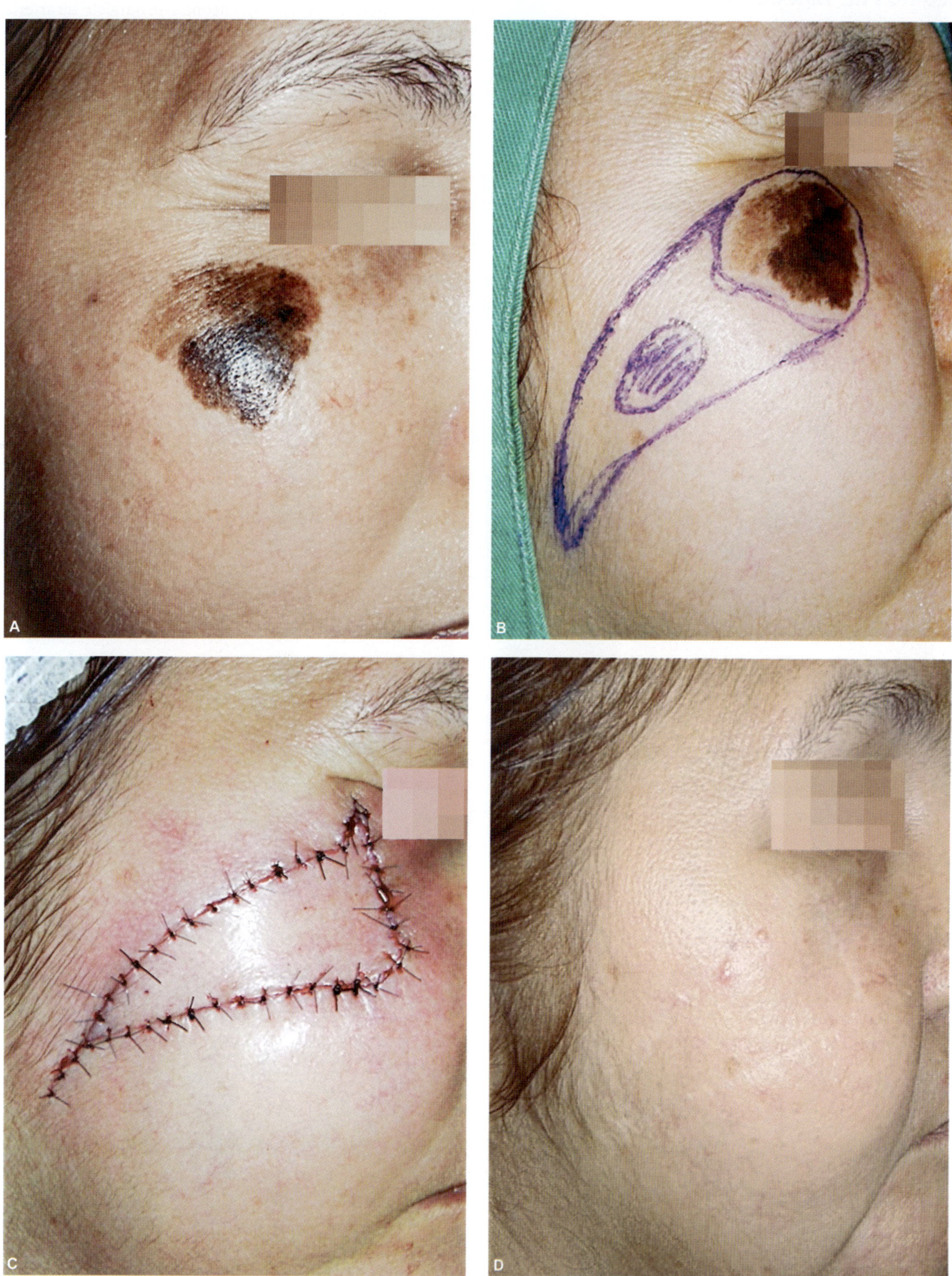

Figura 41.12 A. Melanoma *in situ*. **B.** Marcação cirúrgica. **C.** Retalho em ilha. **D.** Resultado após 8 anos.

REGIÃO PRÉ-AURICULAR

Trata-se da área posterolateral ao limite da bochecha, incluindo 2 cm anteriormente ao trágus até ele mesmo. O limite superior é a região zigomática, e o inferior, a zona do ângulo da mandíbula a 1,5 cm da borda mandibular posterior. Nessa região, em ponto próximo ao trágus, emerge o nervo facial, que é o responsável pela inervação motora de diversas estruturas/regiões da face. Há ramos vasculares profundos oriundos da artéria carótida interna, mas a estrutura mais importante é a glândula parótida, que se encontra abaixo do tecido subcutâneo. Entre essa região e a bochecha, mais ou menos um terço anteriormente ao ângulo da mandíbula (entre as porções mandibulares anterior e posterior), encontra-se o trajeto da artéria facial, que se ramifica e distribui alguns de seus ramos para a região perioral e outros para a área pré-tragal.

Quando os defeitos resultantes de cirurgias nessa área são pequenos (≤ 1 cm), o fechamento direto borda a borda quase sempre é possível em decorrência da redundância e da boa mobilidade da pele dessa área, principalmente em pacientes idosos (Figura 41.13). Entretanto, quando os defeitos são maiores podem ser usados M- ou W-plastia, retalhos A-T, retalhos de avanço e de rotação (Figuras 41.14 a 41.16), retalhos de transposição mandibulares e cervicais e retalho O-Z (Figura 41.17).

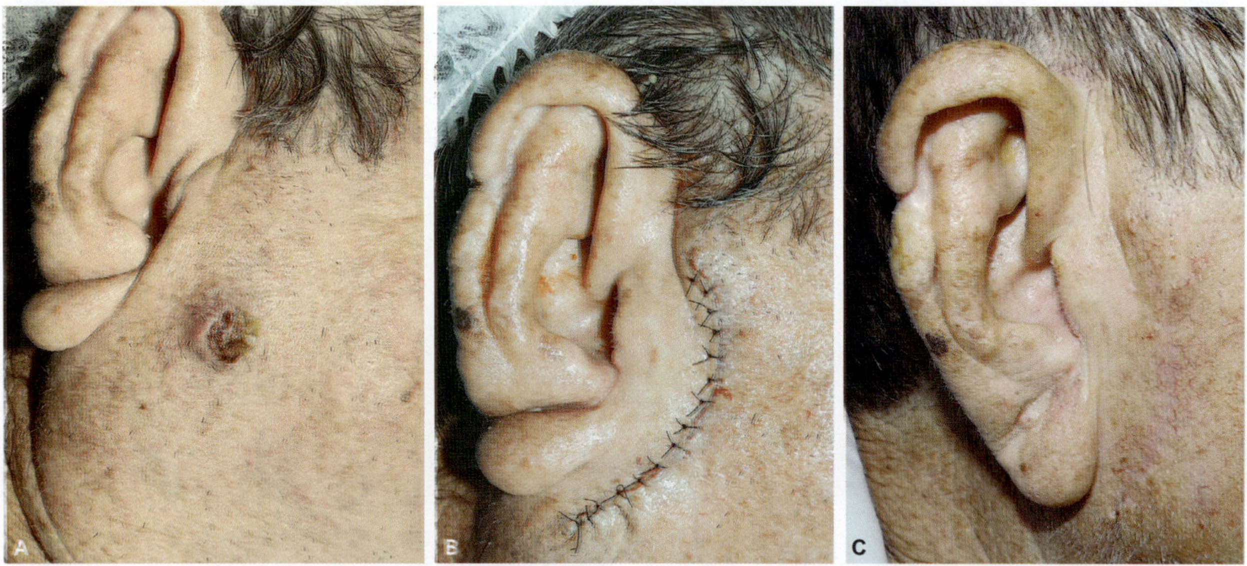

Figura 41.13 A. Carcinoma basocelular pré-auricular. **B.** Excisão e sutura. **C.** Resultado final.

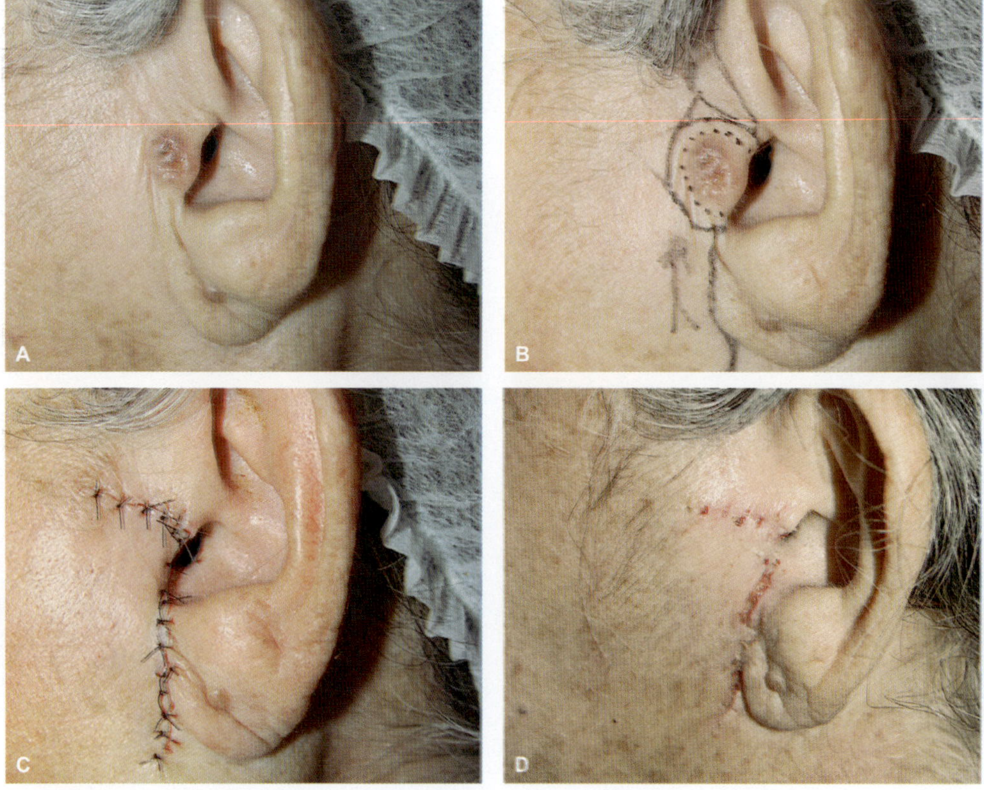

Figura 41.14 A. Carcinoma basocelular. **B.** Marcação cirúrgica. **C.** Retalho de avanço. **D.** Resultado pós-operatório.

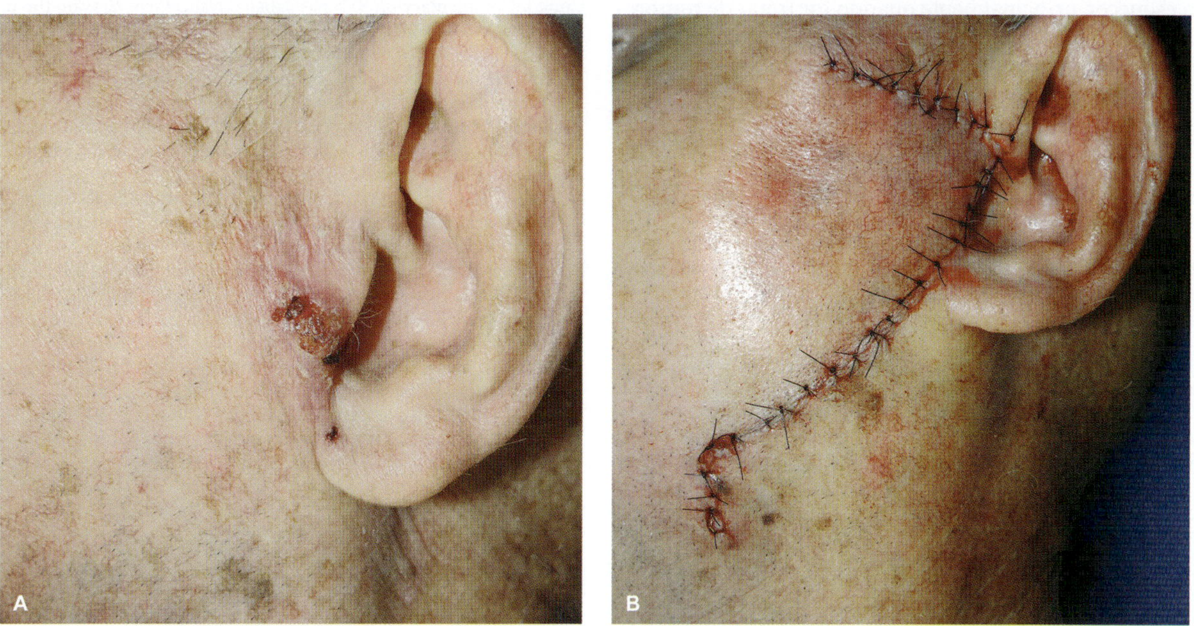

Figura 41.15 A. Carcinoma basocelular esclerodermiforme. **B.** Retalho de avanço e rotação.

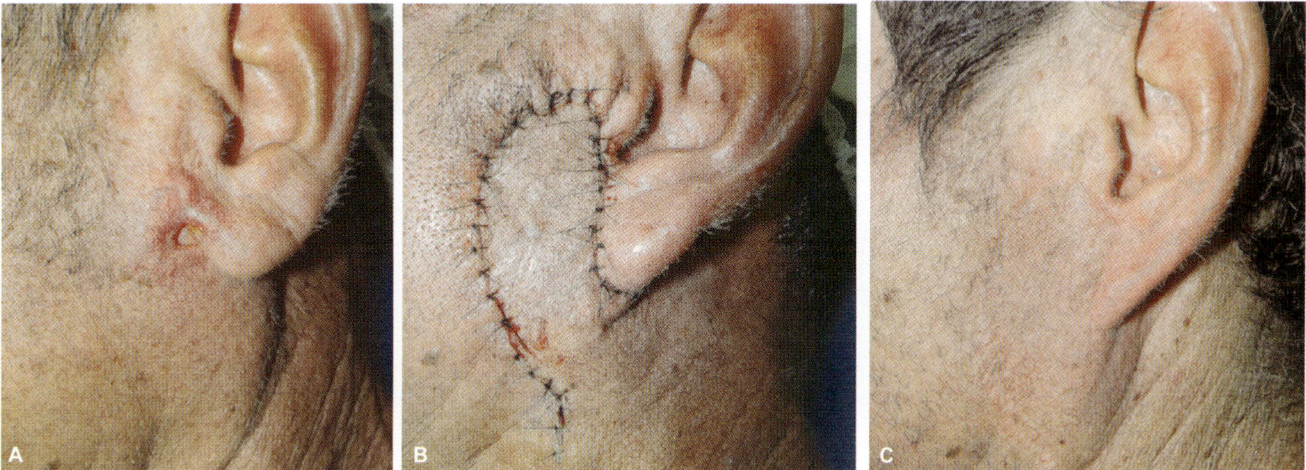

Figura 41.16 A. Carcinoma espinocelular. **B.** Retalho de avanço. **C.** Resultado final.

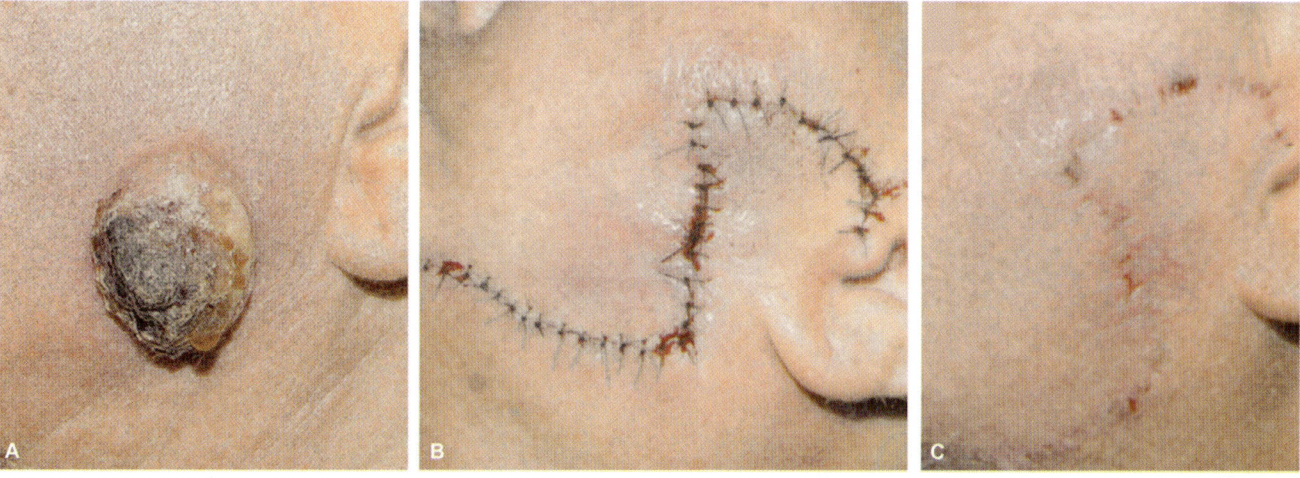

Figura 41.17 A. Carcinoma espinocelular. **B.** Retalho O-Z. **C.** Resultado final.

Nunca esquecer, principalmente quando for tratar de tumores mais agressivos e invasivos, que a região pré-auricular é uma área de risco por ser o local de emergência do nervo facial, embora este esteja abaixo da parótida.

BIBLIOGRAFIA

Adams DC, Ramsey ML. Grafts in dermatologic surgery: review and update on full- and split-tickness skin grafts, free cartilage grafts, ad composite grafts. Dermatol Surg. 2005;31:1055-67.

Altruda Filho L, Cândido PL, Larosa PRR, Cardoso EA. Anatomia topográfica da cabeça e do pescoço. Barueri (SP): Manole; 2005.

Baker SR. Reconstrução do nariz. In: Baker SR. Retalhos locais em reconstrução facial. Rio de Janeiro: Di Livros; 2009.

Bastos TC, Uribe NC, Brandão CM, Carvalho MM. Retalho de avanço unipediculado da bochecha inferior para reconstrução de grande defeito cirúrgico nasal após exérese de carcinoma basocelular. Surg Cosmet Dermatol. 2015;7(4):346-9.

Cook J. Commentary on V-Y nasolabial advancement flaps on the rapair of central facial defects. Dermatol Surg. 2001;27:659-60.

Cook JL, Goldman GD. Random pattern cutaneous flap. In: Robinson JK, William Hanke C, Siegel DM, Fratila A. Surgery of the skin. 2. ed. London: Mosby/Elsevier; 2010. p. 251-87.

Laitano FF, Teixeira LF, Siqueira EJ, Alvarez GS, Martins PDE, Oliveira MP. Uso de retalho cutâneo para reconstrução nasal após ressecção neoplásica. Rev Bras Cir Plast. 2012;27(2):217-22.

Marinho FEM, Miller MDB, Nishimori FS, Silva PEAR, Carmo MSCL. Reconstrução do dorso nasal com retalho de Rieger após excisão de carcinoma basocelular nodular. Surg Cosmet Dermatol. 2014;(4):380-2.

Papadopoulos O, Kostopoulos E, Karypidis D, Tsantoulas Z, Moustaki M. Review of nasal reconstruction. J Craniofac Surg. 2009;20(4):1072-7.

Pinar YA, Govsa F. Anatomy of the superficial temporal artery and its branches: its importance of surgery. Surg Radiol Anat. 2006;28:248-53.

Tamura BM. Facial topography of the injection areas for dermal fillers, and associated risks. Surg Cosmet Dermatol. 2013;5(3):234-8.

West SW, Otley GG, Nguyen TH, Phillips PK, Roenigk RK, Byrd DR et al. Cutaneous surgeons cannot predit blood thinner status by intraoperative visual inspection. Plast Reconstr Surg. 2002;110:98-103.

42

Reconstrução do Pavilhão Auricular Após Tumores

Lauro Lourival Lopes Filho, Lauro Rodolpho Soares Lopes

INTRODUÇÃO

O pavilhão auricular possui características anatômicas e funcionais que o tornam uma estrutura ímpar no organismo humano. Os seus detalhes tridimensionais e topográficos (Figura 42.1), e a predominância do tecido cartilaginoso em relação à pele, requerem que a reconstrução após exérese de tumores seja muito bem planejada, objetivando que sua aparência e a posição sejam as mais próximas possíveis da orelha contralateral.

Deve-se considerar que, em boa parte das vezes, os tumores malignos cutâneos acometem também o plano cartilaginoso, uma vez que a espessura da pele nessa área é muito pequena, e que em muitas ocasiões uma mutilação é inevitável. Nunca se deve esquecer também que, antes de executar qualquer procedimento de reconstrução de defeitos, é preciso ter segurança de que o tumor foi completamente removido por meio da análise histopatológica das bordas, seja por cirurgia micrográfica, por congelação ou por avaliação em bloco de parafina. Esta última com reconstrução tardia.

De modo geral, os defeitos criados no pavilhão auricular por cirurgias excisionais para exérese de tumores são classificados em:

- Defeitos cutâneos, quando são exclusivos da pele
- Defeitos de espessura total, quando além da pele há também envolvimento do tecido cartilaginoso.

Outra importante observação é que a cartilagem da concha, da fossa triangular e da escafa são passíveis de remoção parcial sem prejuízo da integridade estrutural da orelha como um todo.

Para a reconstrução da orelha após exérese de tumores, são observados alguns parâmetros que determinam qual a melhor técnica a ser utilizada, como localização e diâmetro do defeito, mobilidade, qualidade da pele remanescente, vascularização e se existem na região cicatrizes de cirurgias anteriores e/ou de radioterapia prévia. É importante observar também que a cartilagem é um tecido avascular, que a sua cicatrização é bem mais lenta que a da pele e que, durante a manipulação cirúrgica, frequentemente ela se fragmenta. A cicatrização por segunda intenção deve ser evitada porque a cartilagem, quando exposta ao ar, sofre processo de necrotização. Como em toda cirurgia oncológica, o fechamento primário borda a borda e os enxertos devem ser as primeiras opções quando não se tem segurança da completa extirpação do tumor. O tamanho, a localização do defeito e o comportamento biológico é que irão definir qual a melhor opção.

Quando a lesão se localiza na porção posterior da orelha, várias técnicas de reconstrução podem ser usadas, como aproximação borda a borda com incisão vertical ou horizontal, retalhos de rotação, associação de retalhos de rotação e transposição, bem como enxertos de pele total (Figura 42.2).

TÉCNICAS

Fechamento direto borda a borda

Pequenos defeitos cutâneos na borda do hélix podem ser reconstruídos com fechamento primário, embora ocasionalmente possam ser necessárias excisões do tecido cartilaginoso subjacente para se evitar distorções. Defeitos pequenos (em geral menores que 1,5 cm) nessa localização são convertidos em defeitos de espessura total e suturados borda a borda (Figuras 42.3 a 42.5). Esses procedimentos determinam um

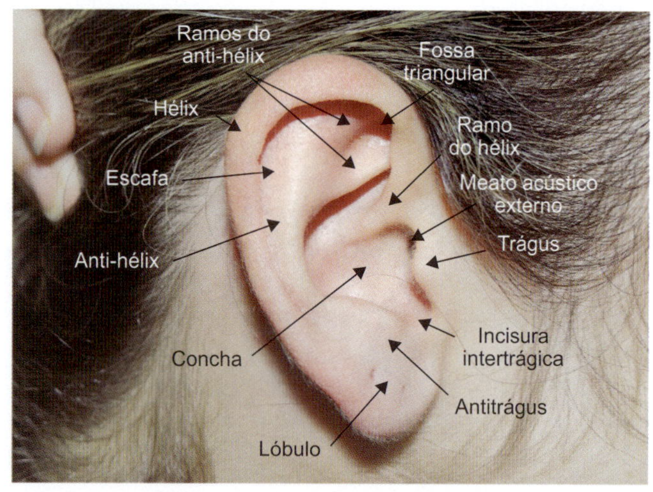

Figura 42.1 Anatomia da orelha.

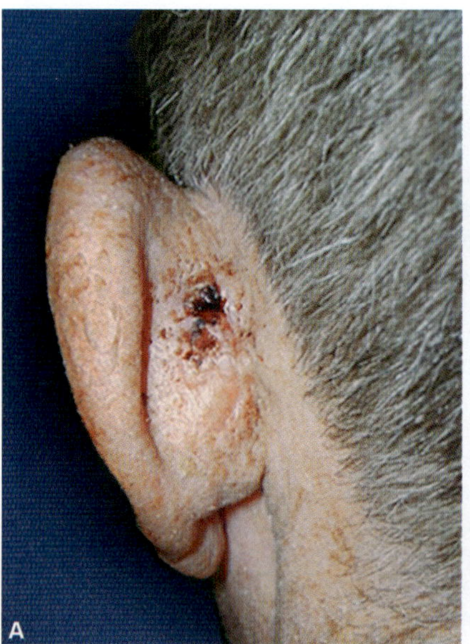

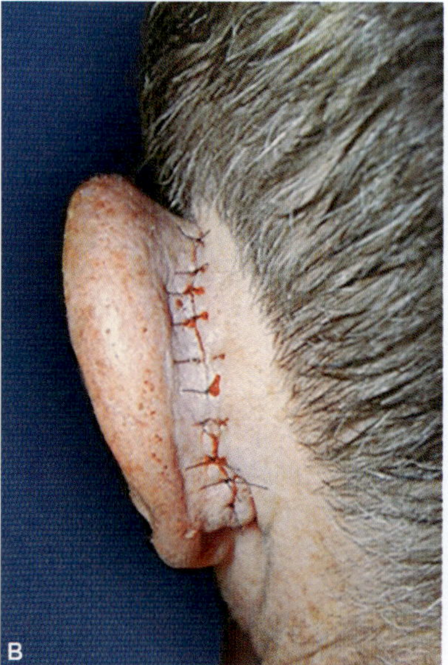

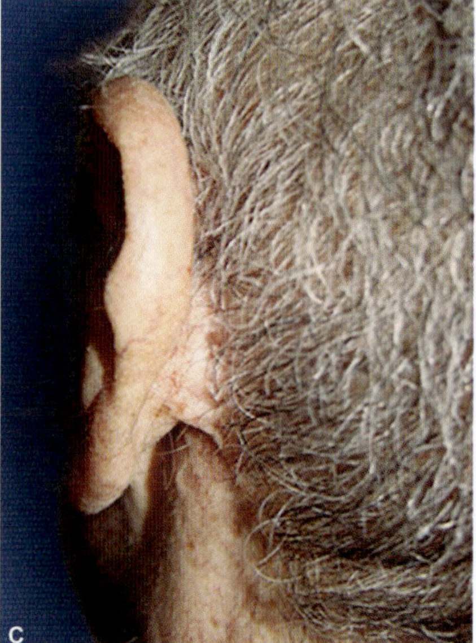

Figura 42.2 A a **C.** Carcinoma basocelular excisado e reconstruído com fechamento borda a borda.

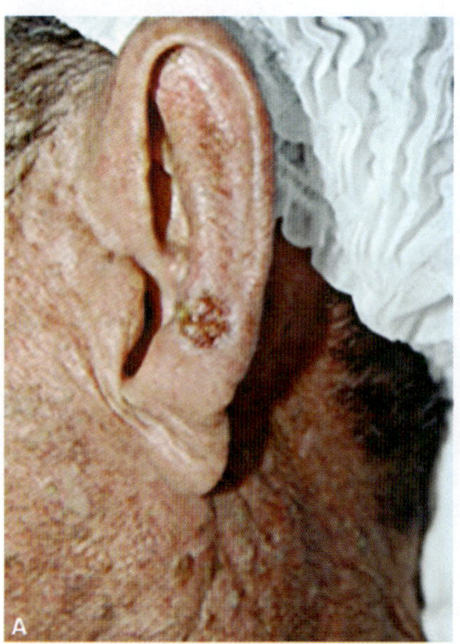

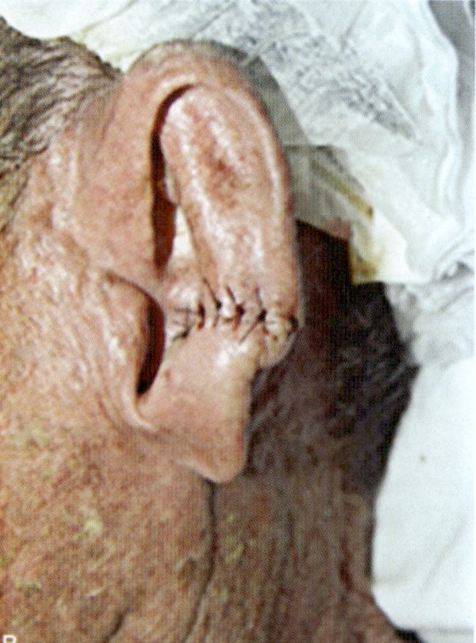

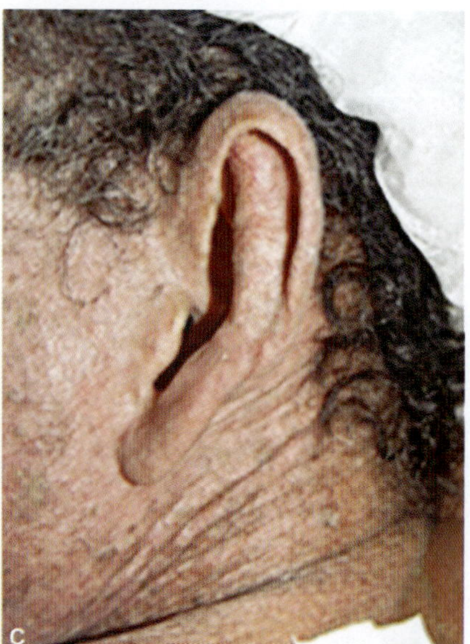

Figura 42.3 A a **C.** Carcinoma basocelular nodular submetido a exérese e fechamento direto borda a borda.

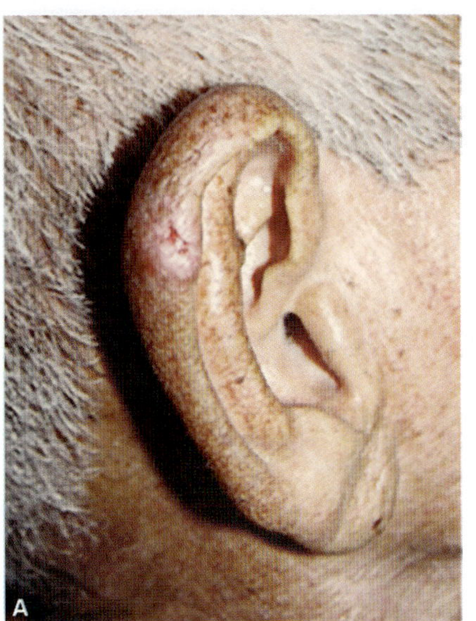
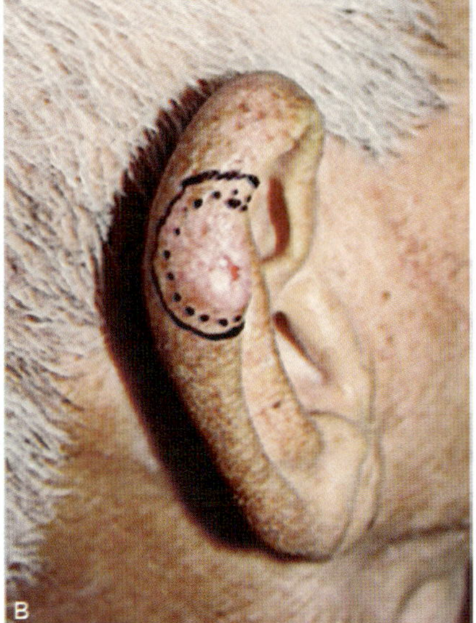
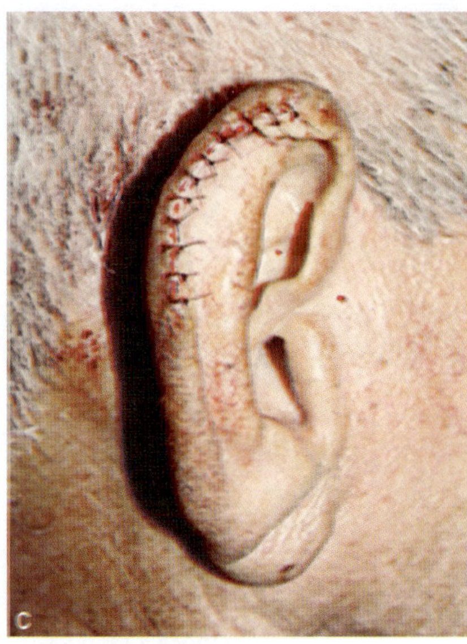

Figura 42.4 A a **C.** Excisão de carcinoma basocelular no hélix, seguida de fechamento direto borda a borda.

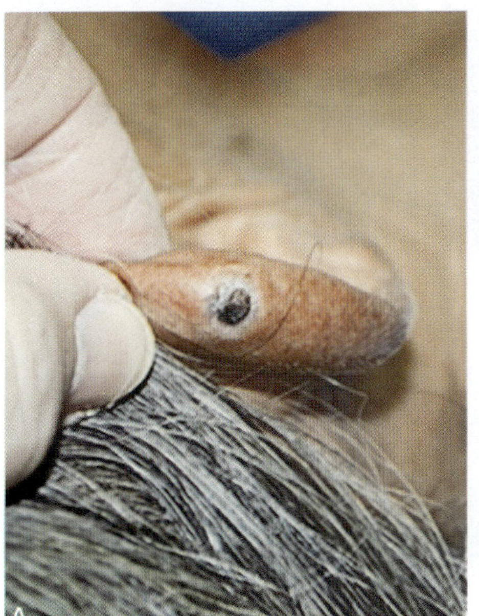
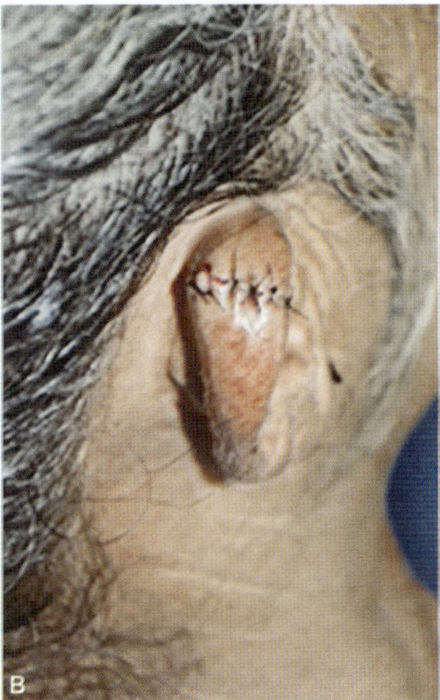
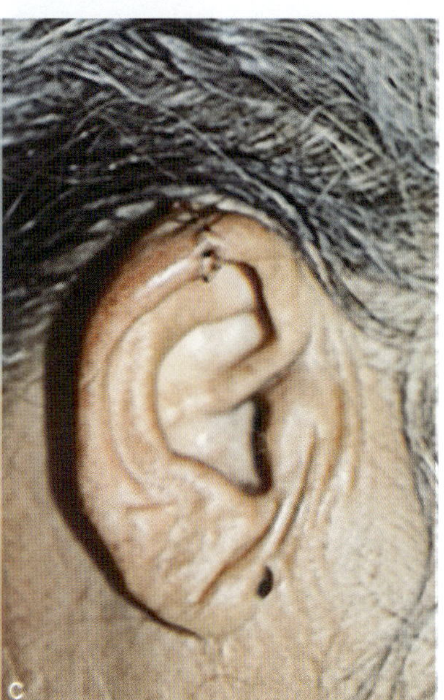

Figura 42.5 A a **C.** Carcinoma basocelular no hélix submetido a exérese e sutura simples.

encurtamento vertical da orelha que será pouco perceptível. As lesões localizadas nos lóbulos, dependendo do diâmetro do defeito e da flacidez, podem ser reparadas com sutura direta borda a borda (Figura 42.6). Em outras áreas anatômicas da orelha, o fechamento direto borda a borda é bem mais difícil e pode gerar deformidades muito perceptíveis.

Retalhos

Os defeitos localizados na porção superior do hélix, onde a cartilagem foi preservada por não estar acometida, podem ser reconstruídos com retalho de transposição retroauricular, cuja base do pedículo ficará voltada para a porção anterior ou para a posterior, formando uma espécie de ponte. Esses retalhos necessitam de um segundo tempo cirúrgico para sua autonomização.

Opção também é um retalho de avanço da região retroauricular, desde que a pele da área doadora tenha mobilidade suficiente para tanto (Figura 42.7).

Para defeitos maiores no anti-hélix e escafa pode ser utilizado um retalho de duplo avanço ou de avanço simples, com triângulo de compensação na porção inferior da orelha (Figura 42.8).

Nos casos de tumores maiores, também localizados no hélix ou no anti-hélix, que requerem excisões superiores a 2 cm, serão necessárias técnicas de reconstrução mais avançadas envolvendo descolamentos de grandes retalhos. Nessas situações, fatalmente ocorrerão encurtamentos na orelha, mas estes serão necessários para manter as estruturas anatômica e estética mais próximas das originais. Esses retalhos geralmente são de avanço, uni ou bilateral, e são compostos por pele e cartilagem (Figuras 42.9 a 42.13). Nesses casos, quase sempre é também necessária a reconstrução da porção posterior do pavilhão auricular para compensar a remoção da porção anterior.

Nos tumores localizados na escafa e no anti-hélix que acometem também o plano cartilaginoso, uma das opções é um retalho A-T, cujos descolamentos também são feitos com pele e cartilagem (Figura 42.14).

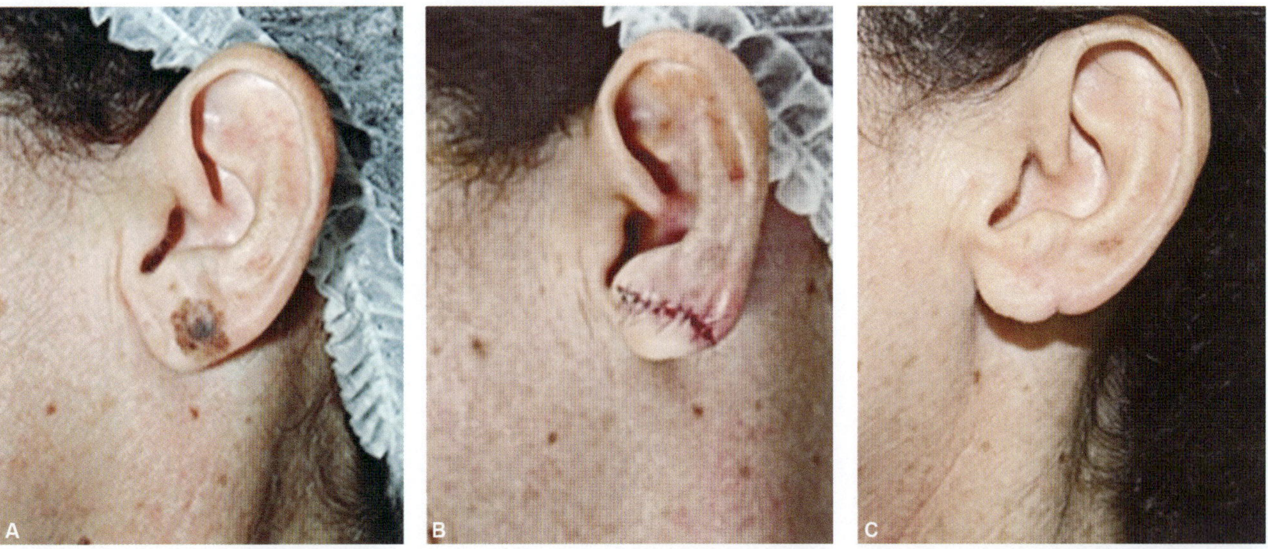

Figura 42.6 A a **C.** Nevo atípico no lóbulo submetido a excisão e sutura direta borda a borda.

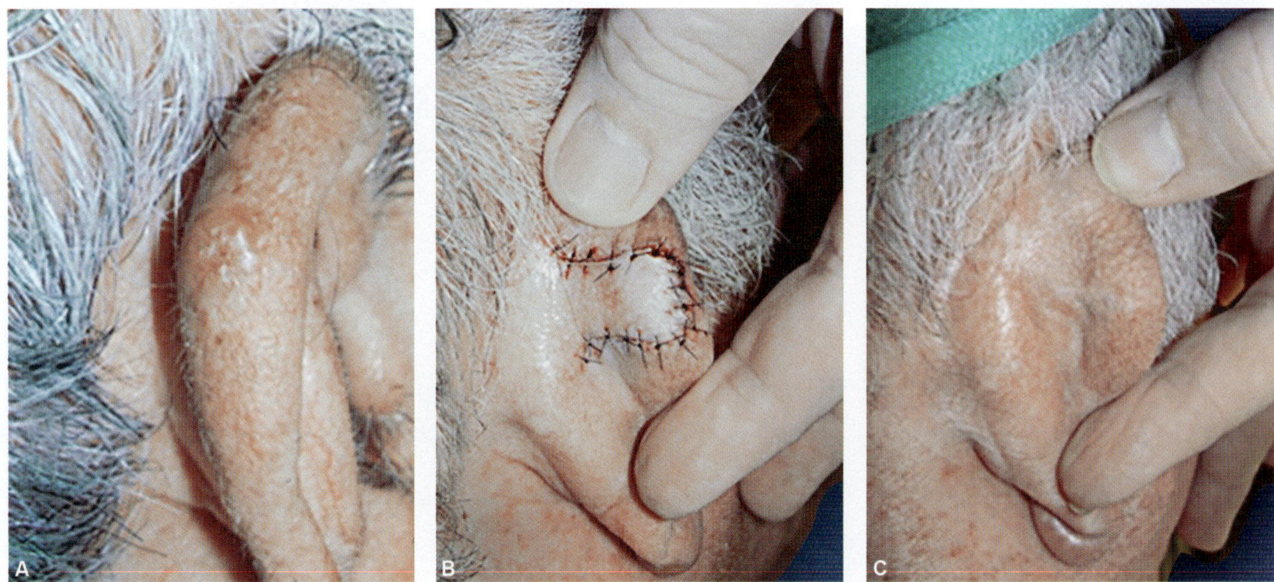

Figura 42.7 A a **C.** Carcinoma basocelular excisado e reconstruído com retalho de avanço retroauricular.

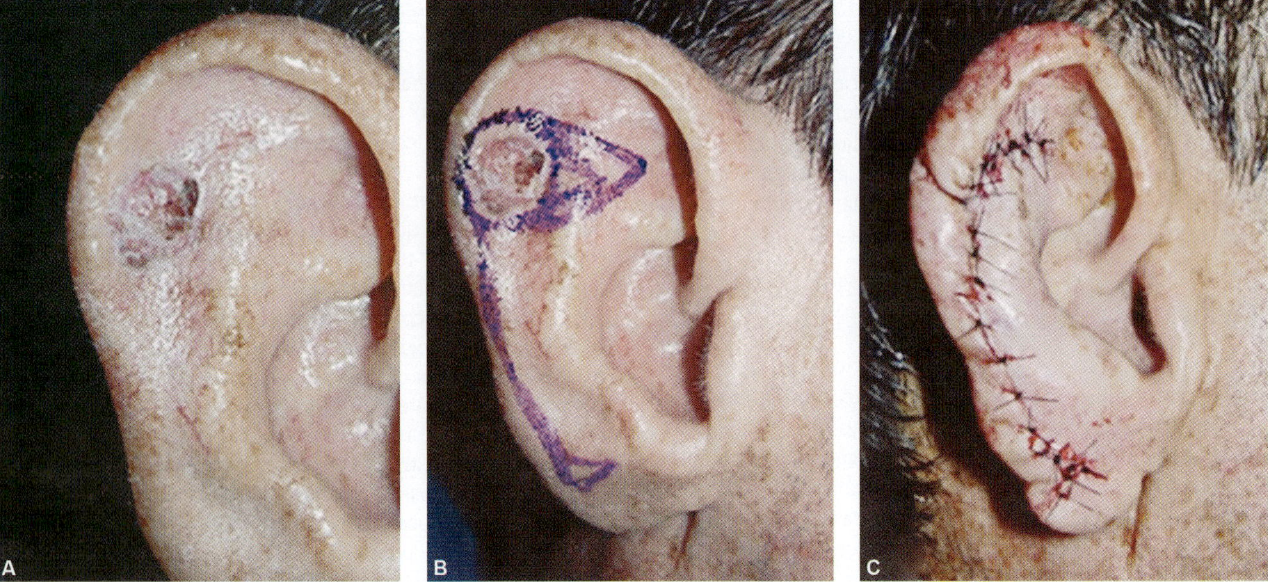

Figura 42.8 A a **C.** Excisão de carcinoma basocelular na escafa seguida de reconstrução com retalho de avanço e rotação.

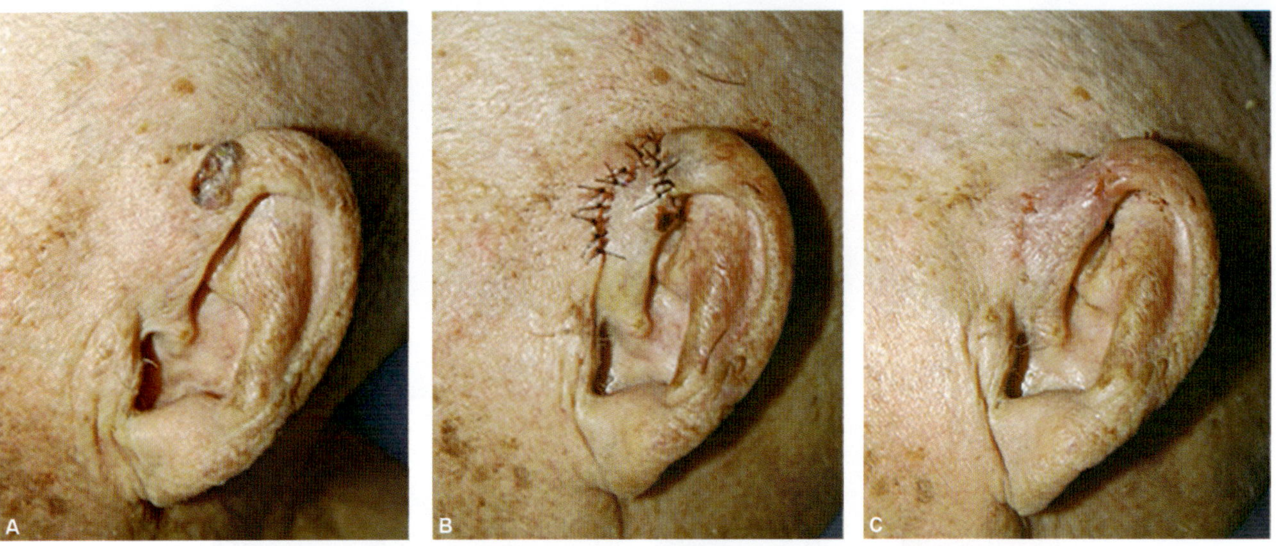

Figura 42.9 A a **C.** Carcinoma basocelular nodular e ulcerado submetido a exérese e reconstrução com retalho de avanço.

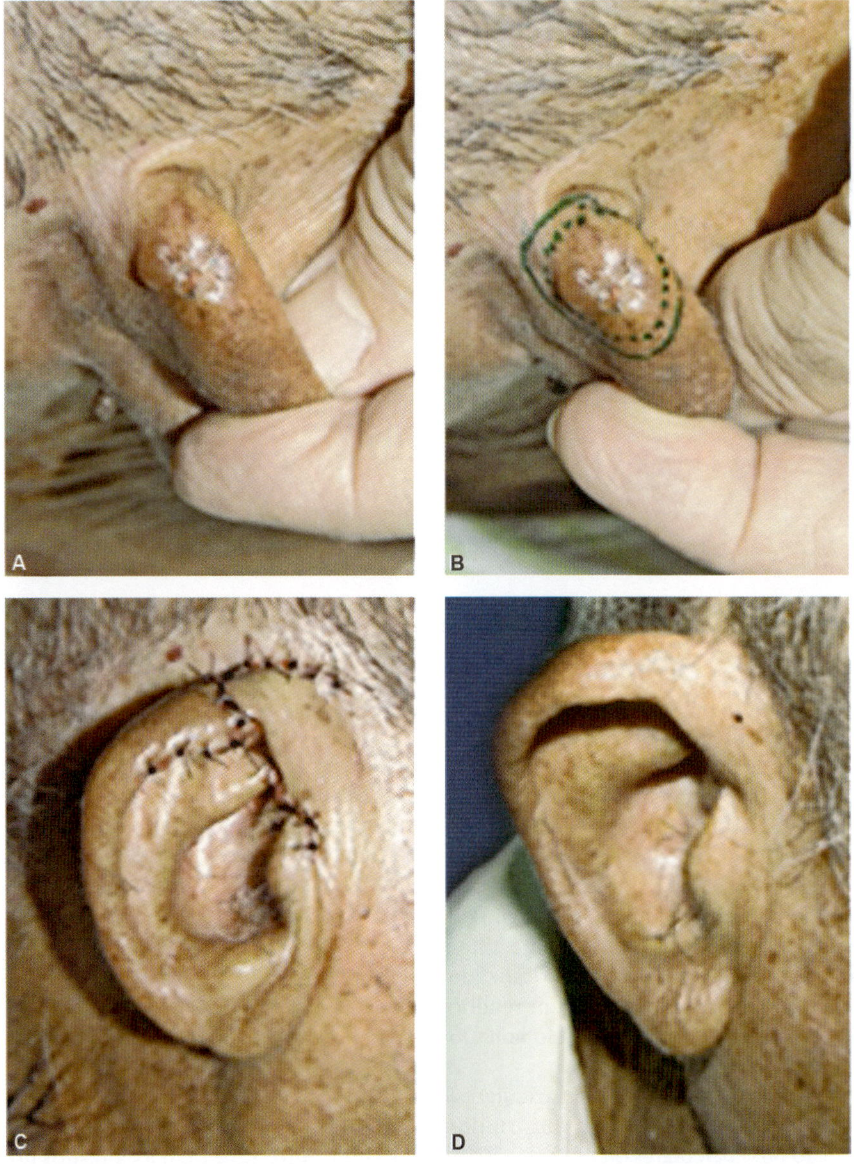

Figura 42.10 A a **D.** Carcinoma basocecular submetido a exérese e fechamento com retalhos de avanço e rotação.

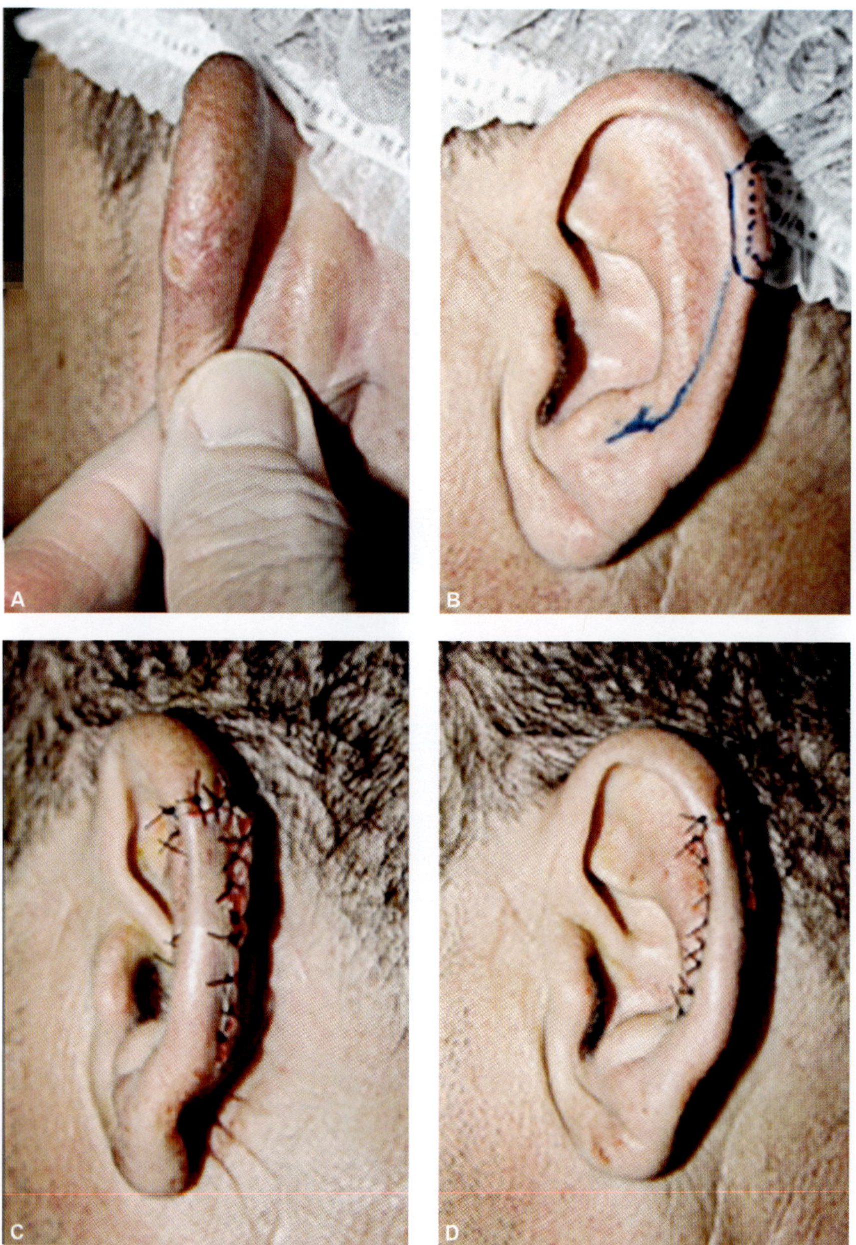

Figura 42.11 A a D. Exérese de carcinoma basocelular no hélix e reconstrução com retalho de avanço.

Se o tumor estiver localizado na concha auricular, sua exérese irá criar um defeito de difícil reparação, uma vez que nessa área há uma quantidade de pele extremamente limitada. Quando além da pele da concha são também excisados o tecido cartilaginoso e a pele retroauricular, haverá necessidade de se recorrer a um retalho de pedículo subcutâneo localizado na região retroauricular, que será descolado e suturado na porção anterior da concha. Quando houver a completa integração do retalho, é feita a secção do pedículo e sua consequente autonomização. Caso se trate de um defeito pequeno localizado próximo à incisura intertrágica, a melhor opção é um retalho de transposição da pele pré-auricular com o pedículo voltado para a porção inferior (Figura 42.15).

Os defeitos maiores localizados nos lóbulos auriculares, dependendo dos seus diâmetros, podem ser reconstruídos por retalhos de transposição pré-auriculares ou por rotação da pele (Figura 42.16).

Enxerto de pele total

Os enxertos de pele total podem ser utilizados em qualquer reconstrução, de qualquer região anatômica do pavilhão auricular com resultados muito satisfatórios. É importante enfatizar que se o enxerto for utilizado sobre o tecido cartilaginoso é fundamental que o pericôndrio esteja preservado, porque é por meio dele que haverá a nutrição inicial do enxerto. Para os defeitos criados na concha auricular, os enxertos de pele total são as melhores opções de reconstrução (Figuras 42.17 a 42.19).

Enxertos compostos

Mais uma alternativa de reconstrução para os defeitos de tamanho entre 1,5 e 2 cm localizados no hélix é o enxerto composto, condrocutâneo ou condrobicutâneo, obtido da orelha

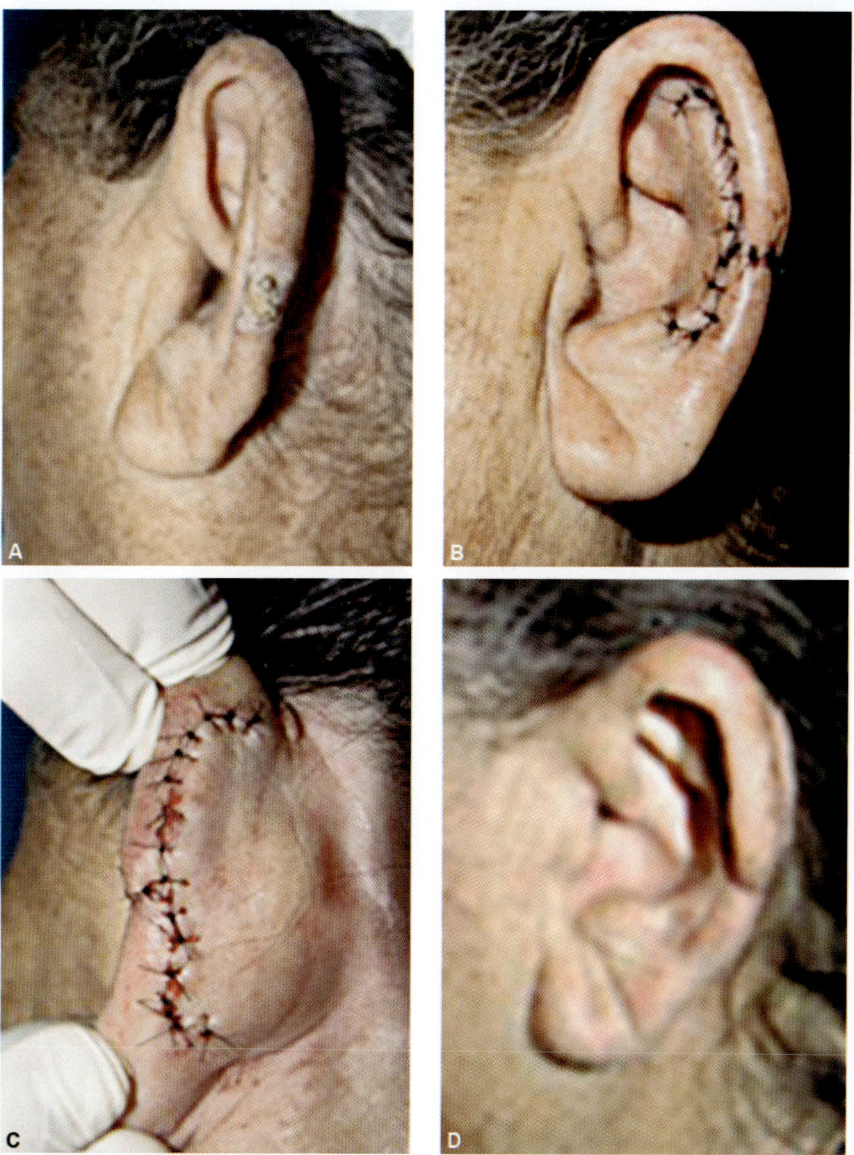

Figura 42.12 A a **D.** Remoção de carcinoma basocelular do hélix e reconstrução com retalho de duplo avanço.

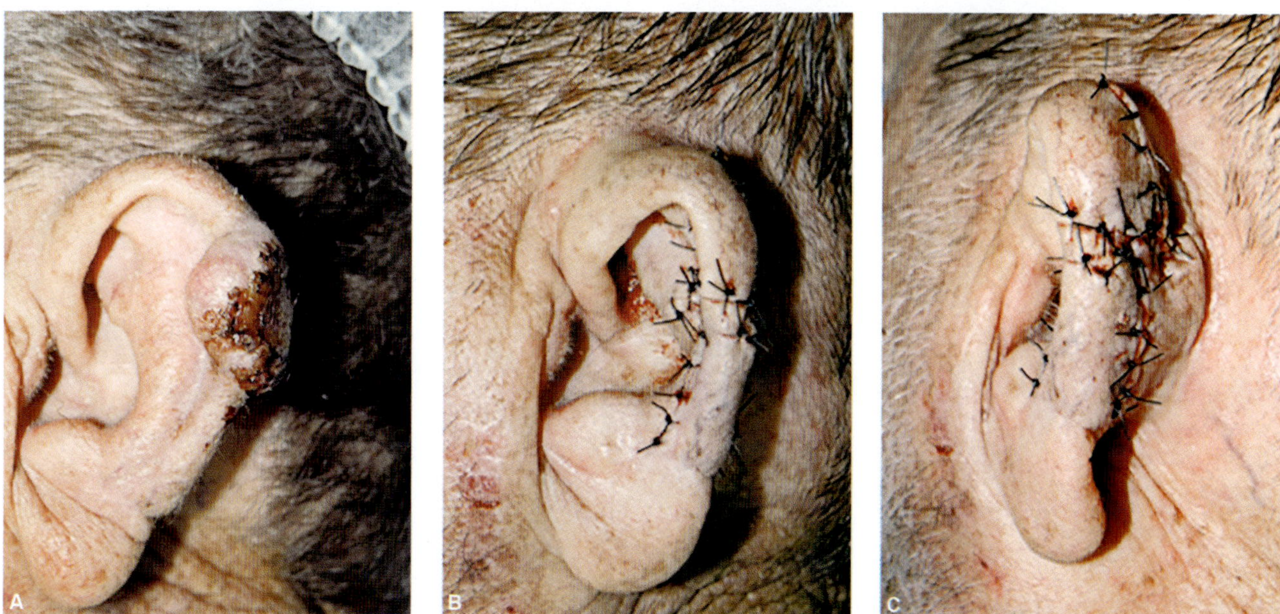

Figura 42.13 A a **C.** Carcinoma espinocelular ulcerado excisado e reconstruído com retalho de duplo avanço.

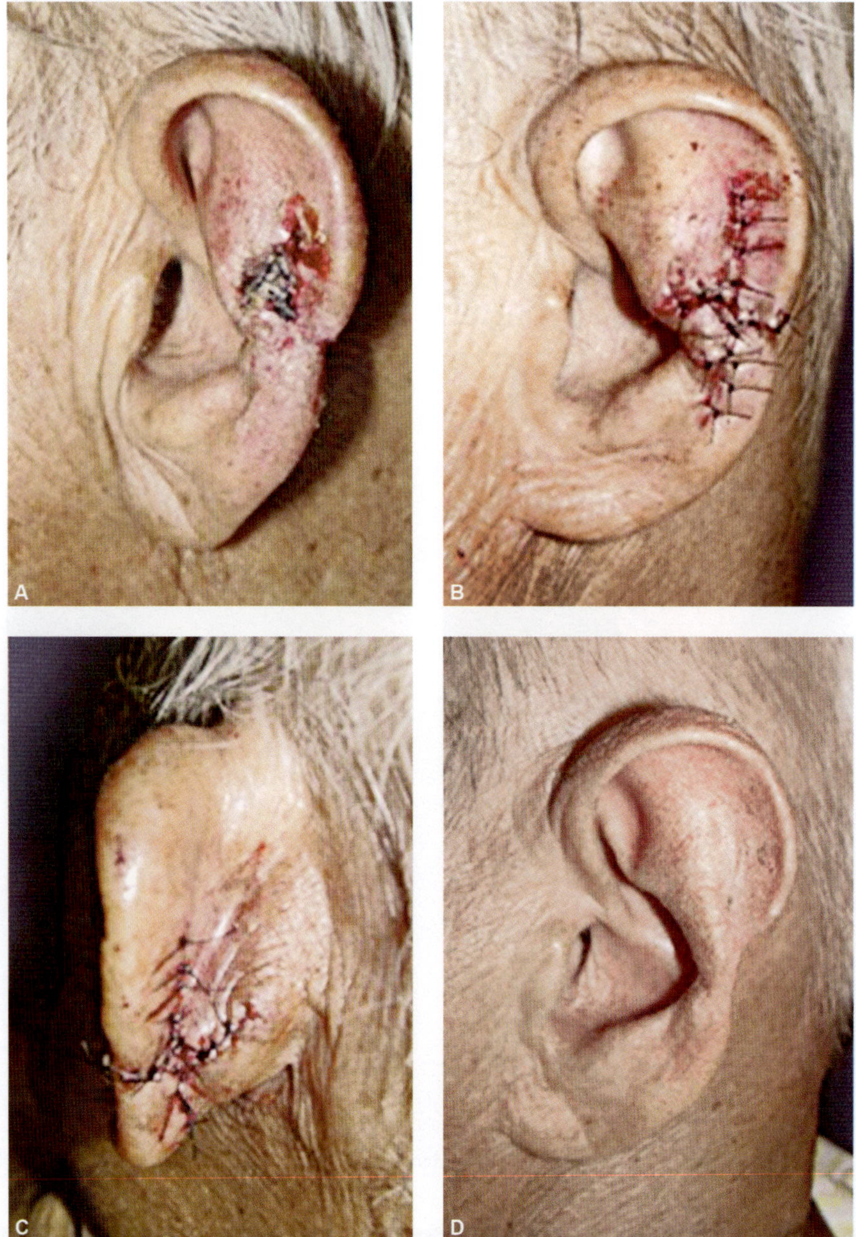

Figura 42.14 A a **D.** Excisão de carcinoma basocelular ulcerado excisado e reconstrução com retalho de duplo avanço e em A-T.

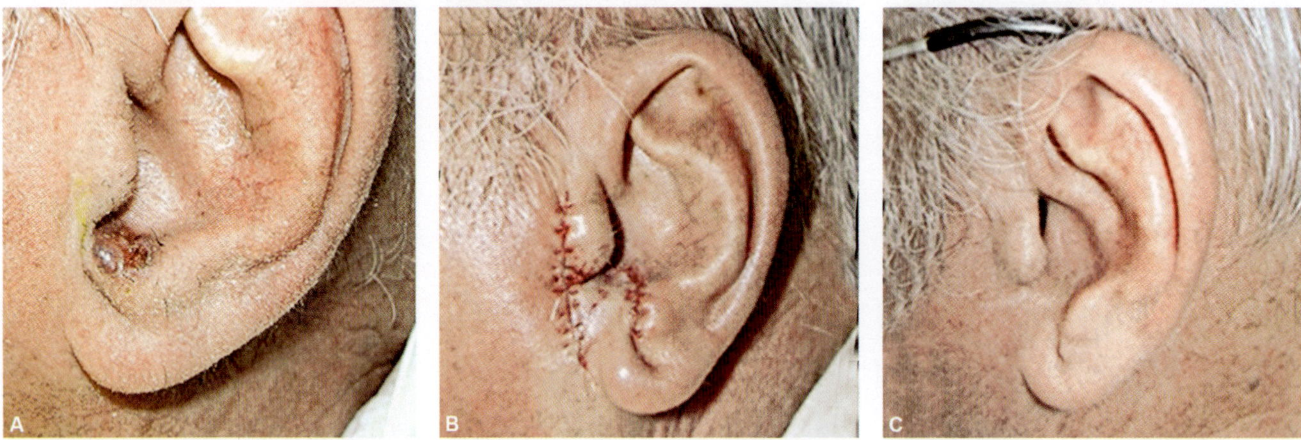

Figura 42.15 A a **C.** Excisão de carcinoma basocelular na concha auricular e reconstrução com retalho de transposição pré-auricular.

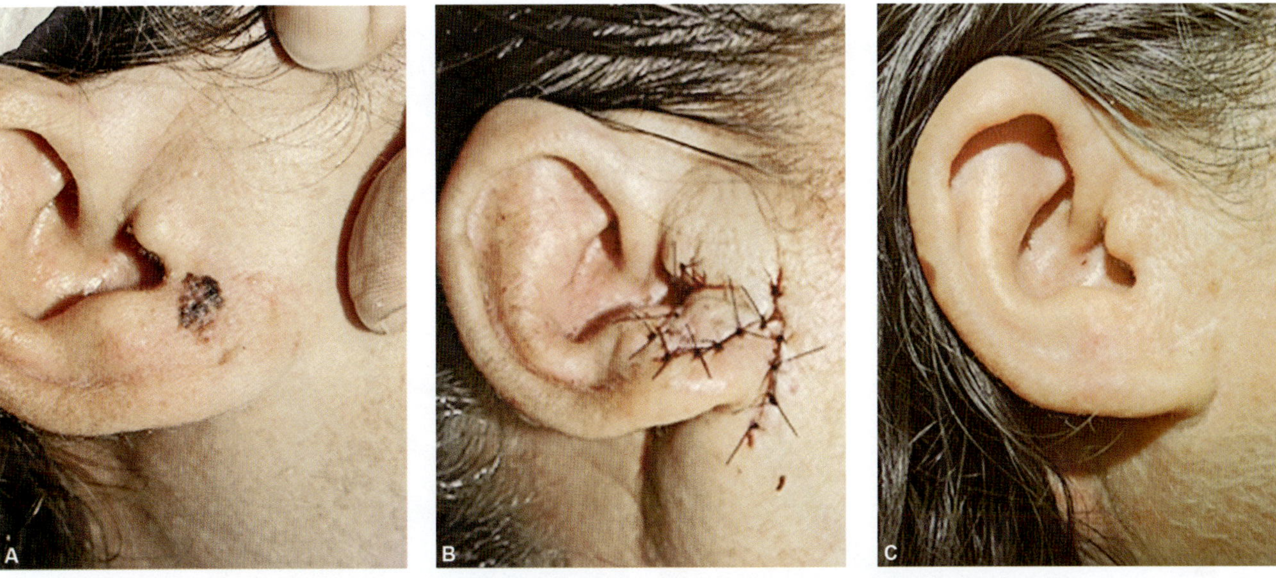

Figura 42.16 A a **C.** Melanoma *in situ* no lóbulo auricular excisado e reconstruído com retalho de transposição pré-auricular.

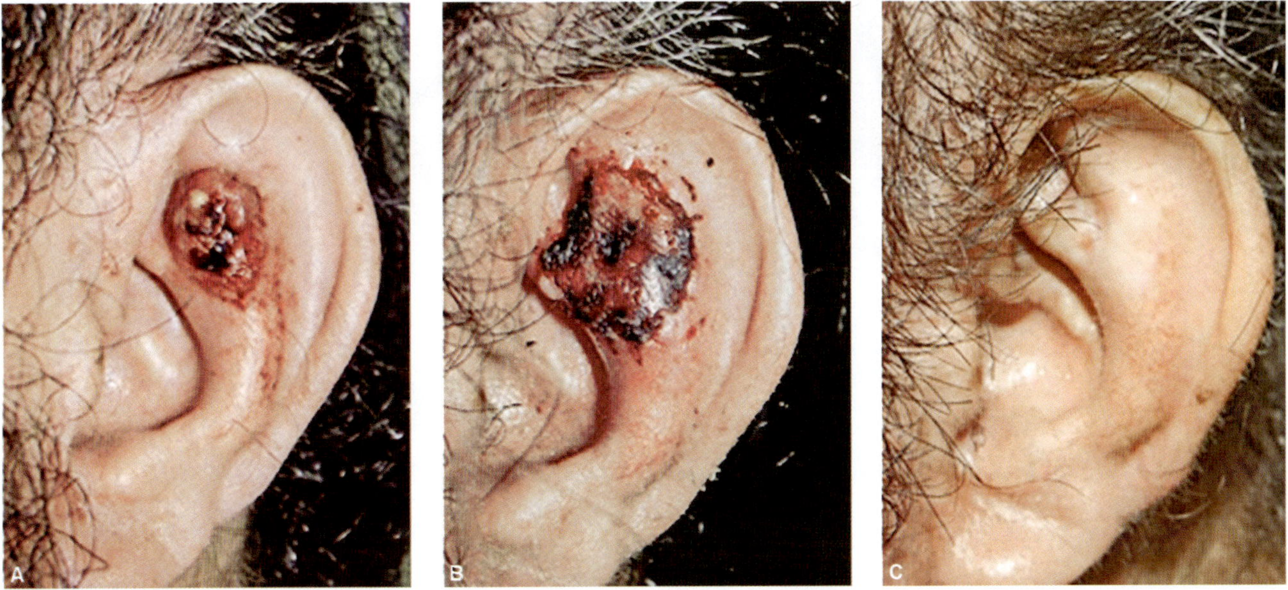

Figura 42.17 A. Carcinoma basocelular ulcerado. **B** e **C.** Exérese e reconstrução com enxerto de pele total.

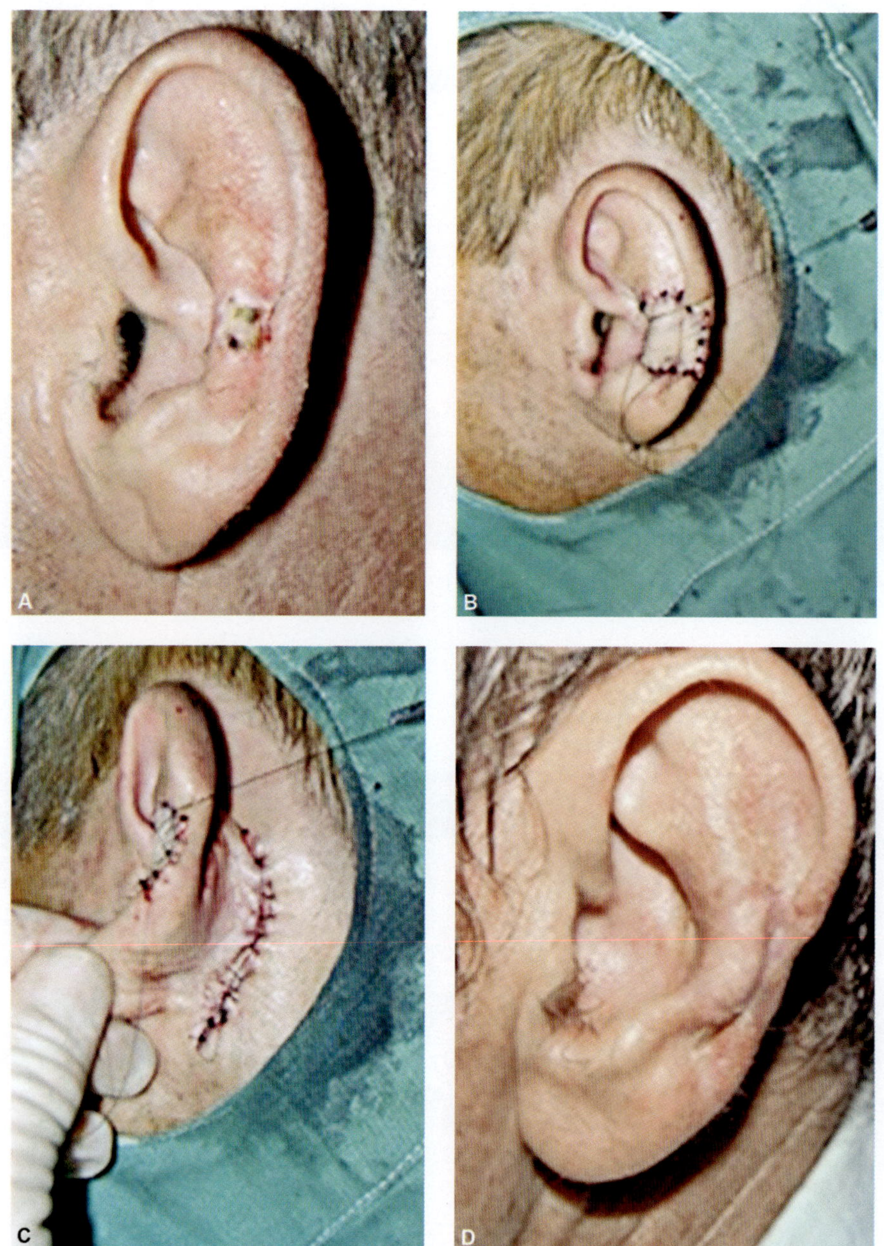

Figura 42.18 A a **D.** Carcinoma basocelular ulcerado no anti-hélix submetido a excisão e reconstrução com enxerto de pele total.

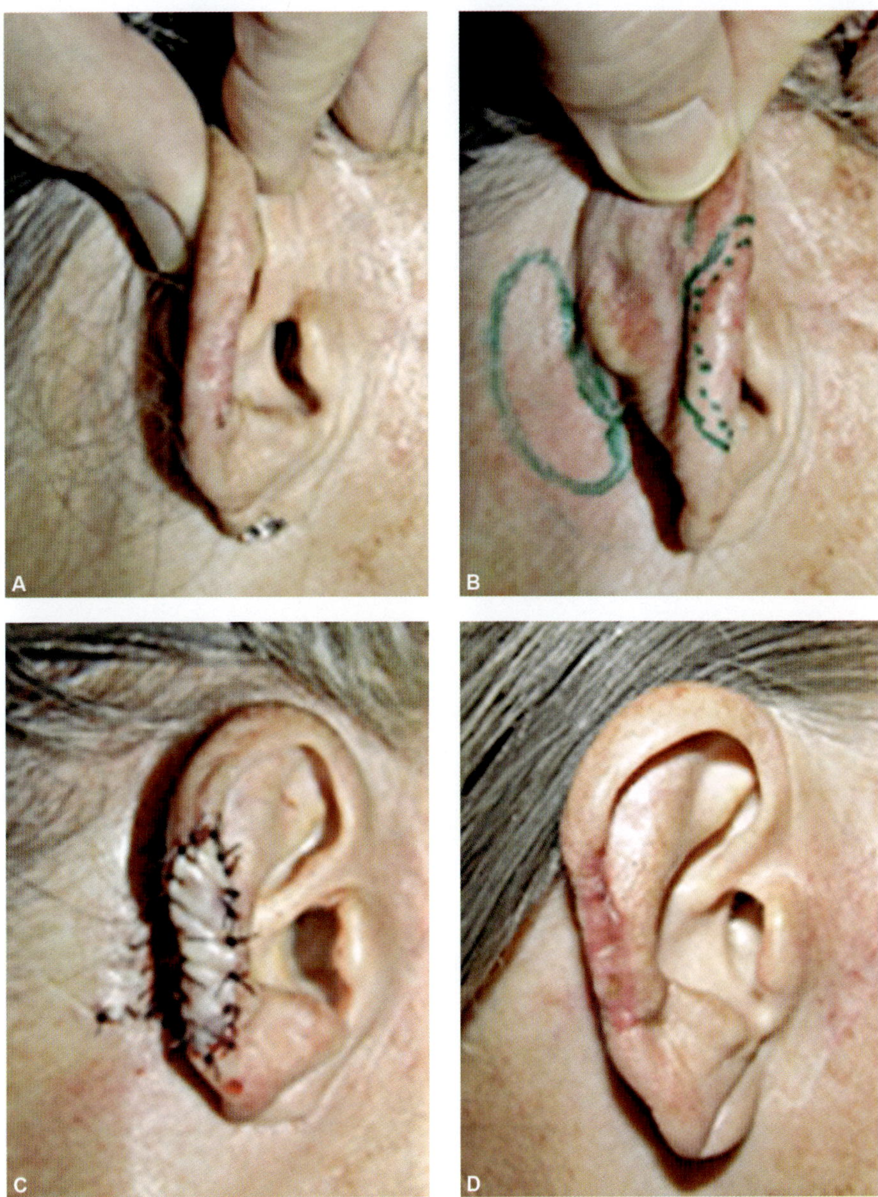

Figura 42.19 A a **D.** Carcinoma basocelular removido e reconstruído com enxerto de pele total.

contralateral e que não pode ser muito grande, tendo em vista que a sua sobrevivência é mais difícil pela espessura e quantidade de tecidos que leva para a área receptora. Quando utilizado, esse enxerto deve ter o diâmetro da metade do defeito, ficando as duas orelhas de tamanhos aproximadamente iguais. Entretanto, com essa técnica, em caso de complicações, como infecção e perda do enxerto, ocorrerão deformidades, que podem ser bilaterais, levando a resultados estéticos pouco aceitáveis. É, portanto, uma técnica de exceção e deve ser executada com cuidados redobrados.

BIBLIOGRAFIA

Brodland DG. Advanced reconstruction of the ear: a framework for successful wound closure. Dermatol Surg. 2014;40(Suppl 9):S71-85.

Cerci FB. Auricular cartilage graft for nasal reconstruction after Mohs micrographic surgery. Surg Cosmet Dermatol. 2015;7:109-15.

Cerci FB. Staged retroauricular flap for helical reconstruction after Mohs micrographic surgery. An Bras Dermatol. 2016;91(5 suppl 1):144-7.

Hochwalt PC, Christensen KN, Cantwell SR, Hocker TL, Brewer JD, Baum CL et al. Comparison of fullthickness skin grafts *versus* second-intention healing for Mohs defects of the helix. Dermatol Surg. 2015;41:69-77.

Imahiyerobo J, Carucci JA. Repair of a defect of the helical rim. Dermatol Surg. 2009;35:509-12.

Johnson TM, Fader DJ. The staged retroauricular to auricular direct pedicle (interpolation) flap for helical ear reconstruction. J Am Acad Dermatol. 1997;37:975-8.

Kimyai-Asadi A, Goldberg LH, Vujevich J, Jih MH. Superior helical rim advancement flap for the repair of ear defects. Dermatol Surg. 2008;34:558-60.

Mellette JR, Ho DQ. Interpolation flaps. Dermatol Clin. 2005;23:87-112.

Newlove T, Cook J. Safety of staged interpolation flaps after Mohs micrographic surgery in an outpatient setting: a single-center experience. Dermatol Surg. 2013;39:1671-82.

Nguyen TH. Staged cheek-to-nose and auricular interpolation flaps. Dermatol Surg. 2005;31:1034-45.

Noel W, Leyder P, Quilichini J. Modified Antia-Buch flap for the reconstruction of helical rim defects. J Plast Reconstr Aesthet Surg. 2014;67(12):1659-62.

Thuile T, Larcher L, Gatscher B, Schwaiger K, Deluca J, Fallaha A et al. Split-thickness skin grafting for reconstruction of auricular skin defects: a statistical analysis. J Dtsch Dermatol Ges. 2018;16(2):163-73.

Wentzell JM, Wisco OJ. The helix jelly roll flap. Dermatol Surg. 2010;36:1183-90.

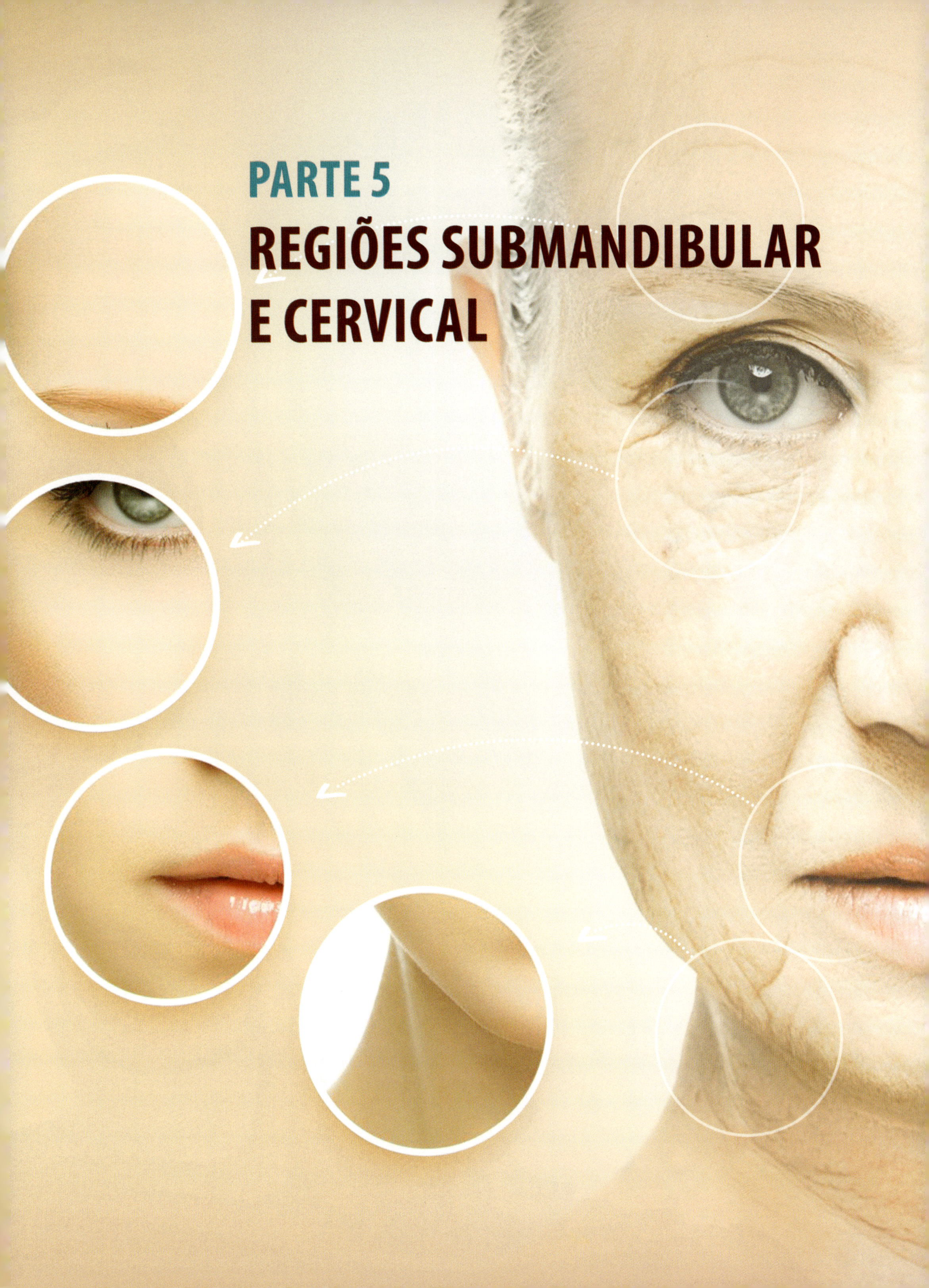

PARTE 5
REGIÕES SUBMANDIBULAR E CERVICAL

43

Apresentação Anatômica

Thais Sakuma

INTRODUÇÃO

O pescoço é uma estrutura cilíndrica que se estende da base do crânio até a região torácica. Do ponto de vista anatômico, é dividido em três compartimentos:

- Posterior: musculoesquelético, confere suporte e movimento à cabeça e ao pescoço
- Anterior: visceral, abriga estruturas glandulares, respiratórias e gastrintestinais
- Lateral: abriga vasos calibrosos e nervos.

Nas regiões submentoniana e submandibular, a pele é pouco aderente, enquanto nas regiões pós-auricular e mastóidea é bem aderida aos tecidos subjacentes. O tecido adiposo do pescoço é distribuído nos planos supraplatismal, interplatismal e subplatismal.

MÚSCULOS

A fáscia cervical é dividida nas camadas superficial e profunda. A fáscia cervical superficial é a continuação do sistema musculoaponeurótico superficial (SMAS) e contém nervos cutâneos, vasos sanguíneos, linfáticos e quantidade variável de gordura.

O platisma é um músculo fino, largo e superficial, que se origina da fáscia superficial do tórax superior e se dirige superiormente para se inserir na borda inferior da mandíbula e da pele; funde-se também com os músculos do terço inferior da face. É inervado pelo ramo cervical do nervo facial, e a irrigação sanguínea é conferida por artéria facial, artéria tireóidea superior, ramos das artérias auricular posterior e occipital. Sua principal ação é atuar como depressor acessório da comissura oral.

O nervo acessório emerge na borda posterior do músculo esternocleidomastóideo e toma um curso posterior e inferior em direção ao músculo trapézio. Cursa superficialmente abaixo da fáscia cervical e pode ser facilmente lesado durante dissecção do pescoço. Dissecção posterior à borda posterior do músculo esternocleidomastóideo precisa levar em consideração a posição superficial desse nervo. O nervo acessório emerge aproximadamente da porção média do esternocleidomastóideo e cursa posteriormente. A lesão dele causa fraqueza e dor crônica no ombro.

O nervo mandibular marginal é ramo do nervo facial e um dos nervos mais lesionados em cirurgias no pescoço. Inerva os músculos depressor do lábio inferior, depressor do ângulo da boca e mentoniano.

VASCULARIZAÇÃO

As artérias carótidas são as principais estruturas arteriais do pescoço. A artéria carótida comum direita origina-se da artéria braquiocefálica e a esquerda origina-se do arco da aorta. Elas se bifurcam no nível da borda superior da cartilagem tireóidea em carótidas interna e externa. A artéria carótida interna geralmente não possui ramificações no pescoço e passa através do canal carotídeo até o crânio. Ramos da artéria carótida externa são as artérias tireóidea superior, faríngea ascendente, lingual, facial, occipital, auricular posterior, maxilar e artéria temporal superficial. As principais veias do pescoço são as jugulares externa e interna.

INERVAÇÃO

No triângulo submandibular encontram-se importantes estruturas, como glândula salivar submandibular, artéria e veia facial e nervo mandibular marginal. Já o triângulo carotídeo contém os nervos hipoglosso, acessório e vago, nervo laríngeo superior e ramos do nervo facial, tronco simpático, vasos carotídeos e ramos das veias jugulares (Figura 43.1).

A glândula submandibular é envolta por uma cápsula e possui duas porções, uma superficial e outra profunda. O ducto de Wharton origina-se do lobo profundo, atravessa o espaço sublingual e abre próximo ao frênulo da língua. O ramo mandibular marginal do nervo facial cruza a porção anteroinferior da glândula e a mandíbula, bem como inerva os músculos do lábio inferior e do mento.

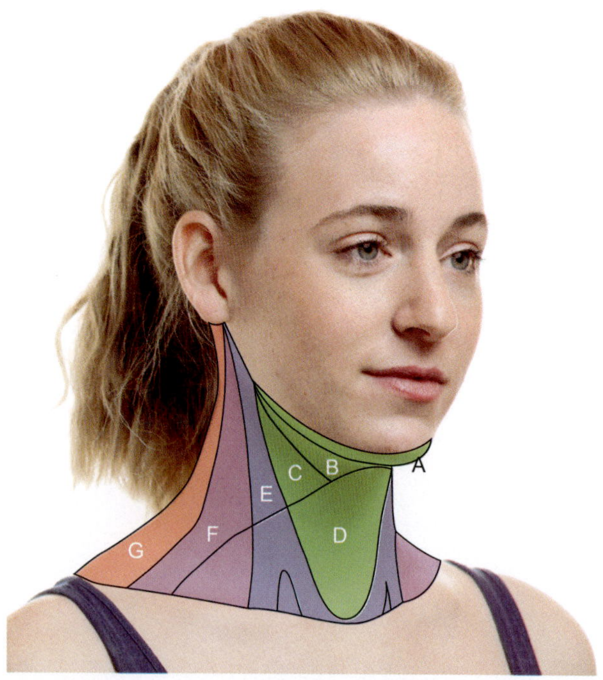

Figura 43.1 Regiões do pescoço. A: triângulo submentoniano; B: triângulo submandibular; C: triângulo carotídeo; D: triângulo muscular; E: músculo esternocleidomastóideo; F: região cervical lateral; G: músculo trapézio.

BIBLIOGRAFIA

Braz A, Sakuma T. Atlas de anatomia e preenchimento global da face. Rio de Janeiro: Guanabara Koogan; 2017.

Goss CM. Gray Anatomia. Rio de Janeiro: Guanabara Koogan; 1988.

Hatef DA, Koshy JC, Sandoval SE, Echo AP, Izaddoost SA, Hollier LH. The submental fat compartment of the neck. Semin Plast Surg. 2009;23(4):288-91.

Radlanski RJ, Wesker KH. The face: pictorial atlas of clinical anatomy. Chicago: Quintesssence Publishing; 2012.

Rohrich RJ, Rios JL, Smith PD, Gutowski KA. Neck rejuvenation revisited. Plast Reconstr Surg. 2006;118(5):1251-63.

44

IPCA® Associada à RFPM®

Emerson Lima

INTRODUÇÃO

A região cervical é marcada pelo processo de envelhecimento intrínseco e extrínseco, facilmente percebido por adelgaçamento da pele, presença de vincos, evidenciação das bandas plastimais e flacidez. A sobra de pele resultante do processo é um grande desafio a ser vencido, tratando-se de uma queixa frequente no consultório dermatológico, principalmente dos pacientes que não desejam submeter-se a ritidoplastia.

Os bioestimuladores e os preenchedores (discutidos detalhadamente nos capítulos específicos, bem como a toxina botulínica, são utilizados com o objetivo de reverter de forma minimamente invasiva o processo de senectude dessa região). Considerando a modesta quantidade de anexos característica dessa região, as técnicas ablativas, quando propostas, devem ser criteriosamente indicadas, considerando que poucos pacientes são bons candidatos.

ETAPAS E PARTICULARIDADES DA TÉCNICA

A indução percutânea de colágeno com agulhas (IPCA®) oferece um estímulo à produção de colágeno sem provocar a desepitelização observada nas técnicas ablativas. Por sua vez, a radiofrequência pulsada com multiagulhas (RFPM®) também oferece proposta similar, quando epiderme e derme são perfuradas, mas não removidas. Na primeira, um rolo de microagulhas constrói faixas de micropunturas que se intercruzam produzindo uma lesão de leve a profunda. Na segunda, eletrodos de multiagulhas com 100 μm de diâmetro e 2 mm de profundidade acoplados a um aparelho de radiofrequência propiciam um estímulo mecânico e elétrico. Traves fibróticas resultantes de um processo cicatricial anormal são rompidas por essas intervenções, permitindo a substituição de um colágeno cicatricial por um colágeno mais próximo do fisiológico.

A Figura 44.1 apresenta um paciente com cicatriz retrátil submentoniana e cervical tratada com sessão única de IPCA®. A Figura 44.2 evidencia o ganho funcional após intervenção pela melhoria da retração cicatricial. O *end point* da intervenção é apresentado na Figura 44.3, bem como o hematoma em reabsorção 72 h após a intervenção.

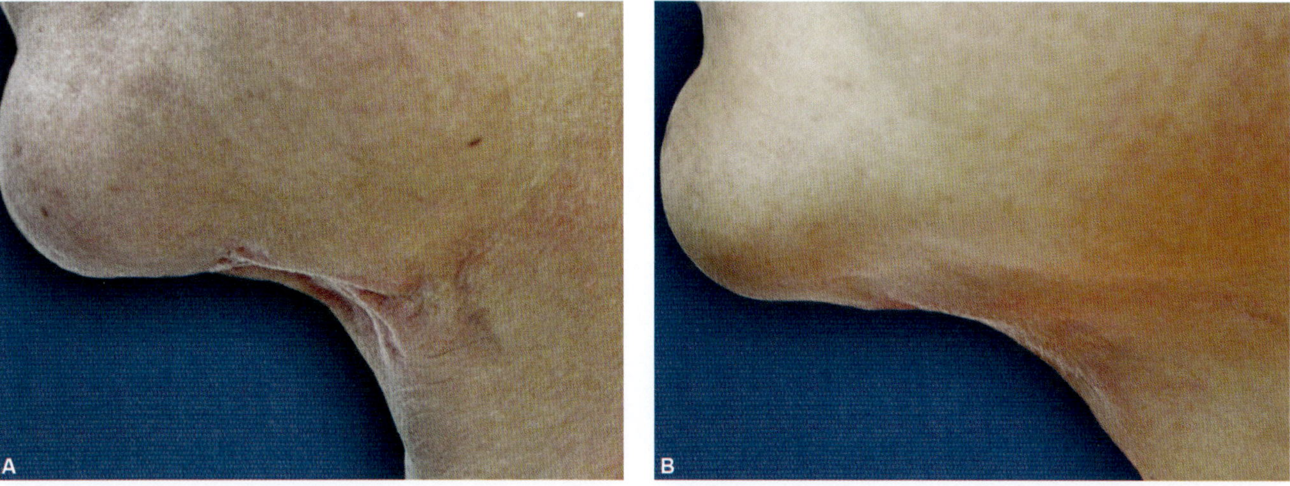

Figura 44.1 Paciente com cicatriz retrátil submentoniana e cervical (**A**) tratada com sessão única de IPCA® (**B**).

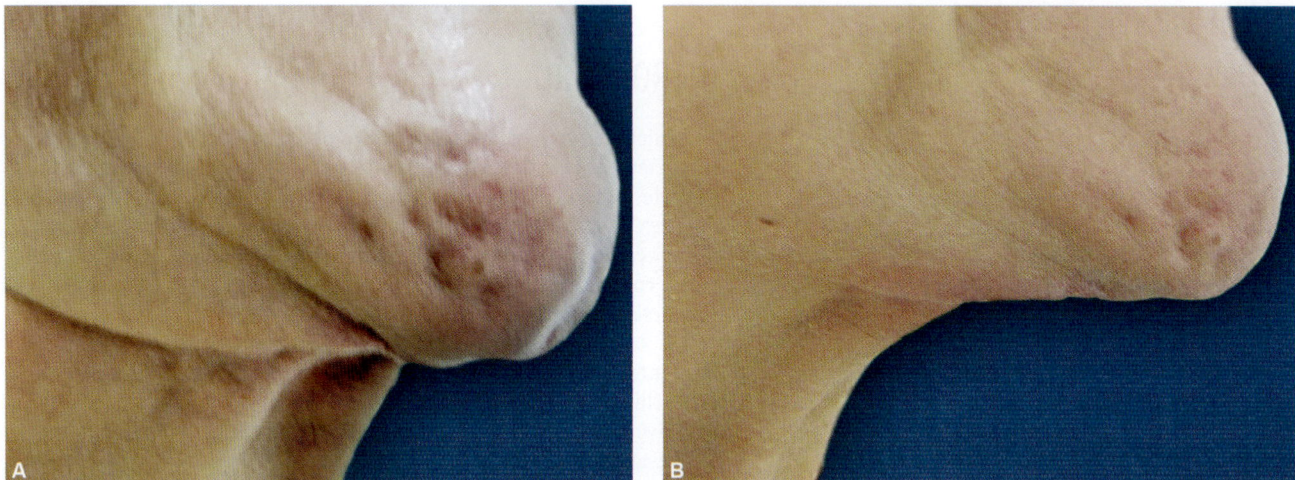

Figura 44.2 A. Paciente antes da IPCA®. **B.** Ganho funcional pós-IPCA® pela melhoria da retração cicatricial.

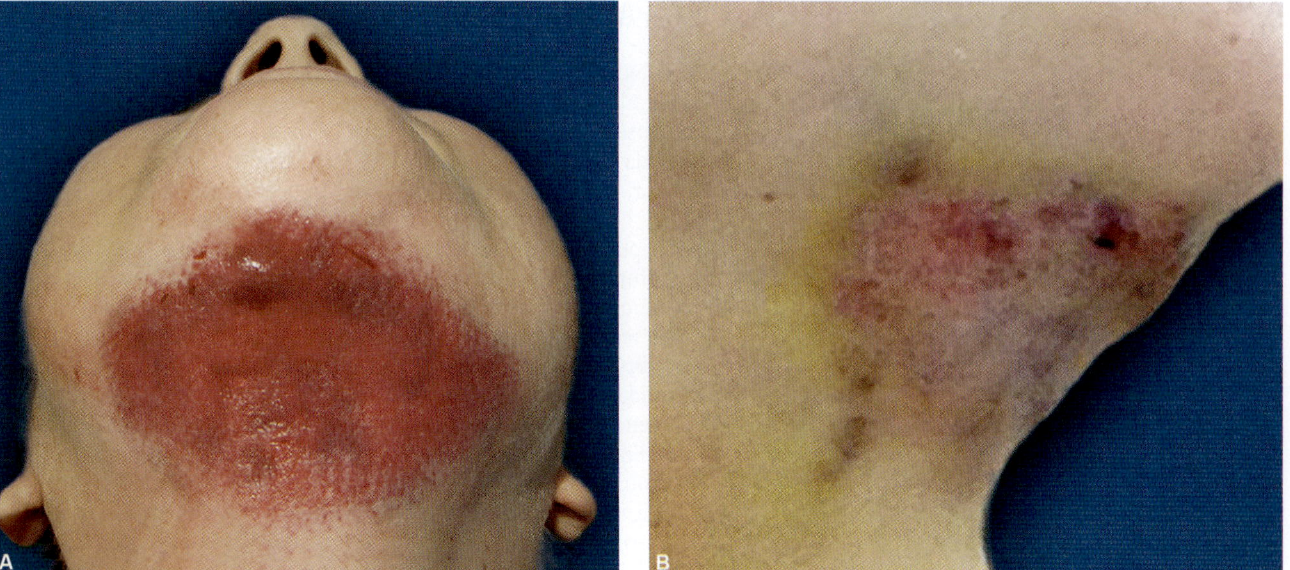

Figura 44.3 A. *End point* da intervenção. **B.** Hematoma em reabsorção 72 h após a intervenção.

As rugas profundas resultantes da evolução da elastose na pele fotoenvelhecida comportam-se como cicatrizes profundas difíceis de serem tratadas (Figura 44.4). As microagulhas isoladamente ou associadas à radiofrequência rompem a rigidez das rítides cervicais e atuam na pele mais fina e flácida, estimulando contração e espessamento dérmico, traduzido por melhoria da flacidez e da sobra de pele (Figura 44.5).

Tanto na condução de cicatrizes no nível das regiões cervical e submandibular como na correção do envelhecimento, as microagulhas estão bem indicadas. Apresentam a versatilidade de poderem ser utilizadas em todos os tipos de pele e serem seguras no processo de cicatrização, sem risco evidenciado de cicatrização anormal, mesmo considerando a pouca a quantidade de anexos.

PASSO A PASSO

1. Estimular o uso de clareadores suaves 30 dias antes da intervenção, bem como a aplicação de filtro solar. Na região cervical, peles mais finas e flácidas respondem melhor ao procedimento, além de oferecerem menos resistência à penetração das microagulhas quando comparadas às peles espessas.

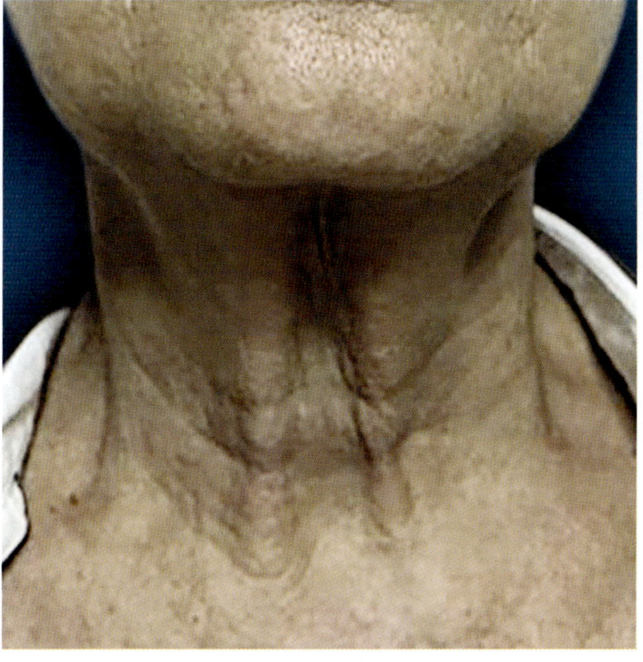

Figura 44.4 Elastose na pele fotoenvelhecida.

2. Realizar o procedimento em ambiente cirúrgico e com todas as medidas de assepsia e antissepsia exigidas nessas intervenções. É fundamental não banalizar esses critérios de segurança, que vão desde a utilização de luvas estéreis e aposição de campos cirúrgicos estéreis a um ambiente que siga normas restritas de desinfecção.
3. Fazer anestesia tópica com lidocaína lipossomada 4% (30 g), massageada na área não higienizada 1 h antes da internação. Após assepsia com clorexidina 2%, sugere-se infiltração anestésica com cânula 22 G, utilizando solução de lidocaína 2% 1: 2 de soro fisiológico 0,9%, evitando ultrapassar a dose máxima permitida. Buscando alívio do ardor, adiciona-se à solução 10% do volume total de bicarbonato de sódio 10%.
4. Quando for uma opção associar a RFPM® à IPCA®, iniciar com a primeira e depois partir imediatamente para a segunda. Assim, a resistência encontrada pelo rolo de agulhas será bem mais modesta, mesmo utilizando um comprimento de agulha de 1,5 mm, já que a pele recebeu micropunturas, estando repleta de colunas hemáticas, facilmente preenchidas. O *roller* com agulhas de 2,5 mm, que busca uma lesão mais profunda, deve se limitar à região submandibular, quando a pele é muito fina e flácida, considerando a presença de estruturas nobres e a falta de superfície de apoio, a menos que a lesão tratada seja uma cicatriz ou uma pele espessa que ofereça resistência à penetração das microagulhas. A Figura 44.6 apresenta um paciente imediatamente após a intervenção demonstrando o *end point* preconizado pelo autor.
5. Para realização da RFPM®, repousar o eletrodo delicadamente sobre a pele em um ângulo de 90°, sem pressionar, para somente depois acionar o pedal. As agulhas são muito delicadas e podem ser danificadas pela pressão exercida contra a pele. É necessário utilizar o aparelho FRAXX e o eletrodo Lima 8. O aparelho deverá estar na função *single pulse* e CUT com parâmetros de 30 a 4 W e 30 a 40 ms (Figura 44.7). Recomenda-se executar apenas uma passada, evitando-se *overlap*; para tanto, realizam-se micropunturas com distanciamento médio de 1 mm de um orifício para

Parte 5

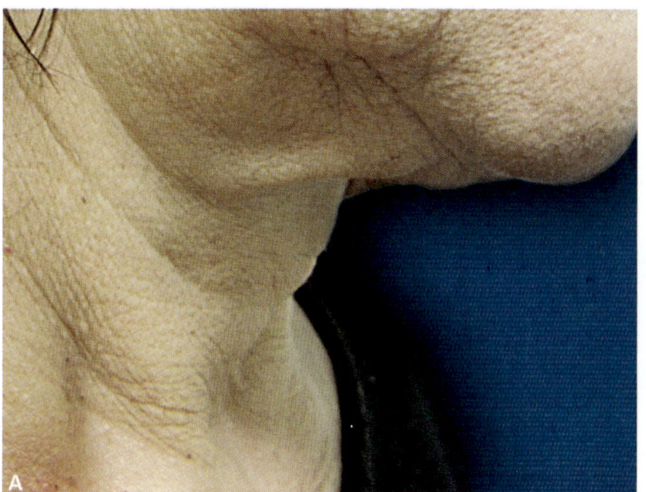

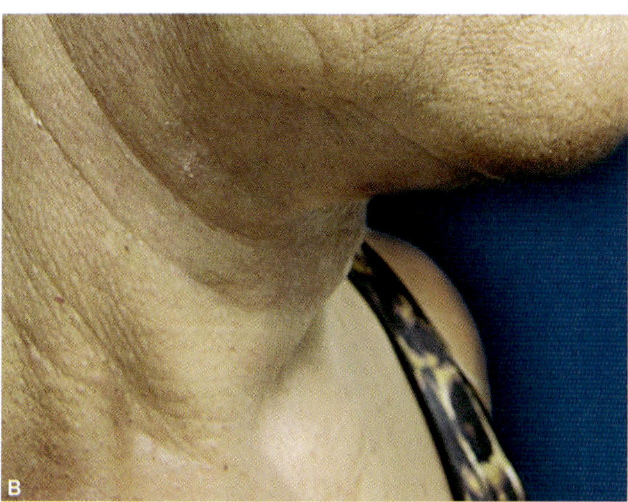

Figura 44.5 Paciente antes (**A**) e após tratamento por IPCA® (**B**).

o outro. A área deverá ser totalmente contemplada pelas multiagulhas, criando-se inúmeras fileiras lineares e paralelas. O sangramento modesto é intensificado pelas microagulhas da IPCA®. Após 20 mim do final da intervenção, já se pode observar uma redução importante do sangramento, que vai dando lugar a uma exsudação serosa que regride progressivamente nas primeiras horas. O curativo é melhor realizado utilizando-se apenas esparadrapo microporado em várias camadas (Figura 44.8).

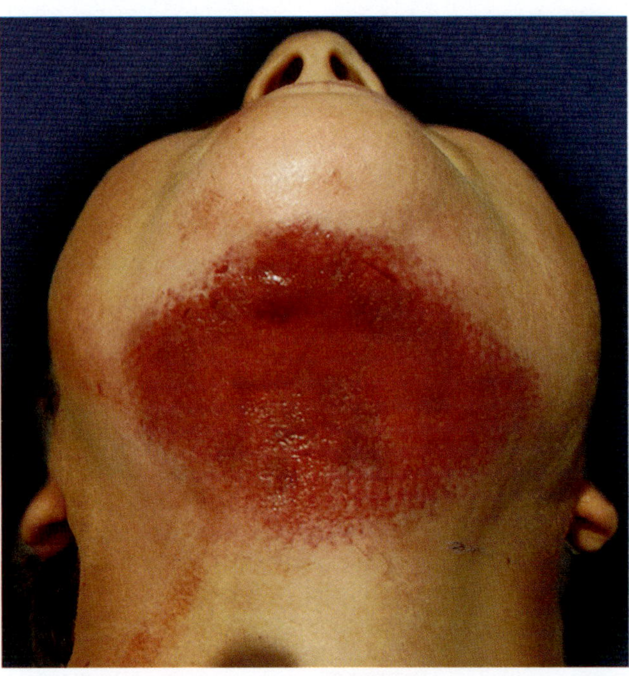

Figura 44.6 Paciente imediatamente após IPCA®.

6. Não recomendar antibiótico tópico nem sistêmico. Para o período pós-operatório, orienta-se o uso de regenerador cutâneo 2 vezes/dia e filtro solar industrializado com FPS 60. Crioterapia ou compressas quentes não são indicadas. Prefere-se que a acomodação dos hematomas e a resposta inflamatória resultante da sua presença siga seu curso natural. Também não se recomenda corticoterapia tópica ou sistêmica para conter os efeitos esperados do processo inflamatório autolimitado.
7. Remover o curativo após 48 h, no chuveiro, umedecendo toda a área para facilitar o descolamento. A partir daí, recomenda-se creme regenerador 2 vezes/dia durante uma média de 5 a 7 dias, seguido de cremes clareadores e filtro solar de amplo espectro após a reepitelização. Recomenda-se que uma próxima sessão seja marcada somente após 30 dias, aguardando regressão total do edema residual e eritema que possam existir.
8. Retomar as atividades laborativas em torno do 5º dia de pós-operatório, após regressão de edema e hematomas. Alguns pacientes retornam nas primeiras 24 h, principalmente pela possibilidade de cobrir a área.
9. Restringir totalmente a exposição à luz solar.

COMPLICAÇÕES

Hiperpigmentação pós-inflamatória e eritema transitórios são esperados e regridem facilmente com os cuidados anteriormente explicitados.

Dor e desconforto não são queixas usuais, mas, se estiverem presentes, devem alertar para infecção secundária, principalmente se instalada após 48 h da intervenção. Comumente não há necessidade de analgésico ou anti-inflamatório no

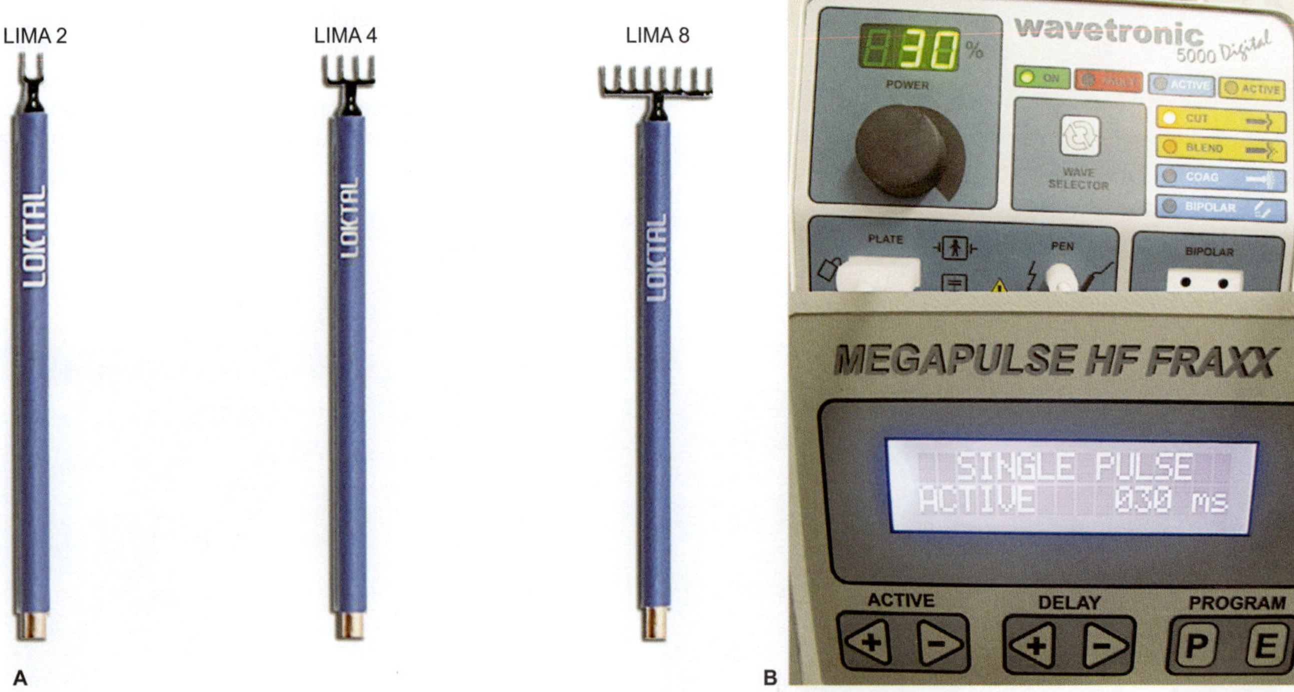

Figura 44.7 Eletrodos multiagulhas (**A**) e aparelho FRAXX® utilizado na RFPM® (**B**).

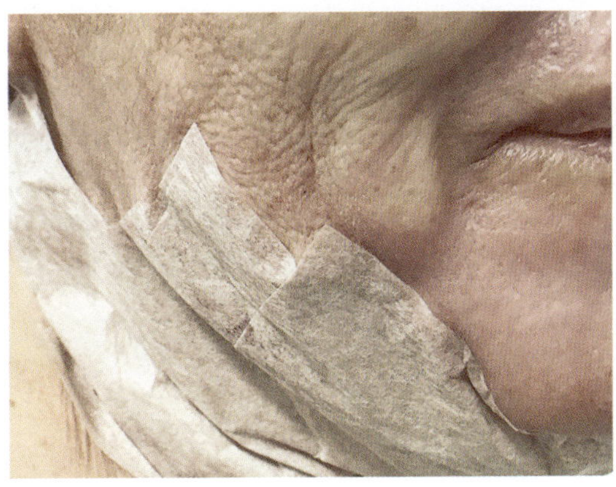

Figura 44.8 Curativo do pós-operatório.

pós-operatório, mas, caso haja queixa de desconforto, sem qualquer outro agravante, recomenda-se dipirona 1 g efervescente a cada 6 h.

CONSIDERAÇÕES FINAIS

Considera-se que a associação de RFPM® à IPCA® chega com a proposta de otimizar resultados, quando bem indicada e realizada. A região cervical tem se mostrado um sítio excelente para sua aplicabilidade, oferecendo resultados bastante animadores, como os apresentados em diferentes casos na Figura 44.9. Para tanto, é essencial o operador estar habilitado e seguro da proposta.

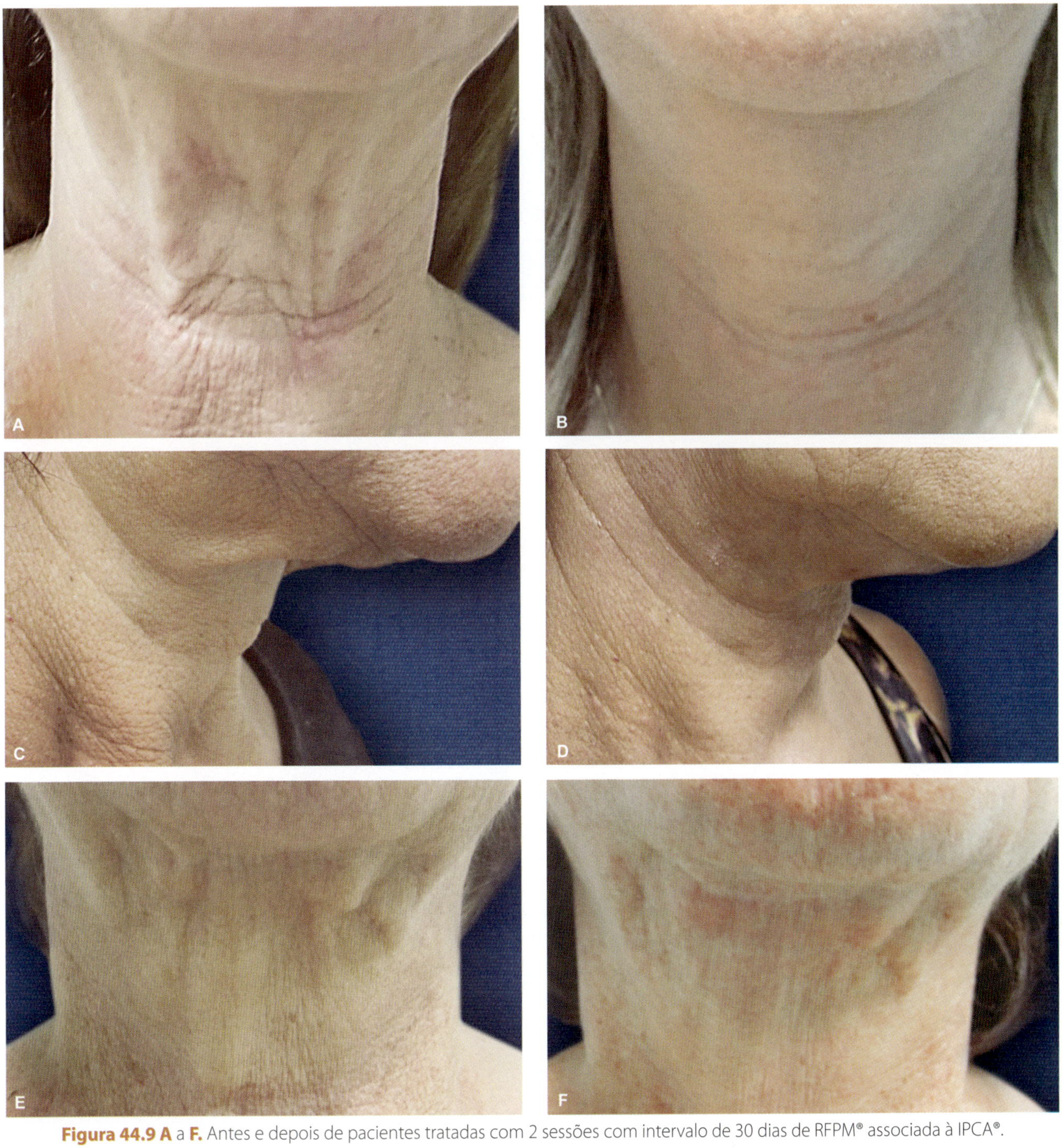

Figura 44.9 A a **F.** Antes e depois de pacientes tratadas com 2 sessões com intervalo de 30 dias de RFPM® associada à IPCA®.

BIBLIOGRAFIA

Aust MC. Percutaneuos Collagen Induction therapy (PCI)-an alternative treatment for scars. Wrinkles Skin Laxity. Plast Reconstr Surg. 2008;121(4):1421-9.

Fernandes D, Massimo S. Combating photoaging with percutaneuos collagen induction. Clin Dermatol. 2008;26(2):192-9.

Fernandes D. Minimally invasive percutaneous collagen induction. Oral Maxillofac Surg Clin North Am. 2006;17(1):51-63.

Lima E. Radiofrequência pulsada com multiagulhas: uma proposta terapêutica em rugas, flacidez e pigmentação periorbital. Surg Cosmet Dermatol. 2015;7(3):223-6.

Lima EVA. Microneedling: experimental study and classification of the resulting injury. Surg Cosmet Dermatol. 2013;5(2):1104.

Lima EVA. Pulsed Radiofrequency with Multineedles (RFPM®) in the treatment of atrophic stretch marks. Surg Cosmet Dermatol. 2016;8(3): 242-5.

45

Preenchimentos e Bioestimuladores

Fabiana Braga França Wanick, Luiz Eduardo Toledo Avelar

INTRODUÇÃO

Há muitas unidades anatômicas no terço inferior da face, como lábios e região perioral, sulcos nasolabiais e mentolabiais (por muitos também chamados de melolabiais) e região geniana (submalar). Contudo, neste capítulo, será abordada apenas a mandibular, que inclui sua porção anterior, o mento – para fins didáticos, estudado separadamente.

A mandíbula e o mento constituem a parte mais inferior da face e suas delimitações bem estruturadas contribuem para a perfeita definição do rosto e para sua separação da região cervical. O homem, inclusive, deve tê-los fortes e estruturados para maior valorização da face masculina dentro dos padrões atuais dos conceitos de beleza.

São extremamente importantes a compreensão e o entendimento de todas as estruturas da região, distribuídas em camadas que vão desde a pele à parte óssea; das estruturas vasculares que passam no terço inferior da face (inclusive de sua posição topográfica); de como envelhecem; e das diferenças estruturais encontradas na mandíbula e no mento de homens e mulheres (dimorfismo sexual). Para isso, o osso muito contribui para a forma final externa da face e, portanto, deve ser o ponto de partida para o estudo da região.

MANDÍBULA

A mandíbula é um osso que se forma pela fusão de duas porções laterais no processo de embriogênese na sínfise mentoniana. Cada uma destas porções laterais possui dois ramos, um horizontal, denominado corpo da mandíbula, e outro mais verticalizado, conhecido como ramo mandibular. Este último tem dois prolongamentos, um para o processo coronoide e o mais posterior, que termina com a formação do côndilo, o qual se articula com a articulação temporomandibular (ATM) em uma cavidade do osso temporal. Por se tratar de um osso articulado com funções muito importantes, incluindo mastigatória, tem elevada quantidade de inserções musculares em toda a sua extensão. Externamente, observa-se um forame em posição intermediária da altura do corpo mandibular, correspondente a uma linha imaginária entre os primeiros pré-molares de um adulto jovem (também coincidente com a linha hemipupilar, também imaginária), por onde passa o ramo mandibular do nervo trigêmeo.

No processo de envelhecimento, a mandíbula passa por um desgastante efeito de remodelação que muito a modifica estruturalmente, alterando seus ângulos e proporções. Verifica-se uma importante absorção óssea de sua porção mais superior, o que contribui para a diminuição de sua altura vertical, independentemente de perdas dentárias. Na iminência de o paciente apresentar ausência de elementos dentários, essa absorção é ainda maior, pois há perda dos processos alveolares e, por consequência, maior remodelação óssea. Além disso, a região de comunicação entre o ramo e o corpo mandibular, que corresponde à área do ângulo da mandíbula, também sofre grande absorção óssea. Esse ângulo, que em uma pessoa adulta jovem pode ser de 95°, chega a alcançar cerca de 135° em alguém com idade mais avançada. Acredita-se que a ação mais intensa do músculo masseter possa contribuir muito para isso. A perda óssea tão intensa em pessoas mais idosas altera muito as proporções faciais entre os três terços da face (Figura 45.1). O mento também se torna diferente com o envelhecer, uma vez que, além da perda da altura vertical da face, também se observa maior inclinação, obliqualização, em sua porção mais superior. Essa remodelação contribui para um aspecto de maior projeção do queixo (não por um aumento do mesmo, mas por uma absorção óssea superior).

O dimorfismo sexual é extremamente presente e importante no terço inferior da face (Figura 45.2). Existe um ponto antropológico na mandíbula, denominado gônio, que corresponde ao ponto mais lateral do corpo mandibular, que pode ser pronunciado em ambos os sexos. O homem, no entanto, possui os gônios mais exacerbados e proeminentes. Além disso, observa-se que os ramos das mandíbulas masculinas são mais fortes e retificados. Essa característica proporciona uma mandíbula mais larga ao homem e um aspecto osteoestrutural mais quadrado ao esqueleto craniofacial masculino, enquanto o feminino seria mais arredondado ou ovalado (Figura 45.3).

O mento também é bastante diferente no homem e na mulher. A mulher o possui arredondado, compatível com todo o restante do crânio feminino, enquanto o do homem é retificado e angulado (Figura 45.4). O ponto de maior lateralidade do mento não pode ter como referências anatômicas algumas partes moles, por exemplo, as aberturas narinárias, bastante citadas por alguns autores. Tais referências muito se alteram por características anatômicas individuais, étnicas e de envelhecimento. Apesar de os dentes também se modificarem, a referência da superfície de contato entre o dente canino e o primeiro pré-molar pode ser um dado anatômico a mais para se estabelecer a melhor largura mentoniana, quando se quer realçá-la ou defini-la.

Conhecimentos anatômicos essenciais

Músculos

São inúmeros os músculos que se inserem na mandíbula, tanto em sua porção externa como na interna. Os de inserção externa, mais relacionados com os músculos da mímica facial, são os de maior interesse neste capítulo, salientando-se o mentoniano, o depressor do lábio inferior, o depressor do ângulo oral (DAO), o platisma, o bucinador, o masseter e o temporal, entre outros (Figura 45.5). Suas inserções, bem como suas localizações topográficas, são importantíssimas, sobretudo no tratamento com toxinas botulínicas.

Uma importante estrutura anatômica presente nas laterais da boca é o modíolo. Essa referência é uma área de intercessão entre vários músculos faciais que se concentram na mesma região, localizada a aproximadamente 1,5 cm da comissura oral. O que se verifica, de uma forma geral, é que existem tanto músculos levantadores quanto depressores locais, que normalmente estabelecem um equilíbrio. Ao longo da vida, no entanto, observa-se que frequentemente os depressores (DAO e platisma), por serem mais fortes, acabam por tracionar

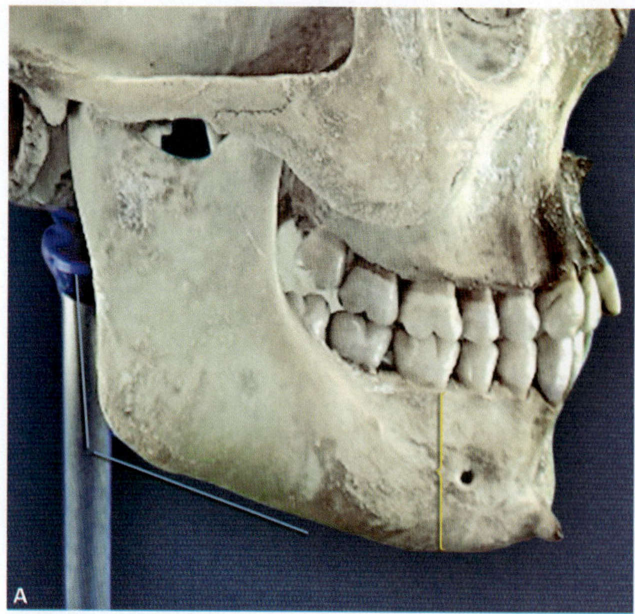

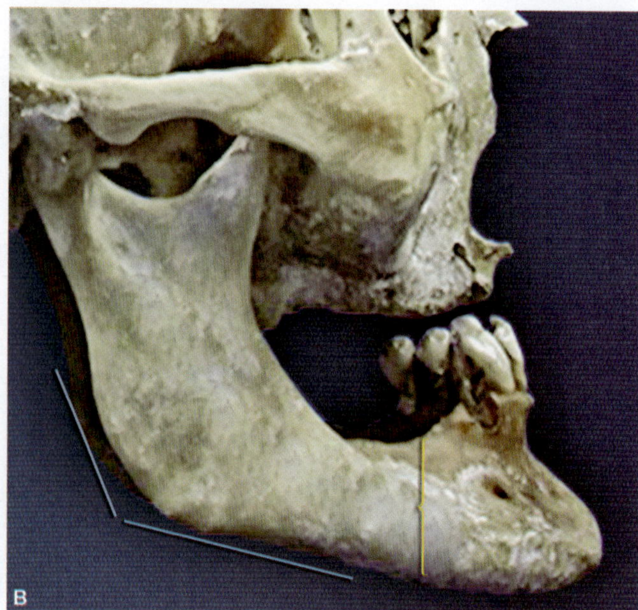

Figura 45.1 Crânios masculinos de uma pessoa de 20 anos (**A**) e de 70 anos de idade (**B**). Observar a perda da altura vertical que se tem com a idade (linhas amarelas), o aumento dos ângulos que se tornam mais absorvidos (linhas azuis) e a inclinação que o mento sofre, por absorção de sua porção superior, tornando-se mais obliqualizado.

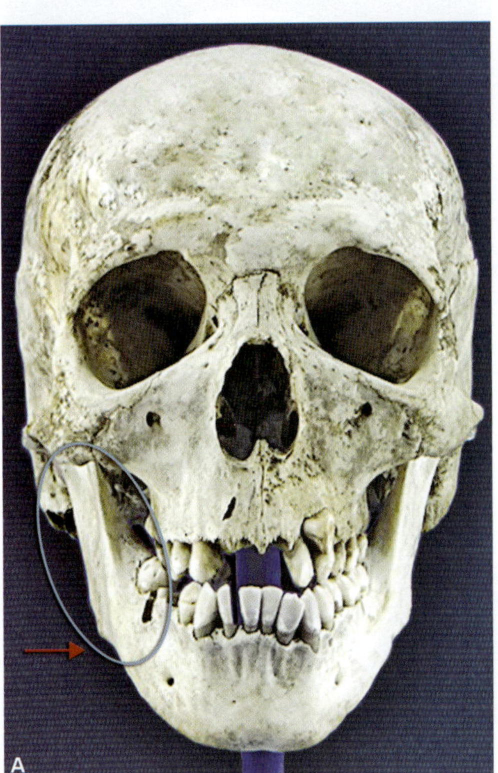

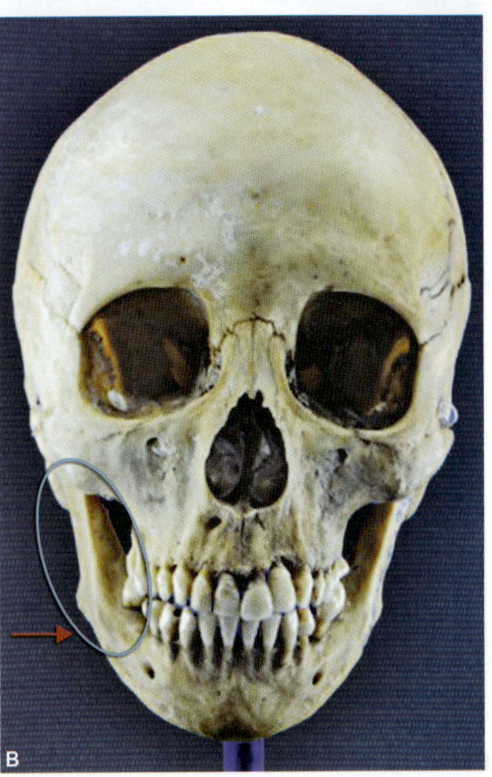

Figura 45.2 Crânios masculino (**A**) e feminino (**B**), ambos pertencentes a pessoas na década dos 40 anos. Notam-se gônios presentes em ambos os sexos (*seta vermelha*), porém com ramo da mandíbula muito mais forte e retificado no esqueleto masculino (*círculo azul*). A distância intergonial é maior no esqueleto masculino.

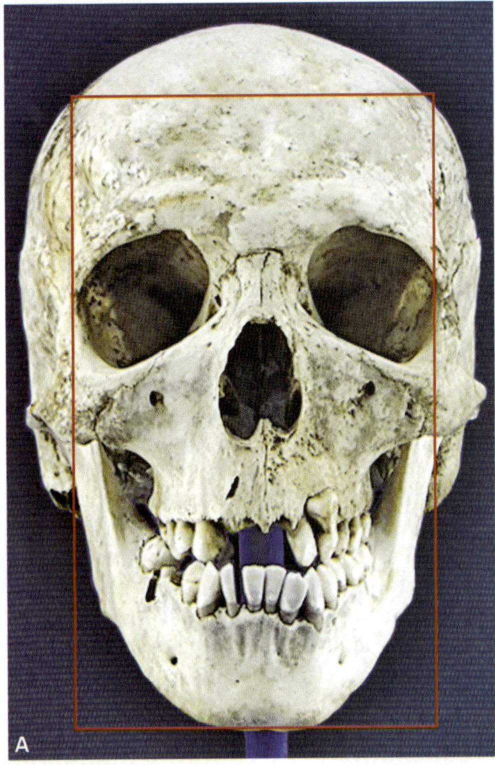

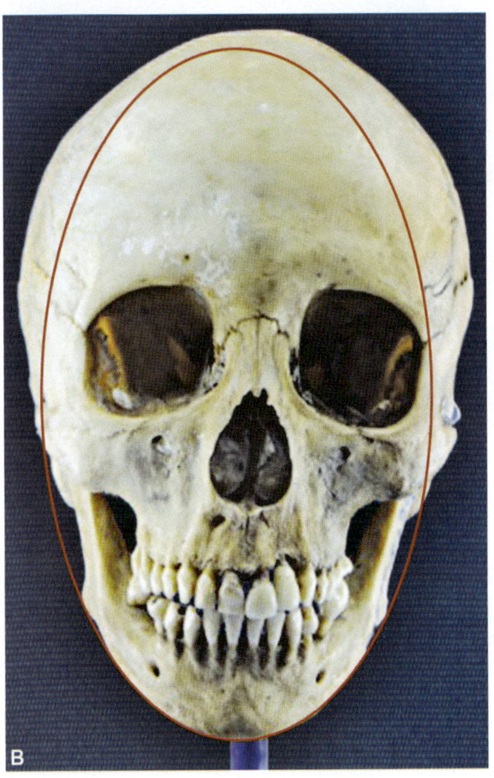

Figura 45.3 A. Estrutura osteofacial de um homem, aparentemente quadrangular. **B.** Estrutura osteofacial de uma mulher, mais arredondada, ovoide.

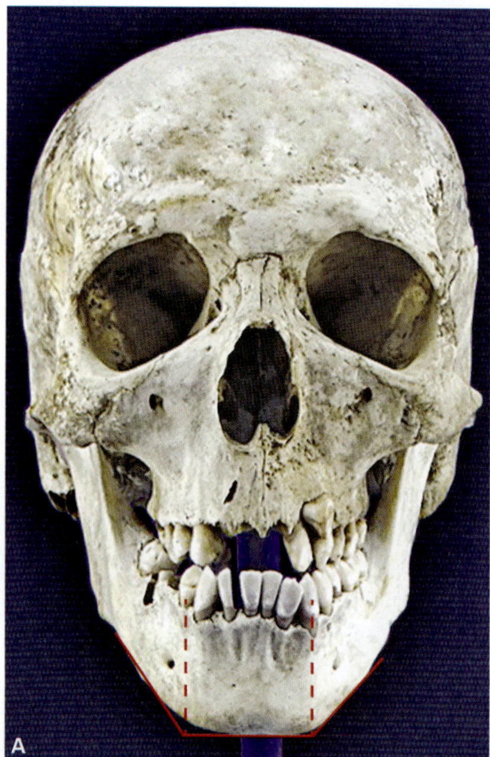

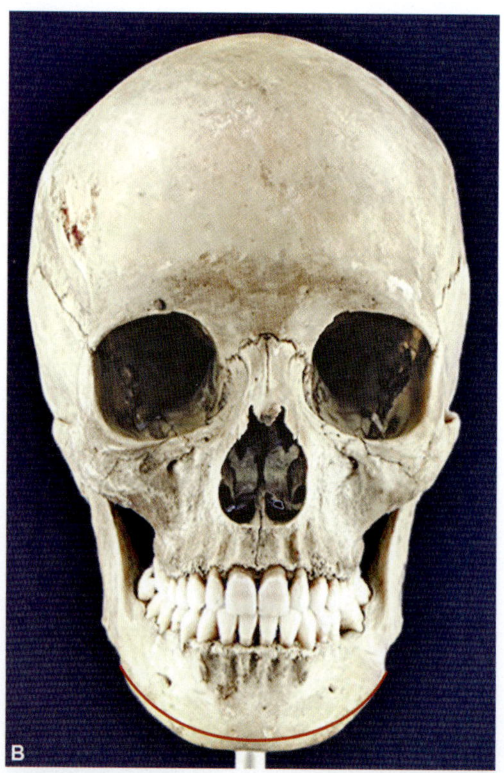

Figura 45.4 A. Mento masculino; mais facetado, anguloso e retificado (*linha contínua*) com porções mais laterais correspondentes à superfície de contato posterior dos caninos (*linha pontilhada*). **B.** Mento feminino; arredondado, acompanhando todo o restante do crânio.

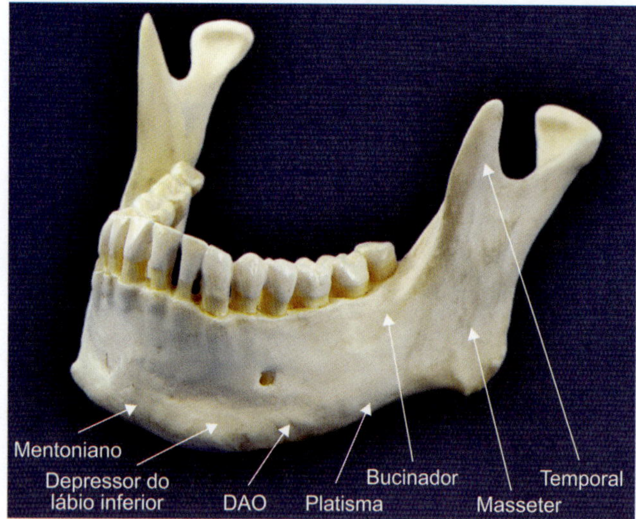

Figura 45.5 Mandíbula e as regiões de inserções de alguns músculos locais. DAO: depressor do ângulo oral.

o modíolo inferiormente e com ele a comissura, dando um aspecto de tristeza para o semblante. O relaxamento dos músculos depressores do modíolo com o uso da toxina botulínica é uma importante contribuição da estética ao rejuvenescimento facial.

O masseter, apesar de não ser um músculo de mímica (importante músculo da mastigação), quando hipertrofiado, além de deixar a face com um aspecto mais quadrangular, pode trazer transtornos funcionais, como o bruxismo, ou alterações da ATM. Nesses casos, sua modulação de força e intensidade pode ser realizada também com o uso de toxinas botulínicas.

Principais artérias da região mandibular

Três são as principais artérias encontradas na região mandibular. A primeira delas, e uma das mais importantes na face, é a artéria facial. Ramo direto da carótida externa, a artéria facial desemboca na face, contornando a mandíbula um pouco anteriormente ao músculo masseter. Em pessoas mais magras, consegue-se inclusive palpá-las. Nessa região, a artéria é topograficamente profunda, próxima ao osso, tomando o sentido tortuoso mais cranial em direção ao trígono lateral do nariz, tornando-se cada vez mais superficial. O conhecimento de sua localização e profundidade é fundamental para tratamentos da região. Preenchimentos no corpo mandibular poderão ser feitos de forma segura com agulha somente superficialmente. A cânula é sempre a mais recomendada, sobretudo para ser utilizada em planos mais profundos.

Outra artéria é a mentoniana. Esse vaso se exterioriza do osso pelo forame homônimo, direcionando-se ao mento. É, portanto, profunda quando se fazem preenchimentos laterais ao mento (em torno do 1º e 2º pré-molares); dessa maneira, evita-se o uso de agulhas profundas nessas regiões.

Uma terceira artéria seria a submentoniana. Ela é ramo direto da artéria facial, toma sentido anterior, inferiormente à mandíbula, e nas laterais do mento ultrapassa e contorna profundamente o osso, tornando-se mais cranial. Mais uma vez, o uso de agulhas profundas pode lesar as artérias da região e comprometer a circulação local.

Preenchimento do contorno mandibular

Quando se observa uma diminuição estrutural da mandíbula ou uma perda do contorno mandibular, o seu preenchimento, com o objetivo de delimitá-la, é extremamente útil e de grande relevância ao rejuvenescimento facial. O *jowl* (buldogue), tão comumente presente, é poupado do preenchimento; o foco, sobretudo, é em volumizar a região da mandíbula posterior a ele, assim como a região "pré-*jowl*" (nas laterais do mento). Muitas vezes, pode-se inclusive optar por fazer punctura do orifício de entrada da cânula nas laterais do *jowl*, ou mesmo dentro dele, sem que se preencha essa região (Figura 45.6).

A escolha de um produto de reologia intermediária (não tão duro e nem muito fluido) pode ser uma excelente opção de tratamento. O uso da cânula é seguro e uma excelente ferramenta de trabalho. Agulhas são também utilizadas, mas se for essa a escolha de aplicação, sugerem-se punções mais superficiais e sempre com atenção ao posicionamento dos principais vasos, principalmente da artéria facial.

O ramo da mandíbula pode e deve também ser trabalhado. Seu preenchimento ajuda na formação de uma perfeita moldura para a face, correspondendo então à sua porção lateral. Normalmente, o procedimento também é realizado com um produto de G' mais intermediário e ajuda de cânulas, em plano subcutâneo mais superficial, acima do sistema musculoaponeurótico superficial (SMAS), e, por consequência, da glândula parótida. Ressalta-se que, com o processo de envelhecimento, o ângulo da mandíbula torna-se cada vez mais aberto; desse modo, o preenchimento do ramo mandibular mais agudo também pode ser uma boa opção de jovialização, "fingindo" ou redefinindo sua aparência com menor angulação (Figura 45.7).

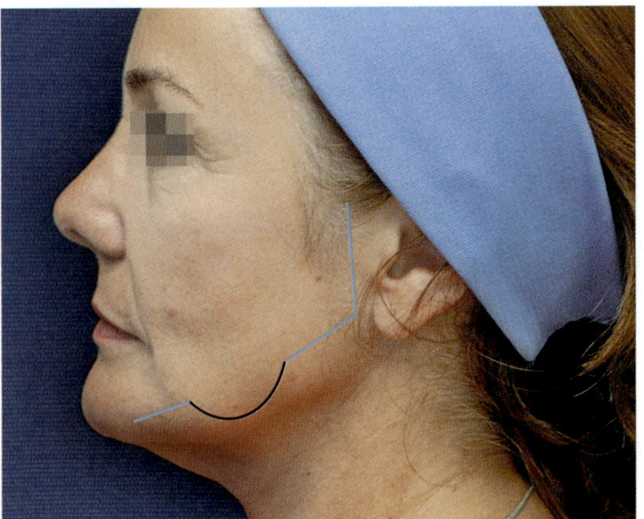

Figura 45.6 Área de definição do *jowl* (linha preta) e possíveis áreas de preenchimento (*linhas azuis*).

MENTO

Há duas possibilidades de preenchimento do mento: maior anteriorização da mandíbula (verificada em perfil) e maior alongamento da face.

Para avanço anterior do perfil mandibular, a inclusão do ácido hialurônico (AH) deve ser profunda, exatamente sobre a borda anterior do mento. Quando o objetivo é alongamento da face, o melhor ponto de colocação do preenchedor é em sua borda inferior, abaixo da proeminência mentoniana (Figura 45.8). O avanço anterior é muito utilizado para harmonização de pessoas com retrognatismos mandibulares e que desejam melhorar suas proporções e para que o queixo se localize apenas alguns milímetros para trás de uma linha vertical imaginária na base nasal. Quando, no entanto, se quer um alongamento facial em pessoas com rosto mais arredondado e/ou face com o terço inferior muito curto, procede-se à inclusão mais inferior.

O maior objetivo feminino é arredondar todo o mento. Pode ser feito um único ponto central ou um maior número de punções para manter a harmonia desejada. O objetivo masculino é diferente quanto às retificações, que serão descritas a seguir.

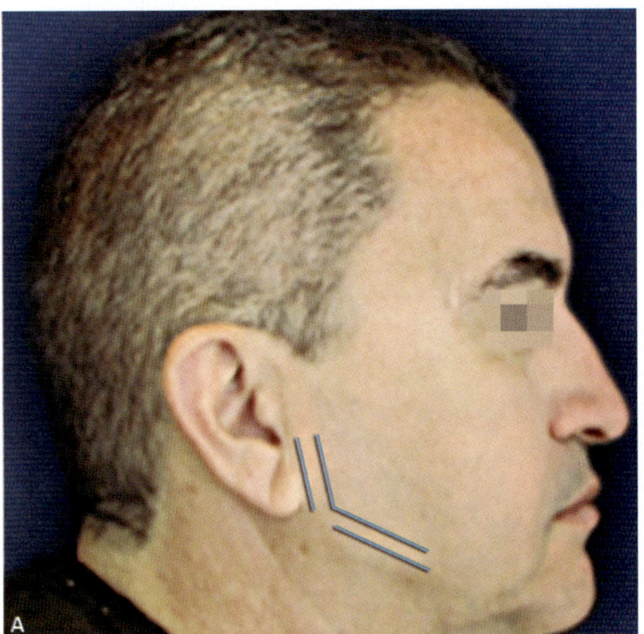

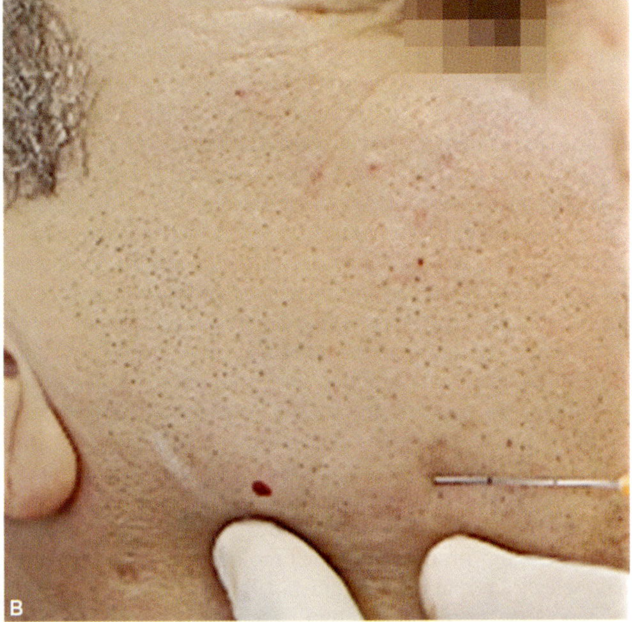

Figura 45.7 Sentido da distribuição do ácido hialurônico na mandíbula (**A**), tanto no corpo quanto no seu ramo. O orifício de entrada da cânula pode ser tanto pelo ângulo quanto pelo próprio *jowl* (**B**), desde que se distribua o produto posteriormente a ele.

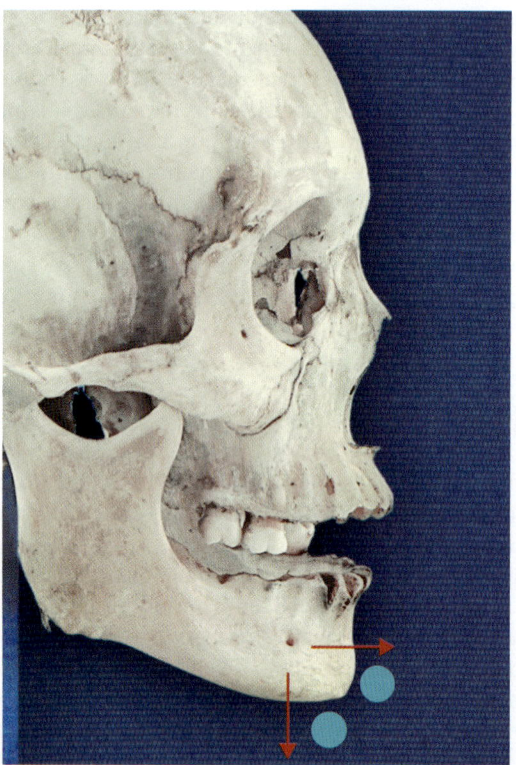

Figura 45.8 Dois sentidos de colocação do ácido hialurônico: anterior ao mento, quando se quer maior projeção anterior, como nos casos dos retrognatismos; ou abaixo da proeminência mentoniana, quando o objetivo é um avanço vertical inferior, para alongar mais a face.

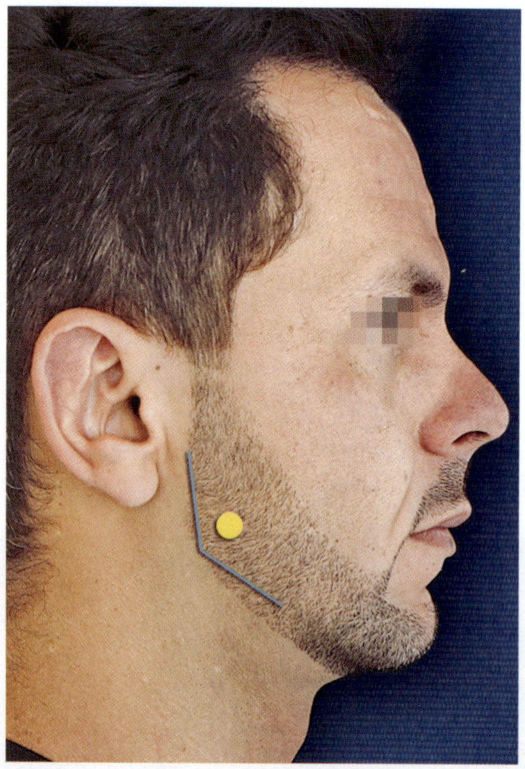

Figura 45.9 Para identificar o ponto de punção, primeiro localiza-se a junção entre o corpo e o ramo mandibular (ângulo; linhas azuis). Cerca de 1,5 a 2 cm superior e medialmente a este ponto determina-se o local de punção para o *bolus*.

Masculinização da face

Homens que sentem suas faces mais infantilizadas ou com menos atributos masculinos, aqueles que queiram realçar ainda mais suas características sexuais secundárias ou mesmo, transexuais que desejam ter características mais masculinas podem solicitar um tratamento de mudança estrutural do terço inferior maior. Como citado anteriormente, a mandíbula e seu mento muito se diferenciam entre os sexos. Angulações, comprimentos, proporções podem e devem ser tratados, propiciando características agradáveis e dentro dos padrões de beleza atuais. Desconsiderando as imensas contribuições que poderão ser alcançadas também no terço médio com relação à masculinização da face, a mandíbula muito se beneficia, sobressaindo os seus gônios. Normalmente, para isso, localiza-se à palpação o ângulo da mandíbula. Com um ponto, faz-se uma marcação cerca de 1,5 a 2 cm acima e mais para o centro do ângulo (Figura 45.9). No ponto pré-marcado, procede-se à injeção com agulha superficial. A profundidade é subcutânea, acima do SMAS, para não provocar traumas da glândula parótida. Lembrando que o músculo masseter é muito forte e que os produtos injetados no periósteo sofrem constantes pressões deste músculo, não se conseguem preenchimentos mais duradouros e que não se deformem com o tempo quando colocados nesse plano topográfico. Como o maior objetivo, nesse momento, é o levantamento da pele sobressaindo o gônio, escolhe-se, de preferência, um produto com uma reologia capaz de propiciar maior elevação (maior G'; Figura 45.10).

Depois de alcançada a altura desejada da região, já mostrando sinais de quadrangulização do rosto, muito provavelmente pode-se ter um degrau entre o volume preenchido e o restante da região mandibular. Procede-se então à atenuação do degrau criado com a colocação, com agulha ou cânula, de um ácido hialurônico mais fluido, mais flexível e com G' mais intermediário. É muito útil lembrar da importância de se preencher o ramo mandibular, região pré-tragal, para uma melhor masculinização (Figura 45.11).

O mento também acompanha o restante do esqueleto craniano masculino. É facetado, cheio de angulações e muitas vezes retificado em sua borda inferior. Muitos autores citam alguns pontos de referência para delimitar lateralmente o mento, sendo a abertura narinária muito citada. Como já se conhece a absorção óssea da abertura piriforme com o envelhecimento, outro

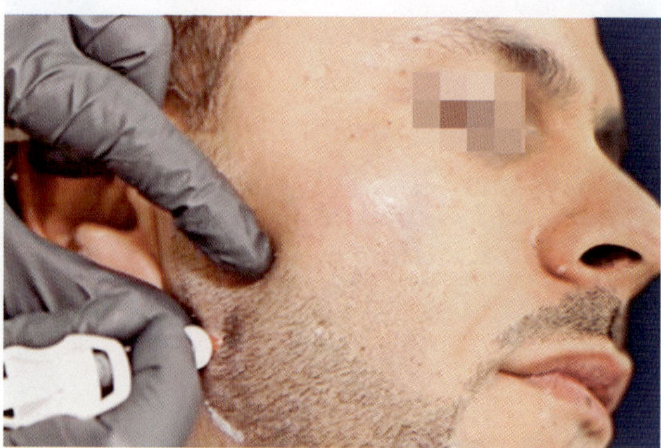

Figura 45.10 Punção com agulha em plano subcutâneo superficial, acima do SMAS, utilizando um produto com alto G', com grande capacidade de *lifting*.

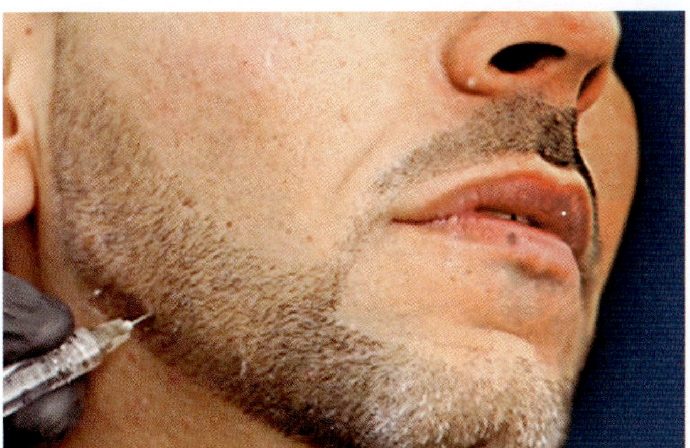

Figura 45.11 Depois da injeção em *bolus*, procede-se à definição da mandíbula com um produto que tenha maior capacidade de volumização. Utiliza-se o preenchimento com agulha superficialmente no corpo mandibular (podendo também ser em seu ramo). Caso se opte por agulha, é necessário lembrar que as aplicações devem ser sempre superficiais, sobretudo por se tratar de passagem mais profunda da artéria facial (ver exemplo desse preenchimento com cânula na Figura 45.7).

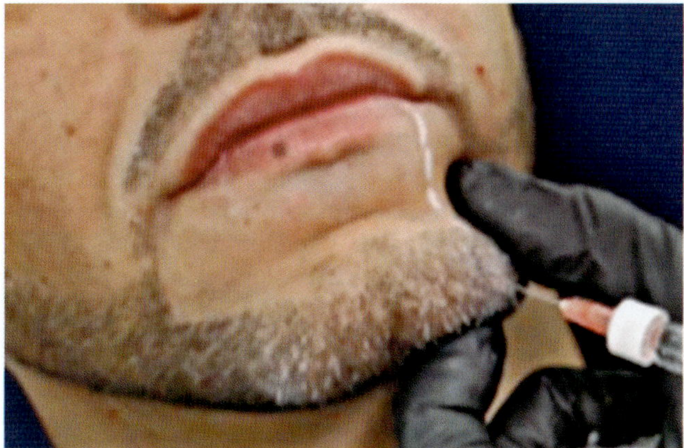

Figura 45.12 Depois de determinar o ponto de maior lateralidade do mento, procede-se à escolha de um produto com elevada capacidade de *lifting* em plano periosteal. Se houver necessidade, pode-se inclusive fazer outros *bolus* mais mediais, com menos produto para proporcionar uma retificação inferior do mento.

ponto de referência, ainda que também vulnerável a modificações, seria uma linha imaginária localizada verticalmente entre o canino e o primeiro pré-molar. Normalmente, esse seria um limite lateral para o mento do homem. Para acentuá-lo, uma injeção profunda, periosteal, de um ácido hialurônico de elevado G' é recomendada. Esse preenchimento é realizado no ponto de maior lateralização, podendo ser também procedido lateralmente à linha mediana, em menor volume, para facilitar a retificação inferior do mento (Figura 45.12). O objetivo desse preenchimento é formar uma "estaca" local, razão pela qual se opta por um preenchedor com maior capacidade de *lifting* e nem tanta de volumização (Figura 45.13).

REGIÃO CERVICAL

Possui características anatômicas e fisiológicas que favorecem o aparecimento precoce de alguns sinais de envelhecimento como flacidez, rítides e acúmulo de gordura submentoniana. Com o número crescente de pacientes em busca de tratamentos de rejuvenescimento na face, não seria de se espantar que o interesse pelos tratamentos na região cervical também venha aumentando. Existem inúmeras vantagens em abordar o pescoço quando se realizam tratamentos faciais, mas a principal delas é a de poder proporcionar um resultado mais harmônico e natural para os pacientes.

Entretanto, a região cervical apresenta particularidades que restringem a variedade de procedimentos que podem ser realizados. A menor espessura da derme e o reduzido número de anexos cutâneos retardam a velocidade do processo de cicatrização; além disso, há a glândula tireoide logo na porção anterior e inferior do pescoço, além de vasos e nervos logo abaixo do subcutâneo, que se apresenta com espessura variável, dependendo da constituição genética do biotipo físico do paciente.

Conhecimentos anatômicos essenciais

A pele do pescoço tem características específicas, que variam de acordo com a idade do paciente. O pescoço jovem apresenta ângulo cervicomentual entre 90 e 105°, contorno mandibular bem definido, ausência de bandas platismais, tônus cutâneo preservado e, na maioria das vezes, ausência de adiposidade submentoniana. Por outro lado, o pescoço de um paciente idoso apresenta ângulo cervicomentual maior que 105°, perda da definição do contorno mandibular, presença de bandas platismais, flacidez e adiposidade nas regiões submandibular e submentual. As rugas transversais podem ser encontradas em qualquer idade, mas tendem a piorar com o passar dos anos. Essas rugas são, na verdade, consideradas endentações da pele, assim como as linhas presentes na palma das mãos.

As camadas da pele na região cervical são as seguintes: pele, tecido subcutâneo supraplatismal, músculo platisma e tecido subcutâneo subplatismal. A pele da região cervical possui espessura total de 2,92 mm, sendo 0,06 mm referentes à epiderme, 1,2 mm à derme e 1,66 mm à hipoderme.[1] Em relação aos compartimentos de gordura, tem-se o compartimento adiposo cervical (subplatismal), que se localiza logo abaixo do músculo platisma, e o compartimento submentual, que fica logo acima desse músculo.[2]

Envelhecimento e região cervical

A pele da região cervical sofre mudanças com o envelhecimento intrínseco, da mesma forma que a pele de todas as outras regiões do corpo. Entretanto, essa área sofre efeitos particulares por conta da maior exposição aos raios ultravioleta (UV) no dia a dia, pela pequena espessura da pele e pelos movimentos constantes do pescoço que tendem a agravar as rítides transversais.

A exposição aos raios UV leva a alterações características do envelhecimento extrínseco, que se superpõem às alterações provocadas pelo envelhecimento intrínseco, por conta da produção aumentada de metaloproteinases. Dessa forma, as alterações morfológicas e mecânicas típicas do envelhecimento podem ser observadas no pescoço antes mesmo das alterações observadas nas áreas fotoprotegidas. Portanto, a pele do pescoço costuma apresentar, mais precocemente, modificações como rugas, flacidez cutânea, perda da elasticidade e ressecamento.

Bioestimuladores

Alguns produtos podem ser injetados na pele com a finalidade de estimular a função anabólica dos fibroblastos e a consequente formação de colágeno a partir de uma resposta inflamatória subclínica e, por isso, são denominados bioestimuladores. Alguns desses produtos também podem aumentar a angiogênese e a produção de outros componentes da matriz extracelular (MEC), como fibras elásticas.[3] Diante do pequeno número de opções terapêuticas para o tratamento do envelhecimento cervical, o uso injetável dos bioestimuladores tem sido considerado bastante promissor. Atualmente, são considerados bioestimuladores os seguintes produtos: hidroxiapatita de cálcio, ácido polilático e ácido hialurônico na qualidade de *skinboosters*.

Hidroxiapatita de cálcio

A hidroxiapatita de cálcio (CaHa) é um produto comercializado com o nome de Radiesse® pela empresa Merz Aesthetics e está disponível em seringas de 1,5 mℓ. Cada seringa contém microesferas de CaHa com diâmetro variando entre 25 e 45 μ suspensas em um veículo de carbometilcelulose, substância

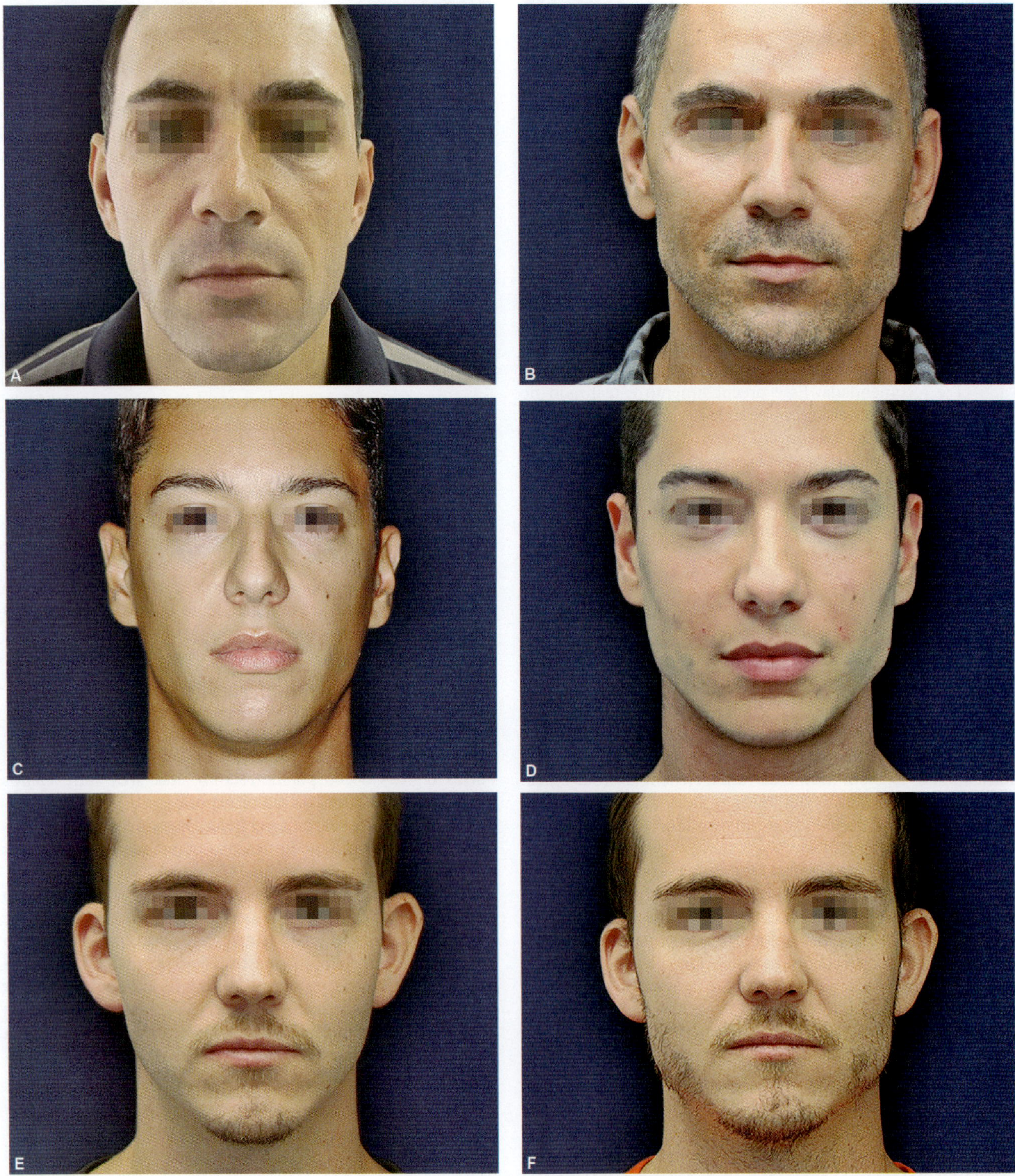

Figura 45.13 A a **F.** Antes e depois de casos de tratamento para masculinização.

derivada da celulose e ácido acético, solúvel em água e que serve para aumentar a viscosidade do produto. É um produto considerado semipermanente de alta densidade, viscosidade e coesividade, por isso, utilizado para tratar áreas com reabsorção óssea e perda de gordura nos compartimentos profundos da face. Também pode ser injetado com a finalidade de aumentar a espessura da derme, suavizar sulcos e rugas (Figura 45.14).[4]

Antes da aplicação, a seringa de CaHa precisa ser acrescida de lidocaína 2% e/ou solução fisiológica (SF) 0,9% para diminuir a viscosidade do produto e aumentar o conforto do paciente durante o tratamento. Para isso, utiliza-se um adaptador apropriado (que é fornecido junto com o produto) e uma seringa Luer-lock de 5 mℓ. A quantidade de lidocaína ou SF 0,9% colocada depende da área a ser tratada e da técnica escolhida. No caso do tratamento do pescoço, prefere-se acrescentar 0,5 mℓ de lidocaína 2% e 1,5 mℓ de SF 0,9%, totalizando 4 mℓ de produto preparado na seringa. Após realizar assepsia e antissepsia com solução alcóolica de clorexidina 0,5%, a injeção pode ser feita com agulha 27 G ½ ou cânula 25 G 38 mm, no plano subdérmico, em leque e retroinjeção de pequenas quantidades, seguida de massagem. O tratamento pode ser repetido com um intervalo que varia de 2 a 6 meses, dependendo da necessidade do paciente.

Em 2017, um estudo publicado por Yutskovkaya e Kogan demonstrou, com auxílio de ultrassom 45 MHz, que a CaHa é capaz de aumentar a espessura da derme após 4 meses da aplicação com resultados positivos até 7 meses. Houve também melhora da elasticidade demonstrada por cutometria, após 7 meses.[3] Provavelmente, a CaHa atua como uma trama que incrementa a atividade dos fibroblastos, o que resulta em aumento da neocolagênese.[5]

Ácido polilático

É um polímero sintético derivado dos alfa-hidroxiácidos, biocompatível, biodegradável e imunologicamente inerte.[6] É comercializado no Brasil pela empresa Galderma e se apresenta em um frasco estéril contendo o pó de ácido polilático (PLLA) liofilizado. Além das micropartículas de PLLA com diâmetro de 40 a 60 μ, o frasco contém manitol e croscarmelose, que melhora a liofilização das partículas e mantém a distribuição das partículas após a reconstituição, respectivamente.[7]

A reconstituição do produto para aplicação no pescoço deve ser realizada com 8 mℓ de água destilada estéril de modo cuidadoso, direcionando a ponta da agulha para a parede do frasco. O frasco deve ser deixado em repouso em temperatura ambiente até 30°C por 48 a 72 h antes da utilização do produto no paciente. Quanto maior o período de repouso do produto, maior a hidratação do produto e mais fácil a injeção pelo menor risco de obstrução da agulha.

Imediatamente antes da aplicação, o conteúdo do frasco deve ser homogeneizado, rolando-o entre as duas mãos com cuidado para não provocar espuma. Com uma seringa de 10 mℓ e agulha 23 G, aspiram-se 4 mℓ do PLLA reconstituído no frasco e se acrescentam 1 mℓ de lidocaína 2% sem vasoconstritor e 3 mℓ de água destilada, totalizando 8 mℓ de volume na seringa. Novamente, o produto deve ser homogeneizado na seringa, antes de ser transferido para seringas com Luer-lock de 1 mℓ, utilizadas para a injeção com agulhas 27 G ½.

Após assepsia e antissepsia da área a ser tratada, o paciente é examinado em posição sentada para que as áreas com maior e menor flacidez sejam demarcadas. A aplicação é feita com técnica de retroinjeção subdérmica em linhas paralelas equidistantes a cada 1 cm, sendo injetado 0,05 e 0,1 mℓ do produto por punctura nas áreas com menor e maior flacidez, respectivamente. Imediatamente após o término do tratamento, toda a região cervical deve ser massageada a fim de uniformizar a distribuição do produto na pele e diminuir a palpação de qualquer eventual nódulo. O paciente é orientado a repetir essa mesma massagem por 5 min, 3 vezes/dia, e por 7 dias. O tratamento pode ser repetido após 30 dias por mais 2 a 4 vezes, dependendo da resposta individual do paciente. O resultado esperado é a melhora da qualidade da pele e da flacidez (Figura 45.15).

Ácido hialurônico

É um produto não tóxico, não imunogênico, não carcinogênico e com baixo risco potencial de sensibilização; possui altíssima capacidade de atrair água, sendo um excelente umectante. São inúmeros os produtos à base de AH para serem injetados com a finalidade de volumizar, sustentar, preencher, hidratar e melhorar a qualidade da pele; e para cada uma dessas indicações, existem os produtos mais indicados e com diferentes características. Para o tratamento da região cervical, o produto

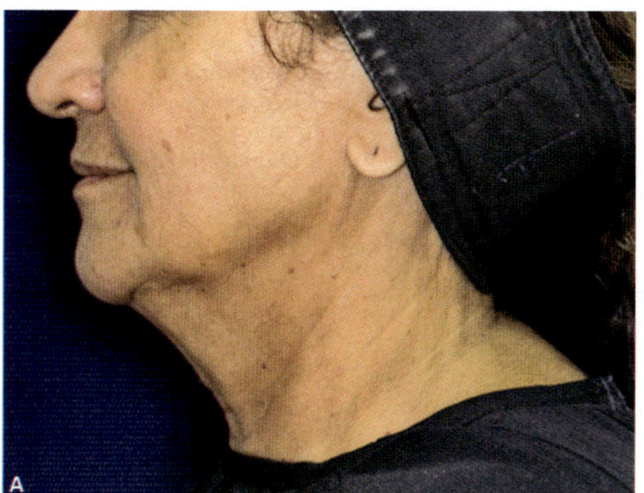

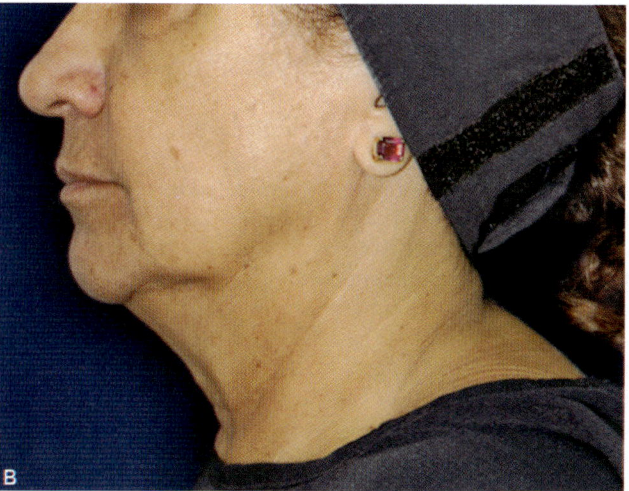

Figura 45.14 A. Paciente de 65 anos com perda do contorno inferior do rosto e flacidez da região cervical. **B.** Após duas sessões de Radiesse® com intervalo de 6 meses, houve melhora do contorno inferior do rosto e diminuição da flacidez na região cervical.

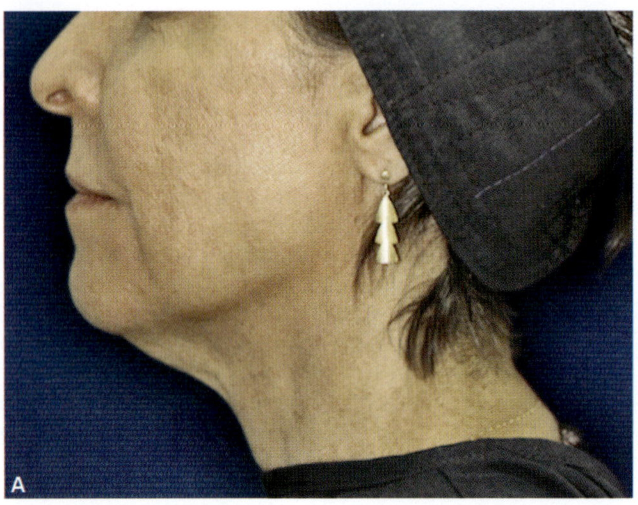

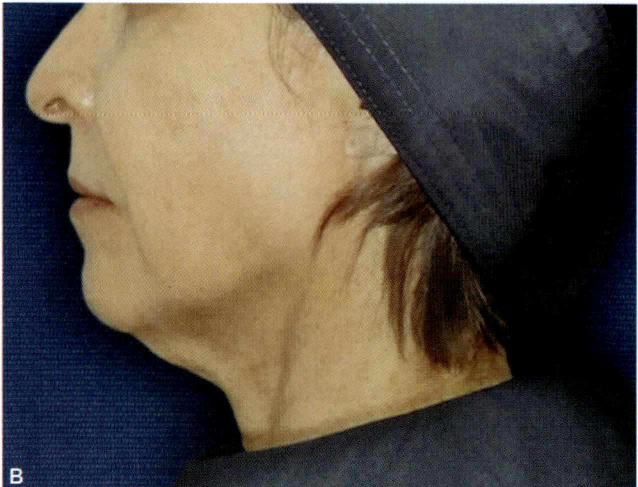

Figura 45.15 A. Paciente de 56 anos com perda do contorno inferior do rosto e flacidez da região cervical. **B.** Após três sessões de Sculptra® com intervalo de 30 dias entre cada uma, houve melhora do contorno inferior do rosto e diminuição da flacidez na região cervical.

deve ser escolhido com base na sua capacidade de melhorar as linhas transversais, a firmeza e a textura da pele.

Antes da aplicação, a região a ser tratada deve ser demarcada após assepsia e antissepsia com solução alcóolica de clorexidina 0,5%.

Skinbooster

Os produtos à base de AH denominados *skinboosters* são aqueles com capacidade de melhorar a hidratação cutânea e, dessa maneira, incrementar as propriedades mecânicas da derme. Em geral, os produtos contendo AH com essa finalidade não são reticulados ou, se forem, têm partículas menores, sem capacidade de preencher a pele. Entre os principais produtos com AH não reticulado disponíveis no Brasil, tem-se:

- Juvéderm Hydrate® (13,5 mg/mℓ)
- Teosyal meso® (15 mg/mℓ)
- Stylage Hydro® (14 mg/mℓ)
- Princess Rich® (18 mg/mℓ).

Alguns desses produtos contêm componentes como manitol (Juvéderm Hydrate® e Stylage Hydro®) ou glicerol (Princess Rich®) com a finalidade de aprimorar a hidratação da derme. No caso dos produtos com AH reticulados, tem-se:

- Restylane Vital® (20 mg/mℓ)
- Restylane Vital Light® (12 mg/mℓ)
- Juvéderm Volite® (12 mg/mℓ; ainda não disponível no Brasil).

O objetivo principal desses produtos é melhorar a qualidade e a textura da pele (Figura 45.16).

No caso dos *skinboosters* não reticulados, o protocolo de tratamento é de três sessões com intervalo de 2 a 4 semanas entre cada aplicação. Após as três sessões iniciais, pode-se fazer uma sessão de manutenção a cada 2 meses. A técnica de aplicação consiste em realizar uma injeção intradérmica, introduzindo a agulha 30 a 32 G ½ em um ângulo de 30° em relação à superfície da pele e com o bisel voltado para cima, de 0,02 mℓ do produto a cada 0,5 a 1 cm de distância, provocando a formação de pequenas pápulas. Não há necessidade de massagem para que essas micropápulas desapareçam em até 72 h.

Se o produto usado for um *skinbooster* reticulado, a injeção deve ser subdérmica. A técnica de introdução da agulha na pele pode ser a mesma descrita anteriormente, mas é importante que o bisel esteja voltado para baixo. Cada injeção deve ser em quantidade que varia de 0,02 a 0,05 mℓ por ponto, sendo a distância entre os pontos de 1 cm. O protocolo de tratamento varia entre os produtos, sendo três sessões com intervalo de 30 dias no caso dos produtos da linha Restylane®, e uma sessão no caso do produto da linha Juvéderm®. A manutenção pode ser feita a cada 2 ou 3 meses do término do tratamento com os produtos da linha Restylane®, e a cada 9 meses com o Juvéderm®.

Preenchimento

O preenchimento na região cervical com gel de AH é indicado principalmente para o tratamento das rítides transversais nos pacientes com pouca ou nenhuma flacidez. Como a pele do pescoço é muito fina, é importante que o produto escolhido seja pouco viscoso, coeso e com pequena concentração de AH para produzir pouco edema. As marcas mais indicadas para o preenchimento dessa região, por conta das características do produto, são: Juvedérm Volbella® (15 mg/mℓ), Belotero Soft® (20 mg/mℓ) e Emervel Touch® (20 mg/mℓ).

Para a aplicação, pode-se utilizar uma agulha 32 G ½ com o bisel voltado para baixo, e o preenchimento é realizado sob as linhas transversais do pescoço em retroinjeção linear e em plano subdérmico. A injeção deve ser feita em pequenos volumes, que variam de 0,02 a 0,05 mℓ por punctura. Pode ser utilizada uma microcânula 25 G com 38 mm para essa injeção, mas deve-se ter mais cuidado com o controle do volume a ser injetado para que não seja feita sobrecorreção. O resultado esperado é a diminuição da profundidade das rugas transversais do pescoço e a melhora na qualidade da pele ao redor delas (Figura 45.17).

Efeitos adversos

Independentemente do tipo de produto usado no tratamento da região cervical, os efeitos adversos podem ser classificados em recentes (nas primeiras 4 semanas) e tardios (após 4 semanas). Na maioria das vezes, os efeitos adversos recentes estão relacionados com o trauma cutâneo do procedimento e são transitórios, como equimose, edema, dor e leve prurido em diferentes extensões de acordo com a técnica usada, o produto e o paciente. No caso de pequenos

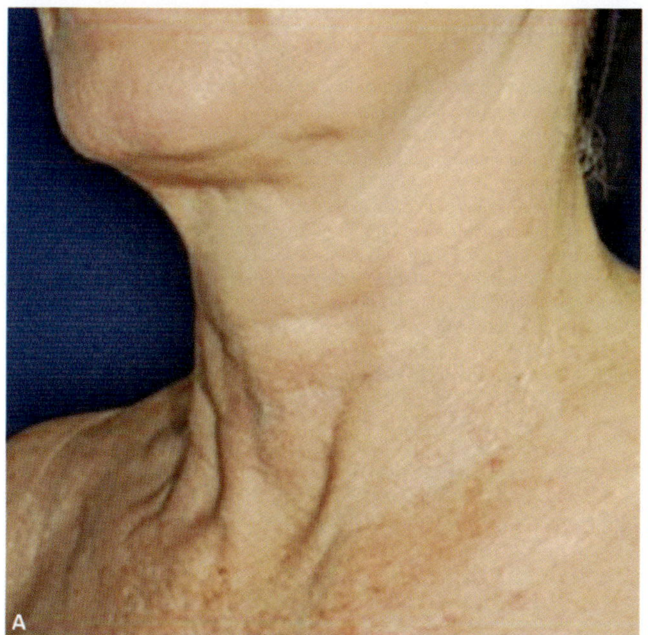

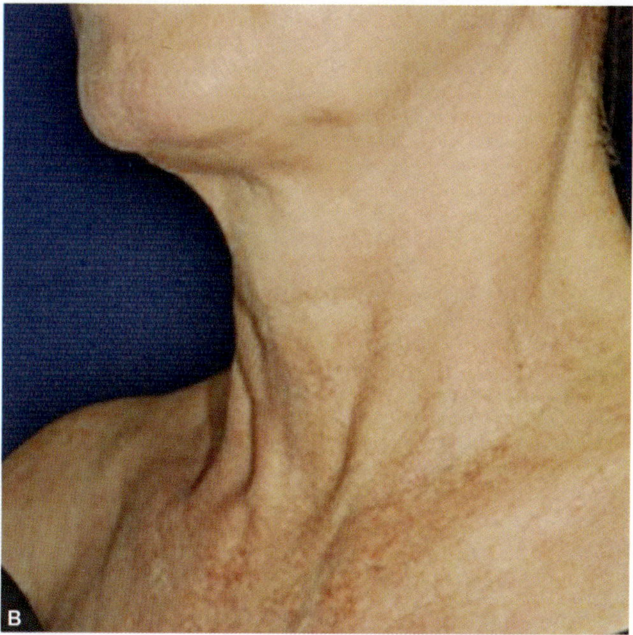

Figura 45.16 A. Paciente de 62 anos com flacidez e rítides transversais na região cervical. **B.** Após três sessões de Restylane Vital Light® com intervalo de 30 dias entre cada uma, houve melhora da textura e discreta diminuição da profundidade das rítides e da flacidez na região cervical.

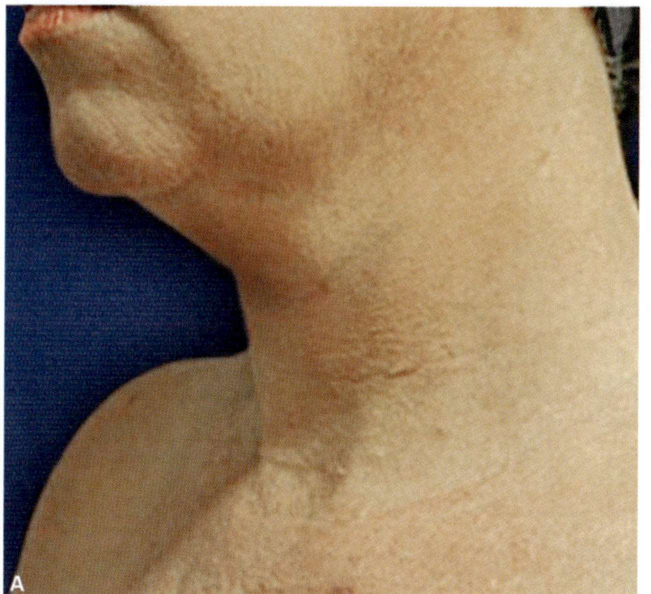

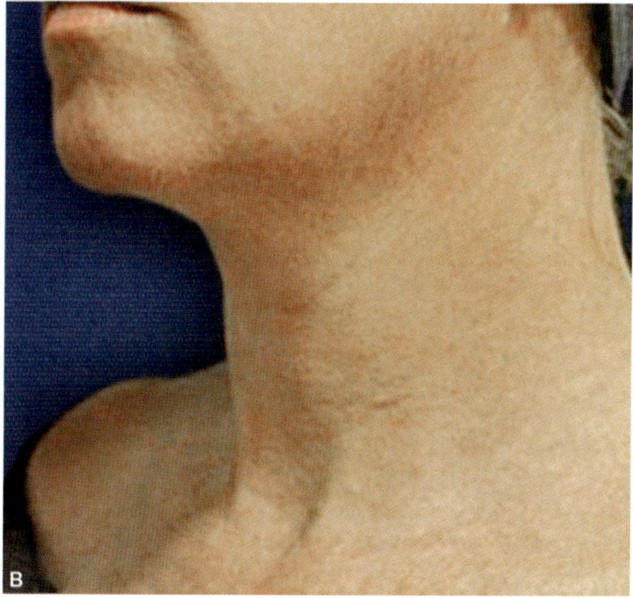

Figura 45.17 A. Paciente com 47 anos e rítides transversais na região cervical. **B.** Após uma sessão de Volbella®, houve melhora da textura e discreta diminuição da profundidade das rítides na região cervical.

hematomas, cremes contendo arnica, *Aloe vera* e/ou vitamina K podem ser úteis para diminuir o tempo de duração do quadro.[8] O surgimento de nódulos inflamatórios e não inflamatórios também pode ser observado e ocorre por infeção, reação de hipersensibilidade, excesso de produto ou injeção muito superficial. Como exemplo de complicações tardias na região do pescoço, destaca-se o surgimento de edema, eritema e nódulos, inflamatórios ou não, pelos mesmos motivos.

O manejo dos nódulos não inflamatórios recentes é feito com massagem, aspiração, injeção intralesional de água destilada estéril e anti-histamínico. No caso dos nódulos inflamatórios, o tratamento é realizado com antibióticos orais do tipo cefalosporinas por 7 dias no caso de início recente, ou macrolídios e quinolonas por 14 a 21 dias, no caso de início tardio. Independentemente do tempo de aparecimento dos nódulos, podem ser associados anti-inflamatórios não esteroidais, corticosteroides orais e hialuronidase injetável.[9]

REFERÊNCIAS BIBLIOGRÁFICAS

1. Della Volpe C, Andrac L, Casanova D, Legre R, Magalon G. Skin diversity: histological study of 140 skin residues, adapted to plastic surgery. Annales de Chirurgie Plastique et Esthetique. 2012;57(5):423-49.
2. Tamura BM. Anatomia da face aplicada aos preenchedores e à toxina botulínica – Parte I. Surg Cosmet Dermatol. 2010;2(3):195-204.
3. Yutskovkaya Y, Kogan E. Improved neocollagenesis and the skin mechanical properties after injection of diluted calcium hydroxylapatite in the neck and

décolletage: a pilot study. Journal of Drugs in Dermatology. 2017;16(1):68-74.

4. Eviatar J, Lo C, Kirszrot J. Radiesse: Advanced Techniques and Applications for a Unique and Versatile Implant. Plast Reconstr Surg. 2015;136(5 Suppl):164S-70S.
5. Marmur ES, Phelps R, Goldberg DJ. Clinical, histologic and electron microscopic findings after injection of a calcium hydroxylapatite filler. Journal of Cosmetic and *Laser* Therapy: official publication of the European Society for *Laser* Dermatology. 2004;6(4):223-6.
6. Mazzuco R, Hexsel D. Poly-L-lactic acid for neck and chest rejuvenation. Dermatol Surg. 2009;35(8):1228-37.
7. Haddad A, Kadunc BV, Guarnieri C, Noviello JS, da Cunha MG, Parada MB. Current concepts in the use of poly-L-lactic acid for facial rejuvenation: literature review and practical aspects. Surgical & Cosmetic Dermatology. 2017;9(1).
8. Haneke E. Managing Complications of Fillers: Rare and Not-So-Rare. Journal of Cutaneous and Aesthetic Surgery. 2015;8(4):198-210.
9. Almeida A, Banegas R, Boggio R, Bravo B, Braz A, Casabona G, et al. Diagnosis and treatment of hyaluronic acid adverse events: Latin American expert panel consensus recommendations. Surgical & Cosmetic Dermatology. 2017;9(3).

BIBLIOGRAFIA

Braz A, Sakuma T. Atlas de Anatomia e Preenchimento Global da Face. Rio de Janeiro: Guanabara Koogan, 2017.

Braz A, Humphrey S, Weinkle S, Yu GT, Remington BK, Lorenc ZP et al. Lower face: clinical anatomy and regional approaches with injectable fillers. Plast Reconst Surg. 2015;136(5S):235-57.

Castro C. The Anatomy of Platysma Muscle. Plast Reconstr Surg. 1980;66(5)680-3.

Catham D. Special Considerations for Male Patients: things I wish I knew when I started practice. Facial Plast Surg. 2005;21(4):232-9.

Farhadian J, Bloom BS, Brauer JA. Male Aesthetics: A Review of Facial Anatomy and Pertinent Clinical Implications. J Drugs Dermatol. 2015;14(9):1029-34.

Hamilton WJ. Tratado de Anatomia Humana. Rio de Janeiro: Interamericana, 1982.

Maio M, Rzany B. The Male Patient in Aesthetic Medicine. New York: Spring-Verlag Berlin Heidelberg, 2009.

Thayer Z, Dobson S. Sexual Dimorphism in Chin Shape: Implications for Adaptive Hypotheses. Am J Phys Anthropology. 2010;143(4):417-25.

Toledo Avelar LE, Cardoso MA, Santos Bordoni L, de Miranda Avelar L, de Miranda Avelar JV. Aging and Sexual Differences of the Human Skull. Plast Reconstr Surg Glob Open. 2017;5(4):e1297.

46

Toxina Botulínica

Ana Paula Gomes Meski

INTRODUÇÃO

O envelhecimento da região cervical e a perda do contorno do arco mandibular são pontos importantes para serem avaliados no processo de envelhecimento. Vários fatores estão envolvidos neste processo e o médico deverá escolher a terapia mais adequada ou combinar técnicas. Tratamentos pouco invasivos, como a aplicação de toxina botulínica na região cervical, são iniciados mais precocemente do que técnicas mais avançadas, como a cirurgia tradicional. Apesar de ser um tratamento *off-label* no nosso país, cada vez mais utiliza-se a toxina botulínica na região cervical pelos seus resultados satisfatórios, quando tem indicação e técnica de aplicação corretas, mas também por ter um caráter preventivo, evitando o aumento do tônus de repouso da região cervical e a anteriorização do pescoço, características do envelhecimento.

ENVELHECIMENTO DA REGIÃO CERVICAL

O envelhecimento do pescoço envolve múltiplos fatores, como alterações actínicas degenerativas da pele, levando a alterações pigmentares e vasculares, causando a poiquilodermia de Civatte e alterações estruturais, como flacidez da pele e hipertrofia do músculo platisma, formando as bandas verticais e linhas horizontais do pescoço, perda de definição do contorno mandibular e aumento da adiposidade. A gordura sofre acúmulo e reposicionamento no subcutâneo e abaixo do músculo platisma na região submentoniana, mas também ocorre um "pseudoexcesso" de gordura provocado pela flacidez dos tecidos (Figura 46.1).

O aumento do tônus de repouso e a hipertrofia do músculo platisma formam as bandas longitudinais, que ficam mais evidentes principalmente durante a movimentação, a fala e o sorriso. As bandas resultam da separação do músculo decussado, por serem mais espessadas, e a pele, mais fina. Os mecanismos que levam à hipertrofia muscular ainda não estão totalmente elucidados. Não existem estudos histológicos que comparem as fibras musculares com e sem bandas.

CONHECIMENTOS ANATÔMICOS ESSENCIAIS

O platisma é um músculo amplo em forma de duas lâminas, envolto pela própria fáscia que cobre a fáscia cervical. A parte inferior desse músculo se origina como duas lâminas independentes a partir do tórax superior, com conexões para a fáscia que recobre os músculos peitoral e deltoide (Figura 46.2).[1]

O músculo platisma é dividido em três partes, e sua íntima relação com os músculos da expressão facial do terço inferior da face faz com que ele contribua com o envelhecimento e a flacidez dessa região. O músculo ascende nas direções superoanterior e lateral e suas fibras se fundem com as dos músculos depressor do ângulo da boca, risório, orbicular da boca e depressor do lábio inferior, chamadas *pars labialis*, e com o mentoniano e parte dos depressores do lábio inferior e depressor do ângulo da boca, chamadas *pars modiolaris*. Lateralmente, faz conexões com o periósteo do osso da mandíbula e masseter, sendo chamada *pars mandibularis*. O avanço superolateral do platisma em direção à face permite que suas fibras se associem com o sistema musculoaponeurótico superior (SMAS). Algumas pesquisas questionam a dimensão e até a existência do SMAS, mas a maioria das evidências sugere que ele seria a própria aponeurose do platisma.[2]

As fibras mediais do platisma têm variações anatômicas que são as principais responsáveis pela aparência envelhecida do pescoço (Figura 46.3). As fibras anteriores de ambos lados atravessam a linha média, formando diferentes padrões de decussação.[3-5]

Classificação das alterações degenerativas do pescoço, que se dividem em três tipos:

- Tipo I: as fibras mediais são separadas na região supra-hióidea, e se entrelaçam 1 a 2 cm na região submentoniana. Presente em 75% dos pacientes
- Tipo II: a região submentoniana está inteiramente coberta pelo músculo, as fibras estão no nível da cartilagem tireóidea. Presente em 15% dos pacientes
- Tipo III: não há decussação. Os músculos têm comportamento independente. Presente em 10% dos pacientes.

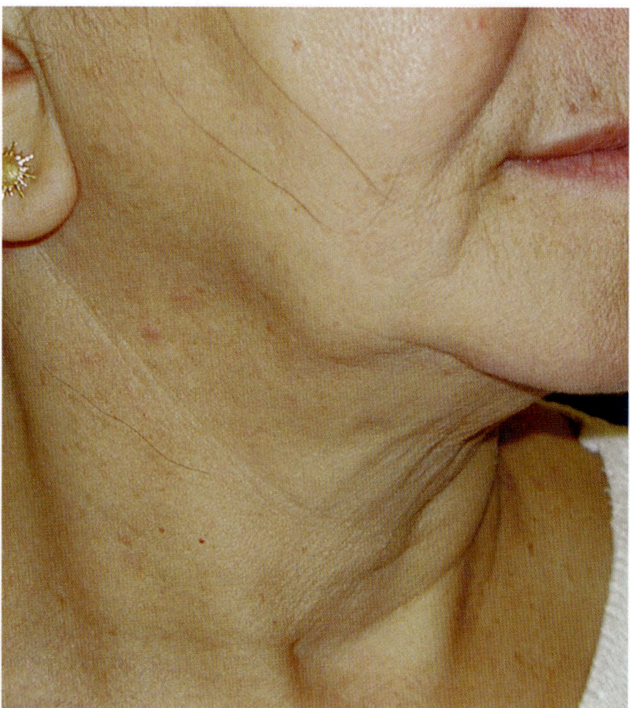

Figura 46.1 Aspecto do pescoço envelhecido: perda dos contornos inferiores da face, projeção anterior do pescoço, flacidez da pele e aumento da gordura no local.

REJUVENESCIMENTO DO PESCOÇO

Ao exame devem-se avaliar as bandas verticais do platisma durante a fala e o sorriso, as rítides horizontais do pescoço, a flacidez da pele, a presença de gordura submentoniana e o contorno mandibular. A técnica do *lifting* de Nefertiti consiste na aplicação de toxina botulínica ao longo da margem mandibular para reduzir a força do platisma nessa região e melhorar o contorno da face inferior.[6]

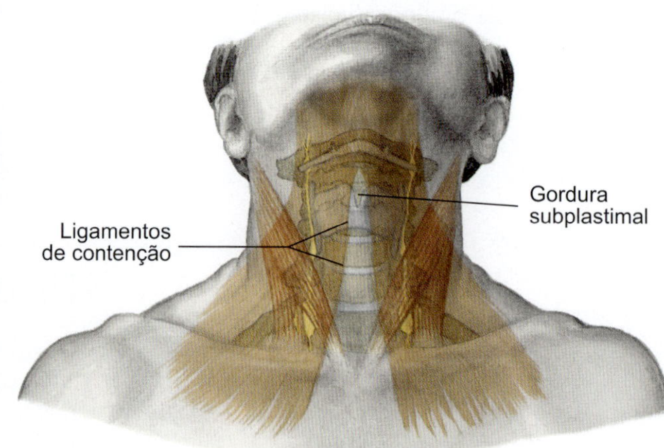

Figura 46.2 Anatomia do músculo platisma. Adaptada de Wolf-Heidegger, 2006.[7]

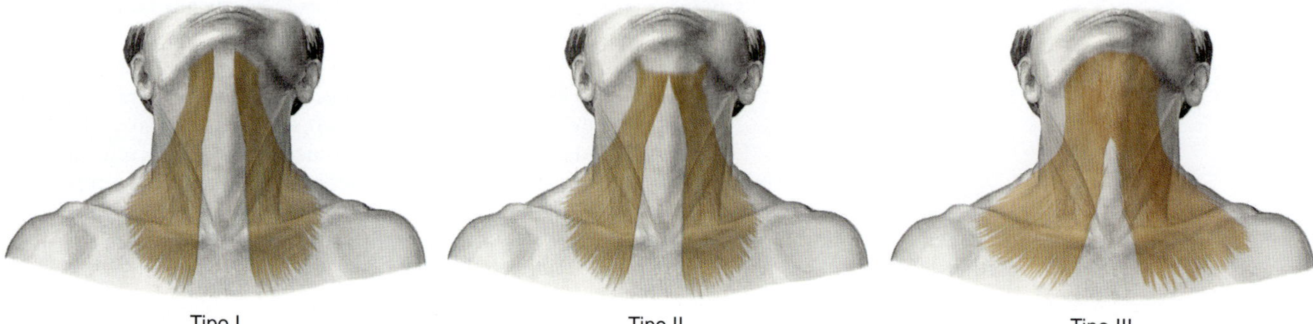

Figura 46.3 Tipos anatômicos de decussação de fibras do músculo platisma. Adaptada de Wolf-Heidegger, 2006.[7]

Seleção de pacientes

Os pacientes mais indicados são os que apresentam visíveis as bandas verticais, boa elasticidade da pele e pouco acúmulo de gordura no pescoço. Pacientes com tipos de platisma I e II são os que mais se beneficiam, por possuírem mais fibras musculares na porção anterior do pescoço. Pacientes submetidos anteriormente a cirurgias apresentam bons resultados.

A idade para o início do tratamento é muito variável, e muitas vezes pacientes jovens apresentam contração bem acentuada do músculo, levando à alteração do contorno mandibular. Assim, esse tratamento estaria indicado para prevenção da piora da força de contração e aumento do tônus de repouso.[8]

A gordura superficial na região submentoniana pode ser removida por lipoaspiração tumescente, enquanto a gordura abaixo do platisma é extraída por procedimentos cirúrgicos abertos. O excesso de flacidez da pele e gordura podem prejudicar o tratamento.

Técnica

A diluição utilizada pode ser a habitualmente aplicada pelo médico, e recomenda-se a utilização de pequenos volumes de diluição. A preferência é que se utilize 1 mℓ de diluição salina normal por frasco de 100 unidades, permitindo uma concentração de 50 U de toxina botulínica por mℓ.

A injeção é aplicada com agulha 30 G, fixada em seringa de 0,3 mℓ, garantindo a dosagem precisa de 1 unidade por marca de graduação. Anestesia pode ser desnecessária, pois as agulhas 30 G proporcionam menor desconforto, mas podem ser usados anestésicos tópicos ou gelo antes das aplicações.

A aplicação da toxina botulínica deve ser superficial, para reduzir o risco de atingir estruturas mais profundas. A fim de deixar mais evidentes as bandas do platisma, pede-se ao paciente que contraia a parte anterior do pescoço, e concomitantemente, force os cantos da boca para baixo, apertando a mordida e sem encostar as costas.

O médico deverá pinçar a banda entre os dedos polegar e indicador e fazer aplicação superficial intramuscular (Figura 46.4). São marcados 2 a 4 pontos por banda, com intervalos de 1 a 1,5 cm e aplicadas 2 unidades por ponto, totalizando o máximo de 30 unidades.

O tratamento das rítides horizontais no pescoço é feito com aplicações intradérmicas com 1 a 2 unidades por ponto, com intervalos de 2 cm, intercalando pontos acima e abaixo das duas linhas horizontais principais (Figura 46.5).[9]

A técnica do *lifting* de Nefertiti consiste na aplicação de uma linha, 1 cm acima da borda óssea da mandíbula, em 3 a 4 pontos intradérmicos, com intervalos de 1 cm, com 2 unidades por ponto.[6]

Recentemente, Almeida *et al.* descreveram uma técnica de tratamento do músculo platisma superior, com a aplicação de toxina botulínica em duas linhas horizontais acima e abaixo da margem da mandíbula. Na linha superior são aplicados 3 pontos, o primeiro na localização do músculo depressor do ângulo da boca e com intervalos de 2 cm, mais dois pontos, terminando no ângulo da mandíbula. A segunda linha é aplicada 2 cm abaixo da borda mandibular com 4 pontos com 2 cm de intervalo, iniciando com o ponto abaixo e entre os músculos mentoniano e depressor do ângulo da boca. Os autores afirmam que com esta técnica é possível obter uma melhor e mais marcante na definição do contorno inferior da face do que com a técnica clássica descrita como *lifting* de Nefertiti.[10]

Resultados

Os resultados do tratamento se iniciam 2 dias após a injeção e se completam em 14 dias; observam-se relaxamento das bandas, atenuação das linhas horizontais e melhora do contorno mandibular. A duração dos efeitos varia de 3 a 5 meses (Figuras 46.6 e 46.7).

Efeitos adversos

As complicações graves são raras com o uso da técnica adequada. Reações são comuns devido à própria injeção, como edema, eritema, equimose e dor. As aplicações de toxina botulínica não devem ser realizadas nos pacientes que apresentam hipotonia do pescoço, como em casos de dor crônica cervical, que pode ter como causa hipotonia muscular do platisma.

Hipotonia do pescoço, com dificuldade para flexionar o pescoço em posição supina, pode acontecer se a toxina for aplicada no músculo esternocleidomastóideo, que deve ser identificado na porção lateral do pescoço. Deve-se ter cuidado

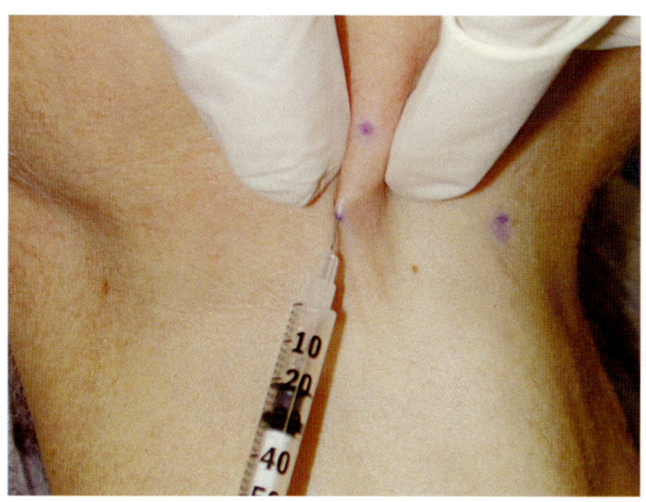

Figura 46.4 Aplicação intramuscular com pinçamento da banda do platisma.

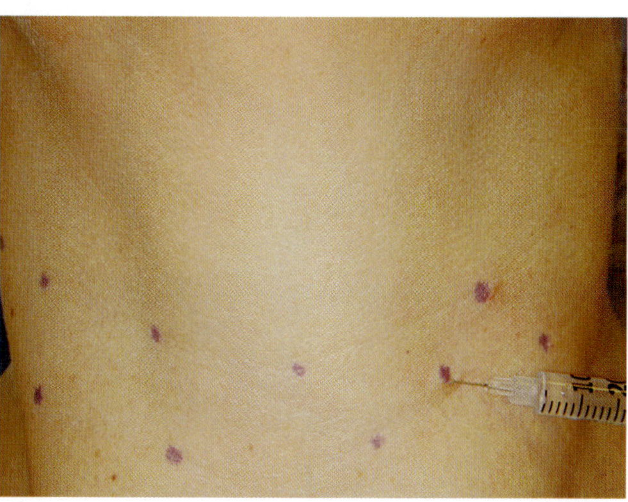

Figura 46.5 Aplicação intradérmica para tratamento das rugas horizontais do pescoço.

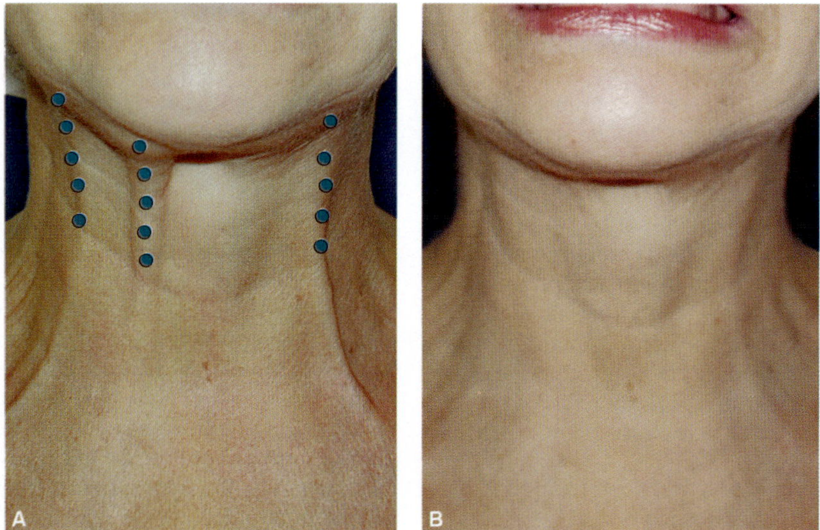

Figura 46.6 A. Paciente com 44 anos, bandas do platisma evidentes na contração. Aplicação de 2 U por ponto de toxina botulínica, total de 30 U na região cervical. **B.** Aspecto 2 semanas após aplicação.

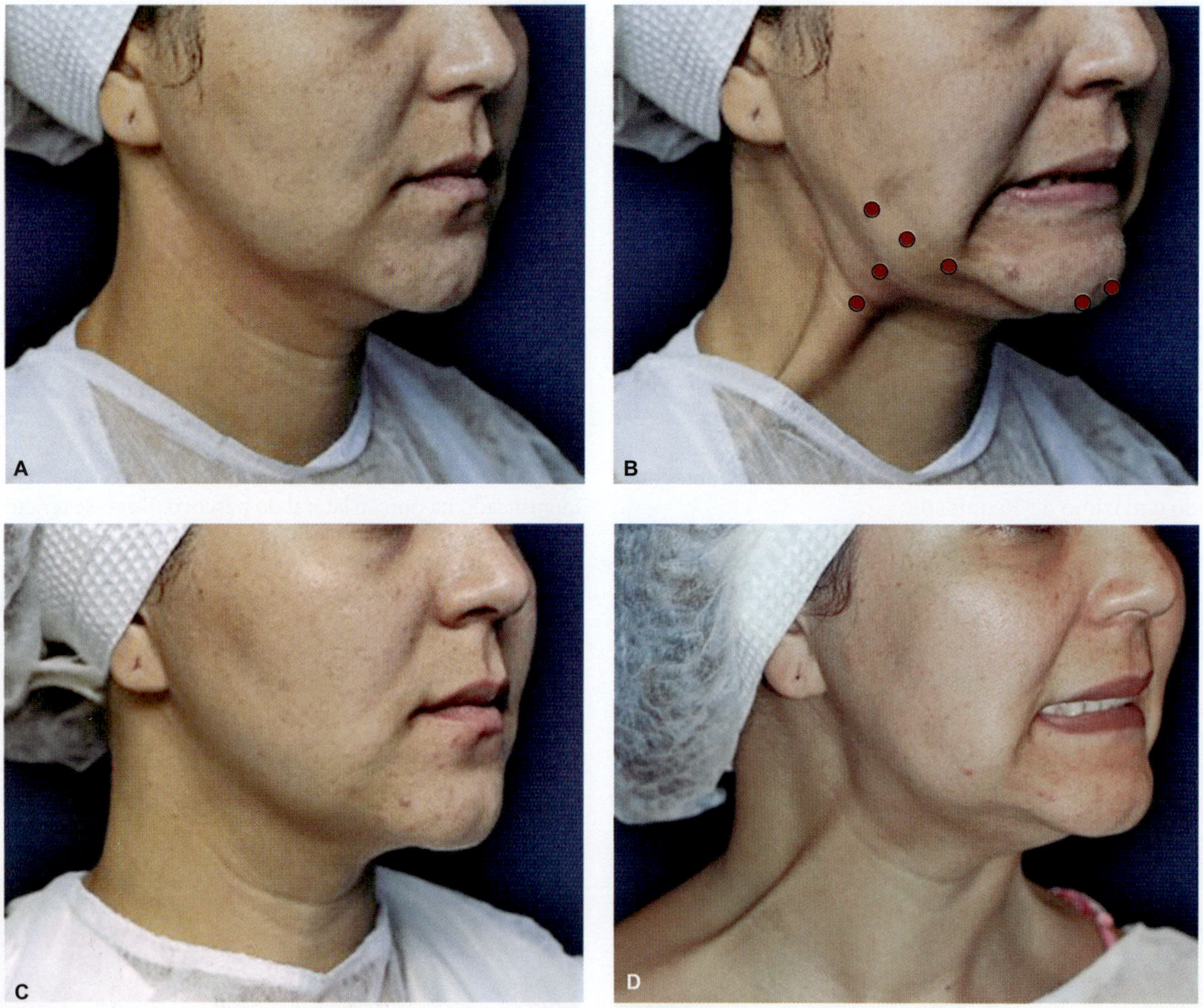

Figura 46.7 A. Paciente de 36 anos com alteração do contorno mandibular. **B.** Paciente forçando os cantos da boca para baixo, para evidenciar as bandas laterais do músculo platisma, e pontos de aplicação de toxina botulínica com 2 U em cada ponto, no ramo da mandíbula, na banda lateral e no mentoniano. **C** e **D.** Após 3 semanas observa-se melhora do contorno inferior e relaxamento da contração do platisma.

para não realizar aplicações profundas, uma vez que pode ocorrer a difusão para a musculatura da deglutição e da fala, causando disfagia, disartria ou rouquidão.

A aplicação de toxina botulínica no ramo da mandíbula deve ser superficial na altura do ângulo da mandíbula, localização da glândula parótida, e na porção média inferior, localização da glândula submandibular, para que não ocorra redução da secreção salivar pela ação da toxina, efeito que pode permanecer por até 4 semanas, dependendo da dose aplicada.[11]

Tratamentos associados

Tratamentos que não ocasionam edema podem ser associados à aplicação de toxina botulínica no mesmo dia, caso contrário, podem desencadear migração da toxina para músculos não alvos do tratamento. Assim, devem ser realizados antes ou após 3 semanas da aplicação de toxina botulínica: *lasers* ablativos ou não, lipossucção, crioterapias e lipossucção.[12]

REFERÊNCIAS BIBLIOGRÁFICAS

1. Vistnes LM, Souther SG. The platysma muscle: anatomic considerations for aesthetic surgery of the anterior neck. Clin Plast Surg. 1983;10:441-8.
2. Gardetto A, Dabernig J, Rainer C, Piegger J, Piza-Katzer H, Fritsche H. Does a superficial musculoaponeurotic system exist in the face and neck? An anatomical study by the tissue plastination technique. Plast Reconstr Surg. 2003;111:664-72.
3. De Castro C. The anatomy of the platysma muscle. Plast Reconstr Surg. 1980;66:680-3.
4. Brandt FS, Baker A. Botulinum yoxin for rejuvenatio of the neck. Clinics in Dermatology. 2003;21:513-20.
5. de Castro CC. Anatomy of the neck and procedure selection. Clin Plast Surg. 2008;35:625A2.
6. Levy P. Neurotoxins: current concepts in cosmetic use onthe face and neck-jawline countouring/platysma bands/necklace lines. Plast Reconstr Surg. 2015;136:80S-83S.
7. Wolf-Heidegger. Atlas de anatomia. 6.ed. Rio de Janeiro: Guanabara Koogan; 2006.
8. Louarn CL, Buthiau D, Buis J. Structural aging: the facial recurve concept. Aesth. Plast Surg. 2007;31:213-8.
9. Benedetto AV. Cosmetic uses of BoNT's in lower face, neck and upper chest. In: Benedetto A, editor. Botulinum toxins in Clinical Aesthetic Practice. v. 6. 2. ed. London: Informa Healthcare; 2011. p. 173-8.
10. de Almeida ART, Romiti A, Carruthers JDA. The facial platysma and its underappreciated role in lower face dynamics and contour. Dermatol Surg. 2017;43(8):1042-9.
11. Lungren MP, Halula S, Coyne S, Sidell D, Racadio JM, Patel MN. Ultrasound-guided botulinum toxin type A salivary gland injection in children for refractory sialorrhea: 10-year experience at a large tertiary Children's Hospital. Pediatr Neurol. 2016;54:70-5.
12. Vanaman M, Fabi S, Cox S. Neck rejuvenation using a combination approach: our experience and a review of the literature. Dermatol Surg. 2016;42:S94-S100.

47

Fios de Sustentação

Alessandro Louza Alarcão

INTRODUÇÃO

Com o envelhecimento intrínseco e extrínseco, observa-se um intenso sofrimento do terço inferior da face. A sobra de pele resultante desse processo, que envolve frouxidão de ligamentos, absorção óssea, atrofia muscular e adelgaçamento da pele, oferece um aspecto inestético relatado com frequência a especialistas em consultas. Por muito tempo, essas alterações foram tratadas exclusivamente com intervenções cirúrgicas, envolvendo remoção da sobra de pele e elevação facial por meio dos sistemas musculoaponeurótico superficial (SMAS), cutâneo, periosteal e subperiosteal. Para tanto, são necessárias grandes incisões e dissecção da área a ser erguida. A proposta de utilizar fios de sustentação surgiu com a necessidade de obter um *lifting* facial seguro de forma menos invasiva e com um tempo de recuperação mais curto, quando comparado aos métodos convencionais.

Como já mencionado no Capítulo 32, os fios apresentam características específicas, como grau de elasticidade, memória, reação ao tecido e capilaridade. Sua introdução no arsenal de tratamento cosmético corretivo do envelhecimento facial favoreceu o desenvolvimento de sustentação com materiais absorvíveis, não absorvíveis e parcialmente reabsorvíveis.

TIPOS DE FIOS

O polímero de ácido poli-L-láctico (PLA) é constituído por moléculas de ácido láctico, o que o torna biodegradável, biocompatível e com duração de aproximadamente 24 meses.

A caprolactona (CL) e a polidioxanona (PDO) são materiais biocompatíveis, não tóxicos e reabsorvidos entre 180 e 240 dias. Podem ser monofilamentares, em espiral e com garras uni, bi ou multidirecionais.

Os fios de sustentação de polipropileno não são absorvíveis, nem biodegradáveis, mas são biocompatíveis e apresentam forte resistência. Não provocam reação alérgica e não são rejeitados pelo organismo. A adição de garras bidirecionais às suturas de polipropileno cria uma imagem em espelho, no sentido oposto ao das garras, o que origina gradientes de tensão e compressão, bem como efeito *lifting* de tecido ancorado. Além de formar uma capa protetora em torno do fio, prendendo-o firmemente ao tecido adiposo, o próprio organismo ergue ainda mais a região tratada ao tentar expulsar o fio, que se torna um ligamento de sustentação. A Figura 47.1 apresenta esquematicamente a ação do fio de sustentação.

Fios Silhouette

A sutura Silhouette é um monofilamento não absorvível de polipropileno com cones reabsorvíveis de ácido glicólico (18%) e ácido láctico (82%). Nas extremidades, duas agulhas – uma reta e uma curva – para fixar a sutura. Avaliações histológicas têm mostrado tecido conjuntivo envolvendo o fio e confirmaram que, mesmo após hidrólise completa, a reestruturação das fibras no local é mantida. A intervenção é feita ambulatorialmente, sob anestesia local, com morbidade reduzida quando comparada a uma intervenção cirúrgica de sustentação convencional. A depender da experiência do operador, também pode ser executada em curto tempo e com facilidade relativa. As principais indicações para esse tipo de sutura são:

- Pacientes jovens, entre 35 e 45 anos
- Complemento de *lifting* convencional da região cervical
- Idosos com diabetes
- Contraindicações a *lifting* cervical tradicional
- Flacidez moderada.

As contraindicações incluem:

- Pacientes com doenças autoimunes e imunossuprimidos
- Gestantes, lactantes e anticoagulados
- Infecção local
- Flacidez substancial.

O efeito *lifting* é obtido pelo reposicionamento tecidual. Para tanto, o conhecimento apurado dos vetores de elevação é essencial para um bom resultado. Após assepsia e anestesia infiltrativa, os fios são posicionados no tecido celular subcutâneo. Após o procedimento, é possível perceber pequenas retrações da pele sobre o fio. Essas irregularidades desaparecem em torno de 7 a 10 dias. O paciente deve ser orientado a não praticar atividade física vigorosa nas primeiras semanas subsequentes.

É comum o paciente apresentar edema e hematomas moderados, porém o índice de efeitos indesejáveis é baixo. As principais complicações são assimetria, visualização e palpação do fio, retrações permanentes, infecção secundária e exteriorização do fio (todas mais comuns ao se utilizar fios não absorvíveis).

Alterações nas zonas cineticamente ativas (linhas de marionete, ptose dos ângulos da boca) podem ser removidas por fios em formato helicoidal. É necessária implantação de dois fios Aptos Spring em cada lado, perpendicularmente à ruga. Eles são eficazes principalmente na zona da face média, suavizando as dobras nasolabial e lacrimal.

Fios Happy Lift

Compostos por PLA e CL, são fios completamente absorvidos entre 9 e 15 meses. Provocam alterações histológicas na matriz, como aumento dos fibroblastos, das fibras, inclusive das de colágeno, e do ácido hialurônico, bem como ativam a matriz, causando melhora na elasticidade, na cor, na textura, no tônus, na hidratação e na perfusão sanguínea do tecido.

Os efeitos visíveis da ação antioxidante ocorrem em 30 dias e vão melhorando gradativamente nos 12 a 15 meses subsequentes. Existem três técnicas de uso dos fios Happy Lift (*ancorage*, *free-floating* e *double-needle*), também descritas no Capítulo 32.

Fios de polidioxanona

Os fios de PDO, usados na década de 1970, primeiramente como materiais de sutura, são os que apresentam maior durabilidade entre os fios absorvíveis (entre 180 e 240 dias). Foram realizados testes para avaliar a citotoxicidade, a sensibilização, a irritação, as toxicidades sistêmica e subcrônica, bem como a genotoxicidade, todos resultando negativos.

Este polímero se hidrolisa de maneira inversa ao aumento da força da ferida cicatrizada. Algumas variáveis podem fazer o fio ter maior força de retenção: composição dos fios, menor profundidade do corte no trajeto helicoidal da garra em vez de no trajeto axial e menor diâmetro das agulhas utilizadas para implantação.

As taxas de absorção e força de um fio de PDO podem ser combinadas com a força da cicatriz necessária para determinada técnica. Os fios de PDO apresentam grande influência nos resultados; a técnica escolhida pode usar tanto fios com garras quanto os convencionais, com maior retenção de encaixe dos fios em ângulo reto com as fibras de colágeno. Existe preferência pela passagem sinuosa do fio, o que propicia

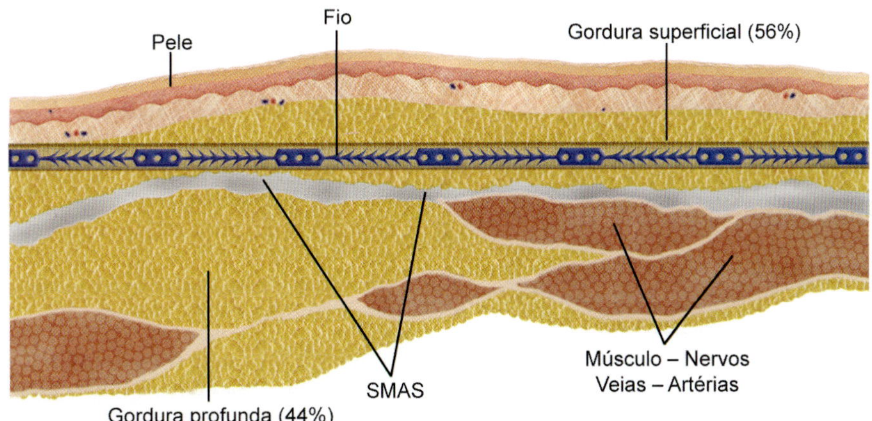

Figura 47.1 Representação esquemática da ação do fio de sustentação. SMAS: sistema musculoaponeurótico superficial.

um contato maior com o colágeno e a pele, conforme o fio de sutura é puxado, fazendo novas fibras serem pressionadas contra as garras à movimentação do fio.

TÉCNICAS DE *LIFTING* FACIAL

A seguir serão apresentadas algumas técnicas para *lifting* facial usando fios de sustentação.

Método MIZ-lift

Em 2014, foi utilizado na técnica de *lifting* facial um tipo de fio recém-desenvolvido, chamado MIZ-lift, cuja finalidade era ter garras menores, que conferissem uma sensação mais suave e frágil ao material (classificação médica: fio de polipropileno com 16,5 cm de comprimento, 15 cm de comprimento quando coberta por garras e 0,40 mm de diâmetro).

Técnica Beramendi | *Facelift* volumétrico com fios

Utilizando fios de polipropileno, visa a corrigir a perda de volume da região malar. É indicada quando há pouca gordura facial, ptose inicial ou necessidade de renovar a ritidoplastia. Podem ser colocados de 7 a 10 fios de polipropileno em cada hemiface (ver Capítulo 32).

Técnica *micro-shuttle*

A área ao redor das orelhas e do pescoço é infiltrada com 150 a 200 cc de lidocaína com epinefrina. São feitas incisões de 1 a 2 cm atrás da orelha e acima do mastoide. A pele abaixo da incisão é divulsionada com tesoura. Marcam-se as linhas entre as duas mastoides: a linha anterior define a margem posterior da mandíbula, a posterior define o ângulo cervicomentual desejado e une as linhas anterior e posterior.

Com um lâmina número 15, são criadas portas de acesso de 3 mm em cada marcação da linha média para aplicação e lipossucção, bem como três incisões de ambos os lados, entre a linha média e as orelhas. A pele nos pontos de aplicação é descolada usando um grampo fino a fim de evitar enrugamento.

Um fio 2.0 de polipropileno é fixado no centro da agulha de *micro-shuttle* e introduzido através da incisão retroauricular. A linha então é transportada pelo subcutâneo a fim de criar um laço de ancoragem ao redor das duas orelhas.

Três fios de polipropileno 2.0 são ancorados ao arco e conduzidos através do pescoço, no tecido subcutâneo profundo, acima do platisma, usando as marcações preestabelecidas. Essas linhas criam um sistema de suspensão acima do platisma e são fixadas ao arco ao redor da orelha e ao periósteo da mastoide. A Figura 47.2 apresenta esta técnica esquematicamente.

Técnica com fios Silhouette

As configurações física e química da sutura Silhouette permitem reposicionar o tecido facial, exercendo tração imediata, bem como formar novas fibras de colágeno em torno de sua estrutura, o que adiciona apoio do tecido contra a força gravitacional. Depois, quando os cones são reabsorvidos, a tração de tecidos é mantida pelo colágeno formado em torno e dentro de uma série de nós que se intercalavam com os cones (Figura 47.3).

As suturas Silhouette podem ser reajustadas ou reposicionadas no futuro (1,5 a 2 anos mais tarde), puxando-as a partir da área temporal, onde todos os fios se encontram. Além disso, mais suturas podem ser adicionadas para reforçar as anteriores ou para tratar diferentes áreas. Podem também ser inseridas em diferentes planos no tecido mole da face (p. ex., no plano superficial, intermediário ou profundo). A permanência dos resultados pode variar entre 3 e 4 anos.

O procedimento é feito com anestesia local e sedação. A anestesia local pode ser aplicada de duas maneiras diferentes: por infiltração imediata, abaixo de cada trajetória das suturas, ou por bloqueio do nervo, em cada ramo do nervo trigêmeo.

Realiza-se então incisão na área temporal, aproximadamente 1 cm inferior à crista temporal superior e 1 a 3 cm atrás da linha do cabelo. A extremidade superior da incisão é de aproximadamente 1 cm atrás da linha de implantação capilar temporal. A porção inferior da incisão é de 3 cm atrás da linha de implantação capilar temporal.

A incisão é aprofundada da fáscia temporal superficial até a profunda. A dissecação é feita para baixo, entre essas fáscias, até o nível da linha do cabelo – na área com pelos, as suturas também devem ficar localizadas entre as fáscias temporal superior e profunda para evitar alopecia de pressão. Costuma-se reforçar a fáscia temporal profunda para evitar que se fragmente ou rasgue.

Há duas linhas de saída, a nasolabial, localizada 5 mm lateral ao sulco nasogeniano, e a *jowline*. Depois de puxar as bochechas flácidas para cima, a pele parece suave e elevada. Uma linha é marcada na junção da comissura bucal e no ângulo da mandíbula (Figura 47.4).

Os pontos de saída variam conforme o número de fios utilizados, geralmente seis de cada lado. Eles estão localizados:

1. Entre a asa nasal e a comissura labial, 5 mm lateral ao sulco nasolabial.
2. Na mesma linha do ponto 1, 1 cm abaixo dele.
3. Na junção das linhas nasolabiais e da linha da bochecha. Às vezes, quando as bochechas são pesadas ou grandes, este ponto de saída fica a 2 cm mais abaixo.
4. 1 cm lateral ao ponto 3, na linha da mandíbula.
5. 1 cm lateral ao ponto 4, na linha da mandíbula.
6. 1 cm lateral ao ponto 5, na linha da mandíbula.

As duas suturas nasolabiais vão do ponto mais baixo da porção de incisão temporal até as saídas 1 e 2. A sutura número 3 (comissura bucal ou labial mentual) segue para a extremidade superior da incisão temporal. As suturas 4, 5 e 6, as suturas das bochechas e inferiormente para sutura de número 3, na mesma ordem. As suturas 3 a 6 atravessam as de números 1 e 2 no nível do zigoma.

Os fios podem ser implantados em dois níveis diferentes:

- Área temporal: entre as fáscias superficial e temporal profunda. Como a agulha atinge a região anterior da linha temporal, a sutura torna-se mais superficial no tecido subcutâneo
- Facial (malar, submalar, papada): no tecido subcutâneo. Evita-se a aproximação com a derme para não causar ondulações na pele ou nos tecidos profundos. Em decorrência da curvatura normal entre as áreas malar e submalar, a agulha tende a sair da pele.

Embora a tração de cada sutura seja avaliada no momento da inserção, a tensão final, a tração e o ajuste são feitos no fim do procedimento, quando as suturas – absorvíveis ou não – são amarradas em pares na fáscia temporal profunda (que já foi reforçada com malha).

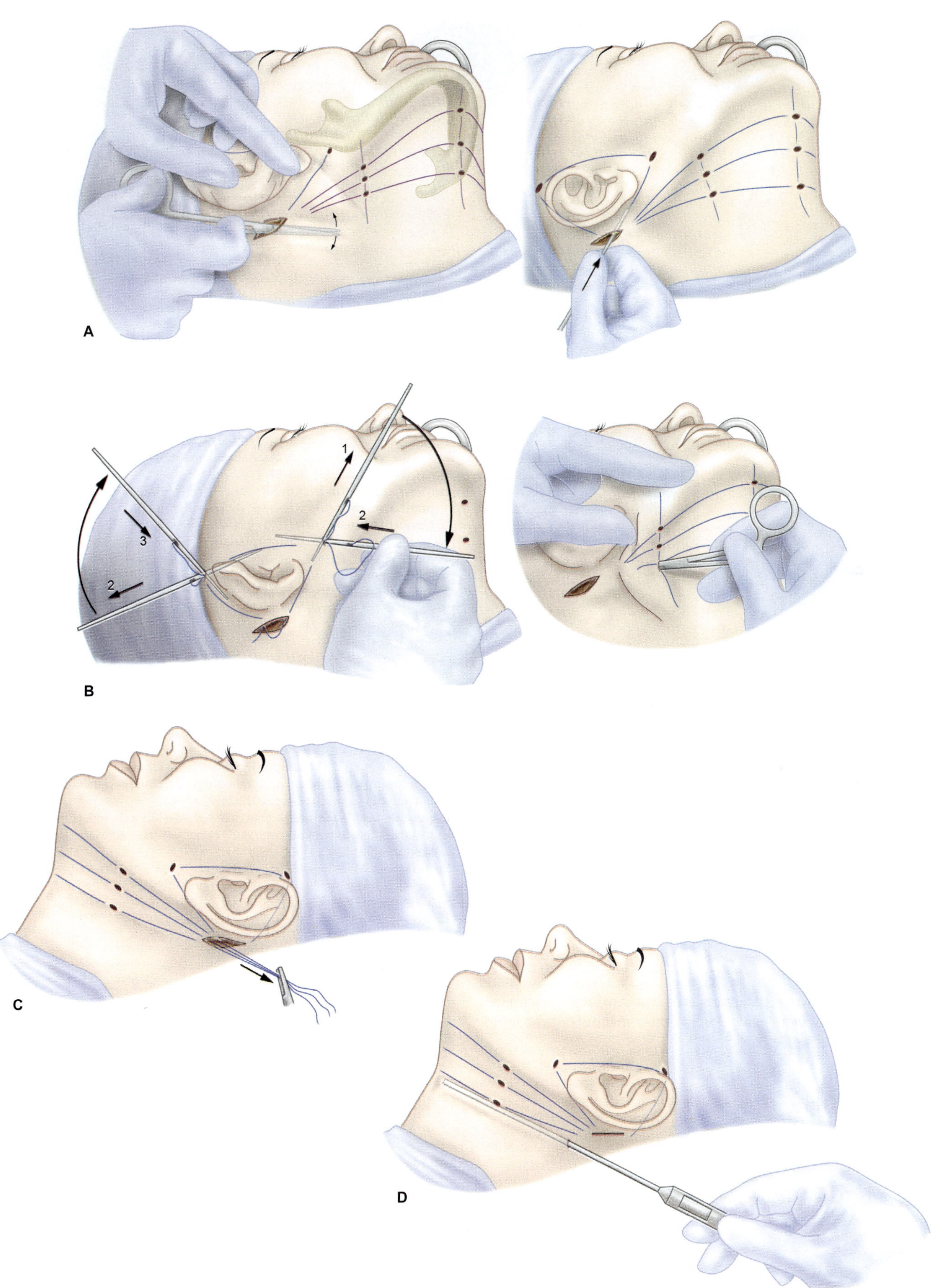

Figura 47.2 A. Marcação das incisões. **B.** Desenho das linhas de "rede" no pescoço. **C** e **D.** Pequena lipectomia feita com cânula de 2 mm a fim de criar fibrose.

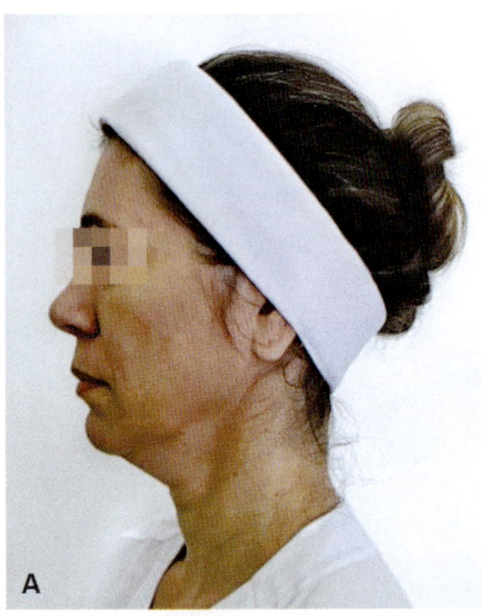
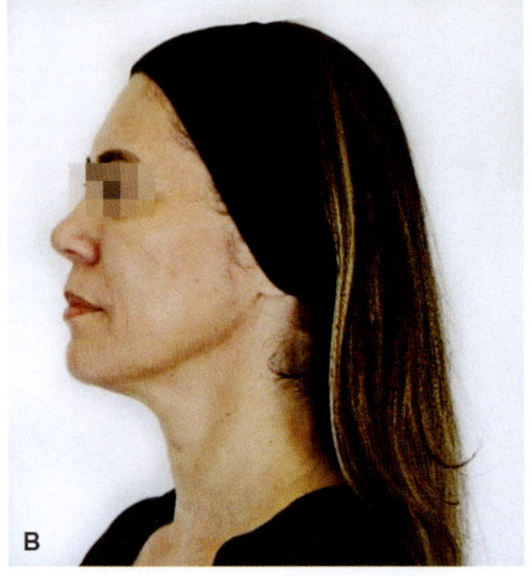
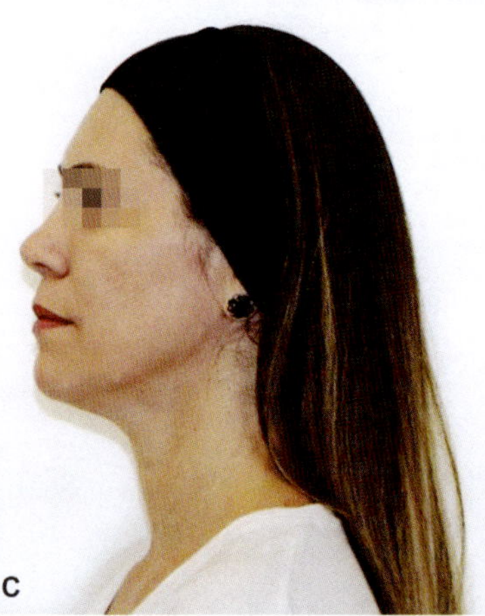

Figura 47.3 Paciente antes (**A**), após 60 dias (**B**) e depois de 180 dias (**C**) do procedimento com fios Silhouette.

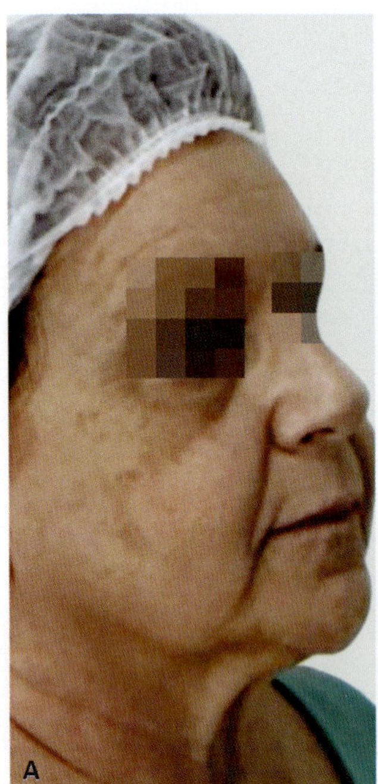
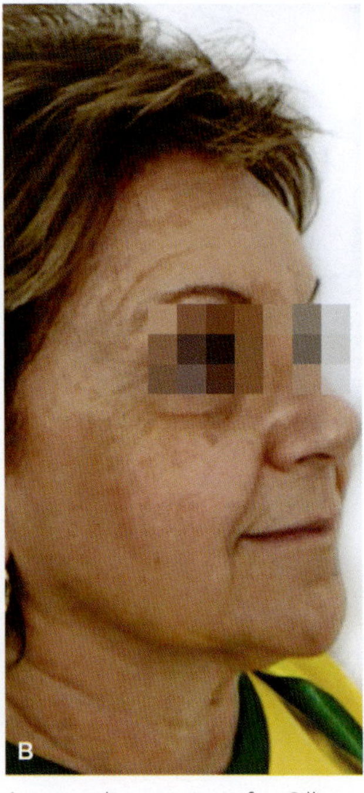

Figura 47.4 Paciente antes (**A**) e após procedimento com fios Silhouette (**B**).

São indicações para a técnica Midface fechada, usando as suturas Silhouette: ptose de face média leve a moderada, idade entre 30 e 60 anos e pacientes que desejam evitar cicatrizes associadas com cirurgias. Porém existem contraindicações, como flacidez intensa da pele.

BIBLIOGRAFIA

Atiyeh BS, Dibo SA, Costagliola M, Hayek SN. Barbed sutures "lunch time" lifting: evidence-based efficacy. J Cosmet Dermatol. 2010;9:132-41.

Benito J, Pizzamiglio R, Theodorou D, Arvas L. Facial rejuvenation and improvement of malar projection using sutures with absorbable cones: surgical technique and case series. Aesthetic Plastic Surgery. 2011;35(2):248-53.

Consiglio F, Pizzamiglio R, Parodi PC, De Biasio F, Machin PN, Di Loreto C *et al.* Suture with resorbable cones: histology and mechanical features. Aesthetic Surgery Journal. 2016;36(3):122-7.

Farrapeira AB. Suspensão circular fechada do terço médio da face. Rev Bras Cir Plast. 2012;27(3):478-81.

Han SE, Go JY, Pyon JK, Oh SK. A prospective evaluation of outcomes for midface rejuvenation with mesh suspention thread: "REEBORN LIFT". J Cosmet Dermatol. 2016;15(3):254-9.

Isse N. Silhouette sutures for treatment of facial aging: facial rejuvenation, remodeling, and facial tissue support. Clin Plastic Surg. 2008;35:481-6.

Kang MS, Shin JS, Nam SN, Park ES. Evaluation of elastic lift for neck rejuvenation. Archives of Aesthetic Plastic Surgery. 2016;22(2):68-73.

Kim H, Bae IH, Ko HJ, Choi JK, Park YH, Park WS. Novel polydioxanone multifilament scaffold device for tissue regeneration. Dermatologic Surge. 2016;01:63-7.

Kim J, Kim HS, Seo JM, Nam KA, Chung KY. Evaluation of a novel thread-lift for the improvement of nasolabial folds and cheek laxity. J Eur Acad Dermatol Venereol. 2017;31(3):e136-79.

Kim J, Zheng Z, Kim H, Nam KA, Chung KY. Investigation on the cutaneous change induced by face-lifting monodirectional barbed polydioxanone. Dermatologic Surgery. 2017;43(1):74-80.

Maschio F, Lazzaro L, Pizzamiglio R, Perego F, De Biasio F, Parodi PC. Suspension sutures in facial reconstruction: surgical techniques and medium-term outcomes. J Craniofac Surg. 2013;24(1):e31-3.

Naleway SE, Lear W, Kruzic JJ, Maughan CB. Mechanical properties of suture materials in general and cutaneous surgery. J Biomed Mater Res B Appl Biomater. 2015;103(4):735-42.

Park TH, Seo SW, Whang KW. Facial rejuvenation with fine-barbed threads: the simple Miz lift. Aesthetic Plast Surg. 2014;38(1):69-74.

Paul MD. Barbed sutures in aesthetic plastic surgery: evolution of thought and process. Aesthetic Surgery Journal. 2013;9(3 Suppl):17S-31S.

Ruff G. Technique and uses for absorbable barbed sutures. Aesthetic Plast Surg. 2006;26(5):620-8.

Savoia A, Accardo C, Vannini F, Di Pasquale B, Baldi A. Outcomes in thread lift for facial rejuvenation: a study performed with happy lift™ revitalizing. Dermatol Ther (Heidelb). 2014;4(1):103-14.

Suh DH, Jang HW, Lee SJ, Lee WS, Ryu HJ. Outcomes of polydioxanone knotless thread lifting for facial rejuvenation. Dermatol Surg. 2015;41(6):720-5.

Sulamanidze M, Sulamanidze G. APTOS suture lifting methods: 10 years of experience. Clin Plast Surg. 2009;36;281-306.

Tiryaki KT, Aksungur E, Grotting JC. Micro-shuttle lifting of the neck: a percutaneous loop suspension method using a novel double-ended. Aesthetic Surgery Journal. 2016;6:629-38.

Villa MT, White LE, Alam M. Barbed sutures: a review of the literature. Plast Reconstr Surg. 2008;121:102-8.

WTL Wu. Commentary on facial rejuvenation with fine barbed threads: the simple MIZ-Lift. Aesthetic Plast Surg. 2014;38(1):75-7.

48

Lipoaspiração

Fernanda Andreia Teixeira de Queiroz Domingos, Roosevelt das Neves Rocha Filho

INTRODUÇÃO

A definição do contorno facial com linha de mandíbula bem demarcada e projeção mentoniana tem sido atribuída à jovialidade e à beleza. O apagamento da linha da mandíbula e a redução da concavidade cervicofacial ocorrem quando há acúmulo de gordura na região submentoniana e, somado a isso, inicia-se o processo de perda de elasticidade da pele. Um rosto jovem e esteticamente harmônico apresenta um ângulo cervicofacial próximo a 105°.

A perda da definição da borda da mandíbula e a presença de *jowls* são marcas características de envelhecimento facial, principalmente em pacientes que apresentem algum sobrepeso.

Em uma pesquisa feita pela American Society for Dermatologic Surgery (ASDS), o excesso de gordura submentoniana representou para o paciente um sinal de envelhecimento similar ao incômodo das rugas ao redor dos olhos.

O repertório de procedimentos com o objetivo de diminuir a gordura e a flacidez da região submentoniana tem crescido muito nos últimos tempos. Procedimentos minimamente invasivos com menos evidências de cicatrizes, baixo risco cirúrgico e rápida recuperação têm sido busca constante nos consultórios dermatológicos.

TÉCNICAS

Atualmente, há várias técnicas utilizadas para conseguir o rejuvenescimento dessa área, entre as quais se destacam criolipólise, lipolíticos injetáveis, radiofrequência percutânea e lipoaspiração com ou sem o uso de *laser*. Neste capítulo, será abordada a lipoaspiração submentoniana da gordura anterior ao músculo platisma com descolamento cutâneo, chamada lipectomia do plano superficial ao platisma, cuja técnica se mostrou o melhor método para pacientes bem selecionados, com pouca flacidez cutânea.

A técnica de lipoaspiração para remoção da gordura do pescoço e da papada vem sendo realizada desde o início da década de 1980, com bons resultados e poucas complicações. É realizada com anestesia local e sem necessidade de afastamento do paciente de suas atividades diárias.

Essa técnica demonstrou ser superior, pois, além da remoção de maior quantidade de gordura, o procedimento parece produzir uma contração cutânea, dando a impressão de que houve remoção cirúrgica do excesso de pele. Esse é o motivo pelo qual esse método tem o caráter preventivo, podendo atrasar ou evitar a necessidade de um *facelift* no futuro.

Seleção do paciente

O paciente ideal apresenta algumas características importantes (Figura 48.1), como:

- Ângulo cervicomentual de 105°
- Borda mandibular inferior destacada
- Cartilagem tireóidea ligeiramente visível
- Borda anterior do músculo esternocleidomastoide visível.

A seleção adequada do paciente é muito importante para se obter um bom resultado cosmético final (Figura 48.2).

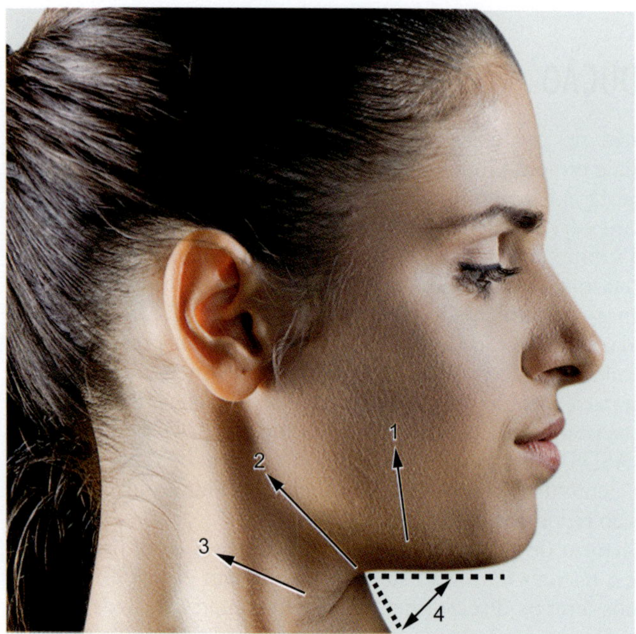

Figura 48.1 Características do paciente ideal para o procedimento.

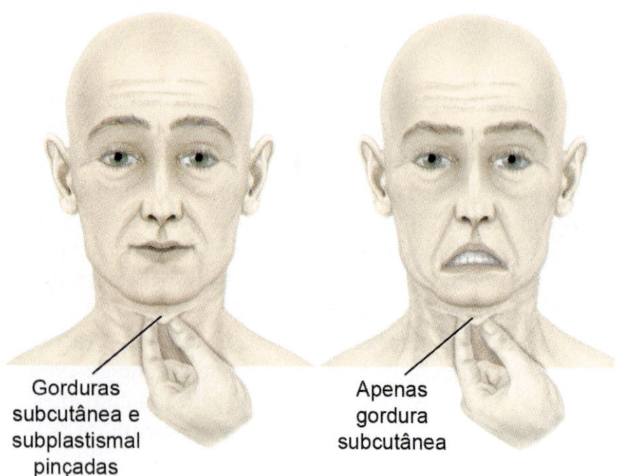

Figura 48.2 Candidato inadequado para lipoaspiração cervical. Deve ser encaminhado para *lifting* de face. Adaptada de Wolf-Heidegger, 2006.

Pacientes jovens, com pouco grau de flacidez, com pele de boa elasticidade e com gordura submentual e submandibular localizada são os mais indicados e terão um excelente resultado com a lipoaspiração cervicofacial.

Nos casos em que, além de gordura submentoniana, também ocorra microgenia, o paciente ainda pode se beneficiar com a complementação do tratamento para o avanço do mento com uso de preenchedores; os resultados são surpreendentes.

A lipectomia também pode beneficiar pacientes com pescoço marcadamente gordo ou com excesso de pele leve a moderada. Nesses casos, o descolamento cutâneo mais amplo pode maximizar a contração da pele, diminuindo, assim, seu grau de flacidez. A pele do pescoço, ao contrário de outras áreas do corpo, tem a capacidade única de contrair-se quando liberada dos septos fibrosos e dos ligamentos cutâneos.

A lipoaspiração exerce seu efeito por meio de uma combinação de remoção da gordura subcutânea com descolamento das inserções musculocutâneas, possibilitando, dessa forma, melhora impactante no aspecto do contorno facial. A liberação da pele do músculo platisma subjacente promove a contração da pele também em pacientes de meia-idade. Portanto, embora não sejam pacientes ideais para essa técnica, esse grupo também demonstrará melhora significativa.

Um exame físico pode ser realizado para diferenciar se o abaulamento cervical está sendo causado apenas pela presença da gordura pré-platismal ou se está sendo provocado pelas estruturas subplatismais (Figura 48.3).

A Figura 48.4 mostra o pinçamento do tecido mole com o paciente em repouso e após a contração muscular, para diferenciar o abaulamento cervical causado pela gordura pré-platismal daquele causado pelas estruturas subplatismais. O abaulamento provocado pelas estruturas subplatismais escapa ao pinçamento após a contração.

Essa avaliação é importante, pois pacientes com perda do contorno por aumento da gordura subplatismal ou alteração das estruturas internas ao platisma, como ptose ou alargamento das glândulas submandibulares, não se beneficiarão da técnica descrita a seguir.

ASPECTOS ANATÔMICOS

Pacientes com excesso de gordura submentual apresentam um ângulo cervicomentual frequentemente maior que 120° e perda de contorno da linha e do ângulo da mandíbula.

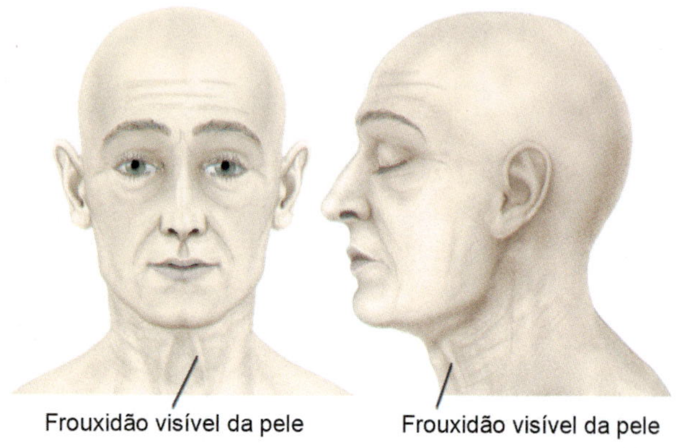

Figura 48.3 Exame físico. Adaptada de Wolf-Heidegger, 2006.

Alguns pacientes com aumento desse ângulo podem apresentar não só o aumento da gordura submentoniana como causa, mas também outras alterações anatômicas, como a posição baixa do osso hioide e o alargamento das glândulas submandibulares.

A lipoaspiração da gordura pré-platismal causará uma melhora de contorno nos pacientes que apresentarem como causa principal do "queixo duplo" a hipertrofia dessa gordura. A gordura pré-platismal e superficial ao músculo platisma é um alvo fácil e seguro para a técnica de lipoaspiração.

Não há vasos ou nervos clinicamente significativos superficiais ao músculo platisma (Figura 48.5).

O ramo mandibular do nervo facial corre junto com a fáscia da glândula submandibular, profundamente ao platisma. A localização desse ramo está 1 a 2 cm abaixo do corpo da mandíbula, mas ele pode ser encontrado até 4 cm, em 20% dos pacientes.

Considerando que esse nervo se encontra profundamente ao músculo platisma, se for mantida a integridade do plano de lipoaspiração, não se deve temer a lesão ao ramo mandibular do nervo facial.

É importante o uso de cânulas delicadas, com poucos orifícios e modesta capacidade de curetagem, principalmente na região da linha da mandíbula, 2 cm acima e 2 cm abaixo, onde estão presentes os ramos marginais do nervo mandibular.

É fundamental observar e evitar as veias jugulares externas e anteriores, apresentadas na Figura 48.6.

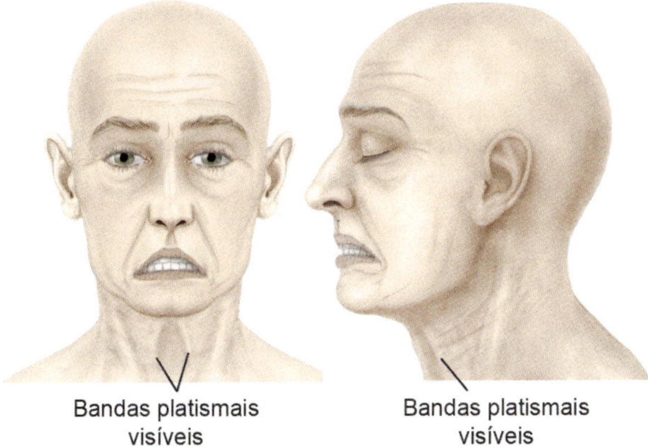

Figura 48.4 Pinçamento do tecido mole. Adaptada de Wolf-Heidegger, 2006.

CONTRAINDICAÇÕES

As contraindicações médicas relacionadas com todos os procedimentos cirúrgicos que podem classificar o paciente como de alto risco também devem ser consideradas. Isso inclui doenças cardiovasculares, pulmonares, renais, hepáticas e endócrinas.

Pacientes que foram submetidos a cirurgias prévias na região do pescoço podem cursar com fibrose tecidual, exigindo do médico maior força para avanço da cânula para aspiração da gordura, aumentando a chance de penetração em estruturas subjacentes e, assim, aumentar o risco cirúrgico, levando a consequências desastrosas.

Uma alteração na anatomia da região pode colocar o nervo mandibular marginal ou estruturas mais profundas em risco.

Já entre as contraindicações estéticas indicam-se:

- Flacidez de pele importante
- Bandas platismais muito visíveis
- Grande quantidade de gordura subplatismal
- Evidência das glândulas submandibulares hipertrofiadas ou ptosadas ao exame físico.

PASSO A PASSO

- Com o paciente assentado, delimitar a área a ser lipoaspirada, da seguinte maneira:
  - Limite superior: marca-se uma linha em todo o contorno da mandíbula
  - Limite lateral: borda anterior do músculo esternocleidomastoide
  - Limite inferior: cartilagem tireóidea

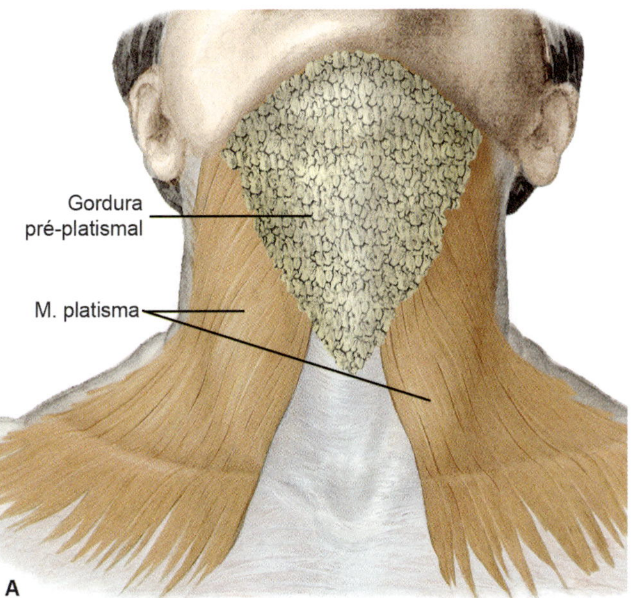

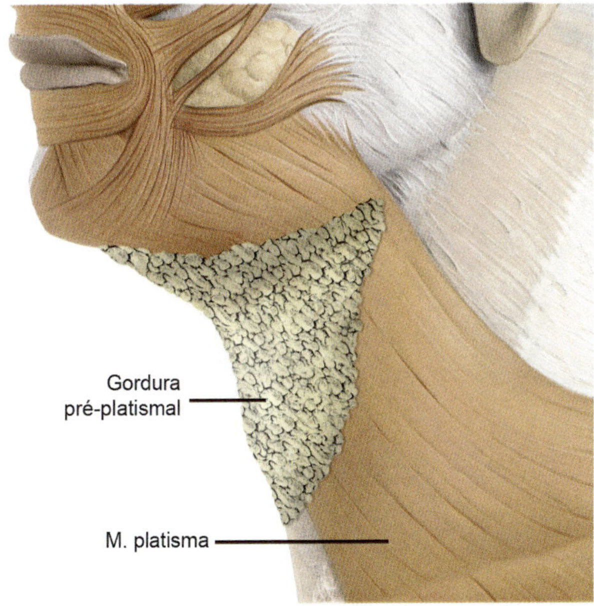

Figura 48.5 Gordura pré-platismal. **A.** Vista anterior. **B.** Vista lateral. Adaptada de Wolf-Heidegger, 2006.

- Em mulheres, subir a linha da mandíbula até 2 cm, uma vez que na mulher deseja-se um rosto mais delicado, com menos "peso" nessa região. Em homens, não é interessante reduzir a quantidade de gordura na região acima da mandíbula, pois neles deseja-se uma quadralização da face, o que nem sempre acontece apenas com a estrutura óssea da mandíbula. A presença da gordura nessa região pode promover "masculinização" ao rosto. Nesses pacientes, mantém-se a aspiração até a linha da mandíbula
- Administrar lorazepam 2 mg por via oral, 40 min antes da anestesia infiltrativa
- Fazer anestesia tumescente com:
  - 100 mℓ de soro fisiológico 0,9%
  - 20 mℓ de lidocaína 2%
  - 1 mℓ de epinefrina 1:1.000
  - Bicarbonato de sódio (8,4%) 6 mℓ
- Aplicar a anestesia tumescente em toda a área demarcada, observando a extensão da tunelização a ser executada. Todo o volume de solução do anestésico deve ser aplicado por meio de cânula inserida através de incisão de 3 mm na linha média
- Para o efeito máximo de vasoconstrição deve-se aguardar, rigorosamente, 15 min para iniciar o procedimento
- Utilizar lâmina 11 para fazer uma incisão submentual de 1 cm na prega submentoniana na linha média
- Introduzir cânula de cerca de 2 mm de calibre e 15 cm de comprimento. Primeiramente, para descolamento e dissecção do plano em que será feita a sucção
- Descolar toda a região demarcada
- Após a liberação das inserções musculocutâneas pela cânula, iniciar a sucção
- Antes de iniciar a sucção, assegurar-se de que os furos da cânula estão voltados para dentro da gordura e sem contato com a pele. Se houver aspiração ou raspagem excessiva da gordura subdérmica, há o risco de irregularidade cutânea e necrose
- Realizar sucção com máquina-padrão de lipoaspiração (Figura 48.7)
- Fazer o movimento da cânula em vaivém com firmeza, mas de maneira delicada, indo da região anterior até a lateral do submento (Figuras 48.8 e 48.9). Dar preferência sempre a cânulas delicadas (2 mm e pouco cortantes)
- Se o paciente apresenta *jowls* com excesso de gordura e ptose, avançar a cânula superiormente à linha da mandíbula para atingir essa região e fazer seu esvaziamento
- É preciso muito cuidado ao avançar em direção à linha da mandíbula, pois ao longo dessa linha está a área de maior risco, onde se encontra o nervo mandibular marginal. Portanto, deve-se evitar movimentos repetidos e muito bruscos nessa região. A quantidade de gordura aspirada é relativamente pequena. A lipoaspiração excessivamente agressiva deve ser evitada para minimizar resultados insatisfatórios como irregularidade de contorno, evidenciação de bandas platismais e esqueletização do pescoço
- Após a retirada da cânula, proceder ao fechamento da incisão com fio de náilon 5-0. De rotina, não se deixa dreno. Alguns autores preferem não fazer a sutura do orifício para reduzir o risco de hematoma
- Solicitar que o paciente use compressão elástica 24 h por dia, durante 7 dias no pós-operatório. Após esse período, orienta-se o uso noturno por mais 7 dias
- Orientar o paciente a dormir com o pescoço levemente estendido, evitando a posição flexionada que poderia causar dobras e aderências na região submentoniana.

COMPLICAÇÕES

Entre as complicações comuns da técnica, destacam-se:

- Hematomas e seromas, que serão de pequeno volume e reabsorvidos sem necessidade de intervenção

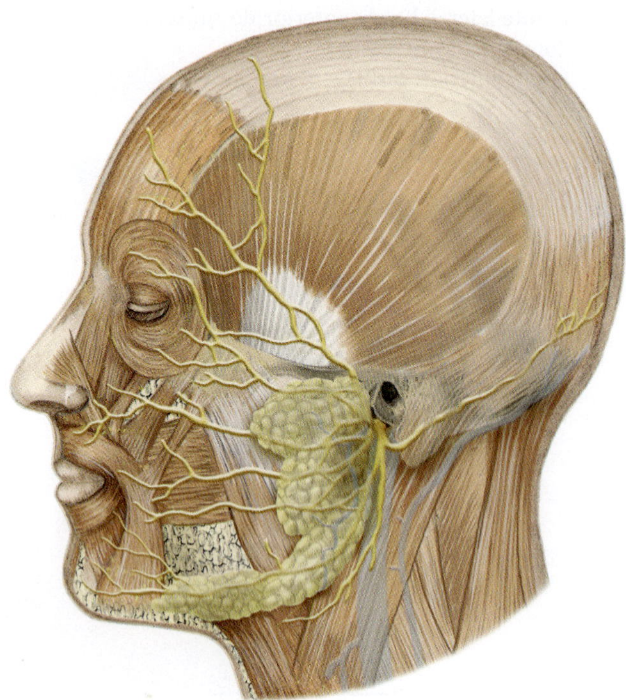

Figura 48.6 Ramos marginais do nervo mandibular que passam na linha da mandíbula. Adaptada de Wolf-Heidegger, 2006.

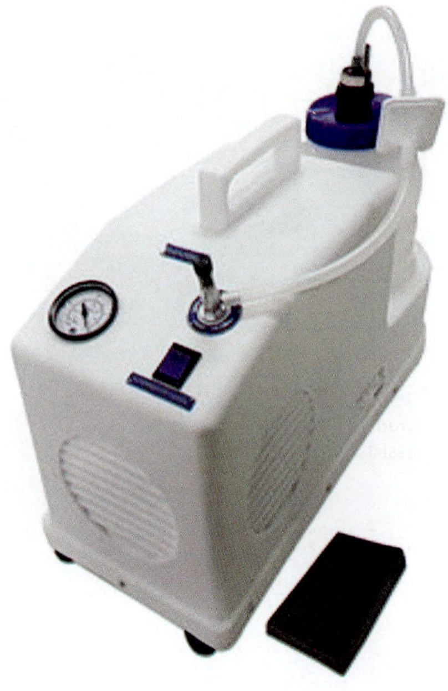

Figura 48.7 Lipoaspirador.

- Lesão do ramo mandibular marginal do nervo facial, que resulta na diminuição da depressão do hemilábio inferior isolateral pela denervação dos músculos depressor do ângulo da boca e mentoniano – na maioria dos casos, a função retorna de 24 h a 3 meses após a cirurgia
- Irregularidade no contorno superficial
- Aderências, em função do desnudamento excessivo da derme e do músculo platisma.

RESULTADOS

Para se obter um resultado, é importante selecionar pacientes que tenham boa indicação, evitar lipoaspiração excessiva, a fim de reduzir as irregularidades visíveis na pele; fazer aspiração e movimentos iguais nos dois lados; e, ao exame clínico, adequar a técnica e individualizar o procedimento.

A Figura 48.10 mostra o paciente antes e depois do procedimento.

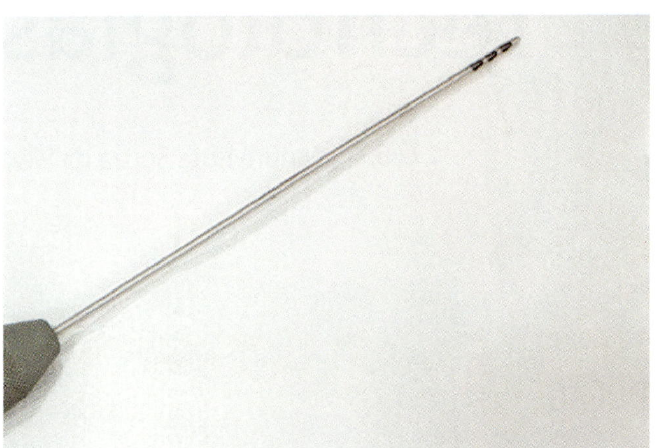

Figura 48.8 Cânula de 2,5 mm × 20 cm.

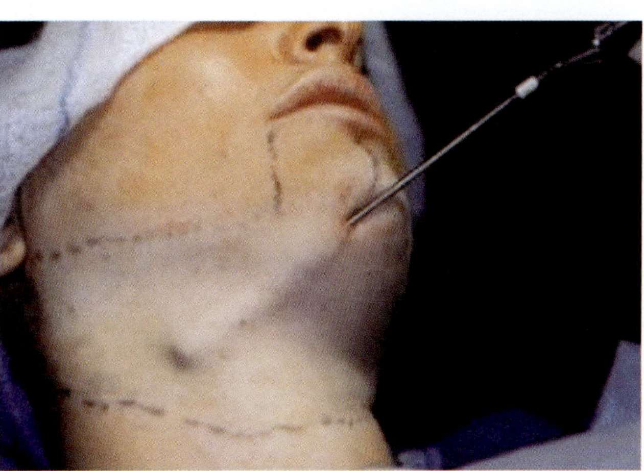

Figura 48.9 Cânula posicionada em plano superficial (correto), acima do platisma.

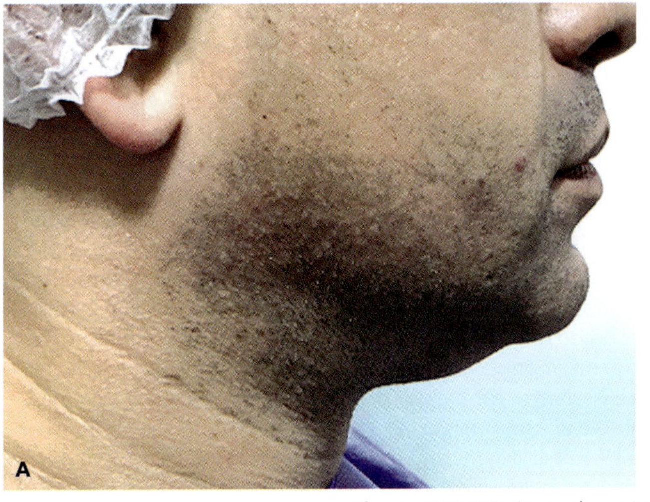

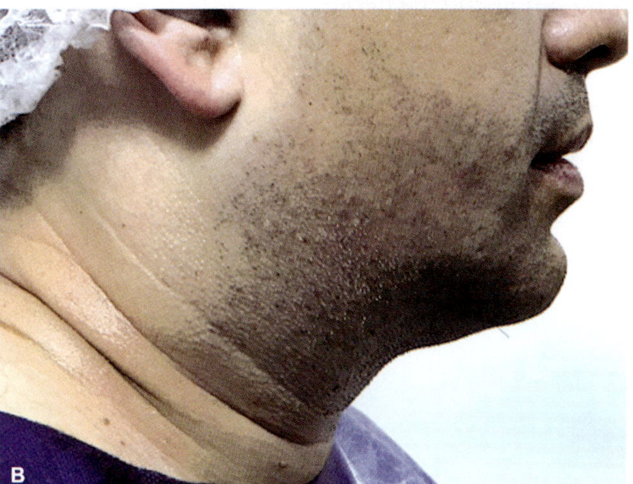

Figura 48.10 A. Antes da aspiração. **B.** Pós-operatório imediato.

Parte 5

BIBLIOGRAFIA

Aston SJ, Steinbrech D. Walden JL. Cirurgia plástica estética. Rio de Janeiro: Elsevier; 2011.

Langdo RC. Liposuction of Neck and Jowls: Five-Incision Method Combining Machine Assisted and Syringe Aspiration. Dermatol Surg. 2000; 26(4):388-91.

Morrison W, Salisburry M, Becham P, Schaeferle M, Mladik R, Erseck R. The minimal facelift: liposuction of neck and jowls aesthetic. Plastic Surgery. 2001; 25(2):94-97.

Thomas WW, Bloom JD. Neck contouring and treatment of submental adiposity. Journal of Drug in Dermatology. 2017; 1(16):54-7.

Wolf-Heidegger. Atlas de anatomia. 6.ed. Rio de Janeiro: Guanabara Koogan; 2006.

49

Laser e Outras Tecnologias

André Rosa Souza da Silva

INTRODUÇÃO

O rejuvenescimento do pescoço é aspecto crítico na manutenção de uma aparência esteticamente harmônica e agradável.[1] A camada cutânea do pescoço consiste em epiderme e derme relativamente finas, frequentemente submetidas a múltiplas forças de tensão e compressão pelos movimentos fisiológicos e pela mímica cervicofacial. Sendo uma região anatômica bastante exposta à radiação solar e frequentemente negligenciada em relação à fotoproteção e à hidratação, os sinais de envelhecimento intrínseco e extrínseco (fotodano) são consequentemente mais óbvios no pescoço do que em outros locais, especialmente se o paciente já se submeteu a um ou a vários tratamentos de rejuvenescimento facial.

Critérios anatomomorfológicos descritos como compatíveis com uma região cervical jovem seriam: borda mandibular definida, ângulo cervicomentual entre 105 e 120°, borda anterior do músculo esternocleidomastóideo e depressão sub-hioide discerníveis, assim como um bulbo da cartilagem tireóidea perceptível.[2] O processo de envelhecimento é multifatorial e dinâmico, cujos substratos histopatológico seriam atrofia epidérmica, desorganização das bandas de colágeno e elastina na derme, redução de pró-colágenos I e III, colágeno IV e aparato microfibrilar rico em fibrilina na junção dermoepidérmica, associados ao desarranjo arquitetural e proliferação de capilares superficiais.[3] A expressão clínica dessas alterações seriam poiquilodermia de Civatte, rítides e rugosidade (pele tipo "crepe"), linhas horizontais, perdas volumétricas associadas à flacidez, formação das bandas platismais, com acúmulo de gordura subplatismal e submentoniana, levando ao aumento progressivo de ângulo cervicomentual (Figura 49.1).

Assim, percebe-se que, apesar do amplo arsenal tecnológico disponível atualmente para rejuvenescimento da área cervical, dificilmente se consegue abordar todas as alterações relacionadas com o envelhecimento dessa região em um único procedimento. A escolha das tecnologias e suas associações deverão ser realizadas de maneira customizada, considerando as características próprias da pele da região cervical e os anseios, os receios e as expectativas de cada paciente. Observa-se, então, que as alterações de pigmentação e textura seriam mais bem tratadas com as luzes (luz intensa

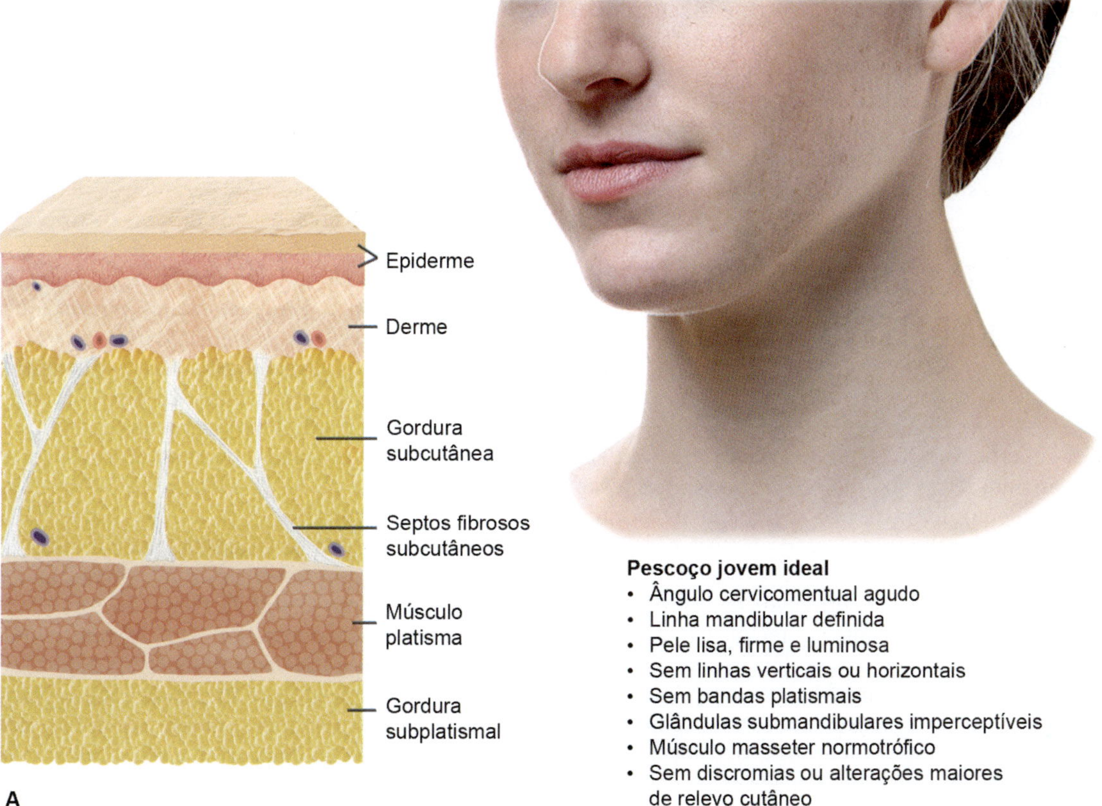

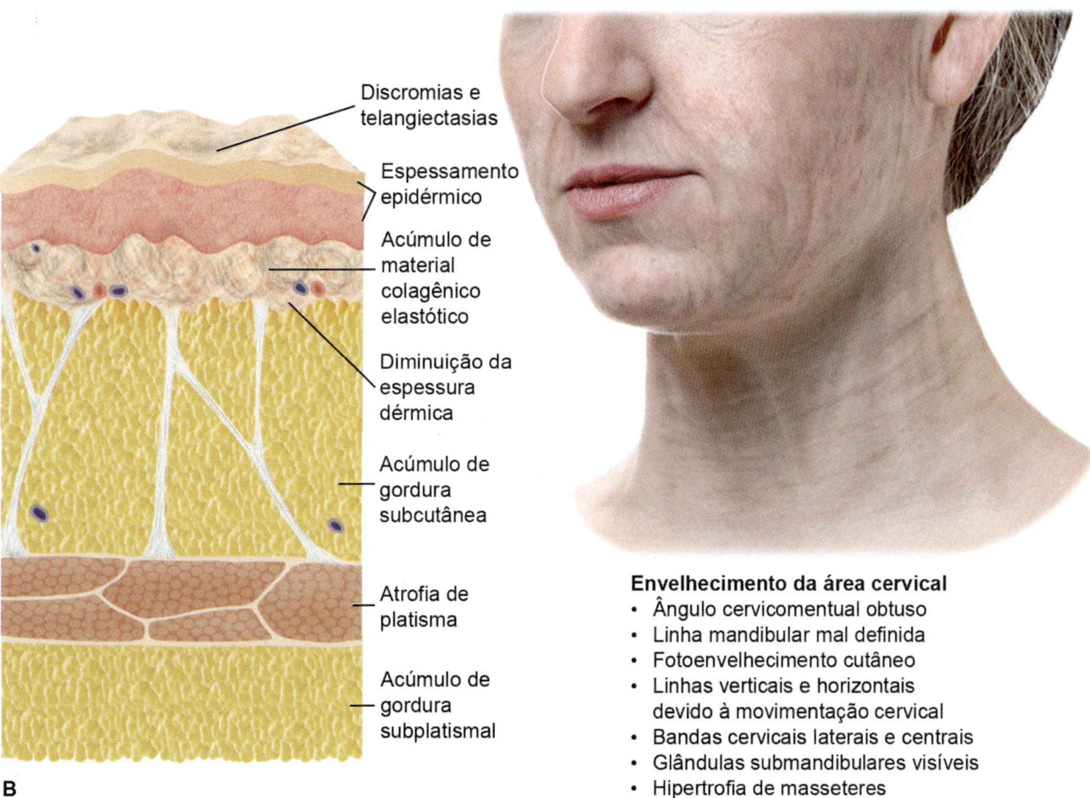

Figura 49.1 A. Pescoço jovem ideal. **B.** Envelhecimento da área cervical.

pulsada [LIP] e *lasers*); as de flacidez com as tecnologias de aquecimento dérmico e subdérmico [radiofrequência (RF), ultrassom microfocado, luz infravermelha]; e o acúmulo de gordura no subcutâneo com tecnologias lipolíticas (criolipólise e laserlipólise). Embora exista sobreposição de efeitos terapêuticos entre as diversas tecnologias (p. ex., alguns *lasers* apresentam um bom perfil de tratamento na flacidez cutânea), é na associação racional de modalidades que se encontram os melhores resultados estéticos.

TECNOLOGIAS UTILIZADAS NAS ALTERAÇÕES DE COR, TEXTURA E RELEVO CUTÂNEOS

Luzes

As alterações superficiais não respondem caracteristicamente ao reposicionamento tênsil do *lifting* cirúrgico nem às tecnologias de aquecimento dérmico, mas aos tratamentos multimodais designados à melhora da cor, da textura e do tônus da pele.

Nos últimos 15 anos, as tecnologias envolvendo luzes e *lasers* têm se tornado indiscutivelmente as terapias padrão-ouro para as discromias associadas ao envelhecimento da região cervical. Esses aparelhos utilizam faixas e comprimentos de onda do espectro eletromagnético que são especificamente direcionadas à melanina intraepidérmica, dermoepidérmica e dérmica superficial, por uma propriedade chamada fototermólise seletiva.[4]

Tipicamente os comprimentos de onda entre 500 nm e 800 nm têm particular afinidade pela melanina. Alguns aparelhos como *laser* KTP (potássio - titânio - fosfato) de 532 nm, o Q-switched 695 nm rubi *laser* e o Alexandrita de 755 nm, tanto Q-switched como pulso longo, são bastante utilizados em lesões discrômicas do pescoço. Os *lasers* de corante pulsado na faixa de 585 nm também têm sido empregados, não apenas em lesões vasculares como também em lesões pigmentares da região cervical.[5]

No entanto, uma das mais populares e estudadas tecnologias para tratamento das discromias e lesões vasculares do pescoço é a LIP, tendo sido aprovada para este fim pela Food and Drug Administration (FDA) em 1998.[6,7]

Os sistemas de LIP são fontes pulsadas de alta intensidade que emitem luz policromática não coerente em um amplo espectro de ondas que varia em função da lâmpada de *flash* utilizada e do fabricante. As lâmpadas de *flash* de xenônio, por exemplo, contêm o gás que produz luz brilhante quando uma corrente elétrica o atravessa. A luz emitida em banda larga cobre o espectro que vai do ultravioleta (400 nm) ao infravermelho (1.200 nm). Para selecionar um dado comprimento de onda, são utilizados os filtros de corte acoplados às ponteiras dos aparelhos (p. ex., 515 nm, 550 nm, 560 nm, 590 nm, 615 nm, 695 nm, 755 nm e outros). Os filtros viabilizam a passagem de comprimentos de onda iguais ou maiores que seu valor, impedindo a passagem de cerca de 90% dos comprimentos de onda de valor inferior. Como o poder de penetração do comprimento de onda é proporcional ao seu valor, filtros mais curtos como 515 nm, por exemplo, são mais utilizados para o tratamento de lesões melanocíticas superficiais. Os filtros são empregados em uma grande variedade de métodos, com ou sem resfriamento da água, do ar ou do gel interposto à pele. Geralmente, para o rejuvenescimento cervical em fotótipos I, II e III com discromias associadas, utilizam-se com sucesso filtros na faixa de 515 a 580 nm e para fotótipos IV e V, filtros mais longos de 590 a 640 nm, com baixas energias e maior duração de pulso.[8]

No que diz respeito ao uso da LIP na área cervical, normalmente é requerido tratamento a cada 3 ou 4 semanas, em um total de 3 a 5 sessões. As estriações, aspecto "zebrado" ou de "tabuleiro de xadrez", podem tornar-se evidentes entre as sessões devido à combinação de parâmetros mais agressivos e à falta de sobreposição adequada durante os disparos. É importante que os parâmetros sejam os mais gentis possíveis, uma vez que a LIP pode induzir alterações pigmentares de caráter mais duradouro. Eritema, edema, púrpura, bolhas, crostas, cicatrizes hipertróficas e queloidais e reativação de herpes simples são efeitos adversos possíveis. A maioria costuma ser fruto de excesso de energia, técnica ruim ou erro na seleção dos pacientes. Além do fotótipo, menor espessura da derme e número inferior de anexos cutâneos da região cervical podem contribuir para a maior incidência de efeitos adversos neste segmento anatômico.

A poiquilodermia de Civatte é uma condição benigna que envolve simetricamente áreas cronicamente fotoexpostas do pescoço, da porção lateral da face e do tórax anterior, poupando a área submentoniana. Tipicamente consiste em um padrão reticulado de pigmentação castanho-avermelhada associado a telangiectasias e alterações cutâneas atróficas. Normalmente, é assintomática, embora alguns pacientes ocasionalmente se queixem de prurido e ardor leves. Outros fatores além da radiação ultravioleta parecem implicados na gênese dessa lesão, tais como predisposição genética, alterações hormonais relacionadas com a menopausa, e reações fotoalérgicas ou fototóxicas a fragrâncias e cosméticos.[9]

Devido à sua habilidade em alcançar tanto alvos vasculares como pigmentares simultaneamente, a LIP tem sido utilizada com sucesso no tratamento da poiquilodermia de Civatte (Figuras 49.2 e 49.3). O clareamento de mais de 75% das telangiectasias e da hiperpigmentação já foi observado em outros estudos, com incidência de efeitos adversos em torno de 5%.[10] Outro trabalho, envolvendo 7 anos de acompanhamento, avaliou a eficácia e a segurança do uso da LIP nessa condição e encontrou melhora de 75 a 100% em 81% dos pacientes (142 de 175 indivíduos); 14% apresentaram clareamento de 50 a 74% e 5% mostraram melhora de 25 a 49%.[11]

Para o tratamento mais efetivo de algumas lesões como queratoses seborreicas planas pigmentadas ou mesmo algumas lentigens mais claras, sem a necessidade de aumento dos parâmetros da LIP, pode-se combiná-la com os *lasers* Q-switched 532 nm, 694,5 nm ou 755 nm imediatamente após a LIP, na mesma sessão. Otimizam-se resultados e reduz-se o risco de efeitos adversos. Dada a ampla faixa de combinações possíveis entre comprimento de onda, duração de pulso e fluência, é possível a adequação individual no tratamento de cada paciente. Pelos mesmos motivos, o uso adequado desta tecnologia requer boa experiência. Recomenda-se área teste inicial com parâmetros mais modestos antes de começar o tratamento propriamente dito.

Embora a LIP e outras luzes monocromáticas possam ser bastante efetivas na retirada dos componentes pigmentares e vasculares associados ao fotoenvelhecimento do pescoço, elas têm pouco ou nenhum efeito em rítides, alterações de textura e relevo e flacidez. Para cobrir esta lacuna terapêutica, pode-se lançar mão de tecnologias como os *lasers* fracionados não ablativos e/ou ablativos.

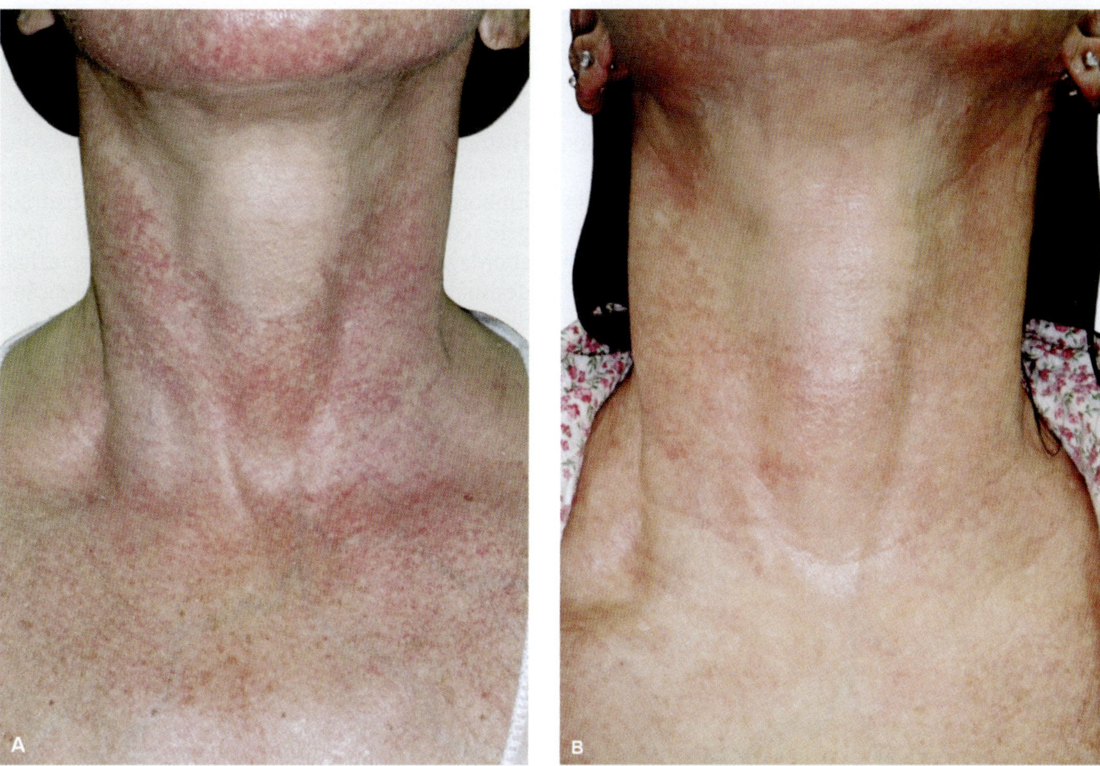

Figura 49.2 Antes (**A**) e depois (**B**) de poiquilodermia de Civatte. Parâmetro: Star Lux® ponteira G = 10 ms + 36 J = 5 aplicações.

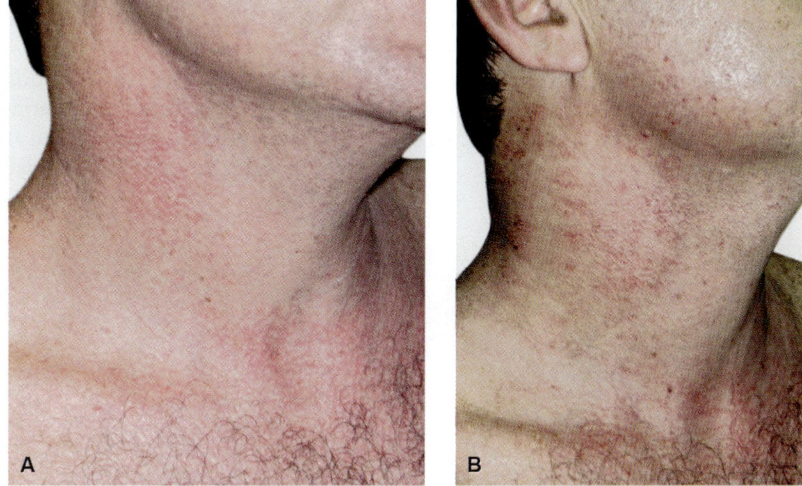

Figura 49.3 Antes (**A**) e depois (**B**) de poiquilodermia de Civatte. Parâmetro: Star Lux® ponteira G = 10 ms + 32 J = 2 aplicações. Cortesia do Dr. Emmanuel França.

Lasers

Em anos recentes, o conceito de fototermólise fracionada tem se tornado mais popular na terapêutica de rejuvenescimento cutâneo. Frequentemente, os pacientes tratados com tecnologias ablativas não fracionadas experimentam maiores tempo de recuperação e incidência de efeitos adversos graves, como discromias e cicatrizes. Com o intuito de reduzir esses possíveis inconvenientes, foram desenvolvidos os *lasers* não ablativos, cujos comprimentos de onda (1.320 nm, 1.440 nm, 1.540 nm, 1.550 nm, 1.340 nm, entre outros) têm pouca absorção pela melanina, tornando possível o tratamento de uma ampla gama de fotótipos com menor tempo de recuperação. Apesar dos estudos com estes aparelhos revelarem redução de rítides e melhora na textura cutânea, eles não produzem coagulação significativa por via dérmica, não sendo tão eficazes como as terapias ablativas fracionadas, sobretudo na melhora da flacidez.[12] O cromóforo-alvo para todas essas tecnologias é a água.

Em 2007, Hantash *et al.*[13] apresentaram os resultados clínicos e histológicos do uso do *laser* de dióxido de carbono ablativo fracionado no rejuvenescimento cutâneo. Ao contrário dos tratamentos fracionados não ablativos, em que o estrato córneo permanece intacto, esses aparelhos vaporizam uma coluna completa de tecido. Em nível histoquímico, essa tecnologia estimula a contração das fibras de colágeno e a neocolagênese, comprovadas por estudo de ultrassom de alta resolução, mostrando aumento da espessura dérmica em aproximadamente 25%.[14] Esse processo dá origem a uma remodelação tecidual vista por até 6 meses, com resultados mantidos por mais de 1 ano após o procedimento.

Uma variedade de aparelhos tem surgido desde então. Eles variam em diversos aspectos: comprimento de onda (dióxido de carbono, Erbium, YSGG); sistemas de liberação de energia (estático *vs.* dinâmico), diâmetro do *spot*, densidade dos feixes, profundidade de penetração, duração de pulso e fluência máxima. Ao contrário do que o mercado afirma, os estudos comparando esses aparelhos não mostram diferenças significativas em dor, tempo de recuperação e, sobretudo, resultados.[15] Dentre os possíveis efeitos adversos associados ao uso dessas tecnologias encontram-se erupção acneiforme, reativação de herpes simples, discromias, eritema persistente e dermatite de contato. Em um estudo retrospectivo envolvendo 374 pacientes submetidos a 490 tratamentos para *resurfacing* com *laser* CO_2 fracionado, a incidência de efeitos adversos foi de 16,8%.[16]

É de extrema importância saber que a pele da região cervical, tendo menor densidade de unidades pilossebáceas e suprimento sanguíneo diferente daquele da face, é particularmente suscetível às complicações, principalmente nos seus dois terços inferiores. Duplechain[17] alerta para essas características e recomenda cautela no uso de tecnologias ablativas fracionadas na área cervical, devendo ser abordada com menores parâmetros de fluência, densidade e duração de pulso. Em relação ao uso do *laser* CO_2 fracionado no pescoço, um estudo retrospectivo revelou melhora na textura cutânea de 62,9%, da flacidez de 57%, das rítides de 51,4% e melhora cosmética global de 54,3% após 1 a 3 tratamentos. Esses resultados são comparáveis aos obtidos no *resurfacing* com o *laser* CO_2 não fracionado. A Figura 49.4 mostram os resultados do tratamento com *lasers* fracionados ablativos na região cervical.[18]

TECNOLOGIAS UTILIZADAS NO TRATAMENTO DA FLACIDEZ

Historicamente, os tratamentos relacionados com a flacidez de face e pescoço têm sido limitados aos *liftings* cirúrgicos. Embora estes permaneçam o tratamento padrão-ouro para pele redundante, o número de pacientes que procuram uma abordagem menos invasiva tem aumentado, inclusive em idades mais precoces. Menor tempo de recuperação pós-procedimento, melhores perfis de efeitos colaterais e custo, assim como resultados mais sutis e naturais são algumas das razões desta demanda. Embora o mecanismo de ação dessas tecnologias varie, seu objetivo é essencialmente o mesmo: aquecimento cutâneo e subcutâneo, induzindo neocolagênese e/ou lipólise, poupando a epiderme. Os tratamentos estéticos não cirúrgicos aumentaram 508% nos EUA desde 1997.[19]

Radiofrequência não invasiva

A RF, de todas as tecnologias, talvez seja a mais versátil em termos de número e tipos de aparelhos disponíveis e suas respectivas indicações cosméticas. É uma forma de energia eletromagnética que oscila de 3 KHz a 300 GHz, cujo mecanismo básico de ação é sua conversão em energia térmica pela resistência ao movimento de elétrons no tecido-alvo. O sucesso dessa conversão depende do tamanho e da profundidade do tecido em questão, e como a energia é produzida por meio de uma fonte elétrica em vez de uma fonte de luz, não há cromóforos envolvidos, podendo, portanto, ser usada em todos os fotótipos de pele.[19]

Com base no número de eletrodos, os aparelhos de RF não invasivos são classificados em monopolar, bipolar, tripolar, multipolar ou multigerador. Muito utilizadas atualmente são as máquinas que agrupam modalidades de energia adicionais

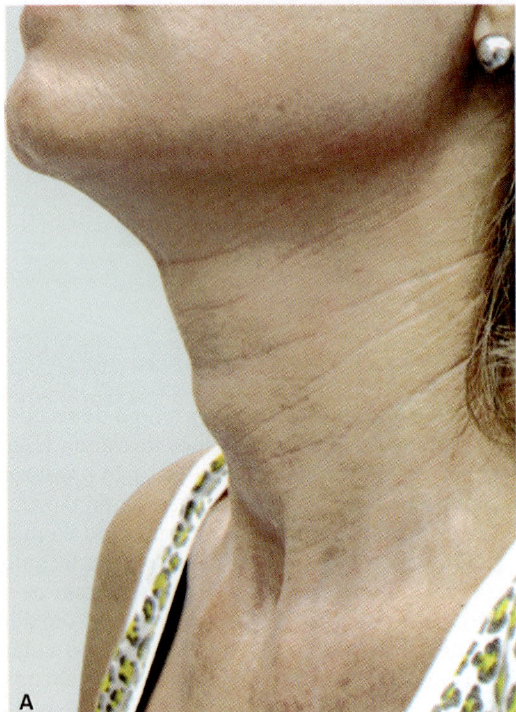

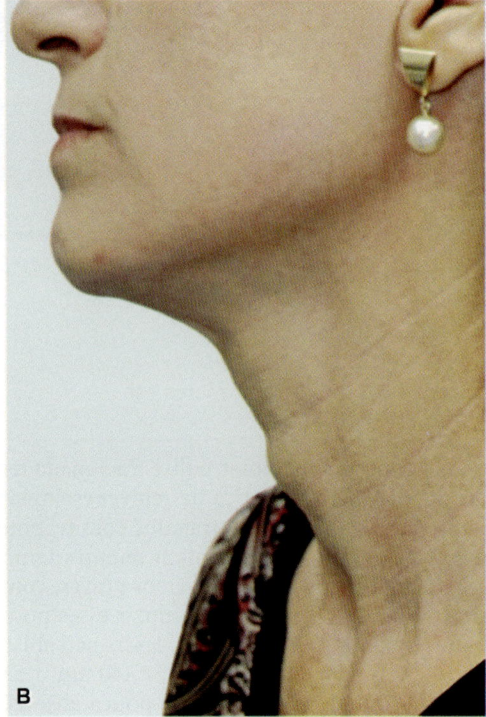

Figura 49.4 Paciente antes (**A**) e depois (**B**) do *resurfacing* com *laser* CO_2 fracionado na região cervical. Cortesia do Dr. Emmanuel França.

a um único aparelho, aumentando a eficácia e reduzindo os efeitos adversos dos tratamentos. Exemplos incluem os aparelhos de RF integrados a sistemas de vácuo, luz infravermelha, *lasers* e campos eletromagnéticos pulsados, (CEMP), todos com uma vasta gama de publicações que substanciam suas utilidades clínicas.

A seleção dos pacientes é a chave no rejuvenescimento estético não invasivo. As taxas de respostas à RF não invasiva atingem um platô com aproximadamente 60% dos pacientes tratados referindo-se satisfeitos com os resultados obtidos, independentemente do aparelho utilizado. Essa variabilidade poderia estar relacionada com diferentes protocolos de tratamento, áreas corporais tratadas e, sobretudo, seleção de pacientes. Uma boa anamnese inicial com informações vitais, como idade, etnia, classificação do grau de flacidez, história de tabagismo, comorbidades, índice de massa corporal e limiar de dor, pode ajudar no planejamento do tratamento e na antecipação dos resultados visando à redução das falsas expectativas dos pacientes. Candidatos menos propensos a boas respostas seriam os de idade mais avançada, flacidez importante em áreas sem muitas inserções musculares e com pele redundante em abundância, obesos com grande quantidade de gordura subjacente à pele flácida e tabagistas. Pacientes com dispositivos implantáveis como marca-passo, doenças mentais e falsas expectativas representam contraindicações a RF.[20]

Radiofrequência monopolar

Esses aparelhos usam corrente elétrica de alta frequência, produzindo calor de maneira volumétrica e profunda, aquecendo derme, gordura subcutânea e septos fibrosos (até 20 mm) enquanto mantêm a epiderme não afetada. A profundidade do aquecimento depende do tamanho e da forma da ponteira utilizada, enquanto um fluido de acoplamento entre a área tratada e o *tip* aumenta as condutividades elétrica e térmica.

O primeiro aparelho de RF monopolar foi aprovado pela FDA em 2002 para o tratamento de rítides faciais (Thermage®; Solta Medical, Hayward, CA). Os protocolos iniciais consistiam na aplicação de energia de modo estático (*stamped mode*), com energias elevadas e poucas passadas, o que tornava o procedimento mais desconfortável, além de aumentar a incidência de efeitos adversos, como necrose de gordura, queimaduras e cicatrizes atróficas. Com a evolução dos aparelhos, a técnica atual demanda energias menores, maior número de passadas e constante *feedback* do paciente em relação às sensações de calor e dor, e apresenta eritema leve da área tratada como *endpoint* desejado. Revisões clínicas envolvendo mais de 5.700 pacientes confirmam a maior eficácia e segurança desta abordagem.[21,22]

Embora a melhora imediata na flacidez seja notada ao término do procedimento, o processo de remodelação tecidual ocorre ao longo de 4 a 6 meses.[23] Inúmeros estudos têm confirmado a ação da RF monopolar na melhora da flacidez de face e área cervical. Em um estudo com 50 indivíduos recebendo RF monopolar para tratamento de flacidez em face e área submandibular foi observada melhora significativa compatível com o grau de satisfação dos mesmos em relação ao procedimento.[24] Em outro estudo retrospectivo envolvendo 64 pacientes com aparelho de RF monopolar de nova geração e um tempo de acompanhamento de 10 meses, observou-se que 80% dos indivíduos referiram melhora clínica e nenhum efeito adverso.[25]

Dois estudos envolvendo outro aparelho de RF monopolar para tratamento de flacidez de face e pescoço mostraram 74% de melhora aparente e 50% de resultados mantidos após 1 ano de acompanhamento.[26,27] Dados clínicos sólidos confirmam o bom perfil de segurança e eficácia, sobretudo dos aparelhos de RF monopolar de nova geração, no tratamento da flacidez da região cervical.

Radiofrequência bipolar

Os aparelhos de RF bipolar consistem basicamente em dois eletrodos, sem uma placa de aterramento, emitindo uma corrente alternada rápida a uma distância predeterminada. Embora essas máquinas sejam superiores em conforto e controle do tratamento, sua principal ressalva é que a área tratada está limitada ao volume entre os dois eletrodos, e a profundidade de penetração é aproximadamente metade da distância entre eles.[28]

Em uma tentativa de superar essa limitação técnica, a maioria dos aparelhos de RF bipolar combina outras modalidades de energia, como sucção a vácuo, *lasers* e outros tipos de luz, ou ainda uma ponteira híbrida com RF monopolar e bipolar integradas. Uma destas máquinas híbridas alcança aquecimento volumétrico de até 20 mm com seu *handpiece* monopolar ao passo que o bipolar se presta a um aquecimento mais superficial e localizado (não volumétrico) entre 2 e 6 mm. Um estudo utilizando este aparelho para tratamento de rugas e flacidez facial e cervical demostrou melhora em 56% dos pacientes, com os indivíduos mais jovens apresentando maior grau de satisfação.[29] Outro estudo utilizando um aparelho que combina RF e LIP (400 nm a 980 nm), envolvendo 100 pacientes para tratamento de face e pescoço (3 a 5 sessões, 28 a 34 J/cm^2; RF 20 J/cm^2), observou uma melhora de 70% em eritema e telangiectasias, 78% em lentigens e outras discromias, e 60% em linhas de expressão e rugas finas.[30] Em outra máquina que integra RF e *laser* diodo 900 nm, para tratamento de flacidez de face e pescoço (30 J/cm^2 de energia óptica e 80 J/cm^2 de RF), foi demostrado mais de 50% de melhora em mais de 50% dos pacientes. Os achados histológicos evidenciaram aumento da espessura epidérmica e da densidade de fibras de colágeno na derme.[31]

Radiofrequência multipolar

Os aparelhos de RF multipolar usam três ou mais eletrodos para o aquecimento simultâneo e homogêneo da derme e da subderme, sendo a corrente limitada à área tratada e a energia liberada de forma mais concentrada. Nessas máquinas, um eletrodo é o polo positivo e os demais são os negativos. Como todos os eletrodos funcionam de modo intercambiável, cria-se uma rede de fluxo que promove um aquecimento mais focado com menor consumo de energia.[30] Estes aparelhos ainda podem ser combinados com sucção a vácuo ou, nos de mais nova geração, com pulsos magnéticos e elementos de ajustes por *feedback* térmico em tempo real. Enquanto a RF promove o dano térmico nos tecidos-alvo, o campo magnético pulsado estimula diretamente a proliferação fibroblástica, a angiogênese e a neocolagênese de maneira sinérgica e complementar.[32] Algumas máquinas como a Venus Freeze® (MP)^2 fornecem correntes elétricas alternadas de alta frequência (1 MHz e 100 watts) e têm dois *handpieces*: um Octipolar™ com 8 (MP)^2 sintetizadores destinado a áreas maiores como abdome, coxas e nádegas; outro DiamondPolar™ com 4 (MP)^2 sintetizadores para áreas menores como face, pescoço e braços. O tratamento sincronizado promove a liberação de uma maior quantidade de energia na área tratada, alcançando temperaturas mais elevadas com risco mínimo de queimaduras e dor, mantendo a integridade da epiderme e menor tempo de recuperação quando comparada à RF isolada.[33]

Um trabalho avaliou a melhora do aspecto geral da pele da face e do pescoço com um total de oito sessões semanais de aproximadamente 20 a 30 min de duração e temperatura-alvo na superfície cutânea (termômetro infravermelho) entre 40 e 42°C. Todos os pacientes apresentaram melhora da flacidez (comprovada por documentação fotográfica) e relataram o procedimento como confortável. Não foram observados efeitos adversos neste estudo.[34]

A despeito dos poucos estudos clínicos envolvendo a associação entre RF e campo eletromagnético pulsado, alguns outros grupos de pesquisa também têm registrado melhora significativa na flacidez da face e pescoço com esta tecnologia. Lee *et al.* trataram 10 mulheres coreanas com RF e CEMP e mostraram melhora substancial na textura (em 70%) e flacidez cutâneas (em 50%).[35]

Radiofrequência multigerador

Trata-se de dispositivos que implementam uma série de fontes de RF e controlam a fase da corrente que flui entre os eletrodos usando um sofisticado *software* de algoritmo. Como os eletrodos adjacentes possuem polaridades idênticas, nenhuma corrente é criada entre eles na superfície da pele e a energia é direcionada de forma mais precisa ao tecido-alvo.[36] Esta tecnologia tem sido incorporada a um dispositivo para uso domiciliar e uma recente avaliação tem documentado sua eficácia. Nesse estudo, 69 pacientes foram instruídos para o uso domiciliar do aparelho pelo menos 5 vezes/semana, durante 1 mês, sendo a avaliação realizada 3 meses após o último tratamento. Os investigadores relataram melhora em 91,93% dos participantes, e a autoavaliação dos pacientes revelou 96,77% de melhora clínica em rítides e flacidez da face, sem efeitos adversos em 91% dos indivíduos tratados.[37]

Radiofrequência minimamente invasiva

Ao contrário da RF não invasiva que não rompe a barreira cutânea, os aparelhos minimamente invasivos exploram uma variedade de metodologias como matrizes de eletrodos (*pins*), microagulhas (isoladas e não isoladas) e *probes* internos para transpor a barreira cutânea, entregando energia diretamente nos espaços dérmico e subdérmico.

Embora estes aparelhos sejam direcionados para casos mais graves de envelhecimento, seus perfis de segurança e tempo de recuperação pós-procedimento são comparáveis àqueles dos aparelhos de RF não invasivos.[38]

Radiofrequência fracionada

Foi concebida a partir da fototermólise fracionada, na qual um plano contínuo é tratado através de colunas de lesão térmica (zonas térmicas microscópicas) espacialmente confinadas, enquanto as áreas interpostas não tratadas serviriam como reservatório para um rápido e mais eficiente processo de remodelação tecidual regenerativa. Ao contrário da fototermólise fracionada dos *lasers* que criam colunas cilíndricas na derme, a RF fracionada produz padrões que dependem da configuração dos eletrodos. Assim, grupos de eletrodos na superfície podem criar zonas de lesão térmica mais estreitas na epiderme, as quais se alargam à medida que caminham inferiormente. Como seu mecanismo de ação independe de cromóforos, podem ser utilizados teoricamente em todos os tipos de pele com risco mínimo de alterações pigmentares.[39]

Estudos histológicos têm demonstrado significativas neoelastogênese e neocolagênese após os tratamentos de RF fracionada, com aumento de volume dérmico total, de celularidade e do conteúdo de ácido hialurônico em derme reticular após 10 semanas.[40]

Os aparelhos que exploram a RF fracionada com entrega de energia por matriz de eletrodos planos sob a epiderme e presentes em estudos publicados incluem o eMatrix® (Syneron, Irvine, CA, EUA) e o Venus Viva™ (Venus Concept, Toronto, CA, EUA). Usando uma placa fixa de 64 eletrodos, o eMatrix® pode penetrar acima de 450 μm na derme, liberando energia total de 10 J a 20 J (60 a 100 mJ/*pin*). Este padrão de lesão térmica tem sido chamado de subablativo, referindo-se ao seu efeito abaixo da zona de ablação na epiderme, com somente 5% da epiderme afetada.[41] Um estudo clínico conduzido com 33 pacientes (fotótipos II a IV) tratados com três sessões mensais para fotoenvelhecimento e flacidez mostrou que mais da metade dos indivíduos apresentam 40% de melhora na textura cutânea e 80% deles se mostraram satisfeitos. Melhora significativa em firmeza, brilho e textura cutâneos também foi verificada em um estudo envolvendo 26 mulheres asiáticas[42], assim como em 15 indivíduos com fotótipos V e VI, sem qualquer alteração pigmentar pós-inflamatória.[39]

Outra geração de RF fracionada (Venus Viva™) incorpora uma tecnologia nanofracional a um *tip* próprio com mais de 1.000 pulsos de energia e penetração acima de 500 μm. A tecnologia nanofracional proporciona melhor controle de duração de pulso, potência e da relação entre ablação e coagulação, otimizando a eficácia e o perfil de segurança do aparelho. Um estudo retrospectivo recente com 43 voluntários adultos recebendo 1 a 3 tratamentos quinzenalmente mostrou melhora clínica significativa da textura cutânea, dimensão das rugas com um alto grau de satisfação dos pacientes, após 3 meses da última sessão.[43]

Radiofrequência fracionada microagulhada

Os aparelhos de RF fracionada microagulhada criam áreas ovoides de coagulação dérmica, e a profundidade da lesão depende do grau de penetração das agulhas e do tempo de condução de RF, mas não dos níveis de energia. Existem dois principais sistemas de RF microagulhada, um com agulhas não isoladas e outro com agulhas isoladas.

A primeira insere agulhas banhadas a ouro em *tips* estéreis na derme em profundidades variáveis (máxima de 3,5 mm), e toda a agulha serve como eletrodo. Dessa forma, criam-se zonas cilíndricas de coagulação e aquecimento volumétrico na derme papilar e reticular com danos mínimos à epiderme e, praticamente, sem sangramentos. Os efeitos adversos são limitados a dor transitória, eritema, edema e hiperpigmentação. Um estudo sobre tratamento facial global, textura e flacidez com 20 pacientes japoneses mostrou que 90% dos indivíduos ficaram satisfeitos ou muito satisfeitos, referindo o tratamento como bem tolerado.[44]

O segundo sistema entrega energia de RF bipolar de alta intensidade mediante agulhas banhadas a ouro e encapadas com silicone, à exceção de suas pontas. Análises histológicas pós-tratamento revelam que estes aparelhos criam áreas de coagulação na derme, gerando zonas de lesão térmica em forma de casulo com proteção da epiderme, diminuindo o risco de hiperpigmentação pós-inflamatória.[45] Um estudo com 30 pacientes sobre essa tecnologia para tratamento de toda a face confirmou o excelente perfil de segurança do método, inclusive em fotótipos mais altos, com melhora clínica de diversos parâmetros avaliados: 70% em textura, 45 a 63% em rítides e 30 a 60% em discromias.[46] Outro trabalho com 37 pacientes para flacidez leve a moderada de face inferior e pescoço mostrou redução média do ângulo cervicomentual de 28,5%, com 87% dos indivíduos considerando-se muito satisfeitos. A avaliação investigacional mostrou que 81,7% dos pacientes alcançaram resultados moderados a excelentes, com três sessões mensais e três passadas por sessão. Não foram evidenciados efeitos colaterais prolongados.[47]

Radiofrequência controlada por temperatura

A última geração de aparelhos de RF minimamente invasivos é controlada por temperatura. Estes aparelhos promovem aquecimento subdérmico controlado, utilizando um *probe* interno para a liberação direta da RF no espaço dérmico e subdérmico. Este sistema de duplo controle e regulação da temperatura, tanto da epiderme como do espaço subdérmico, promove o aquecimento mais seguro do tecido-alvo. Dessa maneira, obtém-se o limiar térmico terapêutico de maneira mais eficaz.[48] A lipólise pode ocorrer quando temperaturas específicas são atingidas; similarmente o tratamento da flacidez e da rede fibrosseptal subdérmica requer a liberação de energia que cause desnaturação e contração do colágeno com subsequentes neocolagênese e remodelação tecidual. Desse modo, o método trataria a flacidez cutânea e o acúmulo de gordura nas regiões cervical, submentoniana e submandibular (Figura 49.5). Efeitos adversos podem incluir dor durante e após procedimento, edema, equimoses, queimaduras, lesões de ramos nervosos, nódulos ou indurações fibróticas e cicatrizes, todas bastante raras em incidência. O procedimento é realizado sob anestesia local tumescente, sem necessidade de sedação, e é considerado como bem tolerado pelos pacientes.

Uma análise retrospectiva de 35 pacientes tratados para flacidez submentoniana usando esta tecnologia mostrou a segurança e a eficácia do método. Durante o tratamento, a

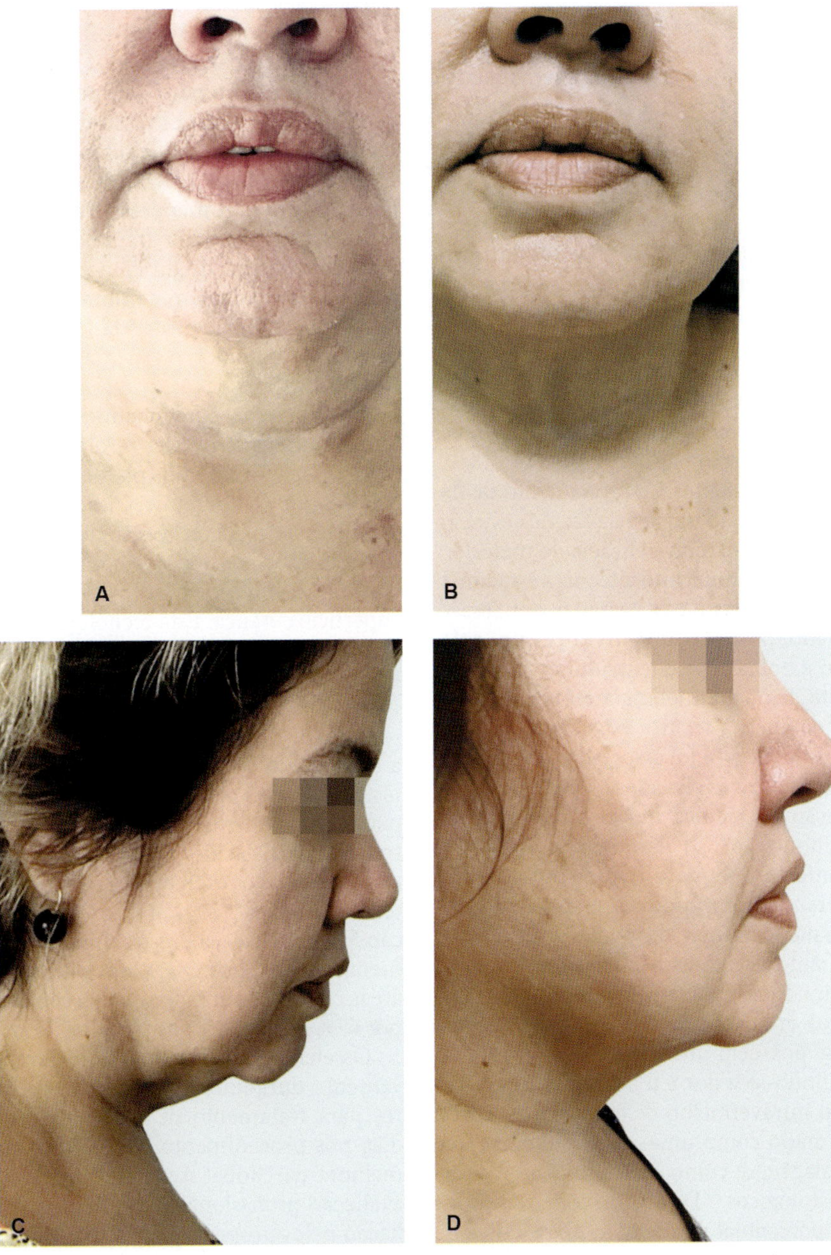

Figura 49.5 Tratamento com RF controlada por temperatura – paciente antes (**A**, **C**) e depois (**B**, **D**). Cortesia da Dra. Maria de Fátima Medeiros Brito.

Parte 5

temperatura do *probe* foi mantida entre 50 e 60°C, com uma área de aproximadamente 3 cm^2 a cada 2 min, sendo o *endpoint* clínico uma temperatura epidérmica de aproximadamente 42°C. As avaliações investigacionais objetivas e cegas mostraram melhora significativa nos escores de flacidez (89%), sem efeitos colaterais.[49] Outro estudo retrospectivo mais recente, utilizando RF monopolar subdérmica em 35 pacientes para tratamento de flacidez da face, linha mandibular e pescoço, mostrou que 77% dos indivíduos observaram alguma melhora e 64% sentiram-se satisfeitos com o método.[50]

Infravermelho

A luz infravermelha (800 a 1.800 nm) também pode ser usada como fonte alternativa de energia para tratamento da flacidez cutânea. Aparelhos de luz infravermelha não coerente, seletivamente filtrada e emitindo energia em ciclos de multissegundos, têm sido desenvolvidos com a intenção de aquecimento dérmico. A água, como principal cromóforo, aquece uniformemente a área tratada. A epiderme é protegida do dano térmico por resfriamento pré, peri e pós-tratamento.

Esta tecnologia envolve aparelhos que trabalham em duas faixas de comprimentos de onda: infravermelho curto (850 nm a 1.350 nm) e infravermelho longo (1.100 a 1.800 nm). As máquinas de infravermelho curto (p. ex., Lux – IR Fractional™, Palomar Medical, Inc), por meio de lâmpadas halógenas, produzem calor nos compartimentos dérmico e subdérmico, com resfriamento epidérmico concomitante; enquanto os aparelhos de infravermelho longo (p. ex., Titan Cutera, Brisbane, CA), por meio de filtros de corte na faixa de maior absorção tecidual (1.400 a 1.500 nm), conseguem penetrar até a derme reticular (1 mm a 2 mm), com ciclos de aquecimento acima de 0,5 s e resfriamento da epiderme por *tips* de cristal termorregulados. Como a absorção desse comprimento de onda pela melanina e pela hemoglobina é mínima, existe menor risco de discromias.

Um estudo piloto com 25 pacientes para tratamento de flacidez de face e pescoço, com sessão única pela técnica estacionária e sob anestesia tópica, confirmou a eficácia do método.[51] Outro estudo em pele asiática, utilizando a técnica estacionária, com três tratamentos mensais e três passadas por sessão, também mostrou resultados positivos, porém com efeitos colaterais como vesiculação e bolhas por queimaduras.[52] Embora estes estudos claramente demostrem eficácia reprodutível no tratamento da flacidez cutânea, a técnica estacionária requer anestésico tópico, baixas fluências e foi associada a maior taxa de complicações em fotótipos mais elevados.

Com a implementação da técnica móvel à aplicação do infravermelho, possibilitou-se o uso de fluências 30% mais elevadas, menos desconforto durante o tratamento e menor índice de efeitos adversos, otimizando os resultados obtidos.[53] Dado o movimento contínuo da ponteira durante o tratamento, há resfriamento das fibras nervosas sensoriais na junção dermoepidérmica (que possuem um tempo de relaxamento térmico curto) enquanto se entrega mais energia aos alvos dérmicos (que possuem um tempo de relaxamento térmico longo), diminuindo-se a dor e o índice de complicações. Por esse motivo, o infravermelho de banda larga (1.100 a 1.800 nm) tem-se firmado como uma das tecnologias que promovem tanto neocolagênese como neoelastogênese comprovadas em estudos histológicos.[54] De acordo com os estudos mais recentes, a média percentual de melhora nos escores de flacidez é de 14,1% ± 11,3% seguindo-se a média de 1,9 tratamento seriado.[53]

Ultrassom microfocado

Uma distinção deve ser feita entre os dois tipos primários de ultrassons focados usados em Medicina. Como o próprio nome indica, o ultrassom focado de alta intensidade (UFAI) usa altas energias (47 a 59 J/cm^2) e é utilizado para fins terapêuticos como a ablação não cirúrgica de tumorações e tecido adiposo subcutâneo, por exemplo. Em contraste, o ultrassom microfocado (UMF) usa níveis bem inferiores de energias (0,4 a 1,2 J/cm^2), frequência de 4 a 10 MHz e penetração focal de 1,5 a 4,5 mm.

A despeito de sua baixa energia, o UMF é capaz de aquecer o tecido-alvo a aproximadamente 65°C, produzindo pequenos (± 1 mm^3) pontos de coagulação térmica a profundidades de ± 5 mm dentro da derme reticular e subderme, ao mesmo tempo que poupa a derme papilar e a epiderme.[55] Em adição à coagulação local, o dano térmico leva a desnaturação e contração das fibras colágenas, devido à quebra das pontes de hidrogênios entre as suas cadeias, juntamente com o estímulo à neocolagênese, resultando no efeitos *lifting* e *tightening* cutâneos.

O tratamento com UMF pode ser customizado para se adequar às características e necessidades únicas de cada paciente, ajustando-se o número de linhas de tratamento, energias e a penetração focal do ultrassom emitido. Os transdutores correntemente disponíveis emitem frequências de 10, 7 e 4 MHz com penetração de 1,5 mm; 3 mm e 4,5 mm, respectivamente. Dois transdutores menores (10 MHz/1,5 mm e 7 MHz/3 mm) estão disponíveis para tratamento de áreas anatomicamente mais restritas ou de difícil acesso. Juntos, estes transdutores podem ser usados em combinação para se alcançar a derme (1,5 mm), a derme profunda (3 mm) ou o tecido subdérmico (4,5 mm), incluindo o sistema musculoaponeurótico superficial (SMAS).

Um aparelho comercialmente disponível integra um sistema de imagem de alta resolução ao ultrassom, o qual promove a visualização dos planos teciduais a uma profundidade de até 8 mm (Ultherapy®, Ulthera Inc., Mesa, AZ, EUA).[56] Este dispositivo evita a realização de disparos inadvertidos em tecidos não alvo como ossos e grandes vasos sanguíneos, assim como possibilita melhor acoplamento entre o transdutor e a superfície cutânea. Esta tecnologia ganhou aprovação da FDA em 2009 para *lifting* de sobrancelhas seguido pelo de pescoço em 2012 e, subsequentemente, para tratamento de linhas e rugas do colo em 2014.

Após um número de estudos pré-clínicos comprovarem a capacidade do UMF de alcançar o SMAS e criar contração tecidual, vários outros trabalhos avaliaram a sua eficácia terapêutica no tratamento de face e pescoço. Entre os pacientes tratados para flacidez de pescoço (N = 70), a avaliação quantitativa indicou que 72,9% dos indivíduos alcançaram um *lifting* tecidual visível ≥ 20 mm da área submentoniana. Uma avaliação fotográfica cega pré-tratamento e 3 meses após o procedimento revelou que 68,6% dos pacientes haviam melhorado as áreas cervical e submentoniana, sendo essa melhora percebida por 67% dos indivíduos tratados.[57]

Os efeitos benéficos de UMF também parecem ser relativamente duradouros. Um estudo realizado com 45 mulheres para tratamento de face e pescoço mostrou que aos 80 dias pós-procedimento, 77,7% dos indivíduos apresentaram melhora na Global Aesthetic Improvement Scale (GAIS), na avaliação profissional, e 77,8% de melhora na GAIS, na avaliação pelos próprios pacientes. Com base na "avaliação cega" pelos pesquisadores, 67% dos sujeitos mostraram alguma melhora aos 180 dias após o tratamento.[58]

A eficácia terapêutica do UMF também aumenta com o uso de múltiplas passadas. Os efeitos benéficos do tratamento em duas profundidades e múltiplas passadas (transdutores de 4 MHz e 4,5 mm seguidos pelos de 7 MHz e 3 mm) para tratamento de flacidez de face e pescoço também foram comprovados em um grande estudo multicêntrico.[59]

Um refinamento posterior da técnica em duas profundidades seria uma variação na direção dos vetores de aplicação das linhas de tratamento. Usando a mesma energia, um estudo relatou que linhas de tratamento orientadas verticalmente em ambos os níveis (3 e 4,5 mm) produziam melhor resultado em sobrancelhas e em "rugas de marionete" quando comparadas com linhas de tratamento horizontais aplicadas ao lado oposto.[60]

O número total de linhas por tratamento deve ser adequado a cada paciente de acordo com seu grau de flacidez cutânea de base: pacientes com flacidez leve tipicamente recebem entre 500 e 600 linhas para toda a face e porção superior do pescoço; pacientes com flacidez moderada, entre 600 e 700 linhas; e aqueles casos mais graves necessitariam em torno de 800 linhas de tratamento.

O efeito adverso mais frequentemente relatado é um desconforto em graus variados durante o procedimento. Em um estudo utilizando uma escala de dor variável de 0 (nenhuma dor) a 10 (dor intensa) os escores médios associados aos tratamentos da região lateral da face, área submentoniana e submandibular foram de 5,68; 6,09 e 6,53, respectivamente.[58] Em outro pequeno estudo, a dor produzida pelo UMF não foi muito diferente daquela causada pelo *pulsed dye laser* (PDL) ou RF nas mesmas regiões.[61]

Sugestões para minimizar a dor durante as sessões incluem o pré-tratamento com paracetamol oral ou um anti-inflamatório não esteroide (AINE) como o ibuprofeno ou cetorolaco, assim como a utilização da mais baixa energia eficaz. Tentativas de diminuir o incômodo durante o procedimento com lidocaína tópica ou analgésicos narcóticos provaram não ser mais eficazes que os AINE quando são usados transdutores mais profundos (3 e 4,5 mm); no entanto, os anestésicos tópicos podem ser efetivos com transdutores mais superficiais (1,5 mm).[62] De uma maneira geral, a literatura mostra que 10% dos autores usam apenas a aplicação de lidocaína tópica a 23% e tetracaína a 7%, 60 min antes do procedimento; 15% também associam diazepam oral (5 a 10 mg) 30 min antes das sessões; mas a maioria recebe uma combinação de anestésico tópico, diazepam oral e injeção intramuscular de 50 a 100 mg de meperidina e 50 mg de hidroxizina 30 min antes do tratamento.

Outros efeitos adversos relatados com UMF são eritema, edema e equimoses transitórios. Alguns mais raros como hiperpigmentação pós-inflamatória (por até 1 mês pós-tratamento), fraqueza muscular, dormência local e estriações lineares ou urticadas (normalmente por má técnica) também têm resolução espontânea em períodos variáveis.[63]

Como para qualquer procedimento não cirúrgico utilizado em flacidez, uma boa seleção dos pacientes assim como o estabelecimento de expectativas realistas são componentes essenciais do processo de tratamento. O UMF tem relativamente poucas contraindicações, as quais incluem infecções cutâneas, gravidez, lesões abertas na área a ser tratada, acne cística grave, implantes metálicos como marca-passo e desfibriladores na área abordada. Deve-se ter precauções no uso sobre cicatrizes queloidais, implantes e preenchedores dérmicos permanentes assim como com fatores que possam alterar ou impedir a produção de uma resposta inflamatória cicatricial adequada, como o tabagismo. Embora nem todos os pacientes tenham benefícios estéticos perceptíveis com o UMF, os melhores candidatos são aqueles mais jovens, uma vez que a resposta clínica está diretamente ligada à capacidade *de novo* de síntese de colágeno, e aqueles com flacidez cutânea de leve a moderada (Figura 49.6).[64]

Não parece existir uma relação absoluta entre melhora clínica e fotótipo ou ingestão de álcool, e em um estudo clínico os resultados foram melhores em pacientes com índice de massa corporal (IMC) ≤ 30 kg/m², com nenhuma melhora sendo percebida em mais da metade dos pacientes com IMC ≥ 30 kg/m².[5]

A combinação de diferentes níveis de energia e múltiplos transdutores de frequências e profundidades de ação variadas em pacientes cuidadosamente selecionados possibilita que o tratamento seja mais bem direcionado às características físicas de cada indivíduo, adequando os possíveis resultados às expectativas reais dos pacientes.

TECNOLOGIAS PREDOMINANTEMENTE LIPOLÍTICAS

O acúmulo de gordura submentoniana, seja associado à obesidade e/ou ao envelhecimento, é uma preocupação cosmética de importância crescente, por exercer um papel fundamental na percepção de idade da face. O excesso de gordura nos compartimentos subplatismais e submentoniano leva à perda da definição da linha mandibular e a uma aparência envelhecida e de sobrepeso. Uma pesquisa realizada pela American Society For Dermatologic Survey em 2015 revelou que a quarta maior preocupação estética dos entrevistados (67%) era a "papada" (submento), precedida por excesso de peso (88%), alterações de textura e discromias cutâneas (72%) e rítides perioculares (69%).[65] Para aqueles pacientes que não podem ou não desejam se submeter a uma lipossucção cirúrgica tradicional (terapia padrão-ouro), existem métodos tecnológicos alternativos com resultados bastante consistentes, como a criolipólise e a laserlipólise.

Criolipólise

É um método não invasivo, seletivo, controlado e localizado de redução das células adiposas por congelamento. Baseia-se no desenvolvimento de uma paniculite após a exposição do subcutâneo a baixas temperaturas, uma vez que células ricas em lipídios são mais suscetíveis ao frio extremo que aquelas ricas em água. Para a área de submento, um aplicador de pequeno volume a vácuo foi desenvolvido e clinicamente testado (CoolMini™ Applicator, Zeltiq Aesthetics, fabricantes de CoolSculpting System).

Um estudo pioneiro de coorte multicêntrico, prospectivo e não randomizado envolvendo 60 pacientes submetidos a dois tratamentos (ciclos de 60 min de exposição a −10° C) a intervalos de 6 semanas fundamentou a validação do método pela FDA. A eficácia do tratamento foi avaliada por fotografias clínicas e imagens de ultrassom (transdutor linear de alta resolução de 7,5 MHz) nos períodos pré-tratamento e após 6 e 12 semanas do último ciclo.

A avaliação ultrassonográfica mostrou uma redução média de 2 mm na camada de gordura, a qual se correlacionou com diminuição de aproximadamente 20% da gordura submentoniana. Estes resultados são mais modestos quando comparados a outros estudos recentes em criolipólise, como os que mostram redução de 2,8 mm para a face interna das coxas e

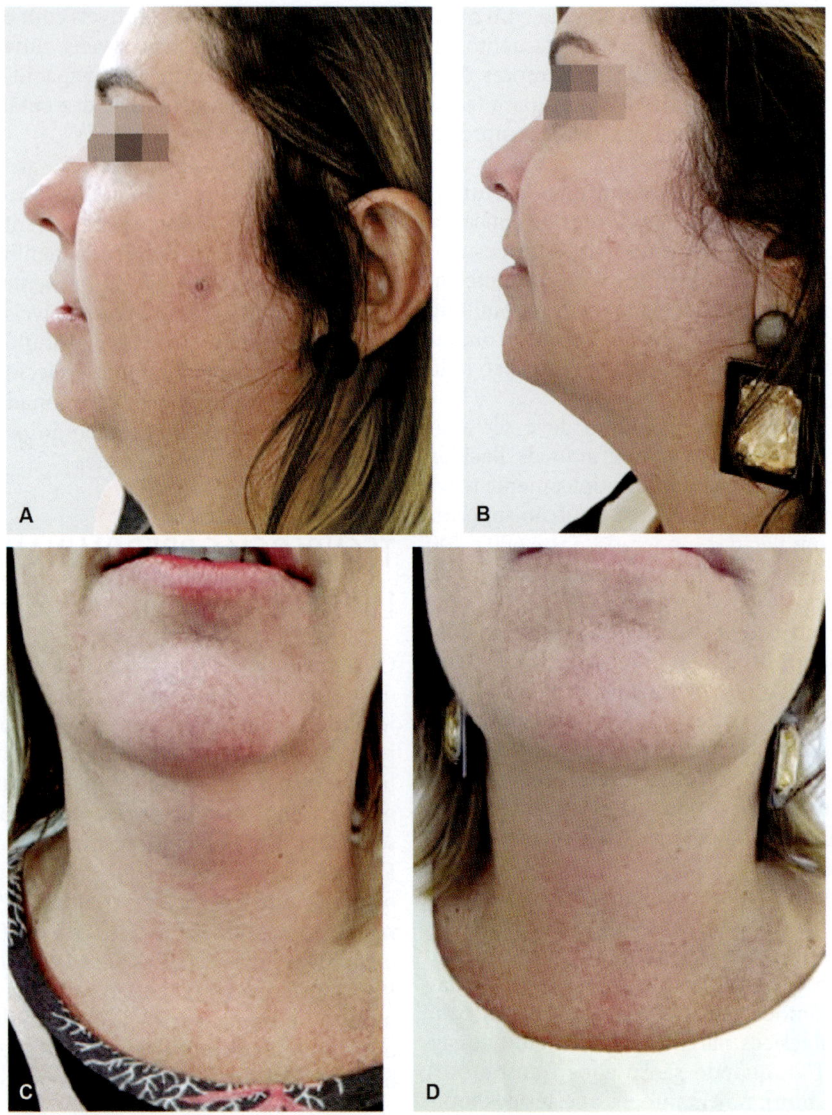

Figura 49.6 Antes (**A**, **C**) e depois de tratamento com ultrassom microfocado (**B**, **D**).

2,6 mm para a face lateral da mesma região.[66,67] A avaliação subjetiva pelos pacientes revelou 83% de satisfação: 80% recomendariam o procedimento a um amigo e 77% referiram uma redução visível da área do submento.

No período do pós-tratamento imediato, as reações mais comuns são eritema, edema e dormência. Em 1 semana a maioria dos casos de eritema e edema foi resolvida, sendo a dormência a queixa mais persistente, podendo perdurar mais de 6 semanas em casos raros. Na avaliação clínica após 12 semanas nenhum relato de efeitos adversos foi registrado. Cerca de 76% dos pacientes classificaram o procedimento como confortável (Figuras 49.7 e 49.8).[68]

Outro estudo avaliou o método em pacientes asiáticos, em que 10 indivíduos tiveram sua regiões submentonianas tratadas por duas abordagens laterais sequenciais com 30% de *overlap* na colocação do aplicador (ciclos de 45 min de exposição a –11°C). Os resultados após 8 semanas mostraram redução média de 4 mm na espessura do submento ao adipômetro e de 2,8 mm ao ultrassom. Os investigadores atribuíram esses melhores resultados ao uso da abordagem bilateral ao passo que os estudos anteriores utilizaram apenas uma aplicação central.[69]

A despeito da possibilidade de efeitos adversos leves e transitórios, o risco de cicatrizes e hiperpigmentação é muito inferior aos atribuíveis a outros métodos que envolvam cirurgia, produtos injetáveis ou cânulas. Outra vantagem potencial seria um efeito *tightening* cutâneo residual. Um estudo incluindo 464 pacientes submetidos à criolipólise em diversas regiões corporais revelou uma melhora consistente de textura e flacidez cutâneas nas áreas tratadas.[70]

Laserlipólise

Laserlipólise, também conhecida como lipoplastia a *laser*, foi descrita inicialmente em 1994.[71] Apesar de a abordagem cirúrgica convencional envolvendo a lipossucção tumescente ser o padrão-ouro para o tratamento da gordura subplatismal e submentoniana, a laserlipólise vem ganhando espaço como alternativa terapêutica por diversas razões:

- Por liquefação do tecido adiposo, a lipólise em si, assim como a aspiração, é facilitada
- A quebra e a coagulação das fibras de colágeno geram neocolagênese e reorganização fibrilar na derme reticular
- Devido às pequenas dimensões das cânulas, o dano mecânico é mínimo, resultando em menores incidências de equimoses e tempo de recuperação

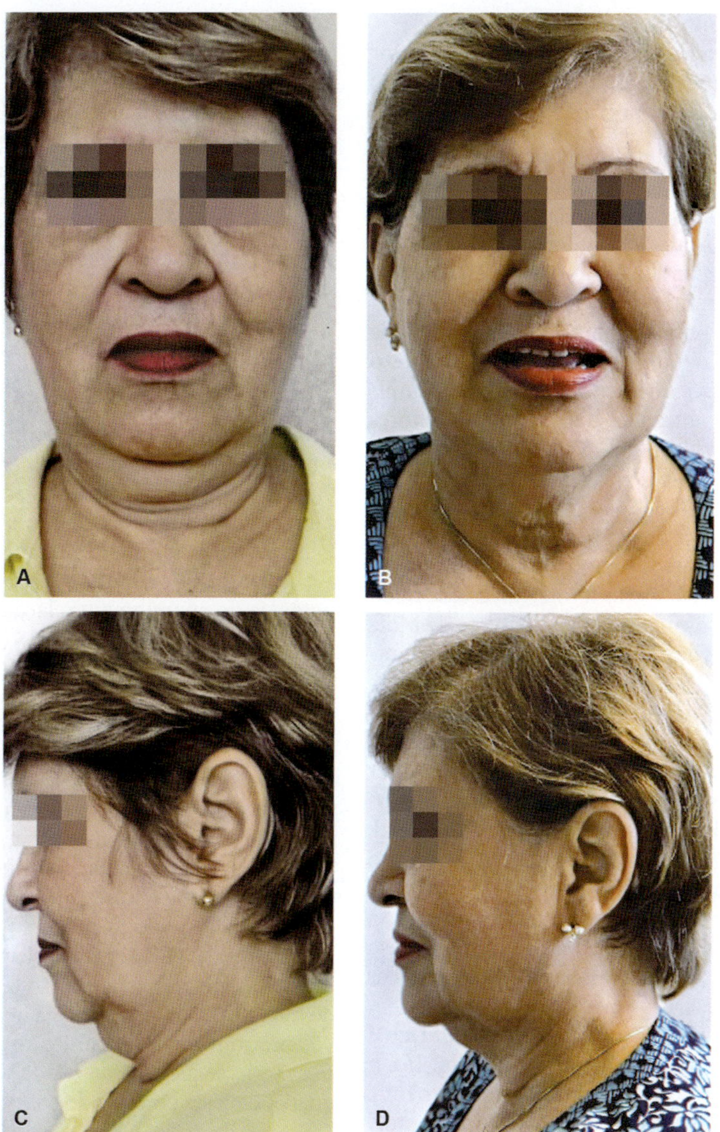

Figura 49.7 Visão frontal da região cervical antes (**A**) e depois do tratamento com criolipólise (**B**). Visão lateral da região cervical antes (**C**) e depois (**D**) do mesmo procedimento.

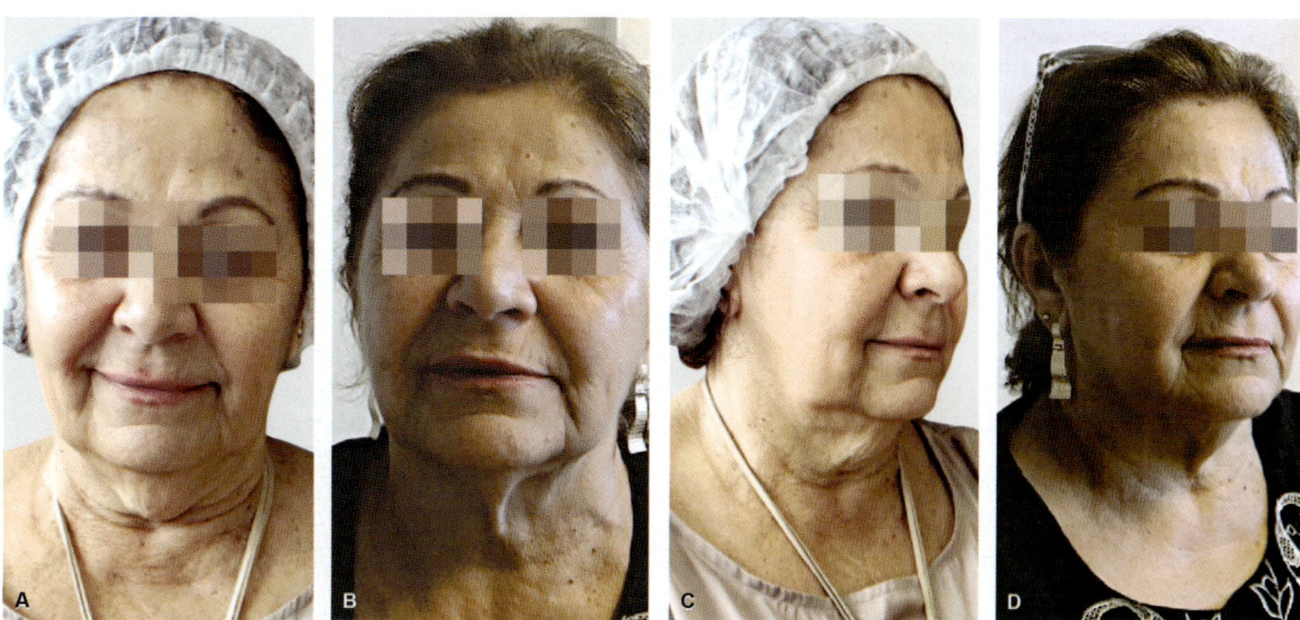

Figura 49.8 Antes (**A**, **C**) e depois de tratamento da região cervical com criolipólise (**B**, **D**). Cortesia de Dra. Sumaya Mahon.

- Há coagulação concomitante de pequenos vasos
- A fácil penetração da fibra do *laser* torna possível alcançar áreas menores e mais remotas com o auxílio externo dos dedos polegar e indicador do cirurgião.

A eficácia da laserlipólise é determinada por tipo de comprimento de onda, potência, duração de pulso e energia total liberada no tecido e sua composição em relação à quantidade de água exógena adicionada à área de tratamento. Todos esses fatores influenciam duas características fundamentais às fibras de *laser*: o confinamento térmico (limite espacial de aquecimento nas proximidades da ponta da fibra) e a difusibilidade térmica (distribuição do calor por condutividade durante o procedimento).[72] Embora esses dois fenômenos sejam simultâneos, a proporção relativa entre eles determinará melhores resultados terapêuticos e perfil de possíveis efeitos adversos. Inúmeros comprimentos de onda, incluindo 924, 968, 980, 1.064, 1.319, 1.320, 1.344, 1.440 e 1.444 nm têm sido utilizados em uma tentativa de atingir os cromóforos-alvo: gordura, colágeno (água) e vasos sanguíneos (hemoglobina).[73]

O tratamento é exercido pelo efeito fototérmico associado ao efeito fotoacústico. Modelos matemáticos como os de Mordon[74] preveem a manutenção durante o procedimento de temperaturas internas entre 48 e 50°C para desnaturação do colágeno e efeito *skin tightening* e temperaturas externas (medição por termômetro infravermelho) entre 38 e 41°C como seguras e efetivas. Assim procede-se à adequada dosimetria do *laser* para o volume lipolítico desejado. Sob anestesia local tumescente (p. ex., solução de Klein) e sedação mínima opcional, o desconforto durante e logo após o procedimento é descrito pelos pacientes como mínimo.

No que concerne ao manejo de região submentoniana, a maioria dos autores utiliza a classificação de Rohrich (Tabela 49.1) para envelhecimento cervical na seleção dos pacientes para um possível tratamento cirúrgico associado.[75]

Em um estudo prospectivo, 30 pacientes com Rohrich I a III foram submetidos à laserlipólise submentoniana (*laser* 980 nm, diodo) e avaliados até o 6º mês após o procedimento. Observou-se uma redução média do ângulo cervicomentual de 152,6 ± 5,9 para 123,6 ± 8,8°, demonstrando melhora sistemática da região tratada. Efeitos colaterais raros consistiram em hiperpigmentação pós-inflamatória leve e edema discreto persistente, todos eles com resolução espontânea completa após o 4º mês de tratamento. O índice de satisfação geral dos pacientes e avaliadores foi alto, com 100% dos pacientes recomendando fortemente a realização do procedimento a um conhecido.[76]

Esses resultados estão de acordo com os estudos pioneiros de Goldman[77] nos quais 82 indivíduos foram tratados ao longo de 5 anos. Seu protocolo consistia em tratamento da área submentoniana com Nd:YAG 1.064 nm (6 W de potência, 40 Hz de frequência, 150 mJ de energia e 100 microssegundos de duração de pulso) com resultados cosméticos significativos.

Tabela 49.1 Classificação de Rohrich.

Grau	Escore
I	Sem flacidez cutânea Excelente tônus e lipodistrofia leve
II	Flacidez leve com ou sem bandas platismais mediais estreitas (< 2 cm)
III	Flacidez moderada com ou sem bandas platismais mais largas (> 2 cm)
IV	Flacidez moderada a grave Lipodistrofia significativa

A análise histológica mostrava ruptura de membrana de adipócitos com coagulação de fibras de colágeno e de pequenos vasos sanguíneos.

Outro estudo mais recente[76-78] concluiu pela insuficiência de resultados satisfatórios da laserlipólise isolada em pacientes Rohrich IV, em que a complementação cirúrgica ou outra tecnologia se mostraram eventualmente necessárias.

Apesar do bom perfil de segurança e dos ótimos resultados globais, a lipólise *laser*-assistida tem dois grandes fatores limitantes ao uso corrente: o custo do aparelho e uma curva mais longa de aprendizado quando comparada à de outras tecnologias para a mesma finalidade. No entanto, novos sistemas têm sido desenvolvidos para tornar a execução do procedimento mais fácil e segura para os iniciantes. O sistema de entrega Smart Sense™ (Cynosure) contém um acelerômetro inserido em um *handpiece* inteligente, permitindo um ajuste automático da potência do *laser* em relação à movimentação da cânula. De maneira similar, o sistema LipoControl™ (Osyris) integra um modo de rastreamento por sensores magnéticos à cânula; dessa maneira ocorre uma adequação dinâmica da potência do aparelho em relação à posição da cânula.

TERAPIAS COMBINADAS

As revisões de literatura nos trazem um vasto material sobre as tecnologias não invasivas e minimamente invasivas para rejuvenescimento da área cervical, assim como para a restauração volumétrica neste segmento anatômico; no entanto, pouco é produzido, quando se fala em eficácia e segurança das possíveis combinações desses procedimentos.

Como abordado, o processo de envelhecimento cutâneo é multifatorial e se dá em multicamadas, de maneira que em um bom número de pacientes as terapias combinadas atenderão de maneira mais completa às necessidades individuais.

Para otimizar os resultados e o tempo total de terapia, sugere-se um modo sequencial na utilização das terapias (Tabela 49.2), o qual poderá ser empregado com segurança no mesmo dia.

Tabela 49.2 Sequência de utilização das terapias.

Quadro clínico	Sequência sugerida
Discromias ou queratoses seborreicas planas	1. LIP 2. QS 532, 695, 755 nm
Discromias e alterações leves de textura	1. LIP 2. QS 532, 695, 755 nm 3. *Laser* não ablativo (p. ex., 1.440, 1.550, 1.340 nm); 3 a 5 sessões quinzenalmente
Discromias, alterações de textura e flacidez	1. LIP 2. QS 532, 695, 755 nm 3. UMF ou radiofrequência monopolar 4. *Laser* fracionado ablativo ou radiofrequência microagulhada ou *laser* fracionado não ablativo; 3 a 5 sessões quinzenalmente
Discromias e acúmulo leve de gordura submentoniana com ou sem flacidez	1. LIP 2. QS 532, 695, 755 nm 3. Radiofrequência monopolar *subsurface* ou laserlipólise com microlipossucção
Discromias com acúmulo moderado a grave de gordura submentoniana e flacidez	1. LIP 2. QS 532, 695, 755 nm 3. Laserlipólise com microlipossucção ou minicriolipólise (repetir este tratamento após 4 semanas, se necessário)

LIP: luz intensa pulsada; QS: Q-Switched; UMF: ultrassom microfocado.

REFERÊNCIAS BIBLIOGRÁFICAS

1. American Society for Aesthetic Plastic Surgery (ASAPS). Cosmetic Surgery National Data Bank Statistics. 2014. Disponível em: https://www.surgery.org/sites/default/files/2014-Stats.pdf. Acesso em 11 jun 2014.
2. Ellenbogen R, Karin JV. Visual criteria for success in restoring the youthful neck. Plast Reconstr Surg. 1980;66:826-37.
3. Scharffetter-Kochanek K, Brenneisen P, Wenk J, Herrmann G, Ma W, Kuhr L *et al*. Photoaging of the skin from phenotype to mechanism. Exp Gerontol. 2000;35:307-16.
4. Andreson RR, Parish JA. Selective photothermolysis: a precise microsurgery by selective absorption of pulsed radiation. Science. 1983;220(4596):524-7.
5. Zelickson BD, Kilmer SL, Bernstein E, Chotzen VA, Dock J, Mehregan D *et al*. Pulsed dye *laser* for sun damaged skin. Lasers Surg Med. 1999;25:229-36.
6. Bitter PH. Non invasive rejuvenation of photodamaged skin using serial, fullface intense pulsed light treatments. Dermatol Surg. 2000;26:9.
7. Bitter PH. Non-ablative skin rejuvenation using intense pulsed light. Lasers Surg Med. 2000;28(Suppl):12-6.
8. Negus Thik, Tezuka Y, Kushikata N, Wakamatsu S. Photorejuvenation for asian skin by intense pulsed light. Dermatol Surg. 2001;27(7):627-32.
9. Katoulis AC, Stavrianeas NG, Georgala S, Bozi E, Kalogeromitros D, Koumantaki E *et al*. Poiquiloderma of Civatte: a clinical and epidermological study. J Eur Dermatol Venereol. 2005;19:444.
10. Goldman MA, Weiss RA. Treatment of poiquiloderma of Civatte on the neck with an intense pulsed light source. Plast Reconstr Surg. 2001;107:1376-81.
11. Rusciani A, Motta A, Fino P, Menichini G. Treatment of poiquiloderma of Civatte using intense pulsed light source: 7 years of experience. Dermatol Surg. 2008:34(3):314-9.
12. Bencini PL, Tourlaki A, Galimberti M, Pellaconi G. Non-ablative fractionated *laser* skin resurfacing for the treatment of aged neck skin. J Dermatol Treat. 2015;26(3):252-6.
13. Hantash BM, Bedi VP, Chan KF, Zachary CB. Ex vivo histopatological caracterization of a novel ablative fractional resurfacing device. Lasers Surg Med. 2007;39(2):87-95.
14. Naouri M, Atlan M, Perrodeau E. High resolution ultrasound imaging to demonstrate and predict efficacy of carbon dioxide fractional resurfacing *laser* treatment. Dermatol Surg. 2011;37(5):596-603.
15. Karnak S, Czarnecka A, Jünger M, Raulin C. Ablative fractional *laser* (CO_2 and Er:YAG): a randomized controlled double-blind split-face trial of the treatment of periorbital rhytides. Lasers Surg Med. 2010;42(2):160-7.
16. Shamsaldeen O, Peterson JD, Goldman MP. The adverse events of a deep fractional CO_2: a retrospective study of 490 treatments in 374 patients. Lasers Surg Med. 2011;43(6):453-6.
17. Duplechain JK. Fractional CO_2 resurfacing: has it replaced ablative resurfacing techniques? Facial Plast Surg Clínica North Am. 2013;21(2):213-27.
18. Tierney EP, Hanke CW. Ablative fractionated CO_2 *laser* resurfacing for the neck: prospective study and review of the literature. J Drugs Dermatol. 2019;8(8):723-31.
19. Sadick NS, Malerich SA, Nassar AH, Dorizas AS. Radiofrequency: an update on latest innovations. J Drugs Dermatol. 2014;13(11):1331-5.
20. Northington M. Patient selection for skin-tightening procedures. J Cosmet Dermatol. 2014;13(3):208-11.
21. Carruthers J, Fabi S, Weiss R. Monopolar radiofrequency for skin tightening: our experience and a review of the literature. Dermatol Surg. 2014;40(Suppl 12):S168-73.
22. Dover JS, Zelickson B. 14-Physician Multispecialty Consensus Panel. Results of a survey of 5.700 patients monopolar radiofrequency facial skin tightening treatments: assessment of a low-energy multiple pass technique leading to a clinical end point algorithm. Dermatol Surg. 2007;33(8):900-7.
23. Beasley KL, Weiss RA. Radiofrequency in cosmetic dermatology. Dermatol Clin. 2014;32(1):79-90.
24. Alster TS, Tanzi E. Improvement of neck and cheek laxity with a nonablative radiofrequency device: lifting experience. Dermatol Surg. 2004;30(4 Pt1):503-7 [discussion: 507].
25. Eduards AF, Massaki AB, Fabi S, Goldman M. Clinical efficacy and safety evaluation of a monopolar radiofrequency device with a new vibration handpiece for the treatment of facial skin laxity: a 10-month experience with 64 patients. Dermatol Surg. 2013;39(1 Pt):104-10.
26. Chipps LK, Benton J, Prather HB, So JJ, Schouest JM, Ozog DM *et al.* Novel nonablative radiofrequency rejuvenation device applied to the neck and jowls: clinical evaluation and 3-demensional image analysis. J Drugs Dermatol. 2013;12(11):1215-8.
27. Tawb AF, Tucker RD, Palange A. Facial tightening with an advanced 4-MHz monopolar radiofrequency device. J Drugs Dermatol. 2012;11(11):1288-94.
28. Rangarajan S, Trivedi A, Ubeid AA, Hantash BM *et al.* Minimally invasive bipolar fractional radiofrequency treatment upregulates antissenescence pathways. Lasers Surg Med. 2013;45(4):201-6.
29. Alexiades-Armenakas M, Lover JS, Arndt KA. Unipolar *versus* bipolar radiofrequency treatment of rhytides and laxity using a mobile painless delivery method. Lasers Surg Med. 2008;40(7):446-53.
30. Sadick NS, Nassar AH, Dorizas AS, Alexiades-Armenakas M. Bipolar and multipolar radiofrequency. Dermatol Surg. 2014;40(suppl 12):S174-9.
31. Bitter P Jr., Stephen Mulholland R. Report of a new technique for encanece non-invasive skin rejuvenation using a dual mode pulsed light and radiofrequency energy source: selective radio-thermolysis. J Cosmet Dermatol. 2002;1(3):142-3.
32. Roland D, Ferder M, Kothuru R, Faierman T, Strauch B. Effects of pulsed magnetic energy on a microsurgically transferred vessel. Plast Reconstr Surg. 2000;105(4):1371-4.
33. Molerich SA, Nassar AH, Dorizas AS, Sadick NS. Radiofrequency: an update on latest innovation. Journal of Drugs in Dermatology. 2014;13(11):1331-5.
34. De Oliveira TC, Rocha SF, Ramos DG, Ramos CG, Carvalho UM, Ramos MG. Effects of multipolar radiofrequency and pulsed electromagnetic field treatment for face and neck rejuvenation. Dermatol Res Pract. 2017;2017:4146391.
35. Lee YB, Eun YS, Lee JH, Cheon MS, Cho BK, Park HS. Effects of multipolar radiofrequency and pulsed electromagnetic field treatment in koreans: case series and survey stud. Journal of Dermatological Treatment. 2012;25(5):1306-9.
36. Elmar M, Harth Y. Novel multissource phase-controlled radiofrequency technology for nonablative and microablative treatment of wrinkles, lax skin and acne scars. Laser Ther. 2011;20(2):139-44.
37. Shemer A, Levy H, Sadick NS. Home-based wrinkle reduction using a novel handheld multissource phase-controlled radiofrequency device. J Drugs Dermatol. 2014:13(11):1342-7.
38. Mulholland RS. Radiofrequency energy for non-invasive and minimally invasive skin tightening. Clin Plast Surg. 2011;38(3):437-48.
39. Man J, Goldberg DJ. Safety and efficacy of fractional bipolar radiofrequency treatment in Fitzpatrick skin types V-VI. J Cosmet Laser Ther. 2012;14(4):179-83.
40. Hantash BM, Bedi VP, Kapodia B. *In vivo* histological evaluation of a novel ablative fractional resurfacing device. Lasers Surg Med. 2007;39(2):96-107.
41. Hruza G, Taub AF, Collier SL. Skin rejuvenation and wrinkle reduction using a fractional radiofrequency system. J Drugs Dermatol. 2009;8(3):259-65.
42. Lee HS, Lee DH, Won CH. Fractional rejuvenation using a novel bipolar radiofrequency system in Asian skin. Dermatol Surg. 2011;37(11):1611-9.
43. Ray M, Gold M. A retrospective study of patient satisfaction following a trial of nano-fractional RF treatment. J Drugs Dermatol. 2015;14(11):1268-71.
44. Tanaka Y. Long-term three-dimensional volumetric assessment of skin tightening using a sharply tapered non-insulated microneedle radiofrequency application with novel fractionated pulsed mode in Asians. Lasers Surg Med. 2015;47(8):626-33.
45. Zheng Z, Goo B, Kim DY, Kang JS, Cho SB. Histometric analysis of skin radiofrequency interaction using a fractionated microneedle delivery system. Dermatol Surg. 2014;40(2):134-41.
46. Mulholland RS, Ahn DH, Kreindel M. Fractional radiofrequency resurfacing in Asian and Caucasian skin: a novel method for deep radiofrequency fractional skin resurfacing. J Chem Dermatol Sci Appl. 2012;2:144-50.
47. Celmentoni MT, Munavalli GS. Fractional High Intensity Focused Radiofrequency in the treatment of mild to moderate laxity of the lower face and neck: pilot study. Lasers in Surg and Medicine. 2016;48:461-70.
48. Key DJ. Comprehensive thermoregulation for the purpose of skin tightening using a novel radiofrequency treatment device: a preliminary report. J Drugs Dermatol. 2014;13(2):185-9.
49. Key DJ. Integration of a thermal imaging with subsurface radiofrequency thermistor heating for the purpose of skin tightening and contour improvement: a retrospective review of clinical efficacy. J Drugs Dermatol. 2014;13(11):1331-5.
50. Dendle J, Wu DC, Fabi SG, Melo D, Goldman MP. A retrospective evaluation of subsurface monopolar radiofrequency for lifting of the face, neck and jawline. Dermatol Surg. 2016;42:1261-5.
51. Ruiz-Esparza J. Near painless, nonablative, immediate skin contraction induced by low-fluence irradiation with new infrared device: a report of 25 patients. Dermatol Surg. 2016;32(5):601-10.
52. Chua SH, Ang P, Khoo LS, Goh CL. Nonablative infrared skin tightening in type IV to V Asian skin: a prospective clinical study. Dermatol Surg. 2007;33(2):146-51.
53. Alexiades-Armenakas M. Assessment of the mobile delivery of infrared light (1100 nm – 1800 nm) for the treatment of facial and neck skin laxity. J Drugs Dermatol. 2009;8(3):221-6.
54. Tanaka Y, Matsuo K, Ysuriha S. Long-term evaluation of collagen and elastin following infrared (1100 nm – 1800nm) irradiation. J Drugs Dermatol. 2009; 8(8):708-12.

55. Laubach HS, Makin IR, Barthe PG, Slayton MH, Manstein D. Intense focused ultrasound: evolution of a new treatment modality for precise microcoagulation with the skin. Dermatol Surg. 2008;34:727-34.
56. Ulthera®. Operation and maintenance manual. Mesa, AZ: Ulthera Inc.
57. Kenkel JM. Evolution of the Ulthera System for achieving lift and tightening cheek tissue, improving jawline definition and submental skin laxity. Boston, MA: American Society for Laser Medicine and Surgery; 2013.
58. Fabi SG, Goldman MP. Retrospective evolution of microfocused ultrasound for lifting and tightening the face and neck. Dermatol Surg. 2014;40(5):569-75.
59. Oni G, Hoxworth R, Teotia S, Brown S, Kenkel JM. Evolution of a microfocused ultrasound system for improving skin laxity and tightening in the lower face. Aesthet Surg J. 2014;34(7):1099-110.
60. Sasaki GH, Tevez A. Clinical efficacy and safety of focused-image ultrasonografy: a 2-year experience. Aesthet Surg J. 2012;32:601-12.
61. Kakar R, Ibrahim O, Disphanurat W. Pain in naïve and non-naïveté subjects undergoing non-ablative skin tightening dermatologic procedures: a nested randomized control trial. Dermatol Surg. 2014;40(4):398-404.
62. Sunderam H. Prospective double-blind, randomized pilot study comparing ibuprofeno to a norcotic for pain management during microfocused ultrasound treatment. Washington, DC: American Society for Dermatologic Surgery; 2011.
63. Brobst RW, Ferguson M, Perkins SW. Nonivasive treatment of the neck. Facial Plast Surg Clin North Am. 2014;22:191-202.
64. Mac Gregor JL, Tanzi EL. Microfocused ultrasound for skin tightening. Semin Cutan Med Surg. 2013;32:18-25.
65. American Society for Dermatologic Survey (ASDS) 2105. Consumer Survey on Cosmetic Dermatologic Procedures. Disponível em: https://www.asds.net/Medical-Professionals/Practice-Resources/ASDS-Consumer-Survey-on-Cosmetic-Dermatologic-Procedures. Acesso em 11 jun 2018.
66. Stevens WG, Bachelor EP. Crylipolysis conformable surface applicator for non-surgical fat reduction in lateral thighs. Aesthet Surg J. 2015;35(1):66-71.
67. Zelickson BD, Burns AJ, Kilmer SL. Cryolipolysis for safe and effective inner thigh fat reduction. Lasers Surg Med. 2015;47(2):120-7.
68. Kilmer SL, Burns AJ, Zelickson BD. Safety and efficacy of cryolipolysis for non-invasive reduction of submental fat. Lasers Surg Med. 2016;48:3-13.
69. Suh DH, Park JH, Jung HK, Lee SJ, Kim HJ, Ryu HJ. Cryolipolysis for submental fat reduction in Asians. J Cosmet Laser Ther. 2018;20(1):24-7.
70. Carruthers J, Stevens WG, Carruthers A, Humphrey S. Cryolipolysis and skin tightening. Dermatol Surg. 2104;40(Suppl 12):184-9.
71. Apfelberg DB, Rosenthal S, Hustad JP, Achauer B, Fodor PB. Progress report on multicenter study of *laser*-assisted liposuction. Aesthetic Plast Surg. 1994;18(3):259-64.
72. Youn JI, Holcomb JD. Ablation efficiency and relative thermal confinement measurments using wavelenghs 1064 nm, 1320 nm e 1440 nm for lipolysis *laser*-assisted. Laser Med Sci. 2013;28(2):519-27.
73. David Holcomb MD. Thermally confined micropulsed 1444 nm Nd:YAG interstitial fiber laser in the aging face and neck: an update. Facial Plast Surg N Am. 2014;22:217-29.
74. Mordon SR, Wassner B, Reynaud JP, Zemmouri J. Mathematical modeling of laser lipolysis. Biomed Eng Online. 2008;7:10-8.
75. Rohrich RJ, Rios JL, Smith PD, Gutowiski KA. Neck rejuvenation reviset. Plast Recons Surg. 2006;118:1251-63.
76. Leclère FM, Mreno-Moraga J, Alcolea J, Casoli U, Mordon S, Trelles MA. Laser assisted lipolysis for neck and submental remodeling in Rohrich type I to III aging neck: a propective study in 30 patients. Journal of Cosmetic and Laser Therapy. 2014;16:284-9.
77. Goldman A. Submental Nd:Yag laser-assisted liposuction. Lasers Surg Med. 2006;38:181-4.
78. Alexiades-Armenakas M, Rosenberg D, Renton B, Dover J. Blinded, randomized, quantitative grading comparison of minimally invasive, fractional radiofrequency and surgical facelift to treat skin laxity. Arch Dermatol. 2010;146:396-405.

50

Cirurgia Cosmética e Corretiva

Guilherme Torreão de Sá

INTRODUÇÃO

A região cervical é um capítulo à parte na cirurgia estética da face. Talvez por ser, juntamente com os olhos, a área que primeiramente demonstra sinais de envelhecimento, seu tratamento é uma demanda constante nos consultórios de cirurgia plástica.

A procura por um tratamento definitivo, cirúrgico ou cosmetológico, de resultado rápido e de pouca morbidade é uma busca bastante frequente, tanto dos médicos quanto dos pacientes. Neste capítulo, será abordada a cirurgia da região cervical, sua evolução e questões atuais a seu respeito.

Apesar de a cirurgia de *lifting* facial ter seu lado negativo, como tempo de recuperação, presença de cicatriz e possibilidade de complicações, ainda é o melhor tratamento, e especificamente o mais importante para a grande parte dos pacientes que, geralmente acima dos 40 anos, se sentem de alguma maneira insatisfeitos com sua aparência e desejam tratar de maneira eficiente as alterações faciais que os anos trouxeram a eles. No caso da região cervical, são mais frequentes "papadas", perda de definição da linha mandibular, excesso de gordura e bandas dos platismais.

Para tratar as deformidades estéticas do pescoço, é necessário entender e seguir algumas diretrizes, pois, desde o início do século XX, com as primeiras ressecções de pele para tratamento de rugas faciais, muita coisa mudou, principalmente no conceito de tratamento entre a pele e a substância profunda do rosto ou o sistema musculoaponeurótico superficial-platisma (SMAS-platisma), como inicialmente descrito por Skoog na década de 1970.

O processo de envelhecimento facial é evento bastante dinâmico e seu entendimento é de extrema importância para aquele que visa tratar as suas marcas. Esse processo envolve todas as estruturas que compõem o rosto, afetando desde os ossos do crânio, passando pela musculatura, tecido celular subcutâneo e pele. Há uma alteração no colágeno e nas fibras elásticas, resultando no aparecimento de rugas e pregas frouxas.

A face tem sua cinética de envelhecimento e pode-se observar uma divisão em oito regiões distintas, cada uma com suas características específicas. Aqui destacam-se as regiões frontal, glabelar, orbital, nasal, geniana, orolabial, mentoniana e cervical.

No pescoço, pode-se notadamente citar como características desse envelhecimento o acúmulo de gordura, a perda de definição da linha mandibular, levando o rosto a assumir uma forma quadrada, perdendo suas linhas ovaladas, e no fim da 4ª década aparecem também as rugas cervicais, que se alinham perpendicularmente às fibras do músculo platisma de maneira circunferencial (Figura 50.1).

De maneira bem simplista, é possível dizer que geralmente todos os pacientes que procuram um cirurgião para fazer uma correção estética na região cervical podem apresentar gordura submentoniana, bandas platismais, situações congênitas (p. ex., microgenia ou retrognatia) e assimetrias. Assim, a cirurgia é apenas um paliativo no processo de envelhecimento da face, ajustando a pele flácida às estruturas profundas da face, com menor risco de morbidade, e de resultado mais natural possível.

PREPARAÇÃO PRÉ-OPERATÓRIA

O preparo do paciente para cirurgias da face deve obedecer a todos os passos e critérios de qualquer plástica, em qualquer área do corpo. A realização de consultas prévias faz-se tão necessária quanto os exames pré-operatórios.

As consultas prévias devem cobrir todos os aspectos que envolvem tão específico procedimento, e o cirurgião deve discutir exaustivamente com seu paciente para que este não crie expectativas excessivas de seu resultado. Nesse momento, deve-se enfatizar a não promessa de rejuvenescimento em anos ou de resultados. Pontuar as possíveis complicações e apresentar o termo de consentimento pré-informado.

O planejamento da cirurgia passa primeiramente por um diagnóstico preciso, em que todo o exame físico e os passos cirúrgicos devem ser anotados em prontuário e repassados com o paciente na consulta final antes da cirurgia.

Os exames necessários são semelhantes a qualquer cirurgia de médio e grande porte, incluindo hematimetria, testes de coagulação, pareceres clínicos e fotografias pré-cirurgia. Devem-se enfatizar as incidências com mímicas forçadas, para avaliar a boa função dos nervos da face.

Doenças crônicas devem ser controladas e não constituem um empecilho à realização da cirurgia. Como a procura pelo procedimento é feita por uma população mais madura, não são incomuns as doenças associadas, como hipertensão arterial, diabetes, doenças da tireoide e hipercolesterolemia, apenas para citar as mais comuns. Nessa questão é muito importante o rigoroso controle da pressão arterial, visto que essa enfermidade é a mais relacionada com os hematomas de face no pós-operatório. Solicitam-se também pareceres de especialistas nas doenças em questão para uma completa orientação pré-cirúrgica.

A cirurgia em si é considerada, *grosso modo*, o passo mais importante em todo o processo, mas é importante ressaltar que, sem bons preparo e planejamento pré-operatórios, não serão obtidos os resultados esperados pelos cirurgiões e pelos pacientes.

ANESTESIA

Muitos cirurgiões ainda preferem a anestesia geral para as cirurgias da face, mas depois do surgimento de novos sedativos, que controlam melhor a pressão arterial, e a apresentação de um plano anestésico uniforme, a anestesia local com sedação intravenosa com propofol e dexmedetomidina tem se mostrado um método bastante eficiente e confiável, com uma sedação mais controlada durante todo o procedimento, bem como um despertar mais tranquilo.

A anestesia local com sedação é a rotina diária há anos, de modo que os cirurgiões sentem-se bastante confortáveis em oferecê-la a todo tipo de paciente de qualquer faixa etária.

Normalmente utiliza-se clonidina 0,1 mg por via oral (VO) 1 h antes do procedimento para melhor controle da pressão arterial, e a infiltração local é realizada com xilocaína a 0,25% com epinefrina 1:250.000 por meio de microcânulas ou jelcos 18 G.

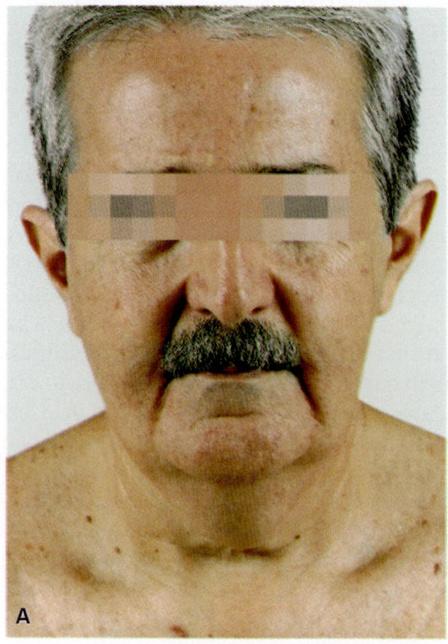

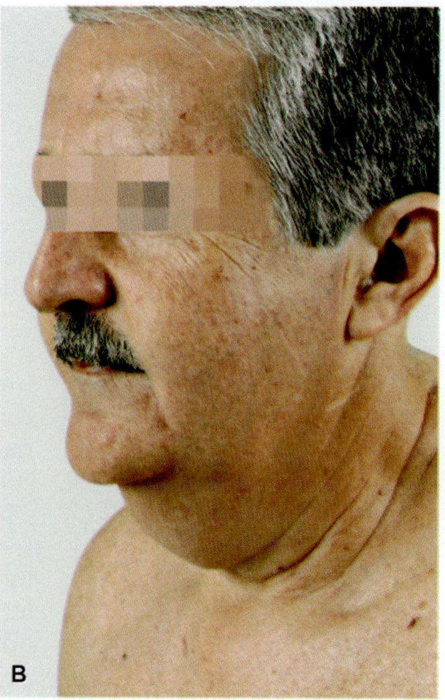

Figura 50.1 A e **B.** Características do envelhecimento da região cervical.

TÉCNICAS

Muitas técnicas cirúrgicas voltadas para os terços médio e inferior da face, mais notadamente as plicaturas do SMAS com ou sem SMAS-sectomia, são realizadas na região cervical, devolvendo a juventude ao pescoço. Nesses casos, não há necessidade de se abordar o submento com incisões na área, deixando a cirurgia menos invasiva e, consequentemente, menos mórbida.

Em casos mais específicos, deve-se atuar diretamente nas estruturas do pescoço para tratamentos mais específicos.

Lipectomias

Quando há a necessidade de se tratar a lipodistrofia cervical, podem-se citar duas abordagens principais.

A lipectomia a céu aberto é realizada por incisão submentoniana ou por acesso lateral. Usam-se tesouras ou cânulas e faz-se uma ressecção do tecido adiposo excedente sob visão direta (Figura 50.2). Atualmente vem caindo em desuso pela possibilidade de esqueletização do pescoço, o que dá um resultado desarmonioso à face e um estigma de difícil correção.

As lipectomias por aspiração assistida (lipoaspiração) mediante cânulas de até 3 mm de diâmetro são atualmente o método mais utilizado e o mais simples de ser reproduzido (Figura 50.3). Realizadas por pequenas incisões, dão um resultado mais gracioso e não apresentam tantas complicações como a lipectomia por tesoura.

Vale ressaltar que, no que concerne ao desengorduramento do pescoço, é mais importante a gordura que fica do que a gordura que sai, e é exatamente a preservação dessa camada adiposa que vai diferenciar os resultados nas cirurgias cervicais.

Platismoplastia por acesso submentoniano

Há uma classe de pacientes que terá resultados eficientes em flacidez de pele e músculo em excesso apenas com uma incisão submentoniana. Esses pacientes geralmente têm entre 60 e 70 anos de idade, apresentam perda bastante significativa do contorno da mandíbula, flacidez da pele do pescoço, lipodistrofia importante e geralmente bandas platismais que não se resolvem com o *lifting* cranial realizado pela plicatura do SMAS nos terços médio e inferior da face.

Após a lipoaspiração cervical, realiza-se uma incisão de aproximadamente 4 cm imediatamente caudal ao sulco submentoniano e o descolamento subcutâneo expõe o músculo plastisma. Sua redundância é avaliada, o excesso pode ser ressecado e uma plicatura deve ser realizada em suas bordas mediais (Figura 50.4). Ressalta-se que essa técnica é associada à plicatura lateral do SMAS-platisma para melhores resultados no contorno do pescoço e da mandíbula.

Apesar de ser uma técnica amplamente difundida e utilizada, em outros tempos, em quase todos os casos de cervicoplastia, nota-se um número crescente de cirurgiões que já não a utilizam tão frequentemente devido ao alto índice de sucesso com as cada vez mais eficientes trações do SMAS-platisma pelo acesso lateral.

Outras táticas em cervicoplastia

Na literatura médica, há várias outras técnicas cirúrgicas específicas para a melhoria da região cervical. A maioria exige uma grande curva de aprendizado e, por serem de difícil reprodutibilidade, são utilizadas apenas por alguns cirurgiões ao redor do mundo.

Destaca-se o tratamento da ptose e da hipertrofia das glândulas submandibulares. O tratamento dessa deformidade requer grande habilidade do cirurgião e acrescenta um tempo considerável ao procedimento. Apesar de descrita há muito tempo, vem ganhando adeptos cada vez mais entusiasmados na atualidade.

As plicaturas que visam elevar a queda da glândula muitas vezes têm efeito fugaz e as ressecções apresentam possibilidade de lesões no nervo marginal da mandíbula e hemorragias,

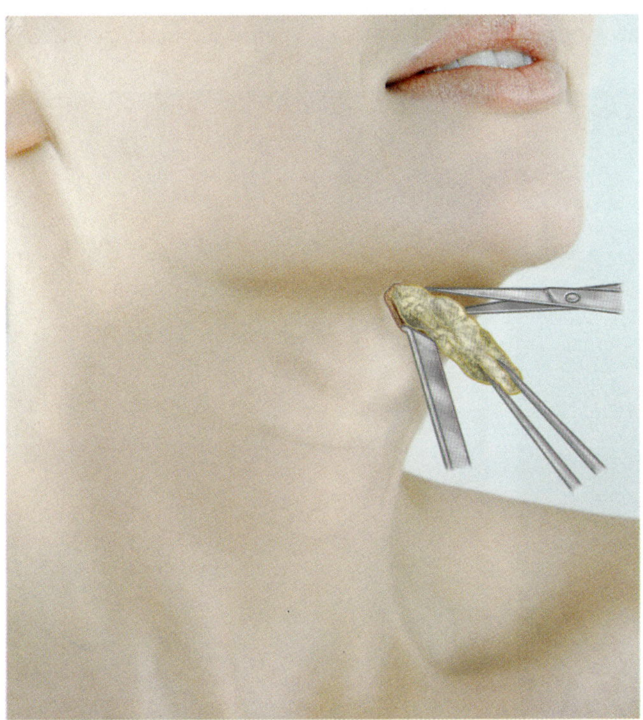

Figura 50.2 Lipectomia sob visão direta com tesouras.

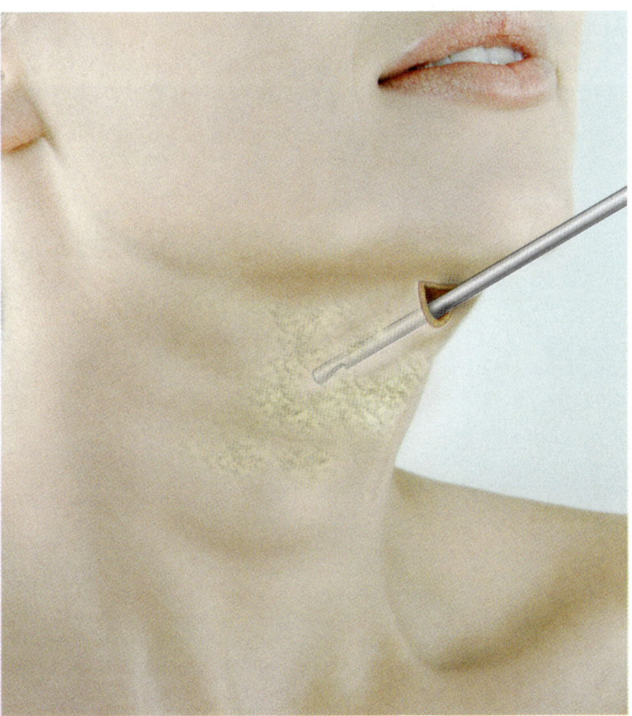

Figura 50.3 Lipectomia por lipoaspiração.

Parte 5

então, acredita-se não ser uma técnica de fácil confecção e que deve ser realizada em casos bastante específicos.

A ressecção do ventre anterior do músculo digástrico é outra tática também descrita que visa entregar um resultado mais escultural à área submentoniana. Por conta da necessidade de uma invasão maior, e por sua dificuldade em realizá-la, não se encoraja a sua utilização, principalmente pelos colegas menos experientes.

RITIDOPLASTIA POR INCISÃO REDUZIDA E MACS *LIFTING*

Originalmente descrita por Baker, em 2001, esse acesso reduzido e limitado à incisão pré-auricular possibilita tratar a queda dos terços médio e inferior da face apenas pela tração lateral do SMAS-platisma, apresentando resultados bastante interessantes também na área do pescoço.

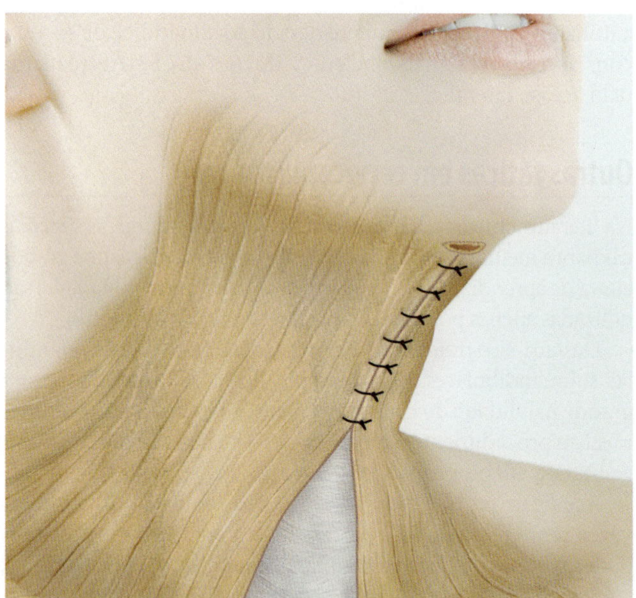

Figura 50.4 Plicatura mediana das bandas platismais. Adaptada de Wolf-Heidegger, 2006.

Acredita-se que, apesar de nenhuma técnica ser definitiva para o tratamento das rítides faciais, nota-se uma tendência a procedimentos mais simples, menos invasivos, com menor morbidade, menor tempo de recuperação e, por que não dizer, com menores cicatrizes. O fato de cirurgias mais invasivas, com descolamentos maiores e mais profundos, não apresentarem resultados notadamente melhores estimula os cirurgiões a esse tipo de procedimento menos complicado.

O aumento da procura pela cirurgia cosmética da face por uma população mais jovem, que se encontra ativa no mercado de trabalho e, por conseguinte, deseja o menor tempo de afastamento de suas atividades possível, leva a crer que essa técnica será cada vez mais realizada e difundida ao redor do mundo.

A cirurgia inicia-se por uma lipoaspiração do pescoço a fim de se melhorar seu contorno e delinear a borda mandibular. A incisão reduzida engloba a região pré-auricular, ascendendo alguns centímetros na linha de cabelo e contornando posteriormente o lóbulo da orelha (Figura 50.5).

Após o descolamento do retalho cutâneo, é realizada a tração do complexo SMAS-platisma. Nesse momento, avalia-se a necessidade de SMAS-sectomia ou apenas a plicatura do próprio tecido, geralmente mediante pontos simples invertidos com fios inabsorvíveis. O desenho da área a ser plicada começa no canto lateral do olho até o ângulo da mandíbula, paralelamente ao sulco nasogeniano. A tração da pele adota um vetor mais cranial do que oblíquo, diferindo assim do *round lift*, originalmente descrito por Pitanguy. Com esse tipo de tração, a descarga posterior da pele é mínima, tornando possível a incisão reduzida (Figura 50.6).

Por não haver descolamento na área mastóidea, evitam-se os hematomas da região, bem como as necroses de ponta de retalho que ocorrem mais comumente nessa área. A utilização de drenos é de escolha de cada cirurgião, e os curativos devem ser compressivos na área submentoniana para ajudar na adaptação da pele lipoaspirada no pescoço (Figura 50.7).

No MACS *lifting*, da sigla inglesa para suspensão cranial por acesso mínimo (*minimal access cranial suspension* – MACS),

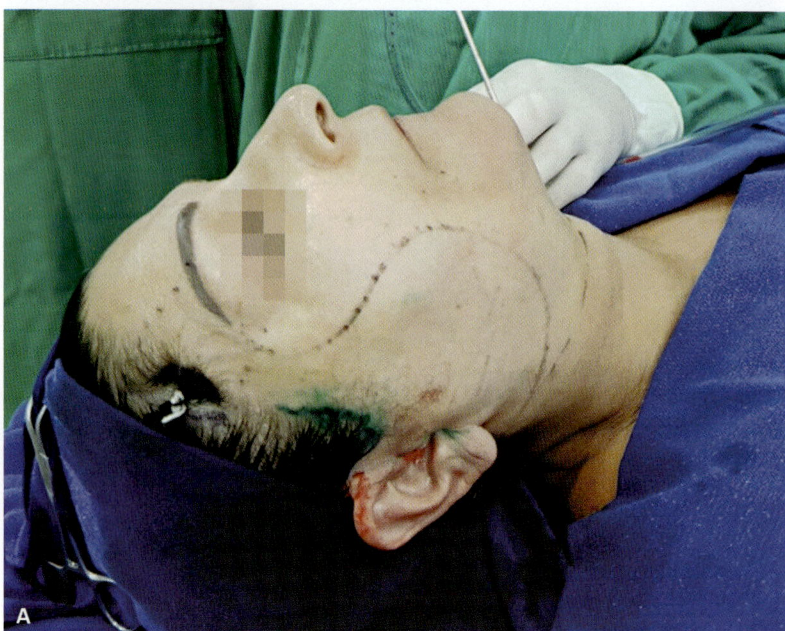

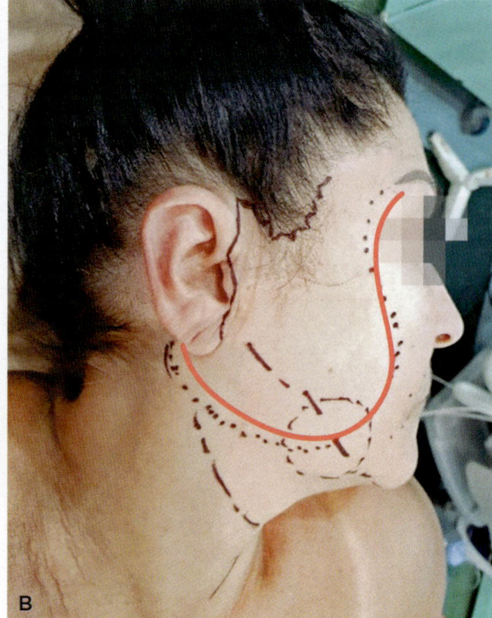

Figura 50.5 A. Lipoaspiração do pescoço. **B.** Linha vermelha mostrando a área de descolamento. Nota-se também a marcação da incisão reduzida.

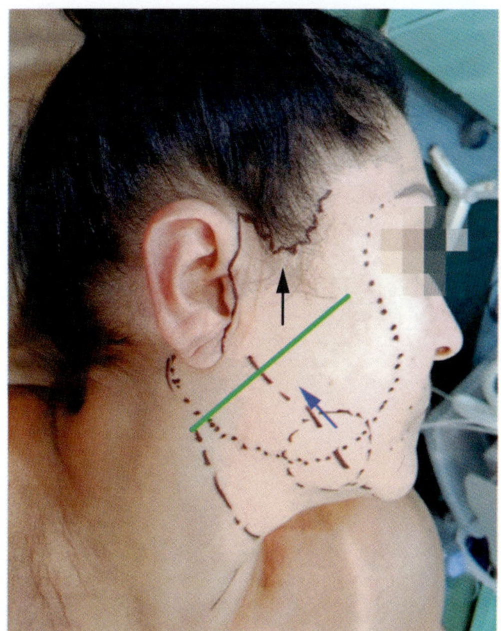

Figura 50.6 Local onde se realiza plicatura com ou sem SMAS-sectomia (*linha verde*), vetor da tração do SMAS (*seta azul*) e vetor de tração da pele (*seta preta*).

a plicatura do SMAS-platisma é realizada por suturas contínuas em bolsa ou alça, tracionando-se o tecido do pescoço e do terço médio da face sob tensão, onde a primeira alça adota um vetor mais cranial, conseguindo tratar casos com grande flacidez de pele cervical e bandas platismais que em outras épocas seriam operadas através de incisões submentonianas.

Nos casos de ritidoplastias por incisões reduzidas, há menor índice de complicações, menor tempo de recuperação e pós-operatório mais confortável, evidenciando-se as vantagens dessa técnica cirúrgica (Figuras 50.8 a 50.11).

COMPLICAÇÕES

Hematomas

São o tipo de complicação mais frequente, e por isso temido, em todo caso de ritidoplastia. Hematomas pequenos podem ser tratados de maneira expectante, mas os de grande volume podem requerer abordagem cirúrgica e, em alguns casos, ser verdadeiras urgências médicas, pela compressão da traqueia e consequente insuficiência respiratória. Esse tipo de complicação geralmente não ocorre nos casos de cirurgias por incisão reduzida sem abertura submentoniana (Figura 50.12).

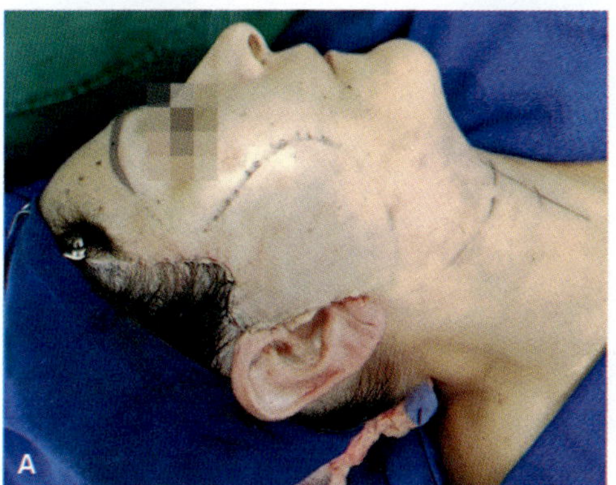

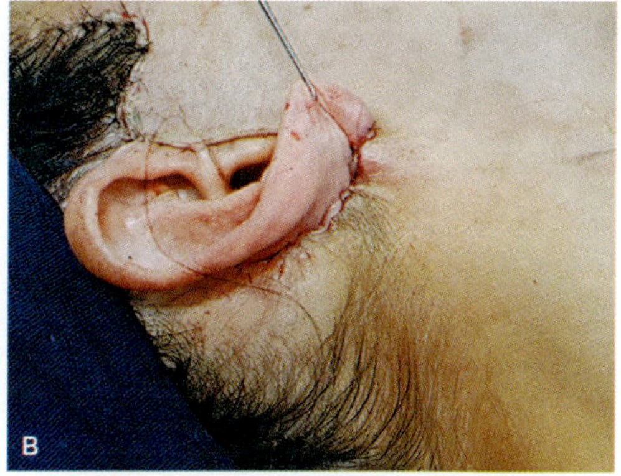

Figura 50.7 A. Aspecto final da cirurgia. **B.** Incisão retroauricular.

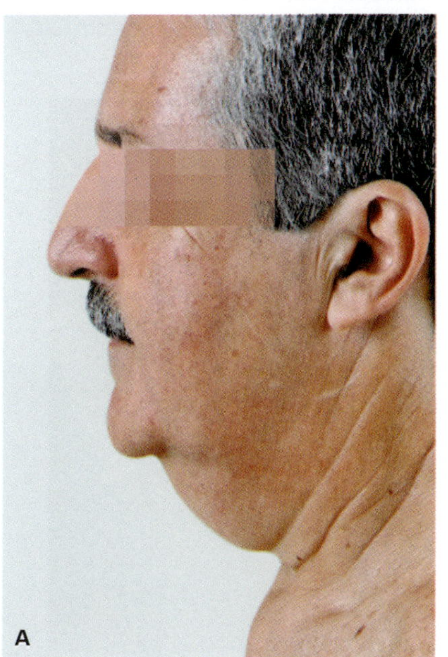

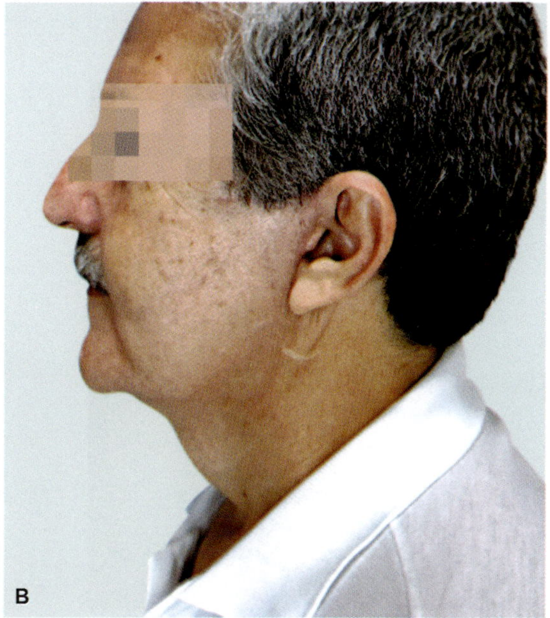

Figura 50.8 Paciente antes (**A**) e 6 meses após *lifting* com incisão reduzida e plicatura do SMAS (**B**).

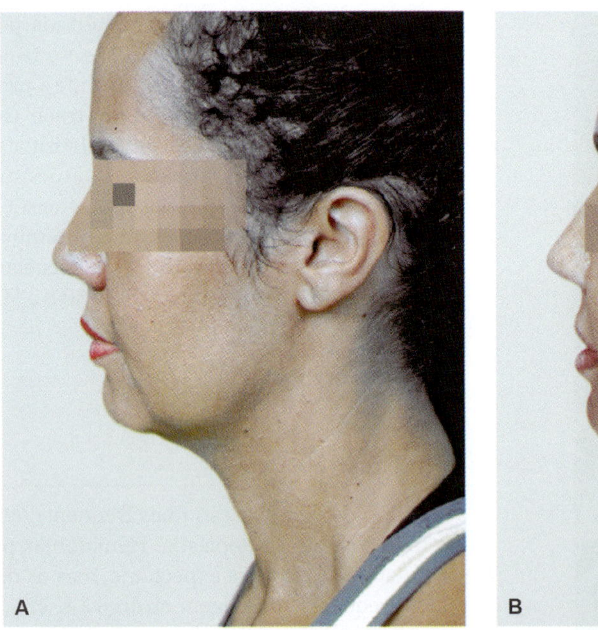

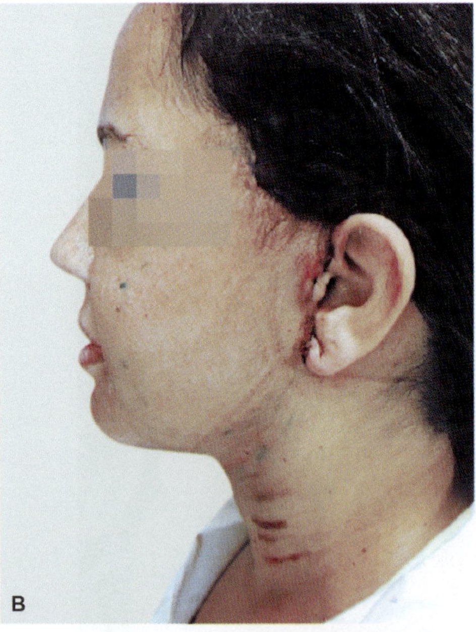

Figura 50.9 A. Pré-operatório evidenciando o *jowling*. **B.** Primeiro dia de pós-operatório mostrando a boa evolução da recuperação.

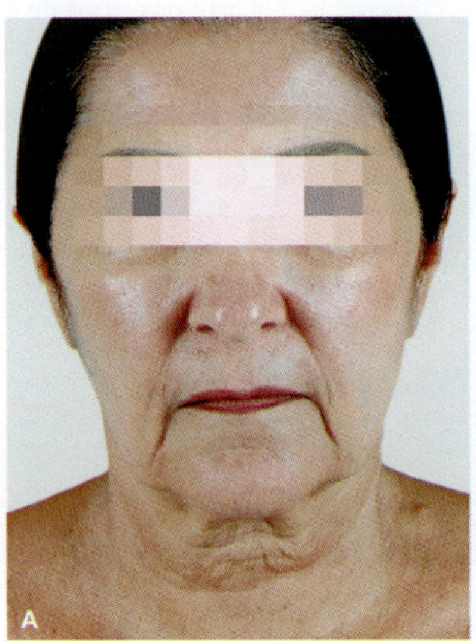

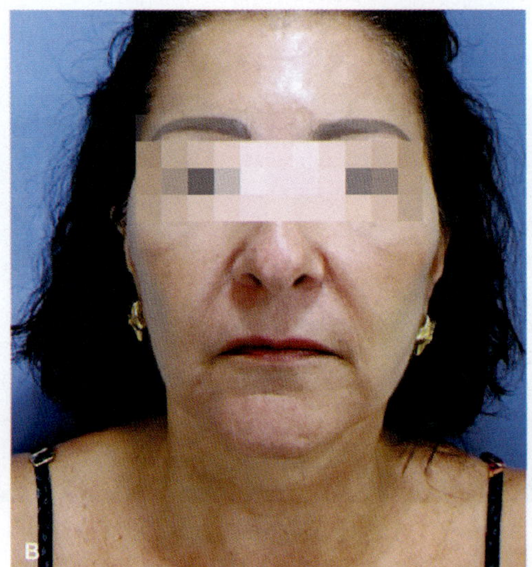

Figura 50.10 Paciente antes (**A**) e 6 meses após *lifting* por incisão reduzida e plicatura do SMAS (**B**). Nota-se o tratamento da região submentoniana sem a necessidade de abordagem por incisão na área.

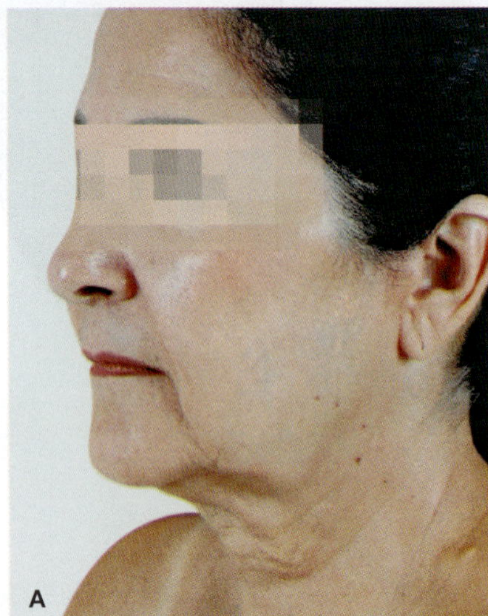

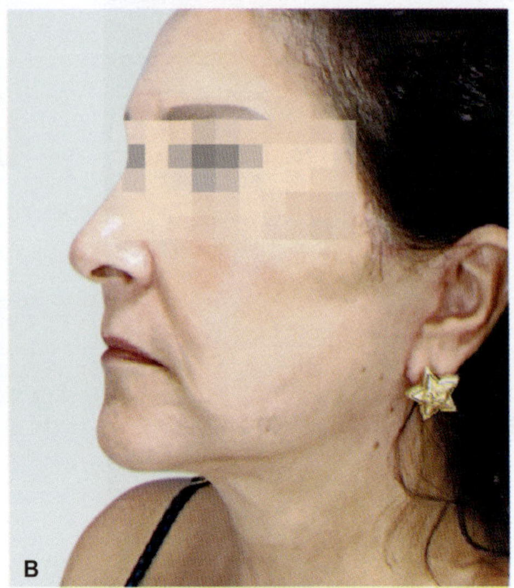

Figura 50.11 Paciente antes (**A**) e 6 meses após *lifting* (**B**). Nota-se a boa definição da linha mandibular.

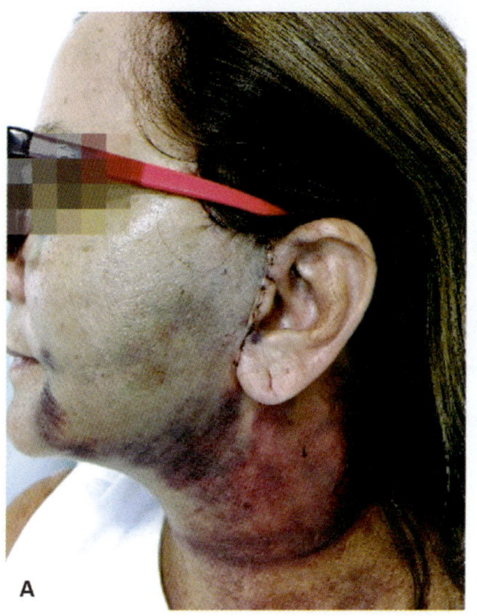

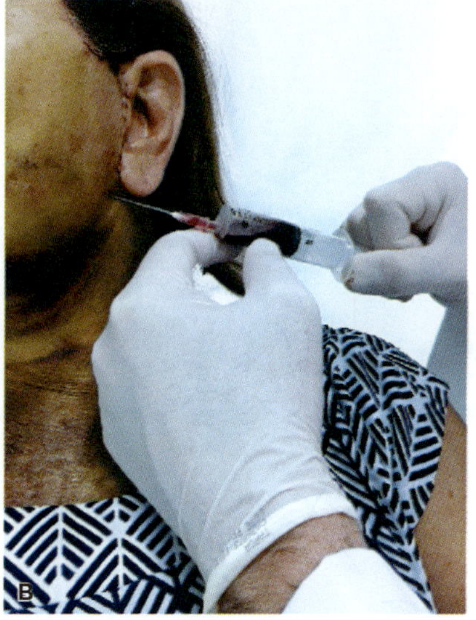

Figura 50.12 A. Aspecto das coleções sanguíneas na face. **B.** Em pequenos hematomas, podem ser feitas drenagens por punção, sem a necessidade de cirurgia.

Em geral, os hematomas são secundários ao descontrole da pressão arterial no pós-operatório imediato, e com o advento de fármacos mais eficientes no controle pressórico, como os análogos da clonidina, nota-se diminuição de sua incidência.

Lesão nervosa

É mais encontrada no tratamento dos terços superiores da face e, no caso da cirurgia do pescoço tradicional, essa complicação quase nunca é uma preocupação.

Nos casos de lipoaspiração ou lipectomias próximas ao corpo da mandíbula, observam-se lesões transitórias do nervo marginal da mandíbula, mas não são complicações tão comuns e em geral se resolvem espontaneamente.

Nas plicaturas medianas do músculo platisma, como é procedimento feito com visão direta das bordas musculares, normalmente não há perigo de lesões nervosas da região, desde que seja observada a boa realização da técnica.

Necrose do retalho da pele

Nas cirurgias da região cervical, também é evento extremamente raro. Apesar de ser uma das mais temidas no universo das facioplastias estéticas, com o advento da lipoaspiração e das abordagens por incisões reduzidas, sua ocorrência se restringe ao terço médio da face.

Normalmente, surge por conta de descolamentos muito superficiais, hematomas não diagnosticados, tração excessiva da pele e em pacientes tabagistas pesados.

Insatisfação

Também pode ser relatada como complicação em cirurgia estética. Geralmente ocorre por pobre seleção do paciente, escolha errada da técnica e cuidado insuficiente do paciente no pós-operatório.

Deve haver um bom entendimento entre paciente e cirurgião a fim de evitar tal problema. Um diagnóstico preciso e um planejamento eficaz se fazem de maneira bilateral, em que tanto o paciente quanto o cirurgião tem sua parcela de responsabilidade. O controle do peso, a boa funcionalidade do organismo, o cuidado com a pele, parar de fumar e beber moderadamente vão ajudar o paciente a ter um resultado mais duradouro.

O entendimento de que a cirurgia não devolverá juventude, apenas apagará algumas marcas do tempo, e de que o resultado não será eterno e possivelmente haverá necessidade de outros procedimentos no futuro, sejam cosmetológicos ou cirúrgicos, é crucial para o sucesso do procedimento e transforma o paciente em aliado, o que diminui de maneira considerável os casos de insatisfações.

Considerações finais

Neste capítulo, abordou-se o tratamento cirúrgico estético da região cervical. A essa altura entende-se que a face deve ser tratada como um todo e que nenhuma técnica é superior a outra. O cirurgião deve familiarizar-se com as mais variadas táticas existentes, a fim de criar sua rotina cirúrgica, buscando alcançar o procedimento mais confortável e o mais próximo do ideal, de fácil reprodução e com a menor morbidade possível.

BIBLIOGRAFIA

Baker DC. Complications of cervicofacial rhytidectomy. Cl Plast Surg. 1983; 10:3.

Baker DC. Minimal incision rhytidectomy (short scar face lift) with lateral SMASsectomy: evolution and application. Aesthetic Surg J. 2001; 21:14.

Cardoso de Castro C. Extensive madibular and cervical lipectomy. Aesth Plast Surg 1981; 5:239.

Cardoso de Castro C. The anatomy of the platysma muscle. Plast Reconstr Surg. 1980; 66:680.

Cardoso de Castro C. The changing role of platysma in face lift. Plast Reconstr Surg. 2000; 105:764.

Mendelson BC. Surgery of the superficial musculoaponeurotic system: principles of release, vectors and fixation. Plast Reconstr Surg. 2001; 107:1545.

Pitanguy I, Radwansky HN, Amorim NFG. Treatment of the aging face using the round lifting technique. Aesth Surg Journ. 1999; 19:216.

Pitanguy I, Salgado F, Radwansky HN. Submental liposuction as an ancillary procedure in face-lifiting. FACE. 1995; 4:1-13.

Thorne CH. Lifting facial. In: Thorne CH (ed.). Grabb & Smith Cirurgia Plástica. Rio de Janeiro: Guanabara Koogan; 2007.

Tonnard P, Verpaele A, Gaia S. Optmizing results from minimal access cranial suspension lifting (MACS-lift). Aesth Plast Surg. 2005; 29:213.

Tonnard P, Verpaele A, Monstrey S *et al.* Minimal access cranial suspension lift: a modified S-lift. Plast Reconstr Surg. 2002; 109:2074.

Rees T, Aston S, Thorne C. Blepharoplasty and facialplasty. In: McCarty JG (eds.). Plastic surgery. Philadelphia: WB Saunders; 1990.

Wolf-Heidegger. Atlas de anatomia. 6.ed. Rio de Janeiro: Guanabara Koogan; 2006.

51

Reparação Cirúrgica Oncológica e Cosmética

Luiz Roberto Terzian, Marisa Gonzaga da Cunha

INTRODUÇÃO

As regiões mentoniana, submandibular e cervical estão sujeitas aos tumores cutâneos em menor frequência do que em outras regiões da face, porém são locais onde surgem carcinomas basocelulares, carcinomas espinocelulares, melanomas e tumores anexiais. O tratamento de referência para esses tumores é a remoção cirúrgica com envio do material para exame anatomopatológico.

Tratamentos superficiais como criocirurgia, curetagem e eletrocoagulação, imiquimode e terapia fotodinâmica podem ser utilizados nos tumores superficiais. Esses procedimentos apresentam menores índices de cura e maior incidência de recidivas do que a cirurgia e têm o agravante de não fornecer material adequado para exame anatomopatológico. Esse exame é muito importante no tratamento oncológico, para documentar o tumor e avaliar as margens de segurança do tratamento.

A cirurgia micrográfica de Mohs é uma importante opção de tratamento para os tumores não melanoma infiltrativos, mal delimitados, recidivados, maiores que 2 cm e com maiores riscos de recidivas, metástases e danos estéticos e funcionais, pois é o tratamento que oferece os maiores índices de cura com máxima preservação tecidual.

O conhecimento da anatomia da região é muito importante para evitar lesões neurais e vasculares e para confeccionar reconstruções cirúrgicas com mínimos danos estéticos e funcionais. Portanto, na parte cirúrgica, serão destacados os pontos anatômicos importantes para o cirurgião dermatológico e demonstradas opções interessantes de reparação; já na parte cosmética serão enfatizados a avaliação e o diagnóstico dos danos estéticos, as alterações do envelhecimento da região e os principais tratamentos cosmiátricos.

REPARAÇÃO CIRÚRGICA ONCOLÓGICA

Nervo facial

O nervo facial promove a inervação motora de todos os músculos da expressão facial. Seu tronco emerge do crânio pelo forame estilomastoide e entra na parótida, onde se divide em cinco ramos:

temporal, zigomático, bucal, marginal da mandíbula e cervical. O nervo tem trajeto pelo tecido subcutâneo profundo e pelo sistema musculoaponeurótico superficial (SMAS), até chegar aos músculos que inerva, pela profundidade de sua face lateral.

Os ramos com maior risco de lesão são o temporal e o marginal da mandíbula, que emerge da glândula parótida na região do ângulo da mandíbula, na superfície externa do músculo masseter (Figura 51.1). Nesta região ele é vulnerável a traumas, pois é coberto apenas pela pele, pelo subcutâneo e pela fáscia. No seu trajeto distal ele segue sob o platisma e vai inervar os músculos depressores do lábio. Nesta região ele está mais protegido dos traumas cirúrgicos, desde que o músculo platisma não seja seccionado.

Mento

O mento constitui uma unidade anatômica estática da face e é formado pelos músculos depressores do lábio (depressor do lábio inferior e depressor do ângulo da boca) e mentoniano, que faz a protrusão do lábio inferior.

A inervação motora dos músculos do mento é feita pelo ramo marginal da mandíbula do nervo facial. A inervação sensitiva é realizada pelo nervo mentoniano, ramo da divisão mandibular do nervo trigêmeo.

O nervo trigêmeo emerge na mandíbula pelo forame mentual e pode ser bloqueado facilmente pelas vias intraoral ou percutânea. O forame se situa no ponto médio do corpo da mandíbula, na linha mediopupilar (traçada verticalmente, passando pelos forames supraorbital e infraorbital; Figura 51.2). Situa-se entre o primeiro e o segundo dente pré-molar inferior.

O bloqueio deste nervo promove anestesia do lábio inferior e do mento.

Nas reconstruções cirúrgicas do mento, as cicatrizes devem ser posicionadas verticalmente na linha média, de forma semicircular quando fora do centro ou camufladas nas linhas que dividem a unidade estética, como o sulco mentolabial (Figura 51.3).

A região mentoniana pode ser anestesiada com bloqueio do nervo mentoniano. As cicatrizes centrais ficam estéticas quando fechadas na vertical e, quando fora do centro, ficam melhores em linhas semicirculares.

Deve-se ter cuidado para evitar lesões neurais na região cervical, com o ramo marginal da mandíbula e com o nervo espinal acessório, sendo importante a identificação do ponto de Erb para as cirurgias na região do triângulo posterior do pescoço.

As cicatrizes cervicais devem ser colocadas preferencialmente na horizontal, acompanhando as linhas de rugas, para evitar retrações, cicatrizes hipertróficas e inestéticas. A região cervical tem pele fina e móvel e diversos tipos de retalho podem ser realizados na reconstrução das feridas operatórias desta região. A pele da região cervical pode ser utilizada como doadora de retalhos para outras regiões e é boa doadora de enxertos para feridas operatórias faciais.

Pescoço

Anatomia superficial

As referências anatômicas mais importantes do pescoço são o osso hioide, a cartilagem tireóidea, a traqueia e o músculo esternocleidomastóideo (ECM). Todas essas estruturas estão apresentadas na Figura 51.4, que destaca também outros músculos e referências anatômicas importantes.

A pele do pescoço é fina e móvel e forma linhas transversas de rugas. As incisões cirúrgicas no pescoço devem ser colocadas nestas linhas ou paralelas a elas, pois linhas transversais podem produzir cicatrizes espessas, inestéticas, hipertróficas e com retrações.

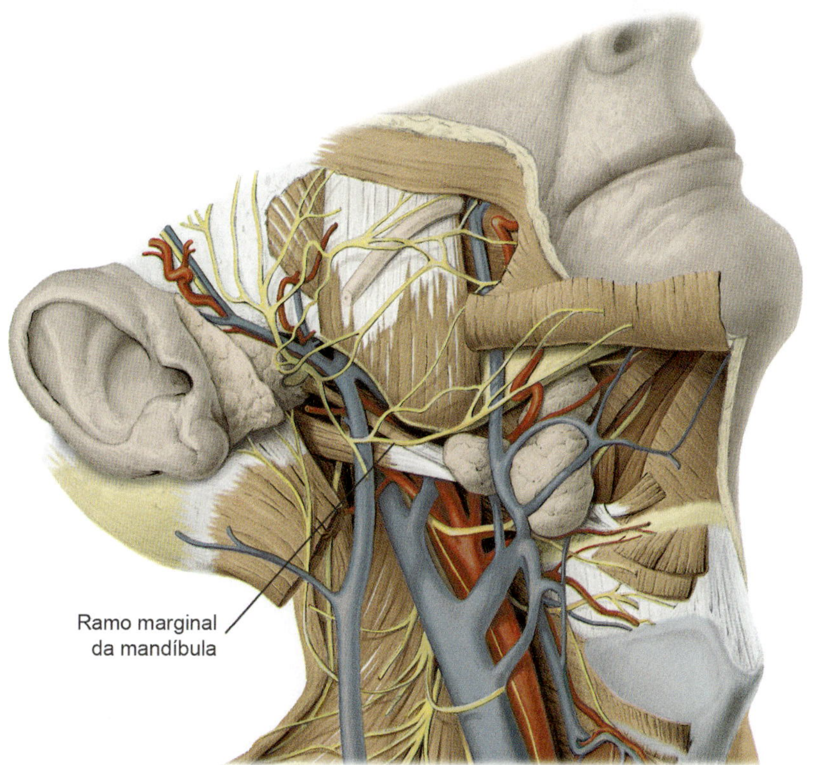

Figura 51.1 Nervo facial com destaque para o ramo marginal da mandíbula na porção mais vulnerável a trauma cirúrgico. Adaptada de Wolf-Heidegger, 2006.

O pescoço tem duas fáscias: a superficial e a profunda. A fáscia superficial é composta pelo músculo platisma e o tecido subcutâneo fibroso tem continuidade com o SMAS.

A fáscia cervical profunda é dividida em três camadas: a externa e a interna, que envolvem completamente o pescoço, e a média, presente apenas na região anterior, envolvendo traqueia e tireoide. A externa recobre as glândulas submandibulares e o triângulo posterior, protegendo os nervos superficiais, como o espinal acessório. A profunda forma o assoalho do triângulo posterior e protege os nervos do plexo braquial e outros nervos profundos.

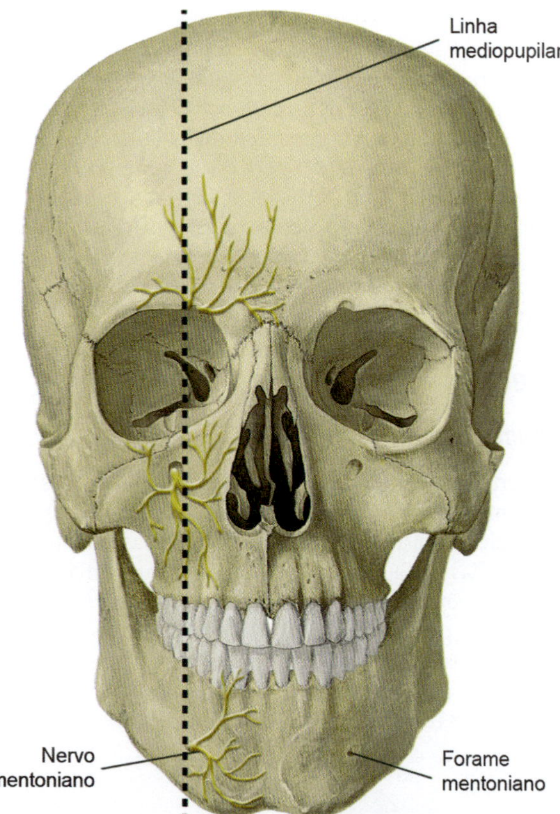

Figura 51.2 Nervo e forame mentonianos e linha mediopupilar. Adaptada de Wolf-Heidegger, 2006.

O músculo ECM tem duas cabeças: a esternal, originada na porção superior do esterno, e a clavicular, originada no terço médio da clavícula. A inserção superior ocorre na superfície externa do processo mastoide e no terço superior da linha nucal. Ele separa o pescoço em dois triângulos, o anterior e o posterior, e recobre as principais artérias, veias e os nervos do pescoço, protegendo-os de danos acidentais. Este músculo roda a cabeça nas direções inferior e medial e é inervado pelos nervos espinal acessório e segundo cervical.

O triângulo posterior do pescoço é formado anteriormente pela parte posterior do ECM, posteriormente pela margem anterior do músculo trapézio e inferiormente pela clavícula.

Nervo acessório e ponto de Erb

A estrutura mais importante para o cirurgião dermatológico no pescoço é o nervo acessório, 11º nervo craniano, que se situa no triângulo posterior. Ele entra no triângulo posterior por trás do músculo ECM, na parte média de sua face posterior, e atravessa o triângulo posterior para baixo e na diagonal até entrar no músculo trapézio (Figura 51.5). Ele inerva os músculos trapézio e ECM. O nervo espinal acessório está mais superficial, desprotegido e vulnerável a traumas cirúrgicos quando passa sobre o músculo elevador da escápula, pela fáscia profunda externa.

O dano a esse nervo resulta em perda da função do músculo trapézio, com escápula alada, parestesia do membro superior, ombro caído, incapacidade de abrir o braço acima de 80° e dor crônica no ombro.

Em cirurgias no triângulo posterior, o nervo acessório deve ser considerado e seu trajeto, identificado. Com o paciente sentado, traçar uma linha horizontal da protuberância tireoidiana, cruzando o triângulo posterior. Cerca de 2 cm acima do encontro desta linha com a margem posterior do músculo esternocleidomastóideo emerge o nervo espinal acessório, no fundo do triângulo posterior. Depois medir 2 cm abaixo desta linha em direção ao músculo trapézio, que é a região onde o nervo sai do triângulo posterior sob o músculo trapézio. Esta área de cerca

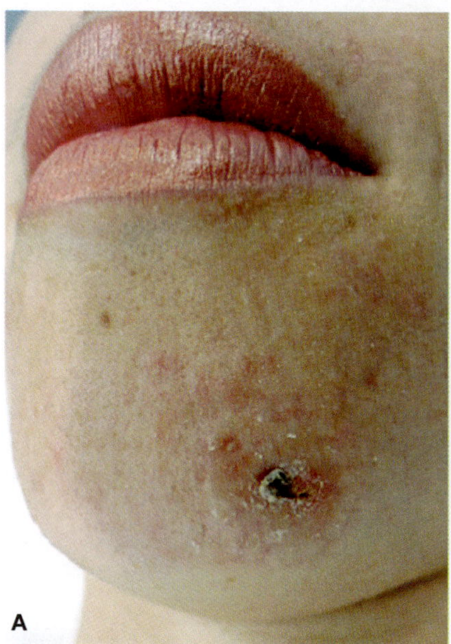

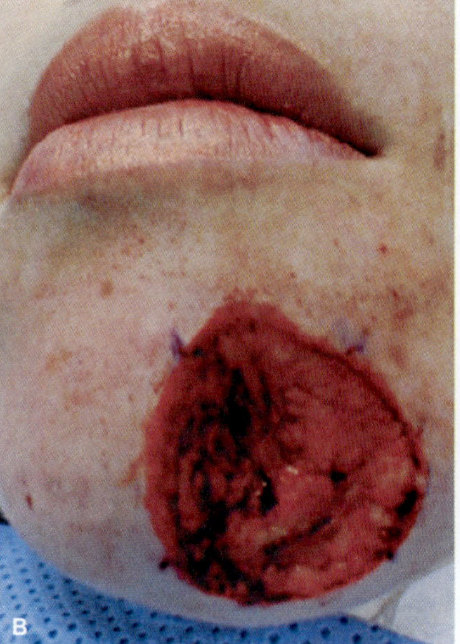

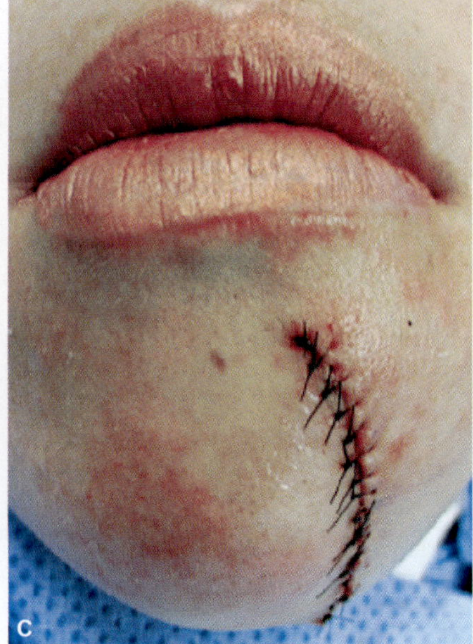

Figura 51.3 A. Carcinoma basocelular no mento. **B** e **C.** Ferida operatória final e reconstrução borda-borda com linha semicircular, com bom resultado estético e funcional.

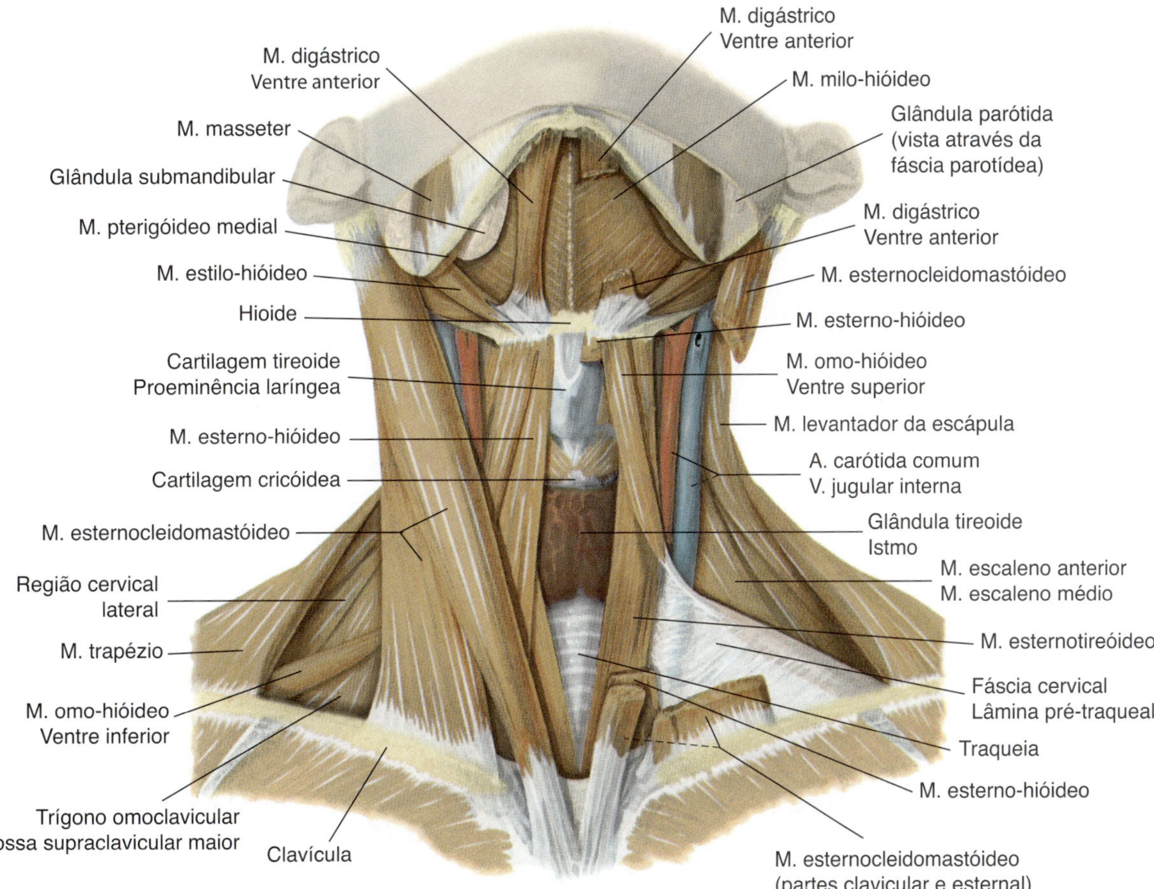

Figura 51.4 Anatomia superficial do pescoço – face anterior. Adaptada de Wolf-Heidegger, 2006.

de 4 cm é a região de maior vulnerabilidade do nervo. O ponto de Erb é o local por onde emergem nervos do plexo cervical (cervical transverso, occipital inferior e grande auricular) e, 1 cm acima destes, o nervo espinal acessório. Este ponto está localizado na borda posterior do músculo ECM ao longo de uma linha vertical, 6 cm abaixo do ponto médio de uma linha traçada entre o processo mastoide e o ângulo da mandíbula.

Artérias

A artéria carótida externa é a maior fornecedora de sangue para a cabeça e o pescoço; dela se origina a artéria facial, que passa sob a glândula submandibular e cruza a mandíbula anteriormente à inserção do músculo masseter. Ela irriga os músculos superficiais, a pele, os órgãos do sentido da face e se anastomosa com o ramo oftálmico da artéria carótida interna, sob o ligamento do canto interno do olho.

Veias

As veias do pescoço mais importantes para o cirurgião dermatológico são a jugular anterior, a jugular externa e os ramos que se comunicam com elas. A veia facial tem trajeto paralelo à artéria facial e cruza a mandíbula posteriormente à artéria, passa sobre a glândula submandibular, se anastomosa com um ramo da veia retromandibular, chegando à veia jugular interna.

Técnicas cirúrgicas

As lesões cutâneas superficiais do pescoço mais frequentes são as queratoses seborreicas e os acrocórdons, com tendência racial e familiar, para as quais são recomendadas técnicas de remoção superficial como saucerização ou *shaving* sem eletrocoagulação, para evitar discromias.

Para as lesões que necessitem remoção cirúrgica, como tumores benignos e malignos, a reconstrução deve respeitar as linhas de rugas do pescoço, para evitar retrações e cicatrizes inestéticas (Figura 51.6).

A região cervical tem usualmente sobra de pele e flacidez, e pode ser utilizada como doadora de pele para confecção de retalhos (Figura 51.7).

Para os tumores recidivados, mal delimitados, maiores que 1 cm e com histologia agressiva (alto risco de recidivas), está indicada a cirurgia micrográfica de Mohs. Esta técnica oferece os maiores índices de cura, pois possibilita a remoção do tumor guiada pela microscopia intraoperatória, com análise da totalidade das margens periféricas (laterais e profundas). A cirurgia de Mohs permite máxima preservação tecidual, pois o mínimo de tecido saudável peritumoral é removido.

Alguns carcinomas localizados no pescoço e na nuca têm limites imprecisos e grandes extensões subclínicas, ou seja, são muito mais extensos do que conseguimos identificar clinicamente, como o caso da Figura 51.8, que era recidivado e infiltrativo e necessitou de 5 fases cirúrgicas para remoção completa do tumor.

A nuca é uma região anatômica com pele muito espessa e linhas de rugas horizontais, porém quando há fotodano crônico revelam-se linhas em várias direções (*cutis romboidalis*), onde as cicatrizes podem ser escondidas (Figura 51.9). É uma região segura para o cirurgião dermatológico, sem vasos calibrosos ou nervos superficiais importantes.

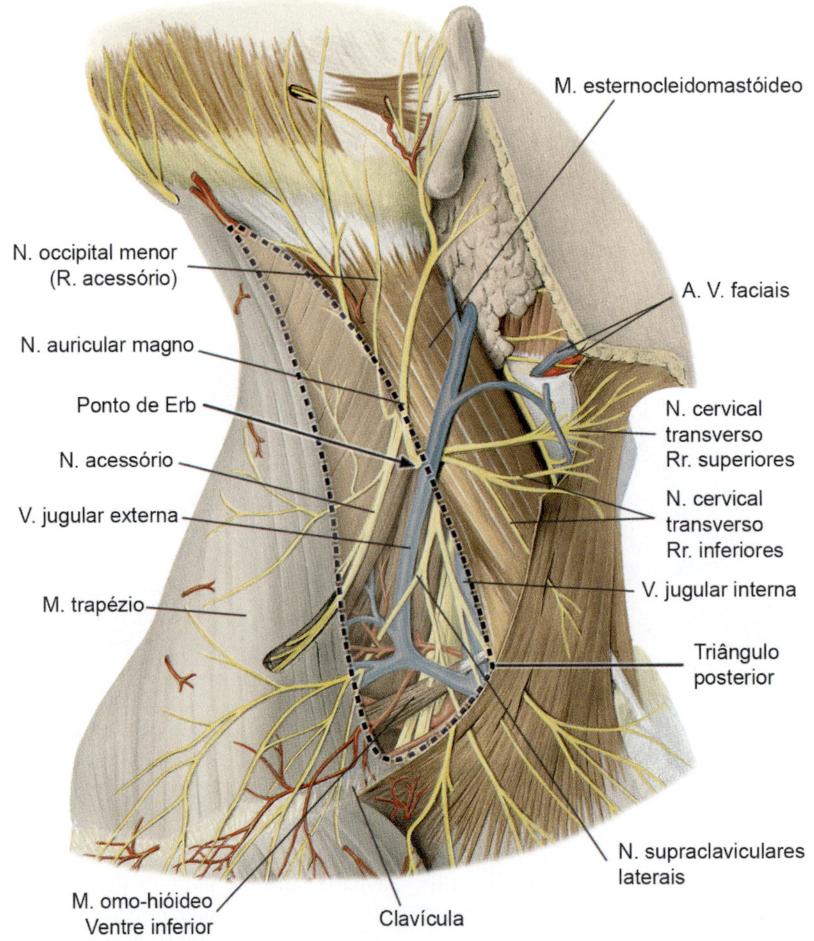

Figura 51.5 Vista lateral do pescoço. Destaque para triângulo cervical posterior e ponto de Erb. Adaptada de Wolf-Heidegger, 2006.

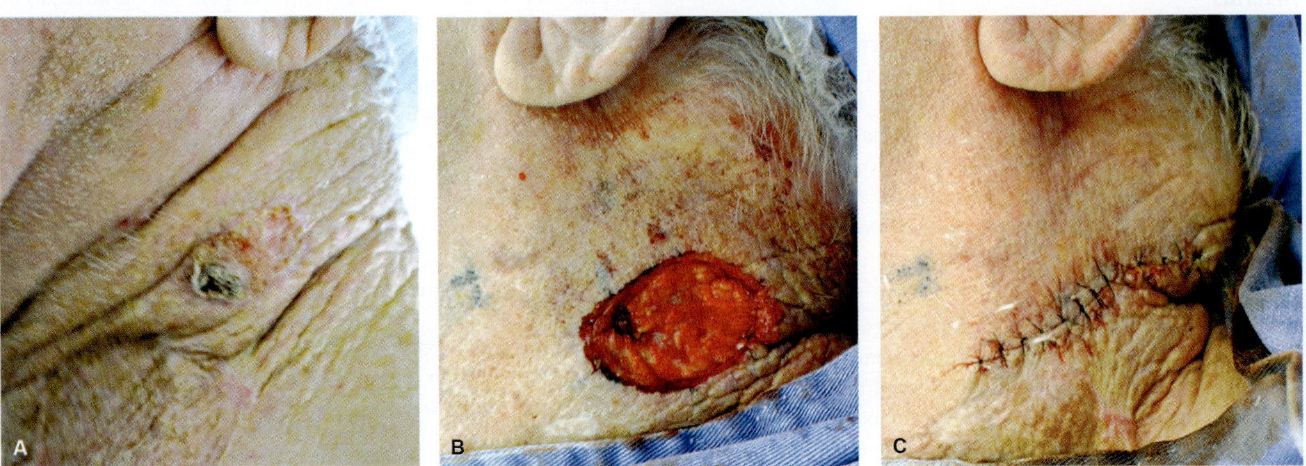

Figura 51.6 A. Carcinoma basocelular cervical. **B** e **C.** Fechamento na linha de ruga do pescoço.

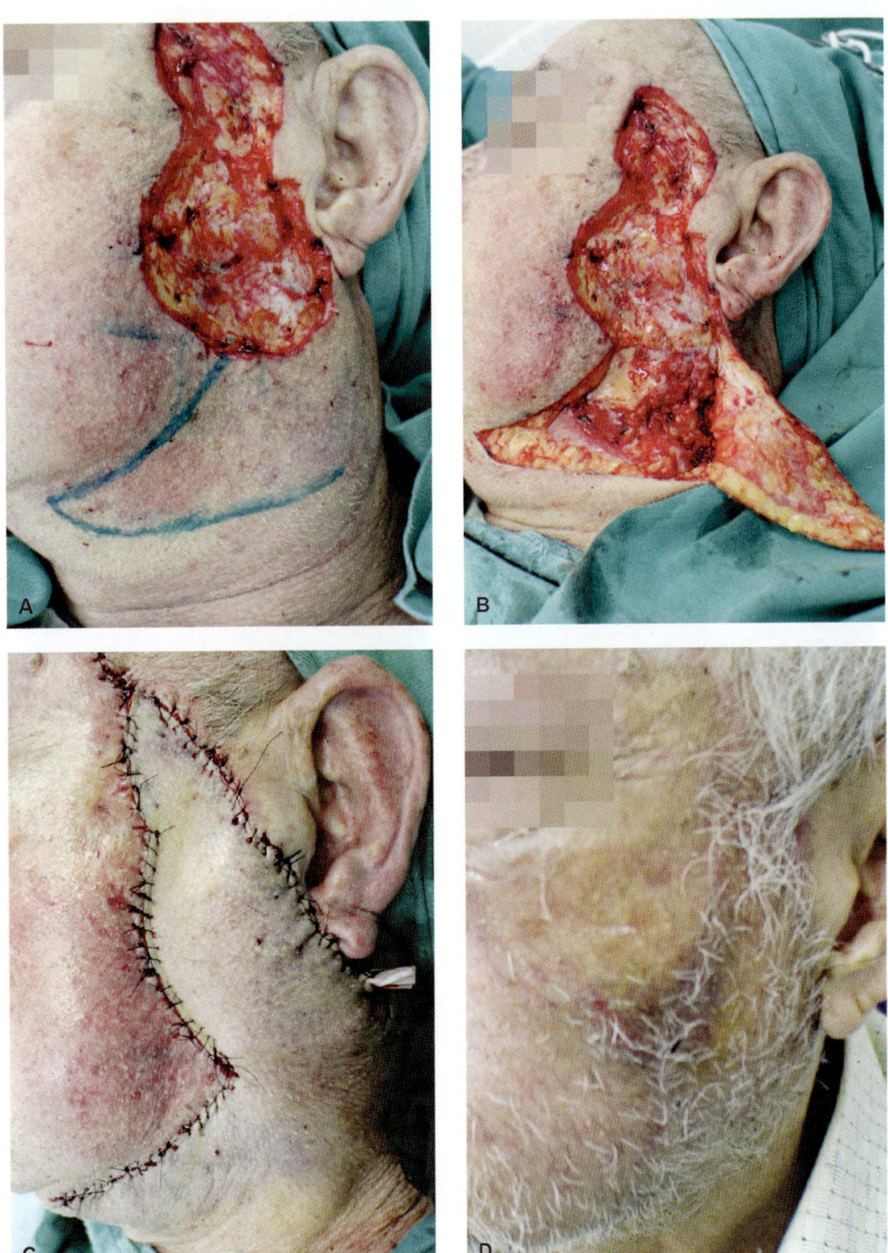

Figura 51.7 A e **B.** Ferida operatória após remoção de carcinoma basocelular com cirurgia de Mohs. **C.** Reconstrução com retalho de transposição da região cervical. **D.** Resultado pós-operatório de 4 meses.

REPARAÇÃO COSMÉTICA

Do ponto de vista estético, a face é topograficamente subdividida em várias unidades. A correta avaliação de cada uma delas é de fundamental importância para a manutenção da harmonia facial e alguns elementos, como o queixo e o pescoço, são críticos para a percepção de proporção, harmonia e jovialidade, pois o centro da face constitui a primeira área visualizada em um indivíduo. No entanto, durante a avaliação da face como um todo, muitas vezes são áreas completamente negligenciadas.

Durante o envelhecimento facial, por volta dos 35 anos de idade, há uma significativa redução de nanocristalitos de matriz e osteócitos, dando início à perda óssea da região com retrusão do queixo e perda de peso e altura da mandíbula, tornando o seu ângulo obtuso e determinando o aumento do sulco pré-*jowl*. A despeito das diferenças étnicas e de gênero na sua morfologia, a aparência do queixo e da papada tem sido associada não somente à atratividade, mas também à percepção da juventude (Figura 51.10).

Na abordagem do rejuvenescimento facial, deve-se destacar que a conformação do terço inferior da face, e em especial o queixo e a linha da mandíbula, determina a configuração do dimorfismo sexual, fato que deve ser levado em consideração no tratamento de reposição volumétrica, para se evitar a feminização de uma face masculina, ou vice-versa. Tem-se demonstrado que, durante o desenvolvimento, todas as faces humanas apresentam-se essencialmente femininas, mesmo no sexo masculino. Na adolescência, com a liberação dos hormônios masculinos, em especial da testosterona, a configuração da face masculina gradualmente se transforma, ficando com uma conformação mais quadrada, com mandíbulas mais fortes e o queixo mais proeminente e projetado (Figura 51.11).

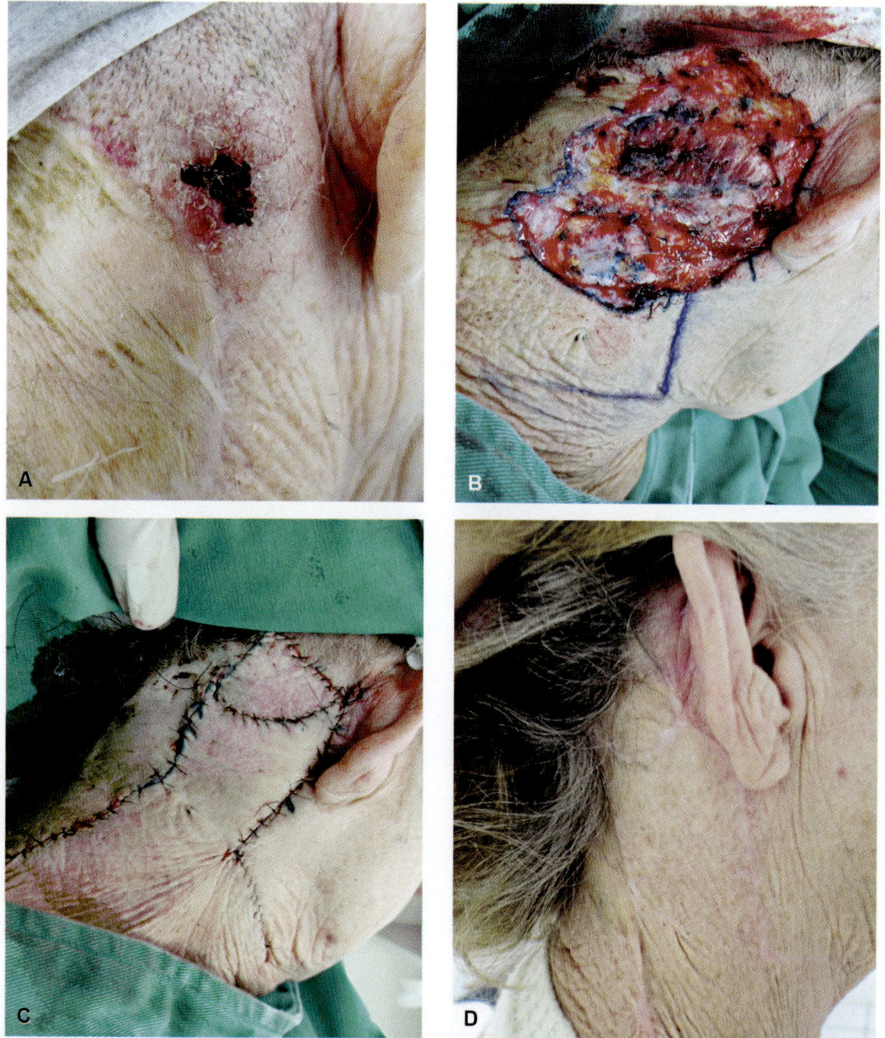

Figura 51.8 A. Carcinoma basocelular infiltrativo e recidivado nas regiões cervical e retroauricular. **B** e **C.** Ferida após 5 fases da cirurgia micrográfica de Mohs e reconstrução com retalho de transposição cervical anterior e enxerto cervical posterior (da orelha de cachorro do retalho). **D.** Pós-operatório de 3 anos.

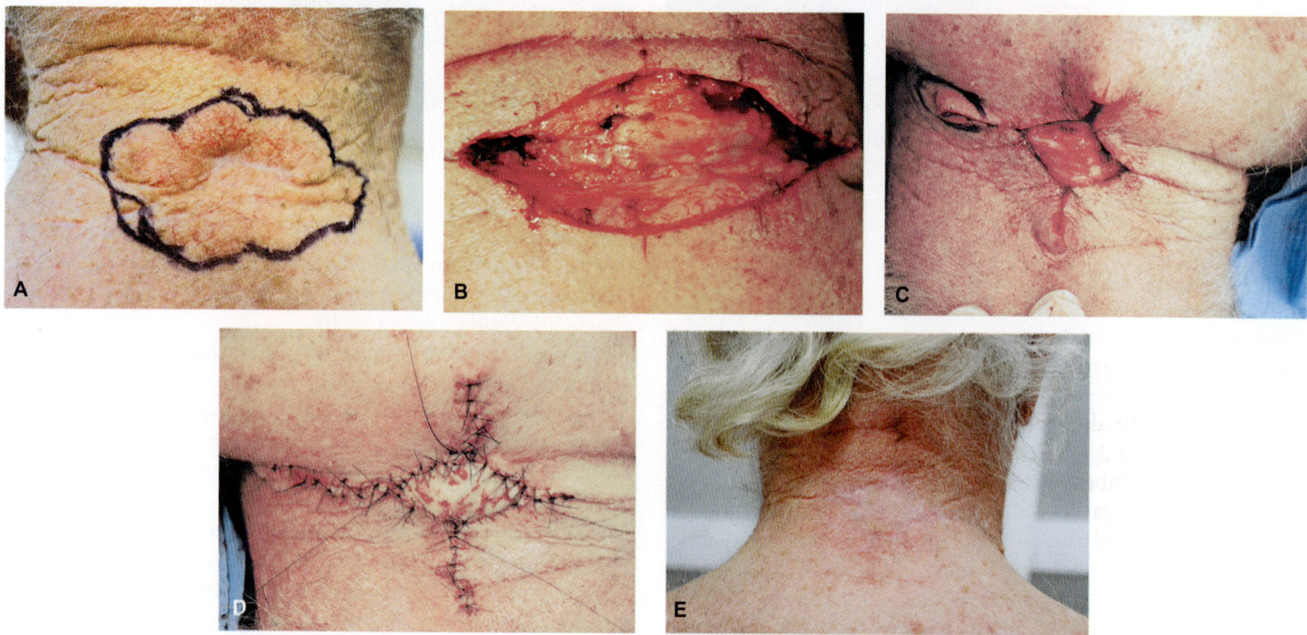

Figura 51.9 Carcinoma basocelular recidivado na nuca. **A.** Pré-operatório. **B.** Defeito resultante após remoção da lesão. **C.** Destaque para a reconstrução em cruz com enxerto central. **D.** Enxerto central. **E.** Pós-operatório de 2 meses. Destaque para a técnica de reconstrução, com fechamento em cruz e enxerto de pele total da "orelha de cachorro" lateral para a região central, com aumento da mobilidade da nuca e redução da tensão na cicatriz.

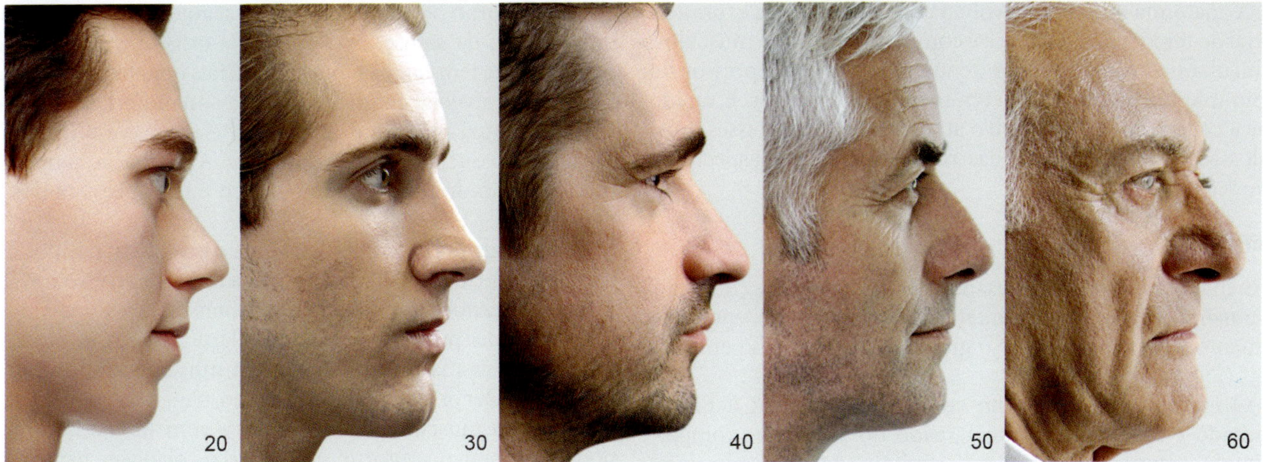

Figura 51.10 Linha do tempo do paciente masculino com comparação das décadas de idade. Nota-se que o compartimento anteromedial é totalmente vazio na juventude. A reposição de volume nesse nível pode trazer plenitude, mas resulta em aparência envelhecida que é evidente após a quinta década. Perda de definição na linha da mandíbula e submentual por excesso de pele e/ou excesso de gordura também é perceptível no processo de envelhecimento.

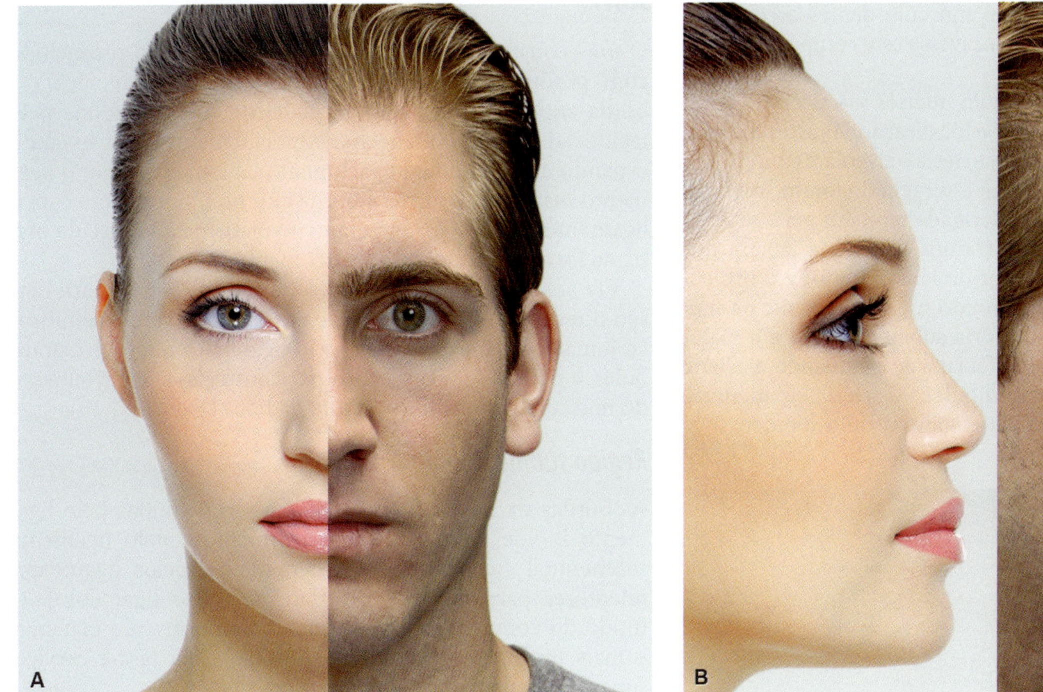

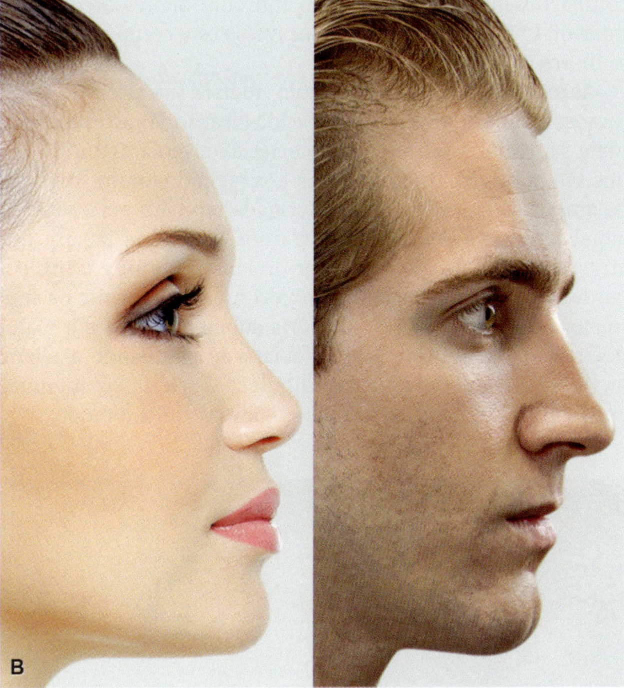

Figura 51.11 A e **B.** Comparação entre faces masculina e feminina aos 30 anos de idade. O homem apresenta o queixo mais proeminente, linha da mandíbula mais forte e a face mais quadrada.

Considerações anatômicas

A pele da região do mento e da região submentoniana é espessa, medindo 2 a 2,5 mm em adultos. O tecido adiposo hipodérmico (também denominado subcutâneo) é denso e está firmemente ligado tanto na derme como na musculatura subjacente, formando um acolchoado adiposo. A pele do rosto e do pescoço está ancorada às estruturas subjacentes por fibras de tecido conectivo denominadas "ligamentos retentores". Em contraste com os ligamentos verdadeiros (osteocutâneos), que se originam do sistema esquelético, os ligamentos de retenção da pele nestas regiões derivam da fáscia ou do SMAS e são considerados falsos ligamentos (fasciocutâneos).

Os ligamentos retentores separam o tecido adiposo subcutâneo em diferentes compartimentos e desempenham importante papel na sua organização e distribuição, e nos locais onde os ligamentos da pele não estão ancorados às estruturas esqueléticas (ligamentos falsos), as mudanças relacionadas com a idade são mais pronunciadas. Os ligamentos retentores têm diferentes origens e diferentes estruturas: podem ser moldados como membranas, formar cordões únicos ou assemelhar-se a cercas de treliça. Podem ser bem desenvolvidos em alguns indivíduos e ausentes em outros. Os ligamentos verdadeiros (osteocutâneos) e falsos (fasciocutâneos) podem coexistir em uma dessas formas e não estar presentes nas bordas dos compartimentos.

A anatomia muscular envolvida nos músculos da expressão facial do terço inferior da face é complexa e inclui os músculos: orbicular da boca, depressor do ângulo da boca, depressor do lábio inferior, risório, masseter, mentual e platisma. É sabido que a contração persistente e o aumento do tônus desses músculos acarretam formação das rugas dinâmicas e aspecto de senescência.

Mento

O mento pode ser descrito usando as suas marcas de contorno. O pogônio é o ponto mais anteriormente projetado, enquanto o mento é o mais inferior e o gnátio, o ponto médio entre os dois (Figura 51.12).

O mento existe como um compartimento bem definido, limitado e distintamente demarcado do *jowl* e do compartimento submentual, com as seguintes delimitações: inferiormente o ligamento submentual (ligamento verdadeiro), lateralmente o sulco labiomandibular, que começa no ângulo labial e segue a margem medial do músculo depressor do ângulo da boca até o ligamento mandibular (verdadeiro), e superiormente até o sulco mentolabial. O compartimento se estende até a lâmina própria do lábio inferior e o fundo do compartimento é formado pelo músculo depressor do lábio inferior. O músculo *mentualis* atravessa este compartimento e se insere na derme.

As artérias do mento e do lábio inferior são ricas em anastomoses, que variam em padrão e localização. As artérias mentuais são ramos terminais das artérias alveolares inferiores, que são ramos da artéria maxilar, e surgem do forame mentual de ambos os lados. A região é irrigada também pelas artérias labial inferior e labiomentual (ramos da artéria facial), que atravessam o músculo depressor do lábio inferior e o orbicular da boca, eventualmente correndo superficialmente na submucosa do lábio inferior. A artéria submentoniana é o maior dos ramos cervicais da artéria facial e surge quando a artéria facial sai da glândula submandibular. A artéria submentual, em seguida, corre anteriormente sobre o milo-hióideo, logo abaixo do corpo da mandíbula, e, em seguida, atravessa a mandíbula perto da sínfise. Esta artéria dá origem à artéria labiomentual, que tem ramos tanto superficiais quanto profundos.

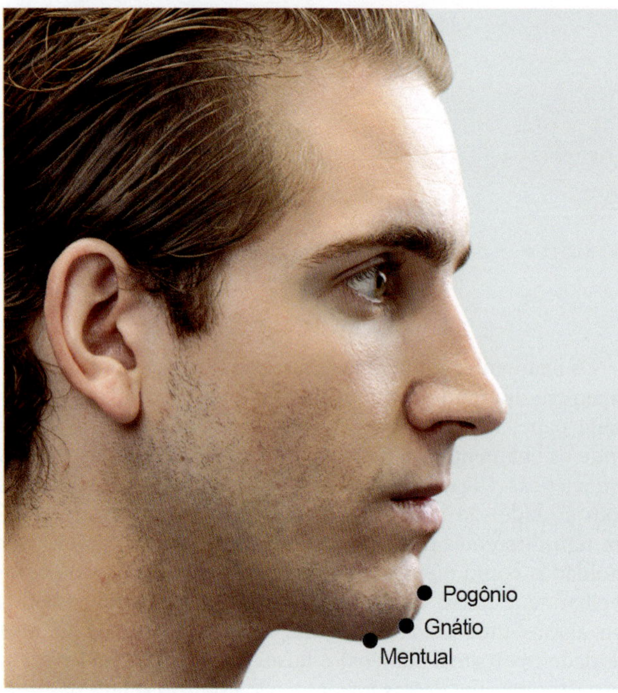

Figura 51.12 Pontos de referência no mento.

O nervo alveolar inferior atravessa a mandíbula e sai como nervo mentual pelo forame mentual e promove a inervação sensorial do queixo e do lábio inferior. A inervação motora de toda a região do queixo e do pescoço é feita pelos ramos do nervo facial.

A partir da porção superficial para a profunda, os músculos do mento são: depressor do ângulo da boca, depressor do lábio inferior e *mentualis* pareados centralmente. As fibras musculares dos dois primeiros estão entrelaçadas com as fibras do músculo platisma. Profundamente à musculatura, o osso da mandíbula serve como suporte ósseo para esta área. O relaxamento da musculatura mentoniana com toxina botulínica pode melhorar o contorno do queixo e colaborar para maior durabilidade do preenchimento nesta região. Além disso, o preenchimento e a reposição da gordura mandibular nas porções anterior e lateral do mento promove maior suporte ao lábio inferior e uma aparência mais natural.

Jowl

O *jowl* constitui um compartimento subcutâneo preenchido com gordura. O ligamento platismo-mandibular forma a borda superior (ligamento verdadeiro) que se estende pelo tecido adiposo da bochecha. Anteriormente, atravessando o tecido adiposo do compartimento labiomandibular, o ligamento mandibular forma a borda anterior, juntamente com o ligamento retentor paramediano do platisma. O músculo platisma forma o fundo do compartimento.

Os sulcos labiomandibulares ou as linhas de marionete são o resultado da divisão entre os compartimentos adiposos labiomandibular e *jowl*, feita pelo ligamento retentor mandibular, e podem ser acentuados por contração e encurtamento do músculo depressor do ângulo da boca (Figura 51.13).

Região submentoniana

As bordas da região submentoniana são definidas pelo ligamento hioide (verdadeiro) inferiormente e pelo ligamento submentual superiormente. Lateralmente, pelos ligamentos retentores paramedianos do platisma (falso ligamento). O fundo do compartimento é formado pelo músculo platisma, e mais profundamente a este músculo, pela fáscia cervical superficial e pelo músculo digástrico.

Deve-se ressaltar que encurtamento por contração desta musculatura pode acarretar a extrusão do compartimento adiposo submentoniano, que pode estar aumentado ou não. Associadas à flacidez cutânea, estas alterações podem acarretar importante repercussão estética, com aparência envelhecida desta área facial.

Pescoço

Os limites anatômicos do pescoço são a borda inferior da mandíbula superiormente, área supraclavicular inferiormente, e as bordas anteriores dos músculos trapézio lateralmente. A pele do pescoço é fina, pobre em anexos, com derme e hipoderme escassas, principalmente no sexo feminino, o que determina o aparecimento precoce de rugas estáticas e dinâmicas, associadas ou não à flacidez cutânea. A pele pode estar firmemente ligada à musculatura subjacente, formando sulcos transversais, mesmo em indivíduos jovens.

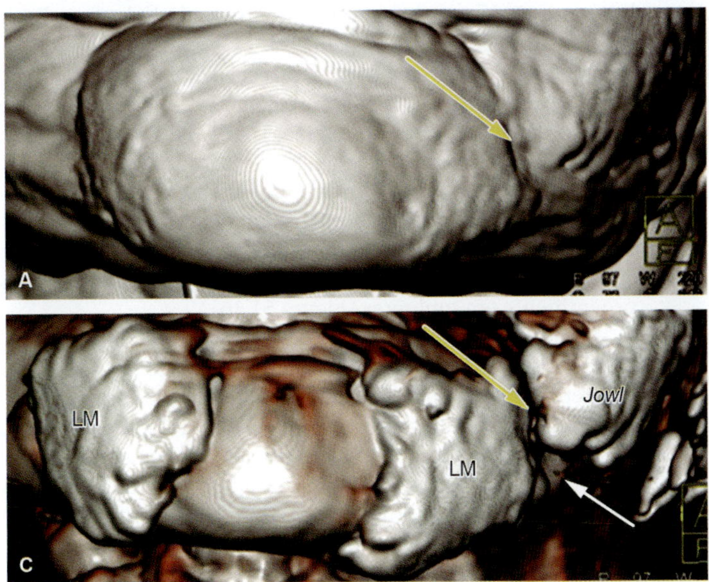

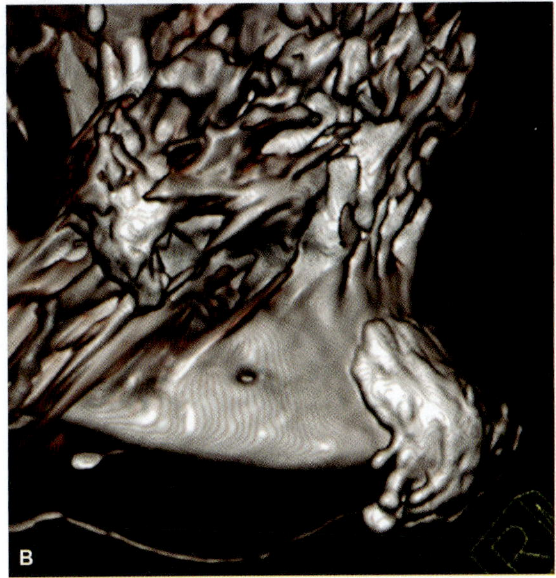

Figura 51.13 Imagens de tomografia computadorizada em 3D do mento. **A** e **B.** Superfície da pele (acima) e a parte anterior da mandíbula com o compartimento de gordura labiomandibular (LM) e a gordura da porção anterior do *jowl* (abaixo). A *seta amarela* indica a posição do sulco labiomandibular. A *seta branca* indica a posição do ligamento retentor mandibular. **C.** Gordura submentoniana.

Logo abaixo da pele encontra-se o platisma: um músculo fino e largo que cobre as porções anteriores e laterais do pescoço. Origina-se da fáscia sobrejacente dos músculos peitoral e deltoide, com inserções em vários pontos acima do ângulo da mandíbula. As fibras posteriores se entrelaçam com os músculos depressor do ângulo da mandíbula, mentual, risório e orbicular da boca. As fibras centrais são inseridas diretamente no periósteo da mandíbula (Figura 51.14).

De acordo com a sua inserção, o platisma pode ser dividido em porção mandibular, que se insere na borda inferior da mandíbula e se estende até a pele e o plano subcutâneo do terço inferior da face, com algumas fibras interdigitando com as fibras do músculo depressor do ângulo da boca; a porção labial, que segue profundamente ao depressor do ângulo da boca, reemerge medialmente a ele e se liga aos músculos orbicular da boca, depressor do lábio inferior e mentoniano; e a porção modiolar, que inclui todas as fibras remanescentes do platisma superior que são posterolaterais ao depressor do ângulo da boca. Suas fibras anteriores de ambos os lados podem se cruzar na linha média, formando vários padrões de decussação, enquanto a separação completa também pode ocorrer.

A porção superior do músculo platisma desempenha papel relevante na anatomia funcional do terço inferior da face, atuando como o principal músculo depressor da boca. Quando as porções superior e inferior do platisma se contraem, eles puxam a pele para o centro do músculo, causando a perda do contorno mandibular e/ou formando as linhas horizontais do pescoço.

A fáscia cervical superficial é uma continuação do SMAS e divide-se para envolver o platisma. Este é ligado à pele por múltiplas bandas de tecido conectivo denso que ancoram a fáscia superficial na parte inferior da derme. Outras estruturas relevantes no pescoço incluem a glândula submandibular, os músculos digástricos e o coxim adiposo submentoniano, localizado sobre uma área limitada pelas margens inferiores da mandíbula.

A inervação motora do pescoço é feita pelos ramos do nervo facial. O ramo marginal mandibular do nervo facial passa ao longo da borda inferior da mandíbula e é coberto ao longo de seu curso por fibras platismais. Anterior à artéria facial, o nervo mandibular marginal é sempre superior à borda mandibular. O ramo cervical do nervo facial fornece a sua inervação entrando na superfície profunda do músculo superolateralmente. Várias dessas estruturas nervosas podem ser lesionadas, devendo ser protegidas durante o tratamento de rejuvenescimento cervical. Seu suprimento sanguíneo vem principalmente de um ramo da artéria submentual e de um ramo menor da artéria supraescapular. A veia jugular externa está 0,5 cm anterior ao nervo.

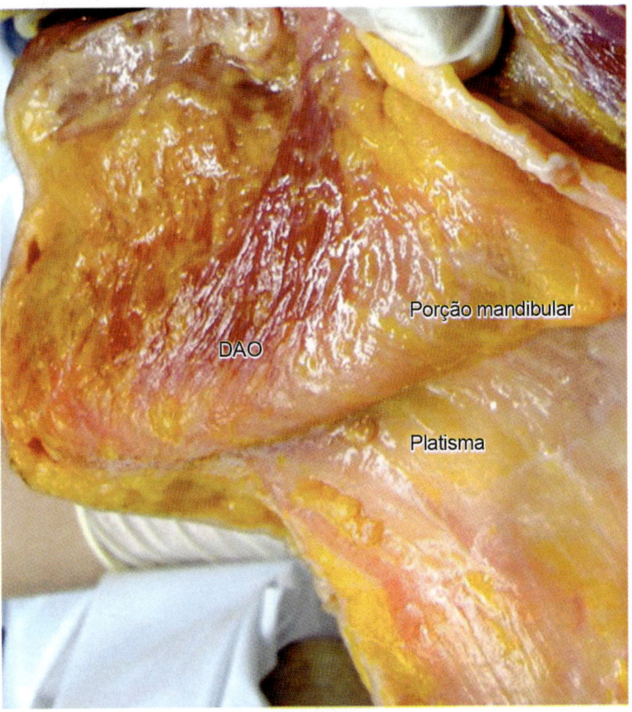

Figura 51.14 Dissecção de cadáver mostrando os músculos depressor do ângulo da boca (DAO) e a porção mandibular do músculo platisma.

A anatomia do platisma é variada, havendo três categorias envolvendo sua decussação: o tipo I é o mais frequente, ocorrendo em cerca de 75% dos pacientes, com a decussação se estendendo além de 2 cm da sínfise mandibular; o tipo II ocorre em 15% dos casos, com a decussação que vai da sínfise mandibular até a cartilagem tireóidea; e o tipo III ocorre em aproximadamente 10% dos casos e não há decussação.

Avaliação cosmética das áreas faciais

O paciente deve ser examinado em repouso e em movimento, e devem ser feitas fotografias em posições anteroposterior, oblíqua e lateral. A avaliação sistemática deverá considerar as várias camadas de cada uma dessas áreas anatômicas: pele, coxins adiposos e estrutura óssea, além da posição dos dentes e da arcada dentária.

Mento

Na pele devem-se observar as rugas estáticas, causadas pelo envelhecimento cutâneo extrínseco, a flacidez causada pelo envelhecimento intrínseco, e as rugas de expressão, determinadas pela movimentação muscular. Na avaliação dos coxins adiposos, verificar se há lipoatrofia dos coxins labiomandibulares, que determinará a acentuação dos sulcos transversais e do *jowl* (Figura 51.15).

O contorno e a projeção do mento devem ser considerados e relacionados com outros aspectos do terço inferior da face e pescoço, como morfologia do sulco labiomentoniano e sulco pré-*jowl*. O nariz, os lábios e os dentes também devem ser considerados para uma aparência estética harmoniosa. O contorno, a projeção e a forma do mento são definidos pela arquitetura óssea e pelos tecidos moles sobrepostos, como pele, tecido fibroadiposo e músculos do mento, incluindo a contração muscular hiperativa, que pode alterar a projeção e contribuir para a aparência do mento pouco projetado.

A largura ideal do mento depende do sexo e da etnia. Uma diretriz aproximada é que o mento deve medir a distância entre os cantos mediais dos olhos nas mulheres e entre as comissuras orais nos homens. O queixo deve ser oval e delicado nas mulheres, com menor volume em sua parte lateral, enquanto pode ser mais quadrado, características mais marcadas e aparência mais forte nos homens. Para homens e mulheres, uma boa projeção do queixo e a linha da mandíbula bem definida são considerados padrões de beleza.

Há vários diretrizes para a projeção ideal do mento no plano sagital. Farkas *et al.* descreveram as proporções do terço inferior da face, em que a inclinação média do rosto em perfil definido por uma linha da glabela ao pogônio foi de $-3 \pm 3{,}4°$ nos homens e $-4{,}1 \pm 3{,}0°$ nas mulheres. Outros autores descreveram a posição ideal do queixo em relação aos componentes nariz e lábios, em que o queixo deve ser posicionado com ajuste para o gênero: mais proeminente em homens e menos proeminente em mulheres (Figura 51.16).

A linha Gonzalez-Ulloa se estende para baixo desde o násio, perpendicularmente ao plano de Frankfurt (linha que se estende da margem orbital inferior ao terço superior da distância desde o ponto subnasal ao mento). A retrusão do mento em até 4 mm não é clinicamente considerada e não necessitaria intervenção. A retrusão considerada média ou moderada pode ser corrigida com preenchedores, enquanto retrusões significativas devem ser corrigidas com cirurgia.

A relação de proporção entre lábio superior para lábio inferior e mento deve ser de um para dois terços. A avaliação do queixo deve considerar o ângulo mento-pescoço (linha submentual – pescoço), em que 121° é considerado ideal em mulheres. A linha do maxilar deve ser suave do ângulo da mandíbula até o queixo e não deve ser interrompida pelo *jowl* ou pelo sulco mentoniano. No mento, avaliar linhas de marionete, flacidez da pele, formação de rugas e sulcos (Figuras 51.17 a 51.19).

Região submentoniana

Esta região, por ser protegida anatomicamente da exposição solar, apresenta sinais de fotodano menos evidentes, porém tende a apresentar maior flacidez cutânea. A falta de sustentação da pele, associada à hipertonia muscular e à extrusão do coxim adiposo submentoniano, que pode estar aumentado ou não, determinará o aumento da papada com a diminuição de contorno mandibular. A correta avaliação dessas várias camadas é de fundamental importância, pois cada alteração terá uma conduta terapêutica diferente (Figura 51.20).

Pescoço

A região do pescoço, do ponto de vista cutâneo, é um desafio terapêutico por causa da pele mais fina, com poucos anexos

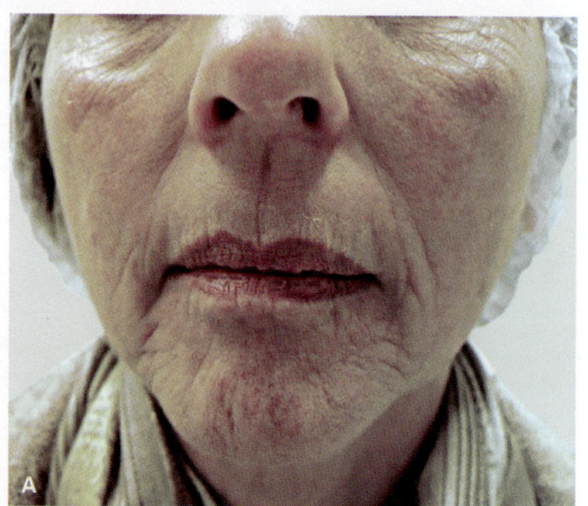

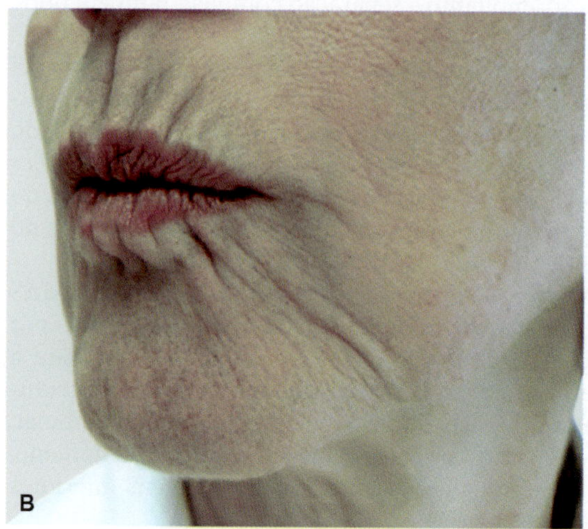

Figura 51.15 A e B. Envelhecimento cutâneo, com rugas estáticas e dinâmicas, pioradas pela lipoatrofia do compartimento adiposo labiomandibular.

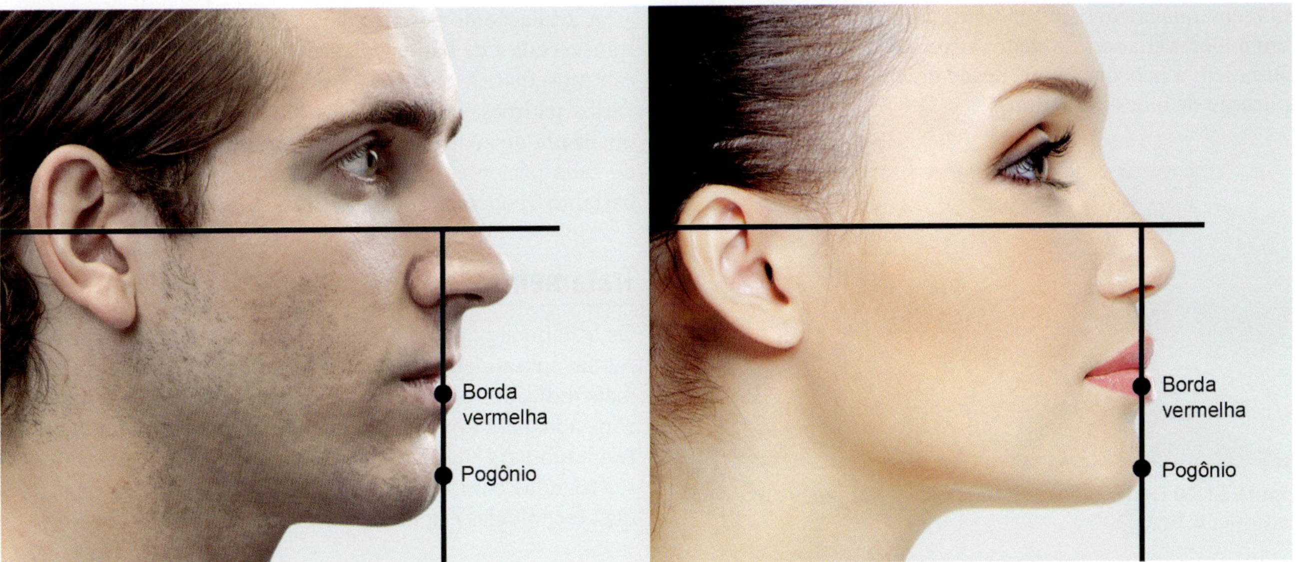

Figura 51.16 A e **B.** Diretriz de avaliação: uma linha vertical perpendicular à linha de Frankfurt a partir da borda vermelha da parte inferior do lábio. O mento tido como ideal vai se encontrar ou cair logo abaixo dessa linha no pogônio.

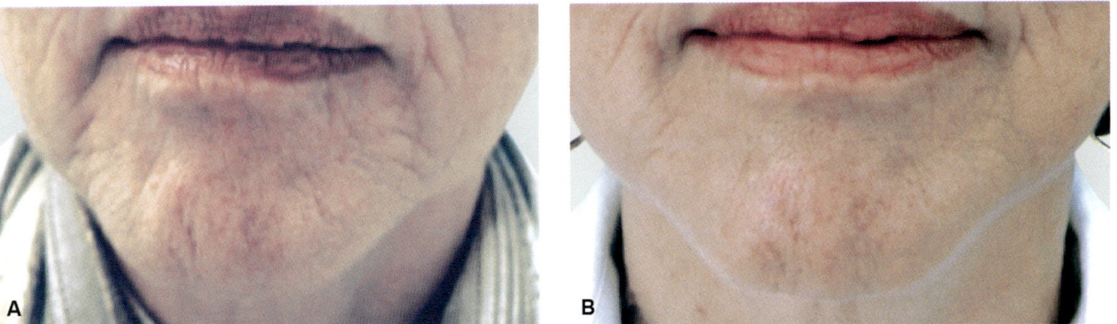

Figura 51.17 Paciente antes (**A**) e 1 mês após a aplicação de toxina botulínica nos músculos orbicular da boca, depressor do ângulo da boca, depressor do lábio inferior e mentual (**B**).

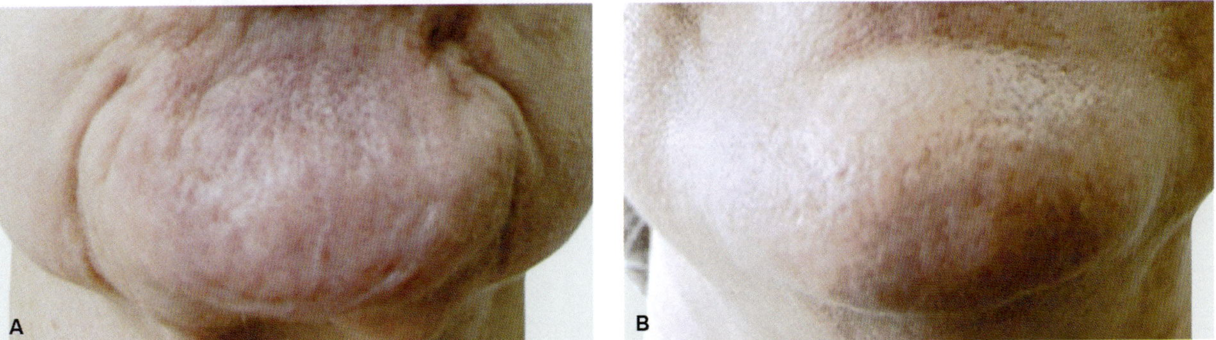

Figura 51.18 Paciente antes (**A**) e 1 mês após a aplicação de toxina botulínica no músculo mentual (**B**).

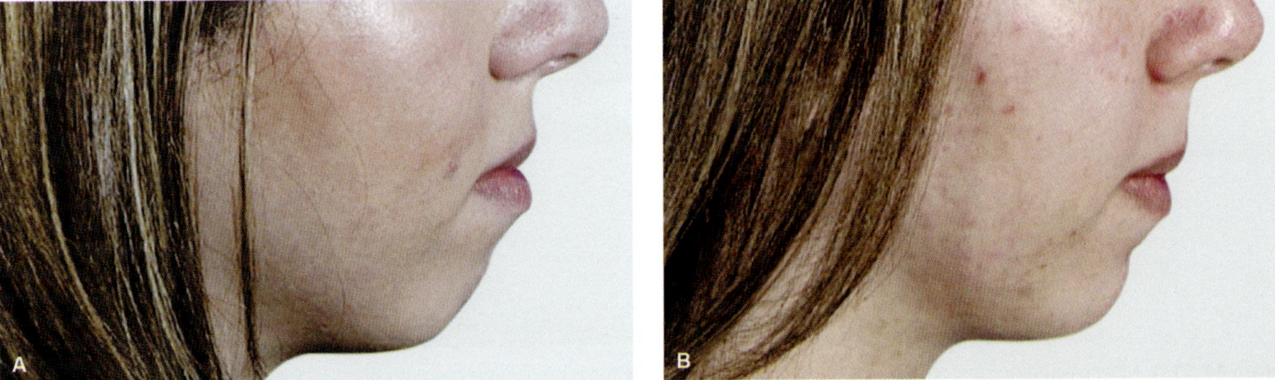

Figura 51.19 Posição e o contorno do pogônio antes (**A**) e, mais arredondado, após a injeção de 2 unidades de cada lado no músculo mentual (**B**).

cutâneos, que favorece a flacidez e a formação de rugas, porém com maiores chances de efeitos adversos com tratamentos que estimulem a neocolagênese, desde *peelings* e tecnologias até a aplicação de bioestimuladores.

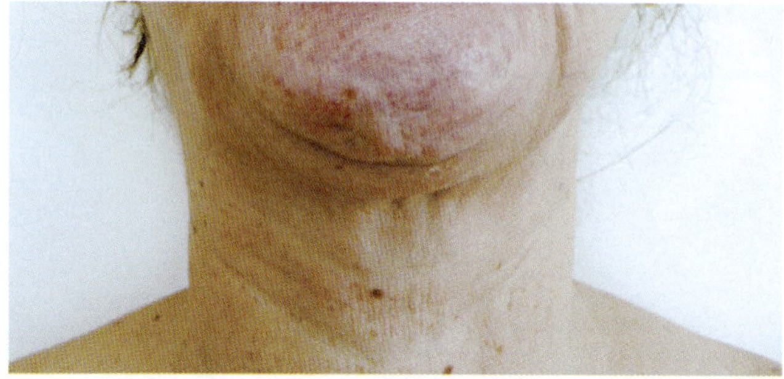

Figura 51.20 Extrusão do coxim adiposo por contratura muscular e perda de sustentação.

A avaliação do pescoço deve abranger a presença de linhas transversais e de bandas platismais proeminentes por contração muscular. A decussação das bandas platismais apresenta vários padrões, que deverão ser tratados de maneira individualizada de acordo com a força muscular e as necessidades de cada paciente, lembrando que a associação de padrões é bastante frequente (Figuras 51.21).

Tratamentos

Os tratamentos não cirúrgicos das várias alterações anatômicas nas subunidades do terço inferior da face têm sido cada vez mais indicados e a associação de técnicas é cada dia mais preconizada, para um tratamento mais abrangente com melhores resultados. As rugas estáticas do mento e do pescoço podem ser tratadas com a aplicação de medicamentos tópicos, *peelings*, tecnologias e aplicações superficiais de ácido hialurônico

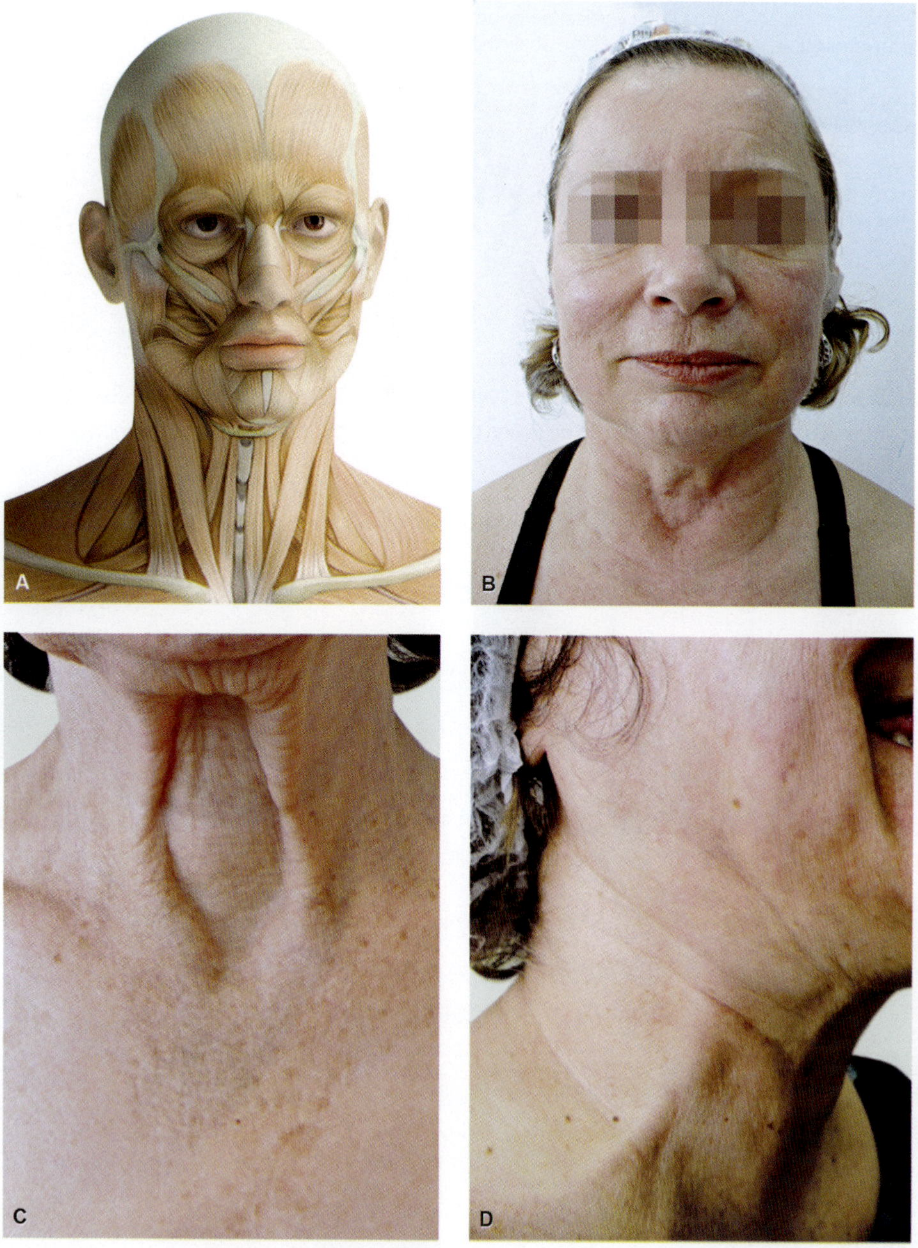

Figura 51.21 A. Musculatura do pescoço. **B** a **D.** Padrões individuais e distintos de rugas e bandas cervicais. A avaliação correta e minuciosa é fundamental para o tratamento adequado de cada paciente. Adaptada de Wolf-Heidegger, 2006.

para reposição de substância fundamental na derme. O tratamento para a flacidez cutânea poderá ser feito com as aplicações subdérmicas de bioestimuladores como ácido poli-L-láctico e hidroxiapatita de cálcio, e/ou com a aplicação de ultrassom microfocado. As rugas dinâmicas e a contratura muscular do mento e do platisma deverão ser tratadas com toxina botulínica, enquanto as perdas volumétricas e assimetrias poderão ser tratadas com a aplicação dos preenchedores de vários *G prime* diferentes, de maneira isolada ou em associação, com várias técnicas e profundidades de aplicação, de acordo com as necessidades individuais de cada paciente e as escolhas do aplicador.

Para o aumento do coxim adiposo submentoniano associado à flacidez cutânea, o tratamento preconizado é a aplicação de radiofrequência. Já para o aumento do coxim adiposo submentoniano aumentado sem flacidez cutânea, o tratamento poderá ser cirúrgico, por meio da lipoaspiração com anestesia local pela solução de Klein, ou clínico com a aplicação subcutânea profunda diretamente no coxim de ácido deoxicólico.

Toxina botulínica

No mento, os músculos passíveis de tratamento com a toxina botulínica são orbicular da boca, depressor do ângulo da boca, depressor do lábio inferior e mentual (Figura 51.22). Aplica-se de 1 a 2 unidades por ponto, pois o objetivo é a diminuição da força muscular, e não a sua paralisia. As aplicações devem ser simétricas e feitas com cuidado, pois são os locais com maior risco de assimetrias. Como efeitos adversos mais comuns observam-se dificuldade para assobiar e na dicção de algumas palavras, e retenção de alimentos na parte interna do lábio inferior, devido à dificuldade de mobilização do bolo alimentar. No mento, o relaxamento muscular pode aumentar o volume nesta região, com melhor harmonização, e favorecer a maior duração dos preenchedores no local por menor compressão mecânica.

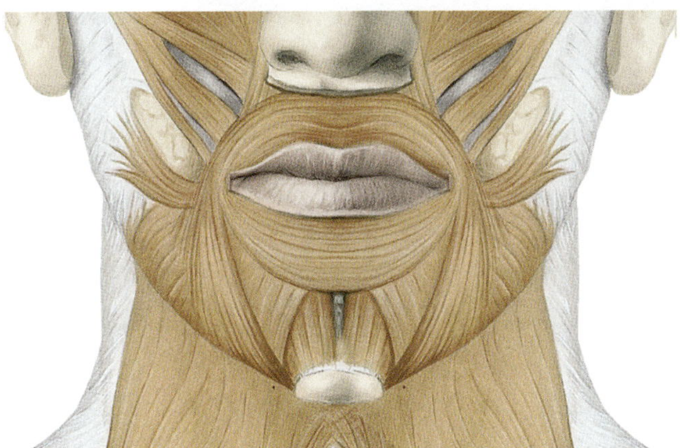

Figura 51.22 Músculos passíveis de tratamento com toxina botulínica no mento. Adaptada de Wolf-Heidegger, 2006.

Na região submentoniana, a aplicação da toxina botulínica no músculo platisma (três unidades de cada lado) pode melhorar a papada. É importante observar que, para a melhora ser realmente efetiva, o tratamento deve ser feito no músculo platisma e no depressor do ângulo da boca concomitantemente (Figura 51.23).

No tratamento do pescoço são feitas aplicações de 2 a 3 unidades em cada ponto na porção sobre a mandíbula (Figura 51.24) e a cada cerca de 2 cm na extensão das bandas platismais anteriores e laterais (Figura 51.25). Deve-se evitar o excesso de pontos ou de unidades ao longo das bandas platismais, que pode acarretar dificuldade de deglutição.

Preenchedores

O queixo, ocupando posição de destaque, é um dos elementos que contribui para o equilíbrio e a harmonia facial. O valor dessa área na percepção estética da face é bem conhecido: o tamanho e a forma do queixo podem determinar as proporções do terço inferior, um bom perfil de borda mandibular e a diferenciação estética entre os gêneros.

A gonioplastia pode ser clínica ou cirúrgica. Substâncias injetáveis de preenchimento de tecidos moles são um campo crescente no tratamento estético da face, incluindo algumas indicações para a correção do mento. Várias técnicas, produtos e profundidades de aplicação estão descritos para esta região anatômica. No entanto, em casos de grandes deformidades, as técnicas cirúrgicas, como inserções de aloenxertos de tecidos moles, podem estar indicadas.

Em relação às técnicas, as mais descritas são as aplicações periosteais sobre a mandíbula e abaixo do músculo mentual para projeção do mento e as periosteais na borda da mandíbula para aumento do mento, respeitando as diferenças entre o sexo feminino, que deve ter um formato mais triangular, e o sexo masculino, em que o formato deve ser mais quadrangular. Essas aplicações poderão ser feitas com cânula ou agulha, de acordo com a prática do aplicador, e os produtos mais

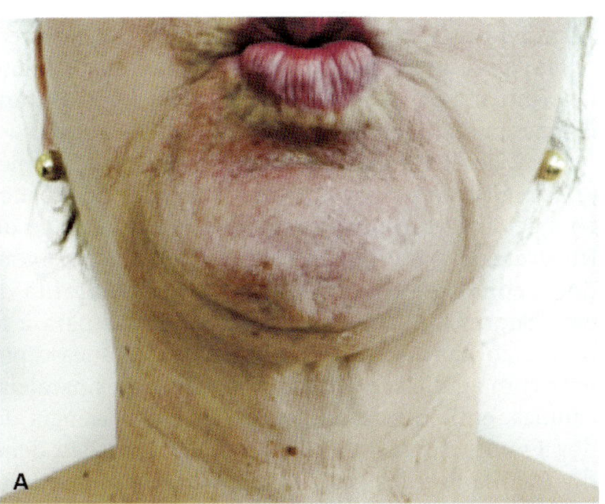

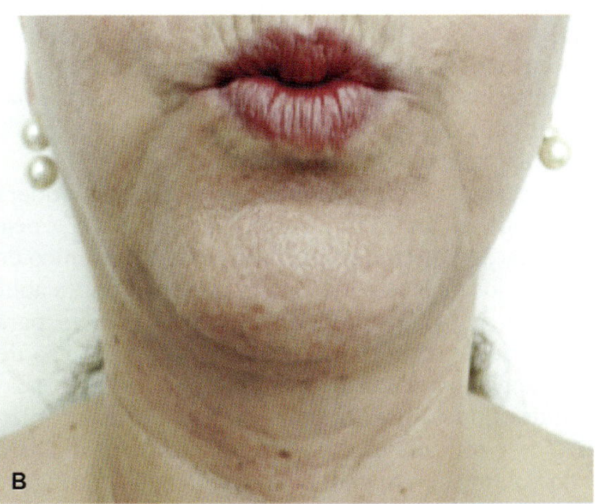

Figura 51.23 Paciente antes (**A**) e 1 mês após a aplicação de toxina botulínica no músculo platisma e no depressor do ângulo da boca (**B**).

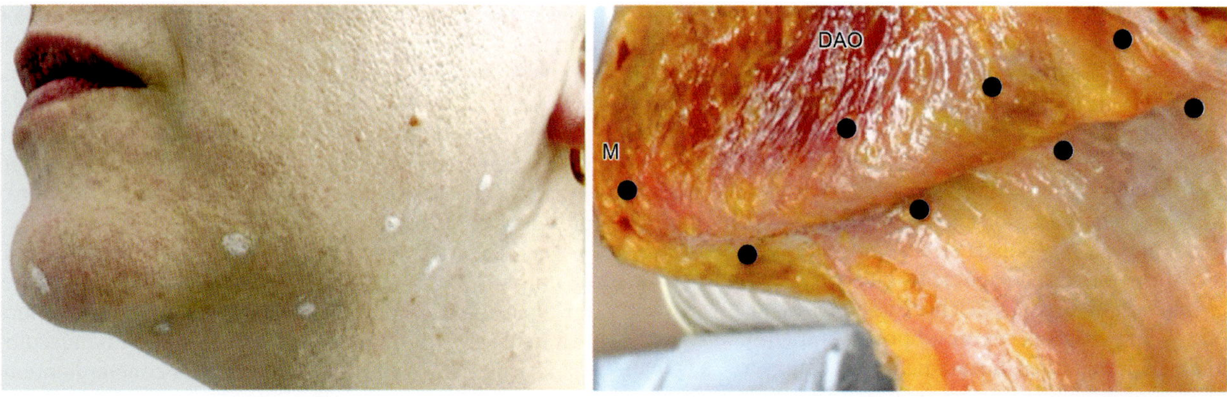

Figura 51.24 Pontos de aplicação no platisma ao longo da porção sobre a mandíbula, no depressor do ângulo da boca e na porção submentoniana do platisma.

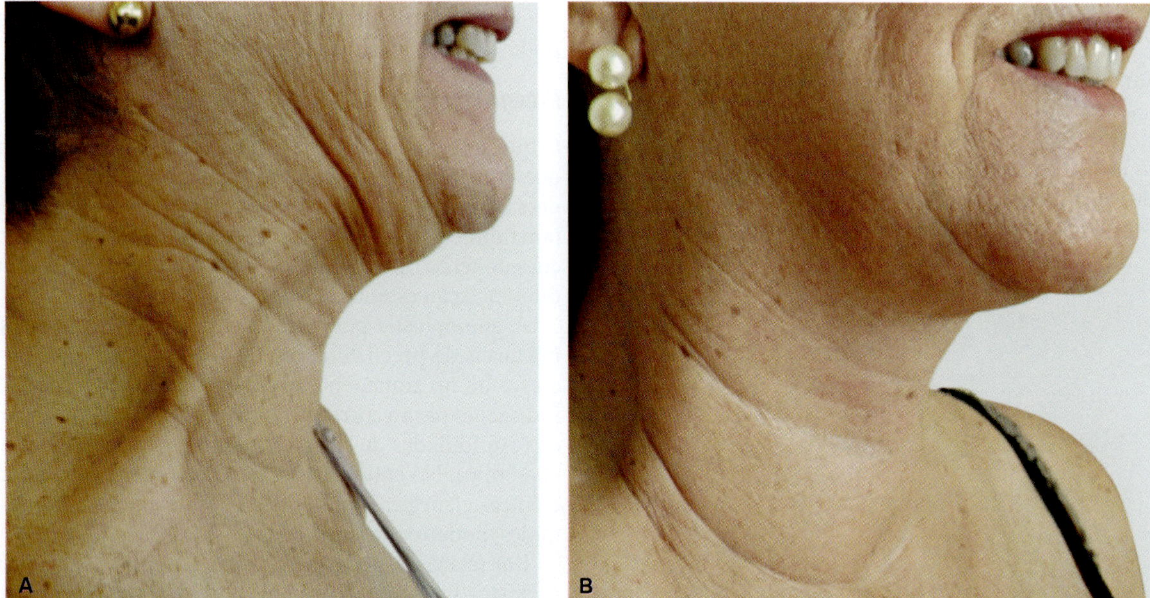

Figura 51.25 Paciente antes (**A**) e 1 mês após a aplicação de toxina botulínica nas bandas platismais laterais e anterior (**B**).

indicados são ácido hialurônico de alto *G prime*, hidroxiapatita de cálcio ou ácido poli-L-láctico.

Para a correção da perda volumétrica dos coxins adiposos labiomandibulares, a aplicação dos mesmos produtos poderá ser feita com agulha ou cânula, no plano periosteal ou subcutâneo com diferentes técnicas: em leque, em traves do sulco em direção ao centro do mento ou em bolus, de acordo com a escolha do aplicador. A aplicação no plano intermediário deverá ser cuidadosa e sempre com cânula, pelo risco de embolia vascular pelo preenchedor e necrose de pele.

Para a correção das linhas de marionete a aplicação poderá ser feita ao longo da linha. Se o sulco for profundo e a pele espessa, a aplicação poderá ser feita com ácido hialurônico de alto *G prime*; se for mais superficial com pele mais fina, a aplicação deverá ser feita com produtos de baixo *G prime*, para evitar a formação de cordões à palpação ou a visualização do preenchedor aos movimentos da mímica facial. As rugas estáticas profundas poderão ser tratadas com ácido hialurônico de baixo *G prime* aplicado na derme superficial ou média para aumento do volume e da expansão do tecido cutâneo (Figura 51.26).

A região mandibular pré-*jowl* poderá ser preenchida no plano subcutâneo ou periosteal, com cânula ou agulha, porém a indicação deverá ser cuidadosa para que não haja a masculinização de um rosto feminino pelo aumento do volume do mento. Deve-se destacar que, para um tratamento mais harmonioso desta região facial, a aplicação do preenchedor no ângulo e ao longo do corpo da mandíbula é mandatória e determinará por si só a melhora do *jowl* por estiramento do ligamento mandibular e reposição das estruturas.

A região submentoniana não tem indicação de preenchimento.

A região do pescoço poderá necessitar de preenchimento com ácido hialurônico de baixo *G prime* ao longo das linhas transversais, para amenizá-las. A aplicação de bioestimuladores como ácido poli-L-láctico e hidroxiapatita de cálcio, em maiores diluições do que as indicadas para a face, tem indicação para a melhora da flacidez cutânea e poderá ser feita com agulhas, em microbolus ou traves paralelas, e com cânulas, em leque, de acordo com a experiência do aplicador. O número de aplicações é de 2 a 3 sessões, dependendo do grau de flacidez cutânea, da idade e do modo de vida do paciente.

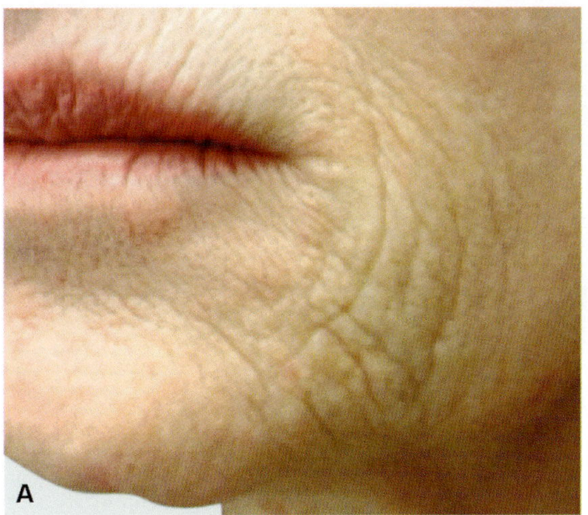

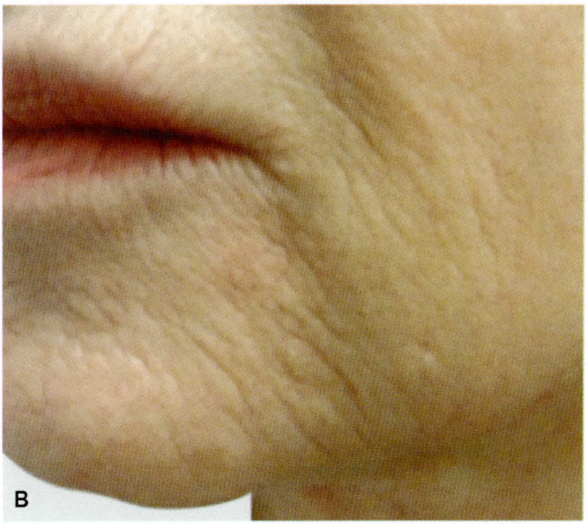

Figura 51.26 Antes (**A**) e após aplicação intradérmica superficial de ácido hialurônico de tecnologia CPM (**B**).

BIBLIOGRAFIA

Almeida ART, Romiti A, Carruthers J. The facial platysma and its underappreciated role in lower face dynamics and contour. Dermatol Surg. 2017; 43:1042-9.

Bertossi D et al. Chin microgenia: a clinical comparative study. Aesth Plast Surg. 2015; 39:651-8.

Bertossi D et al. Chin microgenia: a clinical comparative study. Aesth Plast Surg. 2015;39:651-8.

Coleman S, Saboeiro A, Sengelmann R. A comparison of lipoatrofy and aging: volume deficits in the face. Aesth Plast Surg. 2009; 33:14-21.

Cunha MG et al. Superficial application technique of cohesive polydensified matrix hyaluronic acid for the treatment of lines and wrinkles. Surg Cosmet Dermatol. In press.

Farkas LG, Sohm P, Kolar JC, Katic MJ, Munro IR. Inclinations of the facial profile: art versus reality. Plast Reconstr Surg. 1985; 75:509-19.

Fitzgerald R, Rubin AG. Filler placement and the fat compartments. Dermatol Clin. 2014; 32(1):37-50.

Gierloff M et al. The subcutaneous fat compartments in relation to aesthetically important facial folds and rhytides. J Plast Reconstr Aesthet Surg. 2012; 65(10):1292-7.

Hsu Ak, Frankel AS. Modification of chin projection and aesthetics with onabotulinumtoxin A injection. JAMA Facial Plast Surg. 2017; 19(6):522-7.

Kohan EJ, Garrett A, Wirth GA. Anatomy of the neck. Clin Plastic Surg. 2014; 41:1-6.

Li MK, Mazur C et al. Use of 3-Dimensional imaging in submental fat reduction after deoxycholic acid injection. Dermatol Surg. 2017; 0:1-3.

Maio M. Ethnic and gender considerations in the use of facial injectables: male patients. Plast Reconstr Surg. 2015; 136,5S:40S-43S.

Maio M et al. Facial assessment and injection guide for botulinum toxin and injectable hyaluronic acid fillers: focus on the lower face. Plast Reconst Surg. 2017; 140(3):393e-404e.

Monheit GD. Nonsurgical facial rejuvenation. Facial Plast Surg. 2014; 30:462-7.

Pilsl U, Friedrich Anderhuber F. The chin and adjacent fat compartments. Dermatol Surg. 2010; 36:214-8.

Rivlin D et al. Novel modality for neck rejuvenation: a prospective multicenter trial of percutaneous radiofrequency ablation of the cervical branch of the facial nerve. Dermatol Surg. 2018; 44:209-17.

Rohrich RJ, Rios JL, Smith PD, Gutowski KA. Neck Rejuvenation Revisited. Plast Reconstr Surg. 2006; 118:1251-63.

Salasche SJ. Surgical anatomy of the skin. Connecticut: Appleton & Lange; 1988.

Seo YS et al. Review of the nomenclature of the retaining ligaments of the cheek: frequently confused terminology. Arch Plast Surg. 2017; 44:266-75.

Wilson MJV, Jones IT, Butterwick K, Fabi SG. Role of nonsurgical chin augmentation in full face rejuvenation: a review and our experience. Dermatol Surg. 2018; 44(7):985-93.

Wolf-Heidegger. Atlas de anatomia. 6.ed. Rio de Janeiro: Guanabara Koogan; 2006.

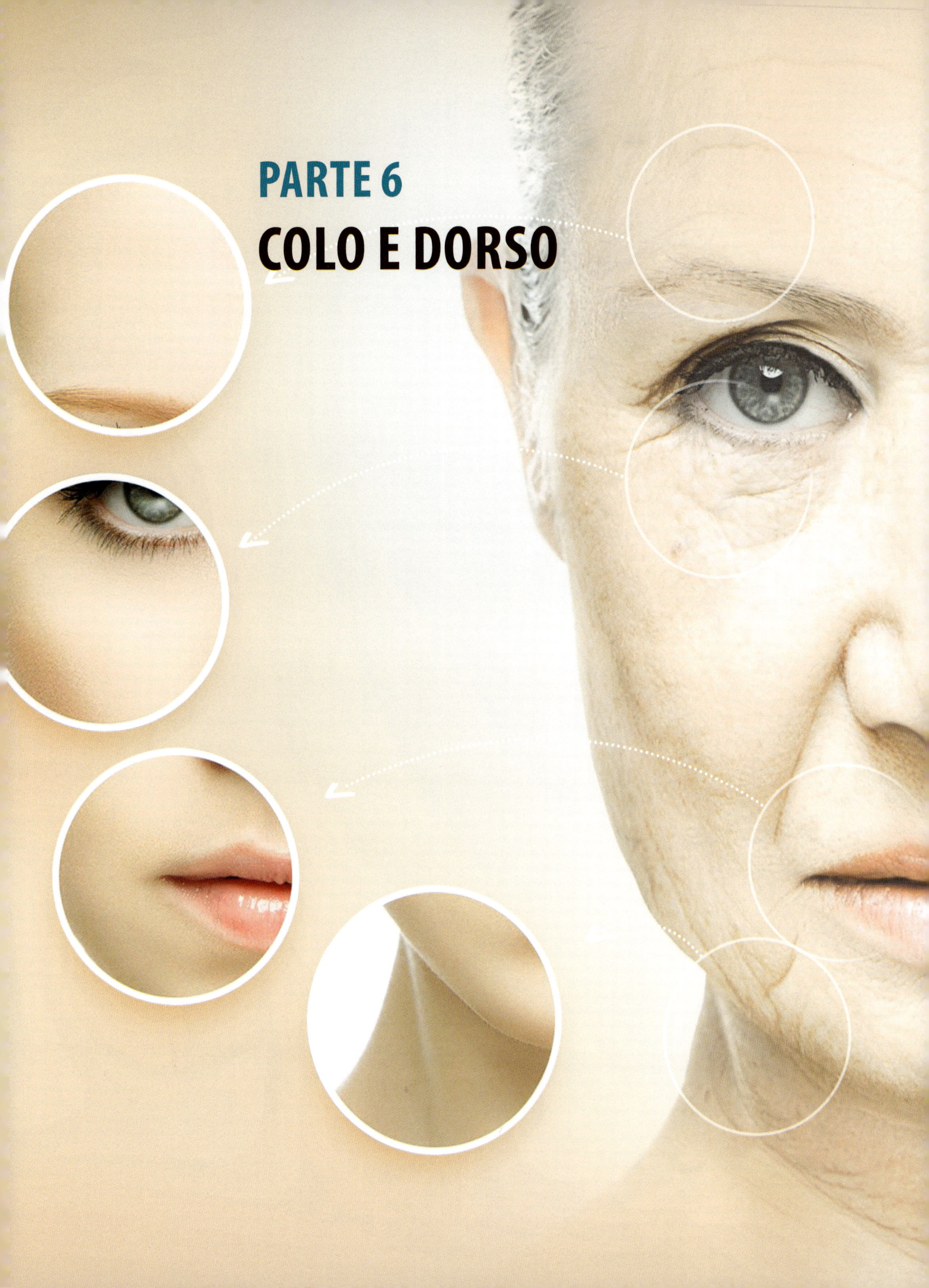

PARTE 6
COLO E DORSO

52

Preenchimento e Bioestimuladores

Eloisa Leis Ayres, Lilian Mathias Delorenze, Maria Helena Lesqueves Sandoval

INTRODUÇÃO

O uso cada vez mais frequente de tratamentos para rejuvenescimento facial acaba evidenciando o envelhecimento de áreas como o colo. Também chamado *décolletage* ou decote, o colo é suscetível aos danos causados pela exposição às radiações ultravioleta (UV) e, muitas vezes, negligenciado quanto aos cuidados da pele, levando a sinais mais intensos de fotodano, como: melanoses solares, queratoses seborreicas e actínicas, telangiectasias, ressecamento e atrofia da pele, rugas, hiperpigmentação, entre outros.

A pele dessa região tem epiderme e derme mais finas quando comparadas com as da face, dos braços e das pernas, apresentando uma distribuição variável da gordura subcutânea e poucas unidades pilossebáceas, o que torna os tratamentos ablativos e profundos problemáticos.

Mudanças no estilo de vida e desejo por uma aparência mais jovem aumentaram a busca por procedimentos não cirúrgicos e minimamente invasivos para rejuvenescimento da pele. Preenchedores e bioestimuladores podem ser aplicados de modo seguro e efetivo nessa região, proporcionando ao paciente um resultado estético desejado, especialmente quando combinado com outras modalidades terapêuticas, como *lasers*, toxina botulínica e ultrassom microfocado.

SELEÇÃO DO PACIENTE

A escolha do paciente e uma boa relação médico-paciente são fundamentais para o sucesso do procedimento. Inicialmente, deve ser realizado um histórico médico a fim de evidenciar expectativas não realistas, infecções locais, doenças autoimunes em atividade (colagenoses), uso de anticoagulantes, propensão a queloides, histórico de herpes, bem como o perfil psicológico do paciente. Esclarecimentos sobre como o procedimento será realizado, o produto a ser utilizado, os possíveis eventos adversos e os resultados esperados devem ocorrer nesse momento, quando é possível avaliar a capacidade de entendimento do paciente. Recomenda-se que seja sempre assinado termo de consentimento prévio e que se faça documentação fotográfica.

A avaliação física pode ser feita conforme a escala Fabi-Bolton para rugas na região do colo (Figura 52.1):

- 1: ausência de rugas
- 2: rugas superficiais, porém visíveis
- 3: rugas moderadamente profundas
- 4: rugas profundas com bordas bem definidas
- 5: rugas muito profundas.

A partir da avaliação física, é possível determinar o produto a ser utilizado e o número de sessões, assim como sugerir possíveis combinações de procedimentos, o que muitas vezes se torna necessário.

TÉCNICA DE APLICAÇÃO

Anestesia tópica poderá ser aplicada, pelo menos, 30 min a 1 h antes do procedimento. A assepsia do colo deverá ser feita com álcool 70 ou clorexidina 2% em solução alcoólica. A marcação e a técnica de aplicação podem variar de acordo com o produto escolhido e a experiência do médico injetor.

Preenchimento com ácido hialurônico

O ácido hialurônico (AH) é um dissacarídio glicosaminoglicano, composto por unidades repetidamente alternadas de

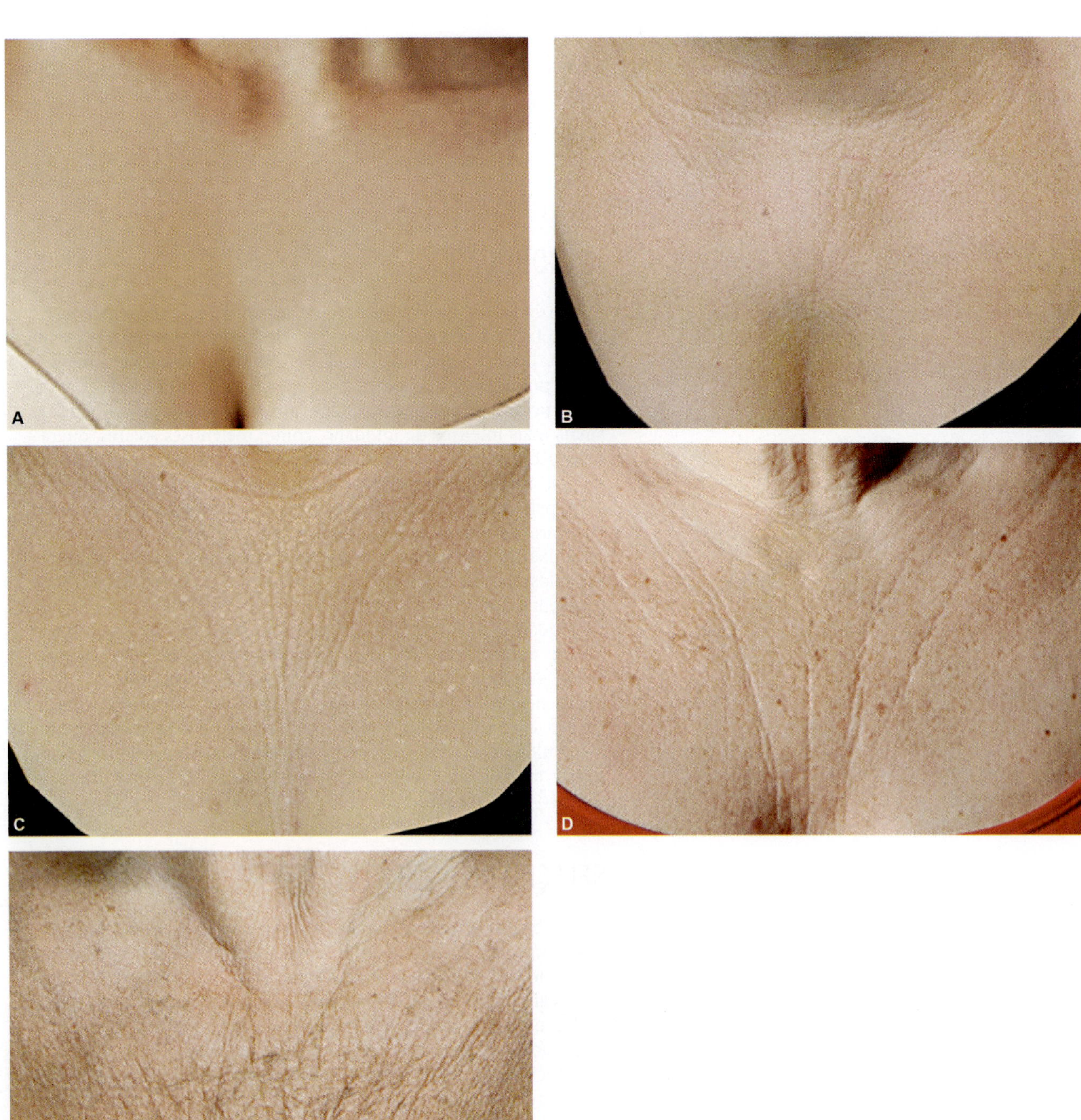

Figura 52.1 Avaliação física conforme a escala Fabi-Bolton. **A.** Grau 1: ausência de rugas. **B.** Grau 2: rugas superficiais, porém visíveis. **C.** Grau 3: rugas moderadamente profundas. **D.** Grau 4: rugas profundas com bordas bem definidas. **E.** Grau 5: rugas muito profundas.

ácido D-glicurônico e N-acetil-D-glucosamina, altamente distribuído e um dos principais componentes da matriz extracelular (MEC), sendo o grande responsável pela hidratação cutânea e reparação de tecidos. O AH mantém a estrutura e a função da pele em decorrência de sua capacidade hidrofílica, o que impulsionou o seu uso para fins estéticos a partir de 2003.

Existe grande variedade de preenchedores de AH comercialmente disponíveis com diferentes características e propriedades químicas. Aquele usado para preencher a região do colo utiliza normalmente AH de baixa viscosidade para induzir a hidratação profunda da pele e estimular a derme a produzir mais colágeno, o que melhora sua estrutura e elasticidade. No Brasil, essa técnica ficou conhecida como hidratação injetável ou *skinbooster* por utilizar preenchedores não reticulados ou com baixo grau de reticulação, tendo ou não outros agentes adicionados, como glicerol, manitol ou sorbitol. Alguns autores sugerem o uso de AH com maior grau de reticulação (Belotero Balance®) diluído em 0,5 a 1 mℓ de lidocaína 1% sem epinefrina, com resultados satisfatórios e mais duradouros.

Utilizando-se agulha 27 ou 30 G, pode-se escolher entre as técnicas de retroinjeção, ponto a ponto, ou ambas, na derme superficial, média ou profunda, conforme a escolha do produto. Os autores utilizam, no momento, o Restylane Vital® e o Restylane Vital Light®, que possuem baixo grau de reticulação e devem ser aplicados na derme profunda, preferencialmente com técnica linear retrógrada (Figura 52.2). Produtos sem reticulação podem ser utilizados com a técnica de *nappage*. Os pacientes devem ser orientados a massagear suavemente a região, e indica-se um total de três sessões com intervalo mensal.

Preenchimento com ácido poli-L-láctico

O ácido poli-L-láctico (PLLA) é um agente bioestimulante. Seu mecanismo de ação estimula uma inflamação a partir da qual a região tratada produz colágeno do tipo I por até 24 meses após a injeção. O resultado final inclui restauração do volume, aumento da espessura e melhora da textura da pele.

O PLLA vem do fabricante em forma de pó concentrado e precisa ser reconstituído em água destilada até 24 h – ou ainda 72 h – antes de sua utilização. Alguns autores enfatizam que reconstituições inferiores a 12 h aumentam o risco de formação de nódulos. Quanto maior o tempo de diluição, mais fácil a aplicação sem a obstrução da agulha. Adicionam-se ao frasco, cuidadosamente, 5 mℓ de água destilada, 24 a 48 h antes. Após a hidratação do PLLA, o frasco deve ser mantido em repouso até o momento de uso, o que evita o depósito de aglomerados em sua parede.

No momento da aplicação, completa-se o frasco com 1 mℓ de lidocaína 2% sem vasoconstritor, totalizando 6 mℓ de solução. Em seguida, o produto é agitado a fim de se obter um líquido o mais homogêneo possível. Para uma diluição dobrada, aspira-se 1,5 mℓ da solução pronta e, com outra seringa, 1,5 mℓ de água destilada. Repetir até se obter quatro seringas de 3 mℓ cada. A solução passa a ser de 1:12 mℓ. Para aplicação, utiliza-se agulha 26 a 27 G.

Marca-se o colo na altura dos ombros, acima do limite dos seios e abaixo da fúrcula, em posição ortostática. Dentro desse desenho, são traçados palitos horizontais e paralelos com uma distância de 1,5 cm entre eles. Utiliza-se a técnica

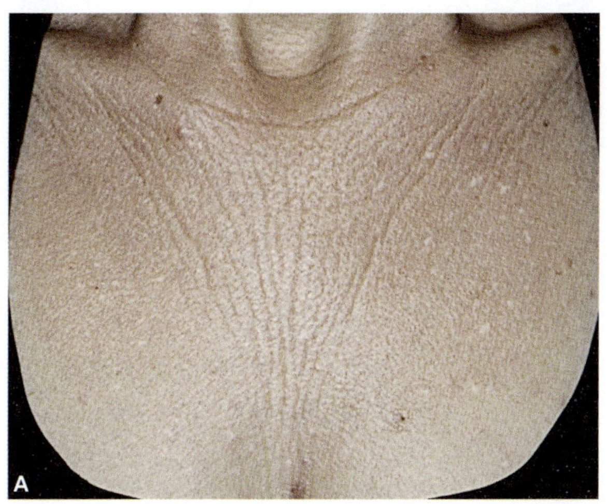

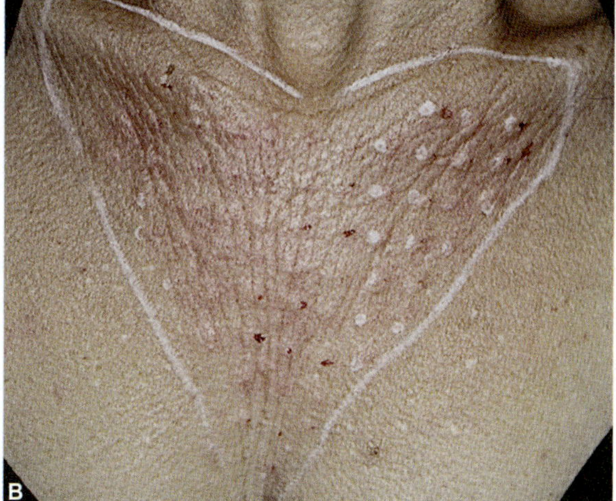

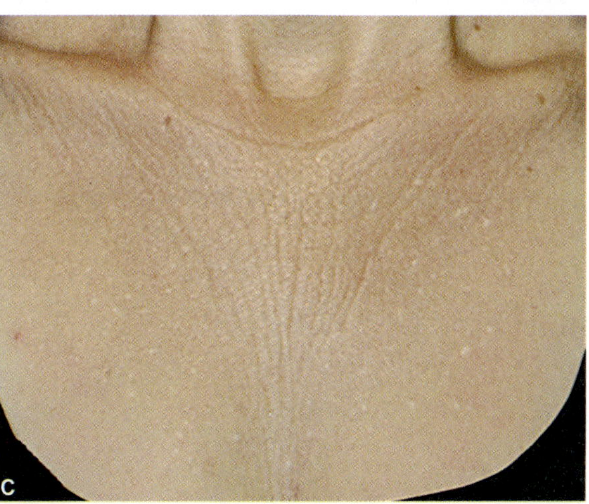

Figura 52.2 Região do colo antes (**A**), durante o tratamento com a técnica de *nappage* (**B**), utilizada para produtos à base de ácido hialurônico sem reticulação, e após 90 dias (**C**).

linear retrógada, depositando 0,05 mℓ por ponto do produto reconstituído de 1:12 mℓ. O produto será depositado no tecido subcutâneo, e nunca na derme, evitando-se assim a formação de nódulos superficiais. Em seguida, realiza-se massagem vigorosa que deverá ser feita pelo paciente em casa, 5 min, 5 vezes/dia durante 5 dias. A resposta varia de acordo com cada paciente, por isso, o número de sessões é definido individualmente. Recomendam-se 3 a 4 sessões com intervalos de 45 dias no mínimo (Figura 52.3).

Preenchimento com hidroxiapatita de cálcio

A hidroxiapatita de cálcio (CaHA) é composta por microesferas de CaHA em suspensão em gel aquoso de carboximetilcelulose. É um preenchedor eficaz para diversas indicações em virtude de seu efeito volumizador e habilidade para estimular a neocolagênese. Mais recentemente, tem recebido indicações para uso corporal com diluições maiores.

A diluição do produto para aplicação no colo deve ser na proporção de 1,5 mℓ de CaHA para 3 a 9 mℓ de soro fisiológico 0,9%. A aplicação é feita com agulha 27 G, e a marcação, em múltiplas traves com 1 a 2 cm de distância. Recomenda-se aplicar 0,05 a 0,15 mℓ por ponto, dependendo da diluição, repetindo-se outra sessão após 30 dias. Sugere-se aplicar gelo ou compressa fria por aproximadamente 24 h, evitar exposição solar e massagear a área no pós-procedimento imediato. Como se trata de técnica mais recente, os autores não têm uma opinião formada a respeito da utilização da CaHA nessa indicação e acreditam que mais estudos devam ser realizados.

EFEITOS ADVERSOS

Efeitos adversos dos preenchedores e bioestimuladores incluem eritema, edema, equimose e hematoma, e podem ocorrer imediatamente após a aplicação de qualquer produto. Os efeitos tardios são nódulos, abscessos, formação de granulomas, hipertrofia e atrofia da pele, que podem ser minimizados utilizando-se a técnica correta.

CONCLUSÃO

A região do colo vem se tornando uma área de especial atenção no rejuvenescimento. A aplicação de ácido hialurônico e bioestimuladores vem se mostrando eficaz no combate ao envelhecimento, com melhora das rugas, flacidez e adelgaçamento da pele. Tornou-se, assim, um procedimento minimamente invasivo, seguro e com resultados satisfatórios para os pacientes e que pode ser combinado com outros tratamentos, como toxina botulínica e tecnologias diversas, de acordo com a necessidade e *expertise* do profissional.

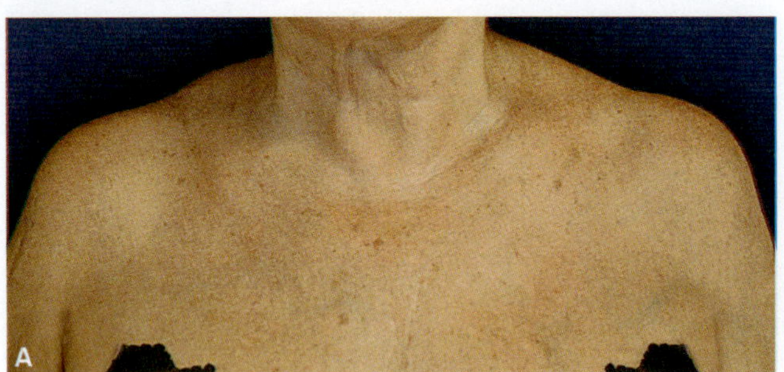

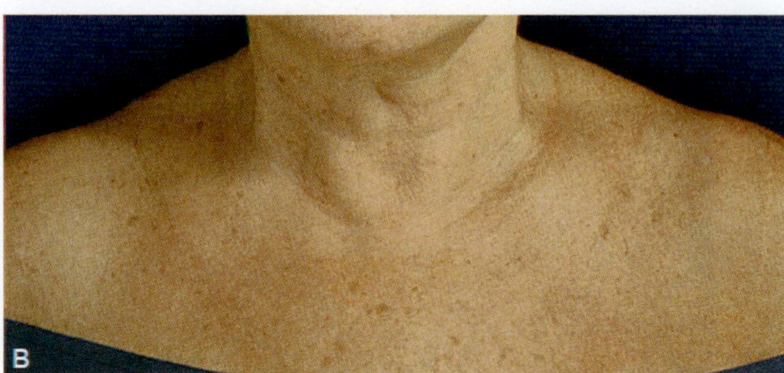

Figura 52.3 Região do pescoço e colo pré (**A**) e após duas sessões tratameto com ácido poli-L-láctico com a técnica linear retrógrada (**B**).

BIBLIOGRAFIA

Carruthers J, Carruthers A. Soft Tissue Augmentation: Procedures in Cosmetic Dermatology. 4. ed. Philadelphia: Saunders Elsevier; 2017.

Fabi SG, Bolton J, Goldman MP, Guiha I. The Fabi-bolton chest wrinkle scale: a pilot validation study. J Cosmetic Dermatol. 2012;11:229-34.

Fabi SG, Burgess C, Carruthers A, Carruthers J, Day D. Consensus recommendations for combined aesthetic interventions using botulinum toxin, fillers, and microfocused ultrasound in the neck, décolletage, hands, and other areas of the body. Dermatol Surg. 2016;42:1199-208.

Hart DR, Fabi SG, White WM, Fitzgerald R, Goldman MP. Current concepts in the use of PLLA: clinical synergy noted with combined use of microfocused ultrasound and poly-L-lactic acid on the face, neck, and décolletage. Plast Reconstr Surg. 2015;136(Suppl 5):1805-75.

Kede MPV, Sabatovich O. Dermatologia Estética. 3. ed. São Paulo: Atheneu; 2015.

Mazzuco R, Hexsel D. Poly-L-lactic acid for neck and chest rejuvenation. Dermatol Surg. 2009;35:1228-37.

Montes JR, Wilson AJ, Chang BL, Percec I. Technical considerations for filler and neuromodulator refinements. Plast Reconstr Surg Glob Open. 2016;4:e1178.

Peterson JD, Goldman MP. Rejuvenation of the aging chest: a review and our experience. Dermatol Surg. 2011;37(5):555-71.

Sandoval MHL, Ayres EL. Preenchedores: Guia Prático de Técnicas e Produtos. São Paulo: AC Farmacêutica; 2013.

Streker M, Reuther T, Krueger N, Kerscher M. Stabilized hyaluronic acid-based gel of non-animal origin for skin rejuvenation: face, hand, and décolletage. J Drug Dermatol. 2013;12(9):990-4.

Wilkerson EC, Goldberg DJ. Poly-L-lactic acid for the improvement of photodamage and rhytids of the décolletage. J Cosmt Dermatol. 2017 [epub ahead of print].

53

Toxina Botulínica

Eloisa Leis Ayres, Lilian Mathias Delorenze, Maria Helena Lesqueves Sandoval

INTRODUÇÃO

O tratamento com toxina botulínica revolucionou a Medicina nos últimos 20 anos, especialmente a Dermatologia, ganhando progressivamente novas indicações diante da efetividade e da segurança estabelecida ao longo desse período. A aplicação de toxina botulínica tipo A (TBA) no colo é um dos métodos utilizados para prevenir e tratar os sinais de envelhecimento, buscando rejuvenescer a pele. Mais recentemente, foi descrita a aplicação da TBA no dorso; a técnica vem se tornando um novo foco em rejuvenescimento corporal.

A região do colo, também conhecida como *décolletage* ou "V do decote", é particularmente sensível a mudanças associadas com o envelhecimento. Intrinsicamente, essas alterações se traduzem em perda da luminosidade, tonalidade pouco uniforme, xerose e enrugamento da pele. No envelhecimento extrínseco, o fotodano é a principal causa de sinais como flacidez, rugas, alterações da pigmentação, atrofia da pele, telangiectasias, queratoses actínicas e até mesmo surgimento do câncer de pele. A movimentação da musculatura e as alterações posturais, especialmente ao dormir, contribuem para o aspecto enrugado peculiar no processo de envelhecimento dessa área.

A região do dorso, por sua vez, além das alterações características do envelhecimento, é também afetada pela hipertrofia da musculatura do trapézio. Normalmente, as mulheres desejam obter um pescoço mais fino e linhas mais suaves nos ombros. A aplicação de toxina botulínica nessa região causa relaxamento e atrofia nos músculos, reduzindo sua força de contração. Isso não somente molda as linhas do pescoço e dos ombros, como também melhora a postura, aumenta o raio de movimentação e atenua as dores.

Em tempos em que a moda feminina se torna cada vez mais reveladora, o uso da toxina botulínica nessas regiões ganha um novo significado, trazendo satisfação para quem procura esse recurso.

ANATOMIA DO COLO

O platisma é um músculo muito fino, superficial, extenso e localizado predominantemente na região do pescoço. Divide-se em partes superior e inferior, sendo que esta última se estende pelo subcutâneo e geralmente sua inserção ocorre em forma de leque na segunda ou na terceira costela. Em alguns pacientes, a inserção das fibras do músculo platisma estende-se além dessas costelas, contribuindo para as rugas do colo. Além disso, a região medial do músculo pode ser mais pronunciada, agindo na pele sobrejacente, formando um sulco profundo na porção central do colo. O músculo peitoral maior é um músculo triangular e espesso, que tem origem na metade esternal da clavícula, no meio da superfície anterior do esterno, descendo até a união da sexta ou da sétima costela (Figura 53.1).

As fibras claviculares são separadas das fibras esternais por um ligeiro intervalo. O músculo se insere por um tendão achatado, com mais ou menos 5 cm de extensão, no sulco intertubercular do úmero. As fibras claviculares podem prolongar-se por baixo do tendão do deltoide, já as fibras costais continuam diretamente nas lâminas do tendão sem torção. Os músculos podem se intercruzar por meio do esterno. A borda inferior arredondada do músculo peitoral forma a prega axilar anterior.

Na parte anterior, esse músculo está relacionado com pele, fáscia superficial, platisma, nervos supraclaviculares, anterior e médio, glândula mamária e fáscia profunda. Sua superfície posterior está em contato com o osso esterno, costelas e cartilagens costais, peitoral menor, músculo subclávio, serrátil anterior e intercostais. As duas partes do músculo peitoral são capazes de agir em combinação ou independentemente uma da outra. Em conjunto, o músculo toma parte ativa nos movimentos de adução e rotação do úmero. O peitoral maior pode funcionar como músculo acessório da inspiração, principalmente quando ela é profunda e forçada.

APLICAÇÃO DA TOXINA BOTULÍNICA NO COLO

Em 2002, Becker-Wegerich *et al.*[2] relataram pela primeira vez, com fins estéticos, injeções de toxina onabotulínica tipo A (Botox®) no colo para suavizar as linhas verticais e horizontais dessa região.

A TBA atua na hipercinesia muscular, promovendo paralisia parcial e programada das fibras mediais do músculo peitoral maior e porção caudal do platisma. Com isso, suaviza tanto as rugas estáticas quanto as dinâmicas, proporcionando benefícios aos sulcos horizontais e verticais da parede torácica.

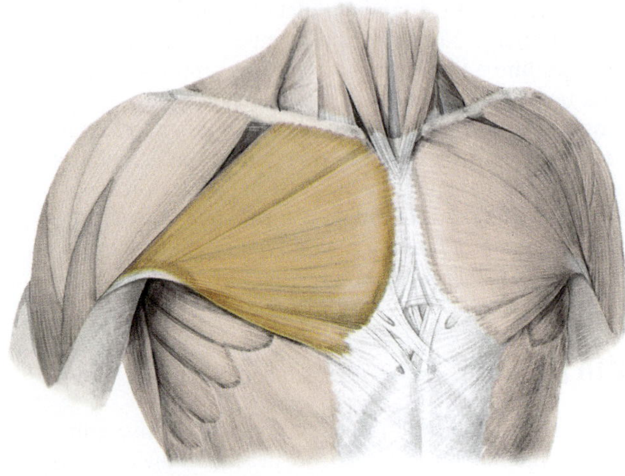

Figura 53.1 Anatomia do músculo peitoral maior. Adaptada de Wolf-Heidegger, 2006.[1]

Rugas secundárias à posição ou ao hábito de dormir do paciente podem não ser totalmente corrigidas com esse tratamento, assim como aquelas causadas por efeito gravitacional. A melhor indicação é para portadores de rugas de origem dinâmica, apresentando fotoenvelhecimento moderado e idade entre 30 e 50 anos.

Em 2010, foi realizado um consenso internacional para aplicação de toxina abobotulínica A (Dysport®) em áreas faciais e não faciais.[3] Recomendou-se injeção na região do colo em 16 pontos (7,5 UI em cada) ou 12 pontos (10 U em cada), distribuída no padrão em "V", totalizando, dessa forma, 75 a 120 U por sessão. Esses pontos poderão ser aplicados junto às bordas do músculo peitoral maior, sentidas quando o paciente cruza os braços antes da marcação.

Ainda não há consenso quanto à aplicação das toxinas onabotulínica (Botox®) e incobotulínica (Xeomim®) para tratamento dessa área, porém sugerem-se 30 a 100 U, divididas em 8 a 12 pontos, também em "V".

Recomenda-se que a dose seja avaliada individualmente, propondo-se a distribuição em "V" com 30 a 50 U de toxina onabotulínica tipo A (Botox®) ou dose semelhante de outra TBA.

Mais recentemente, estudos utilizando a toxina botulínica em microdoses vêm demonstrando que sua ação em microfibrilas superficiais da pele e o efeito direto em outros receptores poderiam melhorar o aspecto da pele de uma maneira geral, caracterizando outra opção de tratamento para o colo. Acredita-se que a aplicação de microdoses nessa região possa, de fato, ser uma opção terapêutica visando a reduzir o custo do uso de doses maiores de TBA. Entretanto, a técnica precisa ser sempre acompanhada de outros procedimentos, como uso de preenchedores ou bioestimuladores e tecnologias para otimizar os resultados finais. Quando se optar pelas microdoses, um frasco de toxina onabotulínica (Botox®) deve ser diluído em 6 mℓ de soro fisiológico, e as aplicações devem ser bem superficiais (intradérmicas), com 0,02 mℓ e intervalo menor entre as injeções (0,5 a 1 cm de distância; Figura 53.2).

Técnica de aplicação

Para delimitar a área de aplicação da TBA no colo, marca-se o ponto hemiclavicular em cada hemitórax. Existe a possibilidade de se realizar a marcação em quatro diferentes esquemas, de acordo com as publicações consultadas:

- Linhas infraclaviculares, que serão o limite superior da área a ser tratada (Figura 53.3)
- "V do decote", formado pela união dos pontos hemiclaviculares ao apêndice xifoide na altura do 6º ao 7º espaço intercostal (Figura 53.4)
- Fechamento do triângulo de base invertida cujos lados serão compostos pelo "V do decote" e a base será a linha infraclavicular
- Preenchimento do triângulo com pontos distantes entre si de 1,5 cm.

Gassia *et al.*[4] sugerem aplicação no meio do "V do decote", utilizando a toxina onabotulínica A (Botox®), fazendo a técnica *nappage*, com aplicação intradérmica de 1 a 2 U em 20 pontos (Figura 53.5).

A aplicação deve ser realizada junto às bordas do músculo peitoral maior. Solicita-se aos pacientes que cruzem os braços antes da marcação, para avaliação das bordas desse músculo.

Durante a injeção, recomenda-se que a agulha seja orientada perpendicularmente ou em um ângulo de 45° à pele, e a profundidade da injeção seja intradérmica até 4 mm (Figura 53.6). Indica-se que a dose seja avaliada individualmente, sugerindo a distribuição em "V" com 30 a 50 U de toxina onabotulínica A (Botox®). O paciente deverá ser avisado de que o efeito da TBA nessa região anatômica surgirá mais tardiamente do que na face, sendo evidente o resultado após o 15º dia da aplicação (Figura 53.7).

TOXINA BOTULÍNICA NO DORSO

A aplicação de TBA no dorso, para contorno dos ombros, é ainda indicação *off-label* nos consultórios dermatológicos. Dado seu uso recente nessa área, existem poucos estudos sobre o assunto.

Em 2017, Jeong *et al.*[5] relataram dois casos de aplicação de TBA para contorno dos ombros, sendo utilizada a toxina

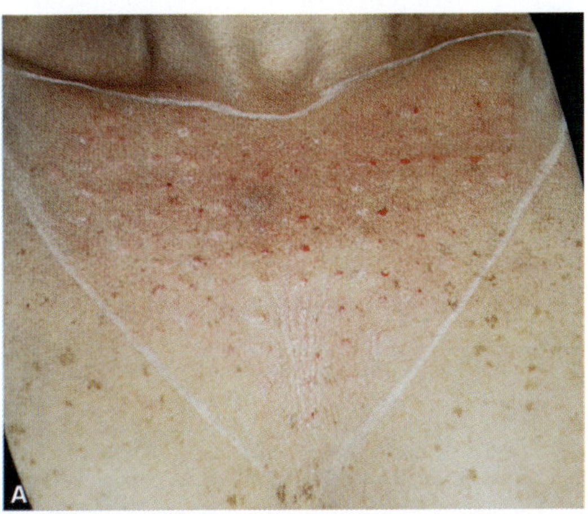

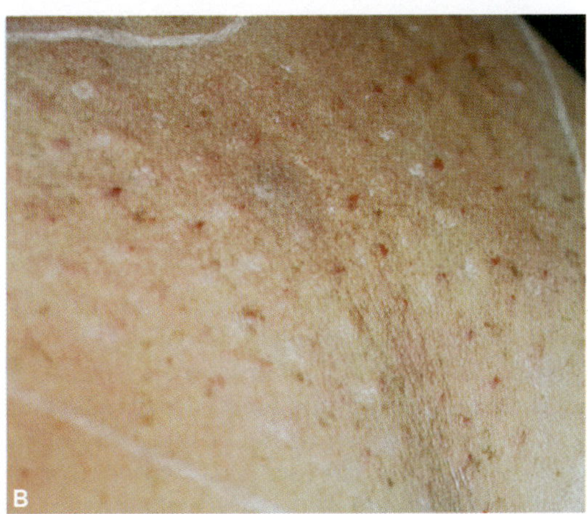

Figura 53.2 A. Pós-procedimento imediato da aplicação de toxina onabotulínica (Botox®) em microdoses no colo. **B.** Micropápulas que se formam após aplicação intradérmica.

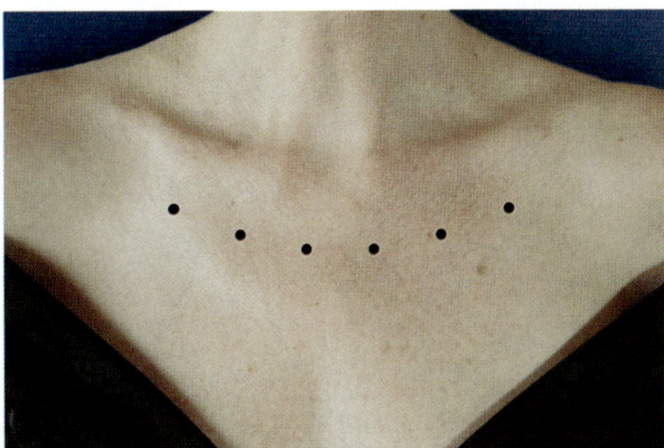

Figura 53.3 Pontos que mostram como tratar as linhas verticais com TBA, de acordo com Becker-Wegerich *et al.*[2]

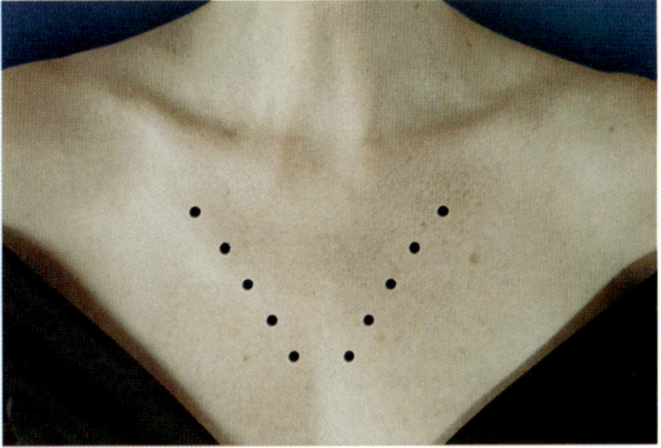

Figura 53.4 Pontos que mostram como tratar com TBA as linhas horizontais no colo, de acordo com Becker-Wegerich *et al.*[2]

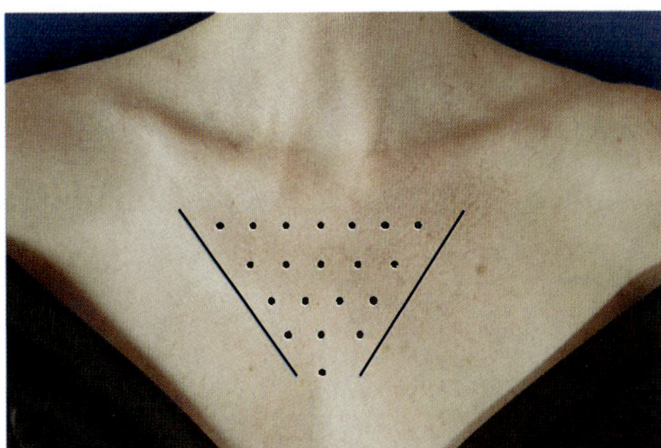

Figura 53.5 Técnica intradérmica *nappage*, aplicada nas áreas entre o "V", no centro do colo, segundo Gassia *et al.*[4]

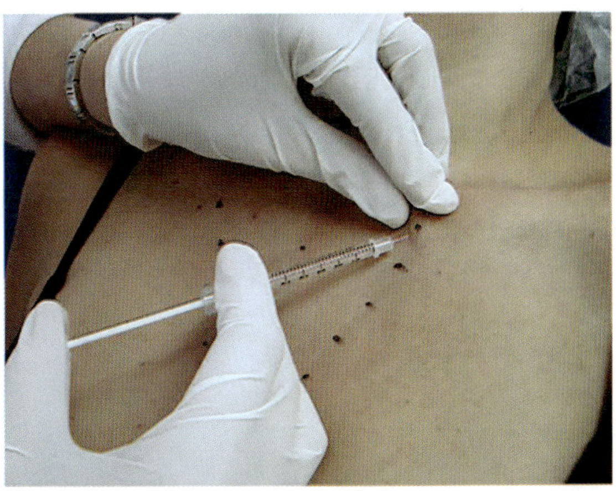

Figura 53.6 Aplicação intradérmica de toxina botulínica A para tratamento das rugas do colo.

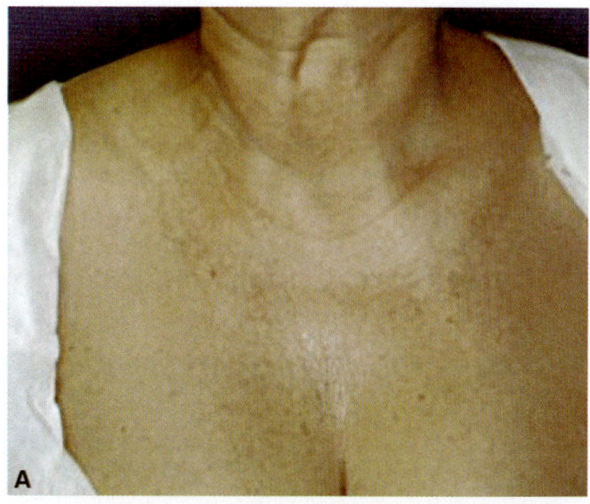

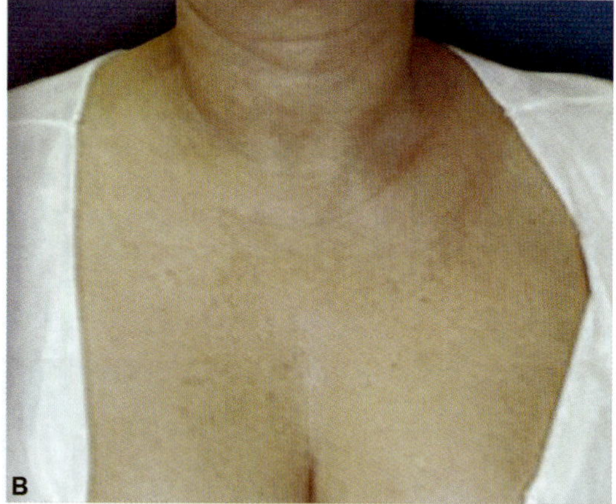

Figura 53.7 Paciente antes (**A**) e no 15º dia após a aplicação de toxina onabotulínica tipo A (Botox®) no colo (**B**).

botulínica do tipo A (Nabota®), diluída em 2,5 mℓ de solução salina estéril, para obter uma concentração de 4 U/0,1 mℓ. A dose total foi de 50 U em cada ombro, no total de 100 U por paciente. As áreas de tratamento foram demarcadas com intervalos de 1,5 a 2 cm ao longo da musculatura do ombro. Os pacientes observaram boa resposta com 1 mês da aplicação, obtendo os resultados desejados, como melhor definição do contorno dos ombros e afinamento do pescoço.

COMPLICAÇÕES

Segundo Benedetto[6], o efeito adverso mais comum é a não melhora das rugas, em razão de dosagem insuficiente de TBA. Os efeitos decorrentes da técnica são poucos nessas áreas e, quando acontecem, são eritema, pequenos hematomas ou dor no local da aplicação.

A dosagem acima do recomendado ou a aplicação em planos mais profundos pode levar a efeitos indesejáveis, como diminuição da força muscular do movimento de adução e rotação medial dos membros superiores - por exemplo, dificuldade no ato de abraçar e na inspiração profunda, no caso do colo, e o enfraquecimento do músculo que sustenta o pescoço, no caso do dorso.

CONSIDERAÇÕES FINAIS

O efeito da TBA no colo e no dorso aumenta a gama de aplicações desse recurso nos processos de rejuvenescimento. A sua aplicação tem se mostrado segura e bem tolerada, apresentando resultados notáveis quando usada a técnica correta.

A associação de outras técnicas de rejuvenescimento para melhora global dessas regiões, como o uso de preenchedores e outras tecnologias, é recomendada para alcançar melhores resultados.

REFERÊNCIAS BIBLIOGRÁFICAS

1. Wolf-Heidegger. Atlas de Anatomia. 6. ed. Rio de Janeiro: Guanabara Koogan; 2006.
2. Becker-Wegerich PM, Rauch L, Ruzicka T. Botulinum toxin A: Successful Décolleté Rejuvenation. Dermatol Surg. 2002;28:168-71.
3. Ascher B, Talarico S, Casuto D, Escobar S, et al. international consensus recommendations on the aesthetic sage of botulinum toxin type A (Speywood Unit) – part II: wrinkles on the middle and lower face, neck and chest. J Eur Acad Dermatol Venereol. 2010;24:1285-95.
4. Gassia V, Beylot C, Béchaux S, Michaud T. Botulinum toxin injection techniques in thelowr third and middle of the face, the neck and the décolleté: the "Nefertiti lift". Ann Dermatol Venereol. 2009;136(Suppl 4):S111-8.
5. Jeong SY, Park KY, Seok J, Ko EJ, Kim TY, Kim BJ. Botulinum toxin injection for contouring shoulder. J Eur Acad Dermatol Venereol. 2017;31:e1-e60.
6. Benedetto AV. Botulinum Toxins in Clinical Aesthetic Practice. 2. ed. Boca Raton, US: CRC Press, 2011.

BIBLIOGRAFIA

Ayres E, Sandoval MHL. Toxina Botulínica na Dermatologia: Guia prático de técnicas e produtos. Rio de Janeiro: Guanabara Koogan, 2016.

Beer KR. Handbook of Botulinum Toxins for Aesthetic Indications. London: JP Medical Ltd, 2016.

Brandt FS, Boker A. Botulinum Toxin for rejuvenation of the neck. Clin Dermatol. 2003;21(6):513-20.

Fabi SG, Burgess C, Carruthers A, Carruthers J, Day D, et al. Consensus Recommendations for Combined Aesthetic Interventions Using Botulinum Toxin, Fillers, and Microfocused Ultrasound in the Neck, Décolletage, Hands, and Other Areas of the Body. Dermatol Surg. 2016;42:1199-208.

Feily A, Fallahi H, Zandian D, Kalantar H. A succinct review o botulinum toxin in dermatology; update of cosmetic and noncosmetic use. J Cosmet Dermatol. 2011;10(1):58-67.

Hexsel D, Almeida AT. Uso Cosmético da Toxina Botulínica. Porto Alegre: AGE, 2002.

Hexsel C, Hexsel D, Porto MD, Schilling J, Siega C. Botulinum toxin type A for aging face and aesthetic uses. Dermatol Ther. 2011;24(1):54-61.

Kede MPV, Sabatovich O. Dermatologia Estética. 3. ed. São Paulo: Atheneu, 2015.

Mateus A, Palermo E. Cosmiatria e Laser: prática no consultório médico. São Paulo: AC Farmacêutica, 2012.

Peterson JD, Goldman MP. Rejuvenation of the Aging Chest: A Review and Our Experience. Dermatol Surg. 2011;37(5):555-71.

54

Peelings Químicos, IPCA® e RFPM®

Emerson Lima

INTRODUÇÃO

O colo é uma região particularmente afetada pelo fotoenvelhecimento e, muitas vezes, negligenciada com os cuidados de fotoproteção. Frequentemente, é observada dissonância entre a qualidade da pele da face tratada e envelhecimento importante do colo esquecido.

As rugas, que apresentavam um caráter dinâmico pela influência da elastose, com o passar do tempo tornam-se estáticas. Lesões pigmentadas e acrômicas aparecem, e o "v" do decote vai paulatinamente revelando os sinais do tempo. Como o colo é uma região que apresenta uma quantidade reduzida de glândulas sebáceas e, portanto, uma cicatrização particular quando comparada à face, torna-se mais sensível ao uso de ativos, e as intervenções devem ser criteriosamente avaliadas pelos riscos de complicações. A profundidade das rugas e um grau maior de elastose na pele do colo poderão exigir também tratamentos mais elaborados, porém, como se sabe, é necessário obedecer a critérios particulares. Muitas vezes, as linhas assumem um comportamento de cicatrizes, o que dificulta o tratamento. O uso de *lasers* tem oferecido bons resultados, bem como toxina botulínica, preenchedores e bioestimuladores, o que amplia cada vez mais o arsenal de possibilidades terapêuticas para colo e dorso. Neste capítulo será abordada a utilização de microagulhas e *peelings*.

PEELINGS

Além dos problemas de envelhecimento, o colo e o dorso também são sítios de cicatrizes inestéticas. Alargamento cirúrgico, cicatrizes elevadas, queloideanas, acrômicas, hiperpigmentadas e distróficas frequentemente são queixas de consulta ao dermatologista. Essas lesões, que comumente já são desafiadoras, passam a ter uma dificuldade maior de condução, quando localizadas no colo e no dorso. Os *peelings* são tratamentos clássicos que oferecem bons resultados com base na renovação da epiderme e no estímulo dérmico por um processo de desepitelização. Contudo, como a população, na sua grande maioria, é miscigenada, não se considera seguro utilizar *peelings* de efeitos profundos nessas regiões, dados os riscos de efeitos adversos quando a inflamação provocada por um cáustico é intensa. A preferência é utilizar *peelings* superficiais, como a solução de Jesnner e o ácido retinoico 3 a 5%. O ácido tricloroacético até 35% poderá ser uma opção quando se optar por um *peeling* médio, respeitando sempre a orientação de não ultrapassar um *frosting* rendilhado aberto, com um eritema de base. A experiência de 20 anos do autor com *peelings* no colo, uma região de alta temperatura, conduziu-o à elaboração do seguinte protocolo, associando o *peeling* médio localizado (fenol 88%) aos *peelings* superficiais de Jessner e retinoico:

1. Higienizar colo ou dorso com o lado macio da esponja sintética (Figura 54.1), autoclavada, da mesma forma que se faz com material cirúrgico, e clorexidina 2% degermante.
2. Executar o *peeling* de Jessner com auxílio de gazes semiúmidas, de 4 a 6 camadas.
3. Pontualmente, nas áreas de queratose actínica ou melanose solar, tocar bastão de algodão semiúmido para não escorrer, embebecido em solução de fenol 88%.
4. Na sequência, aplicar o *peeling* de ácido retinoico 3 a 5% em toda a área, deixando-o por 2 a 4 h. Poderá ser utilizada a apresentação tonalizada, com pincel também esterilizado (Figura 54.2).
5. A intervenção é bem tolerável, não há necessidade de anestesia tópica.
6. Recomenda-se, nos dias que se seguem, utilizar creme regenerador e fotoproteção.

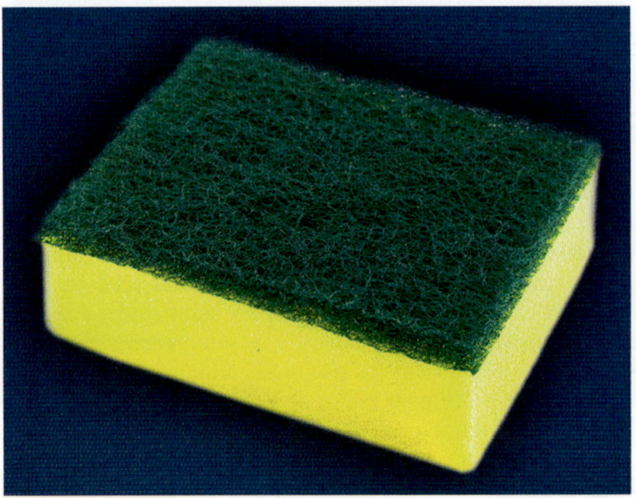

Figura 54.1 Esponja sintética usada para higienização pré-procedimento.

IPCA®

A indução percutânea de colágeno com agulhas (IPCA®) é uma intervenção passível de ser executada com segurança no colo e no dorso, mesmo quando há lesão profunda, buscando uma púrpura como *end point*. A Figura 54.3 exemplifica lesões candidatas a esse tipo de intervenção. A Figura 54.4 exibe o *end point* da proposta, uma cicatriz distrófica no ombro. A Figura 54.5 apresenta um paciente antes e após a IPCA® para tratar cicatriz queloideana.

Pacientes tratados para acne e rejuvenescimento com IPCA® apresentaram, além de melhora na textura e na qualidade, clareamento da pele. A perceptível redução do pigmento permitiu que se propusesse a mesma técnica para condução do melasma e, posteriormente, observou-se a melhoria da poiquilodermia associada. Trata-se de uma técnica que não desepiteliza, preserva a epiderme e é capaz de substituir o colágeno danificado por outro mais próximo do fisiológico, por isso, passou a ser primeira escolha no tratamento do melasma recalcitrante. Todos os casos são responsivos, embora alguns respondam mais, outros menos; também não existe piora quando a técnica é executada seguindo a metodologia e todos os critérios. A Figura 54.6 apresenta pacientes tratados por essa técnica.

O risco de hiperpigmentação pós-inflamatória, fenômeno raro, pode acontecer caso o paciente não siga todas as orientações ou se o operador não executou precisamente a técnica, mas é sempre transitório. A primeira publicação mundial que propôs a IPCA® para tratamento do melasma[1] avaliou 22 pacientes com melasma recalcitrante na face. Estabeleceu-se, como protocolo de tratamento, o uso isolado da IPCA®, sem a utilização de qualquer ativo tópico. O procedimento foi realizado sob anestesia tópica com creme de lidocaína lipossomada 4% aplicado 30 min antes da intervenção. Utilizou-se um instrumento com agulhas de 1,5 mm de comprimento (Dr.Roller®). Procedeu-se com movimentos de vaivém, desenhando faixas que se sobrepuseram, resultando em um eritema difuso e sangramento pontuado discreto. Após 24 h e nos

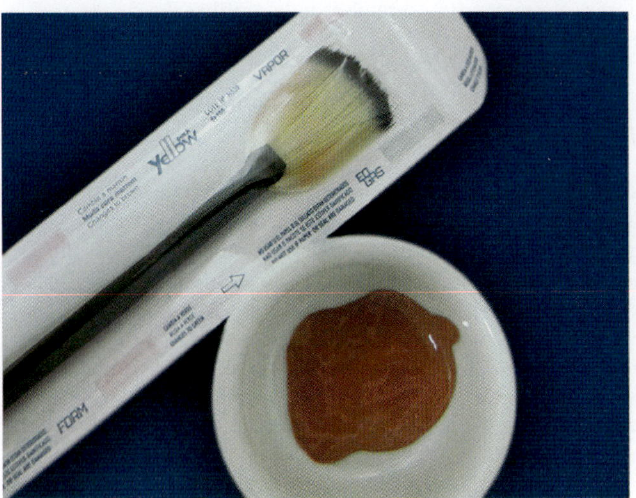

Figura 54.2 Pincel autoclavado e ácido retinoico usado para *peeling*.

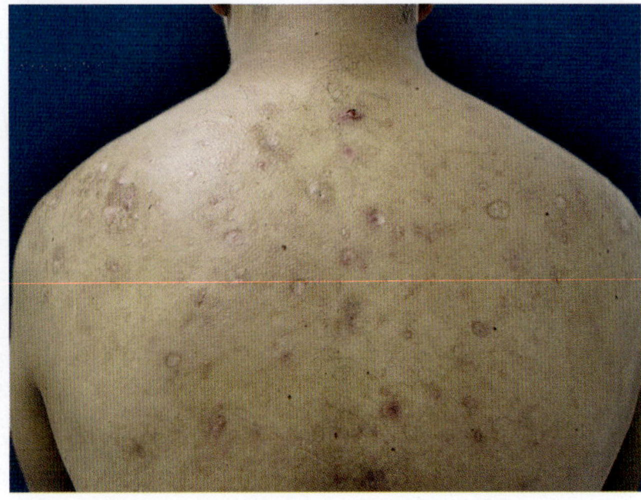

Figura 54.3 Paciente com cicatrizes em dorso.

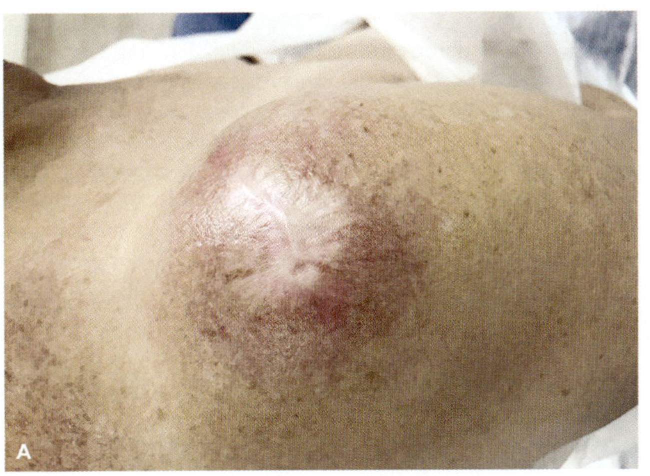

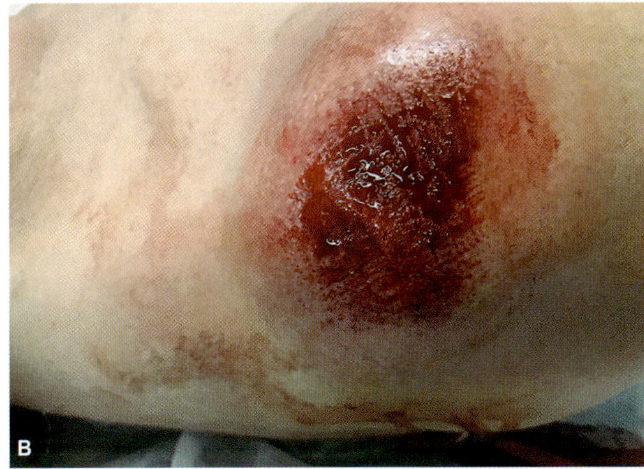

Figura 54.4 Pré-operatório (**A**) e pós-imediato (**B**) de IPCA®.

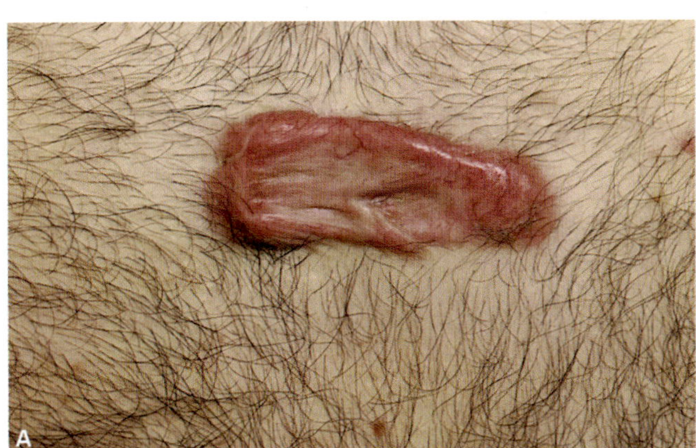

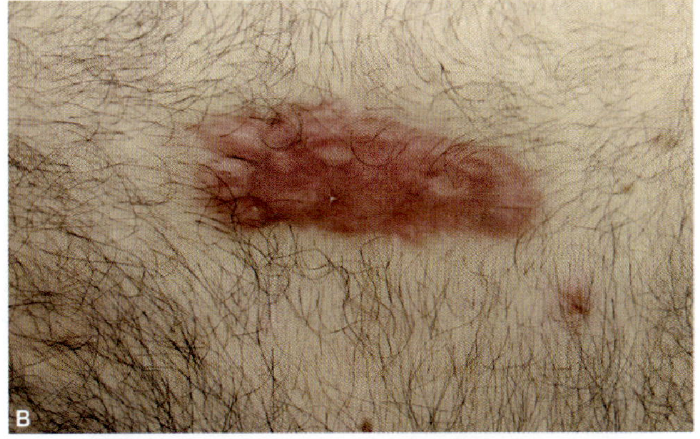

Figura 54.5 Paciente antes (**A**) e após tratamento para cicatriz queloideana com sessão única de IPCA® (**B**).

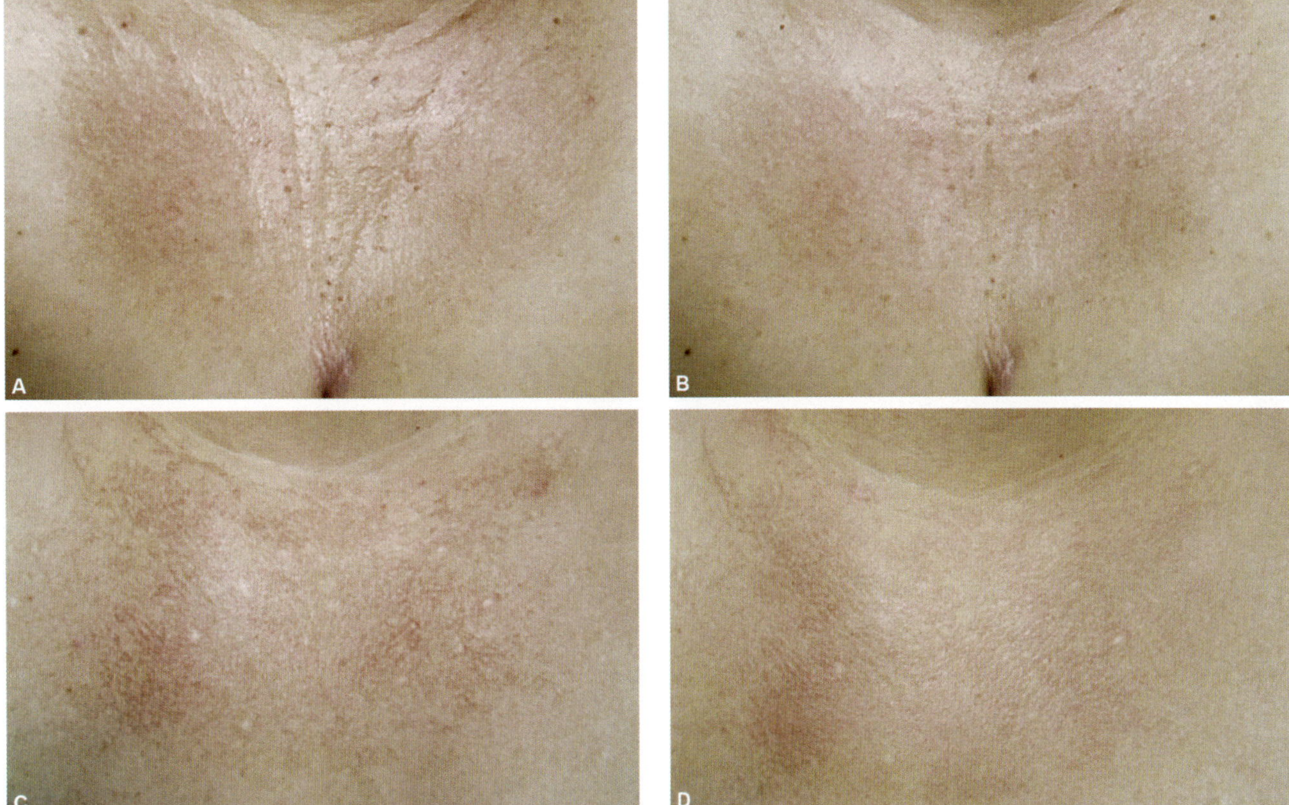

Figura 54.6 Pacientes antes (**A**, **C**) e após tratamento com IPCA® (**B**, **D**).

dias que se seguiram, os pacientes foram orientados quanto à utilização noturna de fórmula despigmentante industrializada (ácido retinoico 0,05% + hidroquinona 4% + fluocinolona acetonida 1%) e filtro solar tonalizado industrializado com FPS 60. A mesma intervenção foi realizada 30 dias após o primeiro tratamento. A totalidade dos pacientes relatou satisfação com os resultados. O grau de desconforto durante o tratamento foi considerado bem tolerável por 16 (70%) pacientes; e 6 (30%) informaram não ter sentido dor. Todos os 22 pacientes tratados nesse estudo foram responsivos à técnica utilizada e relataram retorno às atividades imediatamente após o procedimento. Diante disso, estabeleceu-se uma metodologia para intervenção do melasma denominada Protocolo Lima. Da mesma forma, essa metodologia foi aplicada para o tratamento do colo e do dorso. Os pacientes apresentados na Figura 54.6 foram tratados pelo Protocolo Lima. Na Figura 54.7, é possível observar um paciente imediatamente após a intervenção.

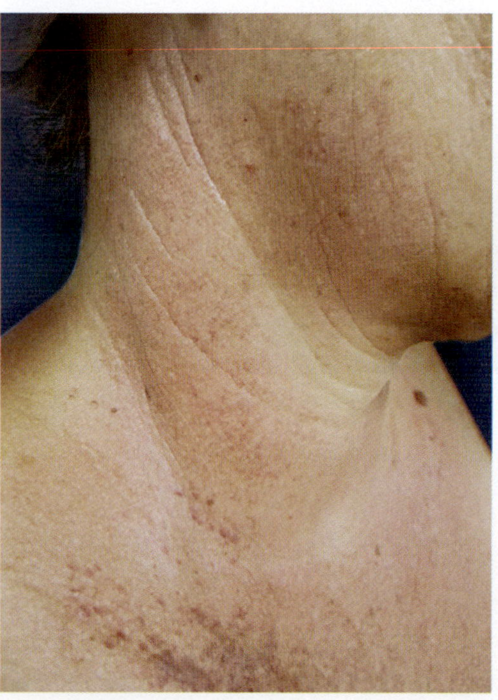

Figura 54.7 Paciente tratado pelo Protocolo Lima imediatamente após IPCA®.

A fisiogênese do processo permanece não esclarecida, porém a técnica demonstra resultados satisfatórios e reproduzíveis, desde que executada com precisão. O Protocolo Lima também tem sido utilizado na condução de casos de hiperpigmentação pós-inflamatória pós-*peelings*, *lasers* e outras lesões. Outra proposta de tratamento é a associação de luz intensa pulsada (LIP) à IPCA® para terapêutica da lesão moderada. Para a execução desse protocolo, uma sequência metodológica é pontuada a seguir:

1. Anestesia tópica com lidocaína lipossomada 4% massageada sobre a pele não higienizada 1 h antes da intervenção, em uma quantidade de até 30 g.
2. Higienização do colo ou do dorso com clorexidina 2% degermante após 1 h.
3. Proceder com a LIP, utilizando os parâmetros recomendados pelo fabricante da máquina, com base em sua experiência em tratamento do colo. A Figura 54.8 apresenta uma paciente imediatamente após o tratamento com LIP.
4. Logo em seguida, realizar IPCA® para lesão moderada (Figura 54.9).
5. Aplicação de ácido retinoico a 3 ou 5% poderá ser adicionada ao protocolo, buscando maior uniformização da técnica. A Figura 54.10 apresenta uma paciente antes e 30 dias após o tratamento.
6. Mais uma opção, quando não se dispõe de LIP ou se está diante de um intenso fotodano, é utilizar o fenol 88%, conforme orientado no protocolo anterior, de forma pontuada, seguido pela IPCA® (Figura 54.11).

O resultado de clareamento e a melhoria da qualidade da pele é percebido já na primeira intervenção, como se observa na Figura 54.12. Mesmo que a lesão moderada seja utilizada isoladamente, os resultados são perceptíveis e seguros, podendo a técnica ser utilizada em qualquer tipo de pele. É importante que a metodologia seja seguida criteriosamente, e o *end point* sugerido, respeitado. A Figura 54.13 apresenta mais um exemplo de paciente logo após a intervenção em lesão moderada pelo Protocolo Lima. As Figuras 54.14 e 54.15 mostram os benefícios da técnica em pacientes. Recomenda-se intervalo de 30 dias entre uma sessão e outra, e, durante esse intervalo, estimular o uso de filtro solar e cremes clareadores. Não há necessidade de curativo no pós-intervenção. A região poderá ser higienizada pelo paciente após a IPCA® depois de 2 a 4 h, em domicílio, seguida pela utilização de um creme regenerador.

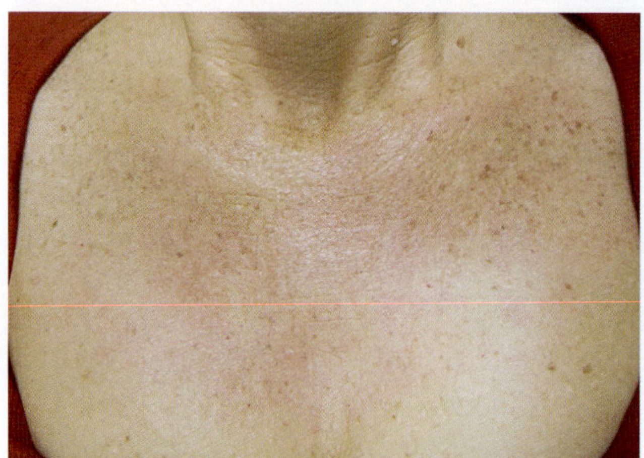

Figura 54.8 Aparência do colo da paciente logo após a aplicação de LIP.

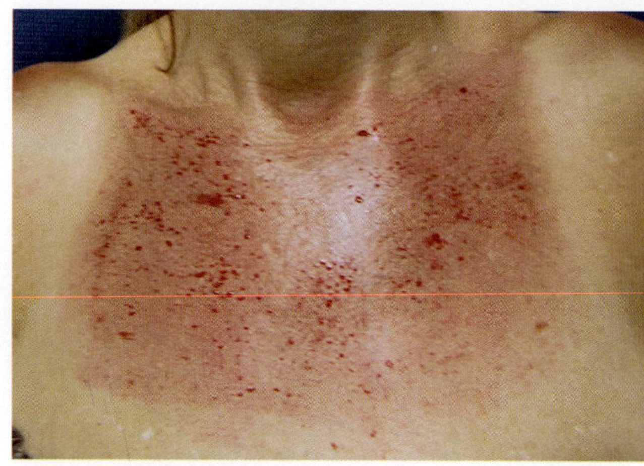

Figura 54.9 Aparência do colo da paciente, já submetida à LIP, logo após IPCA®.

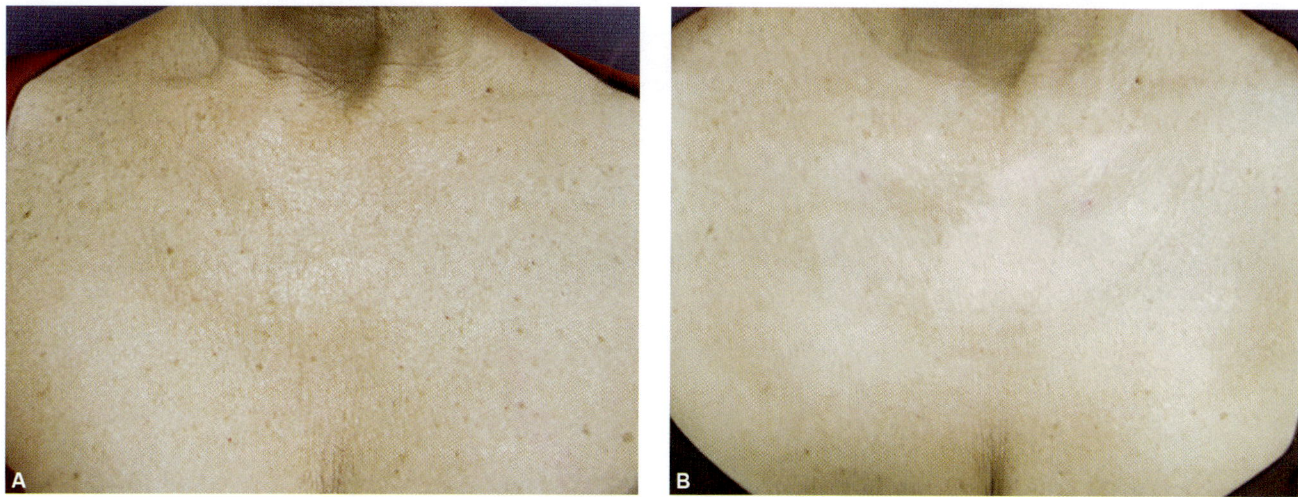

Figura 54.10 Paciente antes (**A**) e 30 dias após LIP associada à IPCA® (**B**).

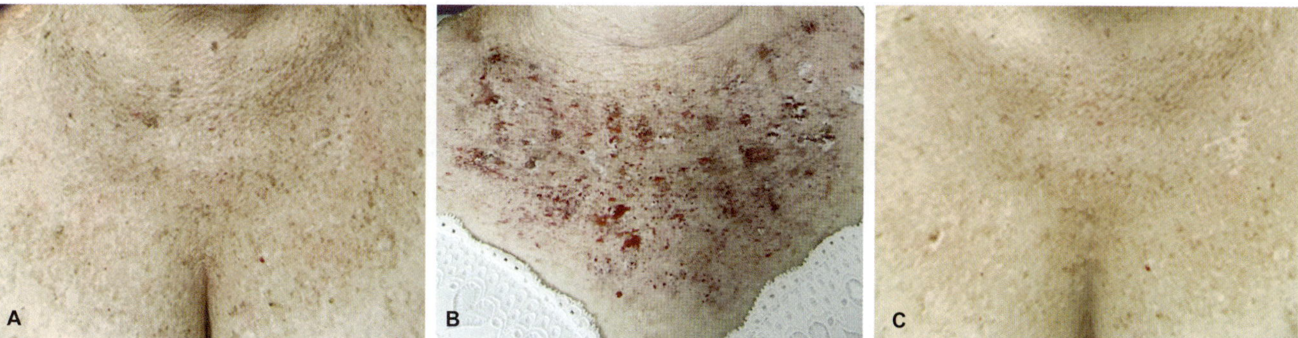

Figura 54.11 Paciente antes (**A**), imediatamente após fenol 88% pontuado e IPCA® (**B**) e 30 dias após associação de fenol 88%, IPCA® e *peeling* de ácido retinoico 5% (**C**).

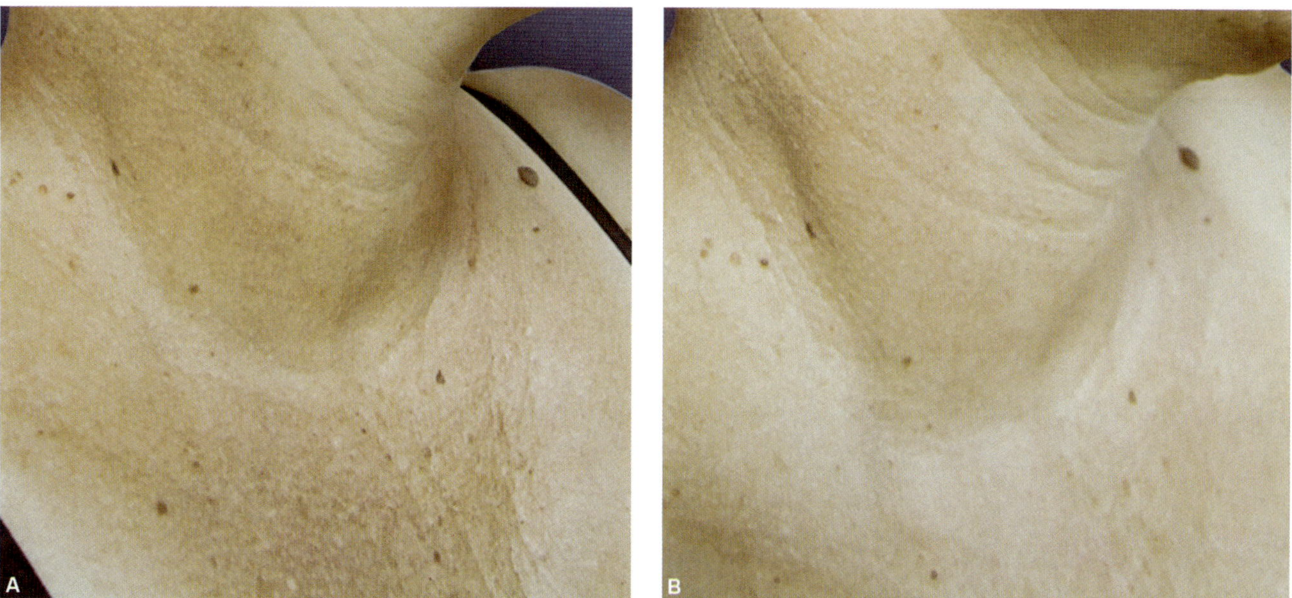

Figura 54.12 Colo e pescoço de paciente antes (**A**) e após tratamento com IPCA® (**B**).

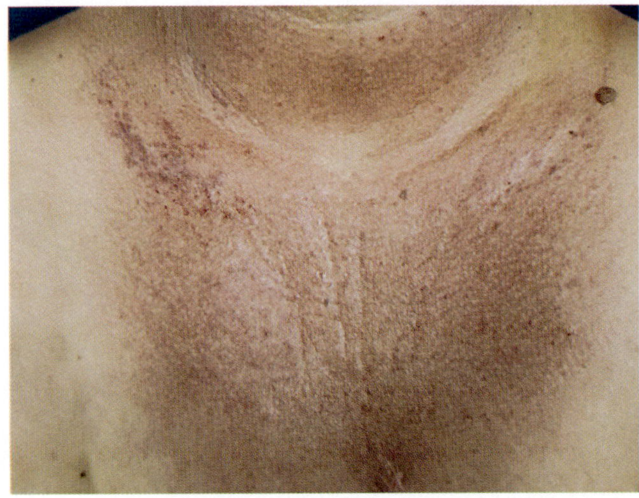

Figura 54.13 Colo de paciente logo após tratamento de lesão moderada com Protocolo Lima.

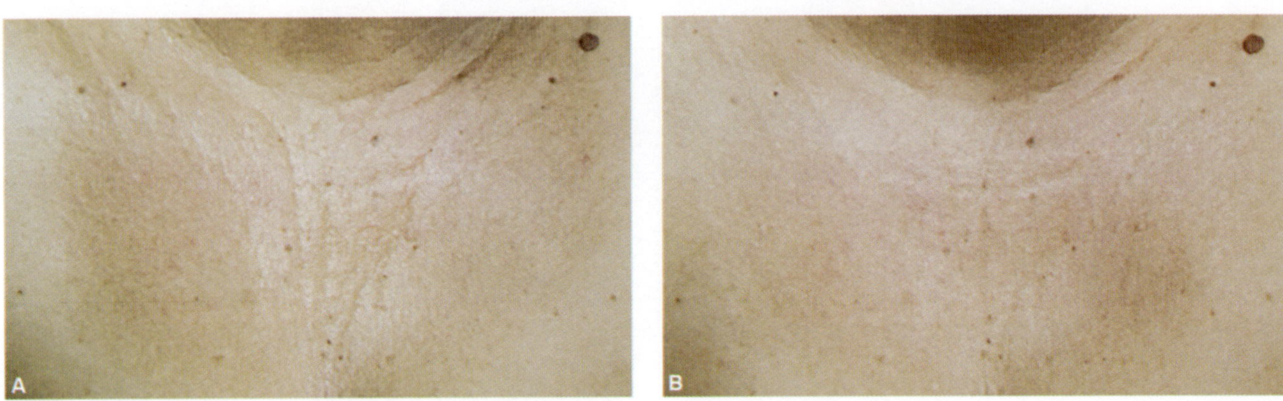

Figura 54.14 Colo de paciente antes (**A**) e após tratamento com IPCA® (**B**).

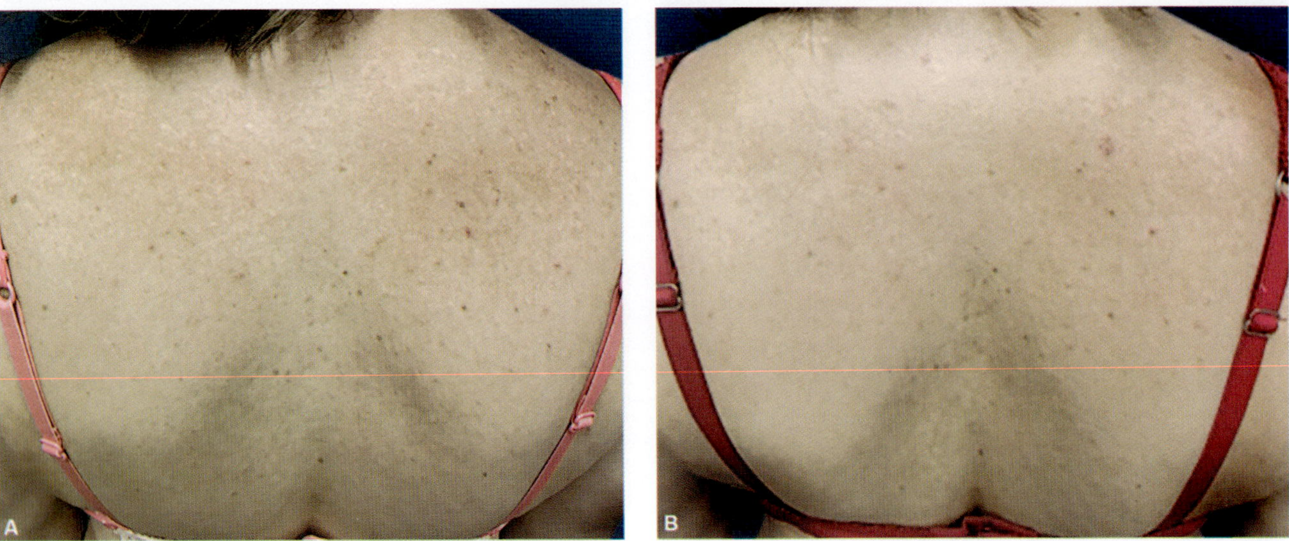

Figura 54.15 Dorso de paciente antes (**A**) e após (**B**) tratamento com IPCA®.

ASSOCIAÇÃO DE MICROAGULHAS À RADIOFREQUÊNCIA

Como relatado, as microagulhas isoladamente propiciam melhoria cosmética da pele. A adição de radiofrequência, seja RFPM® ou radiofrequência microagulhada, poderá oferecer à IPCA® uma resposta terapêutica superior. A energia fracionada pulsada de alta frequência disparada sobre a pele resulta em regeneração dérmica na interface papilar-reticular por meio da estimulação de fibroblastos, com consequente síntese de fibras colágenas e elásticas.

Partindo-se desse pressuposto, se está diante de uma intervenção que objetiva regenerar a pele traumatizada, substituindo a derme e a epiderme danificadas por um novo tecido. Essas agulhas, de 2 mm de comprimento e largura de 100 μ, ultrapassam a epiderme e atuam na derme, contraindo o tecido e desencadeando uma cascata inflamatória que resulta em melhoria cosmética da flacidez. A hiperpigmetação pós-inflamatória acontece quase sempre quando se tem agulha e calor, mas é transitória (Figura 54.16). A associação de RFPM® à IPCA® (lesão moderada) no mesmo tempo cirúrgico permite uniformização mais rápida do tom.

A utilização de fórmulas clareadoras 30 dias antes da intervenção e reintroduzidas logo no 7º ao 10º dia de pós-operatório, seguindo a reepitelização e a tolerância do paciente, é recomendada. São imprescindíveis as orientações de afastamento de exposição direta ao sol por, pelo menos, 45 dias.

Uso de filtro solar de amplo espectro é mandatório e pode ser introduzido após a reepitelização. Não são recomendados antibiótico ou corticoterapia tópica ou sistêmica. O pós-operatório não é doloroso, mas, caso haja queixa, sugerem-se analgésicos, como dipirona 1 g a cada 6 h. Esses mesmos preceitos são aplicados para a radiofrequência microagulhada. Em geral, essa última oferece um pós-operatório mais tranquilo e menor risco de hiperpigmentação pós-inflamatória, porém, algumas vezes, haverá necessidade de maior número de sessões.

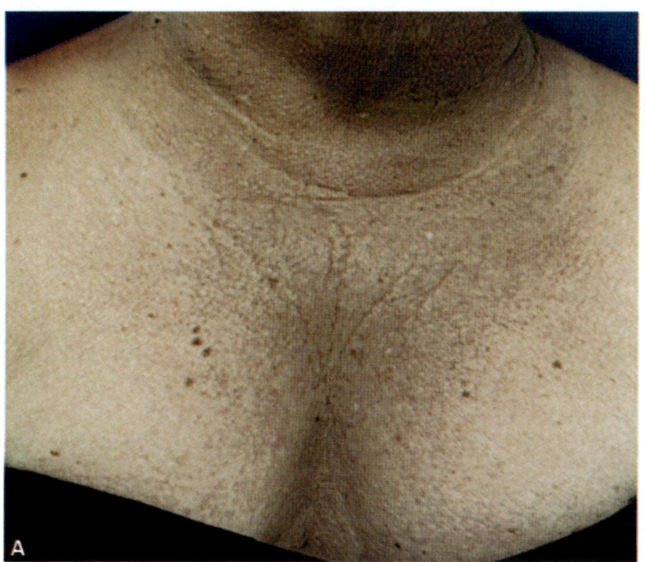

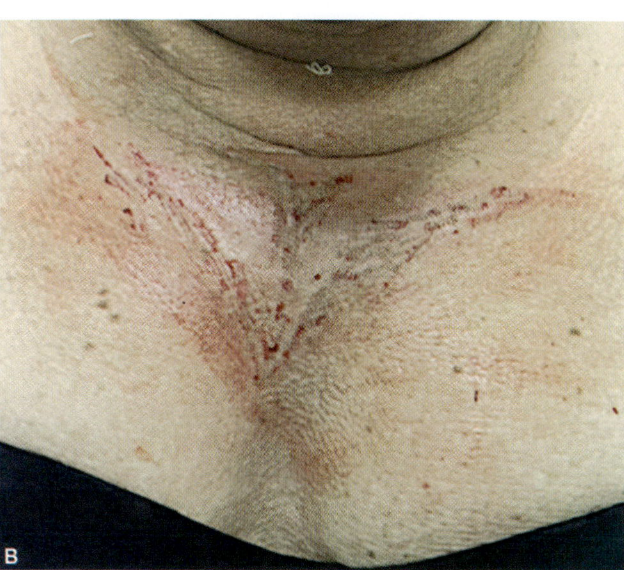

Figura 54.16 A. Paciente com rugas fundas. **B.** Pós-operatório imediato da abordagem com RFPM® executada no fundo dessas lesões.

BIBLIOGRAFIA

Bal SM, Caussin J, Pavel S, Bouwstra JA. *In vivo* assessment of safety of microneedle arrays in human skin. Eur J Pharm Sci. 2008;35:193-202.

Fernandes D. Minimally invasive percutaneous collagen induction. Oral Maxillofac Surg Clin North Am. 2005;17:51-63.

Friedman PM, Fogelman JP, Nouri K, Levine VJ, Ashinoff R. Comparative study of the efficacy of four topical anesthetics. Dermatol Surg. 1999;25:950-4.

Goldman RD. ELA-max: a new topical lidocaine formulation. The Annals of Pharmacotherapy. 2004 May;38(5):892-4.

Lima E, Lima M, Takano D. Microneedling experimental study and classification of the resulting injury. Surg Cosmet Dermatol. 2013;5:110-4.

Lima EA. Dermal tunneling: a proposed treatment for depressed scars. An Bras Dermatol. 2016;91(5):697-9.

Lima EA. Radiofrequência pulsada com multiagulhas (RFPM®) no tratamento de estrias atróficas. Surg Cosmet Dermatol. 2016;8(3):242-5.

Lv YG, Liu J, Gao YH, Xu B. Modeling of transdermal drug delivery with a microneedle array. J Micromech Microeng. 2006;16:151-4.

Oni G, Brown SA, Kenkel JM. Can fractional lasers enhance transdermal absorption of topical lidocaine in an *in vivo* animal model? Lasers in Surgery and Medicine. 2012;44:168-74.

Vandervoort J, Ludwig A. Microneedles for transdermal drug delivery: mini review. Front Biosci. 2008;13:1711-5.

55

Laser e Outras Tecnologias

Abdo Salomão Júnior, Luis Henrique Barbizan de Moura, Renato Luiz Baldissera

INTRODUÇÃO

O fotoenvelhecimento da região do colo resulta da combinação dos danos da radiação ultravioleta e do processo intrínseco do envelhecimento. Nesse cenário, a pele é caracterizada por flacidez associada a rítides, hiperpigmentação, eritema, atrofia e telangiectasias.

Com o avanço das tecnologias disponíveis, os indivíduos realizam cada vez mais tratamentos faciais, o que leva a uma transição abrupta entre a região do rosto e a do pescoço e do colo. Hoje as mulheres frequentemente utilizam roupas que deixam essas áreas expostas, e muitas consideram essa transição constrangedora. Como consequência, a procura por tratamentos cosméticos para o colo vem aumentando nos últimos anos, visando a melhorar o aspecto da pele e proporcionar uma transição menos perceptível.

Existem inúmeras possibilidades de tratamento para a região do colo, contudo, este capítulo tem como foco as seguintes tecnologias: luz intensa pulsada (LIP), *lasers* fracionados não ablativos, *lasers* fracionados ablativos, *lasers* Q-switched, ultrassom microfocado e radiofrequência microagulhada (RFM), além de suas possíveis associações.

TECNOLOGIAS

A pele da região do colo é mais delgada e apresenta menor número de unidades pilossebáceas quando comparada à região facial. Assim, o tempo de recuperação após as sessões é mais longo e o risco de formar cicatriz é maior. No colo, é recomendado sempre usar parâmetros reduzidos (densidade, fluência, número de disparos) em relação aos parâmetros faciais. As particularidades dessa região tornam os tratamentos desafiantes e promissores.

Luz intensa pulsada

A LIP vem sendo usada há décadas no tratamento para rejuvenescimento do colo. É considerada uma fonte luminosa não coerente que emite ondas de comprimentos situados entre 500 e 1.200 nm. Utiliza filtros especiais holográficos, capazes de remover comprimentos de onda de uma determinada faixa (Figura 55.1). Talvez a maior vantagem da LIP seja a possibilidade de tratar inúmeros alvos (ou "cromóforos") simultaneamente.

Com essa tecnologia, é possível tratar as teleangiectasias, a atrofia e as lesões pigmentadas, como os lentigos solares e outras hipercromias. Melhora também as rítides e a atrofia cutânea, já que induz produção de colágeno. Indivíduos que apresentam os fotótipos I a III podem ser tratados seguramente com a LIP com filtro 510 nm, desde que não estejam bronzeados no ato da aplicação. Pacientes de fotótipos altos devem ser tratados com filtros de cortes maiores (560, 590 e 650 nm), a fim de reduzir o risco de discromias. O tratamento da poiquilodermia de Civatte com LIP é considerado seguro e eficaz, tendo demonstrado melhora tanto das lesões pigmentadas quanto das vasculares. As sessões de LIP podem também ser associadas às dos *lasers* Q-Switched ou de pulso longo para melhorar lesões pigmentadas.

Laser Nd:YAG Q-switched

O *laser* Nd:YAG 1.064 nm Q-switched entrega altas fluências com durações de pulso muito curtas (na faixa dos nanossegundos; Figura 55.2). O tempo de relaxamento térmico (TRT) dos melanossomos (tamanho de 0,5 μm) é de 0,25 μs. A epiderme e a junção dermoepidérmica (JDE) têm um TRT maior decorrente da maior espessura dessas estruturas. Dessa maneira, o *laser* Nd:YAG 1.064 nm Q-switched consegue, de certa forma, restringir as altas temperaturas apenas nos melanossomas, causando menor dano às estruturas circunjacentes, como a epiderme e a JDE.

Lesões pigmentadas, como os lentigos solares, lentigos simples e efélides, são comuns na região do colo fotoenvelhecido e também podem ser tratadas por essa tecnologia. A fluência adequada deve almejar um *end point* que resulte em "esbranquiçamento" das lesões tratadas. A maioria das lesões pigmentadas pode ser removida com apenas uma ou duas sessões de tratamento. Eventos adversos e complicações incluem dor, formação de crostas, sangramento, discromias e cicatrizes. A incidência de hipocromias e hipercromias pós-inflamatórias é maior nos fotótipos mais altos. Por isso, diante de tons mais escuros de pele é recomendado iniciar com fluências mais baixas.

Lasers fracionados não ablativos

Os *lasers* não ablativos fracionados melhoram a textura e as rítides da pele tratada. Esses dispositivos entregam energia à derme e causam colunas de coagulação e o subsequente

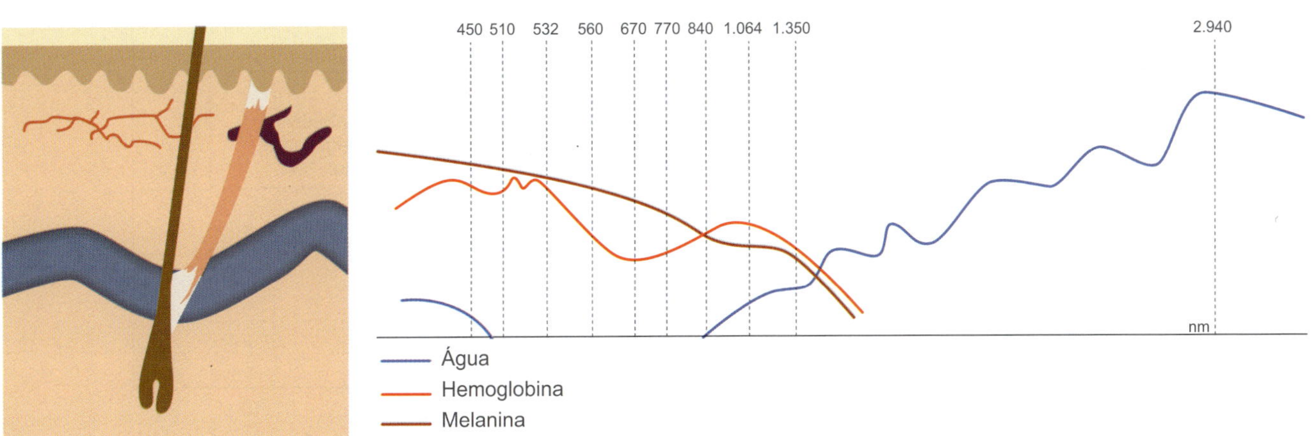

Figura 55.1 Absorção de luz pelos cromóforos da pele.

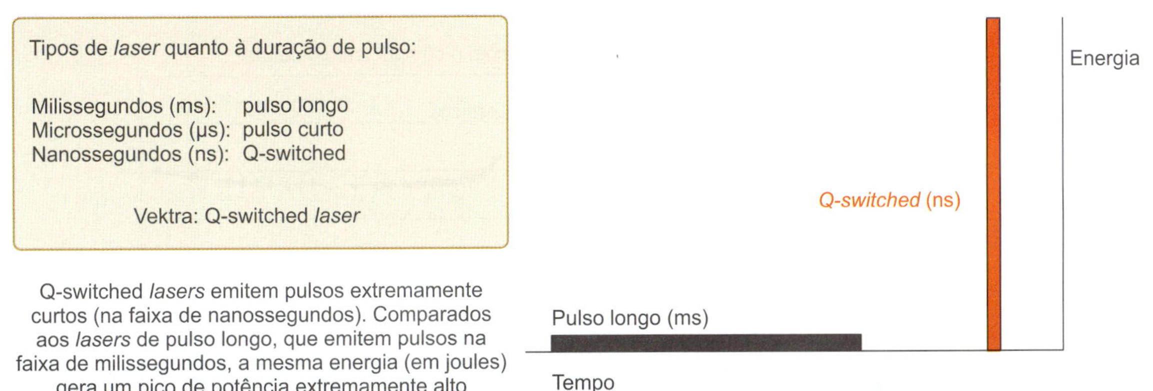

	Energia (J)	Duração do pulso (s)	Energia (w)	*Spot size* (mm)	W/cm²	
Pulso longo	60	0,04	1.500	12	1.327	$1,3 \times 10^{-3}$
Q-switched	1	0,000000006	166.666.667	3	2.359.046.945	$2,3 \times 10^{-9}$

Figura 55.2 Tipos de *laser* quanto à duração do pulso.

Parte 6

remodelamento do colágeno (Figura 55.3). Quando comparados aos *lasers* ablativos, os sistemas não ablativos proporcionam um menor período de recuperação e exibem maior perfil de segurança decorrente do menor risco de efeitos adversos como cicatrizes, discromias e infecções. Existem diversos aparelhos que entregam essa forma de energia, e os comprimentos de onda mais utilizados são: 1.350, 1.410, 1.440, 1.540, 1.550 e 1.927 nm.

Um estudo prospectivo avaliou o *laser* de Er:Glass 1.540 nm para o rejuvenescimento da região cervical em 18 pacientes do sexo feminino. Foram realizadas, no total, seis sessões com intervalo mensal entre elas. O tratamento mostrou-se eficaz e seguro para a terapêutica das discromias e das rítides. O *laser* de túlio utiliza o comprimento de onda de 1.927 nm, que apresenta um maior coeficiente de absorção pela água (Figura 55.4) que os outros citados anteriormente. Dessa maneira, atua de modo mais superficial, tornando-se particularmente útil no tratamento das lesões epidérmicas.

Lasers fracionados ablativos

Os *lasers* ablativos fracionados, como o Erbium:YAG 2.940 nm e o de CO_2 10.600 nm, criam áreas de tecido vaporizado por meio da fototermólise fracionada (Figura 55.5). Histologicamente, essa área de vaporização apresenta um formato de cone, com necrose de coagulação ao redor (Figuras 55.6 e 55.7).

A cicatrização se dá a partir do tecido adjacente não tratado. Os *lasers* ablativos fracionados mostraram-se seguros no tratamento do colo e do pescoço. Para evitar cicatrizes,

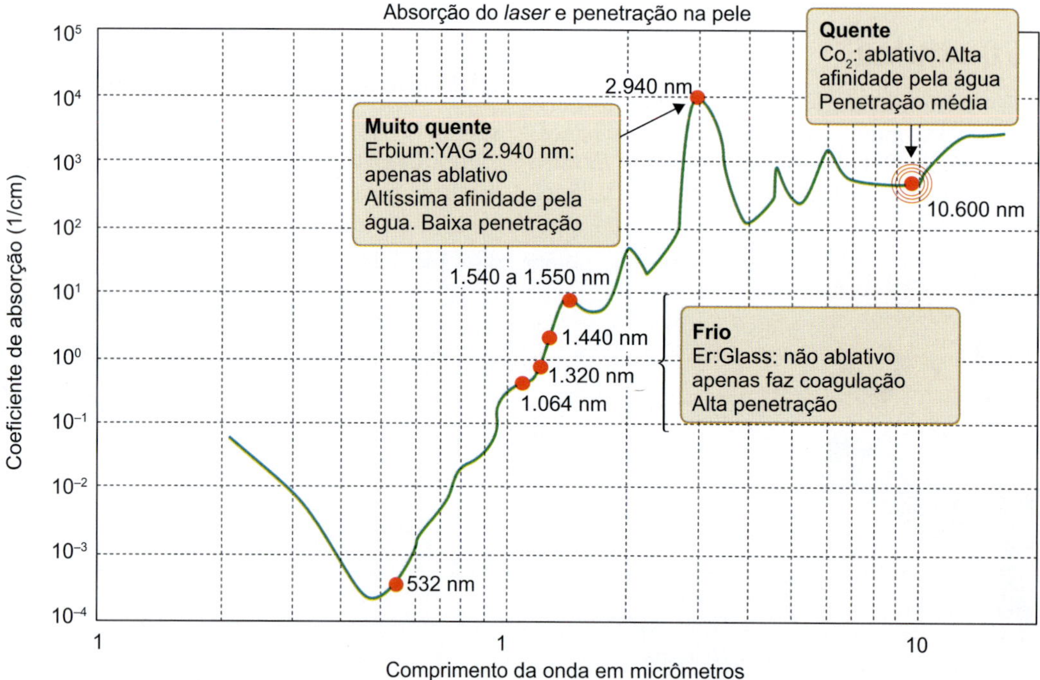

Figura 55.3 Absorção do *laser* e penetração na pele.

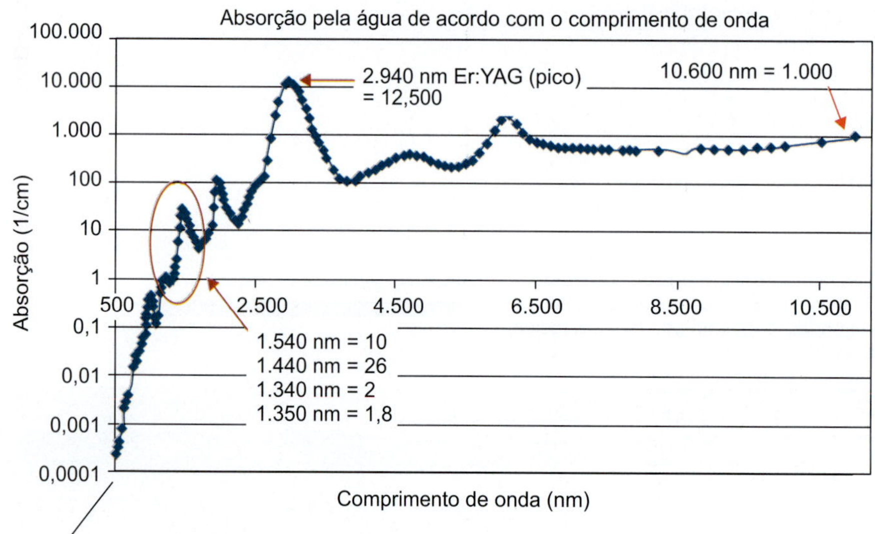

Figura 55.4 Absorção pela água de acordo com o comprimento de onda.

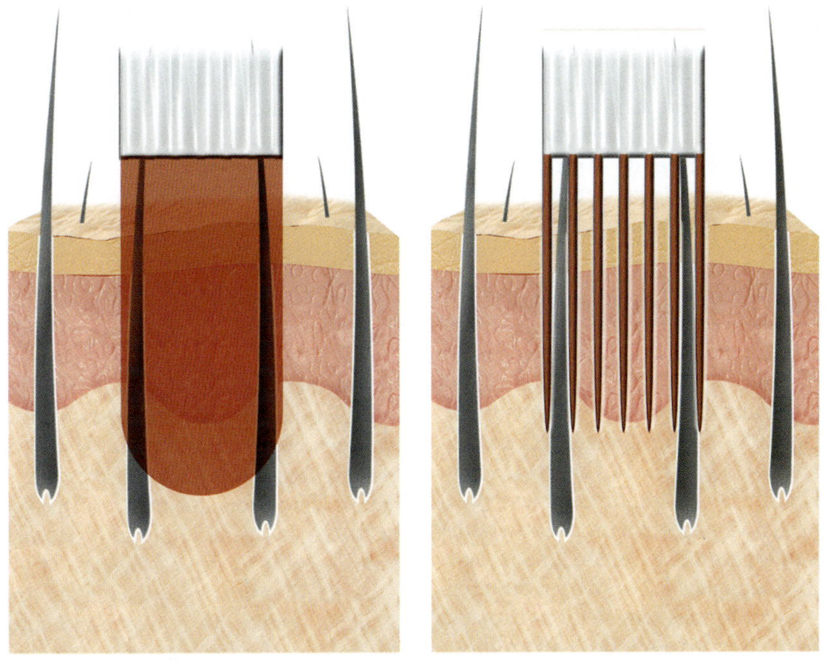

Figura 55.5 Diferenças entre *lasers* fracionado e não fracionado. Adaptada de Lima, 2016.

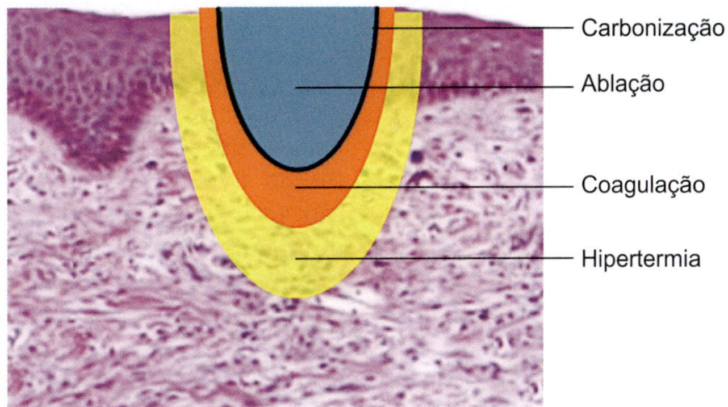

Figura 55.6 Área de tecido vaporizado por meio da fototermólise fracionada.

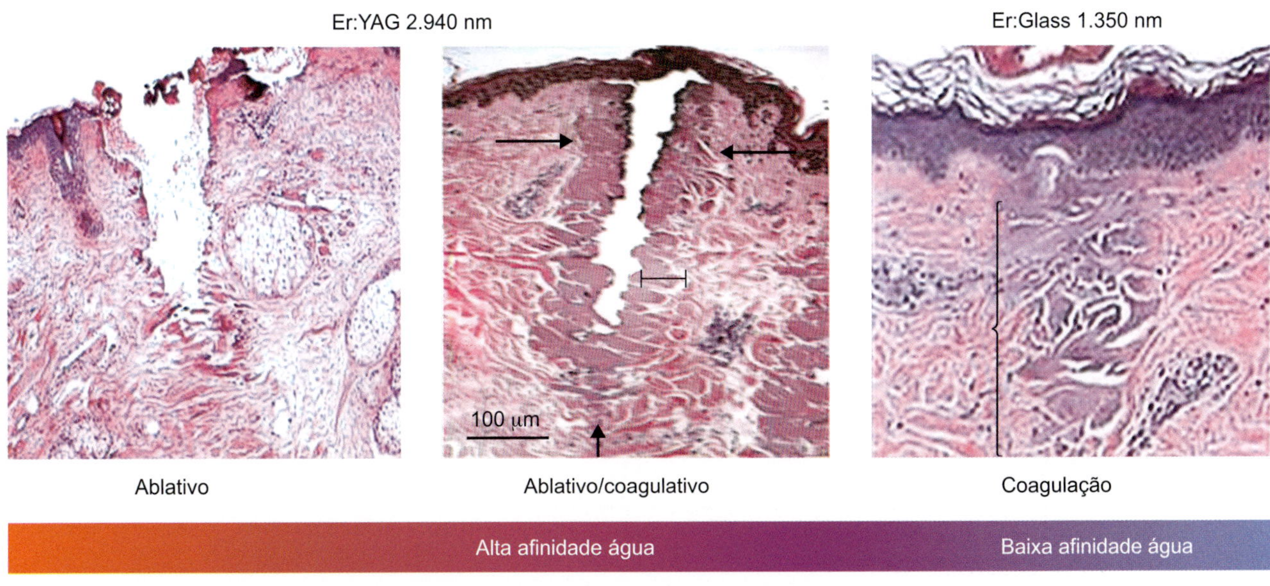

Figura 55.7 Diferença no padrão histológico dos tratamentos ablativo, ablativo-coagulativo e não ablativo.

discromias e outros eventos adversos, a densidade e a energia devem ser menores do que os parâmetros utilizados para tratamentos faciais. Um anestésico tópico pode ser aplicado cerca de 45 min antes das sessões com o intuito de reduzir o desconforto durante o procedimento. É importante remover totalmente o anestésico da pele antes de começar o tratamento. Após as sessões, são recomendadas compressas com solução fisiológica 0,9% e cicatrizantes tópicos.

Ultrassom microfocado

Os dispositivos de ultrassom microfocado (USMF) entregam energia na forma de ondas acústicas. Quando essa energia é microfocada e atinge um tecido vivo, ocorre uma vibração molecular que resulta na geração de calor, e isso cria as chamadas zonas de lesão térmica (Figura 55.8). Com o USMF é possível criar essas lesões térmicas em profundidades predeterminadas. Quando o colágeno é exposto a uma temperatura superior a 60°C, ele sofre a desnaturação e então a neocolagênese é estimulada. Uma das vantagens do USMF é a possibilidade de tratar camadas mais profundas sem afetar as camadas superficiais. O procedimento é seguro em todos os fotótipos e o período de recuperação (*downtime*) é mínimo.

A profundidade atingida pelas ondas ultrassônicas apresenta relação inversa com a frequência utilizada dos transdutores. Logo, maiores frequências atingem tecidos mais superficiais, enquanto frequências menores atingem camadas mais profundas (Figura 55.9). Os transdutores mais utilizados são os de 4, 7 e 10 MHz, que atingem profundidades de 5, 3 e 1,5 mm, respectivamente.

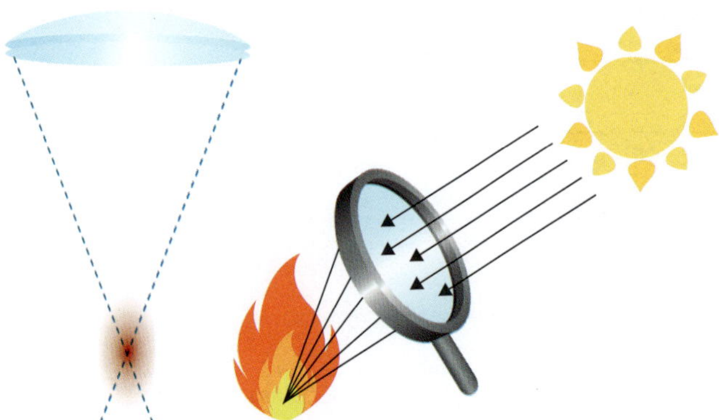

Figura 55.8 Energia concentrada no ponto de ação para coagulação do tecido-alvo.

Estudo que avaliou o uso do USMF no rejuvenescimento do colo incluiu 125 pacientes do sexo feminino e um total de 280 linhas de tratamento foram efetuadas em uma única sessão, utilizando os transdutores de 4, 7 e 10 MHz. A avaliação foi feita após 180 dias por investigadores cegos, e 66,4% demonstraram melhora das linhas e da flacidez do colo.

Radiofrequência microagulhada

Recentemente, outra tecnologia vem sendo utilizada nos tratamentos que visam ao rejuvenescimento cutâneo: a RFM. Com essa tecnologia é possível causar as zonas de lesão térmica de maneira fracionada na derme papilar e reticular sem, no entanto, causar dano e/ou queimaduras na superfície cutânea (Figura 55.10). Após a geração dessas zonas de lesão térmica, ocorrem a neocolagênese e a neoelastogênese (Figuras 55.11 e 55.12).

A RFM pode ser utilizada no tratamento das cicatrizes de acne, estrias, no rejuvenescimento facial e, mais recentemente, vem fazendo parte dos tratamentos corporais, inclusive a região do colo. Mais uma vez, nas regiões extrafaciais são recomendados parâmetros mais brandos para minimizar o risco de complicações.

ASSOCIAÇÃO DE TECNOLOGIAS

Com frequência, os pacientes apresentarão múltiplos elementos do fotoenvelhecimento, como eritema, hiperpigmentação, telangiectasias, rítides e atrofia cutânea. O dinamismo do mundo atual faz com que a grande maioria desses pacientes procure por um tratamento com curto *downtime* e menor número de sessões. A experiência dos autores deste capítulo é com as seguintes tecnologias contidas na plataforma Solon (LMG *lasers*): LIP, *laser* fracionado ablativo (Er:YAG 2.940 nm), *laser* fracionado não ablativo (Er:Glass 1.350 nm), Nd:YAG 1.064 nm Q-switched, RFM eletroderme e USMF Megafocus.

Na prática diária, prefere-se combinar as tecnologias para proporcionar melhor resultado no rejuvenescimento do colo. A LIP melhora o eritema, as telangiectasias e as hipercromias, enquanto o USMF melhora as rítides e a flacidez por meio do estímulo à neocolagênese. Essa combinação consegue atingir

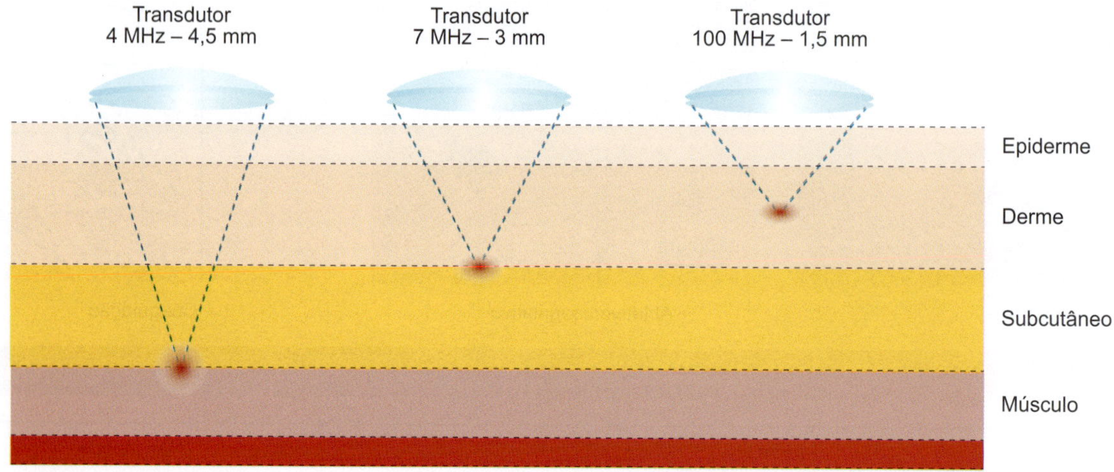

Figura 55.9 Profundidade atingida pelas ondas ultrassônicas e relação com as camadas da pele.

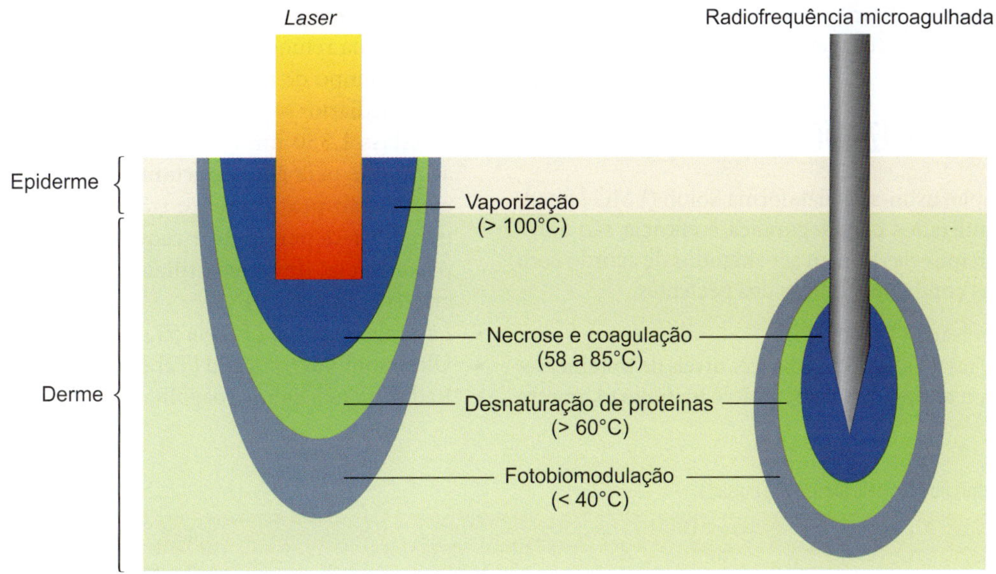

Figura 55.10 Diferenças entres as ações do *laser* e da radiofrequência microagulhada.

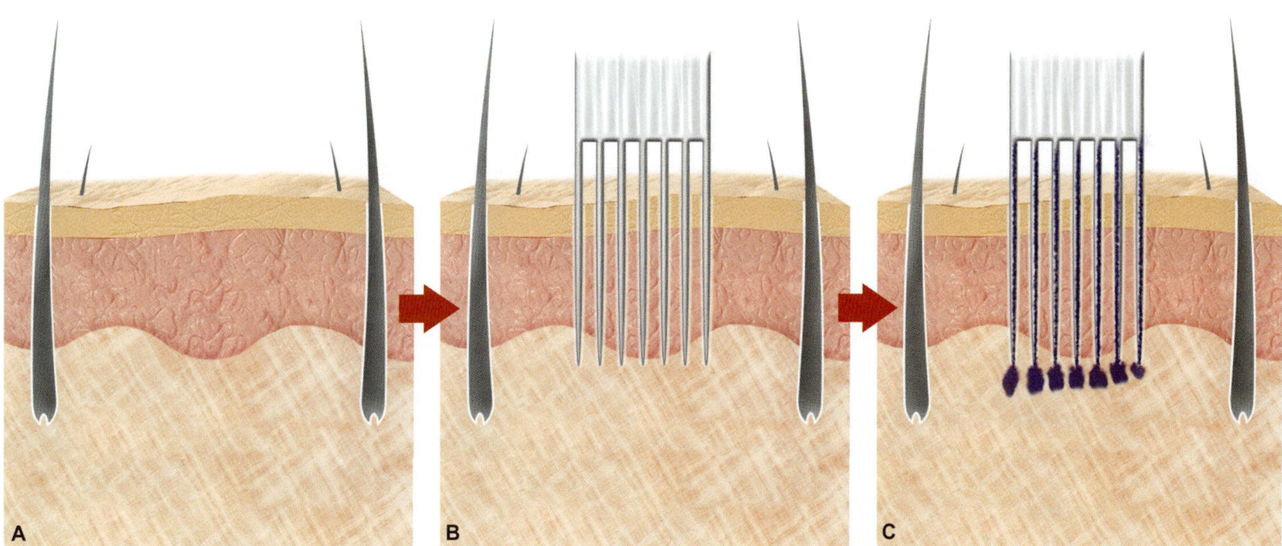

Figura 55.11 Neocolagênese e neoelastogênese após geração de zonas de lesão térmica. Adaptada de Lima, 2016.

Parte 6

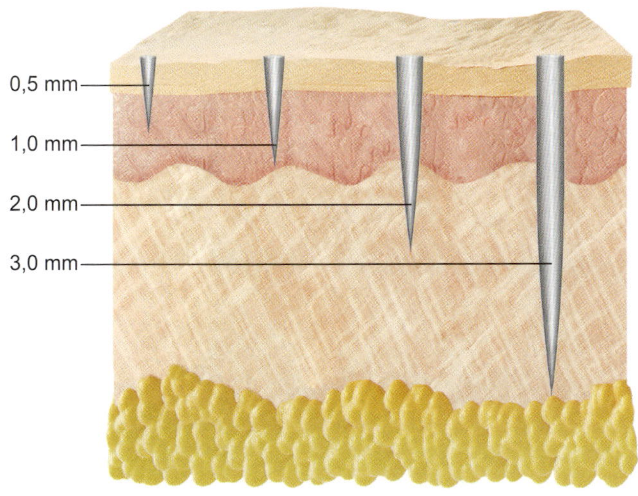

Figura 55.12 Diferenças da profundidade de penetração de acordo com o comprimento das agulhas. Adaptada de Lima, 2016.

e tratar de maneira eficaz todos os elementos do fotoenvelhecimento do colo. As duas técnicas podem ser associadas em uma mesma sessão, porém a LIP deve preceder o USMF. Recomenda-se combinar as duas tecnologias na primeira sessão, depois, fazer mais duas sessões de LIP com intervalo mensal entre cada uma delas.

Caso o paciente opte por apenas uma tecnologia, sugere-se primeiramente avaliar toda a pele da região do colo e observar quais elementos do fotoenvelhecimento predominam naquele determinado indivíduo. Caso prevaleçam a flacidez, as rítides e a atrofia cutânea, recomenda-se a RFM, por ser muito eficaz em estimular a neocolagênese e apresentar um curto *downtime*, atendendo aos anseios da grande maioria dos pacientes. É recomendado um mínimo de três sessões com intervalos de 30 dias. Em casos em que predominam o eritema, as telangiectasias e as hipercromias, indica-se a LIP como primeira opção. Caso o paciente deseje um rejuvenescimento intenso em apenas uma sessão, indica-se o *laser* ablativo Er:YAG 2.940 nm. É sempre importante lembrar que, caso o paciente opte por esse tratamento, deve-se explicar os riscos, bem como informar sobre o maior período de recuperação que ele acarreta.

PARÂMETROS UTILIZADOS

A título de exemplo, usou-se a plataforma Solon (LMG *lasers*); os parâmetros utilizados com segurança e eficácia são apresentados a seguir, mas eles podem ser alterados de acordo com a experiência e as condições clínicas dos pacientes.

- Luz intensa pulsada (Tabela 55.1)
- Er:YAG 2.940 nm (Tabela 55.2): há três níveis de tratamento. No nível leve, o tempo de recuperação é mais curto, porém os resultados são mais discretos; no nível intensivo, ocorre máxima remodelação do colágeno e melhora das rugas, mas o tempo de recuperação é maior; o nível moderado é intermediário
- Er:Glass 1.350 nm (Tabela 55.3): apresenta baixíssima afinidade pela água, portanto altíssima penetração. Os efeitos são praticamente transdérmicos. No entanto é operador-dependente e requer treino e habilidade. De preferência, deve ser utilizado em associação com um crio (vento gelado)
- *Laser* Q-switched (Tabela 55.4)
- Ultrassom microfocado (Tabela 55.5)
- Radiofrequência microagulhada (Tabela 55.6).

Tabela 55.1 Parâmetros obtidos pela luz intensa pulsada.

Fotótipo	Filtro	Fluência (J/cm^2)	Duração (ms)
I	510	15 a 17	10
II	510	14 a 16	10
III	510	13 a 15	12
IV	510	12 a 14	15

Tabela 55.2 Parâmetros obtidos por Er:YAG 2.940 nm.

Intensidade	*Spot*	Modo	Energia (W)	Duração (ms)	Velocidade (Hz)	Gel
Leve	Fracionado	Ablativo	10	1	2 a 3	Não
Moderado	Fracionado	Ablação	14	2	2 a 3	Não
Intensivo	Fracionado	Ablativo/coagulativo	17	Auto	2 a 3	Não

Tabela 55.3 Parâmetros obtidos por Er:Glass 1.350 nm.

Laser	*Spot*	Energia (mJ)	Duração (ms)	Velocidade (Hz)	Gel	Passadas
1.350 nm	Fracionado	36 a 43	15	1 a 2	Não	1 a 2

Tabela 55.4 Parâmetros obtidos por *laser* Q-switched.

Laser	*Spot* (mm)	Fluência (J/cm^2)	Velocidade (Hz)
1.064 nm	6	2	2

Tabela 55.5 Parâmetros obtidos por ultrassom microfocado.

Região	Espaçamento (mm)	Energia (J/cm^2)	Comprimento (mm)	Cartucho (mm)
Pescoço e colo	1	0,4 a 0,6	30	3
	1	0,1 a 0,2	10	1,5

Tabela 55.6 Parâmetros obtidos por radiofrequência microagulhada.

Região/indicação	Energia (W)	Duração do pulso (ms)	Ajuste da penetração (mm)	*Spot* (pin)
Colo	15 a 20	110	1,3	81
	10 a 15	110	1,3	49

BIBLIOGRAFIA

Alam M, Hsu TS, Dover JS, Wrone DA. Nonablative *laser* and light treatments: histology and tissue effects – a review. Lasers Surg Med. 2003;33:30-9.

Bencini PL, Tourlaki A, Galimberti M, Pellacani G. Non-ablative fractionated *laser* skin resurfacing for the treatment of aged neck skin. Journal of Dermatological Treatment. 2014;26(3):252-6.

Chandrashekar B, Sriram R, Mysore R, Bhaskar S, Shetty A. Evaluation of microneedling fractional radiofrequency device for treatment of acne scars. Journal of Cutaneous and Aesthetic Surgery. 2014;7(2):93.

Fabi SG, Goldman MP, Dayan SH, Gold MH, Kilmer SL, Hornfeldt CS. A prospective multicenter pilot study of the safety and efficacy of microfocused ultrasound with visualization for improving lines and wrinkles of the décolleté. Dermatologic Surgery. 2015;41(3):327-35.

Goldman MP, Weiss RA, Weiss MA. Intense pulsed light as anonablative approach to photoaging. Dermatol Surg. 2005;31:1179-87.

Graber EM, Tanzi EL, Alster TS. Side effects and complications of fractional *laser* photothermolysis: experience with 961 treatments. Dermatol Surg. 2008;34(3):301-5.

Gutowski KA. Microfocused ultrasound for skin tightening. Clinics in Plastic Surgery. 2016;43(3):577-82.

Hantash BM, Ubeid AA, Chang H, Kafi R, Renton B. Bipolar fractional radiofrequency treatment induces neoelastogenesis and neocollagenesis. Lasers in Surgery and Medicine. 2009;41(1):1-9.

Kim ST, Lee KH, Sim HJ, Suh KS, Jang MS. Treatment of acne vulgaris with fractional radiofrequency microneedling. The Journal of Dermatology. 2014;41(7):586-91.

Lima EA. IPCA® – Indução percutânea de colágeno com agulhas. Rio de Janeiro: Guanabara Koogan; 2016.

Manstein D, Herron GS, Sink RK, Tanner H, Anderson RR. Fractional photo-thermolysis: a new concept for cutaneous remodeling using microscopic patterns of thermal injury. Lasers Surg Med. 2004;34:426-38.

Peterson JD, Goldman MP. Rejuvenation of the aging chest: a review and our experience. Dermatologic Surgery. 2011;37(5):555-71.

Peterson JD, Kilmer SL. Three-dimensional rejuvenation of the décolletage. Dermatologic Surgery. 2016;42:S101-7.

Rusciani A, Motta A, Fino P, Menichini G. Treatment of poikiloderma of civatte using intense pulsed light source: 7 years of experience. Dermatologic Surgery. 2008;34(3):314-9.

Parte 6

56

Reparação Cirúrgica Oncológica e Cosmética

Lauro Rodolpho Soares Lopes

INTRODUÇÃO

O colo e o dorso são regiões da pele humana que possuem características peculiares, tanto no aspecto anatômico quanto no funcional e estético. O dermatologista cirurgião, ao se propor a executar qualquer procedimento nessa área, deve ter um conhecimento profundo de todas essas nuances para conseguir resultados curativos, funcionais e estéticos adequados.

Esses resultados são influenciados por tamanho, gravidade e profundidade da dermatose em questão, conhecimento técnico e aparelhagem disponíveis, e ainda, coloração, qualidade, mobilidade e elasticidade da pele circundante, variáveis essas influenciadas por fotodano crônico, agudo, raça, espessura da pele e idade do paciente.

Além disso, o especialista deve ter em mente que o colo e o dorso são muito propícios a resultados estéticos ruins, tanto no que concerne à cirurgia excisional como a *peelings*, crioterapia, luz pulsada e *lasers*. Nessas regiões há maior risco de cicatrizes inestéticas, como as hipertróficas, hipercrômicas, hipocrômicas e queloides; por isso, é essencial conhecer bem o sentido das linhas de tensão, as individualidades do paciente e agir sempre com cautela para amenizar a possibilidade de resultados ruins.

O paciente deve ser previamente alertado e informado pelo médico dessa comum possibilidade de resultados cicatriciais imperfeitos, mas também deve ficar ciente da necessidade de remoção com intuito curativo quando se tratar de tumores malignos. Para isso, deve-se fazer uma avaliação histopatológica das margens cirúrgicas por meio de cirurgia micrográfica ou de outros métodos, para que se possa ter maior segurança quanto à remoção total da lesão antes que seja feita qualquer técnica de reconstrução. Se isso for de todo impossível, as margens cirúrgicas podem ser avaliadas clinicamente (mediante inspeção cuidadosa com boa luminosidade e palpação), ou dermatoscopicamente, e até, quando necessário, por múltiplas biopsias prévias.

COLO

É anatomicamente delimitado em forma de triângulo invertido, em que a base se situa na borda inferior da clavícula, de ambos os lados, e o ápice, na cartilagem cricoide, logo abaixo do esterno (Figura 56.1). Os trabalhos científicos sobre essa área utilizam o termo *décolletage*, que é o decote. Trata-se da parte superior do tronco, compreendendo pescoço, ombros, costas e peito, ou seja, a área que é exposta pelo decote da roupa. Apesar de muitas vezes negligenciado, um colo mal cuidado pode revelar a idade de um indivíduo tão facilmente quanto o dorso de suas mãos.

É uma região muito peculiar, que sofre as intempéries da exposição crônica às radiações oriundas do sol. Tanto as mulheres como os homens, que residem principalmente em regiões tropicais e subtropicais, têm o hábito de usar vestimentas com decote aberto, que expõem a região constantemente ao dano ambiental. Não raro, observa-se descuido e descontrole desse grupo populacional com a exposição à luz solar, sendo mais grave nos que trabalham ou se deslocam por grandes distâncias nessa condição.

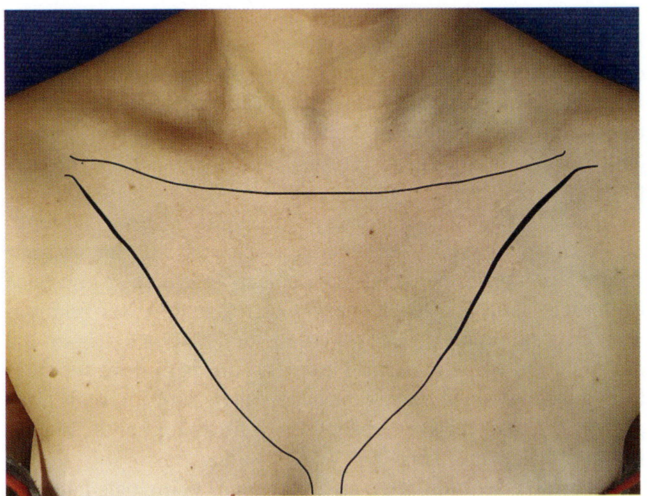

Figura 56.1 Delimitação anatômica do colo.

Com o hábito da exposição solar contínua, a pele da região do colo vai se tornando delgada, rugosa, áspera, com redução do viço e da elasticidade. Posteriormente, surgem as telangiectasias, um eritema persistente, moteado por pontos esbranquiçados fibrosados e atrofia, que deixam a pele com um aspecto característico denominado *poiquilodermia de Civatte*. Nota-se também o aparecimento de elastose e rugas no sentido craniocaudal, consequentes, além da exposição solar, de um vício de postura ao deitar-se (Figuras 56.2 e 56.3). Além disso, hábitos de vida como tabagismo, etilismo, alimentação inadequada e sedentarismo agravam o problema.

Dermatoses

Apesar de ser uma região cutânea de grande valor estético e social, é muito acometida por dermatoses, como: dermatite seborreica, melasma, melanoses solares, leucodermias gotadas, queratoses actínicas, cânceres cutâneos, nevos, queratoses seborreicas e dermatoses papulosas *nigrans*, siringomas e acne. Trata-se de uma região que requer muita experiência e destreza do cirurgião dermatológico, pois é de difícil manejo, seja com intuito oncológico (terapêutico ou preventivo) ou cosmético. Não raro, observam-se sequelas de tratamentos intempestivos, como acromias, hipercromias, cicatrizes hipertróficas, cicatrizes dolorosas e inestéticas, queloides e retrações (Figura 56.4).

O tratamento cirúrgico das lesões benignas ou malignas deve ser o menos intempestivo possível. Nas dermatoses exclusivamente epidérmicas como as queratoses seborreicas e as *dermatoses papulosas nigrans*, devem ser excisadas por *shaving*, ou curetagem, com mínimo de trauma na derme possível, para evitar cicatrizes inestéticas (Figura 56.5). Sempre que possível, evitar o uso de bisturi elétrico ou de crioterapia, pois a possibilidade de resolução cicatricial hipocrômica ou hipercrômica é comum. As lesões benignas mais profundas (dérmi-

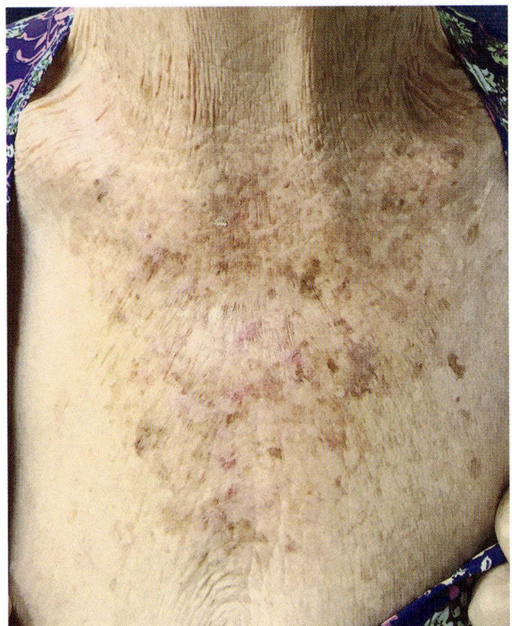

Figura 56.2 Fotossenescência com melanoses solares, queratoses actínicas e poiquilodermia.

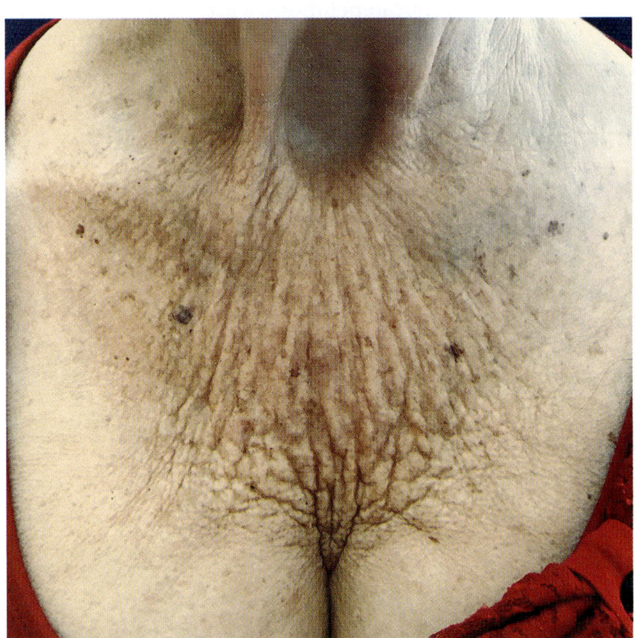

Figura 56.3 Colo fotossenescente, apresentando elastose importante e discromia.

Parte 6

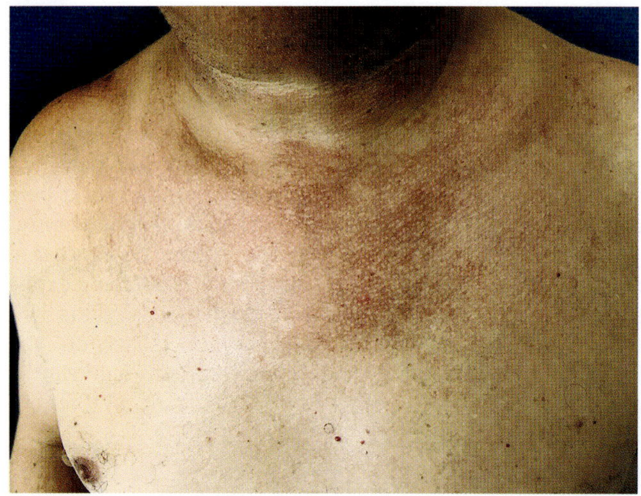

Figura 56.4 Colo masculino fotoenvelhecido, apresentando melasma e telangiectasias.

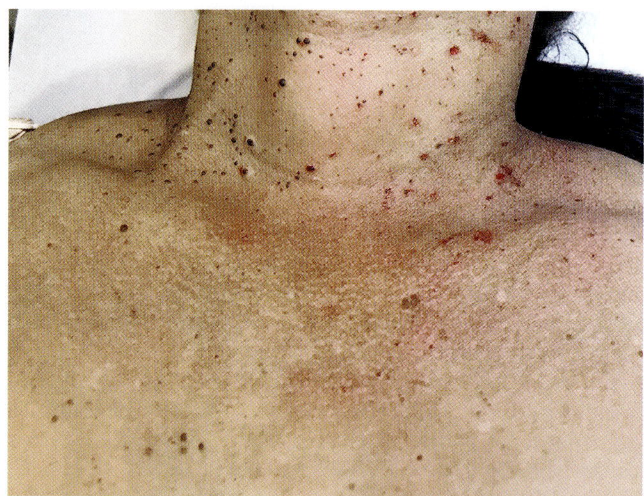

Figura 56.5 Colo de paciente com fotótipo IV com poiquilodermia e múltiplas queratoses seborreicas tratadas com curetagem superficial e aplicação de cloreto de alumínio.

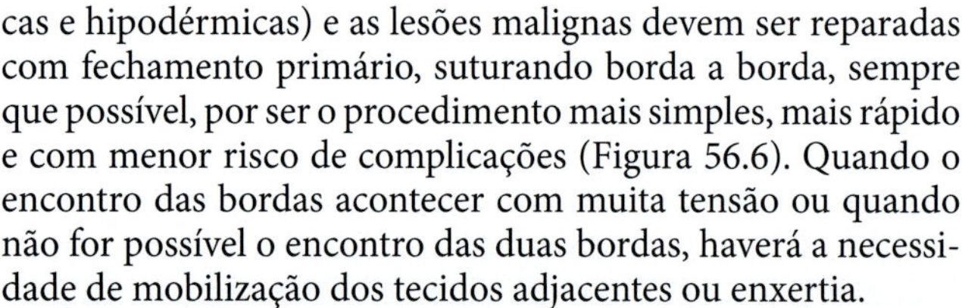

cas e hipodérmicas) e as lesões malignas devem ser reparadas com fechamento primário, suturando borda a borda, sempre que possível, por ser o procedimento mais simples, mais rápido e com menor risco de complicações (Figura 56.6). Quando o encontro das bordas acontecer com muita tensão ou quando não for possível o encontro das duas bordas, haverá a necessidade de mobilização dos tecidos adjacentes ou enxertia.

Em pacientes com predisposição a cicatrizes inestéticas ou queloides deve-se escolher a opção cirúrgica com muita parcimônia, pois o colo e o dorso são áreas mais suscetíveis ao surgimento dessas enfermidades. Quando for o caso, é necessário a prevenção dessas cicatrizes por meio do uso de gel de silicone, adesivos, betaterapia, eletronterapia ou infiltrações de triancinolona, tamoxifeno ou bleomicina.

Deve-se lembrar de que a dermatologia é sempre clínica antes de ser cosmiátrica, então é prudente tratar as dermatoses preexistentes antes de iniciar qualquer tratamento cosmiátrico. Não é raro encontrar pacientes em crise de dermatite seborreica, lúpus cutâneo, pênfigos, dermatite de contato, dermatite fototóxica, erupção polimorfa à luz, entre várias outras dermatoses, que devem ser percebidas e tratadas no momento da primeira consulta.

Tratamento

Para o tratamento cosmético do colo existem diversas opções e modalidades terapêuticas: *peelings* químicos superficiais a médios; *laser* CO_2 fracionado; aplicação de toxina botulínica; intradermoterapia com plasma rico em plaquetas; aplicação de preenchedores, como ácido hialurônico, ou bioestimuladores, como a hidroxapatita de cálcio ou ácido poli-L-láctico; luz intensa pulsada; indução percutânea de colágeno com microagulhas; radiofrequência; terapia fotodinâmica e luz intensa pulsada.

O *laser* CO_2 fracionado é de grande valia para o tratamento do colo, pois estimula a neocolagênese e melhora textura e coloração. É preciso que antes da aplicação utilize-se anestesia tópica em toda a área. A energia entregue deve ser relativamente baixa, pois a pele dessa área é fina, reativa e propensa a danos causados pelo *laser*. O aparelho também deve ser ajustado ao tipo de pele do paciente, pois as de fotótipo mais altos podem ser mais reativas e propensas a hiperpigmentação pós-inflamatória (Figura 56.7).

Quando a segurança e o custo forem os principais fatores a se levar em conta, é aconselhável optar pelas microagulhas. O procedimento é denominado indução percutânea de colágeno com agulhas (IPCA®), popularmente conhecido como microagulhamento. O instrumento utilizado é constituído por um rolo de polietileno encravado por agulhas de aço inoxidável e estéreis, alinhadas simetricamente em fileiras, perfazendo um total de 190 unidades, em média, variando segundo o fabricante. O comprimento das agulhas se mantém ao longo de toda a estrutura do rolo e varia de 0,25 a 2,5 mm de acordo com o modelo. Comumente a intervenção sob anestesia local é bem tolerada com agulha que não ultrapasse 1 mm de compri-

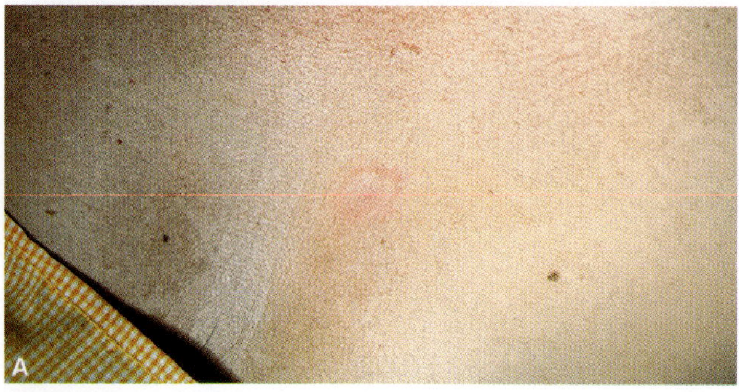

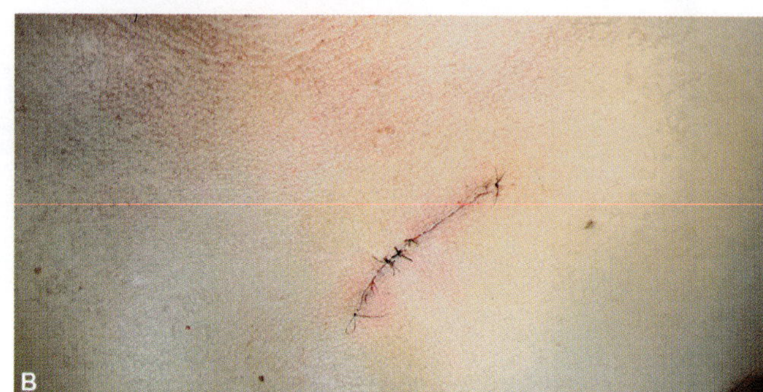

Figura 56.6 A. Carcinoma basocelular nodular. **B.** Pós-operatório imediato. Observa-se a configuração curva da incisão para adaptação às linhas de tensão.

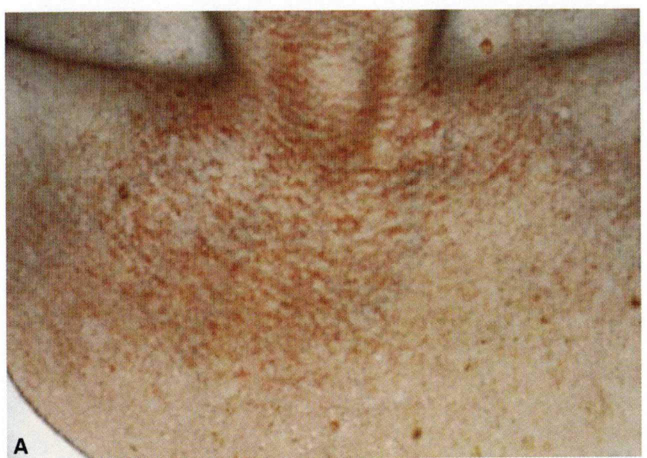

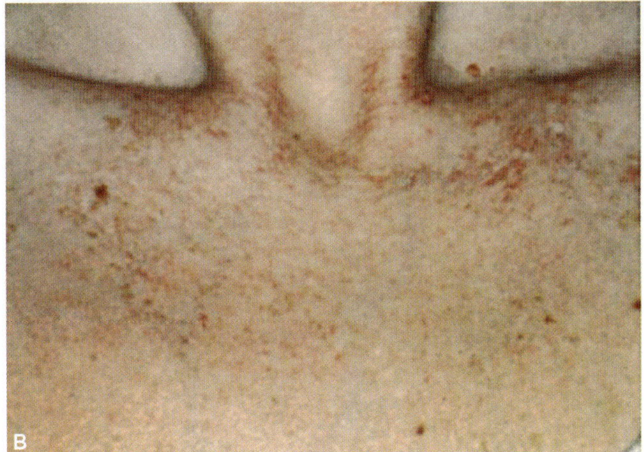

Figura 56.7 Colo antes (**A**) e após seis sessões de *laser* CO_2 fracionado (**B**).

mento. A partir desse tamanho recomenda-se bloqueio anestésico complementado por anestesia infiltrativa. A técnica se baseia no mesmo preceito de ruptura e remoção do colágeno subepidérmico danificado, seguidas da substituição por novas fibras de colágeno e elastina. Mais recentemente tem sido proposta a utilização de um sistema de microagulhas aplicado à pele com o objetivo de gerar múltiplas micropunturas, longas o suficiente para atingir a derme e desencadear, com o sangramento, estímulo inflamatório que resultaria na produção de colágeno, melhorando assim o aspecto e a textura da pele.

As microagulhas também podem ser utilizadas pelo emprego de máquinas de tatuagem, em um procedimento denominado microinfusão de medicamentos percutâneos (MMP). A máquina injeta microdoses de medicamentos na derme, alvo de ação local, ultrapassando fisicamente a barreira da camada córnea, camada espinhosa e membrana basal, executando o *drug delivery*. Para o rejuvenescimento do colo, geralmente utilizam-se microinjeções de vitamina C ou ácido hialurônico. Para leucodermias gotadas usa-se 5-fluoruracila (5-FU). E para tratamento de queloides ou cicatrizes hipertróficas, usa-se bleomicina, 5-FU ou triancinolona. Não está contraindicada a associação dos fármacos.

Os *peelings* químicos são muitas vezes negligenciados, mas podem melhorar muito a qualidade de todos os tipos de pele, inclusive tom, textura e elasticidade. Ciclos de *peelings* de ácido glicólico são particularmente bons para amenizar as linhas finas no decote, com um tempo mínimo de inatividade. Eles trabalham no nível celular em vez de descamarem folhas de pele. O processo de descamação é mais lento, muitas vezes requer seis tratamentos. É importante notar que a pele tem que ser previamente tratada durante, no mínimo 2 semanas, com uso de ácido retinoico ou seus derivados, a fim de prevenir danos agudos causados pelo *peeling*. Mais uma opção são os *peelings* químicos nos quais se usam primeiramente duas ou três camadas de *peeling* de Jessner seguido pela aplicação de ácido retinoico 8 ou 10%. São deixados por 6 h e posteriormente lavados com água abundante e sabonete suave. Não é aconselhada a utilização de *peeling* de ácido tricloroacético em altas concentrações ou *peeling* de fenol em decorrência do grande risco de mau resultado (Figura 56.8).

Outra opção terapêutica para as rugas que acometem o colo são os preenchedores que são hidratantes estimuladores intradérmicos de colágeno e ainda tratamento com toxina botulínica. O principal preenchedor utilizado é o ácido hialurônico. Como o decote é uma área de pele fina, recomenda-se a injeção suave para evitar a aparência de protuberâncias e solavilhos antiestéticos. O ácido hialurônico deve ser injetado na pele com muitas microinjeções minúsculas, com o objetivo de reabastecer a umidade e reduzir a aparência de linhas finas. Enquanto tratar o rosto com ácido hialurônico pode exigir uma ou duas seringas, o decote pode exigir até dez em três sessões para obter melhores resultados. Isto decorre da grande área superficial e da necessidade de minimizar o risco de deixar um resultado ondulado. Está contraindicado o uso de pre-

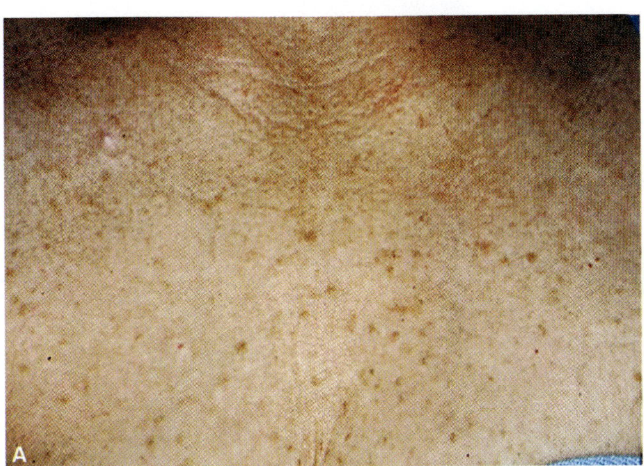

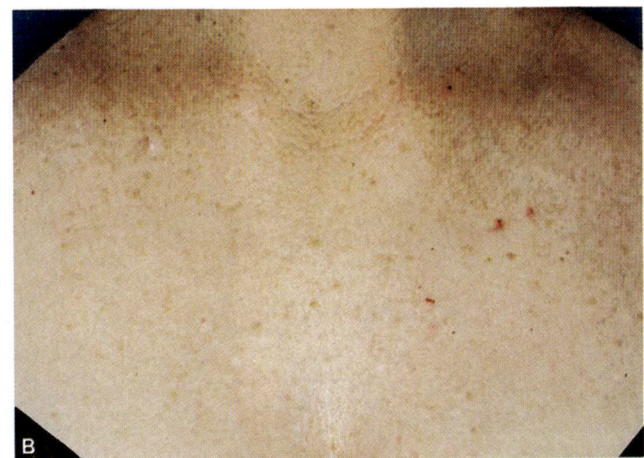

Figura 56.8 Colo antes (**A**) e após três sessões de aplicação de ácido poli-L-láctico e *laser* Q-switched alexandrite – 1 sessão/mês (**B**).

enchedores permanentes, como silicone ou o polimetilmetacrilato, bem como qualquer enchimento que seja duradouro e possa resultar em nódulos, o que pode ser difícil de gerenciar. Na nossa experiência, os resultados do ácido hialurônico utilizados dessa maneira devem durar até 1 ano. A manutenção com bom cuidado da pele e proteção à radiação potencializará os resultados, tornando-os ainda mais duradouros.

O ácido poli-L-láctico deve ser administrado subdermicamente em pequenas injeções e, em seguida, massageia-se no decote. Três a cinco sessões, com 1 mês de intervalo, são aconselhadas para obter um resultado que durará até 4 anos. Aconselha-se um tratamento de manutenção a cada 18 meses para manter os resultados, uma vez que a involução dos efeitos começa por volta desse período (Figura 56.9).

A toxina botulínica está bem indicada para tratamento de rugas dinâmicas finas. É usada em pequenas doses, injetadas na derme a 1 a 2 cm de distância. A mediação desse efeito não está clara, mas pode referir-se a um relaxamento de fibras ou células na derme, que podem ter alguma função contrátil. Este é um tratamento seguro com riscos mínimos, e os resultados podem durar de 3 a 5 meses.

A radiofrequência é um tratamento promissor, seguro, efetivo, porém ainda dispendioso. Trata-se de um tratamento não ablativo de enrijecimento da pele, que pode ajudar a constringir a pele do colo por um estímulo da produção de colágeno. Primeiramente, um gel condutor é aplicado ao decote, antes que o dispositivo de radiofrequência forneça energia gradual constante à pele, fazendo com que o calor se acumule onde a derme e as camadas de gordura se encontram. O aumento do calor modifica os feixes de colágeno, causando a sua contração e estimulando a produção de um novo colágeno. A maioria dos pacientes percebe um aperto da pele após um tratamento, com melhorias contínuas nos 4 a 6 meses seguintes, à medida que o colágeno novo é formado. Para melhores resultados, é recomendado um curso de seis sessões, com 2 semanas de intervalo. O procedimento deve produzir efeitos duradouros com um tratamento de manutenção por mês.

Estão disponíveis ao dermatologista cosmiatra também dispositivos de radiofrequência ablativos, com pinos revestidos ou não revestidos, que criam aberturas na pele e causam a coagulação dos tecidos. No entanto, deve-se ter cuidado para não usar configurações de alta energia, pois a pele nesta área é muito fina e propensa a cicatrizes. São aconselhadas três sessões, com 6 semanas de intervalo, e manutenção anual.

A terapia fotodinâmica (PDT) é um método estabelecido para tratar algumas formas de câncer de pele não melanomas, ao mesmo tempo que tem benefícios adicionais por ser um tratamento altamente eficaz para rejuvenescer a pele e tratar pigmentação causada pelo sol. É um procedimento simples, mas pode ser doloroso para o paciente. O protocolo determina o uso prévio de um esfoliante seguido de um creme contendo um produto químico sensibilizador da luz, ácido 5-aminolaevulínico (ALA). A área tratada será então coberta por até 3 h para permitir que o creme penetre nas células da pele danificadas pelo sol. As células danificadas por canais ativos de aceitação de aminoácidos ocupam preferencialmente o 5-ALA, o que torna as células danificadas da pele muito sensíveis à luz PDT. Por fim, um *laser* LED vermelho é usado para direcionar as células fotossensibilizadas por 10 min. O tratamento desencadeará reparação e substituição das células danificadas por novos queratinócitos saudáveis. Após a sessão, os pacientes podem perceber algumas vermelhidões, bolhas, descamação e formação de mílio por até 2 semanas. Aconselha-se que os pacientes mantenham a área tratada coberta e hidratada por 36 h.

A luz intensa pulsada (IPL) ainda é o padrão-ouro no tratamento da poiquilodermia do colo. Este tratamento visa a amenizar tanto as áreas discrômicas como os elementos vasculares da pele fotodanificada. O aparelho para tratar o colo deve ser graduado em baixa energia e pulsos longos para evitar queimaduras, hipercromia ou hipocromia sequelares. O uso deve ser em comprimentos de onda específicos que irão liberar baixos níveis de energia na pele, estimulando assim a regeneração das células e também o aumento do colágeno, de modo que a pele se torne mais tensa e espessa. A absorção de alta energia no pigmento-alvo provoca a fotocoagulação dos tecidos, então reparados e substituídos. Níveis mais baixos de energia liberada também têm um efeito anti-inflamatório nos tecidos saudáveis. Há ainda a vantagem de o paciente ficar pouco tempo inativo, embora a área tratada possa ficar vermelha por algumas horas, e as áreas pigmentadas pareçam mais escuras antes de a intensidade diminuir. Podem ser necessárias seis sessões e os resultados provavelmente durarão até 18 meses. Recomenda-se que os pacientes sejam submetidos a esse tratamento no outono ou no inverno quando não estiverem

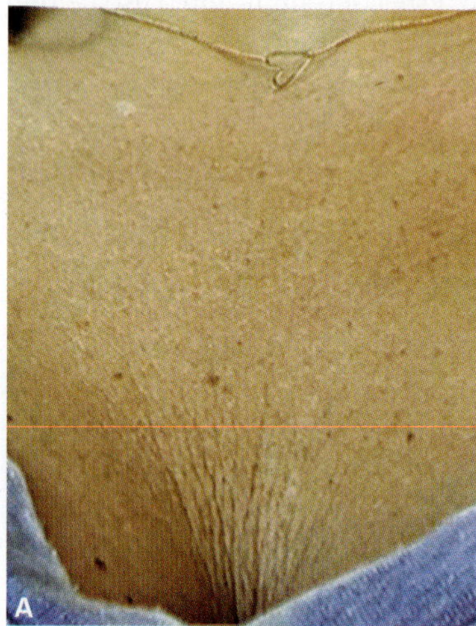

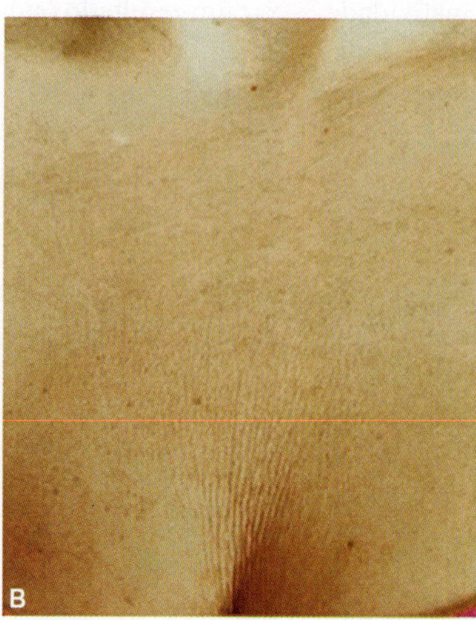

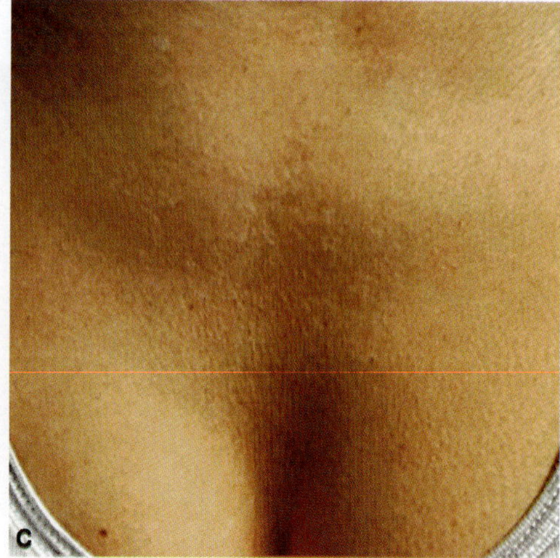

Figura 56.9 A. Colo antes do tratamento. **B.** Resultado após duas sessões de luz pulsada e aplicação de 5-FU com MMP. **C.** Resultado após duas sessões de luz pulsada e aplicação de ácido poli-L-láctico.

expostos a um clima ensolarado, pois as áreas tratadas podem queimar ou tornar-se mais escuras quando expostas à radiação ultravioleta (UV) (Figura 56.10).

Cuidados

Além dos tratamentos abordados, são determinantes para um bom resultado cosmiátrico os cuidados do colo, com uso frequente e disciplinado de fotoprotetores que contenham hidratantes e ativos antioxidantes, contendo principalmente a vitamina C, que é um ingrediente fantástico para o tratamento desta área, pois auxilia a neocolagênese e ajuda a prevenir a pigmentação pós-inflamatória. Os produtos que contenham retinoides (derivados da vitamina A) também são adequados para uso no decote, pois ajudarão a otimizar os resultados por uma ação queratolítica e renovadora.

O decote é uma área bastante ignorada do corpo quando se trata de antienvelhecimento e proteção. É vulnerável ao fotoenvelhecimento e aos efeitos das forças de cisalhamento, em particular nas mulheres, que têm o peso dos seios e muito poucos folículos pilosos. Em geral, os tratamentos que funcionam na face também têm benefícios no decote, no entanto, a pele aqui é mais lenta para se curar e mais fácil de danificar. A prática de preparação com cuidados com a pele, incluindo retinoides e vitamina C, com ou sem hidroquinona (em tipos de pele Fitzpatrick III-VI) é sempre prudente. A experiência nos ensinou que a combinação de tratamentos pode ajudar a obter melhores resultados, com menos riscos e efeitos colaterais. Uma dica útil é usar os tratamentos já utilizados no rosto, mas com menos intensidade, quantidade e frequência. Não há certo ou errado, desde que se pense sempre em segurança antes da efetividade para alcançar os resultados esperados. Isso coloca grande ênfase na gestão das expectativas dos pacientes por meio de uma anamnese detalhada, com a devida paciência de escutar e explicar bem todos os pormenores do tratamento.

DORSO

Não tem uma delimitação anatômica precisa, mas corresponde à região posterior do tronco que se estende dos ombros até a região lombossacra. Nessa região a pele é caracteristicamente espessa, rica em anexos cutâneos, muito sujeita ao surgimento de nevos melanocíticos, cistos epidérmicos, efélides, lipomas, queratoses seborreicas, acne cística, melasma, melanoses solares, carcinomas basocelulares, carcinomas espinocelulares (Figura 56.11) e melanomas (Figura 56.12).

A conduta cosmiátrica no dorso segue os mesmos protocolos já descritos no colo, apesar de ser uma região com menos apelo cosmético.

Em ambos, colo e dorso, o tratamento cirúrgico dos tumores e cistos deve ser realizado com mínimo de trauma possível ao paciente e sempre visando ao melhor resultado funcional e cosmético (Figura 56.13). Na maioria das situações a excisão segue o mesmo padrão de outras áreas da pele: excisão elíptica e sutura borda a borda com pontos mais estéticos possíveis, sendo muito útil, principalmente no colo e no dorso, a sutura intradérmica (Figura 56.14). No entanto, quando a extensão da ferida cirúrgica for maior que a elasticidade da pele para coaptação das bordas, deve-se lançar mão de técnicas cirúrgicas para essa reparação. A sutura em boca de saco é útil, mas na maioria das vezes são utilizados retalhos e enxertos.

PRINCIPAIS RETALHOS UTILIZADOS EM COLO E DORSO

Deve-se sempre lembrar, quando da confecção de qualquer retalho local, que a sua mobilização não deve ser por tração ou com muita tensão, porque isso pode levar a isquemia do

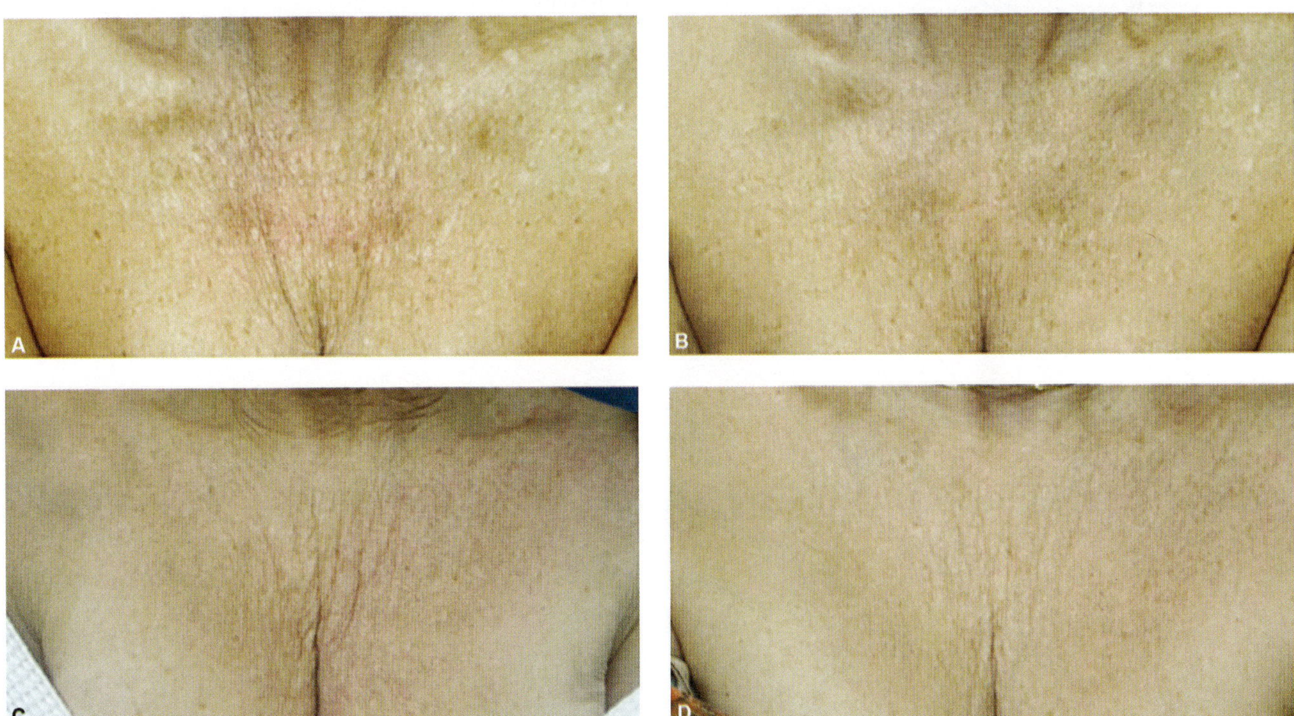

Figura 56.10 Colo de pacientes antes (**A**, **C**) e após seis sessões de luz pulsada (**B**, **D**).

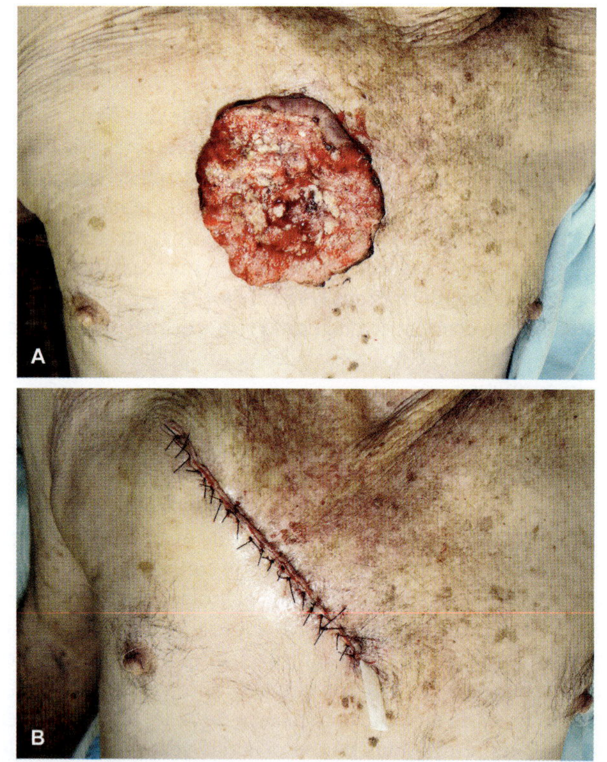

Figura 56.11 A. Carcinoma espicular no colo. **B.** Pós-operatório imediato.

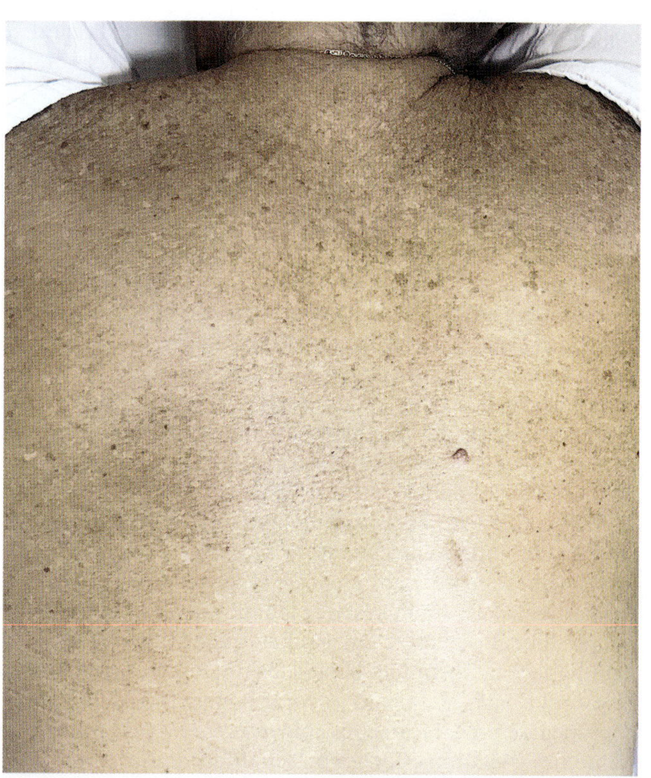

Figura 56.12 Dorso fotoenvelhecido e acometido por nevo intradérmico.

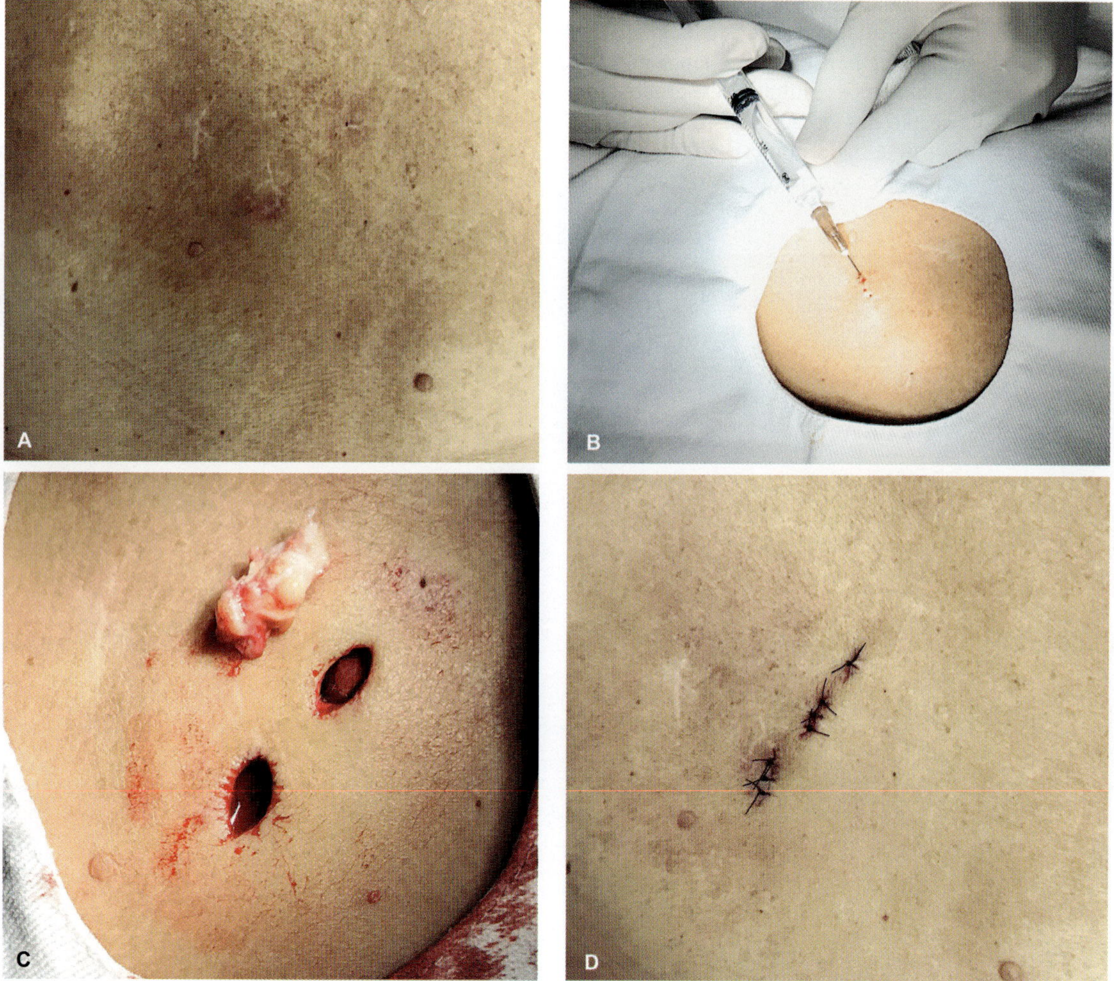

Figura 56.13 A. Cistos epidérmicos múltiplos no dorso. **B** a **D.** Técnica operatória.

pedículo ou distorção das áreas circunvizinhas. O retalho deve apenas "deitar" na área receptora. Para isso, são necessários um descolamento adequado e um bom planejamento do ponto de rotação. Outro detalhe muito importante é a hemostasia durante o ato cirúrgico, uma vez que um hematoma ou um seroma embaixo do retalho podem comprometer a sua viabilidade, assim como nos enxertos. Os materiais utilizados no procedimento devem ser os mais delicados possíveis, os fios mais finos e a manipulação do retalho deve ser feita com cuidado para a preservação da sua integridade.

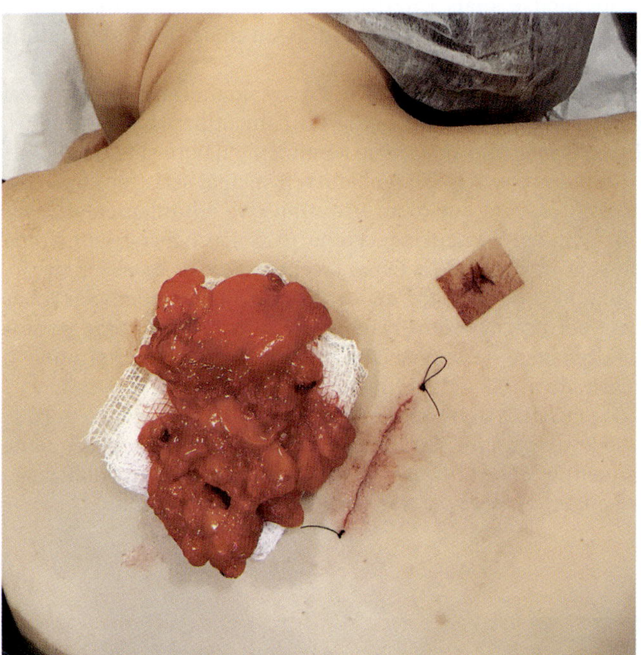

Figura 56.14 Lipoma removido completamente com incisão de metade do seu diâmetro, sutura intradérmica.

O retalho de avanço em V-Y com pedículo subcutâneo é uma das melhores opções, podendo ser utilizado para pequenos e grandes defeitos. Ele é planejado com um formato triangular, incisado e descolado de modo a deixar o pedículo no tecido subcutâneo, que em geral tem um diâmetro de metade do seu comprimento, por onde as artérias perfurantes farão o suprimento sanguíneo. As pontas dos ângulos do triângulo do retalho podem ser removidas, onde ele tomará um formato mais arredondado, ou preservadas, dependendo da necessidade de tecido para o fechamento. O retalho avança, e após o posicionamento na área receptora, as linhas de sutura tomam forma de Y.

Os retalhos de rotação simples são muito úteis para reconstrução de feridas cirúrgicas nessa área. Têm a grande vantagem de terem pedículos largos e, portanto, baixo risco de isquemia e perda, e a própria anatomia da área favorece a mobilização tecidual e o escamoteamento das cicatrizes (Figura 56.15).

O retalho em estrela e o retalho O-T são muito úteis nessas localidades, pois dividem os pontos de tensão e tracionam a pele em três direções, facilitando o fechamento da ferida com interessante redução da tensão nas bordas da sutura (Figuras 56.16 e 56.17).

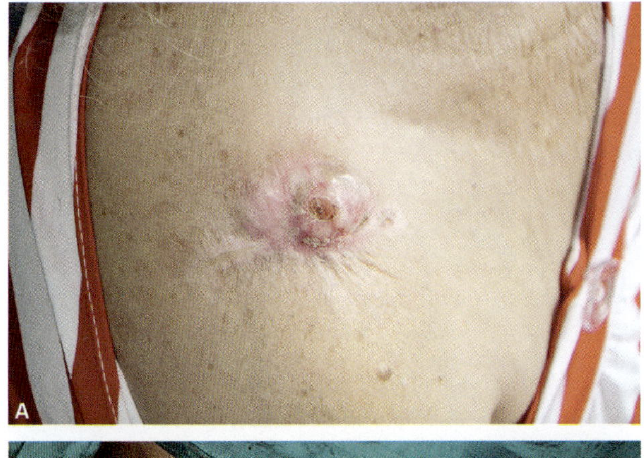

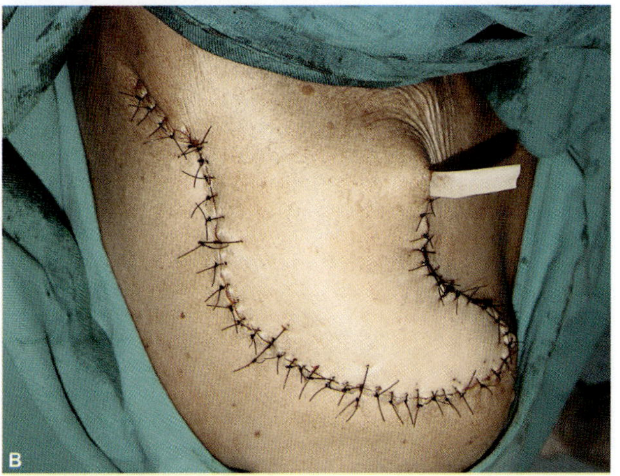

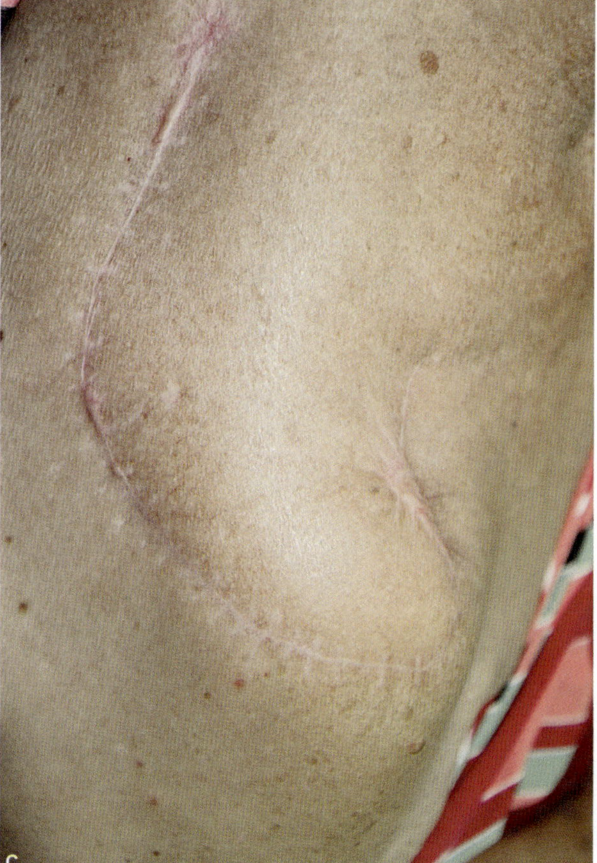

Figura 56.15 Carcinoma basocelular infiltrante. **A.** Pré-operatório. **B.** Pós-operatório imediato. **C.** Resultado final.

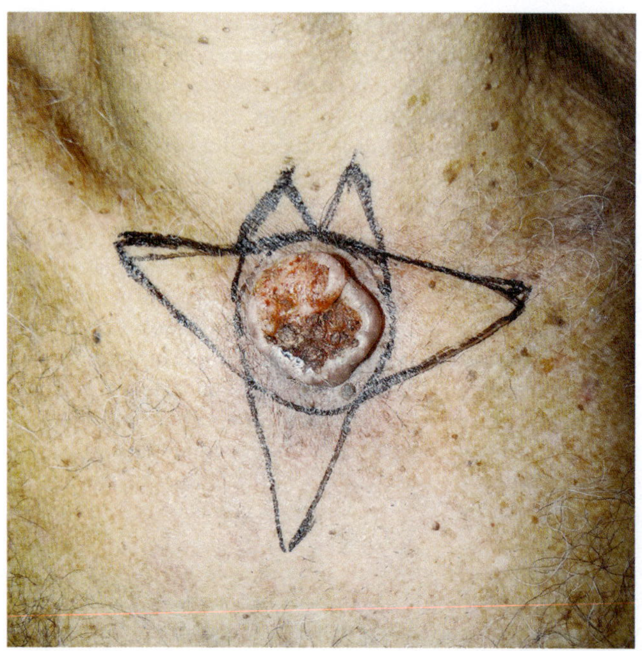

Figura 56.16 Desenho pré-operatório de retalho em estrela.

Retalhos de transposição podem ser utilizados para pequenos defeitos quando em área de menor mobilidade. O retalho romboidal de Limberg tem a vantagem de oferecer quatro opções de transposição, das quais o cirurgião escolhe a com melhor mobilidade, tornando o fechamento mais fácil e mais estético. Em algumas situações, faz-se necessária a combinação de dois ou mais tipos de retalhos (Figura 56.18).

Os enxertos são opções razoáveis quando não for possível o fechamento borda a borda ou com utilização de retalhos. Enxertos no colo e no dorso geralmente não resultam em bons resultados cosméticos; o objetivo principal seria terapêutico e reparador. Para que o enxerto sobreviva é fundamental haver um bom leito vascular receptor, para não ocorrer hematoma ou seroma entre ele e a área receptora, e não causar infecção. Quando o enxerto for maior do que 3 cm, podem ser feitas nele perfurações transfixantes que funcionarão como pontos de drenagem de sangue e serosidade. Isto não compromete o resultado estético nem funcional.

O curativo de Brown não deve ser muito apertado porque isso leva a compressão vascular do leito receptor e consequente isquemia. Ele é utilizado apenas para que haja a imobilização do enxerto e deve ser removido em torno do 7º dia.

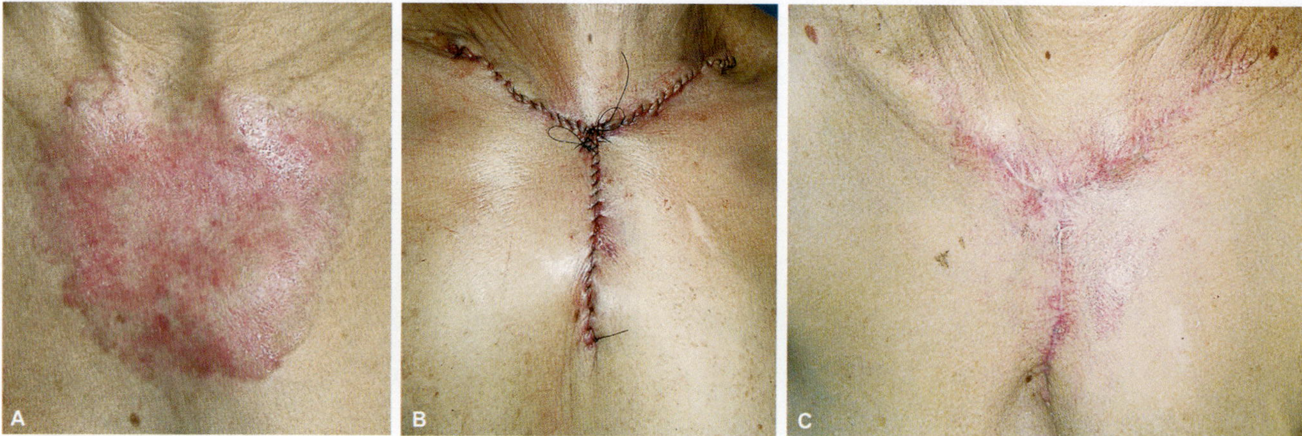

Figura 56.17 Doença de Bowen tratada com excisão e fechamento por retalho O-T. A. Pré-operatório. B. Pós-operátorio imedito. C. Resultado após 3 meses.

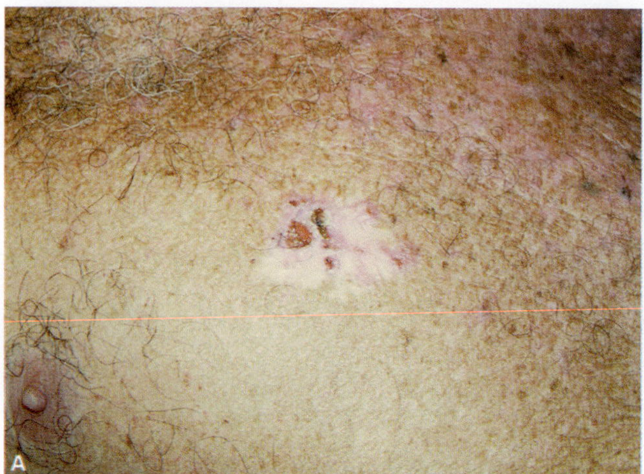

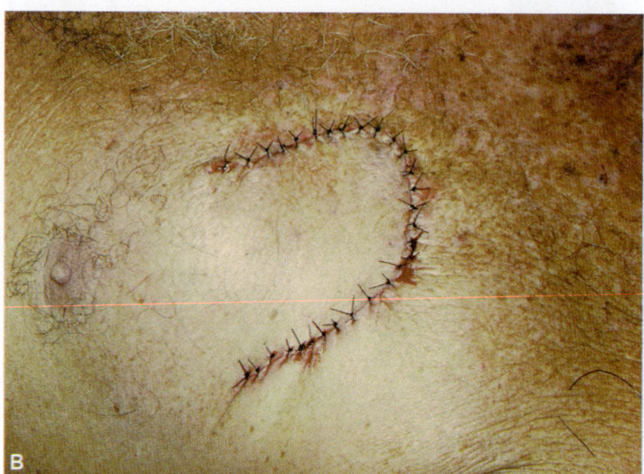

Figura 56.18 Carcinoma basocelular esclerodermiforme – retalho de transposição A. Pré-operatório. B. Pós-operatório imediato.

BIBLIOGRAFIA

Adams DC, Ramsey ML. Grafts in dermatologic surgery: review and update on full- and split-tickness skin grafts, free cartilage grafts, ad composite grafts. Dermatol Surg. 2005;(31):1055-67.

Alster TS, Lupton JR. Nonablative cutaneous remodeling using radiofrequency devices. Clin Dermatol. 2007;25(5):487-91.

Arbache S, Godoy CE. Microinfusão de medicamentos na pele através de máquina de tatuagem. Surgical & Cosmetic Dermatology. 2013;5:70-4.

Baumann L. The role of cytokines in skin aging. The Journal of Pathology. 2007;211(2):241-51.

Berlin AL, Hussain M, Phelps R, Goldberg D. A prospective study of fractional scanned nonsequential carbon dioxide laser resurfacing: a clinical and histopathologic evaluation. dermatologic Surgery. 2009;35(2):222-8

Clementoni MT, Broscher M, Munavalli GS. Photodynamic photorejuvenation of the face with a combination of microneedling, red light, and broadband pulsed light. Lasers Surg Med. 2010;42(2):150-9.

Cook JL, Goldman GD. Random pattern cutaneous flap. In: Robinson JK et al. Surgery of the skin. 2. ed. London: Mosby/Elsevier; 2010. p. 251-87.

Darlenski R, Surber C, Fluhr JW. Topical Retinoids in the Management of Photodamaged Skin: From Theory to Evidence-based Practical Approach. The British Journal of Dermatology. 2010;163(6):1157-65.

Doddaballapur S. Microneedling with dermaroller. J Clin Aesthet Dermatol. 2009;2(2):110-1.

El-Domyati M, El-Ammawi TS, Medhat W et al. Radiofrequency facial rejuvenation: evidence-based effect. J Am Acad. Dermatol. 2011;64(3):524-35.

Eliot F. Battle, Jr, MD. The Use of Lasers in Darker Skin Types. Seminars in Cutaneous Medicin and Surgery. 2009;28:130-140.

Fernandes D, Signorini M. Combating photoaging with percutaneous collagen induction. Clin Dermatol. 2008;26(2):192-9.

Freymiller EG. Platelet-rich plasma: evidence to support its use. J. Oral Maxillofac Surg. 2004;62(8):1047-8.

Glogau RG, Matarasso SL. Chemical peels. Trichloroacetic acid and phenol. Dermatol Clin. 1995;13(2):263-76.

Goldman A, Wollina U. Facial rejuvenation for middle-aged women: a combined approach with minimally invasive procedures. Clin Interv Aging. 2010;23(5):293-9.

Gold MH. Photodynamic therapy for cosmetic uses on the skin: an update 2010. G Ital Dermatol Venereol. 2010;145(4):525-41.

Grippaudo FR, Mattei M. High-frequency sonography of temporary and permanent dermal fillers. Skin Res Technol. 2010;16(3): 265-9.

Jay A. Burns thermage: monopolar radiofrequency. Aesth Surg J. 2005;25(2):638-42.

Kakudo N, Minakata T, Mitsui T et al. Proliferation-promoting effect of platelet-rich plasma on human adipose-derived stem cells and human dermal fibroblasts. Plast Reconstr Surg. 2008;122(5):1352-60.

Lacarrubba F, Tedeschi A, Nardone B, Micali G. Mesotherapy for skin rejuvenation: assessment of the subepidermal low-echogenic band by ultrasound evaluation with cross-sectional B-mode scanning. Dermatol Ther. 2008; 21(Suppl 3):S1-S5.

Lima EVA, Lima MA, Takano D. Microneedling experimental study and classification of the resulting injury. Surg Cosmet Dermatol. 2013;5(2):1104.

Nikalji N, Godse K, Sakhiya J, Patil S, Nadkarni N. Complications of medium depth and deep chemical peels. J Cutan Aesthet Surg. 2012; 5(4):254-60.

Reddy BY, Hantash BM. Emerging technologies in aesthetic medicine. Dermatol Clin. 2009;27(4):521-7.

Scattone L, de Avelar Alchorne MM, Michalany N, Miot HA, Higashi VS. Histopathologic changes induced by intense pulsed light in the treatment of poikiloderma of Civatte. Dermatol Surg. 2012;38(7.1):1010-6. [Medline]

Shamban AT. Current and new treatments of photodamaged skin. Facial Plast Surg. 2009;25(5):337-46.

Soares-Lopes LR, Soares-Lopes IMR, Filho LLL, Alencar PA, Silva BB. Morphological and morphometric analysis of the effects of intralesional tamoxifeno on keloids. Experimental Biol and Medicine. 2017; 242(9):926-9.

Suh DH, Jang HW, Lee SJ, Lee WS, Ryu HJ. Outcomes of polydioxanone knotless thread lifting for facial rejuvenation, Dermatologic Surgery. 2015;41(6):720-5.

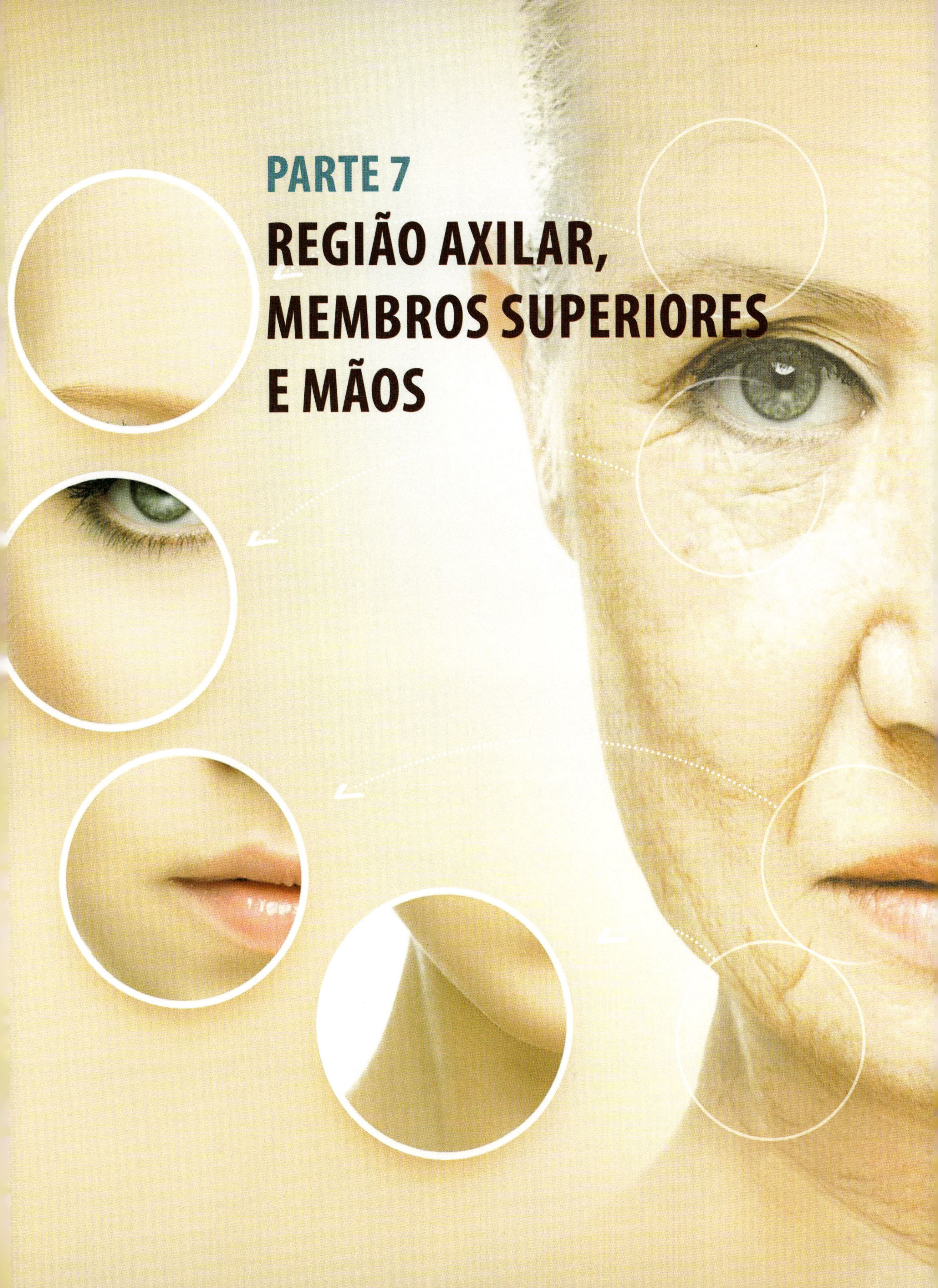

PARTE 7
REGIÃO AXILAR, MEMBROS SUPERIORES E MÃOS

57

IPCA® e *Peelings*

Emerson Lima

INTRODUÇÃO

O arsenal terapêutico para a condução de queixas que acometem axilas e virilhas é limitado. Essas regiões são peculiares por conterem maior concentração de glândulas sudoríparas, permanecerem semiúmidas, o que dificulta a manutenção de um ativo, e estarem sujeitas a maceração e hipersensibilização, provocadas por agentes facilmente tolerados em outras regiões. Paralelamente, os membros que se estendem dessas áreas são comumente mais secos, sujeitos a maior fotodano e frequentemente negligenciados no cuidado diário. A modesta concentração de glândulas sebáceas, a peculiar anatomia e a espessura da pele desses sítios imprimem aos braços e mãos um cuidado especial na escolha da intervenção a ser realizada.

TRATAMENTOS ABLATIVOS

A proposta de tratamentos ablativos visando ao estímulo e ao remodelamento do colágeno é preconizada pela Dermatologia há muito tempo. Sabidamente, a remoção da epiderme de forma mecânica ou química favorece a liberação de citocinas e a migração de células inflamatórias que culminam na substituição do tecido danificado por um tecido cicatricial.

Os *peelings* químicos médios e profundos, como exemplo de tratamentos ablativos, oferecem incontestável estímulo na produção de colágeno, o que propicia melhoria do fotodano, atenuando manchas, vincos, flacidez, além de oferecerem melhoria de textura, brilho e coloração da superfície cutânea. Ficam reservados para áreas de dobras os cáusticos que provoquem *peelings* superficiais, como a solução de Jessner e o ácido retinoico.

Além desses ativos, as mãos e os braços podem se beneficiar por concentrações não superiores a 45% do ácido tricloroacético (TCA). O fenol 88% de forma pontuada poderá ser usado com segurança em braços e dorso das mãos. Trata-se de um *peeling* médio, que quando administrado cautelosamente, principalmente em pacientes com intenso fotodano, oferece excelente resultado. A Figura 57.1 apresenta um braço dramaticamente afetado pela exposição crônica à luz solar, imediatamente após aplicação do fenol

88%. Quanto mais intensa for a elastose, menor será a penetração do fármaco.

A solução de Jessner (Tabela 57.1) cumpre bem o papel de facilitar a veiculação de caústicos como TCA, fenol e ácido retinoico. O *peeling* de Jessner antecede sempre estes três últimos, reduzindo a barreira cutânea e desengordurando a pele para favorecer o *drug delivery*.

A seguir, é apresentado o sequencial sugerido para a realização desse procedimento:

1. Higienizar mãos e braços com o lado macio da esponja sintética, autoclavada (da mesma forma que se esteriliza material cirúrgico) e clorexidina 2% degermante.
2. Executar o *peeling* de Jessner com auxílio de gazes semiúmidas, de 4 a 6 camadas, buscando um eritema modesto e precipitação de cristais de ácido salicílico. Não há *frosting*.
3. Pontualmente, nas áreas de queratose actínica ou melanose solar, tocar o bastão de algodão delicado, semiúmido, para não escorrer, embebecido em solução de fenol 88%.
4. Na sequência, aplicar o *peeling* de ácido retinoico 3 a 5% em toda área, deixando-o por 4 a 6 h. Poderá ser utilizada a apresentação tonalizada, com pincel, também esterilizado (Figura 57.2).
5. Outra opção, nessa sequência, é substituir o *peeling* de ácido retinoico pelo *peeling* de ácido tricloroacético 35%, buscando como *end point* um *frosting* rendilhado com modesto eritema de base (Figura 57.3).
6. A intervenção é bem tolerável e não há necessidade de anestesia tópica. Esta passa a ser requerida quando se decide pela associação no mesmo tempo cirúrgico das microagulhas. A seguir será detalhado esse procedimento.

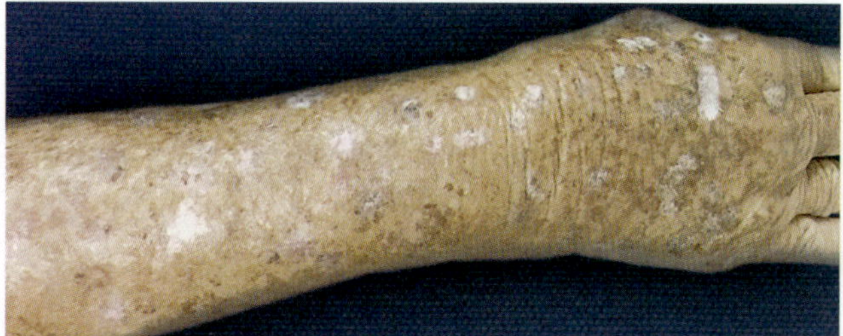

Figura 57.1 Paciente dramaticamente afetado pela exposição crônica à luz solar, imediatamente após aplicação do fenol 88%.

Tabela 57.1 Solução de Jessner.

Substância	Dose
Resorcinol	14 g
Ácido salicílico	14 g
Ácido láctico (85%)	14 g
Etanol para completar	100 mℓ

7. Recomenda-se nos dias que se seguem a utilização de creme regenerador e fotoproteção química e física.

Apesar dos bons resultados observados nos *peelings* médios, o rígido controle técnico e o risco de efeitos adversos, bem como a longa recuperação poderão não ser aceitos pelos pacientes. A pele reconstituída está mais sensível à luz, sujeita à hiperpigmentação pós-inflamatória e à fotossensiblidade. Uma opção terapêutica para essas regiões é utilizar microagulhas. A indução percutânea de colágeno com agulhas (IPCA®) chega trazendo uma proposta de melhoria tecidual, sem provocar a desepitelização total observada nas técnicas ablativas. Áreas intertriginosas certamente podem ser tratadas pela IPCA®. A escolha da injúria a ser provocada, relacionada com o comprimento de agulha do *roller*, está na dependência das características da pele que será abordada. A intervenção é passível de ser executada em qualquer pele, independente de idade, raça ou região. Contudo, quando se está diante de uma hiperpigmentação pós-inflamatória ou de uma pseudoacantose *nigricans*, prefere-se quase sempre a lesão moderada, baseada no Protocolo Lima para condução do melasma.

A Figura 57.4 apresenta uma paciente imediatamente após a intervenção, e a Figura 57.5 apresenta pacientes tratada pelo Protocolo Lima para correção da hiperpigmentação axilar. A região de raiz da coxa e a dobra do pescoço também respondem à intervenção. A Figura 57.6 apresenta um paciente após 30 dias de sessão única. Nos braços o efeito de clareamento do melasma também pode ser observado logo na primeira sessão (Figura 57.7).

Para o tratamento do fotodano, há um protocolo que associa *peelings* à IPCA®:

1. Anestesia tópica com lidocaína lipossomada 4% massageada sobre a pele não higienizada 1 h antes da intervenção, em

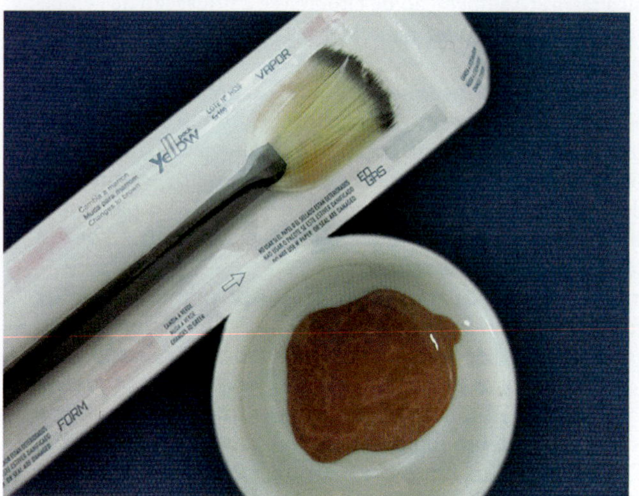

Figura 57.2 Pincel e cuba estéreis usados para *peeling* de ácido retinoico.

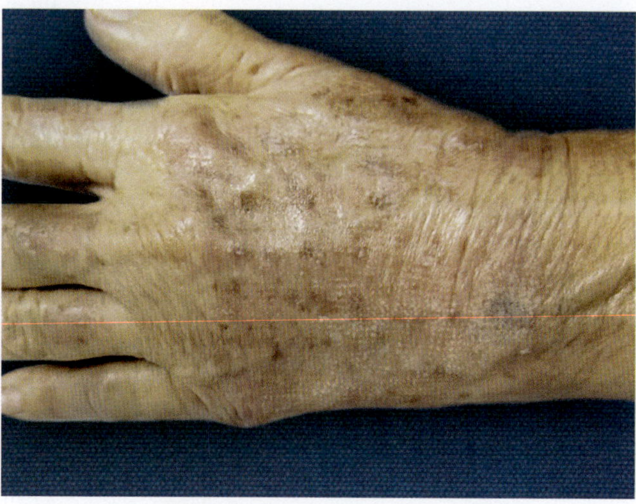

Figura 57.3 *Frosting* de TCA 35%.

uma quantidade de até 60 g para os dois braços e de até 30 g para as duas mãos (mesma quantidade recomendada para anestesia das axilas).

2. Higienização da área a ser tratada com clorexidina 2% degermante após 1 h.
3. Previamente à realização da IPCA® (lesão moderada), pode-se administrar a luz intensa pulsada (LIP) utilizando os parâmetros recomendados pelo fabricante da máquina que o médico possui, com base em sua experiência no tratamento dos braços. A Figura 57.8 apresenta uma paciente imediatamente após o tratamento com LIP e IPCA®.

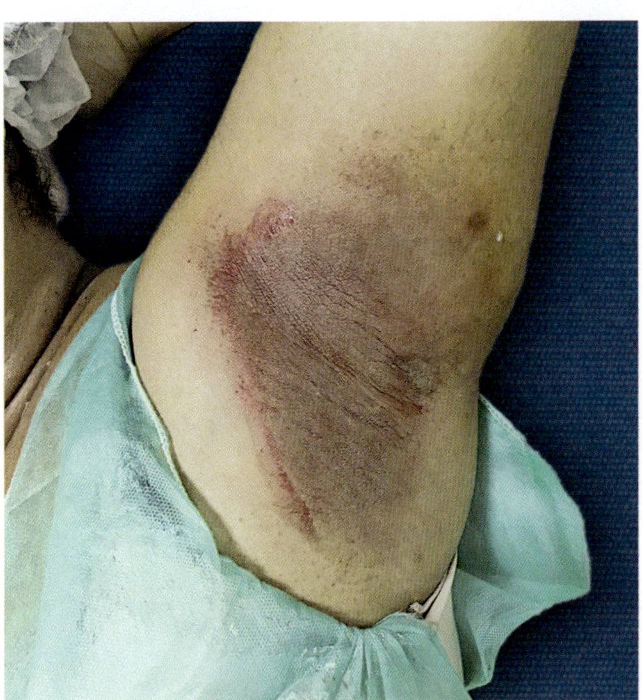

Figura 57.4 Paciente imediatamente após IPCA®.

4. Imediatamente após realizar IPCA® (lesão moderada), aplica-se o ácido retinoico 5% (Figura 57.9). A Figura 57.10 apresenta a descamação observada 7 dias após a intervenção. Esse mesmo sequencial poderá ser executado nas mãos, como mostram as Figuras 57.11 a 57.13, respectivamente antes, durante e 7 dias após o procedimento. A melhoria das melanoses e a qualidade da pele podem ser observadas na Figura 57.14, que apresenta uma paciente antes e 30 dias após uma sessão.
5. Mais uma alternativa, quando não se dispõe de LIP ou existe um intenso fotodano, é utilizar o fenol 88%, conforme orientado no protocolo anteriormente citado, de forma pontuada, seguido da realização da IPCA® (lesão moderada) e *peeling* de ácido retinoico 5% para finalizar. As Figuras 57.15 e 57.16 apresentam pacientes imediatamente pós-procedimento e 7 dias depois desse sequencial; e a Figura 57.17, pacientes antes e 30 dias após o tratamento (associação de LIP, IPCA® e *peeling*). Em lesões cicatriciais, principalmente em dobras, a resistência da pele à penetração das microagulhas exige um comprimento de agulha de 2,5 mm (lesão profunda). A intenção é romper cordões fibróticos e reformular o tecido distrófico. Para tanto, é mandatória a anestesia infiltrativa, dado o desconforto do procedimento. Recomenda-se uma solução de lidocaína 2% 1:2 soro fisiológico 0,9% e 10% do volume total da solução de bicarbonato de sódio 10%. Utiliza-se cânula 22 para anestesiar e o *end point* recomendado é uma púrpura uniforme atingida pela construção de faixas que se intercruzam na horizontal, vertical e diagonal. A Figura 57.18 apresenta um paciente imediatamente após a intervenção para corrigir uma cicatriz de queimadura. As Figuras 57.19 e 57.20 apresentam pacientes antes e 60 dias após uma única sessão de IPCA®, lesão profunda na condução de cicatrizes em raiz de coxa.
6. No pós-operatório recomendam-se cremes regeneradores e introdução de clareadores logo em seguida à reepitelização, associados ao filtro solar e à restrição de exposição direta ao sol.

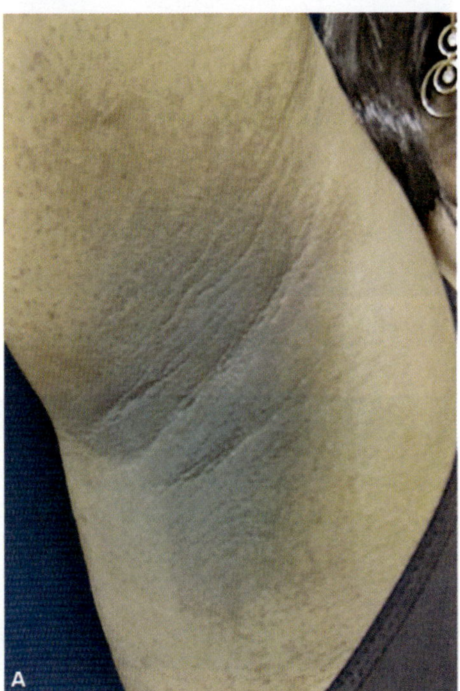

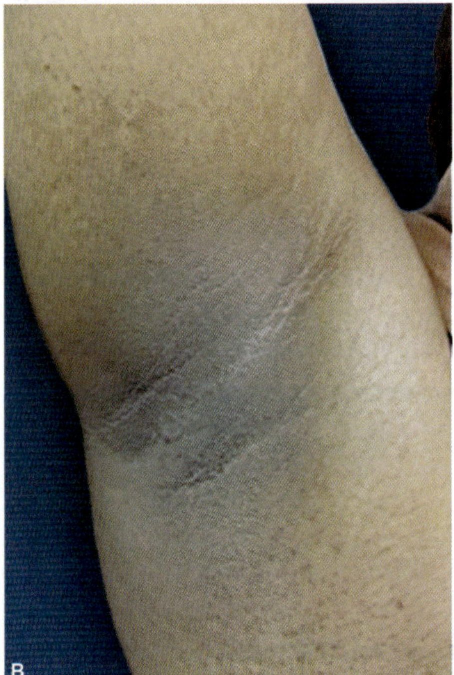

Figura 57.5 Correção da hiperpigmentação axilar. **A.** Aspecto pré-operatório. **B.** Resultado após IPCA®.

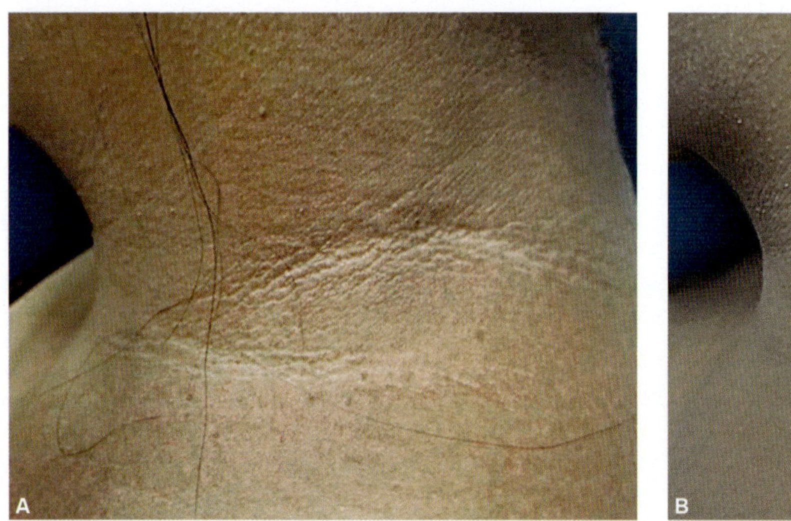

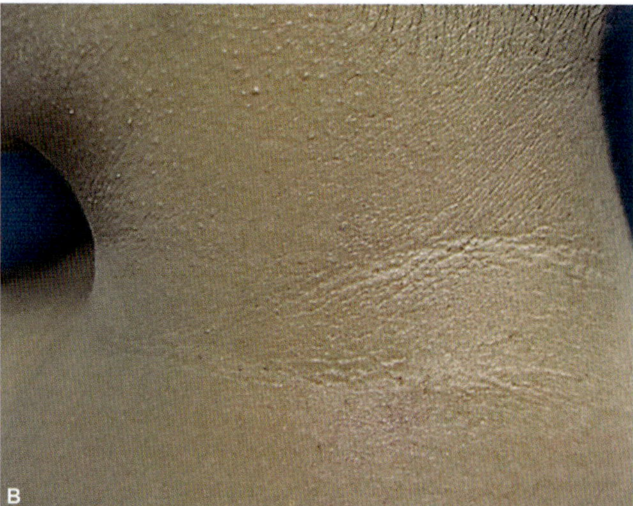

Figura 57.6 Tratamento na dobra do pescoço. Paciente antes (**A**) e após IPCA® (**B**).

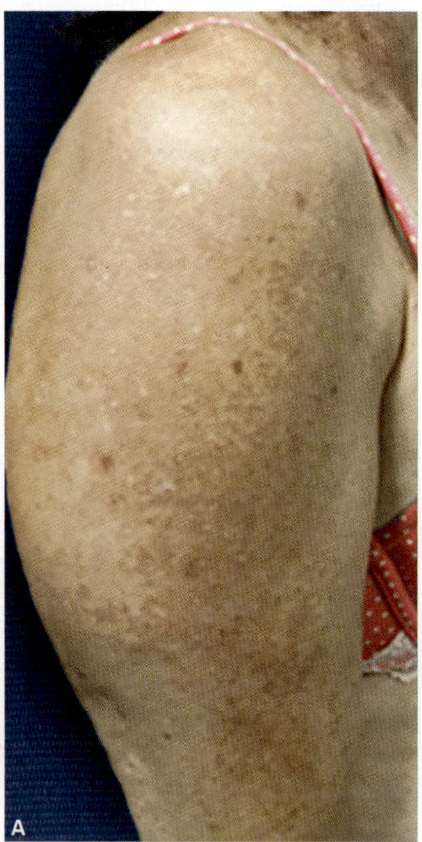

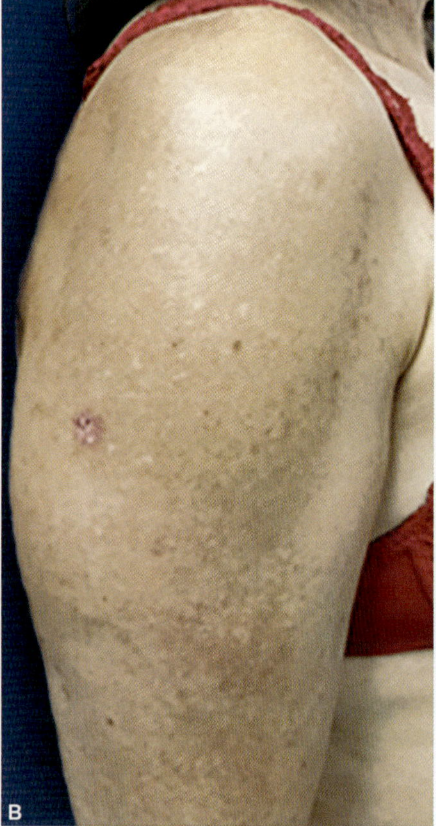

Figura 57.7 Tratamento nos braços. Paciente antes (**A**) e após IPCA® (**B**).

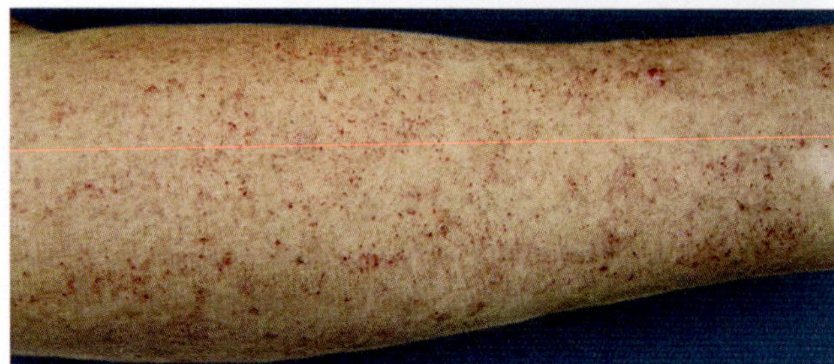

Figura 57.8 Paciente tratada pela associação de LIP com IPCA®.

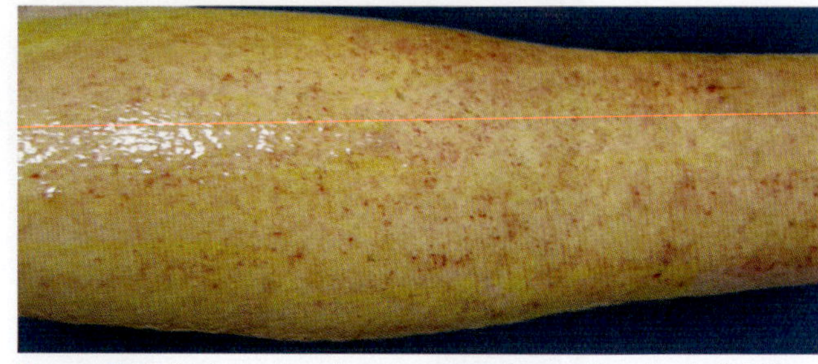

Figura 57.9 Paciente imediatamente após a realização de IPCA® associada a ácido retinoico 5%.

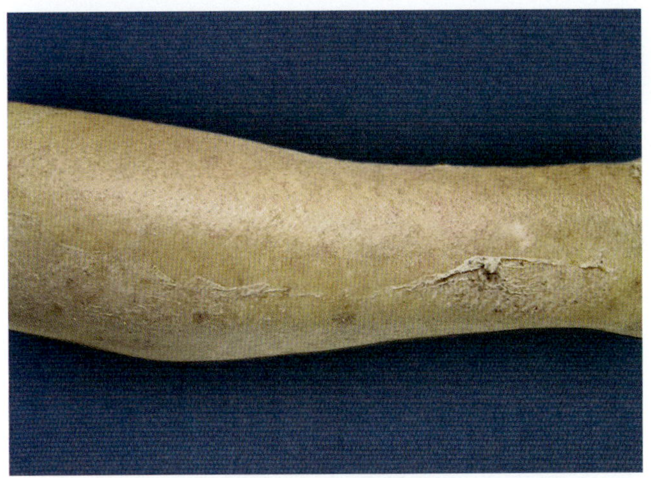

Figura 57.10 Paciente 7 dias após a realização de LIP associada à IPCA®.

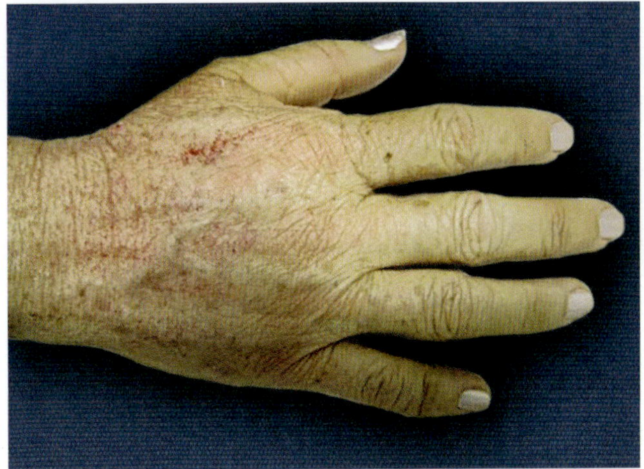

Figura 57.11 Paciente antes de LIP + IPCA®.

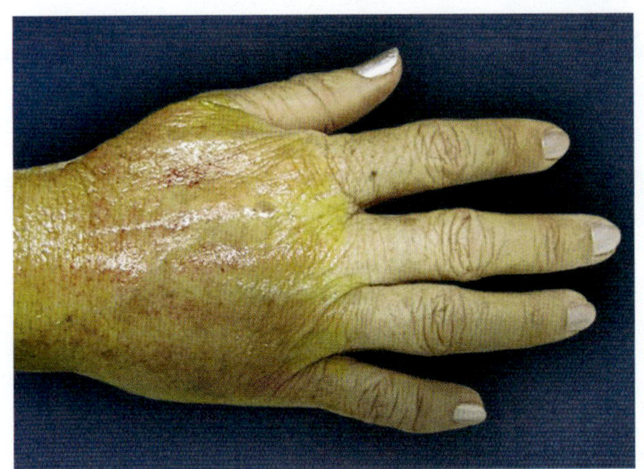

Figura 57.12 Paciente imediatamente após LIP + IPCA®.

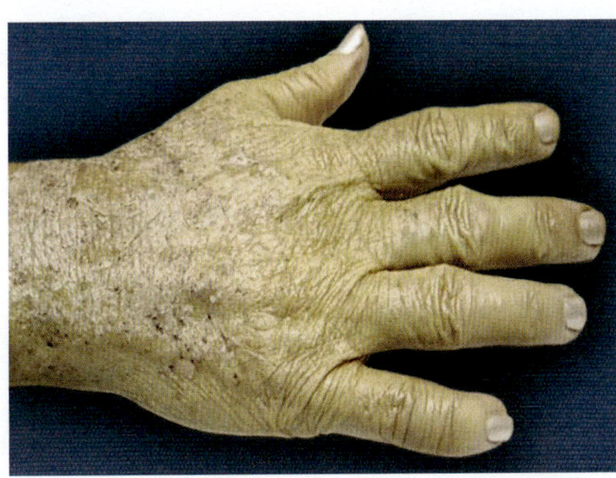

Figura 57.13 Paciente 7 dias após a realização de LIP associada à IPCA®.

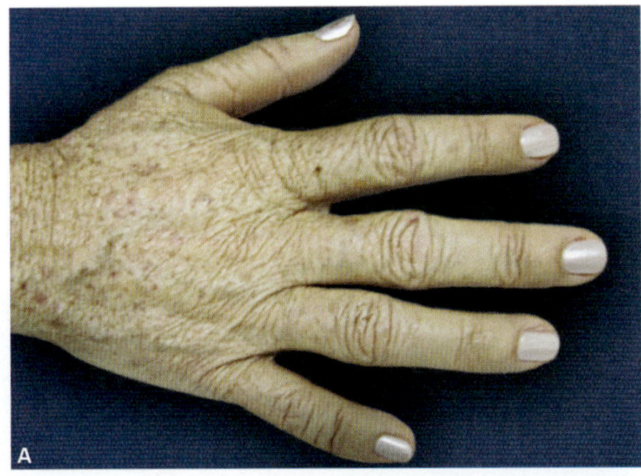

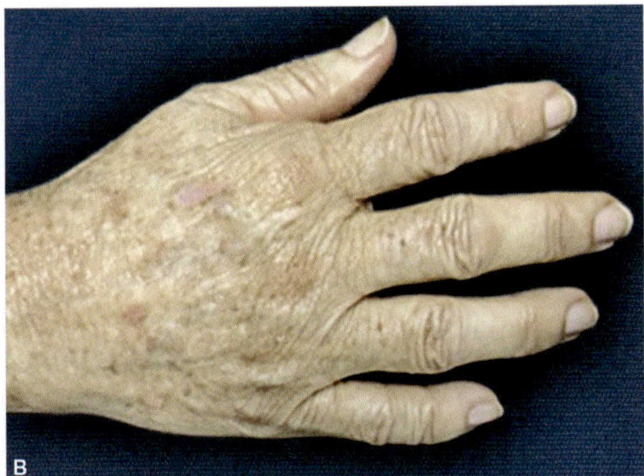

Figura 57.14 Tratamento das mãos. Paciente antes (**A**) e 30 dias após tratamento com LIP + IPCA® (**B**).

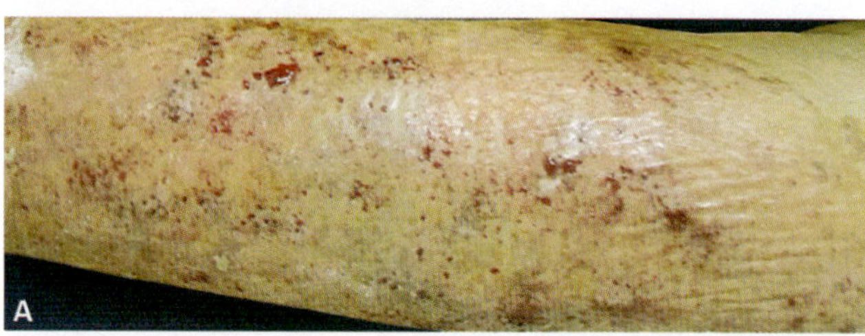
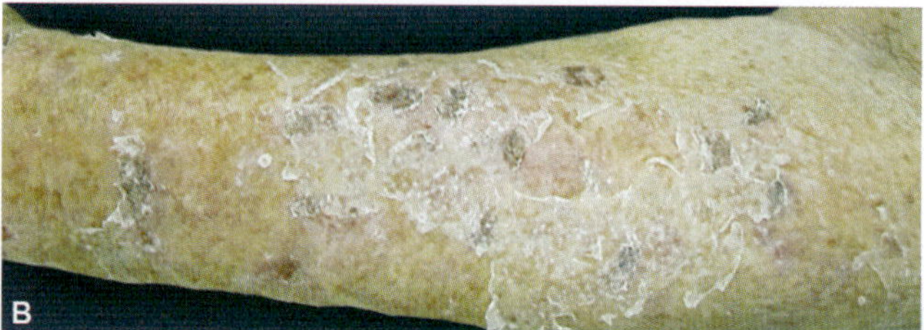

Figura 57.15 Tratamento do braço. Paciente imediatamente após aplicação de fenol 88% (**A**) e 7 dias depois do procedimento (**B**).

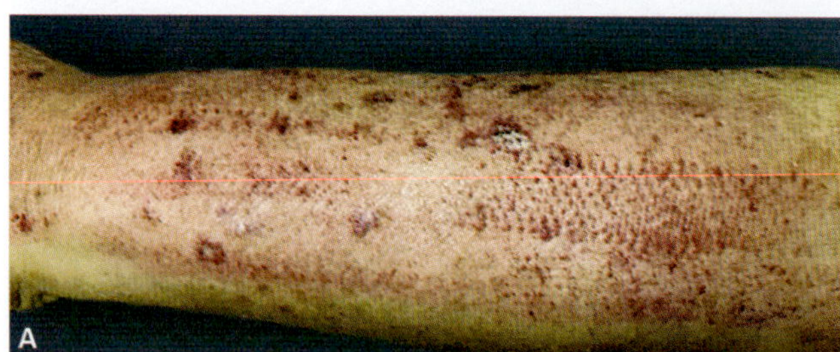
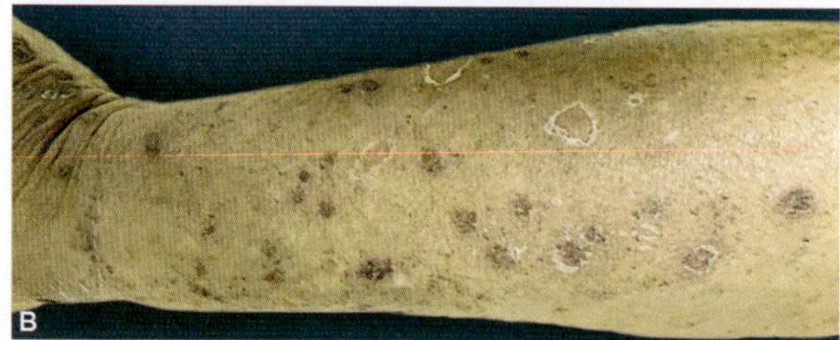

Figura 57.16 Tratamento do braço. Paciente imediatamente após IPCA® (**A**) e 7 dias depois do procedimento (**B**).

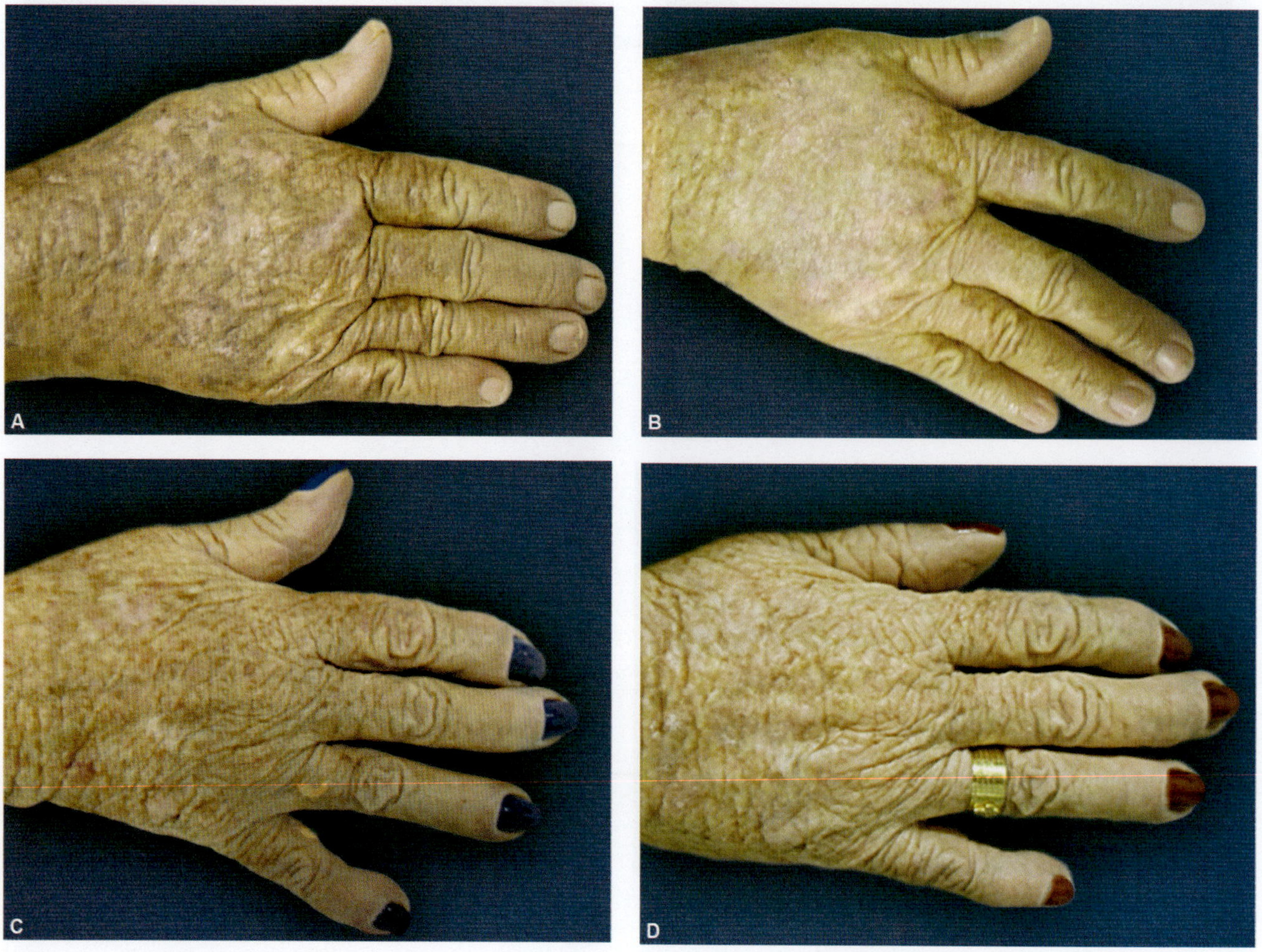

Figura 57.17 A a **H.** Pacientes antes e 30 dias após tratamento com IPCA® em mãos e braços. (*continua*)

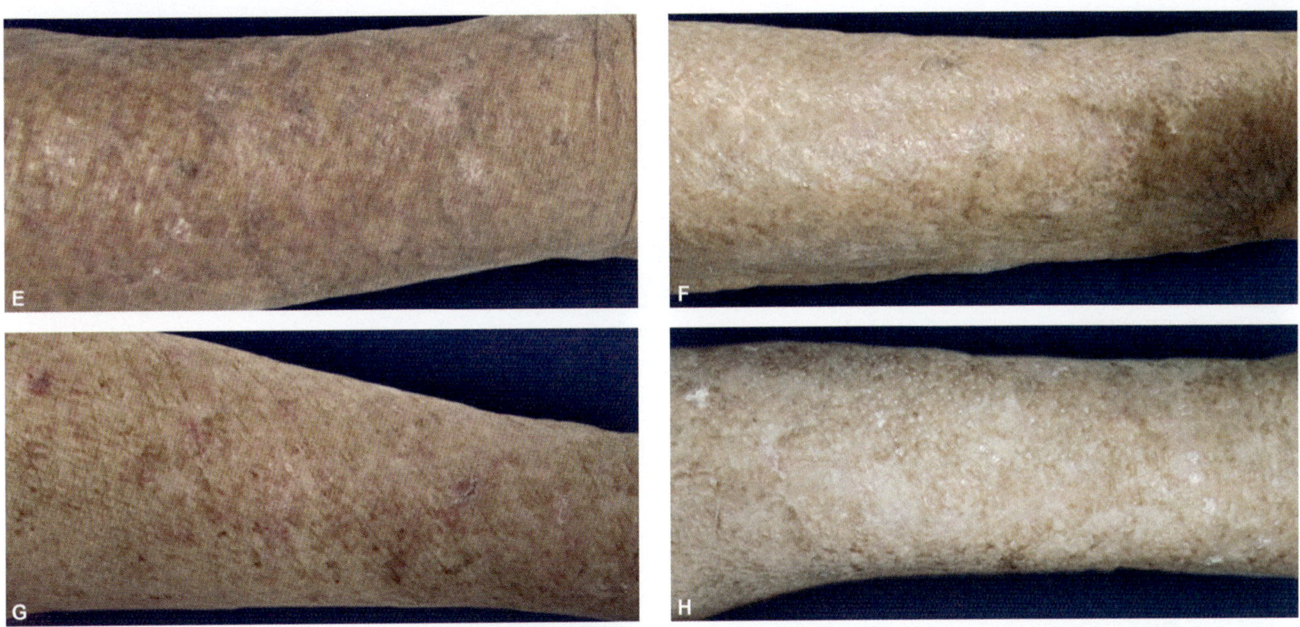

Figura 57.17 A a H. (*Continuação*) Pacientes antes e 30 dias após tratamento com IPCA® em mãos e braços.

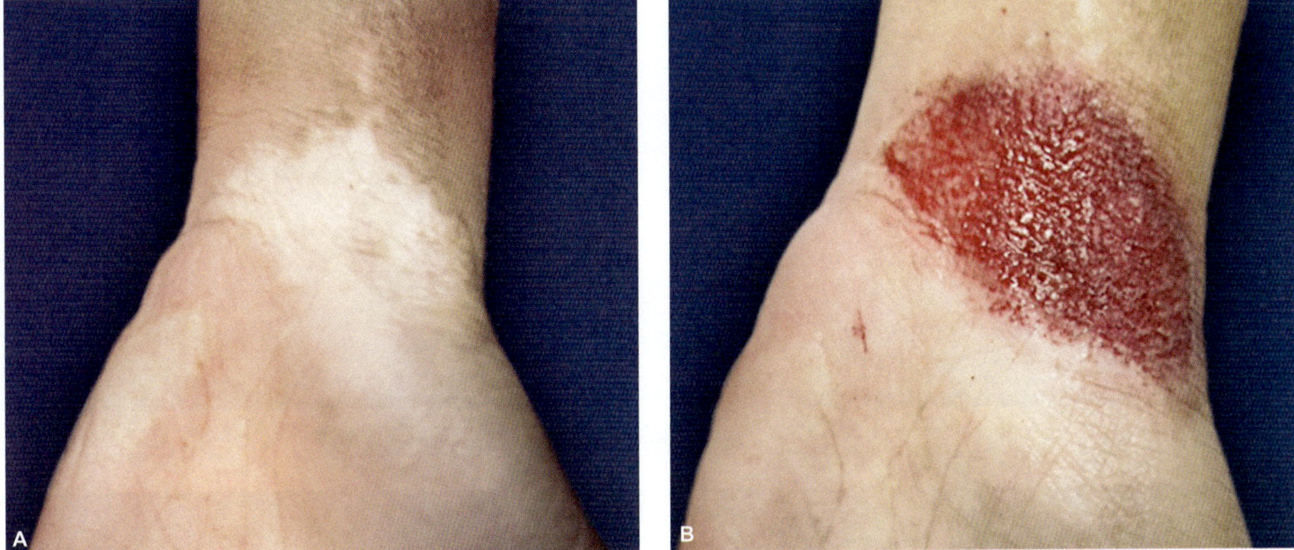

Figura 57.18 Queimadura no pulso. Paciente antes (**A**) e imediatamente após IPCA® (**B**).

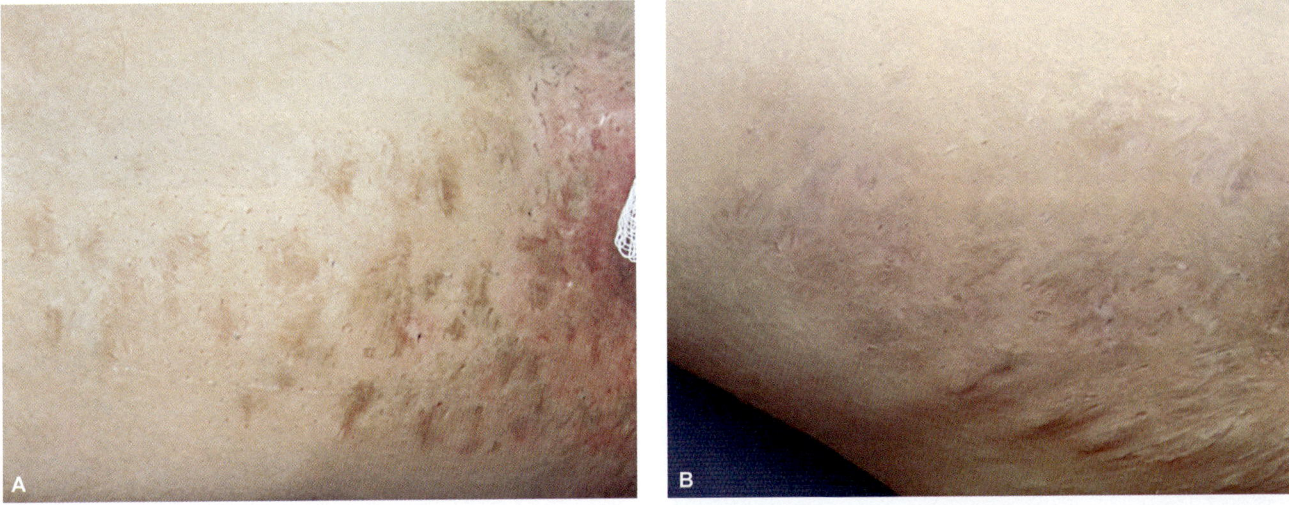

Figura 57.19 Condução de cicatrizes na raiz da coxa. Paciente antes (**A**) e 60 dias após tratamento com IPCA® (**B**).

TRATAMENTO COM RADIOFREQUÊNCIA

A associação da IPCA® com radiofrequência é mais uma opção terapêutica no tratamento de lesões em axilas, mãos e braços. Tanto a RFPM® quanto a radiofrequência microagulhada podem ser utilizadas com segurança. A utilização de energia fracionada pulsada de alta frequência disparada sobre a pele resulta em regeneração dérmica na interface papilar-reticular, por meio da estimulação de fibroblastos com consequente síntese de fibras colágenas e fibras elásticas. Para a execução da RFPM® é necessário o eletrodo Lima, constituído por agulhas de 2 mm de comprimento e largura de 100 μ, e o aparelho FRAXX. As multiagulhas com 2, 4 ou 6 unidades ultrapassam a epiderme e atuam na derme, contraindo o tecido e substituindo o colágeno elastótico por um novo colágeno. Para tanto, há necessidade de anestesiar a região a ser tratada, usando todos os critérios de antissepsia recomendados em procedimentos cirúrgicos.

A Figura 57.21 apresenta um paciente com leucodermia gutada tratado por uma sessão de RFPM® (CUT 30 W/Active 30 ms) antes, 7 dias e 30 dias após a intervalo. A hiperpigmetação pós-inflamatória acontece quase sempre quando se tem a associação de agulha e calor, mas é transitória. A utilização de fórmulas clareadoras 30 dias antes da intervenção,

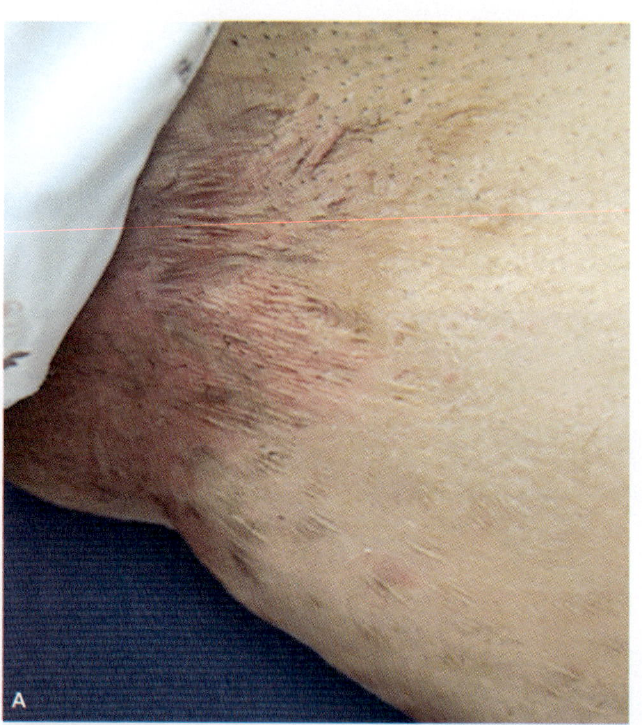

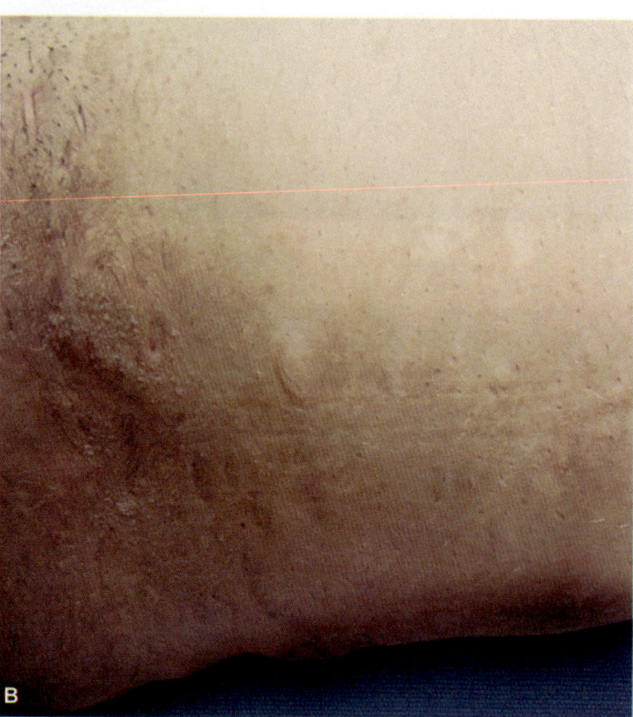

Figura 57.20 Condução de cicatrizes na raiz da coxa. Paciente antes (**A**) e 60 dias após tratamento com IPCA® (**B**).

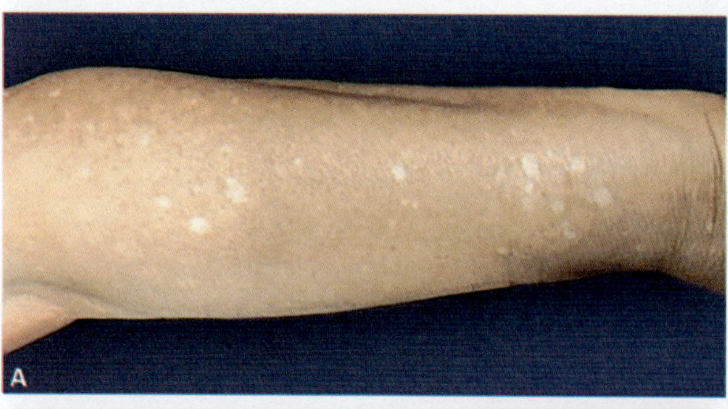

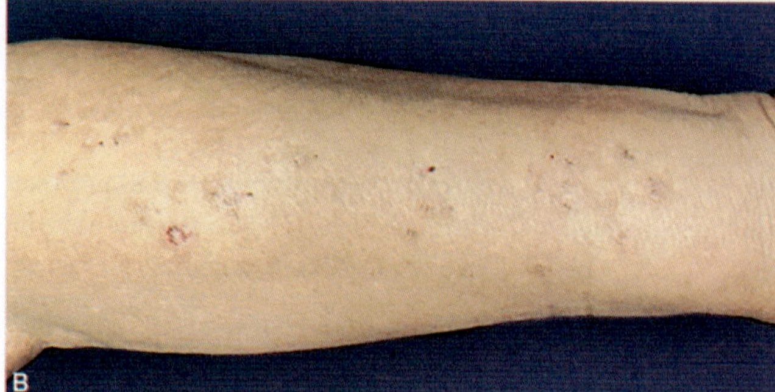

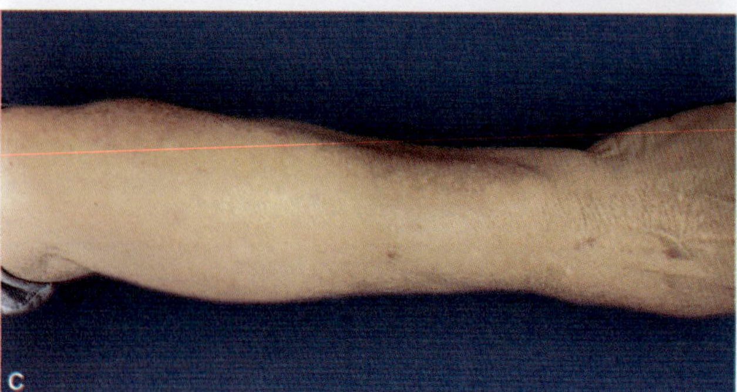

Figura 57.21 Paciente com leucodermia gutada antes da RFPM® (**A**), no pós-operatório imediato (**B**) e 30 dias depois do procedimento (**C**).

reintroduzidas já no 5º ao 7º dia de pós-operatório, seguindo a reepitelização e a tolerância do paciente, é recomendada. Imprescindíveis, as orientações de afastamento de exposição direta ao sol são de pelo menos 45 dias. Uso de filtro solar de amplo espectro é mandatório e pode ser introduzido já após a reepitelização. Não são recomendados antibiótico ou corticoterapia tópica ou sistêmica.

O pós-operatório não é doloroso, mas caso haja queixa, sugerem-se analgésicos como dipirona 1 g de 6 em 6 h. Esses mesmos preceitos são aplicados para a radiofrequência microagulhada.

BIBLIOGRAFIA

Aust MC. Percutaneuos Collagen Induction therapy (PCI) an alternative treatment for scars. Wrinkles Skin Laxity. Plast Reconstr Surg. 2008;121(4):1421-9.

Bal SM, Caussian J, Pavel S, Bouwstra JA. In vivo assessment of safety of microneedle arrays in human skin. Eur J of Pharm Sci. 2008; 35(3):193-202.

Brody HJ. Trichloracetic acid application in chemical peeling, operative techniques. Plast Reconstr Surg. 1995; 2(2):127-8.

Camirand A, Doucet J. Needle dermabrasion. Aesthetic Plast Surg. 1997; 21(1):48-51.

Cohen KI, Diegelmann RF, Lindbland WJ. Wound healing: biochemical and clinical aspects. Philadelphia: W.B. Saunders Co, 1992.

Fabroccini G, Fardella N. Acne scar treatment using skin needling. Clin Exp Dermatol. 2009; 34(8):874-9.

Fernandes D, Massimo S. Combating photoaging with percutaneuos collagen induction. Clin Dermatol. 2008;26(2):192-9.

Fernandes D. Minimally invasive percutaneous collagen induction. Oral Maxillofac Surg Clin North Am. 2006;17(1):51-63.

Monheit GD. Jessner's + TCA peel: a medium depth chemical peel. J Dermatol Surg Oncol. 1989;15: 945-50.

Orentreich DS, Orentreich N. Subcutaneous incisionless (subcision) surgery for the correction of depressed scars and wrinkles. Dermatol Surg. 1995;21(6):6543.

58

Preenchimento e Bioestimuladores

Joana Ribeiro Costa de Faria

MEMBROS SUPERIORES E INFERIORES

Com o avanço dos procedimentos estéticos faciais, é cada vez mais frequente a busca por tratamentos corporais. A abordagem corporal engloba uma avaliação tridimensional, na qual devem ser considerados os seguintes fatores:

- Reabsorção óssea
- Perda e deslocamento dos compartimentos de gordura
- Movimentos dos músculos
- Presença de rugas e sulcos
- Grau de flacidez.

Com base nesses aspectos, é possível utilizar os preenchedores e bioestimuladores de colágeno a seguir.

Ácido poli-L-láctico

O ácido poli-L-láctico (PLLA) é um polímero biocompatível, reabsorvível, inerte, que induz a neocolagênese por meio de resposta inflamatória subclínica.

Diluição

O produto deve ser diluído em água destilada. Não há consenso sobre o volume utilizado para aplicação corporal, mas deve variar de 10 a 20 mℓ, associado a anestésico sem vasoconstritor, preparado 24 a 72 h antes da aplicação. A solução deve ser mantida em temperatura ambiente e agitada, imediatamente, antes do procedimento.

Técnicas de aplicação

As técnicas mais utilizadas são:

- Retroinjeção linear:
  - Subdérmica
  - Agulha 24 G¾, 25 G, 26 G½
  - 0,02 a 0,05 mℓ por trave
- Retroinjeção em leque:
  - Subcutânea
  - Cânula de 21 a 23 G
  - 0,2 mℓ por leque.

São necessárias de uma a três sessões, com intervalo de 4 a 6 semanas.

Cuidados no pós-procedimento

É fundamental realizar massagem vigorosa, 3 vezes/dia (manhã, tarde e noite), durante 7 dias, para evitar a ocorrência de nódulos. Não realizar atividades físicas e evitar exposição solar por 7 dias. Aplicar compressa de gelo, em casos de hematomas ou equimoses. Anti-inflamatórios e/ou antibióticos deverão ser prescritos conforme necessidade.

Hidroxiapatita de cálcio

A hidroxiapatita de cálcio (CaHA) é um agente biodegradável e biocompatível, efetivo para o tratamento das áreas não faciais, associado a alto perfil de segurança. Promove um efeito de correção imediata, gradualmente, seguido por neocolagênese, produção de elastina, proliferação celular dérmica e angiogênese.

É indicado para o tratamento de flacidez leve a moderada, em qualquer área corporal, como: pescoço, colo, braços, cotovelos, joelhos, abdome, coxas e glúteos. Em casos de flacidez avançada, deve ser associado a tecnologias, como o ultrassom microfocado e a radiofrequência.

Diluição

Pode ser titulada de acordo com a espessura da pele e o grau de flacidez. Ainda não existe um consenso, mas estudos asseguram que as diluições de 3, 6 e 9 mℓ são efetivas para estimular a neocolagênese e a neoelastogênese, com melhora da qualidade da pele e da flacidez. Assim, para uso corporal, recomenda-se a diluição de uma seringa de 1,5 mℓ de CaHA para 6 mℓ de solução (3 mℓ de soro fisiológico 0,9% + 3 mℓ de lidocaína 2% sem vasoconstritor). Realizar, no mínimo, duas sessões com intervalos mensais (Tabela 58.1).

Tabela 58.1 Bioestimulação de colágeno.

Parte corporal	Diluição (%)	Seringa de 1,5 mℓ	Volume total (mℓ)	Seringa para diluição
Face	100	1,5 mℓ de lidocaína + SF 0,9%	3	3 mℓ
Corpo	400	6 mℓ de lidocaína + SF 0,9%	7,5	3 mℓ
Mãos	100	1,5 mℓ de lidocaína + SF 0,9%	3	3 mℓ

SF: soro fisiológico.

Técnica de aplicação

A aplicação deve ser feita em derme profunda ou região subdérmica, com agulha 27 G½ ou cânula 22 ou 25 G 50/70 mm, a critério médico. Os resultados são semelhantes, desde que se respeitem o plano de aplicação e a quantidade ideal de CaHA. As técnicas da aplicação são:

- Linear retrógrada (Figura 58.1A)
- Linhas paralelas (Figura 58.1B)
- Em leque (Figura 58.1C)
- Linhas cruzadas (Figura 58.1D).

Deve ser aplicado em torno de 0,1 a 0,3 cc por vetor, com distribuição homogênea do produto por toda a área. São indicadas de 2 a 3 sessões, com intervalos mensais. O número de sessões pode variar de acordo com a idade, o tabagismo, a atividade física e o grau de flacidez. A seguir são descritos os protocolos de aplicação por área:

- Pescoço (Figura 58.2): a partir de meia seringa de 1,5 mℓ por sessão. No mínimo duas sessões. Aplicar 0,10 mℓ por ponto, dependendo da diluição, com:
  - Cânula 22 G: leques cruzados nas porções superior, lateral e inferior
  - Agulha 27 G: múltiplas traves com 1 cm de distância
- Colo (Figura 58.3): a partir de meia seringa de 1,5 mℓ por sessão. Diluição: 1,5 mℓ de CaHA + 6 mℓ (SF) 0,9% + 3 mℓ de lidocaína. No mínimo duas sessões. Aplicar 0,10 mℓ por ponto, dependendo da diluição, com:
  - Cânula 27 G: múltiplas traves com 1 cm de distância
- Braços (Figura 58.4): de meia a uma seringa de 1,5 mℓ para cada braço por sessão. Diluição: 1,5 mℓ de CaHA + 6 mℓ (3 mℓ de SF 0,9% + 3 mℓ de lidocaína 2%). No mínimo duas sessões. Aplicar 0,10 mℓ por ponto, dependendo da diluição, com:
  - Agulha: múltiplas traves
  - Cânula: dois asteriscos
- Abdome (Figura 58.5): a partir de uma seringa de 1,5 mℓ por sessão para todo abdome. Diluição: 1,5 mℓ de CaHA + 6 mℓ (3 mℓ de SF 0,9% + 3 mℓ de lidocaína 2%). No mínimo duas sessões
  - Agulha 27 G: múltiplas traves com 1 a 2 cm de distância
- Coxas (Figura 58.6): a partir de uma seringa de 1,5 mℓ por sessão para as duas coxas. Diluição: 1,5 mℓ de CaHA + 6 mℓ (3 mℓ de SF 0,9% + 3 mℓ de lidocaína 2%). No mínimo duas sessões. Aplicar 0,10 mℓ por ponto, dependendo da diluição, com:
  - Agulha 27 G: múltiplas traves com 1 a 2 cm de distância.

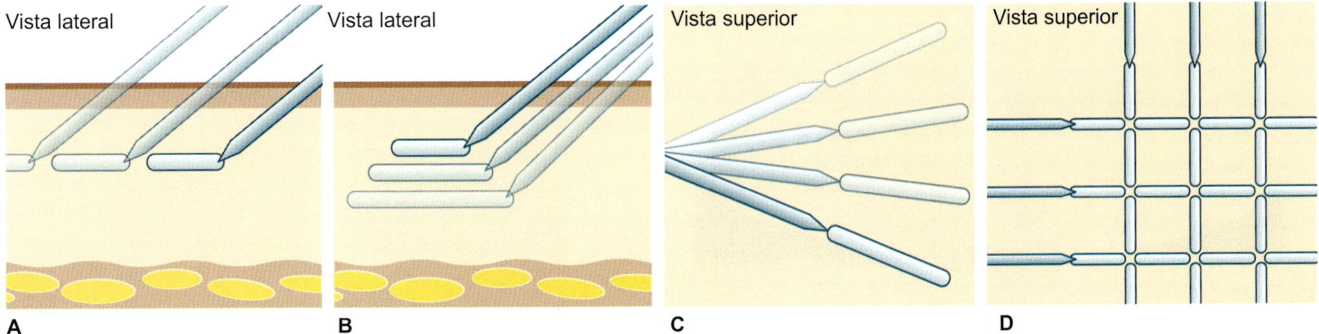

Figura 58.1 Técnicas de aplicação: linear retrógrada (**A**), linhas paralelas (**B**), em leque (**C**), linhas cruzadas (**D**).

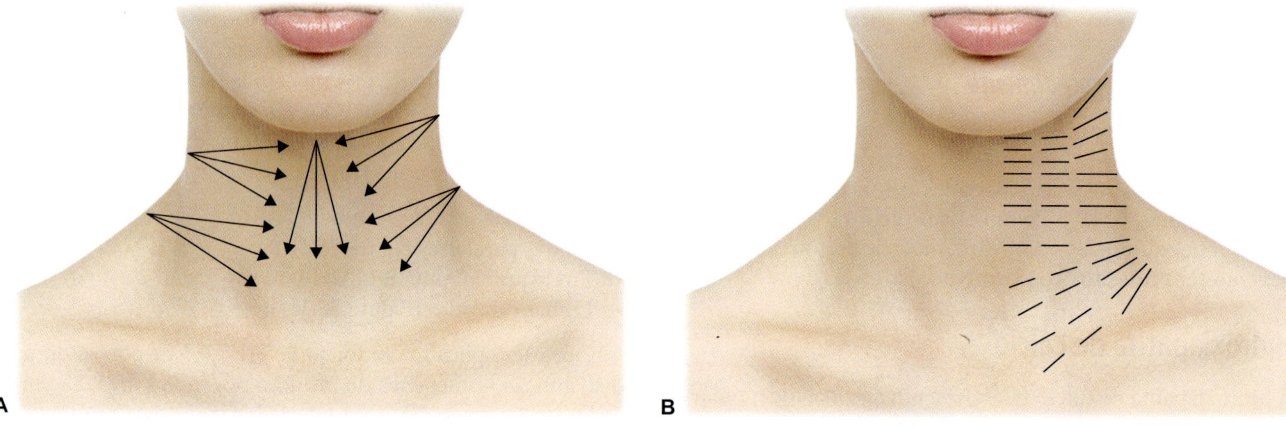

Figura 58.2 A e **B.** Aplicação no pescoço.

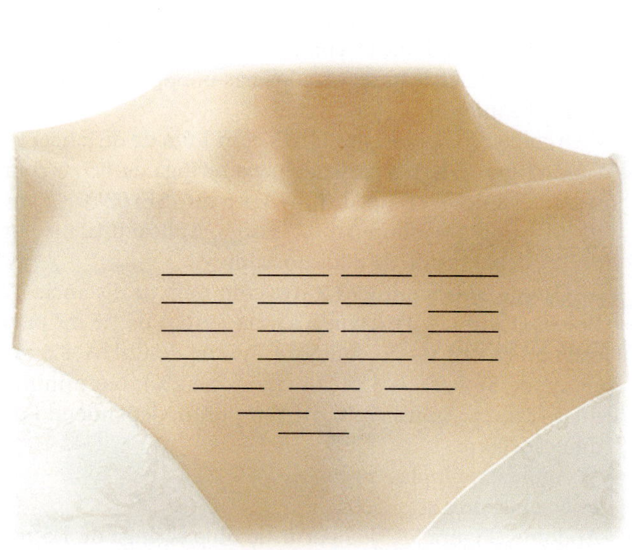

Figura 58.3 Aplicação no colo.

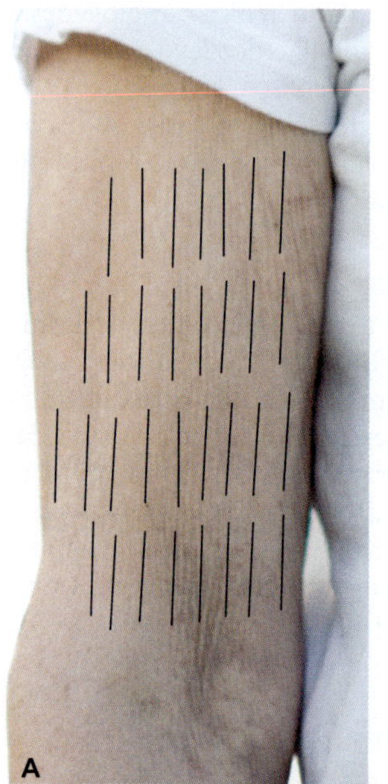

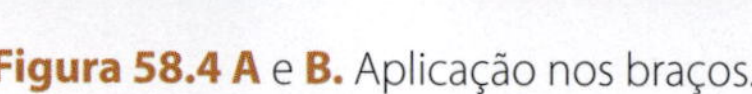

Figura 58.4 A e **B.** Aplicação nos braços.

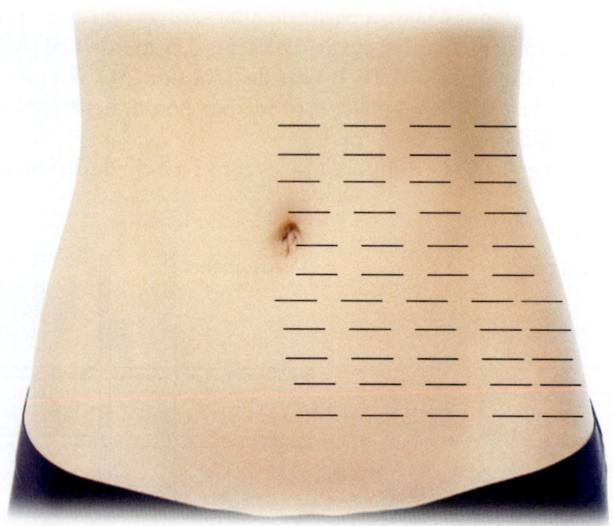

Figura 58.5 Aplicação no abdome.

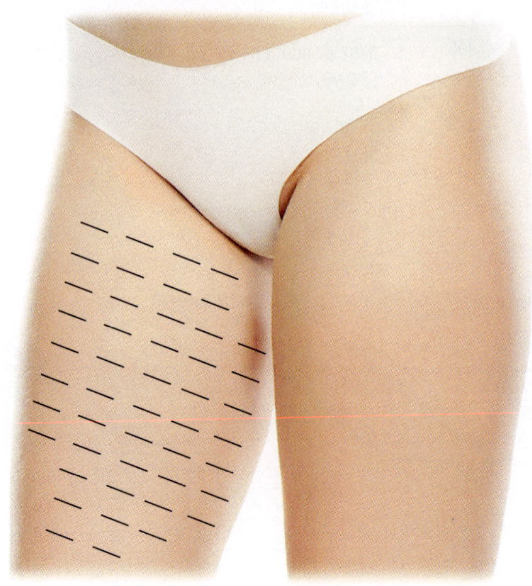

Figura 58.6 Aplicação nas coxas.

Cuidados no pós-procedimento

Não realizar atividades físicas por 48 h. Evitar exposição à luz solar por 7 dias. Realizar massagem vigorosa, 2 vezes/dia (de manhã e à noite), por 5 min, durante 7 dias. Aplicar compressa de gelo, em casos de hematomas ou equimoses. Anti-inflamatórios e/ou antibióticos deverão ser prescritos conforme necessidade.

MÃOS

A aparência das mãos é considerada um indicativo da idade. Fatores intrínsecos e extrínsecos influenciam seu processo de envelhecimento. Afinamento da epiderme, lentigos, discromias, textura rugosa, queratoses actínicas, seborreicas, diminuição do colágeno e degradação da elastina resultam em flacidez e afinamento da pele. A atrofia do subcutâneo torna proeminentes os ossos e os tendões subjacentes.

A primeira etapa no tratamento do rejuvenescimento das mãos inclui o uso de preenchedores para volumização. O ácido hialurônico e a CaHA são a primeira escolha, sendo biocompatíveis, seguros e facilmente tolerados.

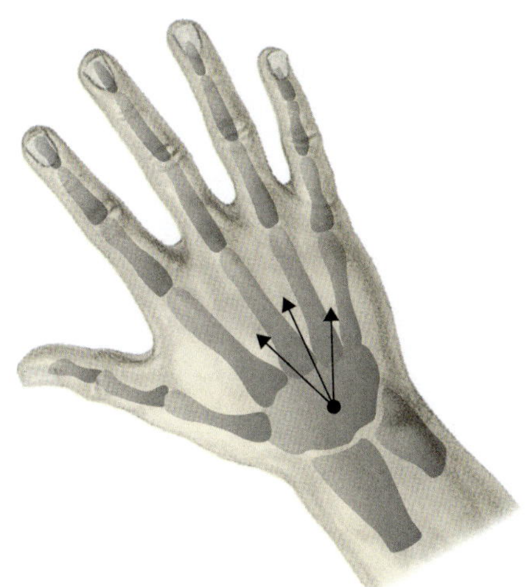

Figura 58.7 Aplicação de ácido hialurônico no espaço intermetacarpal.

Quando realizados por um injetor experiente, promovem uma suave e natural aparência do dorso da mão, com o mínimo de eritema, edema, queimação e desconforto. A CaHA causa mais edema e queimação do que o ácido hialurônico, porém é mais efetiva para disfarçar veias e tendões.

Ácido hialurônico

A aplicação deve ser realizada com os volumizadores: Juvederm Voluma®, Belotero Volume®, Emervel Volume® e Perfecta Subskin®.

Técnicas de aplicação

Realizada, preferencialmente, com cânula 22 ou 25 G (depende do produto), retroinjeção em leque, com introdução do material na lâmina dorsal superficial (espaço escassamente vascularizado). A injeção deve ser feita no espaço intermetacarpal, com aplicação de 0,2 a 0,3 mℓ por local, conforme indicado na Figura 58.7.

Hidroxiapatita de cálcio

A seringa de 1,5 mℓ deve ser diluída em 1,5 mℓ de solução (0,75 mℓ de soro fisiológico + 0,75 mℓ de lidocaína sem vasoconstritor). Pode ser aplicada de meia a uma seringa de CaHA por mão por sessão.

Técnicas de aplicação

Realizada de duas maneiras:

- Retroinjeção em leque no plano intralaminar superficial com cânula 22 ou 25 G – inserção distal ou proximal. Injeção de 0,2 a 0,3 mℓ por espaço intermetacarpal (Figuras 58.7 e 58.8)
- Múltiplos *bolus* pela técnica de tenda com agulha 27 G (Figura 58.9).

Cuidados no pós-procedimento

Massagem 2 vezes/dia (manhã e noite) durante 7 dias (no caso da CaHA). Não pegar peso, nem ficar próximo à fonte de calor. Não realizar atividade física por 7 dias. Em caso de edema ou equimose, aplicar gelo por 24 h e, se o edema se prolongar, avaliar uso de anti-inflamatório e corticosteroide.

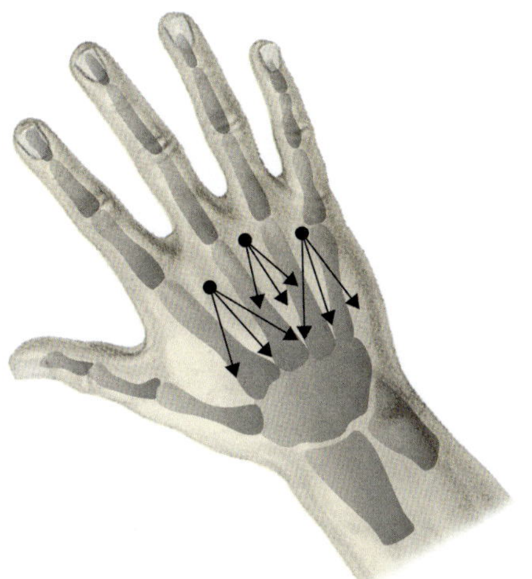

Figura 58.8 Retroinjeção em leque no plano intralaminar superficial.

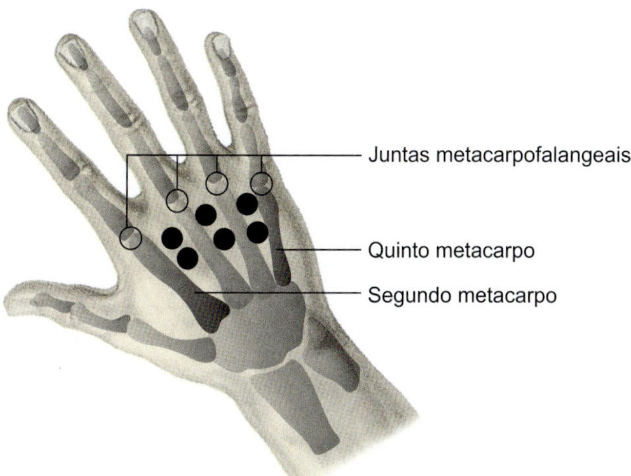

Figura 58.9 Técnica de tenda com agulha.

BIBLIOGRAFIA

Amselem M. Radiesse: a novel rejuvenation treatment for the upper arms. Clin Cosmet Investig Dermatol. 2016;9:9-14.

Bartus C, William Hanke C, Daro-Kaftan E. A decade of experience with injectable poly-L-lactic acid: a focus on safety. Dermatol Surg. 2013;39(5):698-705.

Berlin AL, Hussain M, Goldberg DJ. Calcium hydroxylapatite filler for facial rejuvenation: a histologic and immunohistochemical analysis. Dermatol Surg. 2008;34(Suppl 1):S64-7.

Bidic SM, Hatef DA, Rohrich RJ. Dorsal hand anatomy relevant to volumetric rejuvenation. Plast Reconstr Surg. 2010;126(1):163-8.

Cohen JL1, Carruthers A, Jones DH, Narurkar VA, Wong M, Cheskin LN, et al. A randomized, blinded study to validate the Merz Hand Grading Scale for use in live assessments. Dermatol Surg. 2015;41(Suppl 1):S384-8.

Coimbra DD, Amorim AGF. Ácido poli-L-láctico na região medial dos braços. Surg Cosmet Dermatol. 2012;4(2):182-5.

Coleman SR. Hand rejuvenation with structural fat grafting. Plast Reconstr Surg. 2001:110(7):1731-44.

Dallara JM, Baspeyras M, Bui P, Cartier H, Charavel MH, Dumas L. Calcium hydroxylapatite for jawlinw rejuvenation: consensus recommendations. Journal of Cosmetic Dermatology. 2014;13:3-14.

Emer J, Sundaram H. Aesthetic applications of calcium hydroxylapatite volumizing filler: an evidence-based review and discussion of current concepts: Part 1 of 2. J Drugs Dermatol. 2013;12(12):1345-54.

Eviatar J, Lo C, Kirszrot J. Radiesse: advanced techniques and applications for a unique and versatile implant. Plast Reconstr Surg. 2015;136:164S.

Goldman MP. Cosmetic use of poly-L-lactic acid: my technique for success and minimizing complications. Dermatol Surg. 2011;37(5):688-93.

Haddad A, Kadunc BV, Guarnieri C, Noviello JS, da Cunha MG, Parada MB. Conceitos atuais no uso do ácido poli-L-láctico para rejuvenescimento facial: revisão e aspectos práticos. Surg Cosmet Dermatol. 2017;9(1):60-71.

Kadouch JA. Calcium hydroxylapatite: a review on safety and complications. J Cosmet Dermatol. 2017;16(2):152-61.

Lefebvre-Vilardebo M, Trevidic P, Moradi A, Busso M, Sutton AB, Bucay VW. Hand: clinical anatomy and regional approaches with injectable fillers. Plast Reconstr Surg. 2015;136(Suppl 5):258S-75S.

Man J, Rao J, Goldman M. A double-blind, comparative study of nonanimal-stabilized hyaluronic acid *versus* human collagen for tissue augmentation of the dorsal hands. Dermatol Surg. 2008;34(8):1026-31.

Pavicic T. Complete biodegradable nature of calcium hydroxylapatite after injection for malar enhancement: an MRI study. Clin Cosmet Investig Dermatol. 2015;8:19-25.

Shamban AT. Combination hand rejuvenation procedures. Aesthet Surg J. 2009;29(5):409-13.

Tezel A, Frederickson GH. The science of hyaluronic acid dermal fillers. J Cosmet Laser Ther. 2008;10(1):35-42.

Wasylkowski VC. Body vectoring technique with Radiesse for tightening of the abdômen, thighs and brachial zone. Clinical, Cosmetic and Investigational Dermatology. 2015;8:267-73.

Yutskovskaya YA, Kogan EA. Improved neocollagenesis and skin mechanical properties after injection of diluted calcium hydroxylapatite in the neck and décolletage: a pilot study. J Drugs Dermatol. 2017;16(1):68-74.

59

Laser e Outras Tecnologias

Beni Moreinas Grinblat

INTRODUÇÃO

Diferentes tecnologias são utilizadas para diferentes tratamentos dermatológicos nos membros superiores e inferiores. Lesões vasculares, lesões pigmentadas, tatuagens, queratoses actínicas são frequentes nessas regiões do corpo e podem ser tratadas com as diferentes tecnologias da mesma maneira que em outras áreas, porém necessitam de maior cautela na seleção dos parâmetros para evitar complicações.

Geralmente, as queixas encontradas em consultório médico relacionadas a membros superiores são: lesões pigmentares, como melanoses solares em antebraços e mãos; lesões pré-malignas, como queratoses actínicas; envelhecimento das mãos; lesões vasculares, como manchas vinho do Porto e tatuagens.

Já nos membros inferiores, são mais comuns as queixas de lesões vasculares e dermatite ocre, além da depilação.

LESÕES PIGMENTADAS

A melanina é considerada o principal cromóforo a ser atingido com *laser* nas alterações pigmentares da pele. Seu espectro de absorção vai da radiação ultravioleta até o infravermelho, mas o ideal é utilizar tecnologias com comprimento de onda entre 630 e 1.100 nm, que tem boa seletividade pela melanina com boa profundidade na pele, diminuindo as chances de efeitos adversos na epiderme.

Para a fototermólise do melanossomo, a duração dos pulsos deve ser inferior a 1 µs. *Lasers* Q-switched atuam em nanossegundos e possuem como efeito imediato o esbranquiçamento ou empalidecimento da lesão, em razão da formação de bolha de gás. Corresponde, na histologia, ao rompimento do melanossomo e à dispersão do pigmento para a periferia das células. Os novos *lasers* com duração de pulso em picossegundos e fentossegundos levariam a um número ainda menor de efeitos colaterais, pois o efeito seria mecanoacústico, causando destruição apenas no alvo, por meio de dano submicroscópico. A alta temperatura durante a irradiação leva a expansão térmica, vaporização local e formação de ondas acústicas que danificam a célula que contém o pigmento.

Melanoses solares

São frequentemente encontradas em membros superiores, mãos e membros inferiores, áreas com maior exposição solar. Geralmente, o pigmento encontra-se superficialmente distribuído na epiderme e diferentes tipos de *laser* podem tratar essas manchas com 1 a 2 sessões. Os mais usados são os *lasers* Q-switched (de rubi 694 nm, alexandrita 755nm ou Nd:YAG de 532 nm). A luz intensa pulsada (LIP) também é indicada e bastante utilizada, mas em geral necessita de um maior número de sessões.

Mais recentemente, surgiram os aparelhos de *laser* que atuam em picossegundos: possuem uma duração de pulso muito mais curta que o tempo de relaxamento dos melanossomos, possibilitando a destruição seletiva e eficaz destes, com mínimo dano aos tecidos circundantes.

Hiperpigmentação pós-inflamatória

A hiperpigmentação pós-inflamatória (HIP) decorre de depósito de melanina ou hemossiderina após um processo inflamatório. Por isso, ao fazer tratamento com *lasers*, deve-se utilizar fluências mais baixas para garantir que o paciente não faça muito eritema e piore a pigmentação pós-inflamatória.

Nos membros, é comum ocorrer HPI após escleroterapia. Nesses casos, os procedimentos mais recomendados seriam com *lasers* de rubi Q-switched ou LIP.

Nas HPI decorrentes de cirurgias e lipoaspirações, os *lasers* Q-switched Nd:YAG 1.064 nm também aparecem como opção para clareamento. No entanto, a remoção dos grânulos de melanina dispersos na derme não é tão eficaz quanto a remoção da melanina intracelular.

O *laser* de alexandrita 755 nm em picossegundos pode ser útil no tratamento de HPI com poucos efeitos adversos (Figura 59.1), até mesmo em asiáticos.

Dermatite ocre

A insuficiência venosa crônica é acompanhada por diferentes lesões cutâneas. A dermatite ocre é uma desordem pigmentar secundária à estase venosa, em que o aumento na pressão intravascular e as alterações endoteliais levam ao extravasamento de eritrócitos, de macrófagos com hemossiderina e depósitos de melanina. Causa desconforto estético aos pacientes, principalmente para mulheres que desejam expor as pernas. O tratamento é um desafio, muitas vezes insatisfatório. O uso de LIP é uma opção, apesar de apresentar o risco de hiperpigmentação pós-inflamatória, especialmente se realizada em pacientes de fotótipo mais altos. Ainda como opção para tratamento desse tipo de hipercromia, pode ser usado o *laser* de rubi Q-switched.

Nevo de Becker

Além do tronco, o nevo de Becker pode acometer os ombros e, mais raramente, os membros inferiores. A tentativa de tratamento com *laser* é válida, mas os resultados podem ser frustrantes. E o risco de recorrência após o tratamento deve ser sempre alertado aos pacientes.

Quando se usam os *lasers* Q-switched, há maior risco de recorrência, pela incapacidade de eles atingirem os folículos pilosos mais profundos. Já com os *lasers* de pulso longo, seja rubi, alexandrita ou Nd:YAG, esse risco é menor. Outra opção é a associação de um *laser* Q-switched (para atuar no

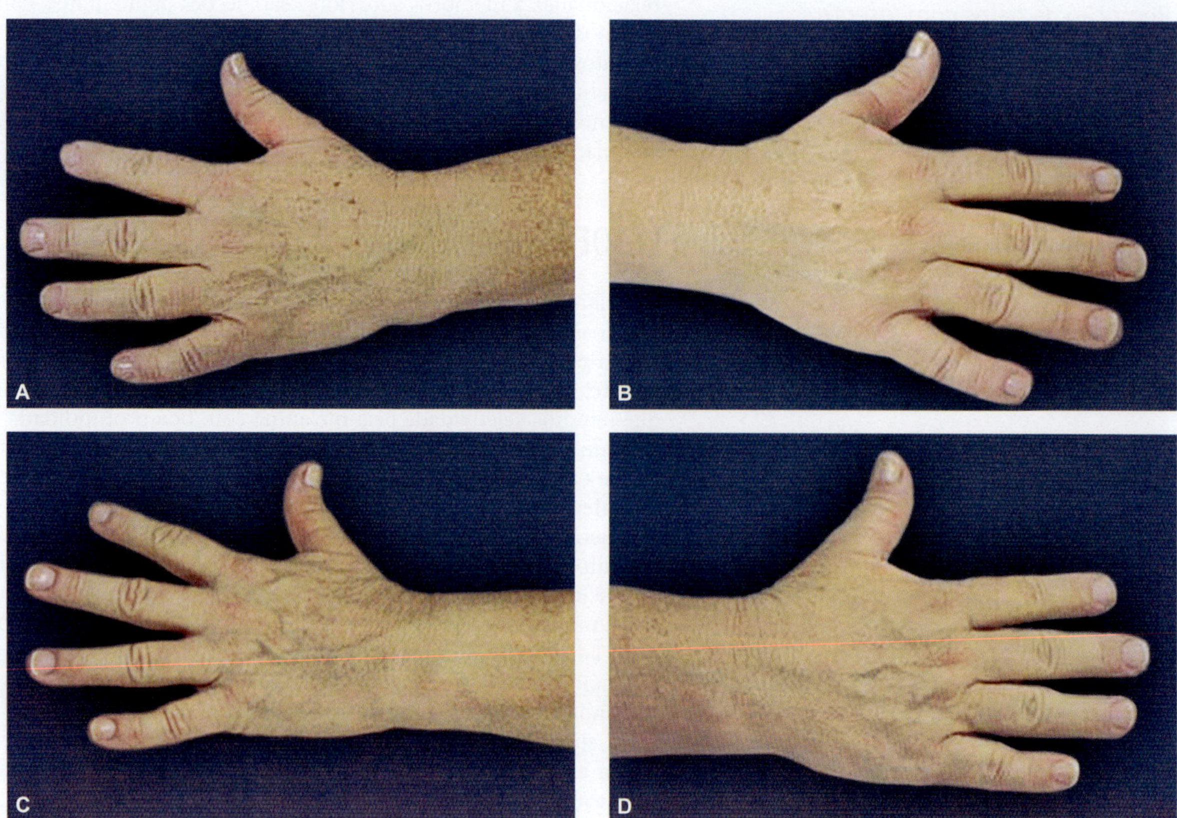

Figura 59.1 Hiperpigmentação pós-inflamatória antes (**A**, **C**) e depois de 20 dias de uma sessão de *laser* de alexandrita 755 nm em picossegundos (**B**, **D**).

componente pigmentar epidérmico) com um *laser* de pulso longo (que atua no componente pigmentar da derme e no folículo piloso).

HIPOPIGMENTAÇÕES

Estudos mostram que diferentes *lasers* fracionados não ablativos podem ser úteis para cicatrizes hipopigmentadas. O mecanismo de ação pelo qual levariam à repigmentação cutânea seria secundário à migração de melanócitos da pele normal, ainda pigmentada, pericicatricial para a área tratada, causando uma mistura das bordas.

TATUAGENS

O *laser* é considerado o padrão-ouro na remoção de tatuagens. Os mais utilizados são os aparelhos de *laser* Q-switched, que atuam em nanossegundos. Mais recentemente, foram lançados no mercado os aparelhos de *laser* com duração de pulso em picossegundos, que podem trazer resultados em menor número de sessões (Figuras 59.2 e 59.3).

A fototermólise seletiva leva a uma fragmentação da tinta em micropartículas que são posteriormente fagocitadas. Além disso, o *laser* provoca um efeito fotoacústico, agindo como uma onda de choque para a quebra das partículas.

Tanto o Q-switched rubi 694 nm como o Q-switched alexandrite 755 nm e o Q-switched Nd:YAG 1.064 nm atuam mais nos pigmentos mais escuros. O Q-switched Nd:YAG 532 nm está indicado para tatuagens vermelhas.

REJUVENESCIMENTO

Membros inferiores

O tratamento de membros inferiores é particularmente mais complicado devido a cicatrização mais lenta e unidades pilossebáceas mais esparsas. Isso faz com que haja maior possibilidade de cicatrizes em membros inferiores se comparados a reações adversas em face, por exemplo, que cicatrizariam sem sequelas. Por isso, os *lasers* CO_2 não são muito indicados para essas regiões.

Lasers fracionados não ablativos (p. ex., equipamentos com comprimentos de onda de 1.550 nm e 1.927 nm, ou outros de 1.440 nm e 1.550 nm) são considerados efetivos e seguros para tratamento fora da face, podendo ser utilizados em braços, mãos, pernas e pés.

Atuam por meio da fototermólise fracionada, que cria áreas focais de dano tecidual epidérmico e dérmico ou zonas de tratamento microtermais. Essas zonas são circundadas por tecidos normais, o que leva a uma cicatrização mais rápida.

Membros superiores

Os membros superiores também possuem uma cicatrização um pouco mais lenta que a facial, mas não tão demorada como a das pernas. Por isso, os *lasers* fracionados ablativos como CO_2 e Erbium:YAG podem ser usados com segurança nas mãos. Agem criando colunas de tecido vaporizado e necrose de coagulação, e a cicatrização inicia rapidamente pelos tecidos adjacentes não tratados, fibroblastos dérmicos e estruturas anexiais. Os *lasers* não ablativos também são utilizados e fazem efeito induzindo formação de colágeno dérmico enquanto poupam a epiderme.

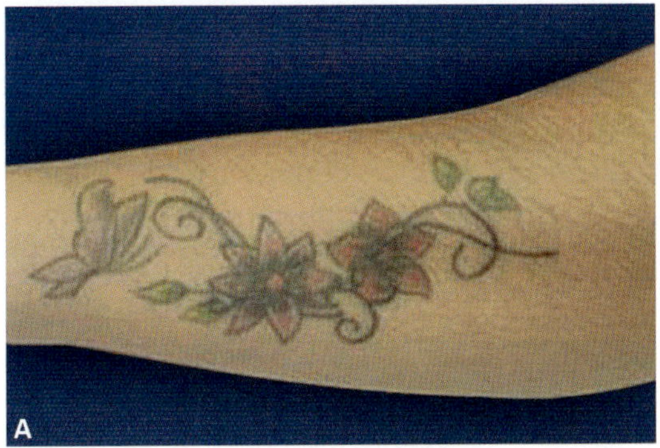

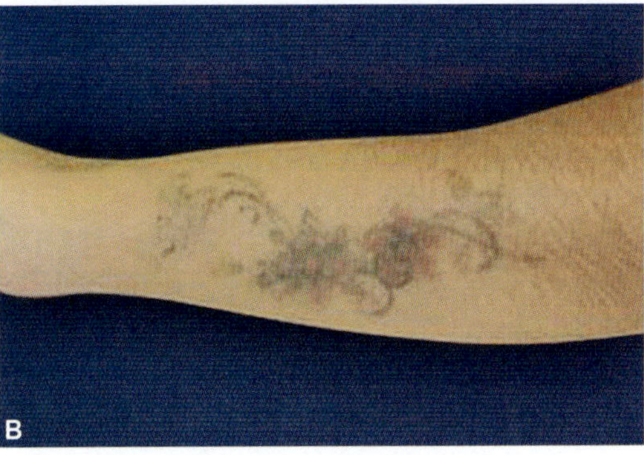

Figura 59.2 Tatuagem antes (**A**) e depois de duas sessões de *laser* de picossegundos (**B**).

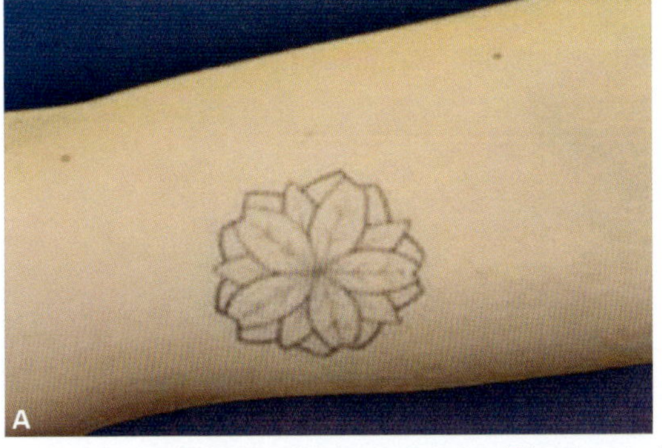

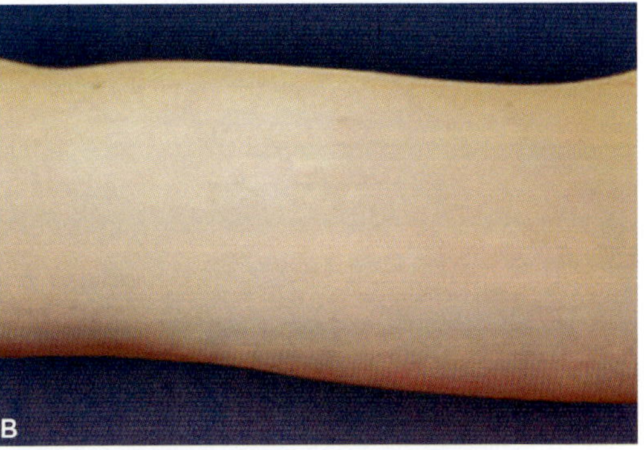

Figura 59.3 Tatuagem antes (**A**) e depois de oito sessões de *laser* de picossegundos (**B**).

Mãos

Em pacientes que fazem tratamentos faciais, a inconsistência entre rosto e mãos pode chamar atenção e tornar-se relevante, evidenciando a real idade do paciente, já que as mãos são áreas bastante visíveis. O seu envelhecimento se apresenta como atrofia cutânea e proeminência de ossos, tendões e espaços interdigitais, assim como veias visíveis, lentigos solares, queratoses actínicas e queratoses seborreicas.

A LIP tem sido utilizada com sucesso na última década para o fotorrejuvenescimento das mãos. Tem filtros de comprimentos de onda variáveis que permitem que sejam atingidos diferentes alvos e profundidades, sendo ajustados conforme o fotótipo. A maior vantagem da LIP é poder corrigir simultaneamente telangiectasias, eritema e lesões pigmentares como melanoses, efélides e lentigos benignos com *downtime* mínimo e desconforto muito tolerável pelo paciente.

Os *lasers* fracionados não ablativos (LFNA) causam dano na derme mediante a realização de microzonas térmicas com remodelamento do colágeno com mínimos efeitos sobre a epiderme. Permitem rapidez na reparação tecidual com poucos efeitos adversos. Com o envelhecimento das mãos, a espessura da pele diminui, assim como sua capacidade individual de regeneração e de neocolagênese. Alguns trabalhos evidenciam a melhora desse quadro com os LFNA.

O LFNA 1.340 nm pode auxiliar no rejuvenescimento das mãos devido a sua profunda penetração na derme, estimulando a produção do colágeno e favorecendo o rejuvenescimento global.

TRATAMENTO DE LESÕES VASCULARES

Nas lesões vasculares tratadas com *laser*, os cromóforos são a oxi-hemoglobina e a deoxi-hemoglobina. Em lesões mais superficiais e com vasos mais finos, dá-se preferência aos *lasers* de corante pulsado (*dye laser*, de 585 a 595 nm), ou o Nd:YAG de 532 nm ou alexandrita de 755 nm. A LIP também está indicada nesses casos. Para lesões mais profundas, o mais utilizado é o Nd:YAG de 1.064 nm, mas o alexandrita também pode ser indicado.

Manchas vinho do Porto

As manchas vinho do Porto (MVP) são malformações vasculares congênitas. Não regridem espontaneamente como os hemangiomas e, por isso, devem ser tratadas. Quanto mais precoce for o tratamento, melhor o resultado e maior a chance de clareamento completo. O ideal é iniciar o tratamento ainda no 1º ano de vida.

Quando acometem os membros, o resultado obtido com *laser* é mais modesto se comparado ao que se observa na face. (Figura 59.4).

Os *lasers* mais citados são os *pulsed dye lasers* (PDL), de 585 a 595 nm e, em geral, recomenda-se usar duração de pulso de 1,5 ms a 3 ms. Outros aparelhos descritos são os *lasers* de Nd:YAG 1.064 nm de pulso longo, o *laser* de alexandrita de pulso longo e a luz intensa pulsada.

Vasos de perna

Pequenas lesões venosas nos membros inferiores são queixas frequentes nos consultórios. Os *lasers* estão presentes tanto no tratamento funcional das varizes de menor calibre como no tratamento estético das telangiectasias (Figura 59.5).

Os "vasinhos" nos membros inferiores (telangiectasias) podem ser:

- *Simples*, isolados ou agrupados em diversos formatos, com localização dérmica e de fino calibre, sem associação a uma veia nutrícia
- *Combinados*, sob a forma de veias dérmicas e de fino calibre associadas a veias nutrícias, que formam vias de drenagem incompetentes para o sistema superficial e/ou profundo, aumentando a pressão das telangiectasias e dificultando o tratamento.

Aparelhos de realidade aumentada (p. ex., VeinViewer®, AccuVein®) auxiliam no diagnóstico das veias nutrícias, quando não visualizadas a olho nu, já que a identificação destas é importante para um bom resultado estético (Figura 59.6).

Desde o fim da década de 1990, a aplicação de *lasers* de maior comprimento de onda (Nd:YAG de 1.064 nm) se mostrou mais eficiente e segura, devido à sua maior absorção pela hemoglobina em relação à melanina. Porém, em razão de suas características físicas, para o tratamento efetivo de veias com o *laser* de 1.064 nm é necessária uma alta fluência. Isso se traduz em maior estímulo doloroso para o paciente, o que pode limitar a adesão e o uso do *laser* em toda sua potencialidade. O uso de analgésicos tópicos e/ou resfriamento da pele ajuda a diminuir a dor, além de funcionar como proteção térmica.

Os aparelhos que emitem *laser* Nd:YAG com comprimento de onda de 1.064 nm apresentam regulagem para a duração do pulso, tamanho do *spot size* e tipos de aplicação (contínuo ou múltiplos pulsos), permitindo a concentração do tratamento em veias de diferentes profundidades e tamanhos (Figura 59.7).

O uso do *laser* não impede a associação com outros métodos de escleroterapia. Aliás, a associação de técnicas tem se mostrado benéfica para a maioria dos casos, permitindo um tratamento eficiente, seguro e com menos sessões.

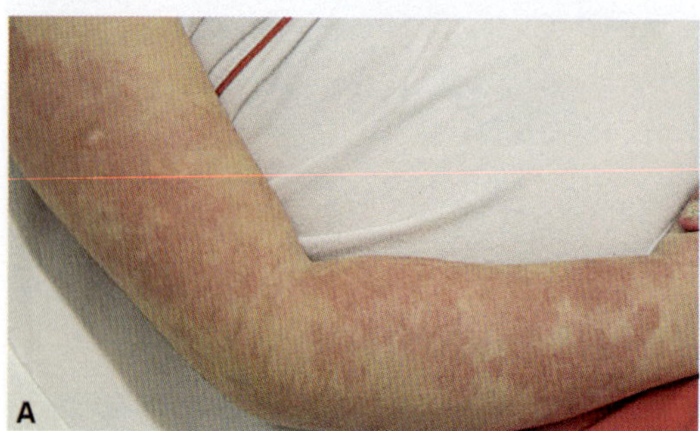

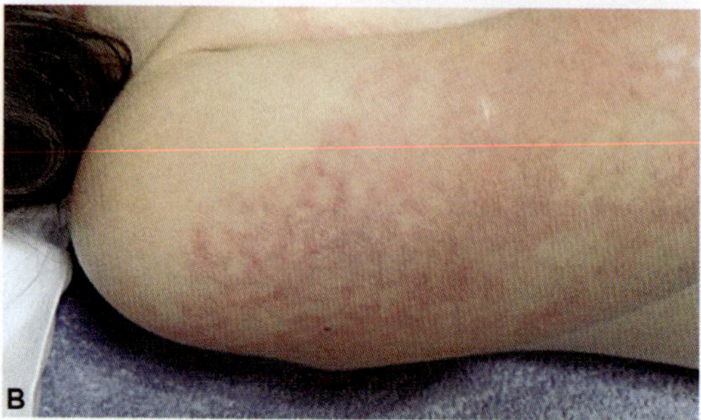

Figura 59.4 Mancha vinho do Porto antes (**A**) e após uma sessão de *pulsed dye laser* (**B**).

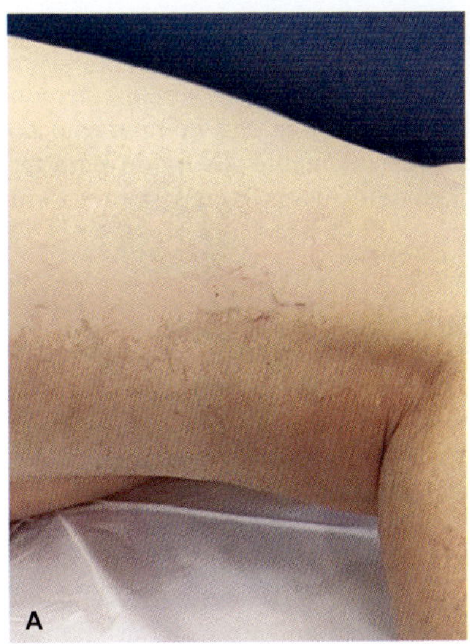

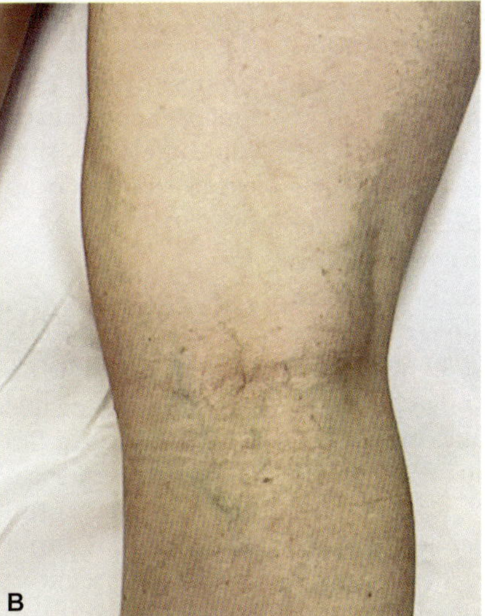

Figura 59.5 Telangiectasias simples (**A**) e combinadas (**B**) com veias nutrícias em membros inferiores.

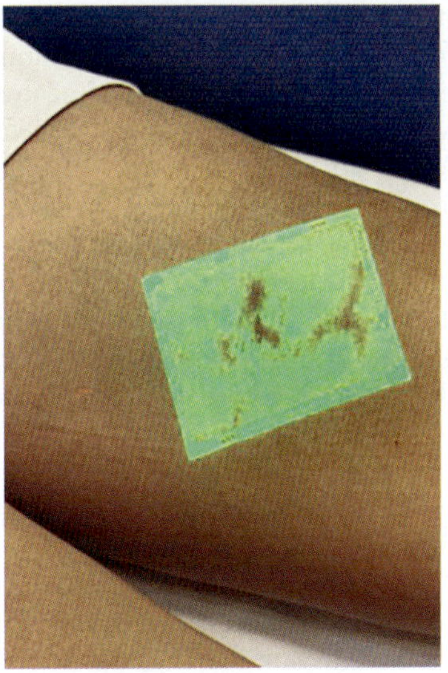

Figura 59.6 Realidade Aumentada (VeinViewer®) mostrando veias nutrícias abaixo de telangiectasias nos membros inferiores.

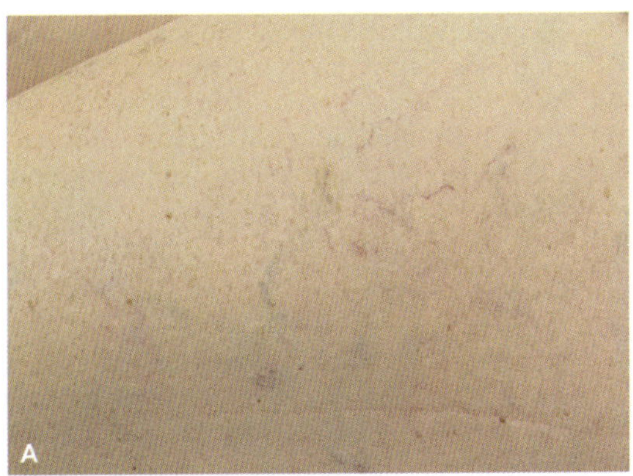

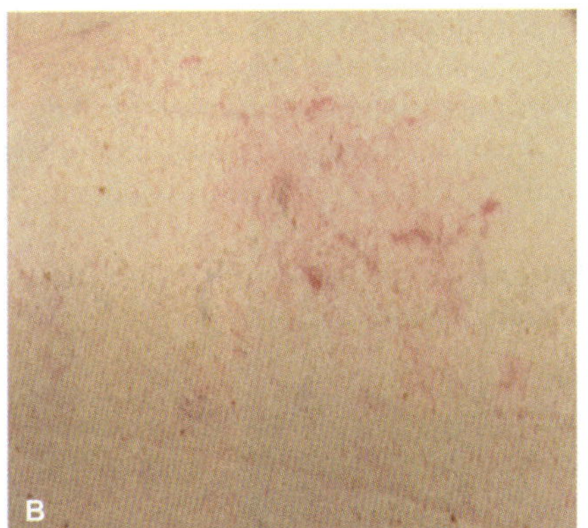

Figura 59.7 Telangiectasias antes (**A**) e após o tratamento com *laser* Nd:YAG 1.064 nm (**B**).

TRATAMENTO DE QUERATOSES ACTÍNICAS E DOENÇA DE BOWEN

As queratoses actínicas (QA) são frequentes nos membros superiores devido à exposição crônica ao sol. Para tratá-las, pode-se optar pela abordagem individualizada das lesões (com crioterapia ou eletrocoagulação) ou pelo tratamento de toda a área acometida (tratamento do campo cancerizável). Neste último grupo, incluem-se os tratamentos tópicos (5-fluoruracila, imiquimode e mebutato de ingenol) e a terapia fotodinâmica (TFD), que é feita em duas etapas:

1. Aplicação tópica de agente fotossensibilizante: o mais usado em nosso meio é o creme de aminolevulinato a 16%.
2. Iluminação com luz vermelha ou azul.

Antes da aplicação do agente fotossensibilizante é recomendado o preparo da lesão para aumentar a penetração do fármaco. O método mais utilizado é uma leve curetagem das lesões, mas outros métodos foram descritos, como a microdermoabrasão e a utilização de *lasers* fracionados ablativos.

Além das queratoses actínicas, a TFD também é indicada no tratamento da doença de Bowen e do carcinoma basocelular superficial (CBC-s). Nesses casos, o tratamento deve ser feito com luz vermelha.

O protocolo de tratamento é igual para as três indicações, porém, para doença de Bowen e CBC-s, são indicadas 2 sessões, com intervalo de 1 semana entre elas. Para o tratamento das QA, recomenda-se uma única sessão.

Recentemente foi descrita uma nova maneira de se fazer a TFD. Na chamada *terapia fotodinâmica com luz do dia*, em vez de luz artificial vermelha ou azul, utiliza-se a luz natural do sol para se obter a fotoativação de porfirinas. Essa técnica é indicada para tratamento de lesões de QA finas, que são comuns na face e no couro cabeludo. As queratoses actínicas dos membros superiores costumam ser mais espessas e, por isso, a TFD com luz do dia não é recomendada nesses casos.

REMOÇÃO DE PELOS COM *LASERS* E FONTES DE LUZ

A remoção de pelos com *laser* ou fonte de luz é o procedimento cosmético mais comumente requisitado no mundo. Pacientes frequentemente procuram o consultório dermatológico para epilação de membros inferiores e cada vez mais realizam esse procedimento também em antebraços.

Os pelos podem ser erradicados pela luz por meio de destruição térmica, mecânica ou fotoquímica. O princípio da fototermólise seletiva prediz lesão térmica seletiva de um cromóforo, que nos pelos seria a melanina. A melanina tem um espectro de absorção de comprimentos de onda na porção de luz vermelha e infravermelha do espectro eletromagnético.

A luz, ao atingir a derme, causa superaquecimento dos pelos pigmentados e destruição total ou parcial do folículo piloso, por meio da desnaturação ou coagulação irreversível da proteína. Atenção deve ser dada à melanina presente na epiderme, que compete com a melanina do folículo e pode se tornar alvo também para o *laser* ou luz, causando efeitos colaterais, como alterações de pigmentação na pele. O que minimiza essas lesões epidérmicas é o resfriamento da epiderme, por meio de placas resfriadas, ponteiras de safira resfriadas, *sprays* de criógeno ou por camadas de gel gelado ou gelo antes do disparo do *laser* ou luz.

A condução de calor durante o pulso do *laser* aquece uma área ao redor de cada estrutura-alvo. Na área perifolicular, atinge as células indiferenciadas ao redor do folículo, as células-tronco; e na região próxima à inserção do músculo eretor do pelo, o bulbo. A destruição dessas estruturas garante um resultado mais permanente da epilação, evitando que ocorra regeneração do pelo.

Para depilação, são utilizados os *lasers* de rubi 694 nm, alexandrita 755 nm, diodo 800 nm, Nd:YAG 1.064 nm e LIP. Todos eles devem ter pulsos longos. A duração ideal do pulso deve ser maior que o tempo estimado de resfriamento térmico da epiderme, que é de 3 a 10 ms, e próxima à do folículo piloso, de 30 a 100 ms.

São pontos-chave para o sucesso da remoção definitiva de pelos com *lasers* e fontes de luz:

- Seleção adequada dos pacientes
- Escolha adequada do *laser* ou fonte de luz
- Conhecimento de anatomia, fisiologia e crescimento dos pelos
- Evitar o tratamento de pacientes com evidências de disfunções endócrinas ou menstruais
- Não realizar o procedimento em pacientes bronzeados.

Cuidados durante o tratamento:

- Orientar os pacientes a não usar métodos depilatórios que retirem o folículo inteiro
- O tratamento de pacientes bronzeados deve ser adiado, pois o risco de alterações pigmentares é maior
- Utilizar algum método de resfriamento da pele
- Pelos brancos, acinzentados ou loiros não são indicados para remoção com *laser*; outra técnica deve ser encorajada
- Evitar aplicar os *lasers* ou luz sobre tatuagens e nervos.

Laser de rubi de pulso longo

Tem comprimento de onda de 694 nm (na parte vermelha da luz visível) e por isso penetra na derme, sendo muito bem absorvido pela melanina.

Laser de alexandrita de pulso longo

Surgiu após o *laser* de rubi. Tem mecanismo de ação parecido, mas o comprimento de onda de 755 nm, por ser mais longo, tem efeito mais profundo. É menos absorvido pela melanina, podendo ser aplicado em peles mais escuras e com resultado inferior para pelos ruivos/claros.

Laser de diodo de pulso longo

Comprimento de onda de 800 nm, que pode ser considerado longo; menos absorvido pela melanina, em comparação ao rubi ou alexandrita, mas suficientemente absorvido para ter eficácia na remoção de pelos, inclusive, com segurança em peles morenas.

Laser de Nd:YAG de pulso longo

Comprimento de onda de 1.064 nm e pulsos em ms. A reduzida absorção de melanina, nesse comprimento de onda, exige altas fluências, a fim de danificar o pelo adequadamente. No entanto, a pequena absorção de melanina nesse comprimento de onda, mais o resfriamento da epiderme disponível nesses equipamentos, torna o *laser* de Nd:YAG pulso longo um tratamento mais seguro para peles bronzeadas e negras. Também é utilizado no tratamento de pseudofoliculite da barba, mais comum em peles negras.

Fonte de luz pulsada não coerente

Os aparelhos de LIP não são *laser*, mas uma fonte de luz de múltiplos comprimentos, não coerentes. De acordo com o filtro utilizado, há geração de ondas com comprimento entre 590 e 1.200 nm. Esses filtros são usados para eliminar ondas curtas, de modo que apenas as maiores e que penetram mais profundamente sejam emitidas.

Complicações

As mais comuns são os danos epidérmicos, com formação de crostas e/ou vesículas, e as alterações pigmentares, como hipo ou hiperpigmentação. Ocorrem devido a seleção inadequada do comprimento de onda, duração do pulso ou fluência, resfriamento epidérmico insuficiente ou tratamento de pacientes bronzeados.

Essas alterações são, no geral, transitórias e melhoram com o tempo, apesar de poder ocorrer hipopigmentação definitiva.

Tratamento com energias baixas pode induzir formação de pelos terminais, efeito conhecido como hipertricose paradoxal. Não se sabe exatamente a causa, mas fluências baixas, subterapêuticas, poderiam levar ao estímulo do crescimento capilar.

BIBLIOGRAFIA

Anderson RR, Parrish JA. Microvasculature can be selectively damaged using dye lasers: a basic theory and experimental evidence in human skin. Lasers Surg Med. 1981;77:13-9.

Briganti S, Camera E, Picardo M. Chemical and instrumental approaches to treat hyperpigmentation. Pigment Cell Res. 2003;16(2):101-10.

Campos V, Dierickz CC, Farinelli WA, Lin TY, Manuskiatti W, Anderson RR. Ruby laser hair removal: evaluation of long-term efficacy and side effects. Lasers Surg Med. 2000;26(2):177-85.

Campos V, Maluf L, Grohs MLH, Cignachi S, Wancizinski MI, Izidoro JF et al. Estudo comparativo: tratamento do rejuvenescimento de mãos utilizando a luz intensa pulsada isolada ou associada ao laser fracionado não ablativo 1340nm. Surg Cosmet Dermatol. 2016;8(1):22-7.

Chan CYS, Metelitsa A, Dover JS. Non ablative fractional laser rejuvenation. In: Hruza GJ, Avram MM. Lasers and lights. 3. ed. New York: Elsevier; 2013. p. 59-71.

Fatemi A, Weiss MA, Weiss RA. Short-term histologic effects of nonablative resurfacing: results with a dynamically cooled millisecond-domain 1320 nm Nd: YAG laser. Dermatol Surg. 2002;28(2):172-6.

Goldberg DJ. Full-face nonablative dermal remodeling with a 1320 nm Nd:YAG laser. Dermatol Surg. 2000;26(10):915-8.

Gorgu M, Aslan G, Aköz T, Erdoğan B. Comparison of alexandrite laser and electrolysis for hair removal. Dermatol Surg. 2000;26(1):37-41.

Haimovic A, Brauer JA, Cindy Bae YS, Geronemus RG. Safety of a picossecond laser with difractive lens array (DLA) in the treatment of Fitzpatrick skin types IV to VI: a retrospective review. J Am Acad Dermatol. 2016;74(5):931-6.

Ibrahimi OA, Kilmer SL. Laser hair removal. In: Hruza GJ, Avram MM. Lasers and lights. 3. ed. Elsevier. 2013;33-46.

Jakis J, Kallas A. Picosecond lasers: a new and emerging therapy for skin of color, mynocilcine-induced pigmentation and tattoo removal. J Clin Aesthet Dermatol. 2017;10(3):14-5.

Jedwab SK. Laser e outras tecnologias na Dermatologia. São Paulo: Santos; 2010.

Kaminsky S. Guia Ilustrado: Laser em outras tecnologias em Dermatologia. Rio de Janeiro; DiLivros; 2016.

Lee YJ, Shin HJ, Noh TK, Choi KH, Chang SE. Treatment of Melasma and Post-Inflammatory Hyperpigmentation by a Picosecond 755-nm Alexandrite Laser in Asian Patients. Ann Dermatol. 2017;29(6):779-81.

Lupo M. Patient assessment of nonablative rejuvenation. Cosmet Dermatol. 2003;16:18-20.

Miyake RK. Fatores preditivos da lesão cutânea por luz intensa pulsada [tese de doutorado]. São Paulo: Faculdade de Medicina, Universidade de São Paulo; 1999.

Miyake RK, Miyake H, Rivetti LA et al. PhotoDerm VL no tratamento das telangiectasias combinadas. In: Congresso Brasileiro de Angiologia e Cirurgia Vascular, 31, Recife, 1995. Resumos. Recife; 1995.

Pimentel CL, Rodriguez-Salido NJ. Pigmentation due to Stasis Dermatitis Treated Successfully with a Noncoherent Intense Pulsed Light Source. Dermatol Surg. 2008;34:950-1.

Robatirm, Asadi E, Shafiee A, Namazi N, Talebi A. Efficacy of long pulse Nd:YAG laser versus fractional Er:YAG laser in the treatment of hand wrinkles. Lasers Med Sci. 2018;33(3):461-7.

Torezan L, Osorio N. Laser em dermatologia. Conceitos básicos e aplicações. 2. ed. São Paulo: Roca; 2009.

Weiss M, Mahoney AM, Gold M, Lawrence N. Leg Rejuvenation: A Combination Approach: A Review and Our Experience. Dermatol Surg. 2016;42:S131-8.

60

Depilação a *Laser*

Célia Luiza Petersen Vitello Kalil, Clarissa Prieto Herman Reinehr

INTRODUÇÃO

Uma variedade de *lasers* e fontes de luz pode ser utilizada para remover os pelos indesejados, promovendo epilação a longo prazo. De acordo com o princípio da fototermólise seletiva, o objetivo é atingir a melanina do folículo piloso, de modo a provocar dano nas células do bulbo capilar, com subsequente fibrose dérmica cicatricial. Uma vez que o cromóforo atingido é a melanina do folículo, se os parâmetros forem adequadamente selecionados, a melanina presente na superfície cutânea também pode ser atingida, caso desejado, promovendo clareamento cutâneo decorrente de várias condições que cursam com hiperpigmentação.

DISPOSITIVOS PARA EPILAÇÃO A *LASER* E MECANISMO DE AÇÃO

Lasers e fontes de luz podem induzir a remoção de pelos por meio de três mecanismos que destroem o folículo:

- Fototérmico: o alvo é a melanina do folículo piloso, que, aquecida, transmite calor às células pluripotentes do bulbo capilar
- Fotomecânico: ondas de choque e cavitações ocasionam a destruição do folículo
- Fotoquímico: similar à terapia fotodinâmica, promove espécies reativas de oxigênio.

A Tabela 60.1 apresenta os principais tipos de *laser* disponíveis e seu respectivo mecanismo de ação na epilação, com uma ampla gama de opções, cujo comprimento de onda varia de 600 a 1.100 nm, dentro da curva de absorção da melanina.[1]

Mesmo utilizando os parâmetros ideais, apenas 15 a 30% dos folículos da área tratada serão removidos permanentemente em cada sessão; por isso, a necessidade de múltiplos tratamentos, em média 4 a 6 sessões.[1] Outro fenômeno observado compreende a indução de uma fase folicular de "repouso", em que os folículos tratados entram em etapa telógena e não retomam a de crescimento, anágena; o período dura cerca de 3 meses depois do tratamento, com os folículos retomando em seguida o crescimento.[1]

Tabela 60.1 Características dos principais *lasers* disponíveis para epilação.

Tipo de *laser*	Mecanismo de ação	Particularidades
Laser de rubi 694 nm	Efeito fototérmico	Fotótipos baixos Melhor para pelos finos e claros
Laser Nd:YAG pulso longo 1.064 nm	Efeito fototérmico	Seguro em fotótipos altos
Laser de diodo 810 nm	Efeito fototérmico	Uso possível em fotótipos altos
Laser de alexandrita 755 nm	Efeito fototérmico	Fotótipos baixos
Laser Nd:YAG Q-switched	Efeito fotomecânico	Uso possível em fotótipos altos em associação à suspensão de carbono: remoção temporária de pelos finos e claros
Luz intensa pulsada	Efeito fototérmico	Fotótipos baixos

Adaptada de Campos, 2017.[2]

A escolha do tipo de *laser* a ser utilizado depende de fatores do paciente (fotótipo, cor e espessura do pelo e área anatômica a ser tratada), além de fatores como disponibilidade de aparelho e familiaridade do médico dermatologista com o aparelho a ser utilizado.[3] Revisões sistemáticas têm demonstrado eficácia semelhante tanto com a epilação com os *lasers* quanto com luz intensa pulsada (LIP), com tempo médio de duração da epilação a longo prazo de 6 meses após o tratamento, podendo chegar a até 12 meses com tratamentos repetidos com *lasers* de alexandrita e diodo, sendo necessárias, após esse período, sessões de manutenção.[3,4]

O paciente ideal para o tratamento é aquele com fotótipo baixo e pelo de cor escura, caso no qual todos os *lasers* citados na Tabela 60.1 poderiam ser utilizados com sucesso, desde que a energia utilizada seja suficiente para promover epilação de maneira efetiva; para pacientes de fotótipo alto, o *laser* Nd:YAG 1.064 nm de pulso longo é um dos mais seguros, em virtude da maior profundidade de absorção da energia entregue na pele, havendo, com isso, menor risco de efeitos adversos pela absorção da energia nas camadas mais superficiais decorrente da melanina.[3] As áreas corporais que apresentam a melhor resposta ao tratamento, independentemente do tipo de *laser* escolhido, são axilas e virilhas.[2]

Em relação à espessura dos pelos, quando claros e finos, a remoção apresenta menor eficácia, pela escassez do cromóforo melanina nesses pelos. Vale ressaltar que, com a popularização da técnica de epilação a *laser*, muitos profissionais não qualificados, com o objetivo de reduzir possíveis complicações, têm utilizado subdoses no tratamento; com isso, as células pluripotentes do bulbo capilar não são completamente destruídas e o pelo é apenas afinado. Quando isso ocorre, a remoção completa posterior desses pelos afinados é mais difícil e pode não ser efetivamente alcançada.

INFORMAÇÕES E PREPARO DO PACIENTE

Previamente ao agendamento das sessões de epilação a *laser*, é necessário realizar uma anamnese completa com o paciente, de modo a descartar alterações hormonais capazes de comprometer a efetividade da epilação a *laser*, como a síndrome dos ovários policísticos, que deve ser adequadamente investigada e manejada, ou síndromes paraneoplásicas, que podem apresentar hipertricose de pelos lanugos de manifestação abrupta.[4]

É de extrema importância também questionar o paciente sobre medicamentos em uso; a administração prévia de sais de ouro, por exemplo, é uma contraindicação para epilação a *laser*, pois pode induzir criríase.[1] Outro aspecto a ser salientado refere-se à expectativa do paciente com o tratamento. De acordo com a definição da Food and Drug Administration (FDA) sobre redução permanente de pelos, o termo significa reduzir significativamente o número de pelos terminais após o tratamento, estável por um período superior ao ciclo completo para o crescimento de pelos em determinada localização corporal.[3] Essa definição, por si só, não é condizente com a expectativa de muitos pacientes, que precisam ser devidamente orientados quanto aos possíveis resultados.

Previamente ao tratamento, o paciente deve ser orientado a não realizar nenhuma técnica que remova os folículos, como epilação com cera, nas 4 semanas que antecedem o procedimento.[1] Além disso, não pode estar com a pele bronzeada, nem usar métodos que escureçam a melanina na pele (p. ex., autobronzeadores). Ele também deve ser informado sobre os efeitos esperados imediatamente após o tratamento, como eritema transitório e edema perifolicular, e sobre o número de sessões necessárias para que o resultado esperado seja atingido.[1] Além disso, o paciente deve ser informado de que, após a epilação, os pelos podem levar dias a semanas para "caírem", sem prejuízo quanto à efetividade da técnica.

REGIÕES INTERTRIGINOSAS | CARACTERÍSTICAS

A pele da região axilar apresenta algumas peculiaridades: folículos e glândulas sebáceas em grande quantidade, além de glândulas apócrinas e écrinas.[5] Com frequência, as áreas intertriginosas estão expostas a fatores agressores, por uso de métodos depilatórios que removem as camadas mais superficiais do estrato córneo, raspagem ou arrancamento e exposição a agentes surfactantes de limpeza cutânea que removem lipídios e proteínas, importantes para a homeostase epidérmica, além do contato com a roupa. Essas agressões podem resultar na ativação da cascata inflamatória e no surgimento de hipercromia pós-inflamatória (HPI).[5] Além disso, quando da utilização do método depilatório de raspagem, e esta se dá com muita frequência, há aumento da espessura epidérmica em resposta ao trauma repetitivo, o que resulta em escurecimento da pele no local.[5]

HIPERPIGMENTAÇÃO AXILAR E DE ÁREAS INTERTRIGINOSAS | ETIOLOGIA

A HPI é a principal causa de hiperpigmentação axilar, havendo aumento da melanina na epiderme.[6] Outras causas estão dispostas na Tabela 60.2.

Tabela 60.2 Causas da hiperpigmentação axilar.

Etiologia	Características clínicas
Hipercromia pós-inflamatória	As lesões sucedem o evento inicial, que ativa a cascata inflamatória, e ocorrem na mesma área delimitada pelo evento inflamatório inicial
Acantose nigricante	Lesões intertriginosas hiperpigmentadas cinza-acastanhadas com superfície aveludada. Está associada a resistência insulínica e alterações metabólicas. Pode estar relacionada também com neoplasias
Eritema pigmentado fixo	Máculas/manchas que surgem após o consumo de determinada medicação. Inicialmente, as lesões são violáceas e, depois, se tornam acinzentadas
Líquen plano pigmentoso inverso	Máculas/manchas violáceas a cinza-acastanhadas nas áreas intertriginosas, ovaladas ou lineares. Outras áreas podem ser afetadas
Lesões cicatriciais e ativas de hidradenite supurativa	Lesões hipercrômicas surgem após processos ativos de hidradenite supurativa

TECNOLOGIAS DE *LASER* E LUZ PARA CLAREAMENTO CUTÂNEO

Lasers Q-switched são utilizados classicamente para tratamento de distúrbios pigmentares, pois apresentam comprimento de onda na ordem de nanossegundos, com potencial para atuar na melanina presente nos queratinócitos e nos melanossomos.[7] Relatos de clareamento de nevo de Ota, nevos melanocíticos adquiridos e lentigos são descritos com taxas de sucesso satisfatórias e excelente perfil de segurança.[8-11] Partindo desse princípio, é possível estender as indicações de uso desse *laser* para clareamento de hiperpigmentações das áreas intertriginosas, tendo em vista o excelente perfil de segurança da modalidade, inclusive em fotótipos elevados. Excelentes resultados podem ser obtidos com *laser* Q-switched para tratamento de HPI axilar e eritema pigmentado fixo de áreas intertriginosas, sem terem sido observados efeitos adversos até o momento nos pacientes tratados.

A LIP também representa uma opção para tratamento de lesões hiperpigmentadas nas áreas intertriginosas nos pacientes de fotótipos I a IV, tornando-se necessária cautela à medida que o fotótipo do paciente se eleva. O mecanismo proposto para a efetividade da LIP no tratamento de lesões melanocíticas se dá por efeito fototérmico, que inclui a absorção da energia aplicada sobre a pele pela melanina contida nos queratinócitos e pelos melanócitos, seguido da coagulação epidérmica focal em razão da fototermólise e da formação de microcrostas contendo melanina, que, por fim, caem e resultam na melhora das lesões pigmentares.[12] Quando do tratamento de áreas intertriginosas, é necessário cuidado com as fluências utilizadas, que devem ser mais baixas.

Hipercromia pós-inflamatória

Em um artigo de 2017, em que 17 casos de hipercromia pós-inflamatória axilar foram tratados com *laser* Q-switched Nd:YAG 1.064 nm de baixa fluência com sessões quinzenais, os autores observaram clareamento considerado bom a excelente após um mínimo de três sessões (Figura 60.1), não sendo relatadas recidivas nos 6 primeiros meses após a conclusão do tratamento.[13]

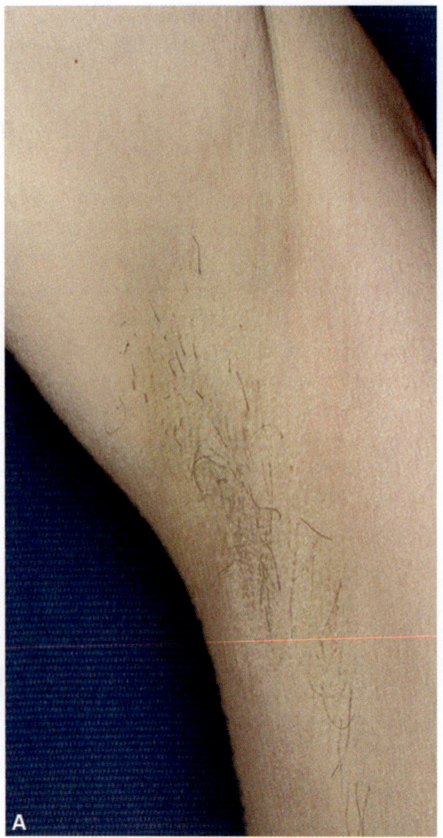

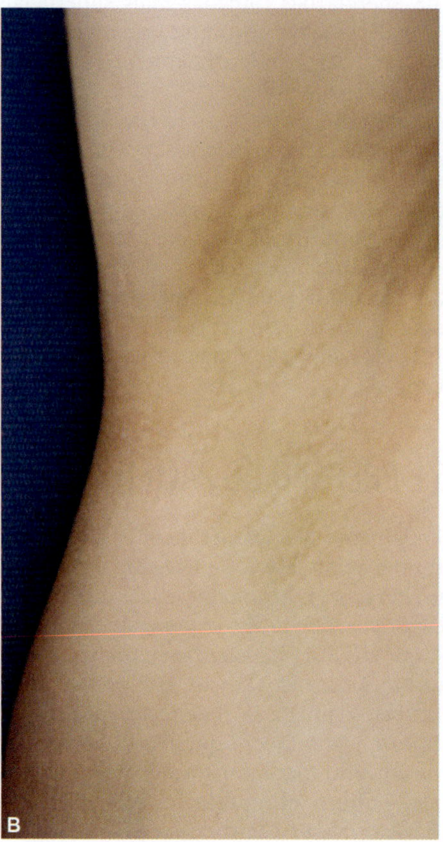

Figura 60.1 A. Hipercromia pós-inflamatória após depilação. **B.** Correção com LIP.

Acantose nigricante

O uso das tecnologias a *laser* para redução essa condição é descrito com o *laser* de alexandrita de pulso longo 755 nm, projetado inicialmente para atuar na melanina do pelo, promovendo epilação. Na acantose nigricante, a hiperpigmentação ocorre em virtude da hiperqueratose e da melanina contida nos queratinócitos (Figura 60.2).

Essa melanina é o alvo do *laser* de alexandrita, promovendo redução na pigmentação das lesões.[14] O primeiro estudo a avaliar o efeito do *laser* de alexandrita de pulso longo (5 ms) na acantose nigricante axilar data de 2004. O estudo realizou dez sessões do *laser*, com intervalos de 4 a 8 semanas entre as sessões, em uma axila (16 a 23 J/cm^2, *spot size* 10 a 12,5 mm), em um único paciente; a outra axila não foi tratada e serviu como controle. Após a sétima sessão houve clareamento de 95% na axila tratada, com melhora tanto na pigmentação quanto na textura aveludada.[15]

Na comparação com o tratamento tópico com tretinoína 0,05% e lactato de amônia 12%, as cinco sessões de *laser* de alexandrita realizadas com intervalos de 3 semanas foram mais efetivas quanto à redução da pigmentação da acantose nigricante: redução de 25,7 ± 11,8% no grupo *laser versus* 18,3 ± 10,6% no grupo tratamento tópico (p = 0,004).[14] O motivo pelo qual um *laser* de pulso longo, cuja duração de pulso não segue os princípios da fototermólise seletiva para atuar diretamente na melanina, funciona melhorando a acantose nigricante decorrente da lesão fototérmica não seletiva, que promove remodelamento tecidual com consequente redução da pigmentação.

Líquen plano pigmentoso

O tratamento de líquen plano pigmentoso com *laser* Q-switched Nd:YAG 1.064 nm foi descrito para tratamento de lesão localizada na face, em associação ao uso de tacrolimo 0,1% pomada, com excelente resposta após 4 meses de sessões realizadas a cada 20 dias; no seguimento de 6 meses, o paciente não apresentou recorrência das lesões.[10,11] Tendo em vista o excelente perfil de segurança com o uso de *lasers* Q-switched, mesmo em fotótipos altos, é possível estender seu emprego para o tratamento de lesões intertriginosas de líquen plano pigmentoso em casos selecionados que não responderem às terapêuticas tradicionais com corticosteroides tópicos e imunomoduladores (p. ex., tacrolimo).

COMPLICAÇÕES

Complicações com *lasers* para epilação podem ocorrer por má seleção dos pacientes, ajuste inadequado dos parâmetros utilizados para cada paciente, resfriamento inadequado da superfície da epiderme, entre outros motivos.[1] No tratamento da epilação de axilas e áreas intertriginosas, deve-se ter cautela quanto ao ajuste dos parâmetros e levar em consideração que, muitas vezes, essas regiões, como mencionado, apresentam-se hiperpigmentadas e, por vezes, parâmetros utilizados para tratar adequadamente e sem complicações outras áreas no mesmo paciente podem ocasionar efeitos adversos, como formação de bolhas e áreas de hipo/hipercromia residual localizadas. A Tabela 60.3 lista as principais complicações em potencial e como manejá-las.

Uma complicação que merece destaque, apesar de sua real prevalência ser subestimada, refere-se à hipertricose paradoxal, que ocorre quando da utilização de fluências abaixo daquelas necessárias e efetivas para que a epilação a longo prazo seja atingida.[3] Com a popularização das técnicas de epilação a *laser* e LIP, muitos profissionais não habilitados têm realizado o procedimento em doses subótimas, elevando as taxas dessa complicação. O seu tratamento consiste em realizar as sessões subsequentes com a fluência correta, de modo que possa efetivamente agir no bulbo folicular, promovendo fibrose.

Em relação a complicações decorrentes do uso de *laser* Q-switched para clareamento, é possível citar o risco de hipopigmentação "em confete", descrita na literatura quando se

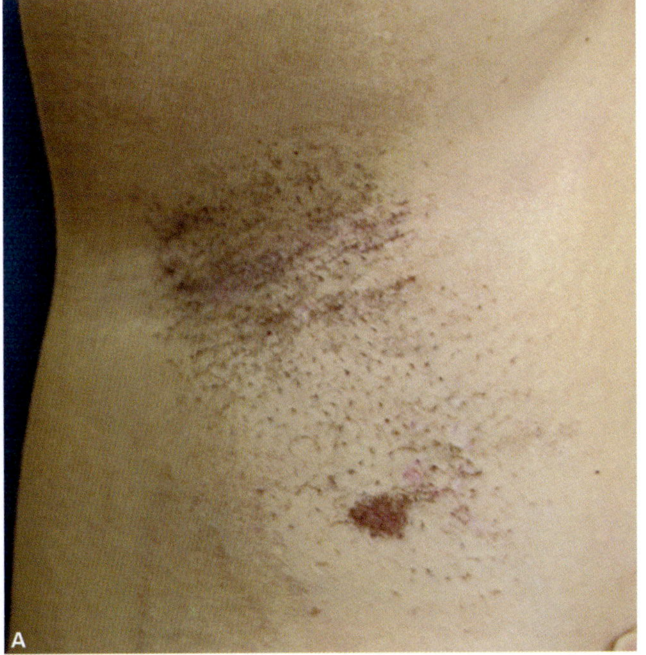

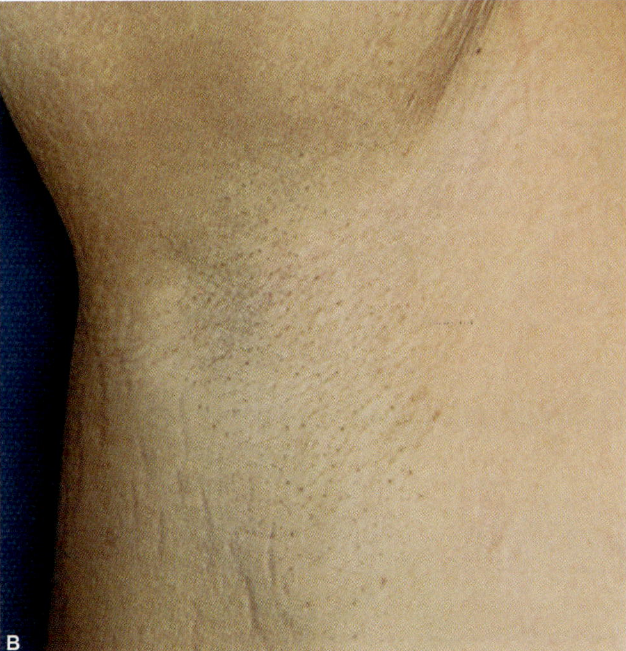

Figura 60.2 A. Acantose nigricante. **B.** Correção com LIP.

Tabela 60.3 Principais complicações e efeitos adversos com epilação a *laser*.

Efeito adverso	Manejo
Dor	Anestésicos tópicos pré-procedimento, resfriamento local
Hipopigmentação	Evitar exposição solar, fototerapia, LED azul
Hiperpigmentação	Evitar exposição solar, clareadores, corticosteroides tópicos na fase inicial
Cicatrizes hipertróficas	Injeção intralesional de corticosteroides, LIP
Queimaduras (bolha/ulceração)	Tratamento de suporte
Dano ocular	Encaminhamento oftalmológico
Criríase	*Laser* de rubi pulso longo ou dye *laser*
Formação de pelos velos na área tratada	Manter epilação a *laser*
Estímulo dos pelos externos à área tratada	Epilação a *laser* na área
Indução de acne	Tratamento tradicional para acne
Indução de rosácea	Tratamento tradicional para acne
Branqueamento precoce dos fios	Irreversível, sem tratamento
Urticária persistente	Corticosteroides tópicos
Alterações em nevos preexistentes	Biopsiar casos suspeitos de malignidade

Adaptada de Gan e Graber, 2013.[1]

realizam múltiplas sessões com intervalos muito curtos, inclusive várias sessões na mesma semana, sem o intervalo quinzenal preconizado e quando um número máximo de sessões não é respeitado e uma alta energia acumulada é entregue, sendo observado em pacientes que usaram *laser* Q-switched de baixa fluência para melasma e para rejuvenescimento facial.[16]

CASOS CLÍNICOS

Caso 1

Paciente submetida à epilação com LIP na região axilar apresentou crostas 5 dias após o procedimento. O surgimento das crostas coincide com áreas de hipercromia axilar, o que mostra a importância de reduzir a fluência nessas áreas para evitar efeitos adversos (Figura 60.3).

Caso 2

Hipercromia pós-inflamatória em área de aplicação de *laser* CO_2 em modo cirúrgico para remoção de acrocórdons axilares (Figura 60.4). O clareamento é observado após sessão com *laser* Q-switched Nd:YAG 1.064 nm (Acroma, plataforma Etherea MX, Vydence, ponteira 7 mm, 1.500 mJ).

CONSIDERAÇÕES FINAIS

Na epilação, atentar-se para o bronzeamento da área a ser tratada, que pode promover queimaduras na pele caso os parâmetros não sejam ajustados ou até mesmo suspender a sessão quando de bronzeado.

Sistemas de resfriamento da superfície cutânea são extremamente importantes para proteger a epiderme, tanto nos

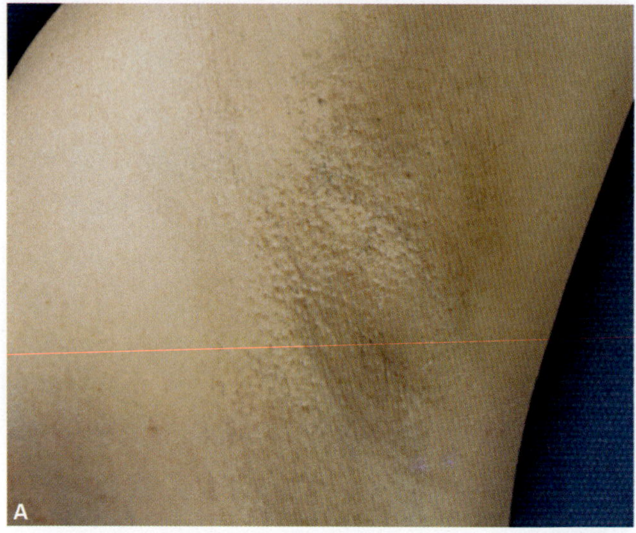

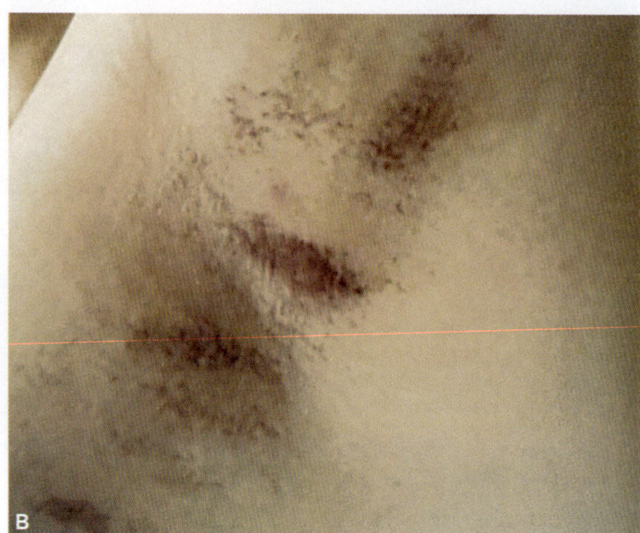

Figura 60.3 A. Paciente submetida à epilação com LIP na região axilar. **B.** Aparecimento de crostas 5 dias após o procedimento.

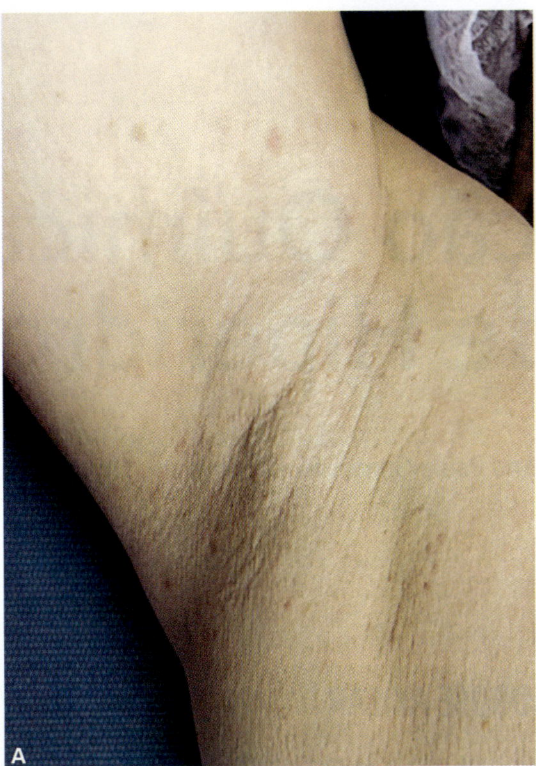

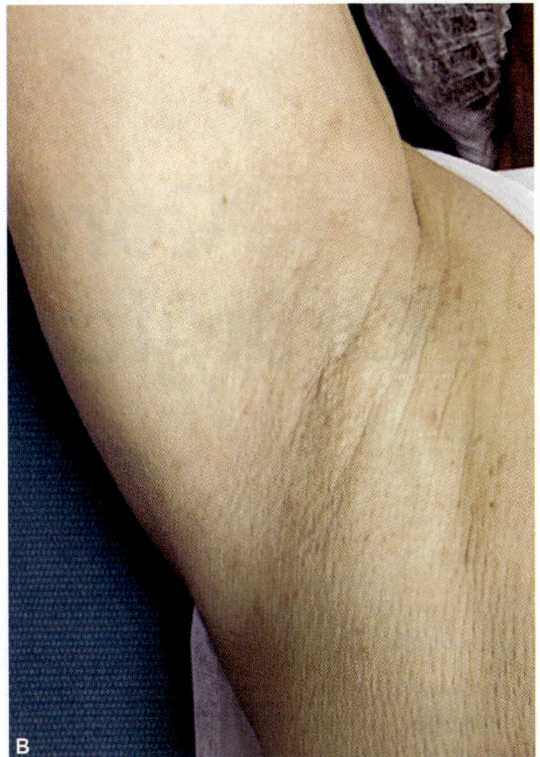

Figura 60.4 A. Hipercromia pós-inflamatória. **B.** Clareamento observado após sessão com *laser* Q-switched Nd:YAG 1.064 nm.

lasers para epilação quanto nos *lasers* não ablativos, como no caso do uso do *laser* de pulso longo de alexandrita citado anteriormente.

Ao aplicar o *laser* Q-switched, deve-se atentar para as ponteiras utilizadas nos aparelhos; quanto menor a ponteira, maior o risco de púrpura, que pode evoluir para hipercromia por depósito de hemossiderina. Para evitar a complicação, indica-se iniciar com o uso das ponteiras maiores e, somente depois, passar para ponteiras menores, sempre começando com um nível de energia baixo nesta segunda fase.

Ao utilizar LIP, as fluências utilizadas tanto nas áreas extrafaciais quanto nas áreas intertriginosas devem ser menores que as utilizadas quando são lesões faciais, para evitar efeitos adversos indesejados, como queimaduras, discromias e cicatrizes inestéticas.

REFERÊNCIAS BIBLIOGRÁFICAS

1. Gan SD, Graber EM. Laser hair removal: a review. Dermatol Surg. 2013;39(6):823-38.
2. Campos VB. Depilação a laser na pele. In: Kalil CLPV, Campos VB. Laser e outras fontes de energia eletromagnética na dermatologia. Rio de Janeiro: Elsevier; 2017. p. 71-82.
3. Haedersdal M, Wulf H. Evidence-based review of hair removal using lasers and light sources. J Eur Acad Dermatol Venereol. 2006;20(1):9-20.
4. Tierney EP, Goldberg DJ. Laser hair removal pearls. J Cosmet Laser Ther. 2008;10(1):17-23.
5. Evans RL, Marriott RE, Harker M. Axillary skin: biology and care. Int J Cosmet Sci. 2012;34(5):389-95.
6. James AG, Pople JE, Parish WE, Moore AE, Dunbar N. Histological evaluation of hyperpigmentation on female Filipino axillary skin. Int J Cosmet Sci. 2006;28(4):247-53.
7. Kim JH, Kim H, Park HC, Kim I-H. Subcellular selective photothermolysis of melanosomes in adult zebrafish skin following 1064-nm Q-Switched Nd:YAG laser irradiation. J Invest Dermatol. 2010;130(9):2333-5.
8. Ee HL, Goh CL, Khoo LSW, Chan ES-Y, Ang P. Treatment of acquired bilateral nevus of ota-like macules (Hori's nevus) with a combination of the 532 nm Q-Switched Nd:YAG laser followed by the 1,064 nm Q-switched Nd:YAG is more effective: prospective study. Dermatol Surg. 2006;32(1):34-40.
9. Nam J-H, Kim H-S, Lee G-Y, Kim W-S. Beneficial effect of low fluence 1,064 nm q-switched neodymium:yttrium-aluminum-garnet laser in the treatment of senile lentigo. Ann Dermatol. 2017;29(4):427.
10. Kim J-E, Won C-H, Chang S, Lee M-W, Choi J-H, Moon K-C. Linear lichen planus pigmentosus of the forehead treated by neodymium:yttrium-aluminum-garnet laser and topical tacrolimus: letters to the editor. J Dermatol. 2012;39(2):189-91.
11. Kim YJ, Whang KU, Choi WB, Kim HJ, Hwang JY, Lee JH et al. Efficacy and safety of 1,064 nm Q-switched Nd:YAG laser treatment for removing melanocytic nevi. Ann Dermatol. 2012;24(2):162.
12. Kawada A, Asai M, Kameyama H, Sangen Y, Aragane Y, Tezuka T et al. Videomicroscopic and histopathological investigation of intense pulsed light therapy for solar lentigines. J Dermatol Sci. 2002;29(2):91-6.
13. Ghannam S, Al Otabi FK, Frank K, Cotofana S. Efficacy of Low-Fluence Nd:YAG 1064 nm Laser for the treatment of post-inflammatory hyperpigmentation in the axillary area. J Drugs Dermatol. 2017;16(11):1118-23.
14. Ehsani A, Noormohammadpour P, Goodarzi A, Mirshams Shahshahani M, Hejazi SP, Hosseini E et al. Comparison of long-pulsed alexandrite laser and topical tretinoin-ammonium lactate in axillary acanthosis nigricans: a case series of patients in a before-after trial. Casp J Intern Med. 2016;7(4):290-3.
15. Rosenbach A, Ram R. Treatment of acanthosis nigricans of the axillae using a long-pulsed (5-msec) alexandrite laser. Dermatol Surg. 2004;30(8):1158-60.
16. Sugawara J, Kou S, Kou S, Yasumura K, Satake T, Maegawa J. Influence of the frequency of laser toning for melasma on occurrence of leukoderma and its early detection by ultraviolet imaging. Lasers Surg Med. 2015;47(2):161-7.

61

Correção Química e Cirúrgica de Hiperidrose

Ana Paula Gomes Meski, Emerson Lima, Mariana Lima

HIPERIDROSE AXILAR

Trata-se de uma condição médica comum, que se caracteriza pelo aumento da sudorese na região axilar, em uma quantidade que excede o necessário para a termorregulação normal. Em geral, inicia-se na adolescência, afetando homens e mulheres, com importante impacto na qualidade de vida dos indivíduos, principalmente nos âmbitos sociais e ocupacionais. Contudo, o excesso de suor geralmente não está associado a mau odor local, condição definida como bromidrose.

Além do comprometimento das relações interpessoais, a hiperidrose favorece a hiperproliferação bacteriana e fúngica e a dermatite eczematosa, o que resulta em queixas frequentes dos pacientes no consultório dermatológico. A mensuração da gravidade da doença pode ser constatada pela *Hyperhidrosis Disease Severity Scale* (HDSS), uma ferramenta diagnóstica que conta com o auxílio do próprio paciente por meio de um questionário direcionado à sua rotina diária (Quadro 61.1). Antiperspirantes, mesmo contendo cloreto de alumínio 20%, quando tolerada a irritação, são comumente não efetivos nos casos graves.

A fisiopatologia da hiperidrose focal primária ainda não está bem estabelecida. Sabe-se que a sudorese compreende um processo fisiológico centralmente mediado via neurônios localizados na região pré-óptica do hipotálamo e tem a acetilcolina como principal neurotransmissor terminal. Os impulsos hipotalâmicos passam pelos gânglios espinais e simpáticos, chegando às glândulas sudoríparas écrinas. Os indivíduos afetados parecem ter funcionamento excessivo das fibras nervosas simpáticas, bem como aumento do fluxo simpático.

As glândulas écrinas estão distribuídas em praticamente toda a superfície corporal, sendo mais numerosas em palmas, plantas, axilas, fronte e região malar, excretando suor e contribuindo para o controle da temperatura corporal. Estudos histológicos comparando pacientes com hiperidrose e controles normais não evidenciaram alterações nem aumento no tamanho ou número das glândulas sudoríparas. Uma publicação recente sugeriu que as células secretoras claras das glândulas écrinas têm papel importante no transporte de fluidos e podem ser responsáveis pela transpiração excessiva.

Quadro 61.1 Critérios diagnósticos de hiperidrose focal primária.

Sudorese visível, focal, há pelo menos 6 meses, sem causa óbvia, somada a duas ou mais das seguintes características:
- Bilateral e assimétrica
- Afeta as atividades diárias do paciente
- Frequência superior a 1 vez/semana
- Início em idade inferior a 25 anos
- História familiar positiva
- Ausência de sudorese noturna

Adaptada de Hornberger *et al.*, 2004.[1]

Toxina botulínica

O emprego da toxina botulínica como modalidade de tratamento para a hiperidrose focal foi inicialmente proposto nos anos 1990 e, desde então, tem se mostrado uma alternativa segura e eficaz. Ambos os tipos de toxina botulínica, A (TBA) e B (TBB), foram estudados e demonstraram efetividade na inibição temporária da sudorese, embora ajam de maneira diversa.

Enquanto a toxina botulínica tipo B age na proteína de membrana associada a vesículas (VAMP, *vesicle-associated membrane protein*), o mecanismo de ação da toxina tipo A consiste na ligação e na quebra da SNAP-25 (*25-kDa synaptosomal-associated protein*). Ambas inibem a liberação de acetilcolina dos neurônios colinérgicos que inervam as glândulas sudoríparas por meio de bloqueio irreversível dos sinais para as junções neuromusculares.

Apesar de terem semelhantes mecanismos de ação, as toxinas divergem quanto ao tamanho do complexo, à presença ou ausência de proteínas associadas e à maneira como são produzidas. Em 2009, tais diferenças levaram a Food and Drug Administration (FDA) dos EUA a estabelecer nomes para as preparações e, assim, acompanhar seus possíveis efeitos adversos. No Brasil, apenas a TBA está disponível para uso terapêutico, com liberação oficial pela Agência Nacional de Vigilância Sanitária (Anvisa) no tratamento da hiperidrose em adultos. As preparações comerciais disponíveis no mercado brasileiro estão descritas na Tabela 61.1.

Não existe uma correlação exata e mundialmente aceita entre as dosagens das diferentes preparações de TBA. Uma revisão de dados publicados mostra que as relações mais utilizadas entre os produtos são: 1 UI TBA onabotulínica = 1 UI TBA incobotulínica = 1 UI TBA (Lanzhou) = 1 UI TBA (Medytox) = 2,5 a 3 UI TBA abobotulínica.

Em uma recente revisão baseada em evidências, os investigadores concluíram que o uso da TBA no tratamento da hiperidrose tem nível A de recomendação. A eficácia do tratamento foi comprovada com redução de 82 a 87% da sudorese.

Alguns estudos compararam o uso de diferentes toxinas como terapêutica para a hiperidrose axilar. Em um estudo prospectivo, Kalner[2] comparou TBA onabotulínica em uma axila enquanto usou TBA abobotulínica na axila contralateral, empregando o fator de conversão 1 UI OnaA (Botox®) para 3 UI AboA (Dysport®). O início de ação da OnaA foi mais rápido (1 semana depois da aplicação), enquanto a AboA levou 2 semanas. O efeito da OnaA também durou 9 meses, contra os 6 meses da AboA.

Tabela 61.1 Toxinas botulínicas tipo A comercialmente disponíveis no Brasil.

Toxina	Nome comercial	Origem
Toxina onabotulínica A (ONA)	Botox®	Allergan Inc., Irvine, Califórnia
Toxina abobotulínica A (ABO)	Dysport®	Ipsen Ltd., Berkshire, Reino Unido
Toxina botulínica tipo A (TBA)	Prosigne®	Lanzhou, China
Toxina botulínica tipo A (TBA)	Botulift®	Medytox, Coreia do Sul
Toxina incobotulínica A (INCO)	Xeomin®	Merz Pharma, Frankfurt, Alemanha

Já Talarico-Filho *et al.*[3] não encontraram diferenças significativas em seu estudo comparativo realizado em 10 pacientes em 2007. Dressler[4], em um estudo duplo-cego comparativo com 46 pacientes, avaliou as diferenças entre o tratamento com a injeção de 50 UI de OnaA (Botox®) em uma axila e 50 UI de IncoA (Xeomin®) na axila contralateral. Não foram relatadas disparidades em relação ao início de ação, à eficácia, à duração do efeito terapêutico e aos efeitos colaterais entre as duas formulações.

Quanto à diluição das toxinas botulínicas visando ao tratamento da hiperidrose, uma revisão recente mostrou que não há consenso entre os autores. Nos relatos, pode-se encontrar diluições utilizando de 1 até 10 mℓ de solução salina para a OnaA (Botox®); 1,25 a 10 mℓ de solução salina para a AboA (Dysport®); e 10 mℓ de solução salina para a diluição da IncoA (Xeomin®).

Em 2012, Gülec[5] publicou um estudo duplo-cego, randomizado, tratando oito pacientes com 50 UI de OnaA diluída em 0,5 mℓ de solução salina associada a 1 mℓ de lidocaína 2% em uma das axilas e 50 UI de OnaA diluída em 1,5 mℓ de solução salina na axila contralateral. Encontrou-se a mesma efetividade da toxina em ambas as axilas e consideravelmente menos dor no lado tratado com a adição de lidocaína. O acréscimo de hialuronidase na diluição da OnaA com solução salina mostrou permanência da eficácia e aumento no halo de difusão.

Avaliação

Útil na identificação da área a ser tratada e na abordagem de possível sudorese residual, o teste do iodo-amido (teste de Minor) consiste na aplicação de solução à base de tintura de iodo (3 a 5%) nas axilas limpas e secas com papel absorvente. Com a adição de amido de milho, a secreção sudoral adquire tom roxo-escuro e torna-se facilmente reconhecível.

Vale ressaltar que as soluções comerciais de iodopovidona a 10% contêm apenas 1% de iodo livre, não sendo adequadas para o exame. É também de grande importância notar que a área afetada pela hiperidrose geralmente não coincide com a área pilosa das axilas, tornando o teste fundamental para o sucesso do tratamento. Nos pacientes sensíveis ao iodo, pode-se utilizar como alternativa a tintura de Ponceau, um corante ácido vermelho-claro que, ao reagir com as proteínas do suor, adquire um tom rosado.

O teste gravimétrico mede o volume de secreção sudoral produzida em determinado intervalo de tempo pela pesagem de um papel absorvente. Por ser pouco prático e demorado, é utilizado apenas em pesquisas.

O *Hyperhidrosis Area and Severity Index* (HASI) foi publicado em 2008 por Bahmer e Sachse[6], propondo associar o teste de Minor e a gravimetria e promover um sistema de contagem de pontos de acordo com a área e o volume de suor produzido, mas também é pouco utilizado na prática clínica.

Técnica

Após identificar a área com excesso de sudorese, pode-se desenhar linhas utilizando uma caneta marcadora ou tintura violeta de genciana a fim de delimitar a região a ser tratada e proceder ao registro com fotografias e assepsia local.

Visando à redução da dor, vários métodos anestésicos foram propostos, geralmente com a aplicação de formulações anestésicas tópicas 30 a 60 min antes das injeções. O uso de compressas frias também pode reduzir a sensação álgica do tratamento.

As injeções devem ser intradérmicas utilizando agulhas de 30 G, preferencialmente em seringas *ultrafine* de insulina. Já se demonstrou que agulhas de calibre maior promovem maior desconforto aos pacientes durante o tratamento. A dose da toxina depende do tamanho da área a ser tratada, calculando-se o número de injeções a fim de obter uma sobreposição parcial dos halos anidróticos. De modo geral, 10 a 20 injeções de 0,1 a 0,2 mℓ da solução são necessárias para cada axila, com espaçamento de 1 a 2 cm entre os pontos centrais de aplicação. Com frequência, os resultados do tratamento são excelentes e podem ser percebidos em 2 a 4 dias, com duração variando de 6 a 9 meses (Tabela 61.2).

As reaplicações não devem ser realizadas em intervalos inferiores a 3 meses para evitar o uso de doses cumulativas muito altas e possível formação de anticorpos neutralizantes. Em 2016, Fabbri *et al.*[8] publicaram uma metanálise incluindo 61 estudos e 8.525 pacientes tratados com toxina botulínica para várias indicações, entre eles 396 portadores de hiperidrose. Os autores encontraram anticorpos neutralizantes em 3,5% dos pacientes respondedores e em 53,5% dos não respondedores secundários, mas ressaltam que aproximadamente metade dos não respondedores secundários não apresentam os referidos anticorpos. A heterogeneidade do desenho do estudo, incluindo múltiplas fontes de toxina botulínica para qualquer indicação clínica, limitou a análise dos dados. Estudos mais específicos levando em conta fatores como patologia tratada, frequência e local das injeções, técnica utilizada, dose cumulativa e desnaturação da toxina devem ser realizados a fim de identificar a real prevalência e relevância clínica do desenvolvimento de anticorpos neutralizantes.

Complicações

São muito raras e, geralmente, restritas a cefaleia leve, mialgia e prurido nos locais de injeção. Sudorese compensatória em áreas não previamente afetadas foi relatada em 5% dos pacientes após o uso da TBA em estudo publicado por Naumann *et al.*[9] Equimoses locais, dor e parestesia temporária também são descritas como complicações.

Em suma, a toxina botulínica já provou ser um método eficaz e seguro como alternativa no tratamento da hiperidrose axilar. Consta como principal desvantagem a necessidade da repetição das aplicações, já que os efeitos não são permanentes.

Lipagem e curetagem de glândulas sudoríparas

Em 1975, foi proposta pela primeira vez a curetagem subcutânea do arco por meio de uma modesta excisão cutânea, com alto nível de eficácia sendo que 17 de 20 pacientes atingiram melhora significativa. Da década de 1980 até os dias atuais, a lipossucção axilar passou a ser aventada como técnica segura e efetiva de remoção do tecido glandular axilar. A literatura tem apresentado investigações com essa técnica, o que levou a uma melhora clínica da hiperidrose em, pelo menos, 80% dos pacientes, baixo índice de recidiva e rápido retorno à rotina. A cicatriz é discreta e os efeitos adversos foram mínimos em todos os estudos, incluindo equimoses, infecções locais, erosões cutâneas, perda de pelos axilares, parestesia temporária, seromas, hematomas, descamação e dor de baixa intensidade pós-operatória. A análise do aspirado obtido durante a lipoaspiração com curetagem evidencia glândulas normais, destruídas e tecido conjuntivo fragmentado, sinalizando a efetividade da intervenção.

Avaliação

Antes da indicação cirúrgica, é importante firmar o diagnóstico com precisão. Os critérios de Hornberger *et al.*[1] (Quadro 61.2) auxiliam na confirmação da hiperidrose focal axilar, somados à avaliação do impacto na qualidade de vida e ao registro do teste de Minor positivo (teste do iodo e amido).

Constatada a higidez do paciente e confirmada, pela anamnese, a ausência de comorbidades capazes de influir na intervenção, realiza-se uma investigação laboratorial para afastar distúrbios de coagulação, anemia e alterações nos níveis glicêmicos, somada a um parecer cardiológico de baixo risco.

Técnica

O procedimento poderá ser realizado em uma sala de cirurgia com todos os critérios de segurança necessários, sob anestesia local. Recomendam-se monitoramento cardíaco, oxigenação e níveis pressóricos durante todo o ato cirúrgico. Caso a estrutura do consultório não atenda aos requisitos, sugere-se realizar em ambiente hospitalar. Nos casos de pacientes muito ansiosos, prefere-se a sedação com anestesia infiltrativa.

Demarcada a área de acentuada hidrose, procede-se, então, à assepsia com clorexidina 2%, seguida de aposição dos campos cirúrgicos e infiltração de solução anestésica com cânula delicada, o que oferece um aspecto de "*peau d'organge*". A solução tumescente clássica de 1.000 mℓ de soro fisiológico com 50 a 100 mℓ de lidocaína a 1%, 1 mℓ de epinefrina a 1:1.000 e 12,5 mℓ de bicarbonato de sódio 10% poderá ser utilizada. Respeitar o volume total de lidocaína utilizada com base no peso do paciente. A distensão provocada pela injeção da solução facilita a penetração da cânula e reduz a formação de hematomas no pós-operatório, além de promover analgesia prolongada e reduzir o risco de lesão do plexo braquial.

Criam-se, então, duas incisões de menos de 1 cm para a passagem da cânula de aspiração: uma cranial e outra caudal (Figura 61.1). A cânula (Figura 61.2) poderá estar acoplada a uma seringa com êmbolo preso por uma trave para produzir vácuo ou ligada por uma mangueira de silicone estéril a um aparelho simples de sucção (Figura 61.3).

Com a cânula, realizam-se movimentos de descolamento em transição de derme e tecido celular subcutâneo, criando túneis adjacentes que se sobrepõem e se intercruzam ao se abordar a incisão contralateral. Uma modesta quantidade de

Tabela 61.2 Doses médias relatadas por axila para cada TBA.

Toxina	Dose média
Toxina onabotulínica A (ONA)	50 a 100
Toxina abobotulínica A (ABO)	100 a 300
Toxina incobotulínica A (INCO)	50

Adaptada de Trindade de Almeida e Montagner, 2014.[7]

Quadro 61.2 Escala de gravidade subjetiva de hiperidrose.

Como você classifica a gravidade da sua hiperidrose?

- Nunca é notada nem afeta minhas atividades diárias: 1
- É tolerável, mas, às vezes, afeta minhas atividades diárias: 2
- É pouco tolerável e, com frequência, afeta minhas atividades diárias: 3
- É intolerável e afeta minhas atividades diárias: 4

gordura é removida pela aspiração. Não se recomenda a remoção de muito tecido gorduroso pelo risco de traumatismo e necrose tecidual. A cânula Cassio (Figura 61.4) possibilita o descolamento e a curetagem.

Em seguida, executa-se a curetagem (Figura 61.5), com a borda cortante voltada para cima, em movimentos de vaivém similares aos de "raspar coco" com a intenção de curetar a derme no plano de transição derme-subcutâneo. A Figura 61.6 apresenta um fragmento contendo tecido subcutâneo, derme, entremeado pelas glândulas recém-removidas.

Finalizada a curetagem, alguns critérios podem ser úteis para guiar o operador sobre a qualidade de sua intervenção. Recomenda-se observar:

- Soltura da pele sobre a gordura subjacente
- Moderada lividez da pele axilar
- Reduzida espessura da pele em comparação ao padrão anterior à intervenção
- Frouxidão tecidual na extensão do cavo axilar
- Micro-hematomas na extensão da área manipulada.

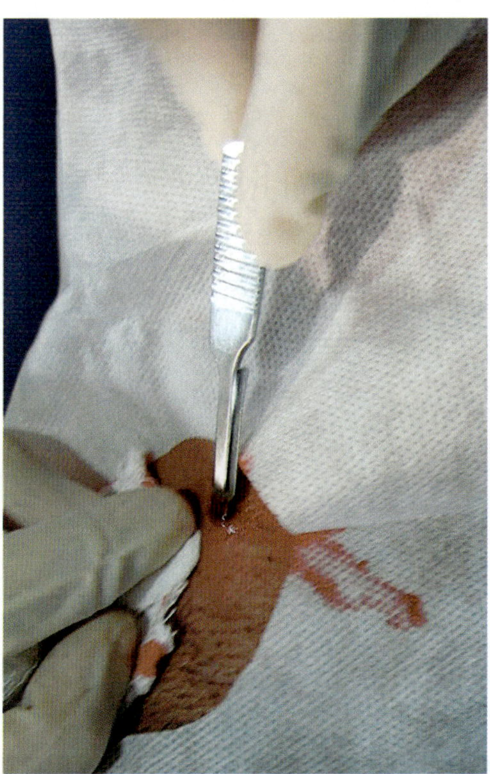

Figura 61.1 Incisão para passagem da cânula.

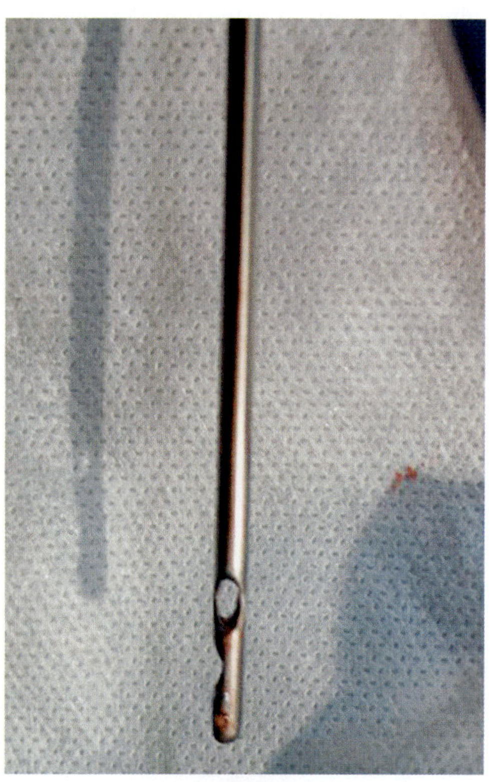

Figura 61.2 Cânula.

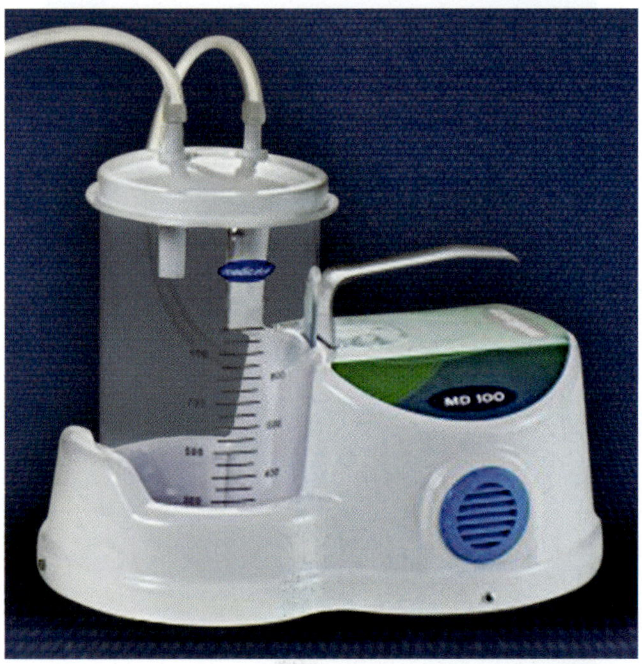

Figura 61.3 Aparelho de sucção.

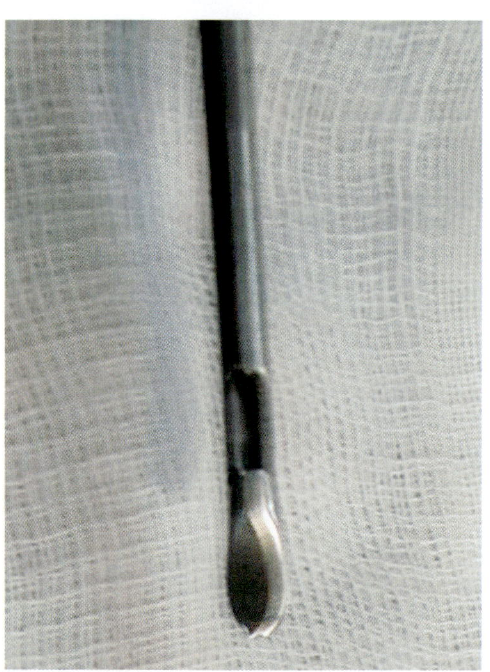

Figura 61.4 Cânula Cassio.

Esses achados sinalizam a efetividade da intervenção. Recomenda-se a drenagem do sangue residual pelos orifícios de passagem da cânula com o auxílio de compressas, antes da síntese da pele. Após comprimir bem a pele solta sobre o cavo axilar para evitar coleções de sangue, procede-se à sutura com náilon 5.0 e curativo compressivo da área tratada (Figura 61.7).

A recomendação de antibioticoterapia tópica ou sistêmica não é respaldada, pois se trata de uma cirurgia limpa. O curativo compressivo é removido no dia seguinte em domicílio com higienização da área com sabonete. A partir de então, orientam-se apenas antisséptico local e oclusão das incisões por um absorvente cortado ao meio, fixado com esparadrapo microporado.

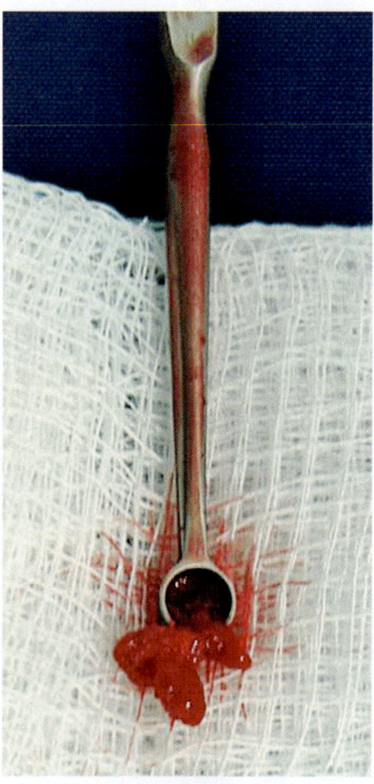

Figura 61.5 Curetagem.

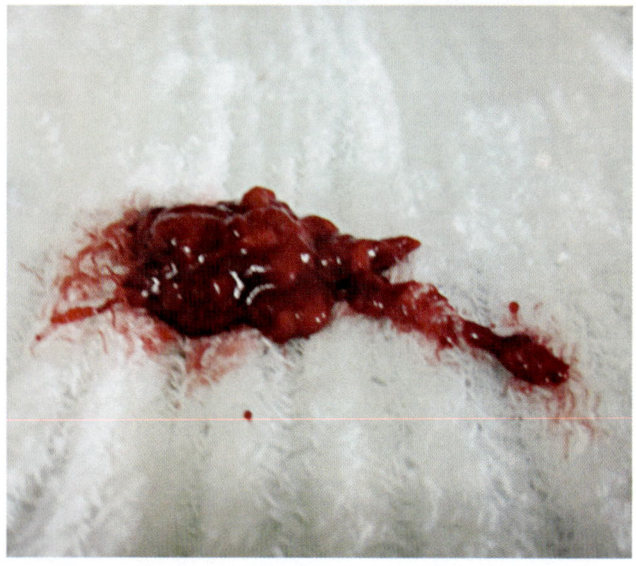

Figura 61.6 Fragmento de tecido subcutâneo.

A drenagem linfática pode ser instituída já com 5 a 7 dias conforme a tolerância do paciente. Esperam-se hematoma e edema em regressão pelo menos até o 10º dia. A Figura 61.8 apresenta um paciente no 7º dia de pós-operatório.

Os pontos são removidos com 7 dias, recomendando-se repouso moderado nos primeiros dias, com o objetivo de oferecer maior conforto ao paciente.

Complicações

A região fica dolorida, mas dor importante não compreende uma queixa frequente. Caso aconteça, atentar-se para infecção, principalmente depois de 48 h da intervenção. Dipirona 1 g efervescente de 6 em 6 h é suficiente para conter algum desconforto.

HIPERIDROSE PALMAR E PLANTAR

Causa impacto significativo na qualidade de vida dos pacientes acometidos, afetando sua rotina diária e causando ansiedade, além do risco de desenvolver infecções e eczemas. Essa condição pode ser categorizada como primária (idiopática) ou secundária (relacionada com uma causa conhecida). Vários estudos estimaram que 1,6 a 2,9% da população dos EUA apresenta hiperidrose primária.[10]

A fisiopatologia desse distúrbio é pouco compreendida, mas postula-se que a hiperidrose primária tenha um componente genético. Estudos mostraram que 65% dos pacientes com diagnóstico de hiperidrose focal primária relataram história familiar da doença.[11]

A hiperidrose focal primária é diagnosticada por história e exame físico, com enfoque nos critérios diagnósticos do consenso, que exigem, pelo menos, a história de 6 meses de transpiração focal e visível, sem causas secundárias. Além disso, pelo

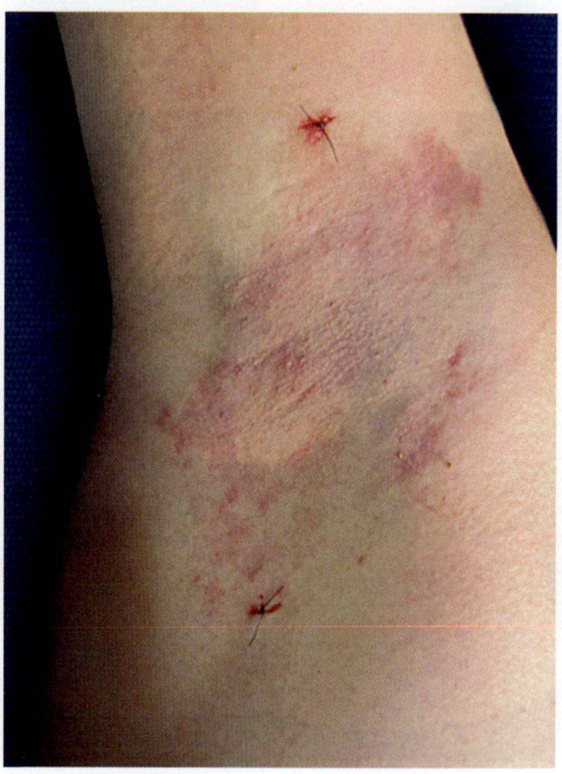

Figura 61.7 Sutura com náilon 5.0.

menos dois dos critérios apresentados no Quadro 61.1 devem estar presentes.[12]

Toxina botulínica

Inibidor da liberação de acetilcolina e um agente bloqueador neuromuscular, estudos validaram uma variedade de tipos de toxina botulínica para o tratamento da hiperidrose palmar e plantar.[9-16]

Sua administração requer múltiplas injeções espaçadas a aproximadamente 2 cm de distância, o que pode representar muitos desafios, mais notavelmente a dor no local da injeção. A fim de reduzi-la, vários estudos avaliaram diferentes técnicas, como o uso de gelo, anestésicos tópicos ou diluição da toxina botulínica com lidocaína. Mostrou-se que gelo ou aparelhos de resfriamento diminuem o desconforto associado às injeções múltiplas de agulha, metodologia que é custo-efetiva e não ameaça os pacientes. Deve-se ter cuidado ao usar os aparelhos de resfriamento para não congelar a toxina botulínica.[17,18]

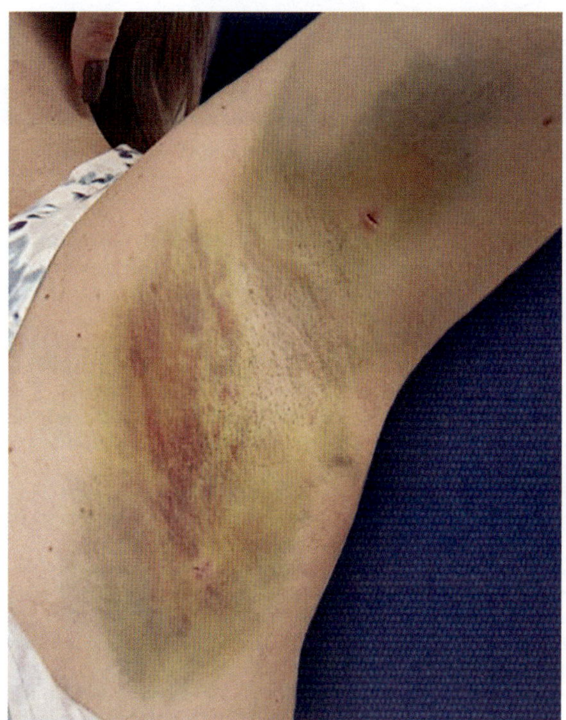

Figura 61.8 Paciente após 7 dias da intervenção.

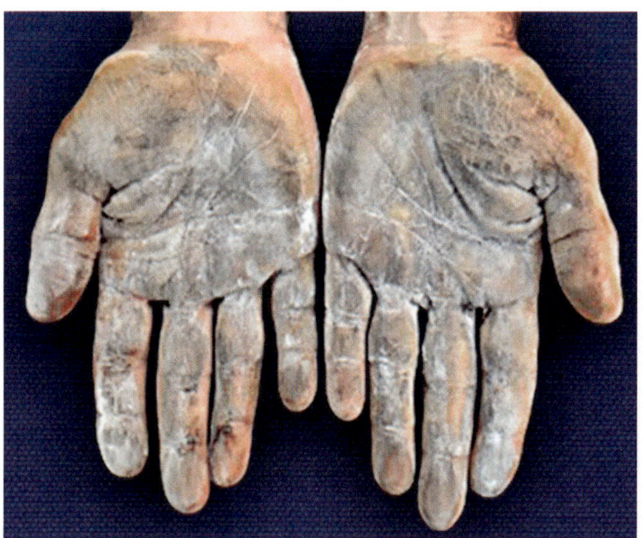

Figura 61.9 Teste de Minor nas regiões palmares.

Outra forma econômica de anestesia é a vibração, que tem demonstrado reduzir o desconforto do paciente durante as injeções de toxina botulínica.[15] Em pacientes com hiperidrose palmar que não toleram a técnica de resfriamento, o bloqueio do nervo ulnar, mediano e radial ou um *Bier Block* modificado podem ser eficazes.[19-22]

A toxina botulínica injetável mostrou ser eficaz para o tratamento da hiperidrose palmar e plantar, mas o alto custo e a dor, além das injeções múltiplas, podem constituir fatores limitantes.[23]

Técnica

O teste de Minor deve ser realizado antes do procedimento anestésico – geralmente, toda a área palmar e plantar é acometida, além dos dedos (Figuras 61.9 e 61.10). Após a documentação fotográfica, faz-se a anestesia – caso se opte por bloqueio, este pode ser realizado imediatamente; se não, poder-se-á realizar anestesia tópica com cremes mantidos sob oclusão por, pelo menos, 30 min. Depois, será aplicado o resfriamento local, seja por gelo, seja por aparelhos específicos.

Os pontos devem ser marcados com distância de 1,5 cm, com menor número de pontos na região tenar para evitar o enfraquecimento dos músculos e reduzir o movimento de pinça (Figura 61.11). Na região plantar, é comum a sudorese nas porções laterais e interfalangianas; os pontos são marcados em toda a região (Figura 61.12).

A dose de toxina botulínica para o tratamento da hiperidrose palmar e plantar varia de 50 a 100 UI por mão e pé, dependendo do tamanho da área tratada. A aplicação na região palmar deve ser intradérmica, superficial, com 2 UI por ponto. A região plantar tem maior espessura da pele, em torno de 7 mm; assim, a aplicação deve ser mais profunda. Durante a aplicação nessas regiões, é comum observar o refluxo do medicamento para fora da pele com a remoção da agulha. Assim, aconselha-se que, após a aplicação do produto, retire-se a força do êmbolo da seringa e, após 2 s, retire-se a agulha da pele. A presença de bolhas de ar na seringa também leva ao refluxo da toxina botulínica após a remoção da agulha da pele. Recomenda-se que a diluição do frasco de toxina botulínica seja feita com 2 mℓ de soro fisiológico a 0,9%.

Observam-se resultados após 15 dias. Caso a anidrose não tenha sido completa, deve-se repetir o teste de Minor após 30 dias para identificar possíveis áreas com sudorese para tratamento com novos pontos. Observar as regiões interdigitais e as porções dorsal e lateral das mãos e pés, pois podem permanecer com hiperidrose. A duração dos efeitos depende da dose e da quantidade de sudorese – em média, os efeitos são perce-

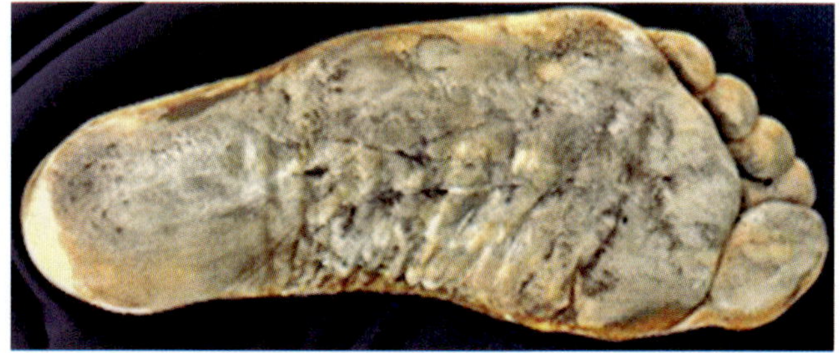

Figura 61.10 Teste de Minor na região plantar.

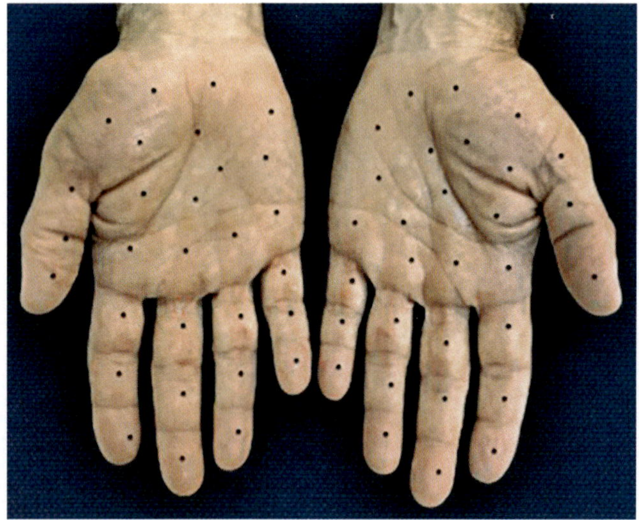

Figura 61.11 Pontos de aplicação de toxina botulínica para correção de hiperidrose nas regiões palmares.

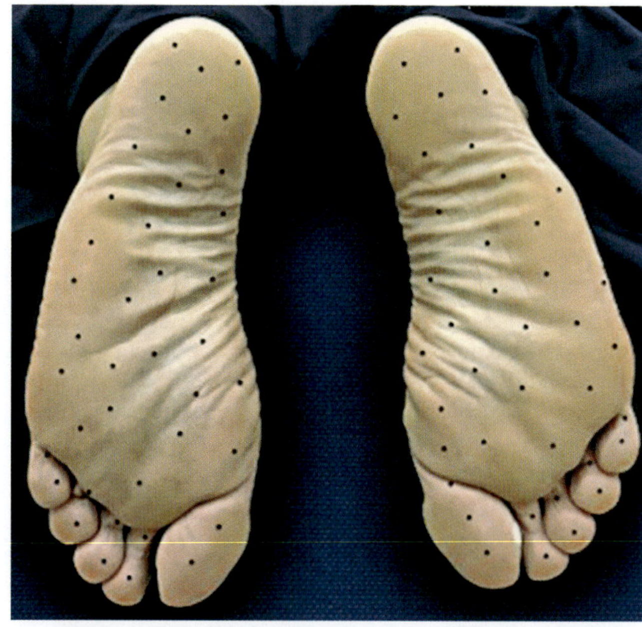

Figura 61.12 Pontos de aplicação de toxina botulínica para correção de hiperidrose nas regiões plantares.

bidos por 4 a 10 meses, sendo um pouco menores na região plantar, e, em geral, a duração não ultrapassa 6 meses.[24]

Complicações

Os efeitos adversos mais comuns são dor durante a aplicação e a formação de equimoses. Na região palmar, a fraqueza muscular, que pode ocorrer por excesso de dose e aplicação profunda principalmente na região tenar e nas falanges, compreende o aspecto mais preocupante. O enfraquecimento pode ser leve e durar até 30 dias ou, se a dose que atingiu o músculo for elevada, a dificuldade para realizar movimentos finos pode permanecer por até 2 meses.

REFERÊNCIAS BIBLIOGRÁFICAS

1. Hornberger J, Grimes K, Naumann M, Glaser DA, Lowe NJ, Naver H et al. Recognition, diagnosis, and treatment of primary focal hyperhidrosis. J Am Acad Dermatol. 2004;51(2):274-86.
2. Kalner IJ. Same-patient prospective comparison of Botox versus Dysport for treatment of primary axillary hyperhidrosis and review of literature. J Drugs Dermatol. 2011;10(9):1013-15.
3. Talarico-Filho S1, Mendonça DO Nascimento M, Sperandeo DE Macedo F, DE Sanctis Pecora C. A double-blind, randomized, comparative study of two type A botulinum toxins in the treatment of primary axillary hyperhidrosis. Dermatol Surg. 2007;33(1):44-50.
4. Dressler D. Comparing botox and xeomin for axillary hyperhidrosis. J Neural Transm. 2010;117:317-9.
5. Gülec AT. Dilution of botulinum toxin A in lidocaine vs. in normal saline for the treatment of primary axillary hyperhidrosis: a double-blind, randomized, comparative preliminary study. J Eur Acad Dermatol Venereol. 2012;26:314-8.
6. Bahmer F, Sachse M. Hyperhidrosis area and severity index [letter]. Dermatol Surg. 2008;34:1744-5.
7. Trindade de Almeida AR, Montagner S. Botulinum toxin for axillary hyperhidrosis. Dermatol Clin. 2014;32:495-504.
8. Fabbri M, Leodori G, Fernandes RM, Bhidayasiri R, Marti MJ, Colosimo C et al. Neutralizing antibody and botulinum toxin therapy: A systematic review and meta-analysis. Neurotox Res. 2016;29(1):105-17.
9. Naumann M, Dressler D, Hallett M, Jankovic J, Schiavo G, Segal KR et al. Evidence-based review and assessment of botulinum neurotoxin for the treatment of secretory disorders. Toxicon. 2013;67:141-52.
10. Moraites E, Vaughn OA, Hill S. Incidence and prevalence of hyperhidrosis. Dermatol Clin. 2014;32(4):457-65.
11. Ro KM, Cantor RM, Lange KL, Ahn SS. Palmar hyperhidrosis: evidence of genetic transmission. J Vasc Surg. 2002;35(2):382-6.
12. Lecouflet M, Leux C, Fenot M, Celerier P, Maillard H. Duration of efficacy increases with the repetition of botulinum toxin A injections in primary palmar hyperhidrosis: a study of 28 patients. J Am Acad Dermatol. 2014;70(6):1083-7.
13. Rystedt A, Swartling C, Farnstrand C, Naver H. Equipotent concentrations of Botox and Dysport in the treatment of palmar hyperhidrosis. Acta Derm Venereol. 2008;88(5):458-61.
14. Saadia D, Voustianiouk A, Wang AK, Kaufmann H. Botulinum toxin type A in primary palmar hyperhidrosis: randomized, single-blind, two-dose study. Neurology. 2001;57(11):2095-9.
15. Simonetta Moreau M, Cauhepe C, Magues JP, Senard JM. A double-blind, randomized, comparative study of dysport vs. botox in primary palmar hyperhidrosis. Br J Dermatol. 2003;149(5):1041-5.
16. Schnider P, Binder M, Auff E, Kittler H, Berger T, Wolff K. Double-blind trial of botulinum A toxin for the treatment of focal hyperhidrosis of the palms. Br J Dermatol. 1997;136(4):548-52.
17. Dixit S, Lowe P, Fischer G, Lim A. Ice anaesthesia in procedural dermatology. Australas J Dermatol. 2013;54(4):273-6.
18. Patel R, Halem M, Zaiac M. The combined use of forced cold air and topical anesthetic cream for analgesia during the treatment of palmar hyperhydrosis with botulinum toxin injections. J Drugs Dermatol. 2009;8(10):948-51.
19. Sharma P, Czyz CN, Wulc AE. Investigating the efficacy of vibration anesthesia to reduce pain from cosmetic botulinum toxin injections. Aesthet Surg J. 2011;31(8):966-71.
20. Solomon P. Modified Bier block anesthetic technique is safe for office use for botulinum a toxin treatment of palmar and plantar hyperhidrosis. Dermatol Online J. 2007;13(3):6.
21. Ponce-Olivera RM, Tirado-Sanchez A, Arellano-Mendoza MI, Leon-Dorantes G, Kassian-Rank S. Palmar hyperhidrosis. Safety efficacy of two anaesthetic techniques for botulinum toxin therapy. Dermatol Online J. 2006;12(2):9.
22. Almeida AR, Kadunc BV, de Oliveira EM. Improving botulinum toxin therapy for palmar hyperhidrosis: wrist block and technical considerations. Dermatol Surg. 2001;27(1):34-6.
23. Grabell DA, Hebert AA. Current and emerging medical therapies for primary hyperhidrosis. Dermatol Ther. 2017;7:25-36.
24. Weinberg T, Solish N, Murray C. Botulinum neurotoxin treatment of palmar and plantar hyperhidrosis. Dermatol Clin. 2014;32(4):505-15.

BIBLIOGRAFIA

Bechara FG, Sand M, Hoffmann K, Altmeyer P. Aggressive shaving after combined liposuction and curettage for axillary hyperhidrosis leads to more complications without further benefit. Dermatol Surg. 2008;34:952-3.

Darabaneanu S, Darabaneanu HA, Niederberger U, Russo PAJ, Lischner S, Hauschild A. Long-term efficacy of subcutaneous sweat gland suction curettage for axillary hyperhidrosis: a prospective gravimetrically controlled study. Dermatol Surg. 2008;34:1170-7.

Glaser DA, Hebert AA, Pariser DM. Primary focal hyperhidrosis: scope of the problem. Cutis. 2007;79(5):5-17.

Gontijo GT, Gualberto GV, Madureira NAB. Atualização no tratamento de hiperidrose axilar. An Bras Dermatol. 2011;3(2):147-51.

Hamm H, Naumann MK, Kowalski JW. Primary focal hyperhidrosis: disease characteristics and functional impairment. Dermatology. 2006;212:343-53.

Hoorens I, Ongenae K. Primary focal hyperhidrosis: current treatment options and a step-by-step approach. J Eur Acad Dermatol Venereol. 2012;26(1):1-8.

Kreyden O, Scheidegger E. Anatomy of the sweat glands, pharmacology of botulinum toxin, and distinctive syndromes associated with hyperhidrosis. Clin Dermatol. 2004;22:40-4.

Lowe NJ1, Glaser DA, Eadie N, Daggett S, Kowalski JW, Lai PY et al. Botulinum toxin type A in the treatment of primary axillary hyperhidrosis: a 52-week multicenter double-blind, randomized, placebo-controlled study of efficacy and safety. J Am Acad Dermatol. 2007;56(4):604-11.

Moreira A, Boleira M. Hiperidrose axilar (Seção C). In: Ayres EL, Sandoval MHL. Toxina botulínica na dermatologia: guia prático de técnicas e produtos. Rio de Janeiro: Guanabara Koogan; 2016. p. 293-8.

Singh S, Davis H, Wilson P. Axillary hyperhidrosis: a review of the extent of the problem and treatment modalities. Surgeon. 2015;13:279-85.

Skiveren J, Larsen NH, Kjaerby E. The influence of needle size on pain perception in patients treated with botulinum toxin A injection for axillary hyperhidrosis. Acta Derm Venereol. 2011;91:72-4.

Solish N, Bertucci V, Dansereau A, Hong HC, Lynde C, Lupin M et al. A comprehensive approach to the recognition, diagnosis, and severity based treatment of focal hyperhidrosis: recommendations of the Canadian Hyperhidrosis Advisory Committee. Dermatol Surg. 2007;33(8):908-23.

Souza LG, Jr AS, Mattos RA. Bipolar radiofrequency in the treatment of axillary hyperhidrosis: a pilot study. Surg Cosmet Dermatol. 2015;7(3):228-31.

Tan SR, Solish N. Long-term efficacy and quality of life in the treatment of focal hyperhidrosis with botulinum toxin A. Dermatol Surg. 2002;28(6):495-9.

Trindade de Almeida AR, Secco LC, Carruthers A. Handling botulinum toxins: an updated literature review. Dermatol Surg. 2011;37(11):1553-65.

Vadoud-Seyedi J, Simonart T. Treatment of axillary hyperhidrosis with botulinum toxin type A reconstituted in lidocaine or in normal saline: a randomized, side-by-side, double-blind study. Br J Dermatol. 2007;156:986-9.

Weber A, Heger S, Sinkgraven R, Heckmann M, Elsner P, Rzany B. Psychosocial aspects of patients with focal hyperhidrosis. Marked reduction of social phobia, anxiety and depression and increased quality of life after treatment with botulinum toxin A. Br J Dermatol. 2005;152(2):342-5.

Wollina U, Köstler E, Schönlebe J, Haroske G. Tumescent suction curettage *versus* minimal skin resection with subcutaneous curettage of sweat glands in axillary hyperhidrosis. Dermatol Surg. 2008;34(5):709-16.

62

Tratamento da Hidradenite Supurativa

Juliana Uchiyama, Sarita Martins

INTRODUÇÃO

Inicialmente, a hidradenite supurativa (HS), também conhecida como acne inversa, doença de Verneuil e pioderma fistuloso, foi caracterizada por Verneuil, em 1854, como uma disfunção das glândulas sudoríparas apócrinas. No entanto, sabe-se hoje que a causa-base consiste na oclusão folicular da unidade pilossebácea seguida da sua ruptura.[1]

Em 2009, no II Simpósio Internacional de Hidradenite Supurativa, foi definido que se trata de uma doença folicular inflamatória, crônica, recorrente e debilitante que se manifesta geralmente após a puberdade e se caracteriza por lesões inflamadas e dolorosas localizadas nas áreas de glândulas apócrinas, principalmente as regiões axilares, inguinais e anogenitais.[2]

EPIDEMIOLOGIA

Não se conhece a prevalência exata da HS, sendo estimada em 1 a 4%.[3] Acomete ambos os sexos, mas as mulheres são três vezes mais afetadas que os homens.[4]

Em geral, inicia-se durante ou após a puberdade, com pico de incidência entre a 2ª e a 3ª década de vida. Raramente, é observada em crianças pré-púberes. Sua incidência tem uma queda importante nas mulheres com mais de 40 anos, fato que pode estar relacionado com o início da menopausa.[3]

PATOGÊNESE

Hoje, a etiopatogenia da HS é considerada multifatorial e continua em investigação, não estando totalmente elucidada.

Acredita-se que a base da sua patogênese refira-se à obstrução do folículo piloso por um tampão de queratina. Essa oclusão levaria a dilatação e ruptura da unidade pilossebácea com a liberação de seu conteúdo na derme circundante, o que estimularia uma resposta inflamatória intensa, a qual, por sua vez, desencadearia a destruição da glândula apócrina e a formação de abscessos.

No entanto, ainda não se esclareceu qual seria o fator inicial que levaria à queratinização anormal e à consequente obstrução folicular.[1-5]

Recentemente, alguns autores propuseram que a HS seria uma doença autoinflamatória caracterizada por uma desregulação na via Notch. A deficiência na sinalização dessa via resultaria na queratinização anormal e na estimulação excessiva da imunidade inata, contribuindo para a manutenção da inflamação crônica.[6]

Sabe-se também que fatores externos e genéticos influenciam na etiopatogênese da HS. Entre os fatores externos, pode-se citar o tabagismo e o sobrepeso/obesidade.[7]

A colonização e a infecção bacteriana teriam um papel secundário na patogenia, já que promoveriam a piora da HS e a persistência da inflamação crônica.[1,3]

Em relação aos fatores genéticos, estudos demonstram que 30 a 40% dos pacientes têm uma história familiar positiva para HS. Além disso, formas familiares de HS autossômicas dominantes foram descritas em diferentes populações.[7]

QUADRO CLÍNICO

A HS inicia-se com a existência de nódulos inflamatórios ou abscessos profundos, que variam de levemente a extremamente dolorosos.

Sensação de queimação, dormência, dor, prurido e calor são relatados por até 50% dos pacientes 12 a 48 h antes do aparecimento desses nódulos, que duram em média 7 a 15 dias.

Com o tempo, essas lesões podem se romper, resultando na formação de abscessos cutâneos profundos e dolorosos que drenam espontaneamente uma secreção purulenta e malcheirosa.[8]

As regiões mais comumente acometidas pela HS incluem as áreas flexurais e os locais ricos em glândulas apócrinas, que em, ordem decrescente de frequência, são as regiões axilar, inguinal, perineal e perianal, mamária e inframamária, nádegas e região púbica. Mais raramente, podem acometer áreas atípicas, como tórax, couro cabeludo e regiões retroauricular e palpebral.

O quadro se caracteriza por um curso crônico e recorrente. Fístulas, fibrose e cicatrizes são observadas conforme a doença progride. As cicatrizes podem ser hipertróficas, com formação de nodulações endurecidas ou queloides; no entanto, cicatrizes atróficas também podem estar presentes.

Entre as complicações resultantes desse processo inflamatório crônico, relatam-se:

- Carcinoma espinocelular
- Contraturas e limitações na mobilidade dos membros
- Artropatia
- Osteomelite
- Infecções graves
- Celulite recorrente
- Linfedema
- Estenose e/ou fístulas anal/uretral
- Amiloidose
- Distrofia simpático-reflexa
- Síndrome do choque tóxico
- Hipoproteinemia e anemia.[9]

É importante ressaltar que a HS consiste em uma doença debilitante física e psicologicamente. O quadro álgico, a drenagem e o odor das secreções levam ao isolamento social, culminando em quadros depressivos e risco de suicídio.[3]

CONDIÇÕES ASSOCIADAS

Entre as condições associadas à HS, pode-se citar:

- Obesidade, síndrome metabólica, resistência insulínica e diabetes melito
- Tabagismo
- Depressão
- Síndrome do ovário policístico
- Tétrade da oclusão folicular (acne conglobata, cisto pilonidal, HS e foliculite decalvante)
- Doenças inflamatórias intestinais
- Artrite e espondiloartropatias
- SAPHO (sinovite, acne, pustulose, hiperostose e osteíte)
- PASH (pioderma gangrenoso, acne e HS)
- PAPASH (artrite piogênica, pioderma gangrenoso, acne e HS)
- PsAPASH (artrite psoriática, pioderma gangrenoso, acne e HS)
- PASS (pioderma gangrenoso, acne conglobata, HS e espondiloartrite axial)
- Síndromes genéticas (Dowling-Degos, Jackson-Lawler, KID e doença de Fox-Fordyce)
- Malignidade (carcinoma espinocelular).[9,10]

DIAGNÓSTICO

O diagnóstico da HS é clínico, com base na ocorrência das lesões típicas com distribuição clássica em uma evolução crônica e recorrente.[10]

Geralmente não necessária, a biopsia pode ser realizada quando de lesões atípicas ou refratárias ao tratamento. Também deve ser feita nos casos em que há suspeita de evolução para carcinoma espinocelular.

Os achados histopatológicos variam de acordo com o estágio da doença, podendo ser encontradas hiperqueratose folicular, dilatação folicular e perifoliculite linfocitária até extensa fibrose com destruição dos folículos pilossebáceos e glândulas sudoríparas.[11]

A ultrassonografia de partes moles é empregada principalmente para o planejamento cirúrgico, já que possibilita a visualização dos trajetos fistulosos não visualizados ao exame clínico, além de conseguir detectar lesões subclínicas.[12]

Diagnóstico diferencial

A HS deve ser diferenciada de condições como furunculose, carcinoma e doença de Crohn. Os diagnósticos diferenciais mais comuns são foliculites, furúnculos e carbúnculos.[2,3]

CLASSIFICAÇÃO

Das várias classificações desenvolvidas para avaliar a gravidade da HS, as mais utilizadas são o estadiamento de Hurley (Tabela 62.1) e a classificação de Sartorius. O primeiro gradua clinicamente a gravidade da doença, não sendo empregado para avaliar a resposta terapêutica.[13]

Já a classificação de Sartorius, além de graduar a gravidade da HS com boa correlação com o estadiamento de Hurley, consegue avaliar a resposta ao tratamento, já que analisa as lesões de maneira individual.[8,14]

Tabela 62.1 Classificação de Hurley.

Tipos	Características
I	Abscessos isolados ou em número reduzido sem fistulização e sem a formação de cicatrizes
II	Abscessos recorrentes com formação de pontes (trajetos fistulosos) e cicatrizes em uma localização única ou em várias zonas
III	Envolvimento difuso com múltiplos abscessos e/ou pontes interconectadas ao longo de toda a zona afetada

TRATAMENTO

Medidas gerais

Os pacientes devem ser orientados sobre a natureza crônica e recidivante da doença, além da cessação do tabagismo e da perda de peso (se obesos).[15] Devem-se evitar roupas apertadas, exposição ao calor e irritantes (depilação, desodorantes) e manejar o estresse. Sabonetes antibacterianos são usados para reduzir a colonização bacteriana e ajudar a prevenir infecção secundária.[16]

Pode-se dividir a abordagem terapêutica em três modalidades: tratamentos clínicos (tópicos e sistêmicos) e cirúrgicos. Os tratamentos clínicos são indicados principalmente para as formas leve a moderada ou, ainda, para as formas graves em pacientes sem condições cirúrgicas ou que se neguem a realizar o procedimento.[17]

O tratamento cirúrgico tem sido considerado o padrão-ouro para evitar recorrências.

Tratamento tópico

Clindamicina tópica 1% 2 vezes/dia durante 3 meses é considerada 1ª linha nos quadros leves.

Clobetasol 0,05% tópico 2 vezes/dia durante 2 semanas ou triancinolona acetonida intralesional 0,1 a 0,5 mℓ (concentração 5 a 10 mg/mℓ) 1 vez/mês são usados nas lesões inflamatórias.[17]

Tratamento sistêmico

Antibióticos orais

Cursos de 7 a 10 dias podem ser efetivos para tratar agudizações leves.

Quando de estágios moderados ou graves, pode-se prolongar o tratamento por semanas a meses.

Os antibióticos prescritos são doxiciclina ou minociclina 100 mg 2 vezes/dia, clindamicina 300 mg 2 vezes/dia e clindamicina 300 mg 2 vezes/dia + rifampicina 600 mg 1 vez/dia, se os esquemas anteriores falharem.[18-20]

Terapia hormonal

Agentes antiandrogênicos, como acetato de ciproterona, anticoncepcionais orais contendo estrógeno ou norgestrel, finasterida e espironolactona, demonstraram benefícios.[17]

Retinoides orais

Estudos apresentam resultados satisfatórios com acitretina, porém melhora menos evidente com uso de isotretinoína.[17]

Metformina

Verdolini *et al.*[21] demonstraram bons resultados com metformina 1.000 a 1.500 mg/dia durante 6 meses. Sua eficácia estaria relacionada com a diminuição da resistência à insulina e o seu efeito antiandrogênico. Entretanto, pela pouca evidência disponível, mais estudos são necessários para validar a metformina sob o ponto de vista científico.

Imunossupressores

Imunossupressores como ciclosporina (3 a 5 mg/kg/dia) e prednisona (40 a 60 mg/dia) podem ser usados por curtos períodos durante as agudizações, mas não devem ser utilizados a longo prazo em virtude dos seus efeitos colaterais.[17]

Biológicos

Atualmente, têm sido indicados para pacientes refratários ao tratamento com antibióticos orais e terapia hormonal. Entre os inibidores de fator de necrose tumoral alfa (TNF-alfa), o adalimumabe e o infliximabe vêm sendo estudados e apresentam resultados variáveis.

O adalimumabe é o único biológico aprovado pela Food and Drug Administration (FDA), dos EUA, e pela Agência Nacional de Vigilância Sanitária (Anvisa) para o tratamento da HS, considerado 1ª linha para os casos não responsivos ou intolerantes aos antibióticos orais.[17]

Estudos com infliximabe mostram bons resultados, porém, por este ser administrado por via intravenosa (IV), é considerado uma medicação de segunda linha, indicado para os casos de falha ao adalimumabe. Apesar da boa resposta dos inibidores de TNF-alfa, relata-se perda da sua efetividade após tratamentos prolongados e recorrência após suspensão da medicação.[22] Outros biológicos em estudo são o anakinra (antagonista do receptor de interleucina-1) e o ustekinumabe (inibidor de interleucina-12/23), porém apresentam respostas inconsistentes.

Tratamento cirúrgico

Anestesia

A anestesia para tratamento cirúrgico da HS dependerá da extensão das lesões: poderá ser local, local + sedação, peridural ou geral.

Na anestesia local, utiliza-se a lidocaína a 2% com ou sem epinefrina. Nas lesões agudas e pequenas que se apresentam sob forma de nódulos, a anestesia é intradérmica. Emprega-se a anestesia tumescente (Tabela 62.2) para maior segurança em lesões extensas, sempre respeitando os limites de 7 mg/kg de peso da lidocaína e 4,5 mg por kg de peso com e sem vasoconstritor, respectivamente. Ela não deve ser introduzida diretamente nas áreas inflamadas, mas ao redor e abaixo das lesões. É preciso lembrar-se de aguardar sempre de 10 a 15 min o início do efeito anestésico e vasoconstritor.[23,24]

Tabela 62.2 Solução anestésica utilizada em cirurgia dermatológica.[25]

Soluções	Dosagens
Lidocaína a 2%	10 mℓ
Epinefrina a 1/1.000	0,4 mℓ
Bicarbonato de sódio a 8,4%	4 mℓ
Soro fisiológico q.s.p.	40 mℓ

Nas lesões extensas e naquelas que envolvem áreas mais sensíveis, como a virilha, visando a um maior conforto do paciente, opta-se por anestesia local + sedação ou a peridural (ambas em bloco cirúrgico hospitalar).

Muitos tratamentos têm sido testados – a maior parte deles frustrantes, com resultados limitados e temporários.

Técnicas

A literatura descreve uma grande variedade de técnicas, desde intervenções minimamente invasivas até grandes retalhos. Em razão da grande variedade de opções, não há um consenso quanto à técnica cirúrgica preferida[26-28], embora a cirurgia seja a única abordagem capaz de remover essas lesões.[28,29]

Vários fatores influenciam na decisão sobre a conduta a ser utilizada, que inclui a localização da doença, a extensão, a natureza aguda ou crônica e a experiência e preferência do cirurgião.[30,31]

A remoção cirúrgica das áreas ativamente inflamadas é sempre curativa. Vale ressaltar que a ferida cirúrgica tem melhor cicatrização quando do controle da inflamação antes da cirurgia. Antibióticos, especialmente aqueles com propriedades anti-inflamatórias, podem ser suplementados com pequenos cursos de prednisona.

Cinco abordagens cirúrgicas devem ser consideradas: destruição local; incisão e drenagem; mini *unroofing* por desbridamento por um *punch standart unroofing* em todas as áreas envolvidas; e excisão cirúrgica além das margens clinicamente aparentes.[24,26]

Quanto ao fechamento, podem ser empregadas excisão com fechamento primário, excisão seguida de cicatrização por segunda intenção, excisão seguida de enxerto de pele total, e excisão e fechamento por retalho de rotação, transposição ou pedículo. Os retalhos V-Y e W-Y são raramente usados em razão da extensão das excisões; entretanto, para pequenos defeitos nas axilas, dobras mamárias e parte superior das coxas, oferecem excelentes resultados.[32]

Nas lesões agudas, após a anestesia faz-se uma incisão com bisturi de lâmina 11. Pela incisão, drena-se uma grande quantidade de sangue e pus. Um Kelly curvo pequeno é introduzido dilatando o orifício para favorecer a drenagem, a qual não cura a doença, mas somente alivia a dor. Essa conduta está indicada para lesões pequenas e superficiais.[33]

Normalmente, esse procedimento leva à recorrência[24,34], devendo ser evitado, embora um tenso abscesso muito doloroso deva ser incisado depois de uma anestesia local circunferencial.[24]

O desbridamento por *punch* é perfeito para o manuseio de lesões inflamatórias iniciais pequenas envolvendo um sítio. A cicatrização se dá por segunda intenção.

O *unroofing* ou *deroofing* é indicado para nódulos, abscesso e *sinus tract*. É realizado sob anestesia local e se remove todo o teto da lesão. Alguns cirurgiões preferem usar o *laser* CO_2 ou a eletrocirurgia para realizar a excisão e, simultaneamente, controlar o sangramento.[24,34] Curativos não aderentes são usados no pós-operatório e trocados diariamente.

Em caso de pacientes com HS (Hurley III) crônica e extensa, não se indica o *unroofing*, e sim uma excisão ampla de toda área afetada em profundidade e com margem.[24,29,34]

Rosa[33] marca antes um círculo ao redor das fístulas (Figura 62.1). Se a palpação sentir um tecido endurecido representado por fibrose, esse deve também ser anestesiado. A incisão começa no círculo, sempre procurando visualizar a gordura em volta. Se de aspecto normal, ótimo; caso contrário, faz-se uma incisão linear para descobrir até onde vai o tecido alterado. Apenas parar quando o subcutâneo for normal. Uma vez localizado o tecido alterado em todos os seus limites, deve ser removido cirurgicamente primeiro o tecido com aspecto de geleia e cor de doce de leite. Remove-se com o dedo indicador, atritando contra a fibrose do leito existente. Esse material sai com facilidade. É comum usar uma gaze, atritando para remover mais material. Depois de removido o tecido friável, resta a limpeza do tecido esbranquiçado de consistência fibrosa que fica no leito. Este último é removido descascando-o paralelamente até os planos profundos. O objetivo é não lesar nenhuma estrutura anatômica importante. Ao mesmo tempo, deve-se ir palpando a fibrose para sentir se o fundo ficou amolecido, o que indica que a limpeza já foi suficiente. Se houver a possibilidade de reaproveitar a pele e ela estiver espessa com fibrose, o paciente precisa emagrecer e se deve reaproveitá-la. No local em que não for possível fechar, deixa-se cicatrizar por segunda intenção, pois uma tensão muito grande da sutura pode diminuir o aporte sanguíneo e ficar aberta possibilita a drenagem.[33]

A excisão local com fechamento primário (Figura 62.2) tem menor morbidade, mas apresenta uma alta taxa de recorrência. A deiscência da ferida cirúrgica é elevada nos casos avançados da doença. O tecido comprometido deve ser integralmente removido.

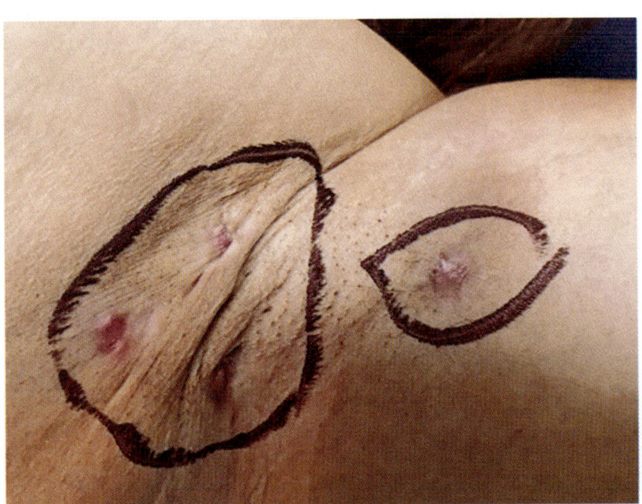

Figura 62.1 Marcação das fístulas.

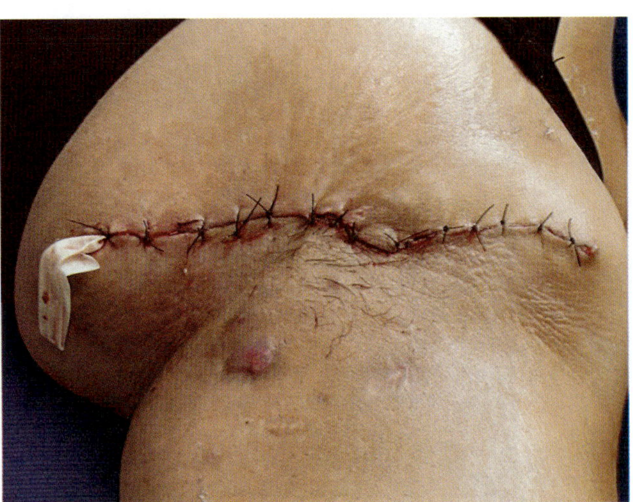

Figura 62.2 Fechamento primário.

O trauma da cirurgia e a tensão da sutura podem ativar novas lesões.

Existem múltiplas opções para a cicatrização após a remoção das áreas comprometidas. A cicatrização por segunda intenção (Figura 62.3) tem mostrado bons resultados. Mesmo defeitos grandes cicatrizam sem contraturas ou diminuição da mobilidade.[24,26,32,34]

A cicatrização por segunda intenção tem um resultado previsível, bom ou mesmo superior ao obtido pelo enxerto. Entretanto, a ferida pode levar de 2 a 3 meses para cicatrizar. Em estudos que compararam os pacientes nos quais em um lado da axila foi colocado um enxerto e o outro deixado para cicatrizar por segunda intenção, a maioria dos pacientes preferiu a cicatrização por segunda intenção. Naqueles pacientes em que as lesões demoram a cicatrizar, podem ser colocados pequenos enxertos de pele parcial (Figura 62.4), retirados por *shaving* na área doadora e colocados paralelamente sobre o tecido de granulação.

A colocação de enxertos de pele total é escolhida por prevenir a contratura e, também, para que o período da cicatrização seja mais rápido (2 a 3 semanas). Podem ser colocados imediatamente ou 4 a 6 dias depois para que a área receptora já tenha iniciado a formação do tecido de granulação. Suas desvantagens consistem na fixação e na imobilização do paciente para que ocorra a pega do enxerto, o que leva a um tempo mais extenso de hospitalização.[32]

A excisão e o fechamento por meio de um retalho de rotação ou avanço são realizados principalmente em defeitos nas axilas, mas também em outras localizações, como na região inguinal, no escroto e na área perianal.[32]

Os dados referentes à reconstrução de extensas excisões relatam índice de recorrência de 15% para fechamentos primários, 8% para rotação de retalhos e 6% para enxertos.

Terapias físicas

Criocirurgia

A crioinsuflação compreende uma crioterapia em *spray* modificada na qual o nitrogênio líquido é injetado por uma agulha diretamente dentro do túnel, dentro dos abscessos, com

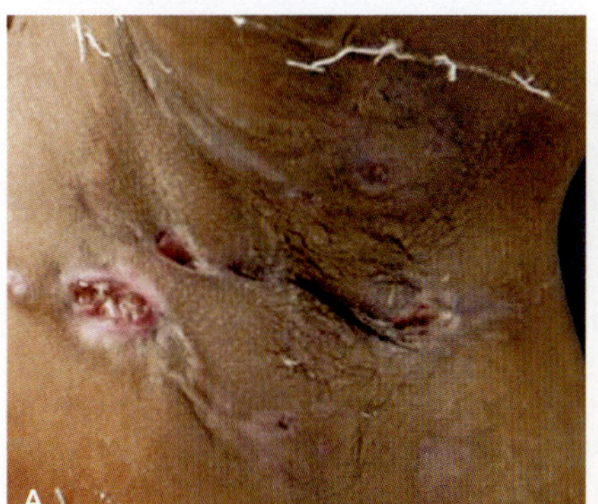
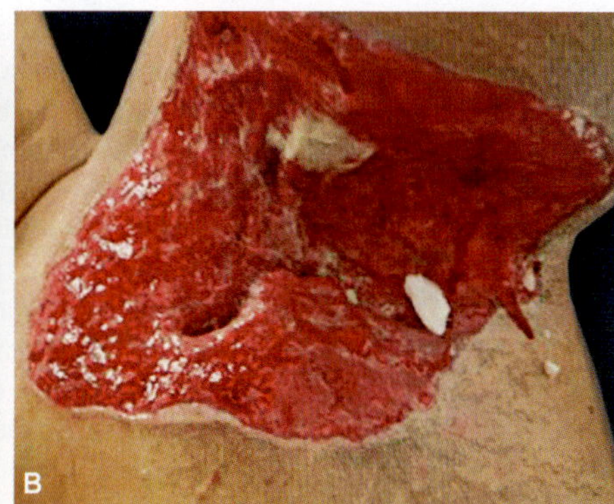
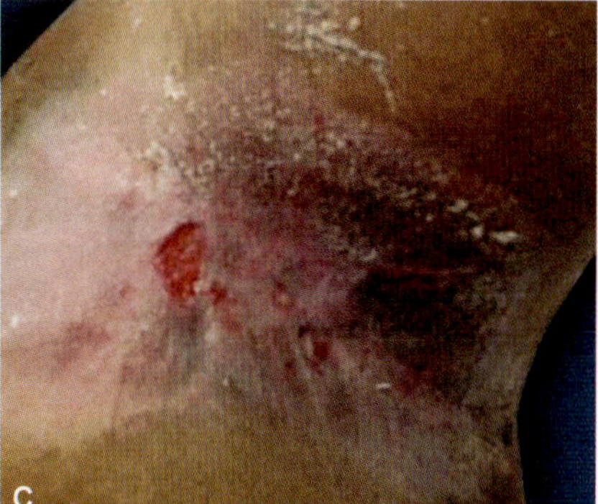

Figura 62.3 A a **C.** Cicatrização por segunda intenção.

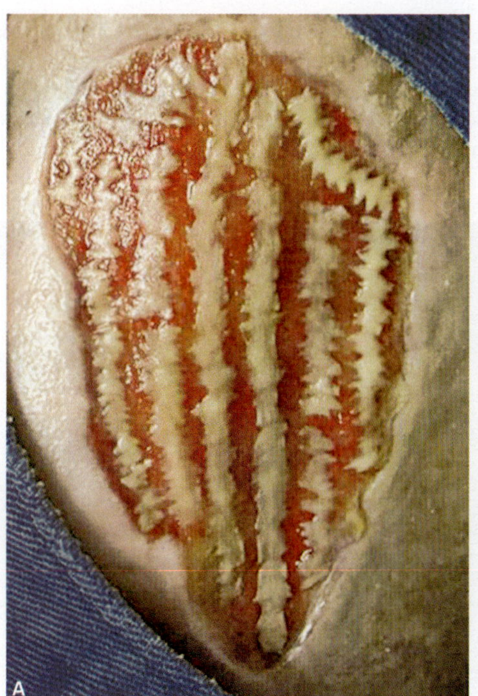
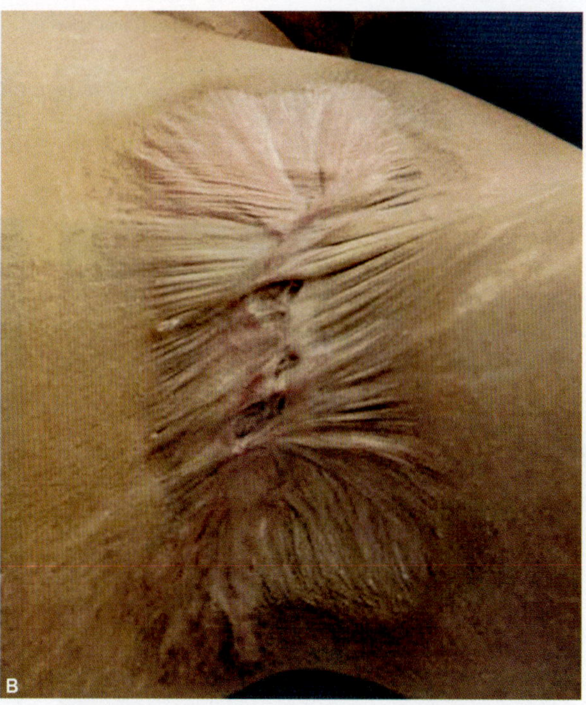

Figura 62.4 A e **B.** Colocação de enxertos de pele parcial em cima do tecido de granulação.

uma agulha 21 G conectada a um aparelho Cry-Ac (Brymill Cryogenic System).[35]

Como o nitrogênio líquido entra nos túneis, rapidamente se dispersa pela rede formada de túneis dentro do subcutâneo. Pagliarello *et al.*[35] sugerem um pulso de 5 s seguido de 1 s de pausa, repetido três vezes em cada lesão. Nesse estudo, o tratamento foi mensal pelo período de 3 meses e os *sinus tracts* foram substituídos por um tecido cicatricial, causando mínimo dano à superfície cutânea. Nenhuma recorrência foi visualizada por um período de 6 meses. Nem hipopigmentação nem cicatriz foram observadas e os pacientes ficaram muito satisfeitos com os resultados. Não houve formação de bolhas e a dor foi aceitável. Paracetamol foi administrado nas primeiras 24 h. Porém, a precaução é necessária enquanto se insere a agulha para evitar hematoma, embolismo gasoso e infecção. Nenhuma complicação foi observada nos pacientes tratados. Injeção fora dos túneis pode provocar um enfisema subcutâneo, que não requer nenhum tratamento, mas poderá resultar em ulceração ou necrose tecidual.

No ambulatório para tratar hidradenite, realiza-se criocirurgia em *spray* nos nódulos e nas fístulas (Figura 62.5) por 15 s com dois ciclos em intervalos de 30 dias. Antes, faz-se infiltração anestésica com lidocaína a 2%, pois esse tratamento é muito doloroso. Nos locais em que se aplica o nitrogênio líquido, surgem bolhas que, depois de alguns dias, se rompem, deixando uma área exulcerada. Após o uso de pomadas cicatrizantes, forma-se no local um tecido cicatricial hipoacrômico. O número de sessões necessárias dependerá da evolução do tratamento. Cicatrizes acrômicas são frequentes (Figura 62.6).

Terapia fotodinâmica

Seu emprego no tratamento da HS teve como base os resultados satisfatórios obtidos com o tratamento da acne, visto que ambas as doenças teriam uma patogênese similar.[36]

O fotossensibilizante e a luz levariam à destruição do folículo piloso, à redução da obstrução folicular e a um efeito imunomodulador.[17]

No entanto, estudos utilizando o mesmo esquema terapêutico da acne mostraram resultados controversos.[23,37] A menor eficácia da terapia fotodinâmica na HS seria explicada pela ocorrência de lesões mais profundas em comparação à da acne.

Laser

Os *lasers* estariam indicados quando da falha do tratamento da HS com outras modalidades e como uma alternativa à cirurgia nos casos de lesões muito extensas.

O fundamento que justifica o uso dessa modalidade consiste na destruição da unidade pilossebácea induzida pelo *laser*. A alternativa mais estudada é o Nd:YAG 1.064 nm, o qual apresenta um efeito fototérmico induzido pela melanina, causando destruição do folículo. Tierney *et al.*[38] obtiveram boa resposta dos pacientes tratados com essa técnica. Com base no papel dos folículos pilosos na fisiopatologia da HS, sua ablação seletiva surgiu como opção interessante para o controle da doença. Ainda no estudo prospectivo, randomizado e controlado com 22 pacientes, de Tierney *et al.*[38], no qual foram realizadas três sessões mensais de terapia em metade dos pacientes, e os resultados comparados à outra metade, que recebeu apenas tratamento tópico com antibióticos, os resultados obtidos mostraram melhora significativa em todos os pacientes tratados, com variações na melhora do escore de Sartorius conforme as áreas tratadas (73,4% para a região inguinal, 62% para a região axilar e 53,1% para a região inframamária, resultando em melhora global de 65,3%).[25]

O *laser* de dióxido de carbono apresentou boa eficácia em análises recentes. Essa técnica induz à vaporização das lesões com ação ablativa, conseguindo atingir planos profundos.[39]

Tratamento de acordo com os estágios da doença

O tratamento da HS deve se basear no estágio da doença, como por meio dos critérios de Hurley, em que se classifica a doença em três estágios:

- Hurley I:
  - Tratamento tópico: clindamicina em loção a 1 ou 2% em creme, resorcinol
  - Tratamentos sistêmicos em cursos rápidos: tetraciclina, eritromicina ou outros macrolídios, amoxicilina associada ao ácido clavulínico, clindamicina, entre outros
  - Terapia adjuvante preventiva: ácido azelaico e gliconato de zinco.

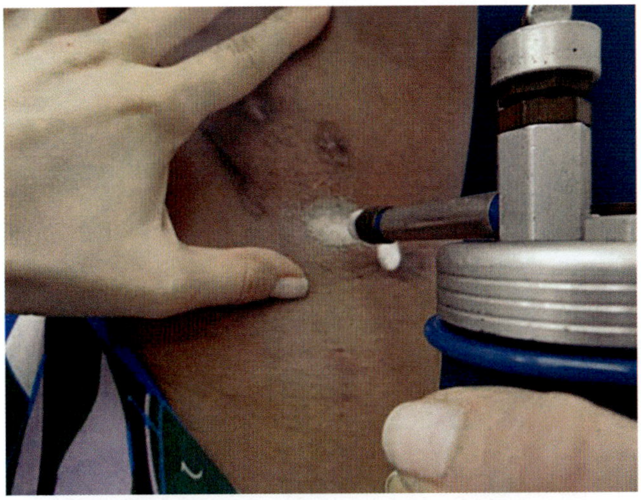

Figura 62.5 Criocirurgia nas aberturas das fístulas.

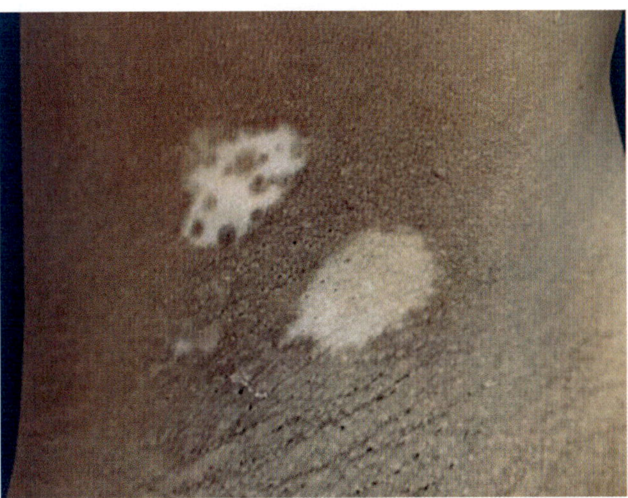

Figura 62.6 Acromia pós-criocirurgia.

- Hurley II:
  - Somente terapêutica sistêmica: cindamicina e rifampicina, tetraciclina
  - Terapia sistêmica adjuvante ou de manutenção: gliconato de zinco e tetracicilina
  - Terapia cirúrgica: exteriorização, excisões locais e *laser*.
- Hurley III:
  - Tratamento clínico: corticosteroides, ciclosporina, metotrexato, inibidores anti TNF-alfa
  - Tratamento cirúrgico: excisões amplas e radiação.[31]

OUTRAS TERAPIAS

Atualmente usada com frequência, a terapia intralesional representa uma forma intermediária entre a terapia farmacológica e a cirurgia. A injeção intralesional com corticosteroide tem como objetivo reduzir a inflamação rapidamente, podendo mesmo sugerir um efeito atrofogênico nos *sinus tracts*. Não há nenhum estudo a respeito dos efeitos da terapia intralesional de corticosteroides na HS. Na prática, é particularmente útil para pacientes com poucas lesões (uma HS intermediária) e pode ser combinada com a terapia tópica para manter a doença sob controle. Quando da suspeita de infecção por *Staphylococcus aureus*, não é recomendada.

O corticosteroide de eleição é a triancinolona (10 mg/mℓ) na dose de 0,5 a 1 mℓ, injetada dentro das lesões com uma agulha 27 G. A melhora se dá dentro de dias da injeção. Nas lesões iniciais, o modo como se dá a resolução dos nódulos impressiona e as lesões tipo abscessos respondem à drenagem espontânea após poucos dias.[33]

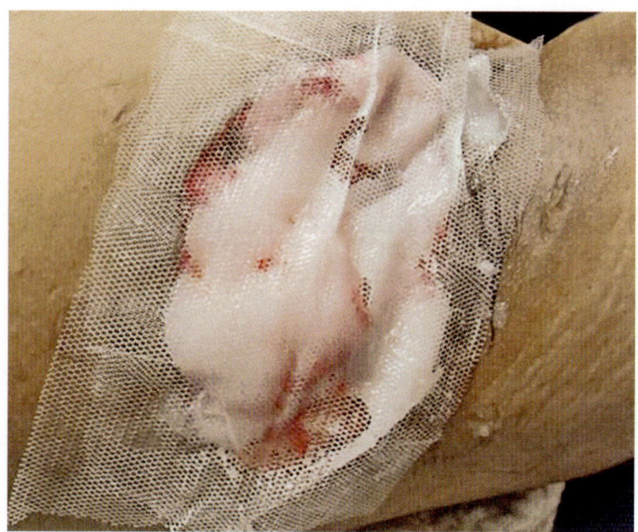

Figura 62.7 Curativo em "tule de noiva".

CURATIVOS

Segunda a técnica de Rosa[33], nas feridas com cicatrização por segunda intenção, deixa-se um curativo compressivo, dando os pontos externos com fio 3-0 separados e comprimidos para fazer um curativo de Brown sem enxerto. No centro, coloca-se algodão diretamente no ferimento e amarra-se com o fio de modo que fique bem compressivo. Outra possibilidade é usar gaze raiom na base e, depois, algodão por cima. Esse curativo fica por 3 dias – se retirado antes, há possibilidade de sangramentos e os pacientes afirmam ter dor.

Existem no mercado outros curativos antiaderentes, porém são muito caros: curativos de petrolato (Adaptic®, Curatec®, Hydrofil®). Uma opção barata consiste na autoclave com pedaços de tule de noiva, que não aderem à ferida; por cima dela, coloca-se compressa de gaze (Figura 62.7).

COMPLICAÇÕES

A excisão cirúrgica não é isenta de morbidades. Se a ressecção inguinal envolve a drenagem linfática da área genital, pode-se esperar um linfedema secundário.[36] Hematomas (Figura 62.8), deiscência da ferida cirúrgica (Figura 62.9) e infecção podem acontecer.[40]

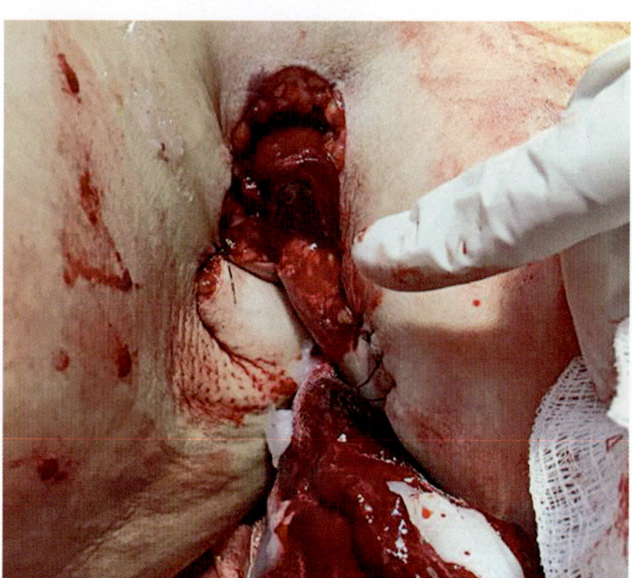

Figura 62.8 Hematomas.

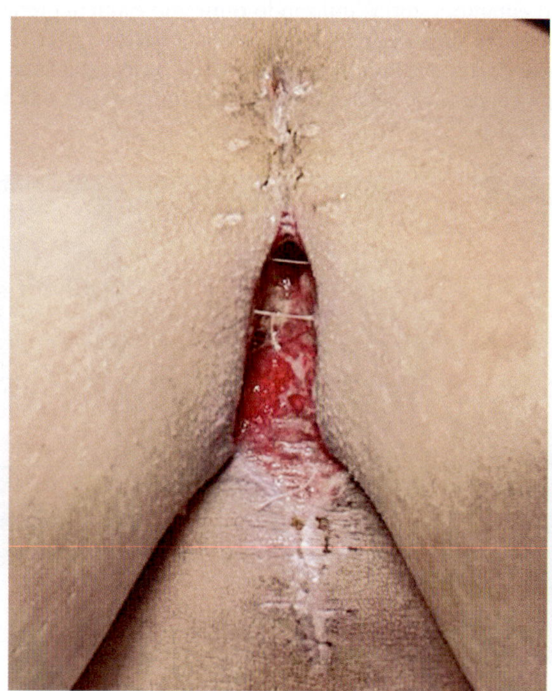

Figura 62.9 Deiscência de ferida cirúrgica.

REFERÊNCIAS BIBLIOGRÁFICAS

1. Sellheyer K, Krahl D. What causes acne inversa (or hidradenitis suppurativa)? The debate continues. J Cutan Pathol. 2008;35(8):795-7.
2. Danby FW, Margesson LJ. Hidradenitissuppurativa. Dermatol Clin. 2010;28(4):779-93.
3. Alikham A, Lynch PJ, Eisen DB. Hidradenitis suppurativa: a comprehensive review. J Am Acad Dermatol. 2009;60:539-61.
4. Micheletti RG. Hidradenitis suppurativa: current views on epidemiology, pathogenesis, and pathophysiology. Semin Cutan Med Surg. 2014;33(3 Suppl.):S48-S50.
5. Buimer MG, Wobbes T, Klinkenbijl JH. Hidradenitis suppurativa. Br J Surg. 2009;96(4):350-60.
6. Melnik BC, Plewig G. Impaired Notch-MKP-1 signalling in hidradenitis suppurativa: an approach to pathogenesis by evidence from translational biology. Exp Dermatol. 2013;22:172-7.
7. Napolitano M, Megna M, Timoshchuk EA, Patruno C, Balato N, Fabbrocini G, Monfrecola G. Hidradenitis suppurativa: from pathogenesis to diagnosis and treatment. Clinical, Cosmetic and Investigational Dermatology. 2017:10.
8. Jemec GB, Heidenheim M, Nielsen NH. The prevalence of hidradenitis suppurativa and its potential precursor lesions. J Am Acad Dermatol. 1996;35:191-4.
9. Kimball AB, Jemec GBE. Hidradenitis suppurativa: a disease primer. Springer. 2016.
10. Vekic D A, Frew J, Cains G D. Hidradenitis suppurativa, a review of pathogenesis, associations and management. Australasian Journal of Dermatology. 2018.
11. Von Laffert M, Stadie M, Wohlrab J, Marsch WC. Hidradenitis suppurativa/ acne inverse: bilocated epithelial hyperplasia with very different sequelae. Br J Dermatol. 2011;164:367-71.
12. Worstman X, Jemec GBE. Real time compound imaging ultrasound of hidradenitis suppurativa. J Dermatol Surg. 2007;33:1340-2.
13. Hurley HJ. In: Roenigk RK, Roenigk HH Jr (eds.). Dermatologic surgery: principles and practice. 2. ed. New York: Marcel Dekker; 1996. p. 623-45.
14. Sartorius K, Emtestam L, Jemec GB, Lapins J. Objective scoring of hidradenitis suppurativa reflecting the role of tobacco smoking and obesity. Br J Dermatol. 2009;161(4):831-9.
15. Simonart T. Hidradenitis suppurativa and smoking. J Am Acad Dermatol. 2010;62(1):149-50.
16. Kimball AB, Kerdel F, Adams D, Mrowietz U, Gelfand JM, Gniadecki R et al. Adalimumab for treatment of moderate to severe hidradenitis suppurativa: a parallel randomized trial. Ann Intern Med. 2012;157(12):846-55.
17. Robert E, Bodin F, Paul C, Konstantinou M-P, Gall Y, Grolleau J-L et al. Non-surgical treatments for hidradenitis suppurativa: A systematic review. Annales de Chirurgie Plastique Esthétique. 2017;62:274-94.
18. Yazdanyar S, Boer J, Ingvarsson G, Szepietowski JC, Jemec GB. Dapsona therapy for hidradenitis suppurativa: a series of 24 patients. Dermatology. 2011;222(4):342-6.
19. Revuz J. Hidradenitis suppurativa. J Eur Acad Dermatol Venereol. 2009;23(9):985-98.
20. Van der Zee HH, Boer J, Prens EP, Jemec GB. The effect of combined treatment with oral clindamycin and oral rifampicin in patients with hidradenitis suppurativa. Dermatology. 2009;219(2):143-7.
21. Verdolini R, Clayton N, Smith A, Alwash N, Mannello B. Metformin for the treatment of hidradenitis suppurativa: a little help along the way. J Eur Acad Dermatol Venereol. 2013;27(9):1101-8.
22. Block JL, van Hatterm S, Jonkman MF, Horváth B. Systemic therapy with immunossuppressive agents and retinoids in hidradenitis suppurativa: a systematic review. Br J Dermatol. 2013;168 (2):243-52.
23. Gadelha AR. Anestesia infiltrativa. In: Cirurgia dermatológica em consultório. 2. ed. São Paulo: Atheneu; 2009.
24. Danby FW, HAzen PG, Boer J. New and traditional surgical approaches to hidradenitis suppurativa. JAAD. 2015;73(5):s62-S65.
25. Sartorius K, Boer J, Jemec GBE. Topical treatment. In: Jemec BE, Revuz J, Leyden JL. Hidradenitis suppurativa. Springer. Heibelberg; 2006.
26. Mehdizadeh A, Hazen PG, Bechara FG, Zwingerman N, Moazenzadeh M, Bashash M, Sibbald G, Alavi A. Recurrence of hidradenitis suppurativa after surgical management: a systematic review and meta-analysis. JAAD. 2015;73(5):S70-577.
27. Alharbi Z, Kauczok J, Pallua N. A review of wide surgical excision of hidradenitis supurativa. BMJ Dermatol. 2012,12(9):605-12.
28. Muzy G, Crocco EI, Alves RO. Hidradenite supurativa: atualização e revisão de suas modalidades terapêuticas. Surgical & Cosmetic Dermatology. 2014;6(3).
29. Janse IC, Hellinga J, Blok JL, Heuvel ER, Spoo JR, Jonkman MF et al. Skin-tissue – sparing excision with electrosurgical peeling: a case series in hidradenitis suppurativa. Acta Derm Venerol. 2016;96:390-1.
30. Bohn J, Svensson H. Surgical treatment of hidradenitis suppurativa. Scand J Plast Reconstr Hand Surg. 2001;35:305-9.
31. Jemec GBE, Revuz J, Leyden JJ. Hiddradenitis suppurativa. Springer, Heidelberg; 2006.
32. Lapins J, Emtestam L. Surgery. In: Jemec BE, Revuz J, Leyden JL. Hidradenitis suppurativa. Springer. Heibelberg; 2006.
33. Rosa I. Hidradenite supurativa. In: Kadunc V, Palermo E, Addor F, Metsavht L, Rabello L, Mattos R, Martins S. Tratado de cirurgia dermatológica, cosmiatria e laser da Sociedade Brasileira de Dermatologia. Rio de Janeiro: Elsevier; 2012.
34. Ingram JR. Hidradenitis suppurativa: an update. Clin Med (Lond). 2016 Feb;16(1):70-3.
35. Pagliarello C, Fabrizi G, Feliciani C, Nuzzo S. Cryoinsufflation for Hurley stage II hidradenitis suppurativa. A useful treatment option when systemic therapies. JAMA. 2014;150(7):765-7.
36. Sotiriou E, Apalla Z, Maliamani F, Ioannides D. Treatment of recalcitrant hidradenitis suppurativa with photodynamic therapy: report of five cases. Clin Exp Dermatol. 2009;34(7):e235-6.
37. Fadel M, Tawfik A. New topical photodynamic therapy for treatment of hidradenitis suppurativa using methylene blue niosomal gel: a single-blind, randomized, comparative study. Clin Exp Dermatol. 2015;40(2):116-22.
38. Tierney E, Mahmoud BH, Hexsel C, Ozog D, Hamzavi I. Randomized control trial for the treatment of hidradenitis suppurativa with neodymium-doped yttrium aluminium garnet laser. Dermatol Surg. 2009;35(8):1188-98.
39. Mikkelsen PR, Dufour DN, Zarchi K, Jemec GB. Recurrent rate and patient satisfaction of CO_2 laser evaporation of lesions in patients with hidradenitis suppurativa: a restrospective study. Dermatol Surg. 2015;41(2): 255-60.
40. Iorio ML, Rebowe RE, Hannan C. Morbidity after surgical treatment of hidradenitis suppurativa: reconstruction of severe genital lymphedema. The American Surgeon. 2013;79:78-9.

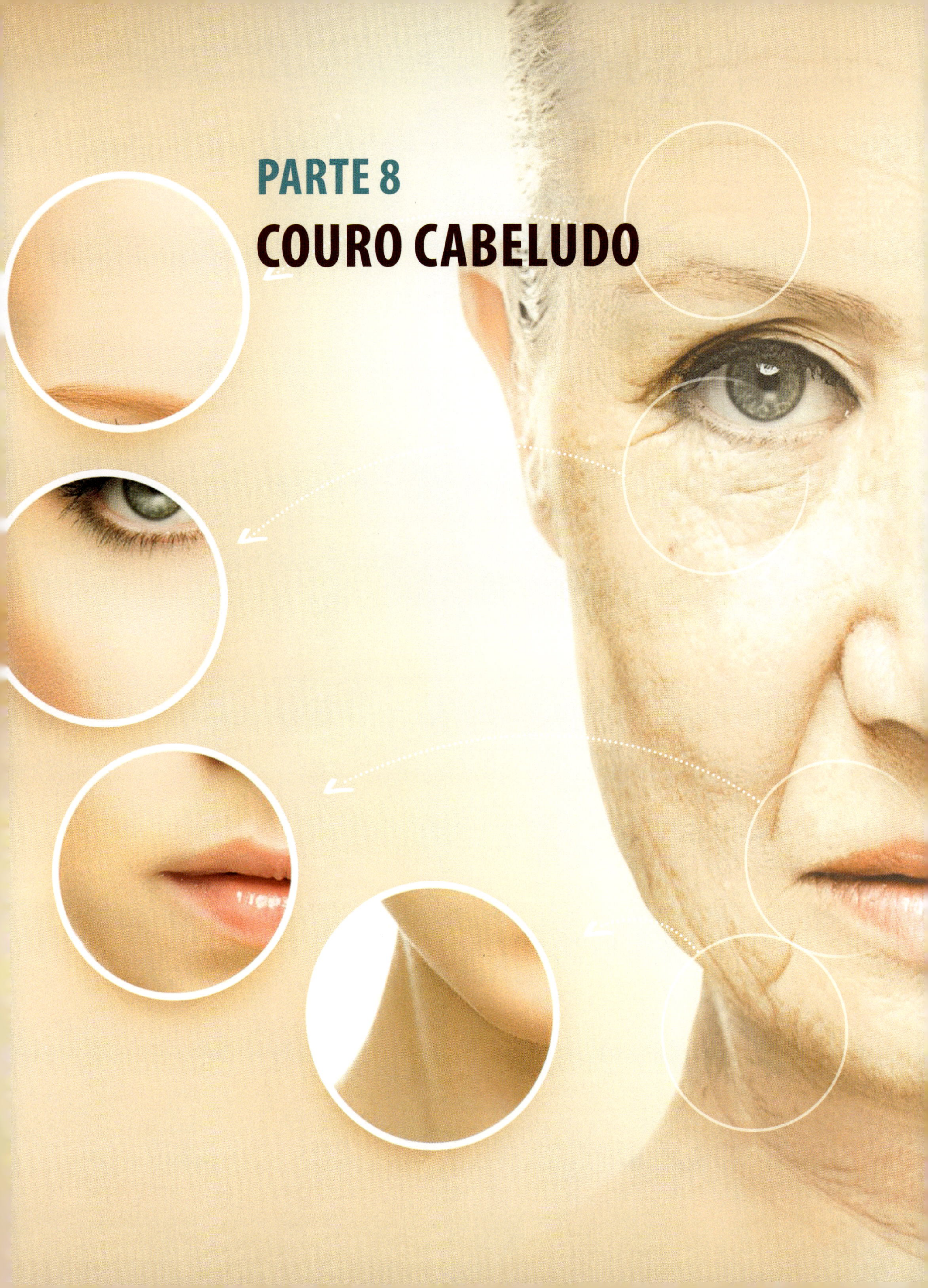

PARTE 8
COURO CABELUDO

63

Apresentação Anatômica

Emerson Lima, Mariana Lima

INTRODUÇÃO

Um bom conhecimento da anatomia do couro cabeludo tem fundamental importância para entender as patologias e, também, para tornar mais seguros os procedimentos realizados na região.

O couro cabeludo consiste na composição de tecidos frouxos que cobrem a caixa craniana. Essa estrutura complexa se estende anteriormente das margens supraorbitais, cobrindo a linha supraciliar do osso frontal, até a linha nucal posteriormente. A linha nucal é a crista nivelada pela protuberância occipital externa do osso occipital até o processo mastoide correspondente. Lateralmente, o couro cabeludo se estende do nível do arco zigomático ao meato auditivo externo.

ANATOMIA

O couro cabeludo consiste em cinco camadas: pele ou couro cabeludo propriamente dito, tecido conjuntivo denso, aponeurose epicraniana ou gálea aponeurótica, tecido conjuntivo frouxo e pericrânio ou periósteo (Figura 63.1). A pele, o tecido conjuntivo denso e a gálea aponeurótica estão ligados como unidade única e podem se mover sobre o tecido conjuntivo frouxo e o periósteo.

Pele

No couro cabeludo, a pele é espessa, variavelmente pilosa e bastante dotada de glândulas sebáceas, o que justifica seu aspecto oleoso. Em consequência dessa alta concentração de glândulas sebáceas, a região representa a localização mais comum dos cistos sebáceos, por vezes múltiplos.

Tecido conjuntivo denso

Composto por lóbulos de gordura entre septos fibrosos firmes, trata-se da camada na qual estão localizados os principais vasos e nervos do couro cabeludo. Vale ressaltar que a região apresenta o suprimento sanguíneo mais rico de toda a extensão de pele do corpo humano.

Após incisões cirúrgicas ou lacerações traumáticas, os vasos atingidos se retraem entre os septos fibrosos, dificultando o processo de

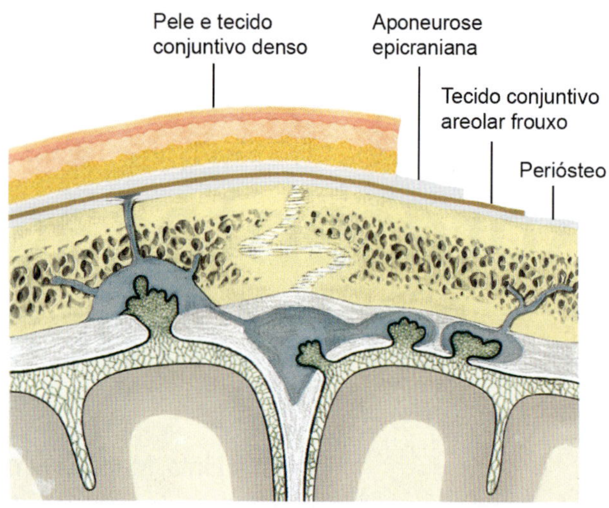

Figura 63.1 Camadas do couro cabeludo. Adaptada de Wolf-Heidegger, 2006.

pinçamento para hemostasia. A fim de reduzir o sangramento, a técnica mais comum consiste na compressão firme da área sobre o osso craniano subadjacente, comprimindo, assim, os vasos sangrantes. Outra abordagem seria colocar uma série de pinças na camada aponeurótica, que está logo abaixo, e pressionar os instrumentos no sentido contrário, efetivamente comprimindo, também, os vasos em questão. Pela ocasião do fechamento das feridas, o cirurgião deve suturar o tecido conjuntivo denso entre a pele e a aponeurose.

Aponeurose

A gálea aponeurótica é uma estrutura tendinosa fina que cobre o vértex do crânio, emergindo da linha nucal superior e se inserindo anteriormente no músculo frontal. A estrutura se estende lateralmente como fáscia temporal. Anteriormente, insere-se no músculo frontal, até a derme da região da ponte nasal e dos supercílios, sem inserção óssea. A frouxidão do tecido areolar, logo abaixo, fornece potencial espaço subaponeurótico para a passagem de fluidos e sangue, do couro cabeludo até as pálpebras superiores.

Tecido conjuntivo frouxo

Camada fina de tecido areolar que conecta a aponeurose ao pericrânio e que possibilita a mobilidade às três camadas superiores sobre o pericrânio, trata-se da região que permite ao cirurgião a mobilização de retalhos, em área relativamente avascular. Veias emissárias podem atravessar o plano, conectando veias diploicas e seios venosos intracranianos.

Pericrânio

Éo periósteo dos ossos cranianos. Ao longo das linhas das suturas (coronal, sagital, temporal e lambdoide), o periósteo se torna contínuo com o endósteo. Hematomas subperiosteais assumem a forma de ossos cranianos.

Músculo occipitofrontal

Consiste em duas faixas occipitais, que emergem das linhas nucais superiores no osso occipital, e duas faixas frontais, que se originam da pele e da fáscia superficial sobre as pálpebras superiores. Tanto as faixas frontais quanto as occipitais se inserem na aponeurose epicraniana. Cada faixa occipital é inervada pelo ramo auricular posterior do nervo facial e cada faixa frontal pelo ramo frontal do nervo facial. Os ramos frontais podem levantar as sobrancelhas.

VASCULARIZAÇÃO

O couro cabeludo tem um rico suprimento vascular. Os vasos sanguíneos atravessam a camada de tecido conjuntivo, com contribuições das carótidas externas e internas. Os vasos sanguíneos se anastomosam livremente na região. Cada lado do couro cabeludo é vascularizado por um total de cinco artérias (Figura 63.2).

Da artéria carótida externa, derivam:

- Artéria occipital: o pulso da artéria occipital pode ser em geral sentido por palpação delicada acima da linha nucal superior
- Artéria auricular posterior
- Artéria temporal superficial: seu pulso pode ser palpado sobre o arco zigomático, em frente ao trágus da orelha.

Da artéria carótida interna, derivam:

- Artéria supraorbital
- Artéria supratroclear mais medial.

Em virtude das ricas anastomoses entre as artérias, a viabilidade dos retalhos do escalpo pode ser retida mesmo quando apenas uma artéria funcional está presente no tecido.

Além de se anastomosarem livremente entre elas, as veias do couro cabeludo estão conectadas às veias diploicas dos ossos cranianos e aos seios durais intracranianos por numerosas veias emissárias, que não têm válvulas. As veias acompanham as artérias e apresentam nomes similares:

- Veias supratrocleares e supraorbitais: drenam a região anterior do couro cabeludo. Os dois vasos se unem e formam a veia angular na área do ângulo medial do olho e continuam como veia facial
- Veia temporal superficial: descende na frente da aurícula e entra na glândula parótida. Une-se à veia maxilar para formar a veia retromandibular, cuja divisão anterior se junta à veia facial para formar a veia facial comum, a qual drena na veia jugular interna
- Veia auricular posterior: forma a veia jugular externa após se juntar à divisão posterior da veia retromandibular
- Veia occipital: termina no plexo venoso supraoccipital.

A parte posterior do couro cabeludo é drenada para os linfonodos auriculares posteriores e occipitais. A porção anterior à aurícula é drenada para os linfonodos cervicais profundos, parotídeos e submandibulares.

INERVAÇÃO

O suprimento de nervos sensoriais cutâneos para o couro cabeludo deriva de todas as três divisões do nervo trigêmeo e do segundo e terceiro nervos cervicais (Figura 63.3):

- Do ramo oftálmico: nervos supratroclear e supraorbital
- Do ramo maxilar: nervo zigomaticotemporal
- Do ramo mandibular: nervo auriculotemporal

- Nervo occipital menor (C2)
- Nervo occipital maior (C2, C3)
- Terceiro nervo occipital (C3).

O suprimento motor das faixas frontais do músculo occipitofrontal advém dos ramos frontais do nervo facial. As faixas occipitais são supridas pelo ramo auricular do nervo facial.

PECULIARIDADES ANATÔMICAS

As peculiaridades da vascularização, em especial na camada de tecido conjuntivo denso, e sua relação com a fáscia fibrosa respondem pela profusão dos sangramentos em traumas e incisões no couro cabeludo.

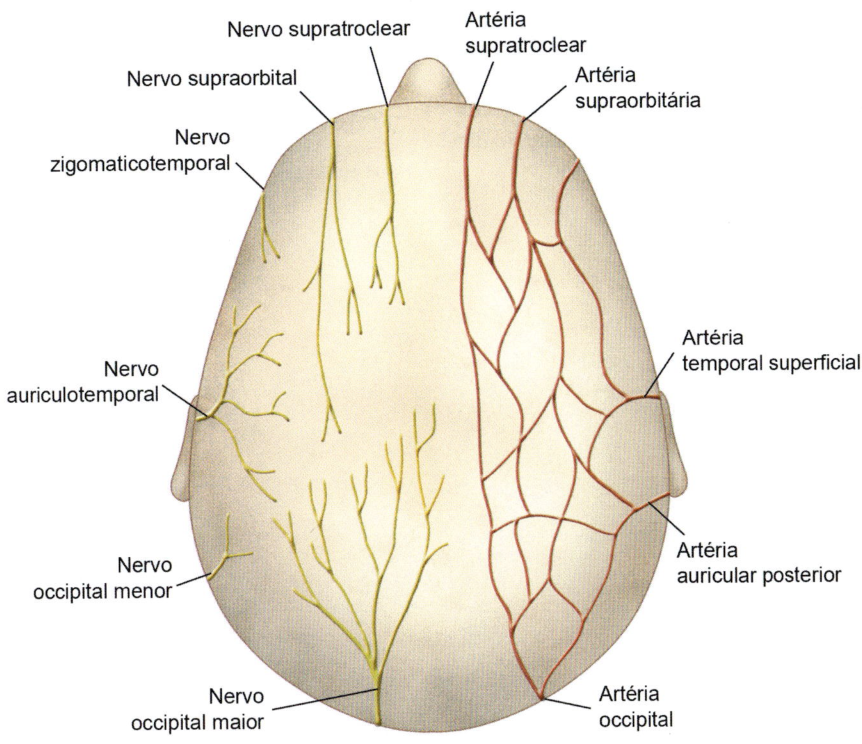

Figura 63.2 Vascularização do couro cabeludo.

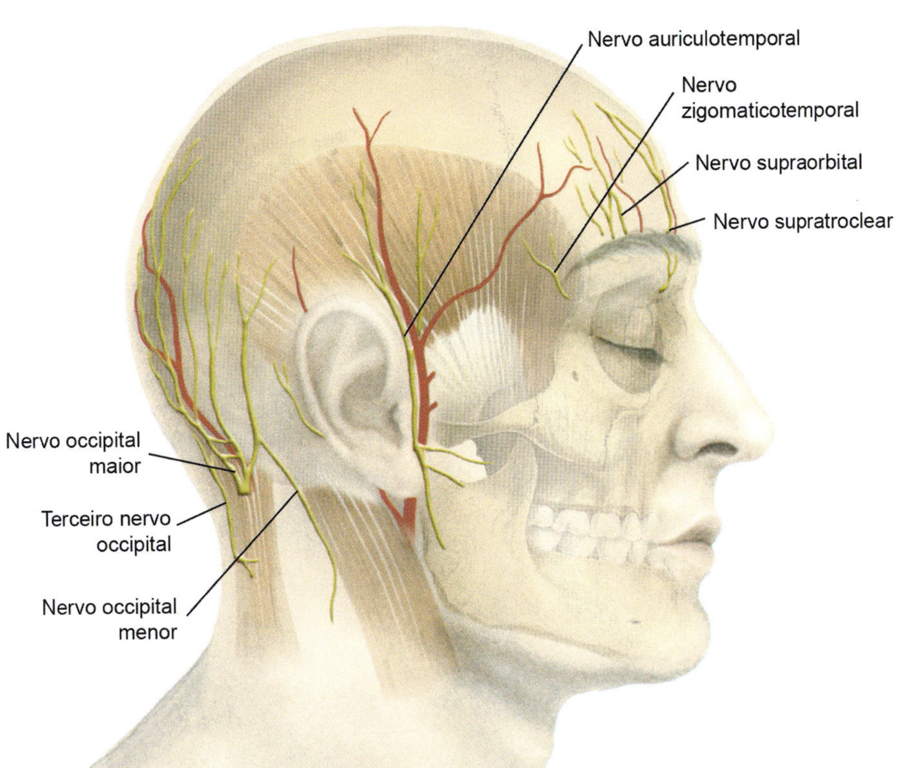

Figura 63.3 Inervação do couro cabeludo. Adaptada de Wolf-Heidegger, 2006.

As veias emissárias não têm válvulas e se abrem no tecido areolar frouxo, possibilitando, assim, a transmissão de infecções do couro cabeludo para a cavidade craniana.

O ramo facial da artéria carótida externa e o ramo cutâneo da artéria carótida interna se anastomosam na altura do ângulo medial do olho. Em pacientes idosos, por conta de alterações ateroscleróticas, as estruturas intracranianas podem receber sangue por conexões do ramo dorsal nasal da artéria oftálmica e da artéria facial.

Tumores malignos localizados à frente da aurícula podem se espalhar como metástases pelos grupos de linfonodos cervicais e parotídeos. A porção posterior do couro cabeludo é drenada pelos grupos de linfonodos occipitais e auriculares posteriores.

BIBLIOGRAFIA

Agur AMR, Lee MJ, Grant JC. Grant's atlas of anatomy. 9. ed. Baltimore: Lippincott Williams & Wilkins; 1991. p. 464.

Chaurasia BD. Human anatomy. New Delhi: CBS Publishers & Distributors; 1996. p. 37-9.

Hayman LA, Shukla V, Ly C, Taber KH. Clinical and imaging anatomy of the scalp. J Comput Assist Tomogr. 2003;27(3):454-9.

McMinn NH, Hutchings RT, Logan BM. Color atlas of head and neck anatomy. 2. ed. Baltimore: Mosby-Wolfe; 1995. p. 161-3.

Rohrich RJ, Pessa JE. The fat compartments of the face: Anatomy and clinical implications for cosmetic surgery. Plast Reconstr Surg. 2007;119:2219-27.

Snell RS. Clinical Anatomy for Medical Students. 5. ed. Boston: Little Brown & Co; 1990. p. 659-61.

Tolhurst DE, Carstens MH, Greco RJ, Hurwitz DJ. The surgical anatomy of the scalp. Plast Reconstr Surg. 1991;87(4):603-12.

Wolf-Heidegger. Atlas de anatomia. 6.ed. Rio de Janeiro: Guanabara Koogan; 2006.

64

IPCA® no Tratamento das Alopecias

Emerson Lima, Mariana Lima

INTRODUÇÃO

A terapia de indução percutânea de colágeno (IPCA®) compreende um método utilizado por dermatologistas como uma modalidade de tratamento para cicatrizes e rugas. A técnica foi introduzida na literatura médica em 1997, quando se utilizou uma máquina de tatuagem sem pigmento para tratar cicatrizes faciais.[1]

Essa terapia realiza milhares de microperfurações controladas na derme papilar e reticular, cujo objetivo é estimular mecanicamente a derme com dano mínimo à epiderme, promovendo, assim, a formação de colágeno e aumentando a angiogênese. Vasodilatação dérmica e migração de queratinócitos ocorrem de imediato, o que resulta na liberação de citocinas, como interleucina-1, interleucina-8, interleucina-6, fator de necrose tumoral alfa (TNF-alfa) e fator estimulador de colônias de granulócitos e macrófagos (GM-CSF, *granulocyte-macrophage colony-stimulating factor*).

A aplicação das microagulhas possibilita a criação de um meio de transporte acessível de macromoléculas e outras substâncias hidrofílicas para a pele. Seu objetivo é promover múltiplas micropunturas, longas o suficiente para atingir a derme e desencadear um estímulo inflamatório. A técnica promove a ruptura do estrato córneo da largura de duas a quatro células, um efeito comprovado microscopicamente pela visualização dos canais. Por consequência, há um aumento na permeação de moléculas hidrofílicas e macromoléculas das formulações aplicadas depois das perfurações. Os microcanais facilitam a entrega do medicamento (*drug delivery*) de maneira eficiente e podem aumentar em até 80% a absorção de moléculas maiores.[2-5]

Várias pesquisas têm demonstrado a importância da IPCA® na estimulação de células e na produção de fatores de crescimento, o que demonstra uma expressão aumentada de genes relacionados com a estimulação do crescimento capilar.[6,7]

O estímulo às células-tronco da papila dérmica e ao crescimento capilar parece estar relacionado com o desencadeamento da resposta de cicatrização de feridas. Nesse ambiente criado pelas micropunturas, ocorre a liberação de fator de crescimento derivado de plaquetas (PDGF), de fatores de crescimento epidérmicos (EGF) e a ativação do bulbo do folículo piloso (Figura 64.1), com expressão aumentada de proteínas Wnt, principalmente Wnt3a e Wnt10b.

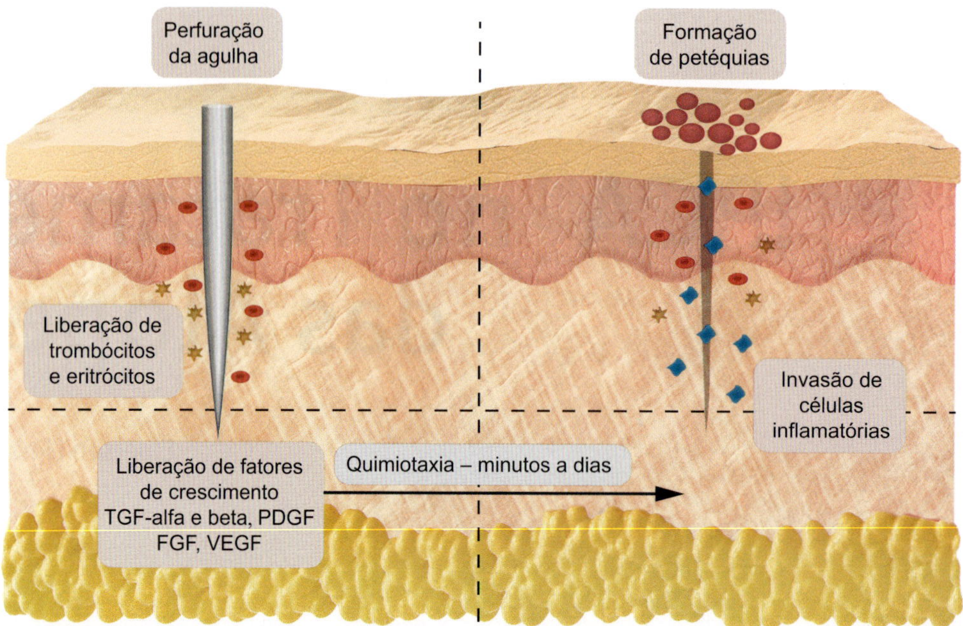

Figura 64.1 Micropunturas e liberação de fatores de crescimento. Reproduzida de Lima, 2016.[1] TGF: fator transformador do crescimento; PDGF: fator de crescimento derivado de plaquetas; FGF: fator de crescimento de fibroblastos; VEGF: fator de crescimento epidérmico vascular.

ALOPECIA ANDROGENÉTICA

Distúrbio geneticamente determinado, caracteriza-se pela conversão gradual de pelos terminais em pelos finos (velus). Apesar de reconhecida por alguns autores como um processo natural, sem nenhum detrimento à saúde física, alterações no crescimento dos cabelos promovem, em geral, efeitos deletérios na qualidade de vida dos pacientes afetados. A prevalência varia de 80% dos homens aos 70 anos e até 75% das mulheres com mais de 65 anos.

Ainda existem muitas dúvidas quanto à etiologia da patologia e muitas diferenças no que diz respeito às causas e às manifestações clínicas nos sexos masculino e feminino. Enquanto nos pacientes do sexo masculino evidências incontestáveis apontam para o papel fundamental dos hormônios androgênicos, nas mulheres os quadros são mais heterogêneos, com apenas uma minoria apresentando fenótipos compatíveis com sua contraparte do sexo oposto. A resposta das pacientes do sexo feminino aos tratamentos antiandrogênicos ou inibidores da 5-alfarredutase também não corrobora a teoria de um processo relacionado com os androgênios, sendo o termo "alopecia de padrão feminino" (FPHL, *female pattern hair loss*) mais amplamente utilizado na literatura.

Os efeitos adversos da alopecia androgenética são predominantemente de natureza psicossocial, o que não torna a busca de seu tratamento menos importante. Estudos em grupos selecionados apontam que os pacientes com essa condição que buscam aconselhamento médico estão descontentes e alguns apresentam distúrbios de personalidade, com ansiedade no que concerne à sua autoestima, aumento nos níveis de estresse e redução na satisfação geral com a imagem corporal.

Embora a patogênese da alopecia androgenética masculina e da de padrão feminino envolvam alterações no metabolismo dos hormônios androgênicos - um *background* genético de inflamação e vias de sinalização -, as terapias convencionais têm como alvo primário os androgênios e 40% dos pacientes do sexo masculino se tornam calvos apesar do tratamento. Estudos apontam para a eficácia do uso percutâneo de microagulhas na indução do crescimento de novos fios. Um recente estudo indiano com 100 indivíduos do sexo masculino mostrou melhora clínica e estatisticamente significativa no grupo tratado com microagulhas.

Os mecanismos propostos para o crescimento de novos fios no tratamento com indução percutânea com microagulhas consistem na liberação de fatores de crescimento derivados das plaquetas, elevando os níveis de fatores de crescimento e ativando os mecanismos de regeneração. Ativação de células-tronco na área do bulbo na papila dérmica, superexpressão de genes relacionados com o crescimento dos cabelos, fatores de crescimento endoteliais vasculares, betacatenina, Wnt3a e Wnt10b também parecem estar envolvidos no processo.

A inoculação de ativos na pele com auxílio de agulhas foi proposta há mais de 50 anos pelo Dr. Pistor e tem como fundamento básico a infiltração de microdoses de determinado ativo no plano intradérmico da região a ser tratada (intradermoterapia). Dessa forma, trata-se de uma modalidade terapêutica com uma vasta amplitude de indicações e com a possibilidade de uso de diferentes medicações para cada tipo de afecção. Apesar disso, seu mecanismo de ação ainda não foi plenamente estabelecido.

Recentemente, alguns estudos apontaram para a eficácia da intradermoterapia no tratamento da alopecia androgenética masculina e feminina, utilizando ativos como minoxidil e dutasterida, de modo isolado ou em associações a vitaminas, como biotina, dexapantenol e piridoxina. Entretanto, ainda não existem protocolos nacionais ou internacionais que padronizem a técnica. Vale lembrar que existem alguns relatos de complicações graves associadas à intradermoterapia, como aparecimento de microabscessos e cicatrizes no couro cabeludo, além de alopecia em placas nos locais da aplicação.

Uma investigação desenvolvida no Brasil avaliou a eficácia e a segurança da intradermoterapia na alopecia androgenética feminina. Tratou-se de estudo randomizado, cego e placebocontrolado, com 54 mulheres entre 18 e 65 anos com diagnóstico confirmado de alopecia androgenética. As pacientes foram divididas em dois grupos: o primeiro tratado com infiltrações semanais de minoxidil 0,5% (manipulado pela Healthtech-Farmácia de manipulação) e o segundo com infiltrações semanais de soro fisiológico (SF) a 0,9%. Para avaliar os resultados, foram utilizados: o percentual de fios anágenos e telógenos obtidos por tricograma; a razão terminal:velos (T:V) determinada pelo exame histopatológico; o número total de fios e a densidade capilar avaliados pela tricoscopia digital (TrichoScan®); e um questionário de autoavaliação por meio do qual se mensuram a diminuição da queda e o aumento no volume dos cabelos.

O estudo demonstrou que o grupo tratado com infiltrações de minoxidil a 0,5% apresentou melhora estatisticamente significativa na razão terminal:velos ($p < 0,001$), no aumento do número de fios anágenos ($p = 0,048$), na diminuição dos telógenos ($p = 0,044$), na melhora da queda dos cabelos ($p = 0,028$) e do volume dos fios (0,021), em comparação ao placebo. Também houve melhora no número total de fios e na densidade capilar no grupo tratado com minoxidil 0,5%, embora não tenha sido estatisticamente significativa ($p > 0,05$). O perfil de segurança foi avaliado por medidas de frequência cardíaca (FC) e pressão arterial (PA) antes e 10 min após cada sessão de tratamento. Não houve diferença estatisticamente significativa entre os grupos nem relatos de complicações graves (p. ex., infecções) associadas ao tratamento. A intradermoterapia foi considerada um método alternativo e promissor para tratar alopecia androgenética feminina, com bom perfil de segurança.

Os estudos que utilizaram a técnica mostram que o emprego de microagulhas no tratamento da alopecia androgenética representa uma alternativa promissora e segura. Mais pesquisas são necessárias para estabelecer sua eficácia, como em relação ao comprimento ideal das agulhas, ao intervalo entre os procedimentos e ao número necessário de intervenções para obter o melhor resultado possível.

ALOPECIAS CICATRICIAIS

Surpreendentemente, o estímulo com as agulhas na técnica de IPCA® tem apresentado resultados considerados promissores em áreas de alopecias nas quais não se esperava o aparecimento de novos fios.

Ainda se discute se a IPCA®, sem a adição de qualquer medicamento, não seria suficiente para provocar a resposta terapêutica desejada. Desse modo, admitir-se-ia que a lesão moderada das agulhas no couro cabeludo favorece, como mencionado, a liberação de substâncias endógenas, com mudança do padrão de citocinas, estimulando o crescimento de pelos em áreas desnudas, onde ainda existem folículos viáveis.

IPCA® COM *DRUG DELIVERY*

A pele compreende o maior órgão do corpo humano e tem como principal função ser barreira de proteção contra agentes infecciosos, substâncias químicas e perda hídrica. Por meio da capacidade de absorção cutânea, pode ser considerada uma via segura e eficaz para vários medicamentos (Figura 64.2).

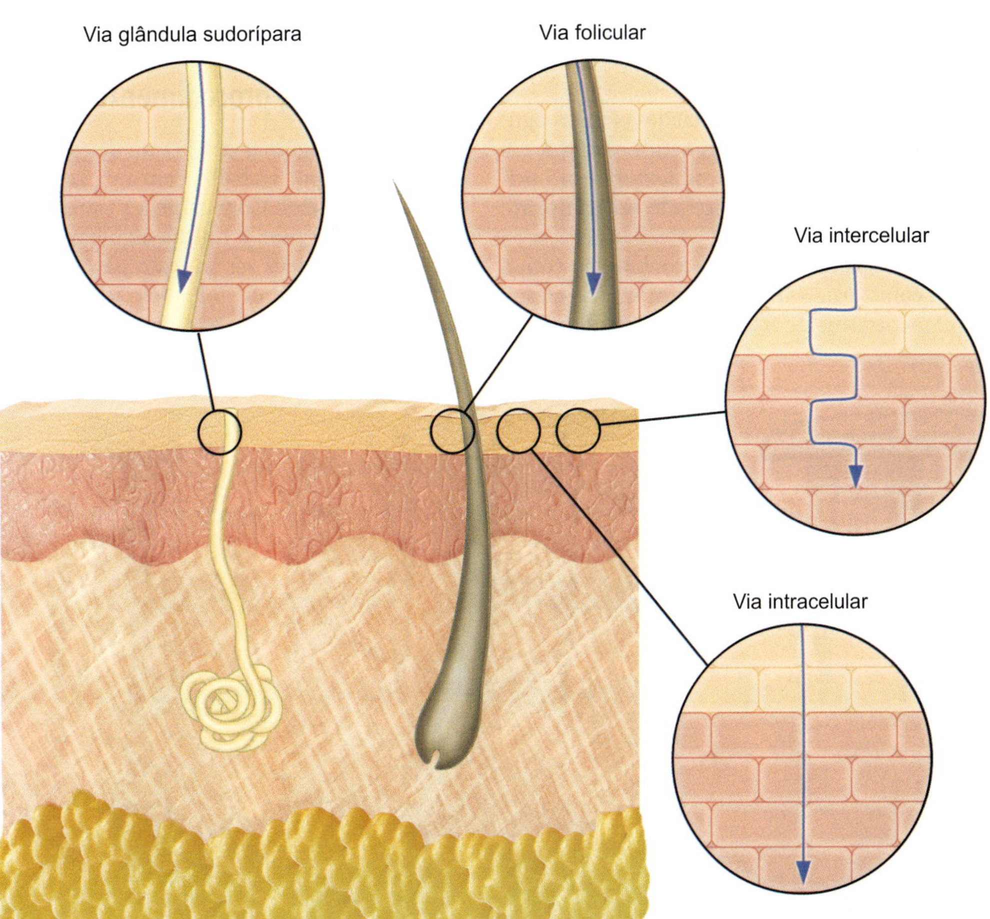

Figura 64.2 Vias de penetração dos princípios ativos na pele (glândula sudorípara, intercelular e folicular). Reproduzida de Lima, 2016.[1]

Parte 8

Os princípios ativos são colocados sobre a superfície da pele e podem penetrar de maneira transepidérmica ou por anexos cutâneos.

Como a pele representa uma barreira eficiente à penetração de moléculas, vários métodos químicos e físicos vêm sendo desenvolvidos para modificar as propriedades de barreira do estrato córneo. Com os objetivos de aumentar a permeabilidade da pele e otimizar a penetração das substâncias, várias técnicas têm sido utilizadas, como ultrassonografia, iontoforese, eletroporação, microdermoabrasão, ablação térmica por *lasers* e microagulhas.

Os métodos físicos para aumentar a permeabilidade cutânea incluem os que destroem a barreira do estrato córneo e os que agem por força externa, pressionando os princípios ativos na pele. Essas técnicas proporcionam aumento do número de princípios ativos, que podem ser eficientemente transportados. Nos procedimentos com aparelhos de microagulhas, são produzidos condutos na pele, o que possibilita a penetração de substâncias (desde pequenas moléculas hidrofílicas até macromoléculas; Figura 64.3).

As microagulhas vêm sendo mais estudadas como técnica complementar nos tratamentos das alopecias, isoladamente ou adicionada a ativos. Essa modalidade terapêutica deve ser utilizada como método coadjuvante aos tratamentos já consagrados, nos casos de resposta insatisfatória ou inexistente. Existem relatos da sua aplicabilidade nas alopecias androgenética e areata e no líquen plano pilar (LPP) não responsivo a outras abordagens.

As medicações utilizadas devem ser escolhidas de acordo com a patologia. Com exceção da triancinolona, os demais fármacos usados para *drug delivery* ainda não passaram pelo crivo de estudos de segurança e eficácia e pouco se conhece de sua farmacodinâmica e farmacocinética quando aplicados por essa via.

Um estudo com minoxidil tópico associado às microagulhas para tratamento da alopecia androgenética resultou em repilação mais rápida, além de melhora na textura e no brilho do cabelo em comparação ao uso isolado do minoxidil (Figura 64.4).

Demonstrou-se a eficácia da IPCA® em combinação com o uso de triancinolona como *drug delivery* para estimular o crescimento do cabelo. O mecanismo de ação do microagulhamento consiste no aumento da vascularização para os folículos pilosos, além de as microlesões criadas induzirem o crescimento capilar pela liberação de fatores de crescimento e estímulo à expressão das proteínas Wnt.[6-9]

PROPOSTA TERAPÊUTICA DA IPCA®

Seleção do paciente

A aplicabilidade da IPCA® em alopecia androgenética deve considerar os casos que apresentam rarefação capilar difusa ou localizada. Ambos os sexos e qualquer faixa etária podem ser submetidos à intervenção, o que, muitas vezes, oferece uma versatilidade não observada em outras terapêuticas. Na maioria, trata-se de pacientes que já usam medicação tópica e sistêmica em domicílio e desejam um tratamento complementar. Geralmente, não desejam realizar transplante capilar, não têm indicação ou apresentam alguma contraindicação. Os casos mais avançados de alopecias, em que se indica o transplante capilar, frequentemente não se enquadram como bons candidatos para IPCA®, já que existe uma expectativa irreal sobre os resultados a serem alcançados.

Assepsia e anestesia da área

Recomenda-se a aplicação de anestésico tópico 40 min a 1 h antes da intervenção. A utilização ou não de oclusão fica a critério da experiência do operador. Respeitado o tempo mínimo para atuação anestésica, a pele deve ser higienizada com clorexidina, removendo-se completamente o ativo.

Instrumental e procedimento

A caneta com agulhas de 1,5 mm de comprimento evita a tonsura dos fios por trabalhar em um vetor de força paralelo à implantação deles. Com cautela e por mãos habilidosas, também é possível usar o rolo de agulhas com 1,5 mm de comprimento, que deve ser passado nas áreas desnudas de pelos, evitando a tração de folículos adjacentes. Procede-se com movimentos de vaivém cerca de 10 vezes em aproximadamente

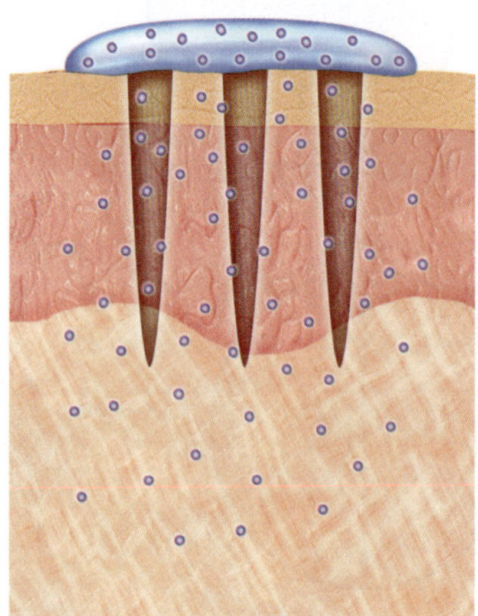
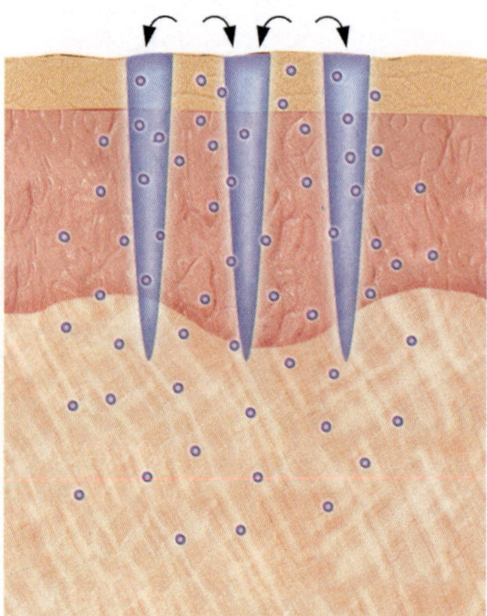
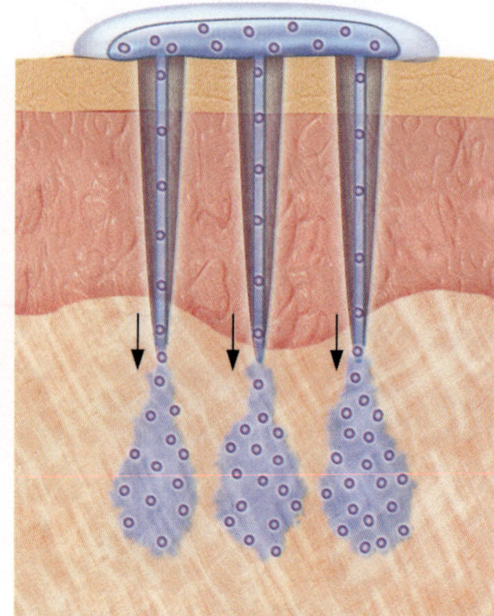

Figura 64.3 Condutos criados pelas agulhas na pele, possibilitando a penetração desde pequenas moléculas hidrofílicas até macromoléculas. Reproduzida de Lima, 2016.[1]

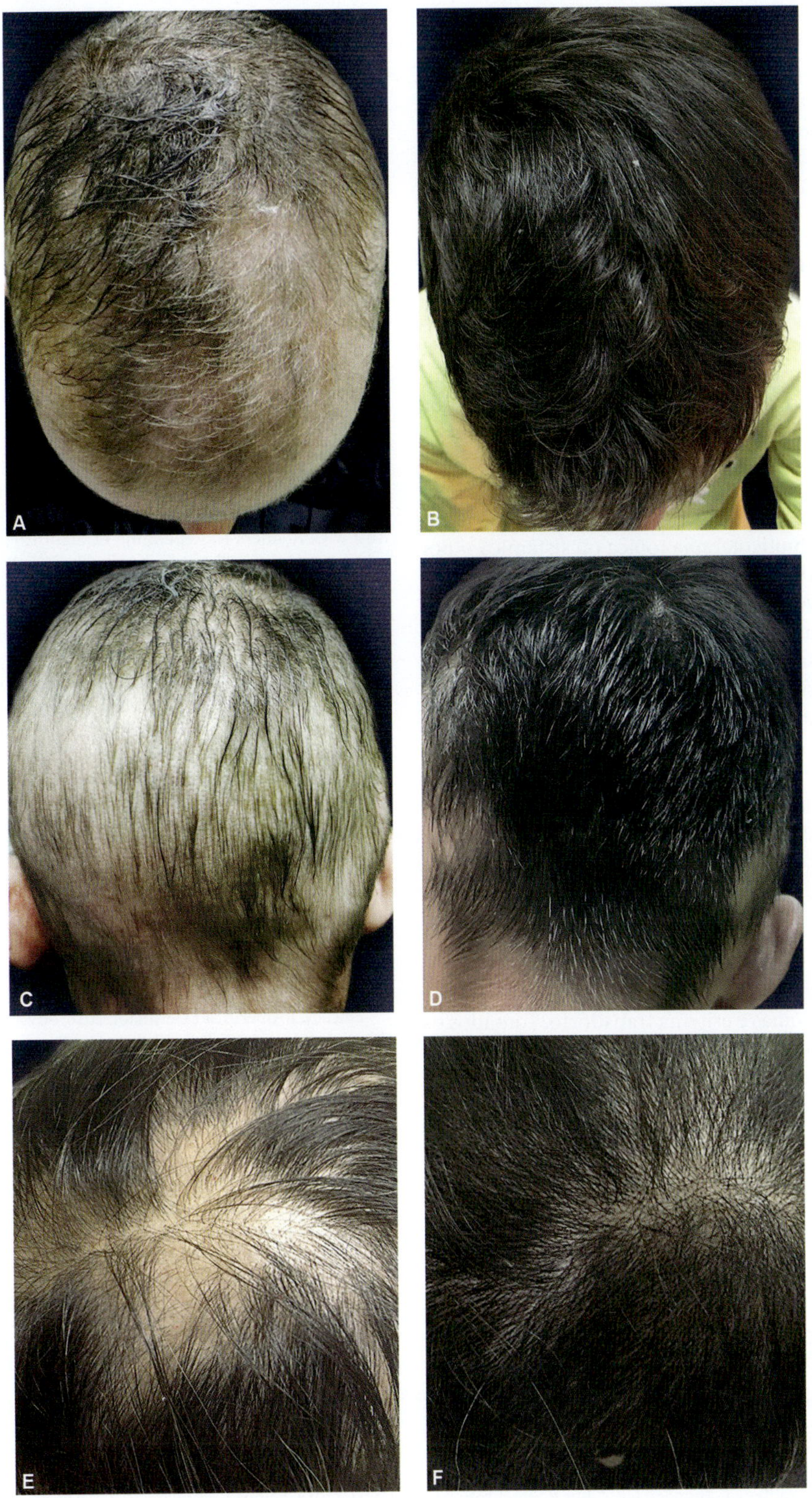

Figura 64.4 A a **F.** Antes e depois de pacientes com alopecia areata tratados com microagulhas e adição de minoxidil e triancinolona. Reproduzida de Lima, 2016.[1]

quatro direções, desenhando faixas que se sobrepõem, o que resulta em um eritema difuso e sangramento pontuado discreto. O grau de desconforto durante o tratamento foi considerado bastante tolerável, sem comprometer o procedimento.

O tratamento deve ser realizado em uma sala de procedimento criteriosamente preparada para uma intervenção cirúrgica e por um profissional treinado e paramentado. É fundamental não banalizar esses critérios de segurança, que vão desde a utilização de luvas estéreis e aposição de campos cirúrgicos estéreis até um ambiente que siga normas restritas de desinfecção.

Pós-operatório imediato

A adição de ativos à IPCA® é opcional, já que se acredita que a lesão moderada, provocada com a intervenção, pode estimular a repilação. Recomenda-se deixar as crostas hemáticas resultantes do procedimento, sem removê-las com gazes ou água corrente por, pelo menos, 4 h. Acredita-se que os fatores de crescimento e células-tronco liberados pelo trauma contribuirão para os resultados terapêuticos. O couro cabeludo é higienizado no dia seguinte, em domicílio, pelo próprio paciente. Não está indicada antibioticoterapia tópica ou sistêmica – por se tratar de um procedimento limpo e segundo normatização da Food and Drug Administration (FDA), essa precaução torna-se desnecessária.

Crioterapia ou compressas quentes não são indicadas. Também não há necessidade de corticoterapia tópica ou sistêmica. No pós-operatório, recomendam-se higienizar o couro cabeludo após 12 h com xampu convencional, evitar exposição solar direta na área tratada por 48 h e evitar a deposição de cremes para pentear ou veículos gordurosos nos primeiros dias, bem como não realizar técnicas de relaxamento ou coloração nos primeiros 7 dias.

Complicações

Estão mais associadas a efeitos esperados, como edema modesto, micro-hematomas e eritema transitório. Tomados os devidos cuidados no preparo da pele e dando atenção às recomendações do pós-operatório, a IPCA® para o tratamento da alopecia representa uma técnica segura e reproduzível, desde que o operador esteja devidamente habilitado e treinado.

Dor e desconforto são toleráveis durante a intervenção, desde que seguido o protocolo proposto. No pós-operatório, não se observam essas queixas. Caso haja desconforto, sugere-se o uso de dipirona 1 g.

REFERÊNCIAS BIBLIOGRÁFICAS

1. Lima EA. IPCA® – Indução Percutânea de Colágeno com Agulhas. Rio de Janeiro: Guanabara Koogan; 2016.
2. Gill HS, Prausnitz MR. Pocketed microneedles for drug delivery to the skin. J Phys Chem Solids. 2008;69(5-6):1537-41.
3. Paudel KS, Milewski M, Swadley CL, Brogden NK, Ghos P, Stinchcom AL. Challenges and opportunities in dermal/transdermal delivery. Ther Deliv. 2011;1(1):109-31.
4. Gupta J, Gill HS, Andrews SN, Prausnitz MR. Kinetics of skin resealing after insertion of microneedles in human subjects. J Control Release. 2011;154(2):148-55.
5. Kalil CLPV, Campos VB, Chaves CRP, Pitassi LHU, Cignachi S. Estudo comparativo, randomizado e duplo-cego do microagulhamento associado ao drug delivery para rejuvenescimento da pele da região anterior do tórax. Surg Cosmet Dermatol. 2015;7(3):211-6.
6. Jeong K, Lee YJ, Kim JE, Park YM, Kim BJ, Kang H. Repeated microneedle stimulation induce the enhanced expression of hair growth related genes. Int J Trichology. 2012;4:117.
7. Kim BJ, Lim YY, An JH, Kim MN, Kim BJ. Transdermal drug delivery using disk microneedle rollers in a hairless rat model. Int J Dermatol. 2012;51:859-63.
8. Chandrashekar BS, Yepuri V, Mysore V. Alopecia areata-successful outcome with microneedling and triamcinolone acetonide. J Cutan Aesthet Surg. 2014;7(1):63.
9. Fertig RM, Gamret AC, Cervantes J, Tosti A. Microneedling for the treatment of hair loss. J Eur Acad Dermatol Venereol. 2018;32(4):564-9.

BIBLIOGRAFIA

Alkilani AZ, McCrudden MTC, DonnellyAl-Qallaf RF. Optimizing microneedle arrays to increase skin permeability for transdermal drug delivery. Ann New York Acad Sci. 2009;1161:83-94.

Arbache S, Roth DMP. Microinfusão de medicamentos na pele (MMP®) | Princípios, Instrumental e Indicações. In: Lima EA. IPCA | Indução Percutânea de Colágeno com Agulhas. Rio de Janeiro: Guanabara Koogan; 2016. p. 221-32.

Aust MC, Fernandes D, Kolokythas P, Kaplan HM, Vogt PM. Percutaneous collagen induction therapy: an alternative treatment for scars, wrinkles and skin laxity. Plast Reconstr Surg. 2008;21:1421-9.

Aust MC, Reimers K, Repenning C, Stahl F, Jahn S, Guggenheim M et al. Percutaneous collagen induction: minimally invasive skin rejuvenation without risk of hyperpigmentation- fact or fiction? Plast Reconstr Surg. 2008;122:1553-63.

Azagury A, Khoury L. Ultrasound mediated transdermal drug delivery. Adv Drug Deliv Rev. 2014;72:127-43.

Bal SM, Caussian J, Pavel S, Bouwstra JA. In vivo assessment of safety of microneedle arrays in human skin. Eur J of Pharm Sci. 2008;35(3):193-202.

Benson HA, Namjoshi S. Proteins and peptides: Strategies for delivery to and across the skin. J Pharm Sci. 2008;97(9):3591-610.

Budamakuntla L, Loganathan E, Suresh DH, Shanmugam S, Suryanarayan S, Dongare A et al. A randomised, open-label, comparative study of tranexamic acid microinjections and tranexamic acid with microneedling in patients with melasma. J Cutan Aesthet Surg. 2013;6:139-43.

Camirand A, Doucet J. Needle dermabrasion. Aesthetic plastic surgery. 2007;21(1):48-51.

Chandrashekar BS, Sandeep MA, Vani Vasanth JP, Rajashekar ML. Triamcinolone acetonide mesotherapy in the treatment of recalcitrant patches of alopecia areata – a pilot study. J Clin Dermatol Ther. 2015;2:1-4.

Cohen BE, Elbuluk N. Microneedling in skin of color: a review of uses and efficacy. J Amer Acad Dermatol. 2016;74(2):348-55.

Contin L. Alopecia androgenética masculina tratada com microagulhamento isolado e associado a minoxidil injetável pela técnica de microinfusão de medicamentos pela pele. Surg Cosmet Dermatol. 2016;8(2):158-61.

Donnelly RF, Singh TR, Garland MJ, Migalska K, Majithiya R, McCrudden CM. Hydrogel- forming microneedle arrays for enhanced transdermal drug delivery. Adv Funct Mater. 2012;22(23):4879-90.

Fabbrocini G, De Vita V, Fardella N, Pastore F, Annunziata MC, Mauriello MC et al. Skin needling to enhance depigmenting serum penetration in the treatment of melasma. Plast Surg Int. 2011;2011:158241.

Fernandes D, Signorini M. Combating photoaging with percutaneous collagen induction. Clin Dermatol. 2008;26(2):192-9.

Gill HS, Prausnitz MR. Coated microneedles for transdermal delivery. J Control Release. 2007;117(2):227-37.

Gratieri T, Kalia YN. Mathematical models to describe iontophoretic tranport in vitro and in vivo and the effect of current application on the skin barrier. Adv Drug Deliv Rev. 2013;65:315-29.

Harris AG, Naidoo C, Murrell DF. Skin needling as a treatment for acne scarring: an up-to-date review of the literature. Internat J Women's Dermatol. 2015;1(2):77-81.

Kalil CLPV, Campos V, Reinehr CPH, Chaves CRP. Drug delivery assistido por lasers: revisão. Surg Cosmet Dermatol. 2016;8(3):193-204.

Khater MH, Khattab FM, Abdelhaleem MR. Treatment of striae distensae with needling therapy *versus* CO2 fractional laser. J Cosmet Laser Therap. 2016;18(2):75-9.

Kim BJ, Lim YY, Kim HM, Lee YW, Won CH, Huh CH et al. Hair follicle regeneration in mice after wounding by microneedle roller. Int J Trichology. 2012;4:117.

Lademann J, Knorr F, Richter H, Blume-Peytavi U, Vogt A, Antoniou C et al. Hair follicles – an efficient storage and penetration pathway for topically applied substances. Summary of recent results obtained at the Center of Experimental and Applied Cutaneous Physiology, Charite. Skin Pharmacol Physiol. 2008;2:150-5.

Lademann J, Richter H, Teichmann A, Otberg N, Blume-Peytavi U, Mak WCJ et al. Triggering of drug release of particles in hair follicles. J Control Release. 2012;160(3):509-14.

Lee HJ. Efficacy of microneedling plus human stem cell conditioned medium for skin rejuvenation: a randomized, controlled, blinded split-face study. Annals Dermatol. 2014;26(5):584-91.

Lima EVA, Lima MA, Takano D. Microagulhamento: estudo experimental e classificação da injúria provocada. Surg Cosmet Dermatol. 2013;5(2):110-4.

Majid I. Microneedling therapy in atrophic facial scars: an objective assessment. J Cutan Aesthet Surg. 2009;2(1):26.

More S, Ghadge T. Microneedle: an advanced technique in transdermal drug delivery system. Asian J Res Pharm Sci. 2013;3:141-8.

Ohyama M. Hair follicle bulge: a fascinating reservoir of epithelial stem cells. J Dermatol Sci. 2007;46:81-9.

Pahwa M, Pahwa P, Zaheer A. "Tram track effect" after treatment of acne scars using a microneedling device. Dermatol Surg. 2012;38(7 pt1): 1107-8.

Pitassi L, Romiti AR, Lima EVA. IPCA e drug delivery. In: Lima EA. IPCA | Indução Percutânea de Colágeno com Agulhas. Rio de Janeiro: Guanabara Koogan; 2016. p. 57-66.

Prausnitz MR. Microneedles for transdermal drug delivery. Adv Drug Deliv. 2004;56(5):581-7.

Schuetz YB, Naik A, Guy RH, Kalia YN. Emerging strategies for the transdermal delivery of peptide and protein drugs. Expert Opin Drug Deliv. 2005;2(3):533-48.

Sivamani Rk, Liepmann D. Microneedles and transdermal applications. Expert Opin Drug Deliv. 2007;4:19-25.

Strazzulla LC, Avila L, Lo Sicco K, Shapiro J. An overview of the biology of platelet-rich plasma and microneedling as potential treatments for alopecia areata. J Investig Dermatol Symp Proc. 2018;19:S21-4.

Yan G, Arelly N, Farhan N, Lobo S, Li H. Enhancing DNA delivery into the skin with a motorized microneedle device. Europ J Pharmac Sci. 2014;52:215-22.

65

Intradermoterapia

Barbara Pontes Cerqueira Uzel, Bruna Duque Estrada

INTRODUÇÃO

A mesoterapia ou intradermoterapia compreende uma técnica descrita pelo médico francês Michel Pistor em 1958, cujo conceito fundamental é utilizar micropunturas para injeção intradérmica de microdoses de determinada medicação ou princípio ativo diretamente na região acometida.[1,2] Técnica minimamente invasiva que possibilita o tratamento de diversas patologias, foi inicialmente indicada para tratar síndromes dolorosas, doenças musculoesqueléticas e insuficiência vascular e linfática crônicas.

Quase na mesma década em que Pistor descrevia a mesoterapia como uma nova técnica para a injeção de medicamentos na pele, surgiam as primeiras publicações sobre a infiltração intralesional para a terapêutica das alopecias. É interessante notar a semelhança da descrição da técnica de infiltração intralesional com corticosteroides descrita por Orentreich *et al.*, em 1960, no tratamento de alopecia areata, com a técnica de mesoterapia. Após a avaliação de 100 pacientes, concluiu-se que o plano de aplicação intradérmico foi o que apresentou resposta mais rápida quando comparado à injeção supepidérmica e subcutânea. Uma máquina de tatuagem também foi usada para aplicação intradérmica das medicações em três pacientes, com bons resultados.[3]

Embora não haja publicações que explicitem a diferença entre as técnicas, em termos práticos, a grande diferença entre a infiltração intralesional classicamente descrita e a intradermoterapia refere-se ao fato de que, na última, a dose dos medicamentos é altamente diluída, ou seja, em microdoses.

Ao longo de algumas décadas, as indicações da intradermoterapia foram ampliadas para o campo da estética, incluindo o tratamento de celulite, gordura localizada e rejuvenescimento, além de ser considerada uma nova perspectiva para o tratamento das alopecias.[4] Apesar de amplamente realizada por médicos no mundo todo, a ausência de estudos científicos consistentes e a publicação de complicações relevantes associadas à técnica proporcionaram por décadas uma preocupação por parte do meio acadêmico quanto à segurança e à efetividade do procedimento.[5,6]

Este capítulo apresentará trabalhos publicados até o momento referentes à intradermoterapia nas alopecias e discutirá a relevância das publicações, as possíveis indicações, as complicações e as questões éticas envolvidas.

MECANISMO DE AÇÃO

O fundamento teórico que justifica a intradermoterapia compreende o conceito de que o fármaco injetado na derme é liberado lentamente, mantendo um microdepósito que torna possível uma ação prolongada. Isso possibilita o uso de doses menores para alcançar o efeito terapêutico desejado no tecido-alvo.[5] Alguns estudos realizados com procaína, cetoprofeno e certas vacinas comprovaram que a concentração dessas medicações após alguns minutos até horas era maior após a administração intradérmica quando comparada à intramuscular.[5,6] Além disso, observou-se o efeito das próprias punturas, o que elevou os níveis de endorfinas e outras citocinas.

Um estudo de cintilografia, realizado por Kaplan e Curtis, usando um produto marcado com radioisótopos demonstrou que injeções manuais, com profundidade entre 1,5 e 2 cm, possibilitavam a permanência do produto na derme por longos períodos e, ao mesmo tempo, o alcance lentamente de grandes distâncias, levando ao conceito de *interface meso*.[6]

Outros estudos comprovaram que, quanto mais superficial a aplicação (até 4 mm), maior o tempo que a medicação leva para ser difundida e eliminada.[6] Assim, o conceito principal da intradermoterapia refere-se ao fato de que a lenta ação local possibilita doses menores a intervalos maiores para alcançar o efeito terapêutico. Entretanto, é importante ressaltar que cada medicamento tem uma farmacocinética própria e faltam estudos que determinem as doses tóxica e terapêutica ideal para cada um dos fármacos utilizados.

INDICAÇÕES EM ALOPECIAS

A intradermoterapia capilar foi descrita como método complementar e *off-label* para tratamento das alopecias por alguns autores. Pela falta de evidência científica quanto às medicações padrão-ouro, ela nunca deve ser a primeira escolha terapêutica em pacientes com alopecia androgenética (AGA), areata ou eflúvio. A técnica pode ser indicada em situações especiais, sempre associada ao tratamento clínico padrão, e somente substituí-lo quando houver contraindicações absolutas ou relativas ao seu emprego. Situações especiais em que a técnica pode ser indicada no tratamento das alopecias incluem:

- Pacientes em vigência de tratamento padrão-ouro há mais de 1 ano, desejando otimizar melhora clínica
- Pacientes que não se adaptaram ao tratamento padrão-ouro
- Pacientes que preferem a técnica intradérmica cientes de que não os isenta da possibilidade de efeitos colaterais em relação ao tratamento padrão-ouro.

A AGA representa a patologia com mais relatos de tratamento com intradermoterapia, porém poucos estudos a favor da técnica são bem desenhados e apenas dois foram publicados em revistas indexadas.[7,8]

Algumas revisões de literatura citam a intradermoterapia no tratamento do eflúvio telógeno crônico, embora não exista nenhum estudo publicado. Autores sugerem que os medicamentos utilizados nas mesclas possam, empiricamente, ter efeito terapêutico positivo nessa patologia, com medicações que estimulam tanto a entrada quanto o prolongamento da fase anágena.[4]

Apenas um relato cita a intradermoterapia no tratamento da alopecia areata.[9] Em 50 pacientes com a doença, o autor compara a infiltração intralesional de corticosteroide realizada tradicionalmente com agulha de insulina com o uso de um aparelho multi-injetor utilizado na intradermoterapia para infiltração de medicamento. O trabalho apresentou como vantagens da técnica menor índice de dor e ausência de atrofia.

Contudo, considerando-se que tecnicamente a diferença básica entre a infiltração intralesional convencional e a intradermoterapia consiste apenas na dose da medicação utilizada e, eventualmente, na utilização de aparelhos que possibilitem o controle da profundidade e da dose injetada, pode-se considerar a alopecia areata uma indicação segura para a técnica, utilizando-se corticosteroides em monoterapia. Não há nenhum estudo que sustente a intradermoterapia para tratamento das alopecias cicatriciais.

Em consequência das restritas indicações, é relevante ressaltar a importância do diagnóstico preciso por meio de história clínica detalhada, exame clínico cuidadoso, tricoscopia minuciosa e, sempre que houver dúvida, biopsia do couro cabeludo antes da indicação do tratamento.

CONTRAINDICAÇÕES

As contraindicações para o uso de mesoterapia são:

- Gestantes e lactantes
- Colagenoses
- Doenças relacionadas com o fenômeno de Koebner
- Mulheres em idade fértil sem uso de método contraceptivo (inibidores da 5-alfarredutase)
- Pacientes com história de infertilidade ou disfunções sexuais (inibidores da 5-alfarredutase)
- Pacientes com história pessoal ou familiar de câncer de mama/ovários (inibidores da 5-alfarredutase)
- Doenças inflamatórias e/ou infecciosas no local da aplicação
- História de alergia a algum dos medicamentos ou veículos utilizados
- Lesões pré-cancerosas no local (fatores de crescimento)
- Alopecias cicatriciais.

MEDICAMENTOS UTILIZADOS | EVIDÊNCIAS CIENTÍFICAS

A principal indicação para intradermoterapia capilar é a AGA. Apesar de o tratamento padrão-ouro para AGA masculina consistir no uso de minoxidil tópico e finasterida por via oral (VO), o medicamento com maior número de trabalhos publicados em intradermoterapia capilar é a dutasterida.[7,8,10] Contudo, não há estudos que validem o emprego desta nem de outras substâncias e que demonstrem o mecanismo de ação, a biodisponibilidade e o perfil de segurança, o que caracteriza a técnica como *off-label*. Outro aspecto importante a ser citado refere-se ao fato de que não há estudos sobre a interação dos medicamentos nas misturas (mesclas), motivo pelo qual o consenso da Società Italiana di Mesoterapia recomenda uma única medicação ativa em cada seringa durante as sessões de mesoterapia.

Os corticosteroides, principalmente a triancinolona, por via intradérmica já foram amplamente estudados nas alopecias areata e cicatriciais. O acréscimo deles ao tratamento deve sempre respeitar as doses máximas recomendadas para via intradérmica a fim de evitar riscos de atrofia e síndrome de Cushing.[11]

Em 2011, foi publicado um consenso para o tratamento da AGA masculina e feminina, no qual se pode encontrar uma revisão de vários fármacos e ativos com ação terapêutica nessa patologia e seus mecanismos de ação.[10] Muitos dos ativos são utilizados em associação a minoxidil, finasterida ou dutasterida nas mesclas de intradermoterapia capilar. O suposto mecanismo de ação é variado, muitas vezes incluindo mais de uma via, por exemplo:

- Aumento da circulação perifolicular
- Ação inibidora da 5-alfarredutase
- Ativação da papila dérmica induzindo a reentrada na fase anágena.

Os ativos utilizados nas mesclas e citados na literatura podem ser observados na Tabela 65.1.[4,10,12,13] Vale ressaltar que os estudos que relatam a eficácia desses ativos no tratamento da AGA foram realizados com uso oral ou tópico. Com exceção dos fármacos sabidamente envolvidos no crescimento capilar, os ativos usados nas mesclas capilares apresentaram baixos níveis de evidência científica.

TÉCNICA DE APLICAÇÃO

Originalmente, a intradermoterapia deveria ser uma técnica de infusão de medicamentos, injetados em microdoses obrigatoriamente no plano intradérmico, como sugere o próprio nome.[6,14] Entretanto, essas micropunturas podem ser feitas em um plano mais superficial ou mais profundo da derme, conforme a angulação em que se introduz a agulha na pele ou o instrumental utilizado para a aplicação do fármaco.

Material

Agulha de mesoterapia

- Agulha Lebel 4 mm (27 G) e bisel com 4 mm de comprimento
- Mesoneedle 13 mm (30 G) ou 13 mm (32 G)
- Seringas *luer lock* 5 ou 10 mℓ.

Pistola de mesoterapia (Mesogun)

Apesar de o consenso de 2011 sugerir que a técnica manual realizada pelo médico treinado representa a melhor maneira para aplicar a intradermoterapia, existem inúmeros aparelhos desenvolvidos com o objetivo de mecanizar a técnica, padronizar o volume e a profundidade da aplicação, e minimizar a dor. Os aparelhos mais modernos (digitais) também citam como vantagem a ausência de fluxo retrógrado, que evita a contaminação do sistema.

Tabela 65.1 Ativos usados na mesoterapia descritos na literatura.

Ativo	Ação
Finasterida, dutasterida	Crescimento capilar
Minoxidil,	Crescimento capilar
Latanoprosta, bimatoprosta (Emer, 2011)	Crescimento capilar
L-carnitina (R. Paus, 2007)	Crescimento capilar
IGF-1, bFGF e VEGF, tripéptido de cobre-1 e extrato de células-tronco derivadas de tecido adiposo	Fatores de crescimento
Cobre, zinco, selênio, magnésio	Oligoelementos
Biotina, piridoxina, niacina	Vitaminas
Cisteína	Aminoácidos
Ginkgo biloba, buflomedil, peridil-heparina	Vasodilatadores
Agentes homeopáticos	Desconhecida
D-pantenol	Desconhecida

IGF-1: fator de crescimento semelhante à insulina tipo 1; bFGF: fator básico Ýe crescimento de fibroblastos; VEGF: fator de crescimento endotelial vascular.

Protocolo de aplicação

O preparo do paciente é fundamental, devendo ser realizada assepsia rigorosa do couro cabeludo com solução de clorexidina a 2%. Apesar de se tratar de uma técnica moderadamente dolorosa, em geral não são necessários anestésicos tópicos ou bloqueio anestésico, pois o procedimento realizado manualmente é rápido. Diante de um paciente muito sensível, anestésico tópico, gelo ou anestesia vibratória são suficientes para minimizar o desconforto.

Na aplicação tradicional, são realizadas micropunturas na pele, com cerca de 4 mm de profundidade, ponto a ponto, injetando-se 0,1 a 0,2 mℓ por ponto. A distância entre os pontos de aplicação deve ser de 1 a 2 cm.

Em uma variação da técnica de aplicação, denominada *napagge*, a puntura é realizada mais superficialmente, a 2 mm de profundidade, com pontos mais próximos e menor volume injetado por ponto.[4] Como já citado, o uso de aparelhos injetores compreende uma opção para padronizar a profundidade e o volume de aplicação.

EFEITOS ADVERSOS

Embora os trabalhos publicados em intradermoterapia capilar (indexados e não indexados) não apresentem relatos de efeitos adversos graves e demonstrem perfil de segurança aceitável da técnica, na literatura indexada há um número maior de relatos de efeitos adversos relacionados com a intradermoterapia capilar do que os que favorecem a técnica.

Em 2008, Kadry *et al.* descreveram um caso de abscessos multifocais com necrose gordurosa do subcutâneo no couro cabeludo e necessidade de reparo cirúrgico extenso.[15] Duque-Estrada *et al.*, em 2009, relataram dois casos de alopecia em placas após aplicações de intradermoterapia com associações de compostos homeopáticos e fitoterápicos.[12] Mais recentemente, em 2017, El-Komi *et al.* relataram três casos muito semelhantes de alopecia em placas após aplicações intradérmicas de "mesclas" para tratamento de AGA.[16] Nos casos relatados, é interessante notar a queixa de tricodinia intensa, durante e nos dias após as aplicações.

Güngör *et al.*, em 2015, descreveram um quadro de edema facial 16 h após a quinta sessão de intradermoterapia com biotina seguida de aplicação tópica de minoxidil 5%. O edema regrediu em 2 dias e não havia dor ou eritema associados. Os autores relacionaram o edema com a aplicação do minoxidil e o consequente efeito vasodilatador, já que a paciente foi submetida à sexta sessão de intradermoterapia com biotina 15 dias depois, sem aplicação de minoxidil, e evoluiu sem edema.[17] Recentemente, Moura Filho *et al.* relataram edema frontal não doloroso e não inflamatório 24 h após sessão de mesoterapia com minoxidil 5% e biotina no couro cabeludo.[18]

Recentemente, Arenbergerova *et al.* publicaram um caso de melanoma nodular no couro cabeludo após mesoterapia para tratamento de alopecia. A paciente foi submetida a 10 sessões semanais de mesoterapia capilar com uma solução cosmética contendo fatores de crescimento, como IGF-1, bFGF e VEGF, tripéptido de cobre-1 e extrato de células-tronco derivadas de tecido adiposo. A paciente apresentou, segundo os autores, recrescimento capilar, contudo, 3 meses após a última sessão, notou uma lesão nodular na região parietal onde havia sido previamente tratada com mesoterapia.[19] Esse artigo chama atenção principalmente pelo uso indiscriminado dos fatores de crescimento injetáveis.

Há relatos anedóticos de hipotensão e mesmo choque hipovolêmico após intradermoterapia com minoxidil seguida de prática de atividade física intensa. Outros efeitos adversos graves têm sido associados à intradermoterapia para tratamento de outras patologias e podem ocorrer na intradermoterapia capilar, como micobacteriose atípica, síndrome de Nicolau, psoríase, erupção liquenoide etc.

A atenção aos cuidados de antissepsia e à origem dos medicamentos injetáveis, que devem obrigatoriamente ser estéreis, pode minimizar os riscos de complicações infecciosas. As formulações com substâncias oleosas ou alcoólicas são proscritas para uso intradérmico pelo risco de necrose tecidual.[6]

PROTOCOLOS DE TRATAMENTO

São raros os trabalhos sobre mesoterapia capilar publicados na literatura médica indexada. Somado a isso, cada um deles apresenta resultados baseados em um protocolo individualizado, não havendo consenso sobre qual seria a metodologia ideal de tratamento.

Os estudos de revisão sobre o tema mostram o emprego de diversos medicamentos utilizados em monoterapia ou em mesclas. Alguns desses fármacos, como minoxidil e finasterida, já têm seu uso tópico ou oral consolidados são considerados referência para o tratamento da alopecia androgenética. Por sua vez, a dutasterida, apesar da potente ação antiandrogênica, ainda é considerada *off-label* mesmo para uso oral. Há, ainda, alguns ativos amplamente utilizados nas mesclas de mesoterapia, como complexos vitamínicos, fatores de crescimento, minerais e oligoelementos, cujo papel no tratamento da AGA está longe de ser elucidado.

Até a data de publicação deste livro, havia cinco estudos publicados avaliando a eficácia da mesoterapia capilar, apenas dois em revistas indexadas[7,8] e três placebo-controlados. Todos, porém, com baixo grau de evidência científica. Diante desse cenário, entende-se que é mais coerente listar os protocolos publicados, de acordo com o grau de evidência de cada estudo.

No primeiro estudo publicado em 2010, Azam e Morsi comparam o uso do minoxidil em solução tópica a 2%, 2 vezes/dia (2 mℓ/dia) com o uso intradérmico do minoxidil 2% em 60 mulheres com quadro de AGA. Após 12 semanas de tratamento, os autores avaliaram os resultados por meio de tricograma e questionários de avaliação da queda e da densidade dos fios e concluíram que a aplicação intradérmica apresentou resultados superiores. Não foram relatados efeitos adversos e os autores não adotaram medidas específicas para avaliar o perfil de segurança do minoxidil injetável na concentração estudada.[20]

Em 2009, Abdallah *et al.* publicaram um estudo-piloto em revista não indexada, em que 34 homens com AGA foram divididos em dois grupos.[21] O primeiro foi tratado com injeções intradérmicas de uma solução contendo dutasterida 0,05% associada a D-pantenol, biotina e piridoxina (adquiridos da Mesodermal, EUA) e o outro recebeu injeções intradérmicas de placebo (soro fisiológico 0,9%). Após 12 semanas, os pacientes que receberam a solução contendo dutasterida apresentaram melhores resultados na contagem de fios em uma área previamente marcada e fotografada, assim como nos questionários de avaliação realizados por investigadores independentes e pelos próprios pacientes. Efeitos adversos, como cefaleia, dor durante a aplicação e sensação de compressão, foram estatisticamente similares entre os grupos e não houve relatos de efeitos adversos graves, como infecções ou distúrbios sexuais.[21]

O primeiro estudo realizado com mulheres foi publicado por Moftah *et al.* em março de 2012, em revista indexada. Ele incluiu 126 pacientes com quadro de AGA divididas em dois grupos: o primeiro com 86 pacientes submetidas à intradermoterapia com solução contendo dutasterida 0,5 mg associada a biotina 20 mg, D-pantenol 500 mg e piridoxina 200 mg (Mesopecia®, Mesodermal, EUA), enquanto o outro continha 40 pacientes que receberam tratamento intradérmico com solução salina (soro fisiológico 0,9%). Após 16 semanas de tratamento, os autores observaram superioridade de resultados no grupo que recebeu a solução contendo dutasterida. A avaliação foi feita por questionários de autoavaliação das pacientes, análise de fotografias globais realizada por investigadores cegos independentes, diferença na contagem de fios no teste de tração e medidas do diâmetro da haste capilar. Os efeitos adversos relatados foram dor, cefaleia e prurido, sem diferença estatística entre os dois grupos. Não houve relato de irregularidade menstrual ou hipertricose no grupo que recebeu dutasterida.[7]

Sobhy *et al.* publicaram, em 2013, um estudo envolvendo 90 pacientes do sexo masculino com AGA.[22] Os pacientes foram randomicamente divididos em três grupos: o A recebeu tratamento com injeções intradérmicas de dutasterida 0,005%; o B foi tratado com solução contendo dutasterida 0,05% associada a D-pantenol 500 mg, biotina 20 mg e piridoxina 200 mg (adquiridos da Mesodermal, EUA); e o C, controle, recebeu apenas injeções com soro fisiológico (SF) 0,9%. Os autores realizaram espermograma e dosagem sérica de di-hidrotestosterona (DHT) antes e 1 semana após a última sessão de tratamento em todos os pacientes para avaliar o perfil de segurança da técnica e a avaliação dos resultados. Uma semana após a última sessão, foram feitos, por meio da análise cega de fotografias seriadas, uma autoavaliação dos pacientes e tricograma. Após completarem nove sessões de intradermoterapia, os autores concluíram que os pacientes que receberam a solução contendo dutasterida e vitaminas apresentaram melhor resposta que aqueles que receberam apenas dutasterida e ambos apresentaram resposta superior àqueles que receberam placebo.[22]

Quanto ao perfil de segurança, não houve alterações estatisticamente significativas entre os grupos na avaliação do espermograma, mas houve alterações contraditórias nas dosagens de DHT. Também não houve relato de queixas associadas à disfunção sexual nos pacientes tratados com dutasterida (grupos A e B), porém os autores observaram maior declínio na concentração e mobilidade dos espermatozoides e, por isso, pontuam quanto à necessidade de mais estudos para definir se há maior ou menor absorção da dutasterida quando utilizada por via intradérmica.[22]

Em 2013, realizou-se um estudo randomizado, placebo-controlado, como parte de defesa de dissertação de mestrado (dados não publicados) para avaliar a eficácia e a segurança da intradermoterapia com minoxidil 0,5% em pacientes do sexo feminino com AGA. Cinquenta pacientes foram divididas em dois grupos, o primeiro tratado com minoxidil 0,5% (Healthtech, São Paulo, Brasil) e o segundo, controle, recebeu injeções de SF 0,9%. Foram realizadas 12 sessões com intervalo semanal (Quadro 65.1). O perfil de segurança foi avaliado por medidas de frequência cardíaca (FC) e pressão arterial (PA) antes e 10 min após cada sessão. Quatro semanas após a última sessão, foram avaliados os resultados do tricograma, da biopsia de couro cabeludo, da tricoscopia e do escore de autoavaliação das pacientes. Os resultados foram estatisticamente superiores no grupo que recebeu tratamento intradérmico com minoxidil 0,5% comparado ao placebo. Quanto ao perfil de segurança, não houve diferença estatisticamente significativa entres as medidas de PA e FC antes e após as aplicações nos dois grupos. Também não foram relatados efeitos adversos graves, sendo dor e cefaleia os mais citados.

Em uma análise mais recente, publicada em julho de 2017, em revista indexada, Saceda-Corralo *et al.* realizaram um estudo prospectivo em que seis pacientes (cinco homens e uma mulher) foram submetidos à intradermoterapia com dutasterida 0,01%, (Mesotherapy Worldwide, Austrália), 1 sessão a cada 3 meses, totalizando 3 sessões (Quadro 65.2). Para avaliar o perfil de segurança, os autores realizaram dosagens séricas de testosterona total e livre, DHT e 3-alfa-androstenediol-glicuronídeo (3AAG). A análise dos resultados foi feita 9 meses após a primeira aplicação, por meio da avaliação da densidade capilar e do diâmetro da haste capilar na tricoscopia, e os autores relataram melhora estatisticamente significativa em todos os casos tratados, sem nenhum alteração dos níveis séricos hormonais e nenhum relato de efeitos adversos, porém sem grupo-controle. Acredita-se que a absorção da DHT por via intradérmica seja tão intensa quanto por via oral em decorrência da vascularização aumentada do couro cabeludo. Os autores propõem uma agenda de tratamento menos intensa, com menos sessões e intervalos mais longos, sustentados pela maior meia-vida da dutasterida, além da maior potência na inibição da 5-alfarredutase em relação à finasterida.[8]

Pelos estudos citados, é possível observar que a dutasterida compreende o medicamento com maior número de publicações, seja para uso isolado, seja em associação com complexo de vitaminas. A finasterida injetável parece muito mais dolorosa, o que pode justificar a maior parte dos estudos e das formulações ser desenvolvida com dutasterida.[20] Não há, todavia, nenhuma padronização nos protocolos de tratamento quanto a dose, técnica de aplicação ou intervalos de aplicação. Também não há uniformização na avaliação dos resultados. O tempo de manutenção dos resultados e a necessidade de sessões para sustentação deles não são citados em nenhum dos estudos, o que representa outra grande crítica à técnica.

O baixo nível de evidência das publicações e a ausência de estudos que elucidem melhor a farmacocinética e a farmacodinâmica dos medicamentos utilizados por essa via de administração não possibilitam o endosso de tais protocolos.

Quadro 65.1 Protocolo Uzel, 2013.

Medicação: 2 mℓ de minoxidil 0,5%
Administração: 0,05 a 0,2 mℓ por ponto a cada 1,5 cm
Técnica: Ponto a ponto e *nappage* com agulha 4 mm 30 G – Lebel
Frequência: 1 vez/semana por 12 semanas
Total de aplicações: 12 sessões

Quadro 65.2 Protocolo Saceda-Corralo, 2017.

Medicação: 1 mℓ de dutasterida 0,01%
Frequência: 1 sessão a cada 3 meses
Total de aplicações: 3 sessões

Obs: os autores não detalharam a técnica de aplicação.
Adaptado de Saceda-Corralo *et al.*, 2017.[8]

É importante citar que as medicações utilizadas pelos estudos publicados são produzidas por empresas sem registro no Brasil, com exceção daquelas usadas no Protocolo de Uzel, 2013. Desse modo, não se recomendam mesclas que não estejam regulamentadas e registradas pela Agência Nacional de Vigilância Sanitária (Anvisa). Porém, existe a possibilidade de manipulação dos ativos citados por meio de farmácias de manipulação com a devida autorização dos órgãos regulatórios para produção de medicamentos injetáveis em soluções estéreis. A Tabela 65.2 resume os principais protocolos de estudo de intradermoterapia no tratamento da AGA.

Protocolos não relacionados com ensaios clínicos

Existem protocolos de tratamento utilizados empiricamente para o tratamento das alopecias, sobretudo para AGA e eflúvio telógeno. As medicações utilizadas nesses protocolos, geralmente associações de medicações, são as normalmente indicadas no tratamento clínico das alopecias por via oral ou tópica.

Mais uma vez, deve-se levar em consideração que não há qualquer estudo que comprove a eficácia ou a segurança dessas "mesclas" e, ainda, se a associação de duas ou mais medicações na mesma seringa não poderia levar à inativação de uma delas. Além do uso *off-label* desses ativos para o tratamento dessas alopecias, a absoluta maioria dessas medicações não apresenta estudos de farmacocinética para uso injetável; consequentemente, não há regulamentação para o uso por essa via de administração.

Deve-se evitar doses totais maiores do que 6 mℓ da mescla e 2 mℓ de minoxidil por sessão para minimizar o risco de cefaleia intensa e vasodilatação com choque hipovolêmico, respectivamente. O intervalo ideal ainda não foi estabelecido. Por se tratar de procedimento doloroso, sessões com intervalo quinzenal, por 4 semanas, seguidas de sessões mensais, por mais 4 a 8 semanas estão dentro do que sugere a maioria das publicações. Podem ser realizadas sessões de manutenção a cada 2 ou 3 meses, por tempo indeterminado, segundo alguns autores.[14] Entretanto, um estudo recente de um grupo espanhol sugere o uso de dutasterida de 3 em 3 meses pela meia-vida longa da medicação.

Vale ressaltar que não há publicação sobre várias medicações presentes nas mesclas citadas para este fim, por tal via de administração. Para citar um exemplo, a única publicação a respeito do uso injetável de análogos da prostaglandina para o tratamento da AGA é um relato de caso publicado por Emer em 2011, em que se utilizou uma solução de bimatoprosta 0,003% por meio de injeções intradérmicas, ponto a ponto, em uma paciente com alopecia androgenética, porém sem obter bons resultados.[23]

Tabela 65.2 Protocolos dos estudos de intradermoterapia no tratamento da alopecia androgenética.

Ano	Autor	Alopecia	Medicamento	Desenho do estudo	Protocolo	Tempo	Avaliação	Resposta	Efeitos colaterais
2009	Abdallah *et al.*[21]	MAGA	Dutasterida D-pantenol, biotina e piridoxina	Dutasterida 0,05% D-pantenol 500 mg Biotina 20 mg Piridoxina 200 mg (nos EUA, Mesopecia®, Mesodermal®: 1,5 a 2 mℓ) versus placebo (SF 0,9%)	1 vez/semana × 5 ss 15/15 dias × 2 ss 1 vez/mês × 1 ss T = 8 sessões	12 semanas	Fotografia global Densidade em área marcada Avaliação cega Autoavaliação dos pacientes	Mescla > placebo	Cefaleia Dor Sensação de compressão
2010	Azam & Morsi[20]	FAGA	Minoxidil	Minoxidil 2% solução 2 vezes/dia versus minoxidil 2% ID	1 vez/semana × 4 ss 15/15 dias × 8 ss T = 12 sessões	12 semanas	Tricograma Questionário sobre queda e densidade	–	–
2013	Moftah et al.[7]	FAGA	Dutasterida D-pantenol, biotina e piridoxina	Dutasterida 0,5 mg Biotina 20 mg D-pantenol 500 mg Piridoxina 200 mg (nos EUA, Mesopecia®, Mesodermal®: 2 mℓ) versus placebo (SF 0,9%)	1 vez/semana × 9 ss 15/15 dias × 2 ss 1 vez/mês × 1 ss T = 12 sessões	16 semanas	Fotografia global cega e independente Teste de tração Diâmetro da haste Autoavaliação pacientes	–	Dor Cefaleia Prurido
2013	Sobhy *et al.*[22]	MAGA	Dutasterida D-pantenol, biotina e piridoxina	Dutasterida 0,005% (1,5 a 2 mℓ) versus dutasterida 0,05% Biotina 20 mg D-pantenol 500 mg Piridoxina 200 mg (nos EUA, Mesopecia®, Mesodermal®: 1,5 a 2 mℓ) versus placebo (SF 0,9%)	1 vez/semana × 4 ss 15/15 dias × 2 ss 1 vez/mês × 3 ss	9 sessões	Espermograma DHT sérica Análise cega de fotografias seriadas Autoavaliação dos pacientes Tricograma	Grupo B > grupo A > placebo	Maior declínio na concentração e na mobilidade dos espermatozoides nos grupos A e B
2013	Uzel *et al.*	FAGA	Minoxidil	Minoxidil 0,5% 2 mℓ (Healthtech, São Paulo, Brasil) versus placebo (SF 0,9%)	1 vez/sem × 12 ss	–	Tricograma Tricoscopia Biopsia do couro cabeludo Autoavaliação dos pacientes	Grupo A > grupo B (p < 0,05)	Dor Cefaleia
2017	Saceda-Corralo[8]	MAGA (6) FAGA (1)	Dutasterida	Dutasterida 0,01% 1 mℓ (Mesotherapy Worldwide, Austrália)	1 ss de 3/3 meses × 3 ss	9 meses após 1ª ss	Testosterona total e livre, DHT, 3AAG Densidade capilar Tricoscopia – diâmetro das hastes	Melhora significativa	Sem alteração hormonal

MAGA: alopecia androgenética masculina; FAGA: alopecia androgenética feminina; ID: via intradérmica; SF: solução fisiológica; ss: sessão; DHT: di-hidrotestosterona; 3AAG: 3-alfa-androstenediol-glicuronídeo.

CONSIDERAÇÕES FINAIS

Em vista das informações apresentadas, a posição atual sobre o uso de mesoterapia na AGA pode ser resumida como:

- Os dados sobre sua segurança e eficácia não foram adequada e criticamente avaliados e documentados em ensaios clínicos adequados
- Os dados que avaliam o racional e a farmacologia da combinação de medicamentos fitoterápicos e alopáticos utilizados não são adequados. Não há diretrizes claras sobre a dosagem e a eficácia dos produtos.

A mesoterapia não é inteiramente a técnica segura divulgada na mídia leiga e pode dar origem a complicações. O uso rotineiro da técnica, portanto, não é justificado. São necessários estudos científicos controlados e bem projetados para comprovar as alegações da eficácia desses produtos. Autoridades reguladoras têm um papel a desempenhar na garantia de tais estudos. São necessários, ainda, uma educação adequada em saúde pública para garantir a qualidade, o gerenciamento ético e a prevenção da exploração comercial dos pacientes.[24]

REFERÊNCIAS BIBLIOGRÁFICAS

1. Pistor M. What is mesotherapy? Chir Dent Fr. 1976;46:59-60.
2. Mammucari M, Vellucci R, Medianti DR. What is mesotherapy? Recomendations from na international consensus. Trends Med. 2014;14:1-10.
3. Orentreich N, Sturm HM, Weidman AI, Pelzig A. Local injection of steroids and hair regrowth in alopecias. Arch Dermatol. 1960;82:894-902.
4. Konda D, Thappa DM. Mesotherapy: what is new? Indian J Dermatol Venereol Leprol. 2013;79:127-34.
5. Mammucari M, Gatti A, Maggiori S, Bartoletti CA, Sabato AF. Mesotherapy, definition, rationale and clinical role: a consensus report from the Italian Society of Mesotherapy. Eur Rev Med Pharmacol Sci. 2015(6):682-94.
6. Herreros FOC, de Moraes AM, Velho PENF. Mesotherapy: a bibliographical review. An Bras Dermatol. 2011;86(1):96-101.
7. Moftah N, Moftah N, Abd-Elaziz G, Ahmed N, Hamed Y, Ghannam B et al. Mesotherapy using dutasteride-containing preparation in treatment of female pattern hair loss: photographic, morphometric and ultrustructural evaluation. J Eur Acad Dermatol Venereol. 2013;27(6):686-93.
8. Saceda-Corralo D, Rodrigues-Barata AR, Vañó-Galván S, Jaén-Olasolo P. Mesotherapy with dutasteride in the treatment of androgenetic alopecia. Int J Trichology. 2017;9(3):143-5.
9. Ferrando J, Moreno-Arias G. Multi-injector plate for intralesional corticosteroid treatment of patchy alopecia areata. Dermatol Surg. 2000;26:690-1.
10. Blumeyer A, Tosti A, Messenger A, Reygagne P, Del Marmol V, Spuls PI et al. Evidence-based (S3) guideline for the treatment of androgenetic alopecia in women and in men. J Dtsch Dermatol Ges. 2011;9(Suppl. 6):S1-57.
11. Sukhumthammarat W, Putthapiban P, Sriphrapradang C. Local injection of triamcinolone acetonide: a forgotten aetiology of Cushing's syndrome. J Clin Diagn Res. 2017;11(6):OR01-2.
12. Duque-Estrada B, Vincenzi C, Miscialli C, Tosti A. Alopecia secondary to mesotherapy. J Am Acad Dermatol. 2009;61:707-9.
13. Foitzik K, Hoting E, Heinrich U, Tronnier H, Paus R. Indications that topical L-carnitin-L-tartrate promotes human hair growth in vivo. J Dermatol Sci. 2007;48(2):141-4.
14. Mammucari M, Gatti A, Maggiori S, Bartoletti CA, Sabato AF. Mesotherapy, definition, rationale and clinical role: a consensus report from the Italian Society of Mesotherapy. Eur Rev Med Pharmacol Sci. 2011;15(6):682-94.
15. Kadry R, Hamadah I, Al-Issa A, Field L, Alrabiah F. Multifocal scalp abscess with subcutaneous fat necrosis and scarring alopecia as a complication of scalp mesotherapy. J Drugs Dermatol. 2008;7(1)72-3.
16. El-Komy M, Hassan A, Tawdy A, Solimon M, Hady MA. Hair loss at injection sites of mesotherapy for alopecia. J Cosmet Dermatol. 2017;16(4):e28-e30.
17. Güngör S, Kocatürk E, Topal IO. Frontal edema due to topical application of 5% minoxidil solution following mesotherapy injections. Int J of Trichology. 2015;7(2):86-7.
18. Moura F, Carvalho S, Nakanishi F, Sobreira G, Reyes S, Bandeira P. Edema frontal após aplicação de minoxidil 5% e biotina em injeções intradérmicas. Surg Cosmet Dermatol. 2017;9(1):94-5.
19. Arenbergerova M, Arenberger P, Gkalpakiotis S, Dahmen RA, Sticova E, Fialova A. Scalp melanoma after antihair loss mesotherapy. J Eur Acad Dermatol Venereol. 2018;32(5):e187-8.
20. Azam MH, Morsi HM. Comparative study between 2% minoxidil topical spray vs. intradermal injection (mesotherapy) for treatment of androgenetic alopecia in female patients: a controlled, 4-month randomized trial. Egyptian Dermatology Online Journal. 2010;6(2):5.
21. Abdallah M, El-Zawahry K, Besar H. Mesotherapy using dutasteride-containing solution in male pattern hair loss: a controlled pilot study. Journal of Pan-Arab League of Dermatologists. 2009;20(1):137-45.
22. Sobhy N, Aly H, Shafee AE, Deeb ME. Evaluation of the effect of injection of dutasteride as mesotherapeutic tool in treatment of androgenetic alopecia in males. Our Dermatol Online. 2013;4(1):40-5.
23. Emer J, Stevenson M, Markowitz O. Novel treatment of female-patter androgenic alopecia with injected bimatoprost 0.03% solution. J D Dermatol. 2011;10(7):795-8.
24. Mysore V. Mesotherapy in management of hairloss – is it of any use? Int J Trichology. 2010;2(1):45-6.

66

Anestesia

Emerson Lima, Mariana Lima

INTRODUÇÃO

Ter um bom conhecimento das peculiaridades anatômicas da região em que atuará é fundamental para que o cirurgião dermatológico possa escolher o melhor método anestésico, obtendo melhor controle dos campos de cirurgias e procedimentos locais, com maior conforto para os pacientes.

O couro cabeludo refere-se à composição de tecidos frouxos que cobrem a caixa craniana (ver Figura 63.1). Consiste em cinco camadas:

- Pele ou couro cabeludo próprio
- Tecido conjuntivo denso
- Aponeurose epicraniana ou gálea aponeurótica
- Tecido conjuntivo frouxo
- Pericrânio ou periósteo.

A pele, o tecido conjuntivo denso e a gálea aponeurótica estão ligados como unidade única e podem se mover sobre o tecido conjuntivo frouxo e periósteo.

O tecido conjuntivo denso é composto por lóbulos de gordura entre septos fibrosos firmes. Nessa camada, estão localizados os principais vasos e nervos do couro cabeludo. Após incisões cirúrgicas ou lacerações traumáticas, os vasos atingidos se retraem entre os septos fibrosos, dificultando o processo de pinçamento para hemostasia.

O couro cabeludo tem rico suprimento vascular, com contribuições das carótidas interna e externa. Os vasos sanguíneos atravessam a camada de tecido conjuntivo e se anastomosam livremente na região, que tem o mais rico suprimento sanguíneo de toda a extensão de pele do corpo humano.

A inervação do couro cabeludo provém de ramos do nervo trigêmeo e do plexo cervical. O vértex e a parte lateral da região são inervados pelos nervos zigomaticotemporal, temporomandibular e auriculotemporal. Os nervos occipital e grande auricular são responsáveis pela inervação sensorial da área posterior do escalpo. Esses nervos são especialmente importantes no escopo da anestesia regional por se tornarem superficiais (e, assim, acessíveis aos anestésicos) acima da linha imaginária que vai da protuberância occipital até os supercílios, passando pela borda superior do pavilhão auricular. Os ramos nervosos trafegam entre o tecido conjuntivo denso e a gálea aponeurótica.

ANESTESIA TÓPICA

A prática cada vez mais frequente de procedimentos ambulatoriais realizados pelo dermatologista aumenta o interesse por alternativas de anestesia tópica competente. É imprescindível que o médico responsável tenha conhecimento integral da formulação usada (fármaco, concentração e associações), bem como de seus possíveis efeitos colaterais. Vale ressaltar que formulações magistrais com altas doses de anestésicos têm sido utilizadas nos procedimentos cosmiátricos em busca de maior efetividade, muitas vezes negligenciando possíveis complicações em um ambiente de consultório.

Lidocaína, tetracaína e prilocaína isoladas ou em associações, em diferentes veículos, são os ativos mais comumente utilizados para anestesia tópica na Dermatologia.

Em alguns casos, a anestesia tópica pode ser complementada pela associação aos bloqueios regionais e à anestesia infiltrativa.

O anestésico tópico ideal deve ter as seguintes características:

- Bloqueio total da sensação dolorosa
- Início de ação em um curto espaço de tempo
- Eficiência em pele intacta
- Ter mínima ou nenhuma absorção sistêmica, não provocando efeitos tóxicos
- Não provocar desconforto quando aplicado na pele.

Infelizmente, ainda não existe um agente tópico ideal. As substâncias aplicadas na pele devem ultrapassar a barreira da epiderme, especialmente a camada córnea, formada, em sua maioria, por água e lipídios. Essa travessia da epiderme pode ocorrer por via intracelular, extracelular e, mais raramente, anexial.

A quase completa impermeabilidade da camada córnea às moléculas ionizadas representa a principal dificuldade na penetração dos anestésicos. Tanto a eficácia quanto a durabilidade do efeito dos agentes anestesiantes dependem muito da composição química das substâncias utilizadas. É importante considerar que anestésicos do grupo éster, como a procaína, são hidrolisados na pele e no sangue, por ação de colinesterases e oferecem PABA (ácido paraminobenzoico) como subproduto do seu metabolismo, podendo desencadear reações como prurido, eritema, edema e vesiculação em pacientes sensíveis.

Agentes químicos mais lipofílicos transpõem mais facilmente a epiderme e alcançam as terminações na derme. Anestésicos com maior afinidade e ligação a proteínas são mais estáveis e apresentam maior tempo de ação. Os lipossomas, além de facilitarem a travessia da epiderme, evitam a degradação do anestésico, aumentando a duração do seu efeito.

As formas comerciais mais utilizadas na anestesia tópica na Dermatologia são: lidocaína 4% lipossomada (Dermomax®), lidocaína 2,5% + prilocaína 2,5% (EMLA®) e lidocaína 7% + tetracaína 7% (Pliaglis®). Lidocaína e tetracaína têm sido também utilizadas em formulações magistrais por vezes em concentrações não declaradas, em busca de maior efetividade. O uso dessas formulações, com altas concentrações de anestésicos, é potencialmente arriscado.

Na anestesia tópica do couro cabeludo, utiliza-se com mais frequência a formulação contendo lidocaína lipossomada a 4%, de acordo com os seguintes passos:

1. Massagear a formulação no couro cabeludo não previamente higienizado, preferencialmente 30 min antes da intervenção.
2. Aplicar uma camada espessa da lidocaína lipossomada 4%. Início de ação a partir de 30 min.
3. Remover a formulação com soro fisiológico, seguido da antissepsia com solução alcoólica de clorexidina.

ANESTESIA LOCAL

Pode-se obter a anestesia do couro cabeludo com relativa facilidade utilizando os anestésicos locais via injeções subcutâneas. São utilizados agentes de curta duração, agentes de longa duração ou a combinação de ambos, e, geralmente, um ativo vasoconstritor é adicionado à solução. Além de reduzir os sangramentos que podem advir dos procedimentos, os vasoconstritores prolongam o tempo de ação dos anestésicos pela redução do fluxo sanguíneo do local da injeção. Trata-se do mecanismo que aumenta as doses máximas seguras das medicações anestésicas.

A lidocaína é o agente anestésico de curta duração mais utilizado e, ainda, considerado o mais seguro. Pode inclusive ser utilizado em gestantes, pois, apesar de atravessar a barreira placentária, pertence ao grupo B, não tendo sido constatado efeito teratogênico em animais.

Em geral, em procedimentos no couro cabeludo são utilizadas soluções de lidocaína a 1 ou 2%, muitas vezes com adição de epinefrina 1:200.000. Em virtude da alta vascularidade do local, o uso de vasoconstritores é considerado seguro. O tempo de início de ação do anestésico em questão é de 60 a 90 s, e os efeitos da lidocaína duram, em geral, de 20 a 30 min, podendo durar até 2 h com a adição de vasoconstritores. A dose máxima de lidocaína em adultos é de 300 mg (3 a 4 mg por kg, em crianças). Quando adicionada aos vasoconstritores, a dose máxima é de 500 mg.

A mepivacaína, de potência e toxicidade similares às da lidocaína, representa o agente anestésico local de longa duração mais utilizado na Dermatologia. Seu efeito dura aproximadamente 6 h. Também pode ser associada à epinefrina 1:100.000 em soluções a 2 ou 3%. A bupivacaína é bastante utilizada em concentrações a 0,5% também quando da necessidade de efeito mais duradouro, com efeitos anestésicos durando 4 a 6 h, porém com início de ação após 10 a 20 min. Sua dose máxima é de 175 mg para os pacientes adultos e 225 mg quando associada à epinefrina, com efeito prolongado por 8 h.

Misturas 50:50 de bupivacaína 0,5% e lidocaína 2% podem proporcionar anestesia ideal em alguns casos, promovendo um efeito de início quase imediato e até 8 h de duração.

Todas as injeções devem ser realizadas em condições estéreis, com área higienizada com clorexidina ou solução à base de iodo. Os pacientes devem estar em posição confortável, mas que proporcione campo adequado para o médico realizando a anestesia. A posição mais aconselhável é com o paciente deitado em cama cirúrgica, no ângulo de 30 a 45°.

ANESTESIA REGIONAL

Bloqueio do nervo oftálmico

Os ramos do nervo oftálmico, incluindo o supraorbital, o supratroclear e o infratroclear, podem ser anestesiados nos pontos em que deixam o crânio: o forame supraorbitário. O forame pode ser palpado na crista do osso orbicular na linha pupilar (Figura 66.1). Sensação de choque elétrico na fronte indica que a agulha está no local correto.

Um rolo de gaze, ou mesmo o dedo do cirurgião, pode ser usado para aplicar pressão na região inferior do osso orbital superior a fim de prevenir a drenagem do anestésico para a pálpebra superior. Após aspiração cuidadosa, injetar 1 a 3 mℓ de anestésico. Caso a anestesia não seja efetiva, várias injeções de pequeno volume podem ser aplicadas ao longo da borda orbital superior.

BLOQUEIO DOS NERVOS OCCIPITAIS MAIOR E MENOR

Para a anestesia do nervo occipital maior, deve-se palpar a protuberância occipital e o processo mastoide. O trajeto da artéria occipital passa pelo couro cabeludo nessa localização e o vaso pode ou não ser palpável. Inserir a agulha com o anestésico medialmente à artéria occipital, aspirar cuidadosamente e injetar 3 a 5 mℓ de anestésico. Para anestesiar o nervo occipital menor, deve-se remover a referida agulha da pele e movê-la 3 cm para a lateral e 1 cm no sentido caudal (Figura 66.2). Após a aspiração, injetar 3 a 5 mℓ da solução anestésica em padrão em leque.

COMPLICAÇÕES

A complicação da anestesia do couro cabeludo mais relatada compreende o hematoma no local da injeção, mas é rara. Edema e equimoses da pálpebra superior podem ocorrer em razão trânsito dos anestésicos pela aponeurose.

A superdosagem das medicações pode ser facilmente evitada pelo controle da dose máxima dos agentes. Durante o procedimento, deve-se realizar aspiração criteriosa a fim de prevenir as injeções intravasculares. Reações alérgicas e infecções secundárias são muito raramente relatadas.

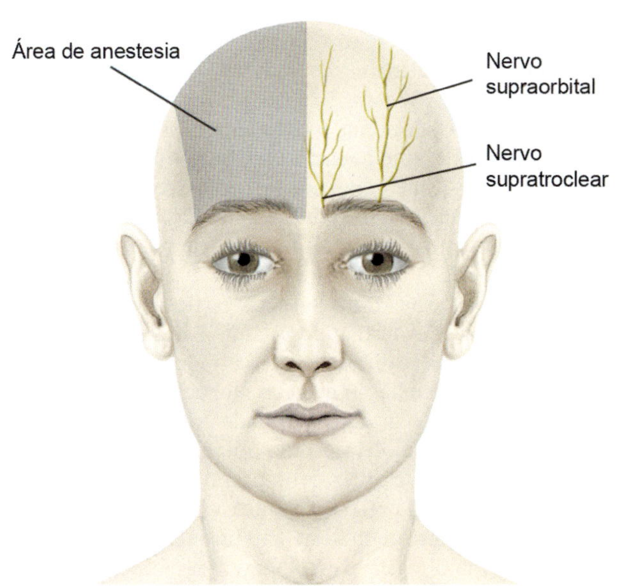

Figura 66.1 Bloqueio do nervo oftálmico. Adaptada de Wolf-Heidegger, 2006.

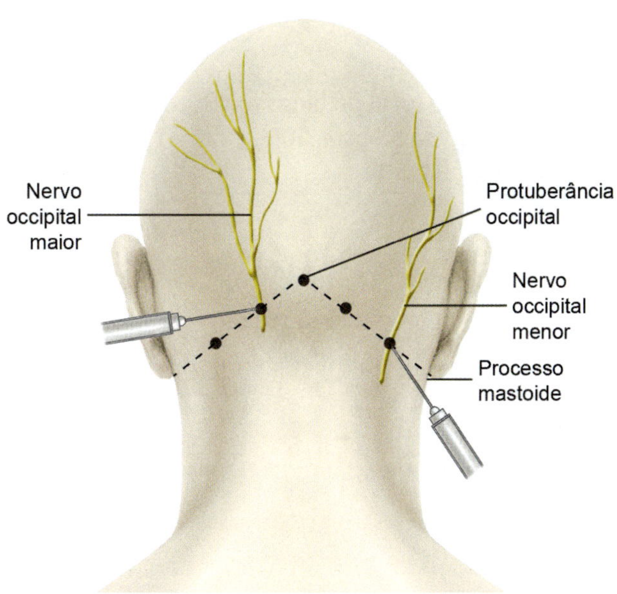

Figura 66.2 Bloqueio dos nervos occipitais maior e menor. Adaptada de Wolf-Heidegger, 2006.

BIBLIOGRAFIA

Achar S, Kundu S. Principles of office anesthesia: part I. Infiltrative anesthesia. American Family Physician. 2002:66(1):91-4.

Agur AMR, Lee MJ, Grant JC. Grant's Atlas of Anatomy. 9. ed. Baltimore: Lippincott Williams & Wilkins; 1991.

Chaurasia BD. Human anatomy. New Delhi: CBS Publishers & Distributors; 1996.

Gadelha AR, Costa IMC. Cirurgia dermatológica. 3. ed. São Paulo: Atheneu; 2016.

McMinn NH, Hutchings RT, Logan BM. Color atlas of head and neck anatomy. 2. ed. Baltimore: Mosby-Wolfe; 1995.

Rohrich RJ, Pessa JE. The fat compartments of the face: anatomy and clinical implications for cosmetic surgery. Plast Reconstr Surg. 2007;119:2219-27.

Tezlaff JE. The pharmacology of local anesthetics. Anesthesiology Clinical North America. 2000;18(2):217-33.

Wolf-Heidegger. Atlas de anatomia. 6.ed. Rio de Janeiro; 2006.

Parte 8

67

Biopsias Guiadas por Tricoscopia

Giselle Martins, Mariya Miteva

INTRODUÇÃO

O correto diagnóstico das alopecias é crucial para o sucesso terapêutico dos pacientes. O exame considerado padrão-ouro para tal fim é a biopsia de couro cabeludo, cada vez mais realizada tanto nos diagnósticos das alopecias cicatriciais quanto das alopecias não cicatriciais. Diferentemente das demais biopsias de pele, nas quais se realizam cortes verticais na maioria dos casos, nas investigações de alopecias realizam-se cortes transversais e verticais conforme a necessidade diagnóstica. E o dermatologista deve orientar o patologista sobre qual corte será realizado em cada fragmento retirado.

Além de ajudar na diferenciação entre as alopecias cicatriciais e não cicatriciais, determinar o grau de atividade das alopecias cicatriciais, pela avaliação do grau de infiltrado inflamatório e a predominância de folículos *versus* cicatriz, a biopsia de couro cabeludo auxilia no controle da doença pré-transplante capilar.

Em virtude desse conhecimento, este capítulo tem o intuito de orientar o médico dermatologista a: escolher o melhor local de retirada, guiando-se sempre pela tricoscopia; executar corretamente uma biopsia de couro cabeludo; escolher a melhor opção de cortes histológicos (vertical × horizontal); e, por fim, saber interpretar o laudo descritivo feito pelo médico patologista.

ESCOLHA DO LOCAL DA BIOPSIA

A escolha do local ideal para a biopsia de couro cabeludo deve levar em consideração a possibilidade diagnóstica: está-se diante de uma alopecia cicatricial ou não cicatricial? Essa divisão é importante, pois, em virtude disso, será possível planejar o local e o número de fragmentos a serem retirados. Outra característica a considerar, inicialmente, é saber se se trata de uma alopecia em placa ou difusa.

Sabe-se que, nas alopecias cicatriciais em placas, o local da biopsia deve ser a borda da lesão, visto que a parte central apresenta somente tecido cicatricial e não se tem nenhuma outra informação relevante ao biopsiar o fragmento dessa região central, exceto o conhecimento de diferenciar uma alopecia cicatricial ou não cicatricial.

Desde 2012, com as publicações que evidenciaram a importância da utilização da dermatoscopia associada à biopsia, a tricoscopia tornou-se uma ferramenta crucial para guiar o local da biopsia. Por exemplo, nas lesões em placas nem toda a circunferência da placa está igualmente ativa, podendo levar a um erro diagnóstico se uma área pouco ou não ativa for biopsiada.

Todas as biopsias de couro cabeludo, independentemente do número de fragmentos retirados, são de 4 mm e devem ter a profundidade obtida até o tecido subcutâneo. Nas alopecias cicatriciais, em geral, são retirados de um a dois fragmentos, em que todas as informações dermatoscópicas obtidas devem estar incluídas nesses fragmentos. Assim, é preciso solicitar ao médico patologista, pelo menos, um corte transversal. Caso haja um segundo fragmento, este poderá ser transversal ou vertical, conforme a hipótese diagnóstica. Vale lembrar que, em alguns casos, por exemplo, em que se observa acometimento de membrana basal, o corte vertical tem sua utilidade. Sugere-se que, quando houver dúvida em relação à escolha, o corte transversal seria aquele que mais poderia fornecer informações.

Diante da suspeita de líquen plano pilar, alopecia frontal fibrosante ou lúpus crônico discoide, o melhor local a ser biopsiado é a área com hastes capilares com descamação perifolicular e/ou eritema perifolicular. No lúpus crônico discoide, além dos achados citados, pode-se biopsiar áreas com pontos vermelhos ou *plugs* queratóticos.

Nas foliculites decalvantes, deve-se procurar as áreas com politriquias superiores a seis fios por óstio folicular, circundadas por escamação branca perifolicular. Nas alopecias cicatriciais centrífugas centrais, os melhores locais para biopsiar são áreas com uma ou duas hastes circundadas pelo halo branco-acinzentado.

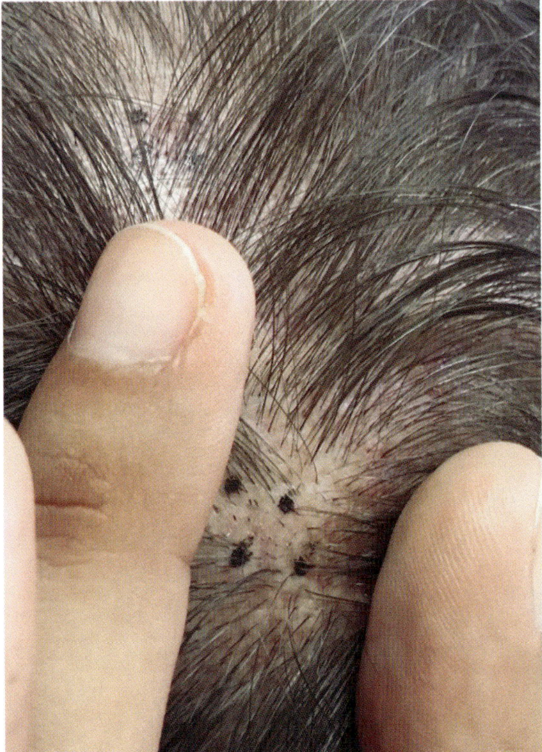

Figura 67.1 Marcação do local com caneta cirúrgica conforme os achados dermatoscópicos.

Nas alopecias não cicatriciais, cada vez mais tem sido realizada biopsia não somente para confirmação diagnóstica, mas também como ferramenta para quantificar a sua atividade e determinar o prognóstico.

A quantidade de fragmentos a serem retirados depende das informações coletadas pela dermatoscopia e do local acometido pela alopecia.

Pode-se citar, como exemplo, nas alopecias de padrão androgenético, em que apenas as áreas frontoparietal estão acometidas, um fragmento com corte transversal seria suficiente. No entanto, nas alopecias que suscitam dúvidas em relação ao local acometido, se difusa ou somente frontoparietal, dois fragmentos tornam-se necessários para que haja uma comparação.

Nas alopecias em placas não cicatriciais, como alopecia areata, tricotilomania, tinha do couro cabeludo e sífilis, a melhor área a ser biopsiada é a que apresenta achados dermatoscópicos (p. ex., pontos pretos e cabelos quebradiços).

É importante ressaltar que não existe uma regra rígida que sirva para todos os casos, tornando-se mais importante que o maior número de informações seja levado no fragmento a ser biopsiado.

A seguir, algumas dicas a serem consideradas:

- Nunca escolher áreas de cicatrizes, nem pústulas
- Escolher áreas com folículos e que não estejam tão inflamadas
- Procurar uma área de atividade nas bordas da lesão ou da placa
- Alopecias não cicatriciais: 1 a 2 *punch*es de 4 mm
- Alopecias cicatriciais: 1 a 2 *punches* de 4 mm
- Patologistas que estejam treinados a fazer os cortes transversais são tão importantes quanto a boa escolha da biopsia
- Sempre descrever o quadro clínico, o fotótipo, a idade e, principalmente, fazer uma boa descrição do que está sendo observado
- Descrever todos os achados dermatoscópicos e tentar colocar em um ou dois fragmentos todas as informações obtidas para que o patologista possa interpretar toda a informação vista pela dermatoscopia (Figuras 67.1 e 67.2).

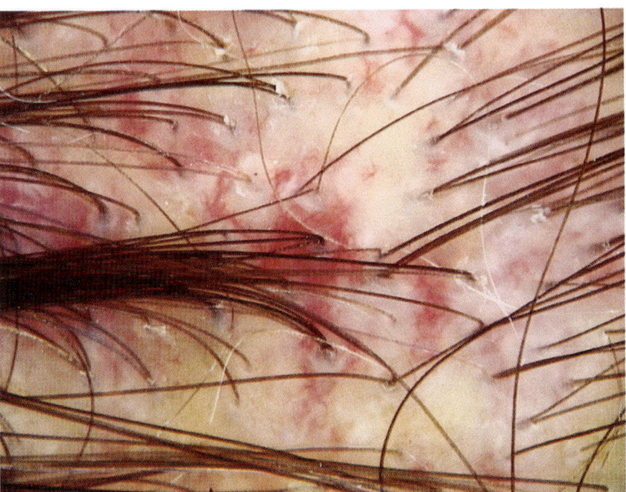

Figura 67.2 Dermatoscopia do couro cabeludo, evidenciando constrições foliculares, vasos de calibres aumentados e descamação perifolicular. É importante lembrar que todas essas informações devem caber em um ou dois fragmentos de 4 mm.

EXECUÇÃO DA BIOPSIA

Além de ser fundamental conhecer o local de retirada da biopsia de couro cabeludo, a realização determinará se essa informação chegará de maneira adequada ou não ao patologista.

Considera-se o couro cabeludo uma das áreas mais vascularizadas do corpo; por isso, a remoção de 4 mm em uma área com sangramento que dificulta a visualização desta fará com que o médico dermatologista retire o fragmento no local incorreto ou, mais frequentemente, que este fragmento seja seccionado antes do ponto ideal, impedindo o diagnóstico de muitas patologias. Por exemplo, uma das situações mais observadas se dá nos casos de suspeita de alopecia areata. O fato de se tratar de uma peribulbite linfocítica, diante de uma biopsia de couro cabeludo seccionado antes do nível da camada de gordura, dificulta a confirmação do diagnóstico pelo médico patologista, pois ele não recebeu a região bulbar na amostra.

A técnica utilizada pelas autoras deste capítulo inclui anestesia local com vasoconstritor e, principalmente, a espera de 30 min de ação vasoconstritora da epinefrina antes da execução da biopsia.

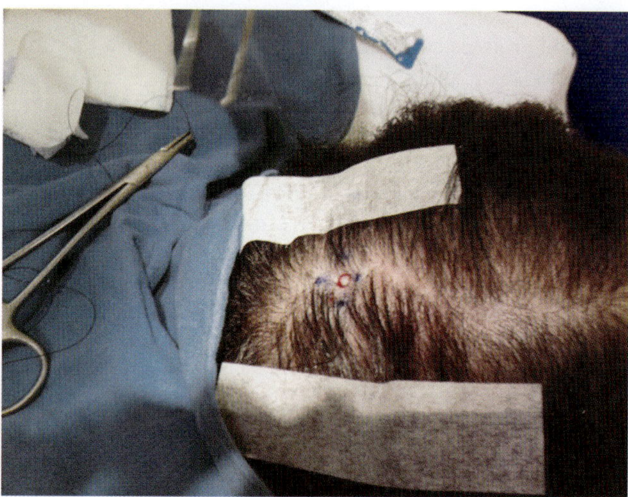

Figura 67.3 Colocação do *punch* de 4 mm. Nota-se que não existe sangramento que atrapalhe a retirada do fragmento.

O passo a passo da técnica de biopsia de couro cabeludo minimizando sangramento e retirada do fragmento íntegro compreende:

1. Usar o dermatoscópio para determinar o ponto ideal de biopsia: em geral, a borda da lesão/placa com sinal de atividade.
2. Marcar com caneta cirúrgica os locais que deverão ser anestesiados.
3. Colocar o paciente deitado em inclinação maior que 45°.
4. Limpar o local (álcool 70% ou clorexidina).
5. Anestesiar a região com lidocaína a 2% com vasoconstritor (epinefrina) e aproximadamente 0,5 a 1,5 mℓ por ponto.
6. Lembrar que o local, em geral, fica com aparência mais pálida que a área ao redor.
7. Esperar cerca de 30 min para a ação do vasoconstritor
8. Usar *punch* de 4 mm: tirar um a dois fragmentos dependendo do caso (Figuras 67.3 e 67.4).
9. Ir com o *punch* até o tecido subcutâneo (Figura 67.5).
10. Cuidar para não traumatizar o material com pinças e tesouras.
11. Ponto de sutura com mononáilon 3.0.
12. Limpar o local (álcool 70%, clorexidina, água oxigenada).
13. Fazer curativo (se necessário).

Escolha da melhor opção de cortes histológicos (vertical × horizontal)

Após a retirada dos fragmentos, cabe ao dermatologista descrever toda a história clínica, os achados dermatoscópicos de cada fragmento, a faixa etária e o fotótipo do paciente. Essas informações terão muita importância para que o patologista chegue ao diagnóstico com maior exatidão.

Outra informação consiste em como essa biopsia deve ser processada: corte vertical ou horizontal.

Se houver apenas um fragmento retirado, sugere-se fazer sempre um corte transversal, visto que nesse tipo o patologista terá maior quantidade de fios para analisar. No corte vertical, pode-se estudar quatro, cinco ou seis folículos por biopsia (Figura 67.6). Já com o mesmo fragmento de 4 mm, ao ser feito corte trans-

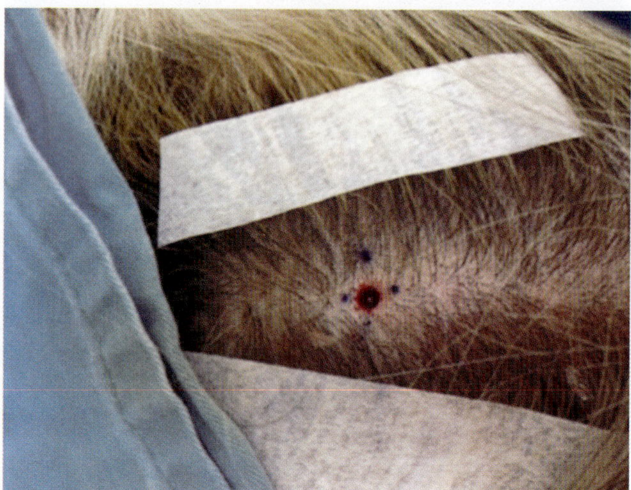

Figura 67.4 Após a retirada do fragmento de 4 mm, a área permanece sem sangramento importante, possibilitando a fácil execução da sutura.

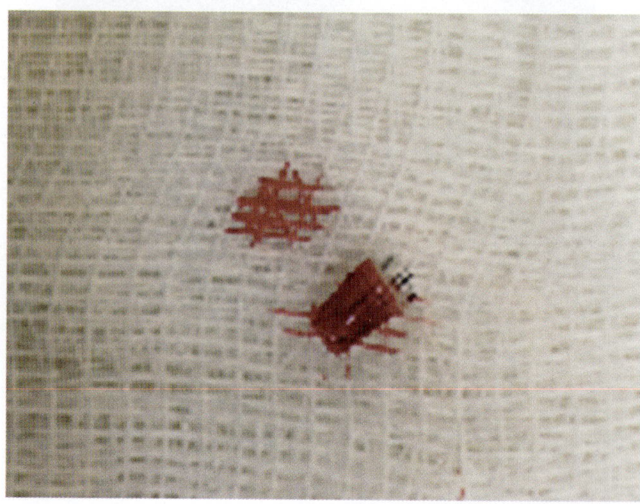

Figura 67.5 Fragmento de 4 mm de diâmetro retirado da superfície cutânea até o tecido subcutâneo.

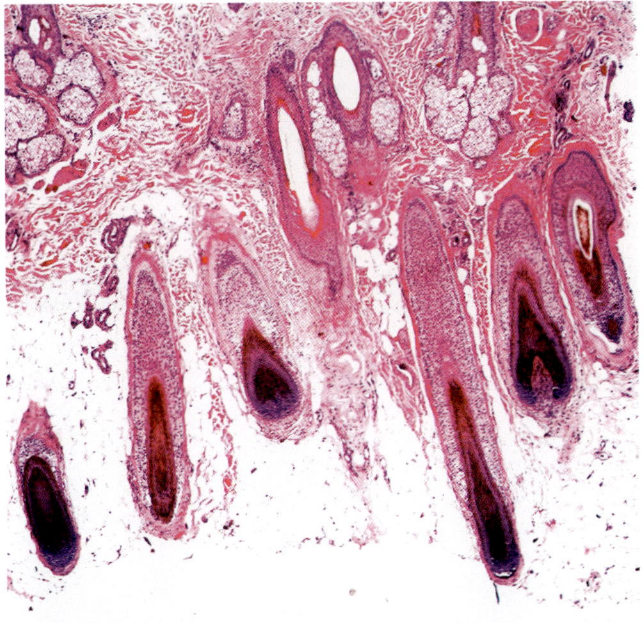

Figura 67.6 Corte vertical no qual se observa que apenas seis folículos poderão ser estudados, limitando a análise.

versal, 38 a 40 folículos, por exemplo, podem ser estudados, fornecendo maiores informações sobre como a doença está atingindo o folículo (Figura 67.7).

Interpretação do laudo descritivo de corte transversal das alopecias não cicatriciais

Cada vez mais, realiza-se biopsia de couro cabeludo para investigar alopecias não cicatriciais, pelo simples fato de que, com os cortes transversais, pode-se ter uma ideia do que se chama contagem folicular.

Esses dados fornecem informações como número de unidades foliculares, número de folículos totais em uma amostra de 4 mm, número de fios telógenos e anágenos (Figuras 67.8 e 67.9) e relações oriundas dessas contagens – por exemplo, a relação de fios anágenos e telógenos (lembrando que o normal é de 85 a 95% de fios anágenos e 5 a 15% de fios telógenos) e a relação de fios terminais e miniaturizados/velus (Figura 67.10). Essas contagens são importantes na avaliação da atividade das doenças, nas escolhas terapêuticas e no prognóstico.

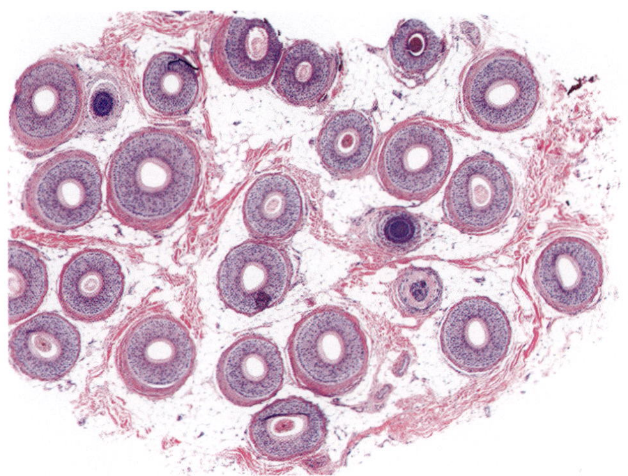

Figura 67.7 Corte horizontal no qual se observa que mais folículos totais podem ser avaliados (p. ex., 25 folículos presentes na região do tecido adiposo poderão ser estudados), aumentando a capacidade da análise.

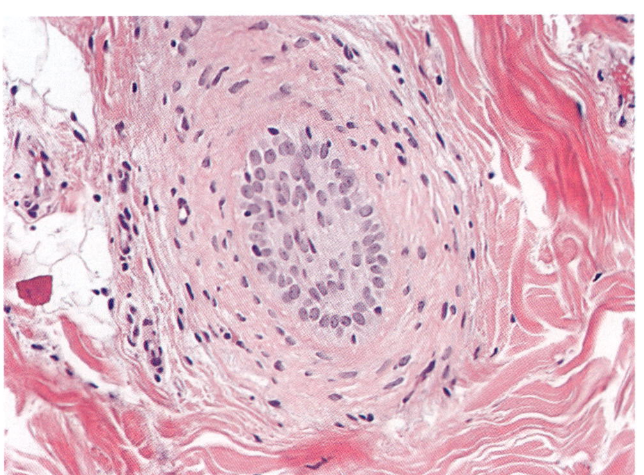

Figura 67.8 Corte transversal de um fio telógeno.

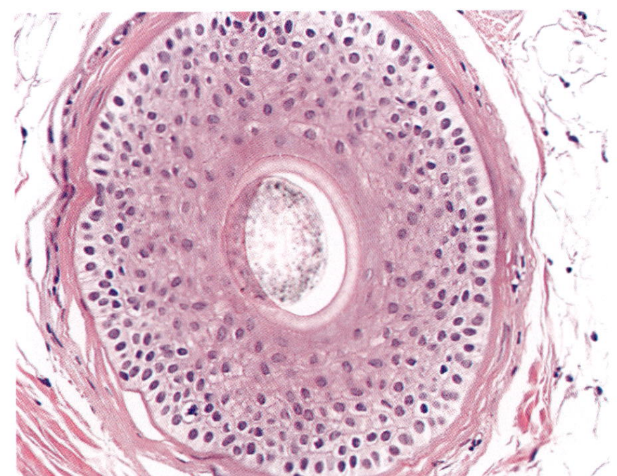

Figura 67.9 Corte transversal de um fio anágeno.

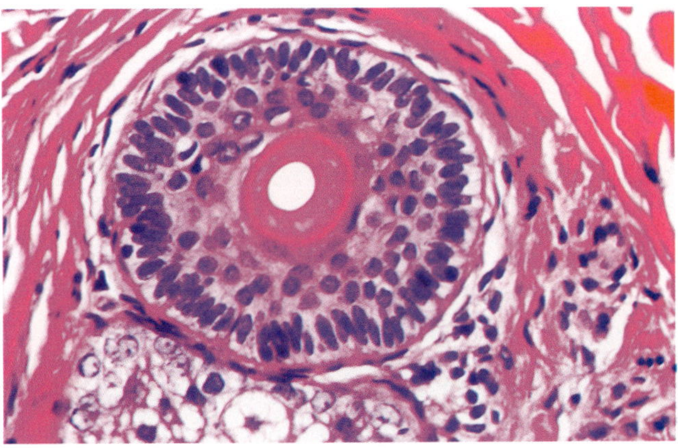

Figura 67.10 Corte transversal de um fio velus.

BIBLIOGRAFIA

Baquerizo Nole KL, Nusbaum B, Pinto GM, Miteva M. Lichen planopilaris in the androgenetic alopecia area: a pitfall for hair transplantation. Skin Appendage Disord. 2015;1(1):49-53.

Caresana G, Giardini R. Dermoscopy-guided surgery in basal cell carcinoma. J Eur Acad Dermatol Venereol. 2010;24:1395-9.

Jasso-Olivares J, Diaz-Gonzalez JM, Miteva M. Horizontal and vertical sections of scalp biopsy specimens from dermatomyositis patients with scalp involvement. J Am Acad Dermatol. 2018 Jan 31: S0190-9622(18)30150-6.

Mirmirani P, Willey A, Headington JT, Stenn K, McCalmont TH, Price VH. Primary cicatricial alopecia: histopathologic findings do not distinguish clinical variants. J Am Acad Dermatol. 2005;52:637-43.

Miteva M. A comprehensive approach to hair pathology of horizontal sections. Am J Dermatopathol. 2013;35(5):529-40.

Miteva M, Tosti A. Pathologic diagnosis of central centrifugal cicatricial alopecia on horizontal sections. Am J Dermatopathol. 2014;36(11):859-64; quiz 865-7.

Miteva M, Tosti A. Dermoscopy guided scalp biopsy in cicatricial alopecia. J Eur Acad Dermatol Venereol. 2013;27(10):1299-303.

Stefanato CM. Histopathology of alopecia: a clinicopathological approach to diagnosis. Histopathology. 2010;56:24-38.

Wallace MP, de Berker DA. Hair diagnoses and signs: the use of dermatoscopy. Clin Exp Dermatol. 2010;35:41-6.

Whiting DA. Diagnostic and predictive value of horizontal sections of scalp biopsy specimens in male pattern androgenetic alopecia. J Am Acad Dermatol. 1993;28(5 Pt1):755-63.

68

Transplante Capilar em Alopecia Androgenética

Francisco Le Voci, José Rogério Regis Junior, Marcos Felipe Fonseca Alves

INTRODUÇÃO

Nos últimos anos, a cirurgia de transplante capilar sofreu uma notável transformação, que pode ser atribuída ao conhecimento da forma como os cabelos crescem, isto é, em unidades foliculares (UF), estruturas que contêm de 1 a 4 pelos terminais, 1 a 2 pelos velos, glândulas sebáceas preservadas e o músculo piloeretor, tendo atualmente resultados mais naturais e cosmeticamente bem-aceitos.

A primeira tentativa descrita de utilização de enxerto para tratamento cirúrgico da calvície é atribuída a Baromio (entre 1804 e 1818), que mostrou efetividade com transplantes em animais. Em 1822, J. Dieffenbach, na cidade de Wurzburg, Alemanha, publicou uma tese de doutorado na qual descreveu uma investigação de autotransplante em animais, utilizando penas de ganso para criar os orifícios em que se introduziam os enxertos, mostrando se tratar de uma técnica viável.[1,2]

Quase um século depois, foram publicados artigos na literatura médica da Alemanha, da Inglaterra, da França e do Japão, todos descrevendo o sucesso da transposição de enxertos maiores e retalhos pediculados de pele.

Em 1939, o autor japonês Okuda descreveu o uso de pequenos enxertos circulares de pele com folículo piloso para a correção de alopecias cicatriciais em couro cabeludo, púbis e região do lábio superior, o chamado "bigode".[1,2]

Em 1943, Tamura, também do Japão, descreveu a reconstrução pilosa da região pubiana com a utilização de pequenos enxertos de pele contendo folículos pilosos. Em 1953, o autor Fujita, do Japão, relatou a reconstrução de sobrancelhas em pacientes portadores de hanseníase com a utilização de enxertos de pele contendo de dois a dez pelos. Esse mesmo autor utilizou a mesma técnica para tratar a alopecia areata, a ausência de pelos pubianos, as cicatrizes cirúrgicas em áreas pilosas e as alopecias causadas por queimaduras e radioterapia.[1,2]

Já em 1959, foram solidificadas as bases do transplante de cabelos. O dermatologista norte-americano Norman Orentreich, após estudos que se iniciaram em 1950, com a colocação de enxertos de pele de couro cabeludo em áreas de vitiligo, notou que no local onde esses enxertos foram colocados os pelos cresciam.[1-3]

A partir desses estudos, o autor tratou pacientes com alopecia androgenética, alopecia areata, alopecia cicatricial, psoríase e vitiligo. Com a observação de que os pelos cresciam, introduziu-se, então, o conceito de "dominância da área doadora", visto que os enxertos provenientes dessa região mantiveram a integridade e a característica original na área receptora.[1-3]

Essas observações foram fundamentais para a introdução da técnica na prática médica e, com o passar dos anos, o avanço significativo tanto em termos teóricos quanto em relação à tecnologia utilizada no procedimento.

Cabe destacar o importante estudo publicado por Headington em 1984, no qual descreve a microanatomia do folículo piloso, introduzindo o conceito de UF, trazendo um grande avanço ao procedimento.[4]

Os anos 1990 foram um período de muitas inovações na técnica. O advento do transplante de UF é creditado ao Dr. Bob Limmer, de San Antonio (EUA), que passou a usar, no final dos anos 1980, microscópios para realizar a separação das UF, sendo, a partir de então, confeccionadas de maneira mais refinada, possibilitando que fossem colocadas na área receptora em incisões muito delicadas, o que promoveu um resultado muito mais refinado.[5]

Em 1997, o Dr. William Rassman e o Dr. Robert Bernstein denominaram a técnica como transplante de UF, levando o conceito de UF definitivamente para o campo da restauração capilar. A utilização dos microscópios específicos para a preparação das UF produz um resultado natural, com a produção de enxertos anatomicamente preservados e grande diminuição da taxa de ressecção.[6]

ALOPECIA ANDROGENÉTICA FEMININA

Definida como uma alopecia difusa não cicatricial e progressiva, mais recentemente tem sido preferencialmente denominada alopecia de padrão feminino (APF). Decorre inicialmente de um afinamento folicular que evolui para perda subsequente dos fios, principalmente nas regiões central, frontal e parietal do couro cabeludo. Esta é a apresentação clínica clássica; contudo, algumas pacientes podem apresentar um padrão de distribuição semelhante ao da calvície masculina.

A APF é a principal causa de queda de cabelos em mulheres adultas e sua prevalência aumenta com a idade. Historicamente, os cabelos têm um papel preponderante na imagem corporal feminina, inclusive em suas relações sociais, o que presume o impacto da APF na autoestima e na qualidade de vida das pacientes afetadas.

Essa condição manifesta-se principalmente no período reprodutivo das mulheres. A maioria delas procura tratamento na faixa etária dos 25 aos 40 anos. Recursos propedêuticos, como a dermatoscopia do couro cabeludo, aumentam a sensibilidade do diagnóstico, possibilitando a detecção cada vez mais precoce da doença. Existe ainda um segundo pico de incidência na menopausa, entre 50 e 60 anos. Não se dispõe até o momento de dados epidemiológicos sobre a prevalência na população brasileira. As referências de prevalência geral na população variam conforme a etnia e têm valores mais altos entre as caucasianas (19%), em comparação às asiáticas (5,6%).

Avaliação clínica

A paciente com APF comparece ao consultório na maioria das vezes sob grande estresse psíquico, com um temor intenso de perder todo o cabelo – em um estudo brasileiro de 2012, esse medo foi comparável ao de desenvolver um infarto agudo do miocárdio. Portanto, a primeira medida refere-se a uma escuta cuidadosa e atenciosa da paciente, de modo a acalmá-la e assegurá-la de que será feito o melhor para ajudá-la.

Algumas formas frequentes de verbalização constituem o motivo da consulta. Uma delas é o sinal da risca, em que a paciente, ao partir o cabelo ao meio, percebe de maneira mais evidente a sua linha de divisão. Outra queixa comum costuma ser a percepção da redução da espessura do "rabo de cavalo" ao prender os cabelos. Já outras pacientes referem visualizar o fundo do couro cabeludo com mais facilidade. Assim, uma anamnese cuidadosa deve ser realizada.

Um aspecto importante a questionar é a percepção de redução do volume dos cabelos pela paciente, o que possibilita quantificar melhor como a paciente percebe a sua perda em comparação aos achados objetivos do exame clínico subsequente. Outros fatores que devem ser questionados consistem em sinais e sintomas de hiperandrogenismo, hábitos dietéticos, procedimentos cosméticos térmicos e químicos realizados nos fios, bem como no histórico familiar de alopecias. Os impactos na vida social, profissional e sexual da paciente devem ser valorizados e ajudam quanto à sua programação terapêutica.

No exame clínico, deve-se lançar mão de todas as ferramentas disponíveis na tentativa de primeiro chegar ao diagnóstico correto. Clinicamente, algumas formas iniciais de APF podem se confundir com outras formas de alopecia difusa não cicatricial. Entre elas, destacam-se eflúvio telógeno crônico, alopecia areata difusa, alopecia areata incógnita e alopecia sifilítica. A dermatoscopia e o exame de tricograma podem ter grande auxílio na definição do quadro clínico, métodos que possibilitam uma avaliação mais sensível do couro cabeludo por sua amplificação óptica e a obtenção de dados mais objetivos.

Algumas vezes, em casos mais complexos e duvidosos, pode-se realizar biopsia do couro cabeludo de modo a confirmar o diagnóstico pelo exame anatomopatológico. O procedimento consiste na retirada de dois fragmentos de 4 mm com uso do *punch*, sendo um para realização de corte transversal e o outro para corte longitudinal.

Faz parte ainda da abordagem propedêutica a complementação com exames laboratoriais. Idealmente, deve-se fazer uma avaliação do perfil hormonal androgênico da paciente pela solicitação de testosterona total e livre, desidroepiandrosterona (DHEA) e seu sulfato (SDHEA), visando a avaliar a existência de condições hiperandrogênicas. Inclui-se, ainda, a avaliação de hemograma, hormônio estimulante da tireoide (TSH), zinco, (*venereal disease research laboratory*), ferritina e 25-OH-vitamina D. Quanto ao zinco e à ferritina, a literatura não apresenta unanimidade a respeito de sua relação direta com a APF e o eflúvio telógeno, mas, na experiência dos autores deste capítulo, a suplementação desses elementos se correlaciona com melhora clínica e resultados mais consistentes. Já em relação à vitamina D, têm sido aferidos valores abaixo da referência em pacientes com APF, contudo o seu papel fisiopatológico precisa ser mais bem definido.

Classificação

A redução do volume global dos cabelos na APF correlaciona-se diretamente com a redução da espessura e da densidade de fios no couro cabeludo.

Não existe ainda um consenso sobre a melhor forma de classificação da APF. As principais são:

- Ludwig: indicada para classificar os casos de rarefação da região biparietal superior e do vértice, com preservação da linha de implantação anterior (Figura 68.1). Divide-se

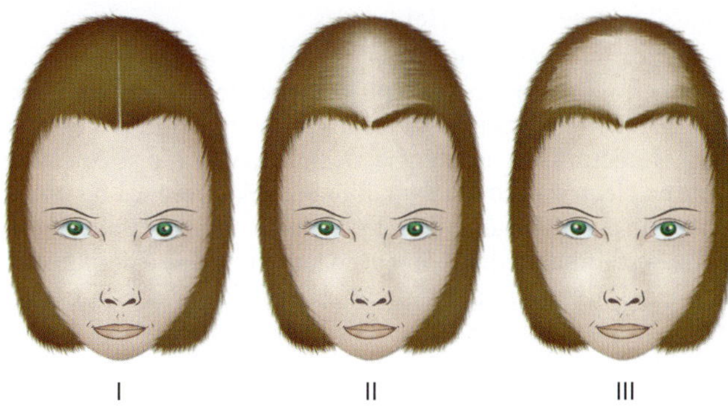

Figura 68.1 Classificação de Ludwig: três graus de intensidade.

em três graus. O primeiro apresenta uma leve rarefação enquanto o terceiro, a ausência total de fios na área afetada. Trata-se de uma das classificações mais comumente utilizadas; no entanto, tem como principal limitação mudanças muito significativas entre os estágios. Isso faz com que a designação de pacientes com quadros intermediários fique prejudicada

- Sinclair: muito similar à classificação de Ludwig, por contemplar o mesmo tipo de padrão de perda. A principal diferença reside no fato de haver cinco estágios no total, sendo o primeiro o couro cabeludo normal e o último a ausência de fios na região comprometida (Figura 68.2). Sua vantagem consiste na sua maior aplicabilidade na clínica, por suas nuances mais suaves entre as diferentes fases
- Olsen: utilizada para quadros com rarefação da região bitemporal superior e vértice com acentuação frontal (Figura 68.3). Nesse padrão, destaca-se que, além do processo difuso de rarefação, associa-se uma acentuação na linha central, que se abre em forma de um triângulo cuja base encontra-se na linha de implantação anterior
- Hamilton e Norwood: utilizada nas situações em que se apresenta rarefação com recesso bitemporal. Comumente utilizada na classificação dos pacientes com calvície masculina. Entretanto, raramente as mulheres comprometidas podem ser acometidas por esse padrão.

Tratamento

Não é o objetivo deste capítulo abordar pormenorizadamente os tratamentos clínicos disponíveis para a APF. De todo modo, é importante tecer algumas considerações sobre o tema.

Com recursos cada vez mais sensíveis, como descrito anteriormente, tem-se chegado ao diagnóstico em fases cada vez mais precoces. Quanto mais cedo iniciada a terapêutica, melhor tende ser a eficácia do tratamento.

As principais alternativas de tratamento disponíveis no momento são minoxidil tópico, luzes de baixa potência (LLLT, do inglês *low level laser therapy*) e finasterida oral. Ainda sim, deve-se ter em mente que os resultados dos tratamentos para APF tendem a ser menos expressivos e inconstantes que na alopecia androgenética masculina. Parece haver um sinergismo quando se utilizam as medicações associadamente.

Do ponto de vista cirúrgico, a terapêutica clínica se posta como um pilar fundamental. O objetivo principal consiste em interromper o processo de miniaturização dos folículos e a perda concomitante de fios. Isso é muito importante, tendo em vista que o microtransplante capilar não substitui os fios perdidos, e sim faz uma redistribuição destes da área doadora para a área receptora.

No caso da APF, destaca-se, ainda, o fato de que algumas pacientes apresentam comprometimento da área doadora; portanto, visando à manutenção dos fios transplantados, o tratamento clínico é fundamental. Desse modo, se a progressão da APF não for interrompida, a piora da área receptora anulará parcial ou totalmente os resultados do transplante capilar.

Indicação cirúrgica

O primeiro passo para uma indicação cirúrgica acertada refere-se ao estabelecimento de uma relação médico-paciente baseada na confiança mútua. Durante a consulta, faz parte da rotina dos autores a realização de fotografias padronizadas associadas à dermatoscopia digital do couro cabeludo da paciente com armazenamento das imagens digitalizadas. Faz-se o registro nas seguintes áreas: recessos frontoparietais bilateralmente, linha média do couro cabeludo anterior e posterior, vértice, região occipital e temporais bilateralmente. Já com as imagens digitalizadas, explicam-se os achados que possibilitariam o diagnóstico da APF. Na sequência, prossegue-se com a explanação da importância do tratamento clínico, independentemente de se tratar ou não de um caso cirúrgico.

Um dos principais aspectos a considerar antes da indicação cirúrgica consiste na expectativa da paciente com relação aos resultados do procedimento. A APF apresenta um estigma social significativo. Assim, não é de causar estranheza que a paciente anseie por um resultado cirúrgico rápido e que possibilite um retorno do volume capilar normal. Nesse momento, é de suma importância que o cirurgião, por meio de uma explanação franca e direta, detalhe os fundamentos da cirurgia e deixe claro

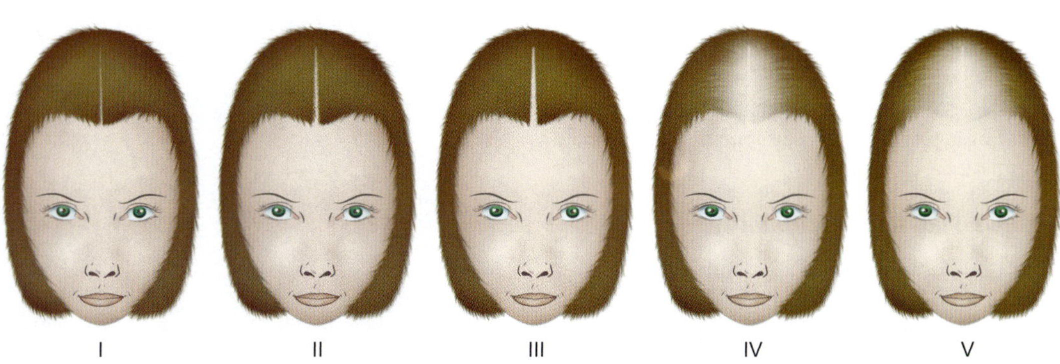

Figura 68.2 Classificação de Sinclair: cinco graus de intensidade.

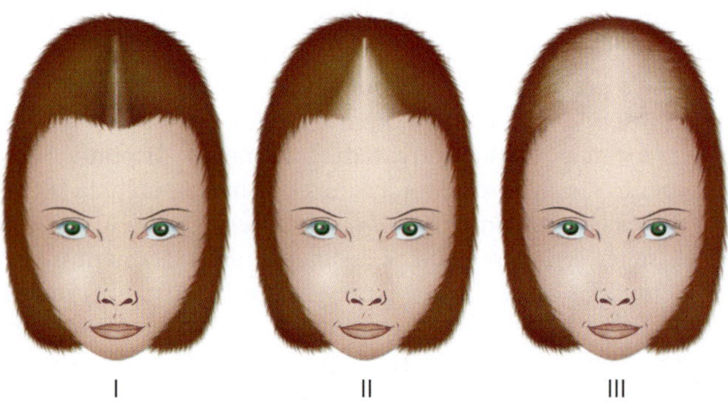

Figura 68.3 Classificação de Olsen (padrão em "árvore de Natal"): três graus de comprometimento.

que não haverá um aumento do volume capilar global, mas sim uma redistribuição de folículos de modo a ter um resultado cosmético aceitável pela camuflagem das áreas mais críticas.

A classificação clínica da APF ajuda bastante na tomada de decisão com relação ao procedimento cirúrgico. A primeira etapa refere-se a avaliar o grau de perda já apresentado pela paciente. Classicamente, pacientes Ludwig III, Sinclair IV e V e Olsen III apresentam um comprometimento significativo com perda de UF nas áreas afetadas. Dificilmente, ou se é que é possível, essas pacientes apresentarão recuperação desses folículos perdidos, consistindo, portanto, em indicações formais do microtransplante capilar, caso a área doadora permita. Já pacientes com Ludwig II, Sinclair III e Olsen II merecem uma avaliação da resposta às terapêuticas clínicas. Recomenda-se um prazo de 1 ano para avaliar essa eficácia. Pacientes que não obtiveram ganho de volume dos cabelos com melhora clínica significativa passam, portanto, a ser candidatas à cirurgia, caso a área doadora seja satisfatória.

Definida a necessidade de restauração capilar na área receptora, segue-se com a avaliação da área doadora.

A dermatoscopia das regiões temporais e occipital auxiliam nessa análise. Deve-se considerar nesse momento o conceito de densidade folicular, que consiste no número de UF por cm^2, dado que torna possível estimar o número de UF a ser obtido a partir da área doadora. Outro aspecto a apreciar nesse momento é o grau de miniaturização presente na área doadora. Uma boa candidata à cirurgia deve apresentar um grau de miniaturização menor que 20%. Quando se encontra um índice de miniaturização acima de 20 a 50%, pode-se obter um resultado aquém do esperado, com aparência de volume menos denso que o planejado e com perda acelerada desses fios na área receptora.

Avaliação pré-operatória

O procedimento pode ser realizado com ou sem sedação. Na rotina dos autores deste capítulo, as cirurgias são realizadas em bloco cirúrgico sob sedação conduzida por um médico anestesista. Por isso, sempre se deve solicitar uma avaliação clínica pré-operatória realizada por um médico anestesiologista, clínico geral ou cardiologista.

Características gerais das técnicas cirúrgicas

Pode-se realizar a restauração capilar utilizando diferentes técnicas cirúrgicas. O modo de implantar os folículos e a naturalidade em relação aos resultados obtidos são similares entre as técnicas, desde que cuidadosamente respeitados os cuidados técnicos descritos a seguir.

Transplante de unidades foliculares

A técnica *follicular unit transplant* (FUT) consiste na retirada de um fragmento em fuso do couro cabeludo da área doadora. A demarcação dessa área obedece a alguns critérios. Situa-se acima da eminência occipital, visando à formação de uma cicatriz de melhor qualidade, pela presença de menor ação muscular. A partir da referência anatômica citada, determina-se a linha média. Em seguida, prolonga-se a demarcação de maneira simétrica para ambos os lados. Passado o terço médio, a marcação se torna curvilínea, de modo a alcançar o polo superior da orelha, respeitando-se uma distância segura de cerca de dois dedos da margem inferior dos cabelos remanescentes. Com o intuito de ter um fechamento com baixa tensão, respeitam-se os seguintes limites: nas laterais, largura de no máximo 1 cm, e, na região occipital, no máximo 1,8 cm (Figura 68.4).

Na sequência, após a retirada da faixa doadora, realiza-se o processo de separação dos folículos pela equipe técnica treinada, em geral sob amplificação óptica, seja com lupas, seja com microscópio. Essa individualização das UF é feita em duas etapas. Na primeira, chamada *slivering* (fatiamento), são realizados cortes transversais no fragmento retirado, os quais respeitam, em geral, a largura de 1 UF (Figura 68.5). Os fragmentos menores assim gerados são mantidos em solução fisiológica resfriada, de modo a preservar sua viabilidade. Posteriormente, estes são submetidos a uma dissecção adicional visando-se, a partir de então, individualizar as UF (Figura 68.6). Os enxertos gerados são mantidos também em solução de conservação refrigerada até que sejam implantados na área receptora.

A FUT compreende a principal técnica utilizada em mulheres, pelo fato de não ser necessária a raspagem dos cabelos para sua realização. Ela apresenta duas variações – de fios curtos e de fios longos (técnica *preview long hair*) –, a última consistindo na implantação dos fios longos, possibilitando uma pré-visualização do resultado final, embora de execução mais trabalhosa e mais demorada, acarretando um custo maior para o procedimento. Geralmente, realiza-se a técnica FUT com fios curtos (< 0,5 cm), de execução mais rápida por facilitar a implantação com densidades maiores. Ressalta-se aqui

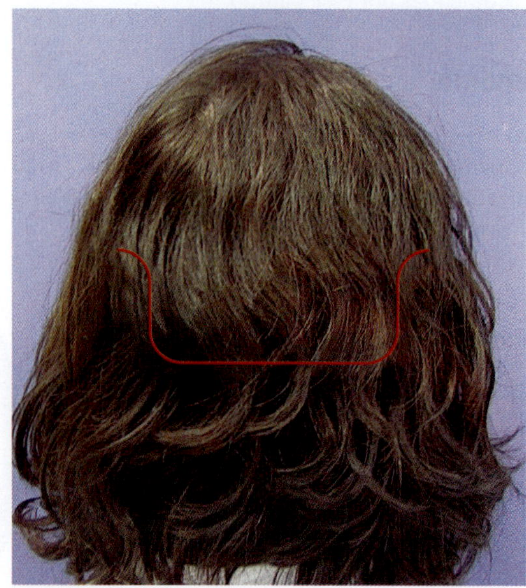

Figura 68.4 Desenho esquemático mostrando o trajeto do fuso retirado na área doadora.

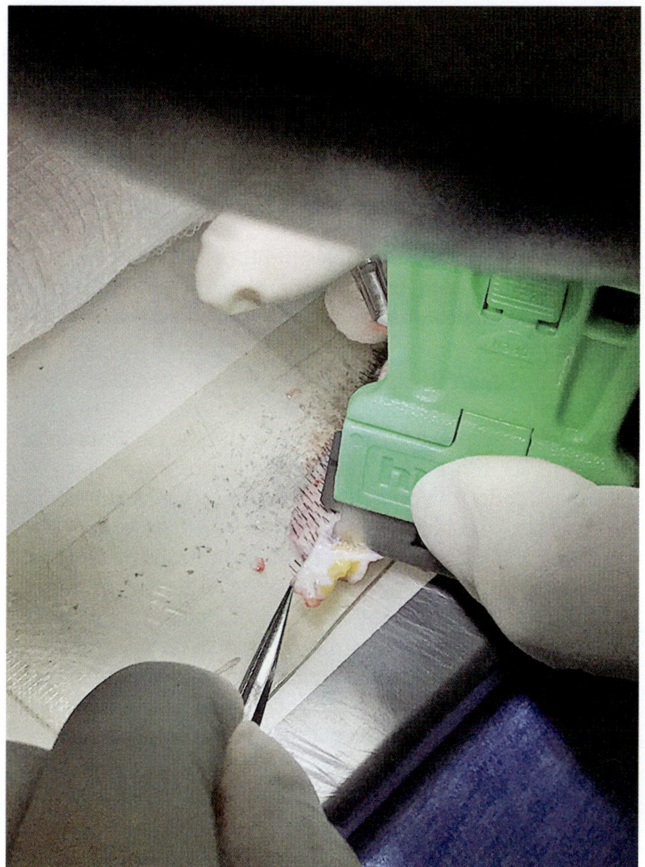

Figura 68.5 Processo de *slivering* com cortes transversais com largura de 1 UF realizados na faixa de pele retirada do couro cabeludo.

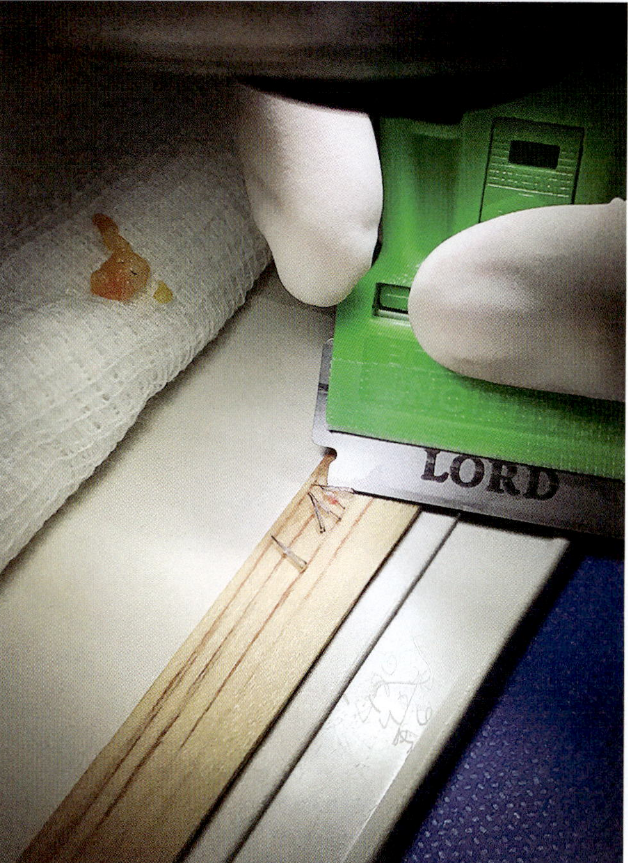

Figura 68.6 Aspecto final das UF individualizadas após a dissecção do fragmento obtido pelo *slivering*.

que, em ambas as variações, como também nas outras técnicas de transplante capilar, os folículos implantados cairão em sua maioria entre 15 e 30 dias para reiniciar seu crescimento permanente cerca de 3 meses após o procedimento.

Extração de unidades foliculares

A técnica *follicular unit extraction* (FUE) consiste na utilização de um *micropunch* que, em geral, varia de 0,8 a 1,1 mm de diâmetro, podendo ter a borda cortante ou romba, formato reto ou em "trompete", para a retirada das UF já de maneira individualizada da área doadora. O *punch* pode ser manipulado de forma manual, motorizada e robótica.

Classicamente, para a utilização dessa modalidade o paciente precisa raspar os cabelos bem curtos na área doadora, o que, a princípio, por motivos socioculturais, impediria seu emprego na maioria das mulheres, tendo em vista a baixa disposição dessas pacientes em fazê-lo. Contudo, uma variação recente da técnica FUE tem possibilitado a extração dos folículos sem a raspagem total na área doadora. Pode-se fazer uma raspagem parcial em camadas ou um "desbaste" com a tesoura, deixando cabelos compridos intactos ao redor dos extraídos, camuflando-se as microcicatrizes no pós-operatório.

Na raspagem parcial em camadas, solicita-se que as pacientes deixem os cabelos o mais longos possível para o procedimento. Os cabelos da porção parietal superior, frontal e do vértice do couro cabeludo são, então, penteados e separados de modo a se prender com um elástico na porção superior do couro cabeludo. Isso feito, os cabelos dessa delimitação para baixo são raspados em faixas de 1 cm de largura em média, deixando-se uma seção adjacente de dimensões semelhantes intactas. O diferencial encontra-se no fato de os cabelos das porções superiores e das áreas adjacentes, após soltos, cobrirem a área raspada.

Outra alternativa proposta consiste no desbaste com tesoura, técnica que tem sido denominada FUE no *shaving*, cuja demanda tem crescido. Trata-se de uma técnica em que se utiliza uma tesoura para cortar os cabelos curtos de maneira descontínua entre os folículos de modo a permitir a retirada das UF dessas áreas, deixando os cabelos compridos adjacentes camuflarem os curtos. Cabe, contudo, ressaltar que a sua execução se torna mais difícil e demorada, principalmente quando da necessidade de um grande número de enxertos, devendo, em alguns casos, o microtransplante ser realizado em 2 dias, acarretando um custo maior.

Cuidados com a área receptora

Em uma parte considerável dos casos, é necessário restaurar a linha de implantação anterior dos cabelos. A linha feminina apresenta algumas peculiaridades. Em geral, a fronte das mulheres tem na linha mediana até a raiz nasal entre 6 e 7 cm. E, diferentemente dos homens, na sua região temporal tende a haver uma curva descendente do cabelo (Figura 68.7).

O planejamento cirúrgico da área receptora deve contemplar áreas de maior importância cosmética, e não todo o couro cabeludo. Isso deve ser discutido, como dito anteriormente, de modo bem claro durante a consulta, tendo em vista algumas expectativas inatingíveis das pacientes.

Parte 8

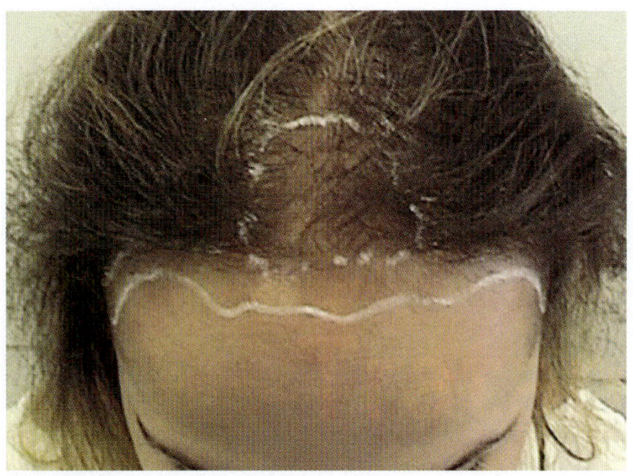

Figura 68.7 Exemplo de marcação da linha anterior em paciente a ser submetida a microtransplante capilar.

Tempos cirúrgicos

FUT

Preparo inicial

Realizada a demarcação da área doadora com caneta de marcação cirúrgica na sala de preparo, raspam-se os pelos curtos, estendendo a área em todas as direções em aproximadamente 0,5 cm. Executa-se, também, a marcação da área receptora. A linha de implantação, caso seja necessária, deverá seguir os parâmetros descritos anteriormente. No momento da marcação desta, toma-se o cuidado de não a desenhar linearmente, mas sim com pequenas irregularidades e discretos avanços e reentrâncias. Esse cuidado fundamental possibilita reproduzir a naturalidade da linha de implantação original (Figura 68.8).

Então, a paciente é encaminhada ao bloco cirúrgico, onde se realiza a punção do acesso venoso pelo médico anestesiologista para possibilitar a posterior sedação, caso esta venha a ser feita. A paciente é colocada em decúbito ventral. Executa-se a antissepsia com clorexidina e colocam-se os campos operatórios. Esta etapa pode ser também executada com a paciente em decúbito lateral.

Anestesia da área doadora

É executada realizando-se o bloqueio do campo logo abaixo da área demarcada previamente. A solução utilizada consiste em lidocaína a 2% com vasoconstritor com bupivacaína a 0,5% em partes iguais. A lidocaína possibilita um início mais rápido da ação anestésica, enquanto a bupivacaína tem maior duração da anestesia. De modo a minimizar a dor da infiltração, associa-se um estímulo vibratório próximo ao local da puntura.

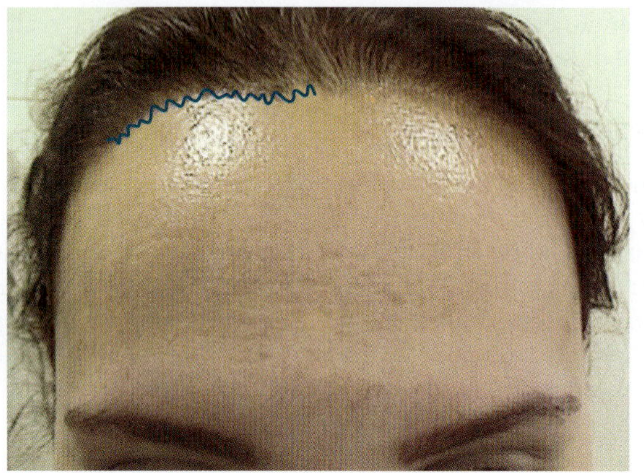

Figura 68.8 Detalhe da marcação da linha anterior. Observar a linha azul à direita com um esboço da marcação realizada no pré-operatório e comparar com o resultado natural obtido à esquerda.

Em seguida, na área demarcada e nas adjacências, realiza-se a infiltração de solução tumescente composta de epinefrina e soro fisiológico (SF) 0,9% na concentração de 1:200.000. A solução é injetada em múltiplas punturas até que haja tumescência da área, com branqueamento e distensão do tecido. Esse procedimento possibilita uma redução do sangramento peroperatório.

Retirada da faixa

Pelo fato de a espessura da pele do escalpo na paciente do sexo feminino ser um pouco mais fina que nos homens, deve-se ter um cuidado adicional de modo a preservar estruturas mais profundas, como nervos e vasos, durante a diérese da pele e do subcutâneo. Os autores deste capítulo utilizam um bisturi de lâmina única n. 10. Nessa fase, em geral, utiliza-se uma lupa de magnificação para, durante a excisão da pele, acompanhar se está paralelos aos folículos, minimizando a taxa de transecção. Em relação à profundidade, geralmente se aprofunda o bisturi até o nível do bulbo piloso e o início da gordura subcutânea. Segue-se, então, uma dissecção romba adicional pelo uso de ganchos de pele. Utiliza-se esse instrumental perpendicularmente à incisão com um gancho inserido na faixa e outro na borda adjacente. Então, faz-se força de modo a afastar as duas bordas, ocasionando uma separação do subcutâneo com menor risco de lesão a estruturas como nervos e vasos.

Prossegue-se, em seguida, com a liberação da faixa dos tecidos profundos. Pode-se utilizar uma tesoura ou um bisturi. O plano de clivagem fica entre o subcutâneo e a gálea aponeurótica subjacente (Figura 68.9). Com uma pinça, deve-se exercer uma leve tração da faixa de modo a divulsionar o tecido no seu plano de clivagem natural. Com o bisturi, realizam-se incisões pontuais em pequenas traves de tecido conjuntivo durante o processo. Nessa etapa, é fundamental estar atento para evitar lesão de vasos e nervos subjacentes.

Em geral, realiza-se esse processo em uma metade da faixa inicialmente. Logo a seguir, executa-se a segunda metade. Isso possibilita retirar o segundo fragmento enquanto a equipe de técnicos treinados realiza a preparação dos enxertos, resultando em um ganho de eficácia e em folículos disponíveis para implantação quando da finalização do fechamento na área doadora.

Hemostasia e síntese

Após a retirada da faixa, faz-se uma inspeção do leito cirúrgico e, se necessário, hemostasia pontual com uso do eletrocautério.

Em seguida, utilizando uma tesoura, realiza-se a "desepitelização" de uma pequena faixa na borda superior do defeito, com 1 UF em média de largura, e aproximadamente 1 mm de profundidade – esta é a primeira etapa para a realização da sutura tricofítica.

Logo a seguir, inicia-se a sutura em duas camadas e realiza-se o fechamento do subcutâneo com o uso de Monocryl® 3.0, em sutura contínua ou em pontos separados.

Em seguida, realiza-se a sutura com náilon 5.0 ou 6.0, de modo que a região preparada para a sutura tricofítica fique no interior do defeito, o que, posteriormente, proporcionará a camuflagem da cicatriz.

Preparação da área receptora

Na maioria dos casos, à exceção apenas das pacientes em que se opera o vértice, existe uma mudança de posição, nessa fase, para o decúbito dorsal.

Iniciam-se a seguir a antissepsia local e colocação dos campos cirúrgicos. Depois, faz-se o bloqueio de campo com a mesma solução anestésica descrita. Em geral, realiza-se uma infiltração em arco na região frontal que se estende inferolateralmente em direção à região temporal. Isso proporciona anestesia de toda a metade anterior do couro cabeludo.

Implantação das unidades foliculares

Infiltra-se solução tumescente na área receptora de modo a minimizar o sangramento e facilitar a implantação das UF por ocasionar a distensão tecidual. Contudo, cabe aqui uma ressalva. Nas pacientes do sexo feminino, utiliza-se sempre a menor quantidade possível dessa solução, visando a diminuir a chance de ocorrência de eflúvio telógeno no pós-operatório.

A amplificação óptica nessa etapa tem suma importância. Os autores deste capítulo utilizam lentes de magnificação com foco de LED frontal acoplado.

Na maioria dos casos femininos, opta-se pela técnica denominada *Stick and place* (SAP), que consiste na realização da incisão na pele e na imediata inserção do folículo no sítio criado. Existem algumas variações quanto à sua realização, como a utilização de agulhas ou microlâminas, a realização individual, em que o médico faz todo o processo, ou em dupla, em que, em geral, o cirurgião faz a incisão e um auxiliar insere o enxerto. A opção destes autores consiste na realização individual com uso de agulha e pinça (Figura 68.10).

A opção pelo uso da SAP nas incisões prévias (IP) está fundamentada em algumas vantagens em mulheres. Como, em geral, essa população não apresenta uma área completamente livre de pelos, com a SAP pode-se diminuir o trauma aos fios remanescentes na área receptora, ao se implantar no espaço entre estes. Reduz-se também o risco de eflúvio telógeno, pois na SAP há um trauma cirúrgico menor e com menor sangramento, além de incisões menores, com menor trauma vascular e ajustadas ao tamanho do enxerto. Ao fazer as incisões, deve-se ainda ter o cuidado de evitar fazê-las em linhas retas, com certa variabilidade ao acaso, tentando-se reproduzir a distribuição natural dos folículos.

Para a colocação dos enxertos de 1, 2, 3 e 4 fios, utilizam-se, respectivamente, as seguintes agulhas: 21 G, 20 G, 19 G e 18 G. Nas linhas mais anteriores, implantam-se as UF de 1 fio, em geral em 2 fileiras. Seguindo no sentido posterior, inserem-se 3 a 4 linhas de UF de 2 fios e, em continuidade, colocam-se as UF de 3 fios com o mesmo padrão de distribuição. Nessas porções mais anteriores, utiliza-se o chamado *dense packing*, com densidades de no mínimo 40 UF por cm^2.

No caso das mulheres, com base no estilo em que utilizarão os seus cabelos, pode-se realizar uma distribuição de modo a otimizar as áreas mais visíveis em tais penteados. Essas áreas, em geral, são a região frontal mediana e a região da partida do cabelo (mediana ou lateral); na última, pode-se utilizar uma distribuição em "L".

Durante a implantação, é preciso estar sempre atento, pois não é incomum a ocorrência de um evento chamado *popping*, no qual UF previamente implantadas literalmente saltam das incisões e necessitam ser reposicionadas. De modo a diminuir esse evento, deve-se trocar as agulhas com frequência. Outro aspecto para o qual se deve atentar consiste na redução ao máximo do dano aos enxertos, por meio de movimentos suaves com a agulha, de modo a não transeccionar as UF e evitando-se uma preensão muito forte destas com a pinça.

Os folículos devem permanecer o menor tempo possível fora do organismo; portanto, é de suma importância que toda a logística vise a uma maior eficiência para que a implantação transcorra com a maior velocidade executável. Eles devem ser

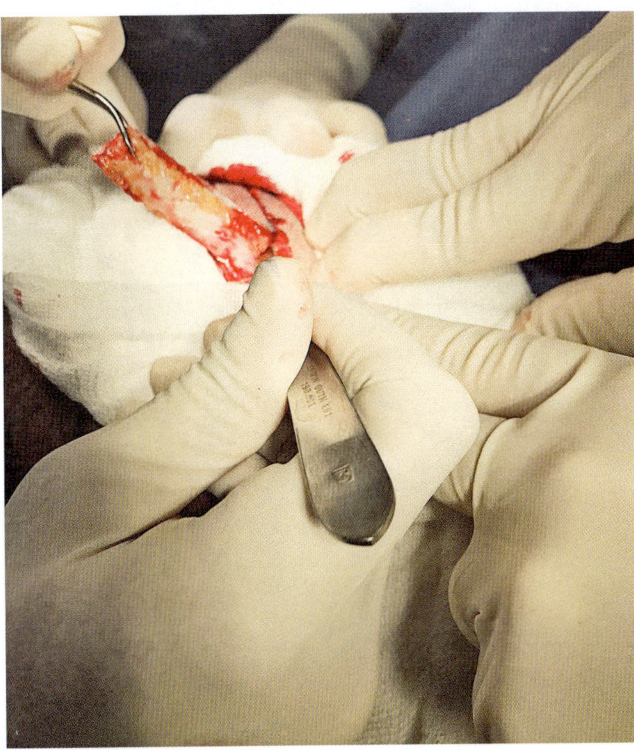

Figura 68.9 Processo de descolamento do fuso da gálea aponeurótica subjacente.

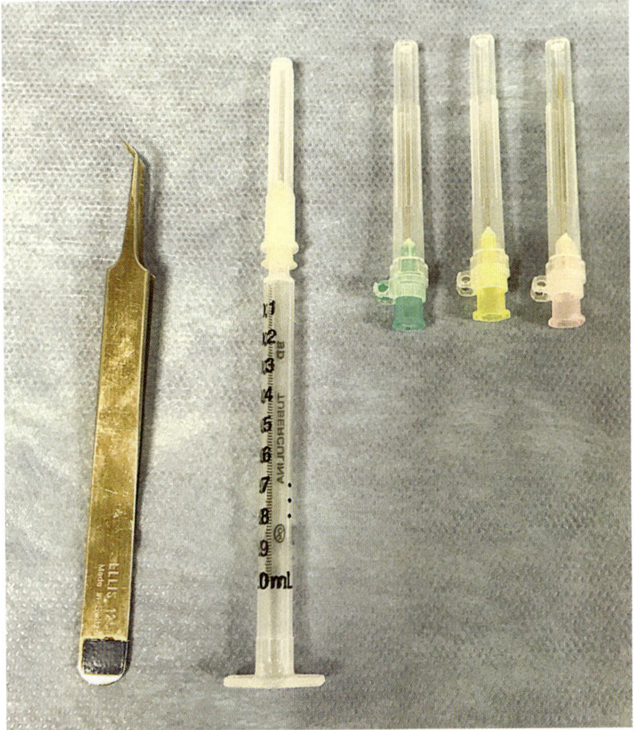

Figura 68.10 Agulhas e pinças utilizadas para a realização da SAP.

conservados em SF resfriado. É preciso zelar, ainda, para que estejam sempre bem hidratados com SF 0,9% enquanto estiveram nas mãos do assistente e do cirurgião na fase pré-implantação.

Constantemente, o médico deve verificar o posicionamento das UF e, se necessário, reposicioná-las. Utiliza-se SF em um borrifador para sempre limpar o campo operatório, o que facilita a melhor visualização e rapidez no procedimento.

Cuidados

Ao final do procedimento, infiltra-se ao redor da cicatriz suturada uma solução de bupivacaína com um efeito analgésico residual por até 24 h. Isso possibilita maior conforto ao paciente na primeira noite após a cirurgia.

Uma compressa cirúrgica dobrada é colocada sobre a incisão cirúrgica e, posteriormente, coberta por uma atadura, curativo mantido até a manhã seguinte, quando será retirado na clínica.

FUE

Preparo inicial

Conforme a técnica, raspam-se os pelos ou faz-se o desbaste com a tesoura, conforme descrito anteriormente. Na rotina dos autores deste capítulo, quando se opta pela execução da FUE, prefere-se a raspagem em camadas (Figura 68.11).

Para isso, raspam-se os pelos de modo a deixá-los com 1 mm de comprimento em média. A tonsura é feita em faixas com 1 cm de largura e que se estendem de uma região temporal a outra contralateral, passando pela região occipital, em um trajeto levemente curvo. Adjacentes a cada uma dessas faixas, deixam-se áreas de mesmas dimensões com pelos intactos no maior comprimento possível, ajudando na camuflagem. Então, esses fios íntegros são amarrados com uma série de elásticos e prendedores.

A marcação da área receptora também é realizada nesse momento, da mesma maneira descrita para a FUT.

Anestesia da área doadora

É executada realizando-se o bloqueio de campo que se estende de uma região temporal a outra contralateral, passando pela região occipital na sua porção mais inferior. A solução utilizada consiste em lidocaína a 2% com vasoconstritor e ropivacaína a 1% em partes iguais. A lidocaína possibilita um início mais rápido da ação anestésica, enquanto a ropivacaína garante uma atividade vasoconstritora adicional. Para minimizar a dor da infiltração, associa-se um estímulo vibratório próximo ao local das punturas.

Em seguida, nas áreas demarcadas, infiltra-se solução tumescente composta de epinefrina e SF 0,9% na concentração de 1:200.000. A solução é injetada em múltiplas punturas até a tumescência da área, com branqueamento e distensão do tecido. Esse procedimento possibilita uma redução do sangramento peroperatório.

Coleta das unidades foliculares

Para a extração das UF, são utilizados *micropunches* que vão de 0,8 a 1 mm de diâmetro. O movimento rotacional para a incisão da pele pode ser executado de maneira manual, motorizada ou robótica. Na prática dos autores deste capítulo, a realização da FUE motorizada ou robótica compreende uma rotina (Figura 68.12).

Na realização da FUE robótica, o sistema de câmeras disponibiliza para o *software* imagens que possibilitam o cálculo do ângulo de ataque para o *punch* fazer a incisão da pele, além de ajustar a força e a profundidade das incisões.

Quando se opta pela FUE motorizada, utiliza-se um pequeno mandril dotado de um motor, onde se insere o *micropunch*, ligado a um console no qual se pode calibrar a velocidade de rotação (Figura 68.13). São usados, ainda, *micropunches* de

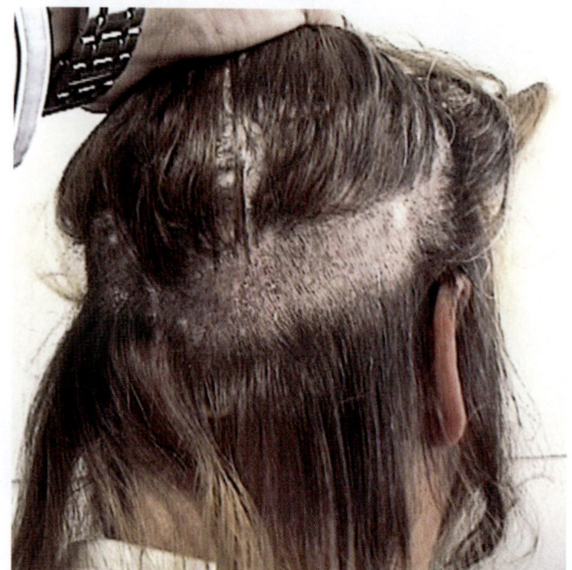

Figura 68.11 Raspagem em camadas realizada para a execução da FUE.

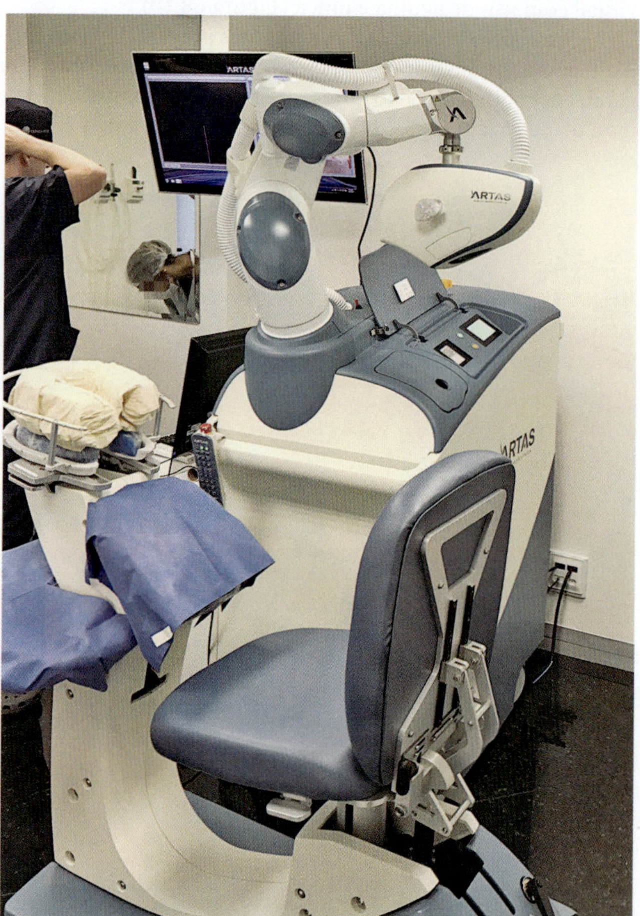

Figura 68.12 Sistema ARTAS® de FUE robótica.

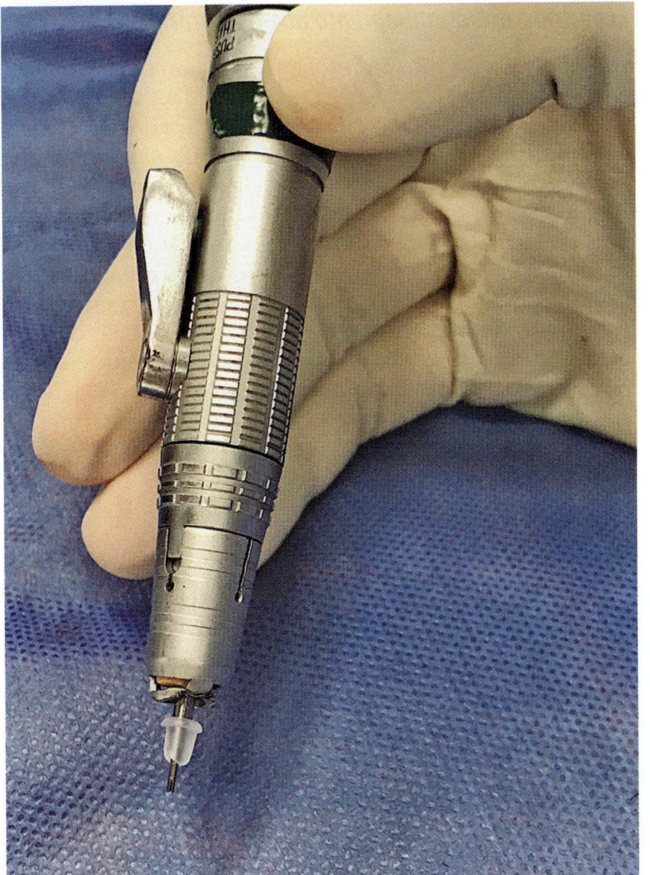

Figura 68.13 Detalhe do mandril e do *micropunch* utilizados na FUE motorizada.

bordos cortantes cujos diâmetros variam de 0,8 a 0,9 mm. A definição sobre qual *punch* será utilizado vem da avaliação do diâmetro médio das UF e de sua morfologia. Pacientes com fios mais curvos ou com folículos que apresentam bulbos divergentes na sua base necessitam de *punches* com diâmetro maior.

Nessa etapa, utiliza-se magnificação acima de 4,5 vezes, o que possibilita melhor visualização do ângulo de ataque ao atingir a pele com a UF. Idealmente, deve-se localizar o óstio de saída do pelo no centro do fragmento a ser retirado, o que minimiza a taxa de transecção. Deve-se tentar seguir a angulação do folículo. A exceção a essa regra consiste nos cabelos curvos, em que se deve fazer a incisão da pele em duas etapas – um primeiro corte da epiderme e, depois, a modificação do ângulo de ataque a fim de fazer um movimento de curva a fim de evitar a transecção da porção sinuosa do folículo localizada abaixo da pele.

Ainda com a paciente em decúbito ventral, consegue-se acessar mais da metade da área doadora. Utilizam-se dois aparelhos, localizados um em cada lado do campo cirúrgico, o que possibilita que dois cirurgiões operem ao mesmo tempo, diminuindo bastante o tempo do procedimento.

Em seguida, realiza-se a extração das UF com duas pinças, sendo uma de pontas lisas e outra de pontas serrilhadas. O movimento consiste na tração do folículo com a pinça lisa de modo a trazê-lo o máximo para fora sem que se faça qualquer força. Em seguida, com a pinça serrilhada seguindo a orientação de crescimento do cabelo, realiza-se uma força de modo a destacar a UF do orifício gerado.

Durante esse processo, podem ocorrer alguns eventos, como o *capping*: quando se extrai a UF, o bulbo e o fio ficam retidos na incisão, enquanto a porção mais superficial da derme e da epiderme são destacadas. Isso em geral significa que se deve aprofundar mais a incisão, visando à liberação das porções mais profundas do enxerto dos tecidos adjacentes. Alguns folículos podem sofrer também um processo de fratura ou de quebra parcial, o que decorre, em alguns casos, do uso de *punches* pequenos para o diâmetro da UF ou na presença de débris ou outros folículos no interior do *punch*. E, por último, tem-se o processo da transecção do folículo, que pode estar relacionado com um ângulo de ataque incorreto ou uso de *punches* menores que o ideal.

Os enxertos retirados são mantidos com os mesmos cuidados de refrigeração e hidratação realizados na FUT.

Preparação da área receptora

Na maioria dos casos, à exceção apenas das pacientes em que se opera o vértice, existe uma mudança de posição para o decúbito dorsal nessa fase. Essa etapa se assemelha ao que foi descrito para a FUT.

Implantação das unidades foliculares

Esta etapa segue os mesmos princípios descritos para a FUT. Mas cabe aqui um adendo: as UF da FUE em geral tendem a ser mais delgadas e suscetíveis ao trauma e ao ressecamento. Portanto, deve-se tomar cuidados extras para minimizar esses dois aspectos. Visando a diminuir o trauma, a SAP pode ser implantada com o uso de *implanters*, instrumentos que, muito semelhantemente a uma caneta, têm um sistema mecânico interno que possibilita que, pela agulha situada em sua ponta, os enxertos consigam ser implantados ao mesmo tempo (Figura 68.14).

Cuidados finais e curativo

A dor pós-operatória na técnica FUE é praticamente inexistente. Portanto, não se faz a anestesia com bupivacaína no final do procedimento, como na FUT.

O curativo é realizado de modo semelhante à FUT, contudo com a utilização de pomada de neomicina na área doadora.

Cuidados pós-operatórios

FUT

Apesar de controversa na literatura, é protocolo dos autores deste capítulo empregar antibioticoterapia profilática oral. Opta-se pelo uso da cefadroxila 500 mg 2 vezes/dia por 7 dias. Visando ao controle da dor no pós-operatório, associam-se também anti-inflamatórios não esteroides (AINE) por 5 dias.

Os cabelos na área receptora devem ser lavados cuidadosamente, sem fricção e sem ducha forte, principalmente nos primeiros 7 dias, período crítico para a incorporação do enxerto à pele. Recomenda-se a lavagem com sabonete líquido

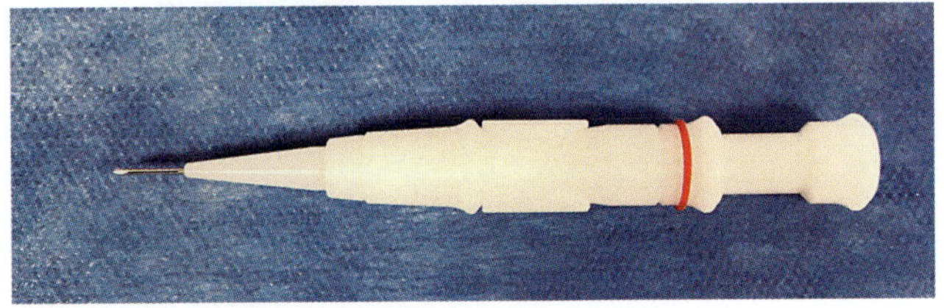

Figura 68.14 Sistema de *implanters*.

contendo triclosano a 1%. Nos primeiros 7 dias, iniciando no pós-operatório imediato, indica-se o uso frequente de água termal para diminuir a formação de crostas e aliviar o prurido no pós-operatório.

Recomenda-se também a aplicação de emolientes (vaselina líquida) na cicatriz da área doadora a partir do 2º dia pós-operatório e na área receptora a partir do 5º dia pós-operatório, o que visa a reduzir a formação de crostas.

O retorno a atividades físicas leves pode ser retomado após o 3º dia de pós-operatório, enquanto as mais intensas, depois de 2 semanas.

A tintura dos cabelos poderá ser realizada após 4 semanas e o corte dos cabelos, após a retirada das suturas, que ocorre entre 10 e 14 dias.

FUE

Os cuidados são praticamente os mesmos preconizados para a FUT. As exceções residem na não utilização de AINE no pós-operatório e na prescrição de ácido fusídico a 2% creme na área doadora por 5 dias.

Evolução e acompanhamento pós-operatório

Na sequência do microtransplante, a maioria das UF evolui com desprendimento de suas hastes entre 3 e 4 semanas. Após o 3º mês, pode-se observar de maneira espaçada o crescimento das primeiras UF. Nesse momento, nota-se uma pseudofoliculite, geralmente leve e caracterizada por algumas pequenas pústulas no óstio de saída de alguns folículos. Isso resulta de uma leve irritação da epiderme com os fios em crescimento.

Já no 6º mês, a maior parte dos folículos eclodiu na pele. Contudo, os fios retornam inicialmente finos, e, à medida que vão crescendo, vão retomando as características iniciais e se tornando mais espessos. Até que isso ocorra e que esses fios alcancem um comprimento considerável, deve-se aguardar entre 9 e 12 meses (Figuras 68.15 a 68.18).

Complicações

Edema periorbital

O edema pós-operatório começa a se manifestar ao redor do 3º ao 5º dia pós-operatório, quando se torna evidente na

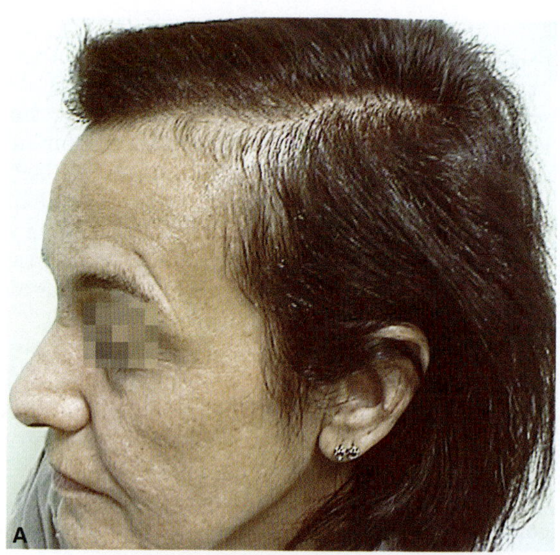
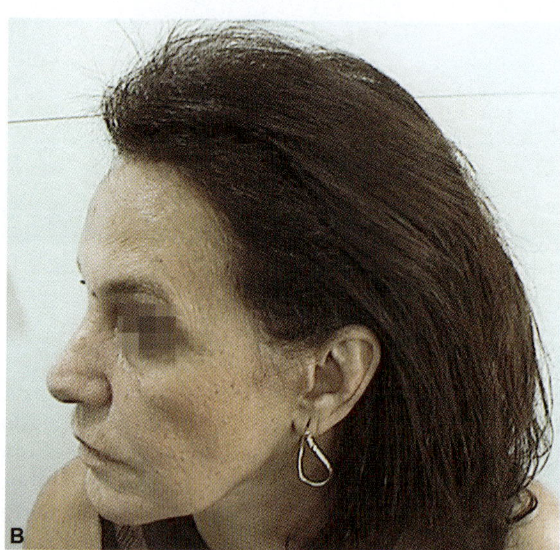

Figura 68.15 A. Pré-transplante. **B.** Resultado 9 meses após cirurgia FUT (2.800 UF).

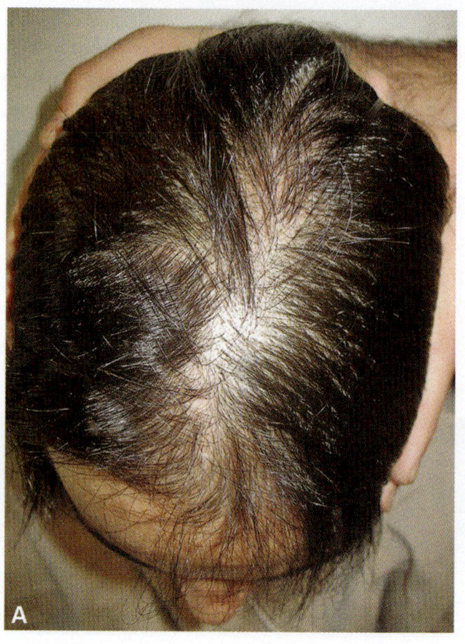
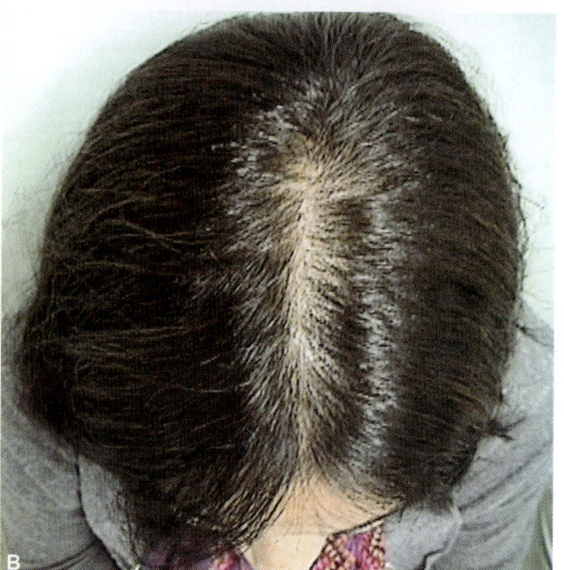

Figura 68.16 A. Pré-transplante. **B.** Resultado 12 meses após cirurgia FUT (2.700 UF).

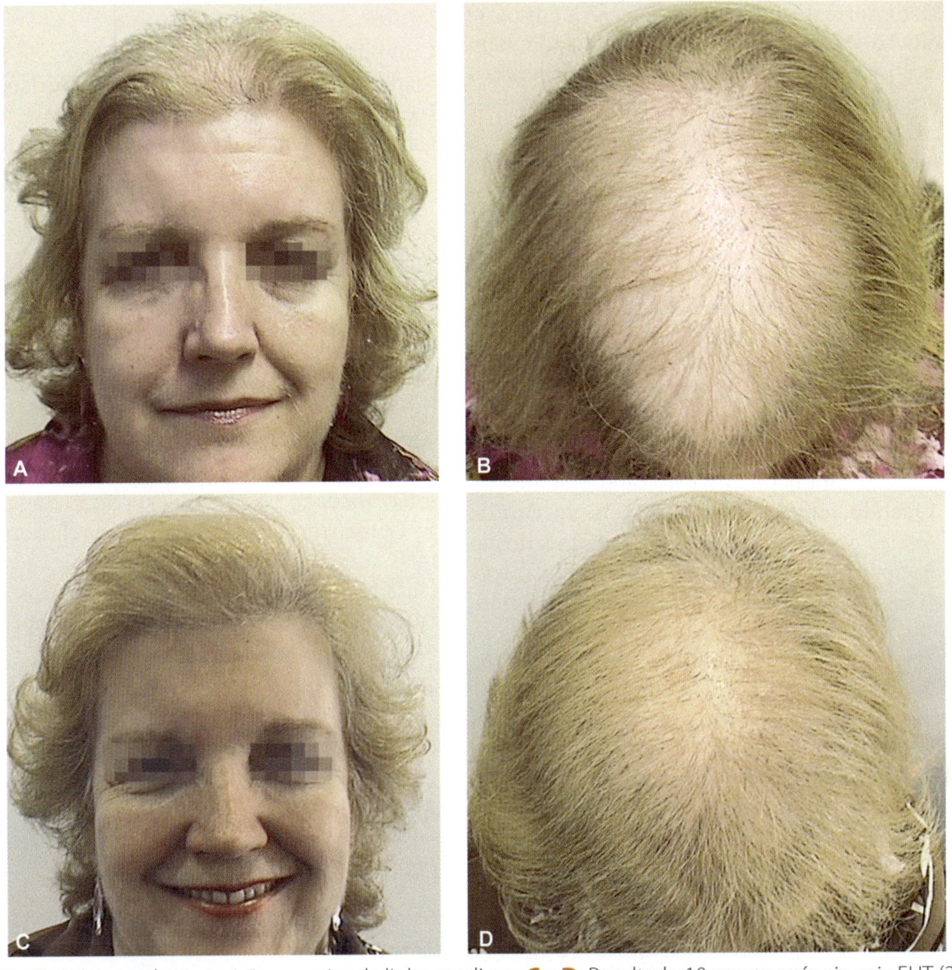

Figura 68.17 A e **B.** Pré-transplante – visão superior da linha mediana. **C** e **D.** Resultado 10 meses após cirurgia FUT (2.500 UF).

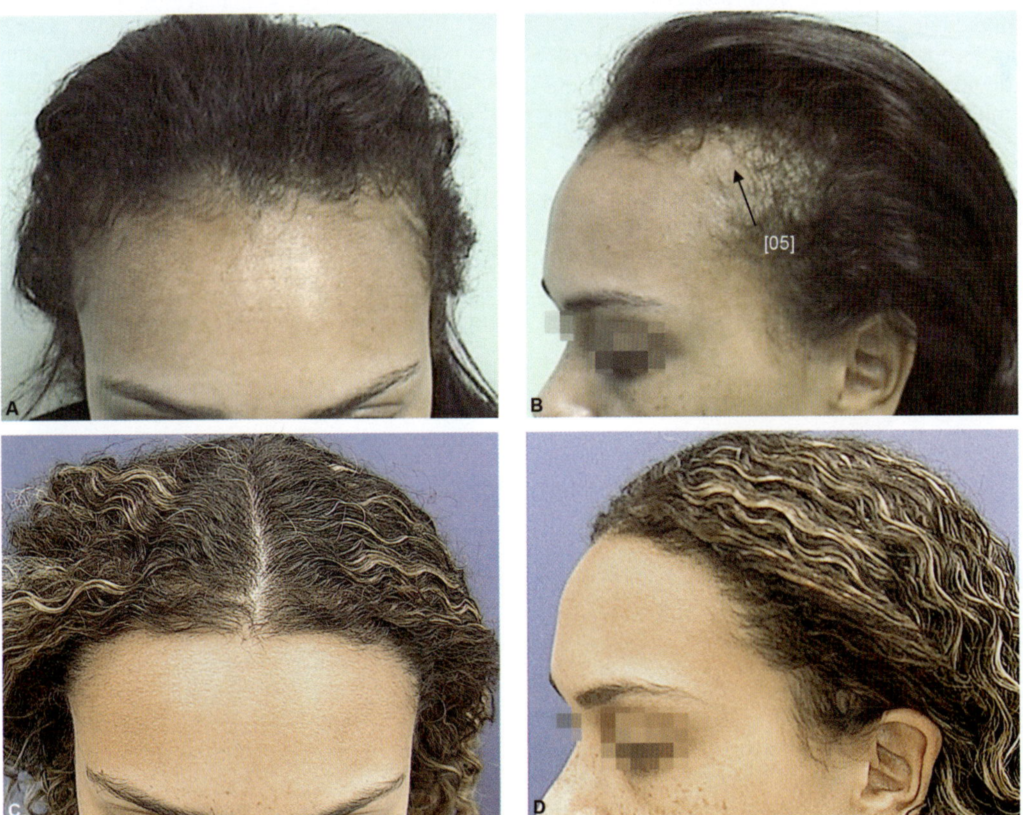

Figura 68.18 A e **B.** Pré-transplante. Paciente com APF e alopecia de tração. **C** e **D.** Resultado 11 meses após cirurgia FUT (2.300 UF).

fronte no seu trajeto normal de drenagem. Decorre em parte do volume da solução anestésica e tumescente injetada, bem como da inflamação tecidual pelo trauma. Eventualmente, o fluido pode se dirigir aos tecidos periorbitais, causando equimose e edema. Algumas medidas não farmacológicas possíveis são massagem local e uso de compressas geladas. Em casos mais intensos e/ou não responsivos às medidas anteriores, pode-se empregar corticosteroides sistêmicos.

Sangramento

A utilização de curativos compressivos na área doadora minimiza bastante essa complicação. Contudo, caso ainda ocorra hemorragia local, em geral uma pressão adicional com gaze na área por 5 a 10 min consegue controlar o quadro. Se ainda assim persistir, o médico deve ser contatado para avaliar a necessidade de medidas adicionais.

Na área receptora, raramente ocorre sangramento no pós-operatório. Quando surge, em geral, se deve ao fato de o paciente não se ater ao repouso relativo recomendado no pós-operatório. A medida de controle consiste em aplicar leve pressão local com uso de gaze por um período de 5 a 10 min, tomando-se sempre o cuidado de não esfregar o local.

Eflúvio telógeno

O eflúvio telógeno pós-operatório na área receptora se dá em até 50% das mulheres (Figura 68.19). Por isso, as pacientes devem ser avisadas dessa frequente complicação antes da cirurgia para que possam se programar. Esse evento decorre de alguma transecção durante a criação do sítio receptor e das lesões da microvasculatura. Em geral, inicia-se no 1º ou 2º mês de pós-operatório.

Medidas preventivas incluem redução de transecção na criação dos orifícios de implantação, utilizando-se as incisões com menor dimensão possível, de modo a limitar o dano vascular. Medidas adicionais, como uso de minoxidil no pós-operatório, parecem reduzir a incidência dessa complicação.

Na presença desse evento, até que os cabelos retornem, o que em média demora 3 meses, pode-se utilizar fibras de queratina como camuflagem.

Hipoestesia

Mais comum na FUT, decorre de lesões dos nervos sensitivos durante a retirada dos enxertos. As áreas mais afetadas são o meio do couro cabeludo e o vértice. A evolução habitual refere-se à resolução do quadro entre 3 e 6 meses, mas raramente pode durar até 18 meses.

Deiscência da ferida operatória

Complicação incomum, seus fatores de risco associados são idade avançada, uso crônico de corticosteroides e diabetes melito. Há maior ocorrência quando se realiza o fechamento sob grande tensão. Outro fator a considerar na presença de deiscência refere-se à infecção do sítio cirúrgico.

O manejo da deiscência inclui debridamento de tecidos necróticos, cuidados de hidratação da ferida e tratamento da infecção.

Foliculite

A gravidade desse quadro, que ocorre entre 1,1 e 20% dos casos, varia de leve e superficial a situações com comprometimento de tecidos profundos com cistos, pústulas e pápulas. Na maioria dos cenários, o comprometimento é leve. Ocorre mais frequentemente na área doadora. Pode ser secundária a infecção, dano físico e/ou exposição a agentes químicos.

O manejo depende da causa relacionada. Em sua forma mais comum, em geral no 3º mês, a causa mais provável é o crescimento dos folículos implantados, quando a conduta consiste na aplicação de compressas mornas 15 min, 3 vezes/dia, e esfoliação leve do couro cabeludo.

ALOPECIA ANDROGENÉTICA MASCULINA

Avaliação pré-operatória[7-10]

Idade

As abordagens de um paciente jovem (abaixo dos 30 anos) e de um acima dessa idade podem variar bastante. Inicialmente, deve-se avaliar o grau da alopecia androgenética; para tanto, são utilizadas as classificações propostas por Hamilton e Norwood para homens (Figura 68.20), assim como as de Ludwig, Olsen e Sinclair para mulheres. Essa análise tem muita importância, visto que, conforme o estágio e a possibilidade de progressão da alopecia, pode-se propor inicialmente tratamento clínico, além de discutir com o paciente a necessidade de mais de um tempo cirúrgico para atingir o resultado desejado (vide tópico Alopecia Androgenética Feminina).

Além disso, deve-se avaliar com muita cautela a expectativa do paciente quanto ao resultado, já que, muitas vezes, espera-se um tipo de resultado que a cirurgia não poderá atingir. Isso é particularmente importante em indivíduos jovens,

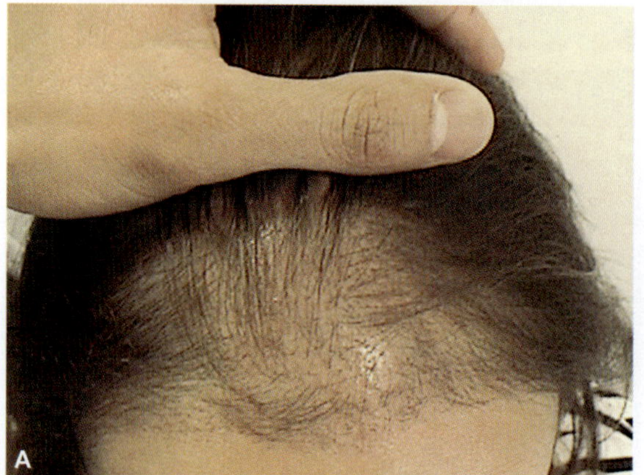

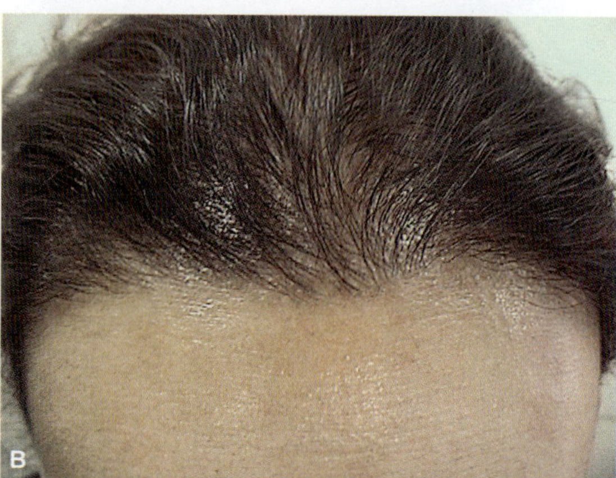

Figura 68.19 A. Eflúvio telógeno pós-operatório na área receptora e adjacente no 2º mês de pós-operatório. **B.** Resultado final do transplante no 9º mês de pós-operatório.

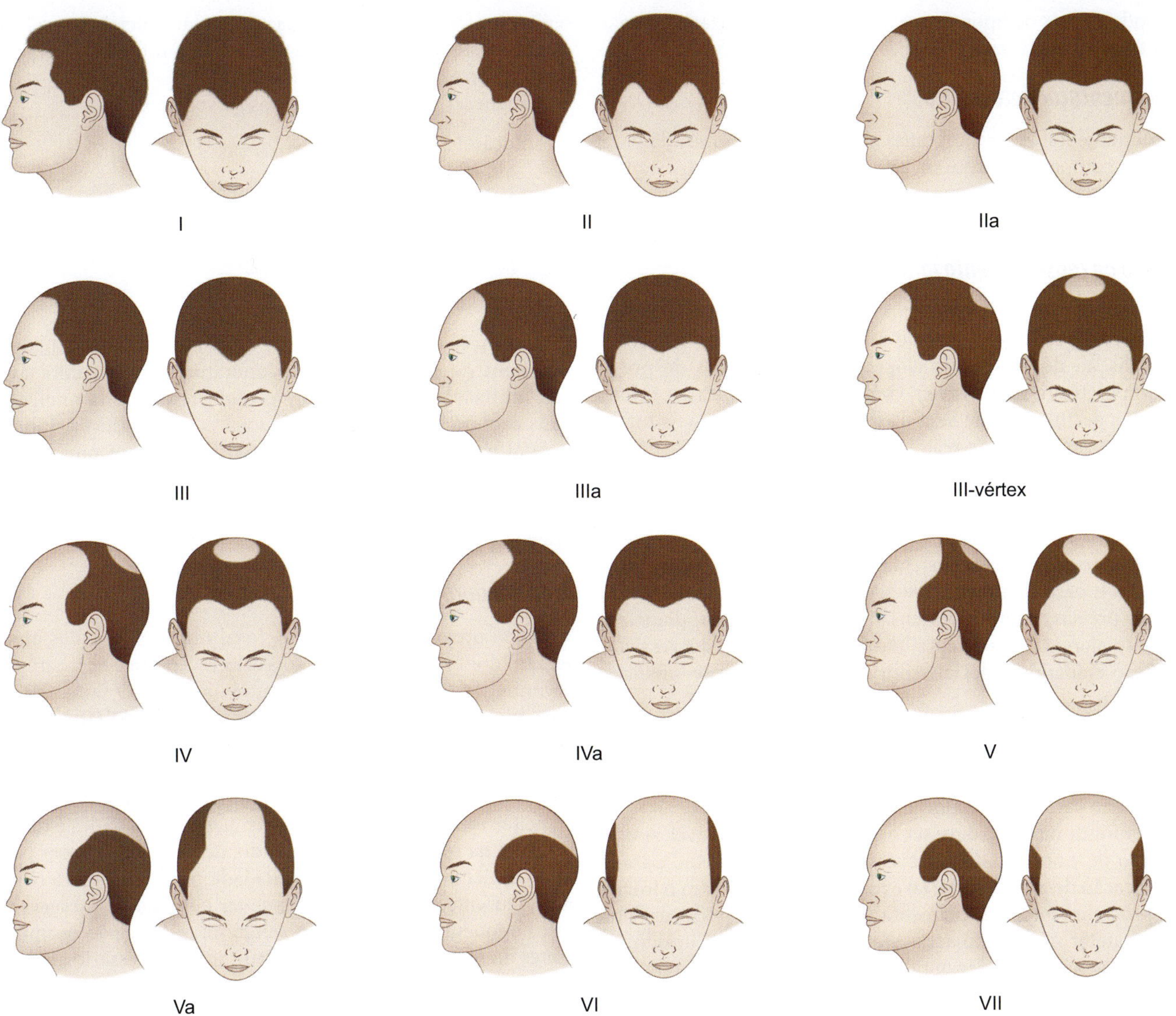

Figura 68.20 Classificação de Norwood e Hamilton.

Parte 8

que podem se sentir muito incomodados com a perda dos cabelos, tendo inclusive a autoestima abalada e dificuldades de relacionamento social. Frequentemente, esses pacientes apresentam-se para a consulta utilizando bonés, referem que se sentem muito angustiados por estarem perdendo os cabelos e que praticamente passam o dia inteiro com a cabeça coberta. Esse tipo de comportamento deve chamar a atenção do profissional no sentido de avaliar muito bem esses aspectos emocionais e psicológicos, pois esse paciente pode estar objetivando um resultado "milagroso" e vir a cobrá-lo posteriormente por avaliar que suas expectativas não foram atingidas.

Tratamento clínico

Independentemente da indicação cirúrgica, deve-se sempre avaliar se o paciente fez ou faz algum tratamento clínico, pois, embora ele não resolva totalmente, pode ser bastante útil no sentido de retardar a queda.

Destaca-se na alopecia androgenética masculina a utilização de loção de minoxidil tópico associada a finasterida 1 mg por via oral. Atualmente, pode-se também avaliar a utilização de métodos complementares para o tratamento clínico, como a aplicação de luz de baixa potência, e os métodos de microagulhamento e *drug delivery* para a infusão de ativos farmacológicos no couro cabeludo.

Avaliar o tipo de cabelo, a espessura, a cor e o estado da linha anterior (linha de implantação).

Área doadora

Quanto à elasticidade do couro cabeludo, à presença de cicatrizes anteriores (no caso de o paciente já ter realizado sessões anteriores) e à densidade, utilizam-se métodos de densitometria, passíveis de realização com lupas específicas para este fim ou dermatoscopia computadorizada.

A avaliação da densidade é particularmente importante para uma estimativa das UF necessárias por centímetro quadrado, de modo que, antes da cirurgia, já se tenha uma noção bastante fidedigna da densidade da zona doadora, o que auxilia bastante no planejamento cirúrgico.

Planejamento da área receptora

É fundamental que o desenho do planejamento cirúrgico seja realizado com o paciente, em frente ao espelho, de modo que, antes da cirurgia, essa programação esteja muito bem entendida e documentada com fotografias. Nessa fase, o médico também já pode definir os tipos de lâminas e agulhas utilizados para a confecção dos orifícios nos quais serão inseridas as UF.

Documentação fotográfica

É fundamental fazer fotografias em posição padronizada para poder compará-las com o resultado cirúrgico. Para tanto, deve-se respeitar a mesma distância, a mesma iluminação e a posição do paciente.

Termo de consentimento informado

É direito do paciente e dever do médico entregar esse documento, no qual devem constar a história médica do paciente, a avaliação do estágio da alopecia, as orientações de pré e pós-operatório, as possíveis complicações e todas as informações pertinentes, no sentido de que o paciente esteja totalmente esclarecido com relação ao procedimento.

Sedação

O paciente deverá estar em jejum de, no mínimo, 8 h para sólidos e 6 h para líquidos. Deve-se avaliar a existência de patologias prévias, como hipertensão arterial sistêmica, diabetes, asma e alergias. O paciente que fizer uso de antidepressivos merece cuidados especiais com relação à interação medicamentosa.

O paciente será submetido a anestesia local e leve sedação. Para tanto, será importante utilizar substâncias que diminuam a atenção, a ansiedade e promovam analgesia sem causar depressão cardiorrespiratória.

O monitoramento deve ser o mais completo possível. A utilização de oxímetro de pulso, cardioscópio e aparelho para a verificação de pressão arterial é requisito mínimo para o início do procedimento. A suplementação de oxigênio pode ser feita com cateter nasal ou máscara facial com oxigênio úmido. A punção venosa deve ser obtida tanto para a injeção de fármacos quanto para a hidratação do paciente.

Tem-se utilizado com maior frequência fármacos como benzodiazepínicos, por suas características de amnésia, hipnose e ansiólise. O mais utilizado é o midazolam e as doses devem ser individualizadas e tituladas (de modo geral, doses entre 9 e 12 mg são suficientes). Os hipnoanalgésicos, representados pela meperidina, em doses entre 50 e 100 mg, são suficientes para fornecer analgesia e acentuar a hipnose já obtida pelos benzodiazepínicos.

Os opioides puros também podem ser boas alternativas como analgésicos, entre eles a fentanila e a alfentanila, nas doses de 100 a 150 μg e 500 a 1.500 μg, respectivamente. Se houver necessidade de aprofundamento do plano anestésico, recomenda-se o uso de propofol nas doses de 50 a 100 mg titulados, usando-se doses de 20 a 30 mg até que obter o efeito desejado.

Na sala cirúrgica, deve-se sempre ter disponível material para obtenção de via respiratória permeável, fonte de oxigênio e medicamentos para reanimação cardiorrespiratória, além de antagonistas específicos para benzodiazepínicos e opioides.

Anestesia local

Realiza-se a anestesia local da área doadora com a infiltração de lidocaína a 2% com epinefrina, utilizando-se tubetes em carpule. Infiltra-se na linha inferior, visto que a inervação da região é ascendente. Após essa infiltração inicial, a região já estará anestesiada, procedendo-se, então, à infiltração complementar das soluções tumescente.[11]

Podem ser utilizados dois tipos de solução:

- Solução 1:
  - SF: 100 mℓ
  - Lidocaína sem vasoconstritor: 20 mℓ
  - Bupivacaína a 0,5%: 10 mℓ
- Solução 2:
  - SF: 100 mℓ
  - Epinefrina: 1 mℓ.

A solução 1 tem a finalidade de complementar a analgesia, além de garantir um pós-operatório mais confortável pela utilização da bupivacaína, que oferece uma analgesia mais prolongada. Já a 2 tem a função de hemostasia, fundamental para a realização do procedimento com pouco sangramento.[12]

Técnica cirúrgica

Área doadora | Técnica FUT

A região preferida é a occipital, local onde os folículos apresentam dominância em relação à área receptora e cuja camada germinativa apresenta grande durabilidade.[13] O tamanho da faixa a ser retirada dependerá da quantidade de UF a serem obtidas e da elasticidade, embora haja um consenso de que se deve evitar faixas muitos largas, em especial nas extremidades, onde a elasticidade é menor. Desse modo, procura-se respeitar uma largura de até 1,1 cm nas extremidades e de 1,3 a 1,5 cm na região central, podendo, nessa região, chegar próximo a 2 cm, desde que a elasticidade permita (Figura 69.21 A).[14] Durante a dissecção, deve-se ter cuidado de preservar a gálea aponeurótica e os vasos sanguíneos da região occipital. Antes do fechamento da ferida cirúrgica, é necessário analisar como está a aproximação. Sempre que possível, opta-se por não descolar as bordas da ferida no sentido de evitar a lesão das UF remanescentes, que devem ser preservadas para eventuais futuras sessões.[15]

A ferida cirúrgica pode ser fechada com sutura simples ou contínua, utilizando-se fio de náilon 4.0 ou fio absorvível (tipo Monocryl® 3.0). Em casos de maior tensão, pode-se utilizar sutura intradérmica com fio absorvível, tipo Vicryl® 3.0. A Figura 69.21 B mostra o aspecto da cicatriz aos 12 meses do pós-operatório da FUT.

Uma importante evolução na sutura da área doadora consistiu na introdução da chamada sutura tricofítica[16], na qual, antes do fechamento das bordas, retira-se uma fina fatia de epiderme da borda inferior, com o intuito de posicionar a borda superior sobre a inferior, de modo que os fios cresçam pela cicatriz, obtendo-se uma camuflagem muito eficiente desta.

Outra maneira de abordar a área doadora se dá com a realização do método de extração direta das UF, conhecido como FUE. Nesse caso, utiliza-se um *punch* de 1 mm e faz-se a extração direta das UF, e a cicatrização se dá por segunda intenção. Nesse método, deve-se ter o cuidado de não seccionar as UF, pois, do contrário, haverá perda muito grande de folículos.

Preparo dos enxertos

A faixa removida será colocada em uma superfície especial com iluminação que possibilite visualizar por transluminescência as UF. Inicia-se, então, o processo de *slivering* da faixa, de modo a obter pequenas tiras de cerca de 1 a 1,5 mm e que contenham filas únicas de UF. Esse processo é fundamental, visto que essas pequenas tiras precisam ser preparadas com a utilização de microscópio, o que possibilita uma visualização suficiente para não ocorrerem danos nas unidades e para obter o máximo aproveitamento. Remove-se, então, o tecido adiposo excedente, deixando-se uma pequena tira de gordura para proteger o bulbo (Figura 68.22). Separam-se as UF, que devem ser deixadas em SF e a uma temperatura de até 4°C no sentido de ficarem preservadas até a colocação na área doadora.[16]

Cabe ressaltar o trabalho realizado pelo cirurgião brasileiro Marcelo Pitchon, que prepara as UF deixando os fios longos, na técnica chamada *preview long hair* (Figura 68.23).[17]

O aumento do tempo cirúrgico e a fragilidade das UF têm propiciado um risco maior de desidratação. A busca de soluções de acondicionamento mais eficientes, que previnam ou diminuam as lesões celulares provocadas pela isquemia e reperfusão, aumentou intensamente nos últimos anos.

Área receptora

Nessa área, deve-se inicialmente fazer o desenho da linha de implantação dos cabelos, considerada uma das etapas mais importantes para obter um resultado natural e cosmético. Esse desenho varia conforme a idade do paciente, o tipo dos cabelos, a existência de fios remanescentes e a espessura dos fios, devendo ser feito de maneira irregular, pois linhas de implantação muito retas deixam um aspecto artificial.[18]

Os orifícios podem então ser criados todos de uma única vez só, procedendo-se, assim, à colocação das UF; pode-se utilizar o método *Stick and place*, ou seja, faz-se o orifício e um assistente coloca o enxerto. A escolha do método depende da decisão do cirurgião, conforme, ainda, a melhor adaptação da equipe cirúrgica. Outro ponto importante refere-se ao sentido dos orifícios – pode-se realizar incisões coronais ou sagitais.

Técnica FUE

Com a internet e as redes sociais, há hoje um *marketing* extenso sobre essa técnica, cabendo considerações sobre alguns quesitos que têm sido propagandeados. Por exemplo, não é verdadeiro dizer que na FUE não há cicatriz: há sim microcicatrizes, bem discretas e, na maioria dos casos, imperceptíveis, porém, quando de uma técnica mal indicada ou mal realizada, podem ser criadas cicatrizes aparentes.

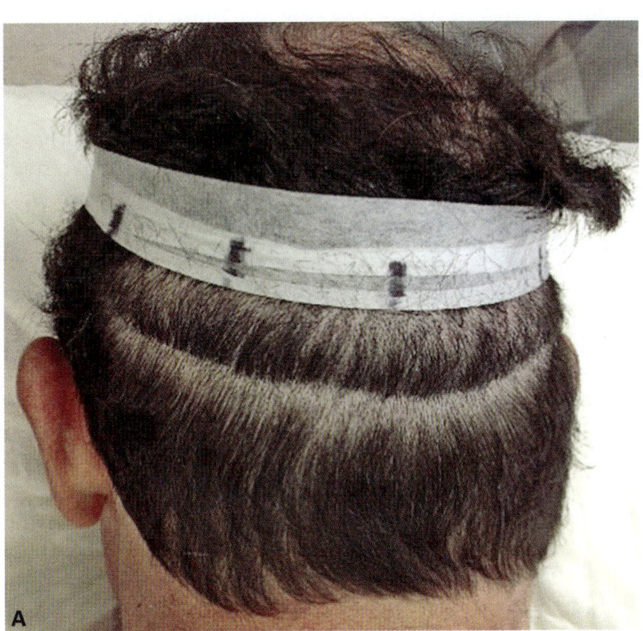

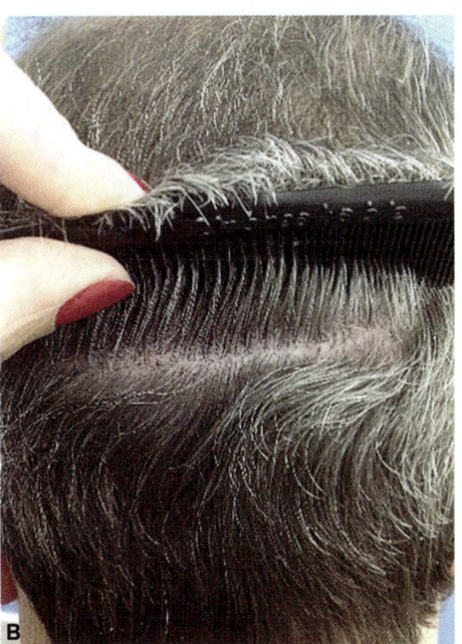

Figura 68.21 A. Área doadora preparada para a exérese. **B.** Aspecto da cicatriz após 12 meses.

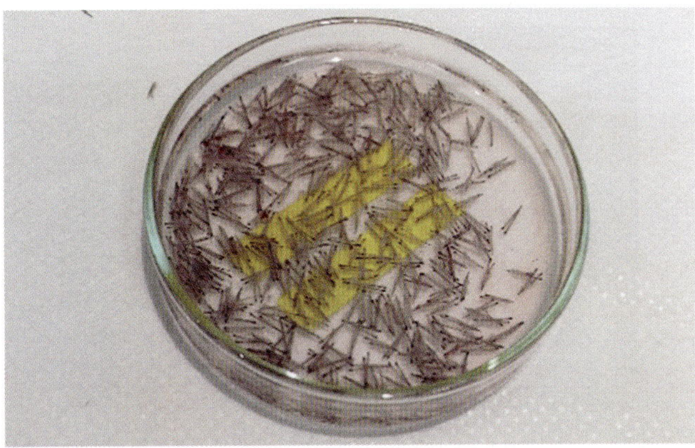

Figura 68.22 Unidades foliculares obtidas pela técnica FUT já preparadas para serem colocadas.

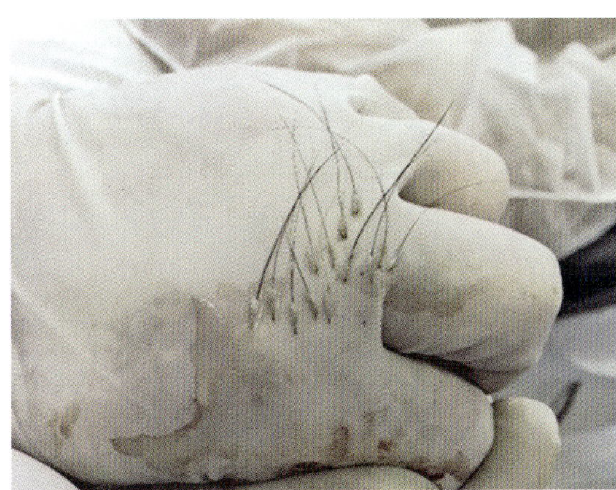

Figura 68.23 Unidades foliculares preparadas com fios longos.

Às vezes, a cicatriz resultante da técnica convencional é supervalorizada, mas vale ressaltar que, quando bem indicada e bem conduzida, principalmente utilizando-se a técnica de fechamento sem tensão e por sutura tricofítica, a cicatriz obtida pode ser imperceptível mesmo com os cabelos raspados a 2 mm de comprimento. Também não se pode afirmar que, na atualidade, a FUE substituirá a cirurgia convencional, pois esta última já atingiu um nível de excelência tanto pelos resultados quanto pela quantidade de folículos implantados em gigassessões, por vezes superando 4 mil UF.

Recentemente, em razão do maior refinamento da técnica e do advento de aparelhos motorizados de FUE, a velocidade e a eficiência da técnica melhoraram e o procedimento ganhou novo impulso[19,20] – gradativamente, mais cirurgiões vêm se dedicando a ela. Outra consideração importante reside no fato de que, hoje, é possível obter UF de outras regiões do corpo, como da barba, desde que haja densidade suficiente.

A princípio, recomenda-se essa técnica em qualquer caso no qual haja indicação para transplante capilar com técnica convencional. Contudo, pelas particularidades da técnica, as melhores indicações são:

- Pacientes que desejam usar cabelos bem curtos após a cirurgia e evitar uma cicatriz linear
- Áreas de correção pequenas que necessitam de uma menor quantidade de UF
- Pacientes impossibilitados de realizar novas cirurgias pela técnica convencional por já terem removido muito tecido em procedimentos prévios; por isso, chegaram ao limite na elasticidade cutânea
- Pacientes com tendência à cicatrização hipertrófica: nesses casos, sugere-se fazer um pequeno transplante de teste para avaliar o padrão de cicatrização na área doadora
- Pacientes que necessitam voltar rapidamente a realizar atividades físicas
- Correção de cicatrizes alargadas na área doadora por cirurgias prévias
- Remoção de UF mal posicionadas em cirurgias com resultado pouco natural nas quais haja necessidade de reparo ou refinamento
- Pacientes que solicitam retirada máxima em um procedimento único, podendo-se associar a retirada máxima pela técnica convencional seguida da FUE no mesmo ato
- Obtenção de UF da região da barba.

Idealmente desenvolvida para a extração de UF no couro cabeludo, a FUE tem sido expandida também para coleta de pelos corporais. Estes têm características diferentes das do couro cabeludo no que diz respeito ao ciclo de crescimento, à espessura e à textura, e os candidatos a esse procedimento devem ter a maior semelhança possível entre os fios da área receptora e doadora. Uma indicação mais usada seria para a correção de cicatrizes alargadas na área doadora em pacientes com pouca área doadora residual.

Técnica fio a fio

A área doadora principal é a mesma da área convencional. Deve-se evitar extrair folículos em áreas com possível extensão futura para perda pela alopecia androgenética. Os cabelos mais finos das áreas justassupra-auriculares e occipitais baixas são ideais para uso na linha anterior e picos temporais. Geralmente, posiciona-se o paciente em decúbito ventral para acesso à área occipital e, em decúbito lateral, quando se abordam as regiões temporoparietais.

Uma das dificuldades que tornam a FUE um procedimento mais trabalhoso é o fato de que há muita variação na direção, na curvatura e no arranjo dos folículos, o que torna a extração mais difícil. Na maioria das vezes, a direção e a inclinação da haste folicular observadas por fora da pele não correspondem a sua direção e inclinação no subcutâneo.

O preparo da área doadora requer que os cabelos sejam raspados e deixados com 1 a 2 mm de comprimento (Figura 68.24). Isso possibilita "canular" a haste pilosa com a abertura do *punch*, tentando seguir ao máximo a inclinação e a direção da haste pilosa.

Cabe ressaltar o desenvolvimento de *punches* específicos para a retirada de UF com fios mais longos, o que camufla a área doadora, além de ser útil para a colocação de fios longos, garantindo um aspecto mais cosmético no pós-operatório.

Para melhor visualização do ângulo da UF, além de fonte de iluminação adequada, é imprescindível o uso de lupas cirúrgicas de boa qualidade, em geral com aumento de 5 a 6,5 vezes. Na Figura 68.25, tem-se um detalhe da utilização de aparelho motorizado com *punch* de 0,9 mm para a retirada das UF da área doadora.

A Figura 68.26 mostra a utilização de ganchos para a melhora da firmeza do tecido, o que pode favorecer a retirada das UF com *punches* motorizados.

Após o preparo, realiza-se, como na técnica convencional, o bloqueio anestésico local. A utilização de solução tumescente é controversa na técnica FUE, visto que alguns cirurgiões preconizam que a tumescência poderia afetar a direção e a inclinação das UF, contribuindo para uma maior taxa de transecção.

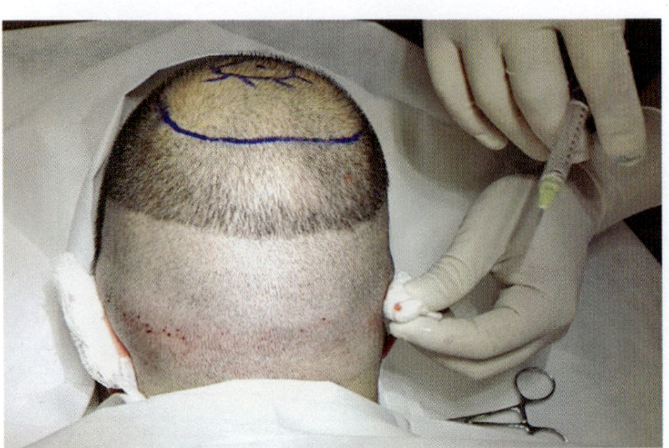

Figura 68.24 Área doadora raspada no tamanho de 1 mm.

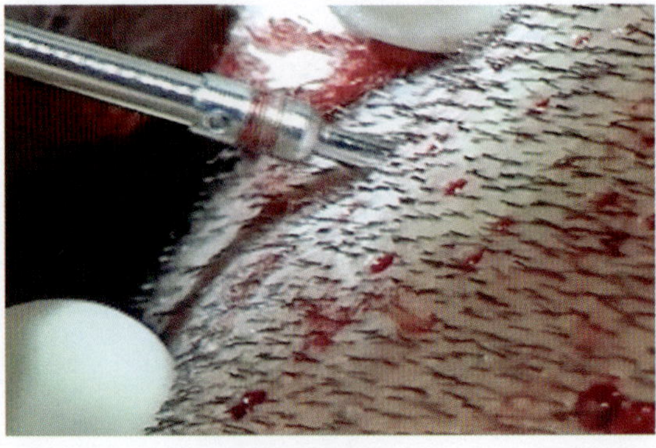

Figura 68.25 *Punch* motorizado de 0,9 mm "canulando" a unidade folicular. Nota-se que a angulação do *punch* é a mais próxima possível da angulação da unidade folicular.

Em geral, usam-se *punches* de 0,75 a 1 mm de diâmetro. Deve-se evitar *punches* maiores que 1 mm pela possibilidade de deixar cicatrizes mais visíveis. A escolha do tamanho do *punch* dependerá da experiência do cirurgião e da configuração média dos folículos do paciente. UF com configurações bem próximas umas das outras possibilitam o uso de *punches* menores. Sugere-se aos cirurgiões iniciantes começarem com *punches* maiores, geralmente de 1 mm, e, com o aprimorar da técnica e a melhoria na taxa de transecção, evoluírem diminuindo o calibre deles.

Técnica manual

O *punch* afiado é introduzido até uma profundidade de 0,3 a 0,5 mm, fazendo, assim, apenas uma demarcação superficial. Em seguida, um *punch* de borda cega é introduzido até a profundidade de 3 a 4 mm, liberando, assim, as aderências dos tecidos ao redor da UF, com menor risco de dano a ela.

Técnica motorizada

A maioria dos aparelhos de FUE motorizados consiste em um dispositivo rotatório ao qual se acopla um *punch* na extremidade. Dependendo do modelo, o *punch* pode ter borda afiada ou cega e o acionamento ser manual ou no pedal. A potência do aparelho também varia, havendo dispositivos elétricos de alta rotação e dispositivos menores e mais manuseáveis, que requerem uso de pilhas comuns e têm rotação menor.

Não há um aparelho ideal, sendo importantes a experiência e a escolha pessoal do cirurgião para a melhor definição quanto à sua prática. Existem aparelhos mais sofisticados que, além de realizarem a incisão com *punch*, aspiram por vácuo as UF para um recipiente de armazenamento com solução de conservação (Figuras 68.27 e 68.28). Algumas equipes utilizam duas pessoas para a coleta das UF, operando dois aparelhos simultaneamente no campo cirúrgico, o que acelera a sua extração (Figura 68.29).

As incisões devem ser aleatórias e randomizadas. Deve-se evitar remover com padrões fixos ou lineares, que podem levar a cicatrizes visíveis, bem como a excesso apenas em algumas regiões em detrimento de outras, o que pode promover padrões de rarefação inestéticos na área doadora. A Figura 68.30 exibe UF extraídas pela técnica FUE.

A maioria das unidades é removida praticamente pronta para a implantação, porém sugere-se sua inspeção em estereomicroscópios, para avaliar a qualidade, a viabilidade e a taxa de transecção e para que se faça o refinamento de algum enxerto mais grosseiro.

Por serem removidas com pouquíssimo ou nenhum tecido ao redor, as UF na técnica FUE são mais suscetíveis a traumas por desidratação, manuseio e durante a implantação, o que requer, portanto, maior atenção. Esses fatores conseguem explicar os relatos na literatura médica de menor taxa de crescimento e maior demora para atingir o resultado final quando

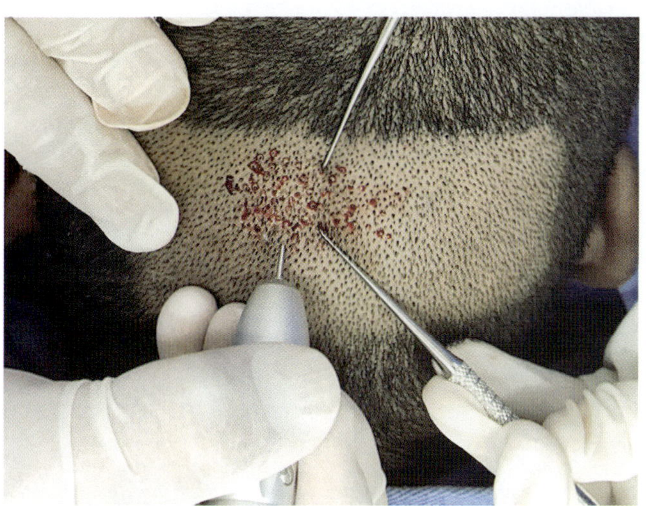

Figura 68.26 Ganchos para a melhora da firmeza do tecido.

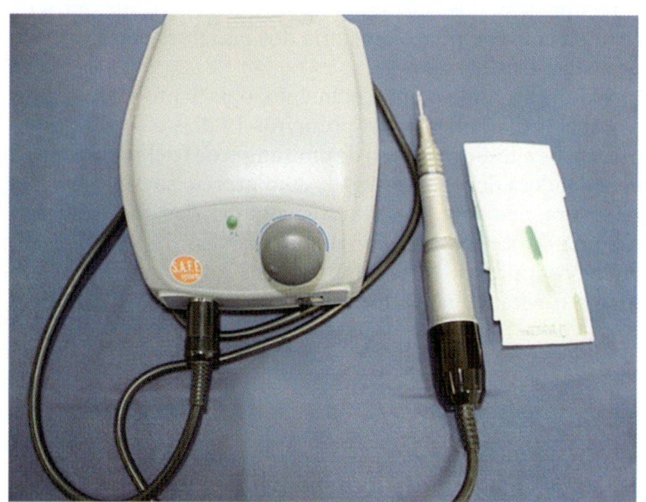

Figura 68.27 *Punch* motorizado modelo SAFE System™.

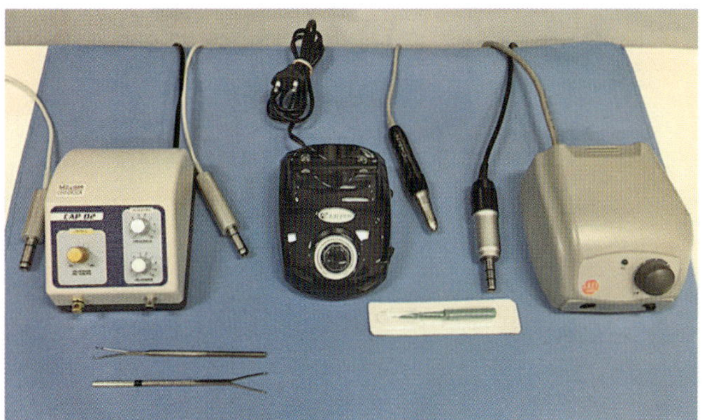

Figura 68.28 Aparelho DOCTUS™ (*à esquerda*) e motor ERTRIP™ (*à direita*).

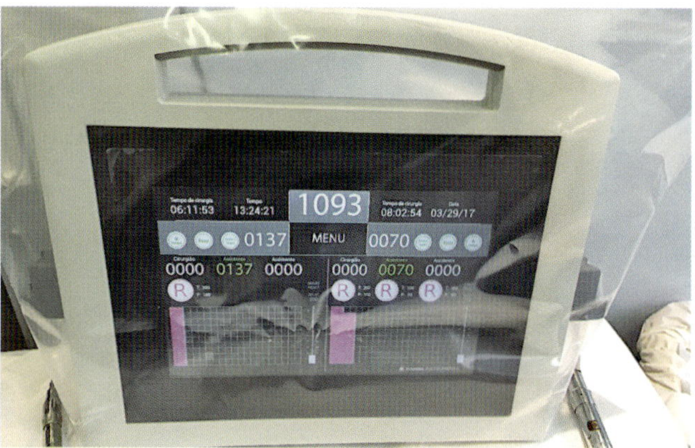

Figura 68.29 Aparelho MAMBA™, que pode ser operado por dois cirurgiões simultaneamente, aumentando a velocidade de extração das unidades foliculares.

comparada à técnica convencional. Na mão de cirurgiões experientes em FUE, os relatos atuais de taxa de transecção, taxa de crescimento e prazo e resultado final não diferem dos da técnica convencional.

A técnica de implantação pode ser a mesma da técnica FUT, com a confecção prévia das incisões e posterior colocação da UF, como pela técnica chamada *Stick and place*, na qual se faz a incisão e, imediatamente depois, coloca-se o enxerto ou utilizam-se *implanters*.

Ao fim do procedimento, faz-se o curativo com uma bandana e absorventes na área doadora, removidos na manhã seguinte.

Contraindicações

Essa técnica é contraindicada em pacientes com pelos muito encurvados, casos nos quais se sugere fazer um pequeno transplante de teste com retirada de algumas unidades para avaliar a taxa de transecção. Caso haja taxas altas de transecção, deve-se considerar a realização de transplante pela técnica convencional.

Também é contraindicada para remoção de pelos em áreas de cicatrizes, pois, em razão da fibrose ao redor dos folículos, formam-se aderências que mudam a angulação destes, tornando a remoção mais difícil e resultando em altas taxas de transecção folicular.

Pós-operatório

A recuperação pós-operatória na FUE é mais rápida que a da cirurgia convencional. A maioria dos pacientes não exige uso de analgésicos.

No dia seguinte ao procedimento, o paciente passa a lavar os cabelos diariamente nos primeiros 15 dias e com algumas precauções. Indica-se o uso de um xampu de triclosana a 1%. A área doadora deve ser esfregada com pressão suave; já na área receptora, não deve haver pressão alguma, deixando apenas a espuma do xampu agir por alguns minutos. É preciso evitar ducha com pressão forte nos primeiros 7 dias após o procedimento e evitar água quente. Aplicação de cremes antibióticos ou vaselina líquida é indicada na área receptora para que as crostas se soltem mais rapidamente, o que, em geral, ocorre em 5 a 7 dias. Quando as crostas se soltam, já não se consegue perceber cicatrizes na área doadora e o paciente está apto a se apresentar socialmente.

Complicações

Algumas complicações possíveis são descritas a seguir:

- Pseudofoliculite na área doadora: a cicatrização por segunda intenção das incisões dos *punches* pode obstruir a saída de alguns folículos ao redor. Geralmente de pequena intensidade, pode ser prevenida ou tratada por meio de esfoliação suave da área doadora com bucha vegetal ao lavar os cabelos, já a partir de 1 semana pós-operatória
- Ausência de crescimento ou crescimento deficitário das UF: como os enxertos na FUE são removidos com pouco ou nenhum tecido ao redor, a possibilidade de que sejam danificados é maior, havendo relatos na literatura desse evento de insucesso com FUE[21]
- Cicatrizes visíveis na área doadora: decorrem principalmente de uma técnica incorreta, como uso de *punches* maiores que 1 mm, retirada de UF muito próximas umas das outras e retirada em excesso em uma região se comparada à outra.

Outras complicações, independentemente da técnica utilizada, podem ser:

- Sangramento pós-operatório
- Infecção
- Cefaleia transitória
- Cicatrização anormal ao redor das UF na área receptora
- Crescimento pobre dos cabelos
- Foliculite
- Prurido
- Formação de queloide
- Neuroma
- Dor persistente no couro cabeludo.

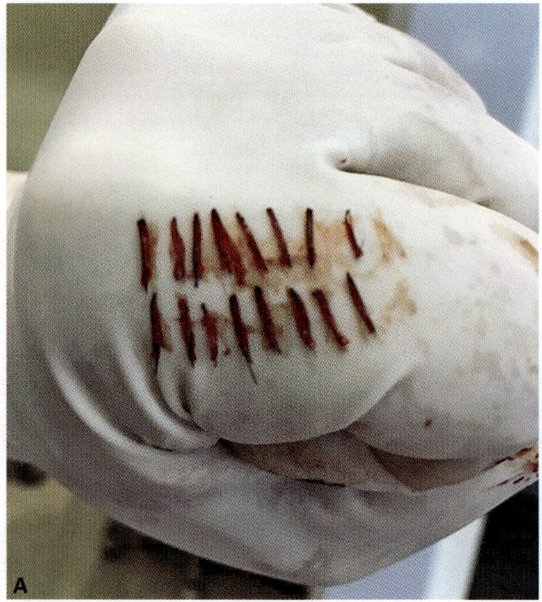

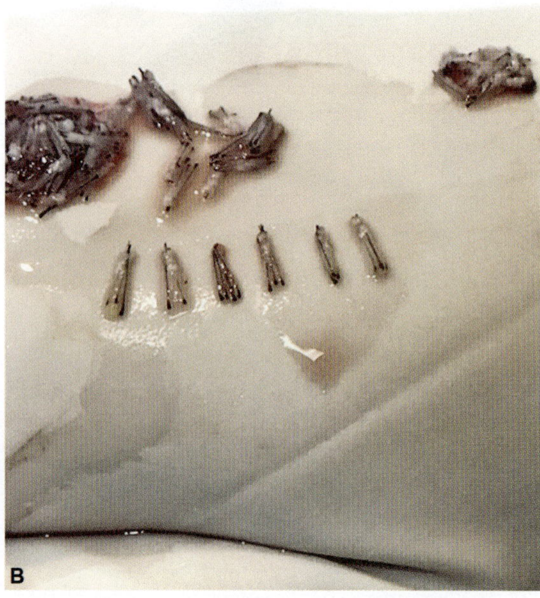

Figura 68.30 A e **B.** Unidades foliculares extraídas pela técnica FUE.

Manejo pós-operatório

Após o término do procedimento, pode-se ou não colocar curativo. Muitos cirurgiões não o utilizam, pois defendem que a cicatrização inicial é mais rápida e não se corre o risco de os enxertos aderirem à gaze. Quando, porém, são realizadas megassessões sob sedação, é mais seguro deixar um curativo de proteção por 24 h; então, um membro da equipe retira-o cuidadosamente e faz-se uma primeira lavagem. O curativo é colocado com gaze raiom embebida em vaselina líquida, sobre a qual se colocam uma camada de gaze seca e, então, uma atadura elástica.[22]

Quando se fazem a retirada e a lavagem, é importante fornecer ao paciente xampus específicos e óleo mineral, no sentido de facilitar a saída das crostas formadas nos primeiros dias.

Na região da sutura, orienta-se a utilização de creme cicatrizante 2 vezes/dia. O couro cabeludo deve ser lavado diariamente com água morna, indicando-se a utilização de secador de cabelos com vapor frio. O paciente é orientado de que os fios começam a crescer e, então, caem; já os fios novos começam a crescer a partir de cerca de 4 semanas após a cirurgia, quando, então, se indica a utilização de minoxidil a 5% diariamente para auxiliar no crescimento e no aumento da espessura dos novos fios. O resultado final será percebido cerca de 8 a 12 meses após a cirurgia.

Resultados

As Figuras 68.31 a 68.35 mostram resultados de cirurgias realizadas com a técnica convencional, isto é, retirando-se a faixa de couro cabeludo e, a partir desta, separar as UF com a utilização de microscópios específicos para essa finalidade.

CONSIDERAÇÕES FINAIS

Deve-se ter muita cautela na avaliação e na indicação da cirurgia. Além do exame clínico do paciente, que possibilita estabelecer o diagnóstico da alopecia, optando-se ou não pelo tratamento clínico prévio, e planejar a restauração capilar, indicando o melhor método para cada caso, ao conversar com o candidato à cirurgia, pode-se perceber e avaliar suas expectativas, que, muitas vezes, podem não corresponder à realidade. Por isso, é importante explicar que, para alcançar o resultado esperado, pode ser necessária mais de uma sessão cirúrgica. Ainda, ao avaliar o paciente, é possível observar algum grau de transtorno dismórfico corporal, capaz de contraindicar o procedimento.

Deve-se educar o paciente em relação ao seu caso e, também, às alopecias de maneira geral – isso é fundamental, pois,

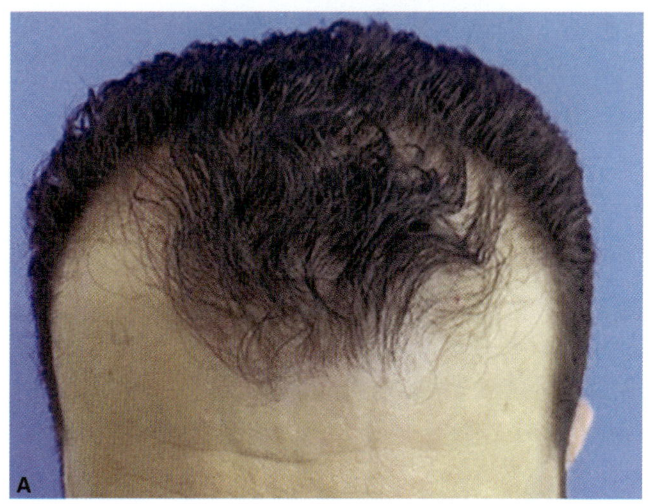

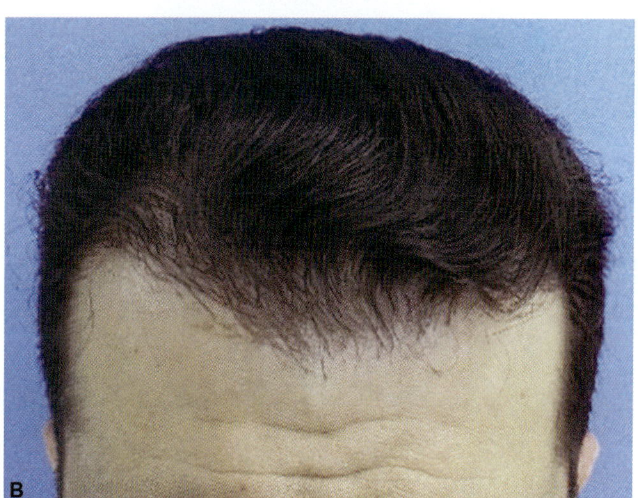

Figura 68.31 Paciente do sexo masculino antes (**A**) e depois da sessão pela técnica FUE com a colocação de 1.877 unidades foliculares (**B**).

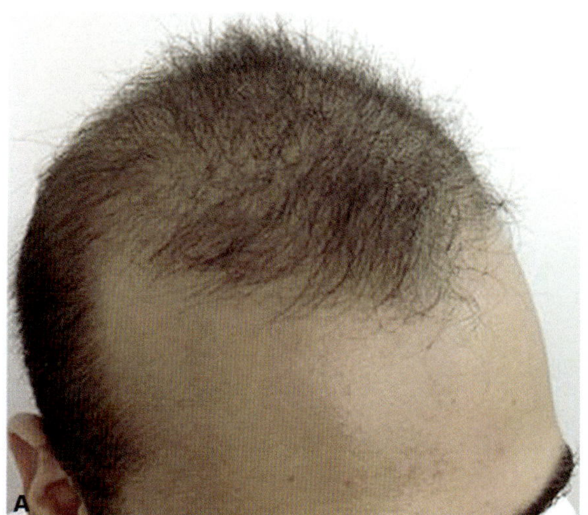

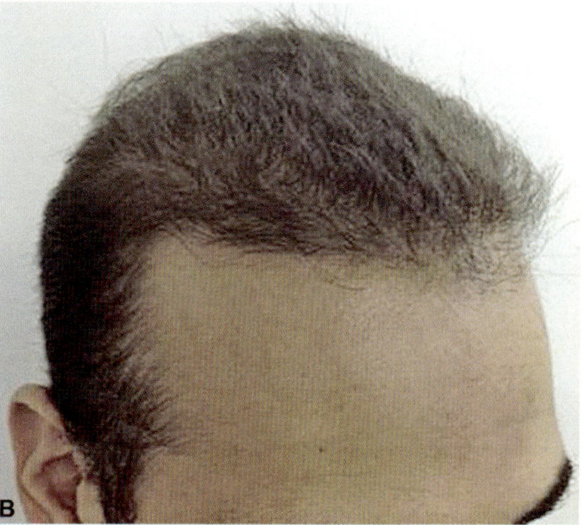

Figura 68.32 Pacientes do sexo masculino antes (**A**, **C**) e depois de uma sessão pela técnica FUE (**B**, **D**) (*continua*).

Parte 8

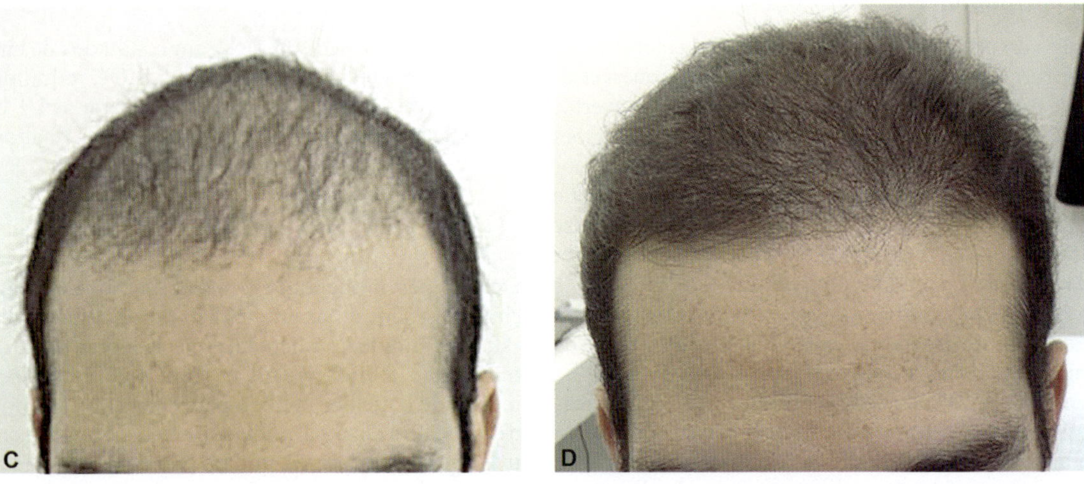

Figura 68.32 (*Continuação*) Pacientes do sexo masculino antes (**A**, **C**) e depois de uma sessão pela técnica FUE (**B**, **D**).

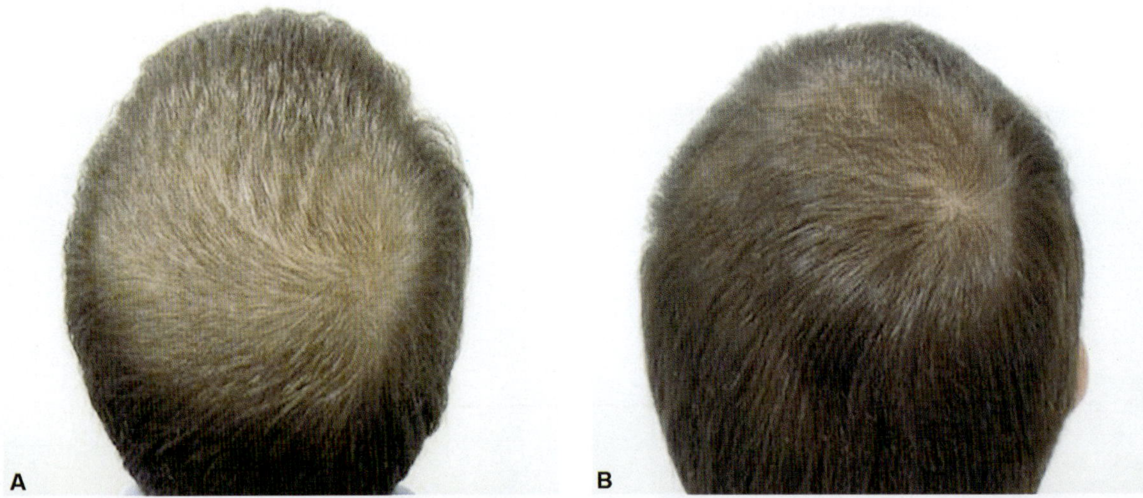

Figura 68.33 Paciente do sexo masculino antes (**A**) e depois de uma sessão em vértex pela técnica FUT (**B**).

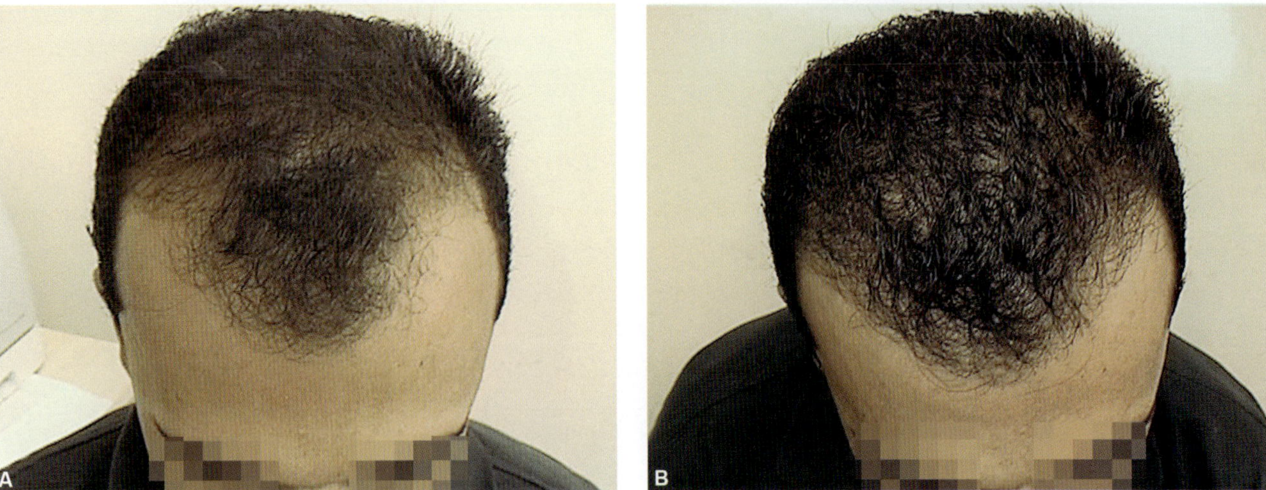

Figura 68.34 Paciente do sexo masculino antes (**A**, **C**) e depois de uma sessão pela técnica FUT (**B**, **D**) (*continua*).

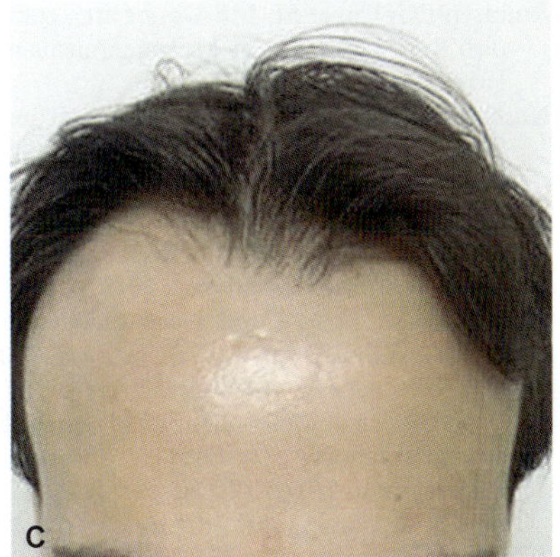

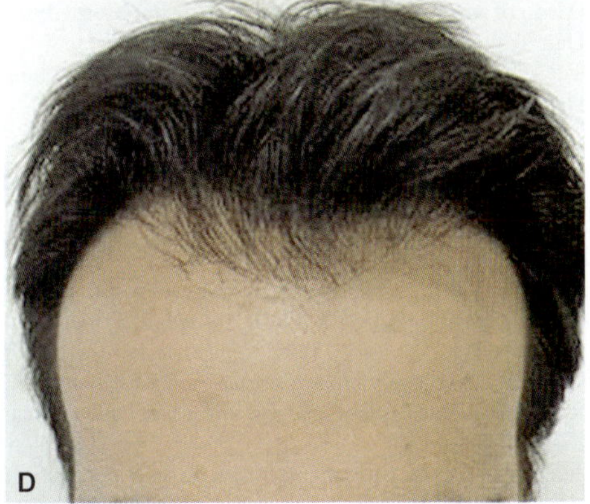

Figura 68.34 (*Continuação*) Paciente do sexo masculino antes (**A**, **C**) e depois de uma sessão pela técnica FUT (**B**, **D**).

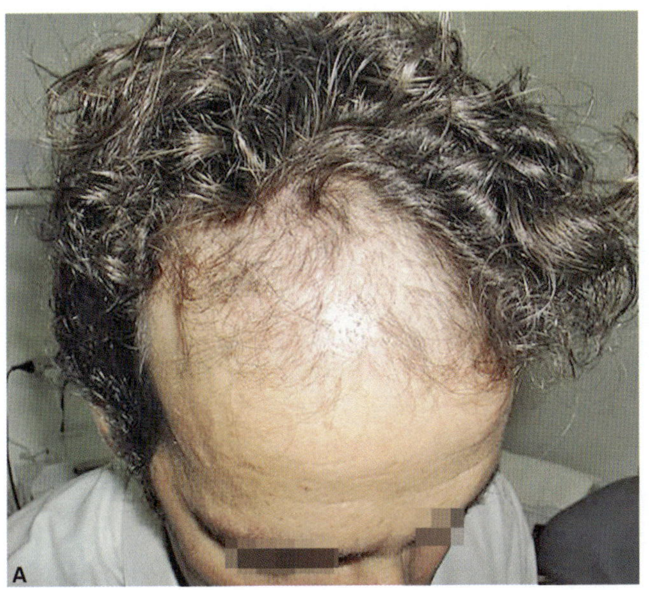

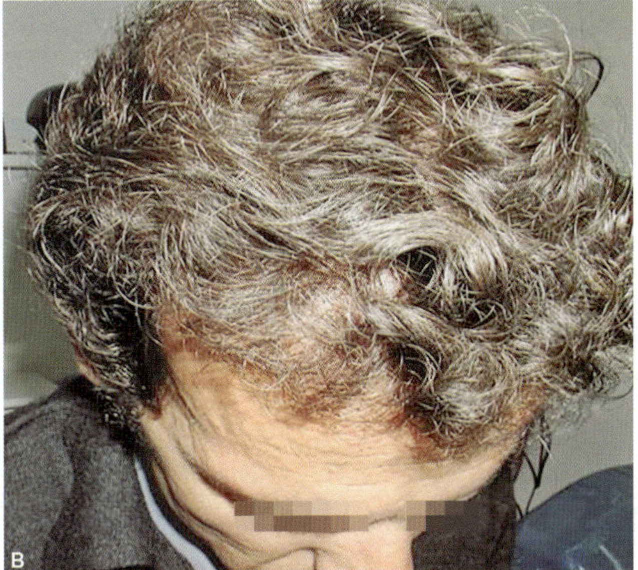

Figura 68.35 Paciente do sexo masculino antes (**A**) e depois de duas sessões pela técnica FUT (**B**).

nesse campo, os conhecimentos são constantemente atualizados, motivo pelo qual o paciente precisa ser orientado e receber explicações sobre as perspectivas a curto, médio e longo prazos, podendo vir a ser úteis para a melhora de cada situação. Assim, a cirurgia pode se constituir em uma das etapas do tratamento, conforme o caso e a expectativa de cada paciente.

REFERÊNCIAS BIBLIOGRÁFICAS

1. Unger WP. The history of hair transplantation. Dermatol Surg. 2000;26(3):181-8.
2. Le Voci F. Avaliação comparativa de folículos pilosos das áreas doadora e receptora em transplante capilar [dissertação de mestrado]. São Paulo: Faculdade de Medicina da USP/Departamento de Dermatologia; 2001.
3. Orentreich N. Autografts in alopecias and other selected dermatological conditions. Ann N Y Acad Sci. 1959;83:462.
4. Headington JT. Transverse microscopic anatomy of the scalp. Arch Dermatol. 1984;120:449-56.
5. Limmer B. Thougts on the extensive micrografting technique in hair transplantation. Hair Transplant Forum Int. 1996;6:16-8.
6. Bernstein RM, Rassman WR. The aesthetics of folicular transplantation. Dermatol Surg. 1997;23:771-84.
7. Barrera A. Hair transplantation: The art of micrografting and minigrafting. St Louis: Quality Medical Publishing Inc.; 2002.
8. Swinehart JM. Color atlas of hair restoration surgery. Stanford, CT: Appleton & Lange, Simon and Schuster; 1996.
9. Haber RS, Stough DB. Procedures in cosmetic dermatology – hair transplantation. Elsevier Saunders; 2006.
10. Unger WP, Shapiro R. Hair transplantation. 5. ed. London: Informa Heathcare; 2011.
11. Skidmore R, Patterson J, Tomsick R. Local anesthetics. Dermatol Surg 1996;22:520.
12. Grekin R, Auletta M. Local anestesia in dermatologic surgery. Am Acad Dermatol. 1988;19:599-614.
13. Marzola M. Trichophytic closure of the donor area. Hair Transplant Forum Int. 2005;15:113-6.
14. Gandelman M. Light and electron microscopic analysis of controlled injury to folicular units grafts. Dermatol Surg. 2000;26:25-31.
15. Bernstein RM, Rassman WR. Follicular transplantation: patient evaluation and surgical planning. Dermatol Surg. 1997;23:771-84.
16. Frechet P. Donor harvesting with invisible scars. Hair Transplant Forum Int. 2005;15:119-20.
17. Pitchon M. Preview long hair unit transplantation: an immediate temporary vision of the best possible final result. Hair Transplantation Forum International. 2006;16(4):113-5.
18. Norwood OT. Patient selection, hair transplant design, and hairstyle. J Dermatol Surg Oncol. 1992;18(5):386-94.
19. Harris JA. New methodology and instrumentation for folicular unit extraction. Lower follicle transection and expanded patient candidacy. Dermatol Surg. 2006;32:56-62.
20. Onda M, Igawa HH, Inoue K, Tanino R. Novel technique of folicular unit hair transplantation with a powered punching device. Dermatol Surg. 2008;34:1683-8.

21. Beehner M.Comparison of survival of FU grafts trimmed chubby, medium and skeletonized. Hair Transplant Forum Int. 2010;20:6-7.
22. Elliot RM, Thomas RA, True RH. Advance use of tissue adhesive in hair transplantation. J Dermatol Surg Oncol. 1993;19(9):853-8.

BIBLIOGRAFIA

Basto Jr FT. Irregular and sinuous anterior hairline: prior technique refinement in male and female trace parameters. Hair Transplant Forum Int. 2005;15(1):15-6.

Basto Jr FT. Tratamento cirúrgico da calvície feminina. In: Radwanski HN, Ruston A, Lemos RG. Transplante capilar: arte e técnica. São Paulo: Roca; 2011. p. 225-50.

Cotterill PC. 6G2 Evaluation of female patients: red flags for hair restoration surgery in women. In: Unger WP, Shapiro R, Unger R, Unger M. Hair transplantation. 5. ed. London: Informa Healthcare; 2011. p. 182-5.

Devroye J. 9A1 An overview of the donor area: basic principles. In: Unger WP, Shapiro R, Unger R, Unger M. Hair transplantation. 5. ed. London: Informa Healthcare; 2011. p. 247-62.

Gillespie JDN. 8B Tumescent anestesia in hair transplantation. In: Unger WP, Shapiro R, Unger R, Unger M. Hair transplantation. 5. ed. London: Informa Healthcare; 2011. p. 235-7.

Harris JA. 9G1A Conventional FUE. In: Unger WP, Shapiro R, Unger R, Unger M. Hair transplantation. 5. ed. London: Informa Healthcare; 2011. p. 291-6.

Jimenez F J. 9A2 A practical approach to the donor area. In: Unger WP, Shapiro R, Unger R, Unger M. Hair transplantation. 5. ed. London: Informa Healthcare; 2011. p. 262-4.

Knudsen RG, Unger M. 14B Donor area complications. In: Unger WP, Shapiro R, Unger R, Unger M. Hair transplantation. 5. ed. London: Informa Healthcare; 2011. p. 419-22.

Nusbaum BP, Nusbaum AG. 14C Recipient area complications. In: Unger WP, Shapiro R, Unger R, Unger M. Hair transplantation. 5. ed. London: Informa Healthcare; 2011. p. 422-4.

Parsley WM, Waldman MA. 14A Management of the postoperative period. In: Unger WP, Shapiro R, Unger R, Unger M. Hair transplantation. 5. ed. London: Informa Healthcare; 2011. p. 416-9.

Ramos PM, Miot HA. Alopeca de padrão feminino: revisão clinica e fisiopatológica. An Bras Dermatol. 2015;90(4):529-43.

Rose PT. 9F1 Trichophytic Closure: Overview. In: Unger WP, Shapiro R, Unger R, Unger M. Hair transplantation. 5. ed. London: Informa Healthcare; 2011. p. 281-4.

Sandoval-Camarena A, Sandoval H. 10B Classic microscope dissection of folicular units. In: Unger WP, Shapiro R, Unger R, Unger M. Hair transplantation. 5. ed. London: Informa Healthcare; 2011. p. 313-9.

Tykocinski A, Shapiro R. 13B1 "Stick-and-place" technique of graft insertion. In: Unger WP, Shapiro R, Unger R, Unger M. Hair transplantation. 5. ed. London: Informa Healthcare; 2011. p. 399-401.

Unger R. 6G1 Planning in female patients. In: Unger WP, Shapiro R, Unger R, Unger M. Hair transplantation. 5. ed. London: Informa Healthcare; 2011. p. 185-7.

Unger RH. Female Hair Restoration. Facial Plast Surg Clin North Am. 2013;21:407-17.

Vogel JE, Jimenez F, Cole J, Keene SA, Harris JA, Barrera A. Hair restoration surgery: the state of the art. Aesthet Surg J. 2013;33:128-51.

Wolf BR. 8A1 Overview of anesthesia. In: Unger WP, Shapiro R, Unger R, Unger M. Hair transplantation. 5. ed. London: Informa Healthcare; 2011. p. 227-35.

Wolf BR. 8A2 Field blocks: a practical approach. In: Unger WP, Shapiro R, Unger R, Unger M. Hair transplantation. 5. ed. London: Informa Healthcare; 2011. p. 235.

69

Transplante de Sobrancelhas

José Rogério Regis Junior, Rubem Mateus Campos Miranda

INTRODUÇÃO

Além de desempenharem uma função cosmética importante, as sobrancelhas são cruciais para a expressão facial e a linguagem corporal. O termo "madarose" refere-se à perda das sobrancelhas, sendo atribuível a várias causas, inclusive retirada voluntária (pinçamento em excesso), tricotilomania, cicatrizes de trauma ou ressecção tumoral, hipotireoidismo, alopecia areata, líquen plano/alopecia fibrosante frontal, lúpus eritematoso discoide etc.

O diagnóstico apropriado é essencial para o tratamento da condição, e é possível considerar o transplante de unidades foliculares um tratamento efetivo. Quase todos os pacientes com ausência ou rarefação das sobrancelhas podes ser tratados com transplante de unidades foliculares; no entanto, no caso de doenças inflamatórias/autoimunes/alopecias cicatriciais, é necessário aguardar pelo menos 2 anos de inatividade da doença. Torna-se importante atentar para o aumento da incidência de alopecia frontal fibrosante, quadro que muitas vezes se inicia com a perda de sobrancelhas (cerca de 50%) e que pode ser desencadeado ou piorado, em decorrência do fenômeno de Koebner, por um transplante de unidades foliculares.

As sobrancelhas podem ser divididas em três partes: cabeça, corpo e cauda (Figura 69.1). A cabeça, a porção mais medial da sobrancelha, mede 5 a 10 mm de comprimento e geralmente está abaixo da margem orbital com os fios orientados verticalmente. O corpo tem aproximadamente 25 a 30 mm de comprimento e costuma ser a porção mais densa, larga e proeminente da sobrancelha. Os fios são orientados oblíqua ou horizontalmente. A cauda, com aproximadamente 10 mm de comprimento, é a porção mais estreita da sobrancelha e com menor densidade (sobretudo lateralmente), estando acima da margem orbital.

Para um desenho-padrão da sobrancelha, é necessário considerar a passagem de três linhas, tendo como referência a asa nasal. Visto que uma linha passa no canto medial do olho e corresponde ao início da sobrancelha, a segunda passa na linha mediopupilar e refere-se ao arco de elevação do corpo da sobrancelha (alguns autores sugerem esta linha mais lateralizada) e a terceira segue no canto lateral do olho, correspondendo ao término da cauda, conforme Figura 69.2.

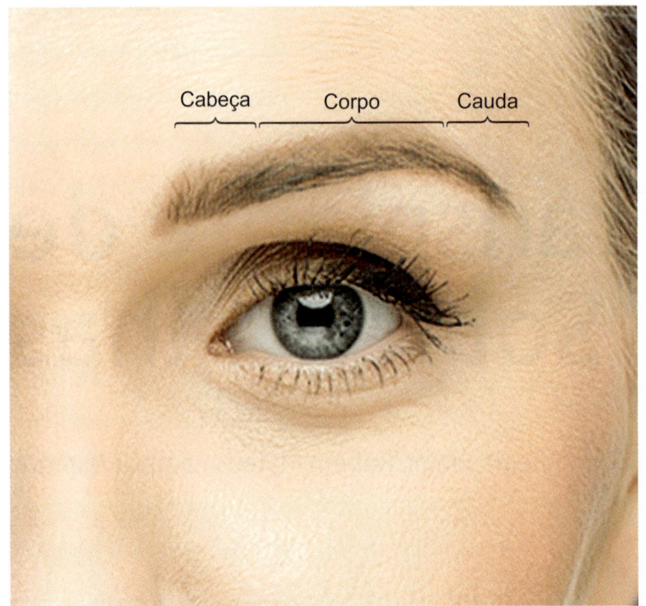

Figura 69.1 Anatomia da sobrancelha.

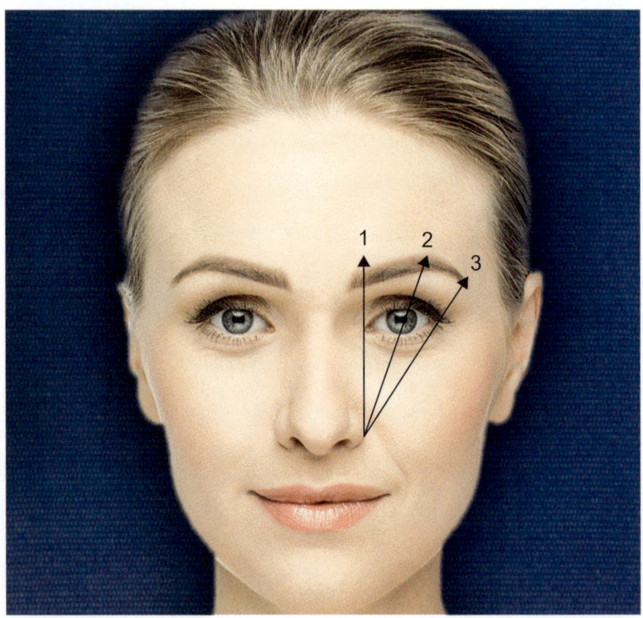

Figura 69.2 Pontos de referência para o desenho-padrão da sobrancelha.

No entanto, deve-se ressaltar que o desenho e o formato das sobrancelhas podem ter variações, de acordo com o formato do rosto, modismos, diferentes padrões de comportamento e o sexo. Nos homens, são mais pesadas e espessas, com arco de elevação discreto ou ausente e espessura mais homogênea. Já nas mulheres, a borda da sobrancelha se encontra alguns milímetros acima da borda superior da órbita, com arco mais suave e parte medial mais densa.

TRANSPLANTE DE UNIDADE FOLICULAR

O objetivo do procedimento não é criar sobrancelhas perfeitas, mas melhorar significativamente a aparência delas, associando-se a um efeito "3D". Normalmente, 80 a 90% dos cabelos transplantados crescerão, e, destes, 10 a 15% poderão seguir um direcionamento ou uma angulação diferente da transplantada originalmente, provavelmente em decorrência de um processo de contratura da pele secundário ao processo de cicatrização. É importante que isso seja relatado aos pacientes, para que tenham expectativas realistas e entendam as limitações de densidade e direcionamento dos folículos.

Retirada das unidades foliculares

Em geral, retiram-se os folículos a serem transplantados da área occipital central do couro cabeludo, mas é interessante explorar outras áreas do couro cabeludo, procurando cabelos mais semelhantes aos das sobrancelhas (mais finos e retos).

Realiza-se anestesia da área doadora com lidocaína 2% sem vasoconstritor em associação à bupivacaína 0,5%. Para reduzir o sangramento, utiliza-se com cautela solução tumescente com solução salina + epinefrina (1:200.000).

O cabelo doador pode ser coletado por remoção em fuso (técnica FUT) ou pela extração de unidades foliculares com *micropunches* (técnica FUE). Na primeira, é realizada a raspagem da área doadora, mantendo os fios com 1 a 2 cm de comprimento. Com esses fios longos (técnica *preview long hair*), consegue-se a visualização imediata do direcionamento dos fios, no pré-operatório, o que compreende uma grande vantagem no transplante de sobrancelhas, tornando-se, portanto, a técnica preferida dos autores. Já na técnica FUE, os cabelos devem ser raspados a tamanhos menores (1 a 1,5 mm) para uma correta visualização de inserção dos fios e retirada mais eficaz dos folículos, perdendo-se, então, o efeito de demonstração do resultado real imediato. Mas é importante considerar que, recentemente, foram desenvolvidos *punches* que possibilitam a FUE com fio longo; embora de execução mais trabalhosa, revelam-se uma opção adicional em cirurgias que necessitam de poucas unidades foliculares.

Introdução das unidades foliculares

Geralmente, são necessárias 200 a 300 unidades foliculares para cada sobrancelha, com uma densidade média de 30 a 35 unidades foliculares por cm^2. Em uma faixa doadora de 1 cm de largura por 4 a 8 cm de comprimento, é possível obter 400 a 450 folículos de um e dois fios.

Realiza-se anestesia para bloqueio dos nervos supraorbital (Figura 69.3) e supratroclear com lidocaína 2%, sem vasoconstritor, em associação a bupivacaína 0,5%. Para reduzir o sangramento, utiliza-se solução tumescente com solução salina acrescida de epinefrina (1:200.000). Deve-se ter cautela com a vasoconstrição excessiva, pois pode comprometer o suprimento sanguíneo da área receptora e causar, consequentemente, uma menor integração das unidades foliculares.

As unidades foliculares podem ser introduzidas por:

- Incisões prévias (podem ser feitas com agulhas ou microlâminas): marcar com azul de metileno para facilitar a visualização das incisões e introduzir com pinças ou *implanters*
- Técnica *stick and place*: cada folículo é introduzido imediatamente após cada incisão; também podem ser utilizadas microlâminas, agulhas ou *implanters* (Figuras 69.4 e 69.5).

A vantagem da técnica *stick and place* sobre as incisões prévias reside no fato de que, por meio daquela, se consegue um planejamento cirúrgico no pré-operatório, objetivando um efeito mais natural, sem incisões desnecessárias. É importante destacar que, independentemente do modo como os folículos forem introduzidos, as incisões devem ser as menores possíveis (0,6 a 0,8 mm), obtendo-se, com isso, melhor acomodação dos folículos, menores trauma e sangramento, além de efeito estético mais natural.

Os enxertos de dois fios devem ser implantados na área central da sobrancelha e os de um fio na periferia (Figura 69.6). Esse padrão torna possível uma aparência suave e natural. O ângulo deve ser o mais agudo possível (10 a 15°) e o direcionamento individualizado de acordo com cada parte da sobrancelha.

Cabeça. Na parte mais medial da cabeça, os fios tendem a crescer verticalmente e os enxertos podem ser colocados de maneira não tão densa, objetivando um efeito tipo "plumagem". Movendo-se lateralmente em direção ao corpo da sobrancelha, os folículos passam de uma direção vertical para uma horizontal de crescimento (Figura 69.7).

Corpo. Ao longo do corpo, os fios superiores tendem a crescer em um ângulo ligeiramente inferior, enquanto os inferiores em um ângulo ligeiramente superior, possibilitando mais densidade e um aspecto mais natural (Figura 69.7).

Cauda. Quando a seção da cauda é atingida, os pelos crescem horizontalmente em uma direção ligeiramente caudal. No fim da cauda, cria-se uma segunda zona com efeito tipo "plumagem", colocando os menores enxertos de um fio em uma concentração progressivamente dispersa. No fim do processo de implante, é importante reavaliar a simetria e a aparência geral, tornando-se necessários eventuais ajustes (Figura 69.8).

CUIDADOS PÓS-OPERATÓRIOS

Existem muitas recomendações para os cuidados pós-procedimento. É possível utilizar antibiótico sistêmico (cefadroxila 500 mg, 2 vezes/dia durante 7 dias) e oclusão com um curativo transparente tipo Tegaderm® durante 4 dias para

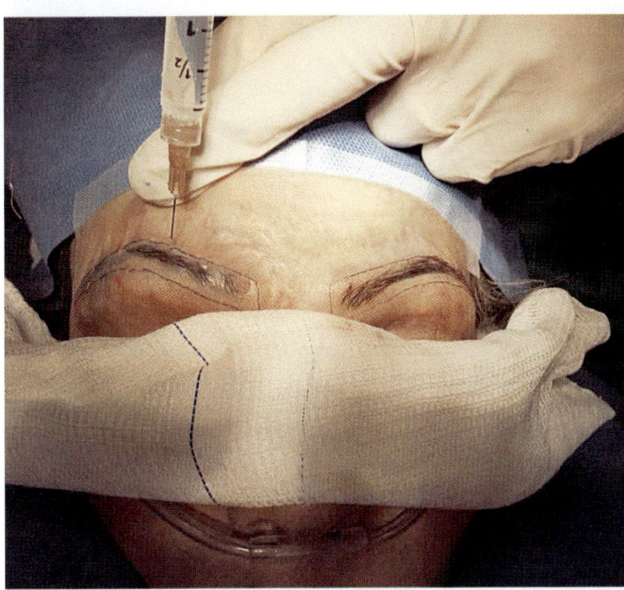

Figura 69.3 Bloqueio supraorbitário.

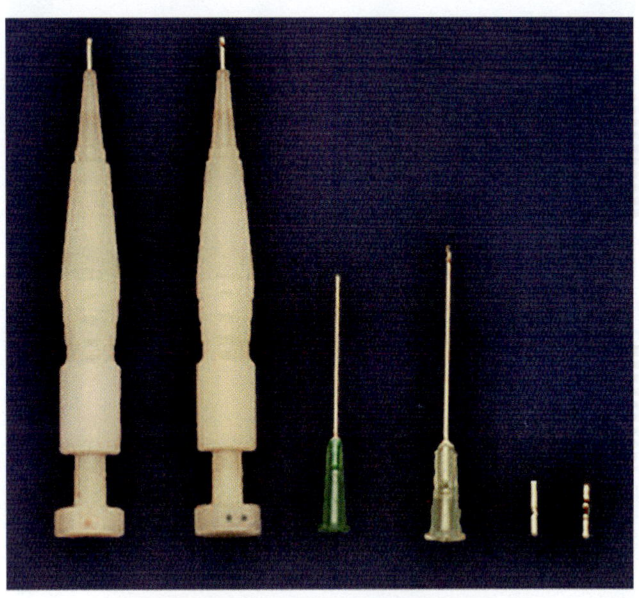

Figura 69.4 *Implanters*, agulhas e microlâminas.

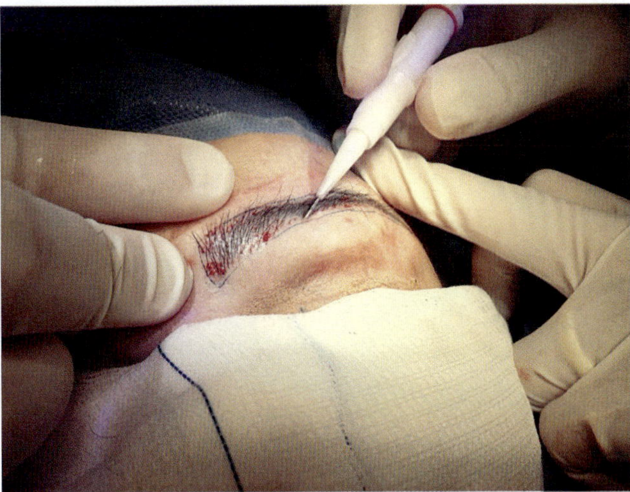

Figura 69.5 Introdução de unidades foliculares com *implanter*. Detalhe da agulha com angulação entre 10 e 15°.

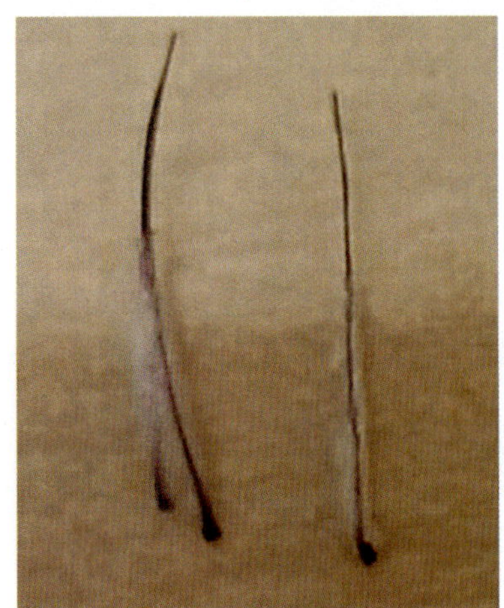

Figura 69.6 Unidade folicular com dois fios (*à esquerda*) e um fio (*à direita*). Utilizam-se fios compridos/*preview long hair* (com 1 a 2 cm de tamanho) para orientar a direção e o ângulo das unidades foliculares.

melhorar a adesão das unidades foliculares e ajudar no direcionamento dos fios (Figuras 69.9 e 69.10). Após a retirada, orienta-se a hidratação frequente com solução fisiológica ou água termal seguida do uso noturno de vaselina líquida. Os folículos se integram ao leito receptor ao redor de 7 dias.

Em 2 a 4 semanas após a cirurgia, os cabelos implantados sofrem um processo de eflúvio e caem completamente. A partir de 12 semanas, os pelos surgem no nível da pele com um resultado satisfatório a partir de 6 meses (Figura 69.11).

Como os folículos são oriundos do couro cabeludo, eles apresentam uma taxa de crescimento bem maior que os das sobrancelhas, portanto orienta-se que sejam aparados 1 a 2 vezes/semana e penteados com gel para que tenham um direcionamento mais natural.

COMPLICAÇÕES

Mesmo utilizando uma técnica adequada, podem ocorrer mudanças no direcionamento dos fios e menor taxa de crescimento dos folículos. É importante sempre orientar os pacientes a respeito desses riscos e da possibilidade de uma segunda cirurgia, ainda que com intervalo mínimo de 12 meses da primeira. Hematomas e edema periorbitário não são raros, mas transitórios. Infecção e cicatrizes hipertróficas/queloides são raríssimos.

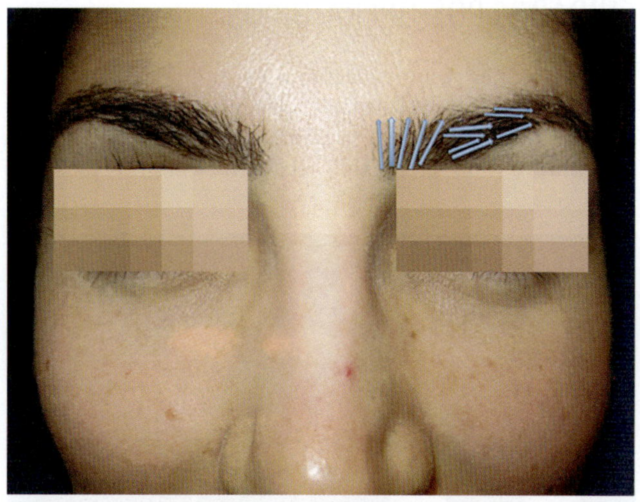

Figura 69.7 Direcionamento correto dos fios na cabeça e no corpo da sobrancelha.

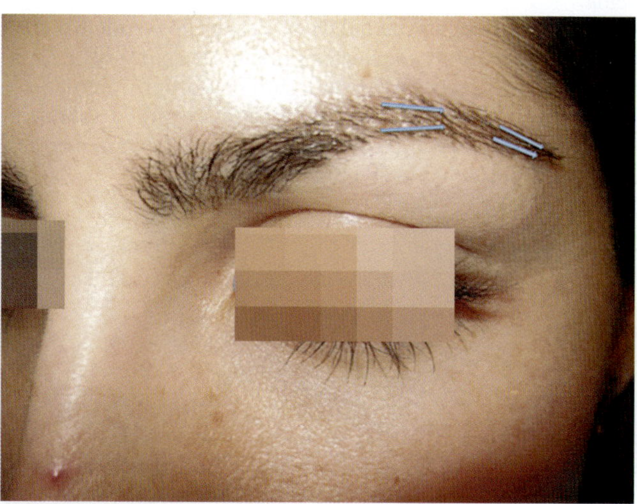

Figura 69.8 Direcionamento correto dos fios na cauda da sobrancelha.

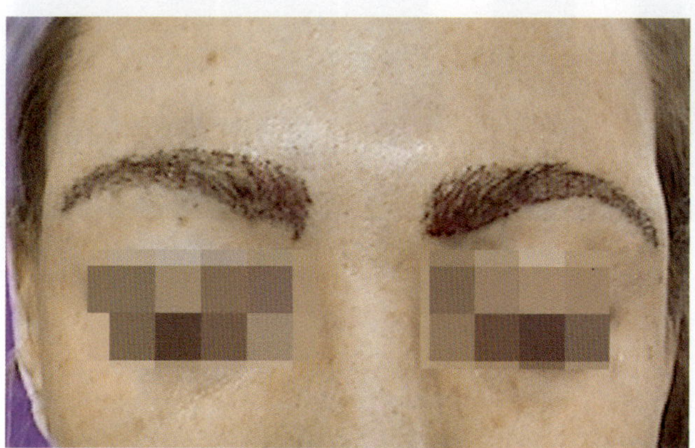

Figura 69.9 Pós-operatório imediato, antes do curativo oclusivo.

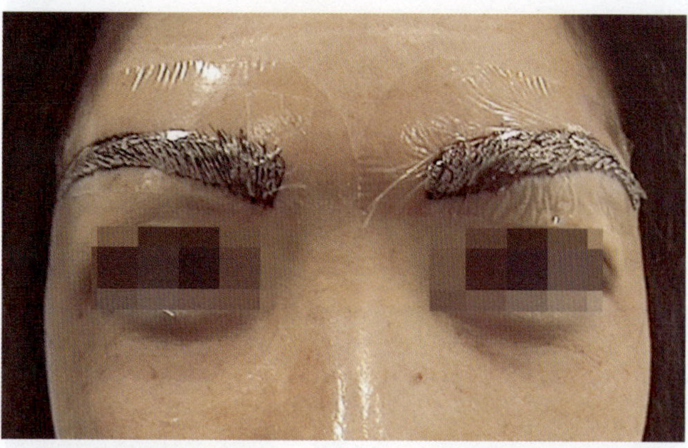

Figura 69.10 Pós-operatório de 24 h e com curativo oclusivo.

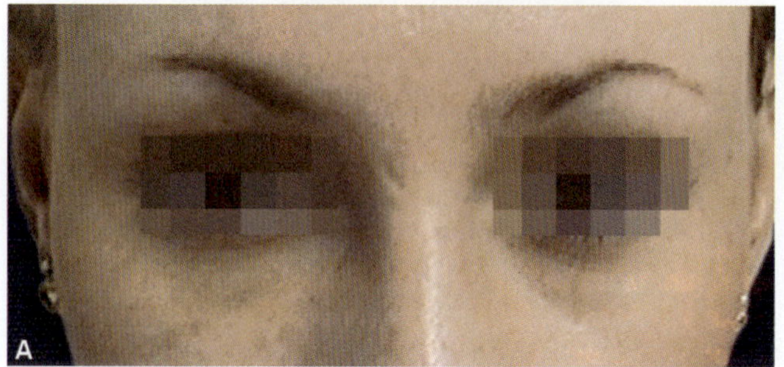

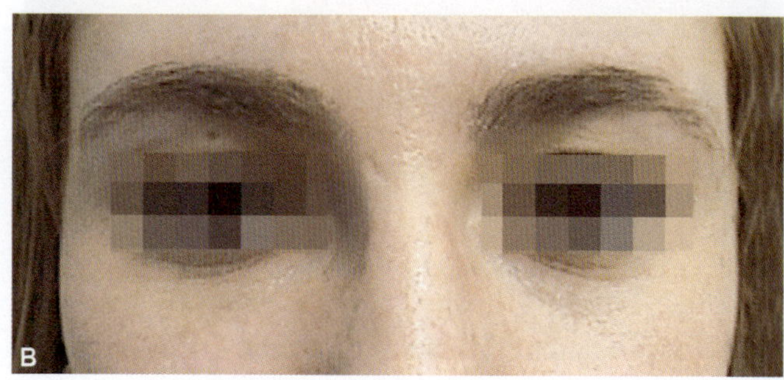

Figura 69.11 A a **J.** Pré-operatório e resultados após 6 meses. (*continua*)

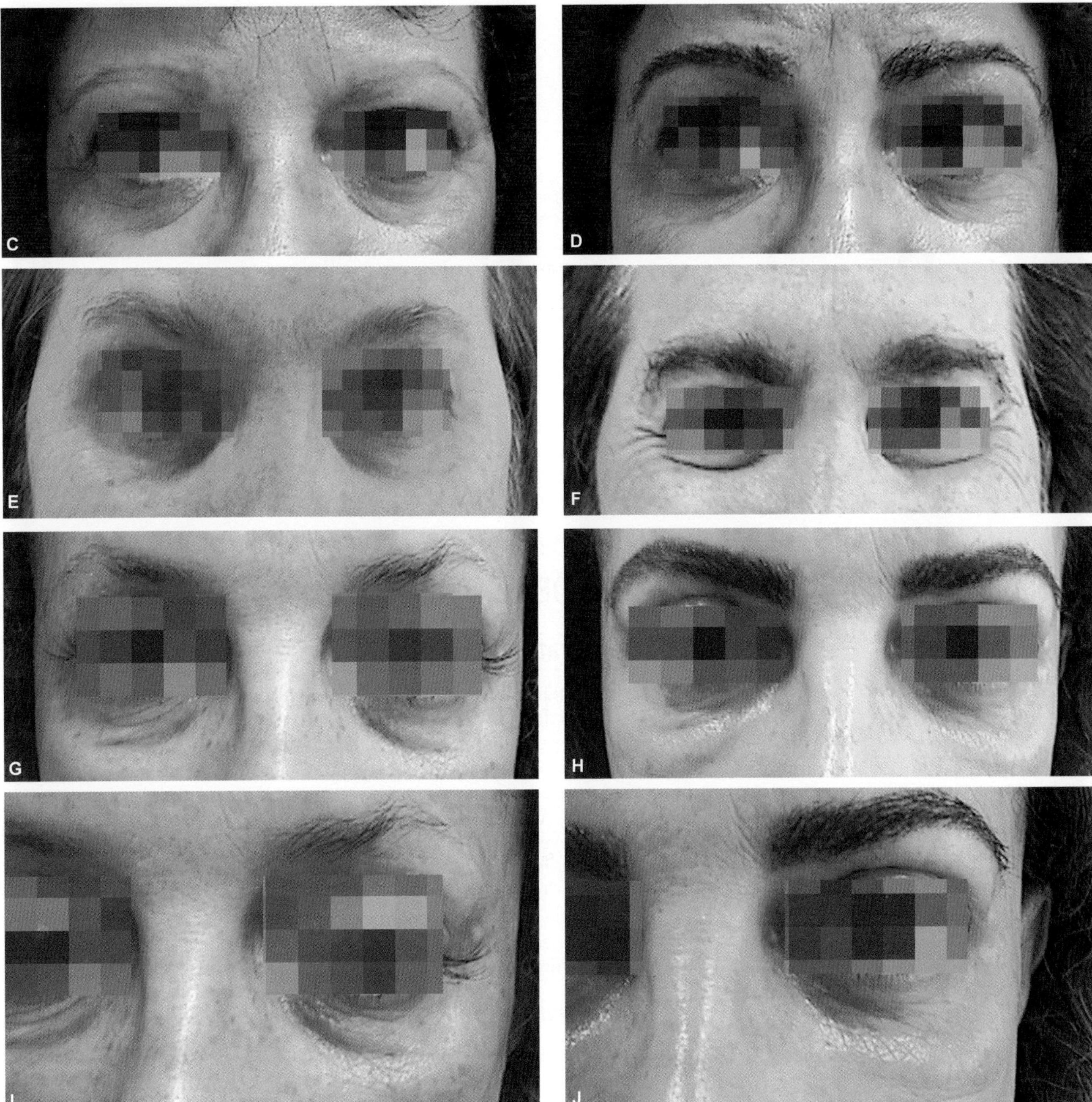

Figura 69.11 A a **J.** (*Continuação*) Pré-operatório e resultados após 6 meses.

CONSIDERAÇÕES FINAIS

A reconstrução das sobrancelhas por transplante de unidades foliculares tem resultados estéticos satisfatórios, com um efeito 3D. Trata-se de uma cirurgia segura e de baixa morbidade. É importante preservar o ângulo correto no momento de introdução dos fios para conseguir um *design* natural.

BIBLIOGRAFIA

Avram M. Follicular unit transplantation for male and female pattern hair loss and restoring eyebrows. Ophthalmol Clin N Am. 2005;18:319-23.

Bernstein RM, Rassman WR. Follicular unit transplantation. Dermatol Clin. 2005;23:393-414.

Boaventura O. Long hair FUE and the donor area preview. Hair Transplant Forum International. 2016;26(5):200-1.

Civaş E, Aksoy B, Aksoy HM, Eski M, Yucel K. Hair transplantation for therapy-resistant alopecia areata of the eyebrows: is it the right choice? J Dermatol. 2010;37:823-6.

Ergün SS, Sahinoğlu K. Eyebrow transplantation. Ann Plast Surg. 2003;51:584-6.

Gandelman M. A technique for reconstruction of eyebrows and eyelashes. Semin Plast Surg. 2005;19:153-8.

Gandelman M. Eyebrow and eyelash transplantation. In: Unger WP. Hair transplantation. New York: Marcel Deker; 1995.

Gupta J, Kumar A, Chouhan K, Ariganesh C, Nandal V. The science and art of eyebrow transplantation by follicular unit extraction. J Cutan Aesthet Surg. 2017;10(2):66-71.

Kumar A, Karthikeyan K. Madarosis: a marker of many maladies. Int J Trichology. 2012;4(1):3-18.

Pichon M. Preview long hair unit transplantation: an immediate temporary vision of the best possible final result. Hair Transplant Forum International. 2006;16(4):113-9.

Unger WP, Shapiro R, Unger R. Hair transplantation. 5. ed. London: Thieme; 2010.

Vachiramon A, Aghabeigi B. St-John Crean: eyebrow reconstruction using composite graft and microsurgical transplant. Int J Oral Maxillofac Surg. 2004;33:504-8.

70

Tratamento de Lesões Pré-tumorais e Tumorais

Glaysson Tassara Tavares

LESÕES PRÉ-TUMORAIS

Queratose actínica

A região do couro cabeludo está relacionada com a incidência direta da radiação ultravioleta sobre o couro cabeludo e a presença de alopecia androgenética, em suas diferentes formas de apresentação. A preocupação com a queratose actínica (Cac) resulta da probabilidade de transformação para carcinoma de células escamosas (CCE), calculada, em diferentes trabalhos, entre 0,025 e 20%.

Deve-se atentar especialmente à Cac, pois apresenta progressão para infiltração, reação inflamatória, ulceração, aumento do diâmetro (> 1 cm), crescimento rápido e sinais de evolução para CCE, estando indicada biopsia nesses casos. A prevenção é importante, com medidas de fotoproteção, utilização de boné, chapéu ou viseira e uso do protetor solar.

Tratamento

Entre as opções de tratamento da Cac estão criocirurgia, fluoruracila (5-FU), mebutato de ingenol, terapia fotodinâmica, diclofenaco de sódio, imiquimode, *peeling* e *laser*.

Criocirurgia

Considerada o método historicamente mais utilizado para tratamento da Cac, atualmente, contudo, com a introdução do conceito de campo cancerizável, sofreu uma alteração quanto à abordagem terapêutica. A criocirurgia continua uma ótima opção para o tratamento da lesão individualizada, mas também pode ser associada a outros métodos para tratamento do campo cancerizável.

Na prática, observa-se que não existe uma uniformidade quanto à forma de aplicação da criocirurgia no tratamento da Cac, o que pode ter implicações no resultado do tratamento. A técnica em *spray* é a mais empregada, e o tempo de congelamento e a escolha entre um e dois ciclos de congelamento dependerão da espessura/hiperqueratose da lesão. Há uma tendência a utilizar dois ciclos de congelamento maiores que 8 s para a Cac do couro cabeludo, com resultados muito bons.

Os efeitos da criocirurgia podem ser dor, bolhas, edema das pálpebras, hipocromia e, menos frequentemente, acromia e cicatriz.

Outras opções alternativas para o tratamento das lesões de Cac individualmente são a aplicação do ácido tricloroacetico, a curetagem associada ou não à eletrocauterização e a biopsia excisional para as lesões infiltradas. O *laser* CO_2 ablativo e o Er:Yag *laser* podem ser opções.

Fluoruracila

Medicamento mais antigo utilizado no tratamento da Cac, não deve ser esquecido em detrimento das excelentes opções atuais. Comumente, o residente de Dermatologia e os mais jovens desconsideram seu emprego; contudo estudos baseados em evidência mostram que o 5-FU representa um eficiente tratamento para Cac e campo cancerizável.

Existe uma variação enorme quanto à posologia, sendo as mais empregadas duas aplicações ao dia, durante 2 a 4 semanas. Os trabalhos mostram que os resultados e a eficácia no clareamento das Cac (após aplicação 2 vezes/dia durante 4 semanas) são similares aos dos tratamentos modernos.

É importante orientar o paciente quanto ao potencial de irritação da aplicação do 5-FU, eritema, prurido, ardor e até mesmo erosões, para que esteja ciente e possa aderir adequadamente ao tratamento.

Novos trabalhos têm sugerido a associação do ácido salicílico ou do calcipotriol ao 5-FU, a fim de aumentar a eficiência. A associação ao ácido salicílico 10%, decorrente de sua ação queratolítica, aumenta a absorção do análogo de pirimidina 5-FU na matriz dos queratinócitos, inibindo a divisão celular e provocando a apoptose celular. A área de tratamento deve ser restringida a 25 cm^2. Está indicada para Cac muito hiperceratósica ou para Cac do couro cabeludo.

Terapia fotodinâmica

Atualmente, no Brasil, a terapia fotodinâmica (PDT) é realizada com aminolevulinato de metila, podendo ser empregada na forma da PDT convencional ou *light*. Consiste no princípio do uso de um agente fotossensibilizante, a protoporfirina XI, para promover apoptose dos queratinócitos atípicos. Sua grande vantagem consiste em aplicação única, além da excelente taxa de clareamento das Cac.

- PDT convencional: o aminolevulinato é aplicado sobre a área do campo cancerizável em que se deseja realizar o tratamento, devendo ser mantido sob oclusão durante 3 h. Após esse período e a limpeza, a área é irradiada com luz vermelha, *narrowband*, com pico de 630 nm, na dose de 37 J/cm^2
- PDT *light*: o aminolevulinato é aplicado sobre a área do campo cancerizável; em seguida, no máximo até 30 min, o paciente deve expor a área diretamente à luz do sol, durante 2 h.

Para qualquer uma das duas modalidades, a área deve ser tratada antes da aplicação do aminolevulinato, de preferência com a curetagem das Cac mais espessas. Para os casos de tratamento com a PDT *light*, é preciso aplicar um protetor solar, com componente apenas físico, sobre a área tratada, antes ou após a curetagem. O aminolevulinato deve ser aplicado após 15 min da aplicação do protetor solar. Os efeitos adversos do tratamento são eritema, pustuletas e dor.

No caso da PDT convencional, durante e pós-aplicação, a dor deve ser considerada um fator limitador, visto que o tratamento abrange extensas áreas, tendo em vista se tratar de uma modalidade de terapêutica de campo cancerizável. Existem opções para reduzir a dor, como o bloqueio de troncos nervosos, em associação ou não a sedação ou aplicação de corticosteroide superpotente antes e após a PDT convencional, denominada PDT pulsada, o que mostrou não alterar a eficiência da resposta terapêutica.

Portanto, consideradas as duas modalidades de tratamento, a PDT *light* pode representar uma boa opção (Figura 70.1) por ser bem menos dolorosa ao paciente. A taxa de clareamento de Cac pela PDT *light* costuma ser similar à da PDT convencional, contudo muito mais bem tolerada pelo paciente.

Mebutato de ingenol

Derivado de uma euforbiácea australiana, é encontrado nas dosagens de 150 e 500 μg/mℓ, para tratamento de Cac da face/couro cabeludo e corpo, respectivamente.

Deve-se realizar a aplicação em uma área de 25 cm^2 (aproximadamente 5 × 5 cm); na face e na cabeça, deve ser aplicado 1 vez/dia, durante 3 dias (1 tubo para cada dia), e, para as lesões em outras áreas, durante 2 dias. O medicamento deve ficar em contato com a pele no mínimo por 6 h e ser mantido o tempo todo sob refrigeração.

O paciente deve ser informado sobre os seus efeitos, que variam de leve eritema, vesículas, pústulas, bolhas, crostas, edema da área tratada, prurido até dor intensa, podendo durar até 1 semana após o tratamento (de maneira mais intensa). O desaparecimento ocorre entre 10 e 14 dias (Figura 70.2). Uma vantagem refere-se ao fato de que os efeitos mais intensos iniciam no 3º para o 4º dia, período em que a aplicação já terminou. Para os casos mais intensos, pode ser indicado corticosteroide tópico ou oral para atenuação dos sintomas; nesses casos, deve-se pensar até mesmo na suspensão do uso do medicamento. Contudo, se bem orientado ao paciente, o tratamento é bem tolerado.

A literatura tem mostrado excelentes resultados em termos de clareamento. Apesar de o tratamento ser indicado para uma área de 25 cm^2, já há evidências de boa segurança e eficiência para tratamento simultâneo de duas áreas separadas/individualmente, empregando-se o dobro do medicamento.

Outras opções

O imunomodulador imiquimode 5% pode ser utilizado para tratamento de Cac isoladas ou áreas de 25 cm^2, na posologia de 3 vezes/semana, durante 4 a 6 semanas. As reações podem ser eritema, vesículas, erosão, crosta e, raramente, sintomas de influenza. Novos trabalhos, na concentração de 3,75%, têm mostrado boa eficácia no tratamento de campo cancerizável, com redução dos efeitos colaterais.

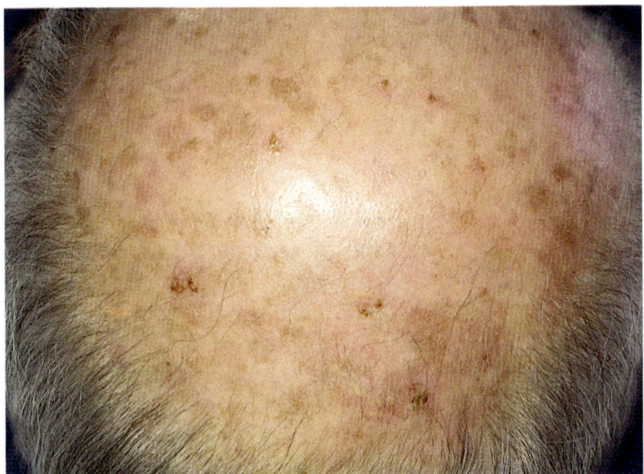

Figura 70.1 Eritema, algumas exulcerações e pustuletas esparsas após PDT *light*.

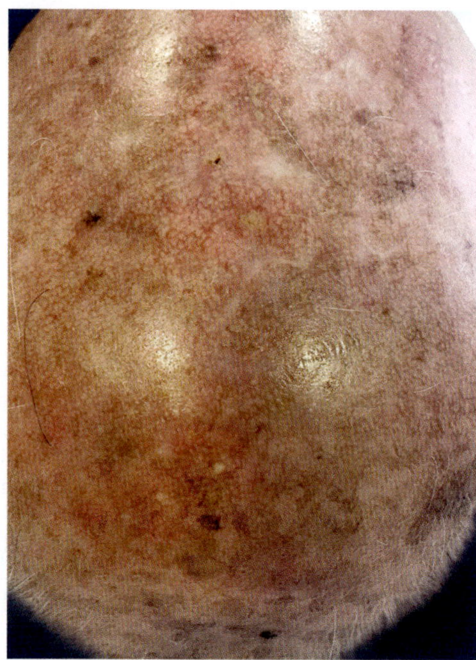

Figura 70.2 Eritema e pústulas no dia 4 após o início da aplicação do mebutato de ingenol.

O diclofenaco de sódio 2,5 a 3% aplicado 2 vezes/dia durante 90 dias tem como objetivo provocar a apoptose e a supressão da angiogênese; contudo a posologia por tempo prolongado pode dificultar a adesão do paciente. Outros tratamentos empregados são *peeling* superficial ou médio, *laser* e tretinoína.

Considerações

O tratamento da Cac consiste em tratar lesões isoladamente, para as quais a técnica mais empregada é a criocirurgia, e o campo cancerizável, para o qual existem excelente opções, sobretudo 5-FU, PDT e mebutato de ingenol. A escolha entre tais procedimentos depende de alguns aspectos, conforme abordado anteriormente. A associação do tratamento das lesões localizadas e do campo cancerizável é uma tendência, com bons resultados.

Para tratar campo cancerizável, deve-se considerar o controle permanente, assim como a repetição do tratamento, conforme a necessidade. Pode-se utilizar mais de uma modalidade de tratamento de campo cancerizável entre as diferentes regiões, assim como para a mesma região, no decorrer do acompanhamento.

Nevo sebáceo

Também chamado de nevo sebáceo de Jadassohn ou nevo organoide, surge ao nascimento ou durante os primeiros anos da criança e apresenta um potencial para desenvolvimento de lesões benignas e, raramente, malignas, de origem epidérmica ou anexial. Calcula-se a probabilidade de transformação entre 10 e 30%, dependendo da idade, mas comumente ocorre entre a 4ª e a 7ª década, sendo rara na infância. Em geral, manifesta-se como uma placa amarelada. Apesar da controvérsia da exérese profilática na infância, é indicada no adulto.

LESÕES TUMORAIS

Carcinoma basocelular

Tumor maligno mais frequente do couro cabeludo, corresponde, contudo, a 2,65% de todos os carcinomas basocelulares (CBC), mostrando a importância do cabelo na proteção contra a radiação ultravioleta (RUV). Por sua vez, o efeito cumulativo da RUV é mostrado pelo pico da incidência do CBC do couro cabeludo entre a 7ª e a 8ª década de vida. A exposição crônica à RUV explica a maior incidência do CBC de subtipo histológico sólido no couro cabeludo (55%). Em segundo lugar, encontram-se os CBC de subtipo histológico agressivo (30% dos casos), enquanto o CBC superficial é responsável por apenas 8% dos casos.

Classificação

Para o planejamento do tratamento de um paciente com CBC, o primeiro passo consiste em classificá-lo quanto ao potencial de risco para recidiva e, consequentemente, para complicações, o que deve ser realizado da seguinte maneira: CBC de baixo risco para recidiva e CBC de alto risco para recidiva. Os critérios para essa classificação são:

- Subtipo histológico do CBC: considerado o critério mais importante para a indicação de agressividade. Normalmente, classifica-se o CBC em seis subtipos histológicos, que podem ser divididos em dois grupos: os de menor agressividade (superficial/multicêntrico e o sólido); e os de maior agressividade (micronodular, escierodermiforme, infiltrativo e metatípico). Para uma melhor avaliação, é interessante realizar uma biopsia incisional antes do tratamento do CBC para que se conheça o tipo histológico. Aproximadamente, 30% dos CBC são mistos, ou seja, apresentam mais de um subtipo histológico e que pode não ser descoberto pela biopsia incisional
- Localização do tumor: aqueles localizados nas regiões nasal, periorbitais e auriculares, zona H da face, são considerados com potencial de maior risco de recidiva
- Tratamento anterior: os CBC recidivados apresentam uma tendência maior de apresentar um subtipo histológico agressivo; consequentemente, devem ser considerados de alto risco
- Invasão perineural: a constatação de invasão perineural no exame anatomopatológico representa outro critério para classificação do CBC de alto risco. Por isso, mais uma vez, destacam-se a importância da biopsia prévia e a consequente descrição da presença ou ausência de invasão perineural no laudo
- Diâmetro: CBC maiores que 1 a 2 cm são considerados de alto risco.

Tratamento

Após a classificação quanto ao risco de recidiva do CBC, pode-se programar o tratamento. Apesar de estar fora da zona H da face, alguns autores consideram o couro cabeludo uma zona intermediária de agressividade. A cirurgia continua a técnica mais indicada para o tratamento do CBC do couro cabeludo.

Nos casos de pacientes classificados como de baixo risco de recidiva, recomenda-se cirurgia com margem de segurança de 4 a 5 mm. Para os considerados de alto risco, a melhor indicação é a cirurgia micrográfica de Mohs (CMM).

Os CBC de risco aumentado de recidiva apresentam agressividade maior e, consequentemente, com risco de acometimento de plano profundo, ramos nervosos, tábua óssea e até mesmo invasão intracraniana.

A CMM se caracteriza pelo mapeamento cirúrgico do tumor, e o cirurgião executa a remoção da lesão e a avaliação histológica completa das margens tumorais, durante a cirurgia. Inicia-se com a remoção do tumor, seguida da delimitação de uma margem que varia de 2 a 5 mm conforme o tipo histológico e a localização da lesão (Figura 70.3).

A seguir, retira-se uma fina camada do leito tumoral e divide-se este tecido em pequenos fragmentos, desenhando-se um mapa em que tais fragmentos são enumerados, levando-se, assim, a sua localização precisa no leito tumoral. A correlação entre a existência de tumor no exame histológico (Figura 70.4) e sua correta localização no mapa cirúrgico é essencial para a ressecção completa da lesão e a preservação de tecido normal.

Submetem-se os fragmentos à congelação em criostato, e as lâminas são coradas pela hematoxilina-eosina (HE) ou pelo azul de toluidina para serem examinadas ao microscópio por um cirurgião treinado. Uma vez detectada a persistência de neoplasia em algum dos fragmentos (Figura 70.5), estes são precisamente identificados no mapa e se realiza nova ressecção, de maneira bem direcionada e precisa.

A exérese tumoral encerra-se quando todas as margens estão negativas para a ocorrência de tumor (Figura 70.6). Efetua-se, então, a reconstrução, seguindo-se as mesmas técnicas utilizadas em uma cirurgia convencional (Figura 70.7). Outras opções de tratamento consistem em radioterapia (em especial, a braquiterapia), enquanto a terapia fotodinâmica ou o imiquimode podem ser empregados para os casos de CBC superficiais/multicêntricos, além da criocirurgia.

Carcinoma de células escamosas

Segundo tumor mais frequente no couro cabeludo, corresponde a 16,6% dos tumores da região. A alopecia androgenética e o dano actínico estão diretamente relacionados na etiologia. Diante de um caso de CCE, deve sempre ser avaliada a possibilidade de metástase – a principal localização é a dos linfonodos cervicais –, além de pesquisada a probabilidade de invasão de periósteo e crânio para os casos de tumores profundos, principalmente se, ao exame físico, a palpação do tumor mostrar pouca mobilidade da pele.

Classificação de risco

O CCE também apresenta alguns critérios que precisam ser considerados no planejamento do tratamento, sempre pensando no risco aumentado ou diminuído de possibilidade de recidiva e, também, de metástase.

Assim, devem ser conhecidos os aspectos histológicos do CCE: se o tumor é bem diferenciado, moderadamente diferenciado, pouco ou indiferenciado; além de estabelecida a

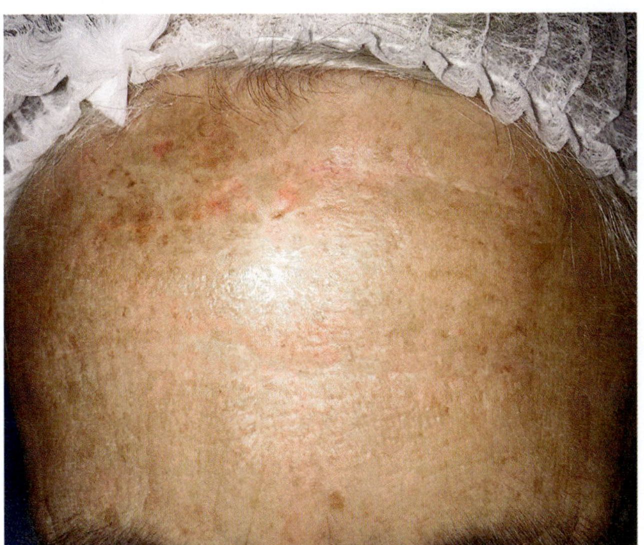

Figura 70.3 Lesão pequena de carcinoma basocelular recidivado acometendo a região frontal do couro cabeludo.

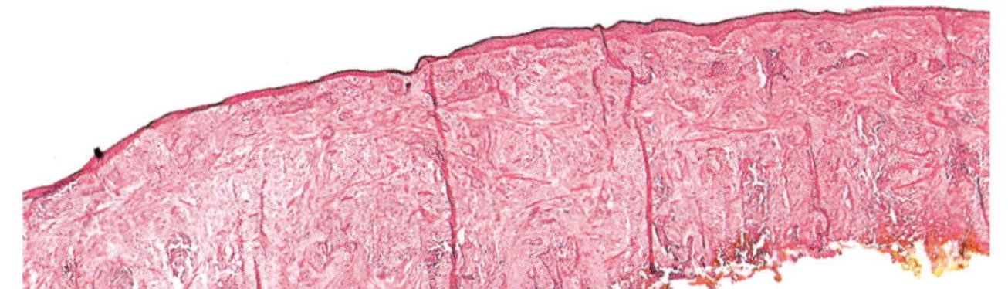

Figura 70.4 Carcinoma basocelular de subtipo histológico infiltrativo em um fragmento da margem lateral.

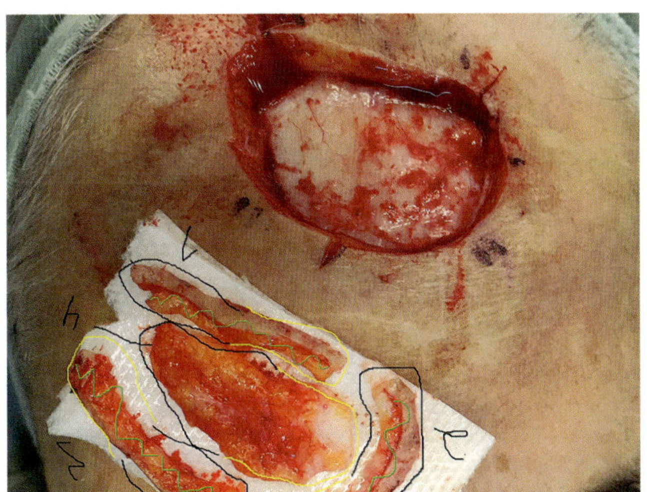

Figura 70.5 Foto com mapa da cirurgia micrográfica de Mohs, mostrando todos os três fragmentos da margem lateral comprometidos pelo carcinoma basocelular, na primeira fase.

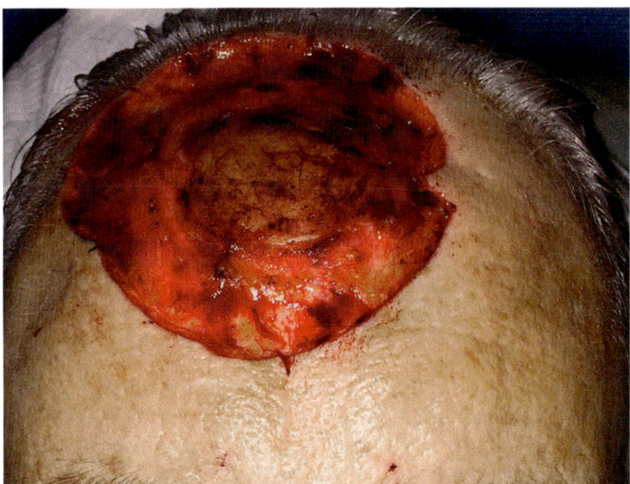

Figura 70.6 Defeito cirúrgico final, após obtenção de margem livre.

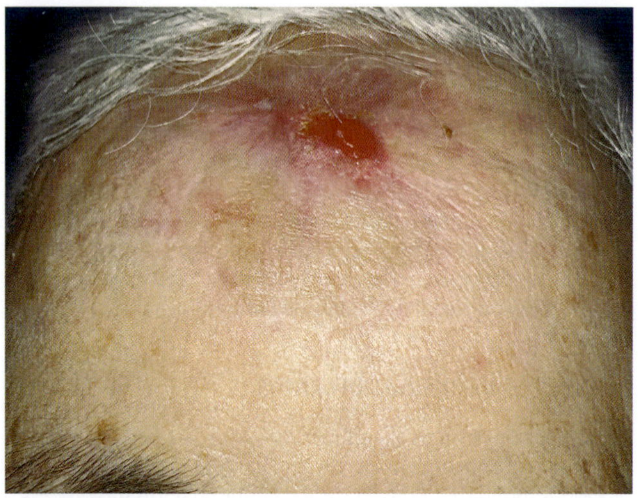

Figura 70.7 Resultado 30 dias após reconstrução com retalho de periósteo e enxerto de pele total.

profundidade do tumor. Os pouco diferenciados ou indiferenciados e profundos são considerados de risco aumentado para recidiva e metástase.

Outros critérios importantes e indicadores de CCE de risco aumentado são: detecção de acometimento ou invasão perineural (visualizado, também, pela histologia); presença de tumor com diâmetro > 2 cm; localização nas regiões auriculares, nos lábios ou em cicatrizes; e tumor em paciente transplantado em uso de imunossupressor.

Tratamento

A cirurgia representa o melhor tratamento do CCE do couro cabeludo, sendo a CMM a que apresenta maior taxa de cura; consequentemente, por reduzir a probabilidade de recidiva, diminui a taxa de metástase, sendo considerada a técnica de escolha.

Diante de tumores com critérios de maior agressividade, pode-se indicar pesquisa de linfonodo sentinela, tendo em vista que as metástases ocorrem geralmente para os linfonodos cervicais.

Outra opção de tratamento consiste na radioterapia, constituindo a terapêutica principal para os casos em que a cirurgia foi contraindicada, ou adjuvante, após cirurgia, para os casos de CCE com critérios de agressividade, principalmente que apresentem invasão perineural. Ao avaliar a indicação de radioterapia, deve sempre ser considerada a possibilidade de osteonecrose.

A criocirurgia é outra opção, já citada, para o tratamento do CCE, para os casos de lesão primária, pequena, oriunda de queratose actínica e que não apresentam indicação cirúrgica. Para os casos de doença de Bowen (CCE *in situ*), também pode ser indicado o tratamento com curetagem e eletrocoagulação.

Melanoma

O melanoma do couro cabeludo está associado a maior risco de doença locorregional e pior prognóstico, especialmente quando comparado a outras regiões do corpo e, mesmo, quando se consideram Breslow ou ulceração fatores isolados. Para o tratamento do melanoma primário, a margem cirúrgica dependerá da espessura do tumor:

- Melanoma *in situ:* margem de 0,5 a 1 cm
- Tumor ≤ 1 mm: margem de 1 cm
- Tumor de 1 a 2 mm: margem de 1 a 2 cm
- Tumor de 2 a 4 mm: margem de 2 cm
- Tumor > 4 mm: margem de 2 cm.

Ainda, há controvérsia com relação ao plano profundo da excisão – supragaleal, subgaleal ou infraperiósteo. A indicação para pesquisa de linfonodos sentinela deve ser considerada para os estádios clínicos IB, T1b (Breslow < 0,8 mm com ulceração ou 0,8 a 1 mm com ou sem ulceração) ou T1a (Breslow < 0,8 mm em associação a índice mitótico ≥ 2 mm^2 e/ou invasão linfática ou vascular), IB (T2a) ou II (> 1 mm, N0). Apesar de não apresentar evidência de aumentar a sobrevida dos pacientes, a sobrevida livre de metástase é melhor para os pacientes que apresentaram Breslow entre 1,2 e 3,5 mm e que realizaram a pesquisa de linfonodo sentinela em comparação àqueles em que a pesquisa não foi realizada.

Para os casos de linfonodos positivos, indica-se a dissecção completa dos linfonodos da região anatômica correspondente. Diante da presença positiva nos linfonodos da parótida (clínica ou microscópica), indicam-se a parotidectomia superficial e o esvaziamento linfonodal cervical.

Outros tumores

Metástases no couro cabeludo

O couro cabeludo é uma frequente sede de metástases de diversos órgãos, que podem se manifestar como nódulos, cistos ou placas eritematosas. Elas podem simular alopecia, tumores de anexo benignos, cistos e tumores malignos de glândulas sudoríparas. Do ponto de vista histológico, em geral se trata de adenocarcinomas ou carcinomas de células escamosas. Os órgãos primários das metástases do couro cabeludo podem ser bexiga, mamas, pulmão, cólon, reto, rins, além de linfomas, mastocitomas, plasmocitomas e leucemia.

Carcinoma de células de Merkel

Neoplasia cutânea rara, com diferenciação neuroendócrina, apresenta incidência alta de metástase e taxa de mortalidade superior à do melanoma.

Acomete mais frequentemente as áreas expostas da cabeça e da região cervical. Não apresenta uma lesão clínica característica, manifestando-se como um nódulo indolor, solitário, de cor rósea a violácea e de crescimento rápido.

Para o tratamento, há uma tendência para a abordagem multidisciplinar e para a escolha do tratamento na forma de "multimodalidades", ou seja, cirurgia para exérese do tumor, pesquisa de linfonodo sentinela e radioterapia adjuvante. Já a quimioterapia está indicada para os casos de acometimento sistêmico.

A cirurgia continua sendo o pilar para o tratamento, podendo ser realizada de modo convencional com margem de 1 a 2 cm ou a CMM, com melhores taxas de cura.

Angiossarcoma

Consiste em um dos raros sarcomas que se desenvolvem, na maior parte das vezes, como tumor cutâneo primário. Apresenta características de endotélio normal e acomete idosos e principalmente as regiões da cabeça e do pescoço. A exérese da lesão é importante e a CMM pode ser utilizada, em virtude do controle de margem. Contudo, a abordagem deve ser multidisciplinar e individualizada, avaliando-se radioterapia e quimioterapia. A taxa de recidiva e metástase é alta.

Cisto ou tumor pilar proliferante

Apresenta manifestação clínica semelhante à do cisto triquilemal, que consiste em lesão intradérmica ou subdérmica, de consistência amolecida e arredondada, mais comum em mulheres após os 60 anos. O tumor pilar proliferante pode variar de 1 a 10 cm de diâmetro e apresentar ulcerações (Figura 70.8). Para a indicação do tratamento, é importante avaliação da histologia do tumor para identificar áreas com alterações malignas, pois, ainda que raramente, pode ocorrer transformação para tumor triquilemal proliferante maligno, de pior prognóstico. Após a avaliação da histologia, se as características histológicas forem benignas, o tratamento indicado é a excisão local; se de baixo grau de malignidade, a indicação é de margem cirúrgica de 1 cm ou CMM (mais recomendada). Para os casos de tumor triquilemal proliferante maligno, indica-se cirurgia, de preferência Mohs; a associação à radioterapia, a pesquisa de linfonodos sentinela e a quimioterapia devem ser consideradas.

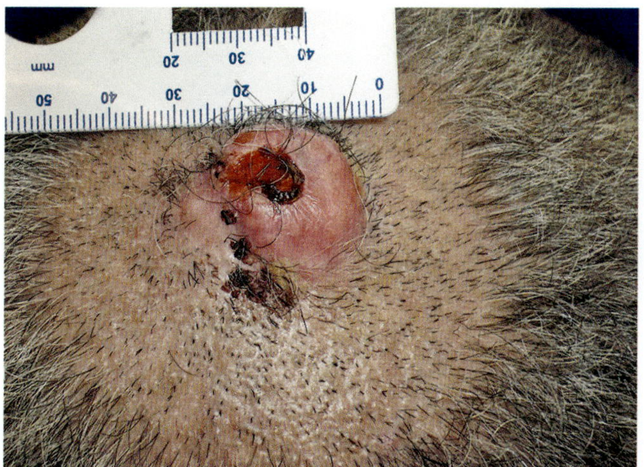

Figura 70.8 Lesão cística, porém com ulceração, fixa a plano profundo e com superfície irregular.

BIBLIOGRAFIA

Berman G, Shabbir AQ, MacNeil T, Knudsen KM. Variables in cryosurgery technique associated with clearence of actinic keratosis. Dermatol Surg. 2017;43(3):424-30.

Cernea SS, Gontijo G, Pimentel ER, Tarlé RG, Tassara G, Ferreira JA et al. Indication guidelines for Mohs micrographic surgery in skin tumors. An Bras Dermatol. 2016;91(5):621-7.

Cho M, Lee J, James C; Marshman G, Huilgol S. Scalp basal cell carcinoma: review of 2,202 cases. Dermatol Surg. 2016;42(7):834-41.

Fleury LFF, Sanches JA. Sarcomas primários da pele. An Bras Dermatol. 2016;81(3):999-1002.

Garbe C, Basset-Seguin N, Poulin Y, Larsson T, Østerdal ML, Venkata R et al. Efficacy and safety of follow-up field treatment of actinic keratosis with ingenol mebutate 0·015% gel: a randomized, controlled 12-month study. Br J Dermatol. 2016;174(3):505-13.

Gontijo B, Coelho TO, Bittencourt FV, Tavares GT, Rocha AD. Case for diagnosis. 2012; See comment in PubMed Commons below87(3):491-2.

Lacour JP, Ulrich C, Gilaberte Y, Von Felbert V, Basset-Seguin N, Dreno B et al. Daylight photodynamic therapy with methyl aminolevulinate cream is effective and nearly painless in treating actinic keratoses: a randomised, investigator-blinded, controlled, phase III study throughout Europe. J Eur Acad Dermatol Venereol. 2015;29(12):2342-8.

Pellacani G, Peris K, Guillen C, Clonier F, Larsson T, Venkata R et al. A randomized trial comparing simultaneous vs. sequential field treatment of actinic keratosis with ingenol mebutate on two separate areas of the head and body. J Eur Acad Dermatol Venereol. 2015;29(11):2192-8.

Pomerantz H, Hogan D, Eilers D, Swetter SM, Chen SC, Jacob SE et al. Long-term efficacy of topical fluorouracil cream, 5%, for treating actinic keratosis: a randomized clinical trial. JAMA Dermatol. 2015;151(9):952-60.

Riahi RR, Cohen PR. Clinical manifestations of cutaneous metastases: a review with special emphasis on cutaneous metastases mimicking keratoacanthoma. Am J Clin Dermatol. 2012;13(2):103-12.

Satyaprakash AK, Sheehan DJ, Sangueza OP. Proliferating trichilemmal tumors: a review of the literature. Dermatol Surg. 2007;33(9):1102-8.

Wang Y, Bu WB, Chen H, Zhang ML, Zeng XS, Zhao L et al. Basal cell carcinoma, syringocystadenoma papilliferum, trichilemmoma, and sebaceoma arising within a nevus sebaceus associated with pigmented nevi. Dermatol Surg. 2011;37(12):1806-10.

Wiegell SR, Petersen B, Wulf HC. Pulse photodynamic therapy reduces inflammation without compromising efficacy in the treatment of multiple mild actinic keratoses of the face and scalp: a randomized clinical trial. Br J Dermatol. 2016;174(5):979-84.

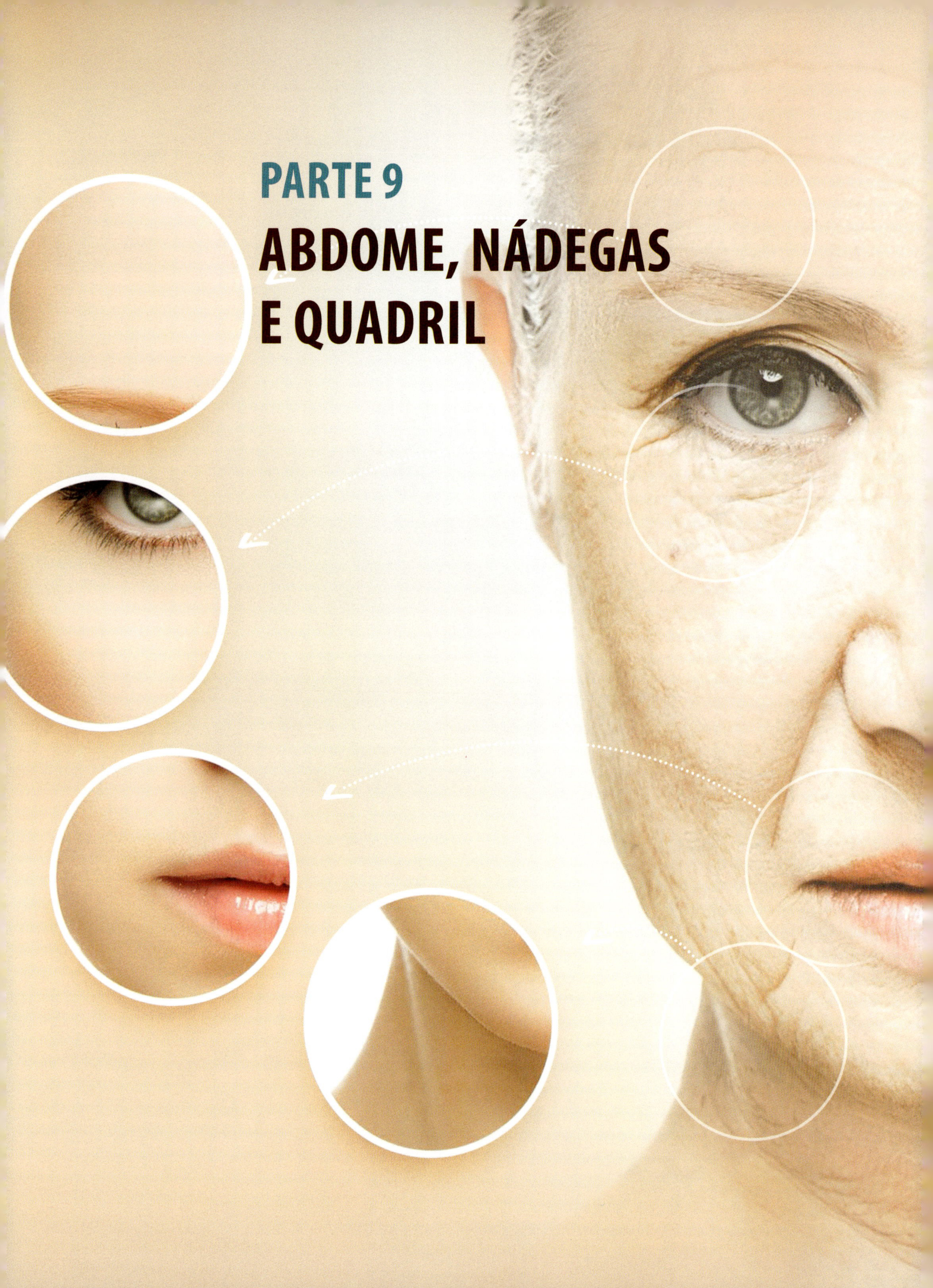

PARTE 9
ABDOME, NÁDEGAS E QUADRIL

71

Tratamento da Lipodistrofia Ginoide

Abdo Salomão Júnior, Doris Maria Hexsel, Emerson Lima, Luis Henrique Barbizan de Moura, Renato Luiz Baldissera, Taciana Dal'Forno Dini

INTRODUÇÃO

A lipodistrofia ginoide (LG), mais comumente conhecida como celulite, consiste em um transtorno metabólico localizado no tecido subcutâneo que altera a sua forma, causando na pele uma aparência inestética de "casca de laranja". As lesões mais comuns apresentam superfície deprimida em relação ao relevo normal da pele (Figura 71.1).

Tradicionalmente, é considerada uma condição inestética muito prevalente nas mulheres após a adolescência. As áreas afetadas com maior frequência são, coincidentemente, aquelas em que ocorre maior depósito de gordura, como nádegas e coxas, mas outras também podem ser afetadas, conforme apresentado na Figura 71.2.

A celulite pode se agravar em situações de elevação sérica de estrogênios, como uso crônico de anticoncepcionais orais, gravidez e amamentação. Apesar de a dieta, o exercício e o estilo de vida não parecerem estar associados ao seu desenvolvimento, o ganho de peso e a obesidade podem piorar a aparência da celulite. Em homens, é rara e secundária à deficiência de andrógenos, como no hipogonadismo e na terapia com estrógenos para câncer de próstata.

Além de fatores genéticos, observam-se influência de etnia (mulheres brancas têm maior predisposição que asiáticas), dietas ricas em carboidratos (provocam hiperinsulinemia e lipogênese), sedentarismo (longos períodos sentado e em pé, resultando em estase venosa e comprometimento da microcirculação) e gravidez, pelo aumento de hormônios, como prolactina e insulina, causando lipogênese e retenção hídrica. As Figuras 71.3 e 71.4 apresentam esquematicamente a fisiopatogenia da celulite.

Quanto à gênese fisiopatológica, considera-se que representa uma condição em que ocorre fibrose com a proliferação de fibroblastos em torno de células adiposas em associação a falência circulatória periférica progressiva e dano metabólico no tecido normal, o que causa insuficiência metabólica progressiva no tecido adiposo e, eventualmente, degeneração desse tecido e fibrose avançada nos tecidos circundantes.

O processo origina-se em alterações nas paredes dos capilares dérmicos pelo depósito de glicosaminoglicanos, comprometendo a microcirculação, o interstício, os adipócitos e os septos interlobares, o que resulta em hipoxia, edema e aprisionamento dos

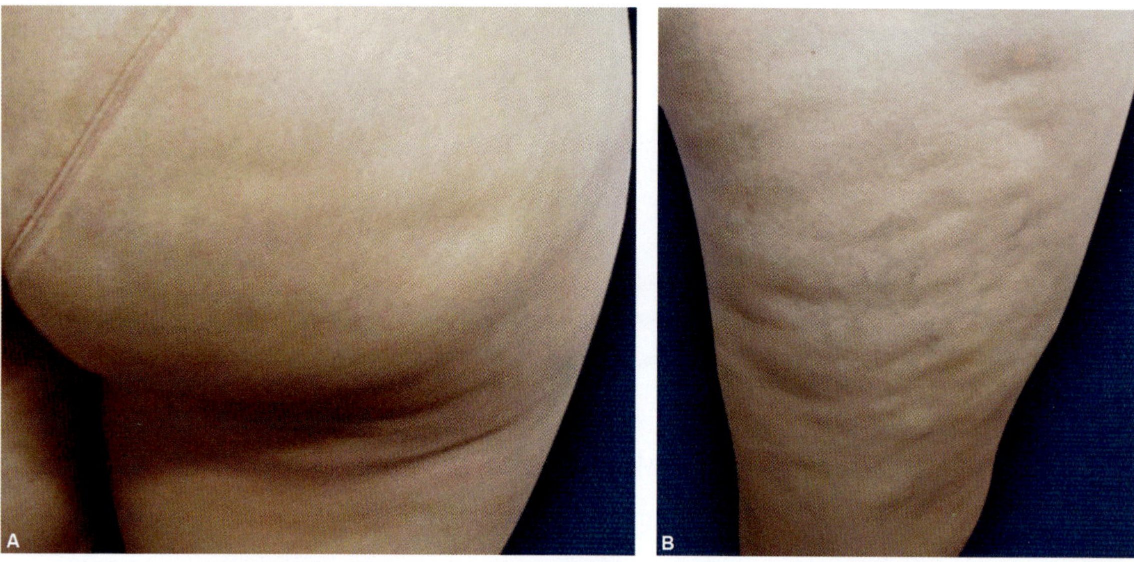

Figura 71.1 A e **B.** Aspecto ondulado da pele característico da celulite.

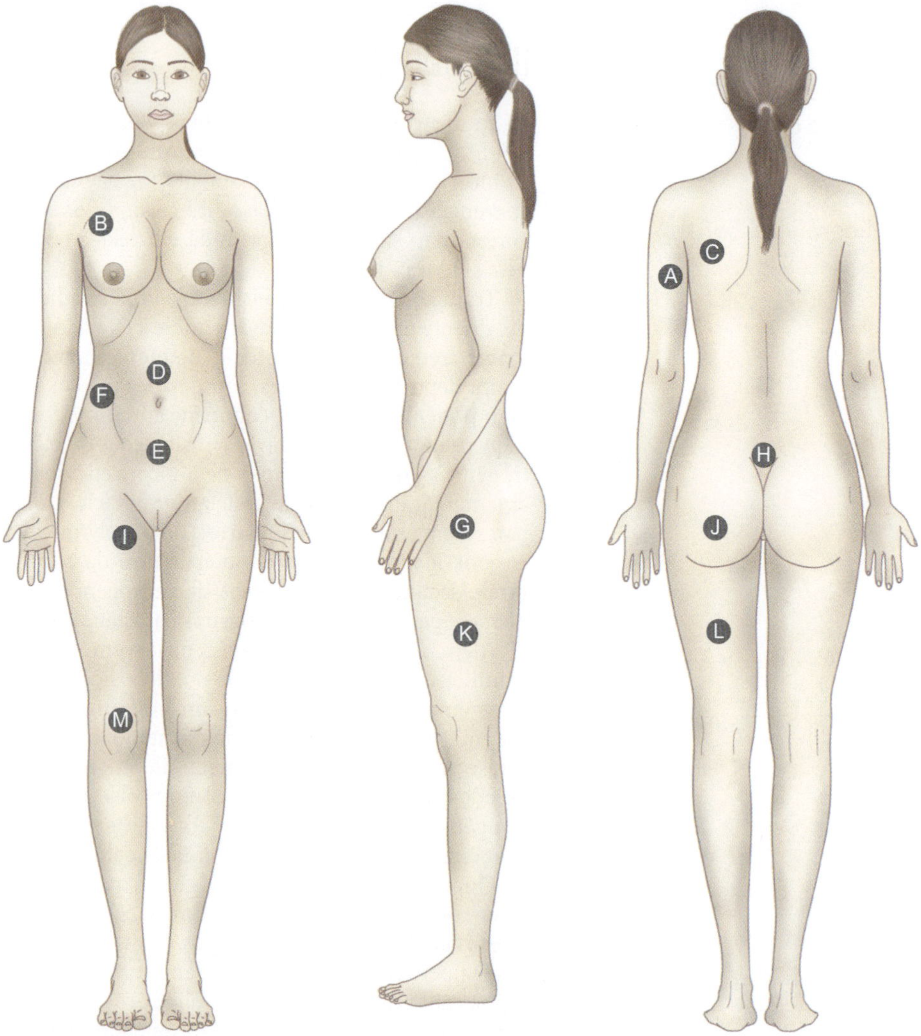

Ⓐ Posterior do braço
Ⓑ Lateral superior da mama
Ⓒ Lateral escapular
Ⓓ Baixo estomacal
Ⓔ Baixo abdominal
Ⓕ Lateral do abdome
Ⓖ Trocantérica
Ⓗ Região sacral
Ⓘ Medial superior da coxa
Ⓙ Glúteos
Ⓚ Lateral da coxa
Ⓛ Posterior da coxa
Ⓜ Medial patelar

Figura 71.2 Localizações mais comuns da celulite. Reproduzida de Lima, 2016.

adipócitos e origina micronódulos, macronódulos e fibroesclerose. O ganho de peso pode acentuar a celulite principalmente em regiões como nádegas e abdome. A pele mais fina e flácida, agravada pelo envelhecimento, também favorece a evidenciação de herniações características da LG. Nos homens com celulite, nos quais comumente a pele é mais espessa, a visualização é menos comum. Podem ocorrer dor, essencialmente pela palpação, sensação de peso, além de pés frios, cãibras, edema e equimose nas formas mais graves. Considera-se quatro graus de celulite de acordo com aspectos clínicos e etapas evolutivas (Tabela 71.1).

Estudos realizados em cadáveres e publicados há mais de 30 anos, que descreveram as bases anatômicas da celulite, comprovaram ser esta uma expressão anatômica de estruturas normais das áreas afetadas. No sexo feminino, a gordura subcutânea é compartimentada em lobos, cujas paredes conjuntivas são estruturas rígidas e não distensíveis, os chamados septos fibrosos. Esses septos representam componentes normais do sistema musculoaponeurótico superficial (SMAS). Eles partem da fáscia muscular, atravessam a gordura e conectam a pele às estruturas subcutâneas. Recentemente, estudos realizados com imagens de ressonância magnética (RM) comprovaram a existência desses septos, geralmente associados a um feixe vascular e que aparecem na quase totalidade das lesões deprimidas de celulite.

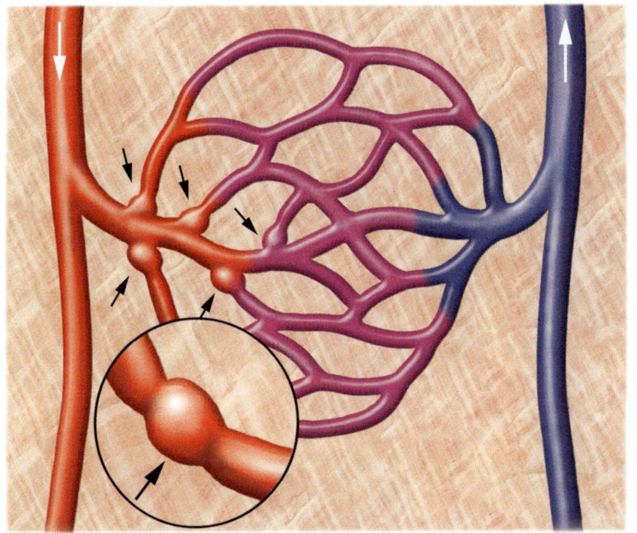

Figura 71.3 Alterações nas paredes dos capilares dérmicos pelo depósito de glicosaminoglicanos, o que compromete a microcirculação. Reproduzida de Lima, 2016.

O aumento da tensão nos septos, por posição ortostática, pinçamento ou contração muscular, agrava a aparência deprimida das lesões relacionadas com o septo, enquanto essas mesmas lesões tendem a minimizar quando a paciente permanece em posição supina ou em pronação.

Opções de tratamento para LG são variadas e numerosas. Diversas tecnologias à base de energias térmica, sonora, luminosa e mecânica podem ser empregadas, com resultados variáveis encontrados na literatura. Os objetivos finais desses tratamentos consistem em melhorar e manter a sua resposta durante um período. Nenhum é totalmente bem-sucedido, já que os resultados documentados são brandos e temporariamente eficazes. Ainda não foi bem estabelecido um tratamento eficaz e a longo prazo da celulite. A falta de pesquisa relevante sobre o tema e muitos estudos disponíveis publicados descrevem ferramentas de avaliação não validadas, o que dificulta a validação de sua eficácia.

Há mais sucesso em relação aos tratamentos combinados que apenas uma modalidade isolada. *Follow-up* observacional torna-se essencial, sendo a manutenção dos resultados a longo prazo um dos principais objetivos de tratamentos da LG.

MODALIDADES TERAPÊUTICAS

Radiofrequência

A radiofrequência (RF) tornou-se um tratamento-padrão em cosmiatria, com muitas indicações em razão de sua versatilidade, eficácia, mínimo ou nenhum tempo de inatividade e

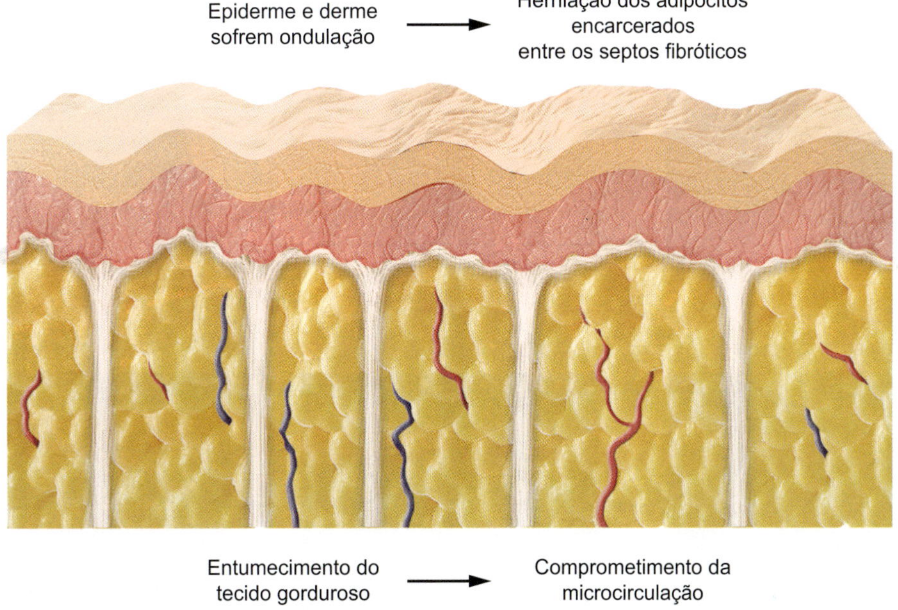

Figura 71.4 Alterações no interstício, adipócitos e septos interlobares, resultando em hipoxia, edema e aprisionamento dos adipócitos, o que origina micro e macronódulos e fibroesclerose. Reproduzida de Lima, 2016.

segurança. As técnicas de RF são frequentemente usadas para tratar LG.

A energia de RF pode ser fornecida por métodos monopolar, bipolar, unipolar e combinada com outras fontes de luz ou energia. A RF isolada e as tecnologias combinadas se tornaram modalidades de tratamento mais efetivas para o tratamento da LG.

A RF difere dos *lasers*, pois usa uma corrente elétrica em vez de fonte de luz e é comumente usada em Dermatologia para tratar tecidos cutâneos e subcutâneos por aquecimento.

O mecanismo de ação de RF baseia-se em uma corrente elétrica oscilante que força colisões entre moléculas carregadas e

Tabela 71.1 Classificação da celulite de acordo com aspectos clínicos das etapas evolutivas.

Grau	Aspectos clínicos
I, latente	Paciente assintomático, sem alterações clínicas à palpação
II, incipiente	Paciente assintomático à inspeção, mas com alterações de relevo cutâneo que aparecem com a compressão da pele ou a contração muscular
III, crítico	Alteração de relevo à inspeção, aspecto de acolchoado ou de "casca de laranja", nódulos à palpação e aderências aos planos profundos
IV, fibrolipodistrópico	Características do grau III e presença de ondulações com nódulos palpáveis, visíveis, dolorosos e aderência a planos profundos

íons, que são, então, transformadas em calor. Ao contrário da energia do *laser*, a energia da RF não depende da fototermólise seletiva, mas do aquecimento da água; portanto, qualquer fotótipo pode ser tratado.

Comumente, propõe-se que o aquecimento da pele produzido pela energia da RF conduza a uma reação térmica com desnaturação de colágeno, seguida de contração tecidual (Figura 71.5). A extensão do efeito térmico na pele depende do nível de resistência do tecido para a eletricidade que flui através dele. Presume-se que o calor entregue à camada subcutânea seja absorvido por adipócitos para supostamente induzir a sua quebra pela lise da membrana. Posteriormente, há um processo de cicatrização com a síntese de novo colágeno e consequente melhora tecidual. Os dispositivos de RF variam com base na energia (alta ou baixa) e se combinam a radiação infravermelha e/ou massagem. Desse modo, há uma contração imediata, porém fugaz, com duração de aproximadamente 24 h e uma posterior contração duradoura pela neocolagênese (Figura 71.6), com início de 60 a 90 dias após a aplicação.

Com frequência, a RF é usada por sua influência sobre os adipócitos, para dar contorno corporal e, consequentemente, melhorar a aparência da LG. O aquecimento do tecido tem diferentes efeitos clínicos e biológicos, conforme a profundidade do tecido-alvo, a frequência utilizada e o resfriamento específico da derme e da epiderme. A profundidade de penetração da energia de RF é inversamente proporcional à frequência. Dessa forma, frequências mais baixas de RF podem penetrar mais profundamente. A RF também tem a capacidade de aquecer de maneira não invasiva e seletiva grandes

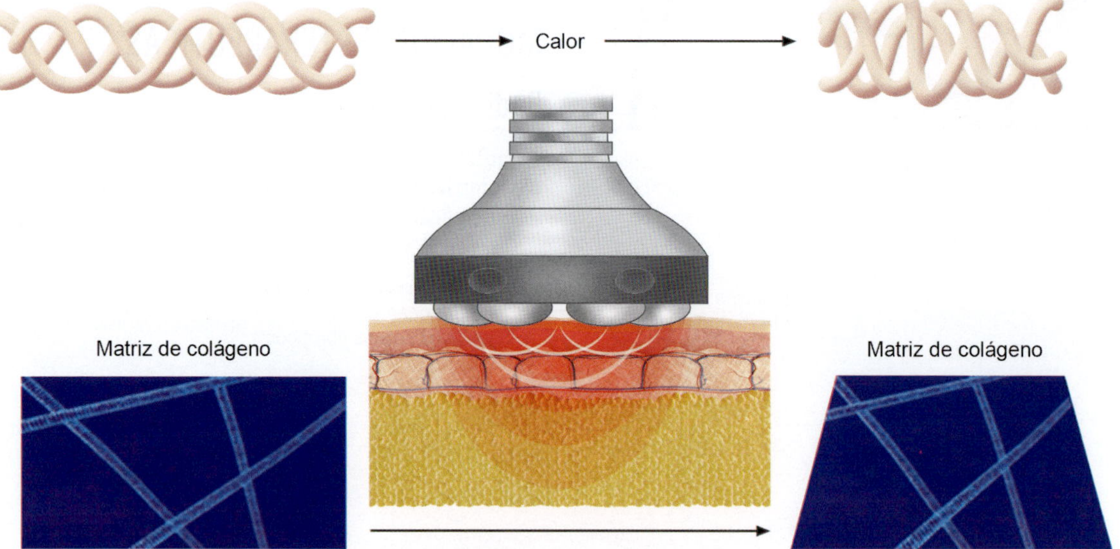

Figura 71.5 Reação térmica com desnaturação de colágeno. Adaptada de Lima, 2016.

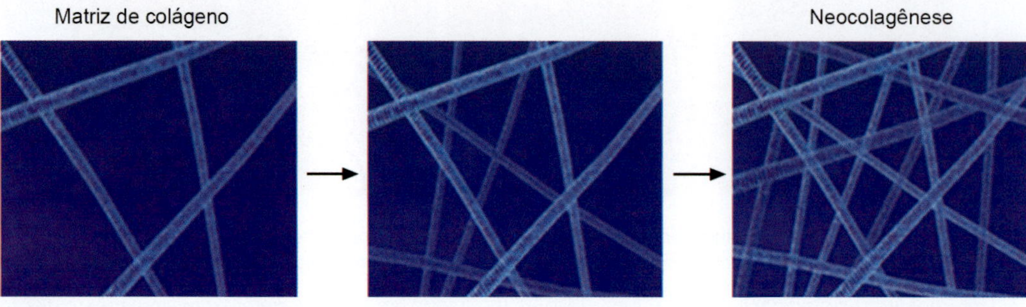

Figura 71.6 Neocolagênese. Adaptada de Lima, 2016.

volumes de tecido adiposo subcutâneo. Ao selecionar o campo elétrico apropriado, é possível obter maior aquecimento de gordura ou água (Figura 71.7).

Ao manipular o resfriamento da pele, a RF pode ser usada para aquecimento e redução de gordura. Espera-se que o estímulo térmico no tecido adiposo resulte em estimulação do metabolismo dos adipócitos e aumento da atividade da degradação enzimática mediada por lipase de triglicerídeos em ácidos graxos livres e glicerol. A indução da apoptose das células de gordura compreende outro mecanismo comprovado.

A absorção de energia da RF pelos tecidos não é uniforme; pelo contrário, depende da resistência elétrica ou da impedância de cada um desses tecidos. A energia depositada (E) é equivalente à multiplicação da intensidade do sinal emitido ao quadrado (I^2) pela resistência elétrica do tecido (R) pelo tempo de aplicação (T):

$$E = I^2 \times R \times T$$

Isso explica o motivo pelo qual os tecidos com um componente aquoso maior serão menos afetados pelo aquecimento que aqueles com níveis menores, como o tecido adiposo. A energia da RF é capaz de aquecer a derme profunda e o tecido adiposo; portanto, deveria teoricamente melhorar a aparência da LG. O benefício da RF na redução da gordura abdominal e na aparência da LG está bem estabelecido. Vários estudos com diferentes metodologias e aparelhos de RF isolados ou em terapêuticas combinadas mostraram eficácia na melhoria da LG (Tabela 71.2).

Infravermelho

Alguns equipamentos utilizam o infravermelho próximo (NIR; do inglês *near infrared*) com a finalidade de promover o aquecimento dérmico, estando o mecanismo de ação fundamentado na absorção de luz infravermelha pela água. Os equipamentos emitem luz em uma frequência de 1.100 a 1.800 nm.

O NIR atua de maneira semelhante à RF, promovendo aquecimento da derme com consequente contração das fibras de colágeno. Além disso, a reação inflamatória subepidérmica ocasionada pelo calor leva à formação de novas fibras de colágeno.

O modo de aplicação depende do aparelho utilizado, podendo ser dinâmico ou estático, tornando-se necessário o resfriamento da epiderme durante todo o tratamento para evitar queimaduras.

No entanto, essa tecnologia apresenta limitações de fotótipo e peles bronzeadas, além de ser operador-dependente. Em termos de desempenho, perde para as tecnologias com RF.

Em um estudo clínico de intervenção terapêutica, controlado e duplo-cego, com 30 mulheres de 25 a 40 anos apresentando celulite de graus II e III nas coxas e nas nádegas e que usavam meias de compressão em ambos os lados, porém com fio refletor de radiação infravermelha de onda longa apenas de um lado aleatório, 6 h ao dia, 5 dias/semana por 90 dias, Bagatin *et al.*[1] verificaram efeitos leves no aspecto da LG, independentemente do fio refletor, mas com impacto positivo na qualidade de vida das mulheres e redução significativa no escore do índice de qualidade de vida em Dermatologia (DLQI; do inglês, *dermatology life quality index*).

Ondas de choque

Técnica não invasiva baseada na propagação de ondas mecânicas nos tecidos, surgiu durante a Segunda Guerra Mundial quando submarinos sofreram ataques por bombas e permaneceram

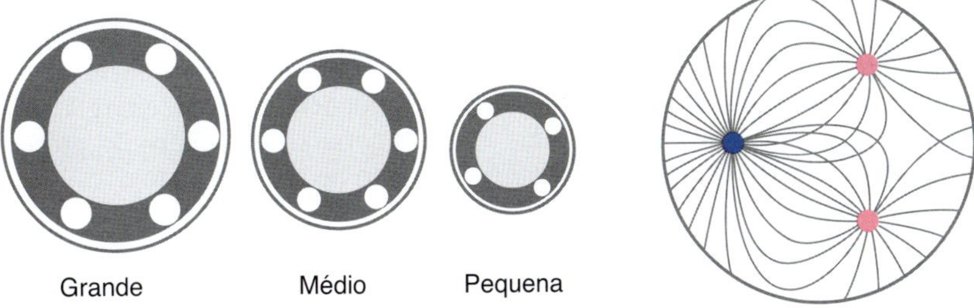

Figura 71.7 Tecnologia de radiofrequência multipolar com alternância intensa de polaridade. A energia é entregue por quatro ou mais eletrodos centrados entre si e limitados apenas à área de tratamento. Essa forma de entrega otimiza a eficácia e minimiza os efeitos colaterais. Adaptada de Lima, 2016.

Tabela 71.2 Principais aparelhos disponíveis para tratamento da lipodistrofia ginoide.

Aparelho	Local de ação	Tecnologia	Indicações
Powershape	Derme e gordura	RF + endermologia	Flacidez e celulite
Total sculptor	Derme e gordura	RF + endermologia + HIFU	Flacidez, celulite e gordura localizada
Solon	Derme e gordura	Ultrassom macrofocado	Flacidez, celulite e gordura localizada
Accent Ultra	Derme e gordura	RF multipolar e ultrassom	Flacidez, celulite e gordura localizada
Accent HD-3D	Derme e gordura	RF multipolar	Flacidez e celulite
Reaction	Derme e gordura	RF + endermologia	Flacidez e celulite
Velashape	Derme e gordura	RF + endermologia	Flacidez e celulite
Vanquish	Gordura	RF focada	Gordura localizada
Maximus	Derme e gordura	RF multipolar	Flacidez e celulite

RF: radiofrequência; HIFU: *high intensity focused ultrasound* (ultrassom focalizado de alta intensidade).

Parte 9

intactos, e os marinheiros a bordo apresentaram sérias lesões viscerais, mas sem lesões externas. Estas foram atribuídas às ondas de choque, que atravessaram as paredes submarinas e se propagaram. Na Medicina, essa tecnologia começou a ser usada nos anos 1970 com a litotripsia extracorpórea, tornando-se padrão-ouro no tratamento de cálculos biliares e do sistema urinário. Os médicos observaram que alguns pacientes apresentaram aumento na densidade óssea na região pélvica após a litotripsia. Com base nessa observação, passou-se a utilizar esse tratamento na Ortopedia. A possibilidade de uso de ondas de choque em cosmiatria se deu posteriormente ao ser relatada melhora no aspecto da pele e no contorno corporal de mulheres tratadas com ondas de choque após colocação de prótese articular. O primeiro estudo com as ondas de choque para o tratamento da LG foi realizado em 2005.

As ondas de choque são ondas acústicas longitudinais de alta amplitude que transmitem energia do ponto de origem para as regiões terapêuticas. Em razão da alta compressibilidade dos gases, mesmo pequenas variações de pressão induzem grandes mudanças na densidade e na temperatura do meio tratado.

O equipamento pode emitir dois tipos de ondas: focais (mais intensas e profundas), dirigidas ao tecido-alvo, e/ou ondas radiais (menos intensas e mais superficiais), divergentes sobre a área de tratamento. Existem equipamentos que oferecem os dois tipos e outros que utilizam apenas um, adequado ao objetivo terapêutico. A energia das ondas de choque também pode ser classificada como baixa, média e alta, favorecendo o campo de ação porque cada energia atinge estruturas distintas em diferentes profundidades e formas. A terapia usando ondas focalizadas e/ou radiais foi introduzida como uma opção de tratamento da LG.

Embora o mecanismo completo ainda não esteja claro, parece estar baseado na conversão de energia elétrica para energia mecânica. A energia criada nesse processo é limitada às zonas-alvo por meio de interfaces acústicas e não se observam alterações significativas no tecido circundante.

Supõe-se que haja aumento da circulação sanguínea local via neovascularização e proliferação celular de fibras de colágeno e elastina para melhorar a elasticidade da pele e revitalizar a derme. Também podem ter um efeito positivo no linfedema pela promoção de transporte linfático. Parecem aumentar a lipólise. Testes *in vitro* evidenciaram que as ondas podem aumentar a permeabilidade celular, o que, por sua vez, é capaz de estimular a troca de adipócitos e a ativação de fosfolipases por meio de receptores beta na membrana de células adiposas. Um estudo verificou efeitos significativos da onda de choque extracorpórea em células-tronco mesenquimais derivadas de tecido adiposo equino *in vitro*.

Em termos da perspectiva "mecânica", pode-se especular que as ondas de choque focadas perturbam tanto os componentes gordurosos quanto (ou também) os septos, o que pode causar alisamento da pele acometida (Figura 71.8). A energia emitida pode enfraquecer os septos fibrosos e, assim, promover melhora cosmética. Na LG, existem alterações estruturais na matriz intra e extracelular, degradação de colágeno e de fibroblastos. Um dos seus objetivos terapêuticos é estimular fibroblastos para indução da síntese de novas fibras de colágeno e elastina, com subsequente reestruturação das propriedades do tecido.

Os fibroblastos reconhecem estímulos mecânicos, são ativados e dão início a uma cascata de formação de novo colágeno e elastina com reestruturação do tecido. Quando em contato com a área de tratamento, essa energia mecânica ativa reações bioquímicas em cascata e atua no nível celular, transmitindo energia para a matriz extracelular e mobilizando as células que respondem ao efeito indireto da cavitação das ondas de choque, o que provoca alterações benéficas para o tratamento da LG, como aumento da circulação local e estímulo à produção de colágeno, o que, por sua vez, causa reestruturação cutânea, restaura a elasticidade do tecido e melhora a textura da pele.

Após a aplicação, há melhora no metabolismo, com estímulo subsequente de microcirculação pela liberação de ácido nitroso e melhora na permeabilidade celular, favorecendo a troca de substâncias e a reorganização da matriz celular. Isso causa reequilíbrio da produção e tamponamento de radicais livres. A potência e a eficácia dessa tecnologia são influenciadas pela energia utilizada, a frequência de ondas geradas, o número de pulsos, além do número e do intervalo de retratamentos.

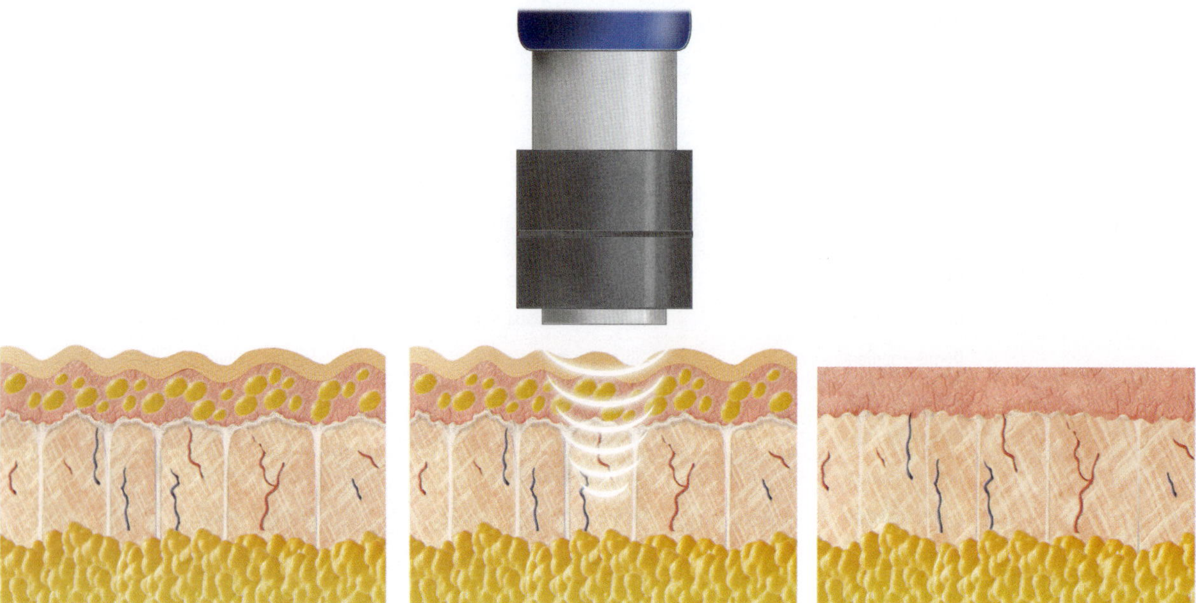

Figura 71.8 Retificação da pele após interferência das ondas de choque sobre os adipócitos. Adaptada de Lima, 2016.

Os resultados terapêuticos em estudo proporcionaram diminuição significativa na espessura da camada de gordura e redução da circunferência média das coxas, com benefício adicional em reduzir a aparência da LG e melhorar a firmeza da pele. Os efeitos adversos desse tratamento compreendem dor, vermelhidão e hematomas localizados na área tratada.

Em 2015, uma metanálise identificou 11 estudos clínicos publicados sobre essa tecnologia em LG, entre eles cinco ensaios randomizados controlados. Os ensaios clínicos publicados variaram substancialmente em termos de dispositivos, tipo de onda (radial ou focado) e parâmetros utilizados (densidades de fluxo de energia, impulsos, pressões), bem como número e tempo das sessões, período de seguimento e parâmetros de resultado aplicados. Normalmente, 1 ou 2 sessões por semana e 6 a 8 sessões foram aplicadas com seguimento geralmente variável entre 3 e 6 meses. Essa revisão teve evidências crescentes de que ondas de choque, tanto radiais quanto focadas, ou sua combinação, são capazes de melhorar o grau da celulite em termos de aparência. Os dados de acompanhamento a longo prazo (acima de 1 ano) são escassos, bem como detalhes sobre possíveis terapias de combinação com *laser* de baixo nível, criolipólise, entre outras.

Hexsel *et al.*[2] avaliaram a eficácia das ondas acústicas para definição corporal e tratamento da LG. Foram realizadas 12 sessões nos glúteos e na região posterior das coxas de 30 mulheres com LG moderada ou grave por 6 semanas. A análise nas 25 pacientes que prosseguiram com o estudo indicou mudança média na gravidade da LG, de grave para moderada. Efeitos significativos foram observados após seis sessões de tratamento. O efeito positivo na gravidade da celulite apresentou o mesmo padrão ao comparar a amostra em dois grupos com base na faixa etária (menor ou maior que 40 anos). Houve redução significativa na espessura de gordura subcutânea avaliada por RM. O tratamento resultou também em melhoria notável na qualidade de vida e alta satisfação dos participantes. Pode-se considerar combinar ondas de choque e terapia com *laser* e/ou criolipólise para aumentar ainda mais o efeito benéfico na LG.

Uma revisão sistemática realizada em 2017 sobre mecanismos de ação e aspectos fisiológicos desencadeados por estímulo pelas ondas de choque extracorpóreas demonstrou que elas apresentam efeitos relevantes sobre o tecido biológico, o que reestrutura as propriedades da pele e do tecido subcutâneo, melhorando clinicamente os aspectos da LG e da gordura localizada. Os principais efeitos observados no tecido biológico são: danos à matriz extracelular, promovendo uma cascata de reações fisiológicas que favorecem a reorganização do meio extracelular; aumento da circulação sanguínea e linfática; alterações na permeabilidade da membrana celular; liberação de óxido nítrico; equilíbrio de radicais livres; drenagem de proteínas moleculares; estímulo para ativação de fibroblastos por mecanotransdução; e formação de novo colágeno e elastina. Ainda, sugere-se sua capacidade de induzir lipólise e/ou apoptose da célula adiposa.

Endermologia

Uma das primeiras técnicas utilizadas para tratamento da LG, foi desenvolvida na França na década de 1970. Ela utiliza o vácuo para promover pregueamento da pele entre dois roletes giratórios, o que mobiliza o líquido do espaço intersticial para as vias linfáticas e reduz o edema e a retenção de líquidos, os quais favorecem o aparecimento ou a piora do quadro de celulite (Figura 71.9). Quando usada isoladamente, seus resultados são leves; por isso, sua indicação é limitada.

Laser Nd:YAG 1.064 nm não invasivo

Embora o mecanismo de ação proposto ainda não tenha sido totalmente compreendido, os *lasers* não invasivos Nd:YAG 1.064 nm de pulso longo há muito tempo são utilizados no tratamento da LG. Sabe-se que disponibilizam energia térmica na derme profunda e na hipoderme, promovendo a neocolagênese. Estudos prévios postularam que uma camada mais espessa de colágeno poderia comprimir a herniação de gordura, melhorando a aparência da LG. Dois estudos avaliaram o efeito dessa tecnologia na LG. Bousquet-Rouaud *et al.*[3] encontraram melhora significativa da densidade e redução da espessura da derme avaliada por imagem; no entanto, não se observou melhora significativa da gravidade da LG. Truitt *et al.*[4] seguiram, durante 6 meses de *follow-up*, 16 pacientes randomizados em dois grupos, tratados com diferentes energias, e que completaram três tratamentos com 4 semanas de intervalos do respectivo *laser*. A análise feita por avaliadores cegos concluiu que várias passadas de Nd:YAG 1.064 nm de pulso longo causou melhoria leve em três de sete indivíduos no grupo de alta energia e melhoria moderada em dois de nove submetidos à baixa energia. Portanto, há pouca evidência de que o uso não invasivo de um *laser* Nd:YAG de 1.064 nm seja eficaz para tratamento da LG.

Em 2008, o primeiro estudo com o uso de *laser* no tratamento da LG combinou *laser* Nd:YAG 1.064 nm e transplante de gordura autóloga em 52 mulheres, documentando efeitos colaterais leves e temporários. Mesmo assim, a maioria das pacientes (84,6%) avaliou os resultados como bons ou excelentes, sendo o tempo de seguimento entre 12 e 30 meses.

Laser Nd:YAG 1.440 nm minimamente invasivo

Uma abordagem diferente para o tratamento da LG se dá com o *laser* Nd:YAG 1.440 nm pulsado minimamente invasivo. Tem uma fibra e uma cânula sensível à temperatura, colocada por via subdérmica por incisão na pele. Essa tecnologia parece ter três efeitos diferentes sobre as características

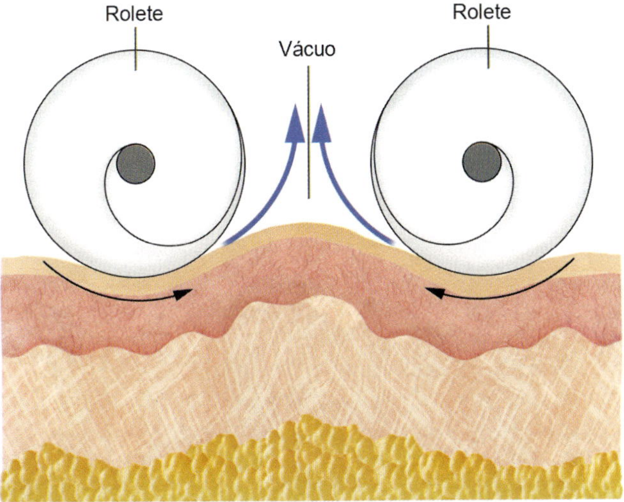

Figura 71.9 Técnica a vácuo para tratamento da LG. Adaptada de Lima, 2016.

estruturais que causam a aparência clínica da LG: suaviza a interface dermo-hipodérmica por ação seletiva nos adipócitos da hipoderme que sofrem protrusão na derme; separa por subcisão térmica os septos que conectam as camadas musculares e dérmicas; e aquece a derme de dentro para fora para aumentar a espessura dérmica e a elasticidade, o que estimula a neocolagênese e a remodelação do colágeno. Cinco estudos avaliaram essa tecnologia e, destes, dois evidenciaram melhora significativa na aparência da LG. DiBernardo *et al.*[5] concluíram se tratar de um método seguro, eficaz e mantido por pelo menos 1 ano após o tratamento por meio de comparação fotográfica por avaliadores cegos.

Laser de baixa potência (*low level laser therapy*)

Consiste em *lasers* de baixo nível, que operam na faixa de potência de miliwatts e que também são relatados no tratamento da LG. Ao contrário de *lasers* de alta energia comuns, a terapia com *laser* de baixo nível (LLLT) não causa aquecimento significativo na estrutura do tecido. O aumento proposto da produção de adenosina monofosfato cíclico (cAMP) via oxidase do citocromo C deve resultar na degradação dos lipídios nos adipócitos, na formação de poros transitórios na membrana celular e subsequente colapso celular. A LLLT pode estimular a síntese de colágeno, induzindo uma cascata biológica em nível celular.

Não está claro ainda se a LLLT é capaz de tratar efetivamente a LG pelos resultados inconsistentes. São necessários mais estudos com tamanhos de amostra maiores para avaliar a verdadeira eficácia desses dispositivos.

Ultrassom

Já há alguns anos, o ultrassom (US) vem sendo utilizado em Dermatologia para tratamento de gordura localizada e LG. Os estudos mostram diminuição da gordura nos locais tratados com US micro e macrofocado, eficaz na mudança do componente arquitetônico da LG, o que pode causar efeitos duradouros. Pode ser encarado como complemento útil para outros tratamentos, contudo sua eficácia como tratamento único também apresenta evidências substanciais.

O US é uma onda mecânica comprimida com frequência acima do alcance do ouvido humano (> 20 kHz), que pode causar lise dos adipócitos por meio de mecanismos mecânicos ou térmicos. As ondas ultrassônicas criam ciclos de compressão e de expansão, que exercem, respectivamente, pressão positiva e negativa. Esse efeito de "empurra e puxa" pode causar ruptura das células de gordura e, eventualmente, cavitação.

Ao concentrar a energia na área tratada, provoca dano nos adipócitos, preservando as outras estruturas, como nervos e vasos sanguíneos. A lipólise libera o conteúdo dos adipócitos no espaço intersticial, que, posteriormente, é transportado pelo sistema linfático até o fígado para metabolização.

Quando uma onda ultrassônica penetra e circula por um tecido, ela perde energia à medida que é refletida, dispersada ou absorvida pelos tecidos que encontra. Quanto maior a frequência da onda de US, maior a perda de energia que ela sofre ao penetrar no tecido e menor a profundidade alcançada. A energia absorvida cria vibração de moléculas nos tecidos, o que gera calor.

O US usado no tratamento corporal pode ser dividido em duas categorias: baixa intensidade e frequência e alta intensidade focalizado (HIFU). O US de baixa intensidade e frequência promove quebra de adipócitos por cavitação (Figura 71.10), funcionando com um transdutor e um sistema de orientação para focalizar a energia ultrassônica. Esta é entregue em pulsos de baixa frequência (200 kHz) e baixa intensidade (17,5 W/cm^2), criando repetidas compressões, o que promove cavitações. Essa tecnologia não funciona produzindo calor, não sendo a ideal para flacidez. Está principalmente indicado em gordura localizada em paciente não obeso.

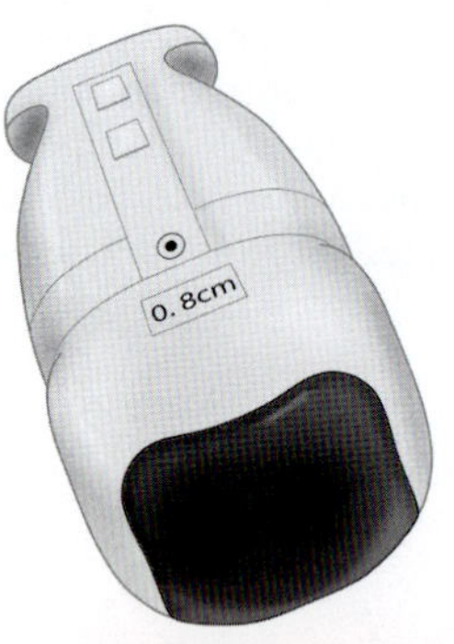

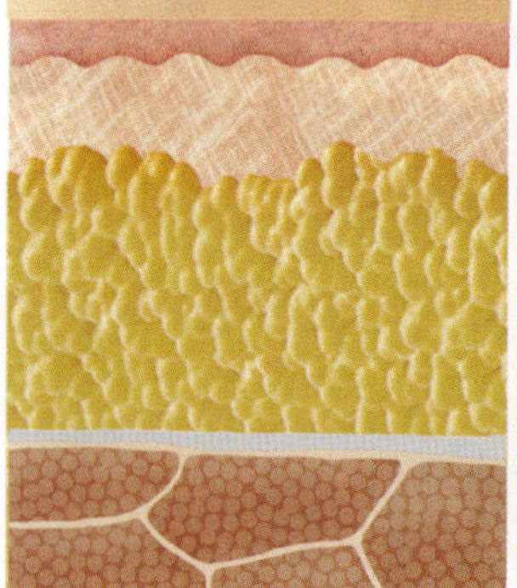

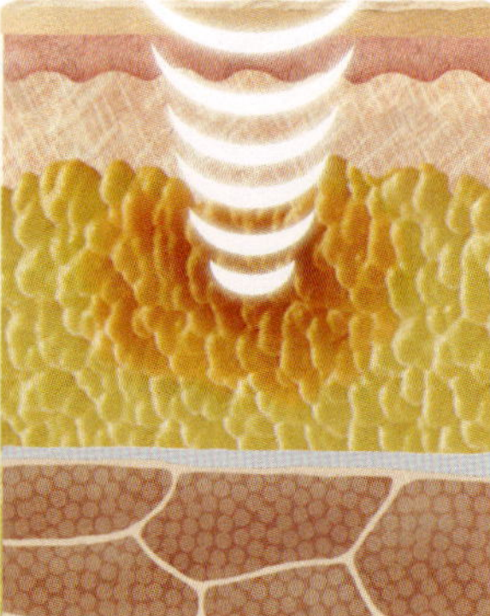

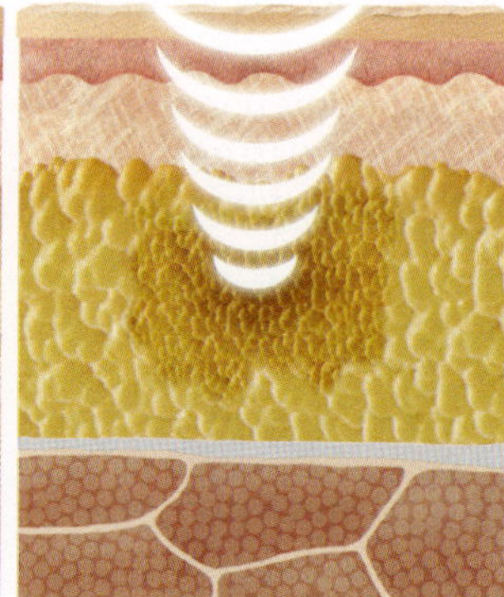

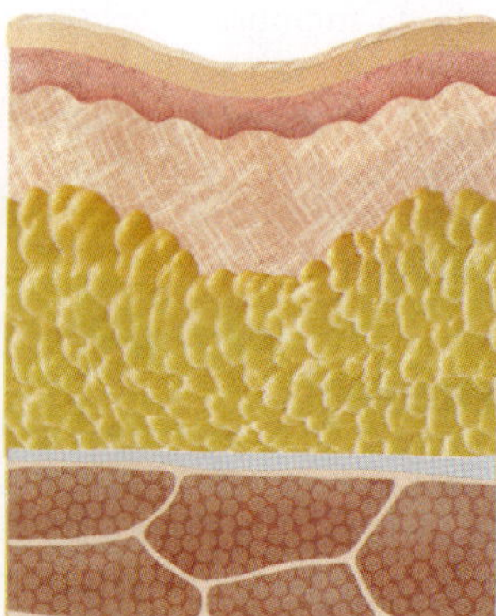

Figura 71.10 Quebra de adipócitos por cavitação com ultrassom de baixa intensidade. Adaptada de Lima, 2016.

O HIFU entrega energia de alta intensidade focalizada no tecido subcutâneo, produzindo calor capaz de causar ablação do tecido adiposo e remodelação térmica do colágeno.

Laserlipólise

Método invasivo no qual o *laser* é aplicado diretamente na hipoderme e leva à destruição das células adiposas, além de retração da pele e coagulação de pequenos vasos, diminuindo sangramentos e formação de hematomas.

Na laserlipólise, podem ser utilizados os *lasers* de diodo 924, 975 ou 980 nm e os *lasers* Nd:YAG 1.064, 1.319, 1.320, 1.440 e 1.470 nm.

Para utilizar essa tecnologia, é necessário realizar avaliação e exames pré-operatórios, além dos cuidados no período pós-operatório, como uso de cintas compressivas e restrição de atividades físicas. Utiliza-se anestesia tumescente no procedimento.

Essa técnica pode ser utilizada para tratamento do contorno corporal e facial. Em áreas pequenas, não é necessário aspirar, pois a gordura é absorvida pelo organismo.

Tunelização dérmica

A tunelização dérmica (TD®) oferece uma metodologia própria, a qual deve ser seguida buscando padronização para a obtenção de resultados, na medida do possível, previsíveis. Está indicada nas celulites graus II a IV. A flacidez, frequentemente observada na região com celulite, também costuma melhorar com técnica. A melhoria da textura e do espessamento da pele, resultante do estímulo de colágeno provocado pelo trauma produzido com a manipulação da agulha, tem sido substancial. Também é relevante o efeito de ruptura dos cordões fibróticos, que encarceram o tecido adiposo, contribuindo para a retificação da superfície cutânea com correção das ondulações.

Após 90 dias da intervenção, recomenda-se a avaliação da resposta terapêutica antes de propor uma segunda ou até mesmo uma terceira intervenção na mesma área. É importante aguardar esse período para que o remodelamento e o amadurecimento do colágeno se processem. Para otimizar resultados, seguindo o racional de aumento do estímulo colagênico visualizado pelo espessamento dérmico e a contenção das ondulações, propõe-se, no mesmo tempo cirúrgico, a indução percutânea de colágeno com agulhas (IPCA®).

A metodologia proposta por Emerson Lima propõe a marcação da área a ser tratada, buscando construir um losango desenhado para englobar a área da depressão da celulite. Desse modo, agindo nos seus quatro vértices com a agulha de aspiração 18 G e na transição da derme com o tecido celular subcutâneo, objetiva-se um cruzamento das colunas hemáticas paralelas construídas uma na adjacência da outra.

Vários desenhos podem ser reproduzidos na área a ser tratada, lembrando-se que a distância do vértice ao centro do losango deve respeitar o comprimento da agulha de aspiração 18 G. A Figura 71.11 apresenta esquematicamente a proposta da TD®. Na Figura 71.12, observa-se uma paciente imediatamente após a realização da TD®; e na Figura 71.13, o resultado da TD® como técnica isolada na condução da celulite já em uma primeira sessão.

IPCA®

Propõe um estímulo na produção de colágeno, sem provocar desepitelização, situação observada nas técnicas ablativas. As microagulhas provocam o desencadeamento de uma cascata inflamatória, o que resulta na produção de colágeno e espessamento dérmico e epidérmico. Centenas de microlesões são criadas em colunas hemáticas na derme, acompanhadas de edema da área tratada e hemostasia praticamente imediata. A Figura 71.14 apresenta o pós-operatório imediato de uma paciente submetida à IPCA® com lesão profunda e exibindo sangramento substancial, porém limitado.

Após 10 a 20 min, observa-se uma redução importante desse sangramento com fechamento de muitos dos micro-orifícios,

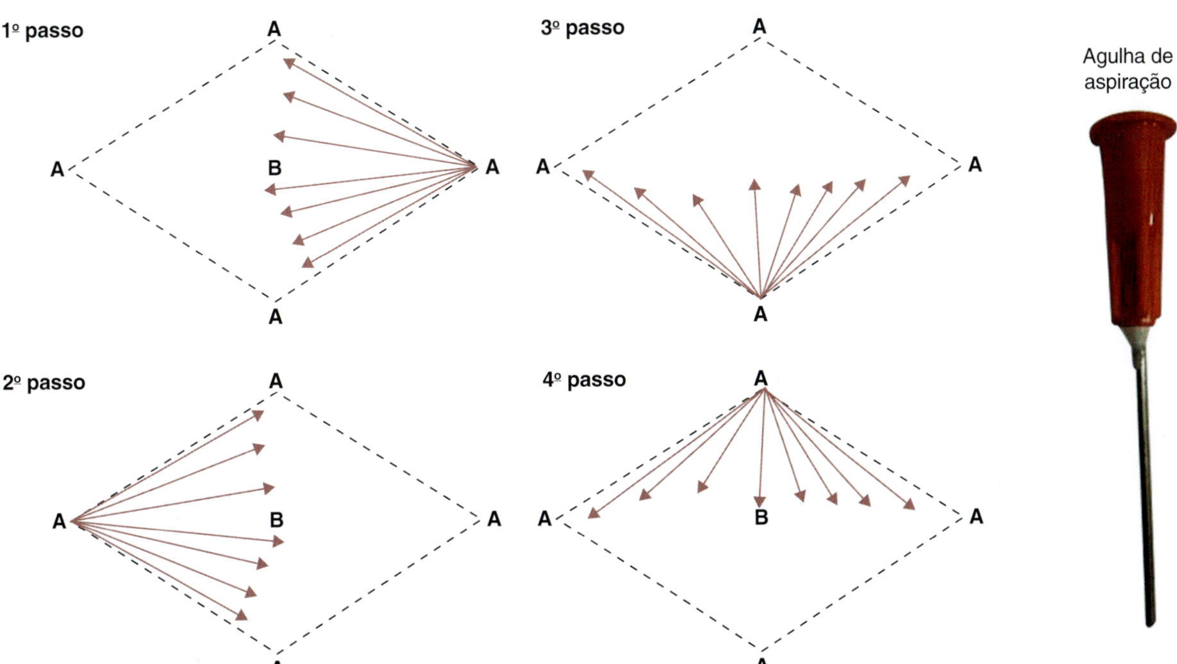

Figura 71.11 Metodologia proposta para a TD®: movimento da agulha se faz do vértice (A) para o centro (B) do losango. Reproduzida de Lima, 2016.

seguido de exsudação, restando apenas micropunturas e um padrão uniforme purpúrico pela conjunção de hematomas microscópicos. O resultado desse estímulo traduz-se por melhoria da textura, da coloração e da espessura da pele, minimizando a flacidez e as ondulações.

Associação de TD® e IPCA®

Para a realização da técnica, alguns critérios fundamentais devem ser observados, conforme descrito a seguir.

Espessura da pele

As peles muito finas oferecerão menor resistência a comprimentos de agulhas menores, em comparação às espessas. Porém, frequentemente pacientes com celulite se beneficiarão de agulhas com comprimentos maiores, daí a recomendação de 2,5 mm de comprimento. Comumente, esses indivíduos apresentam reentrâncias que dificultam a uniformidade do rolamento das microagulhas, bem como se observa amortecimento do movimento pela espessura de coxim adiposo.

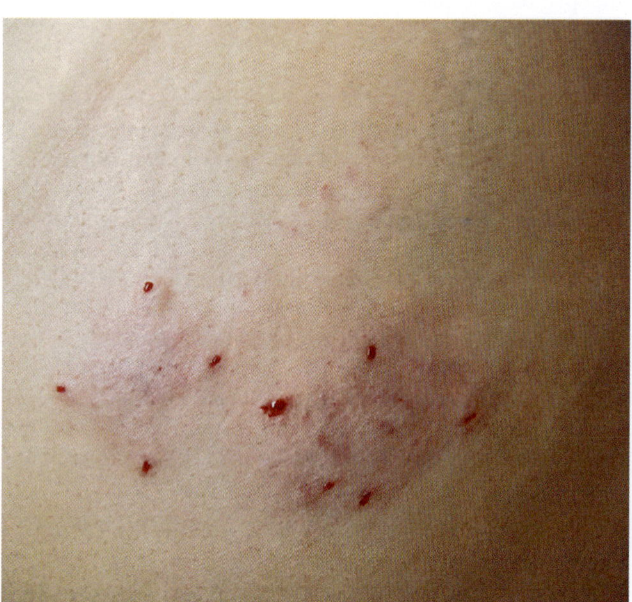

Figura 71.12 Paciente imediatamente após a realização da TD®.

Nos indivíduos com mais idade, quanto mais flácida a pele, menor a resistência. Em jovens, comumente se observa uma pele mais resistente à penetração da agulha. Para compensar e vencer essa resistência, muitas vezes o operador impõe força exagerada ao instrumento, o que não é recomendado. Portanto, sugere-se que o vetor da força que se imprime ao rolo sempre tangencie o plano horizontal em que se está trabalhando e nunca esteja perpendicular a essa superfície.

A IPCA® encontra menor resistência quando precedida da TD®. A proposta é agir em duas frentes: liberação de traves fibróticas em derme profunda com a agulha de 18 G (TD®) e atuação com as microagulhas por via transepidérmica (IPCA®).

Graus de celulite

Quanto maior o grau, maior o desafio. Os graus II e III responderão melhor à intervenção. Para a obtenção de melhores resultados, muitas vezes há necessidade de repetir o estímulo com intervalos que podem variar de 1 a 3 meses, a depender da involução de micro-hematomas e eritema.

Flacidez e comprimento de agulha

A flacidez corporal é mais facilmente tratada que as ondulações. O coxim adiposo mais espesso em áreas como nádega, quadril e coxa oferece um amortecimento da penetração da agulha, resultando em maior resistência. Observa-se que comumente o abdome responde melhor ao estímulo quando comparado à face interna da coxa.

Seleção do paciente

A aplicabilidade da IPCA® é estabelecida independentemente do fotótipo. Mesmo em fotótipos mais altos, sujeitos à hiperpigmentação pós-inflamatória comumente transitória, a técnica é bem indicada. Considerando que a população é essencialmente miscigenada, recomenda-se um preparo prévio da pele com formulações despigmentantes e filtro solar 30 dias antes da intervenção. Quanto menos melanina disponível, menor a chance de hiperpigmentação pós-inflamatória.

Antes da intervenção, o paciente é avaliado em posição ortostática, solicitando-se a contração da musculatura correspondente, e a área a ser tratada é demarcada com caneta cirúrgica, evitando-se a perda dos limites com a infiltração anestésica ou o decúbito.

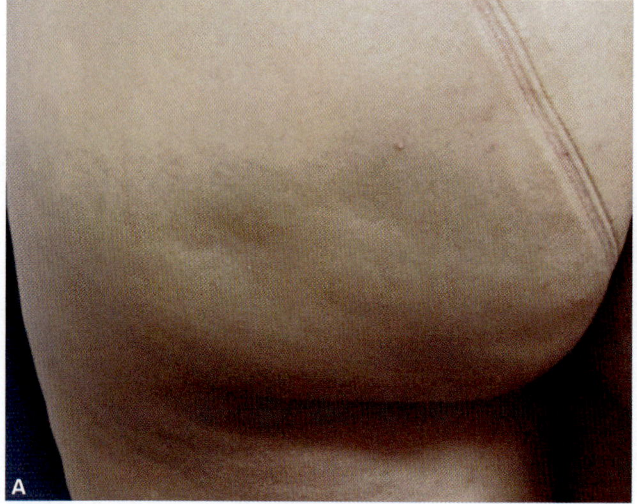

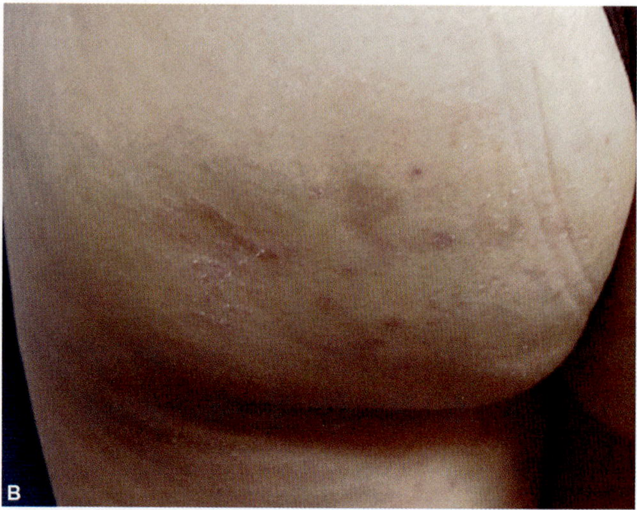

Figura 71.13 Paciente antes (**A**) e após realização de TD® como técnica isolada (**B**).

Etapas da técnica

Anestesia

Após a antissepsia com clorexidina 2%, sugere-se a anestesia com solução de lidocaína 2% com vasoconstritor 1:2, soro fisiológico (SF) 0,9% e 10% do volume total da solução de bicarbonato de sódio 10%, buscando aliviar o ardor, respeitando sempre a dose máxima de anestésico permitida e considerando o peso do paciente.

A anestesia local está bem indicada caso a área a ser tratada seja limitada. Para tanto, sugere-se ao paciente que o tratamento seja realizado por região a cada sessão.

A técnica é extremamente dolorosa, o que exige anestesia efetiva. Quando se tem a intenção de agir em uma área mais ampla, deve-se realizar a intervenção em hospital sob sedação e/ou raquianestesia.

Instrumental

Para a TD®, utiliza-se uma agulha estéril de aspiração 1,20 × 25 mm 18 G × 1. Procede-se à marcação da área a ser tratada, buscando que o losango desenhado englobe a área da depressão da celulite, como detalhado anteriormente (antes de realizada a antissepsia).

Terminada a execução da TD®, no mesmo ato cirúrgico, procede-se à IPCA®. Para tanto, utiliza-se um rolo com uma média de 192 agulhas de 2,5 mm de comprimento. O tratamento deve ser realizado em uma sala de procedimento criteriosamente preparada para uma intervenção cirúrgica e por um profissional treinado e paramentado. É fundamental não banalizar esses critérios de segurança, que vão desde a utilização de luvas estéreis e aposição de campos cirúrgicos estéreis até um ambiente que siga normas estritas de desinfecção.

Procede-se, então, ao rolamento do instrumental, perfazendo faixas paralelas e adjacentes de micropunturas. Novas faixas são construídas para se intercruzarem na vertical e na diagonal, procurando atingir uma púrpura uniforme com milhares de microperfurações. O sangramento é substancial, porém limitado. Após 10 min do final da intervenção, já se pode observar uma redução importante do sangramento, que vai dando lugar a uma exsudação serosa que regride progressivamente nas primeiras 2 a 4 h.

Pós-operatório imediato

Aplica-se o curativo com gaze estéril em grande quantidade (a fim de conter a exsudação) e Micropore®, sem a adição de qualquer umectante. A Figura 71.15 apresenta um exemplo de uma paciente imediatamente após a intervenção com curativo ocluindo a área tratada.

Não estão indicadas antibioticoterapia tópica nem sistêmica. O uso de modelador é recomendado já no primeiro momento, por cima do curativo, e estimulado nos 30 dias seguintes, buscando auxiliar na acomodação dos hematomas e propiciar proteção física.

Crioterapia ou compressas quentes não estão indicadas. Prefere-se que a acomodação dos hematomas e a resposta inflamatória resultante da sua presença sigam seus cursos naturais. Também não se recomenda corticoterapia tópica ou sistêmica para conter os efeitos esperados do processo inflamatório autolimitado.

Evolução e cuidados

O curativo poderá ser removido em domicílio pelo próprio paciente, umedecendo-o no chuveiro, quando a área tratada poderá ser higienizada com sabonete líquido com baixo potencial de detergência, evitando sensibilização. Daí por diante, recomenda-se o uso de um bálsamo regenerador até a reepitelização (média de 3 a 5 dias), quando cremes clareadores e filtro solar de amplo espectro poderão ser utilizados. Deve-se orientar restrição às luzes. O edema e o hematoma nos dias que se seguem são substanciais, e o paciente geralmente está apto a regressar às suas atividades laborativas nos dias seguintes.

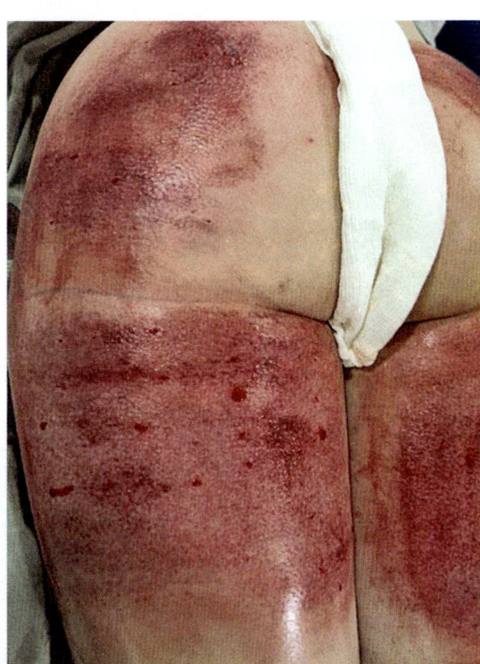

Figura 71.14 Pós-operatório imediato de uma paciente com injúria profunda submetida à IPCA® com comprimento de agulha 2,5 mm.

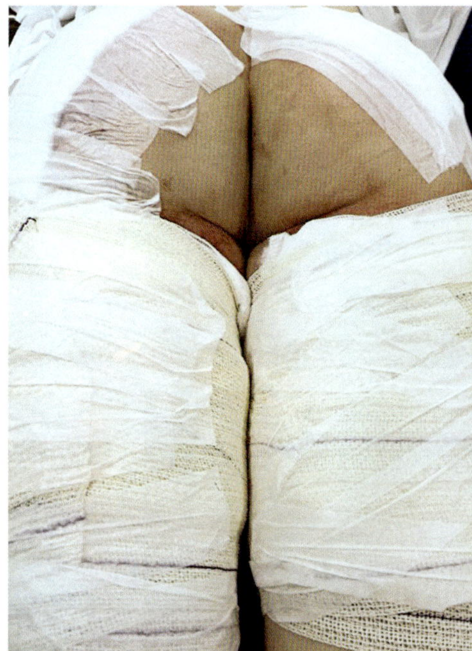

Figura 71.15 Paciente imediatamente após a intervenção, com curativo ocluindo a área tratada.

Complicações

Estão muito mais relacionadas com efeitos esperados, como edema, hematomas, hiperpigmentação pós-inflamatória transitória e eritema transitório. A Figura 71.16 apresenta a involução do hematoma após a realização da TD® isoladamente. Observa-se a regressão a cada 24 h nos 7 dias posteriores à intervenção.

Tomados os devidos cuidados no preparo da pele e quanto às recomendações do pós-operatório, a associação de TD® e IPCA® compreende uma técnica segura e reproduzível para tratamento da celulite, desde que o operador esteja devidamente habilitado e treinado. Observar possível hiperpigmentação pós-inflamatória transitória. A condução por um dermatologista habilitado é mandatória. Esses casos são reversíveis desde que tratados adequadamente.

Por não se tratar de uma queixa usual, se houver dor, deve alertar para infecção secundária, principalmente se instalada após 48 h da intervenção. O que se observa é um dolorimento por edema e hematomas. Comumente, não há nenhuma necessidade de analgésico ou anti-inflamatório no pós-operatório, mas, caso haja queixa de desconforto, sem qualquer outro agravante, recomenda-se dipirona 1 g efervescente a cada 6 h.

A profilaxia para herpes não é recomendada como rotina, já que não se trata de uma intervenção ablativa que remova totalmente a epiderme e, consequentemente, possibilite a infecção por um organismo que necessita da perda da integridade do queratinócito para proliferar. Entretanto, nos casos em que se identificar o caráter frequente e recalcitrante da infecção viral, é mandatória, levando em consideração principalmente o estresse cirúrgico.

Resultados

A associação de IPCA® e TD® é uma abordagem terapêutica segura e com resultados cosméticos animadores para tratamento de uma dermatopatologia de difícil condução. Contudo, é essencial que o operador esteja habilitado e seguro da proposta. A Figura 71.17 apresenta pacientes antes e após sessão única da intervenção.

ABORDAGEM CIRÚRGICA COM SUBCISION®

Subcision® manual

No ano 2000, Hexsel e Mazzuco[6] publicaram os resultados da Subcision® no tratamento de 242 pacientes com celulite e sequela de lipoaspiração, mostrando que 78% ficaram satisfeitas com os resultados do tratamento, após uma única sessão.

Em 2016, uma nova publicação de Hexsel *et al.*[7] mostrou os resultados a longo prazo do tratamento das lesões deprimidas de celulite com Subcision® por meio da análise clínica com escala de gravidade de celulite (CSS) e imagens de RM realizadas por até 7 meses após o procedimento. A avaliação da CSS em duas pacientes mostrou que ambas passaram do grau grave para moderado 1 mês após o tratamento e se mantiveram por 7 meses de avaliação. Os principais aspectos alterados após a Subcision® na avaliação da CSS foram o número e a profundidade das lesões deprimidas. Indica-se a Subcision® apenas no tratamento das lesões deprimidas da celulite, visto que não atua nas elevadas nem na flacidez, aspectos também avaliados na CSS. Os exames de RM realizados antes da Subcision® mostraram septo fibroso espesso no tecido subcutâneo sob a lesão deprimida de celulite. Os exames realizados até 7 meses após o procedimento mostraram que a porção subdérmica distal dos septos associados à lesão deprimida na superfície desapareceu, permanecendo apenas a parte proximal do septo. A ausência da porção subdérmica do septo e da estrutura vascular associada à lesão tratada, evidenciada nos exames de RM após corte cirúrgico do septo pela Subcision®, provavelmente se deu pela falta de suprimento vascular, com provável reabsorção posterior e desaparecimento dessas estruturas.

Pré-operatório

A anamnese é fundamental antes da realização da Subcision® para identificar situações capazes de contraindicar ou interferir no procedimento cirúrgico. São contraindicações ao tratamento da celulite diátese hemorrágica, doença cardiovascular

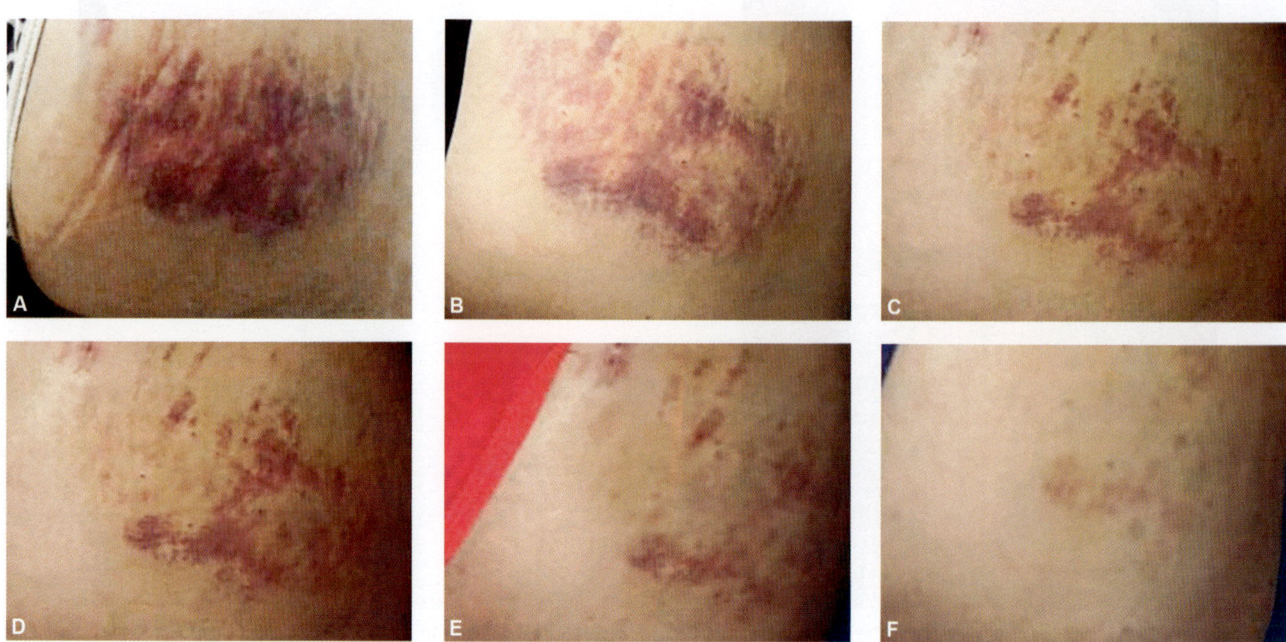

Figura 71.16 A a **F.** Involução do hematoma após a realização de TD® como técnica isolada.

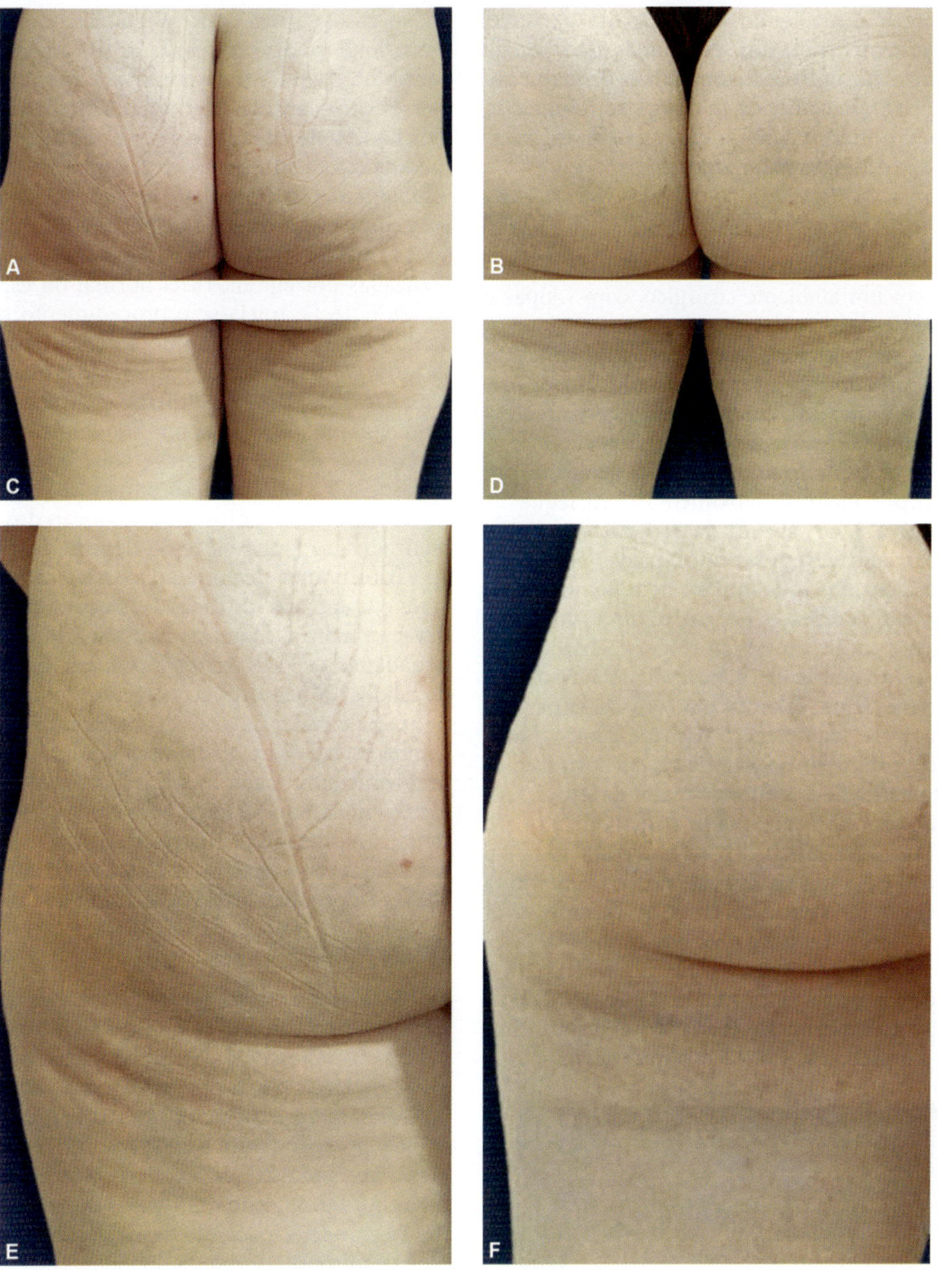

Figura 71.17 Pacientes antes (**A**, **C**, **E**) e após sessão única de IPCA® associada à TD® (**B**, **D**, **F**).

grave ou descompensada, gestação, infecção local ou sistêmica e uso de medicações que interajam com o processo de coagulação ou com anestésicos locais.

As provas de coagulação (tempo de protrombina e tempo de protrombina parcial ativado) e plaquetas são solicitadas rotineiramente, para excluir alterações na coagulação sanguínea. Outros exames laboratoriais necessários para cada caso específico são solicitados por ocasião da avaliação pré-operatória.

No período de 7 dias antes do procedimento, contraindicam-se os medicamentos capazes de alterar a coagulação sanguínea, destacando-se: ácido acetilsalicílico e outros analgésicos que alteram a coagulação, anti-inflamatórios não esteroides e vitamina E. Suspender a ingestão de medicamentos que contenham ferro e diminuir a ingestão de alimentos com ferro no mês anterior à Subcision® representam medidas recomendadas, pois colaboram para a prevenção de hemossiderose no pós-operatório.

Em geral, a antibioticoterapia profilática é utilizada por se tratar de procedimento cirúrgico com fins estéticos e realizado em área potencialmente contaminada, próxima aos tratos gastrintestinal e geniturinário. Com frequência, utiliza-se um antibiótico da classe das quinolonas, como o ciprofloxacino, pelo adequado espectro de ação contra germes gram-positivos e gram-negativos comumente presentes na área, boa tolerabilidade, poucos efeitos adversos e comodidade posológica. Nesse procedimento, prescreve-se uma cápsula 6 h antes do procedimento e, depois, a cada 12 h por 3 dias. Alternativas às quinolonas incluem as cefalosporinas e a clindamicina.

Fotografias padronizadas tiradas previamente ao procedimento são importantes para a avaliação dos resultados. Deve-se seguir algumas recomendações para imagens fotográficas, pois evidenciam as lesões deprimidas a serem tratadas: fotografias sem *flash*; iluminação posicionada superiormente; e paciente em posição ortostática e com musculatura relaxada.

Após as fotografias e mantendo a posição da paciente, cada depressão deve ser marcada nos seus limites externos, de acordo com o seu formato, utilizando uma caneta de marcação cirúrgica (Figura 71.18). Recomenda-se o registro fotográfico das marcações para posterior análise da resposta ao tratamento e identificação de lesões não tratadas.

Técnica

Preferencialmente, deve-se realizar a Subcision® para o tratamento da celulite em um ambiente cirúrgico, com roupas e campos cirúrgicos estéreis.

A paciente deve ser posicionada em decúbito ventral, e procede-se à antissepsia da área a ser tratada com álcool 70% ou outro antisséptico, tomando o cuidado de manter as marcações das lesões deprimidas realizadas anteriormente.

A anestesia local é infiltrativa, com agulha gengival, por injeção retrógrada, por meio de movimentos "em leque" e, aproximadamente, 2 a 3 cm abaixo da superfície cutânea. Todas as lesões marcadas devem ser anestesiadas por várias punções, até 1 cm além dos seus limites, bem como botões anestésicos devem ser realizados 1,5 cm distante do início da lesão e em cada punção anestésica (Figura 71.19). Normalmente, utiliza-se a solução de lidocaína a 2% associada ao vasoconstritor fenilefrina, diluídos em soro fisiológico na proporção de uma parte de anestésico para até quatro partes de soro fisiológico. A diluição do anestésico em soro fisiológico garante o tratamento de um número maior de lesões, sem aumentar o risco do procedimento, pois, na atualidade, a dose recomendada de lidocaína injetável para procedimentos em consultório no Brasil é 3,5 mg/kg de peso. Porém, a literatura traz como dose segura de anestésico 7 mg/kg, quando associado ao vasoconstritor, e 4 mg/kg de peso, quando o vasoconstritor não puder ser usado.

O vasoconstritor tem extrema importância porque, além de aumentar a duração do efeito anestésico e a dose de anestésico segura, diminui o sangramento trans e pós-operatório.

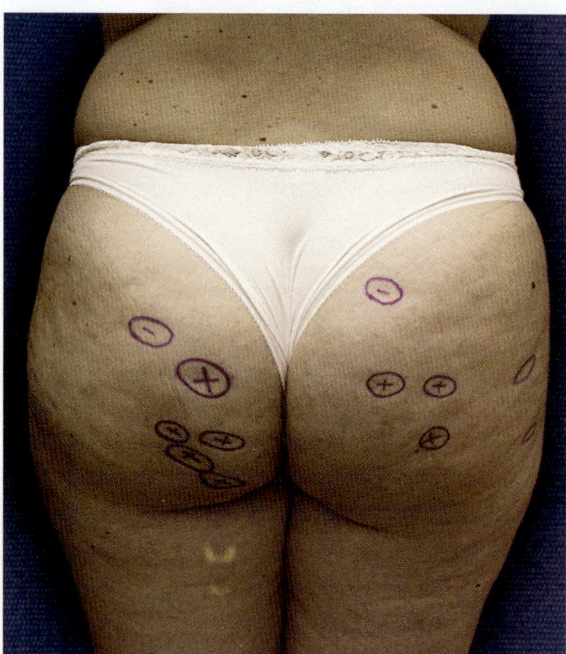

Figura 71.18 Lesões deprimidas de celulite sinalizadas com caneta de marcação cirúrgica previamente à Subcision®. Os sinais + e – podem ser usados para demonstrar as lesões mais profundas ou superficiais, respectivamente.

No caso de um número grande de lesões deprimidas, a Subcision® pode ser realizada novamente no dia seguinte com o objetivo de tratá-las, sem aumentar a dose anestésica. Nesses casos, sugere-se abordar as lesões deprimidas da coxa e da nádega de um lado e, no outro dia, as do outro lado. Essa medida tem a vantagem de não alterar o número de dias de antibioticoterapia profilática e outras condutas pós-operatórias, como o uso da cinta ou bermuda compressiva.

As incisões subcutâneas de todas as lesões marcadas são realizadas por agulha 18 G normal ou especial, como a BD Nokor™ 18 G. Inicia-se o procedimento pela introdução da agulha de Subcision® no botão anestésico realizado 1,5 cm distante do limite da marcação, até a profundidade de aproximadamente 2 cm da superfície cutânea, com a borda cortante voltada para os septos. São feitos movimentos de corte horizontais até que se observe a liberação da tração dos septos fibrosos sob a pele, nas lesões tratadas (Figura 71.20).

A agulha deve ser inserida nos locais dos botões anestésicos realizados ao longo da lesão deprimida, podendo necessitar de vários pontos de entrada, caso a lesão seja mais alongada. Após o tratamento de todas as lesões marcadas em uma região, deve ser realizada compressão moderada e uniforme por aproximadamente 5 a 10 min sobre a área tratada, com o objetivo de auxiliar a hemostasia. Para esse fim, utiliza-se uma bolsa de areia de material lavável com 5 kg, revestida por fronha ou campo estéril. Essa medida possibilita uma compressão mais uniforme que a manual e limita o número de auxiliares necessários em campo. O curativo deve ser feito de maneira compressiva, utilizando-se gazes e Micropore®. A compressão é mantida no pós-operatório com cinta compressiva (bermuda), colocada imediatamente ao término do procedimento.

Pós-operatório

Dor leve a moderada é pouco comum nas primeiras 24 a 48 h. Para analgesia, utiliza-se paracetamol 500 mg até 6/6 h e, se necessário, acrescenta-se dipirona. O ácido acetilsalicílico e os anti-inflamatórios não esteroides estão contraindicados.

Geralmente, a primeira revisão é realizada entre 2 e 4 dias após o procedimento, quando se retiram os curativos e, em geral, suspende-se o antibiótico. Recomenda-se antibioticoterapia mais prolongada nos casos de formação de hematomas muito grandes ou quando de algum sinal inflamatório.

As equimoses tornam-se evidentes na pele a partir do 2º dia de pós-operatório e aumentam até aproximadamente o 10º dia

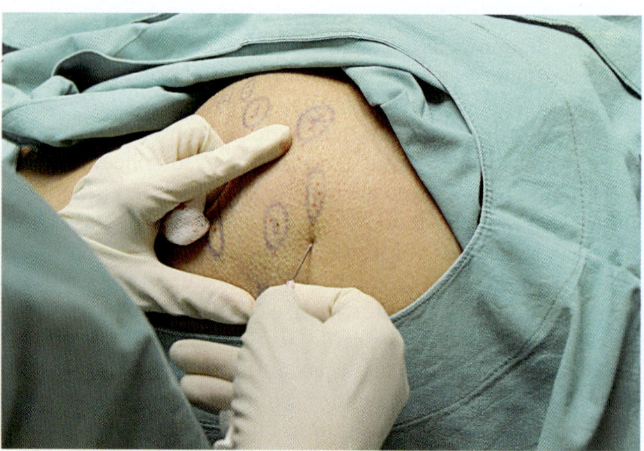

Figura 71.19 Introdução da agulha no botão anestésico realizado 1,5 cm antes do limite da marcação da lesão, para iniciar o procedimento da Subcision®.

(Figura 71.21). Em geral, nos primeiros 45 dias são reabsorvidas completamente. Após a reabsorção total das equimoses, pode-se visualizar melhor o resultado do procedimento pela normalização do relevo e da cor das áreas afetadas. A exposição solar deve ser evitada enquanto persistirem as equimoses e, também, no caso de ocorrência de hemossiderose.

Sugere-se não realização de atividade física intensa ou massagens locais por 2 semanas após o procedimento. O uso da cinta elástica compressiva deve ser mantido por 30 dias após o procedimento. Essas medidas visam a evitar o aumento indesejado dos hematomas, bem como excesso de resposta (abaulamentos) nas áreas tratadas. A cinta elástica compressiva serve como molde na cicatrização da área tratada.

A Subcision® não deixa cicatrizes, pois o acesso aos septos fibrosos ocorre por punção com agulha de calibre 18 G pela pele, sendo os cortes realizados no nível do tecido subcutâneo. Os resultados são persistentes, visto que a Subcision® provoca a ruptura do septo subcutâneo do SMAS e uma consequente alteração anatômica da área tratada (Figuras 71.22 e 71.23).

Complicações

As complicações mais frequentemente observadas são hematomas, seromas ou hematomas organizados (nódulos endurecidos e dolorosos à palpação, sob a área de equimose) e a hemossiderose (coloração acastanhada em razão do depósito do pigmento hemossiderina na pele após a reabsorção das equimoses). Os hematomas organizados involuem geralmente sem tratamento em até 3 meses após o aparecimento. A hemossiderose pode ocorrer independentemente do tamanho das equimoses iniciais, involuindo espontaneamente em até 10 meses.

Pode haver melhora parcial das lesões deprimidas, principalmente se a área tratada for bastante profunda ou quando não são seccionados todos os septos responsáveis pela lesão deprimida. Nesse caso, o procedimento pode ser repetido no mesmo local, desde que não haja sequelas do anterior, como a hemossiderose. Recomenda-se um intervalo mínimo de 2 meses após a Subcision® para repeti-la nas mesmas lesões.

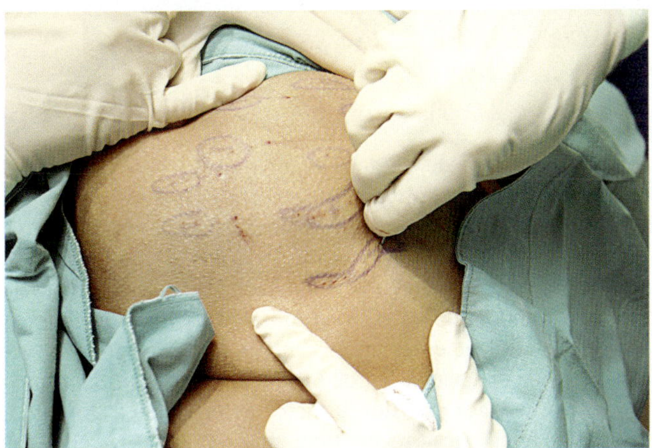

Figura 71.20 Tratamento cirúrgico das lesões deprimidas de celulite com Subcision®. Observa-se a tração exercida sob a superfície da pele pelo septo a ser cortado com os movimentos horizontais da agulha.

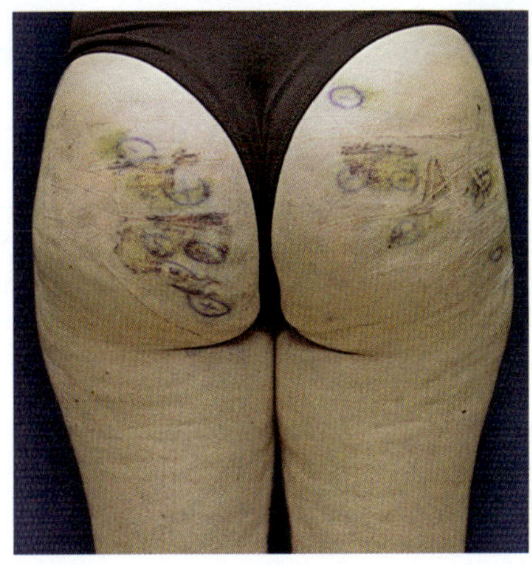

Figura 71.21 Evolução das equimoses no 3º dia de pós-operatório da Subcision®. Nota-se melhor evolução e mais rápida resolução das equimoses nas áreas adequadamente comprimidas.

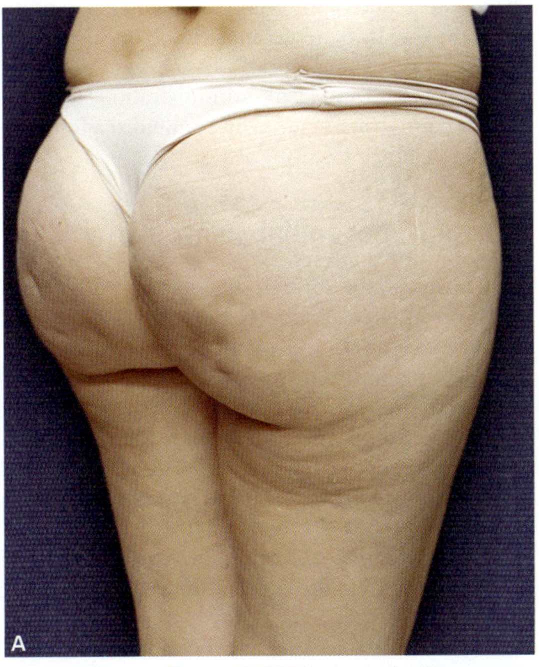

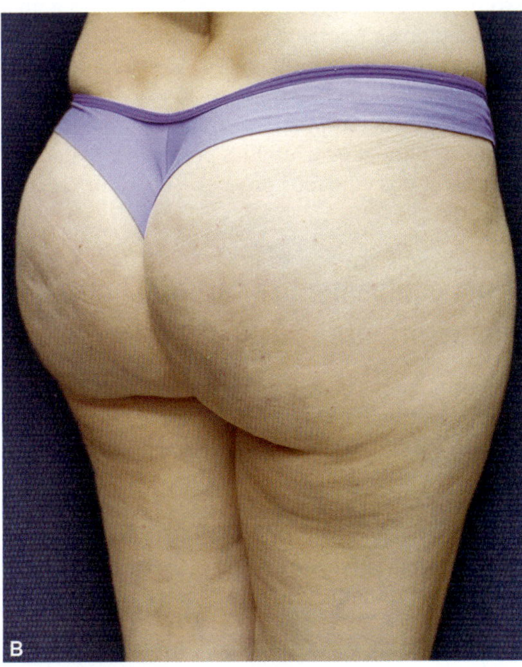

Figura 71.22 Paciente de 47 anos antes (**A**) e 1 mês após sessão de Subcision® (**B**).

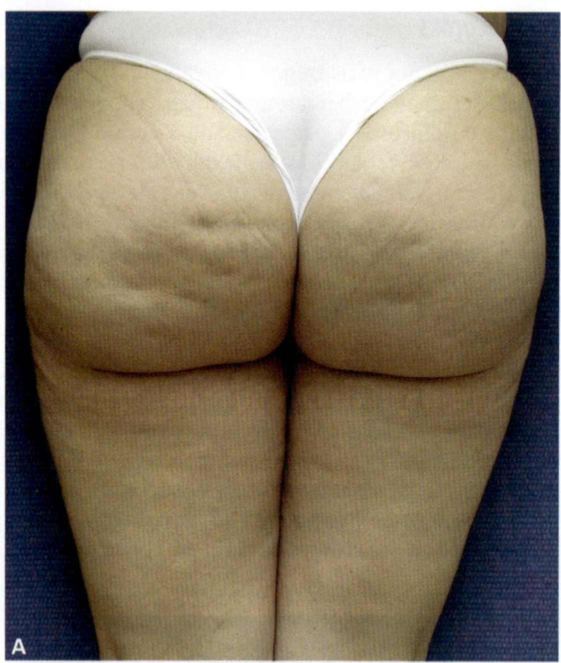

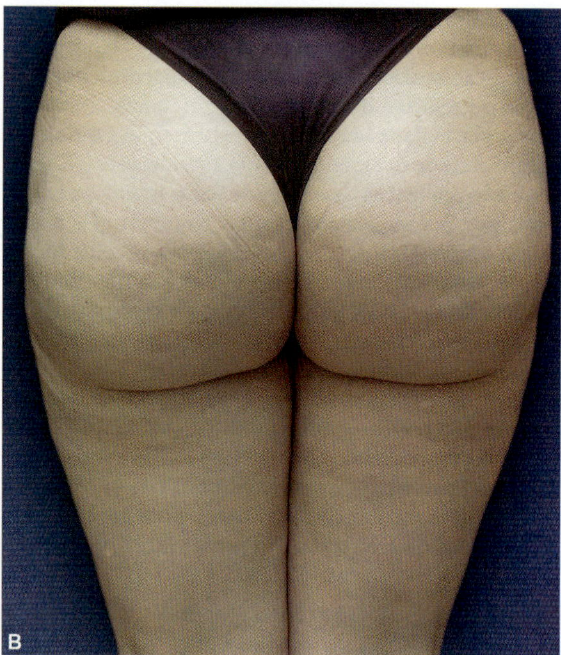

Figura 71.23 Paciente de 37 anos antes (**A**) e 6 meses após sessão de Subcision® (**B**).

Excesso de resposta representa outra possível complicação, seja por excesso de fibrose formada, seja por herniação da gordura decorrente da secção de todos os septos da lesão deprimida localizada em áreas de risco, como as partes inferolateral das nádegas e posterossuperior das coxas. Porém, ocorre muito mais frequentemente pela falta de compressão adequada no pós-operatório. Para evitá-lo, é muito importante manter a compressão adequada com cinta compressiva por 30 dias após a Subcision®. O excesso de resposta caracteriza-se por abaulamento da área tratada, observado após cerca de 30 dias do procedimento. Essa complicação deve ser tratada, tendo em vista que não regride espontaneamente, estando indicada infiltração intralesional de triancinolona diluída (até 0,05 mg/mℓ). Algumas vezes, é necessária mais de uma infiltração para que o excesso de resposta regrida totalmente. Quando a área elevada é provocada pela herniação da gordura, a lipoaspiração localizada pode resolver o problema.

Infecção e sangramento excessivo são complicações pós-operatórias descritas em procedimentos cirúrgicos similares e que também podem ocorrer. Elas podem ser evitadas e prevenidas por meio dos cuidados pré e pós-operatórios referidos neste capítulo.

Subcision® por equipamento a vácuo e lâmina bilateralmente cortante

Utilizando os princípios da Subcision® manual, um novo equipamento foi desenvolvido para tratar lesões deprimidas de celulite, o Cellfina® System (Merz, Alemanha). Esse novo aparelho propicia controle preciso da infiltração anestésica de anestesia tumescente (com agulha 22 G), da profundidade dos cortes (6 ou 10 mm) e da área a ser tratada (5 cm ou 3 × 6 cm), utilizando vácuo e uma microlâmina de 0,45 mm. Os cortes são realizados por movimentos da lâmina de vaivém e de secções laterais.

Um estudo-piloto multicêntrico avaliou os resultados de uma única sessão da Subcision® com Cellfina® System em 55 pacientes com idade média de 42 anos e cerca de 13 lesões deprimidas por sessão. Os dois níveis de corte foram utilizados em áreas adjacentes para prevenir a formação de seromas. Houve redução estatisticamente significativa dos escores da CSS após 3 meses do tratamento. A avaliação médica da escala de melhora estética global (GAIS) mostrou melhora acentuada em 74,5% das pacientes após 3 meses e 72% após 1 ano. A satisfação das pacientes foi de 85% após 3 meses e 94% após 1 ano. Na avaliação da dor, o maior escore se deu durante a infiltração anestésica (4,5 em uma escala de 1 a 10), e algumas pacientes referiram dor leve por até 6 meses após o tratamento. Os efeitos adversos (edema, equimoses, hematomas organizados) foram transitórios e resolveram-se espontaneamente.

Ainda segundo o estudo, 45 pacientes foram acompanhadas por até 3 anos após o procedimento e não houve alteração nos efeitos do tratamento, mostrando que o equipamento produz resultados a longo prazo. Esse estudo possibilitou a aprovação pela Food and Drug Administration (FDA) do Cellfina® System como tratamento com resultados a longo prazo para a celulite.

Subcision® por equipamento a *laser*

O corte dos septos fibrosos subcutâneos pode também ser realizado por meio de aplicação percutânea subdérmica de *laser*. Apesar de os *lasers* 1.064 e 1.320 nm poderem ser utilizados para esse propósito, o mais estudado para o tratamento da celulite é o de 1.440 nm (Cellfina® System, Cynosure, EUA).

Um estudo prospectivo avaliou 25 pacientes do sexo feminino com média de idade de 40 anos para o tratamento da celulite nas regiões posterior e lateral das coxas com a aplicação subcutânea do *laser* 1.440 nm. Os escores da escala GAIS da avaliação médica e das pacientes mostraram leve melhora na gravidade da celulite na avaliação após 6 meses e após 2 anos.

Outro estudo avaliou o mesmo equipamento em 57 pacientes do sexo feminino com média de idade de 43 anos. A avaliação médica mostrou melhora da ondulação e irregularidade do contorno em 96% das pacientes após 6 meses do tratamento. Após 1 ano do tratamento, 90% das pacientes tratadas mantiveram os resultados. Pelo menos 90% das pacientes relataram satisfação com os resultados após 6 meses. As imagens 3D mostraram diminuição da ondulação de 49% e melhora no contorno de 66% na mesma área avaliada. Os efeitos adversos (edema, equimose) foram leves e transitórios em ambos os estudos.

CONSIDERAÇÕES FINAIS

É importante fazer uma anamnese bem detalhada, avaliando comorbidades, estado físico e psíquico do paciente. Se necessário, exames complementares e interconsultas devem ser realizados para afastar qualquer contraindicação ao tratamento.

Torna-se fundamental realizar uma documentação fotográfica antes, durante e após o tratamento.

O grau de expectativa em relação aos resultados precisa ser discutido e orientado. Deve-se informar ao paciente que há melhora do aspecto clínico de celulite, flacidez e gordura localizada, mas o padrão-ouro continua sendo a cirurgia plástica. É sempre importante incentivar mudanças nos hábitos de vida com acompanhamento dietético e atividade física regular. E é importante lembrar ao paciente que, depois de obtidos os resultados, é aconselhável um tratamento de manutenção.

São necessários vários fatores para se obter sucesso no tratamento corporal. Tudo se inicia com uma avaliação corporal detalhada, além da checagem dos hábitos alimentares, das atividades físicas e da história de doença de cada pessoa. Caso essa avaliação seja positiva, deve-se adequar as tecnologias existentes à necessidade de cada um, elaborando um programa de tratamento, além de estabelecer sessões de manutenção.

Deve-se realizar periodicamente uma análise fotográfica e as medições corporais.

Todo tratamento corporal deve ser supervisionado pelo dermatologista e acompanhado por uma equipe multiprofissional, como nutricionistas e fisioterapeutas funcionais.

E é preciso estimular os pacientes a fazerem um controle nutricional diário e atividades físicas regulares, além de seguirem o programa elaborado com assiduidade.

REFERÊNCIAS BIBLIOGRÁFICAS

1. Bagatin E, Miot HA, Soares JLM, Sanudo A, Afonso JPJM, de Barros Junior N et al. Long-wave infrared radiation reflected by compression stockings in the treatment of cellulite: a clinical double-blind, randomized and controlled study. Int J Cosmet Sci. 2013;35(5):502-9.
2. Hexsel D, Camozzato FO, Silva AF, Siega C, Camozzato FO. Acoustic wave therapy for cellulite, body shaping and fat reduction and fat reduction. J Cosmet Laser Ther. 2017;19(3):165-73.
3. Bousquet-Rouaud R, Bazan M, Chaintreuil J, Echague AV. High-frequency ultrasound evaluation of cellulite treated with the 1064 nm Nd:YAG laser. J Cosmet Laser Ther. 2009;11(1):34-44.
4. Truitt A, Elkeeb L, Ortiz A, Saedi N, Echague A, Kelly KM. Evaluation of a long pulsed 1064-nm Nd:YAG laser for improvement in appearance of cellulite. J Cosmet Laser Ther. 2012;14(3):139-44.
5. DiBernardo B, Sasaki G, Katz BE, Hunstad JP, Petti C, Burns AJ. A multicenter study for a single, three-step laser treatment for cellulite using a 1440-nm Nd:YAG laser, a novel side-firing fiber, and a temperature-sensing cannula. Aesthetic Surg J. 2013;33(4):576-84.
6. Hexsel D, Mazzuco R. Subcision: a treatment for cellulite. Int J Dermatol. 2000;39(7):539-44.
7. Hexsel D, Dal Forno T, Hexsel C, Schilling-Souza J, Naspolini Bastos F, Siega C et al. Magnetic resonance imaging of cellulite depressed lesions successfully treated by subcision. Dermatol Surg. 2016;42(5):693-6.

BIBLIOGRAFIA

Albornoz-Cabello M, Ibáñez-Vera AJ, De la Cruz-Torres B. Efficacy of monopolar dielectric transmission radio frequency in panniculus adiposus and cellulite reduction. J Cosmet Laser Ther. 2017;19(7):422-6.

Alizadeh Z, Halabchi F, Mazaheri R, Abolhasani M, Tabesh M. Review of the mechanisms and effects of noninvasive body contouring devices on cellulite and subcutaneous fat. Int J Endocrinol Metab. 2016;14(4):e36727.

Aust MC. Percutaneuos collagen induction therapy (PCI) – an alternative treatment for scars. Wrinkles skin laxity. Plast Reconstr Surg. 2008;121(4):1421-9.

Beasley KL, Weiss RA. Radiofrequency in cosmetic dermatology. Dermatol Clin. 2014;32:79-90.

Brody HJ. Trichloracetic acid application in chemical peeling, operative techniques. Plast Reconstr Surg. 1995;2(2):127-8.

Camirand A, Doucet J. Needle dermabrasion. Aesthetic Plast Surg. 1997;21(1):48-51.

Cohen KI, Diegelmann RF, Lindbland WJ. Wound healing: biochemical and clinical aspects. Philadelphia: W.B. Saunders Co; 1992.

Dal'Forno T, Mazzuco R. Cellulite-associated clinical conditions of aesthetic interest. In: Goldman MP, Hexsel D, editors. Cellulite: pathophysiology and treatment. 2. ed. New York: Taylor & Francis; 2010. p. 33-42.

Draelos Z, Marenus KD. Cellulite: etiology and purported treatment. Dermatol Surg. 1997;23:1177-81.

Emanuele E. Cellulite: advances in treatment: facts and controversies. Clin Dermatol. 2013;31(6):725-30.

Fabroccini G, Fardella N. Acne scar treatment using skin needling. Clin Exp Dermatol. 2009;34(8):874-9.

Fernandes D, Massimo S. Combating photoaging with percutaneuos collagen induction. Clin Dermatol. 2008;26(2):192-9.

Fink JS, Mermelstein H, Thomas A, Trow R. Use of intense pulsed light and retinyl-based cream as a potential treatment for cellulite: a pilot study. J Cosmet Dermatol. 2006;5(3):254-62.

Friedmann DP, Vick GL, Mishra V. Cellulite: a review with a focus on subcision. Clin Cosmet Investig Dermatol. 2017;7;10:17-23.

Goldman A, Gotkin RH, Sarnoff DS. Cellulite: a new treatment approach combining subdermal Nd:YAG laser lipolysis and autologous fat transplantation. Aesthet Surg J. 2008;28:656-62.

Green JB, Cohen JL. Cellfina observations: pearls and pitfalls. Semin Cutan Med Surg. 2015;34(3):144-6.

Hexsel D, Abreu M, Rodrigues T, Soirefmann M, do Prado D, Gamboa M. Side-by-side comparision of areas with and without cellulite depressions using magnetic resonance imaging. Dermatol Surg. 2009;35(10):1471-7.

Hexsel D, Dal'Forno T, Hexsel C. A validated photonumeric cellulite severity scale. J Eur Acad Dermatol Venereol. 2009;23(5):523-8.

Hexsel D, Dal'Forno T, Soirefmann M, Hexsel C. Reduction of cellulite with subcision. In: Murad A, Pongprutthipan M (ed.). Body rejuvenation. New York: Taylor and Francis; 2010. p. 167-72.

Hexsel D, Dal'Forno T. Subcision® in the treatment of liposuction sequela. 67th Annual Meeting – American Academy of Dermatology. San Francisco, March 6-10, 2009.

Hexsel D, Hexsel C, Dal'Forno T. Tratamento de celulite e estrias. In: Kadunc B, Palermo E, Addor F, Metsavaht L, Mattos R, Bezerra S, editores. Tratado de cirurgia dermatológica, cosmiatria e laser. Rio de Janeiro: Elsevier; 2013. p. 415-24.

Hexsel D, Mazzuco R. Subcisão. In: Ramos-e-Silva M, Castro M, editores. Fundamentos de dermatologia. Rio de Janeiro: Atheneu; 2009. p. 2179-85.

Hexsel D, Mazzuco R. Subcision. In: Goldman MP, Bacci P, Leibaschoff G, Hexsel D, Angelini F, editors. Cellulite: pathophysiology and treatment. New York: Taylor & Francis; 2006. p. 251-61.

Hexsel D, Mazzuco R. Subcision: uma alternativa cirúrgica para a lipodistrofia ginoide ("celulite") e outras alterações do relevo corporal. An Bras Dermatol. 1997;72:27-32.

Hexsel D, Siega C, Schilling-Souza J, Porto M, Rodrigues T. A comparative study of the anatomy of adipose tissue in areas with and without raised lesions of cellulite using magnetic resonance imaging. Dermatol Surg. 2013;39(12):1877-86.

Hexsel D, Soirefmann M, Dal'Forno T. Subcision for cellulite. In: Katz B, Sadick N (ed.). Body contouring. New York: Elsevier; 2010. p. 157-64.

Hexsel D, Soirefmann M, Porto M. Lipodistrofia ginoide celulite. In: Costa A (ed.). Tratado internacional de cosmecêuticos. Rio de Janeiro: Guanabara Koogan; 2012. p. 528-30.

Hexsel DM, Dini TD. Tratamento cirúrgico da celulite com Subcision. In: Gadelha AR, Costa IMC. Cirurgia dermatológica em consultório. 3. ed. São Paulo: Atheneu; 2016.

Kaminer MS, Coleman WP, Weiss RA, Robinson DM, Coleman WP, Hornfeldt C. Multicenter pivotal study of vacuum-assisted precise tissue release for the treatment of cellulite. Dermatol Surg. 2015;41(3):336-47.

Kaminer MS, Coleman WP, Weiss RA, Robinson DM, Grossman J. A multicenter pivotal study to evaluate tissue stabilized-guided subcision using the cellfina device for the treatment of cellulite with 3-year follow-up. Dermatol Surg. 2017;43(10):1240-8.

Kapoor R, Shome D, Ranjan A. Use of device for lipolysis, skin thightening and cellulite treatment. J Cosmet Laser Ther. 2017;19(5):266-74.

Katz B. Quantitative and qualitative evaluation of the efficacy of a 1440 nm Nd:YAG laser with novel bi-directional optical fiber in the treatment of cellulite as measured by 3-dimensional surface imaging. J Drugs Dermatol. 2013;12(11):1224-30.

Khan MH, Victor F, Rao B, Sadick NS. Treatment of cellulite: part II. Advances and controversies. J Am Acad Dermatol. 2010;62(3):373-84.

Knobloch K, Kraemer R. Extracorporeal shock wave therapy (ESWT) for the treatment of cellulite – a current metaanalysis. Int J Surg. 2015;24(Pt B):210-7.

Lima EA. IPCA®. Indução percutânea de colágeno com agulhas. Rio de Janeiro: Guanabara Koogan; 2016.

Lima EVA. Dermal Tunneling (TD®): a therapeutic option for static glabellar wrinkles. Surg Cosmet Dermatol. 2016;8(1):42-5.

Lima EVA. Microneedling experimental study and classification of the of the resulting injury. Surg Cosmet Dermatol. 2013;5(2):1104.

Luebberding S, Krueger N, Sadick NS. Cellulite: an evidence-based review. Am J Clin Dermatol. 2015;16(4):243-56.

Modena DAO, da Silva CN, Grecco C, Guidi RM, Moreira RG, Coelho AA et al. Extracorporeal shockwave: mechanisms of action and physiologicalaspects for cellulite, body shaping and localized fat – systematic review. J Cosmet Laser Ther. 2017;19(6):314-9.

Nürnberger F, Muller G. So-called cellulite: an invented disease. J Dermatol Surg Oncol. 1978;4(3):221-9.

Orentreich D, Orentreich N. Subcutaneous incisionless (subcision) surgery for the correction of depressed scars and wrinkles. Dermatol Surg. 1995;21(6):543-9.

Raabe O, Shell K, Goessl A, Crispens C, Delhasse Y, Eva A et al. Effect of extracorporeal shock wave on proliferation and differentiation of equine adipose tissue-derived mesenchymal stem cells in vitro. Am J Stem Cells. 2013;2(1):62-73.

Rossi AB, Vergnanini AL. Cellulite: a review. J Eur Acad Dermatol Venerol. 2000;141:251-62.

Sasaki GH. Single treatment of grades II and III cellulite using a minimally invasive 1,440-nm pulsed Nd:YAG laser and side-firing fiber: an institutional review board-approved study with a 24-month follow-up period. Aesth Plast Surg. 2013;37(6):1073-89.

Wanitphakdeedecha R, Lamphonrat T, Thanomkitti K, Lektrakul N, Manuskiatti W. Treatment of abdominal cellulite and circumference reduction with radiofrequency and dynamic muscle activation. J Cosmet Laser Ther. 2015;17(5):246-51.

Zerini I, Sisti A, Cuomo R, Ciappi S, Russo F, Brandi C et al. Cellulite treatment: a comprehensive literature review. J Cosmet Dermatol. 2015;14(3):224-40.

72

Tratamento da Flacidez Corporal

Bianca Bretas de Macedo Silva, Carlos Roberto Antonio, Danielle de Paula Aguiar, Emerson Lima, Lívia Arroyo Trídico, Paula Amendola Bellotti

INTRODUÇÃO

Nos últimos anos, a preocupação com a estética corporal ganhou muita importância na sociedade, influenciando a autoestima das pessoas. Entre os distúrbios inestéticos, a flacidez da pele tem grande impacto tanto na funcionalidade quanto na qualidade de vida do indivíduo. Um tecido flácido é o resultado de diversas alterações biomoleculares, processo no qual o dano às fibras de colágeno está intimamente envolvido.

As alterações da pele responsáveis pela flacidez são causadas tanto pelo envelhecimento quanto por fatores associados. O envelhecimento intrínseco é um processo fisiológico natural, lento e gradual, associado ao afinamento das camadas de epiderme, derme e hipoderme; já o extrínseco é agravado por causas ambientais, como a exposição intensa aos raios solares. Além disso, diversos fatores podem contribuir para a flacidez da pele, inclusive em pacientes jovens, como dietas restritivas, perda de peso, lipoaspiração, gestação, falta de atividade física, entre outros.

A flacidez da pele se caracteriza, principalmente, pela alteração de colágeno, elastina e outros componentes da matriz extracelular dérmica. A derme humana consiste em grande parte em colágeno tipo I, formado por três cadeias polipeptídicas estabilizadas por meio de uma conformação em tripla hélice; com o envelhecimento, há aumento da densidade da rede de colágeno e redução da estabilidade das ligações cruzadas. A elastina, principal componente das fibras elásticas presentes na derme, mostra sinais de diminuição da sua função, conferindo menor resistência e capacidade de tração. Nota-se, também, a atrofia da gordura subcutânea.

Atualmente, a maioria dos tratamentos disponíveis para flacidez é direcionada para a região facial, envolvendo diversas possibilidades e associações que apresentam efeitos sinérgicos, como o uso de diferentes preenchedores ou produtos em momentos ou locais distintos, além da associação a tecnologias (p. ex., *lasers*).

Paralelamente à melhora da aparência facial, a busca de um corpo perfeito representa uma preocupação de grande parte da população quanto a braços, coxas, nádegas e abdome.

MODALIDADES TERAPÊUTICAS | SELEÇÃO DE PACIENTES E APLICAÇÕES

À medida que se envelhece, a taxa de renovação celular diminui e as estruturas cutâneas começam a deteriorar. As modificações dérmicas relacionadas com a idade incluem disposição desordenada da rede de fibras de colágeno (mais delgadas e fragmentadas), diminuição da quantidade de fibroblastos e da produção de colágeno pelos fibroblastos e aumento dos níveis de metaloproteinases da matriz, responsáveis pela degradação das fibras colágenas. Há, também, redução do plexo vascular papilar e do número de terminações nervosas, espessamento das fibras elásticas (mais grossas e aglomeradas) e menor fixação de água pelo ácido hialurônico.

Esses eventos promovem a atrofia da camada dérmica, que se manifesta clinicamente por flacidez cutânea, que varia de acordo com a gravidade do quadro (Tabela 72.1). As propriedades bioquímicas da pele ficam comprometidas, tornando-a menos flexível. A degradação contínua da rede de fibras de elastina leva a uma flacidez pronunciada, e a elasticidade é ainda mais reduzida pela diminuição da concentração de glicosaminoglicanos na camada dérmica.

Está bem documentado que, quando o colágeno é aquecido de 65 a 75°C, há desnaturação imediata das proteínas, com consequentes retração e contração do colágeno. Isso resulta em polímeros de colágeno mais curtos e firmes, bem com remodelação e deposição de colágeno e fibroplasia a longo prazo. Com o desenvolvimento de tecnologias não invasivas de *skin tightening*, isto é, de combate à flacidez, esses efeitos térmicos imediatos e a longo prazo correspondem clinicamente à redução da flacidez cutânea.

A idade do paciente, o grau de flacidez, a história de tabagismo, a etnia, o índice de massa corpórea e o limiar individual da dor influenciam na resposta do paciente aos dispositivos de *skin tightening*. A literatura não elucida de modo consistente quais variáveis são as mais importantes para prever a melhor resposta do paciente.

A seleção apropriada e o gerenciamento de expectativas realistas são fundamentais para assegurar a satisfação dos pacientes. É imperativo que se comunique ao paciente, em termos claros, que essa alternativa terapêutica não invasiva à cirurgia proporciona um *skin tightening* modesto em comparação às técnicas cirúrgicas invasivas. Pacientes que exigem resultados mais dramáticos devem ser aconselhados a considerar a cirurgia. Os tratamentos de *skin tightening* devem ser evitados naqueles com doença mental e dismorfismo corporal.

Tabela 72.1 Escala de classificação de flacidez da pele.

Escore	Classificação	Descrição
0	Nenhuma	Pele não solta, tonificada e firme, com textura da superfície lisa
1	Pouca	Pele ligeiramente solta, pouco tonificada, com textura de superfície lisa
2	Moderada	Pele moderadamente solta, sem tom profundo, com poucas rugas e crepitações na superfície
3	Grave	Pele muito solta, sem tom subjacente, com múltiplas rugas e *crepiness* na superfície. Pele distinta do tecido subcutâneo subjacente via palpação
4	Extrema	Pele sem tom subjacente, com redundância proeminente, rugas graves e *crepiness* na superfície

Portanto, é primordial realizar registros fotográficos antes, durante e no final do tratamento. Devem ser obtidas e utilizadas fotografias médicas de alta resolução em conjunto com uma discussão sincera entre médico e paciente, incluindo expectativas realistas de melhoria, requisitos de manutenção, limitações na obtenção do *skin tightening* sem cirurgia e a possibilidade de nenhuma melhoria clínica apreciável.

As técnicas de *skin tightening* não invasivas destinam-se a enrijecer e suspender a pele sem incisões cirúrgicas, sem efeitos adversos e tempo de recuperação. São mais adequadas para o tratamento da flacidez leve a moderada sem ptose estrutural subjacente significativa. Pacientes com muita redundância de pele terão melhora limitada.

A avaliação clínica consiste em três etapas. A primeira envolve anamnese detalhada, com pesquisa de fatores genéticos, histórico familiar de doenças autoimunes (principalmente colagenoses), histórico pessoal de doenças, uso de medicações, suplementos e vitaminas, alimentação, prática de atividade física, tabagismo, etilismo, fotoexposição, entre outros. A segunda etapa abrange o exame físico (inspeção, palpação, documentação por fotografias padronizadas estáticas e dinâmicas, antropometria e avaliação do peso). A terceira e última etapa refere-se ao momento em que o dermatologista conversa com o paciente. Após avaliação completa, identifica-se se a flacidez é cutânea e/ou muscular, se existe fotodano, gordura localizada e celulite associadas; a partir de então, traça-se o plano de tratamento.

Entre as opções terapêuticas não invasivas, destacam-se radiofrequência (RF), infravermelho, ultrassom e os *lasers* ND-YAG e Erbium-YAG (Er:YAG). Contudo, há também outras terapêuticas, como preenchimento e indução percutânea de colágeno com agulhas (IPCA®).

Radiofrequência

Na área médica, o mecanismo de ação da RF baseia-se em uma corrente elétrica oscilante, que força colisões entre moléculas carregadas e íons, transformadas em calor. O aquecimento gerado no tecido tem diferentes efeitos biológicos e clínicos, conforme a profundidade do alvo, a frequência utilizada e o resfriamento específico da derme e da epiderme. A profundidade de penetração de energia da RF é inversamente proporcional à frequência. Consequentemente, as frequências mais baixas podem penetrar de modo mais profundo.

Em geral, reserva-se a RF para um aquecimento mais profundo, sem causar ablação da epiderme e da derme. Os dispositivos estão dentro da faixa de frequência de 3 kHz a 24 GHz. Em estudos clínicos de pele flácida tratada com RF, a derme, composta de colágeno, elastina e substâncias amorfas, mostrou uma mudança imediata e temporária na estrutura helicoidal do colágeno. A microscopia eletrônica da pele tratada revela fibrilas de colágeno com maior diâmetro em comparação às do pré-tratamento. Além disso, há aumento na expressão do colágeno tipo 1 comprovado por imuno-histoquímica. Acredita-se também que a estimulação térmica de RF resulte em estimulação microinflamatória de fibroblastos, que produz colágeno novo (neocolagênese), nova elastina (neoelastogênese) e outras substâncias para melhorar a estrutura dérmica.

A RF pode ser entregue usando dispositivos monopolar, bipolar ou unipolar. Outras variantes incluem tecnologias fracionadas, subablativas e combinadas com campos de luz, *laser*, massagem ou eletromagnéticos (Tabela 72.2). Há um

Tabela 72.2 Dispositivos de radiofrequência.

Produto	Fabricante	Frequência	Energia de saída	Sistema de entrega	Características
Equipamentos monopolares					
Exilis	BTL Aesthetics, Praga, República Tcheca	3,4 MHz	Até 120 W/90 W	Resfriamento de contato	Controle do fluxo de energia monopolar, sistema de segurança, termômetro, sem risco de superaquecimento
Thermage	Solta Medical, Hayward, CA	6,78 MHz	400 W	*Hand piece* com vibração	Emite vibrações que melhoram o conforto do paciente. Os nociceptores ficam amortecidos em decorrência das vibrações, do resfriamento e do aquecimento
Cutera	TruSculpt, Brisbane, CA	1 MHz	N/A	4" *hand piece*	Lê quando a temperatura ideal é atingida (43 a 45°C)
Equipamentos bipolares					
Accent Family	Alma Lasers, Caesareia, Israel	40,68 MHz	Até 300 W	Vários equipamentos	Unipolar, bipolar, fracionados
VelaShape II	Syneron/Candela, San Jose, CA	N/A	IR: até 35 W RF: até 60 W	*Hand piece* com RF bipolar, *laser* IR e sucção	Áreas de tratamento: • Vsmooth – 40 × 40 mm • Vcontour – 30 × 30 mm
VelaShape III	Syneron/Candela, San Jose, CA	N/A	IR: até 3,3 W RF: até 150 W	*Hand piece* com RF bipolar, *laser* IR e sucção	Áreas de tratamento: • Vcontour – pequeno 10 × 13 mm; médio 25 × 30 mm; grande 25 × 50 mm • Vsmooth – 40 × 40 mm
Apollo-TriPollar	Pollogen, Tel Aviv, Israel	1 MHz	50 W	3 *hand pieces*	Grande, médio e pequeno
Reaction	Viora, Jersey City, NJ	0,8, 1,7 e 2,45 MHz	Corpo 50 W	4 modos: 0,8, 1,7, 2,45 e 1 multicanal	Sucção, vácuo, resfriamento
V-Touch	Viora, Jersey City, NJ	N/A	N/A	3 *hand pieces*: 0,8, 1,7, 2,45	Sucção, vácuo, resfriamento
EndyMEd PRO 3 Deep 3 Pole	EndyMed Medical, Caesareia, Israel	1 MHz	65 W	4 *hand pieces*	3 RF profundas; *hand pieces*: *skin tightening*, contorno corporal, *tightening* facial, *skin resurfacing* fracionado
Venus Concept-8 Circular Poles	Venus Freeze, Toronto, ON	RF: 1 MHz Pulso magnético: 15 Hz	RF: até150 W Fluxo magnético: 15 G	Grande *hand piece* com 8 polos 5 mm separados, modo dual 5 bipolar com campo magnético	RF multipolar e pulso magnético
TiteFx	Invasix, Yokneam, Israel	1 MHz	60 W	Bi-RF + vácuo	Bipolar, com sucção, monitoramento de temperatura da pele em tempo real
Velasmooth	Syneron/Candela, San Jose, CA	—	700 a 2.000 nm	*Hand piece*	RF/IR com manipulação mecânica
Elos Plus	Syneron/Candela, San Jose, CA	1 a 3 HZ	Variável	8 aplicadores diferentes	RF/IR
Equipamento unipolar					
Accent RF	Alma Lasers, Caesareia, Israel	40,68 MHZ	Até 200 W	1 *hand piece*	Energia unipolar para aquecer a gordura, bipolar para fornecer energia à derme

N/A: não se aplica; RF: radiofrequência; IR: infravermelho.
Adaptada de Krueger e Sadick, 2014.[1]

novo dispositivo de RF multipolar que oferece um campo de energia para a pele e gordura sem entrar em contato com a pele e, também, a RF monopolar controlada por termistor de subsuperfície (RFMS).

Monopolar

Os pacientes são aterrados, e a RF é distribuída pelo corpo por meio da pele e, então, para o eletrodo de aterramento. Normalmente, a RF viaja por estruturas com maior teor de água e resistência à gordura. Em geral, os dispositivos monopolares têm um efeito mais penetrante que os bipolares ou unipolares. A dor durante o tratamento está relacionada com a duração do pulso. Alguns dispositivos são dolorosos, e outros parecem mais uma massagem aquecida.

A RF monopolar pode ser entregue em modo estático ou estampado, em um ciclo curto de 1 a 2 s, enquanto o *hand piece* é mantido no lugar (Thermage, Solta Medical, Hayward, CA, EUA). Alternativamente, a RF monopolar pode ser entregue em um impulso dinâmico ou contínuo, com rotação constante do *hand piece* (Exilis, BTL, Praga, República Tcheca). No método estático, estampado, um único pulso é entregue; o *hand piece* é, então, movido para uma área marcada adjacente e disparado outra vez. Essa técnica é realizada por centenas de pulsos até que uma área pré-marcada seja tratada.

A temperatura é medida a cada pulso, enquanto se aplica resfriamento de modo que não exceda 45°C. Com a RF monopolar dinâmica, o *hand piece* é movido continuamente e áreas específicas de flacidez podem ser tratadas em um tempo relativamente curto até uma temperatura final específica (45°C). O monitoramento é feito por medições contínuas da temperatura da superfície, muitas vezes já incorporadas ao *hand piece*. Os dispositivos dinâmicos são mais rápidos, contudo requerem mais técnica e habilidade, enquanto os dispositivos em carimbo são mais demorados, embora mais fáceis de executar.

Bipolar

Outro método de entrega é o bipolar. A RF viaja do polo positivo para o negativo, com os dois polos incorporados ao *hand piece*. Com uma distância específica entre os eletrodos, a profundidade de penetração e o aquecimento são predeterminados pelo espaçamento dos eletrodos e geralmente confinados dentro de 1 a 4 mm da superfície da pele. É comum afirmar que a profundidade de penetração compreende a metade da distância entre os eletrodos, mas há poucas evidências que sustentem isso. A RF bipolar não é tão penetrante quanto a monopolar, por isso não é tão dolorosa, embora geralmente seja combinada com outras fontes de energia para aumentar sua eficácia. Existem inúmeras variações de RF bipolar:

- Combinada com outras modalidades, incluindo *laser* de diodo ou luz intensa pulsada (Velasmooth, Syneron/Candela)
- Com eletrodos bipolares múltiplos em diferentes distâncias, disparando sequencialmente para atingir profundidades distintas (EndyMed PRO, EndyMed Medical Ltda., Cesareia, Israel)
- Com vácuo (Figura 72.1), para controlar a profundidade de penetração, chamada estimulação eletrotérmica controlada por aspiração funcional (Velashape III, Syneron/Candela).

Unipolar

Na entrega unipolar, um grande campo de RF é emitido a um campo unidirecional, ao redor de um único eletrodo sem aterramento. Essa forma é análoga a um rádio que transmite sinais em todas as direções.

Um exemplo é o sistema Accent RF (Alma Lasers, Cesareia, Israel) projetado para contato contínuo com a pele, usando dois *hand pieces*: o unipolar, que fornece energia de RF ao tecido adiposo subcutâneo para aquecimento volumétrico; e o bipolar, que fornece energia de RF à derme para aquecimento não volumétrico. Usando RF unipolar e bipolar, o sistema oferece diferentes profundidades de correntes para a pele, teoricamente bipolar para aquecimento mais superficial e unipolar para aquecimento mais profundo.

Alguns dispositivos novos no mercado são rotulados para serem tripolares ou multipolares, mas compreendem variações das formas básicas de monopolar, bipolar ou unipolar.

Outras fontes de energia, como *laser* ou luz intensa pulsada, podem ser combinadas com RF, de modo que uma grande variedade de tecnologias use RF para suavização e *skin tightening*. Cada uma delas tem marcas próprias e vantagens comerciais.

Radiofrequência monopolar controlada por termistor de subsuperfície

Recentemente, desenvolveu-se a RFMS, técnica na qual a temperatura é mensurada da seguinte maneira: por câmera infravermelha externa, que monitora continuamente a temperatura da superfície epidérmica ao mesmo tempo que a energia térmica é fornecida com precisão para os planos dérmico e subdérmico profundo por meio de uma sonda de RF com sensor (termistor) na ponta do eletrodo, que libera temperatura controlada pelo operador. Desse modo, são mantidas temperaturas epidérmicas seguras, enquanto a desnaturação do colágeno pode ser bem induzida. O aparelho é o ThermiRF (Thermi Aesthetics, Irving, TX, EUA), que proporciona melhora estatisticamente significativa na flacidez, na firmeza e na textura da pele. Nenhuma alteração significativa é observada em medidas circunferenciais ou verticais das áreas tratadas,

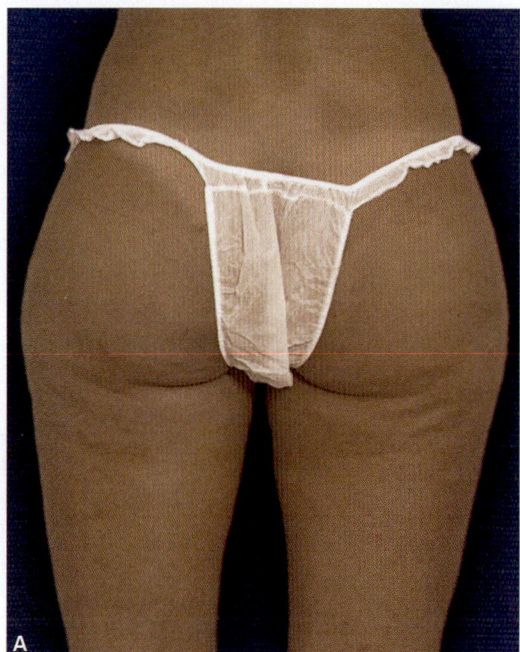

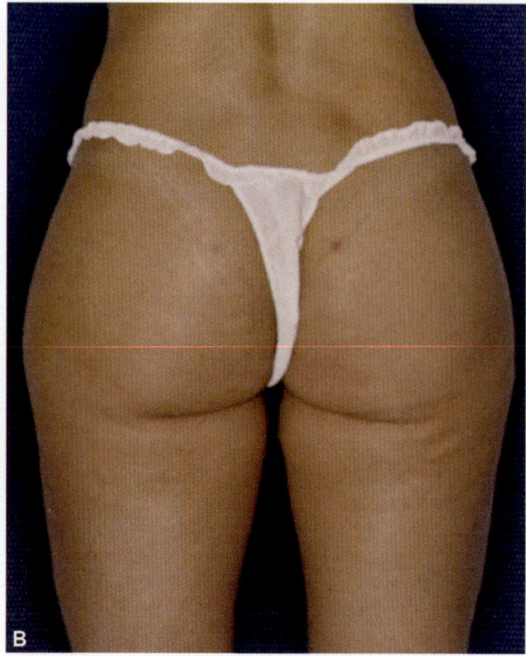

Figura 72.1 Paciente antes (**A**) e depois de 12 sessões de radiofrequência bipolar com vácuo (**B**).

como braços, o que indica que o resultado clínico final não decorre de alterações na adiposidade ou na musculatura, mas na derme.

O procedimento é bem tolerado, com um perfil de eventos adversos mínimo (eritema, edema, nódulos/irregularidades do contorno e equimoses). Vale ressaltar que essa tecnologia evita o risco de lesão epidérmica e garante a entrega de temperatura ideal na interface subdérmica. Pelo sensor na ponta do eletrodo, consegue-se entregar a temperatura ideal para desnaturação de colágeno (e posterior remodelação) de 60 a 65°C.

Os níveis de satisfação com o tratamento são elevados. Com a RFMS, uma população de pacientes mais ampla pode ser tratada com *skin tightening* minimamente invasivo. A maior limitação do procedimento refere-se ao tempo de duração do procedimento, que pode ser longo, dependendo da área a ser tratada.

Infravermelho

Trabalha na derme profunda, superaquecendo-a para produzir uma contração de elastina e fibras de colágeno. Em comparação à RF, a radiação infravermelha determina alta contração inicial e menor edema dos tecidos tratados. Além disso, não produz efeito no tecido subcutâneo.

A luz infravermelha com faixa de energia de radiação de 1.100 a 1.800 nm eleva a temperatura da água na derme profunda para cerca de 20°C, causando contração e retração do colágeno e da elastina. Outro efeito de elevação da temperatura consiste na estimulação de fibroblastos que, a longo prazo, determinam uma produção renovada de colágeno. A peculiaridade desse tratamento é aumentar a temperatura em poucos segundos, em vez de abruptamente, para não causar sensação de queimadura. Outra curiosidade das luzes infravermelhas é a absorção limitada em nível profundo na derme, evitando o envolvimento dos tecidos subjacentes.

O tratamento é bem tolerado por pacientes que não precisam de anestesia tópica e é relativamente rápido. Para melhor conduzir a energia, utiliza-se uma camada muito fina de gel transparente para ultrassonografia. O veículo é imprescindível para evitar possíveis queimaduras, uma vez que a adesão perfeita da superfície de contato dos instrumentos à pele é fundamental. No fim do tratamento, podem aparecer eritema e edema transitórios nas áreas tratadas. Contraindicações para a realização do tratamento compreendem uso de medicamentos fotossensíveis, próteses permanentes, gravidez e herpes simples em atividade.

Ultrassom microfocado

Desenvolvido para atender à crescente demanda do público em termos de *skin tightening*, usa diferentes transdutores. O tratamento pode ser personalizado para atender às características físicas únicas de cada paciente, ajustando a energia e a profundidade focal do ultrassom emitido. Além de estimular o *skin tightening* com melhora da flacidez, as ponteiras mais profundas conseguem destruir a gordura localizada pelo mesmo princípio do *laser* Nd-YAG (citado posteriormente).

O ultrassom microfocado (USMF) é semelhante ao usado na radiologia; no entanto, é altamente convergente e emprega diferentes frequências de energia acústica. Os transdutores especiais direcionam a energia para um pequeno ponto focal onde as temperaturas elevadas podem causar coagulação tecidual. Semelhantemente à imagem radiológica, o feixe focado de energia ultrassonográfica é feito para passar pela pele, sem lesioná-la, possibilitando que a energia atinja focalmente os tecidos subcutâneos.

O USMF possibilita uma entrega de energia transcutânea precisa por conta de durações de pulso curtas (25 a 50 ms) associadas a transdutores de alta frequência. São produzidas zonas bem delimitadas de necrose coagulativa, as chamadas zonas de lesão térmica (ZIT). Cada ZIT está bem localizada em determinada profundidade e as camadas superficiais não são afetadas, desde que a energia fornecida não seja excessiva, eliminando a necessidade de resfriamento superficial e acelerando o processo de recuperação, uma vez que a cicatrização ocorre rapidamente a partir de tecido adjacente não tratado. Pode ser utilizado para atingir o tecido subcutâneo, região na qual a temperatura atinge mais de 60°C momentaneamente, produzindo pontos de coagulação térmica pequenos (< 1 mm^3) até uma profundidade de 5 mm dentro das camadas reticular média e profunda da derme e da subderme. As camadas dérmicas mais superficiais e epidérmicas não se afetam. A aplicação de calor nesses pequenos pontos de coagulação térmica faz com que as fibras de colágeno da fáscia muscular e a derme reticular profunda desnaturem, contraindo e estimulando a neocolagênese.

A energia entregue é relativamente baixa (0,4 a 1,2 J, intervalo dependendo do transdutor). Os transdutores são fixados em frequências focais de 7,5 MHz (3 e 4,5 mm de profundidade focal), 4,4 MHz (profundidade focal de 4,5 mm) e 19 MHz (1,5 mm de profundidade focal).

Estudos comprovam benefícios como suavização da textura cutânea em locais extrafaciais, como braços, região periumbilical, interno de coxas, joelhos, mãos e glúteos. Os protocolos de tratamento variam de acordo com a espessura da pele a ser tratada. O USMF depende apenas do calor para atingir seus efeitos teciduais. O objetivo consiste em elevar a temperatura local para, pelo menos, 65°C, quando a contração e o estímulo de colágeno começam a ocorrer. Ao direcionar a energia focada, pequenos pontos de coagulação térmica são formados. Além da coagulação local, o calor faz as fibras de colágeno na camada de gordura subcutânea desnaturarem e contraírem. Isso ocorre ao quebrar as ligações de hidrogênio intramoleculares, fazendo as cadeias de colágeno se dobrarem e assumirem uma configuração mais estável, resultando em colágeno mais curto e mais espesso. Além disso, colágeno novo viscoelástico se forma nas áreas de coagulação de tecido, levando ao *skin tightening* – o resultado é um *lifting* não invasivo da pele flácida.

O USMF produz poucos efeitos colaterais esperados e complicações transitórias. O eritema pós-tratamento é comum na maioria dos pacientes e normalmente se resolve nas primeiras 12 a 24 h. Pequenas áreas de púrpura podem se desenvolver com resolução ao longo de 1 a 2 semanas.

As estriações lineares ou geométricas observadas após o tratamento com o transdutor superficial são tratadas com corticosteroides tópicos e seguidas por uma resolução rápida. Não foram relatadas mudanças de textura permanentes. Sensação de dor e/ou desconforto leve a moderada da pele e edema nas primeiras 1 a 4 semanas após o tratamento são comuns.

Embora pouco usuais, complicações mais graves podem ocorrer, inclusive o desenvolvimento de nódulos subcutâneos palpáveis. Felizmente, esses efeitos são temporários e podem ser evitados aplicando-se a técnica adequadamente.

Ultrassom focado de alta intensidade

O ultrassom focado de alta intensidade (UFAI), conhecido por Ultraformer III (Shurink; Classys INC., Seul, Coreia), foi recentemente introduzido como nova modalidade terapêutica para *skin tightening* e rejuvenescimento da pele. Seu mecanismo consiste no fornecimento de calor transcutâneo para a derme profunda, o tecido conjuntivo subdérmico e a camada fibromuscular em zonas precisas de microcoagulação em profundidades programadas sem danos à epiderme. A microcoagulação provoca o *skin tightening* gradual da pele por contração e remodelação do colágeno (Figura 72.2).

Quando usado para o contorno corporal, o UFAI fornece energia ultrassonográfica concentrada e de alta intensidade para o tecido subcutâneo profundo. A produção de calor faz a ablação efetiva de adipócitos e modificação do colágeno. A aplicação de UFAI em frequências de 2 a 3 MHz causa contração difusa de fibras colágenas (Figura 72.3). As análises histológicas realizadas após o procedimento confirmam que o UFAI interrompe ou desnatura as fibras de colágeno, resultando em neocolagênese acompanhada de enrijecimento das fibras septais.

Além disso, não ocorre dano térmico na superfície cutânea do local tratado, tornando o procedimento eficaz e seguro. Os efeitos adversos são limitados e transitórios, como dor, eritema ou equimose. Portanto, o UFAI pode atender às demandas atuais de *skin tightening* não invasivo.

Laser Nd-YAG e Erbium-YAG

O método baseia-se na aplicação da combinação do *laser* Er:YAG 2.940 nm com pulso térmico para aquecimento tecidual controlado com remodelação de colágeno e o *laser* Nd:YAG 1.064 nm com pulso superlongo para aquecimento em massa profunda da pele. O objetivo é tratar a gordura localizada e a flacidez por aquecimento de estruturas conectivas retráteis (derme e hipoderme). Esse método,

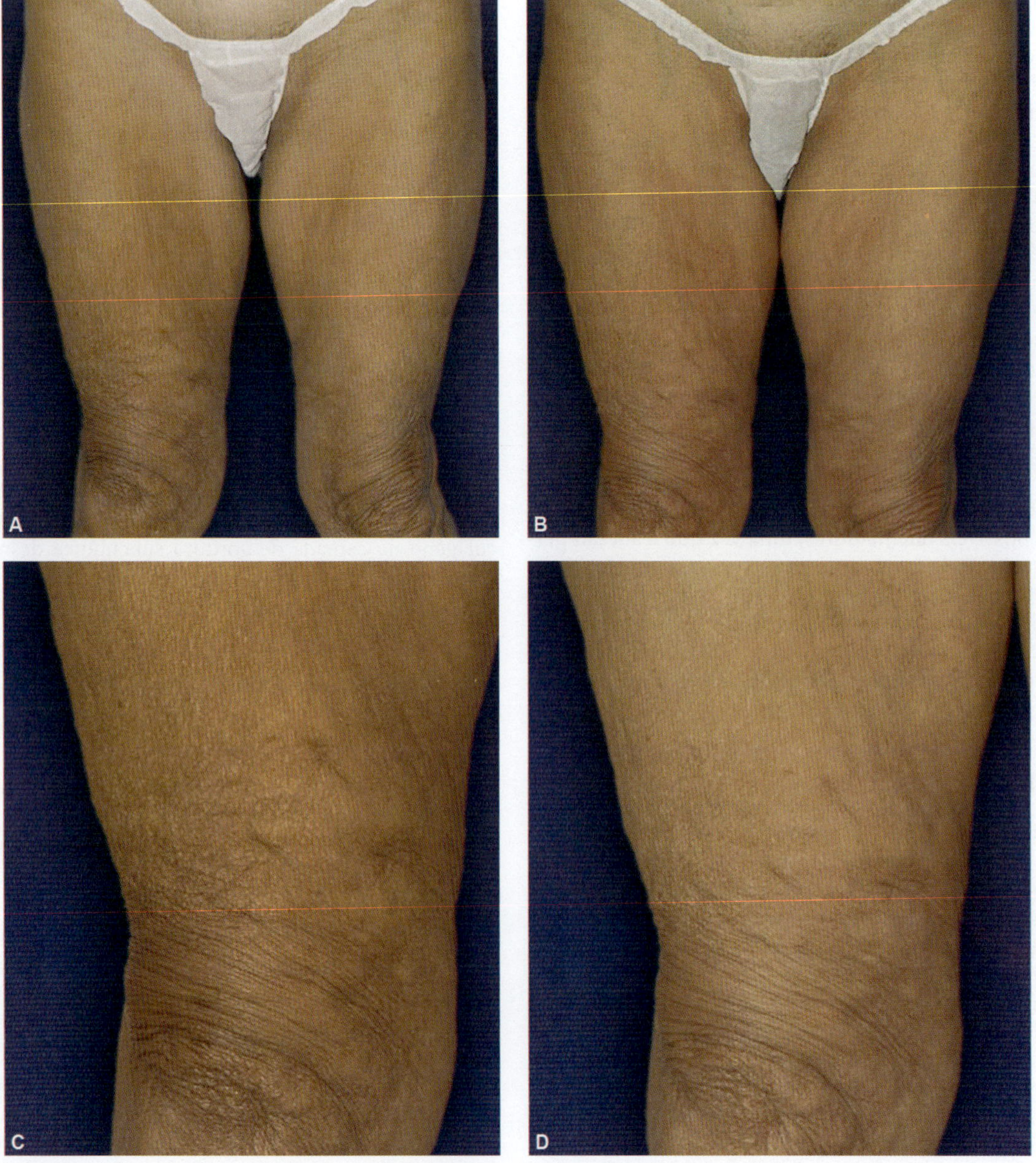

Figura 72.2 Paciente antes (**A**, **C**) e após 3 sessões mensais de UFAI e 12 sessões semanais de radiofrequência bipolar para rejuvenescimento em pernas (**B**, **D**).

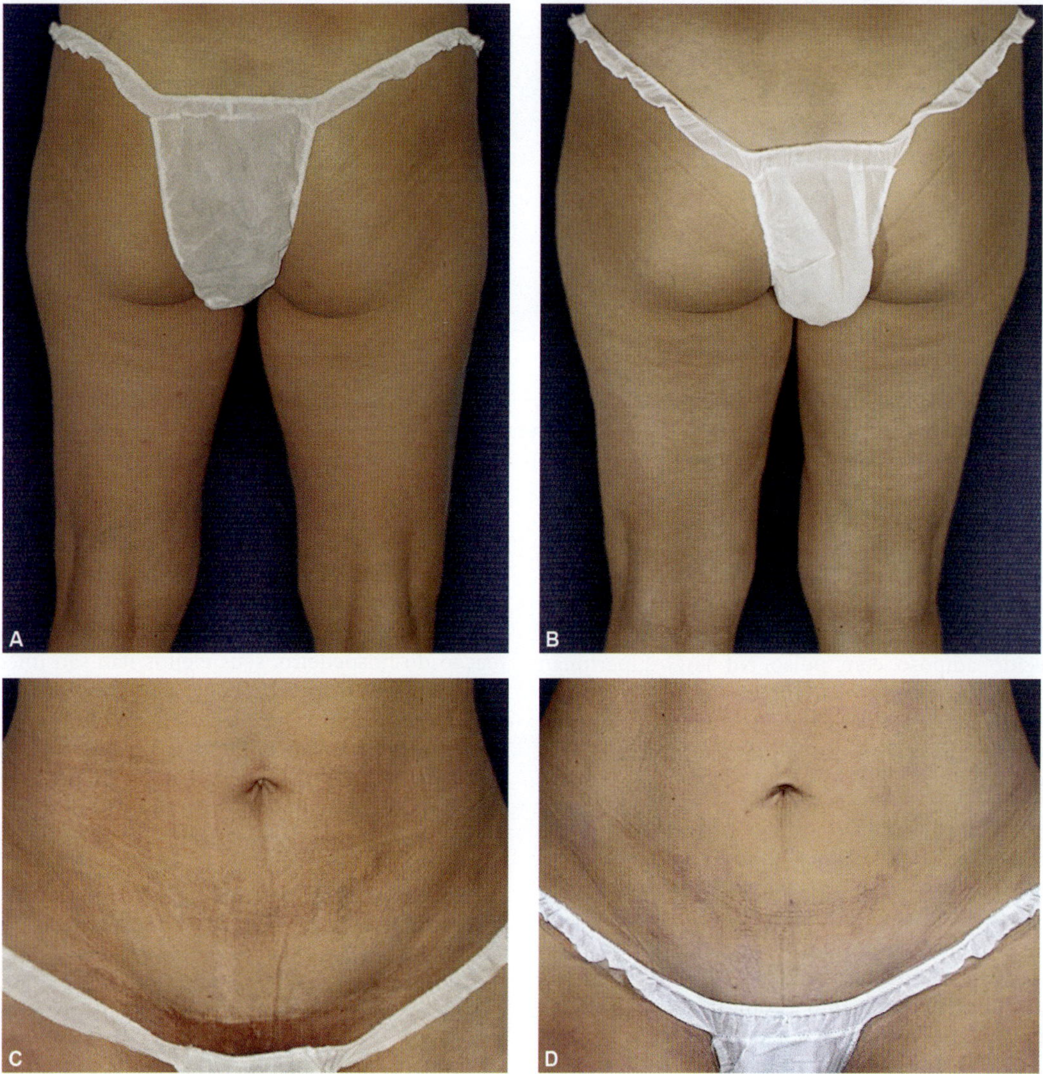

Figura 72.3 Paciente antes (**A**, **C**) e após 3 sessões mensais de UFAI e 12 sessões semanais de RF bipolar para melhora do contorno corporal (**B**, **D**).

denominado Tight Sculpting™, provou ser uma opção não invasiva, segura e confortável para o tratamento da flacidez e do contorno corporal.

Embora a flacidez corporal seja o principal assunto em questão, muitas vezes a gordura localizada está relacionada, o que piora o caso. Resumidamente, vale ressaltar que a termolipólise não invasiva representa um dos procedimentos que induzem necrose ou apoptose de adipócitos e estimulam o metabolismo de lipólise normal com a degradação de triglicerídeos em glicerol e ácidos graxos livres, que são metabolizados no fígado.

O *laser* Er:YAG de 2.940 nm, executado no modo não ablativo, atua produzindo aquecimento controlado de tecido superficial (epiderme e derme superficial), com posterior remodelação do colágeno. O intuito é melhorar a espessura, a elasticidade e a firmeza da pele ou da mucosa. Para efeitos de aquecimento em massa profunda, o *laser* Nd:YAG 1.064 nm pode ser usado em uma modalidade de pulso PIANO® superlonga. Esse regime de pulso com segundos de duração possibilita que a epiderme compartilhe o calor absorvido com a derme por difusão de calor, evitando, assim, lesões epidérmicas.

O método combinado é seguro e não invasivo para o tratamento da flacidez e do contorno corporal. O *skin tightening* é alcançado usando-se um pulso térmico Er:YAG SMOOTH de 2.940 nm, combinado com aquecimento em massa profundo da pele acima de 40°C originado por um pulso Nd:YAG PIANO® de 1.064 nm. A ideia é simular os mesmos efeitos alcançados durante a *laser*-lipólise e promover um aumento na temperatura do tecido acima de 40°C.

Os pacientes devem ser selecionados para melhorar a qualidade da pele e reduzir a gordura em áreas pequenas do corpo, como abdome (Figura 72.4), dorso, coxas, braços e papada. Compreendem contraindicações para o tratamento gravidez, epilepsia, hipertensão não controlada, arritmias cardíacas ou doenças cardíacas, uso de marca-passos, história recente ou atual de câncer ou tratamento ativo de quimioterapia, doença hepática/renal, fotossensibilidade e doenças autoimunes.

Pode-se fazer analgesia em alguns pacientes aplicando-se um creme anestésico nas áreas de tratamento durante 30 min e, depois, removendo-o. É importante marcar com lápis branco as áreas a serem tratadas. A aplicação do *laser* dura de 15 a 40 min para cada área corporal e consiste em duas etapas consecutivas, realizadas em cada uma das áreas pré-marcadas na sequência:

1. *Skin tightening* superficial da pele com pulso térmico Er:YAG 2.940 nm *laser* (SP Dynamis, Fotona) usado nos

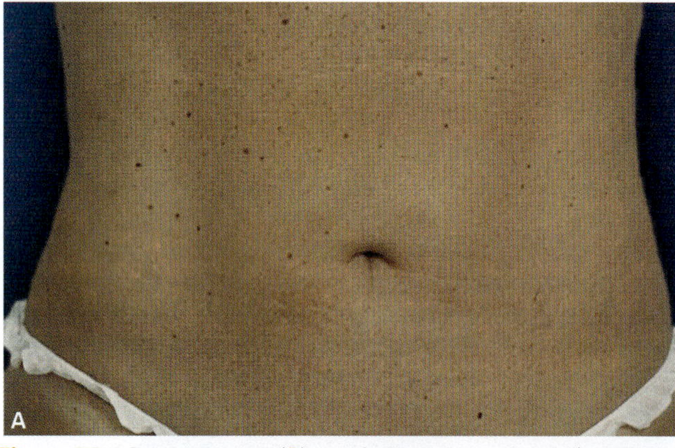

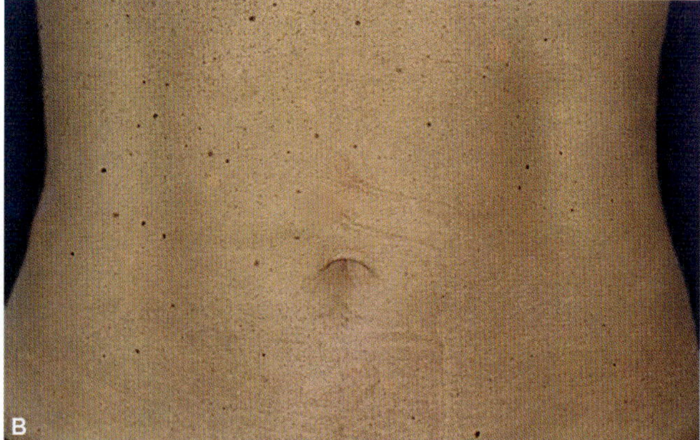

Figura 72.4 Paciente antes (**A**) e após 3 sessões mensais de UFAI, 3 sessões quinzenais de Laser Nd-YAG e Erbium-YAG combinados e 12 sessões semanais de radiofrequência bipolar (**B**).

modos LP/VLP/XLP (durações de pulso) com *hand piece* R04 e *spot size* 12 mm, fluências de 1,1 a 1,3 J/cm^2 e frequência de 10 Hz. Em decorrência da penetração irregular do calor, devem ser realizadas múltiplas passadas.

2. *Skin tightening* de estruturas mais profundas com redução do tecido adiposo com pulso Nd-YAG superlongo 1.064 nm (SP Dynamis, Fotona) em modo PIANO®, duração de pulso de 18 a 21 s, *hand piece* R34, *spot size* 20 mm, fluência 400 J/cm^2, realizando-se inúmeras passadas em uma mesma área.

Todo o procedimento é realizado em cada uma das unidades do corpo separadas (abdome, cintura, interno de coxa, braços etc.) antes de passar para a próxima área. São necessárias até oito sessões, com um mínimo de 10 dias de intervalo.

Observa-se eritema transitório imediatamente após o tratamento em todos os casos, com resolução dentro de poucas horas até alguns dias. O tratamento é confortável e o paciente não precisa de cuidados especiais, podendo retornar às atividades diárias imediatamente. Os resultados variam entre os indivíduos tratados, com mais efeitos em alguns e menos em outros. Uma boa alimentação e a prática de exercício físico podem ajudar a manter os resultados do tratamento.

Preenchimento

Recentemente, os preenchedores dérmicos têm sido utilizados para tratar a flacidez corporal por sua capacidade de estimular a formação de fibroblastos e a produção de colágeno pelo próprio organismo. A seguir, serão descritos dois preenchedores associados a bons resultados no tratamento de flacidez corporal: ácido poli-L-láctico (PLLA) e hidroxiapatita de cálcio (CaHA).

Ácido poli-L-láctico

Aprovado para preenchimento cutâneo na Europa em 1999 e pela Food and Drug Administration (FDA) em 2004, inicialmente foi utilizado para o tratamento de lipoatrofia associada ao HIV e, posteriormente, em 2009, para repor perda de volume facial com finalidade estética. Trata-se de um polímero sintético injetável da família dos alfa-hidroxiácidos, biocompatível e biodegradável, com baixíssima citotoxicidade.

A injeção de PLLA induz a uma resposta inflamatória local subclínica que envolve monócitos, macrófagos e fibroblastos. Após a injeção, o PLLA é hidrolisado em monômeros de ácido láctico e eliminado, restando a deposição acumulada de colágeno, produzido pelos fibroblastos, com consequente aumento da espessura dérmica: 4 a 6 mm 96 meses após a injeção, demonstrada por meio de ultrassonografia Doppler evidenciando a sustentação cutânea.

Como o PLLA é um agente bioestimulador que depende da reação do hospedeiro, seus efeitos não são imediatos, sendo observados de maneira gradual e progressiva com o passar dos meses após a aplicação. Além disso, o PLLA consegue induzir uma reação local, que pode levar à recuperação da hipoderme e da rede de colágeno perdidas durante o processo de envelhecimento. Assim, embora a maioria dos estudos seja direcionada para a região facial, estudos recentes têm apresentado o uso de PLLA para flacidez corporal em diversas áreas, como pescoço, colo, dorso das mãos, região inferior da mama, prega toracoaxilar, nádegas, braços, abdome e coxas.

Não há um consenso sobre as melhores técnicas de diluição ou aplicação para tratamento da flacidez corporal e a descrição neste capítulo baseia-se nas principais publicações sobre o assunto.

Cunha *et al.*[2] avaliaram os efeitos do PLLA para tratamento da flacidez da região glútea em 14 pacientes do sexo feminino, com idades entre 27 e 37 anos. Foram realizadas duas aplicações de PLLA com intervalos de 45 dias entre elas. Cada frasco da medicação foi diluído 2 dias antes da aplicação em 9 mℓ de água destilada, perfazendo um volume final no momento da aplicação de 8 mℓ, ao qual foram adicionados 2 mℓ de lidocaína sem vasoconstritor. As aplicações foram realizadas sob anestesia local com creme anestésico. A pele da região tratada foi marcada com quadrados de cerca de 2 cm de lado. Foram aplicados 0,04 mℓ de solução na derme profunda-hipoderme superficial em punturas no centro de cada quadrado. Terminadas as aplicações, realizou-se massagem local por cerca de 5 min. Segundo a avaliação de 50% das pacientes, houve melhora moderada ou intensa, e, segundo análise do médico avaliador, melhora moderada ou intensa em 78% dos pacientes. Além disso, observou-se, em exame de ultrassonografia, aumento significativo da espessura dérmica (acima de 10%) em 11 pacientes. Concluiu-se, assim, que a técnica de tratamento para flacidez da região glútea pela aplicação em derme profunda-hipoderme superficial trouxe resultados bastante promissores.

Os autores do trabalho ressaltam, ainda, que o resultado final no tratamento com PLLA depende da quantidade de produto utilizada, da idade do paciente, da qualidade do tecido tratado e de sua capacidade de estimulação de colágeno. Perda de gordura cutânea e qualidade ruim de pele podem ser tratadas com sucesso, porém necessitarão de maior quantidade de produto e maior número de aplicações para um bom resultado final. Por sua vez, pacientes mais jovens que sentem os primeiros sinais da lipoatrofia cutânea em geral respondem rapidamente ao tratamento.

Coimbra e Amorim[3] descreveram o uso de PLLA para o tratamento de flacidez das regiões medial e anterior dos braços em 22 pacientes. Na técnica utilizada pelos autores, o PLLA foi reconstituído, no dia anterior ao de sua utilização, com 8 mℓ de água destilada estéril e preservado em temperatura ambiente. Paralelamente, foi preparada uma solução de 12 mℓ, utilizando 8 mℓ de água destilada e 4 mℓ de lidocaína a 2% sem vasoconstritor. Assim, somando-se os volumes do frasco e da solução, a diluição final utilizada por frasco de PLLA foi de 20 mℓ. A região do braço tratada foi demarcada e dividida em quatro quadrantes. Aspirando-se 0,4 mℓ do produto e 0,6 mℓ da solução na seringa, aplica-se com técnica retrógrada linear aproximadamente 0,05 mℓ do produto na derme profunda em injeções paralelas. Em cada quadrante, foi utilizado cerca de 1,25 mℓ do produto, o que totaliza 5 mℓ por braço. Após a aplicação, foi realizada massagem vigorosa no local tratado durante 10 min e orientou-se a paciente a fazer o mesmo em casa, 2 vezes/dia, durante 10 dias. A cada sessão, utilizam-se apenas 10 mℓ do produto para os dois braços. O número de sessões varia de duas a quatro, com intervalos de aproximadamente 4 semanas.

Os resultados demonstrados revelaram melhora da textura da pele no local tratado e diminuição da flacidez 4 semanas após a primeira aplicação, porém os resultados foram mais evidentes a partir da segunda aplicação. Em alguns casos, a melhora foi mais importante 4 meses após o início da terapia. O resultado obtido pela primeira paciente tratada se manteve após 22 meses. Os efeitos colaterais encontrados foram dor à aplicação, eritema local e hematomas transitórios.

Redaelli e Forte[4] descreveram o uso do PLLA em 568 pacientes, incluindo regiões corporais, como região medial do braço e coxa (17 casos), mama (um caso) e prega toracoaxilar (um caso). Os autores utilizaram 1 mℓ da solução padrão (6 mℓ) adicionando-se 3 mℓ de água destilada, com técnica de injeção retrógrada. Os resultados obtidos foram positivos em relação à melhora da flacidez corporal das áreas tratadas.

Mazzuco e Hexel[5] descreveram casos de rejuvenescimento de pescoço e colo, em 36 pacientes tratados com PLLA na diluição de 10 mℓ. A técnica utilizada foi de pequenos *bolus* de 0,05 mℓ com distância de 1 cm entre eles, aplicados no plano entre derme e subcutâneo. De todos os pacientes, 33 foram tratados na região do pescoço e três no colo. Os resultados evidenciaram melhora significativa de 81 a 100% em 21 pacientes por comparação das fotos realizadas antes e após o procedimento, satisfação de 91,6% dos pacientes e manutenção dos resultados em 18 meses de seguimento.

As injeções de PLLA na derme profunda e hipoderme superficial estimulam o depósito de colágeno produzido pelos fibroblastos com consequente aumento da espessura dérmica, mas sem evidências de fibrose. Essa fibroplasia é responsável pelos resultados cosméticos e melhora da flacidez cutânea. Por se tratar de um agente estimulador, promove a produção de colágeno na derme profunda e, ao mesmo tempo, atua aumentando o volume tecidual de maneira progressiva.

As principais reações adversas relacionadas com o uso do PLLA que surgem nos locais de injeção do produto são hematomas, edema, pápulas, nódulos e granulomas. A incidência de pápulas varia de 31 a 44% em diluições de 4 mℓ ou menos; e em diluições superiores a 5 mℓ, ficam em torno de 13,9% ou menos.

As contraindicações ao uso do produto compreendem áreas previamente tratadas com preenchedores permanentes (p. ex., silicone ou polimetilmetacrilato), pacientes em uso de ácido acetilsalicílico, vitamina E, cápsulas de óleo de peixe, anti-inflamatórios não esteroides e anticoagulantes, imunossupressores, tabagistas e pacientes ansiosos por resultados imediatos. Seu emprego não está aprovado em crianças, gestantes e lactantes.

Hidroxiapatita de cálcio

O preenchedor dérmico à base de CaHA representa um material sintético e biocompatível de natureza semissólida formado pela suspensão de microesferas de CaHA de 25 a 45 µ de diâmetro em um transportador de gel. A estrutura do gel é formada pela adição de uma pequena quantidade de carboximetilcelulose. O produto tem aprovação pela FDA para preenchimento de tecidos faciais para fins estéticos desde 2006.

Após a injeção local com preenchedor de CaHA, o gel de carboximetilcelulose é absorvido e substituído por colágeno em cerca de 2 a 3 meses e somente as partículas de CaHA permanecem no local. Suas microesferas apresentam a mesma composição química que o constituinte inorgânico de dentes e ossos, além de exibirem um extenso perfil de segurança e biocompatibilidade, sem promover antigenicidade. Ao longo do tempo, as microesferas de CaHA estimulam a produção de colágeno na pele pelo próprio corpo, melhorando, desse modo, a elasticidade e a firmeza da pele.

Os preenchedores à base de CaHA são utilizados para promover aumento imediato do volume e subsequente estímulo da produção de colágeno, restituindo o volume em um processo que se assemelha ao da remodelação fisiológica da matriz extracelular. São capazes de promover colagênese fisiológica, melhorando a qualidade da pele por *tightening* cutâneo e correção dos sulcos.

Os efeitos dos preenchedores de CaHA são bem estabelecidos e descritos em diversas indicações para a região facial. Porém, foram introduzidos para uso no tratamento da flacidez corporal.

A técnica de aplicação de CaHA diluída para flacidez corporal apresenta vantagens em razão das propriedades bioestimulatórias da CaHA mediada pelas microesferas, que demonstram estímulo da neocolagênese, neoelastogênese, angiogênese e proliferação de fibroblastos em diferentes estudos histológicos. Desse modo, trata-se de um tratamento eficaz para melhorar o contorno e a firmeza da pele em indivíduos com alterações corporais relacionadas com a idade e a flacidez.

Fabi *et al.*[6] descreveram uma técnica de tratamento da flacidez da região superior do braço com CaHA em uma paciente do sexo feminino. Uma solução de 3 mℓ de CaHA, 8 mℓ de solução salina e 1 mℓ de lidocaína foi preparada para ser injetada por cânula de 25 G e 5 cm de comprimento em múltiplas injeções cruzadas lineares retrógradas na região de flacidez. Bons resultados foram obtidos 3 a 4 meses e duraram aproximadamente 1 ano, dependendo do grau de flacidez.

Os mesmos autores também descreveram o uso de CaHA para tratar flacidez do pescoço e do colo por injeção linear retrógrada de CaHA (diluída em 1:2 a 1:6, distância de 0,5 cm e 0,025 mℓ de solução por linha) no plano subdérmico com cânula. Esse procedimento desencadeia um processo gradual de elastogênese e neocolagênese em que o colágeno I é gradualmente substituído por colágeno III.

Em 2015, Loghem *et al.*[7] investigaram a eficácia, a segurança e a satisfação dos pacientes tratados com preenchedor dérmico à base de CaHA para correção da flacidez em coxas, abdome e na região braquial. Vinte mulheres com idade entre 28 e 67 anos foram tratadas em 36 áreas de flacidez por meio da técnica de vetor corporal.

O método utilizado por Loghem *et al.* consiste em desenhar os mapas dos vetores nas áreas a serem tratadas a fim de identificar o posicionamento das agulhas durante a aplicação. Todos os mapas vetoriais foram desenhados com o paciente em pé. Na coxa, identificou-se um ponto de suporte na borda entre a coxa interna e externa e duas linhas foram marcadas: uma seguiu a linha de transição entre a coxa interna e a externa e a outra se estendeu para o meio da gordura da coxa interna. Várias linhas foram, então, desenhadas a partir delas, para garantir a cobertura de toda a coxa interna. Essa abordagem de posicionamento teve como objetivos levantar o tecido adiposo do lado interno da coxa e melhorar a qualidade da pele.

Para o abdome, um ponto de fixação para ancorar os vetores foi encontrado sob as costelas e duas linhas desenhadas a partir desse ponto – uma para baixo, passando ao lado do umbigo, e outra em ângulo de 45° em relação à primeira. Várias linhas salientes foram desenhadas para cobrir quase toda a zona com o objetivo de corrigir a forma do umbigo e melhorar a qualidade da pele. Para a zona braquial, o objetivo consistia em levantar o lado interno do braço e melhorar a qualidade da pele. Encontrou-se um ponto fixo no músculo deltoide; então, uma linha foi desenhada 3 cm em direção à zona axilar e uma segunda para projetar dois terços no braço. Várias linhas salientes foram desenhadas para cobrir toda a zona braquial interna.

O preenchedor de CaHA (3 mℓ) foi diluído em 0,6 mℓ de lidocaína e 3 mℓ aplicados em cada coxa – 1,5 mℓ em cada hemiabdome e 1,5 mℓ em cada braço por injeções na derme profunda com agulha de 27 G por 40 mm, sendo em cada linha do vetor aplicado 0,05 mℓ do preenchedor diluído. Os resultados demonstraram melhora na flacidez da pele em 78% dos pacientes (por meio de cutômetro) em 5 semanas após o procedimento. A média de redução da flacidez em 5 semanas após o tratamento foi de 0,0924 mm, 0,0117 mm e 0,0814 mm para a região braquial, as coxas e o abdome, respectivamente. Desse modo, o estudo clínico demonstrou que a técnica de vetores de preenchimento corporal à base de CaHA apresentou redução da flacidez, aumento da densidade da pele e melhora da firmeza da pele nas três áreas tratadas (braço, abdome e coxa). O único efeito colateral observado foi hematoma em 47% dos pacientes com resolução espontânea em 1 semana.

Em 2016, Amselem[8] descreveu o uso de preenchedor à base de CaHA para tratar a flacidez da porção superior do braço em um estudo aberto, prospectivo, realizado com 30 pacientes, que receberam duas sessões de injeção de CaHA com um intervalo de 1 mês entre elas. Os pacientes selecionados apresentavam entre 45 e 65 anos e receberam injeções de 1,5 mℓ de preenchedor de CaHA diluído em 0,5 mℓ de lidocaína em cada braço e em cada sessão (total de 4 mℓ/braço). A aplicação foi feita com agulha 27 G em cerca de 50 pontos em cada braço por sessão com distância de 1 a 2 cm entre os pontos de aplicação, seguida de massagem local após o procedimento. O resultado avaliado em 4 meses após a segunda aplicação evidenciou melhora significativa da flacidez do braço, com avaliação de melhora boa ou importante de 77% dos pacientes, segundo o investigador, e 73% dos pacientes, segundo os próprios pacientes, além de taxa de satisfação de 100%. De acordo com o autor, esse estudo mostra uma opção de tratamento clínico para pacientes que apresentam flacidez média a moderada do braço e que não desejam realizar braquioplastia, uma vez que o duplo mecanismo de ação do preenchedor de CaHA promove tanto a reposição imediata de volume quanto a bioestimulação de colágeno a longo prazo.

Embora o resultado do estudo de Amselem[8] tenha sido acompanhado apenas por 4 meses, outros estudos demonstram que o tratamento com CaHA em regiões faciais apresenta duração de cerca de 12 a 18 meses. Dessa maneira, provavelmente a aplicação de preenchedor de CaHA em regiões extrafaciais também apresente longa duração, embora estudos em áreas corporais específicas sejam necessários para confirmar esse dado.

Casabona e Pereira[9] associaram USMF e preenchimento com CaHA para tratar a flacidez corporal e a aparência de celulite no glúteo e na coxa. Primeiro, 20 mulheres com flacidez moderada a grave foram tratadas com USMF com visualização (USMF-V) e transdutores de 4 MHz (4,5 mm) e 7 MHz (3 mm) – 25 linhas/transdutor/lado – e, logo em seguida, receberam injeção subdérmica de CaHA (1,5 mℓ) diluída 1:1 com 1,5 mℓ de lidocaína a 2% por cânula de 25 G e 48 mm de comprimento pela técnica em leque (1 mℓ de cada lado aplicado em 10 linhas de 0,1 mℓ). Realizou-se uma análise histológica a fim de avaliar se a neocolagênese causada pela CaHA era maior em associação com o USMF-V ou não, e o resultado evidenciou pico de neocolagênese em 90 dias tanto nas áreas tratadas quanto nas não tratadas com USMF-V. A maior conversão de colágeno III em colágeno I se deu em 3 meses nos pacientes tratados com preenchimento independentemente do USMF-V. Assim, o tratamento realizado evidenciou melhora da flacidez cutânea e, consequentemente, da aparência da celulite nas áreas tratadas, o procedimento foi bem tolerado e a satisfação dos pacientes foi alta.

Embora existam poucos trabalhos publicados que evidenciem a eficácia do uso de preenchedor à base de CaHA no tratamento da flacidez corporal, conclui-se, de acordo com os estudos citados, que os resultados obtidos são positivos, baseando-se, inclusive, em comprovação histológica da neocolagênese. Além disso, tem demonstrado segurança, com mínimos efeitos colaterais associados.

IPCA®

Propõe um estímulo na produção de colágeno e elastina, o que resultaria em melhoria da frouxidão tecidual (Figura 72.5). Como a epiderme e a derme são perfuradas, mas não removidas, essa intervenção oferece segurança mesmo em áreas com limitada quantidade de glândulas sebáceas, o que torna o tratamento versátil.

A pele étnica também pode ser abordada, com menos risco de efeitos adversos, em comparação a outras técnicas. A pele mais fina oferece menos resistência à penetração das microagulhas, enquanto a pele mais espessa dificulta em até 70% a sua penetração. O amortecimento das agulhas também é verificado pelo coxim adiposo. Quanto mais espesso, menos uniforme é o rolamento e menor será a penetração total da agulha. Quando se tratam a face interna da coxa, o abdome e as nádegas, observa-se uma resistência maior comparada ao colo, onde se está trabalhado sobre uma superfície óssea.

Outros fatores – como elastose, típica em áreas fotoexpostas –, também interferem nessa abordagem. Para compensar e vencer essa resistência, muitas vezes o operador impõe força exagerada ao instrumento, podendo traumatizar a pele ou danificar as agulhas e não alcançar o efeito esperado. Portanto, recomenda-se que o vetor da força impressa ao rolo sempre tangencie o plano horizontal no qual se está trabalhando e nunca esteja perpendicular a essa superfície. A Figura 72.6 apresenta o pós-operatório imediato de dois pacientes, face e

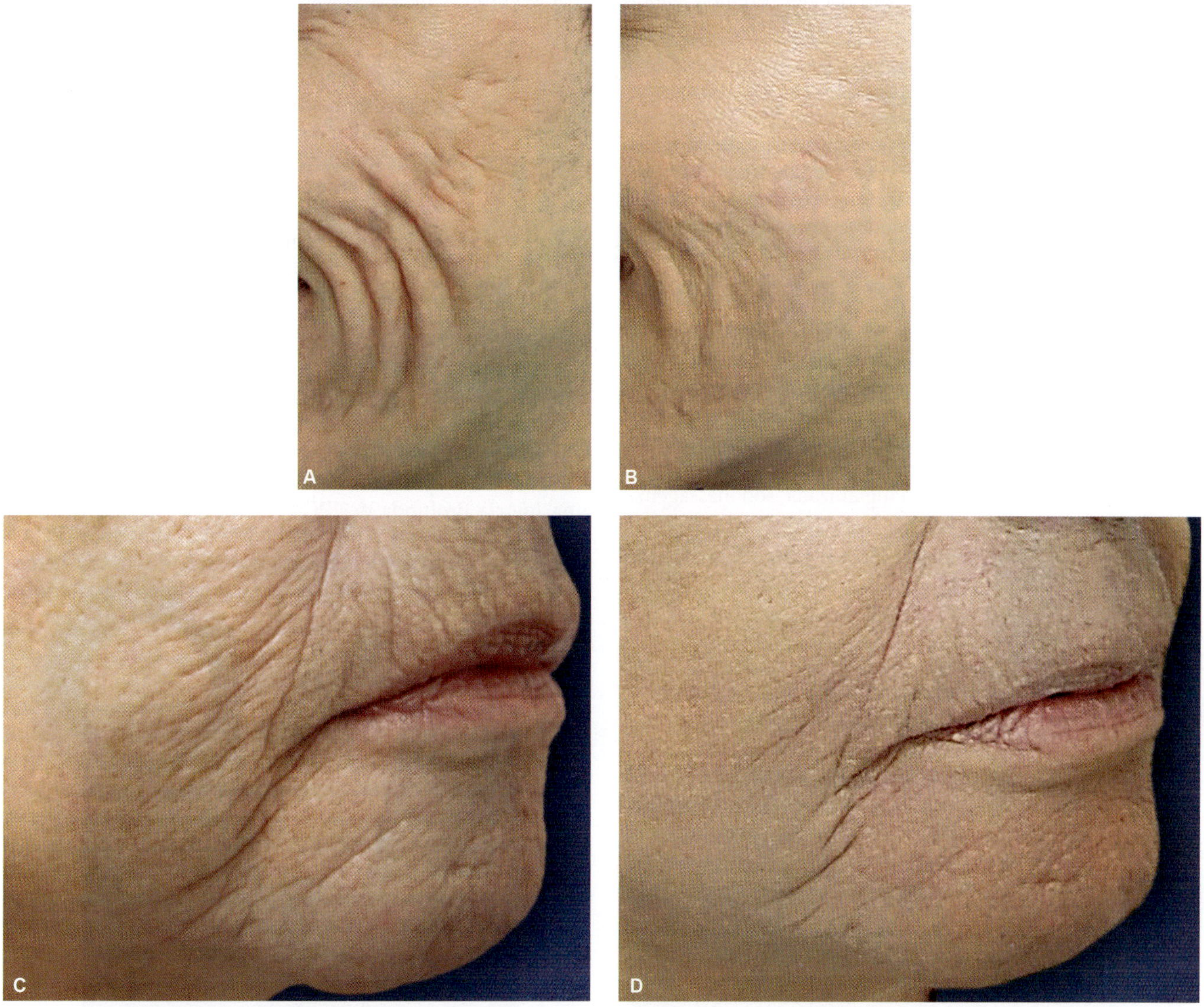

Figura 72.5 Pacientes antes (**A**, **C**) e após sessão única de IPCA® (**B**, **D**).

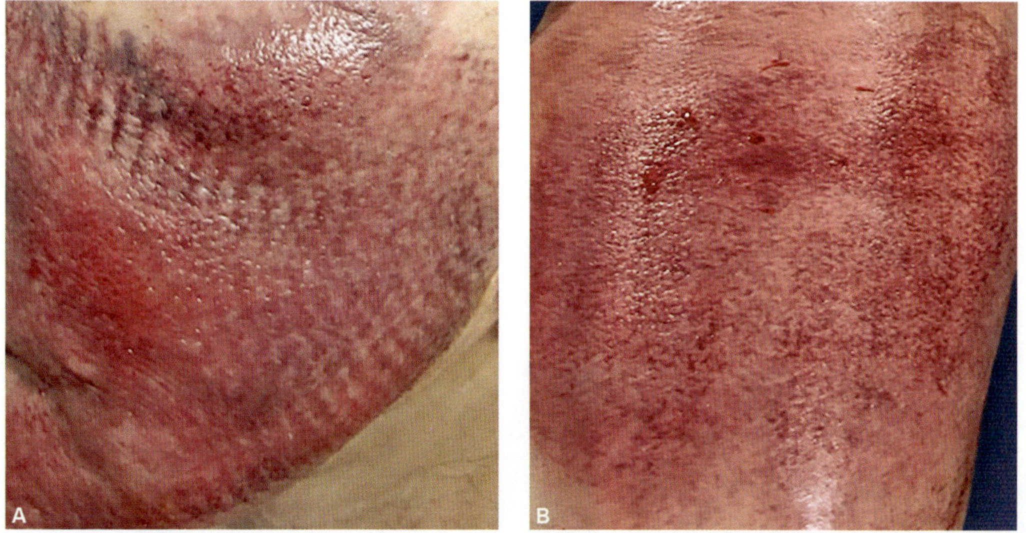

Figura 72.6 Pós-operatório imediato de pacientes após IPCA®. Pele de paciente de 72 anos, favorecendo o surgimento de púrpura uniforme mais rápida e intensamente (**A**), apesar de ter sido utilizado o mesmo comprimento de agulha e realizada pelo mesmo operador, em comparação à coxa de uma paciente de 46 anos (**B**).

coxa, respectivamente, tratados para flacidez, exemplificando o quanto a espessura da pele interfere na obtenção da lesão provocada.

Grau da lesão

Para tratamento da flacidez, propõe-se injúria profunda (Classificação Emerson Lima, 2013)[10], visto que utilizar um comprimento de agulha de até 1,5 mm (para injúria moderada) no corpo é pouco efetivo; o estímulo é modesto e isolado. Contudo, caso o operador queira realizar a intervenção apenas com anestesia local, a injúria moderada poderá ser associada a *peeling* de ácido retinoico, imediatamente após a IPCA®. Nesse caso, a proposta é de *drug delivery*, quando um eritema difuso, com poucos pontos sangrantes, favorece a permeação da solução, que poderá ser ocluída por pelo menos 2 h, utilizando plástico filme.

Recomenda-se, para anestesia tópica, a lidocaína lipossomada 4%, cujo perfil de segurança foi amplamente testado. Para tanto, a quantidade máxima recomendada para o corpo é de 60 g, aplicada com a pele não higienizada, sob massagem e deixada por 1 h antes da intervenção.

Alerta-se sobre anestésicos tópicos com fórmulas não declaradas. Indivíduos alérgicos a ácido 4-aminobenzoico (PABA) poderão desenvolver reação a anestésicos que contenham prilocaína ou tetracaína, os quais oferecem esse substrato como metabólito final. A Figura 72.7 apresenta um paciente alérgico ao PABA imediatamente após a aplicação de anestésico composto por esses últimos agentes.

A segurança da associação entre IPCA® (injúria moderada) e *peeling* de ácido retinoico foi recentemente atestada. No estudo, foi possível constatar a esterilidade das soluções e a falta de ocorrência de efeitos adversos. As sessões poderão ser repetidas em um intervalo de 30 dias. Quando se utiliza um comprimento de agulha de 2,5 mm, isso é feito sob anestesia infiltrativa. Assim, preconizam-se solução de lidocaína 2% 1:3 de soro fisiológico 0,9% e 10% do volume total da solução de bicarbonato de sódio 10%.

Prefere-se infiltrar o anestésico com cânula 22, após todos os cuidados de assepsia com clorexidina 2%, aposição de campos cirúrgicos e ambiente devidamente regulamentado para uma intervenção cirúrgica. Nunca se deve ultrapassar a dose máxima permitida por peso do paciente. Caso a área a ser tratada seja ampla, recomenda-se realizar a intervenção em hospital sob anestesia geral ou sedação.

O intervalo entre as sessões deve aguardar um tempo de, pelo menos, 60 a 90 dias para a estabilização dos resultados. A Figura 72.8 apresenta uma paciente imediatamente após uma injúria profunda de IPCA® realizada em hospital. Já a Figura 72.9 apresenta o pós-operatório de 7 dias após IPCA® (injúria profunda), evidenciando a involução dos micro-hematomas em toda a extensão das faces anteriores e posteriores das coxas, e a Figura 72.10 exemplifica uma paciente antes e 60 dias após a intervenção.

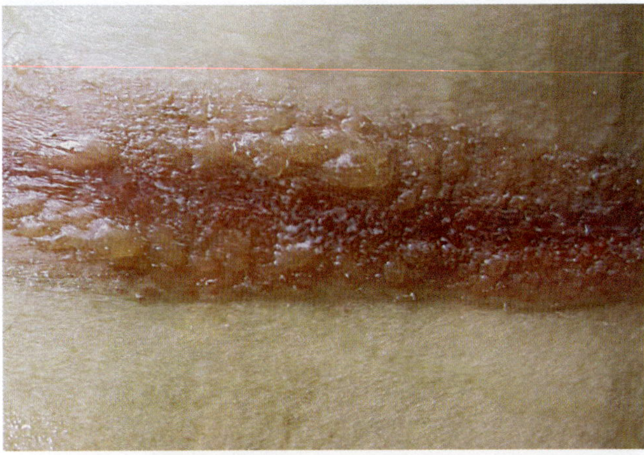

Figura 72.7 Reação após aplicação de anestésico contendo tetracaína. Observa-se intensa vesiculação resultante.

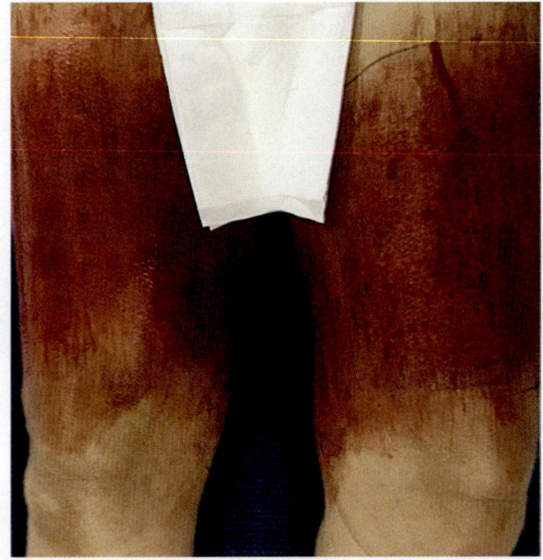

Figura 72.8 Pós-operatório imediato de paciente após IPCA®. Observa-se que o *end point* é uma púrpura uniforme em toda a área tratada.

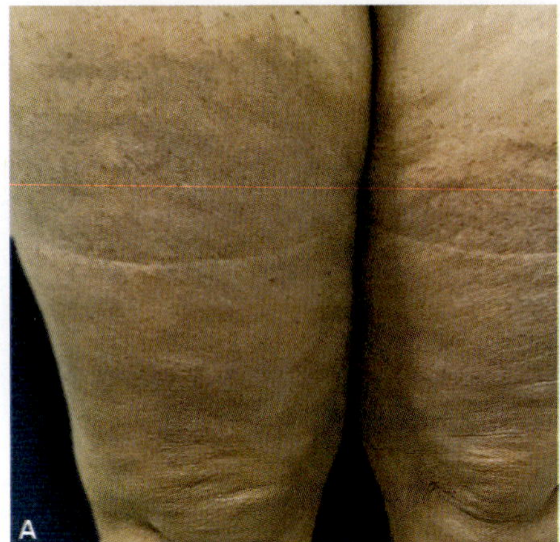

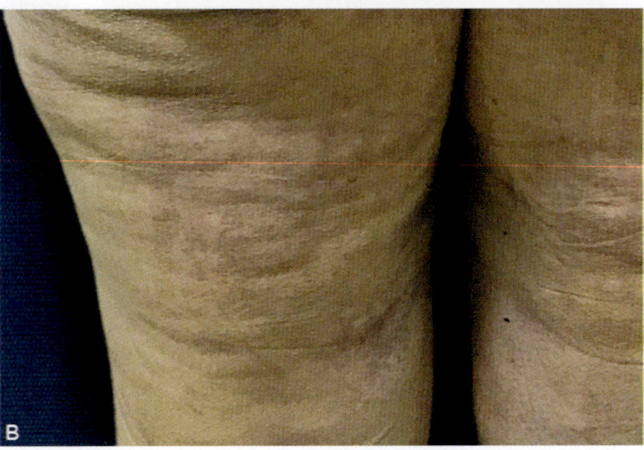

Figura 72.9 A e **B.** Pós-operatório de 7 dias de pacientes tratados por IPCA®.

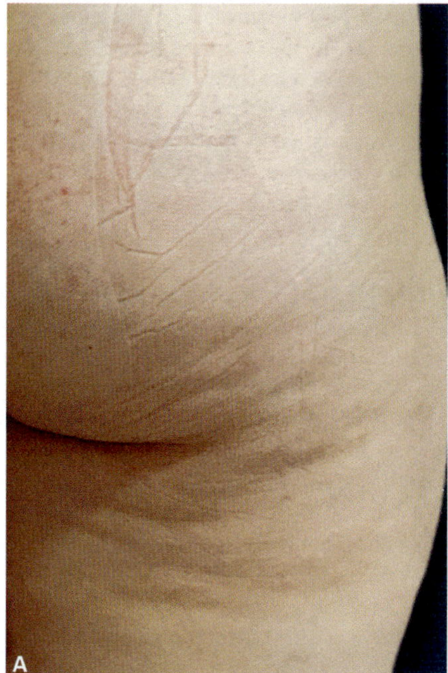
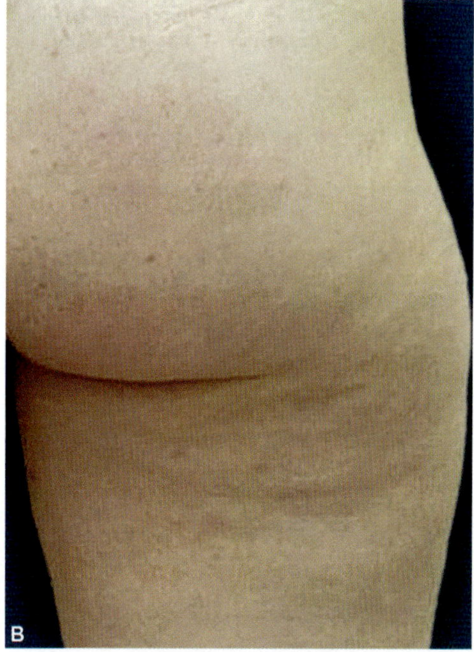

Figura 72.10 Paciente antes (**A**) e 60 dias após a realização de IPCA® (**B**).

Associação de IPCA® e RFPM®

Com base nos achados obtidos no tratamento de flacidez, rugas e cicatrizes da face e pescoço, iniciou-se uma investigação em busca de aplicabilidade da radiofrequência pulsada com multiagulhas (RFPM®) nos casos de flacidez corporal. A utilização de energia fracionada pulsada de alta frequência disparada sobre a pele resultou em regeneração dérmica na interface papilar-reticular, pela estimulação de fibroblastos com consequente síntese de fibras colágenas e fibras elásticas.

Partindo-se desse pressuposto, tem-se uma intervenção que objetiva regenerar a pele traumatizada, substituindo a derme e a epiderme danificadas por um novo tecido. Na execução da RFPM®, é necessário o eletrodo Lima 8. Essas agulhas de 2 mm de comprimento e largura de 100 μ ultrapassam a epiderme e atuam na derme, contraindo o tecido e desencadeando uma cascata inflamatória que resulta em melhoria cosmética da flacidez. A Figura 72.11 apresenta uma paciente imediatamente após a intervenção realizada no hemilado direito, e o hemilado esquerdo tratado há 15 dias.

As Figuras 72.12 e 72.13 também apresentam pacientes distintos imediatamente após a intervenção e com 30 dias de pós-operatório ainda mostrando hiperpigmentação pós-inflamatória, que acontece quase sempre quando há agulha e calor, embora transitória.

A associação de RFPM® à IPCA® (injúria moderada) no mesmo tempo cirúrgico, possibilita a uniformização de tom mais rapidamente. A Figura 72.14 apresenta uma paciente antes e 90 dias após a realização da RFPM®. É muito importante que a disponibilização de melanina seja a menor possível; daí a necessidade do preparo.

Recomenda-se usar fórmulas clareadoras 30 dias antes da intervenção e reintroduzidas já no 7º ao 10º dia de pós-operatório, seguindo a reepitelização e conforme a tolerância do

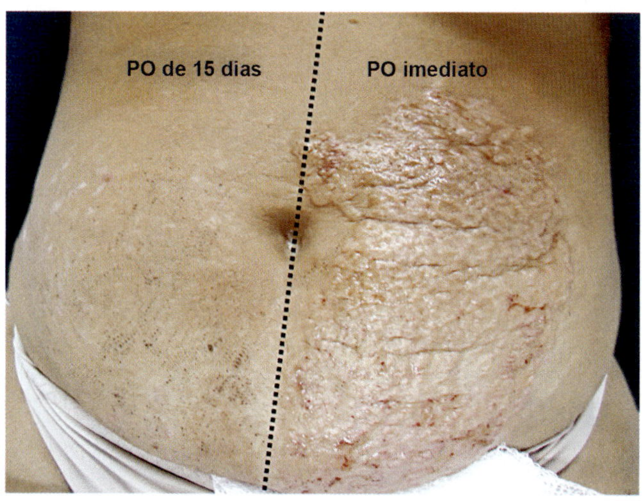

Figura 72.11 Paciente imediatamente após RFPM® (*à direita*) e 15 dias após o procedimento (*à esquerda*).

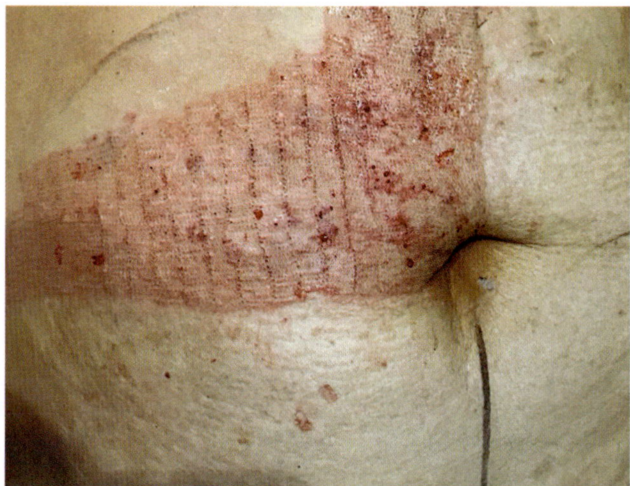

Figura 72.12 Paciente imediatamente após a realização de RFPM®.

paciente. São imprescindíveis as orientações de afastamento de exposição direta ao sol por pelo menos 45 dias, mas preferencialmente 60 dias.

Para oferecer conforto no pós-operatório e promover uma barreira física, pode-se recomendar já com 48 h o uso de mangas para braços ou bermudas e cinta elástica para o abdome. Essa recomendação não é mandatória, mas ajuda na acomodação do processo de cicatrização em evolução e pode ser orientada por 30 dias, apenas com uso diurno. Não se recomenda antibiótico ou corticoterapia tópica ou sistêmica. O pós-operatório não é doloroso, mas, caso haja queixa, sugere-se o uso de analgésicos, como dipirona 1 g a cada 6 h.

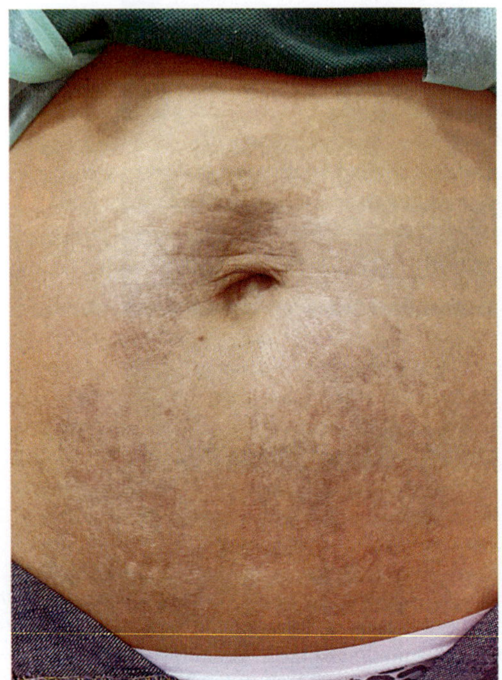

Figura 72.13 Paciente 30 dias após a realização de RFPM®.

CONSIDERAÇÕES FINAIS

À medida que a tecnologia e a compreensão de como esses dispositivos funcionam e as mudanças específicas que eles causam na pele avançam, os resultados clínicos continuarão a melhorar e tornar-se mais consistentes. Além disso, com mais experiência e melhor entendimento, os protocolos de tratamento serão ajustados para aperfeiçoar ainda mais os resultados e fornecer desfechos consistentes. O *skin tightening* compreende um processo que avança cada vez mais no rejuvenescimento.

Os melhores pacientes para selecionar esses tratamentos são aqueles com expectativas apropriadas. Se o paciente está esperando a eliminação da flacidez, ele não ficará satisfeito.

Pacientes adversos à cirurgia, que não estão aptos à cirurgia e jovens com flacidez mínima são excelentes candidatos. Recomenda-se a repetição de tratamentos para manter e melhorar os resultados. Além disso, a flacidez é apenas parte do envelhecimento. Os pacientes devem ter conhecimento de que o *skin tightening* não invasivo representa apenas parte da solução para o rejuvenescimento e a maior melhora ocorre com o tratamento combinado.

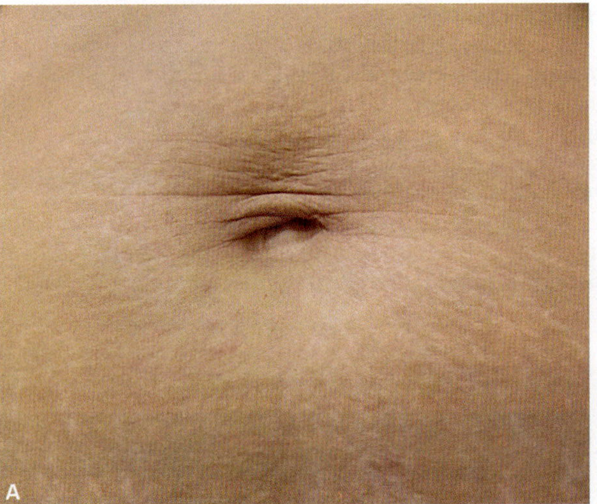

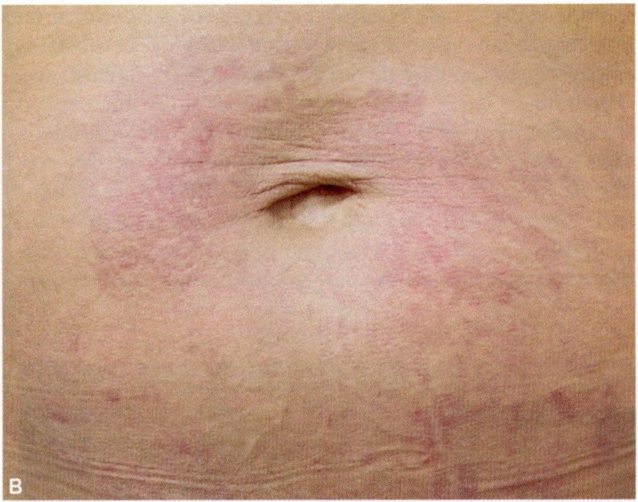

Figura 72.14 Paciente antes (**A**) e 90 dias após realização de RFPM® (**B**).

REFERÊNCIAS BIBLIOGRÁFICAS

1. Krueger N, Sadick N. Advances in Cosmetic Dermatology, an Issue of Dermatologic Clinics. New York: Elsevier; 2014.
2. Cunha MG, Daza F, Rezende FC, Machado Filho CDA. Poly-L-lactic acid injections in sagging body skin. Surg Cosmet Dermatol. 2016;8(4)322-7.
3. Coimbra DD, Amorim AGF. Poly-L-lactic acid in the rejuvenation of the medial and anterior arms. Surg Cosmet Dermatol. 2012;4(2):182-5.
4. Redaelli A, Forte R. Cosmetic use of polylactic acid: report of 568 patients. J Cosmet Dermatol. 2009;8(4):239-48.
5. Mazzuco R, Hexsel D. Poly-L-lactic acid for neck and chest rejuvenation. Dermatol Surg. 2009;35(8):1228-37.
6. Fabi S, Pavicic T, Braz A, Green JB, Seo K, van Loghem JA. Combined aesthetic interventions for prevention of facial ageing, and restoration and beautification of face and body. Clin Cosmet Investig Dermatol. 2017;10:423-9.
7. Loghem JV, Yutskovskaya YA, Philip Werschler W. Calcium hydroxylapatite: over a decade of clinical experience. J Clin Aesthet Dermatol. 2015;8(1):38-49.
8. Amselem M. Radiesse(®): a novel rejuvenation treatment for the upper arms. Clin Cosmet Investig Dermatol. 2016;9:9-14.

9. Casabona G, Pereira G. Microfocused ultrasound with visualization and calcium hydroxylapatite for improving skin laxity and cellulite appearance. Plast Reconstr Surg Glob Open. 2017;5(7):e1388.
10. Lima EVA, Lima MA, Takano D. Microagulhamento: estudo experimental e classificação da injúria provocada. Surg Cosmet Dermatol. 2013;5(2):1104.

BIBLIOGRAFIA

Anolik R, Chapas AM, Brightman LA, Geronemus RG.. Radiofrequency devices for body shaping: a review and study of 12 patients. Semin Cutan Med Surg. 2009;28(4):236-43.

Araújo AR, Soares VP, Silva FS, Moreira Tda S. Radiofrequency for the treatment of skin laxity: mith or truth. An Bras Dermatol. 2015;90(5):707-21.

Avantaggiato A. Radiofrequency treatments: what can we expect? J Biol Regul Homeost Agents. 2016;30(2 Suppl. 1):217-22.

Bagatin E, Hassun K, Talarico S. Revisão sistemática sobre peelings. Surg Cosmet Dermatol. 2009;1(1):37-46.

Bass LS, Smith S, Busso M, McClaren M. Calcium hydroxylapatite (Radiesse) for treatment of nasolabial folds: long-term safety and efficacy results. Aesthet Surg J. 2010;30(2):235-8.

Beasley KL, Weiss RA. Radiofrequency in cosmetic dermatology. Dermatol Clin. 2014;32(1):79-90.

Berlin AL, Hussain M, Goldberg DJ. Calcium hydroxylapatite filler for facial rejuvenation: a histologic and immunohistochemical analysis. Dermatol Surg. 2008;34(Suppl 1):S64-7.

Blyumin-Karasik M. Skin tightening of aging upper arms using an infrared light device. Dermatol Surg. 2011;37(4):441-9.

Brightman L, Weiss E, Chapas AM, Karen J, Hale E, Bernstein L. Improvement in arm and post-partum abdominal and flank subcutaneous fat deposits and skin laxity using a bipolar radiofrequency, infrared, vacuum and mechanical massage device. Lasers Surg Med. 2009;41(10):791-8.

Brinckmann J, Bodo M, Brey M, Wolff HH, Muller PK. Analysis of the age-related composition of human skin collagen and collagens synthesized by fibroblast culture. Arch Dermatol Res. 1994;286:391-5.

Cerimele D, Celleno L, Serri F. Physiological changes in ageing skin. Brit J Dermatol. 2006;122:13-20.

Dierickx CC. The role of deep heating for noninvasive skin rejuvenation. Lasers Surg Med. 2006;38(9):799-807.

Elsaie M, Baumann L, Elsaaiee L. Striae distensae (stretch marks) and different modalities of therapy. An Update Dermatol Surg. 2009;35:563-73.

Elsaie ML. Cutaneous remodeling and photorejuvenation using radiofrequency devices. Indian J Dermatol. 2009;54:201-5.

Fabi SG. Noninvasive skin tightening: focus on new ultrasound techniques. Clin Cosmet Investig Dermatol. 2015;8:47-52.

Felici M. The use of infrared radiation in the treatment of skin laxity. J Cosmet Laser Ther. 2014;16(2):89-95.

Jabbar A, Arruda S, Sadick N. Off face usage of poly-l-lactic acid for body rejuvenation. J Drugs Dermatol. 2017;16(5):489-94.

Jacovella PF. Use of calcium hydroxylapatite (Radiesse®) for facial augmentation. Clinical Interventions in Aging. 2008:3(1):161-74.

Kaplan H. Clinical and histopathological results following TriPollar radiofrequency skin treatments. J Cosmet Laser Ther. 2009;11(2):78-84.

Ko EJ, Hong JY, Kwon TR, Choi EJ, Jang YJ, Choi SY et al. Efficacy and safety of non-invasive body tightening with high-intensity focused ultrasound (HIFU). Skin Res Technol. 2017;23(4):558-62.

Lacombe V. Sculptra: a stimulatory filler. Facial Plast Surg. 2009;25(2):95-9.

Levenberg A. Clinical experience with a TriPollar radiofrequency system for facial and body aesthetic treatments. Eur J Dermatol. 2010;20(5):615-9.

Lima E. Radiofrequência pulsada com multiagulhas: uma proposta terapêutica em rugas, flacidez e pigmentação periorbital. Surg Cosmet Dermatol. 2015;7(3):223-6.

Lowe NJ, Maxwell CA, Lowe P, Shah A, Patnaik R. Injectable poly-l-lactic acid:3 years of aesthetic experience. Dermatol Surg. 2009;35(Suppl 1):344-9.

Lowe NJ. Optimizing poly-l-lactic acid use. J Cosmet Laser Ther. 2008;10(1):43-6.

MacGregor JL, Tanzi EL. Microfocused ultrasound for skin tightening. Semin Cutan Med Surg. 2013;32(1):18-25.

Machado Filho CDS, Santos TC, Rodrigues APLJM, Cunha MG. Poly-L-lactic acid: a biostimulating agente. Surg Cosmet Dermatol. 2013;5(4):345-50.

Marmur ES, Phelps R, Goldberg DJ. Clinical, histologic and electron microscopic findings after injection of a calcium hydroxylapatite filler. J Cosmet Laser Ther. 2004;694:223-6.

McKnight B, Tobin R, Kabir Y, Moy R. Improving upper arm skin laxity using a tripollar radiofrequency device. J Drugs Dermatol. 2015;14(12):1463-6.

Northington M. Patient selection for skin-tightening procedures. J Cosmet Dermatol. 2014;13(3):208-11.

Osman H, Rubeitz N, Tamin H. Risk factors for development of striae gravidarum. Am J Obstet Gynecol. 2007;196(62):e1-5.

Paasch U, Bodendorf MO, Grunewald S, Simon JC. Skin rejuvenation by radiofrequency therapy: methods, effects and risks. J Dtsch Dermatol Ges. 2009;7:196-203.

Ryu H, Kim S, Jung H. Clinical improvement of striae distensae in Korean patients using a combined microneedle radiofrequency and fractional carbon dioxide laser. Dermatol Surg. 2013;39:1452-8.

Sadick NS, Arruda S. The use of poly-l-lactic acid in the abdominal area. Dermatol Surg. 2017;43(2):313-15.

Sadick N. Tissue tightening technologies: Fact or fiction. Aesthet Surg J. 2008;28(2):180-8.

Smalls LK, Randall Wickett R, Visscher MO. Effect of dermal thickness, tissue composition, and body site on skin biomechanical properties. Skin Res Technol. 2006;12(1):43-9.

Weiss RA. Noninvasive radio frequency for skin tightening and body contouring. Semin Cutan Med Surg. 2013;32(1):9-17.

Winter ML. Post-pregnancy body contouring using a combined radiofrequency, infrared light and tissue manipulation device. J Cosmet Laser Ther. 2009;11(4):229-35.

Wu DC. Subdermal radiofrequency for skin tightening of the posterior upper arms. Dermatol Surg. 2016;42(9):1089-93.

Yutskovskaya Y, Kogan E, Leshunov E. A randomized, split-face, histomorphologic study comparing a volumetric calcium hydroxylapatite and a hyaluronic acid-based dermal filler. J Drugs Dermatol. 2014;13: 1047-52.

73

Microagulhas para Tratamento de Estrias

Emerson Lima

INTRODUÇÃO

Apesar de a etiologia das estrias não ser bem compreendida, aceita-se que as lesões surgem da combinação do estiramento mecânico da pele com fatores genéticos. Algumas regiões são mais facilmente acometidas, como lombossacra e flancos em homens e abdome, quadril e mamas em mulheres. Por resultarem de uma ruptura, essas lesões compreendem cicatrizes que podem apresentar características polimórficas conforme a causa, o tempo de evolução e a localização.

Condições como gestação, ganho de peso, hipertrofia muscular e o estirão da adolescência são fatores favorecedores, bem como a administração oral e tópica desregrada de corticosteroides (Figura 73.1) e doenças como síndrome de Cushing.

Relatos de literatura confirmam que, durante o 3º trimestre da gestação, mais de 90% das mulheres podem apresentar estrias. Além dos altos níveis de estrógeno e progesterona, variáveis como idade materna, tipo de pele da mãe e peso do recém-nascido são consideradas significativas.

TRATAMENTO

O tratamento das estrias sempre constitui um desafio, e os bons resultados tornam-se ainda mais difíceis quando se está diante de lesões antigas. Resultantes frequentemente do estiramento da pele e da ruptura de fibras colágenas e elásticas na derme, as estrias tardias apresentam-se como cicatrizes, com substancial comprometimento da textura, do relevo e da coloração da pele acometida. Vários tratamentos têm sido propostos, oferecendo melhores resultados nas estrias rubras em comparação aos das estrias albas.

Tretinoína tópica em creme em altas concentrações aplicada como terapêutica domiciliar melhora o aspecto dessas lesões, porém pode não ser bem tolerada pelo paciente, considerando as condições climáticas e a manutenção das suas atividades laborativas. Intervenções como *peelings* químicos, microdermoabrasão, *lasers* fracionados e luz intensa pulsada, isoladas ou em associação, representam algumas das opções terapêuticas comumente utilizadas em Dermatologia para abordar essas lesões. Contudo, não há

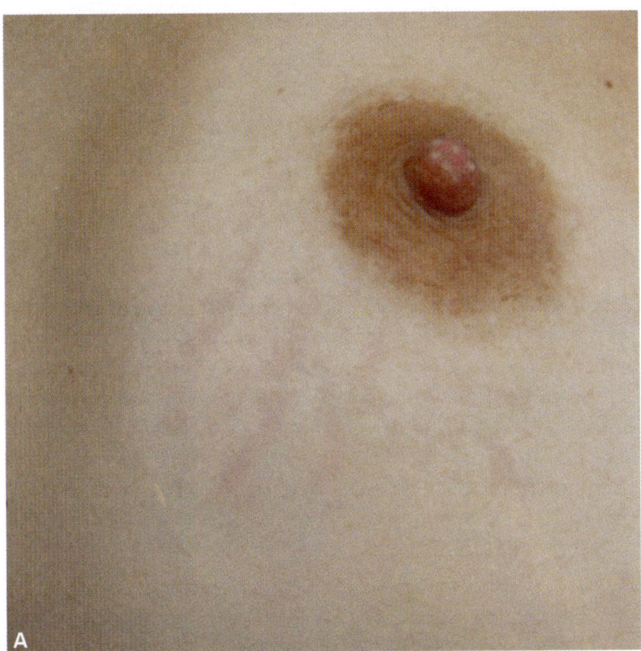

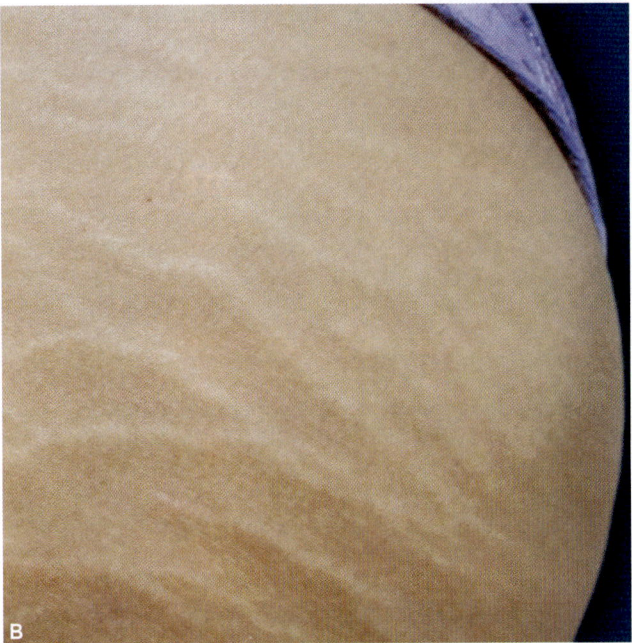

Figura 73.1 A e **B.** Estrias após uso crônico de corticosteroide oral. Observar a profundidade das lesões.

um tratamento considerado ideal e os resultados, muitas vezes modestos, sinalizam o seu desafio. A seguir, serão apresentados os tratamentos considerados mais promissores na condução de estrias recentes e antigas.

Peeling de ácido retinoico

Consagrado na Dermatologia como ativo potencialmente capaz de estimular neocolagênese, o ácido retinoico em soluções de 3 a 5% pode oferecer bons resultados, principalmente em estrias recentes e em áreas de pele mais fina, como as mamas (Figura 73.2).

Recomenda-se a associação de um *peeling* prévio com ação desengordurante e microabrasiva, como se propõe a solução de Jessner, para otimizar os resultados ou realizar a microdermoabrasão. Dessa forma, essa esfoliação favorece um *drug delivery* do ácido retinoico mantido sob oclusão durante 4 a 6 h. Posteriormente, recomendam-se lavar a área e aplicar um creme regenerador ou uma loção com potencial hidratante.

IPCA®

A indução percutânea de colágeno com agulhas (IPCA®) oferece um estímulo para a produção dessa proteína sem provocar desepitelização. A epiderme e a derme são perfuradas, mas não removidas. Desse modo, a penetração dessas agulhas promove micropunturas nas estrias, modificando sua superfície, desestruturando o colágeno anormal e favorecendo a neovascularização e a neoangiogênese. Tanto as estrias violáceas quanto as brancas responderão à IPCA®, porém as primeiras comumente apresentam resultados satisfatórios com menor número de sessões, enquanto as antigas necessitam de mais tempo de tratamento.

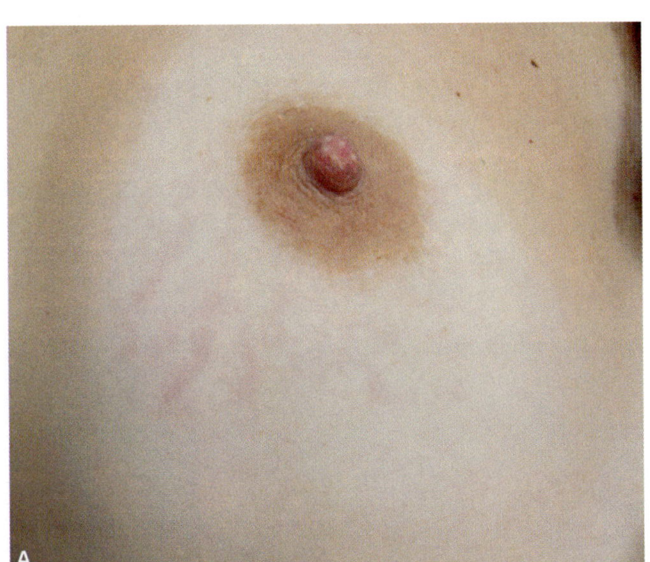

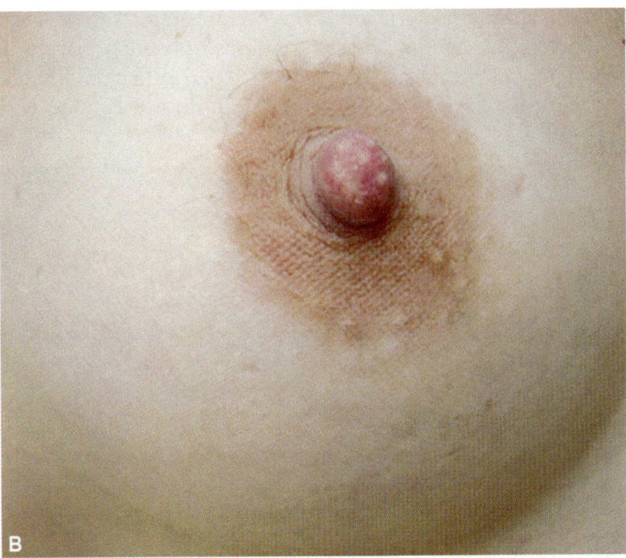

Figura 73.2 Paciente com estrias recentes em mama antes (**A**) e após tratamento pela associação de microdermoabrasão e *peeling* de ácido retinoico 5% (**B**). Cortesia da Dra. Sarita Martins.

Também se observa um efeito de modificação nas características da lesão: uma estria inicialmente atrófica pode apresentar-se violácea após o tratamento, sinalizando melhora e evolução para um aspecto mais próximo do inaparente com a realização das sessões consecutivas (Figura 73.3).

Com base em achados de documentações científicas em todo o mundo, foi desenvolvida uma metodologia para a abordagem por IPCA® de estrias recentes e antigas, considerando que as últimas apresentam uma substancial distrofia tecidual. Para tanto, algumas etapas devem ser tidas em conta, conforme descrito a seguir.

Característica das estrias

Quando se está diante de lesões pigmentadas, com muita melanina, é essencial o preparo, evitando a quase sempre presente hiperpigmentação pós-inflamatória. Esse escurecimento é frequentemente observado em estrias pós-gravídicas. O uso de clareadores, despigmentantes e da tretinoína pode se perpetuar até o dia da intervenção, com reintrodução logo após a reepitelização. Quando de perda de tecido substancial, apresentando estrias pálidas e frouxidão tecidual, há risco de essa lesão esgaçar durante a intervenção. Nesses casos, inicia-se com radiofrequência pulsada com multiagulhas (RFPM®) antes da IPCA®.

A friabilidade da lesão a torna mais suscetível ao trauma das agulhas e o sangramento pode ser mais importante. Nessas situações, a epiderme e a derme totalmente degenerada cedem espaço para um tecido cicatricial atrófico, com perda de melanina, o que exige um maior número de intervenções para que seja percebida uma efetiva substituição por um novo tecido.

Comprimento de agulha

Pode-se escolher provocar uma injúria moderada ou uma profunda (Classificação Emerson Lima, 2013) visto que ambas obtiveram resultados positivos. Na primeira, recomendam-se comprimento de agulha de 1,5 mm, anestésico tópico e maior número de sessões com intervalo de até 15 dias. Na segunda, utiliza-se 2,5 mm de comprimento de agulha sob anestesia infiltrativa, com resultados mais evidentes com poucas sessões – intervalo de pelo menos 30 dias.

Estrias antigas apresentam bons resultados com a injúria profunda (Figura 73.4). As estrias localizadas em áreas com espessa hipoderme e flacidez oferecerão maior resistência à penetração da agulha. O coxim adiposo proporciona amortecimento à penetração da agulha e uma área flácida dificulta o deslizamento do rolo e a manutenção do seu contato com a superfície tratada. As peles muito finas oferecerão menos resistência a comprimentos de agulhas menores, quando comparadas às espessas. Para compensar e vencer essa renitência, muitas vezes o operador impõe força exagerada ao instrumento. Recomenda-se que o vetor da força aplicada ao rolo sempre tangencie o plano horizontal no qual se está trabalhando e nunca esteja perpendicular a essa superfície.

Aplicabilidade

A aplicabilidade da IPCA® é estabelecida independentemente da cor da pele. Mesmo em fotótipos mais altos, a técnica está indicada e, caso a hiperpigmentação pós-inflamatória se instale, é transitória. O mais importante nesses casos consiste no preparo. Quanto menos melanina a pele tratada disponibilizar, menor o risco de escurecimento. Portanto, recomenda-se despigmentante e filtro solar 30 dias antes da intervenção. A Figura 73.5 apresenta a resposta da IPCA® em um paciente fotótipo V, segundo a classificação de Fitzpatrick.

O tratamento deve ser realizado em uma sala de procedimento criteriosamente preparada para uma intervenção cirúrgica e por um profissional treinado e paramentado. É fundamental não banalizar esses critérios de segurança, que vão desde a utilização de luvas estéreis e a aposição de campos cirúrgicos estéreis até um ambiente que siga normas restritas de desinfecção. É importante que área a ser tratada esteja depilada para que se visualizem as estrias com nitidez e não se comprometa a antissepsia.

Após a antissepsia com clorexidina 2%, sugere-se anestesia com lidocaína 2% pura ou em solução 1:2 com soro fisiológico (SF) 0,9%. Como as lesões são lineares, a utilização de agulha gengival com anestésico em tubete e seringa de carpule é bem tolerada pelo paciente. Respeitar sempre a dose-limite máxima do anestésico, considerando-se o peso do indivíduo. A recomendação é que se tratem as lesões por segmento (p. ex., uma nádega, uma coxa, meio abdome) e, após 15 dias, retome-se o tratamento da área contralateral, já que se recomenda um intervalo de pelo menos 1 mês antes da próxima intervenção na mesma área.

A precisão da técnica é essencial na obtenção de resultados. Recomenda-se o rolamento do instrumental, perfazendo faixas paralelas, que se intercruzam na vertical, horizontal e diagonal, buscando uma púrpura como *end point* traduzida por milhares de microperfurações. O sangramento é substancial, porém limitado. Após 10 min do final da intervenção, já se pode observar uma redução importante do sangramento, que

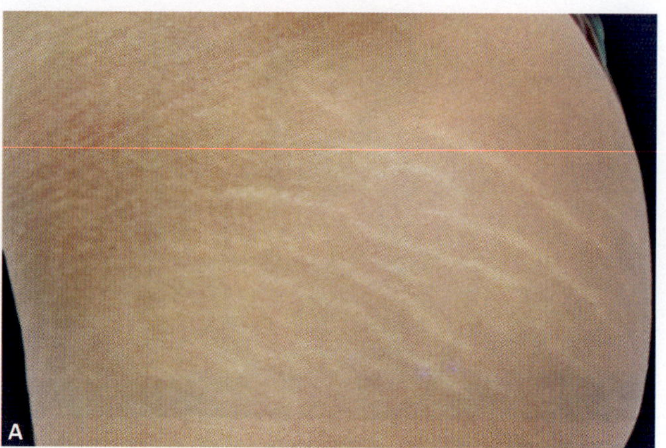

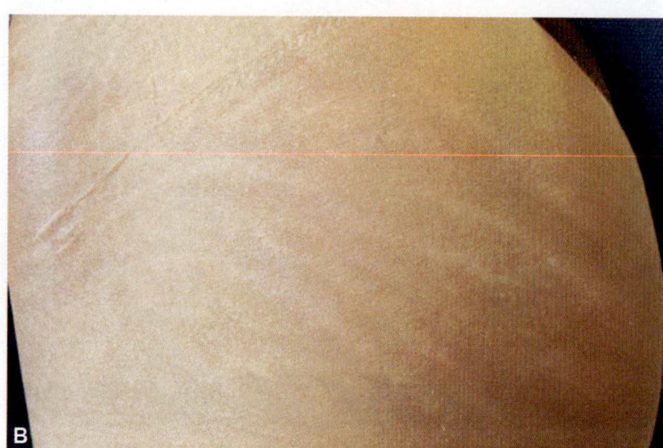

Figura 73.3 A e **B.** Evolução das estrias durante o tratamento com IPCA®.

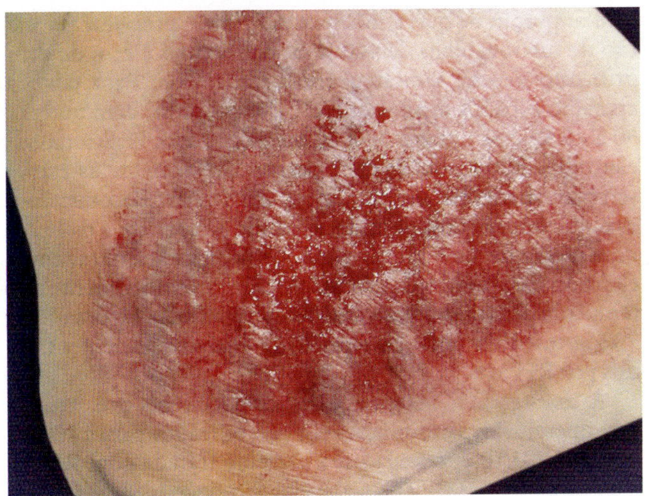

Figura 73.4 Paciente imediatamente após a IPCA® em caso de lesão profunda.

vai dando lugar a uma exsudação serosa que regride progressivamente nas primeiras horas.

O curativo é realizado utilizando gaze estéril em grande quantidade (a fim de conter a exsudação) e esparadrapo microporado, sem a adição de qualquer umectante. Não está indicada antibioticoterapia tópica ou sistêmica – visto se tratar de um procedimento limpo, e segundo normatização da Food and Drug Administration (FDA), essa precaução é desnecessária. Crioterapia ou compressas quentes não são indicadas. Prefere-se que a acomodação dos hematomas e a resposta inflamatória resultante da sua presença sigam seu curso natural. Também não se recomenda o uso de corticoterapia tópica ou sistêmica para conter os efeitos esperados do processo inflamatório autolimitado. Como muitas vezes é difícil manter o curativo no corpo, que se desprende com facilidade, sugere-se o uso de cinta ou bermuda elástica ou de algodão. As Figuras 73.6 e 73.7 apresentam, respectivamente, o pós-operatório imediato e após 45 dias de pacientes tratados por IPCA®.

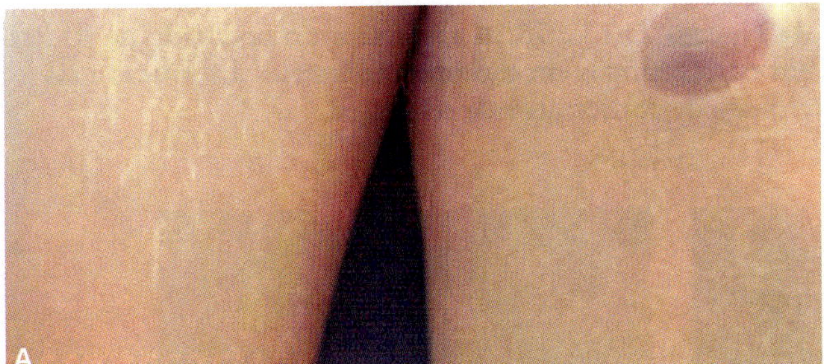

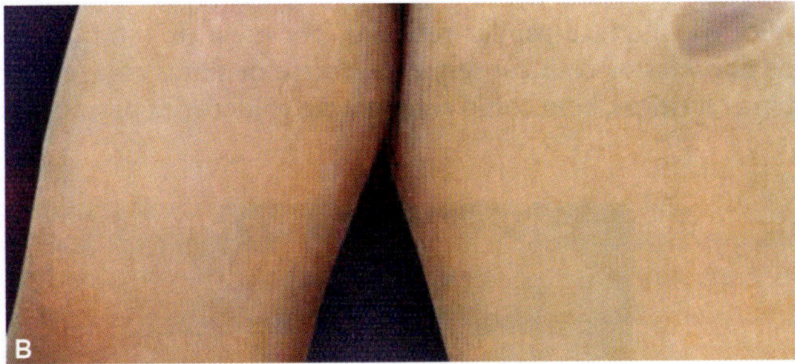

Figura 73.5 Paciente antes (**A**) e após IPCA® para tratamento das estrias atróficas (**B**).

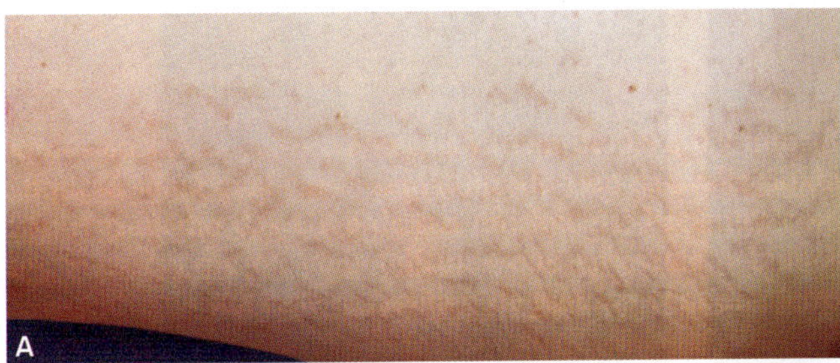

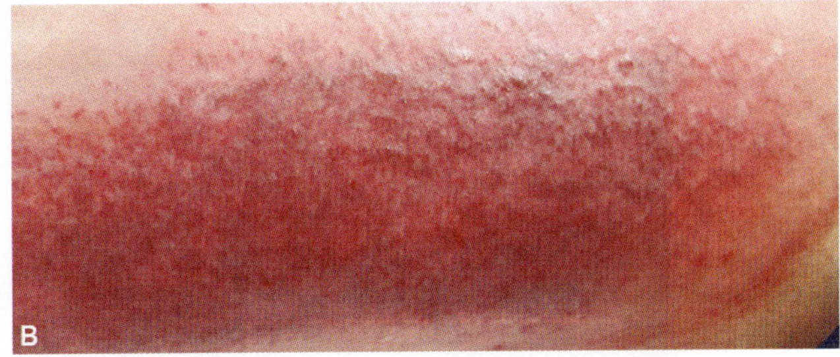

Figura 73.6 Aspecto das estrias antes (**A**) e no pós-operatório imediato da IPCA® (**B**).

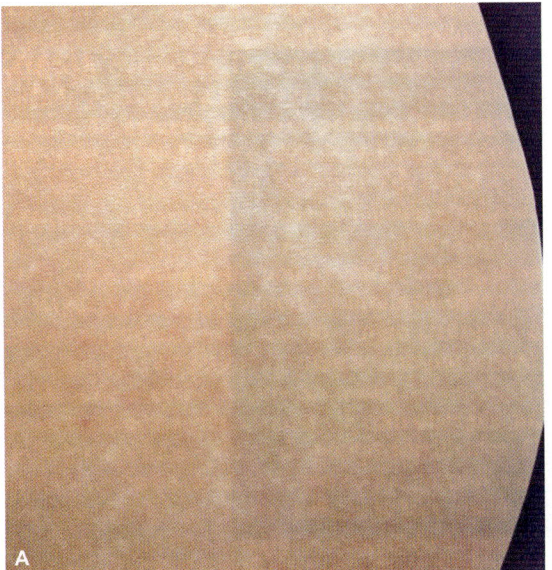

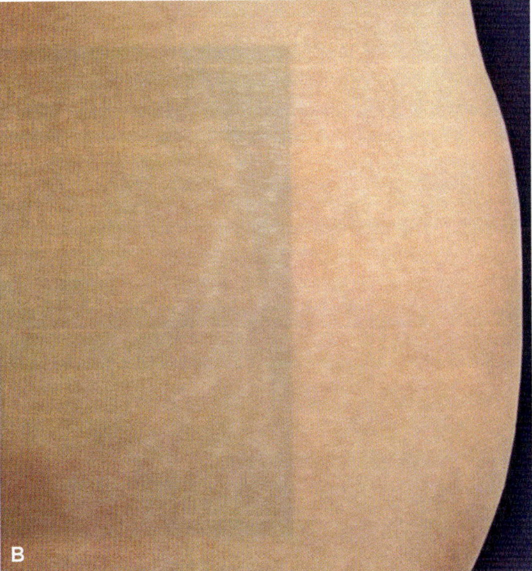

Figura 73.7 Aspecto das estrias antes (**A**) e 45 dias após a IPCA® (**B**).

O curativo pode ser removido em domicílio pelo próprio paciente no dia seguinte. Umedecendo-o no chuveiro, a área tratada poderá ser higienizada com sabonete líquido com baixo potencial de detergência, evitando a sensibilização. A partir de então, orienta-se o uso de um bálsamo regenerador até a reepitelização, em média de 3 a 5 dias, quando cremes clareadores e filtro solar de amplo espectro, mesmo por baixo da roupa, são recomendados. Restrição às luzes também deve ser orientada.

Edema e hematoma nos dias que se seguem são substanciais, estando o paciente apto a regressar às suas atividades laborativas após 24 h da intervenção, sem necessidade de curativos após esse período, exceto se houver alguma exsudação, devendo-se substituí-lo. Dor não compreende uma queixa usual no pós-operatório.

RFPM®

A utilização de energia fracionada randômica de alta frequência disparada sobre a pele resulta em regeneração dérmica na interface papilar-reticular, por meio da estimulação de fibroblastos com consequente síntese de fibras colágenas e fibras elásticas, bem como regeneração epidérmica promovida pela migração de queratinócitos. A RFPM® propõe a associação de microagulhas de 100 μ de diâmetro e 2 mm de comprimento a uma radiofrequência fracionada. Para tanto, o aparelho FRAXX ligado em CUT e *single pulse*, com potência 30 a 40 W e Active em 30 a 40 ms é utilizado. Posiciona-se o eletrodo multiagulha Lima 8 perpendicularmente às estrias, sempre na mesma direção linear das lesões. Recomenda-se executar apenas uma passada, evitando-se *overlap*, e realiza-se uma média de 4 a 6 fileiras paralelas de micropunturas com o eletrodo na extensão da estria, que deverá ser totalmente contemplada pelo tratamento em sua espessura. As Figuras 73.8 e 73.9 apresentam pós-operatórios imediatos de pacientes tratados por RFPM®.

A anestesia, a assepsia e os cuidados no pré, trans e pós-operatórios são similares aos preconizados para a IPCA®. A Figura 73.10 apresenta uma paciente tratada com RFPM® isoladamente.

Prefere-se associar RFPM® e IPCA® no mesmo tempo cirúrgico (Figura 73.11) em sequência à aplicação de *peeling* de ácido retinoico 5% com permanência de 2 h (Figura 73.12). As Figuras 73.13 e 73.14 apresentam o resultado da RFPM® em estrias antigas em abdome e em estrias distróficas após uso crônico de corticosteroide sistêmico.

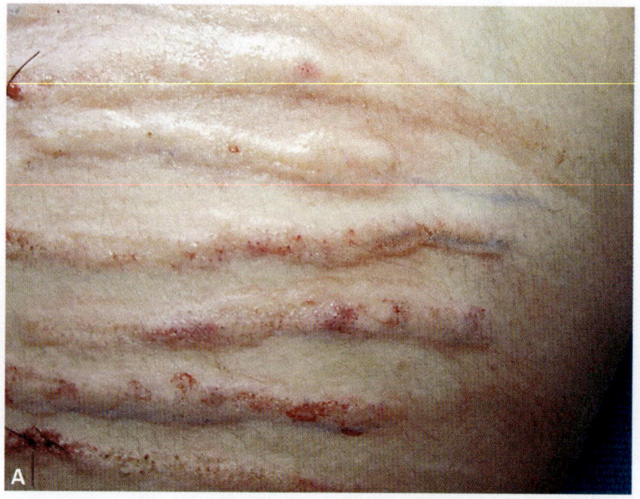

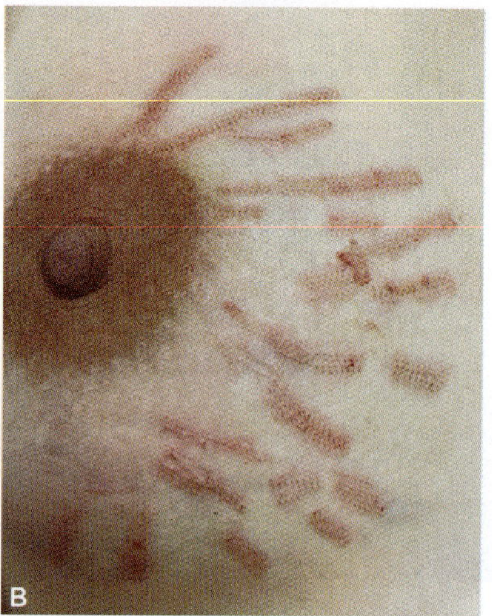

Figura 73.8 A e **B.** Pós-operatório da RFPM®.

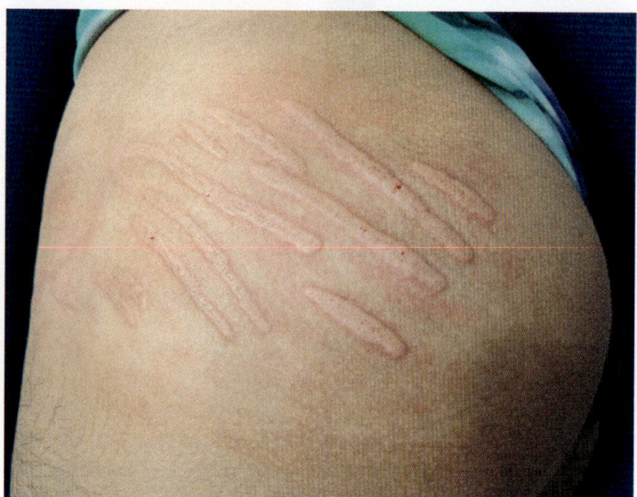

Figura 73.9 Intensidade do edema e eritema após a intervenção.

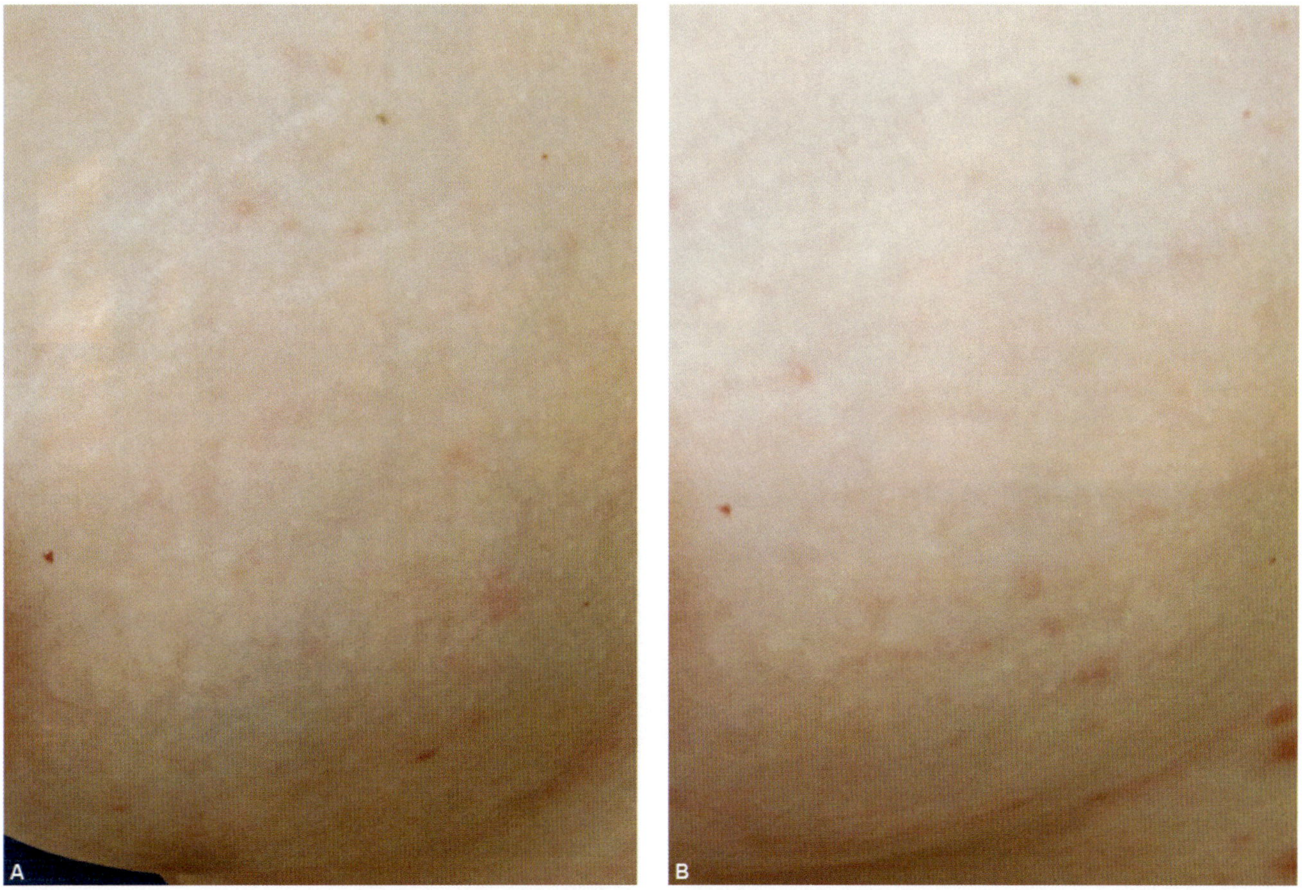

Figura 73.10 Aspecto das estrias antes (**A**) e após RFPM® (**B**).

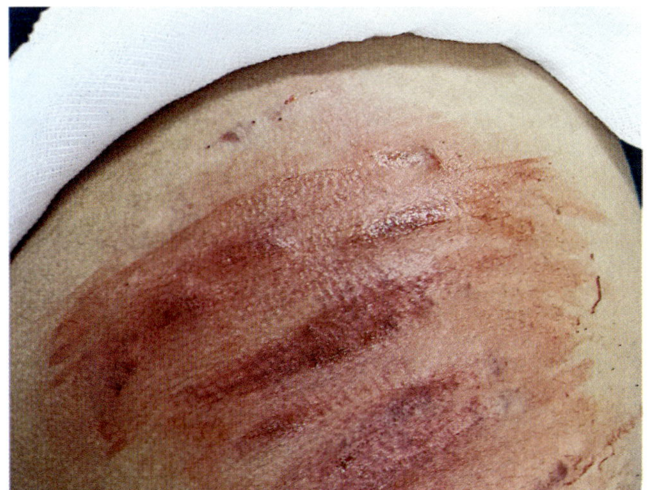

Figura 73.11 Paciente tratado pela associação de RFPM® à IPCA®.

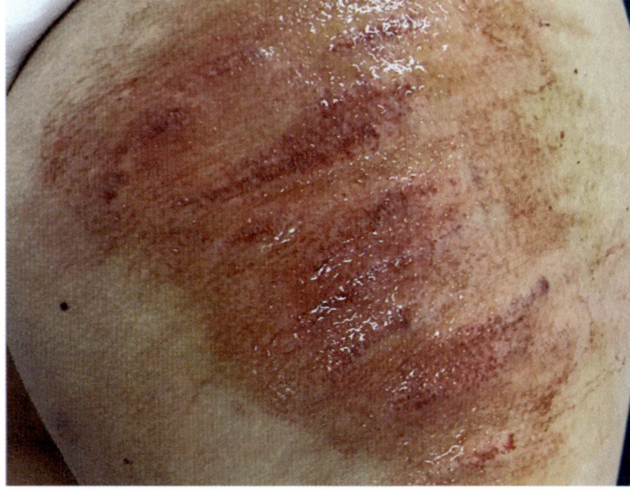

Figura 73.12 *Peeling* de ácido retinoico 5% após IPCA® e RFPM®.

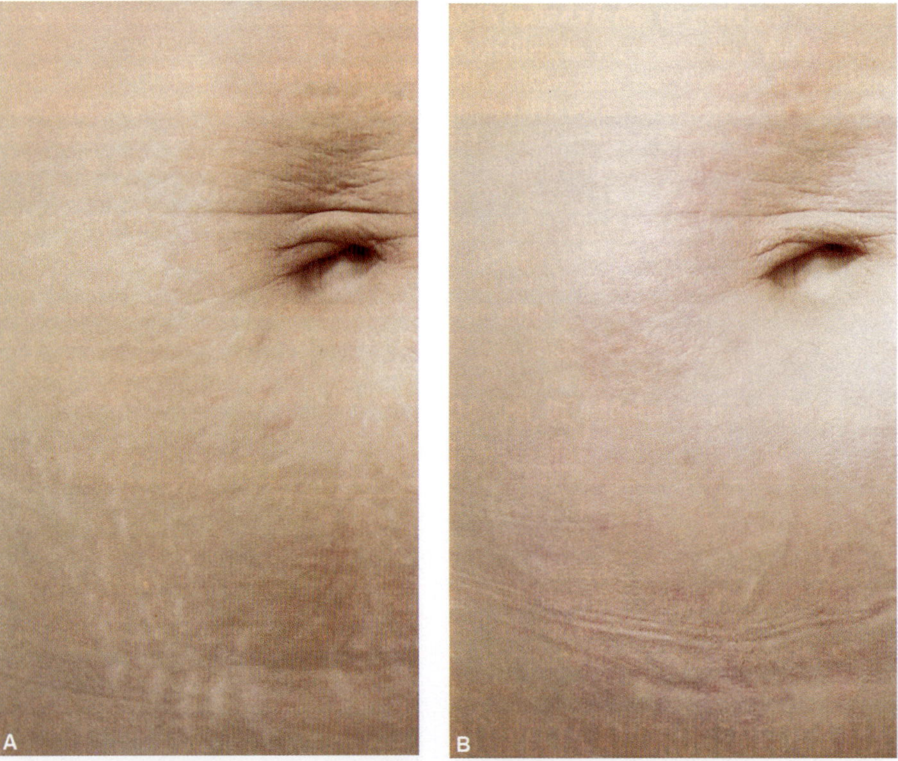

Figura 73.13 Estrias no abdome antes (**A**) e após RFPM® (**B**).

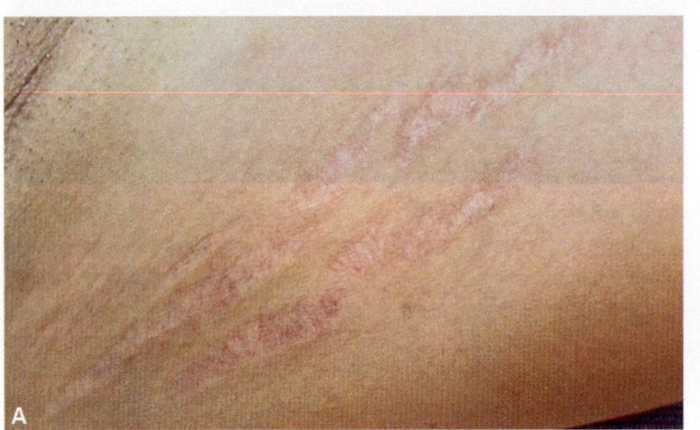

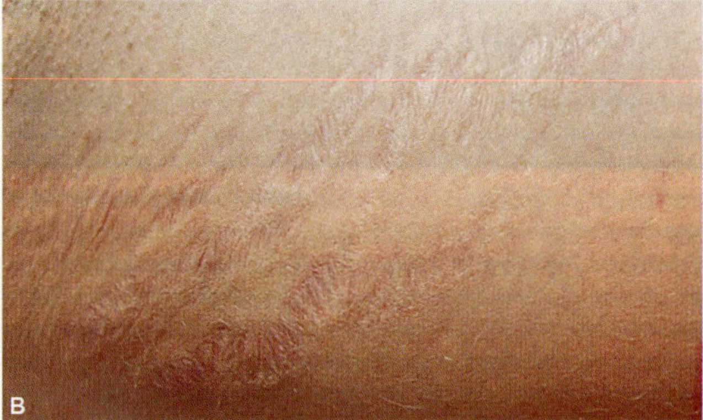

Figura 73.14 Estrias distróficas decorrentes do uso crônico de corticosteroide sistêmico antes (**A**) e após realização de RFPM® (**B**).

CONSIDERAÇÕES FINAIS

Estrias são lesões desafiadoras do ponto de vista terapêutico. O padrão-ouro ainda não está estabelecido e as respostas obtidas com o arsenal atual oferecem resultados irregulares. Assim, considera-se a associação de IPCA® à RFPM® uma abordagem terapêutica segura e com resultados cosméticos animadores em estrias recentes e antigas.

BIBLIOGRAFIA

Al-Himdani S, Ud-Din S, Gilmore S, Bayat A. Striae distensae: a comprehensive review and evidence-based evaluation of Prophylaxis and treatment. British J Dermatol. 2014;170:527-47.

Brody HJ. Trichloracetic acid application in chemical peeling, operative techniques. Plast Reconstr Surg. 1995;2(2):127-8.

Lima EVA. Pulsed Radiofrequency with Multineedles (RFPM®) in the treatment of atrophic stretch marks Surg Cosmet Dermatol. 2016;8(3):242-5.

Orentreich DS, Orentreich N. Subcutaneous incisionless (subcision) surgery for the correction of depressed scars and wrinkles. Dermatol Surg. 1995;21(6):6543-9.

Osman H, Rubeitz N, Tamin H, Nassar AH. Risk factors for development of striae gravidarum. Am J Obstet Gynecol. 2007;196:62-e1-5.

Rangel O, Arias I, García E, Lopez-Padilla S. Topical tretinoin 0.1% for pregnancy-related abdominal striae: an open-label, multicenter, prospective study. Advances In Therapy. 2001;18(4):182-6.

74

Tratamento da Gordura Localizada

Carlota Emilia Cesar de Figueiredo, Marcia Cristina Linhares da Silva, Virgínia Batista

INTRODUÇÃO

A gordura localizada representa uma preocupação tanto para homens quanto para mulheres, cada vez mais se relacionando com a beleza e a atratividade de um corpo magro e esbelto. A procura por tratamentos para gordura tem crescido nos últimos anos, principalmente por aqueles não invasivos e eficazes. Por isso, a lipoaspiração compreende uma das cirurgias estéticas mais comuns no mundo; porém, ainda que extremamente eficaz na remoção do excesso de gordura, tem um significativo risco de complicações e efeitos adversos graves, que podem incluir dor pós-procedimento, infecção, recuperação prolongada, cicatrizes, hematoma, equimose ou edema, além das potencialmente fatais, como trombose venosa profunda e embolia pulmonar. Outra complicação significativa refere-se à irregularidade de contorno, que pode exigir a revisão cirúrgica em 2 a 10% dos casos.

TECNOLOGIAS NÃO INVASIVAS

Os riscos, os custos financeiros e o longo tempo de inatividade associados aos procedimentos cirúrgicos para redução de gordura resultaram no desenvolvimento de várias tecnologias não invasivas. Os dispositivos não invasivos para tratar o contorno corporal tornaram-se a área de maior crescimento da medicina estética.

Os pacientes candidatos ao tratamento não invasivo para gordura localizada devem ser avaliados sistematicamente, a partir de história completa e exame físico para verificar comorbidades e estado físico e psíquico do paciente. Se necessários, exames complementares e interconsultas devem ser feitos para afastar qualquer contraindicação ao tratamento. É fundamental fazer uma documentação fotográfica antes, durante e após o tratamento.

O grau de expectativa em relação aos resultados deve ser discutido e orientado, informando ao paciente sobre a melhora do aspecto clínico de celulite, flacidez e gordura localizada, mas, também, de que o padrão-ouro ainda é a cirurgia plástica. Pacientes com instabilidade psicológica ou emocional ou aqueles que buscam a perfeição apresentam contraindicação ao tratamento. Já naqueles com flacidez cutânea resultante da perda de peso rápida, fotodano e/ou idade avançada, deve-se associar o tratamento para flacidez da pele.

O cálculo do índice de massa corporal (IMC) ajuda a afastar a obesidade com gordura visceral e a adiposidade subcutânea difusa. Deve-se considerar atrasar tratamentos estéticos de redução de gordura em pacientes obesos até que se atinja um IMC < 30 kg/m^2. Grandes volumes de tecido adiposo exigem um número impraticável de sessões com custos excessivos e resultados, em última análise, insatisfatórios.

É sempre fundamental incentivar mudanças nos hábitos de vida com acompanhamento dietético e atividade física regular, tornando-se importante lembrar ao paciente que, depois de obtidos os resultados, é aconselhável um tratamento de manutenção.

A maioria dos pacientes experimenta melhora significativa e resultados satisfatórios sem qualquer efeito adverso grave. Cada técnica difere quanto às vantagens oferecidas e à gravidade de eventos adversos. Contudo, os vários dispositivos não invasivos são seguros e eficazes para reduzir a gordura localizada.

Carboxiterapia

A utilização da terapia com dióxido de carbono (CO_2), comumente conhecida como carboxiterapia (administração de CO_2 médico por via percutânea para abordagens terapêuticas), no tratamento de gorduras localizadas demonstrou bons resultados.

A técnica teve origem na França, em 1932, e foi utilizada para tratar arteriopatia e úlcera. Os resultados encorajaram novos estudos, levando à expansão das indicações em novas abordagens. Alguns estudos descrevem a eficácia do tratamento de adiposidades localizadas com reduções mensuráveis em circunferências de abdome, coxa e/ou joelho. Evidências histológicas mostram um possível efeito lipolítico da corrente de gás.

Já foram descritos aumento da remodelação do colágeno e vasodilatação da microcirculação, acompanhados da elevação de fluxo do sangue periférico e da temperatura da pele no local da injeção (em média 3,48°C). A lipólise causada por carboxiterapia parece decorrer do aumento de temperatura e do fluxo de sangue local.

Os efeitos adversos relacionados mais comuns são hematoma, dor e crepitação no local da injeção.

Radiofrequência

A radiofrequência (RF) foi a primeira tecnologia amplamente incorporada ao tratamento corporal não invasivo por dermatologistas. Em 2005, a Food and Drug Administration (FDA) aprovou um dispositivo de RF para tratar celulite e, em 2007, um para celulite e redução da circunferência.

Sua tecnologia baseia-se na capacidade de oscilação do campo elétrico para promover calor em tecidos-alvo pela circulação e colisão de moléculas de água. Um campo elétrico dirigido perpendicularmente à pele é altamente seletivo para gordura, dadas a sua alta impedância elétrica e baixa condutividade térmica em relação ao tecido dérmico.

A energia da RF produz corrente elétrica, sem uma fonte de luz e sem provocar danos ao tecido nem à melanina dérmica. Portanto, pacientes de todos os fotótipos podem ser tratados para contração do colágeno e produção de novo colágeno de maneira segura. Estão disponíveis no mercado diferentes configurações de eletrodos para RF – monopolar, unipolar, bipolar e multipolar –, cujo campo de energia criado é diferente, ainda que a interação da energia emitida com o tecido-alvo seja similar.

A RF atua por intermédio do dano térmico, que produz a contração do colágeno imediatamente e estimula a neocolagênese em decorrência da reação inflamatória. Observam-se melhora na firmeza da pele e aumento nas circulações sanguínea e linfática na área tratada. O mecanismo proposto para redução da gordura seria uma estimulação térmica do metabolismo dos adipócitos por meio da ação enzimática mediada por lipase, que promove degradação de triglicerídeos, ruptura e apoptose de adipócitos.

Estudos mostram evidências de que a RF está indicada para flacidez, gordura localizada e celulite no tratamento corporal. São necessárias múltiplas sessões, dependendo do equipamento utilizado. As contraindicações específicas para RF são uso de marca-passo ou desfibrilador, gestação, implantes metálicos (p. ex., dispositivo intrauterino) e preenchedores definitivos. Alterações cutâneas, como infecções na área do tratamento, doenças autoimunes, neoplasias e disfunção tireoidiana, representam contraindicações relativas à maioria dos procedimentos.

Os eventos adversos mais comuns causados pelos dispositivos de RF incluem dor relacionada com o tratamento (principalmente com modalidades monopolar e unipolar), eritema transitório, edema pós-tratamento, púrpura, hiperpigmentação pós-inflamatória e pápulas eritematosas. Bolhas e queimaduras superficiais são relativamente raras, mas possíveis. No mercado brasileiro, existem inúmeros dispositivos aprovados pela Agência Nacional de Vigilância Sanitária (Anvisa), entre eles Accent®, Thermage®, Reaction®, Velashape®, Freeze®, Powershape® e Vanquish®.

Laser de baixa fluência

Compreende um tratamento usado como alternativa para reduzir o tecido adiposo. Postula-se que esse tipo de energia crie poros nas membranas das células adiposas por meio dos quais os lipídios são liberados; contudo, estudos utilizando terapia de *laser* de baixa potência (LBI) tiveram dificuldade de fundamentar *in vivo* tais afirmações. Considerando que a profundidade de penetração do *laser* depende do comprimento da onda, da potência e das caraterísticas biológicas do tecido-alvo, a capacidade de os equipamentos de LBI penetrarem efetivamente na subderme tem sido questionada. Um estudo com amostras de peles abdominais irradiadas com LBI de 650 nm mostrou que a maior parte da radiação é absorvida dentro do primeiro 1 mm. As plataformas existentes no mercado utilizam *laser* de diodo de 650 e 915 nm.

Embora o *laser* de baixa fluência seja aprovado pela FDA para reduzir a camada de gordura não invasiva, os resultados são modestos para diminuir a circunferência. O dispositivo com essa tecnologia liberado pela Anvisa é o Smoothshape®.

Laser de diodo 1.060 nm

O dispositivo (SculpSure®) é aprovado pela FDA para tratamento não invasivo de gordura localizada em abdome, costas, flancos, coxas e culotes. O mecanismo destrói os adipócitos por aquecimento seletivo entre 42 e 47°C, quando a membrana deles perde integridade estrutural. Há evidências histológicas de sua eficácia. Clinicamente, os pacientes começam a notar resultados com 6 semanas, com melhor efeito após 12 semanas.

O dispositivo consiste em quatro aplicadores sem vácuo, que podem ser acoplados em diferentes configurações, conferindo versatilidade ao tratamento. A superfície do aplicador é uma placa de safira que protege a pele durante os 25 min de tratamento. O comprimento de onda 1.060 nm é minimamente absorvido pela derme e pela melanina, tornando-se seguro em todos os fotótipos.

Os possíveis efeitos adversos incluem queimaduras, nódulos, desconforto durante o tratamento e sensibilidade local nas semanas seguintes. Além disso, é contraindicado em gestantes e pacientes com cicatrizes, dermatites em atividade, hérnia, diástase e tatuagens no local do tratamento. Trata-se de uma terapia relativamente nova, sendo necessários mais estudos para demonstrar a eficácia e a manutenção dos resultados a longo prazo.

Ultrassom de alta intensidade focalizado

O ultrassom de alta intensidade focalizado (HIFU; Liposonix®) utiliza energia acústica com alta frequência (2 MHz, > 1.000 W/cm^2) para ablação de áreas focais do tecido celular subcutâneo, poupando, assim, o tecido conjuntivo, o sangue, os vasos, os nervos e a pele sobrejacente de qualquer dano.

Seu efeito térmico eleva rapidamente a temperatura no tecido adiposo (acima de 55°C), o que produz necrose coagulativa, enquanto seu efeitos mecânicos (cavitacionais) levam à ruptura da membrana dos adipócitos.

Os dispositivos de HIFU são aprovados pela FDA para redução da circunferência abdominal, sendo o alvo o tecido subcutâneo em uma profundidade de 1,3 cm. Vários estudos já confirmaram suas segurança e eficácia nesse tratamento, utilizando 2 a 3 passagens da ponteira com acúmulo de energia total entre 128 e 177 J/cm^2. Os resultados são visíveis a partir da 4ª semana, mas podem melhorar até a 12ª semana (Figura 74.1).

O procedimento está associado a desconforto e dor no momento da aplicação. Eventos adversos com HIFU são transitórios e limitados a edema, endurecimento local e equimose leve a moderada. Áreas ósseas, como a margem lateral da parte inferior do abdome que recobre a espinha ilíaca anterossuperior, devem ser evitadas, pois a reflexão da onda pelo osso pode causar lesão da pele.

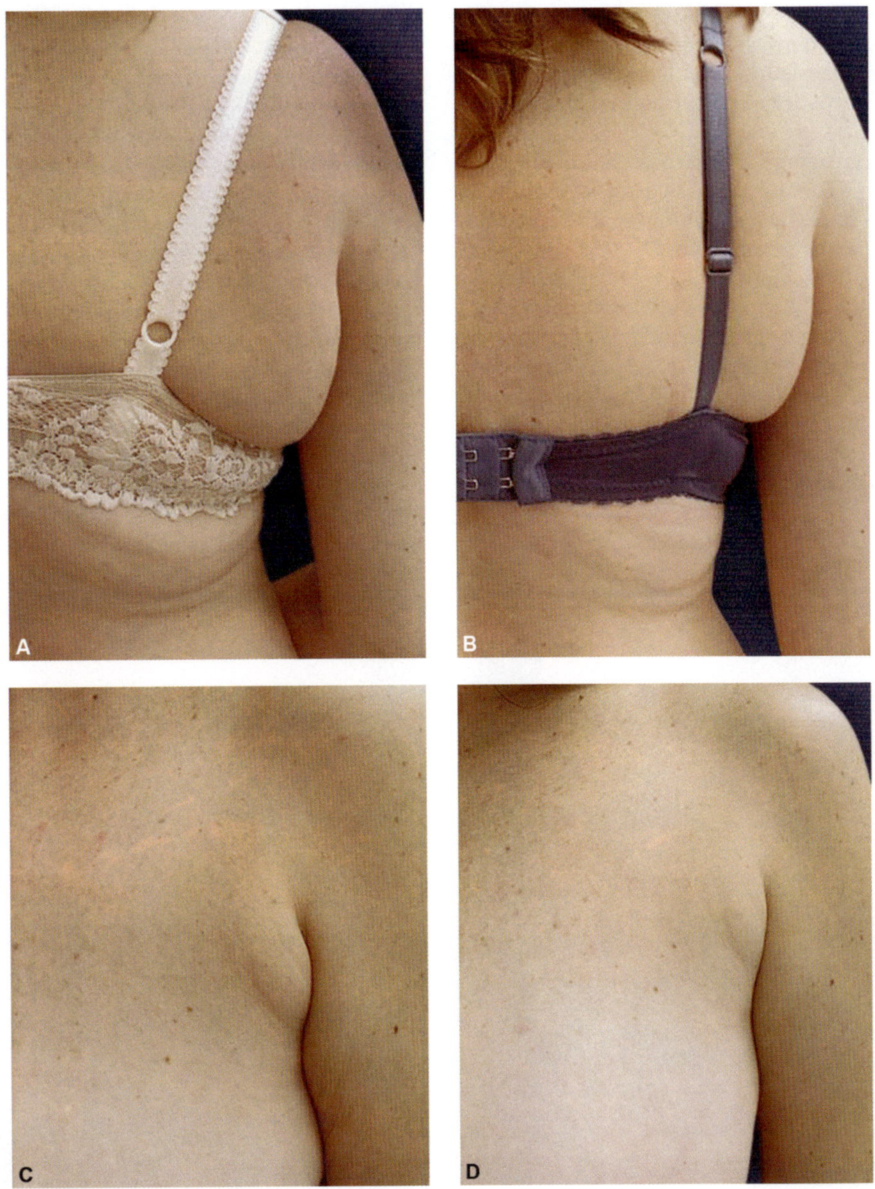

Figura 74.1 Paciente antes (**A**, **C**) e depois da utilização de ultrassom focado de alta intensidade e radiofrequência (**B**, **D**).

Parte 9

Ultrassom de baixa frequência não térmico

Em contraste aos efeitos térmicos ablativos do HIFU, o ultrassom não térmico de baixa frequência (Ultrashape®) pode levar à ablação de gordura pela ruptura mecânica do adipócitos em uma profundidade de aproximadamente 1,5 cm.

A quebra de adipócitos ocorre por cavitação, que funciona com um transdutor e um sistema de orientação para focar a energia ultrassônica. A energia é entregue em pulsos de baixas frequência e intensidade, criando repetidas compressões e promovendo cavitações.

Essa tecnologia não funciona gerando calor e, portanto, não é ideal para flacidez. Sua principal indicação consiste em gordura localizada em paciente não obeso. Em estudos não controlados e não cegos, o ultrassom focalizado não térmico demonstrou resultados promissores, tendo sido aprovado pela FDA para redução não invasiva de circunferência abdominal por meio da destruição das células de gordura. Em todos os estudos, os efeitos adversos pós-tratamento são poucos e localizados, incluindo dor transitória, eritema, púrpura e bolhas.

Criolipólise

Trata-se de um método não invasivo que usa a exposição controlada ao frio para reduzir gradualmente a gordura subcutânea. Há destruição seletiva dos adipócitos sem danos a outros tecidos.

A criolipólise baseia-se em observações clínicas de que a exposição ao frio, sob as circunstâncias corretas, pode resultar em paniculite localizada; esta, em última análise, resulta na redução e na eliminação de tecido adiposo.

Há indícios de que o tecido adiposo é preferencialmente sensível à lesão causada pelo frio. Tem-se descrito uma entidade clínica rara de necrose de gordura induzida pelo frio em crianças, conhecida como paniculite picolé. No entanto, também tem sido observada em pacientes adultos; por exemplo, depois de andar a cavalo em ambientes frios, sendo conhecida como paniculite equestre. Essas observações clínicas incomuns sugerem que o tecido adiposo humano pode ser preferencialmente danificado pela exposição ao frio.

A criolipólise tenta utilizar o resfriamento controlado da gordura para causar uma paniculite localizada e, com isso, reduzir gordura. Ao controlar e modular a exposição ao frio, é possível danificar seletivamente os adipócitos, evitando danos na epiderme e na derme sobrepostas. Isso resultaria em um tratamento eficaz, localizado e não invasivo para o excesso de tecido adiposo.

A criolipólise compreende um procedimento ambulatorial, não invasivo e seguro. Não requer nenhum tratamento para dor ou anestesia. Além disso, não há tempo de inatividade associado a esse procedimento; os pacientes podem retomar suas atividades normais imediatamente depois.

Os dispositivos presentes no mercado brasileiro são similares quanto ao modo de aplicação, entre eles Galeno®, Cooltech®, Coolsculpting®, Crioredux® e Coolshaping®. Entretanto, as diferentes máquinas podem não oferecer o mesmo resultado, tendo o Coolsculpting® apresentado maior eficácia.

Os dispositivos são compostos por uma unidade de controle com um aplicador em forma de taça, que tem duas placas de resfriamento. Uma vez identificada a área de tratamento, uma manta anticongelante é aplicada à superfície da pele antes da colocação do aplicador para assegurar um contato térmico consistente, além de conferir proteção à epiderme. O tecido é arrastado para o aplicador em forma de taça com um vácuo moderado para posicionar a área a ser tratada entre os dois painéis de resfriamento. A taxa de extração de calor (de arrefecimento) é modulada e controlada por meio de sensores que monitoram o fluxo de calor para fora do tecido. Uma vez fixada na área de tratamento, nenhuma outra intervenção do operador é necessária para manter o ciclo. A terapia inclui uma taxa predeterminada de extração de energia, e a duração do ciclo é de até 60 min. O sistema termina automaticamente a exposição ao frio e o aplicador é retirado do paciente.

Recomenda-se massagem manual de, pelo menos, 2 min após a retirada do aplicador, visto que estudos mostram que ela parece aumentar a redução de gordura; essa diminuição, contudo, não se aproxima daquela provocada pela lipoaspiração. Por isso, a criolipólise não representa um tratamento recomendado para pacientes obesos e com flacidez significativa, mas para aqueles com peso normal e gorduras localizadas (abdome, flancos, culotes, interno de coxa, costas; Figuras 74.2 a 74.5). O procedimento não deve ser realizado em pacientes submetidos, nos últimos 6 meses, à lipoaspiração ou a outros métodos cirúrgicos no local a ser tratado, bem como aqueles com história de

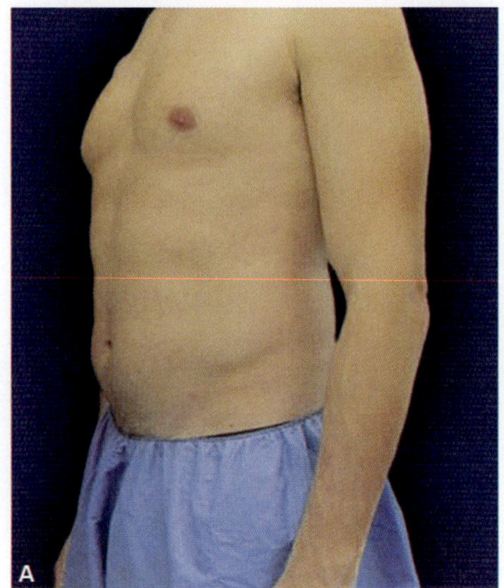

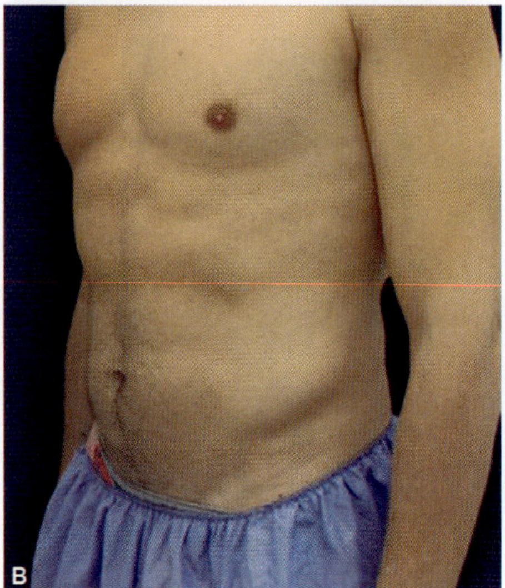

Figura 74.2 Paciente antes (**A**) e depois de criolipólise e radiofrequência em flanco e abdome (**B**).

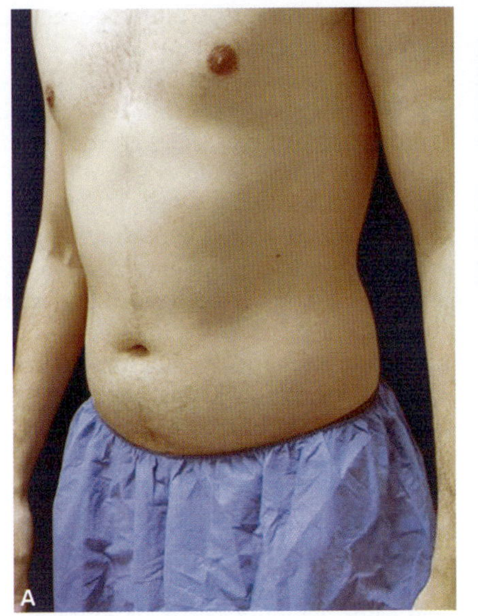

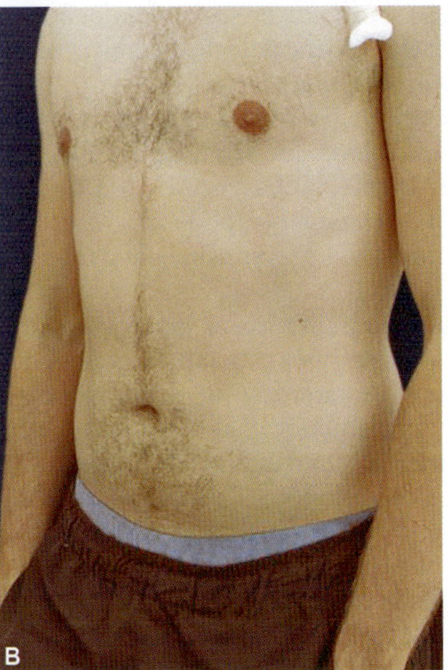

Figura 74.3 Paciente antes (**A**) e depois de criolipólise e radiofrequência em abdome inferior (**B**).

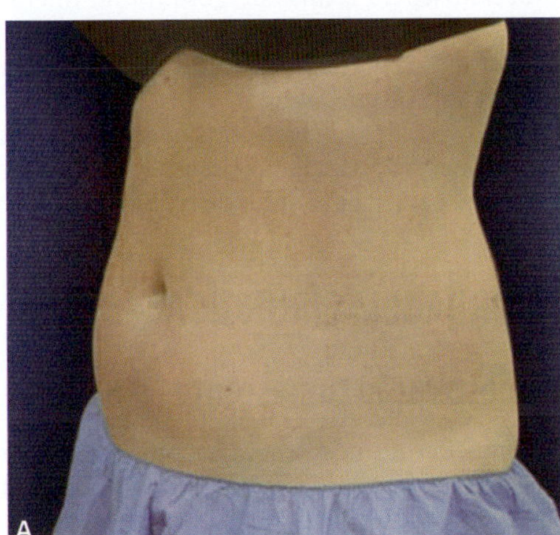

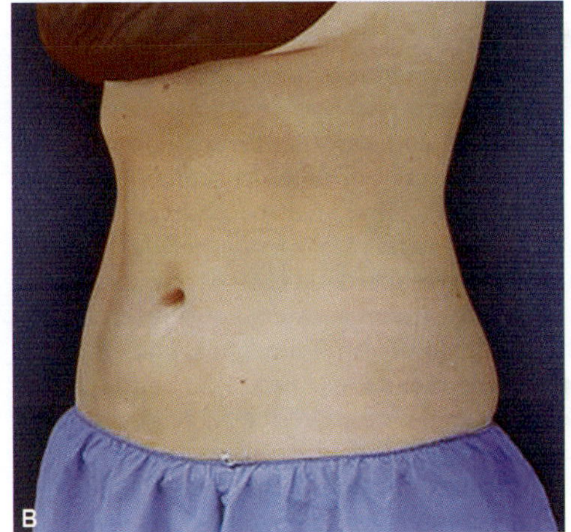

Figura 74.4 Paciente antes (**A**) e depois de criolipólise e radiofrequência em flanco e abdome superior e inferior (**B**).

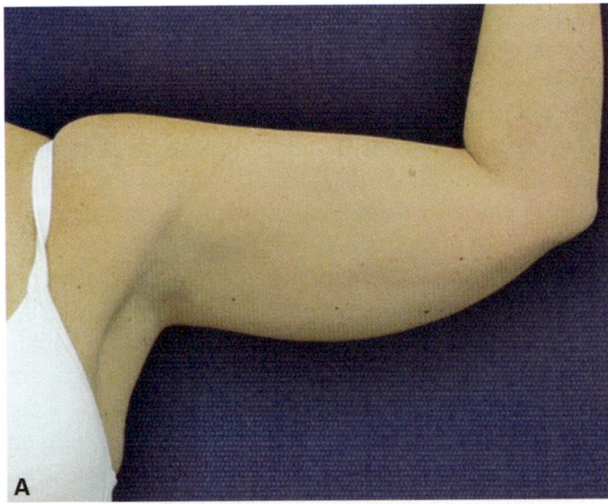

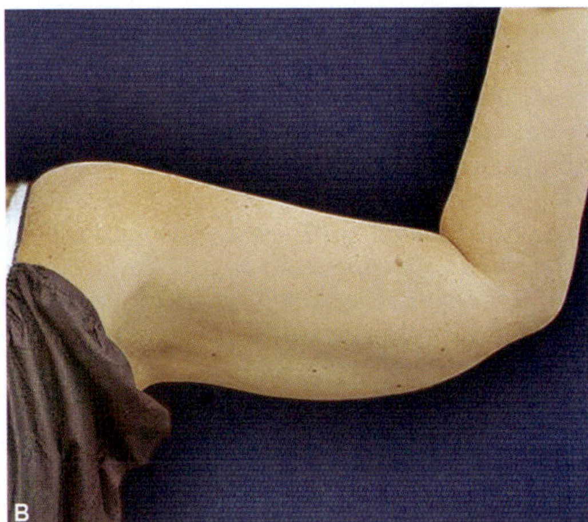

Figura 74.5 Aparência antes (**A**) e depois de criolipólise e radiofrequência em braços (**B**).

crioglobulinemia, hemoglobinúria paroxística a frio, urticária ao frio, áreas de circulação periférica prejudicada, doença de Raynaud, gravidez, cicatrizes ou doenças de pele, como eczema, dermatite ou infecções na área de tratamento.

Os efeitos adversos comuns do tratamento incluem eritema, edema, equimose e dor leve, que são temporários. Não há relatos de eritema persistente, bolhas, necrose da pele ou discromias. No momento do tratamento, podem ocorrer reação vasovagal e dor de mínima a grave, principalmente nos 5 min iniciais.

Observa-se uma diminuição transitória na percepção sensitiva em dois terços dos pacientes após o tratamento, podendo persistir por até 8 semanas. Raramente, no pós-tratamento, existe aumento da sensibilidade no local, às vezes associada à dor, que pode exigir tratamento. Muito raramente, pode ocorrer um aumento no tecido adiposo no local de tratamento, efeito adverso que tem sido chamado de "hiperplasia adiposa paradoxal" (HAP). Esse fenômeno é observado ocasionalmente em terapias que utilizam dispositivos, como no caso de *laser* ou luz intensa pulsada para tratamento de remoção de pelos.

A HAP é mais um exemplo de estimulação involuntária de tecido, após um tratamento que prejudica o tecido-alvo. Estima-se que sua incidência é de cerca de 0,0051% ou 1 em 20.000 pacientes tratados. A ocorrência parece maior em homens, mas nenhuma característica comum foi identificada entre os indivíduos afetados.

A HAP costuma surgir 2 a 3 meses após o tratamento e, frequentemente, existe uma redução inicial de gordura subcutânea na área de tratamento e, depois de alguns meses, crescimento gradual, indolor de tecido gorduroso no local e na forma da área de tratamento. Foi relatado acometimento de vários locais anatômicos, incluindo flancos, abdome e costas.

A patogenia desse fenômeno raro é desconhecida. O exame histopatológico do tecido resultante da HAP demonstrou áreas com massa de adipócitos desorganizados, que variavam em forma e tamanho, aumento do espessamento septal em torno da gordura lobular e aumento da vascularização no tecido adiposo da área afetada. A epiderme e a derme pareciam normais, o que sugere um processo limitado ao tecido adiposo.

Mecanismos hipotéticos incluem hipertrofia dos adipócitos preexistentes, recrutamento de pré-adipócitos e/ou células-tronco, mudanças na expressão de receptores ou de fatores solúveis associados ao metabolismo dos adipócitos, redução da inervação simpática e lesão hipóxica.

O espessamento septal pode ser resultado de uma fibrose reativa decorrente de adipócitos danificados. É plausível que o espessamento septal poderia causar a hipoxia no tecido adiposo. A lesão hipóxica é conhecida por aumentar a vascularização e provocar a liberação de fatores inflamatórios, que iniciam uma cascata de eventos que levam a angiogênese, aumento do número de capilares e, talvez, hiperplasia da gordura.

A HAP representa um efeito adverso raro e tardio. Até o momento, não há nenhuma evidência de resolução espontânea. Quando necessário, o tratamento da HAP é realizado por lipoaspiração ou abdominoplastia. Ainda não se sabe se outros tratamentos não invasivos podem produzir HAP ou fornecer uma alternativa de tratamento para ela.

Tecnologias associadas à lipoaspiração (*laser* e ultrassom)

Tecnologias adjuvantes para a entrega de energia, como a lipoaspiração assistida por *laser* (LAL) e assistida por ultrassom (UAL), têm facilitado a remoção de gordura, reduzindo a duração do procedimento, o tempo de recuperação do paciente e a dor pós-operatória.

A LAL (ou *laser* lipólise) utiliza uma pequena fibra (300 a 1.000 mm) por uma cânula estreita de aproximadamente 1 mm para fornecer energia aos tecidos. Na *laser* lipólise, podem ser utilizados *lasers* de diodo 924, 975 ou 980 nm e *lasers* Nd:YAG 1.064, 1.319, 1.320 e 1.440 nm. A entrega do *laser* abaixo da pele, e não através dela, possibilita que mais energia chegue diretamente ao alvo em vez de passar pela epiderme e pela derme, causando destruição das células adiposas, além de retração da pele e coagulação de pequenos vasos, o que diminui os sangramentos e a formação de hematomas. Uma adicional vantagem da LAL refere-se à capacidade de tratar cicatrizes, "covinhas" e celulite nas camadas superficiais.

A energia ultrassônica (UAL) foi aplicada pela primeira vez na cirurgia de contorno corporal no fim de 1980, popularizando-se anos mais tarde. O ultrassom interage com o tecido de base por três mecanismos: energia térmica, efeito iniciado pelo calor gerado a partir da vibração; mecânica, em que o efeito é criado quando a ponta vibratória entra em contato com o tecido; e cavitação, principal responsável por causar a emulsificação da gordura nos dispositivos atuais de UAL. Esse processo separa células de gordura no interior da matriz do tecido de gordura e, posteriormente, as mistura com a solução intumescente, criando uma emulsão, coletada por meio de uma cânula de aspiração.

Algumas desvantagens incluem maior custo do equipamento, necessidade de precisão na medição de temperatura e potencial para queimaduras ou bolhas sem esse monitoramento.

ABORDAGEM CIRÚRGICA

Lipoaspiração tumescente

Trata-se de um dos procedimentos estéticos mais realizados nos EUA, onde os dermatologistas são responsáveis por um terço de todas as cirurgias de lipoaspiração, tornando-se pioneiros quantos aos diversos avanços do procedimento, principalmente na área de segurança, transformando a lipoaspiração em ambulatorial, com utilização de anestesia local.

A lipoaspiração tumescente (LT) consiste na aspiração cirúrgica de gordura subcutânea com a introdução de cânulas finas, normalmente de 2 a 4 mm, por pequenos orifícios cutâneos, sendo a gordura aspirada pela seringa, normalmente de 60 mℓ ou lipoaspirador.

No conceito de LT, a técnica deve ser realizada com anestesia local, que consiste na infiltração de grandes quantidades de solução diluída de lidocaína, epinefrina e bicarbonato de sódio em soro fisiológico (solução de Klein) dentro do subcutâneo, o que ocasionará anestesia profunda e superficial, ou seja, no subcutâneo e na pele sobrejacente, dispensando o uso de anestesia venosa, geral ou sedação profunda.

Esse procedimento deve ser realizado principalmente com anestesia local, sendo considerado cirúrgico ambulatorial, com o paciente liberado imediatamente após a cirurgia, sem internação hospitalar. Infelizmente, esse conceito não tem sido claramente definido e respeitado na literatura, sendo o termo LT frequentemente usado para procedimentos não apenas com anestesia local, mas com anestesia geral, sedação intravenosa ou bloqueio espinal. Esse fato leva a um erro ou equívoco de percepção e, ainda, à confusão nos índices de complicação e efeitos colaterais de lipoaspiração realizada apenas com anestesia local tumescente. Dessa forma, a LT pode erroneamente ser associada a sérias complicações, inclusive embolia pulmonar, excessiva perda sanguínea, infecção e até mesmo morte. Em muitos estudos, está exaustivamente demostrado que complicações graves aumentam quando da realização da lipoaspiração sob anestesia geral ou combinada com outros procedimentos, como abdominoplastia ou lipoaspirações de grande porte, com muitas áreas tratadas na mesma sessão e retirada de grande quantidade de gordura, as chamadas "megalipos". Já na lipoaspiração tumescente, ou seja, realizada apenas sob anestesia local com seus princípios, conceitos e cuidados respeitados, não há sequer uma única morte relatada.

A LT possibilita a retirada de grandes volumes de gordura (até 5 ℓ) com o mínimo de sangramento e perda sanguínea, baixa morbimortalidade pós-operatória, rápida recuperação com excelentes resultados cosméticos e índices de satisfação. É possível retirar, em uma sessão, somente com anestesia local, até 3 ℓ de gordura, entendendo que esta quantidade deixa o procedimento mais suportável para o paciente. Se houver necessidade de retirar mais de 3 ℓ de gordura, pode ser programado outro procedimento, respeitando-se o tempo mínimo de 15 dias.

Seleção de pacientes

A lipoaspiração deve ser designada para indivíduos com peso corpóreo dentro dos limites normais, que precisam de correção de uma ou múltiplas áreas com excesso de adiposidade local. Em outras palavras, o paciente ideal é aquele com peso ideal e gordura local desproporcional ao seu contorno corporal, o que resulta em deformidade de contorno. A lipoaspiração não compreende um procedimento para perder peso, e pacientes com essa perspectiva não são bons candidatos. É preciso deixar bem claro aos pacientes que a lipoaspiração serve para melhorar a forma corporal, com perda de alguns poucos quilos incidentalmente. Por sua vez, pessoas que estão acima do peso podem se beneficiar da lipoaspiração seletivamente em uma dada área com o objetivo de facilitar e melhorar a silhueta corporal, o que favorece a utilização de roupas ajustadas ao corpo ou, até mesmo, podendo ser um gatilho para melhorar a autoestima e, eventualmente, levar à mudança de hábitos, como inserção de atividade física e melhores hábitos alimentares na rotina diária. O paciente candidato à lipoaspiração tumescente não deve ter problemas médicos significativos e precisa ter uma expectativa realística.

Não há limites definidos de idade ou peso para submeter um paciente a lipoaspiração. A quantidade máxima de gordura passível de remoção com segurança em uma LT é em torno de 4 a 5 ℓ; se houver necessidade de retirar uma quantidade maior, outro procedimento poderá ser realizado, no mínimo, 15 dias após o procedimento inicial.

Minuciosa anamnese deve ser coletada para pacientes candidatos à LT. História de sangramento, embolia, tromboflebite, infecção, pobre cicatrização e diabetes melito deve ser sempre abordada. Pacientes com qualquer um desses históricos deverá ser mais bem avaliado e examinado, além de pedir a opinião do médico-assistente antes de realizar o procedimento. A LT está contraindicada em pacientes com doença cardiovascular e distúrbio de coagulação graves, inclusive antecedentes clínicos de trombofilia, e grávidas. Pacientes com cesarianas prévias ou cirurgia abdominal devem ser encarados como indivíduos de mais difícil realização técnica do procedimento pela presença de fibrose. Como a lidocaína tem metabolismo hepático, pacientes hepatopatas ou que utilizam fármacos que competem com o metabolismo do citocromo P450 podem apresentar risco aumentado de toxicidade por lidocaína. Também deve ser investigada história de má cicatrização, queloide, cicatriz hipertrófica ou hérnias. Por fim, o médico precisa realizar um detalhado exame físico do local a ser tratado para determinar quais áreas corporais podem ser planejadas para lipoaspiração.

Segurança

Em muitos estudos, está bastante documentado que podem ocorrer sérias complicações durante a lipoaspiração convencional, principalmente quando da combinação de procedimentos (abdominoplastia, mamoplastia e megalipoaspirações) no mesmo tempo cirúrgico. É importante salientar, contudo, que não há sequer uma única morte documentada com LT sob anestesia local, quando seguidas as diretrizes. Muitos trabalhos de autores em cirurgia dermatológica, como Bernstein, Hanke, Coleman e Housman, documentam a segurança dessa técnica.

Um dos primeiros estudos sobre segurança data de 1995, quando 44.014 áreas corporais foram tratadas com LT. Não houve complicação mais séria, como morte, embolia, choque hipovolêmico, perfuração de tórax ou peritônio, tromboflebite e reação tóxica a fármacos. Subsequentemente, em 2002, Housman *et al.*[1] relataram dados de 66.570 procedimentos de LT sem mortes e com índice de eventos adversos sérios de 0,68 por 1.000. Ainda, esse estudo demonstrou que complicações graves ocorriam mais comumente em consultórios sem acreditação em comparação aos centros de cirurgia ambulatorial ou hospitais. Além disso, os eventos adversos mais sérios foram relacionados com anestesia tumescente combinada com sedação venosa ou intramuscular que quando combinada com sedação oral ou nenhuma sedação. Em 2004, foi realizado um trabalho com 39 centros de LT que somavam 688 pacientes tratados para avaliar a técnica e a segurança da LT. O índice geral de complicações foi de 0,7%, com índice de 0,57% de complicações menores e 0,14% de complicações maiores (1/688), sendo este o único caso de pneumotórax com necessidade de internação hospitalar.

Em um estudo de 2011, Boeni[2] tratou 4.380 pacientes com a técnica, sem que houvesse sequer uma hospitalização, lesão neural, trombose venosa profunda ou seroma. Sete pacientes necessitaram de acompanhamento mais próximo decorrente de hematoma extenso (n = 3, nenhum precisou drenar), reação alérgica à doxiciclina (n = 2), erisipelas (n = 1) e edema generalizado (n = 1).

Em contraste, a literatura a respeito de cirurgia plástica apresenta casos de fatalidade e complicações significativamente maiores para lipoaspiração.

Estudos realizados no ano de 2000, envolvendo cirurgiões plásticos, avaliaram dados de 496.245 procedimentos. O índice de mortes consistiu em 19,1/100.000, e as causas mais comuns foram tromboembolismo (23,1%), perfuração abdominal ou visceral (14,6%), reação à anestesia, à sedação ou à medicação (10%), embolia gordurosa (8,5%), falência cardiorrespiratória (5,4%), infecção e septicemia (5,4%) e hemorragia (4,6%). Os autores observaram que o risco maior de morte se dava no 1º dia de pós-operatório, advogando, assim, supervisão médica na noite do 1º dia pós-procedimento.

Em 2004, Coldiron *et al.*[3] revisaram todos os casos de incidentes adversos relatados (morte de paciente, lesões sérias e subsequente transferência hospitalar), que ocorreram em um centro ambulatorial de março de 2000 a março de 2004, na agência de administração de cuidados de saúde, no estado da Flórida, EUA – foram 286 eventos adversos, 77 em associação a procedimentos cirúrgicos (19 mortes e 58 transferências hospitalares), além de sete complicações e cinco mortes relacionadas com uso de sedação intravenosa (IV) ou anestesia geral, mas nenhum efeito adverso associado ao emprego de anestesia local tumescente.

Similarmente, na cirurgia plástica alemã, um estudo demonstrou graves complicações com lipoaspiração realizada sob anestesia geral em bloco cirúrgico. Esses autores realizaram uma análise retrospectiva multicêntrica: enviaram 3.500 questionários para departamentos de patologia e medicina forense, centros de unidade de terapia intensiva (UTI) e outros. Tiveram retorno de 2.275 questionários, 72 apontando casos de complicações graves, inclusive 23 mortes por lipoaspiração em um período de 5 anos (1988 a 2002). As complicações mais frequentes corresponderam a infecção bacteriana com fasciíte necrosante, gangrena gasosa e diferentes formas de sepse. Outras causas de morte foram hemorragias, perfuração abdominal visceral e embolia pulmonar. Em todos os casos, as lipoaspirações ocorreram sob anestesia geral com agressiva remoção de volumes de gordura. Inúmeros relatos de caso discorrem sobre casos fatais associados à lipoaspiração com anestesia geral.

O Brasil é o segundo país que mais realiza lipoaspiração no mundo, perdendo apenas para os EUA, conforme descrito pelo autor Di Santis[4] em sua tese de doutorado. Além disso, a lipoaspiração foi a cirurgia mais realizada no país de 2011 a 2015. O objetivo da referida tese foi levantar o número de pacientes que morreram em decorrência de cirurgias relacionadas com lipoaspiração no período de 1987 a 2015, avaliando a causa da morte pela certidão de óbito, pelas informações veiculadas pela imprensa e pelo relato do médico envolvido no procedimento. O autor obteve os seguintes dados: 102 mortes relacionadas com lipoaspiração, tendo sido possível avaliar 86 certidões de óbito. Segundo os dados da declaração de óbito, as causas de morte, em ordem decrescente, foram: indeterminada (44,2%); tromboembolismo pulmonar (17,4%); perfuração de órgãos (13,9%); infecção (9,3%); hemorragia (5,8%); embolia gordurosa (4,6%); edema agudo pulmonar (2,3%); e anestesia (2,3%). Segundo informações da imprensa e dos médicos envolvidos na cirurgia, a causa mais frequente foi tromboembolismo pulmonar. De acordo com a avaliação do médico especialista em exames necroscópicos, a maioria das certidões de óbito não foi preenchida corretamente, não deixando clara a causa da morte e omitindo a relação causal com a cirurgia de lipoaspiração. Esse trabalho de Di Santis demonstra claramente a necessidade da criação de leis no Brasil que determinem o preenchimento correto e compulsório do atestado de óbito de pacientes que vierem a falecer em decorrência de cirurgia cosmética, entre elas a lipoaspiração.

Vantagens

A LT possibilita remover grandes volumes de gordura com mínima perda sanguínea e morbidade pós-operatória, bem como apresenta excelentes resultados. A LT com uso de solução diluída de epinefrina e anestésico possibilita maior hemostasia com excelente anestesia do sítio cirúrgico. A significativa redução da perda sanguínea é atribuída ao uso do vasoconstritor epinefrina, o que pode ser quantificado pela comparação do aspirado de LT (contendo 1 a 3% de sangue total) com a lipoaspiração realizada com anestesia geral (40% de sangue total). A melhora na hemostasia resulta em diminuição de perda sanguínea, de hematoma e do desconforto para o paciente no pós-operatório. Além disso, o efeito do anestésico e do vasoconstritor locais se mantém por muitas horas no período pós-operatório, pois a absorção da lidocaína ocorre muito lentamente pela ação da epinefrina; desse modo, há um sequestro da solução anestésica no local tratado, o que causa analgesia por muitas horas e diminui a necessidade de agentes anestésicos narcóticos no pós-operatório. Já a permanência da epinefrina por significativas horas proporciona menor formação de hematoma. A solução anestésica local também causa um efeito de hidrossecção, tornando mais fáceis a penetração da cânula e maior remoção de gordura com menos trauma.

Com a LT, há melhor e menor tempo de recuperação no pós-operatório em comparação ao maior e mais mórbido tempo de recuperação exigido após a anestesia geral. O paciente submetido à LT pode voltar às suas atividades laborais em 2 a 4 dias, e à atividade física geralmente após 15 dias, enquanto com a lipoaspiração convencional esse tempo aumenta significativamente.

A permanência hospitalar representa outro fator muito importante, já que, na LT, o paciente pode ser liberado imediatamente após o procedimento sem necessidade de internação hospitalar, ao passo que a anestesia geral necessita de recuperação em sala pós-anestésica e permanência hospitalar de, pelo menos, 1 dia. O menor custo da LT consiste em outra vantagem importante, pois, sem a necessidade de internação hospitalar, presença de anestesista em sala e uso de medicação sedativa ou narcóticos, o gasto do paciente é reduzido.

Anestesia com lidocaína tumescente

Foi desenvolvida por Jefrey Klein com o objetivo de realizar lipoaspiração apenas com anestesia local e praticamente sem nenhuma perda sanguínea. Embora tenha sido usada em vários outros procedimentos cirúrgicos envolvendo pele, subcutâneo, mama e tecido vascular, a dose máxima de lidocaína tumescente continua desconhecida. A dose máxima permitida pela FDA para infiltração de lidocaína em uma anestesia local é de 7 mg/kg de peso, estabelecida em 1948 para uso em anestesia epidural. As *guidelines* de lipoaspiração da American Society for Dermatologic Surgery recomendam que a dose máxima de segurança de lidocaína tumescente para lipoaspiração com anestesia local seja de 55 mg/kg, embora a comumente utilizada seja de 35 a 45 mg/kg. Uma regra simples é utilizar um frasco-ampola, que contém 400 mg de lidocaína, para cada 10 kg de peso do paciente, o que representa uma dose de 40 mg/kg. Por exemplo, em um paciente de 60 kg, é possível usar, em média, seis frascos-ampola de lidocaína sem vasoconstritor.

A fórmula de solução contém no máximo 1 g de lidocaína e 1 mg de epinefrina mais 10 mEq ou 10 mℓ de bicarbonato de sódio em 1 ℓ de soro fisiológico a 0,9%. O bicarbonato de sódio reduz o desconforto de grandes volumes de infiltração tumescente, neutralizando o ardor da lidocaína por alcalinizá-la.

A toxicidade da lidocaína ocorre quando sua concentração sérica ultrapassa o limite de 6 μg/mℓ, causando sinais clínicos de toxicidade, como parestesia, visão borrada, *tinnitus*, nistagmo, ataxia, voz arrastada e confusão mental.

A epinefrina na solução tumescente propicia intensa vasoconstrição, o que diminui a absorção e a concentração sérica da lidocaína, sequestrando o anestésico na gordura e diminuindo o risco de toxicidade sistêmica. Além disso, a remoção significativa de volume de lidocaína tumescente pela lipoaspiração retira uma boa quantidade da substância antes de ela ser absorvida e parar na circulação sistêmica, aumentando ainda mais a segurança da anestesia com lidocaína tumescente.

Indicações

A LT remove com segurança o excesso de gordura subcutânea, sendo apropriada para pessoas com peso corpóreo ideal e que desejam melhorar seletivamente o contorno, situações em há excesso de tecido subcutâneo resistente à dieta e à atividade física. Pacientes acima do peso podem se beneficiar da retirada de poucas áreas com excesso de gordura, melhorando o contorno e a autoestima. As áreas corporais mais comumente tratadas com LT são abdome, coxas, braços, flancos, costas e quadris. Outras indicações seriam região submentoniana, vulgarmente chamada de "papada", e indicações não estéticas, como lipoma, bromidrose e hiperidrose, ginecomastia e pseudoginecomastia.

Abordagem pré-operatória

Anamnese

A história geral deve se concentrar em hábitos alimentares, rotina de exercício físico e padrão de biotipo familiar. O paciente deve indicar as áreas corporais que excedem em gordura e que deseja corrigir.

O interrogatório geral deve abordar cicatrização de ferida, histórico de queloide, cirurgias abdominais prévias e anormalidades de sangramento, incluindo eventos tromboembólicos, diabetes melito, hipertensão arterial e complicações cirúrgicas passadas. Como a lidocaína tem metabolização hepática, o passado de doenças infecciosas, como hepatites virais (B e C), vírus da imunodeficiência humana (HIV) e doença hepática ocasionada por etilismo deve ser investigado. História pessoal ou familiar de tromboflebite e embolia pulmonar pode sinalizar possíveis complicações.

Uma lista de medicações deve ser solicitada, com atenção especial para ácido acetilsalicílico, clopidogrel, varfarina, ginkgo biloba e vitamina E, que interferem na coagulação sanguínea. Anti-inflamatórios não hormonais, fármacos e agentes pró-coagulantes, como agentes estrogênicos (anticoncepcionais, estimulantes de ovulação, hormônios femininos e masculinos) e cigarro causam maior risco de eventos tromboembólicos.

Medicamentos que interferem no metabolismo da lidocaína pela inibição do citocromo P450, como amiodarona, benzodiazepínicos (midazolam e triazolam), cimetidina, antibióticos (eritromicina e cloranfenicol), agentes imidazólicos (fluconazol e itraconazol) e, principalmente, agentes antidepressivos inibidores da recaptação de serotonina (sertralina, fluoxetina, paroxetina etc.) podem interagir competitivamente pelo citocromo P450, levando à interação medicamentosa e à toxicidade com lidocaína.

Muito importante avaliar e esclarecer corretamente a expectativa do paciente em relação ao procedimento de LT. Deve-se explicar ao paciente quanto ao procedimento cirúrgico, incluindo benefícios, riscos e expectativas. Cuidadosa documentação fotográfica pré-operatória é mandatória para todos os pacientes.

Exame físico

Deve avaliar o estado geral do paciente e as áreas específicas que este deseja tratar cirurgicamente. Nesse contexto, deve-se analisar a adiposidade e o estado da musculatura abaixo do referido subcutâneo. Avaliar o padrão de distribuição da gordura (se ginoide ou androide), a consistência e a densidade da gordura a ser aspirada – aquela mais densa ou endurecida é mais difícil de retirar e necessita de mais habilidade e força por parte do cirurgião; o contrário também é verdadeiro.

O exame cutâneo inclui a qualidade da pele quanto a integridade, presença de cicatrizes prévias e estrias, elasticidade e flacidez, informando que a retirada maciça de gordura em pacientes com flacidez e excesso de pele pode causar piora da flacidez. O paciente deve ser esclarecido sobre a possibilidade de melhores resultados com abdominoplastia; caso não deseje ou não possa realizar tal procedimento, deve ser alertado ao fato de que, para melhor sustentação da pele, principalmente quando se trata da área periumbilical, será necessário deixar um pouco de gordura, por sua ação preenchedora. Eventuais assimetrias e alteração de contorno devem ser anotadas e devidamente tratadas no ato cirúrgico.

Exames laboratoriais e de imagem

Devem incluir hemograma, coagulograma, glicemia em jejum, transaminase glutâmico-oxalacética (TGO), sorologia para hepatites virais B e C, anti-HIV e teste de gravidez. Ultrassonografia abdominal deve ser realizada principalmente em mulheres que já passaram por parto gemelar ou com duas ou mais gestações a fim de avaliar possibilidade de hérnias e diástase de musculatura abdominal. Homens com histórico de hérnias abdominais e inguinais também devem realizar ultrassonografia.

Técnicas

Fotografar imediatamente antes do início do procedimento o paciente de frente, perfil e costas, em posição ortostática. Ainda nessa posição, marcar as áreas segurando toda a gordura na mão e riscando com caneta de marcação cirúrgica ao redor. Nesse momento, também marcar os possíveis locais de incisão para penetração da cânula de lipoaspiração. Reparar possíveis assimetrias na quantidade de gordura e sinalizar com sinal de "+"caso haja mais gordura em algum lado. Preparar a solução anestésica pessoalmente para evitar qualquer erro na solução: 500 mℓ de soro fisiológico 2%, 20 mℓ de lidocaína 2% sem vasoconstritor, 0,5 mℓ de epinefrina 1:1.000 e 2 mℓ de bicarbonato de sódio a 8,4%. Conferir se a mesa cirúrgica tem todo o material cirúrgico necessário (cânulas, seringas, lipoaspirador; Figura 74.6) e checar se a cinta compressiva providenciada previamente pelo paciente está na sala.

Após rigorosas assepsia e antissepsia, posicionar os campos cirúrgicos abaixo do paciente em toda maca e, se preferir, campos adicionais na área a ser lipoaspirada. Infiltrar botões anestésicos com lidocaína 2% com vasoconstritor pura, fazer pequenas incisões de até 0,5 cm com lâmina 15 ou 11 ou com *punch* de 2 mm (a lâmina 11 costuma perfurar mais facilmente a pele). As pequenas incisões devem ser posicionadas em lados contrários para que haja cruzamento das cânulas (técnica de *crisscross*; Figura 74.7).

Utilizar cânula de Klein de 2 ou 2,5 mm, que contém inúmeros orifícios pequenos por onde passará a solução anestésica de Klein. Em média, é utilizado 1 ℓ por área, mas o parâmetro consiste na gordura ficar bastante tumescida e firme e a pele com aspecto de casca de laranja pela infiltração líquida.

Parte 9

Após aguardar 20 a 30 min, quando visualizar a hipocromia da pele pela vasoconstrição da epinefrina na solução anestésica, inicia-se a aspiração da gordura com lipoaspirador ou seringa de 60 mℓ com bico de pato ou de rosca. Para áreas como a submentoniana, com pequena quantidade de gordura, ou aquelas nas quais é importante a aspiração lenta da gordura, como a região lateral das coxas (culote), utilizar seringa e cânulas bem finas, de até 2,5 mm, para minimizar o risco de irregularidades na superfície da pele. Para as demais áreas, como abdome, flancos e dorso, o lipoaspirador facilita e agiliza a retirada da gordura em um período menor.

A lipoaspiração pode ser iniciada com movimentos de vaivém na gordura, com cânulas finas de 2 mm, apenas para "soltar" a gordura; a cânula deve estar desacoplada da seringa ou do lipoaspirador. Em seguida, entra-se na camada mais profunda de gordura, com cânulas de 3,5 mm (no máximo 4 mm), com três ou mais furos lineares direcionados para baixo, ou seja, em direção aos planos profundos (subcutâneo e músculo) ou furos laterais e para baixo (Figura 74.8).

Importante manter a cânula sempre com orifícios voltados para baixo, em direção ao músculo, e nunca em direção à pele, com exceção de áreas submentonianas e lipoaspiração para hiperidrose axilar, abordadas em outros capítulos. O número da cânula para cima sinaliza que os orifícios estão voltados para baixo no subcutâneo. Durante a lipoaspiração, a mão dominante segura a cânula com movimentos de "vaivém", sempre em leque, e nunca parada em uma só direção; a outra mão se mantém espalmada sobre a pele acima da cânula. O orifício em sentido contrário é utilizado para fazer o mesmo procedimento realizado no orifício à frente, configurando, assim, o movimento em *crisscross*, em leque em direções contrárias.

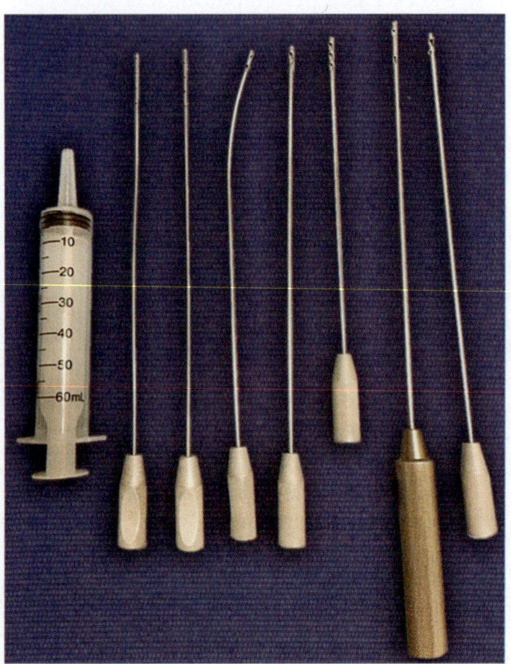

Figura 74.6 Cânulas e seringa de 60 mℓ utilizadas na lipoaspiração.

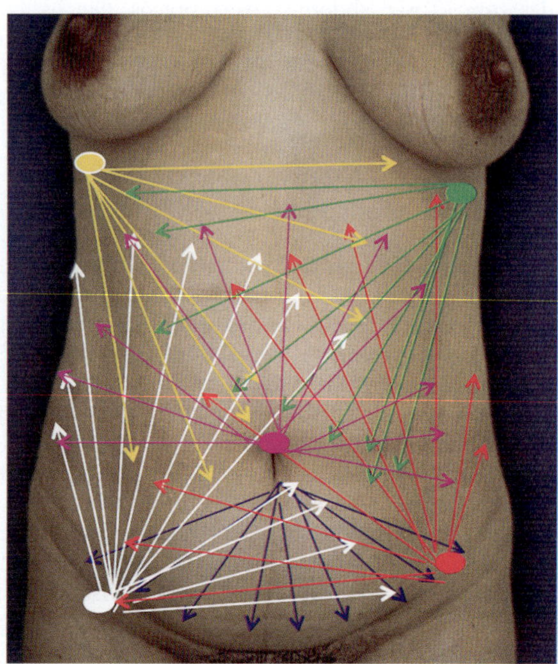

Figura 74.7 Orifícios de entrada das cânulas – abaixo das mamas, periumbilical e no púbis –, e setas que representam os múltiplos caminhos de direção da cânula, fazendo movimentos em leque e *crisscross*.

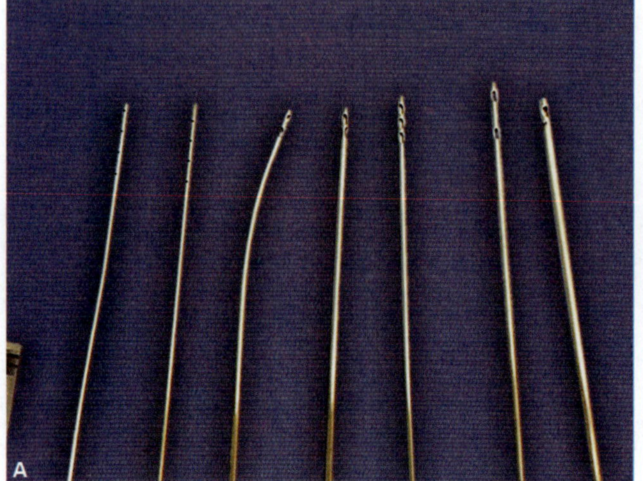

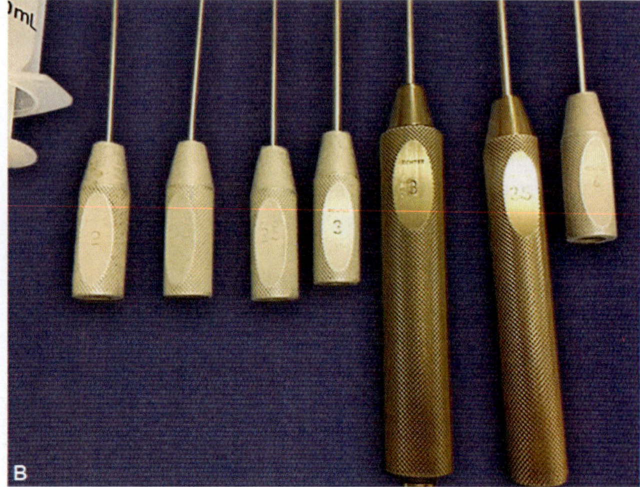

Figura 74.8 Orifícios (**A**) e numerações das cânulas (**B**).

Após a retirada da gordura profunda, a mais superficial deve ser aspirada com cânulas mais finas de 2 a 3 mm, em movimentos em leque e *criscross*. A mão-guia deve estar espalmada sobre a superfície, mas também pinçar com a ponta dos dedos toda a pele e, sentindo a cânula dentro do subcutâneo, avaliar sensitivamente a espessura da gordura ao redor da cânula. Conforme a mão-guia segura a cânula, a outra mão mantém a movimentação. Em média, deve-se deixar 1 cm de espessura de gordura abaixo da pele para que o aspecto da superfície da pele fique natural e sem irregularidades. Na finalização, deve ser exaustivamente avaliada a superfície da pele à inspeção para verificar se há assimetrias, elevações e depressões. Também é preciso pinçar toda a pele para avaliar excesso de gordura na pinça cutânea; a quantidade ideal a ser deixada no tecido e sentida no pinçamento manual para regiões como abdome seria mais ou menos de 1 cm. Como citado anteriormente, não se deve retirar toda a gordura subcutânea, pois isso aumenta o risco de irregularidades e necrose, além de retirar a naturalidade do procedimento.

Lipoaspiração tumescente no abdome

Tratamento que possibilita excelentes resultados, principalmente em pacientes mais jovens e nulíparas com bom tônus muscular, elasticidade cutânea e gordura bem localizada no abdome superior e/ou inferior. Dependendo do grau, as pacientes com mais flacidez e perda do tônus muscular também podem ser submetidas à lipoaspiração tumescente com bons resultados, porém, quando de flacidez intensa e com enorme quantidade de gordura e perda de tônus muscular e cutâneo, elas deverão ser orientadas a fazer abdominoplastia. Pacientes, principalmente do sexo masculino, com protuberância abdominal precisam ser examinados cuidadosamente para verificar se a gordura realmente é subcutânea, pois podem apresentar gordura visceral em vez de subcutânea, o que os tornam maus candidatos à lipoaspiração. Nesse caso, dieta e exercício físico podem trazer melhores resultados.

Os objetivos da LT no abdome consistem em diminuir bolsas de gordura e suavizar o contorno corporal (Figura 74.9). Como descrito, no abdome é importante que as cânulas sempre

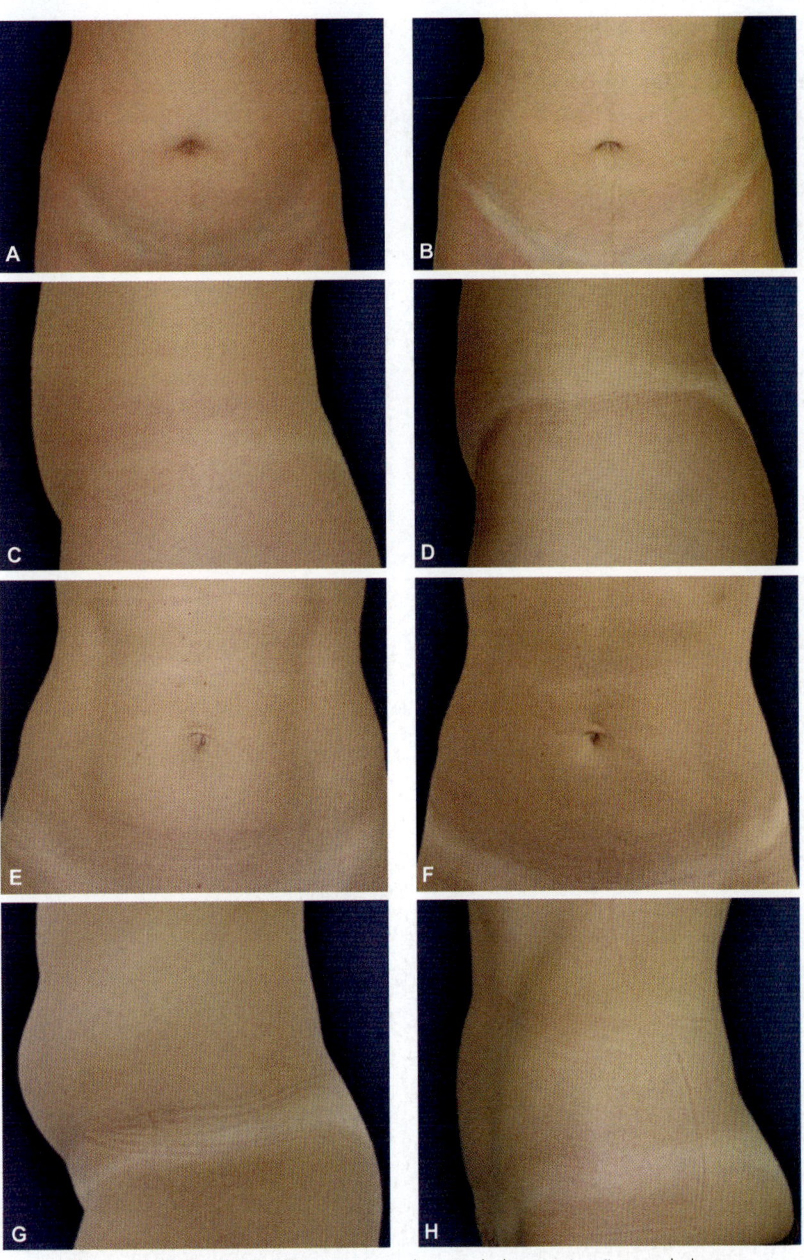

Figura 74.9 A a **H.** Paciente antes e depois de lipoaspiração no abdome.

estejam com seus orifícios voltados para baixo em direção ao plano muscular, e nunca em direção à pele, deixando no subcutâneo, pelo menos, 1 cm de gordura para evitar irregularidades superficiais e necrose e manter a naturalidade. Algumas áreas com mais flacidez podem necessitar de um pouco mais de gordura para sustentar a pele, como a área periumbilical, evitando o umbigo “caído” ou em “meia-lua”. Também é favorável seguir essa recomendação no caso de pacientes com muita gordura e pele mais flácida.

Recomenda-se que os pontos de incisão para entrada da cânula fiquem escondidos em pontos estratégicos a fim de não deixar cicatrizes visíveis. Normalmente, fazem-se dois furos no abdome inferior, escondidos na área do púbis, um ponto na região superior, na cicatriz umbilical, e mais dois pontos abaixo e lateral em cada uma das mamas. Esses cinco pontos são suficientes na maioria dos pacientes para abordar toda a região abdominal, utilizando a técnica de lipoaspiração cruzada ou *crisscross*; os orifícios inferiores no púbis e os superiores abaixo das mamas possibilitam o cruzamento das cânulas entre si e com o orifício da cicatriz umbilical.

Caso haja necessidade de mais orifícios, estes podem ser feitos em qualquer área do abdome com pequenas incisões de até 0,5 cm sempre de maneira assimétrica com outros orifícios visíveis para camuflar a cicatriz de lipoaspiração. A técnica cruzada descrita anteriormente diminui o risco de imperfeições lineares na superfície da pele.

Lipoaspiração tumescente em flancos, quadris e face lateral das coxas

As áreas de flancos, quadris e face lateral das coxas correspondem à visão posterior do corpo e devem ser abordadas em conjunto, principalmente em mulheres. Nos flancos, a pele tem a derme mais espessa e firme, o que proporciona bons resultados em relação à visualização de irregularidade após a LT. Em alguns pacientes, sobretudo nos do sexo masculino, a gordura segue as características da pele e se encontra mais aderida e firme, ficando mais difícil de ser retirada, o que dificulta a LT. Contudo, quando a gordura é retirada adequadamente, a técnica melhora o contorno corporal na área da cintura, afinando-a, além de aumentar o contorno do quadril (Figura 74.10).

Caso a técnica tenha deixado o quadril muito grande e desproporcional, é possível fazer uma LT no quadril, usando os mesmos orifícios da lipoaspiração dos flancos; mudando a direção da cânula para baixo, os orifícios ficam normalmente no flanco posterior e lateral, na altura da marca da roupa de praia do paciente.

Na região dos culotes, deve-se usar cânulas mais finas (de até 3 mm), de preferência de 2 e 2,5 mm, pois a pele menos espessa dessa região possibilita a visualização de irregularidades. Os orifícios de entrada podem se localizar na região lateral das coxas, acima e abaixo da circunferência abdominal, marcando o excesso de gordura. Essas três áreas (flancos, quadris e culote) são contínuas e devem ser examinadas em conjunto; de acordo com a expectativa do paciente, discute-se se a preferência consistirá em quadris largos com cintura bem fina ou quadris mais estreitos e contorno cinturado, porém com descrição de quadril. Nesse aspecto, é importante respeitar as diferenças culturais e a aparência ideal, de acordo com a expectativa do paciente, devendo ser mantidas em mente e respeitadas durante o procedimento (Figura 74.11). Cuidado especial precisa ser tomado na LT da região posterior da coxa abaixo do quadril, onde se localiza uma gordura normalmente chamada de “bananinha”. Essa gordura, abaixo do glúteo, serve para a sustentação e sua retirada excessiva é capaz de causar ptose das nádegas.

Lipoaspiração tumescente em face interna de coxas e joelhos

Em muitas mulheres, a gordura nesse local se estende da face interna da coxa até os joelhos. Nessa região, a pele é naturalmente mais fina e flácida, de modo que a lipoaspiração excessiva consegue aumentar substancialmente a visualização da flacidez. Deve ser usada cânula fina, geralmente de até 2,5 mm. A gordura na face interna da coxa se distribui anterior, inferior e posteriormente, e todas essas direções devem ser cuidadosamente abordadas. Se toda a extensão e a circunferência da

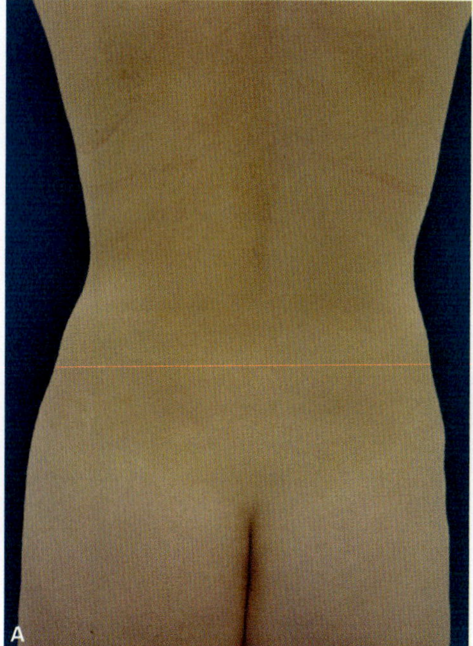

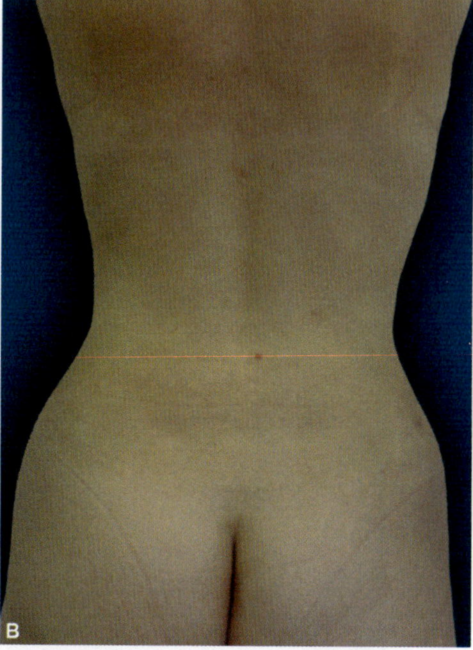

Figura 74.10 Paciente antes (**A**) e depois da lipoaspiração em flancos (**B**).

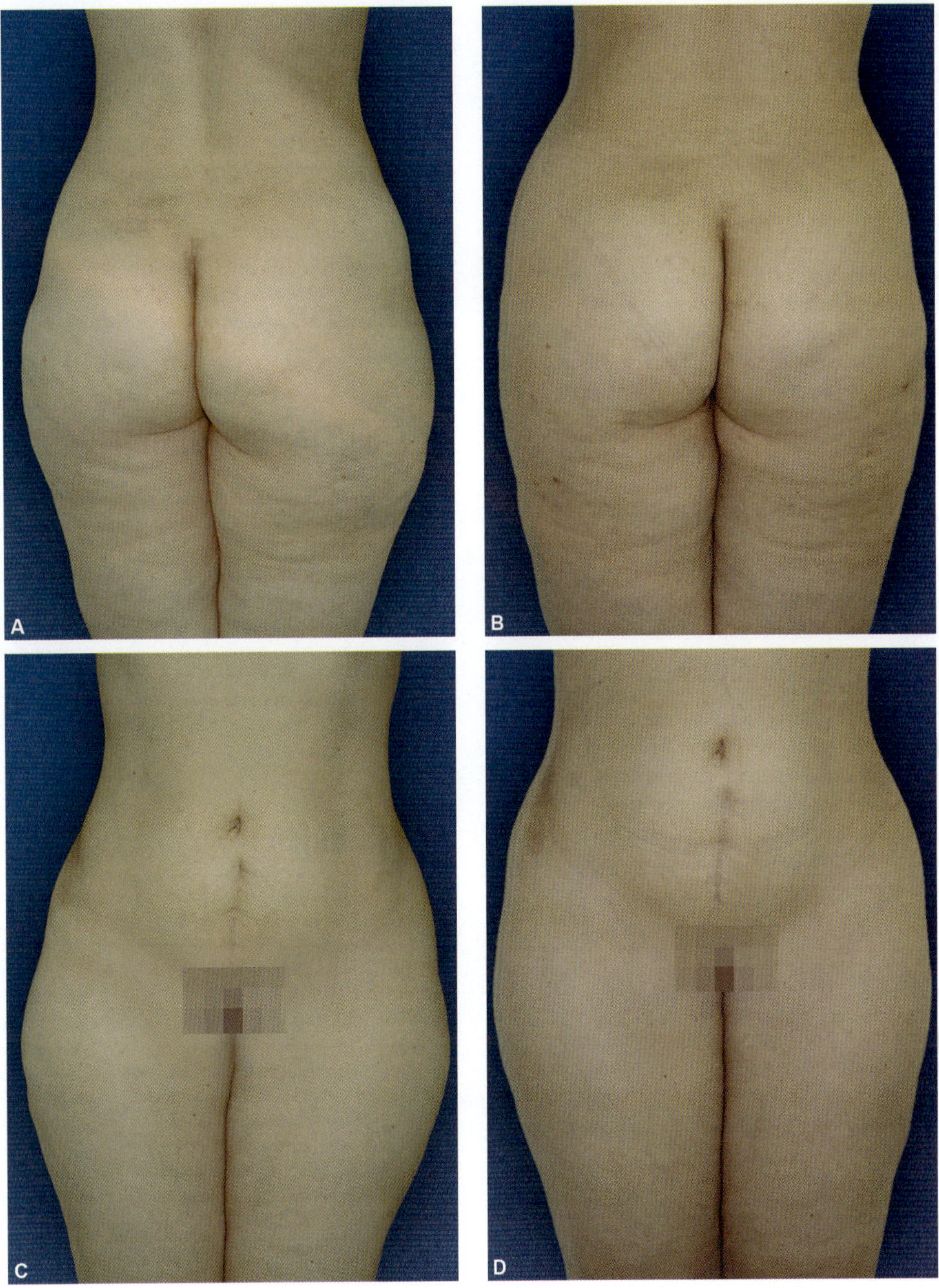

Figura 74.11 Paciente antes (**A**, **C**) e depois de lipoaspiração em culote (**B**, **D**).

coxa precisarem ser abordadas com LT, é mais prudente realizar dois procedimentos separadamente para evitar a linfoestase da coxa. Deve-se evitar uma sucção em excesso dessa área pelo risco de lesão do nervo sural, seroma e hiperpigmentação reticular.

Lipoaspiração tumescente em braços

Em geral, as mulheres que se submetem à LT nessa área têm flacidez muscular formando um pêndulo de adiposidade na área posterior dos braços, quando abertos. A LT deve ser gentil e cuidadosamente realizada nas regiões posterior e lateral do braço. Não deve ser feita na região anterior (flexural), pois pode causar irregularidades. A anestesia tumescente deve ser monitorada, pois pode ocasionar síndrome compartimental, em que um torniquete funcional leva à compressão neural, vascular e linfática.

Cuidados pós-operatórios

Após a retirada da gordura, observar exaustivamente se há assimetrias, examinando o paciente deitado, colocando a linha de visão do cirurgião na mesma altura ou tangencialmente à pele do paciente a fim de facilitar a visualização de ondulações e assimetrias. Após se certificar de que o procedimento finalizou, fazer compressão com rolos de compressas, deslizando-os e enrolando-os sobre a pele do paciente em direção aos orifícios confeccionados para a LT a fim de drenar o excesso de anestésico, gordura e sangue no espaço morto. Deixar os orifícios menores abertos e suturar com apenas um ponto simples os orifícios de maior tamanho com fio de náilon 6-0 para que sirvam de orifício de drenagem à saída do excesso de líquido injetado. Colocar compressas e gazes nos orifícios para conter a saída dos referidos fluidos. Por cima do curativo, fazer o curativo compressivo com cinta elástica.

É importante informar ao paciente que é normal a saída de líquido sanguinolento, capaz de molhar a cinta e o lençol, orientando-o a colocar uma toalha sobre a cama. Essa drenagem espontânea de líquidos dura em torno de 48 h.

Após 24 h, o curativo deve ser trocado. O paciente precisa tirar a cinta com a ajuda do acompanhante e permanecer deitado por alguns minutos para evitar hipotensão postural. Deverá tomar banho e trocar gazes e curativos sempre acompanhado nas primeiras 24 a 48 h.

A cinta deve ser mantida por um período médio de 30 dias. O edema e as irregularidades de contorno podem piorar na 1ª semana após a LT. Deve-se realizar drenagem linfática para melhora mais rápida do edema e dos possíveis hematomas. Disestesia leve pode ocorrer, melhorando alguns meses após a LT.

Complicações

Complicações com LT são bastante raras. Ocasionalmente, ocorrem edema maior e persistente, disestesia prolongada, hiperpigmentação nas cicatrizes dos orifícios, assimetria, irregularidade de contorno, seroma, hematoma e reação a fármacos. Infecção é muito rara quando respeitados todos os cuidados referentes à técnica convencional de LT.

Quando modificados os critérios e cuidados, associando a LT a forte sedação ou até mesmo a anestesia geral, são possíveis sérias complicações como resultado da remoção agressiva de gordura e dos riscos inerentes da anestesia geral e da técnica convencional aplicada em paciente profundamente sedado, como anoxia, embolia pulmonar, arritmia cardíaca, perfuração intratorácica, intraperitoneal ou de órgão, infecção, sangramento e mesmo morte.

CONSIDERAÇÕES FINAIS

O emprego de variadas tecnologias no tratamento da gordura localizada tornou-se bastante popular e procurado. Em resposta a essa crescente demanda, vários dispositivos prometem a remoção segura e eficaz da gordura indesejada, mas as evidências clínicas são variáveis.

Ao escolher entre os dispositivos, múltiplos fatores devem ser observados, como a ciência e o mecanismo por trás da tecnologia (apoptose *versus* necrose coagulativa *versus* cavitação) e a literatura e a reprodutibilidade dos resultados. Outro fator importante refere-se ao tipo de aplicador e dispositivos, especificamente se requer sucção, se exige a compra de múltiplas ponteiras (para oferecer opções de tratamento personalizadas) e o custo desses consumíveis.

Deve-se lembrar de que as diversas tecnologias ainda não têm a capacidade de oferecer os mesmos resultados que a lipoaspiração. Isoladamente, a criolipólise parece ser a mais eficaz e seus resultados podem ser otimizados com várias sessões ou até mesmo com a combinação de diferentes tecnologias, individualizando o tratamento para deixá-lo mais dinâmico e eficaz.

A LT é um procedimento designado e desenvolvido para os cirurgiões dermatológicos. A segurança e os avanços da técnica com anestesia local têm sido observados continuamente, pois a anestesia com lidocaína e epinefrina possibilita a remoção significativa de quantidade de gordura com mínima perda sanguínea e morbidade pós-operatória. Esse método melhora a autoestima dos pacientes e tem sido associado a altos índices de satisfação.

REFERÊNCIAS BIBLIOGRÁFICAS

1. Housman TS, Lawrence N, Mellen BG, George MN, Filippo JS, Cerveny KA et al. The safety of liposuction: results of a National Survey. Dermatol Surg. 2002;28:971-8.
2. Boeni R. Safety of tumescent liposuction under local anesthesia in a series of 4.380 patients. Dermatology. 2011;222:278-81.
3. Coldiron B, Schreve E, Balkrishnan R. Patient injuries from surgical procedures performed in medical offices: three years of Florida data. Dermatol Surg. 2004;30:1435-43.
4. Di Santis EP. Mortes relacionadas à lipoaspiração no Brasil entre 1987 e 2015 [Tese de doutorado] São Paulo: Universidade Federal de São Paulo; 2018.

BIBLIOGRAFIA

Bernstein G, Hanke CW. Safety of liposuction: a review of 9478 cases performed by dermatologists. J Dermatol Surg. 1988;14(100):1112-4.

Chia CT, Neinstein RM, Theodorou SJ. Evidence-based medicine: lipossuction. Plast Reconstr Surg. 2017;139(1):267e-74e.

Coldiron B, Coleman III W, Ellen S, Jacob C, Lawrence N, Narins MK et al. ESDS Guidelines of Care for Tumescente Liposuction. Dermatol Surg. 2006;32:709-16.

Coleman WP, Glogau RG, Klein JA, Moy RL, Narins RS, Chuang TY et al. Guidelines of care for liposuction. J Am Acad. 2001;45:438-47.

Klein JA, Jeske DR. Estimated maximal safe of dosages of tumescent lidocaine. Anesth Analg. 2016;122(5):1350-9.

Klein J, Kassarjdian N. Licocaine toxicity with tumescent liposuction. A case report of probable drug interaction. Dermatol Surg. 1997:23:1169-74.

Klein JA. Tumescent technique for regional anesthesia permits lidocaine doses of 35 mg/kg for liposuction. Dermatol Surg Oncol. 1990;16:248-63.

Misbah HK. Update on liposuction: clinical pearls. Cutis. 2012;90:259-65.

Tierney EP, Kouba DJ, Hanke CW. Safety of tumescent and laser-assisted liposuction: review of the literature. Journal of Drugs in Dermatology. 2011;10(12):1363-9.

Venkataram J. Tumescent liposuction: a review. Journal of Cutaneous and Aesthetic Surgery. 2008;1(2):49-57.

Vivek K, Shivshankar S, Lalit C. Electrolyte and hemograma changes post large volume liposuction comparing two different tumescent solutions. Indian Journal of Plastic Surgery. 2014;47(3):386-93.

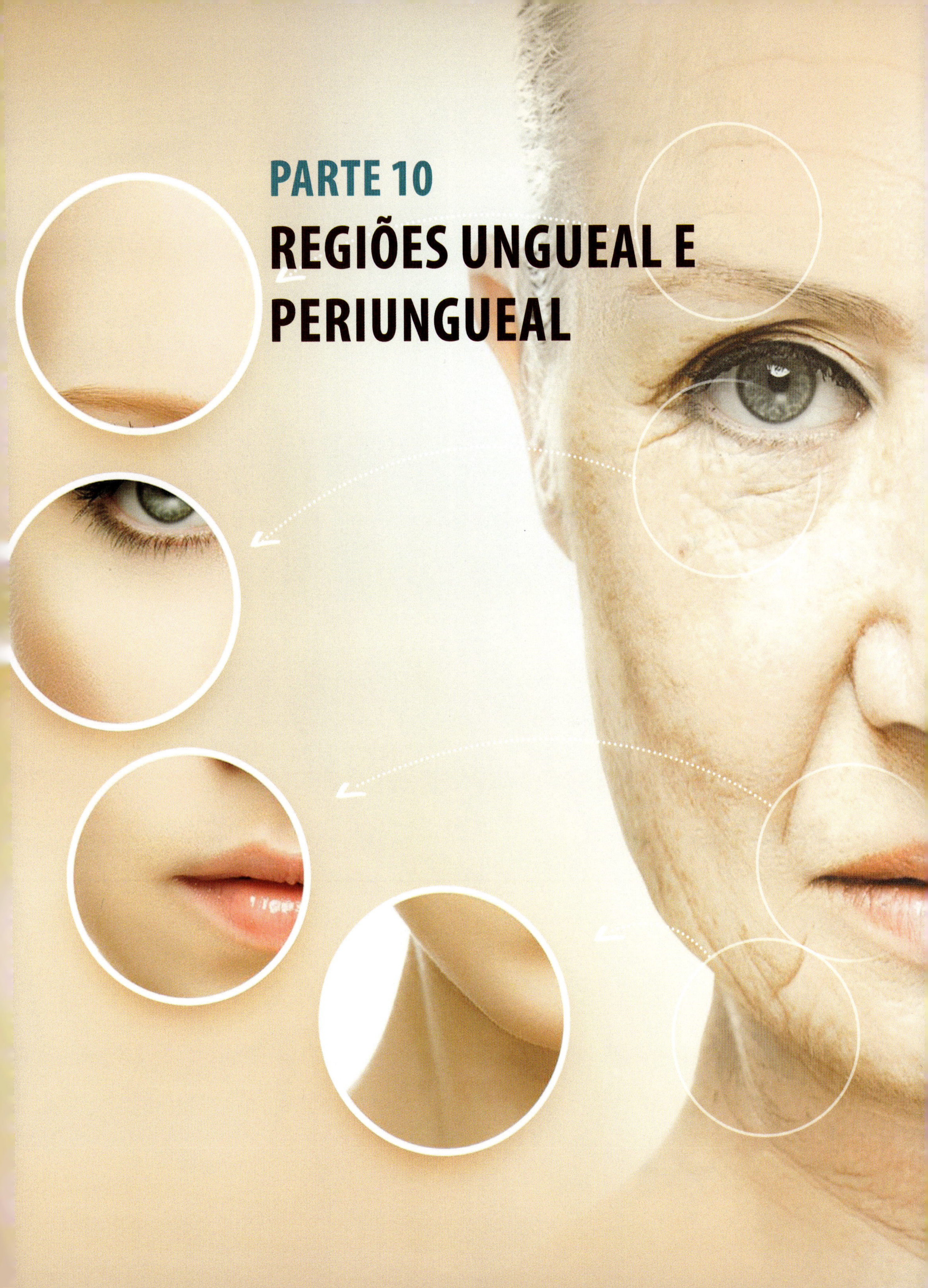

PARTE 10

REGIÕES UNGUEAL E PERIUNGUEAL

75

Apresentação Anatômica

Tatiana Villas Boas Gabbi

INTRODUÇÃO

O aparelho ungueal localiza-se no aspecto dorsal da ponta do dedo, sendo formado por diferentes componentes intimamente relacionados, apresentados nas Figuras 75.1 e 75.2. Uma maneira de compreender a unidade ungueal corresponde a estudar os seus componentes do ponto de vista funcional. Assim, têm-se um componente germinativo (matriz e leito ungueal), o seu produto final (lâmina ungueal), o seu invólucro (eponíquio e cutícula e hiponíquio) e a sua moldura (sulcos e dobras proximais e laterais, bem como o tecido conjuntivo de sustentação).

Também é importante considerar o aparato ungueal parte integrante da ponta do dedo, formada pela falange óssea distal e pela articulação e membrana sinovial em sua extremidade proximal. Nesse sentido, a unha pode ser entendida como um apêndice osteomuscular, pois está em íntima relação com a êntese, o ponto de intersecção óssea entre os ligamentos, os tendões e as cápsulas articulares.

COMPONENTES DA UNHA

Para fins didáticos, a maioria dos autores descreve quatro estruturas epiteliais (matriz, leito, hiponíquio e dobra ungueal proximal) e um produto córneo final, a placa ou a lâmina da unha.

Essas estruturas epiteliais formam uma espécie de "bolso ungueal" de onde emerge a placa. Os componentes da unha, detalhadamente, são:

- Placa ungueal: estrutura córnea, produto final da matriz da unha. Tem crescimento contínuo durante toda a vida
- Dobras ungueais laterais: estruturas cutâneas que conferem os limites laterais à unha
- Dobra ungueal proximal: forma o limite proximal da unha e é contínua com a cutícula. Na sua superfície interna, está a matriz dorsal (ou matriz proximal)
- Cutícula (eponíquio): composta de tecido córneo, proveniente das regiões dorsal e ventral da dobra ungueal proximal e forma um

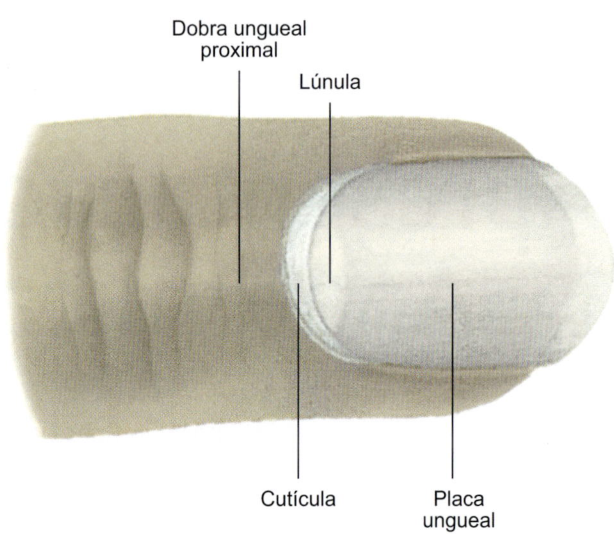

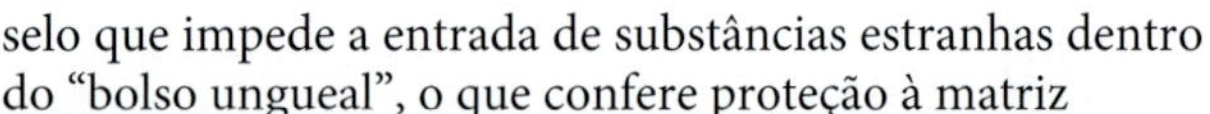

Figura 75.1 Aspectos anatômicos do aparelho ungueal. Adaptada de Wolf-Heidegger, 2006.

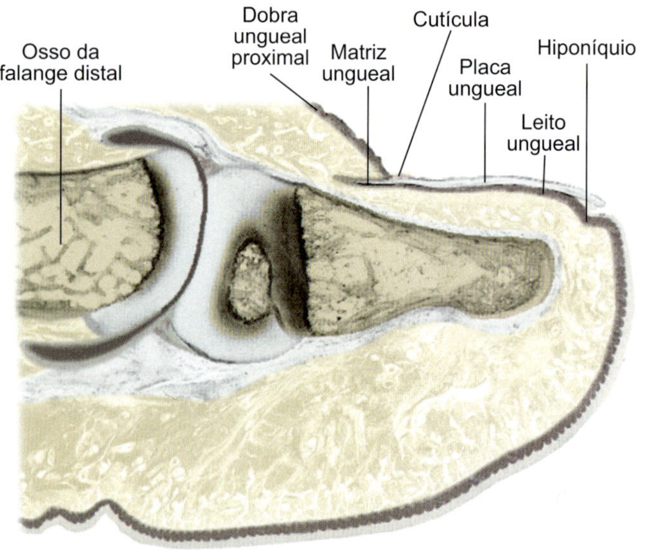

Figura 75.2 Secção sagital do aparelho ungueal. Adaptada de Wolf-Heidegger, 2006.

selo que impede a entrada de substâncias estranhas dentro do "bolso ungueal", o que confere proteção à matriz

- Matriz ungueal: responsável pela formação da placa ungueal. Pode ser dividida em três estruturas distintas – a matriz dorsal ou proximal, a matriz intermediária ou germinativa e a matriz ventral ou distal
- Lúnula: margem convexa da matriz intermediária que pode ser visualizada pela lâmina ungueal. Pode estar recoberta pela dobra ungueal proximal, mas geralmente é observada nas unhas dos háluces e dos polegares
- Leito ungueal: também denominado por alguns autores matriz estéril ou matriz ventral, trata-se da região ricamente vascularizada na qual a lâmina ungueal fica aderida quando emerge da matriz. Pode ser visualizado pela placa ungueal e tem coloração rósea, o que o distingue da matriz, que é branca
- Banda onicodérmica: margem distal do leito ungueal, ponto de decolagem da placa ungueal. Representa uma barreira à entrada de materiais na superfície abaixo da placa. O rompimento dessa barreira ocasiona a onicólise, isto é, a separação da lâmina do leito ungueal, podendo facilitar infecções
- Hiponíquio: extensão da epiderme ventral sob a placa ungueal, é marcado distalmente pelo sulco distal
- Sulco distal: demarcado entre as estruturas subungueais e a polpa do dedo.

Relação entre os componentes ungueais

Não há tecido subcutâneo entre a unidade ungueal, e o periósteo se localiza imediatamente abaixo. A inserção do tendão do músculo extensor localiza-se aproximadamente 12 mm próximo à cutícula. Na maioria das cirurgias ungueais, essa estrutura está fora do alcance, mas, na amputação do aparato, isso deve ser levado em consideração para preservar a mobilidade do dígito.

Matriz ungueal

A matriz se prolonga por cerca de 6 mm abaixo da dobra proximal, abriga as células-tronco da unha e se divide em proximal, intermediária e distal. A parte proximal localiza-se entre a borda da matriz e a superfície interna da dobra ungueal proximal, responsabilizando-se pela formação da chamada placa ungueal superficial. Essa parte da placa ungueal é fina, mas resistente e brilhante. A matriz intermediária forma a maior parte da lâmina ungueal e apresenta características histológicas distintas das outras partes. A matriz distal ou ventral se confunde com a porção proximal do epitélio do leito ungueal.

O formato da matriz é côncavo e crescente, e a sua porção distal costuma ser visível em algumas unhas como uma meia-lua branca – a lúnula. Essa concavidade apresenta cornos laterais, mais desenvolvidos nos háluces. Esse conhecimento é importante para que não se deixe tecido de matriz nos casos de amputação do aparato ungueal. Também é necessário considerar essa peculiaridade ao tratar as unhas encravadas do hálux: se não for tratado o corno lateral, pode haver recidiva do quadro.

A disposição da matriz e o seu funcionamento peculiar explicam o motivo de lesões produzidas na sua porção proximal ocasionarem alterações da superfície dorsal da placa ungueal, enquanto as que surgem na região da matriz distal resultarão em distúrbios na margem livre e no aspecto ventral da lâmina.

A coloração da matriz é branca nacarada, sendo facilmente separada da lâmina ungueal, sobretudo nos seus dois terços inferiores.

O epitélio da matriz não apresenta estrato granuloso. A matriz distal contém melanócitos, geralmente inativos, mas que podem, ocasionalmente, se ativar e transferir a melanina para os queratinócitos recém-produzidos. Outra situação consiste na hiperplasia dessas células. Em ambas as situações, ocorre depósito do pigmento escuro na placa ungueal, em faixa, a chamada melanoníquia longitudinal.

Leito ungueal

Estende-se desde a matriz até a banda onicodérmica, proximalmente ao hiponíquio. Todo o epitélio do leito é firmemente aderido à lâmina ungueal, ponto no qual ela se solta do leito. Essa região pode ser observada como uma faixa discretamente mais pálida e curva antes da margem livre da unha.

As células provenientes da matriz amadurecem com sua migração distal em direção ao leito. Alguns autores acreditam que, na ausência de doenças e sob condições normais, o epitélio do leito produz uma camada córnea delgada que adere ao aspecto ventral da lâmina. Essa questão é controversa na literatura, mas também é por esse motivo que o leito se denomina matriz ventral.

A avulsão da placa ungueal revela a existência de ranhuras longitudinais a partir da lúnula que são complementares àquelas vistas na parte ventral da lâmina. É dessa ação que surge o conceito de que a unha adere ao leito e corre, como se houvesse trilhos. Acredita-se que eles sejam gerados na margem livre da lúnula na superfície ventral da lâmina para serem gravados no leito. Logo após a perda da unha, essas ranhuras do leito desaparecem.

A coloração do leito é rósea e contrasta com a da matriz pela presença de vasos sanguíneos. Os capilares do leito ungueal são orientados longitudinalmente, no mesmo eixo das ranhuras. Isso explica as hemorragias em estilhaço vistas em algumas doenças ungueais com lesão dos vasos sanguíneos.

Dobras ungueais

As dobras ungueais circundam e emolduram três lados da placa. A dobra ungueal proximal tem o formato de cunha e corresponde a uma invaginação do epitélio do aspecto dorsal do dedo. Assim, ela apresenta superfícies distintas do ponto de vista histológico. A parte dorsal representa uma continuação da pele do dedo, sendo a parte ventral formada por um epitélio muito fino que adere fortemente à superfície da lâmina ungueal. A cutícula é a camada córnea de ambas as faces da dobra ungueal proximal e também adere ao aspecto dorsal da lâmina ungueal, selando o acesso ao "bolso ungueal". De fato, o sulco proximal é uma espécie de bolso sob a dobra ungueal proximal, enquanto os sulcos laterais são distalmente mais achatados e menos proeminentes.

Hiponíquio

Estrutura que sela o bolso ungueal por meio de uma camada córnea espessa; sob circunstâncias normais, é um verdadeiro obstáculo no momento da cirurgia (p. ex., quando se utiliza um elevador sobre a placa ungueal). A integridade do hiponíquio é crucial para a adesão saudável da placa no leito. Promove proteção contra a penetração de corpos estranhos e de sujeira, bem como a invasão de patógenos que não conseguem digerir a queratina. Portanto, essa região deve ser protegida de lesões causadas por trauma. Deve-se recomendar ao paciente que evite o uso de instrumentos pontiagudos e que tenha cautela na hora de fazer a higiene das unhas.

O pterígio inverso é uma condição caracterizada pela alteração das estruturas do hiponíquio. Há substituição do tecido epitelial normal por um tecido fibrótico, que torna o corte da unha potencialmente doloroso. Congênito ou adquirido, pode ser causado por trauma, uso de substâncias (p. ex., formaldeído) ou doenças cutâneas (p. ex., líquen plano e esclerodermia).

A polpa ungueal adjacente é rica em terminações nervosas livres, corpúsculos de Meissner e de Vater-Pacini.

Placa ungueal

Produto da matriz, compõe-se de células epiteliais queratinizadas e compactadas. Recobre o leito ungueal e a matriz intermediária e é curvada tanto no eixo longitudinal quanto no transverso. Isso possibilita que ela se encaixe nas dobras ungueais laterais e proximal, com uma forte adesão.

Notam-se três camadas histologicamente distintas de tecido córneo na lâmina ungueal. Essas camadas são arranjadas em uma estrutura tipo sanduíche, conforme mostrado na Figura 75.3.

A camada intermediária corresponde a cerca de dois terços da espessura da unha e apresenta as fibras de queratina dispostas e orientadas lateralmente. Ela fica protegida por uma camada mais fina, superficial, a camada dorsal, que corresponde a 25% da espessura da unha, e que se une à camada ventral, a mais fina de todas; ambas as camadas de fora apresentam fibras de queratina sem orientação preferencial.

A disposição diferenciada das fibrilas de queratina nas camadas confere à unha características tanto de resistência quanto de flexibilidade. A vantagem desse sistema reside no fato de que o corte lateral é facilitado em detrimento do corte longitudinal da unha, o que protege o aparelho ungueal do trauma, preservando a matriz e o leito. A desvantagem é que há uma tendência de descamação da queratina na parte distal, sobretudo quando a unha está molhada. Isso ocorre porque quem dá a estabilidade das fibras de queratina são proteínas ricas em cisteína, que formam pontes de dissulfeto entre si. Essa ligação pode ficar prejudicada quando houver água, trauma e outros produtos.

A parte ventral da placa ungueal apresenta ranhuras longitudinais complementares àquelas encontradas no leito, ao qual é firmemente acoplada.

A placa ungueal ganha espessura na medida em que cresce distalmente. Tem-se cerca de um quarto da lâmina ungueal localizada abaixo da dobra ungueal proximal, sobre a matriz da unha.

As unhas das mãos crescem, em média, 0,1 mm por dia; as dos pés cerca de 1 mm por mês. Esse conhecimento é útil para avaliar cronologicamente as alterações localizadas na placa ungueal e estabelecer o momento da lesão ou o início da doença.

Circulação sanguínea

As artérias radial e ulnar originam os arcos palmares superficial e profundo, que funcionam como uma rede vascular de anastomose entre esses dois vasos. Dessas arcadas, surgem quatro ramos alinhados aos dígitos: dois de cada lado dos dedos.

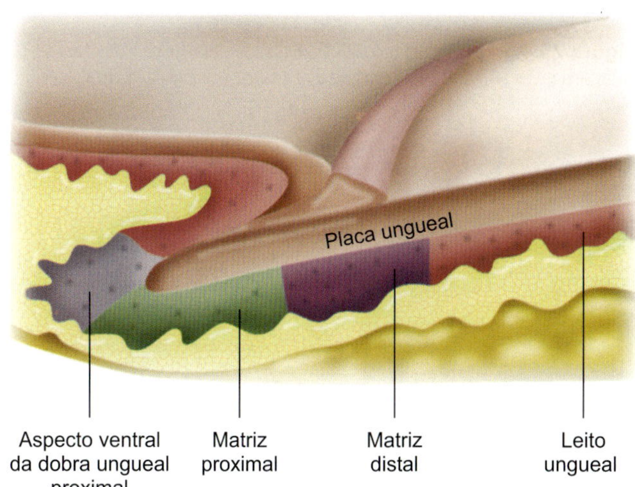

Figura 75.3 Disposição dos elementos anatômicos da unha. Adaptada de Wolf-Heidegger, 2006.

As artérias dorsais digitais são ramos da artéria radial, fazendo anastomoses com o arco palmar profundo e superficial e com os vasos palmares digitais antes de se dirigirem para a ponta dos dedos. As artérias palmares digitais fornecem a maior parte do suprimento sanguíneo para os dígitos (Figura 75.4). Elas recebem tributárias tanto dos arcos palmares profundos quanto dos superficiais.

O arco superficial fica distal, logo após a articulação interfalangiana distal. Ele supre a dobra ungueal e a inserção do tendão extensor.

A região subungueal é suprida pelos arcos subungueais proximal e distal, que, por sua vez, surgem de uma anastomose do arco palmar e do arco dorsal da dobra ungueal.

A maioria dos vasos dos dedos apresenta uma tortuosidade impressionante: alguns fazem ângulos de 270°. Funcionalmente, isso pode ser interpretado como uma proteção contra a oclusão, pois eles se dobram de maneira articulada.

A drenagem venosa dos dedos é feita por um sistema superficial e outro profundo. O sistema profundo acompanha o suprimento arterial. Superficialmente, têm-se as veias dorsal e palmar digital, que se situam em uma rede bastante arborizada, particularmente no aspecto dorsal.

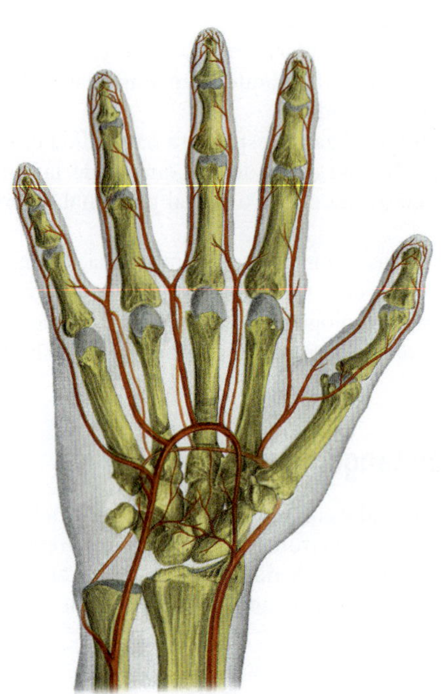

Figura 75.4 Suprimento arterial dos dedos. As artérias digitais se ramificam para suprir o leito ungueal, a matriz e a polpa digital.

Inervação do aparelho ungueal

Os tecidos periungueais são inervados pelos ramos dorsais dos nervos digitais. Eles correm ao longo de cada dedo em pares: nervos digitais volar e dorsal, terminando logo após a articulação interfalangiana distal. Lá eles se dividem em três ramos que suprirão o leito ungueal, a ponta do dedo e a polpa digital.

Os nociceptores cutâneos conferem um sistema de alarme para danos e lesões e são constituídos de corpúsculos de Pacini (receptores sensíveis ao movimento), de Ruffini (mecanorreceptores sensíveis à pressão) e terminações nervosas livres localizadas na junção dermoepidérmica. Há dois tipos principais de fibras nervosas – as rápidas, mielinizadas, e as lentas, desmielinizadas. As fibras A delta carregam a dor aguda e as fibras C, a dor crônica. Ambas são ativadas por esses receptores e transferem o impulso nervoso que será interpretado como dor pelo cérebro.

BIBLIOGRAFIA

Cohen PR. The lunula. Journal of the American Academy of Dermatology. 1996;34(6):943-53.

de Berker DAR, Baran R. Science of the nail apparatus. In: Baran R, de Berker DAR, Holzberg M, Thomas L (eds.). Baran & Dawber's diseases of the nails and their management. 4. ed. Oxford, England: Wiley-Blackwell; 2012. p. 1-50.

Ditre CM, Howe NR. Surgical anatomy of the nail unit. The Journal of Dermatologic Surgery and Oncology. 1992;18(8):665-71.

Haneke E. Anatomy of the nail unit and the nail biopsy. Seminars in Cutaneous Medicine and Surgery. 2015;34(2):95-100.

Haneke E. Surgical anatomy of the nail apparatus. Dermatologic Clinics. 2006;24(3):291-6.

McCarthy DJ . Anatomic considerations of the human nail. Clinics in Podiatric Medicine and surgery. 2004;21(4):477-91.

Palomo López P, Becerro de Bengoa Vallejo R, López López D, Prados Frutos JC, Alfonso Murillo González J, Losa Iglesias ME. Anatomic relationship of the proximal nail matrix to the extensor hallucis longus tendon insertion. Journal of the European Academy of Dermatology and Venereology. 2015;29(10):1967-71.

Perrin C. The 2 clinical subbands of the distal nail unit and the nail isthmus. Anatomical explanation and new physiological observations in relation to the nail growth. Am J Dermatopathol. 2008;30(3):216-21.

Solish D, Weinberg T, Murray C. Surface anatomy of the nail for the dermatologist. J Cutan Med Surg. 2016;20(5):467-9.

Wolf-Heidegger. Atlas de anatomia. 6.ed. Rio de Janeiro: Guanaba Koogan; 2006.

Wolfram-Gabel R, Sick H. Vascular networks of the periphery of the fingernail. Journal of Hand Surgery. 1995;20(4):488-92.

Zook EG. Anatomy and physiology of the perionychium. Clinical Anatomy. 2003;16(1):1-8.

76

Correção Cosmética Não Cirúrgica

Robertha Carvalho Nakamura

INTRODUÇÃO

A beleza das unhas é essencial para manter a autoestima de muitos pacientes, dependendo da saúde e da integridade de todos os elementos da unidade ungueal, como matriz, leito e placas ungueais, tecido periungueal e estruturas ósseas. Muitas vezes, o seu cuidado e sua limpeza são considerados um hábito social. Ao avaliar a saúde das unhas, deve-se considerar as seguintes características regionais:

- Placa ungueal: forma, tamanho, superfície e consistência
- Leito ungueal: adesão da placa ao leito, encurtamento do leito e cromoníquia
- Matriz ungueal: alteração da lúnula, melanoníquia e produção da placa ungueal
- Região periungueal: integridade da pele e cutículas
- Estruturas subungueais: irrigação e estrutura óssea.

Muitas lesões ungueais e periungueais necessitam de correção cosmética. Ela pode ser temporária, até a unidade ungueal recuperar sua integridade, ou crônica, visto que a alteração existente não tem capacidade de se regenerar.

Um exemplo de correção cosmética temporária seria a síndrome das unhas frágeis, provocadas por anemia, em que a correção do fator causal tende a recuperar a integridade ungueal. Um exemplo de correção cosmética crônica é a retirada de uma lesão tumoral em região de matriz. O procedimento cirúrgico pode provocar onicodistrofia permanente.

Produtos cosméticos utilizados para manter a integridade das unhas contêm ingredientes ativos que influenciam a função biológica da unha, apresentam propriedades terapêuticas e podem ser usados em casos de distrofias ungueais, cuja função é manter a saúde das unhas, melhorando o seu aspecto.

PLACA UNGUEAL

Produzida pela matriz ungueal, muitas vezes apresenta alteração da forma decorrente de fendas e quebra em porção distal da placa ungueal ou retirada cirúrgica de parte da placa para excisão de tumor ou biopsia.

A síndrome das unhas frágeis altera a superfície da placa com o surgimento de sulcos longitudinais, descamação lamelar e granulação. Na síndrome das 20 unhas, que se manifesta por traquioníquia, também ocorre essa alteração. Verifica-se um desnivelamento da superfície ungueal e, muitas vezes, da consistência da placa, que se torna facilmente dobrável e, muitas vezes, quebrável. Sua correção cosmética se dá com nivelamento da superfície, correção de descamação e hidratação – isso até o ressurgimento e a troca de uma nova placa ungueal.

Para corrigir fendas distais e laterais, indica-se o tratamento mecânico com tala ou emenda, o que é feito com fibra de vidro em forma de adesivo (Figura 76.1), que pode ser sobreposta por esmalte, ou cola em gel de cianocrilato (Figura 76.2), método mais popular, com resultado estético e funcional muito interessantes. Os métodos são usados até a regeneração da nova placa.

Os esmaltes com compostos de silicone (Figura 76.3), como o nonychosine V ou *Equisetum arvense*, são esmaltes selantes e corrigem a descamação lamelar temporariamente. Dependendo da composição química, ficam apenas na superfície ou atingem camadas da placa inferior, aumentando a coesão entre os onicócitos.

Esmaltes contendo fibra de vidro, acrilatos e polímeros aumentam a espessura da placa ungueal enquanto estão na superfície. Porém, aqueles com formol ou formaldeído e dimetilureia interagem quimicamente com a queratina da placa ungueal, impedindo a sua quebra, e têm a função de endurecer a placa ungueal.

Deve-se investigar a alteração da cor na superfície da placa ungueal. Na maioria das vezes, ocorre por deposição do pigmento dos esmaltes coloridos na queratina da placa ungueal. É preciso evitar esmalte com cor até sua renovação. Como prevenção, indica-se usar base para unhas antes do esmalte colorido.

LEITO UNGUEAL

Muitas vezes, há encurtamento do leito ungueal. Por mais que a produção e o crescimento da placa ungueal estejam normais, a adesão da placa ao leito não se dá em sua porção distal. Isso pode ocorrer por hipertrofia da dobra anterior, trauma ou procedimento cirúrgico local e infecção crônica, como onico-

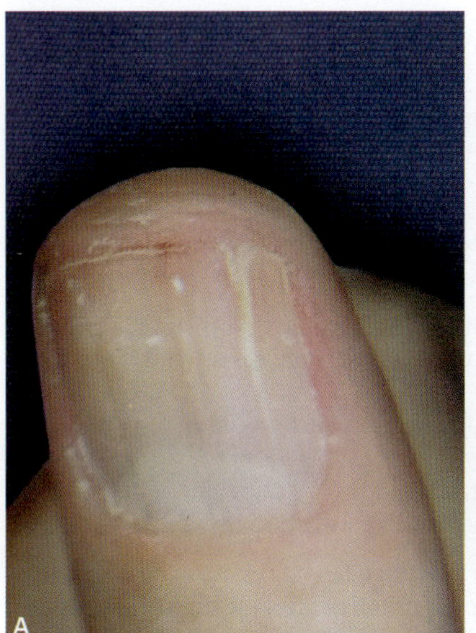

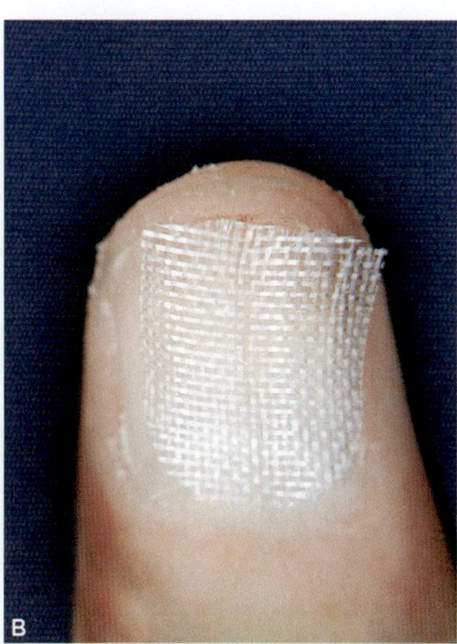

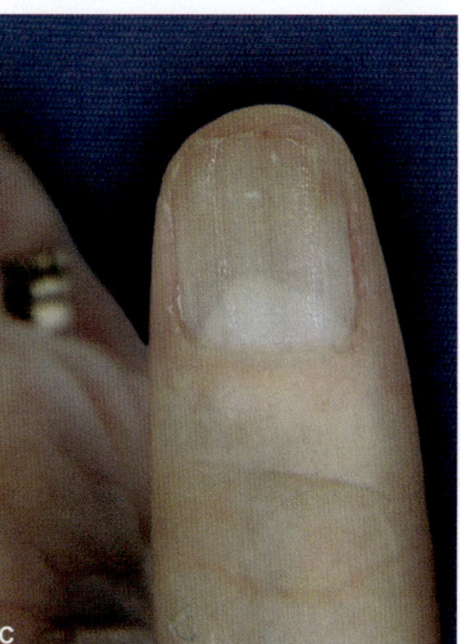

Figura 76.1 Correção de fenda distal (**A**) com fibra de vidro em forma de adesivo, sobreposta com esmalte (**B**), apresentando bom resultado estético (**C**).

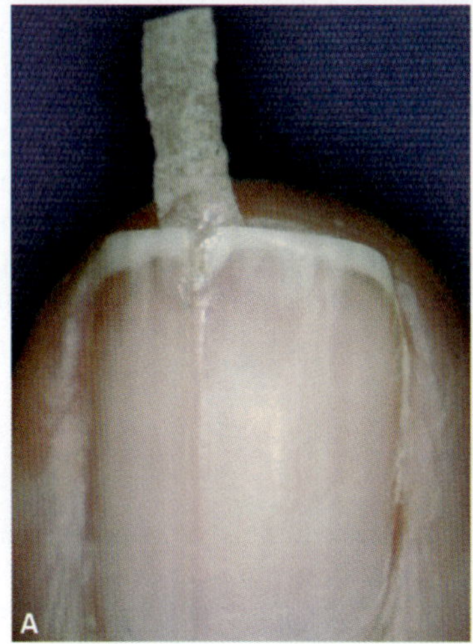

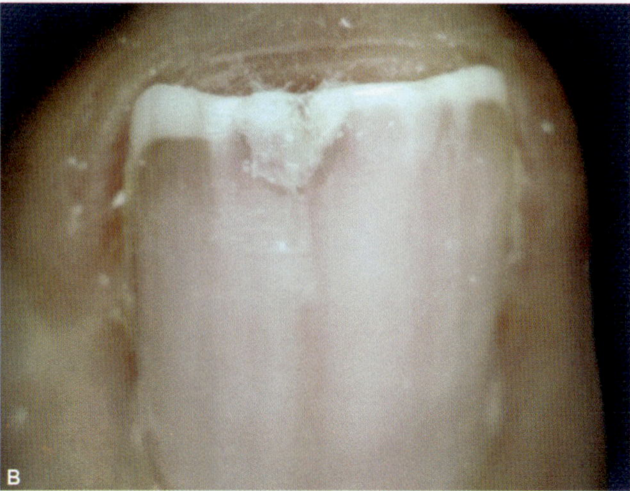

Figura 76.2 Correção de fenda distal com tala ou emenda feita com esparadrapo na região subungueal e com gota de cola de cianocrilato no dorso, na placa ungueal (**A**), apresentando bom resultado estético (**B**).

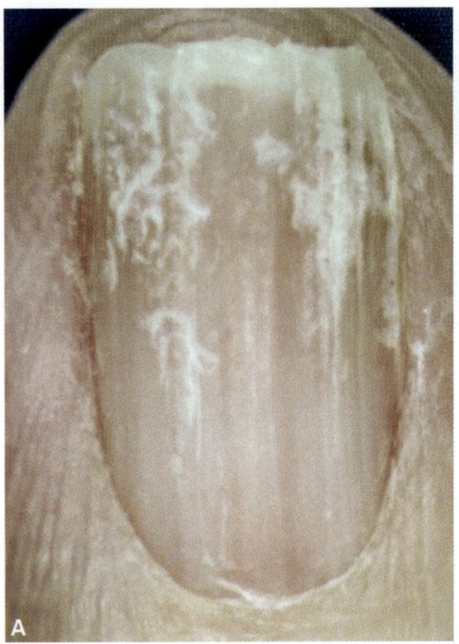

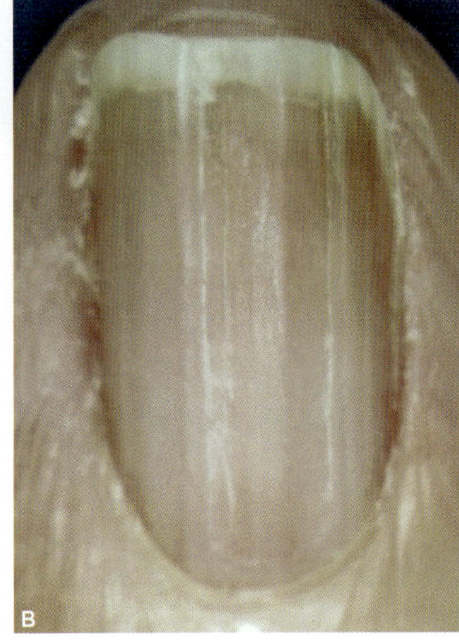

Figura 76.3 A. Desmação lamelar. **B.** Resultado após 2 meses de uso de esmalte selante composto de *Equisetum arvense* antes.

micose, que mantém a placa ungueal descolada do leito por um longo período, encurtando-o ou atrofiando-o.

Nesses casos, a correção cosmética corresponderia à diminuição da hipertrofia ou da região atrofiada e ao aumento da vascularização periférica dessa região para um alongamento do leito com adesão da placa ungueal. Trata-se de um procedimento lento, feito mensalmente, com excelente resultado estético.

Deve-se verificar alteração na cor do leito. Muitas vezes, ocorre alteração matricial, como melanoníquias, ou subungueal, como no caso de inflamação local ou ocorrência de tumor subungueal. Conforme cada caso, são necessárias investigação sistêmica ou intervenção local.

MATRIZ UNGUEAL

Estrutura mais nobre da unidade ungueal, é responsável pela produção da placa ungueal. Muitas doenças alteram a matriz em tamanho e função. Alguns exemplos são os tumores invasivos de matriz (p. ex., melanoma ou carcinoma espinocelular), as doenças inflamatórias (p. ex., líquen plano ungueal, que atrofia a matriz), procedimentos cirúrgicos na região e trauma local.

O tratamento de algumas patologias pode fazer a matriz se regenerar. Geralmente, isso ocorre quando o trauma cirúrgico não ultrapassa 3 mm de diâmetro, como o caso de um tumor glômico matricial pequeno ou uma biopsia com *punch* 3. Porém, o distúrbio pode ser permanente e necessitar de correção cosmética crônica. Isso ocorre quando de atrofia da matriz, localizada ou não.

Em casos nos quais o dano foi pontual e, ainda, há formação de placa ungueal incompleta, pode-se usar unhas autoadesivas, postiças de plástico ou confeccionadas em resina (polímero e monômero; Figura 76.4), fibra de vidro e acrilato. Para essas unhas, a base de apoio é a placa ungueal remanescente. Porém, em casos de perda completa aconselha-se o uso de próteses para melhora da autoestima do paciente (Figura 76.5).

As próteses estéticas são esculturas plásticas que simulam as pontas dos dedos. Servem para cobrir a última falange e manter o equilíbrio estético. São fabricadas em silicone ou elastômeros da família dos silanos (derivado do silício) e adaptadas individualmente para atender a necessidades específicas. Apesar de as próteses serem realistas, não funcionam tão bem como aquelas com sistema biônico.

REGIÃO PERIUNGUEAL

As estruturas a avaliar são a integridade da cutícula, o contorno periungueal e a pele ao redor das unhas. A produção da cutícula reflete a integridade de todas as estruturas do eponíquio. Tem importante papel protetor contra infecções bacterianas e fúngicas e sua manipulação deve ser cuidadosa. Não deve ser removida, porém é retirada frequentemente em razão do processo de adorno e embelezamento das unhas adotado por muitas mulheres pelo mundo. Empregam-se amolecedores e removedores de cutículas.

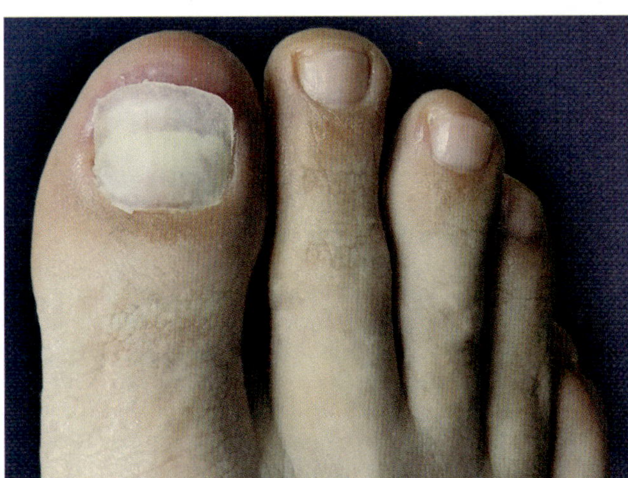

Figura 76.4 Dano em matriz ungueal com alteração lenta na formação de placa ungueal. Uso de resina (polímero e monômero) para fabricação de placa ungueal temporária, com a placa ungueal remanescente como base de apoio.

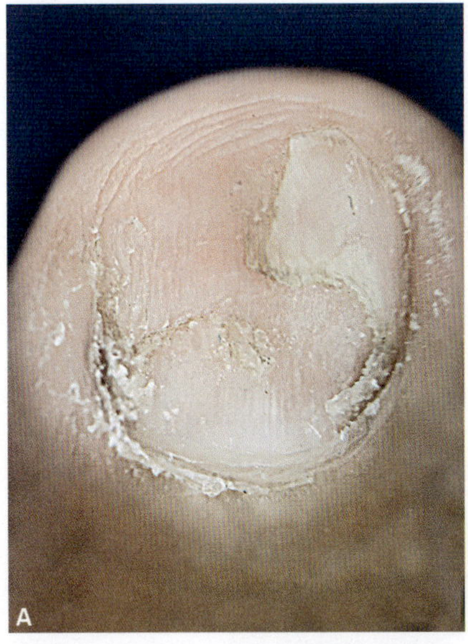
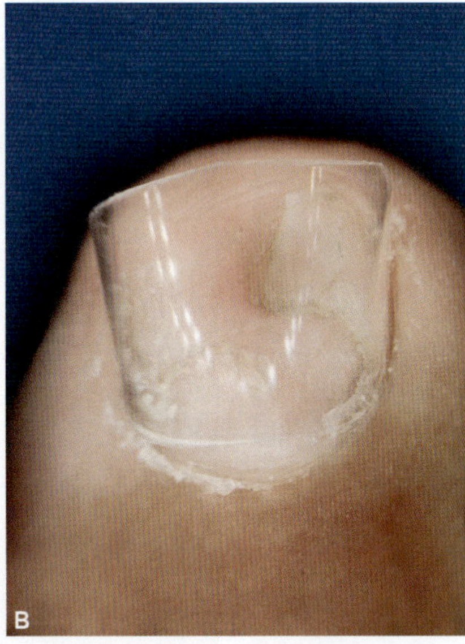
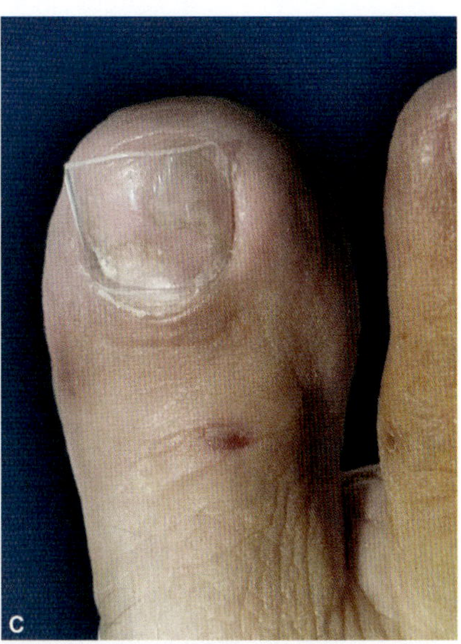

Figura 76.5 A. Dano ungueal pontual após remoção de lesão tumoral com formação incompleta de placa ungueal. **B** e **C.** Uso de unhas postiças de plástico até ocorrer a troca da placa ungueal.

Os amolecedores de cutículas são a melhor opção, pois suavizam a proteína para empurrar a cutícula e facilitar a remoção mecânica do excesso. São usados compostos por amônio quaternário (3 a 5%), ureia 20%, ácido láctico 10% e ácido salicílico (2%).

Os removedores de cutícula, dependendo do tempo de exposição, podem causar dermatite de contato por irritante primário. São usadas substâncias cáusticas, como os hidróxidos de sódio e de potássio, fosfato trissódico, pirofosfato tetrassódico e trielanolanina.

A lesão permanente dessa região refere-se ao pterígio ventral, que ocorre quando a matriz proximal sofre trauma ou é retirada cirurgicamente em razão da biopsia ou da excisão de lesões. Há fibrose, e a dobra proximal se funde com o leito, interrompendo, assim, a dobra ungueal. Nessas situações, a correção estética representa a melhor opção, embora não definitiva, mas mecânica. Pode-se usar polímero e monômero para produzir uma placa ungueal falsa, porém aderente, fibra de vidro fixada com esmalte ou unhas adesivas. Todas essas opções têm fixação temporária com o objetivo exclusivo de correção estética.

ESTRUTURAS SUBUNGUEAIS

A unidade ungueal depende de aporte sanguíneo e estrutura óssea íntegros. Quando da falha de um deles, pode haver comprometimento estético da ponta dos dedos.

A última falange serve de apoio para a unidade ungueal e, uma vez perdida a forma da unha, se modifica e não cresce mais corretamente. O corte curto e o uso de unhas falsas melhoram o aspecto estético local. A alteração vascular diminui a função periférica ou de estruturas nobres, principalmente a matriz ungueal, tendendo à atrofia local. Ambas as alterações merecem investigação por exames de imagem. Isso é necessário, inclusive, para avaliar possíveis alterações sistêmicas.

BIBLIOGRAFIA

Baran R, Dowber R, Haneke E, Tosti A. Nail consistency. In: Baran R, Dowber R, Haneke E,Tosti A, Bristow I (eds.). A Text Atlas of Nail Disorders Techniques in investigation and diagnosis. 3. ed. CRC Press; 2003. p. 166-73.

Bardazzi F, Morelli R, Stindi C, Tosti A. Treatment of brittle finger nails with biotin. Giornale Italiano di Dermatologia e Venereologia. 1993;128(12):699-702.

Barel A, Calomme M, Timchenko A, Paepe KD, Demeester N, Rogiers V et al. Effect of oral intake of choline-stabilized orthosilicic acid on skin, nails and hair in women with photodamaged skin. Arch Dermatol Res. 2005;297:147-53.

Chang RM, Hare HQ, Rich P. Treating cosmetically induced nail problems. Dermatol Ther. 2007;20(1):54-9.

Costa I, Nogueira L, Garcia P. Síndrome das unhas frágeis. An Bras Dermatol. 2007;82(3):263-7.

Diffey BL. The risk of squamous cell carcinoma in women from exposure to UVA lamps used in cosmetic nail treatment. British Jour Dermatol. 2012;167:1175-8.

Dimitris R, Ralph D. Management of simple brittle nails. Dermatologic Therapy. 2012;25:569-73.

Draelos ZD. Nail cosmetic issue. Dermatologic aspects of cosmetics. Dermatologic Clinics. 2000;18(4):675-83.

Draelos ZD. Nail cosmetic issues. In: Hordinsky M, Sawaya ME, Scher RK (eds.). Atlas of hair and nails. New York: Churchill Livingstone; 1999.

Gequelim GC, Kubota CY, Sanches S, Dranka D, Mejia MM, Sumiyab FM, Schmitt JV. Percepção de unhas frágeis entre pacientes dermatológicas: um estudo transversal. Anais Brasileiros de Dermatologia. 2013;88(6):1022-5.

Haneke E. Management of the aging nail. J Women's Health Care. 2014;3(6):204.

Haneke E. Onychocosmeceuticals. Journal of Cosmetic Dermatology. 2006;5(1):95-100.

Iorizzo M, Piraccini BM, Tosti A. Nail cosmetics in nail disorders. Journal of Cosmetic Dermatology. 2007;6:53-8.

Madnani NA, Khan KJ. Nail cosmetics. Indian J Dermatol Venereol Leprol. 2012;78:309-17.

Ribeiro LMB, Morais RS, Fachinelli FA. Mimetização ungueal. Rev Bras Cir Plast. 2013;28(4):1-3.

Scheinfeld N, Dahdah M J, Scher R. Vitamins and minerals: their role in nail health and disease. J Drugs Dermatol. 2007;6(8):782-7.

Sparavigna A, Caserini M, Tenconi B, De Ponti I, Palmieri R. Effects of a novel nail lacquer based on hydroxypropyl-chitosan (HPCH) in subjects with fingernail onychoschizia. J Dermatolog Clin Res. 2014;2(2):1013.

Van de Kerkhof PCM, Pasch MC, Scher RK, Kerscher M, Gieler U, Haneke E et al. Brittle nail syndrome: a pathogenesis-based approach with a proposed grading system. J Am Acad Dermatol. 2005;53(4):544-650.

77

Anestesia e Analgesia Após Procedimentos

Tatiana Villas Boas Gabbi

INTRODUÇÃO

O sucesso da cirurgia do aparelho ungueal requer anestesia eficaz e completa. Sem dúvida, o medo de sentir dor representa uma das grandes preocupações do paciente que se submeterá a um procedimento nessa região. Portanto, saber anestesiar o dedo é um pré-requisito básico para o cirurgião que pretende realizar cirurgias no local. Recomendam-se ter um bom conhecimento anatômico da unidade ungueal, estar familiarizado com a fisiopatologia da dor e conhecer os mecanismos dos anestésicos locais. Ainda que poucas, as contraindicações para a anestesia incluem circulação comprometida, infecção no local da injeção e alergia conhecida ao anestésico local.

O controle da dor no período pós-operatório é imprescindível para o conforto do paciente e para que se consiga realizar a limpeza adequada da ferida. Isso previne infecções e proporciona uma recuperação mais rápida e tranquila após a cirurgia.

AGENTES ANESTÉSICOS

Os nociceptores cutâneos são constituídos de receptores sensíveis ao movimento, à pressão e às terminações nervosas livres. As fibras nervosas são ativadas por esses receptores e transferem o impulso nervoso que será interpretado como dor pelo cérebro.

Os anestésicos locais funcionam pelo bloqueio das terminações nervosas livres: eles atuam nos canais de sódio dependentes de voltagem, despolarizam o nervo e impedem a transmissão da dor.

Há três agentes anestésicos principais, utilizados na anestesia digital – lidocaína, bupivacaína e ropivacaína – preferindo-se a lidocaína a 2% em tubetes de 1,8 mℓ.

Lidocaína

Agente anestésico mais amplamente utilizado, é extremamente seguro. Estima-se que sejam utilizadas mais de 300 milhões de doses por ano de lidocaína com epinefrina nos consultórios odontológicos dos EUA.

Destaca-se por sua rápida absorção e anestesia quase instantânea dos diminutos nociceptores cutâneos. O tempo de início de ação é rápido, de 1 a 3 min, mas tem uma duração mais curta (1 a 2 h) que os demais anestésicos locais.

Ropivacaína

Utilizado a 1%, esse anestésico local apresenta um início de ação rápido, comparável ao da lidocaína, de cerca de 4 a 5 min, e uma duração prolongada, de até 20 h. Por esse motivo, talvez seja atualmente o mais próximo do anestésico ideal para utilização na cirurgia do aparelho ungueal. Ainda tem outras vantagens: é mais segura que a bupivacaína, apresenta menor potencial cardiotóxico e efeito vasocontritor inerente, em contraposição ao efeito vasodilatador da lidocaína, com o benefício adicional de um campo cirúrgico exangue.

Uma desvantagem de um anestésico com duração prolongada é mascarar potenciais complicações, como síndrome compartimental, isquemia ou infecção. Sua principal desvantagem consiste no custo elevado.

Bupivacaína

A bupivacaína a 0,5% tem um tempo de ação lento, de cerca de 41 min, mas apresenta um tempo de duração intermediário, de cerca de 8 h.

Epinefrina

Alguns autores recomendam o uso da epinefrina na anestesia do aparelho ungueal desde que não haja contraindicações. Nesses casos, tanto a lidocaína qaunto a bupivacaína podem ser utilizadas com a epinefrina na dose de 1:100.000. Entre as contraindicações para o uso de vasoconstritores, estão: doença vascular periférica grave; síndrome de Raynaud; e tromboangeíte obliterante. A vantagem de utilizar a epinefrina seria a possibilidade de aumentar consideravelmente o tempo de duração da anestesia e reduzir o sangramento no período pós-operatório. Apesar disso, acredita-se que se trate de um risco desnecessário, preferindo-se o uso do torniquete durante o procedimento cirúrgico.

PREPARAÇÃO GERAL

Independentemente do tipo de anestesia escolhido e até mesmo do agente anestésico, a anestesia, em si, provoca dor. Isso acontece por dois motivos distintos e não relacionados: a picada com a agulha e a infiltração do líquido.

A introdução da agulha ativa os corpúsculos de Pacini e os mecanorreceptores, que, na sequência, transmitirão o estímulo pelas fibras rápidas, levando à sensação dolorosa de pontada. Já a infiltração do anestésico causará distensão rápida do tecido e uma irritação química que ativará as terminações livres e produzirá uma dor mais intensa e contínua.

Algumas medidas podem ser tomadas para diminuir a dor da anestesia: usar uma agulha mais fina, injetar mais lenta e continuamente, e utilizar anestésico aquecido ou tamponar o anestésico com o uso do bicarbonato. No momento da anestesia, alguns profissionais utilizam técnicas para distrair o paciente, como uso de vibração, frio e música, entre outras.

Seringas e agulhas

Como invariavelmente se aplica a anestesia do aparato ungueal contra a resistência, é obrigatório o uso de seringas com sistema de rosqueamento com a agulha ou *luer-lock*. Recomendam-se a seringa carpule e os anestésicos em tubetes pela menor força necessária para a anestesia, mesmo com o calibre reduzido da agulha.

Indica-se o uso de agulhas 30 G, visto que as mais finas têm punção menos dolorida e limitam a velocidade de infiltração do líquido, o que, por sua vez, reduz a dor da anestesia. Indica-se o uso de agulhas gengivais 30 G extracurtas, mais indicadas para esse tipo de procedimento.

pH da solução anestésica

A lidocaína a 1% tem um pH ácido (pH = 6,09), e a solução pronta de lidocaína com epinefrina o pH ainda mais baixo, cerca de 1.000 vezes mais ácido que o tecido subcutâneo normal. Isso ocorre porque ela é acidificada para aumentar a sua estabilidade e prolongar a sua validade.

Adicionar o bicarbonato a 8,4% ao anestésico local controla a acidez da solução e a eleva a um pH mais fisiológico – isso reduz a dor da injeção de maneira bastante significativa. No entanto, é fundamental que o tamponamento seja realizado na hora da utilização porque a epinefrina é volátil e, sob pH fisiológico, com o tempo, sua concentração decai e a mistura perde as suas propriedades vasoconstritoras.

O tamponamento da solução pronta de lidocaína com epinefrina se faz adicionando 1 a 1,8 mℓ de bicarbonato de sódio a 8,4% para cada 10 mℓ da solução.

Aquecimento do anestésico

Manobra pouco utilizada, mas capaz de reduzir a dor da injeção tanto de anestésicos tamponados quanto não tamponados. Comparando-se lado a lado o aquecimento com o tamponamento, este último parece ser mais eficiente. No entanto, a combinação de ambas as técnicas consistentemente leva a uma injeção menos dolorosa, sem perda da eficiência ou da duração da ação da anestesia.

TIPOS DE ANESTESIA

Dispõe-se de diferentes tipos de anestesia para cirurgia de unha: bloqueio digital proximal; bloqueio distal do dígito; bloqueio metacárpico para os dígitos vizinhos; e bloqueio digital transtecal – todos representados na Figura 77.1. O bloqueio metacárpico para os dígitos vizinhos é útil em cirurgias extensas e o bloqueio digital transtecal revela-se interessante para os dedos longos da mão, evitando risco de lesão aos feixes neurovasculares dos dedos.

Anestesia geral é raramente indicada, com exceção das crianças ou por motivos psicológicos em adultos. A anestesia infiltrativa resulta da anestesia das menores fibras nervosas e bloqueia a transmissão inicial da percepção de dor. Contudo, os bloqueios neurais agem nas fibras nervosas maiores e, portanto, levam um tempo maior para agirem, pois precisam difundir-se nos nervos e despolarizar suas membranas, bloqueando a condução do impulso nervoso. Sem nenhuma dúvida, os mais utilizados são o bloqueio digital proximal e distal.

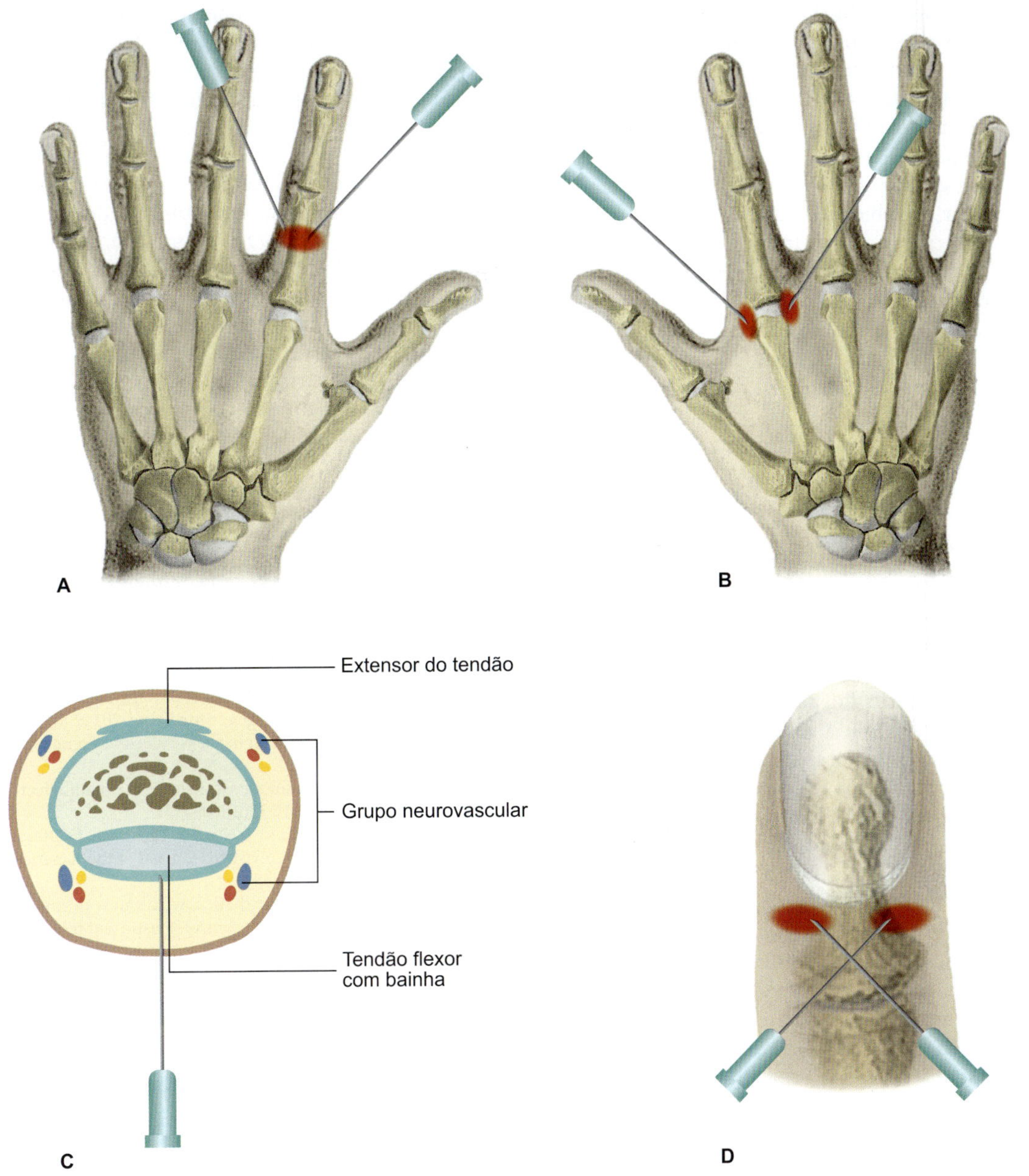

Figura 77.1 Anestesia da unidade ungueal. **A.** Bloqueio digital proximal. **B.** Bloqueio metacárpico. **C.** Bloqueio transtecal no sulco volar da articulação metacarpofalangiana. **D.** Bloqueio distal com os pontos de inoculação. Adaptada de Wolf-Heidegger, 2006.

Bloqueio digital proximal

Geralmente, utilizam-se 3,6 mℓ de anestésico local (agente único ou solução anestésica), que pode ser aplicado com o carpule acoplado a uma agulha gengival 30 G.

Técnica

Injeta-se na base do dedo, dos lados ulnar e radial, aproximadamente 0,5 mℓ do anestésico de maneira anterógrada em direção à superfície dorsal. A seguir, a agulha é redirecionada ao ponto de entrada e, sem removê-la do local, procede-se à injeção do feixe neurovascular. Com o carpule, não é possível checar se a agulha está na artéria digital, mas recomenda-se aspirar a seringa nesse ponto. Na prática, quando da realização dessa técnica, a injeção é feita em múltiplos pontos para evitar esse problema. Ambos os lados do dedo devem ser tratados para uma anestesia efetiva. A vantagem dessa modalidade consiste na possibilidade de anestesiar unhas que estejam bastante inflamadas e de haver apenas dois pontos de injeção.

Bloqueio distal do dígito

Considerada a melhor modalidade anestésica para as cirurgias da unidade ungueal, trata-se de uma técnica segura e eficaz para a realização de praticamente qualquer procedimento cirúrgico dessa região, podendo ser utilizada tranquilamente como substituta do bloqueio digital proximal. É um procedimento que usa um volume menor de anestésico e é rápido e bem tolerado, sobretudo quando se aplica a técnica corretamente.

Técnica

Com a palma voltada para baixo, insere-se a agulha 30 G de 2 a 3 mm proximalmente ao ponto de intersecção da dobra ungueal proximal e lateral, em direção à lateral do dedo. É comum o anestésico causar um branqueamento no local. Em um dedo da mão, o volume utilizado é de cerca de um terço ou metade do carpule para cada lado do dígito, totalizando 1,2 a 1,8 mℓ de lidocaína a 2% por dedo. No hálux, usa-se, em média, um carpule para cada lado.

A pressão deve ser constante para que o anestésico flua antes de a agulha ser percebida, conforme se avança na anestesia da região. Descreve-se uma técnica em que se fazem várias punturas: em direção ao aspecto dorsal do dedo, paralelamente à dobra ungueal e ao longo da dobra proximal até a ponta do dígito. Além disso, alguns cirurgiões costumam anestesiar apenas um dos lados, se este for o caso. Está padronizado o bloqueio digital distal bilateral para todos os procedimentos da unidade ungueal. Costuma-se realizar duas injeções de cada lado: uma perpendicularmente ao dedo e outra paralelamente à dobra ungueal proximal.

ANALGESIA PÓS-OPERATÓRIA

Independentemente da modalidade anestésica adotada, representa uma prática relativamente comum fazer o bloqueio do dígito com anestésicos de longa duração no fim do procedimento para maior conforto do paciente. O corticosteroide injetável diluído pode ser usado em algumas situações para melhora do edema, da inflamação e, consequentemente, da dor, no período pós-operatório.

O paciente deve ser orientado quanto aos três grandes possíveis problemas nesse período: sangramento, dor e infecção. O curativo auxilia na contenção do sangramento e, também, da dor. Deve-se fazer um curativo padronizado, com gaze e ataduras, evitando o uso de esparadrapos sobre a ferida cirúrgica para que não haja dor na hora da troca. O primeiro curativo deve ser trocado de 24 a 48 h, conforme o tipo de procedimento realizado. É importante que o cirurgião faça essa primeira troca para examinar o aspecto da ferida operatória e esclarecer dúvidas do paciente, uma vez que a cirurgia do aparelho ungueal costuma produzir bastante ansiedade e insegurança.

Recomenda-se manter o membro elevado nas primeiras 48 h após o procedimento cirúrgico. Essa orientação é fundamental, pois promove a redução da dor do período pós-operatório, além de ser útil para evitar o sangramento excessivo.

Nas cirurgias das unhas dos dedos do pé, orienta-se o paciente a levar um chinelo de dedo para que o curativo caiba no calçado. Além disso, ele deve permanecer em repouso nas primeiras 48 h para evitar sangramento, dor e infecção.

Em muitos casos, prescrevem-se analgésicos, mas isso depende muito do tipo de procedimento. Alguns cirurgiões indicam anti-inflamatórios não hormonais nos primeiros 3 dias, para melhora do edema e da dor. Indica-se dipirona ou paracetamol nas cirurgias de fenolização da matriz ungueal e opiáceos para as cirurgias que envolvem sutura da unidade ungueal; estes podem ser combinados com analgésicos de maneira alternada para maior conforto do paciente.

BIBLIOGRAFIA

Chowdhry S, Seidenstricker L, Cooney DS, Hazani R, Wilhelmi BJ. Do not use epinephrine in digital blocks: myth or truth? Part II. A retrospective review of 1111 cases. Plastic and Reconstructive Surgery. 2010;126(6):2031-4.

Davies T, Karanovic S, Shergill B. Essential regional nerve blocks for the dermatologist: Part 2. Clinical and Experimental Dermatology. 2014;39(8):861-7.

Hogan ME, Perampaladas K, Machado M, Einarson TR, Taddio A. Systematic review and meta-analysis of the effect of warming local anesthetics on injection pain. Annals of Emergency Medicine. 2011;58(1):86-98.

Ilicki J. Safety of epinephrine in digital nerve blocks: a literature review. J Emerg Med. 2015;49(5):799-809.

Jellinek NJ, Vélez NF. Nail surgery: best way to obtain effective anesthesia. Dermatologic clinics. 2015;33(2):265-71.

Krunic AL, Wang LC, Soltani K, Weitzul S, Taylor RS. Digital anesthesia with epinephrine: an old myth revisited. Journal of the American Academy of Dermatology. 2004;51(5):755-9.

Lalonde D, Wong A. Local anesthetics: what's new in minimal pain injection and best evidence in pain control. Plastic and reconstructive surgery. 2014;134(4S-2):40S-9S.

Rich P. Nail biopsy: indications and methods. Dermatologic Surgery. 2001;27(3):229-34.

Weinberg T, Solish M, Murray C. Digital anaesthesia and relevant digital anatomy for the dermatologist. Journal of Cutaneous Medicine and Surgery, 2017;21(5):467-71.

Wolf-Heidegger. Atlas de anatomia. 6.ed. Rio de Janeiro: Guanabara Koogan; 2006.

78

Biopsia Ungueal

Letícia Bueno Nunes da Silva, Sergio Henrique Hirata

INTRODUÇÃO

Faz-se a biopsia ungueal em casos de diagnóstico de tumores benignos e malignos, diagnóstico de doenças inflamatórias que acometem o aparelho ungueal, como psoríase e líquen plano, e quando se deseja o diagnóstico de infecção fúngica na placa ungueal.

Para oferecer maior segurança durante a intervenção, recomenda-se evitar biopsias ungueais em pacientes imunocomprometidos, diabéticos ou com doença vascular periférica.

ANATOMIA DO APARELHO UNGUEAL

O aparelho ungueal é uma estrutura complexa, tornando-se o conhecimento anatômico de suas estruturas fundamental para o dermatologista que deseja realizar um procedimento cirúrgico, evitando biopsias inadequadas e minimizando o risco de distrofia ungueal.

A lâmina ungueal compreende um dos componentes da polpa digital e forma a unidade funcional do dígito. Tem uma anatomia distinta com uma rede vascular complexa e rica inervação, além de estruturas neurais especializadas responsáveis pelo tato, pela pressão e pela propriocepção da ponta do dedo. O aparelho ungueal pode ser subdividido em quatro diferentes estruturas, apresentadas a seguir e ilustradas na Figura 78.1.

Matriz ungueal

Tecido delicado e frágil, localiza-se abaixo da dobra ungueal proximal (DUP). Origina a lâmina ungueal e pode ser subdividida em matriz distal ou intermediária e matriz proximal, responsáveis, respectivamente, pela produção da porção inferior da lâmina ungueal e pela produção da porção superior da lâmina ungueal (Figura 78.2). A porção mais distal da matriz forma a lúnula, visível por transparência na lâmina ungueal. Os melanócitos no epitélio da matriz estão normalmente dormentes e sua densidade é a mesma em ambas as porções da matriz ungueal.

A matriz ungueal é vulnerável a cirurgia e trauma, e uma biopsia acima de 3 mm de diâmetro realizada na região da matriz ungueal pode causar distrofia permanente da unha. Cerca de 81% da celularidade da lâmina ungueal é fornecida pela metade mais proximal da matriz. Por esse motivo, cirurgias que envolvam a metade mais distal da matriz são menos propensas à distrofia ungueal.

Leito ungueal

Continuação distal da matriz, inicia-se na borda livre da lúnula até o hiponíquio. Prende e fixa a placa ungueal firmemente ao tecido conjuntivo adjacente e ao osso. Funciona como "trilho" para o crescimento da placa ungueal. O leito ungueal dá o formato arredondado da borda livre da unha. Sua borda distal é formada pela banda onicodérmica, que veda a unha distalmente.

Tecido periungueal

Dá o formato da lâmina ungueal, servindo como moldura desta. É formado pela DUP e pelas dobras laterais. Em sua porção medial, a DUP produz a cutícula que forma o eponíquio, responsável pela vedação proximal da placa ungueal. A porção distal da dobra ungueal é formada pelo hiponíquio, que compreende a transição do leito ungueal para o sulco distal.

Articulação, tendões e osso

Representa o suporte ao formato e ao tamanho da unha. A falange terminal tem influência no crescimento ungueal.

BIOPSIA DO APARELHO UNGUEAL | TÉCNICAS, PRINCÍPIOS E PRINCIPAIS LOCALIZAÇÕES

As técnicas e indicações da biopsia ungueal são divididas, didaticamente, de acordo com a localização anatômica do aparelho ungueal que se deseja estudar: lâmina ungueal; dobras ungueais; leito ungueal e matriz ungueal; ou toda a unidade ungueal.

Biopsia da lâmina ungueal

Utilizada para distinguir a melanina de hemossiderina e, também, para o diagnóstico etiológico da distrofia ungueal: fúngico × psoríase ungueal.

As técnicas utilizadas consistem em (Figura 78.3):

- *Punch*: geralmente se realiza a biopsia da lâmina ungueal com *punch* 3 a 4 mm apenas da placa ungueal, sendo útil

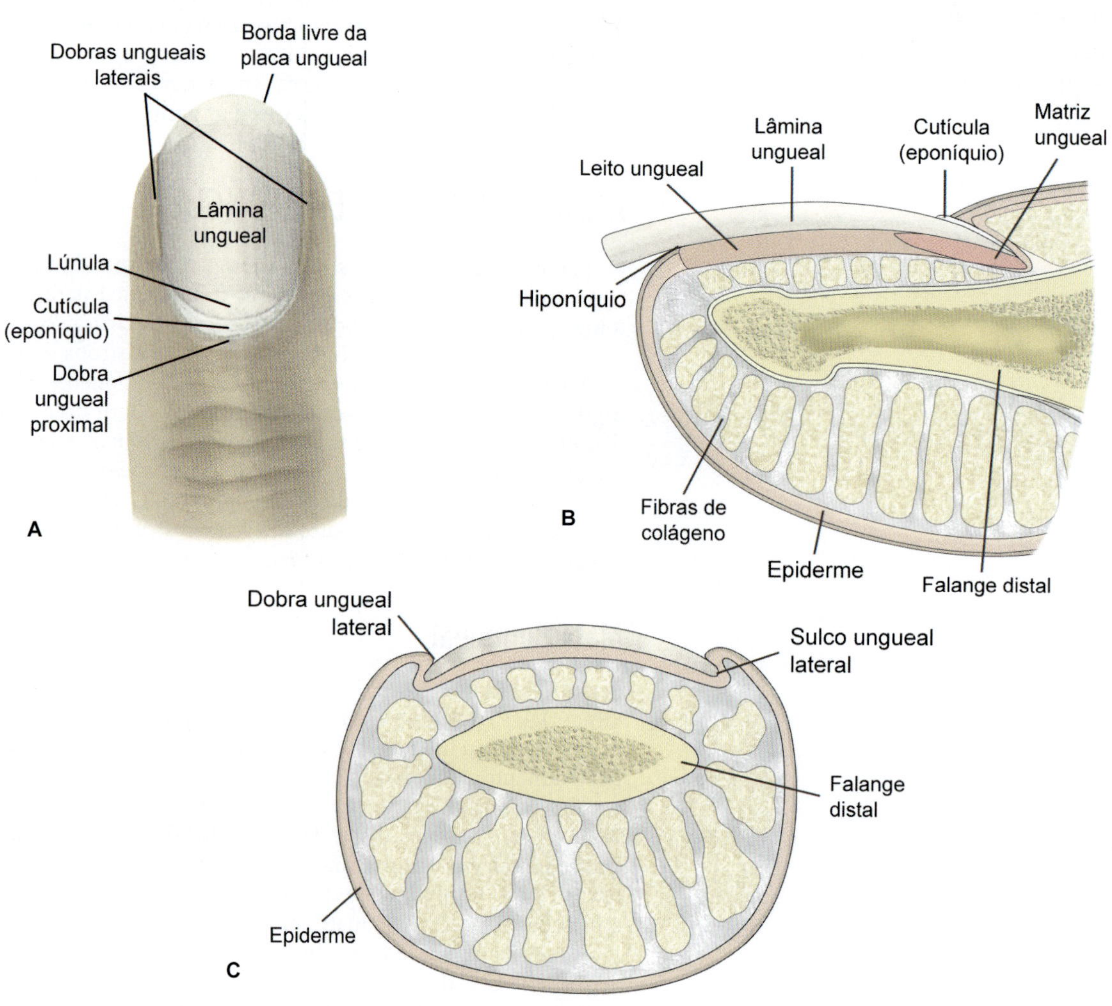

Figura 78.1 Anatomia do aparelho ungueal. **A.** Visão dorsal. **B.** Corte sagital. **C.** Corte transversal. Adaptada de Wolf-Heidegger, 2006.

para infecções fúngicas que se estendam além da porção distal da unha. Deixar a unha de molho 10 min em água morna ajuda na realização do exame

- *Clipping* ungueal: com uma tesoura ou um alicate adequado, realizar a remoção distal da lâmina ungueal na área com onicólise, geralmente paralela à borda livre ou em formato de V, com no mínimo 5 mm no sentido longitudinal e 2 mm no transversal, para fixação adequada do fragmento na parafina.

Biopsia da dobra ungueal proximal

Indicada para biopsia de nevo na DUP, pseudocistos mixoides e fibroqueratomas pequenos próximos à porção distal da DUP.

Há três técnicas para biopsiar essa área, dependendo da indicação:

- *Punch* 2 mm ou *shaving* com lâmina de barbear: quando as indicações forem as mesmas das biopsias de pele convencionais, pode-se realizar um *punch* 2 mm. Deve-se preservar a margem distal da DUP. Para biopsias mais superficiais, a técnica de *shaving* com lâmina de barbear é a mais indicada pelo risco de o trauma da matriz ser menor
- Remoção da DUP em crescente (Figura 78.4 A): quando há necessidade de remover quantidade maior de tecido, realiza-se uma excisão em formato crescente de 2 a 3 mm de espessura. Não se deve exceder 3 a 4 mm na sua maior largura. Deixa-se cicatrizar por segunda intenção

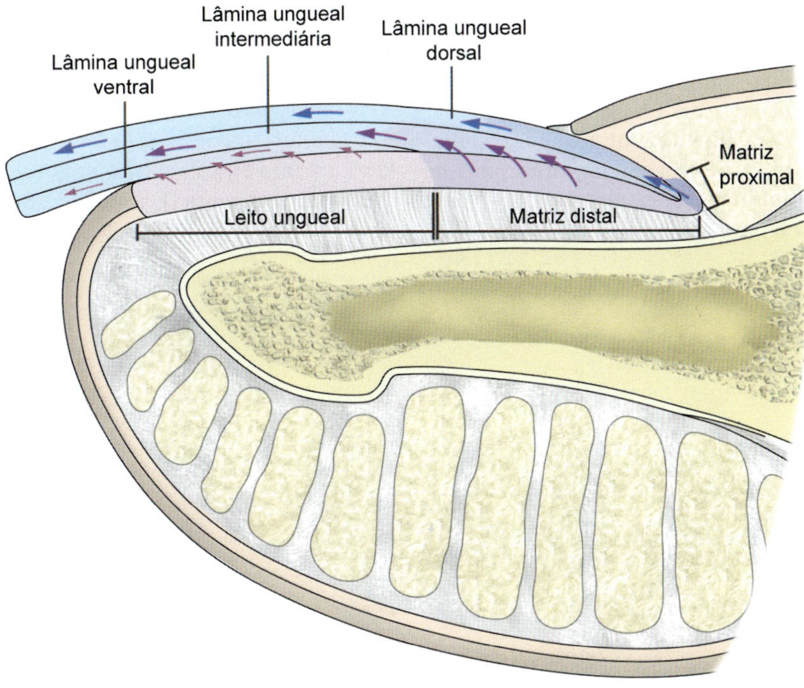

Figura 78.2 Anatomia da matriz ungueal.

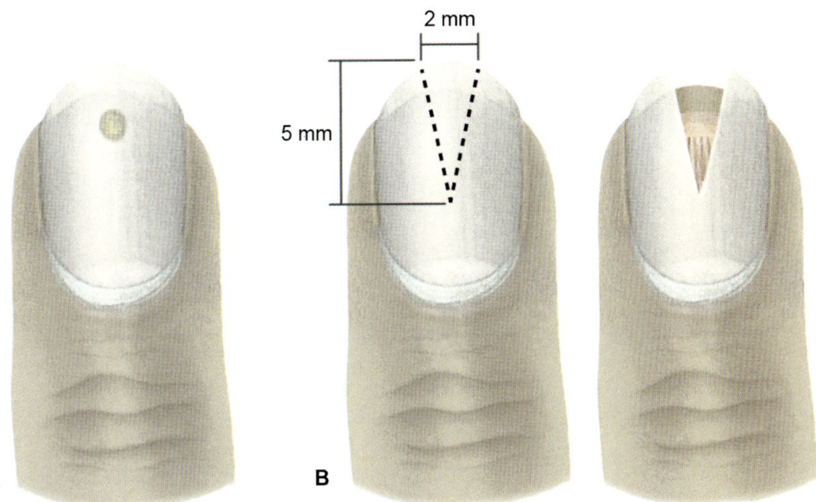

Figura 78.3 Métodos de biopsia da lâmina ungueal. **A.** Biopsia por *punch* da lâmina ungueal. **B.** *Clipping* ungueal, incisão em formato de V na lâmina ungueal no local de onicólise. Adaptada de Wolf-Heidegger, 2006.

- Remoção em cunha: quando a lesão se localizar na porção medial da DUP, realizam-se uma cunha e, depois, duas incisões nas porções laterais da dobra ungueal, separando-a da unha adjacente, o que possibilita o fechamento da ferida operatória, deixando os defeitos secundários laterais cicatrizarem por segunda intenção (Figura 78.4 B). Quando a lesão se localizar na porção lateral da DUP, realiza-se a cunha, e, para fechamento, faz-se apenas uma incisão de relaxamento na região da dobra ungueal oposta (Figura 78.4 C).

Biopsia do leito e da matriz ungueal

A biopsia do leito ungueal é feita para diagnóstico de tumores e quando da suspeita de doenças inflamatórias, como líquen plano e psoríase, em que se deseja avaliar a placa e o leito ungueal.

Deve-se considerar alguns aspectos ao se realizar uma biopsia de leito ungueal:

- Defeitos no leito ungueal > 4 mm podem levar à onicólise permanente. O ideal é não exceder essa largura
- É importante avaliar se a análise da lâmina ungueal sobreposta ao leito é significativa. Se esta não for importante na análise, a avulsão da lâmina ungueal sobreposta ao leito deve ser feita previamente à biopsia
- Para facilitar a biopsia de leito ungueal translaminar por *punch*, previamente pode-se diminuir a espessura da lâmina ungueal com lixamento desta por meio de uma lixa ou um motor elétrico.

Já a biopsia da matriz ungueal é feita quando da suspeita de tumores de origem na matriz ungueal e para diagnóstico diferencial das melanoníquias longitudinais e em algumas outras patologias ungueais.

Técnicas de biopsia sem avulsão da lâmina ungueal

Biopsia do leito e da matriz ungueal por *punch*

Punches acima de 3 mm são restritos para biopsias da lâmina ungueal. Quando se quer biopsiar a matriz ungueal, o ideal é utilizar *punches* abaixo de 3 mm, que geralmente não causam deformidades posteriores, principalmente se o procedimento for realizado na porção mais distal da matriz.

Técnica de duplo *punch* de Siegle e Swanson

O primeiro passo é utilizar um *punch* largo (6 mm) para remover a lâmina ungueal. Após a sua remoção, um segundo *punch* de 3 a 4 mm biopsia o leito ungueal através do defeito criado pelo primeiro *punch* (Figura 78.5). Se for biopsiar a matriz, utilizar *punches* menores que 3 mm para evitar distrofia ungueal.

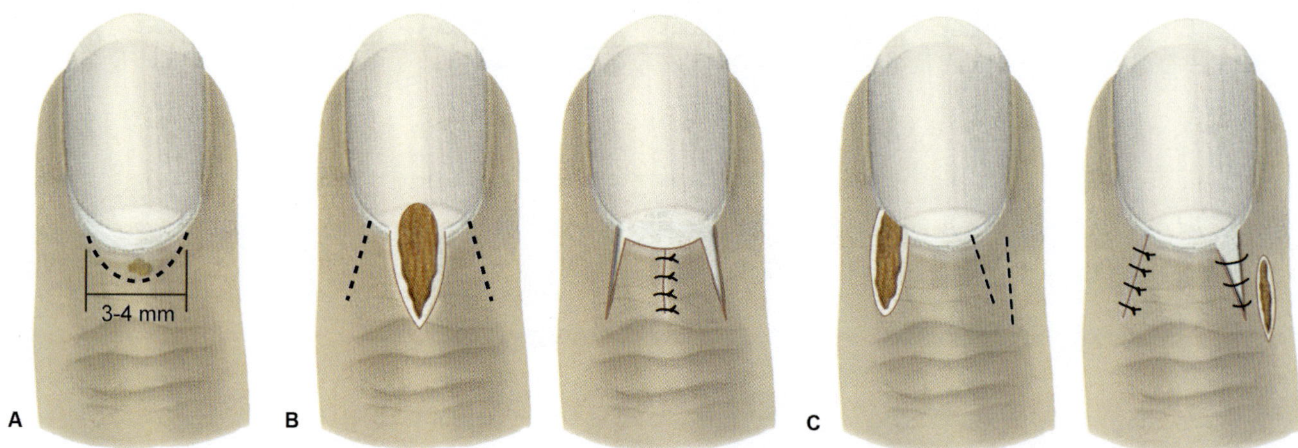

Figura 78.4 A. Biopsia em crescente. **B.** Biopsia de lesão na DUP medial. **C.** Biopsia de lesão na DUP lateral. Adaptada de Wolf-Heidegger, 2006.

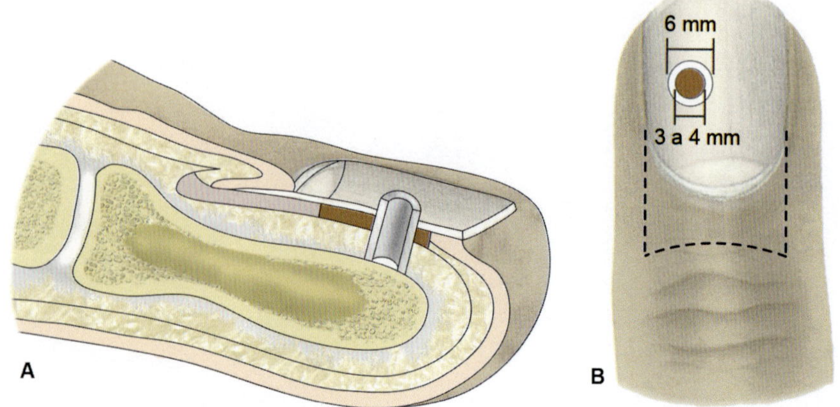

Figura 78.5 A e **B.** Esquematização da técnica de biopsia de leito ungueal por duplo *punch*. Adaptada de Wolf-Heidegger, 2006.

Por último, o disco de 6 mm de unha é colocado de volta sobre o leito ungueal.

Quando o *punch* atinge o periósteo, usar tesoura afiada pontiaguda Gradle ou LaGrange suavemente inserida no periósteo para liberar a amostra. Como a matriz compreende um tecido muito delicado, pode-se utilizar uma agulha 30 G em vez de pinça para remover o tecido. Aplicar pressão na lâmina ungueal adjacente ao local do *punch* ajuda a remover a biopsia. Evitar o uso de pinça para não estragar a amostra.

Técnicas com avulsão da lâmina ungueal

Para ter acesso ao leito e à matriz ungueal, a lâmina ungueal pode ser avulsionada de duas maneiras - parcial ou total -, além de ser acessada para avulsão por via proximal ou distal.

Modos de remoção da lâmina ungueal

Para biopsias de leito ungueal, geralmente três formas de avulsão são utilizadas e o acesso geralmente se dá por via distal. Para a biopsia da matriz ungueal e do leito ungueal, utiliza-se a avulsão proximal total ou parcial da unha. Deve-se sempre descolar a placa ungueal apoiando a espátula na lâmina, e não no leito ou na matriz, para evitar traumas.

Avulsão parcial longitudinal

Descola-se a placa ungueal via borda livre da unha e, com uma tesoura reta ou alicate curvo, corta-se a placa longitudinalmente em dois locais, sem entrar na DUP, deixando a parte mais proximal intacta. Rebate-se essa janela de placa ungueal proximalmente, expondo o leito ungueal. Ao final do procedimento, recoloca-se a placa sobre o leito. Essa técnica pode ser utilizada para avaliação da eritroníquia longitudinal (Figura 78.6).

Avulsão parcial transversal distal

Libera-se a placa distalmente do leito com uma espátula, realizando um corte transversal na lâmina, rebatendo-se a placa ungueal e expondo o leito.

Avulsão distal total

A lâmina ungueal pode ser removida em forma de alçapão ou curvada. Inicia-se a avulsão por descolamento da borda livre com uma espátula, fazendo um movimento de vaivém, anteroposterior, nunca lateralizado, soltando primeiro a parte distal e, depois, a parte medial da placa, menos firmemente aderida. Cuidadosamente, descola-se a placa ungueal dos cornos laterais da matriz e a placa é levantada com uma pinça como um alçapão. Pode-se também fazer uma avulsão ungueal curvada, mantendo uma ligação da lâmina com uma das dobras laterais e rebatendo a placa como em uma abertura de livro. Deve-se, nesse caso, descolar delicadamente a placa da DUP para evitar lesões da matriz ungueal.

Avulsão proximal total

Técnica utilizada para lesões que se situem na matriz ou no leito proximal. Primeiro, deve-se expor a região de matriz rebatendo a dobra ungueal proximal. A DUP é descolada delicadamente da placa ungueal e, depois, realizam-se duas incisões oblíquas com ângulo de 45°, uma de cada lado da DUP, procurando sempre manter as duas bordas da DUP afastadas uma da outra para evitar a formação de sinequia (Figura 78.7).

A DUP é rebatida com pontos de reparo ou por ganchos, expondo a placa ungueal mais proximal que está sobre a matriz ungueal. Uma espátula é inserida delicadamente na região de término da placa ungueal, descolando a placa ungueal do leito em movimentos delicados anteroposteriores e, por último, descolando também do corno lateral da matriz de um dos lados ou dos dois lados. Ao final, rebate-se a borda liberada para o lado fixo ou remove-se toda a lâmina ungueal, expondo a matriz ungueal (Figura 78.8).

Além de expor a região da matriz, essa técnica possibilita a visualização direta no leito ungueal, o que é importante nos casos de biopsia de melanoníquias longitudinais suspeitas. Quando se deixa a lâmina ungueal fixa em um dos lados, facilita-se a recolocação da lâmina sobre o leito ungueal ao final da cirurgia. Isso é importante na medida em que a reimplantação da lâmina ungueal protege a matriz e o leito, prevenindo a herniação do leito, o que prejudicaria o recrescimento da nova lâmina ungueal.

Avulsão proximal parcial transversal

Consiste em soltar apenas seu terço proximal de um dos lados como descrito anteriormente e, com uma tesoura reta, separar o terço proximal da placa do restante da unha e rebater apenas essa porção da placa ungueal ou, também, soltar dos dois lados da dobra ungueal, removendo essa porção. Essa técnica é interessante quando se quer avaliar apenas a matriz ou o leito proximal da unha.

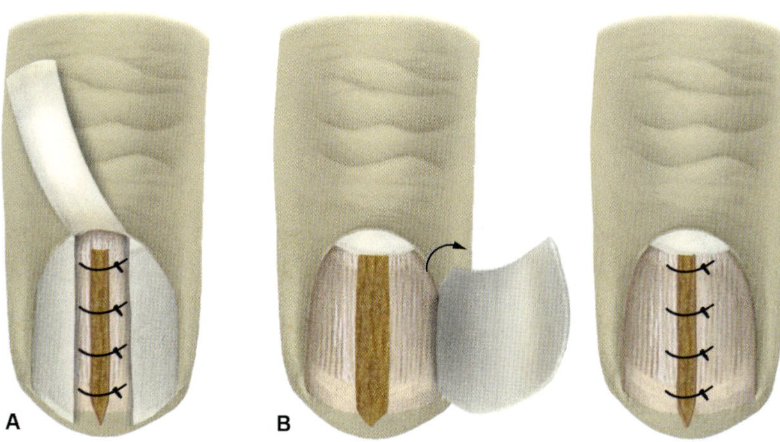

Figura 78.6 A e **B.** Avulsão parcial longitudinal. Adaptada de Wolf-Heidegger, 2006.

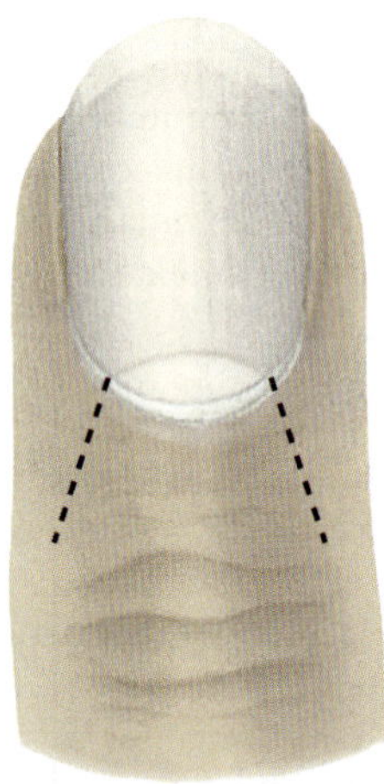

Figura 78.7 Incisões laterais para avulsão proximal da lâmina ungueal. Adaptada de Wolf-Heidegger, 2006.

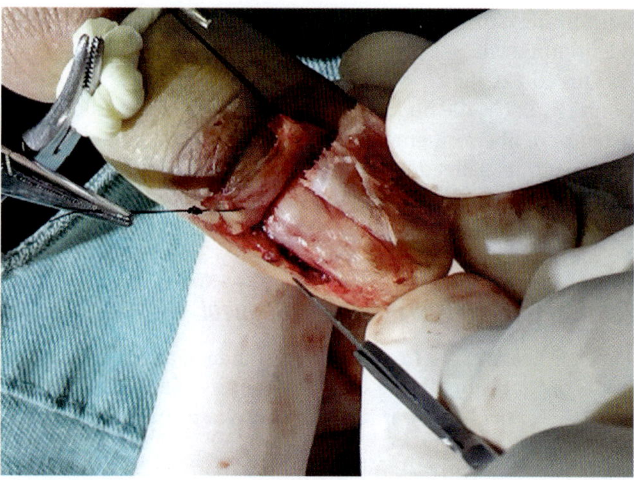

Figura 78.8 Avulsão proximal da lâmina ungueal, expondo matriz e leito, mantendo a unha fixa em um dos lados para depois recolocá-la novamente após a biopsia, como um curativo biológico.

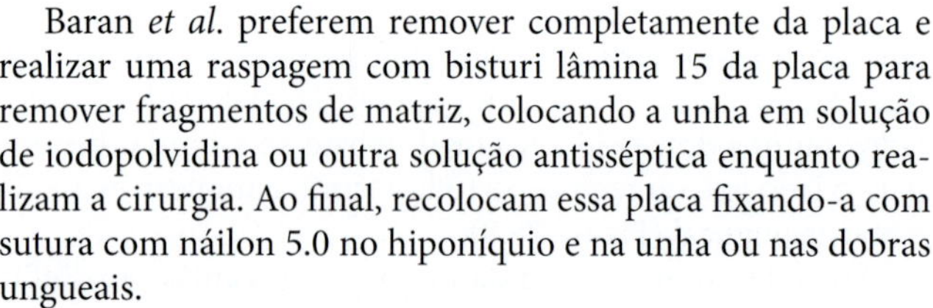

Baran *et al.* preferem remover completamente da placa e realizar uma raspagem com bisturi lâmina 15 da placa para remover fragmentos de matriz, colocando a unha em solução de iodopolvidina ou outra solução antisséptica enquanto realizam a cirurgia. Ao final, recolocam essa placa fixando-a com sutura com náilon 5.0 no hiponíquio e na unha ou nas dobras ungueais.

Técnicas de biopsia

Biopsia em shaving

Usar tesouras de bordas rombas e delicadas ou mesmo o bisturi lâmina 15C oftalmológico para biopsia em *shaving* da matriz ungueal, diminuindo o risco de lesão da matriz e consequente distrofia ungueal.

Biopsia elíptica longitudinal

Utiliza-se essa técnica quando há necessidade de remoção de tecido maior para biopsias de patologias de pele ou mesmo para biopsia e remoção de tumores ungueais no leito e lesões de origem desconhecida. Quando se biopsia o leito ungueal, deve-se fazer uma elipse no sentido longitudinal, longa e estreita. Após a remoção da placa ungueal, realiza-se uma biopsia longitudinal, que deve ser longa e estreita, não podendo exceder mais que 4 mm, paralela aos sulcos do leito ungueal. Depois da remoção profunda até o osso, realiza-se o fechamento primário da elipse (Figura 78.9).

Biopsia transversa em crescente ou fusiforme

Utilizada para avaliar lesões na matriz ungueal, consiste nos seguintes passos: identificada a lesão, esta é removida por uma incisão em elipse transversal, com a porção convexa da elipse coincidindo em curvatura com a borda anterior da lúnula (Figura 78.10). É importante manter a curvatura do fuso acompanhando a curvatura da lúnula. A incisão deve ser feita profundamente até o osso. Usa-se um gancho delicado para suturar o fuso e não lesionar a matriz. Pode-se fazer o fechamento do fuso com fio absorvível 6.0. Se a porção mais proximal da matriz não for traumatizada, poderá haver afinamento da lâmina ungueal, geral e mais raramente a fissura ungueal. Hoje, a biopsia transversa (fusiforme) é substituída, na maioria dos casos, pela técnica de *shaving*.

Para o diagnóstico de lesões que acometam a matriz ungueal, prefere-se, sempre que possível, a biopsia por *shaving* da matriz, pois fornece amostra suficiente para exame anatomopatológico para o diferencial das melanoníquias longitudinais, além de diminuir muito a chance de distrofia ungueal.

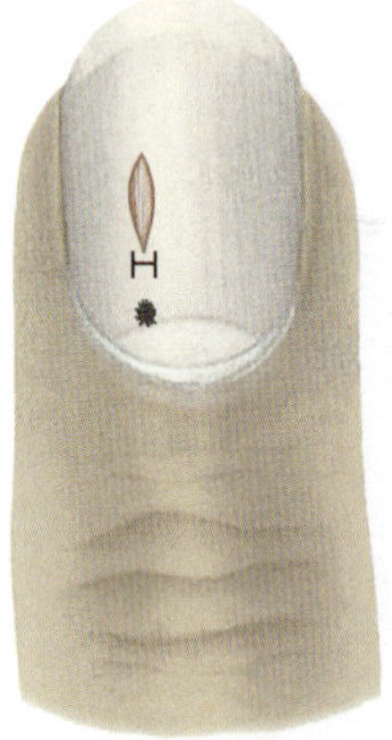

Figura 78.9 Biopsia elíptica longitudinal. Elipse longa e estreita. Adaptada de Wolf-Heidegger, 2006.

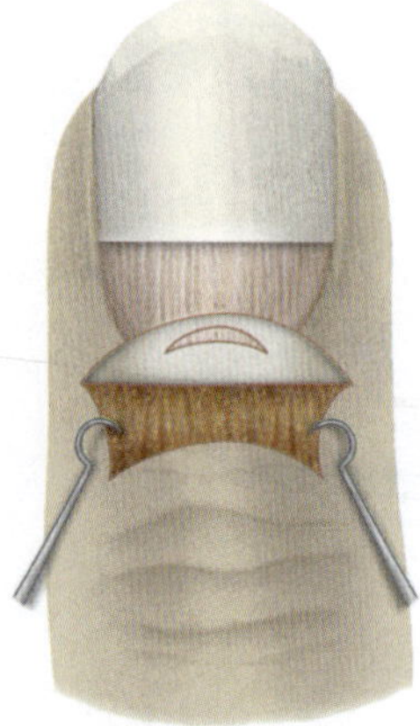

Figura 78.10 Biopsia em crescente da matriz. Adaptada de Wolf-Heidegger, 2006.

Biopsia combinada

É utilizada em casos de doenças inflamatórias com alteração da superfície da lâmina ungueal envolvendo a matriz ungueal proximal, biopsia excisional de tumores no terço lateral da lâmina e biopsias excisionais de melanoníquia longitudinal > 4 mm situadas lateralmente.

Biopsia longitudinal lateral

Inclui a região proximal da dobra ungueal, da matriz, do leito ungueal e do hiponíquio da margem lateral.

Deve-se fazer a incisão até o osso, paralelamente à margem lateral da unha, com uma espessura de 3 a 4 mm. Iniciar pela região do sulco lateral, aprofundando até próximo ao osso, estendendo desde o corno lateral da matriz até o hiponíquio, obtendo uma elipse de espessura total com vários segmentos ungueais (Figura 78.11). É preciso sempre incluir o corno lateral da matriz na biopsia para evitar formação posterior de espículas de unha.

Biopsia longitudinal medial

A biopsia longitudinal da unidade ungueal inteira na região central da unha pode causar uma bipartição da unha se acima de 3 mm (Figura 78.12). Vários fatores estão relacionados com distrofias após biopsia de matriz ungueal, como espessura da biopsia e localização da biopsia na zona central da unha. Se possível, sempre dar preferência para remoção de até 3 mm de extensão e a biopsias em *shaving*.

CUIDADOS PÓS-OPERATÓRIOS

Prefere-se, quando possível, usar a unha como curativo biológico e recolocá-la sobre o leito e/ou a matriz nos casos em que se realiza avulsão da lâmina ungueal.

Geralmente, mantém-se um dos lados da lâmina ungueal fixo à dobra lateral. Recoloca-se a lâmina ao final do procedimento e, se um dos lados for mantido fixo, não há necessidade de refixar a lâmina às dobras ungueais, facilitando e agilizando o procedimento, além de manter a unha antiga como um curativo biológico.

No caso de unhas muito espessas, deformadas ou fragmentadas, não há como recolocá-las sobre o leito. Nesses casos, pode-se colocar um curativo de silicone para manter as dobras ungueais abertas enquanto cicatrizam, com limitação de que este deve ter o tamanho e o formato da unha. Outra opção consiste em utilizar um curativo não aderente tipo Adaptic® a ser cortado no formato da unha sobre o leito e a matriz. Por cima, colocar gaze aderente e alguma proteção.

Utilizam-se como curativo externo gaze fixada com Micropore® e enfaixamento do dedo operado até a troca do primeiro curativo ou até mesmo um dedo de luva para proteção, orientando a remoção da luva quando o paciente chegar em casa. Ao final da cirurgia, é recolocada a lâmina ou o curativo não aderente, devendo-se recomendar elevação da extremidade por 48 h e manter o curativo por 48 a 72 h fechado.

Baran *et al.* sugerem deixar o primeiro curativo por 24 a 48 h em cirurgias estéreis e potencialmente contaminadas. Por exemplo, em unhas com suspeita de infecção fúngica associada, trocar o primeiro curativo em 24 h. Após remoção do curativo mais externo, deixar a extremidade em água morna com solução antisséptica para remover o curativo eventualmente aderido à unha, o que, além de facilitar a remoção, diminui a dor. Se não houver suspeita de infecção, o segundo curativo deverá ser mantido por 5 a 7 dias. Em cirurgias potencialmente contaminadas ou com suspeita de infecção, deve-se realizar banhos de imersão em solução antisséptica 3 vezes/dia.

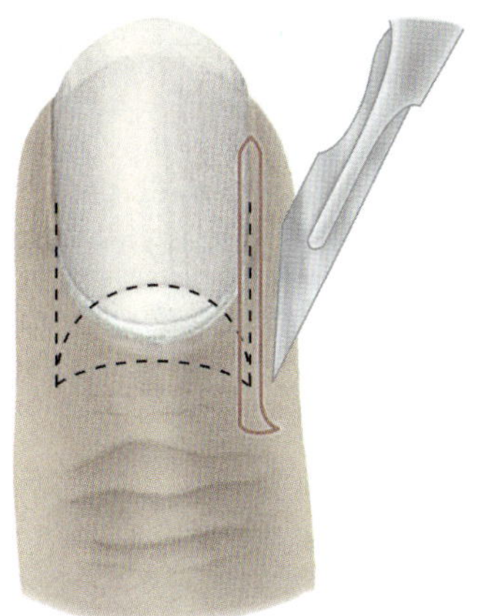

Figura 78.11 Biopsia longitudinal lateral. Adaptada de Wolf-Heidegger, 2006.

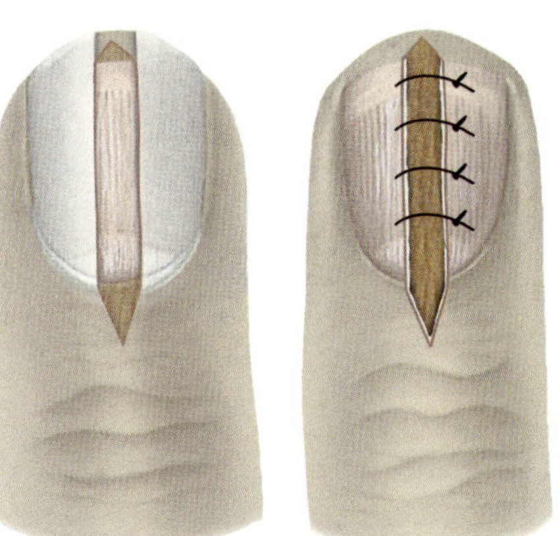

Figura 78.12 Biopsia longitudinal medial. Adaptada de Wolf-Heidegger, 2006.

BIBLIOGRAFIA

Baran R, de Berker DAR, Holzberg M, Thomas L (eds.). Baran & Dawber's Diseases of the nails and their management. 4. ed. Oxford, UK: Wiley-Blackwell; 2012.

Bertanha L, Di Chiacchio N. Clipping ungueal na onicomicose. An Bras Dermatol. 2016;91(5):688-90.

Cogrel O, Haneke E. Tangential excision for a longitudinal melanonychia. Ann Dermatol Venereol. 2015;142(6-7):450-1.

Fillus Neto J, Tchornobay AM. How the nail clipping helps the dermatologist. An Bras Dermatol. 2009;84:173-6.

Haneke E. Advanced nail surgery. J Cutan Aesthet Surg. 2011;4(3):167-75.

Haneke E. Anatomy of the nail unit and the nail biopsy. Semin Cutan Med Surg. 2015;34(2):95-100.

Haneke E. Nail surgery. Clin Dermatol. 2013;31(5):516-25.

Haneke E. Surgical anatomy of the nail apparatus. Dermatol Clin. 2006;291-6.

Jellinek NJ. Nail surgery: practical tips and treatment options. Dermatol Ther. 2007;20(1):68-74.

Richert B, Di Chiachio N, Haneke E. Nail surgery. Informa Healthcare. 2010.

Richert B. Basic nail surgery. Dermatol Clin. 2006;24(3):313-22.

Wolf-Heidegger. Atlas de anatomia. 6.ed. Rio de Janeiro: Guanabara Koogan; 2006.

79

Tratamento Cirúrgico de Tumores

Glaysson Tassara Tavares, Letícia Bueno Nunes da Silva, Sergio Henrique Hirata

INTRODUÇÃO

Para o tratamento cirúrgico dos tumores ungueais, existem algumas etapas comuns à maioria dos procedimentos:

- Antissepsia: deve ser seguir a mesma rotina preconizada para as demais regiões do corpo
- Bloqueio digital proximal ou distal: para o bloqueio proximal, a agulha deve ser introduzida na lateral da falange (paralelamente à falange), de preferência da porção dorsal do dedo em direção à porção volar (Figura 79.1), injetando-se 0,5 a 1,5 mℓ de anestésico (retroinjeção). Para realizar o bloqueio distal, a agulha deve ser introduzida proximalmente e com 5 mm de distância da junção da dobra proximal com a lateral (Figura 79.2). Nesse local, injetar de 0,5 a 1 mℓ de anestésico. Em seguida, a agulha deverá ser retirada e introduzida um pouco mais lateralmente, paralelamente à falange distal, de modo que se injete o anestésico na porção volar do dedo. Se em ambos os lados, o complexo ungueal ficará totalmente anestesiado para a realização de cirurgia. O anestésico mais utilizado é a lidocaína. Poder-se-á empregar vasoconstritor, contudo deve ser afastada a possibilidade de arteriopatia, tabagismo ou qualquer problema capaz de interferir na circulação. Como os procedimentos do complexo ungueal são realizados com o auxílio de torniquete, é desnecessário o uso do vasoconstritor
- Torniquete: seu emprego facilita bastante a visualização do campo operatório. Deve ser restringido ao período máximo de 20 min, a fim de evitar complicações, assim como ser investigada história de arteriopatia que contraindique sua utilização
- Avulsão da placa ungueal: deve ser realizada para os procedimentos do complexo ungueal, para ter acesso ao leito ou à matriz ungueal ou a tumores subjacentes. A avulsão pode ser total ou parcial. Para a maioria dos casos descritos a seguir, será parcial; para tal, uma porção da placa ungueal, geralmente distante do tumor, não será descolada, enquanto o restante da placa será descolado e elevado. A avulsão poderá ser realizada no sentido transversal ou longitudinal da placa ungueal. Ao final do procedimento, a placa descolada será retornada para o local de origem e fixada com um ponto com fio de náilon passado entre a placa e a dobra lateral

- Após o procedimento e a retirada do torniquete, deverá ser realizado curativo compressivo com bastante gaze ou algodão, com aplicação de atadura. O repouso com o membro na horizontal é fundamental para evitar sangramento e dor.

TUMORES BENIGNOS

Tumor glômico

Hamartoma originário do corpúsculo glômio (preexistente), em 65% dos casos ocorre nos quirodáctilos. O tumor glômico (TG) pode ser solitário (mais comum) ou múltiplo.

Diagnóstico

Na história do paciente, deve-se observar existência de mancha roxo-azulada sob a placa ungueal e dor. Geralmente, a mancha é pequena, raramente excedendo 1 cm e não desaparece à digitopressão. A dor, intensa, pulsátil e espontânea ou provocada por pequenos traumas, apresenta alguns aspectos característicos:

- Ocorre em um ponto preciso e pode ser desencadeada a partir da pressão de um objeto pontudo sobre a placa ungueal, exatamente sobre o local do tumor. Qualquer outro local tocado não desencadeará dor (teste de Love). É paroxística e exacerbada por pressão ou temperatura (frio)
- A aplicação do torniquete cessa a dor, com a utilização de manguito de um medidor de pressão (teste de Hildreth).

Os métodos de imagem utilizados consistem em ressonância magnética (RM), ultrassonografia com Doppler e radiografia, capaz de evidenciar osteólise (50% dos casos).

Tratamento

Antes da anestesia, a placa ungueal deve ser marcada com caneta cirúrgica no local do tumor, pois, após a anestesia e a aplicação do torniquete, há um branqueamento, dificultando a visualização do tumor.

Após a aplicação do torniquete, deve ser realizada a avulsão parcial da placa ungueal, geralmente no sentido horizontal. Uma das laterais da placa ungueal, mais distante do tumor, não deve ser cortada completamente, para facilitar o seu reposicionamento ao final da cirurgia.

Se o tumor estiver localizado no leito, a incisão deverá ser longitudinal e, se localizado na matriz, o sentido será o transversal (acompanhando o formato da lúnula).

Pela incisão, o tumor é visualizado, destacando-se da derme adjacente, devendo ser dissecado com uma tesoura delicada em relação ao tecido adjacente, de modo a enucleá-lo completamente (Figuras 79.3 a 79.5). Deve-se evitar tocar o tumor e o tecido adjacente com uma pinça.

O local da incisão deve ser suturado com fio absorvível 6-0. Se a incisão for pequena no leito, não há necessidade de sutura.

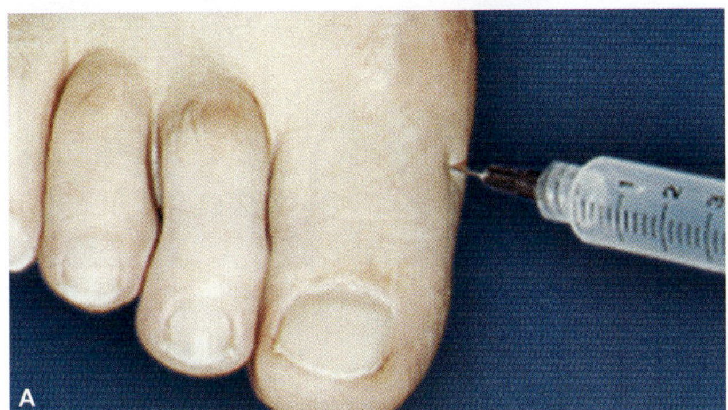

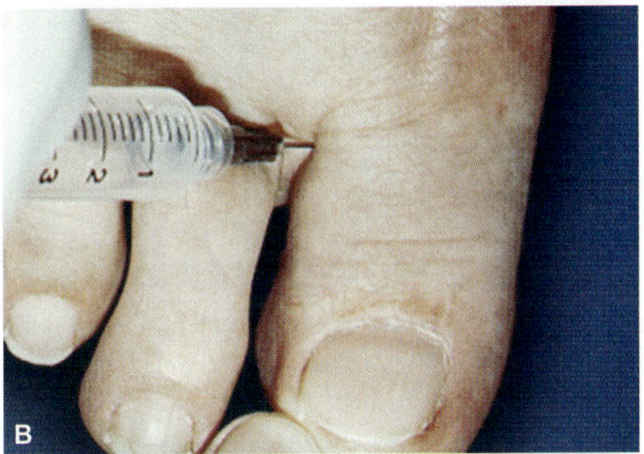

Figura 79.1 A e **B.** Bloqueio proximal do dedo (o início de ação é mais demorado).

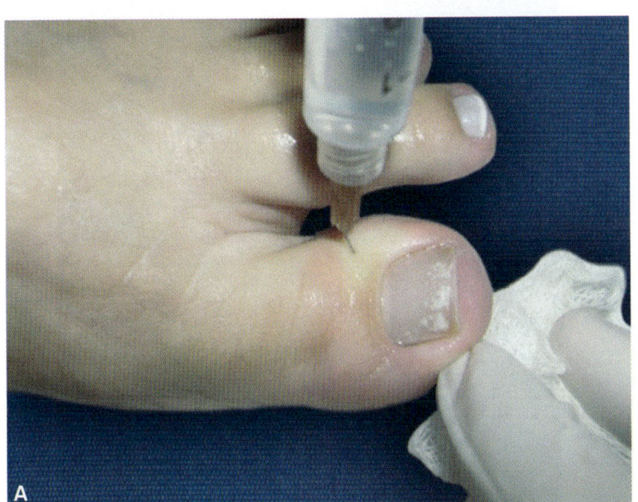

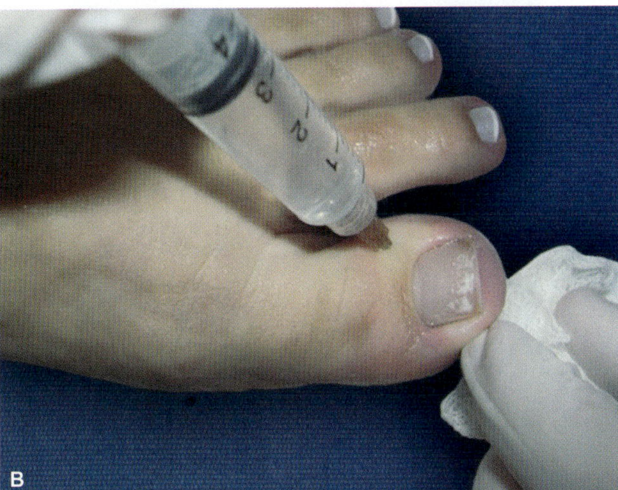

Figura 79.2 Bloqueio distal do dedo. **A.** O ponto de inserção da agulha é 5 mm proximal ao encontro da dobra proximal com a lateral. **B.** Em seguida, a agulha é introduzida lateralmente, na dobra lateral, passando paralelamente à borda lateral da falange distal, para que o anestésico seja distribuído na face volar do dedo.

Reposiciona-se a placa ungueal no local de origem, sendo fixada com sutura com um fio 3 ou 4-0 na dobra lateral (Figura 79.6).

Para os TG localizados nas laterais da placa ungueal, a incisão pode ser em forma de L na dobra lateral, seguindo o sentido da dobra, 4 a 5 mm do lado volar da dobra lateral, evitando-se a incisão no leito ou na matriz. Pode ocorrer recidiva.

Exostose subungueal

A exostose subungueal (ES) afeta mais frequentemente mulheres e adultos jovens, sendo o hálux o dedo mais acometido.

Diagnóstico

São aspectos importantes para o diagnóstico o tumor subungueal de consistência endurecida que cresce pela margem livre da placa ungueal ou elevando a placa ungueal, podendo provocar distrofia e até mesmo destruição da placa ungueal, além de dor. Quando exposto, esse tumor tem um aspecto de porcelana branca com telangiectasias.

O método de imagem de escolha consiste em radiografia em três incidências (confirmando o diagnóstico).

Tratamento

Após a colocação do torniquete, deve-se realizar a avulsão parcial da placa ungueal, conforme descrito na introdução deste

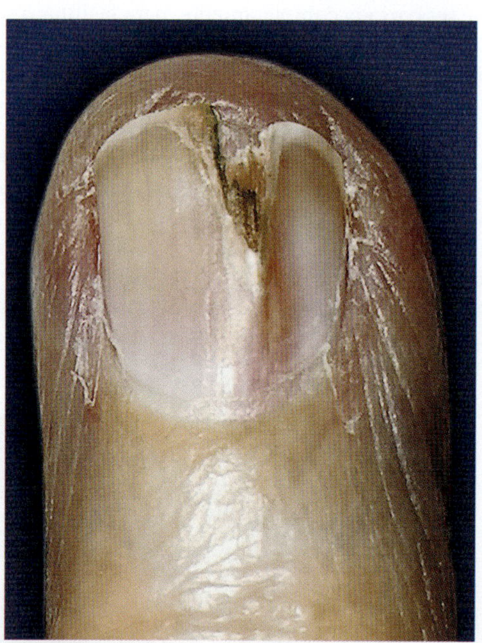

Figura 79.3 Tumor glômico com coloração azulada e provocando distrofia da placa ungueal.

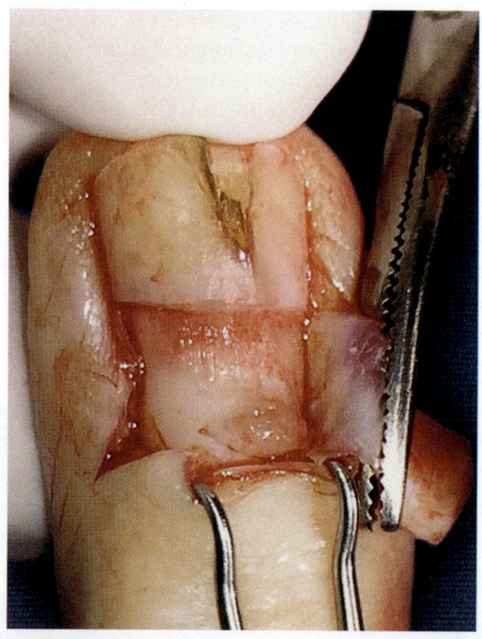

Figura 79.4 Avulsão da placa e incisão na matriz ungueal, expondo o tumor glômico..

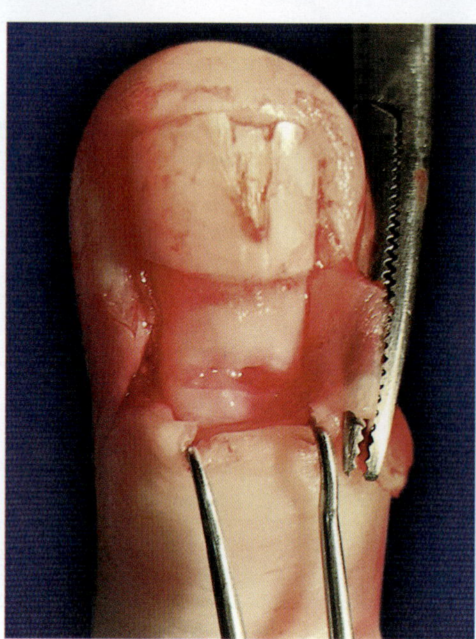

Figura 79.5 Aspecto após enucleação do tumor. A matriz deve ser suturada com fio absorvível 6-0.

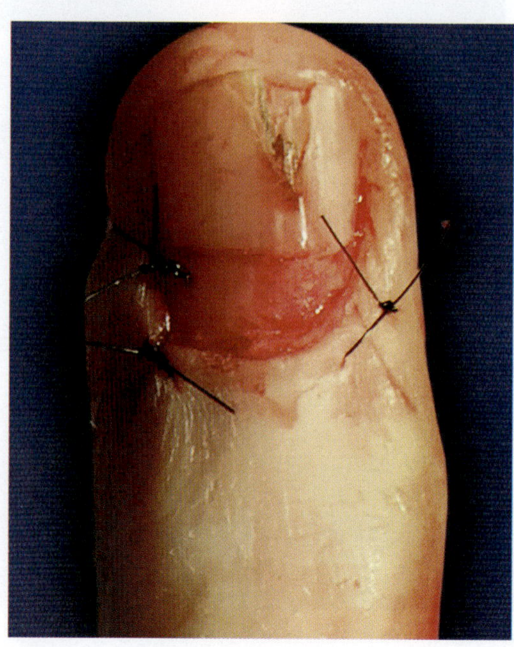

Figura 79.6 Reposicionamento da placa ungueal por meio de sutura.

capítulo. Se o tumor não destruiu o leito ungueal, uma incisão longitudinal deverá ser realizada sobre toda a área do tumor, procedida de uma incisão transversal (Figura 79.7), seguindo a curva do hiponíquio (T invertido).

O tumor deverá ser dissecado do tecido adjacente do leito e, com uma goiva ou alicate, removido até a sua base. Em seguida, faz-se a curetagem do osso cortical, para evitar a recidiva.

O leito deve ser suturado com fio absorvível 5 ou 6-0. Em alguns casos, em razão do crescimento do tumor, o leito fica muito fino e é lacerado ou rasgado durante a exérese da ES, quando a cicatrização ocorrerá por segunda intenção. A placa ungueal deve ser reposicionada e fixada com uma sutura com fio 3 ou 4-0.

Se o tumor tiver destruído o leito e a placa ungueal suprajacente, o tumor deverá ser removido do mesmo modo com a goiva e a curetagem da falange, caso em que a cicatrização do leito ungueal poderá ocorrer por segunda intenção. Existem excelentes coberturas para essa cicatrização, como Gelfoam® ou curativo com alginato.

Caso o tumor esteja nas laterais/porção da placa ungueal e não tenha destruído a placa ungueal, pode ser utilizada a incisão em L ou em "boca de peixe", para evitar a incisão no leito (Figura 79.8).

Pseudocisto mixoide

De etiologia ainda incerta, acredita-se que 90% dos pseudocistos mixoides (PCM) sejam do tipo ganglionar.

Diagnóstico

Pápula/nódulo de cor da pele/transparente, de 3 a 5 mm, que acomete algum local entre a articulação interfalangiana distal e a dobra proximal ungueal, de conteúdo gelatinoso e transparente. Pode provocar depressão na placa ungueal longitudinal, em virtude da compressão da matriz. Raramente, pode acometer a região abaixo da matriz ungueal. Acomete mais frequentemente os quirodáctilos.

Tratamento

Existem diversas técnicas descritas para o tratamento do PCM, como repetidas punturas sobre o cisto com agulha 25 G, injeção intralesional de corticosteroide, criocirurgia, esclerose com polidocanol (injeção dentro do pseudocisto), *laser*, exérese do cisto e autoenxertia etc. Tendo em vista que a maioria dos PCM consiste em gânglios, acredita-se que todos os tratamentos citados, na realidade, atuem provocando alguma fibrose na área tratada, interrompendo a comunicação entre a articulação interfalangiana distal e o pseudocisto.

Nesse mesmo propósito, outra opção consiste na injeção de azul de metileno na dobra flexural da articulação interfalangiana distal, de modo que o corante percorra todo o trajeto entre a articulação e o PCM. Em seguida, é desenhado um retalho e realizada uma incisão em torno do PCM, para visualizar a(s) abertura(s) com o azul de metileno (Figura 79.9 A e B), seguida de suturas com fio absorvível ligando cada abertura (Figura 79.9 C), como tentativa de criar fibrose e impedir o fluxo da articulação para o cisto. Por último, realizam-se o reposicionamento do retalho e a sutura da pele.

Contudo, exige-se experiência para realização dessa técnica. Outra opção consiste no mesmo procedimento, por incisão e retalho em torno do PCM, conforme descrito, porém realizando suturas aleatórias na região da ferida criada do PCM com fio absorvível (no lugar de visualizar e ligar cada abertura com azul), seguido de sutura do retalho com fio de náilon e curativo.

Fio absorvível na região do PCM pode provocar eritema e alguns sinais inflamatórios no pós-operatório.

Como na cirurgia para exostose subungueal, a cirurgia deve ser realizada em ambiente de bloco cirúrgico, compatível com as demais cirurgias ortopédicas.

Fibroqueratoma

Fibroqueratoma (FQ) é um tumor benigno cuja origem parece estar associada a traumatismo.

Diagnóstico

Apresenta-se como uma pápula/nódulo digitiforme que emerge da dobra proximal, apresentando uma ponta hiperqueratosica (Figura 79.10). Pode comprimir a matriz provocando uma depressão, um sulco longitudinal da placa ungueal.

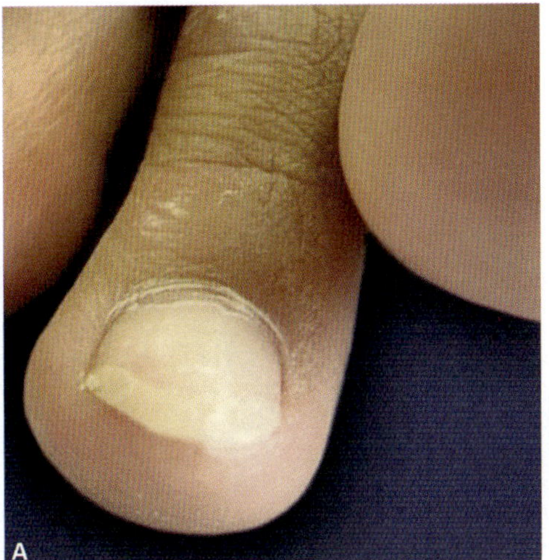

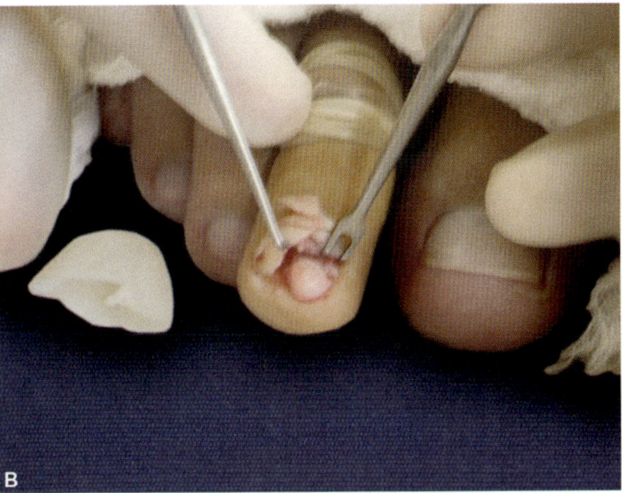

Figura 79.7 A. Exostose subungueal. **B.** Tumor emergindo sob a placa ungueal, provocando discreta onicólise.

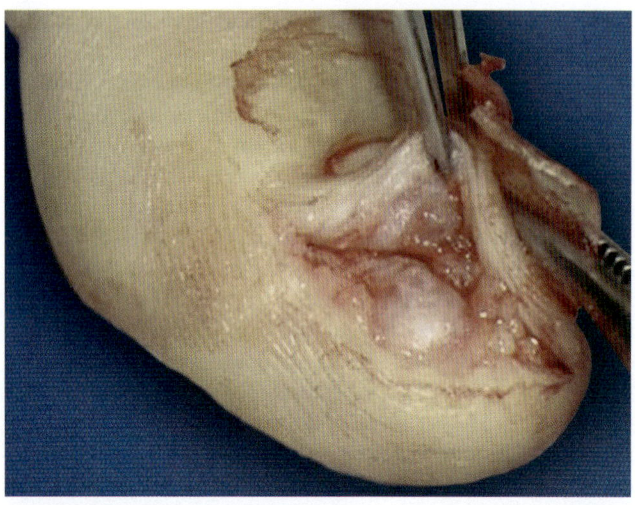

Figura 79.8 Incisão em L para abordagem da exostose pela dobra lateral.

Pode surgir na matriz e crescer dentro da placa ungueal, sendo denominado FQ ungueal dissecante.

Tratamento

O importante é a visualização da base do FQ para a realização da cirurgia.

Pode ser realizada incisão de relaxamento da dobra proximal, no ponto de encontro com a dobra lateral, a fim de visualizar a base do tumor. A dobra é elevada com ganchinho (Figura 79.11). Se necessário, pode-se realizar descolamento da placa ungueal proximal.

A incisão é realizada em torno da base do FQ, obliquamente, em sentido proximal, até atingir o osso (falange distal). Se não atingir o plano ósseo, a possibilidade de recidiva aumenta (Figura 79.12).

A dobra proximal é reposicionada e suturada com fio de náilon, geralmente, 5-0 (Figura 79.13).

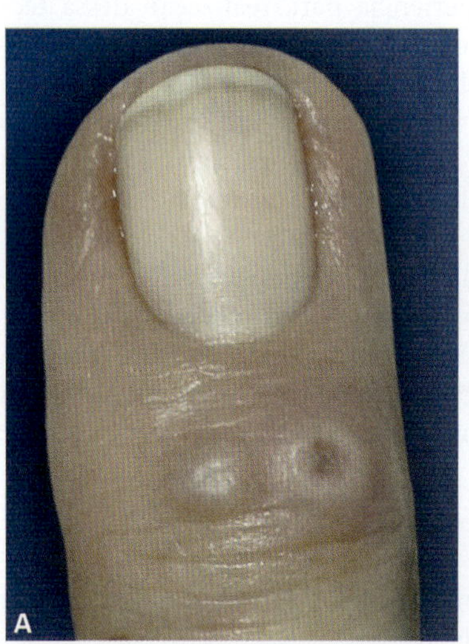

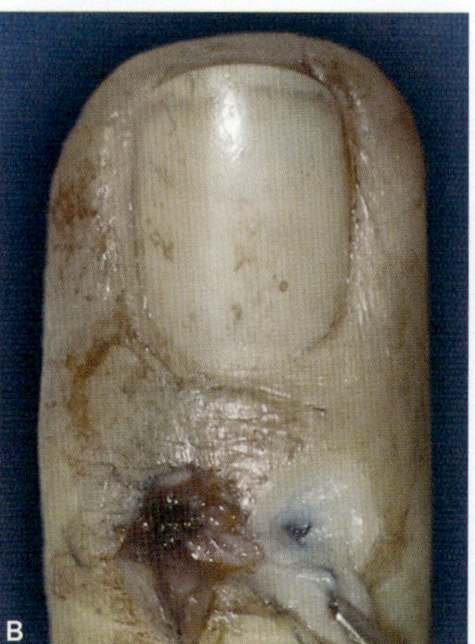

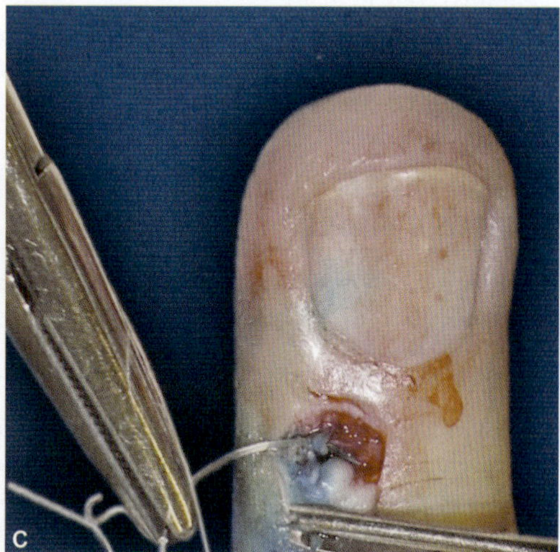

Figura 79.9 A. Pseudocisto mixoide. **B.** Visualização dos orifícios com o azul de metileno, após a realização do retalho na região circunjacente à lesão. **C.** Sutura da região do pseudocisto, em que foi visualizado o azul de metileno, com Vicryl®.

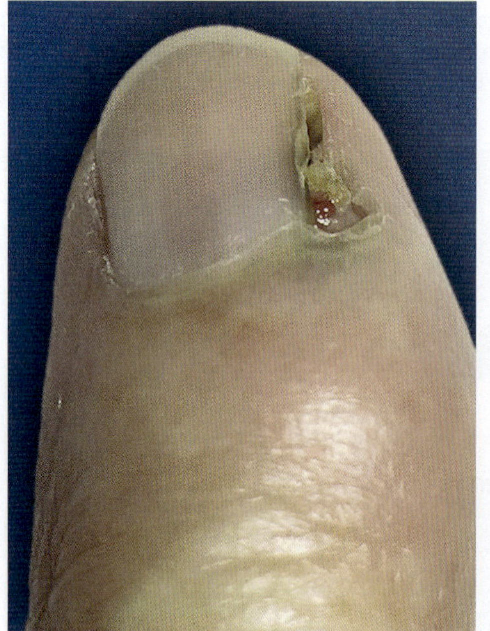

Figura 79.10 Fibroqueratoma.

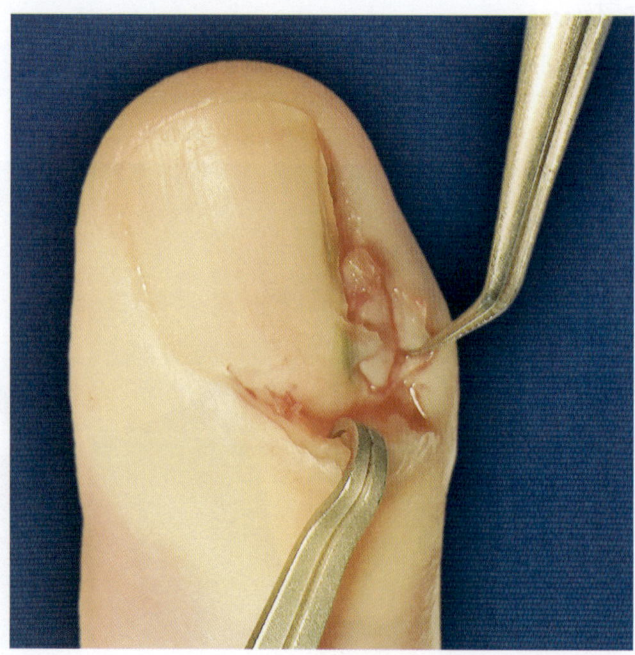

Figura 79.11 Incisão expondo a base do fibroqueratoma.

Onicomatricoma

Trata-se de um tumor fibroepitelial raro com origem na matriz ungueal, descrito em 1992, por Baran e Kint. Pelo fato de ser uma lesão assintomática, o que atrasa a procura de atendimento médico, e pouco conhecida pelo dermatologista, o diagnóstico do onicomatricoma (OM) ocorre em média após 12 anos.

Diagnóstico

A suspeita diagnóstica deve se dar diante da tétrade hipercurvatura transversa (ou longitudinal), hemorragia em estilhaço, xantoníquia longitudinal (coloração amarelada) e espessamento da placa ungueal (três ou quatro desses sinais).

A dermatoscopia corrobora o diagnóstico: favorecendo a visualização da hemorragia em estilhaço no dorso da placa ungueal, das perfurações e dos pontos pretos na margem livre da placa ungueal espessada (aspecto de favo de mel), além de visualizar linhas longitudinais esbranquiçadas paralelas no dorso da placa ungueal (as margens da lesão são paralelas).

Ultrassonografia, RM e *clipping* ungueal (histologia) podem ser utilizados diante da suspeita.

Confirma-se o diagnóstico pelo estudo histológico, após a exérese do tumor.

Tratamento

Deve-se realizar a incisão de relaxamento da dobra proximal – incisões laterais oblíquas nas junções das dobras proximal e laterais. A dobra ungueal lateral é rebatida com o emprego de ganchinho.

Depois, faz-se avulsão parcial da placa ungueal, com cuidado para não remover as projeções digitiformes do tumor.

Após essas etapas, é possível visualizar o tumor e suas projeções (Figuras 79.14 e 79.15). Em alguns casos, as projeções podem ser removidas durante a avulsão, sendo possível visualizar apenas o corpo principal do tumor.

O tumor deve ser removido com técnica semelhante à biopsia tangencial (*shaving*) realizada para melanoníquia longitudinal (ML), de modo bastante superficial, quase uma raspagem da base do tumor (Figura 79.16).

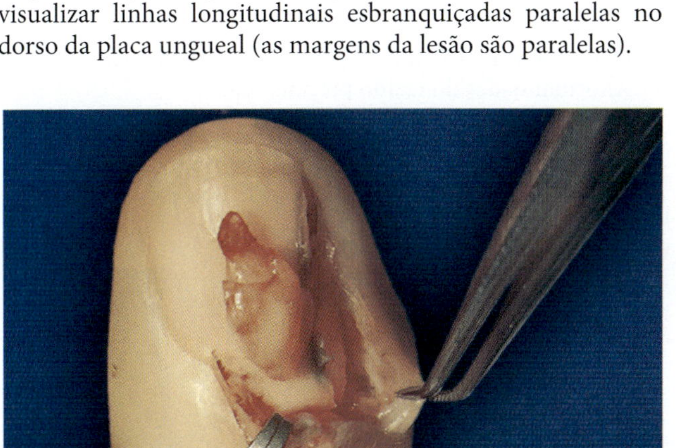

Figura 79.12 Exérese do fibroqueratoma até a base da falange.

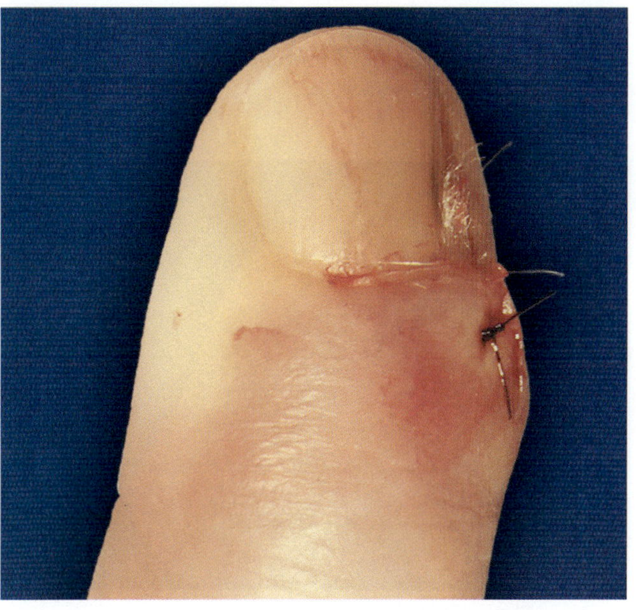

Figura 79.13 Sutura da dobra proximal na dobra lateral.

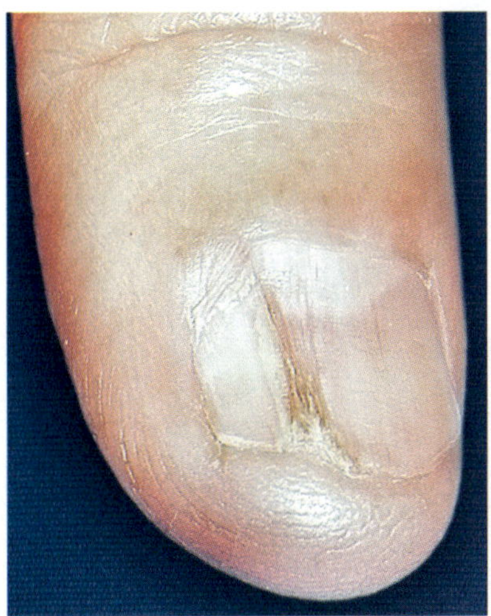

Figura 79.14 Onicomatricoma: xantoníquia, espessamento e hipercurvatura da placa, estrias paralelas sobre a superfície da placa ungueal.

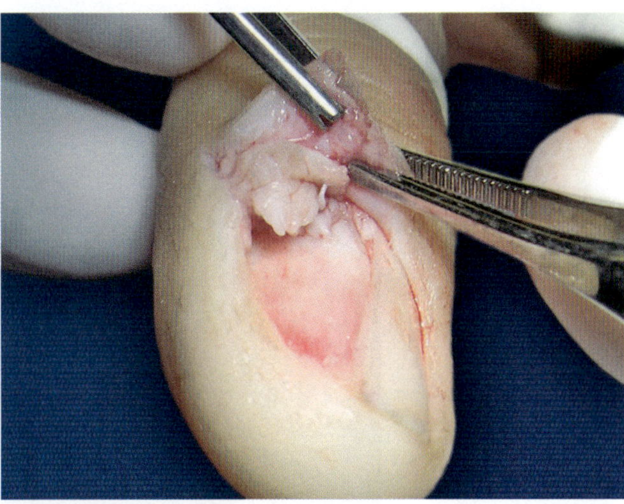

Figura 79.15 Visualização do tumor e suas projeções, após a avulsão da placa (aspecto característico).

Em seguida, a placa ungueal, a partir da área não descolada, é retornada à posição original e suturada na dobra lateral oposta, com fio de náilon 5 ou 4-0 (Figura 79.17). Ainda, a dobra proximal é reposicionada; em seguida, realiza-se sutura (na junção com as dobras laterais).

Onicopapiloma

Outro tumor benigno descrito por Baran e Kint em 1995, o onicopapiloma (OP) é originário da matriz.

Diagnóstico

Pode se manifestar como eritroníquia, leuconiquia ou melanoníquia, geralmente de 3 a 4 mm, que apresenta uma onicólise distal em forma de V, com possível fissura da borda livre, e uma queratose subungueal abaixo da borda livre. Pode apresentar hemorragia em estilhaço. A dermatoscopia consegue auxiliar na visualização da hemorragia em estilhaço e da hiperqueratose subungueal.

Tratamento

Pode ser realizado por exérese longitudinal, com sutura primária, ou excisão tangencial profunda; a última, pelos casos descritos, parece ser a preferida.

Realiza-se o descolamento parcial da placa ungueal sobre a lesão, seguida da avulsão da placa, em uma área um pouco mais larga que a da lesão. Em seguida, realiza-se a biopsia tangencial (similar ao *shaving*), durante toda a extensão da lesão, que, em geral, se estende da borda livre até a porção distal da matriz.

Pode-se realizar o *shaving* incluindo a placa ungueal, em um só tempo (Figura 79.18).

A lesão cicatriza por segunda intenção, com o emprego das coberturas existentes atualmente, sendo o alginato uma boa opção.

TUMORES MALIGNOS

Os tumores malignos do aparelho ungueal são relativamente raros. Cinco critérios clínicos devem ser observados para suspeitar se uma lesão na unidade ungueal é maligna:

- Variação da coloração da unha
- Deformidade do leito ungueal
- Desaparecimento total ou parcial do leito ungueal
- Anormalidades do tecido periungueal.

O aparelho ungueal faz parte da ponta digital, podendo ser encontrado nela praticamente qualquer tipo de tecido: pele, osso, articulação, membrana sinovial, ligamentos, tendões,

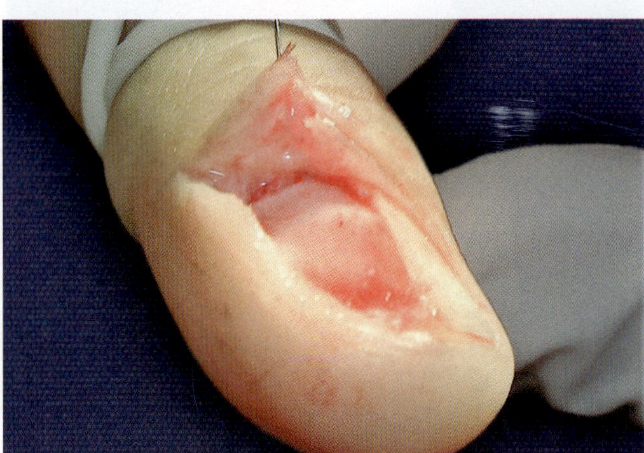

Figura 79.16 Exérese do tumor até a sua base.

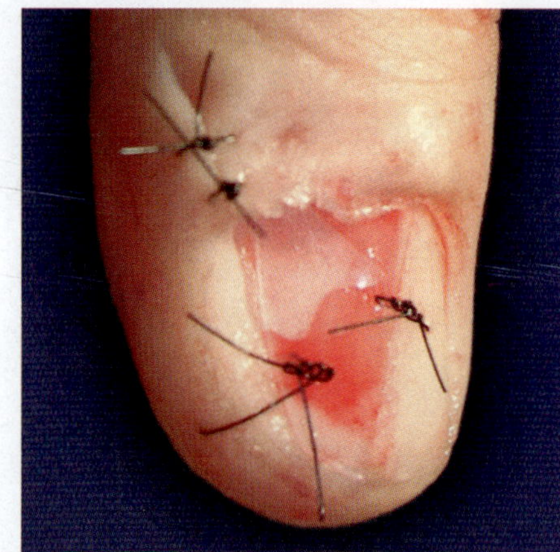

Figura 79.17 Aspecto final no pós-operatório imediato.

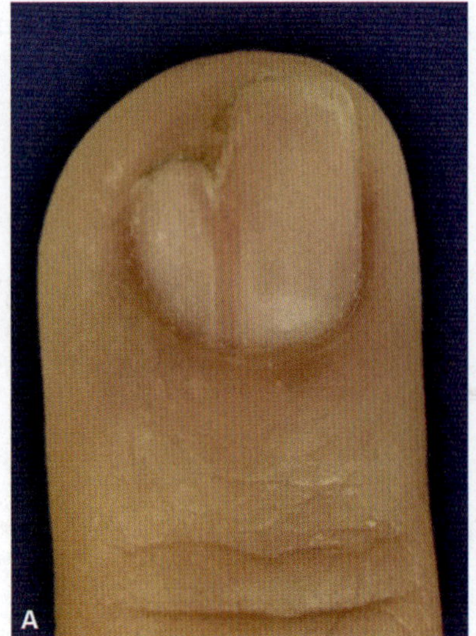

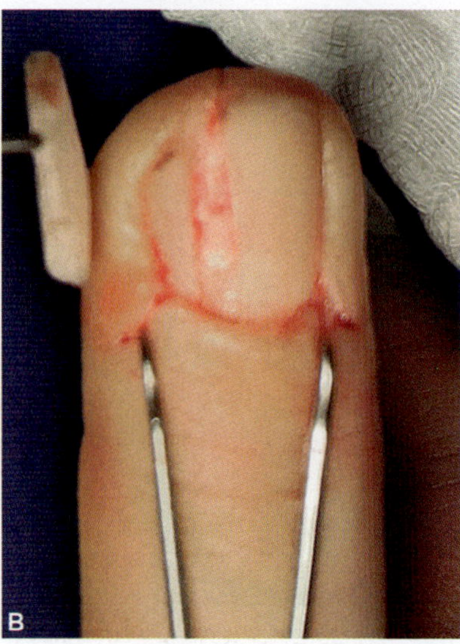

Figura 79.18 A. Onicopapiloma: eritroníquia longitudinal e onicólise com fissura em forma de V na porção distal da placa ungueal. **B.** *Shaving*.

bainha de tendão, artérias, veias, vasos linfáticos, nervos e órgãos neurais terminais especializados. A matriz ungueal e o leito são ricos também em células glômicas, ou seja, os tumores ungueais e periungueais podem ter várias origens. Os tumores malignos mais frequentes da região ungueal são o carcinoma espinocelular, suas variantes e o melanoma. Os demais tumores são muito raros, havendo apenas relatos de caso na literatura.

Carcinoma espinocelular

Tumor raro, pode surgir do leito ungueal, da matriz ungueal e das dobras periungueais. Geralmente, afeta indivíduos do sexo masculino entre 35 e 60 anos e o polegar compreende o local de maior acometimento.

Suas variantes clínicas são carcinoma espinocelular (CEC) *in situ* ou doença de Bowen, CEC invasivo e carcinoma verrucoso ou epitelioma *cuniculatum*. Uma única biopsia pode falhar em distinguir essas variantes e o tumor pode se apresentar *in situ* em um local e já apresentar sinais de invasão em outro.

Na maior parte das vezes, são tumores de baixo grau de diferenciação, e menos de 20% apresentam envolvimento ósseo. Raramente metatastizam.

Seus principais fatores de risco são trauma local, paroníquia crônica, radiodermite ou exposição ocupacional crônica à radiação, displasias ectodérmicas, cicatrizes de queimadura, exposição a arsênico, dano actínico, exposição a hidrocarbonetos aromáticos policíclicos, imunodepressão e infecção por papilomavírus humano (HPV) de alto risco – HPV 16 é o mais frequente, porém HPV dos subtipos 18, 34, 35 e 56 também já foram identificados.

Diagnósticos diferenciais

O CEC é conhecido como um grande imitador. Pode ser confundido com eczema crônico, paroníquia crônica, unha encravada, granuloma piogênico, onicomicose, verruga subungueal, osteomielite crônica, distrofia ungueal pós-traumática, exostose subungueal, tumor glômico, onicomatricoma, queratoacantoma subungueal, fibroqueratoma subungueal adquirido, nevo melanocítico e melanoma.

Variantes clínicas

Doença de Bowen ungueal

Trata-se de um CEC *in situ* da região ungueal. São tumores não agressivos, de crescimento lento, variando de meses a 30 anos. Afeta mais os dedos das mãos que dos pés, sendo os polegares os mais frequentemente afetados. Em 3 a 5% dos casos, progride para carcinoma invasivo.

A doença de Bowen geralmente afeta a região periungueal e se estende por contiguidade para a dobra ungueal proximal e o hiponíquio. O dedo polegar da mão dominante de homens é o mais acometido, seguido do segundo, terceiro e quarto dedos das mãos. Acredita-se que isso resulte da maior propensão do primeiro dígito a microtraumas, o que seria um fator de risco à infecção pelo HPV.

Casos de doença de Bowen afetando múltiplos dedos já foram descritos, o que corrobora ainda mais a relação da infecção por HPV se tratar de um fator de risco ao aparecimento da doença.

Foi descrita uma variante pigmentada da doença de Bowen associada ao HPV 56 em indivíduos de pele negra, cuja apresentação era como ML.

Manifestações clínicas

Apresenta-se como uma placa ou mácula eritematosa com bordas irregulares na dobra ungueal proximal ou nas dobras laterais (Figura 79.19).

O envolvimento subungueal é menos comum. Quando há envolvimento da matriz, há alterações estruturais da placa ungueal, como diminuição ou perda da transparência e do brilho, eritroníquia longitudinal, ML, distrofia da unha e até mesmo perda total ou parcial desta. O envolvimento do leito ungueal pode causar onicólise, hiperqueratose subungueal e discromia.

Diagnóstico

O diagnóstico é clínico e anatomopatológico.

A histologia na doença de Bowen revela alterações típicas de carcinoma *in situ* – perda da estratificação da epiderme, disqueratose, células grandes com núcleos hipercromáticos e mitoses atípicas –, podendo apresentar vacuolização perinuclear indicando associação com HPV.

Tratamento

O tratamento de escolha consiste em cirurgia, preferencialmente a micrográfica de Mohs. Como alternativa, pode-se realizar excisão com 3 a 5 mm, deixando cicatrizar por segunda intenção, enxerto ou retalho. Se houver sinais de invasão, recomenda-se remover todo o aparelho ungueal, incluindo lesões visíveis periungueais. Eletrocirurgia e criocirurgia não promovem o controle adequado das margens.

Carcinoma espinocelular invasivo

As lesões têm curso crônico progressivo, persistindo por anos antes do diagnóstico. Na maioria das vezes, origina-se de uma doença de Bowen avançada.

Manifestações clínicas

Ulceração, sangramento ou nodulação são sinais clínicos que sugerem invasão. Quando acomete a região proximal da dobra ungueal, pode apresentar-se como uma lesão queratósica endurecida que tende a ulcerar e formar uma nodulação.

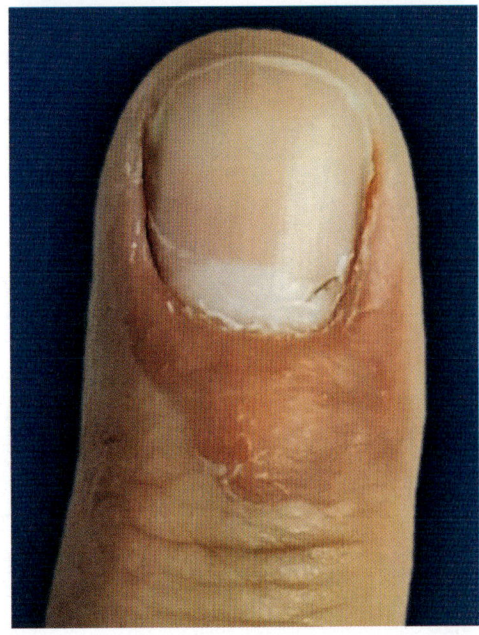

Figura 79.19 Doença de Bowen. Placa eritematosa na região periungueal do dedo indicador direito de indivíduo do sexo masculino de 43 anos. Nota-se que não há envolvimento da região subungueal.

Na lâmina ungueal, apresenta-se como um área com onicólise amarelada com descamação frequente ou como uma lesão verrucosa (Figura 79.20).

Quando de dor associada, suspeitar de invasão óssea, ainda que rara. Metástases são muito raras.

Diagnóstico

O diagnóstico é clínico e anatomopatológico.

Ao contrário do CEC na pele em outras localizações, grande porcentagem dos CEC ungueais está relacionada com o vírus HPV. Dois tipos histológicos podem ser descritos: carcinoma de Bowen e doença de Bowen com invasão ou CEC sem efeitos citopáticos. O último corresponde ao anatomopatológico do CEC da pele e é HPV-negativo. Histologicamente, caracteriza-se por protrusões irregulares de epitélio displásico na derme adjacente, com graus variáveis de diferenciação.

Tratamento

A avaliação clínica das cadeias linfonodais regionais e o exame radiológico do dedo acometido são importantes no pré-operatório para estadiamento do tumor. Não existe uma classificação TNM específica para CEC na região ungueal, sendo classificados de modo semelhante aos CEC que acometem outras regiões da pele.

O tratamento de escolha para o CEC invasivo consiste em cirurgia com controle de margens pela cirurgia micrográfica de Mohs ou excisão completa da lesão com margens de 0,5 a 1 cm, com cobertura por enxerto ou cicatrização por segunda intenção. Quando de sinais de invasão sem acometimento ósseo, pode-se optar também por exérese completa de todo o aparato ungueal (Figura 79.21).

Quando de CEC invasivo com comprometimento ósseo ou envolvimento extenso do tecido periungueal, indica-se amputação da falange distal ou até mesmo mais proximal. Os linfonodos regionais palpáveis que não regredirem em 4 semanas após o tratamento local do CEC devem ser estudados. Pode-se fazer punção do linfonodo para avaliação do seu acometimento.

Epitelioma *cuniculatum*

Considerado uma variante bem diferenciada de CEC, apresenta crescimento lento, com comportamento localmente agressivo e baixo potencial metastático, com exceção dos casos tratados com radioterapia.

Manifestações clínicas

Pode se apresentar como paroníquia, onicólise distolateral e tumoração verrucosa.

Diagnóstico

O epitelioma *cuniculatum* compreende uma variante de carcinoma verrucoso caracterizado por um sistema de túneis revestidos de epitélio dentro do tumor. O exame histopatológico revela atipia celular moderada. Há proliferação de células epiteliais com diferenciação escamosa e formação de fístula preenchida por débris de queratina. Mitoses são raras e há presença de disqueratose, podendo haver hipergranulose focal.

Diagnósticos diferenciais

- CEC: diferencia-se deste por seu aspecto verrucoso e por apresentar pouca anaplasia
- Hiperplasia pseudoepiteliomatosa: esta apresenta papilomatose muito irregular e marcada em comparação ao epitelioma *cuniculatum*.

Tratamento

O tratamento de escolha consiste em cirurgia, preferencialmente a micrográfica de Mohs.

Melanoma ungueal

O subtipo mais frequente de melanoma que acomete a unidade ungueal é o melanoma lentiginoso acral, correspondendo a 80% dos melanomas nessa localização. O melanoma extensivo

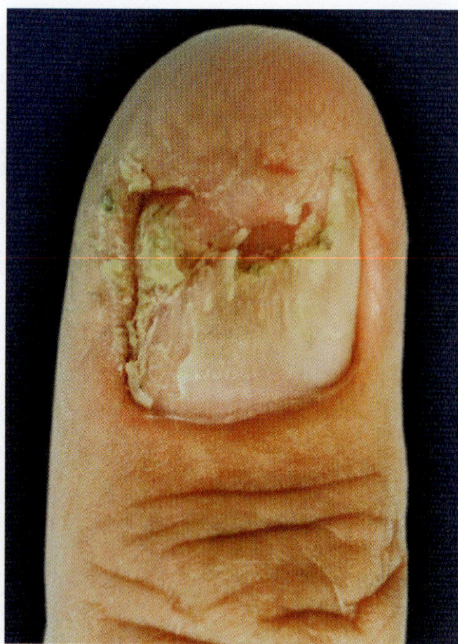

Figura 79.20 Carcinoma espinocelular invasivo em polegar direito de paciente de 54 anos HIV-positivo com histórico de verruga viral de repetição. Nota-se lesão verrucosa que destrói parte do leito ungueal e do hiponíquio.

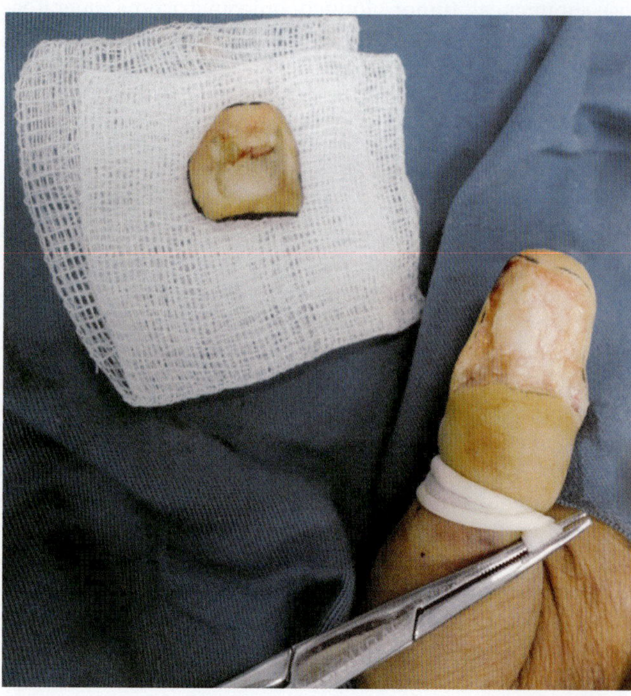

Figura 79.21 Remoção de todo o aparato ungueal, com margem de segurança, deixando cicatrizar por segunda intenção.

superficial e o nodular são muito raros na região subungueal; o último corresponde a 15% e o melanoma subungueal (MSU) a cerca de 5% dos casos de melanomas.

É mais frequente nas 6ª e 7ª décadas, cuja incidência varia conforme a etnia: correspondem a 1 a 3% dos melanomas nos caucasianos; 15 a 20% nos negros; 10 a 30% nos japoneses; e 33% nos indígenas. Como o melanoma em negros em número absoluto é raro, o índice de melanomas subungueais acaba se assemelhando quando comparado ao índice nos caucasianos. Dois terços a três quartos dos melanomas ungueais são pigmentados.

A distribuição do melanoma subungueal é semelhante à da ML: 45 a 60% dos casos originam-se nas mãos e 40 a 55% nos pés, sendo o hálux o dígito mais frequente na última localização.

Fisiopatologia

Geralmente, o melanoma subungueal se origina dos melanócitos da matriz ungueal, compreendendo a lesão inicial mais frequente a ML ou melanoníquia estriada. Esse termo é utilizado para designar qualquer hipercromia linear marrom ou enegrecida de origem melanocítica.

Fatores de risco

Diferentemente do melanoma cutâneo, a exposição à radiação ultravioleta no melanoma subungueal não é relevante como fator de risco, uma vez que a unha é muito densa para permitir a passagem da luz. O trauma da região ungueal é considerado um fator de risco considerável.

O Quadro 79.1 apresenta a regra do ABCDEFG e todos os fatores de risco para suspeitar que uma lesão pigmentada na unha possa corresponder ao melanoma ungueal. Alguns autores ressaltam que o fator de risco mais importante para suspeição de melanoma subungueal refere-se ao surgimento de ML na idade adulta, principalmente se após os 40 anos de idade, exceto quando se suspeita de melanoníquia funcional fisiológica, como em indivíduos de pele negra ou melanoníquia secundária a medicações, gravidez, fricção ou trauma.

Diagnósticos diferenciais da pigmentação subungueal

Os principais diagnósticos diferenciais das pigmentações longitudinais na unha são infecção fúngica, hematoma subungueal e lesão melanocítica. A Tabela 79.1 apresenta os principais diagnósticos diferenciais da pigmentação subungueal. É importante diferenciar o pigmento melanocítico do não melanocítico pela visualização da placa ungueal pelo dermatoscópio.

Na ML, pigmentações de fundo acinzentado estão relacionadas com a ativação melanocítica, enquanto as de fundo marrom estão geralmente associadas a hiperplasia benigna ou maligna de melanócitos.

Quadro 79.1 Regra ABCDEFG para suspeição do melanoma ungueal.

A. Idade
B. Quinta a sétima décadas de vida, afro-americanos, asiáticos, indígenas
C. Bordas e bandas irregulares
D. Mudança de coloração e espessura (assimetria de coloração)
E. Dígito polegar mais afetado que o hálux, terceiro dedo, indicador e outros sucessivamente. Dedo afetado na mão dominante e associação com distrofia ungueal
F. Extensão periungueal (sinal de Hutchinson)
G. Antecedentes familiares ou pessoais de melanoma

Tabela 79.1 Principais diagnósticos diferenciais da pigmentação subungueal.

Origem da pigmentação	Diferenciais	Características
Não melanocítica	Agentes químicos (nitrato de prata, permanganato de potássio, tintura de cabelos, tabaco, cosméticos)	Não mostra pigmento histológico; maioria pode ser removida; nitrato de prata – grânulos negros nas camadas mais superficiais da unha
	Bactérias	Gram-negativos: *Klebsiella*, *Proteus* (pigmento cinza enegrecido), *Pseudomonas* (pigmento verde enegrecido) Origem na borda lateral da unha, pode ter pigmentação mais larga na base que na porção distal da unha e limitada na área de onicólise
	Fungos	Dermatófitos – *T. rubrum* (ver *Nigricans*); fungos demáceos – *Scytalidium dimidiatum*, *Aspergillus niger*, *Exophiala*, *Wangeriella*, *Alternaria artenata* Pigmento fúngico se espalha mais difusamente na unha
	Hematoma subungueal	Dermatoscopia com pequenos glóbulos vermelhos a negros nas margens lateral e proximal do pigmento. O pigmento progride para a parte distal da unha com o crescimento
Melanocítica	ML induzida por drogas e radiação	Quimioterapia, radioterapia, AZT
	ML induzida por doenças endócrinas	Síndrome de Cushing, hipertireoidismo, acromegalia, gravidez; pode afetar múltiplos dígitos
	Doenças inflamatórias da unha	Líquen plano, onicomicose, radiodermatite crônica, psoríase pustulosa, doença de Hallopeau
	Síndrome de Laugier-Hunziker	Ativação focal
	Tumores ungueais não melanocíticos	Doença de Bowen, onicomatricoma
	Nutricional	Deficiência de folato e de vitamina B_{12}
	Traumática	Deformidades, sapatos inadequados
	Étnica	Fotótipos altos
	Colagenoses	LES, esclerodermia
	ML com padrão regular	Lentigo simples, nevo melanocítico congênito ou adquirido
	ML com padrão irregular	Nevo melanocítico atípico, melanoma

AZT: azidotimidina; LES: lúpus eritematoso sistêmico; ML: melanoníquia longitudinal.

É importante diferenciar o padrão dessa pigmentação marrom, subdividindo-se em dois padrões: regular e irregular. O padrão regular é descrito como pigmentação longitudinal paralela e homogênea, com espessura regular das linhas. Corresponde histologicamente a ninhos de melanócitos na junção dermoepidérmica, associados aos nevos da matriz ungueal.

O padrão irregular sugere melanoma da matriz ungueal e consiste em linhas alargadas marrom-escuras ou enegrecidas com borramento das bordas laterais, com perda do paralelismo entre as linhas. Pigmentação periungueal, conhecida como sinal de Hutchinson, é frequentemente observada. Em estágios avançados, a distrofia ungueal se mostra presente e significa destruição da matriz ungueal pelo tumor (Figura 79.22).

Alguns melanomas subungueais podem também apresentar padrão de pigmentação marrom-claro e linhas finas. Esses casos são capazes de simular lesões benignas e até mesmo casos com pigmentação irregular podem se tratar de lesões benignas, principalmente em crianças. Desse modo, a dermatoscopia intraoperatória compreende um recurso útil para avaliar lesões suspeitas, além de direcionar o melhor local da biopsia excisional do pigmento, por visualização direta da pigmentação na matriz, evitando biopsias desnecessárias e diminuindo o risco de distrofia ungueal pós-operatória.

São descritos quatro padrões de pigmentação na matriz ungueal na dermatoscopia intraoperatória: cinza regular associado à ativação melanocítica; marrom regular relacionado com hiperplasia melanocítica típica; marrom regular com glóbulos sugerindo nevo melanocítico; e padrão irregular relacionado com melanoma (Figura 79.23).

Biopsia da melanoníquia longitudinal | Indicação

Melanoníquia que, ao exame dermatoscópico, apresenta fundo marrom com linhas irregulares em coloração, largura ou espaçamento e perda de paralelismo, em adultos é sugestiva de melanoma. Nevos em crianças também podem apresentar esse padrão. Em outras palavras, qualquer lesão no adulto com dermatoscopia de padrão irregular deve ser biopsiada.

Independentemente da morfologia, as seguintes situações devem alertar para a possibilidade de a melanoníquia longitudinal ter origem maligna:

- Pigmento isolado em dedo único que surge após a 4ª a 6ª décadas de vida
- Pigmentação abrupta em unha previamente normal
- Pigmentação que escurece ou alarga ou torna-se mais borrada proximalmente à região da matriz ungueal
- Pigmentação adquirida no polegar, no dedo indicador e no hálux
- Pigmentação após trauma, afastado hematoma subungueal
- Lesão adquirida em paciente com melanoma prévio

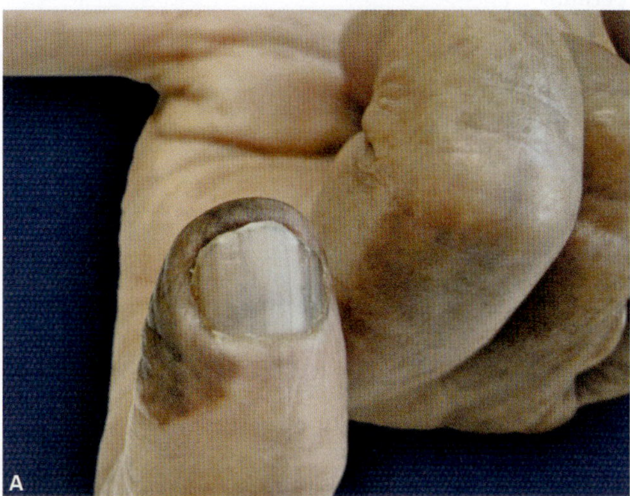

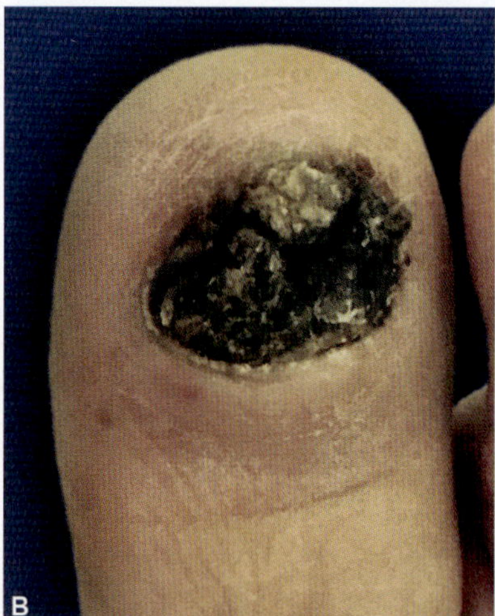

Figura 79.22 A. Hiperpigmentação irregular periungueal – sinal de Hutchinson. **B.** Melanoma subungueal invasivo. Nota-se a distrofia ungueal associada à pigmentação enegrecida da unha e do leito ungueal.

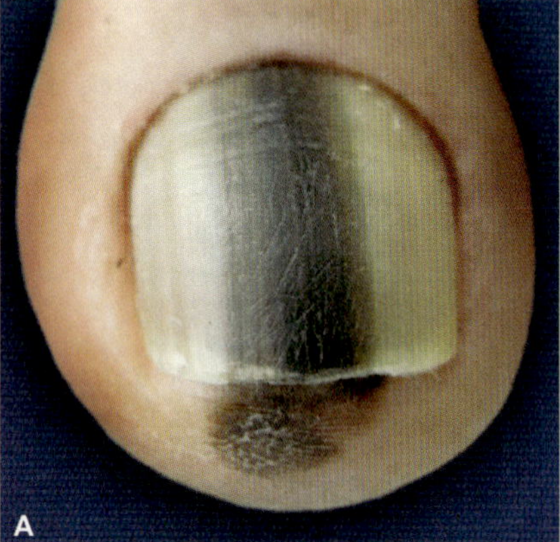

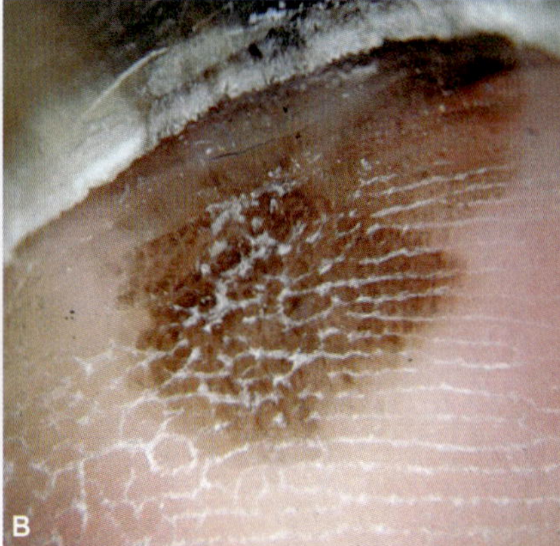

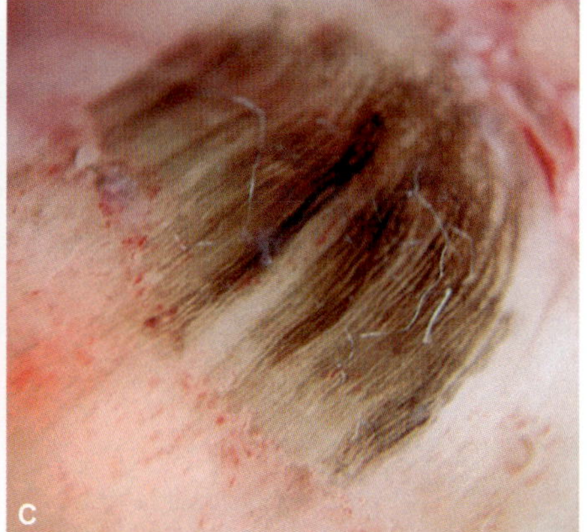

Figura 79.23 A. Melanoníquia longitudinal de padrão irregular com sinal de Hutchinson no hiponíquio. **B.** Dermatoscopia da borda livre com pigmentação em crista. **C.** Dermatoscopia da matriz em que se nota pigmentação de padrão irregular.

- Pigmentação associada a distrofia ungueal, destruição da unha ou ausência da lâmina
- Sinal de Hutchinson, que inclui pigmentação na cutícula ou hiponíquio.

Indica-se a dermatoscopia da matriz para todas as ML suspeitas. O acesso à matriz ungueal se dá por via proximal, pela avulsão total ou parcial da lâmina ungueal. Uma vez identificado, esse pigmento é removido completamente por *shaving*, *punch* ou biopsia excisional.

Em casos de melanoníquia longitudinal altamente suspeita, acompanhada por pigmentação periungueal (sinal de Hutchinson), devem-se fazer radiografia e examinar linfonodos regionais. Descartado pseudo-Hutchinson, que pode ocorrer nas ML por ativação de melanócitos, deve-se realizar uma biopsia excisional removendo toda a área de lesão, as dobras ungueais proximais laterais, o hiponíquio e a pele em bloco rente ao osso, deixando margem de 1 mm de tecido normal a ser removido com a lesão.

Melanoma subungueal

Diagnóstico

É clínico, dermatoscópico e anatomopatológico. Clinicamente, caracteriza-se por ML com pigmentação irregular associada ou não a pigmentação periungueal e/ou distrofia ungueal, com ou sem perda da placa ungueal. Lesões mais avançadas podem se apresentar como nódulo e tumoração com ou sem ulceração. A dermatoscopia da matriz no MSU apresenta um padrão irregular, multicomponente com pigmentação marrom-escura a enegrecida, áreas sem estrutura, glóbulos, pontos e estriações.

Histologicamente, o melanoma subungueal nasce na matriz. O melanoma subungueal *in situ* caracteriza-se por proliferação lentiginosa de melanócitos atípicos, com dendritos por vezes proeminentes, aumentados, irregulares e hipercromáticos ou com núcleo aumentado e nucléolo evidente. Pode estar presente a disseminação pagetoide.

O melanoma amelanótico subungueal representa um desafio diagnóstico. Sua origem se dá no leito ungueal com menor quantidade de melanócitos que a matriz. Quando ocorre nas dobras ungueais laterais, pode ser confundido com verruga, granuloma piogênico, exostose ou unha encravada. Melanomas amelanóticos subungueais causam onicólise e raramente líquen plano-*like*. Quando a onicólise está associada a secreção, o tumor geralmente está erodido ou ulcerante.

Prognóstico

O prognóstico do MSU depende do estadiamento TNM, e a classificação histopatológica se assemelha à realizada para o melanoma cutâneo. Entretanto, a classificação oficial de Clark e Breslow é mais difícil nesse subtipo de melanoma em razão da ausência da camada granular e da dificuldade de determinar a transição entre a derme papilar e a reticular. Geralmente, o melanoma subungueal tem prognóstico pior em relação aos outros subtipos, o que, entretanto, está associado ao diagnóstico mais tardio em estágios mais avançados da doença, e não com a agressividade do tumor.

Um estudo retrospectivo de 105 casos de MSU na população inglesa demonstrou que pacientes com MSU com Breslow abaixo de 2,5 mm tinham sobrevida em 5 anos duas vezes maior que os que apresentavam espessura acima de 2,5 mm. Assim, quanto maior o Breslow, pior é o prognóstico, assim como ocorre para o melanoma em outras localizações.

Tratamento

Para o melanoma subungueal *in situ* e microinvasivo, recomenda-se a desarticulação distal da falange acometida.

Porém, trabalhos recentes relatam casos de melanoma subungueal *in situ* com desfecho favorável com tratamento conservador com ressecção em bloco de todo o aparato ungueal e margem lateral de 6 mm.

As indicações para pesquisa de linfonodo sentinela são as mesmas para o melanoma em outras localizações: pacientes sem metástases regionais ou a distância, com lesões primárias com espessura maior que 0,76 mm; espessura menor que 0,76 mm, desde que associada a ulceração e/ou índice mitótico $\geq 1/mm^2$.

O seguimento é igual ao dos demais subtipos de melanoma cutâneo, com exame físico completo, avaliação locorregional e avaliação dermatológica completa. Para melanomas *in situ*, não se recomendam exames laboratoriais. Para os invasivos em todos os estádios clínicos, radiografia de tórax e lactato desidrogenase (LDH). Nos primeiros 2 anos, recomenda-se revisão a cada 3 meses. Do 3º ao 5º ano, a cada 6 meses, e do 6º ano em diante, anualmente.

BIBLIOGRAFIA

Banfield CC, Redburn JC, Dawber RP The incidence and prognosis of nail apparatus melanoma. A retrospective study of 105 patients in four English regions. Br J Dermatol. 1998;139(2):276-9.

Baran R, de Berker DAR, Holzberg M et al. Baran & Dawber's Diseases of the nails and their management. 4. ed. Oxford, UK: Wiley-Blackwell; 2012.

Braun RP, Baran R, Le Gal FA, Dalle S, Ronger S, Pandolfi R et al. Diagnosis and management of nail pigmentations. J Am Acad Dermatol. 2007;56(5):835-47.

Belfort FA, Waisntein AJA. Melanoma: diagnóstico e tratamento 2. ed. Atheneu; 2014.

Calonje JE, Brenn T, Lazar A, McKee P. McKee's pathology of the skin. 4. ed. Saunders; 2011.

Di Chiacchio ND, Farias DC, Piraccini BM, Hirata SH, Richert B, Zaiac M et al. Consensus on melanonychia nail plate dermoscopy. An Bras Dermatol. 2013;88(2):309-13.

Dika E, Patrizi A, Fanti PA, Chessa MA, Reggiani C, Barisani A, Piraccini BM. The Prognosis of nail apparatus melanoma: 20 years of experience from a single institute. Dermatology. 2016;232(2):177-84.

Duarte AF, Correia O, Barros AM, Ventura F, Haneke E. Nail melanoma in situ: clinical, dermoscopic, pathologic clues, and steps for minimally invasive treatment. Dermatol Surg. 2015;41(1):59-68.

Grundmeier N, Hamm H, Weissbrich B, Lang SC, Bröcker EB, Kerstan A. High-risk human papillomavirus infection in Bowen's disease of the nail unit: report of three cases and review of the literature. Dermatology. 2011;223(4):293-300.

Haneke E. Important malignant and new nail tumors. J Dtsch Dermatol Ges. 2017;15(4):367-86.

Haneke E. Ungueal melanoma – controversies in diagnosis and treatment. Dermatol Ther. 2012;25(6):510-24.

Haneke E, Baran R. Longitudinal melanonychia. Dermatol Surg. 2001;27(6): 580-4.

Hirata SH, Yamada S, Almeida FA, Tomomori-Yamashita J, Enokihara MY, Paschoal FM et al. Dermoscopy of the nail bed and matrix to assess melanonychia striata. J Am Acad Dermatol. 2005;53(5):884-6.

Hirata SH, Yamada S, Enokihara MY, Di Chiacchio N, de Almeida FA, Enokihara MM et al. Patterns of nail matrix and bed of longitudinal melanonychia by intraoperative dermatoscopy. J Am Acad Dermatol. 2011;65(2):297-303.

Lecerf P, Richert B, André J. Squamous cell carcinoma of the nail apparatus. Ann Dermatol Venereol. 2014;141(2):156-60.

Park JH, Lee DY, Kim N. Nail neoplasms. J Dermatol. 2017;44(3):279-287.

Richert B, Lecerf P, Caucanas M, André J. Nail tumors. Clin Dermatol. 2013;31(5):602-17.

Riddel C, Rashid R, Thomas V. Ungual and periungual human papillomavirus-associated squamous cell carcinoma: a review. J Am Acad Dermatol. 2011;64(6):1147-53.

Baek HJ, Lee SJ, Cho KH, Choo HJ, Lee SM, Lee YH, et al. Subungual tumors: clinicopathologic correlation with US and MR imaging findings. Radiographics. 2010;30(6):1621-36.

Baran R, Kint A. Onychomatrixoma: filamentous tufted tumour in the matrix of a funnel-shaped nail: a new entity (report of three cases). Br J Dermatolo. 1992;126(5):510-5.

Baran R, Richert B. Common nail tumors. Dermatol Clin. 2006;24(3): 297-311.

Bertrand R, Di Chiacchio N, Haneke E. Cirurgia da unha. Rio de Janeiro: Di Livros; 2012.

Dominguez-Cherit J, Chanussot-Deprez C, Maria-Sarti H, Fonte-Avalos V, Veja-Memije E, Luis-Montoya P. Nail unit tumors: a study of 234 patients in the dermatology department of the "Dr. Manuel Gea González" General Hospital in Mexico City. Dermatol Surg. 2008;34(10):1363-71.

Di Chiacchio N, Tavares GT, Tosti A, Di Chiacchio NG, Di Santis E, Alvarenga L et al. Onychomatricoma: epidemiological and clinical findings in a large series of 30 cases. British Journal of Dermatol. 2015;173(5):1305-7.

Song M, Ko HC, Kwon KS, Kim MB. Surgical treatment of subungual glomus tumor: a unique and simple method. Dermatol Surg. 2009;35(5):786-91.

Sommer N, Neumeister MW. Tumors of the perionychium. Hand Clin. 2002;18(4):673-89.

Tavares GT, Di Chiacchio N, Di Chiacchio NG, Souza M. Onychomatricoma: a tumor unknown to dermatologists. An Bras Dermatol. 2015;90(2):265-7.

Tosti A, Schneider S, Ramirez-Quinzon M, Zaiac M, Miteva M. Clinical, dermoscopic, and pathologic features of onychopapilloma: A review of 47 cases. J Am Acad Dermatol. 2016;74(3):521-6.

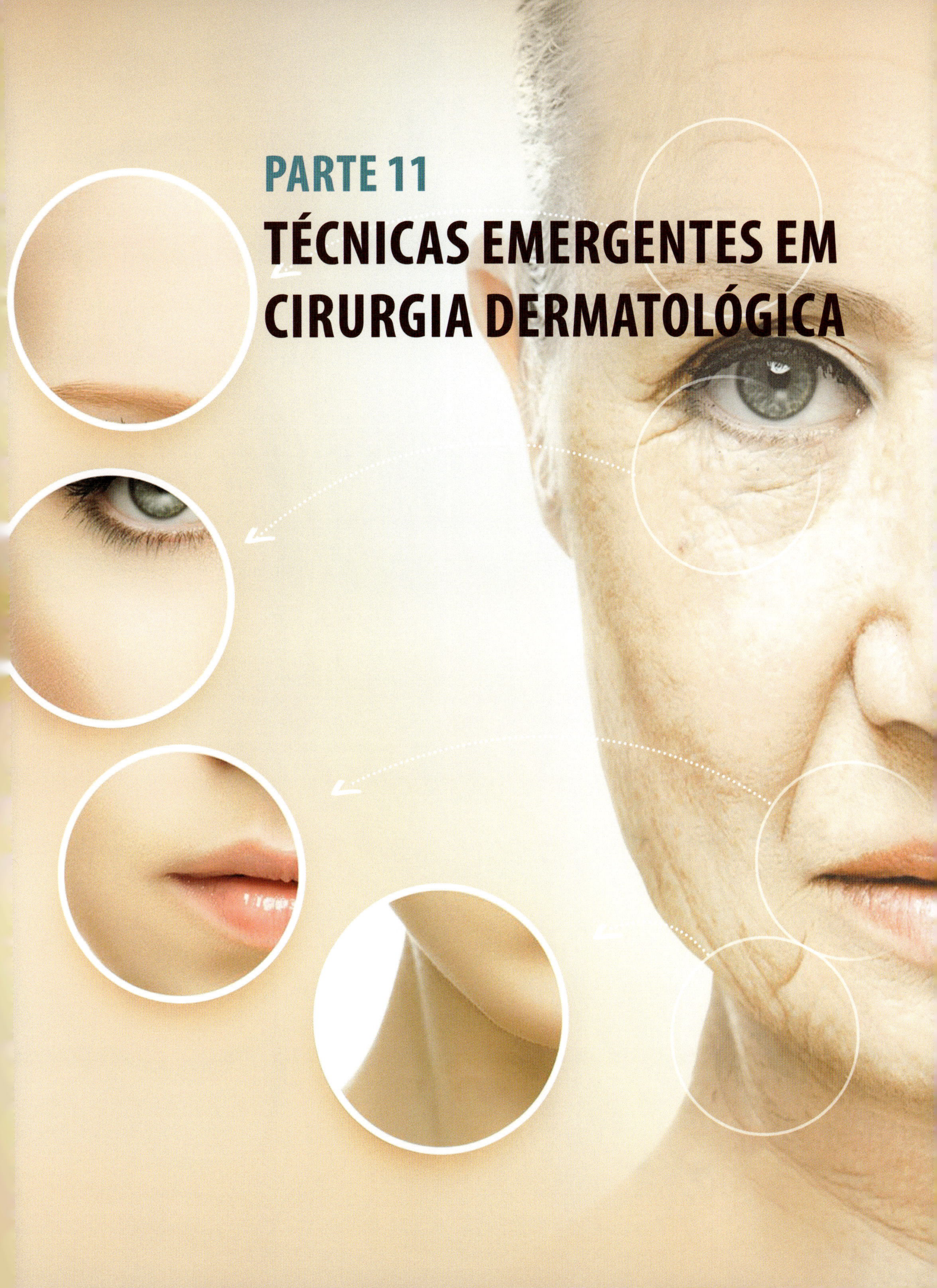

PARTE 11
TÉCNICAS EMERGENTES EM CIRURGIA DERMATOLÓGICA

80

MD Codes™

Bruna Souza Felix Bravo, Camila Roos Mariano da Rocha

INTRODUÇÃO

A medicina estética facial está em constante evolução. Há alguns anos, o principal foco nessa área era o rejuvenescimento, para o qual muitos recursos passaram a ser utilizados (toxina botulínica, preenchedores, *lasers*, bioestimuladores). A esse conceito inicial, acrescentou-se um mais recente – o de embelezamento –, que se aplica a homens e mulheres que, apesar de jovens, não têm uma face com medidas harmônicas. Essas medidas, passíveis de uma avaliação objetiva, já foram descritas centenas de anos atrás e vêm sendo complementadas ao longo do tempo por estudos clínicos. A partir dessa avaliação, pode-se ter uma proposta de harmonização facial individualizada.

Quando se fala de envelhecimento, vale lembrar que a face apresenta quatro principais camadas anatômicas, cada uma com um papel importante na aparência da face e nas mudanças que levam ao envelhecimento facial. Com o avançar do tempo, a degradação óssea reduz o suporte do tecido, causando perda da estrutura facial.

A perda de volume parcial dos compartimentos de gordura e o reposicionamento de uma parte deles no terço inferior da face fazem com que exista uma inversão do triângulo da juventude e contribuem com uma perda geral do volume, além de tornarem os sulcos preexistentes mais aparentes.

Expressões habituais de contração muscular, somadas à perda de elasticidade da pele e volume, levam à formação das linhas finas e rugas na superfície da pele. Combinadas, a perda de estrutura e volume e a formação de linhas finas e rugas resultam em mudanças características na aparência da face que se associam ao envelhecimento.

Diversas técnicas já foram descritas para o uso de produtos injetáveis na face. Apesar da publicação de diversos consensos, a padronização sempre foi difícil. Além disso, a linguagem consistia em uma barreira para o sucesso da educação médica, sendo necessário um modelo de entendimento simples.

A partir de todas essas observações, em 2015, o Dr. Mauricio de Maio, cirurgião plástico brasileiro, lançou um livro no qual tentou objetivar e sistematizar o tratamento de diversas áreas faciais com injetáveis, apresentando o Medical Codes (MD Codes™).

O MD Codes™ surgiu como uma estratégia prática para a aplicação ou como códigos de tratamento, possibilitando ao profissional otimizar as características do traço facial do paciente de maneira simples e efetiva.

Ele foi desenvolvido com o objetivo de reforçar a percepção de que cada unidade estética facial compreende subunidades que devem ser respeitadas durante a aplicação. Essas subunidades compreendem os pontos estruturais que criarão ou recriarão a arquitetura facial desejável dos pacientes. Além disso, o MD Codes™ pode ser usado para facilitar o planejamento financeiro, a avaliação, a comunicação com o paciente e a técnica de aplicação. Contudo, sempre se deve levar em consideração a avaliação de cada paciente e a individualização do tratamento.

MD CODES™

Formado por uma série de pontos específicos localizados dentro de cada unidade facial usados para guiar a aplicação, baseia-se no princípio de que as unidades faciais devem ser tratadas ou reconstruídas.

Cada ponto de aplicação é representado por uma combinação de letras e números, que indicam, respectivamente, a unidade anatômica e a sequência da aplicação. O ponto mais importante de aplicação em uma unidade anatômica particular é representado pelo número 1, que deve ser geralmente o ponto inicial. O ponto de aplicação número 3 normalmente está em uma zona de alerta, que requer mais cuidado na aplicação. Cada paciente terá uma sequência específica e poderá não exigir todos os pontos de aplicação.

Além das letras e dos números, os pontos são coloridos e têm formas geométricas diferentes. A cor vermelha representa "zona de alerta", indicando que existem estruturas anatômicas importantes nessa área, como feixes neurovasculares. As formas geométricas indicam o modo de aplicação (p. ex., triângulo indica aplicação em leque, círculo em *bolus* e retângulo, linear). Além disso, existe a sinalização de gêneros masculino e feminino para pontos que tornam o resultado mais específico de cada gênero. Quanto ao dispositivo de injeção, a escolha deve se basear na preferência e na experiência individual de cada médico injetor. Recomenda-se a cânula para uso em zonas de alerta, podendo minimizar o risco de lesão intravascular e equimose. Já a agulha é sugerida para aplicações finas e controladas, ideal para aplicação em *bolus* no nível supraperiostal.

Vale lembrar que a assepsia é essencial. O tratamento deve ser postergado em caso de infecção bacteriana ou viral ativa. O ambiente asséptico apropriado colabora para a redução de riscos de infecção. O paciente deve estar sem maquiagem e com a pele limpa com solução antisséptica antes do tratamento. O médico injetor precisa estar com as mãos limpas e roupas apropriadas, luvas estéreis e suprimentos descartáveis. Com relação à técnica de aplicação, alguns pontos devem ser destacados:

- A aspiração é altamente recomendada antes da injeção
- Deve-se evitar lesionar o periósteo durante a aplicação, pois pode resultar em dor e sangramento
- Após a aplicação, é necessário massagear a região a fim de garantir integração tecidual e uma distribuição mais homogênea do produto. Massagem mais vigorosa é recomendada para aplicações mais profundas e volumes maiores de produto
- Lembrar sempre que, ao criar uma estrutura, haverá modificações nas áreas anatômicas próximas
- Pacientes jovens com deficiências leves e moderadas podem necessitar de volumes menores quando comparados àqueles com mais idade ou com deficiências mais complexas.

Com relação às áreas de alerta, para minimizar o risco de lesão a vasos sanguíneos e nervos, medidas preventivas devem ser tomadas e padronizadas em todas as áreas da face. Essas medidas incluem injeções lentas e a busca frequente de sinais de dor ou alteração da cor da pele. As áreas de alerta estão marcadas com um sinal de cuidado; nessas áreas, recomenda-se o uso de cânula ou a aspiração cuidadosa antes da injeção. A técnica-padrão de aplicação deve incluir refluxo/aspiração do êmbolo da seringa para checar se existe a entrada de sangue. Se for detectado sangue, retirar a agulha, comprimir e escolher uma área diferente de injeção.

Depois de conhecer os pontos de injeção, as áreas de risco, os produtos e as quantidades a serem utilizados, é importante fazer uma programação adequada do tratamento. Sugere-se que seja iniciado pela sustentação, representada pelos pontos da região malar/zigoma (Ck). Depois, ele seguirá reestabelecendo o contorno facial, representado pelos pontos temporais (T) no terço superior da face e pelos pontos do mento (C) e região mandibular (Jw) no terço inferior da face. Somente depois será realizado o refinamento, pelo tratamento dos pontos da goteira lacrimal (Tt), do supercílio (E), da região orbicular (O), da região glabelar (G) e da fronte (F) no terço superior da face e dos pontos do sulbo nasolabial (NL), das linhas de marionete (M) e dos lábios (Lp) no terço inferior da face.

Remodelação frontal com três pontos

Para o tratamento da região frontal, sugerem-se três pontos (Figura 80.1):

- F1: localizado mediamente
- F2: localizado lateralmente
- F3: localizado na área central.

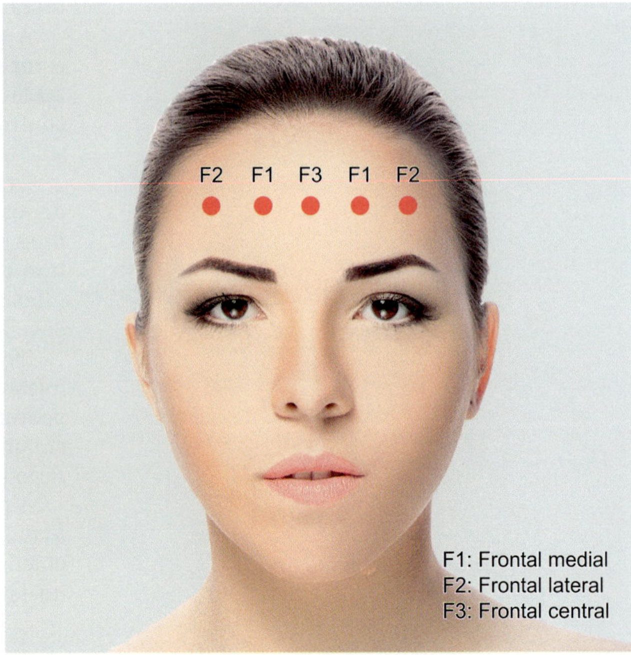

Figura 80.1 Pontos sugeridos para o tratamento da região frontal.

O efeito desse tratamento consiste no remodelamento da região frontal e na melhora na aparência das linhas por meio de um suporte profundo. Todos os três pontos devem ser marcados na área frontal, 2 cm acima do rebordo orbital superior.

Em todos os pontos, recomenda-se o uso de ácido hialurônico de média densidade, com aplicação supraperiostal em *bolus* ou em leque com cânula ou agulha. O que varia é a quantidade utilizada: no ponto F1, sugerem-se quantidades entre 0,1 e 0,3 mℓ, atentando-se cuidadosamente para a artéria supraorbital, localizada nessa área; no ponto F2, quantidades entre 0,2 e 0,5 mℓ; e, no ponto F3, quantidades entre 0,1 e 0,2 mℓ, com atenção à artéria supratroclear. Todos os três pontos são considerados de alerta, sugerindo-se fortemente a aspiração cuidadosa, caso se utilize a agulha. No caso de F1, deve-se atentar à artéria supraorbital, no F2 à artéria temporal superficial e no F3 à artéria supratroclear.

Existem casos em que se indicará o tratamento direto das linhas de expressão na área frontal. Nesses casos, recomenda-se a utilização de um produto com menor densidade, mais fluido e aplicado mais superficialmente, no plano intradérmico, com agulha e em micropontos, ao longo das linhas.

Remodelação temporal com dois pontos

Para o tratamento da região temporal, indicam-se dois pontos – um localizado mais anteriormente (T1) e outro mais posteriormente (T2) –, tendo como objetivo o remodelamento da região temporal por meio de um suporte profundo (Figura 80.2). Sugere-se a utilização de ácido hialurônico de alta densidade aplicado na área supraperiostal em *bolus* com agulha, uma vez que a fáscia temporal dificulta que a cânula alcance o plano de tratamento desejado. As doses apontadas são de 0,2 a 0,5 mℓ para o ponto T1 (temporal anterior) e de 0,3 a 0,5 mℓ para o ponto T2 (temporal posterior). Vale lembrar que o volume total deve sempre ser aplicado por meio de pequenos *bolus* (menores de 0,3 mℓ). Os dois pontos são considerados de alerta: em T1 deve-se atentar à artéria frontal e aos vasos temporais profundos e em T2 à artéria temporal superficial e, também, aos vasos temporais profundos. Nesse local, recomenda-se aspiração cuidadosa antes da injeção.

O volume total no tratamento da região temporal varia de acordo com o grau de gravidade. Deficiências leves podem ser tratadas com 0,5 mℓ de cada lado por sessão. Já as moderadas podem necessitar de até 1 mℓ de cada lado por sessão. E as graves podem exigir 2 mℓ por lado em cada sessão, podendo chegar a 2 a 4 *bolus* no total.

Remodelação de supercílio com três pontos

Para o tratamento da região do supercílio, sugerem-se três pontos (Figura 80.3):

- E1: localizado na cauda do supercílio
- E2: localizado no centro do supercílio
- E3: localizado na cabeça do supercílio.

O tratamento dessa área tem como objetivos a elevação e a projeção do supercílio pelo reposicionamento dos compartimentos de gordura retro-orbiculares (ROOF).

Recomenda-se o uso de ácido hialurônico de média densidade. No ponto E1, sugere-se a aplicação de 0,1 a 0,2 mℓ em *bolus* ou em injeção linear, utilizando-se cânula ou agulha na região supraperiostal ou subcutânea; e, nos pontos E2 e E3, uma dose de 0,1 mℓ a 0,2 mℓ por ponto, aplicados em *bolus* pequeno ou injeção linear com cânula no plano subcutâneo. O ponto E2 está localizado na região da emergência do forame supraorbital; por isso, indica-se aplicação mais lateralmente. O ponto E3 está localizado na área do forame supratroclear, sugerindo-se também uma aplicação mais lateral. Os três pontos dessa área são considerados de alerta, recomendando-se aplicação lenta e proteção da pálpebra anterior com o dedo.

Remodelação glabelar com dois pontos

Para o tratamento da região glabelar, sugerem-se dois pontos – o primeiro localizado nas linhas glabelares (G1) e o segundo na glabela central (G2), tendo como objetivo melhorar a

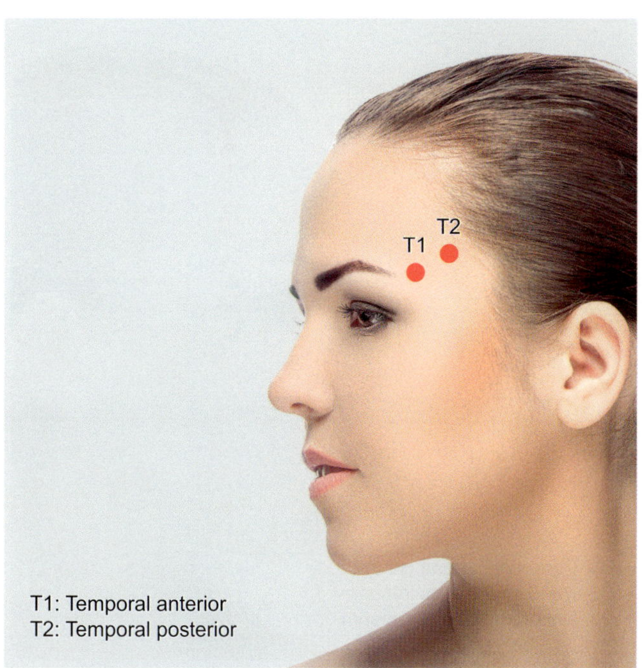

Figura 80.2 Pontos sugeridos para o tratamento da região temporal.

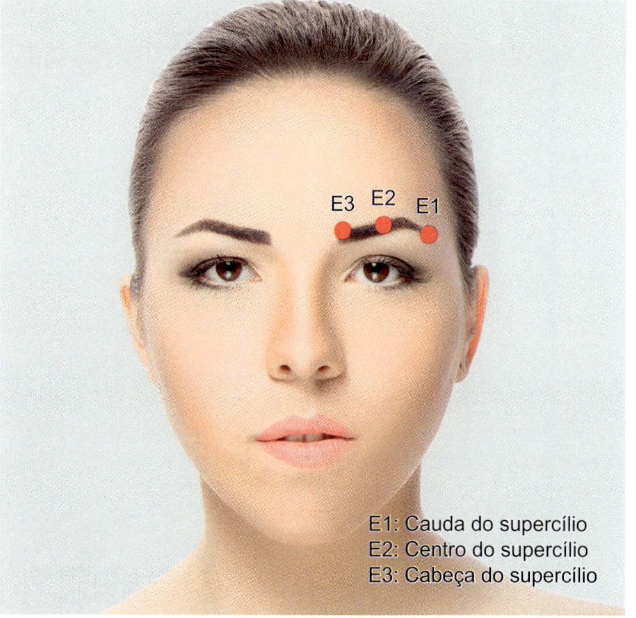

Figura 80.3 Pontos sugeridos para o tratamento da região do supercílio.

aparência das linhas glabelares estáticas por meio de suporte dérmico (Figura 80.4). Ambos os pontos são considerados áreas de alerta, uma vez que se localizam na área de emergência do feixe neurovascular glabelar, em particular as artérias supratrocleares, com comunicação com a artéria retiniana, podendo levar à amaurose caso ocorra injeção intravascular acidental. Recomenda-se o uso de ácido hialurônico de baixa densidade.

A aplicação no ponto G1 deve ser realizada no plano intradérmico em micropontos com agulha, com uma dose que varia de 0,1 a 0,2 mℓ, apenas por profissionais experientes e sempre tentando se certificar do plano de aplicação. Do mesmo modo, o ponto G2 deve ser tratado apenas por profissionais especializados, sugerindo-se o uso de cânula com injeção em *bolus* ou linear e dose de 0,1 a 0,2 mℓ.

Remodelação periorbital lateral com três pontos

Para o tratamento da área periorbital, sugerem-se três pontos (Figura 80.5):

- O1: localizado na região central, lateral ao canto lateral
- O2: localizado mais inferiormente
- O3: localizado mais superiormente.

Indica-se a aplicação em micropontos com agulha no plano intradérmico e dose entre 0,2 e 0,5 mℓ. Os três pontos são considerados áreas de alerta, visto que não se deve aplicar o produto na pálpebra superior, no caso de O3, e na pálpebra inferior, quando de O1 e O2.

Remodelação do *tear trough* com três pontos

Para o tratamento da região da goteira lacrimal, sugerem-se três pontos (Figura 80.6):

- Tt1: localizado na região infraorbital central
- Tt2: localizado na região infraorbital lateral
- Tt3: localizado na região infraorbital medial.

O efeito da aplicação consiste na melhora da região infraorbitária pelo tratamento da goteira lacrimal, da junção palpebromalar e do sulco nasojugal. A questão mais importante dessa área refere-se ao fato de que todos os pontos são considerados de alerta. O ponto Tt1 está localizado na área do forame infraorbitário, local de emergência de artéria, nervo e veia infraorbitários. Já o ponto Tt3 está localizado não somente na região da artéria, mas também da veia angular. O plano de aplicação deve ser profundo para que o produto não fique visível. Sugere-se a utilização de ácido hialurônico de baixa densidade aplicado preferencialmente por cânula em micropontos e dose de 0,1 a 0,3 mℓ por ponto. Vale lembrar que essa área apenas deve ser abordada por especialistas treinados na técnica.

Remodelação malar com cinco pontos

Para o tratamento da região malar, sugerem-se cinco pontos, cada um com efeitos específicos e estruturas específicas atingidas (Figura 80.7):

- Ck1: localizado no arco zigomático, tem como objetivos elevar a região malar e oferecer suporte ao supercílio e à pálpebra inferior. As estruturas afetadas são a área periostal e o compartimento de gordura suborbicular (SOOF) lateral. Recomenda-se utilizar ácido hialurônico de alta densidade aplicado em *bolus* no plano supraperiostal com agulha e dose variando entre 0,1 e 0,3 mℓ. Esse ponto se localiza na área da artéria zigomaticofacial; por isso, uma aspiração cuidadosa é sugerida antes da injeção
- Ck2: localizado na eminência zigomática, tem como efeitos a projeção da região malar e o encurtamento da distância pálpebra-malar. As estruturas afetadas são a região supraperiostal e o SOOF lateral. Sugere-se utilizar ácido hialurônico de alta densidade aplicado em *bolus* no plano supraperiostal com agulha, com a dose variando entre 0,2 e 0,4 mℓ. Esse ponto se localiza na área da artéria zigomaticofacial; por isso, recomenda-se uma aspiração cuidadosa antes da injeção. Vale lembrar que não se recomenda ultrapassar a dose de 0,3 mℓ em cada *bolus*

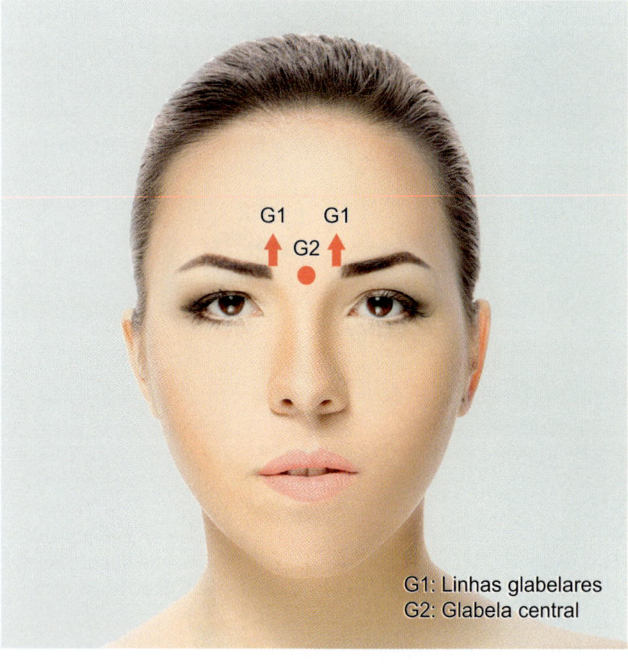

Figura 80.4 Pontos sugeridos para o tratamento da região glabelar.

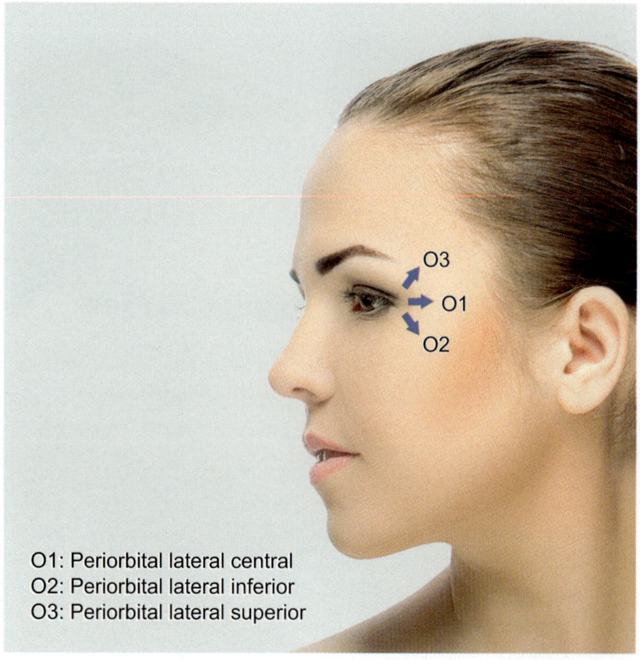

Figura 80.5 Pontos sugeridos para o tratamento da região periorbital.

- Ck3: localizado na região malar anteromedial, seu tratamento tem como efeitos a melhora da junção palpebromalar medial e a suavização do sulco nasojugal. As estruturas afetadas são a região supraperiostal, o compartimento de gordura malar profundo e o SOOF medial. Sugere-se utilizar ácido hialurônico de alta ou média densidade aplicado em *bolus* ou leque no plano supraperiostal ou subcutâneo preferencialmente com cânula e a dose variando entre 0,1 e 0,3 mℓ. Esse ponto é considerado de alerta, pois se localiza na área do forame infraorbital, de onde emergem artéria, veia e nervo infraorbitais; por isso, indica-se uma aspiração cuidadosa antes da injeção
- Ck4: localizado na região malar inferolateral/região parotídea, tem como efeitos o tratamento da depressão na região parotídea e a perda de volume pré-auricular, elevando a linha da mandíbula pelo tratamento do plano subcutâneo. Sugere-se utilizar ácido hialurônico de alta ou média densidade aplicado em leque no plano subcutâneo com agulha ou cânula e a dose variando entre 0,2 e 1 mℓ. Esse ponto se localiza na área da glândula parótida, recomendando-se o uso de cânula caso áreas maiores sejam tratadas
- Ck5: localizado na região submalar, tem como efeitos o tratamento da área de depressão e a melhora da perda de volume submalar pelo tratamento do plano subcutâneo. Sugere-utilizar ácido hialurônico de alta ou média densidade aplicado em *bolus* ou em leque, preferencialmente com cânula. A dose varia entre 0,2 e 0,5 mℓ. Esse ponto é considerado de alerta, uma vez que se localiza na área do nervo bucal, da artéria e da veia facial.

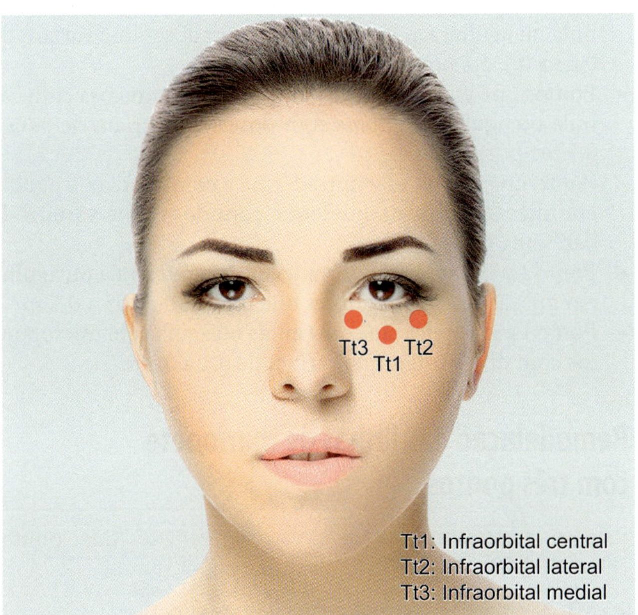

Figura 80.6 Pontos sugeridos para o tratamento da região da goteira lacrimal.

Remodelação nasolabial com três pontos

Para o tratamento dessa área, sugerem-se três pontos (Figura 80.8):

- NL1: localizado no sulco nasolabial superior
- NL2: localizado no sulco nasolabial central
- NL3: localizado no sulco nasolabial inferior.

O tratamento dessa área tem como efeito a redução da proeminência do sulco nasolabial por meio do suporte subdérmico ao sulco nasolabial. Recomenda-se utilizar ácido hialurônico de média densidade aplicado no plano subcutâneo em injeção linear com cânula intradérmica com agulha. As doses variam de 0,1 a 0,4 mℓ no ponto NL1, 0,2 a 0,4 mℓ no NL2 e 0,01 a 0,2 mℓ no ponto NL3. O ponto NL1 é considerado de alerta, uma vez que se localiza na área da artéria facial, sugerindo-se a aspiração cuidadosa. Já nos pontos NL2 e NL3, indica-se que a aplicação seja feita de modo delicado, medialmente ao sulco nasolabial.

Remodelação labial com oito pontos

Para tratamento da região labial, sugerem-se oito pontos (Figura 80.9):

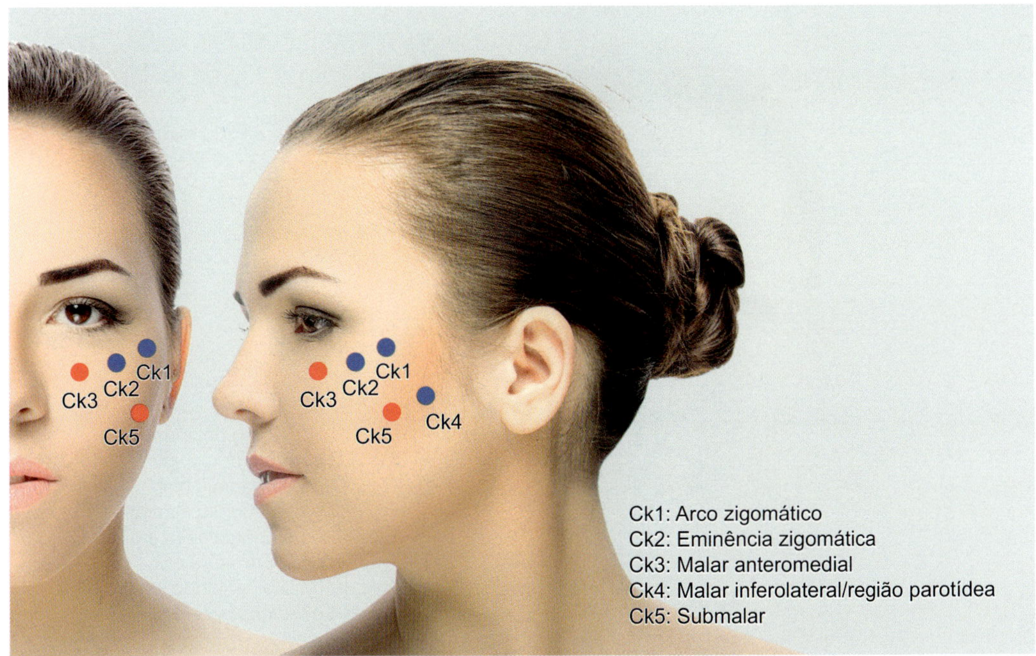

Figura 80.7 Pontos sugeridos para o tratamento da região malar.

- Lp1: corresponde ao tratamento do corpo do vermelhão e promove o aumento labial. Deve ser desmembrado em quatro pontos – dois localizados lateralmente ao arco do cupido no lábio superior e dois imediatamente abaixo desses no lábio inferior
- Lp2: localiza-se no arco do cupido, sendo desmembrado em dois para o tratamento bilateral. Confere estrutura à região do arco do cupido
- Lp3: corresponde à margem labial e é desmembrado em quatro para tratar os lábios superior e inferior bilateralmente, conferindo estrutura à linha branca/margem labial e reduzindo indiretamente as linhas periorais
- Lp4: corresponde à área do tubérculo medial no lábio superior e promove o aumento ou a projeção dessa área

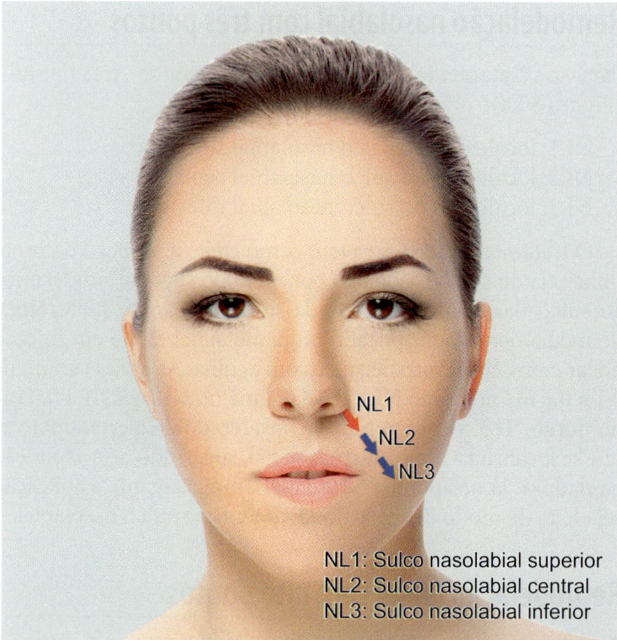

Figura 80.8 Pontos sugeridos para o tratamento do sulco nasolabial.

- Lp5: corresponde aos tubérculos laterais localizados no lábio inferior e promove o aumento da projeção dos tubérculos laterais do lábio inferior
- Lp6: localiza-se na comissura oral. Eleva e corrige a inversão do canto da boca
- Lp7: localiza-se nas colunas do filtro labial e confere estrutura e definição às colunas do filtro labial
- Lp8: localiza-se na região das rugas periorais e tem como objetivo a correção delas.

O produto recomendado para essa área é o ácido hialurônico de baixa a média densidade, sugerido em:

- Ponto Lp1: a aplicação no plano da mucosa com cânula ou agulha em *bolus* ou injeção linear com doses que variam de 0,05 a 0,1 mℓ
- Pontos Lp2 e Lp3: a aplicação no plano da mucosa com cânula ou agulha em injeção linear com doses que variam de 0,05 a 0,1 mℓ por ponto
- Pontos Lp4 e Lp5: a aplicação no plano da mucosa com cânula ou agulha em *bolus* com doses que variam de 0,05 a 0,1 mℓ por ponto
- Ponto Lp6: a aplicação intradérmica com cânula ou agulha em injeção linear ou em leque com doses que variam de 0,05 a 0,1 mℓ
- Ponto Lp7: a aplicação intradérmica com cânula ou agulha em injeção linear com doses que variam de 0,05 a 0,1 mℓ
- Ponto Lp8: a aplicação com cânula ou agulha em micropontos com doses totais que variam de 0,1 a 0,2 mℓ.

Remodelação das linhas de marionete com três pontos

Para o tratamento dessa área, sugerem-se três pontos (Figura 80.10):

- M1: localizado na linha de marionete superior
- M2: localizado na linha de marionete central
- M3: localizado na linha de marionete inferior.

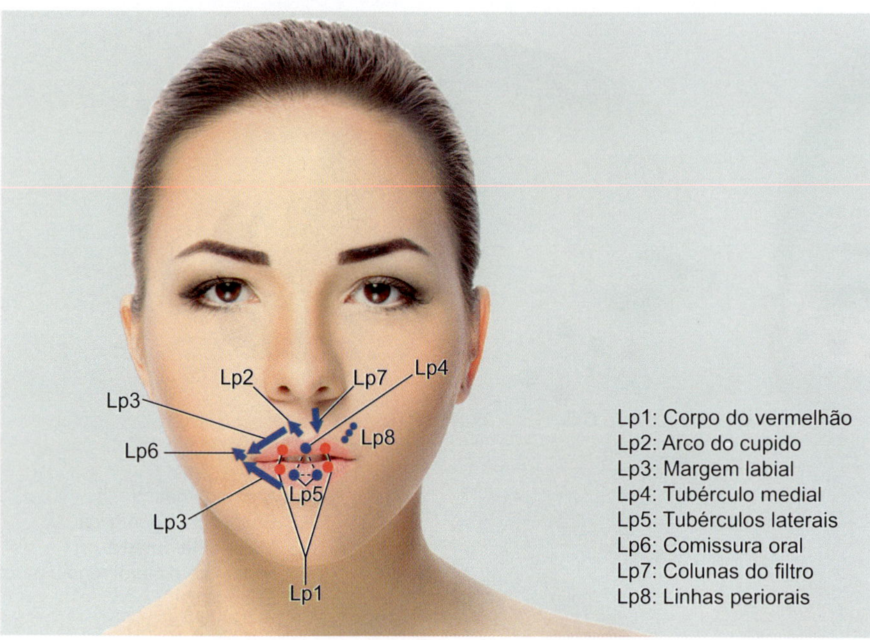

Figura 80.9 Pontos sugeridos para o tratamento do lábio.

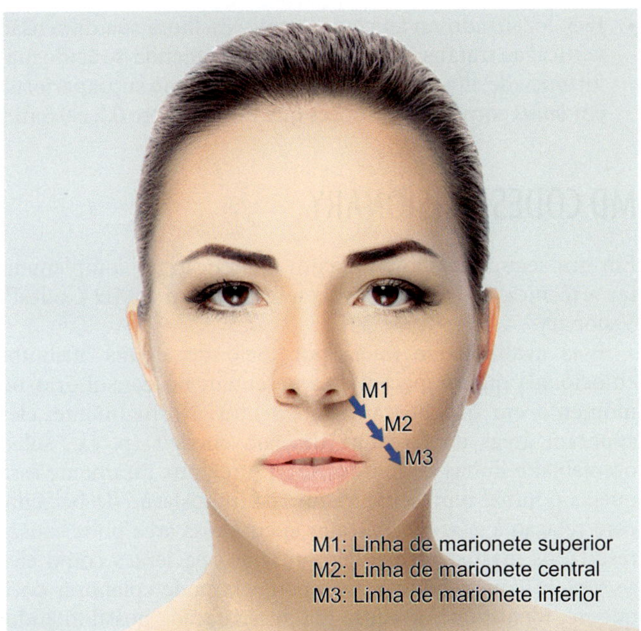

Figura 80.10 Pontos sugeridos para o tratamento das linhas de marionete.

Todos eles têm como efeito a melhora na aparência dessas linhas por meio de suporte subdérmico e subcutâneo da área. Recomenda-se ácido hialurônico de média densidade aplicado no plano subcutâneo em injeção linear com cânula ou intradérmico com agulha, com doses de 0,1 a 0,2 mℓ no ponto M1, 0,2 a 0,4 mℓ no ponto M2 e 0,2 a 0,4 mℓ no ponto M3. A aplicação deve ser realizada levemente medial ao sulco labiomentoniano.

Remodelação do mento com seis pontos

Sugere-se o tratamento dessa área com seis pontos (Figura 80.11):

- C1: localiza-se no sulco mentoniano/ângulo labiomentual tem como efeito a redução da progressão do lábio inferior, oferecendo suporte à comissura oral e alongando o mento por meio de tratamento do plano subcutâneo e da musculatura
- C2: localiza-se no ápice do mento e melhora a dimensão vertical ou a altura do mento, tratando a estrutura óssea
- C3: localiza-se no mento anterior (tecidos moles do pogônio) e melhora a projeção anterior do mento pelo tratamento da estrutura óssea no subcutâneo
- C4: localiza-se no submento e destaca os efeitos de C2 e C3, fazendo também a rotação superior do mento, criando o ângulo labiomentoniano pelo tratamento do subcutâneo e da musculatura
- C5: localiza-se no mento inferolateral; alarga o mento, oferecendo suporte lateral, tornando-o mais quadrado pelo tratamento da estrutura óssea, ideal para homens
- C6: reduz a proeminência do sulco pré-*jowl* pelo tratamento da estrutura óssea e/ou do subcutâneo.

Para o ponto C1, recomenda-se ácido hialurônico de alta ou média densidade aplicado no subcutâneo em injeção linear ou em leque com cânula ou agulha e com doses variando entre 0,5 e 1 mℓ. Para o ponto C2, ácido hialurônico de alta densidade aplicado no plano supraperiostal em *bolus* com agulha, com doses que variam entre 0,2 e 0,4 mℓ. Para o ponto C3, ácido hialurônico de alta densidade aplicado no plano supraperiostal em *bolus* com agulha ou cânula, com doses que variam entre 0,2 e 0,4 mℓ. É considerado ponto de alerta por estar localizado na área de eminência da artéria mentoniana. Não se deve avançar lateralmente em razão da existência desse vaso. Para o ponto C4, recomenda-se o uso de ácido hialurônico de alta densidade aplicado no plano supraperiostal ou subcutâneo em *bolus* com agulha, com doses que variam entre 0,2 e 0,4 mℓ. O ponto de entrada é na área submentoniana, porém se deve aplicar o produto na linha central, entre os C3 direito e esquerdo. Para o ponto C5, sugere-se o uso de ácido hialurônico de alta densidade aplicado no plano supraperiostal em *bolus* com agulha, com doses que variam entre 0,2 e 0,4 mℓ. Esse ponto é recomendado para homens, pois pode resultar em um mento mais largo. Para o ponto C6, indica-se ácido hialurônico de alta densidade aplicado no plano supraperiostal ou subcutâneo em injeção linear, *bolus* ou em leque, com

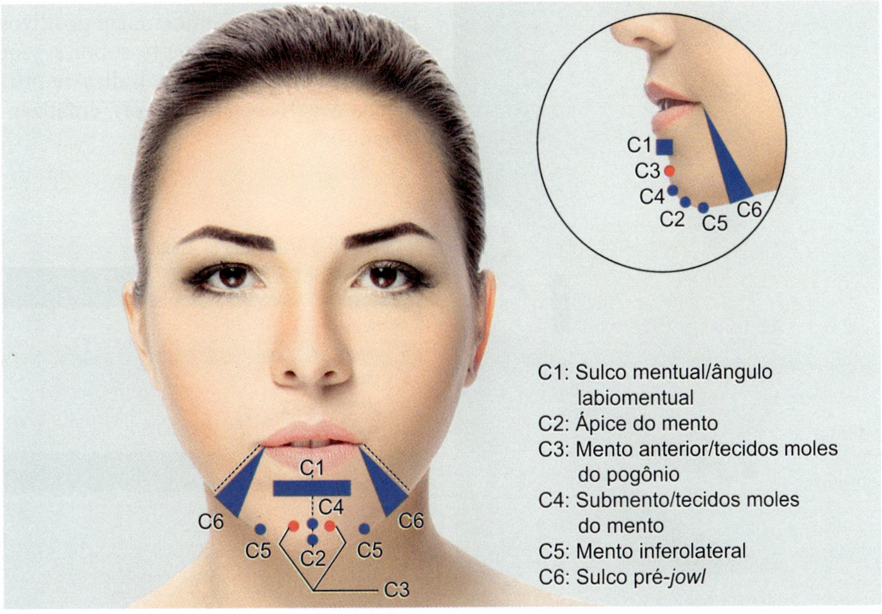

Figura 80.11 Pontos sugeridos para o tratamento da região do mento.

agulha ou cânula, com doses que variam entre 0,1 e 0,5 mℓ. Sempre vale lembrar que o volume total deve ser aplicado em pequenos *bolus* com dose menor que 0,3 mℓ.

Remodelação da linha mandibular com cinco pontos

Sugere-se o tratamento dessa área com cinco pontos (Figura 80.12):

- Jw1: localizado no ângulo da mandíbula, tem como efeito alargar a face por alterar a estrutura óssea quando da aplicação no plano supraperiostal (se o desejo for obter resultados mais masculinos), e definir o ângulo da mandíbula e tratar a flacidez do terço inferior quando aplicado no plano subcutâneo. Recomenda-se usar ácido hialurônico de alta densidade aplicado no plano supraperiostal em *bolus* com agulha e doses que variam entre 0,2 e 0,5 mℓ. Quando se tem o objetivo de alargar a face, usam-se doses menores (0,2 mℓ) quando aplicado no subcutâneo
- Jw2: localizado na região pré-auricular, eleva a pele, reduzindo a flacidez da linha mandibular pela aplicação no subcutâneo. Sugere-se usar ácido hialurônico de alta ou média densidade aplicado no plano subcutâneo em leque com agulha ou cânula e doses que variam entre 0,5 e 1 mℓ. Deve-se atentar para a presença da glândula parótida nessa área
- Jw3: localizado no corpo da mandíbula, melhora a definição da linha mandibular ao tratar o subcutâneo. Sugere-se usar ácido hialurônico de alta densidade aplicado no plano subcutâneo em injeção linear com agulha ou cânula e doses que variam entre 0,2 e 0,5 mℓ. É considerado um ponto de alerta pela existência da artéria facial, indicando-se que o osso não seja tocado com a agulha
- Jw4: localizado no sulco pré-*jowl*, reduz a proeminência desse sulco pelo tratamento da estrutura óssea e do subcutâneo. Sugere-se usar ácido hialurônico de alta densidade aplicado no plano supraperiostal ou subcutâneo em injeção linear, *bolus* ou em leque, com agulha ou cânula e doses que variam entre 0,1 e 0,5 mℓ

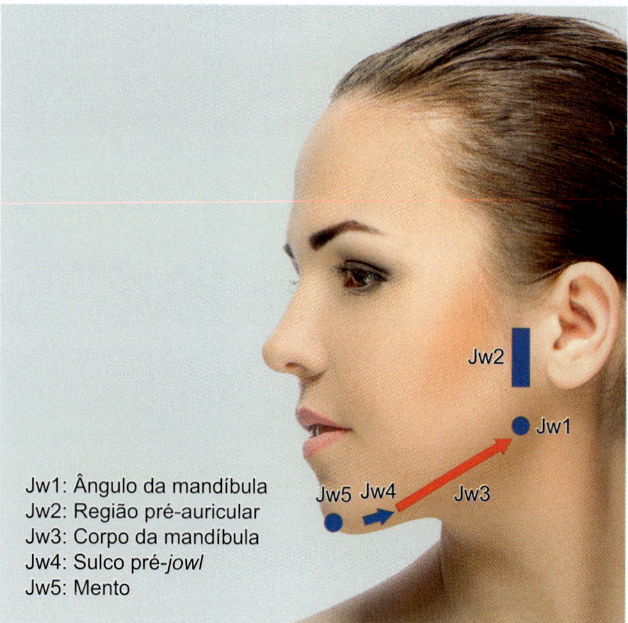

Figura 80.12 Pontos sugeridos para o tratamento da região da linha mandibular.

- Jw5: localizado no ápice do mento, melhora sua dimensão vertical ao tratar a estrutura óssea. Recomenda-se ácido hialurônico de alta densidade aplicado no plano supraperiostal em *bolus* com agulha e doses que variam entre 0,2 e 0,5 mℓ.

MD CODES™ VISIONARY

Em um segundo momento, com a intenção de complementar a técnica de MD Codes™, apresentou-se o MD Codes™ Visionary.

Essa avaliação se inicia por meio de alguns atributos emocionais que os pacientes apresentam no consultório no momento em que buscam tratamentos. Normalmente, eles apontam áreas da face que desejam corrigir (p. ex., sulco nasolabial e linhas de marionete). Entretanto, raramente essa queixa pontual representa a causa da insatisfação do paciente com relação à aparência. Tratar apenas essa área pode causar resultados insatisfatórios. Perguntar aos pacientes como eles se sentem com relação à sua aparência pode colaborar para que se identifique a causa da insatisfação, possibilitando, assim, programar o tratamento adequado. A partir dessa análise, foram destacados atributos capazes de promover características desejáveis ou indesejáveis.

Os atributos negativos representam características indesejáveis e mensagens que os pacientes desejam que sejam atenuadas ou removidas de sua face:

- Aparência menos brava
- Aparência menos cansada
- Aparência menos flácida
- Aparência menos triste.

Os atributos emocionais positivos representam características desejáveis e mensagens que devem ser aprimoradas:

- Aparência mais magra
- Aparência mais feminina
- Aparência mais jovem
- Aparência mais atraente.

Os atributos emocionais são utilizados para determinar de que o paciente precisa e como ele se sente. É comum que os pacientes procurem o tratamento com o objetivo de enfatizar primeiro atributos emocionais positivos. Entretanto, cabe ao médico educar o paciente sobre a sequência de tratamento apropriada. Muitas vezes, indica-se primeiro reduzir as mensagens negativas para, depois, enfatizar os atributos positivos (Quadro 80.1).

Quadro 80.1 Atributos emocionais.

Atributos emocionais negativos
Aparência: ▪ Menos cansada ▪ Menos triste ▪ Menos flácida ▪ Menos brava
Atributos emocionais positivos
Aparência: ▪ Mais atraente ▪ Mais jovem ▪ Mais magra ▪ Mais feminina/masculina

A partir disso, recomendam-se equações, que somam os pontos que serão tratados de acordo com a indicação de cada paciente e as quantidades utilizadas em cada caso, levando a um resultado final satisfatório. Os passos são os seguintes:

1. Mostram-se ao paciente os atributos apresentados anteriormente e solicita-se que ele escolha algum ou alguns deles.
2. Pede-se ao paciente para identificar três áreas de maior preocupação (p. ex., região malar, sulco nasogeniano, sulco labiomentoniano) em ordem de prioridade.
3. Solicita-se ao paciente que descreva os atributos emocionais que gostaria de melhorar ou corrigir em ordem decrescente de prioridade.
4. O médico revisa e identifica o que paciente sente, identificando os MD Codes™, que traduzem o que o paciente precisa, quer e sente.
5. O médico combina os MD Codes™, identificados no passo quatro, e, nas equações, remove os códigos duplicados.
6. Completa-se o plano de tratamento, considerando os volumes e os produtos necessários para cada um dos MD Codes™.

Tudo isso tem como objetivo aumentar a satisfação do paciente com relação ao tratamento, além de seu entendimento sobre o alcance emocional que este lhe trará. Para o médico, trata-se de um mecanismo para ajudar na organização das etapas do tratamento e planejar as quantidades de produtos a serem utilizadas. A seguir, será descrito um exemplo de MD Codes™ Visionary de uma paciente de 58 anos (Figura 80.13). Os passos consistem em:

1. Apresentar os atributos emocionais citados anteriormente.
2. Identificar as áreas de maior preocupação e entender o que a paciente sente e deseja com relação à sua aparência (Quadro 80.2).
3. Traduzir o que a paciente precisa, quais as áreas ela deseja tratar e como se sente e o que espera com relação à sua aparência.
4. Equações (Quadro 80.3).
5. Volumes e produtos necessários (Figura 80.14).

As Figuras 80.15 a 80.17 mostram a paciente antes e depois do tratamento.

No caso dessa paciente, iniciou-se o tratamento pela sustentação por meio da aplicação dos pontos da região malar e zigoma (Ck). Seguiu-se à harmonização pelo tratamento do contorno facial, aplicando nos pontos da região do mento (C) e da região mandibular (Jw). Finalizou-se com refinamento, com aplicação na área da goteira lacrimal (Tt), sulco nasolabial (NL), linhas de marionete (M) e lábios (Lp). Nesse caso, todas as seringas foram utilizadas em uma única sessão. Porém, pode-se programar o tratamento para mais sessões, de acordo com a disponibilidade do paciente. Nesse exemplo, poderia se iniciar pela sustentação, seguida da reestruturação do contorno facial e dos refinamentos em sessões seguintes. Esse planejamento individualizado garantiu um resultado satisfatório.

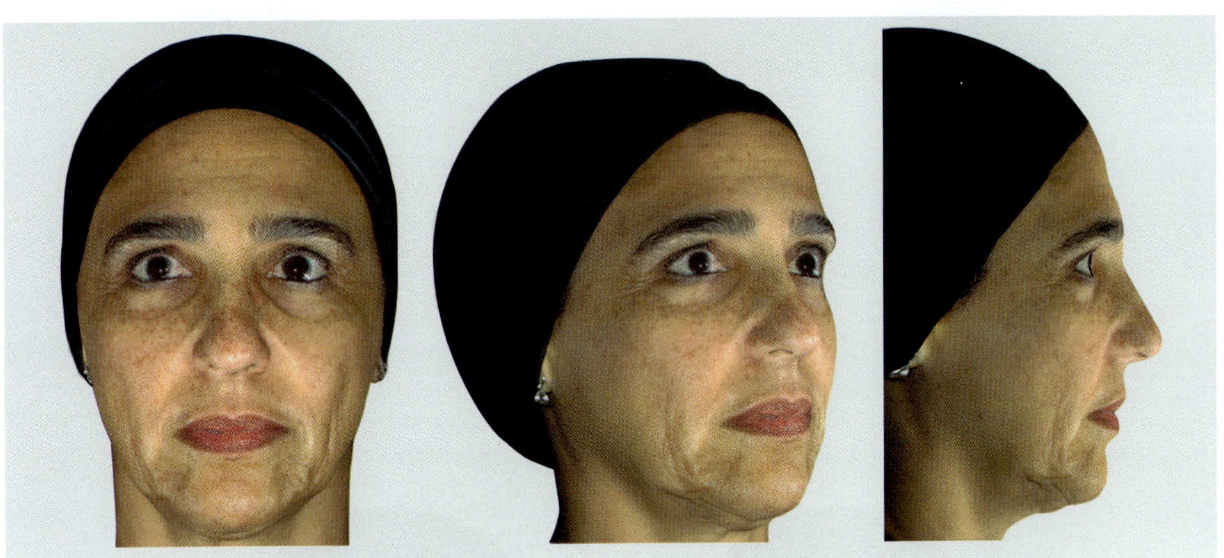

Figura 80.13 Paciente antes do tratamento.

Quadro 80.2 Atributos emocionais e áreas de maior preocupação.

Áreas de maior preocupação
▪ Goteira lacrimal ▪ Linha de marionete ▪ Sulco nasolabial
Desejos do paciente
▪ Menos flacidez ▪ Menos cansaço ▪ Aparência mais jovem

Quadro 80.3 Equações para o tratamento.

Equações
▪ Equação 1: Ck1 +Ck2 + Ck3 + Ck4 ▪ Equação 2: C1 + C2 + C3 + C4 + C6 ▪ Equação 3: Jw4 ▪ Equação 4: Tt1 + Tt2 + Tt3 ▪ Equação 5: NL1 + NL2 + NL3 ▪ Equação 6: M1 + M2 + M3 ▪ Equação 7: Lp1 + Lp3 + Lp4 + Lp5 + Lp6 + Lp8
Produtos (total 9 mℓ)
▪ 5 mℓ de Voluma® ▪ 3 mℓ de Volift® ▪ 1 mllde Volbella®

Seringas 1, 2 e 3 Voluma® 3 mℓ

					Sessão
MD Codes™	= Ck1	+ Ck2	+ Ck3	+ Ck4	1
Volume por lado (mℓ)	= 0,1 + 0,1 + 0,1 Supraperiosteral 0,3 Cutâneo	+ 0,2	+ 0,3	+ 0,4	

Seringas 4 e 5 Voluma® 2 mℓ

							Sessão
MD Codes™	= C1	+ C2	+ C3	+ C4	+ C6	+ Jw4	1
Volume por lado (mℓ)	= 0,5	+ 0,3	+ 0,2	+ 0,2	+ 0,2	+ 0,2	

Seringa 6 Volift® 1 mℓ

				Sessão
MD Codes™	= NL1	+ NL2	+ NL3	1
Volume por lado (mℓ)	= 0,2	+ 0,2	+ 0,1	

Seringa 7 Volift® 1 mℓ

				Sessão
MD Codes™	= M1	+ M2	+ M3	1
Volume por lado (mℓ)	= 0,2	+ 0,2	+ 0,1	

Seringa 8 Volift® 1 mℓ

								Sessão
MD Codes™	= Lp1	+ Lp1	+ Lp3	+ Lp3	+ Lp4	+ Lp5	+ Lp6	1
Volume por lado (mℓ)	= 0,1	+ 0,05	+ 0,1	+ 0,05	+ 0,1	+ 0,1	+ 0,05	

Seringa 9 Volift® 1 mℓ

					Sessão
MD Codes™	= Tt1	+ Tt2	+ Tt3	+ Lp8	1
Volume por lado (mℓ)	= 0,1	+ 0,1	+ 0,1	+ 0,4	

Figura 80.14 Volumes e produtos necessários.

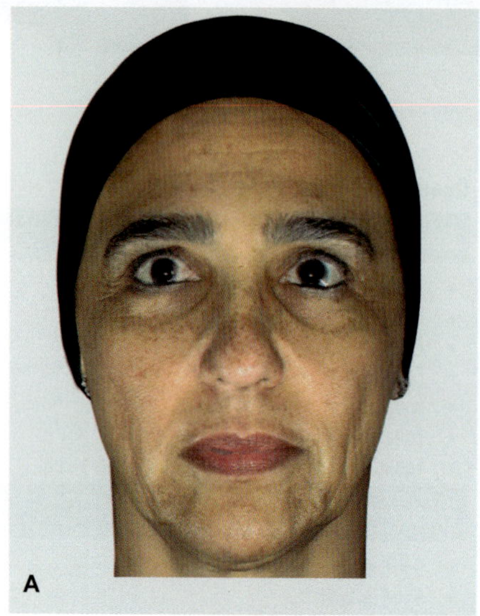

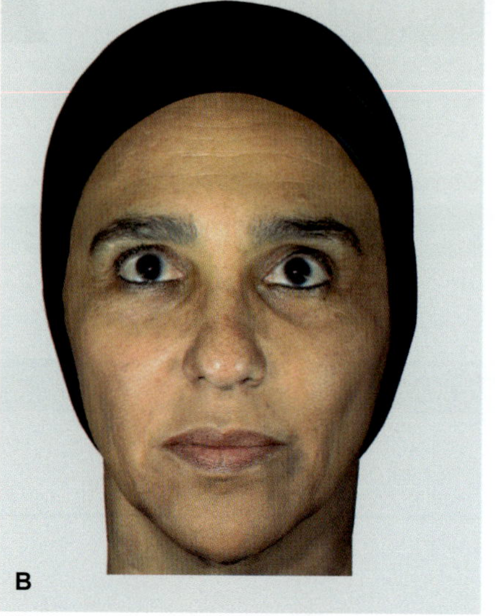

Figura 80.15 Visão frontal antes (**A**) e depois do tratamento (**B**).

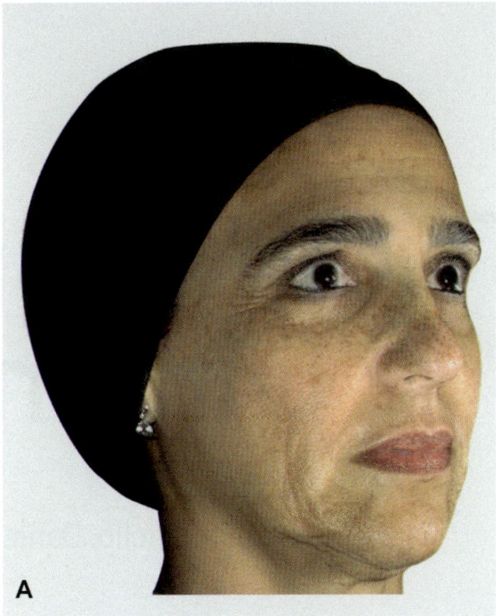

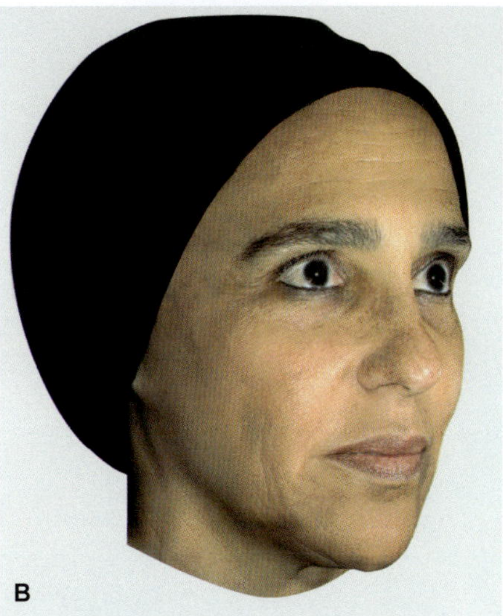

Figura 80.16 Visão a 45° antes (**A**) e depois do tratamento (**B**).

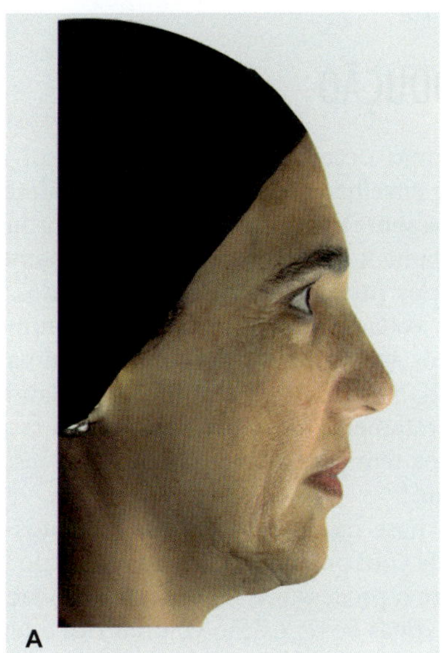

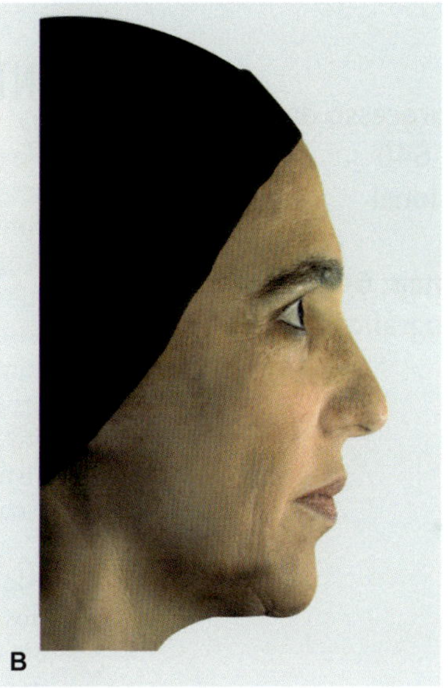

Figura 80.17 Visão lateral antes (**A**) e depois do tratamento (**B**).

BIBLIOGRAFIA

Massry GG, Murphy MR, Azizzadeh B. Master techniques in blepharoplasty and periorbital rejuvenation. New York: Springer; 2011.

Mendelson B, Wong CH. Changes in the facial skeleton with aging: implications and clinical applications in facial rejuvenation. Aesthetic Plast Surg. 2012;36(4):753-60.

Mariwalla K. Rejuvenation of the upper face. Medscape Education; 2011.

Tortora G, Derrickson B. Principles of anatomy and physiology. 11. ed. New York: John Wiley and Sons Ltd.; 2005.

Tezel A, Fredereickson GH. The science of hyaluronic acid dermal fillers J Cosmet Laser Ther. 2008;10(1):35-42.

81

Lifting Tridimensional Dinâmico™

Betina Stefanello, Daniel Dal'asta Coimbra

INTRODUÇÃO

Nas últimas décadas, tem havido melhor entendimento do processo de envelhecimento facial, principalmente quanto aos conhecimentos sobre os compartimentos de gordura[1,2] e a mensuração do remodelamento ósseo facial.[3] Paralelamente, foram desenvolvidas substâncias preenchedoras novas – ácidos hialurônicos mais viscosos –, voltadas para a restauração volumétrica e a melhora dos contornos faciais, além de conseguir uma reeducação muscular produzida pela toxina botulínica, instalando-se, assim, uma nova era no tratamento do rejuvenescimento facial, na qual *liftings* não cirúrgicos têm ganhado destaque, com resultados surpreendentes e naturais.[4-7]

Com base na observação dos formatos faciais, na experiência adquirida com preenchedores de reposição volumétrica e nos estudos sobre o processo de envelhecimento facial[2,3,8,9], divide-se a face em oito zonas de reposição volumétrica e suas subdivisões. O tratamento dessas áreas com preenchedores suaviza, reverte e retarda o processo de "quadralização facial"[4], reestabelecendo a harmonia e a jovialidade, bem como devolvendo o aspecto descansado ao rosto dos pacientes tratados, além de apresentar um efeito *lifting*.

Atualmente, além da melhora tridimensional estática da face[10], tem-se destacado a manutenção ou a melhora da movimentação facial nos tratamentos de rejuvenescimento facial com preenchedores, fazendo com que as expressões faciais sejam consideradas peças-chave na escolha dos locais de aplicação. Portanto, o procedimento deixa de ser uma aplicação estática para se tornar tridimensional e dinâmica, com base na mímica facial, na qual o preenchedor pode dificultar a contração muscular por bloqueio mecânico ou facilitar o movimento muscular por um efeito de suporte profundo, o que diminui a força necessária para o músculo contrair.[11,12]

VOLUME FACIAL E PROCESSO DE ENVELHECIMENTO

As mudanças na face decorrentes do processo de envelhecimento são principalmente relacionadas com duas teorias:

- Ptose gravitacional: baseia-se na descida vertical dos tecidos moles secundariamente à atenuação do sistema ligamentar da face, o que contribui para a formação dos sulcos profundos[13]
- Deflação volumétrica: fundamenta-se na diminuição de volume dos compartimentos de gordura; teoria popularizada por Lambros como deflação dos compartimentos.[14]

Acredita-se que os compartimentos mais afetados com o envelhecimento sejam os da extensão bucal da gordura bucal e o da bochecha medial profunda.[2] Além da diminuição volumétrica dos compartimentos de gordura, o tecido ósseo facial sofre alterações com o envelhecimento. O remodelamento ósseo se dá principalmente nas regiões periorbital, malar e infraorbital medial, na área piriforme da maxila e no mento.[14,15] Os locais identificados como zonas propensas à reabsorção óssea correspondem às partes mais movimentadas durante a mímica facial.[9]

Na juventude, os músculos da mímica facial têm contorno curvilíneo, apresentando na superfície uma convexidade anterior que os torna projetados. Isso se reflete em uma curva no compartimento de gordura subjacente à face profunda desses músculos que atua como um plano de deslizamento mecânico eficaz.

A amplitude do movimento do músculo também é maior. Ao longo do tempo, o contorno convexo torna-se retilíneo e a gordura subjacente é expulsa por detrás dos músculos, fazendo a gordura superficial aumentar. De modo geral, os músculos, com o envelhecimento, tornam-se rígidos, encurtados e perdem o mecanismo de roldana, pois perdem a convexidade.[16]

LIFTING TRIDIMENSIONAL DINÂMICO™

Existe uma nova técnica baseada na dinâmica facial, na qual o preenchedor pode facilitar ou dificultar a contração muscular. Para facilitar, o produto deve ser colocado acima das inserções musculares, pois agirá como suporte, havendo, dessa forma, menos peso no músculo para deslocar os tecidos moles. Outro mecanismo também facilitador é obtido quando o preenchedor devolve o mecanismo de roldana perdido com o passar dos anos, aplicando-se o produto supraperiosteal sob o trajeto muscular, em quantidades pequenas a moderadas para devolver a convexidade do local, fazendo o músculo deslizar sobre ele, como nas regiões frontal, malar e fossa piriforme. No entanto, o depósito de grandes quantidades de produto, mesmo que profundo, pode dificultar a contração muscular. Nesse caso, para dificultá-la, pode-se utilizar um dos seguintes mecanismos:

- Aplicar o preenchedor na inserção inferior do músculo, por exemplo, no sulco nasogeniano, para o produto adicionar peso à região, exigindo maior força dos músculos elevadores para realizar suas contrações (músculos zigomático maior e menor, músculo elevador do lábio)
- Depositar o produto no trajeto muscular (em qualquer quantidade sobre o músculo ou mesmo em grandes quantidades abaixo dele), por exemplo, sobre o músculo zigomático maior
- Aplicar o preenchedor no subcutâneo superficial (entre a pele e o músculo) ou intramuscular, promovendo um bloqueio mecânico da contração muscular, por exemplo no mento, onde o volume do produto injetado entre a musculatura e a pele provoca mais dificuldade de contração muscular na região.

A partir dessa experiência, com o uso de preenchedores e a observação de como é possível modular a contração da mímica facial, desenvolveu-se a técnica chamada *Lifting* Tridimensional Dinâmico™ (3DDLIFT™), marca registrada, em que se aplica o preenchedor para melhorar ou dificultar a contração muscular em algumas áreas, não mais tratando sulcos, depressões ou concavidades no rosto. O grande marco da técnica consistiu no desenvolvimento do preenchimento em uma área nova, a supra-auricular[17], que promove um efeito *lifting* imediato de toda a face, com diminuição da ptose das gorduras malar e nasolabial sobre o sulco nasogeniano, aumento da tensão cutânea na pálpebra inferior em razão da tração lateral, elevação das comissuras labiais e melhora do contorno mandibular. Além desses efeitos estáticos, durante o sorriso, ocorrem elevação da cauda da sobrancelha, o que resulta em maior amplitude da boca (maior exposição dos dentes laterais), e em aumento da abertura ocular, provavelmente pela diminuição da necessidade de utilizar o músculo elevador do lábio superior, bem como discreta diminuição dos feixes platismais hipertróficos.

O objetivo deste capítulo é descrever uma técnica inédita de *lifting* facial não cirúrgico, por meio da aplicação de preenchedor de ácido hialurônico (AH) com base na movimentação muscular, em que o preenchedor pode facilitar ou dificultar a contração muscular, promovendo alterações benéficas na movimentação da mímica facial e rejuvenescimento de toda a face.

Apesar de cada paciente receber tratamento individualizado, as áreas descritas na Figura 81.1 podem servir de orientação na sequência do tratamento, iniciando pelas áreas mais importantes e seguindo a numeração do menor (áreas 1) até o maior (área 8). Não necessariamente todas as áreas de cada região devem ser tratadas, e se pode alterar a sequência

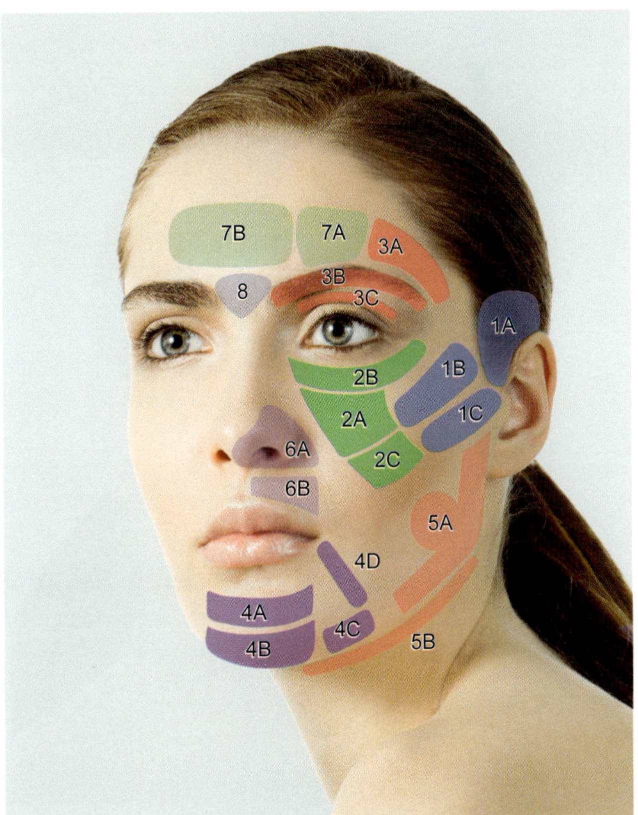

Figura 81.1 Áreas para orientação e aplicação do 3DDLIFT™.

Parte 11

conforme cada caso, porém se sugere iniciar o tratamento pelo terço médio facial.

Todos os pacientes, após higienização da face, devem ser fotografados e filmados. A fotografia se dá quando em repouso, sorrindo, fazendo movimento de beijo e de "bebê chorão" e, também, nas posições 45° e 90° dos dois lados. A avaliação de vídeo segue o mesmo padrão, com o paciente fazendo todas as mímicas descritas, sendo considerada uma ferramenta importante, uma vez que fornece uma representação dinâmica pré e pós-procedimento, o que possibilita ao paciente fazer comparações. Com o paciente deitado a 60°, após assepsia com solução de clorexidina alcóolica 2% em toda a face e região temporal coberta por cabelo, segue-se à aplicação. A escolha de cânula ou agulha dependerá da área a ser preenchida.

1A, 1B, 1C | Supra-auricular, zigomático

A região temporal é formada pelo osso temporal, que se articula com os ossos occipital, parietal, zigomático, esfenoide e mandíbula, pelo arco zigomático e pela região mais projetada do osso zigomático, definindo o limite anterior de toda a região.[15,16] A orelha está disposta sobre o osso temporal. Na abordagem dessa região com uso de preenchedores, duas estruturas anatômicas nobres devem ser conhecidas: a artéria temporal superficial e o ramo temporal do nervo facial.

O procedimento inicia-se, na maioria dos casos, com essa área, para fazer um suporte lateral ao rosto. Faz-se um orifício para entrada da cânula na região temporal sobre o osso zigomático na posição X da Figura 81.2. Uma cânula, que pode variar de 18 a 25 G, é introduzida pelo orifício e deslizada pelo subcutâneo até alcançar a região supra-auricular 1A, onde se deposita, bilateralmente, de 0,5 a 1 mℓ de AH de reposição volumétrica. Essa área compreende a depressão no osso temporal na região coberta pelo cabelo até o trágus.

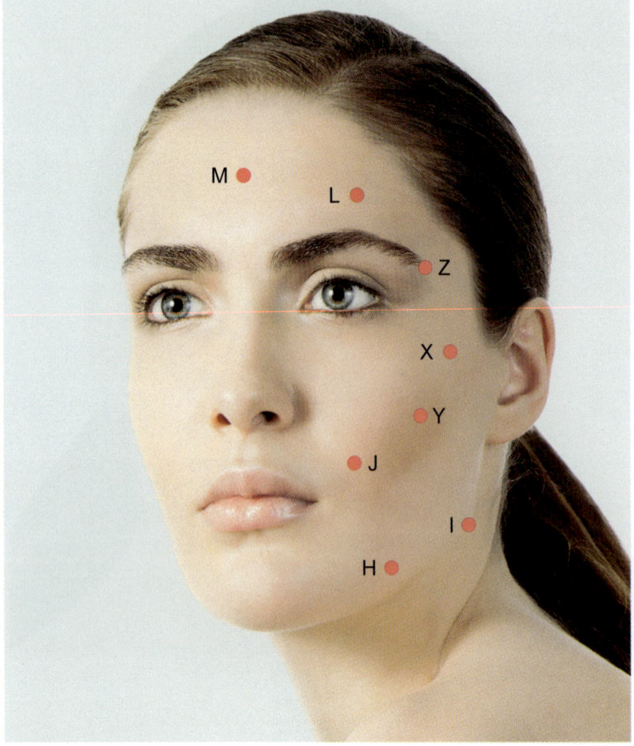

Figura 81.2 Orifícios para entrada de cânulas na abordagem do 3DDLIFT™.

A aplicação em 1B pode ser feita com cânula ou agulha. A técnica de deposição do produto com pontos de 0,1 a 0,2 mℓ sobre o osso zigomático a 90° realizada com agulha traz mais definição e sustentação para a região, porém, em pacientes com pele fina, o produto pode ficar aparente, devendo-se, então, utilizar cânulas pelos pontos de entrada X ou Y (mesmo ponto que será usado para a entrada do malar). A quantidade em média aplicada é de 0,2 a 0,5 mℓ por lado.

A aplicação na área 1C deve ser realizada no subcutâneo com cânula, pelo orifício de entrada Y. O tratamento dessa área promove mais suporte lateral com consequente afinamento da face. A quantidade do fármaco varia de 0,1 a 0,5 mℓ.

2A, 2B, 2C | Malar, regiões infraorbitária e inframalar

Essa região limita-se superiormente pela borda orbital inferior, anteriormente pelo compartimento de gordura nasolabial e posteriormente pela proeminência na pele formada na transição do osso maxilar para o osso zigomático e imediatamente embaixo do osso zigomático.

Faz parte dessa zona a extensão bucal da gordura bucal, localizada na bochecha medial. Nessa região, encontram-se o forame infraorbital, o feixe neurovascular infraorbital e as estruturas, como nervo e artéria bucal, localizadas em planos profundos. Faz-se um orifício para entrada da cânula na região inframalar 2C, na posição Y da Figura 81.2. Uma cânula, que pode variar de 18 a 25 G, é introduzida pelo orifício e deslizada pelo subcutâneo, chegando à região 2A, tocando o osso maxilar e depositando o produto justaperiosteal (abaixo do músculo) para fazer um efeito de roldana e facilitar a movimentação muscular. Sugere-se a deposição do produto o mais superiormente possível (próximo da borda orbitária inferior). As quantidades variam de 0,2 a 0,5 mℓ por lado. Pode-se utilizar o mesmo orifício Y para tratar o 2B ou realizar um novo ponto de entrada da cânula, mais próximo à região. Nessa área, recomenda-se um produto menos denso, aplicando-o abaixo da musculatura em toda a extensão do sulco orbitário inferior e lateral. Somente se recomenda tratar a região 2C em uma minoria dos casos, pois, além de dificultar a contração muscular da região, pode conferir uma aparência mais gorda à face.

3A, 3B, 3C | Têmpora, arco da sobrancelha, intraorbital superior

Essa zona acompanha o rebordo ósseo orbitário lateral e superior e estende-se até o forame supratroclear e a raiz de implantação do cabelo na têmpora. O nervo temporal, o ramo do nervo facial e os vasos temporais compreendem as estruturas mais vulneráveis na região lateral; o mesmo pode-se dizer dos plexos supraorbitário e supratroclear nas porções mais mediais dessas regiões.

Na região 3A (temporal), o preenchimento é feito com agulha, no plano profundo supraperiosteal, injetando-se, muito lentamente, cerca de 0,5 a 1 mℓ por lado, após aspiração prévia.

Para preenchimento de 3B, realiza-se um orifício de entrada para a cânula na cauda da sobrancelha, posição Z na Figura 81.2, onde se introduz uma cânula 22 a 25 G longa (50 mm). A cânula acompanha o arco da sobrancelha até chegar à glabela. Realiza-se a deposição lenta do produto ao longo de todo o trajeto, em pequenas quantidades, injetando-se maiores quantidades na porção lateral, abaixo da cauda da sobrancelha. Recomenda-se usar a cânula nessa área para diminuir o risco de injeção intravascular, o que pode resultar em cegueira ou acidente vascular encefálico.[18] A quantidade utilizada varia de 0,3 a 0,5 mℓ por lado. Considerando o mesmo orifício (Z) de entrada, a cânula pode ser direcionada para a região 7A, a qual, quando houver indicação, deve ser tratada nesse mesmo momento.

A região 3C (intraorbital superior) pode ser preenchida quando houver necessidade de dificultar a contração do músculo orbicular dos olhos na sua porção superior nos casos de blefarospasmos e sincinesias, muito frequentes nas sequelas de paralisia facial, além dos pacientes com retração ou afundamento dessa região. Nesse caso, a cânula é introduzida no mesmo orifício (Z), porém se recomenda utilizar um preenchedor menos denso superficialmente, acima do septo orbitário.

4A, 4B, 4C, 4D | Infrabucal, mento

Localiza-se entre o lábio inferior e o contorno mandibular, entre os músculos depressores do ângulo da boca. Nessa zona, como possíveis estruturas de risco da região, estão a artéria labial inferior e o nervo mandibular marginal, bem como o plexo mentoniano, que emerge do forame mentual.

O orifício de entrada da cânula 18 a 25 G se faz na posição H, iniciando o tratamento pela região 4A (sulco mentolabial) para dificultar a contração da parte superior da musculatura mentoniana e dos depressores do lábio inferior. Este se aplica intramuscularmente ou acima do músculo, em quantidade que varia de 0,3 a 1 mℓ por lado. Pelo mesmo orifício de entrada, pode ser tratada a área 4B utilizando cânula ou agulha orientada a 90° em direção à mandíbula (perpendicular ao osso) ou do ápice para a região superior do mento (paralela ao osso). A quantidade varia de 0,5 a 1 mℓ por lado. Pelo mesmo orifício (H) ou por um novo ponto de entrada lateral a 4C, pode-se tratar as áreas 4C e 4D. Na primeira, o produto deve ser depositado sobre o osso mandibular no corpo da mandíbula e, também, logo abaixo na transição para o pescoço, anteriormente ao ligamento de retenção mandibular. Na área 4D, o produto deve ser aplicado no subcutâneo, entre os feixes dos músculos depressor do lábio inferior e depressor do ângulo da boca, dando preferência a produtos de média densidade. No tratamento global do mento, as quantidades variam de 1 a 4 mℓ.

5A, 5B | Pré-auricular e ângulo da mandíbula, inframandibular

A área 5A é compreendida pelo ângulo e pelo ramo da mandíbula, estendendo-se anteriormente até o compartimento de gordura malar lateral e limitada superiormente pelo osso zigomático. Nela, encontram-se parte da glândula parótida, com seu ducto, e o nervo facial, dando nos ramos temporais.

A região 5B (inframandibular) está localizada no pescoço, próximo à borda inferior interna da mandíbula. Nessa área estão a artéria facial, o ramo da artéria carótida externa, a glândula submandibular e o nervo marginal da mandíbula, estruturas vulneráveis ao dano.

O preenchimento em 5A pode ser feito com agulha no ângulo da mandíbula em *bolus* justaósseo de 0,3 mℓ e, na sequência, com cânula no subcutâneo em toda a região do ramo e do corpo da mandíbula, utilizando o orifício de entrada I. A quantidade varia de 1 a 2 mℓ por lado. Em pacientes do sexo feminino, também é possível preencher a região 5B quando houver necessidade de melhora do contorno inferior, sem promover aumento da largura da face.

O tratamento dessa região, além de melhorar o contorno, diminui a flacidez do pescoço. Utiliza-se o orifício de entrada I ou pode-se fazer um novo orifício 1 cm abaixo deste, e a quantidade utilizada varia de 0,3 a 0,5 mℓ por lado.

6A, 6B | Centrofacial, suprabucal ou perioral superior

Essa região, em forma triangular, situa-se sobre o osso maxilar e compreende a área inferior do nariz, a asa nasal e a fossa piriforme, além da região suprabucal, que compreende do vermelhão até a columela. Dentro dessa área, encontra-se a artéria labial superior, que fornece ramos para artéria angular, asa nasal, columela e vestíbulo da base do nariz. Conforme o objetivo do tratamento, a área 6A pode ser tratada com agulha ou cânula. Na técnica com agulha, visa-se a aumentar a convexidade da região com aplicação justaperiosteal de um *bolus* de 0,2 a 0,5 mℓ. É fundamental encostar a agulha no osso e aspirar antes da aplicação. Utiliza-se essa técnica nos pacientes em que a reposição volumétrica dessa área está voltada ao remodelamento ósseo relacionado com o processo de envelhecimento.

Na técnica com cânula, utiliza-se o orifício de entrada J para a deposição do produto no subcutâneo na extensão de toda a área 6A. A opção por essa técnica visa a dificultar a contração dos músculos da região relacionados com o sorriso, como o depressor do septo nasal e os elevadores do lábio superior. Está recomendada principalmente nos pacientes com sorriso gengival, e a dose utilizada varia de 0,3 a 1 mℓ por lado. Para tratar a região 6B (suprabucal ou perioral superior), o orifício de entrada da cânula é feito no terço inferior do sulco nasogeniano, na posição J, com cânula de 25 a 30 G, aplicando o produto acima da musculatura a fim de dificultar a contração do músculo orbicular da boca. Recomendam-se, nessa área, preenchedores de baixa ou média densidade e quantidades de 0,1 a 0,5 mℓ por lado.

7A, 7B | Frontal

A área 7A situa-se na região lateral da região frontal e, como citado anteriormente, deve ser tratada em conjunto com a 3B, principalmente nas pacientes do sexo feminino. Deve-se levar em consideração a existência dos ramos frontais dos vasos temporais nessa região.

A área 7B localiza-se na área medial da fronte, podendo compreender desde a linha de implantação dos cabelos até as sobrancelhas. Seus limites laterais são indefinidos, mas podem acompanhar uma linha imaginária mediopupilar. Nessa área, como estruturas de risco, têm-se o ventre anterior do músculo occipitofrontal, que se caracteriza por uma rica vascularização suprida pelos feixes da artéria, a veia e o nervo supratroclear, bem como as supraorbitárias no plano subcutâneo. Essa região é preenchida com cânula 22 a 25 G e o orifício de entrada realizado na posição L, sendo o produto depositado sobre a gálea aponeurótica. O tratamento dessa área é mais comum nos pacientes do sexo masculino. A quantidade de produto na área 7A varia de 0,1 a 0,5 mℓ e na 7B de 0,3 a 1 mℓ por lado.

8 | Glabelar

Zona delimitada pelos músculos elevadores do supercílio direito e esquerdo e prócero, caracteriza-se pela redundância de pele e pela grande mobilidade dos músculos, e sua contração fornece linhas de expressão evidentes. A estrutura de risco é o feixe supratroclear, podendo causar necrose da região e amaurose. A região é preenchida com cânula 22 a 25 G, e o orifício de entrada é feito na posição M da Figura 81.2.

Para volumização dessa região, são necessários um profundo conhecimento anatômico e experiência com o uso de preenchedores. A quantidade utilizada varia de 0,1 a 0,5 mℓ.

CONSIDERAÇÕES FINAIS

De maneira geral, no 3DDLIFT™ nas áreas laterais da face (1A, 1B, 1C, 3A, 5A), o preenchedor atua como facilitador da contração muscular. Nas áreas dos músculos orbicular dos olhos e da boca (2B, 3B, 3C, 4A, 4B e 6B), ele atua dificultando a contração muscular; nas demais, pode agir facilitando ou dificultando a contração, conforme a necessidade da técnica utilizada.

A abordagem tridimensional da face com preenchedores representa um método seguro, com resultados naturais e duradouros quando bem utilizada. Deve-se ter conhecimento profundo da anatomia de cada região e as alterações relacionadas com o processo de envelhecimento de cada área para que o tratamento seja direcionado precocemente às causas, como a reposição de volume nos compartimentos de gordura ou justaóssea a fim de evitar, atenuar ou postergar as consequências apresentadas na superfície, como linhas e sulcos na pele. Atualmente, além dessa melhora tridimensional estática da face, tem-se destacado nos tratamentos do rejuvenescimento com preenchedores a manutenção ou a melhora da movimentação facial, em que as expressões faciais são consideradas peças-chave na escolha dos locais de aplicação.

Não foram encontrados relatos de técnicas semelhantes na literatura para rejuvenescimento facial com ênfase na mímica facial, utilizando preenchedores. Recentemente, os autores publicaram um estudo inédito em que a abordagem diferia das estudadas anteriormente, uma vez que a volumização do terço médio iniciava-se pela área supra-auricular coberta pelos cabelos, uma área quase imperceptível, segura quando se utiliza a técnica correta e praticamente indolor.[4,18] Isso proporcionou alto grau de satisfação aos pacientes e possibilidade de retorno imediato às atividades diárias. Além disso, o efeito *lifting* promovido pelo preenchedor nessa nova área diminuiu a quantidade necessária de AH nas regiões zigomática e malar, o que levou a menor projeção anterior da face e resultados extremamente naturais estáticos e dinâmicos durante a mímica facial. Essas observações foram importantes, visto que seus resultados puderam ser reproduzidos em pacientes com sequela de paralisia facial, adquirindo resultados promissores.

REFERÊNCIAS BIBLIOGRÁFICAS

1. Pessa JE, Rohrich RJ. Discussion: aging changes of the midfacial fat compartments: a computed tomographic study. Plast Reconstr Surg. 2011;129:274-5.
2. Gierloff M, Stöhring C, Buder T, Gassling V. Aging changes of the midfacial fat compartments: a computed tomographic study. Plast Reconstr Surg. 2012;129:263-73.
3. Mendelson B, Wong CH. Changes in the facial skeleton with aging: implications and clinical applications in facial rejuvenation age-related changes of the orbit and midcheek and the implications for facial rejuvenation. Aesthet Plast Surg. 2012;36(4):753-60.
4. Coimbra DD, Uribe NC, Oliveira BS. "Quadralização facial" no processo do envelhecimento. Surg Cosmet Dermatol. 2014;6(1):65-71.
5. Maio M. The minimal approach: an innovation in facial cosmetic procedures. Aesthetic Plast Surg. 2004;28(5):295-300.
6. Coimbra DD, Oliveira BS, Uribe NC. Preenchimento nasal com novo ácido hialurônico: série de 280 casos. Surg Cosmet Dermatol. 2015;7(4):320-6.
7. Carruthers J, Carruthers A. Técnicas de preenchimento. Rio de Janeiro: Elsevier; 2005.
8. Fagien S, Raspaldo H. Facial rejuvenation with botulinum neurotoxin: an anatomical and experiential perspective. J Cosmetic Laser Ther. 2007;9(Suppl 1):23-31.
9. Mendelson B, Wong CH. Changes in the facial skeleton with aging: implications and clinical applications in facial rejuvenation. Aesthet Plast Surg, 2012;36:753-60.
10. Raspaldo H. Volumizing effect of a new hyaluronic acid sub-dermal facial filler: a retrospective analysis based on 102 cases. J Cosmet Laser Ther. 2008;10(3):134-42.
11. Cotofana S, Schenck TL, Trevidic P, Sykes J, Massry GG, Liew S, Graivier M et al. Midface: clinical anatomy and regional approaches with injectable fillers. Plast Reconstr Surg. 2015;136(5 Suppl):219S-34S.
12. Sapijaszko MJ. Dermal fillers: ever expanding options for esthetic use. Send to Skin Therapy Lett. 2007;12(8):4-7.
13. Wulc AE, Sharma P, Czyz CN. The anatomic basis of midfacial aging. In: Harstein ME, Wulc AE, Holck DEE (eds.). Midfacial rejuvenation. New York: Springer Science; 2012. p. 15-28.
14. Kahn DM, Shaw RB Jr. Aging of the bony orbit: a three dimensional computed tomographic study. Aesthet Surg J. 2008;28:258-64.
15. Pessa JE, Slice DE, Hanz KR, Broadbent TH Jr, Rohrich RJ. Aging and the shape of the mandible. Plast Reconstr Surg. 2008;121:196-200.
16. Bulstrode NW, Harrison DH. The phenomenon of the late recovered Bell's Palsy: treatment options to improve facial symmetry. Plastic and Reconstructive Surgery. 2005;115(6):1466-71.
17. Coimbra DD, Stefanello B. Lifting supra-auricular com uso de preenchedores: nova técnica. Surg Cosmet Dermatol. 2016;8(4):328-35.
18. Kim YB. The history and future of plastic and reconstructive surgery. Arch Plast Surg. 2015;42(5):515-6.

82

MMP®

Maria Teresa Pereira Soares, Samir Arbache

INTRODUÇÃO

A microinfusão de medicamentos na pele (MMP®) compreende uma técnica que utiliza medicamentos em microdoses, infundidos por máquina de tatuagem, diretamente no local a ser tratado. Além de ser um procedimento seguro, possibilita tratar grandes áreas em uma mesma sessão, tem baixo custo para o dermatologista e é fácil de transportar.

EQUIPAMENTO

Além da máquina de tatuagem, que deve ter autorização emitida pela Agência Nacional de Vigilância Sanitária (Anvisa), são necessários dois tipos de cartuchos de agulhas, que variam conforme a área e o formato da lesão a ser tratada:

- Liner, para lesões pequenas (Figura 82.1)
- Magnum, para lesões ou regiões maiores (Figura 82.2).

De modo geral, com Liner 7 e Magnum 27 é possível realizar todos os tratamentos.

A máquina é ligada a uma fonte que vem com o equipamento e possibilita regular a velocidade de agulhamento em 60 a 160 Hz. Tatuadores denominam batoques os receptáculos onde são colocadas as tintas a serem aplicadas na tatuagem. Na MMP®, utiliza-se o batoque, portanto, para depositar os medicamentos a serem infundidos, devendo, por isso, ser estéril. Pode-se aproveitar o protetor do êmbolo da seringa de 1 mℓ agulhada para pequenos volumes, ou o *dappen*, usado por dentistas para preparar amálgama, em caso de volumes maiores. A técnica deve obedecer a uma sequência determinada:

- Aspirar o medicamento estéril desejado
- Depositar no batoque/*dappen*
- Acoplar o cartucho desejado
- Ajustar a velocidade
- Ajustar a profundidade das agulhas
- Com a máquina ligada, inserir o cartucho no batoque para que o medicamento suba por capilaridade (Figura 82.3)
- Aplicar na lesão.

Devem-se posicionar o equipamento de modo que o agulhamento ocorra sempre a 90° da lesão/área a ser tratada e estirar bem a pele para uma aplicação uniforme (Figura 82.4). Depois, procede-se à aplicação até atingir o *endpoint* desejado (ver itens Protocolo de aplicação) e envolve-se a área tratada (exceto face) com plástico filme (Figura 82.5). É necessário aguardar 6 h antes de lavar/molhar a região.

Sugere-se recobrir a área com plástico filme para tentar evitar a perda do medicamento infundido. No rosto, pode-se usar curativo plástico na região malar ou na fronte, por exemplo, mas não é imprescindível se o paciente não molhar o local. Esse período de 6 h baseia-se na experiência clínica até que os estudos em andamento possam determinar o tempo ideal.

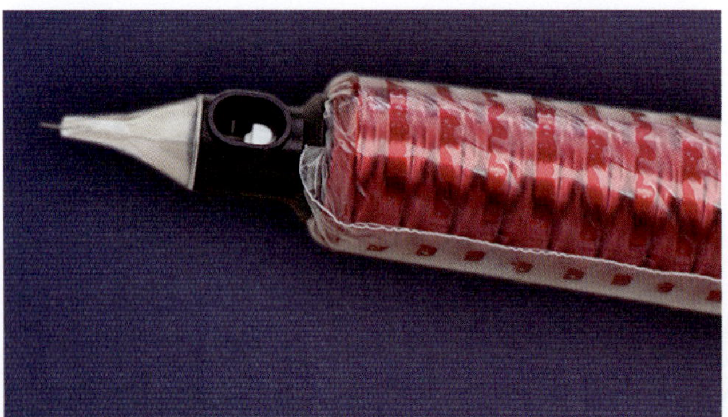

Figura 82.1 Liner: agulhas dispostas de forma circular.

MECANISMO DE AÇÃO

A entrega do medicamento na derme se dá por infusão ativa. A puntura ocorre pelas agulhas em movimentos rápidos de vaivém, cuja velocidade é regulada na fonte de energia, de 10 em 10 Hz. As agulhas são maciças, de modo que o medicamento não penetra pelo lúmen, descendo pelas paredes externas das agulhas. Há, então, um turbilhonamento, análogo ao fenômeno observado nas hélices dos aviões, atingindo, dessa forma, a derme reticular (Figura 82.6). Não há distensão do tecido como na infiltração intralesional nem formação de colunas de coagulação como no *laser* fracionado.

INDICAÇÕES

Pelo conceito de microinfusão, seria possível tratar qualquer dermatose por essa via de administração. Como a técnica foi recentemente descrita, as dermatoses apresentadas neste capítulo corresponderão aos casos que já têm grande número de pacientes tratados e resultados reprodutíveis. Recentemente, estudos para tratamento da psoríase foram iniciados usando metotrexato e ciclosporina, com as seguintes indicações:

- Lesões localizadas resistentes aos tratamentos tópicos
- Lesões localizadas resistentes aos tratamentos sistêmicos (p. ex., MMP® com metotrexato em paciente sob uso de acitretina oral)

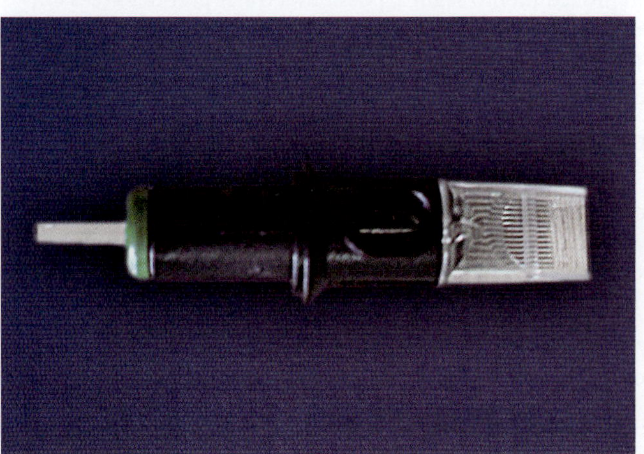

Figura 82.2 Magnum: agulhas dispostas em duas fileiras lineares.

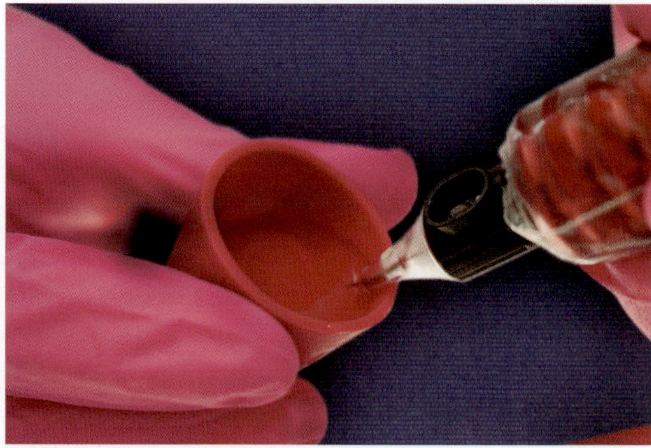

Figura 82.3 Demonstração do medicamento subindo ao cartucho por capilaridade.

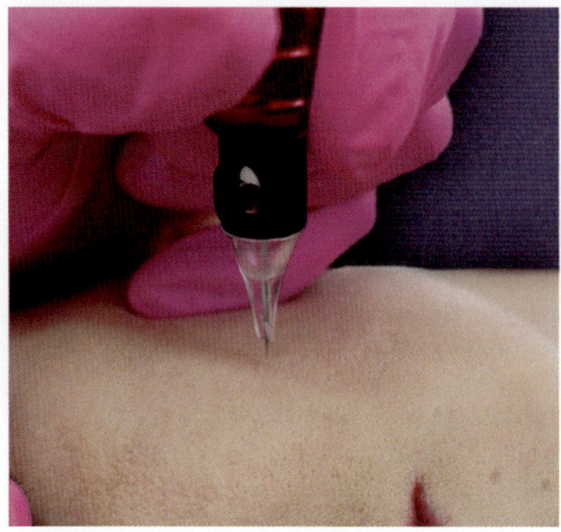

Figura 82.4 Posição correta da mão ao aplicar o medicamento.

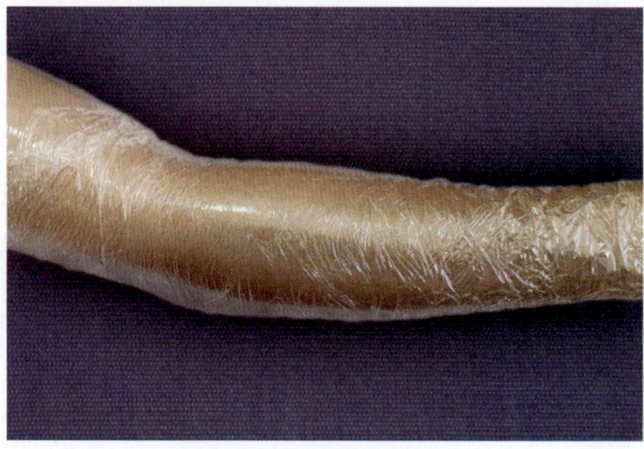

Figura 82.5 Membro superior envolto no plástico filme.

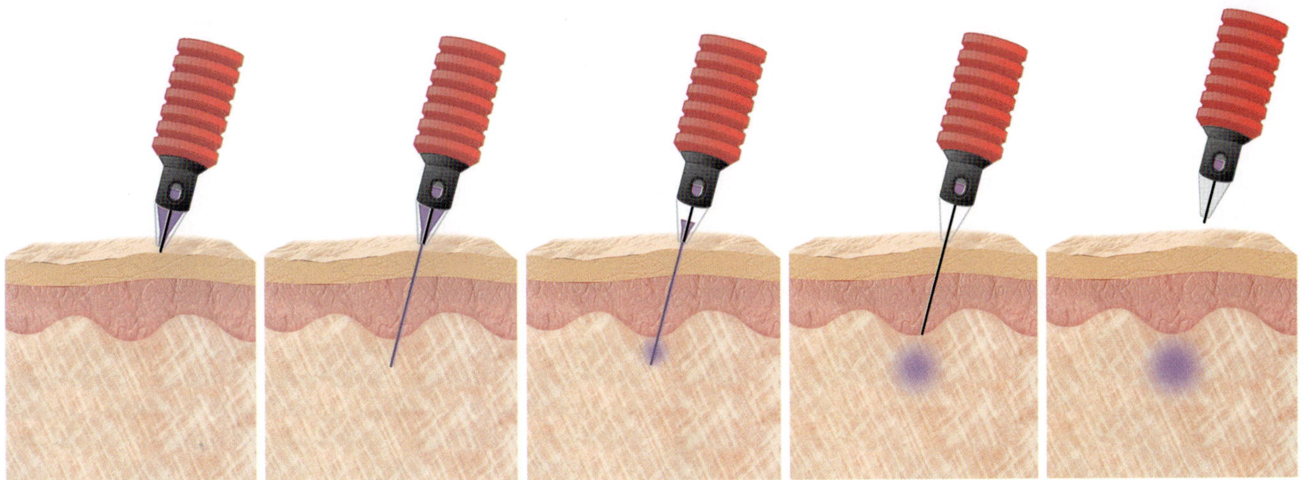

Figura 82.6 Demonstração gráfica da entrega do medicamento na derme. Adaptada de Lima, 2016.

- Áreas de difícil tratamento, como lesões ungueais
- Tratamento de psoríase moderada com rodízio do local de aplicação da medicação.

Os medicamentos utilizados são de conhecimento do médico dermatologista. À medida que as indicações forem sendo discutidas, será apresentada uma breve descrição do mecanismo de ação dos fármacos, com ênfase quanto ao seu uso em MMP®.

Cicatrizes

A Figura 82.7 mostra como indicar e escolher os medicamentos. Essa técnica é recomendada para os seguintes casos:

- Cicatrizes atróficas: medicamentos eutróficos [fatores de crescimento, glicosaminoglicanos (GAG)]
  - Cicatrizes distensíveis de acne
  - Estrias atróficas
  - Cicatrizes alargadas após sutura
- Cicatrizes com pouca fibrose: 5-fluouracila (5-FU)
  - Cicatrizes de acne
  - Cicatrizes de ferimentos
  - Cicatrizes hipocrômicas após sutura
- Cicatrizes com muita fibrose: bleomicina, triancinolona
  - Cicatrizes queloidianas de acne
  - Cicatrizes de acne (quando o resultado com 5-FU não foi satisfatório)
  - Queloides pouco espessos

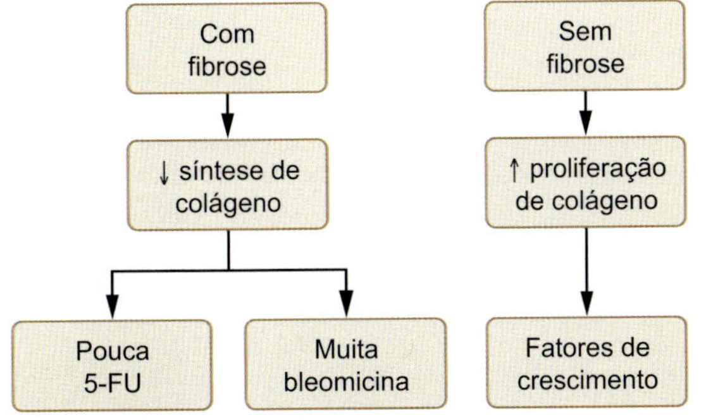

Figura 82.7 Medicamentos indicados em casos de cicatrizes com e sem fibrose.

- Acromia iatrogênica (fenol, queimaduras com luz pulsada, queimaduras com *laser* de diodo).

Mecanismo de ação

- Fatores de crescimento (FC): fator de crescimento epidérmico (EGF) 1,5% e fator de crescimento transformante (TGF) 1%, que controlam a multiplicação e a diferenciação celular. Não confundi-los com os fatores de crescimento para cabelos, que têm outra composição
- Glicosaminoglicanos (GAG) 17,2%: polissacarídeos cuja principal função é reter água nos tecidos. Têm também propriedades antioxidantes e estimulam a multiplicação dos fibroblastos
- 5-FU 50 mg/mℓ: inibe a multiplicação do DNA de células com rápida multiplicação celular (fibroblastos)
- Bleomicina: além da atividade citostática, promove apoptose das células (fibroblastos). Para cicatrizes, preconiza-se a concentração de 3 UI/mℓ
- Triancinolona acetonida 40 mg/mℓ: causa atrofia e ajuda a minimizar a hipercromia pós-inflamatória da bleomicina.

Protocolo de aplicação

- Profilaxia para herpes simples, caso se faça a aplicação na face
- Agulha: Liner (5, 7 ou 9) para cicatrizes de formato circular e Magnum (17, 23 ou 27) para as de formato linear
- Velocidade: não existe consenso. Uma regra prática consiste em programar para a velocidade mínima, de 60 Hz, e, se não atingir o *endpoint* esperado, aumentar de 10 em 10 Hz ou deixar a velocidade constante em 60 Hz. Buscar o *endpoint* controlando a força com a mão que aplica
- *Endpoint*: orvalho sangrante (não é imediato). Antes de aumentar a velocidade ou reaplicar, aguardar, ao menos, 20 s
- Pós-imediato: faz parte do protocolo recobrir as lesões no tronco e nos membros com plástico filme. Na face, pode ser utilizado curativo plástico transparente (Figura 82.8), mas geralmente o paciente opta por ficar sem curativo. Em ambos os casos, orienta-se um período mínimo de 6 h sem lavar ou molhar o local
- Novas sessões podem ser necessárias até obter resultado satisfatório. Preconiza-se o intervalo mínimo de 4 semanas entre elas.

Resultados

Os resultados são muito positivos, em todos os tipos de cicatrizes. Para as de acne e estrias, pode-se empregar a MMP® tanto como monoterapia quanto associada a outras técnicas, como indução percutânea de colágeno com microagulhas (IPCA®), *laser* fracionado ablativo e *peelings* químicos. A escolha dependerá da familiaridade do dermatologista com essas técnicas e da pele do paciente.

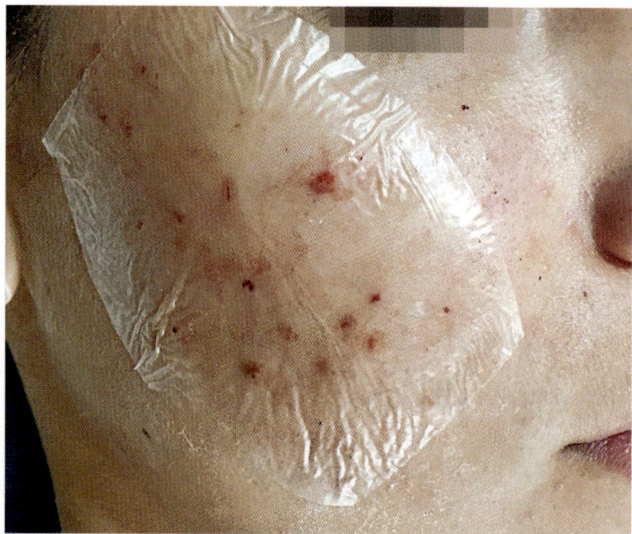

Figura 82.8 *End point* desejado para cicatrizes de acne e demonstração da oclusão com curativo plástico transparente.

Em adolescentes, as estrias na região lateral da coxa mostram pele firme ao redor da lesão, portanto a monoterapia costuma apresentar um resultado interessante (Figura 82.9). Para estrias no abdome pós-gestação ou em pacientes obesos que perderam muito peso, a associação de IPCA® à MMP® promove melhora do aspecto geral da pele com flacidez e da estria, deixando o resultado mais harmônico.

O mesmo ocorre nas cicatrizes de acne; em casos mais graves, notam-se muitas vezes a destruição da derme e, consequentemente, flacidez na região das cicatrizes. Nesses casos, a ponteira Liner com 5-FU ou bleomicina pode ser utilizada de maneira pontual nas cicatrizes, e a ponteira Magnum, com medicamentos que estimulem a síntese do colágeno (GAG e/ou FC), pode ser aplicada em todo o rosto, na mesma sessão ou em sessões alternadas (Figura 82.10). Também é possível tratar com MMP® as cicatrizes de acne e com IPCA® ou *laser* fracionado ablativo o restante da face. As cicatrizes hipocrômicas na linha de sutura de cirurgias ou decorrentes de traumas são tratadas com 5-FU (Figura 82.11).

Siringoma

Propõem-se diversos tratamentos para essa dermatose com resultados variáveis. A contribuição da MMP® ao arsenal terapêutico é significativa, uma vez que o procedimento é rápido, delicado, seguro e praticamente sem *downtime*. Existe uma fibrose importante das glândulas sudoríparas no siringoma. O medicamento escolhido, portanto, é a bleomicina 3 UI. A opção de acrescentar triancinolona acetonida 40 mg/mℓ tem se mostrado segura e eficaz.

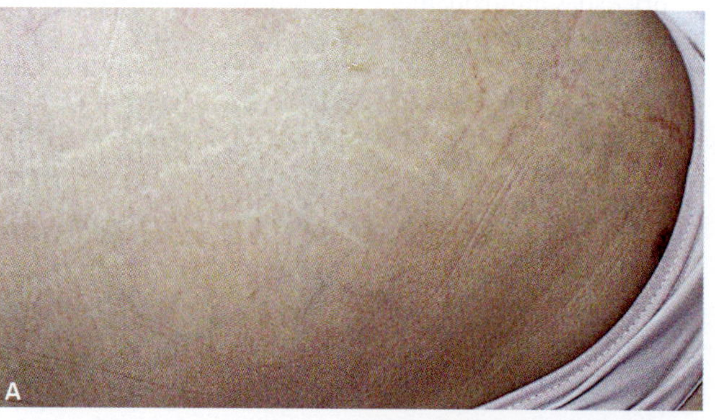

Figura 82.9 Estrias antes (**A**) e depois de uma sessão de GAG + FC (**B**).

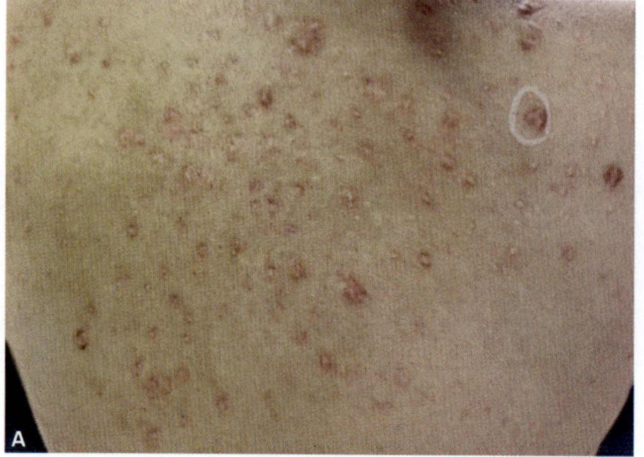

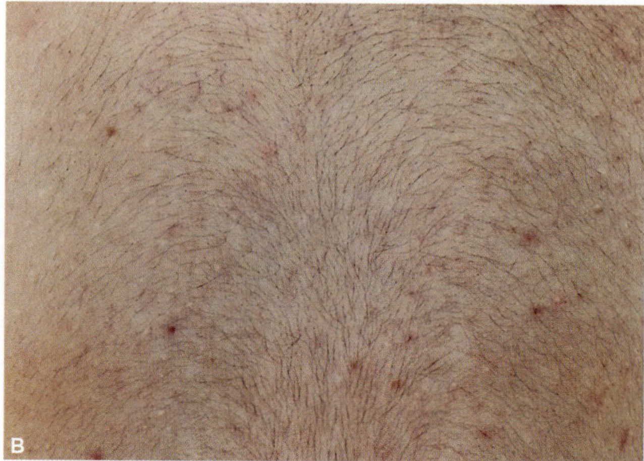

Figura 82.10 Cicatrizes queloidianas antes (**A**) e depois de três sessões de bleomicina (**B**).

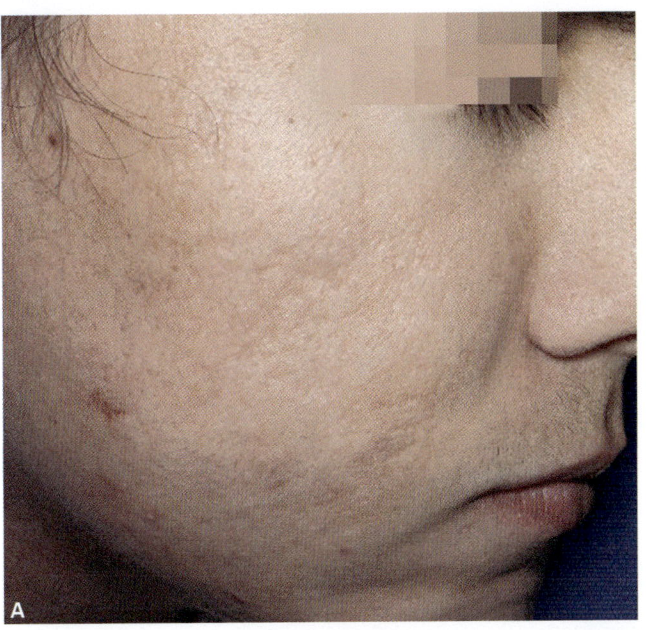

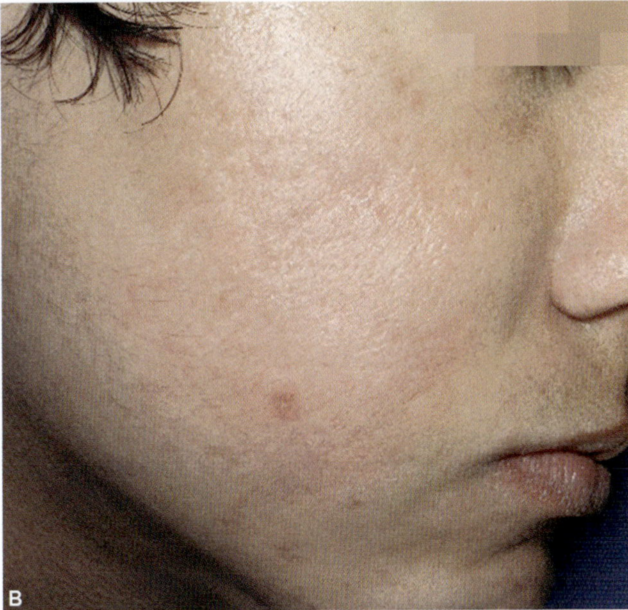

Figura 82.11 Cicatrizes de acne antes (**A**) e depois de duas sessões de 5-FU (**B**).

Protocolo de aplicação

- Agulha: Liner (5, 7 ou 9)
- Velocidade: 60 Hz
- *Endpoint* (Figura 82.12): orvalho sangrante (não imediato). Antes de reaplicar, aguardar, ao menos, 20 s
- Pode ser utilizada pinça de relojoeiro curva para microcirurgia com o intuito de manter o siringoma fixo, facilitando sua apresentação para a ruptura da cápsula, que representa um passo imprescindível. Com a prática, o médico dermatologista pode dispensar o auxílio da pinça, mas não há resultado sem a perfuração da cápsula
- Curativo plástico transparente é opcional, desde que se respeite o período mínimo de 6 h sem lavar ou molhar o local
- Geralmente, com 2 a 3 sessões o resultado é satisfatório. Preconiza-se o intervalo mínimo de 4 semanas entre elas.

Resultados

A MMP® no siringoma deve ser realizada com cautela e quando o dermatologista já estiver bem familiarizado com a técnica. Se o paciente apresentar um número grande de lesões, prefere-se programar um número maior de sessões a tratar todas de uma vez.

Depois de 3 a 4 semanas da aplicação, as lesões se tornam planas e, às vezes, discretamente eritematosas. Esse eritema vai esmaecendo lentamente, em um prazo de 4 a 6 semanas (Figura 82.13), período no qual se deve orientar fotoproteção rigorosa.

Verruga viral

As melhores indicações à MMP® são para verrugas periungueais, múltiplas lesões, verrugas na face e lesões resistentes ou reincidentes. Qualquer tipo de verruga poderia ser tratada com MMP®, mas o dermatologista deve pesar os prós e os contras de utilizar uma técnica, mesmo que minimamente invasiva, com quimioterápicos em lesões que poderiam ser resolvidas com terapias mais simples.

O medicamento de escolha é a bleomicina 3 UI/mℓ. A quantidade total utilizada é muito pequena, mesmo em lesões múltiplas, não devendo ultrapassar 1 mℓ (3 UI). A toxicidade descrita da bleomicina se dá com o emprego acima de 300 UI em administração por via intravenosa em pacientes em quimioterapia. O contato com a pele deve ser evitado, recomendando-se ao dermatologista, portanto, cobrir o punho do jaleco com a luva.

Não existem estudos sobre segurança da manipulação da bleomicina em microdoses pela médica gestante, que deve, portanto, se abster de utilizá-la nos seus pacientes durante esse período. Do mesmo modo, a gestante nunca deve ser tratada com esse fármaco durante a MMP®.

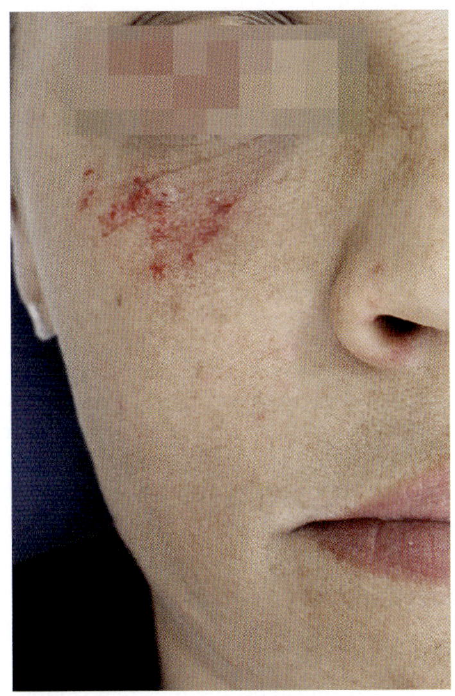

Figura 82.12 *End point* do siringoma: orvalho sangrante.

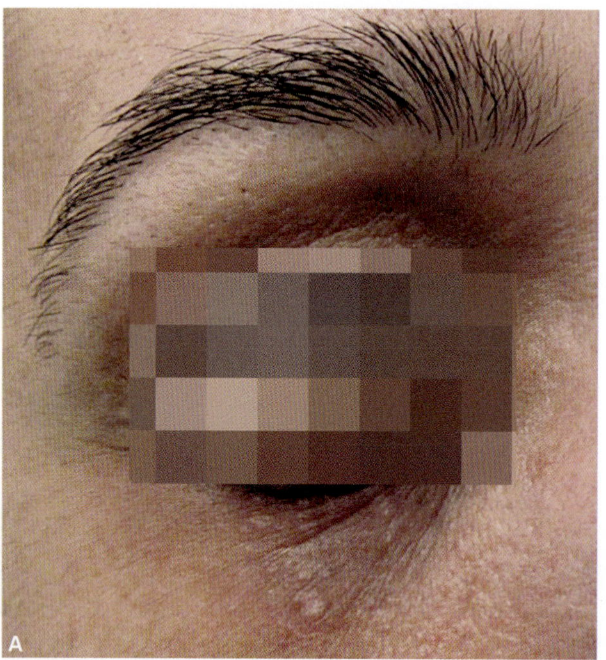

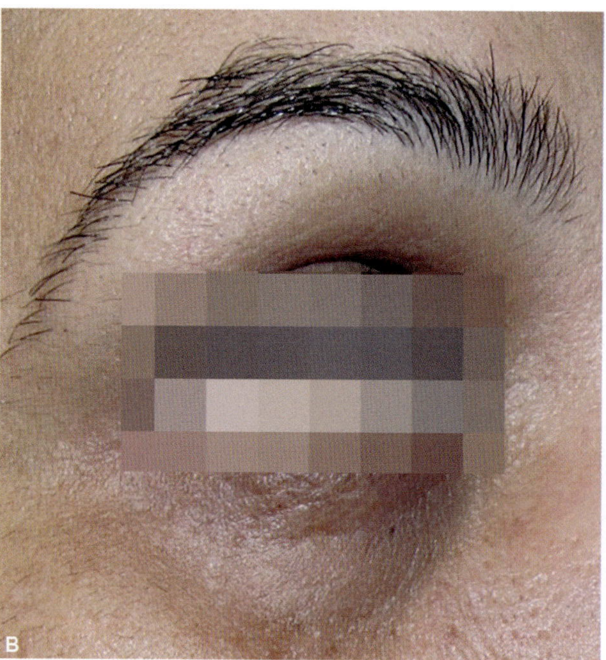

Figura 82.13 Siringomas da pálpebra antes (**A**) e depois de duas sessões de bleomicina (**B**). Cortesia da Dra. Luciana Gasques de Souza.

Não existe consenso sobre a aplicação em crianças muito pequenas, apesar de a quantidade infundida ser muito pequena. Também não há padronização da idade mínima para iniciar o tratamento. A dor não representa um fator limitante, mesmo nos pacientes com menos idade. A anestesia infiltrativa pode ser feita anteriormente, se o dermatologista e a família se sentirem mais tranquilos, porém a dor da infiltração pode ser maior que a da MMP®.

Protocolo de aplicação

- Preparo com queratolítico (creme com ureia 30%) por 7 dias. Se não for possível, desbastar com a lâmina do bisturi
- Agulha: Liner (5, 7 ou 9)
- Velocidade: 60 Hz
- *Endpoint*: orvalho sangrante (Figura 82.14); quando o paciente fez o preparo, o orvalho é rápido e abundante
- Cobrir com plástico filme por 6 h nas lesões extrafaciais
- Em geral, pacientes com poucas lesões necessitam de 1 ou 2 aplicações. Quando as lesões são múltiplas, podem ser necessárias mais sessões
- O intervalo entre as aplicações é de 3 a 4 semanas.

Resultados

A infiltração intralesional é dolorosa, provoca uma inflamação importante e, em alguns casos, até mesmo necrose. Na MMP®, utilizam-se microdoses. O procedimento não é muito dolorido e os efeitos citados não ocorrem. Habitualmente, as lesões cicatrizam muito bem, sem deixar sequelas, inclusive aquelas em áreas esteticamente nobres e nas periungueais (Figura 82.15).

Lesões pré-malignas e carcinoma basocelular superficial

Ainda não existem trabalhos que mostrem o índice de cura em comparação a outros tratamentos, como 5-FU em creme, imiquimode, terapia fotodinâmica/criocirurgia para queratose actínica e carcinoma basocelular (CBC) de baixo risco; portanto, não se pode afirmar que os resultados com a MMP® são superiores nesses casos.

Para tratamento das queratoses actínicas, a MMP® tem se mostrado uma boa alternativa, com resultado estético gratificante (Figura 82.16). O medicamento de escolha é a 5-FU 50 mg/mℓ.

Se houver qualquer dúvida diagnóstica quanto à possibilidade de carcinoma espinocelular (CEC), é mandatório fazer um *shave* antes de aplicar a medicação e mandar o material para anatomia patológica, que, se mostrar malignidade, encaminhará o paciente para cirurgia de acordo com o tipo de CEC.

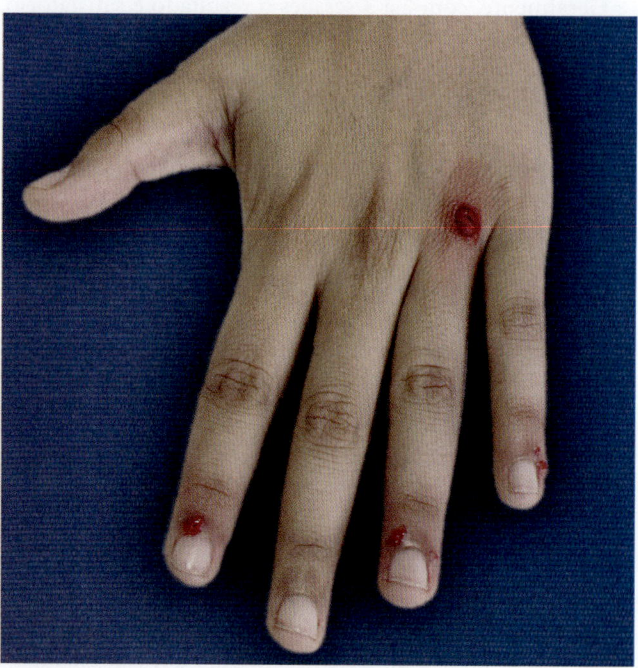

Figura 82.14 *End point* desejado no tratamento da verruga: orvalho sangrante.

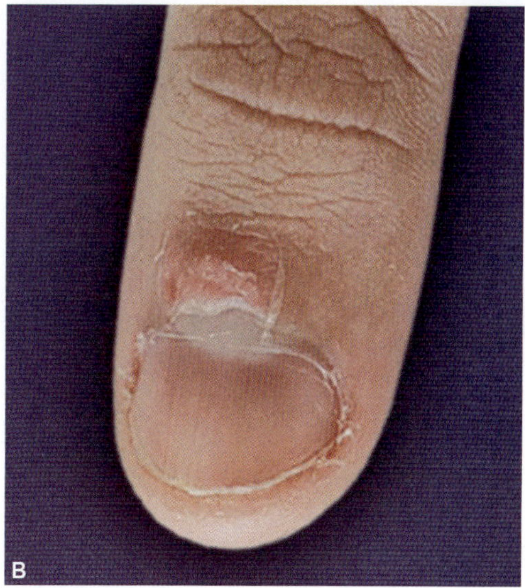

Figura 82.15 Verruga viral na região periungueal antes (A) e depois de duas sessões de bleomicina (B).

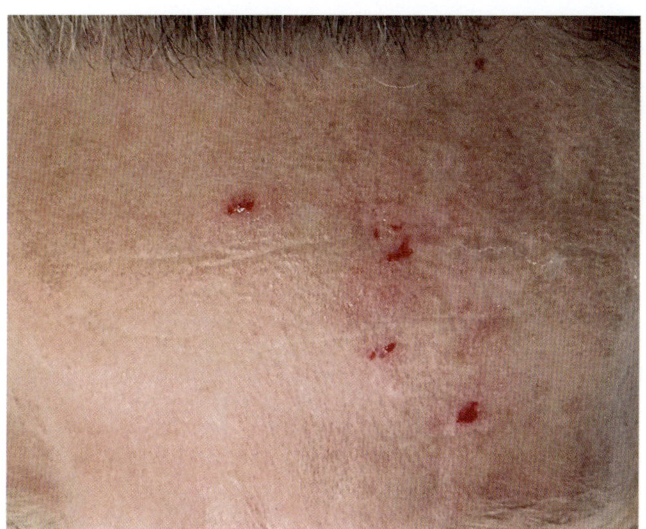

Figura 82.16 *End point* na aplicação de bleomicina para queratose actínica: orvalho sangrante abundante.

Pode-se indicar a MMP® para lesões únicas ou múltiplas e apenas para CBC de baixo risco, isto é, de área inferior a 10 mm. São descritos como subtipos histológicos de baixo risco: nodular, superficial, queratótico, infundibulocístico e fibroepitelioma de Pinkus; contudo, até o momento, só o CBC superficial tem sido tratado com MMP®. A localização do carcinoma se dá em:

- Área L: tronco e extremidades (exceto região pré-tibial, tornozelos, mãos e pés, inclusive aparato ungueal) desde que < 20 mm
- Área M: couro cabeludo, fronte, região malar, pescoço e região pré-tibial, desde que < 10 mm
- Área H: região central da face, área periorbital (incluindo cílios e sobrancelhas), nariz, lábios (pele e vermelhão), mento, região mandibular, pré e pós-auricular.

Contudo, até o momento, somente o CBC superficial na área L recebeu tratamento com MMP® (Figuras 82.17 e 82.18). Outra boa indicação para o procedimento são lesões múltiplas no tronco, em um paciente que apresente histórico de várias neoplasias cutâneas e que já tenha sido e/ou esteja sendo submetido a muitas cirurgias. Nesse caso, o medicamento utilizado é a bleomicina 3 UI/mℓ.

Resultados

A casuística ainda é pequena. Os pacientes se beneficiam da praticidade de poder tratar muitas lesões em uma única sessão, da rápida recuperação/cicatrização e do resultado estético. Na queratose actínica, observa-se que a aderência ao tratamento é maior quando comparada à aplicação tópica do 5-FU e imiquimode (Figura 82.19). Alguns pacientes relataram não utilizar o creme de 5-FU pelo período recomendado, em virtude da irritação causada.

Rejuvenescimento

A proposta do rejuvenescimento com MMP® refere-se a oferecer alternativas de melhora na qualidade de pele para pacientes que não desejam se submeter a terapias invasivas com *downtime*. É possível oferecer tratamento para rugas finas, hidratação injetável, melhora do viço e da textura da pele para pacientes mais jovens e, também, para os mais idosos com a pele muito fina.

Tanto o *laser* fracionado quanto o *roller* utilizado na IPCA® têm limitações para o tratamento da região das pálpebras. Uma boa opção, quando o paciente tem indicação, é tratar o rosto com CO_2 fracionado ou IPCA® e reservar a MMP® para as pálpebras, tratadas até a borda dos cílios, tanto superior quanto inferior. Os medicamentos entregues têm as funções de atrair água para a pele e estimular a neocolagênese; além disso, são industrializados e contêm:

- Ácido hialurônico: participa da formação do colágeno e da elastina, bem como regula a capacidade da pele de reter água
- Dimetiletanolamina (DMAE): melhora a espessura da epiderme e estimula a neocolagênese
- Sodium DNA: promove hidratação e elasticidade
- Argirelina: aumenta o colágeno tipo I
- Ácido pirúvico: estimula a neocolagênese e a formação de fibras elásticas
- L-Carnitina: diminui a produção do sebo
- Silício orgânico: melhora o turgor e a espessura.

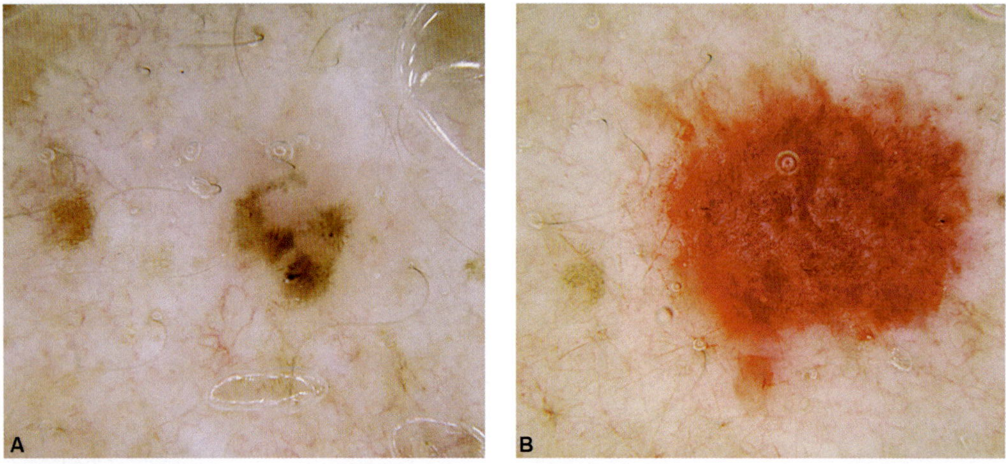

Figura 82.17 A. Carcinoma basocelular. **B.** *End point* da aplicação de bleomicina: orvalho sangrante abundante.

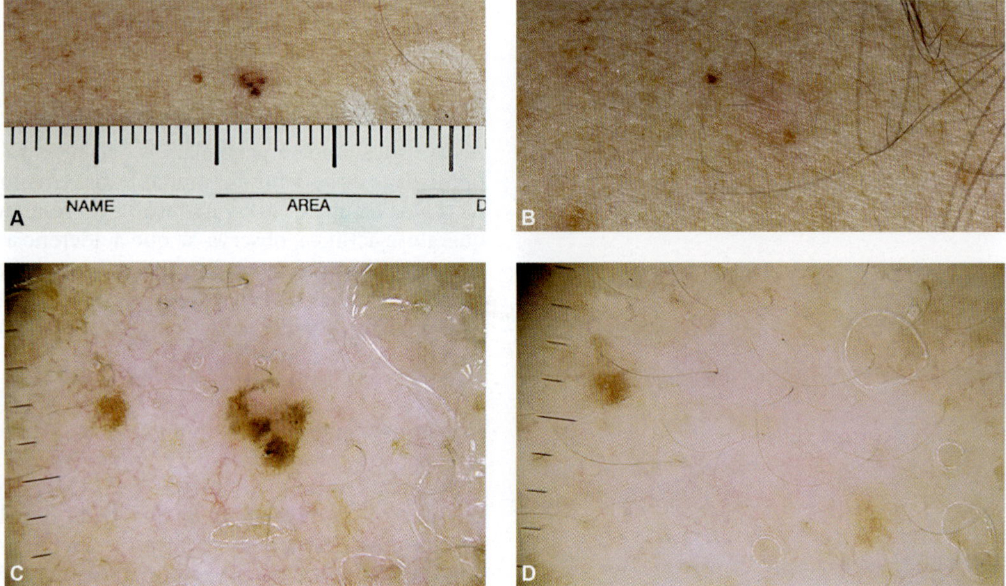

Figura 82.18 Carcinoma basocelular antes (**A**, **C**) e 1 ano após a aplicação de bleomicina (**B**, **D**). Observa-se lesão névica às 10 h, que serve como ponto de referência. Cortesia do Dr. Gustavo Alonso Pereira.

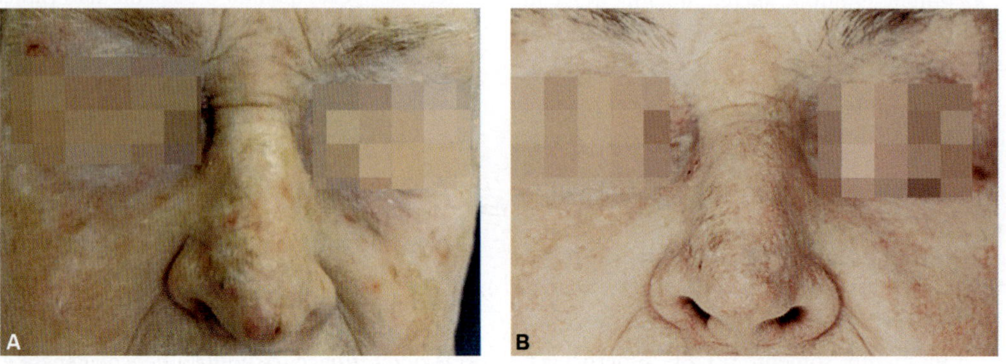

Figura 82.19 Queratose actínica antes (**A**) e depois da aplicação de 5-FU 50 mg/mℓ (**B**).

Para tratar a face, usa-se aproximadamente 1 mℓ. Utilizando-se o raciocínio do tratamento das estrias e das cicatrizes atróficas, o GAG e os FC servem ao mesmo propósito. Se houver fotodano e lesões de queratose actínica, os FC devem ser evitados.

O ácido hialurônico injetável sem *crosslink* para hidratação injetável também pode ser utilizado. Como é viscoso, a penetração na pele torna-se mais difícil, devendo, então, ser diluído com lidocaína. Geralmente, com 0,2 mℓ de ácido hialurônico e 0,8 mℓ de lidocaína, a viscosidade é satisfatória. Pode-se tratar também pescoço, colo e dorso das mãos, casos nos quais uma quantidade maior dos produtos é necessária.

Protocolo de aplicação

- Profilaxia para herpes simples
- Agulha: Magnum (17, 23 ou 27)
- Velocidade inicial: 60 Hz
- Anestésico tópico opcional. Se utilizado, removê-lo exaustivamente para não fazer infusão do anestésico
- Suavidade na hora da aplicação. Não arrastar a agulha na pele do paciente
- *Endpoint*: eritema difuso e homogêneo (Figura 82.20). A ideia não é obter orvalho, mas ele pode ocorrer em alguns pontos onde a pele é mais fina, como pálpebras e nas rítides, fazendo-se uma segunda passada
- Após o tratamento, pode-se optar por plástico filme PVC no colo e no dorso das mãos. Na face, orienta-se não lavar por pelo menos 6 h. Em geral, esse procedimento é realizado no fim da tarde e orienta-se o paciente a lavar a área tratada somente na manhã seguinte
- Intervalo de 4 semanas entre as sessões.

Resultados

O resultado não é imediato. No dia do procedimento, a pele fica eritematosa e, em alguns casos, com alguns pequenos pontos de orvalho. No dia seguinte ao procedimento, o paciente já é orientado a aplicar o filtro solar com tonalizante e pode exercer suas atividades habituais. Depois de 5 a 7 dias, já é possível notar melhora no viço e na textura, que fica mais suave (Figura 82.21). Em 3 a 4 semanas, há melhora nas linhas finas e na elasticidade, mas se obtém o resultado final com um maior número de sessões. Trata-se de mais uma arma no arsenal terapêutico do dermatologista. Pode e deve ser associada a outros procedimentos.

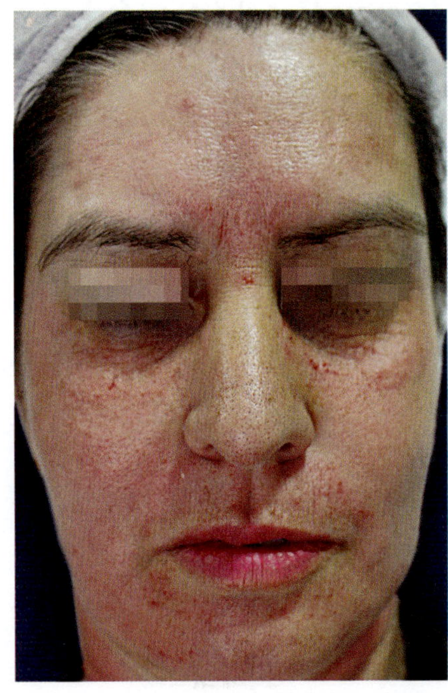

Figura 82.20 *End point* do rejuvenescimento: eritema difuso e homogêneo com raros pontos de orvalho nas áreas de pele mais fina.

Olheiras

O dermatologista pode contar com a MMP® no arsenal terapêutico do tratamento das olheiras, visando à melhora da hipercromia e da circulação local. O medicamento de escolha é industrializado e contém:

- Arbutim: inibe a tirosinase
- Ácido tranexâmico: inibe liberação de prostaglandinas e leucotrienos, que são importantes na melanogênese
- Ácido ascórbico: tem ação antioxidante
- Azeloglicina: inibe tirosinase e é antioxidante
- Ácido kójico: tem ação quelante sobre os íons cobre, com consequentes inativação da tirosinase e inibição da melanogênese
- Ácido glicólico: acelera descamação e inibe tirosinase.

O ato de colocar as agulhas vibrando em contato com a pele já é um estímulo para a melhora do componente vascular da olheira. A medicação age na hipercromia e na melhora da textura da pele. É possível aplicar a medicação nas pálpebras inferior e superior, em toda a sua extensão, até a borda ciliar.

Protocolo de aplicação

- Tratamento domiciliar prévio de escolha do dermatologista
- Agulha: Magnum (17, 23 ou 27)
- Velocidade: 60 Hz
- Anestésico tópico opcional. Se utilizado, removê-lo exaustivamente para evitar infusão do anestésico
- Suavidade na hora da aplicação. Não arrastar a agulha na pele do paciente
- *Endpoint*: eritema difuso e homogêneo. A ideia não é obter orvalho, mas pode ocorrer um pequeno e delicado, uma vez que a pele da pálpebra é fina

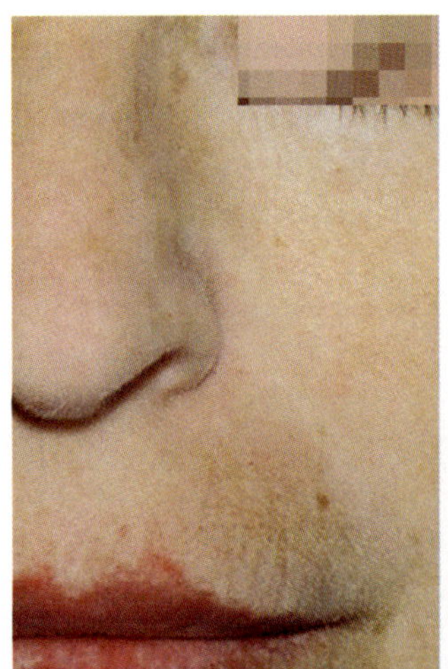

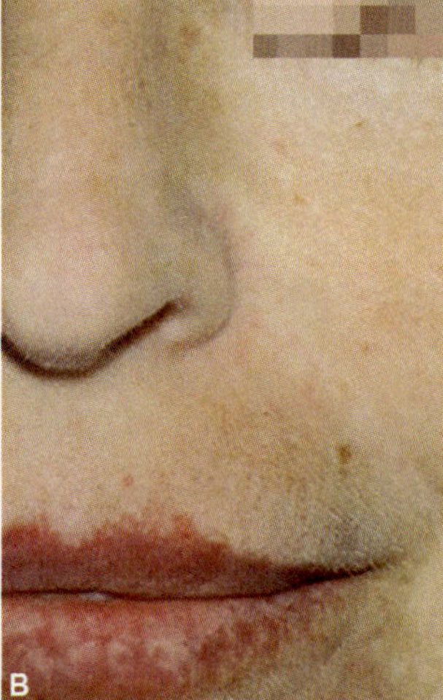

Figura 82.21 Paciente antes (**A**) e depois de uma sessão de rejuvenescimento facial (**B**). Nota-se melhora na textura e na hidratação da pele e nas rítides periorais.

- Não lavar o rosto por, pelo menos, 6 h. Recomenda-se agendar o paciente para o fim da tarde e orientá-lo a lavar o rosto somente no outro dia pela manhã
- Fotoproteção: iniciada já na manhã seguinte
- Intervalo: 4 semanas entre as sessões. Uma opção interessante é intercalar as sessões com *peeling* de ácido tioglicólico 5% 15 dias depois da microinfusão. Iniciar deixando o produto por 1 min e, a cada aplicação, aumentar 1 min até o máximo de 5 min
- Entre a MMP® e o *peeling*, recomenda-se usar cremes à base de antioxidantes e agentes umectantes.

Resultados

Geralmente, já se observa melhora na primeira sessão (Figura 82.22). O número de sessões depende da gravidade da olheira. Alguns pacientes necessitam de um número maior de aplicações e outros de um intervalo maior entre as sessões, pois a pele é mais sensível. O resultado é operador-dependente: a aplicação deve ser muito suave, com a mão muito leve. Aos iniciantes, é aconselhável começar a praticar em outras dermatoses e apenas com bastante treino passar a tratar olheiras. No momento da indicação desse procedimento, os pacientes devem ser exaustivamente orientados sobre a necessidade de manutenção para obter resultados.

Melasma

A MMP® não é a primeira opção nem a solução indicada para o melasma. Em geral, os pacientes, em sua maioria mulheres, chegam ansiosos, frustrados e até mesmo decepcionados com tratamentos anteriores. Se a pele estiver irritada, sensível, recomenda-se ter paciência. Pacientes que estão se consultando sobre o melasma pela primeira vez devem iniciar pelo tratamento clínico. O dermatologista precisa conhecer bem a pele e o paciente antes de indicar a MMP®. Estabelecer uma relação de confiança, orientar exaustivamente sobre os fatores de piora, perceber se o paciente seguiu as orientações e fez uso correto da medicação antes de iniciar as sessões.

Protocolo de aplicação

- Tratamento domiciliar prévio de escolha do dermatologista
- Profilaxia para herpes simples
- Medicamento: o mesmo utilizado no tratamento das olheiras
- Agulha: Magnum (17, 23 ou 27)
- Velocidade: 60 Hz
- Anestésico tópico opcional. Se utilizado, remover exaustivamente para evitar a infusão do anestésico
- Suavidade na hora da aplicação. Não arrastar a agulha na pele do paciente
- *Endpoint*: eritema difuso e homogêneo (Figura 82.23)
- Pode ser aplicado somente no melasma, mas, quando toda a face é tratada, a pele melhora o viço, o brilho, a oleosidade e o resultado é mais interessante
- Pode ser aplicada em melasma extrafacial com o mesmo protocolo
- No colo e nos braços, é possível optar por plástico filme PVC. Na face, orienta-se não lavar por, pelo menos, 6 h. Procurar marcar o paciente no fim da tarde para que somente lave o rosto na manhã seguinte
- Não utilizar o medicamento domiciliar por 7 dias. Corticosteroide tópico compreende uma opção a ser considerada nos primeiros dias pós-MMP® para prevenir a hipercromia pós-inflamatória
- Em 15 dias, realizar microdermabrasão ou *peeling* de ácido retinoico
- Intervalo de 4 semanas entre as sessões.

Resultados

Em 1 ou 2 semanas após a aplicação, pode haver um escurecimento do melasma. Por isso, a microdermabrasão ou o *peeling* de ácido retinoico são indicados para acelerar a remoção dessa melanina. Algumas pacientes já observam melhora após a primeira sessão, mas na maior parte dos casos há necessidade de um número maior de sessões (Figura 82.24). O dermatologista deve elaborar um plano de tratamento individualizado para tratar o melasma, abrangendo as sessões iniciais até a melhora e, depois, a manutenção, com possibilidade de outras sessões, caso haja necessidade.

No início, utilizou-se o ácido tranexâmico, tanto industrializado quanto manipulado, isoladamente ou associado à vitamina C. Os resultados foram inconstantes e a melhora, quando ocorria, era muito pequena. A experiência com o medicamento industrializado, que já traz os fármacos associados e estáveis, vem mostrando resultados melhores e mais constantes.

Oleosidade, comedões abertos e fechados

Muitos pacientes com acne queixam-se de que a melhora com tratamento clássico é demorada. Alguns abandonam e procuram outro profissional achando que a terapêutica está sendo ineficaz. Essa é a indicação clássica para MMP®: apresentar resposta rápida e maior adesão ao tratamento. Contudo, ao contrário do que acontece na leucodermia, a MMP® não deve ser primeira opção para indicar ao paciente com acne nas consultas iniciais. O médico dermatologista deve reconhecer

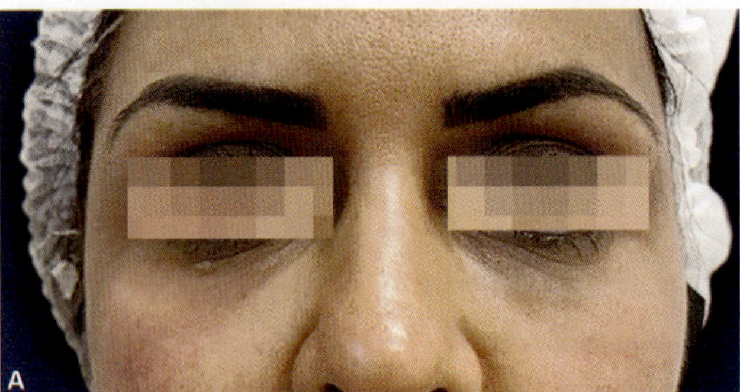

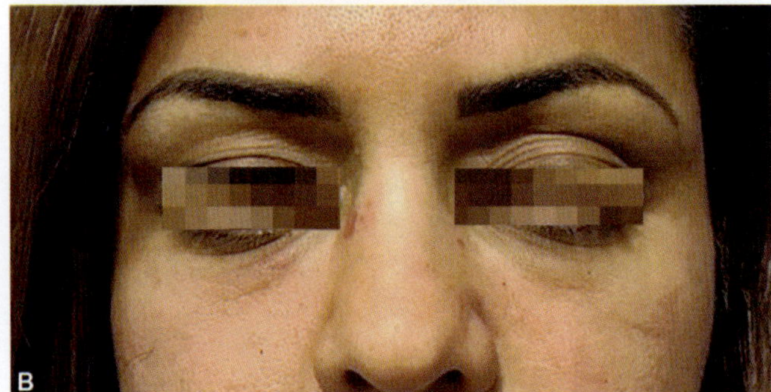

Figura 82.22 Olheiras antes (**A**) e depois de MMP® (**B**). Nota-se melhora da qualidade da pele e da hipercromia. Cortesia da Dra. Luciana Gasques de Souza.

aqueles que são ansiosos, geralmente os que relatam já ter feito tratamentos por conta própria, como receitas caseiras, limpeza de pele etc. O medicamento utilizado é industrializado e contém:

- Ácido salicílico: queratolítico e diminui a produção do sebo
- Azeloglicina: inibe a tirosinase e é antioxidante
- Vitaminas $B_2 + B_5 + B_6$: anti-inflamatório, melhora a elasticidade da pele
- Metionina: tem ação antioxidante
- Extratos da raiz de *Arctium lappa L.* (bardana) + da *Salvia officinalis* (sálvia) + flor de *Lamium Album* (urtiga-branca) + flor de *Chamomila Recutita* (camomila): fitoterápicos com ação calmante e redutores da oleosidade
- Glicosaminoglicanos: retêm água na célula.

Protocolo de aplicação

- Tratamento domiciliar prévio de escolha do dermatologista
- Profilaxia para herpes simples
- Agulha: Magnum (17, 23 ou 27)
- Velocidade: 60 Hz
- Anestésico tópico opcional. Se utilizado, remover exaustivamente para evitar a infusão do anestésico

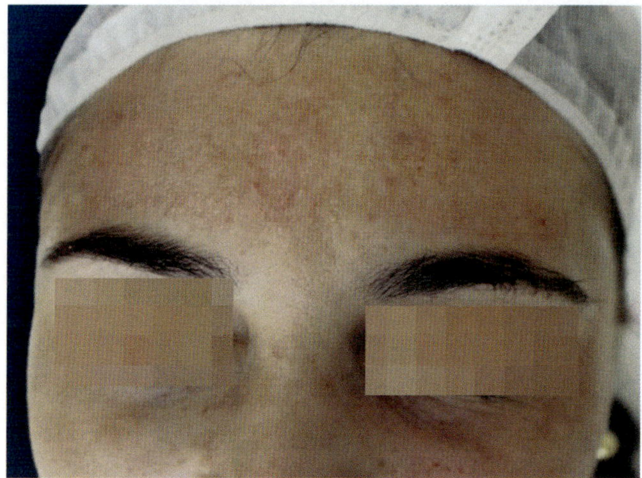

Figura 82.23 *End point* para melasma: eritema homogêneo, praticamente sem orvalho sangrante.

- Suavidade na hora da aplicação. Não arrastar a agulha na pele do paciente
- Aplicar no rosto todo
- *Endpoint*: eritema difuso e homogêneo (Figura 82.25)
- Na face, orienta-se não lavar por pelo menos 6 h
- Intervalo de 4 semanas entre as sessões.

Resultados

Em 10 a 15 dias, já se nota melhora da oleosidade. Em 15 a 20 dias, observa-se melhora dos comedões. As pápulas também involuem nesse período, mas permanece um eritema residual, que geralmente melhora somente após a segunda aplicação (Figura 82.26). É interessante destacar que a manipulação e a escoriação das lesões diminuíram bastante com o tratamento.

À medida que o tratamento clínico vai fazendo efeito, a aplicação se torna menos necessária. Eventualmente, em períodos de piora, o tratamento com MMP® pode ser retomado.

Leucodermias puntatas

Trata-se de manchas brancas bem delimitadas localizadas principalmente em áreas de fotoexposição e que medem entre 2 e 8 mm.[1] Não existe um consenso na literatura de que sejam secundárias exclusivamente às exposições solares, muitas vezes tendo sido relacionadas com a hereditariedade, o envelhecimento, a fototerapia e os traumas cutâneos.[2-4] Os achados em microscopia eletrônica na leucodermia puntata (LP) comprovaram a existência de melanócitos numericamente preservados, apresentando alterações citoplasmáticas, o que sugere degeneração.[5]

Na derme subjacente, observaram-se fibroblastos hiperplásicos, além de fibras elásticas condensadas espessadas e eletrodensas[5], caracterizando, portanto, uma fibrose da derme papilar. Fulton *et al.*[6] descreveram e comprovaram que a despigmentação normalmente observada em cicatrizes acrômicas decorre de fibrose da derme papilar[7], provavelmente bloqueando a melanogênese, motivo pelo qual se aventou que o mesmo processo fisiopatológico esteja envolvido na acromia das lesões de LP.

Visando à repigmentação das LP, com base na fisiopatologia anteriormente citada, optou-se por remover ou atenuar a fibrose dérmica por meio da infusão do antifibrosante 5-FU[8]

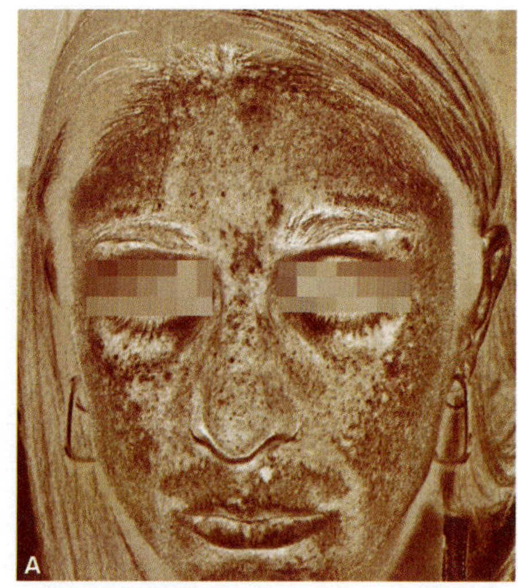

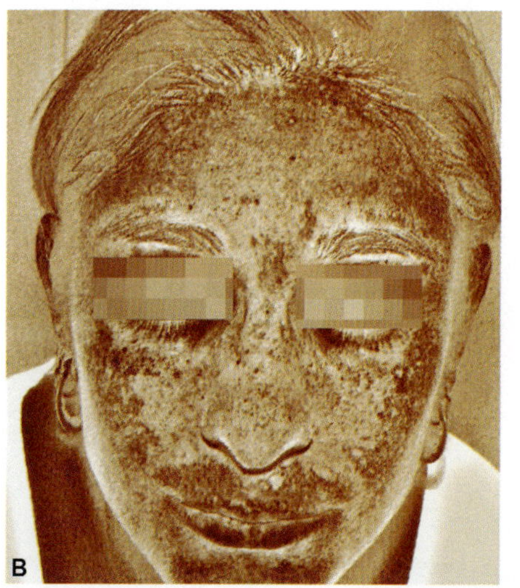

Figura 82.24 Melasma antes (**A**) e depois de seis sessões de MMP® (**B**). Fotografia utilizando equipamento digital de imagens.

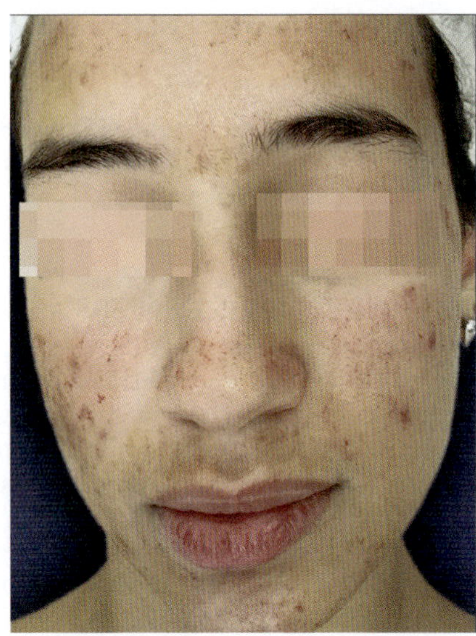

Figura 82.25 *End point*: eritema difuso com alguns pontos de orvalho. O medicamento tem coloração ocre/amarelada.

solução estéril injetável, usando a técnica de *drug delivery* MMP®.[9]

Arbache *et al.*[10], em ensaio randomizado cego com oito pacientes, obtiveram repigmentação estatisticamente superior em manchas de LP quando submeteram as lesões à MMP® com 5-FU comparativamente à MMP® com soro fisiológico (Figura 82.27). Quando a entrega é executada corretamente, nota-se, após cerca de 2 min, a deposição de halo adjacente constituído por depósito branco (Figura 82.28).

Deve-se realizar o procedimento de infusão de 5-FU pela técnica de MMP® com atenção, sendo fundamental que o médico mantenha o cartucho do medicamento sempre abastecido com o fármaco a ser entregue; caso contrário, a lesão somente será submetida ao microagulhamento sem fármaco.[11]

Resultados

Tudo leva a crer que a infusão de antifibrosantes por meio da técnica de MMP® seja um procedimento eficaz na repigmentação de lesões acrômicas decorrentes de fibrose da derme superficial.

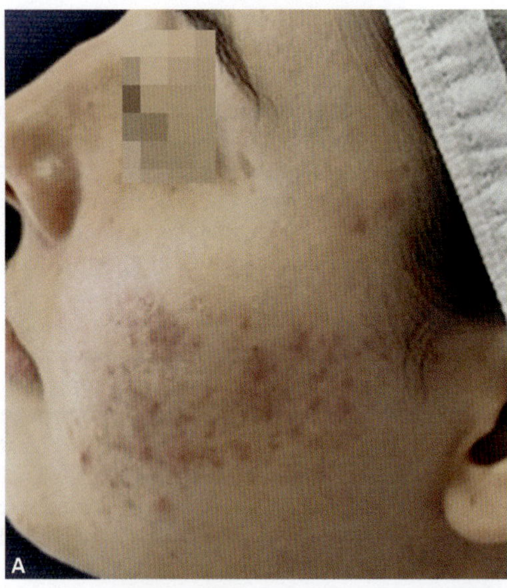

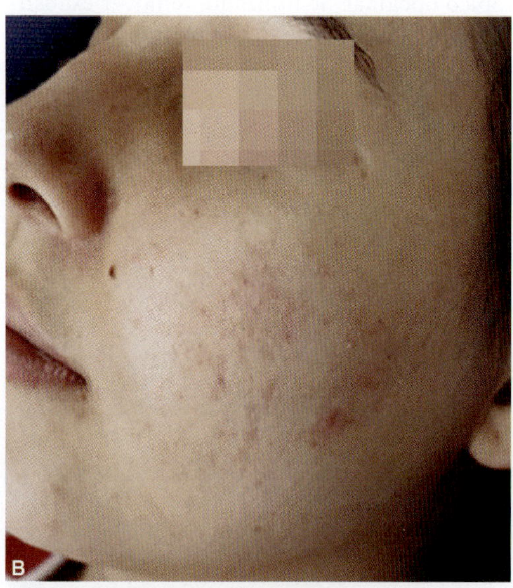

Figura 82.26 Eritema residual antes (**A**) e 2 meses depois da segunda sessão de MMP®, mantendo tratamento clínico (**B**). Nota-se melhora da oleosidade, dos comedões, das pápulas e do eritema.

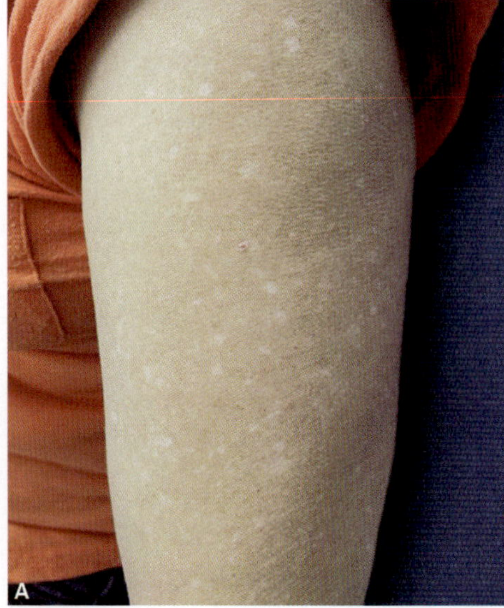

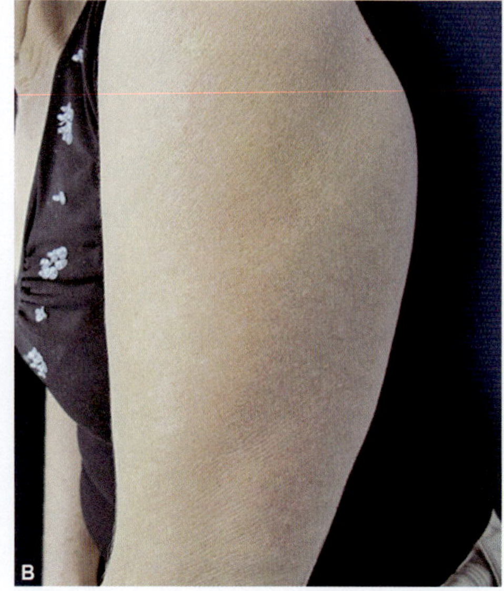

Figura 82.27 Leucodermias puntatas antes (**A**) e 5 meses após uma sessão de MMP® com 5-FU (**B**).

EFEITOS ADVERSOS E COMPLICAÇÕES

Eritema e edema mais intensos, com aspecto de "casca de laranja", geralmente são causados pela vibração do aparelho. Por isso, é importante realizar um teste de dermografismo na primeira consulta e, apesar de a máquina poder ser regulada de 60 a 160 Hz, manter sempre no mínimo (60 Hz) e controlar a intensidade da aplicação na habilidade manual.

Em pacientes com histórico de irritação por medicamentos tópicos, sugere-se pingar uma gota do medicamento na região retroauricular, no dia da consulta, fazendo punturas com a agulha de insulina. Se houver prurido ou eritema/edema importantes, outro medicamento pode ser testado/indicado.

Existe o risco de hipercromia pós-inflamatória, que é pequeno, uma vez que o médico dermatologista sabe conduzir o preparo e o pós-tratamento. A bleomicina pode provocar um escurecimento da lesão por dois motivos: hipercromia pós-inflamatória e depósito na derme (Figuras 82.29 e 82.30). A adição da triancinolona acetonida ajuda a prevenir a hipercromia pós-inflamatória. Já no depósito de bleomicina na derme, o clareamento é demorado, geralmente por volta do 3º ou 4º mês. Quando isso ocorre, deve-se dizer ao paciente que a medicação está depositada e fará efeito à medida que for sendo liberada. Nesse caso, o emprego de despigmentantes é ineficaz, pois não há melanina envolvida.

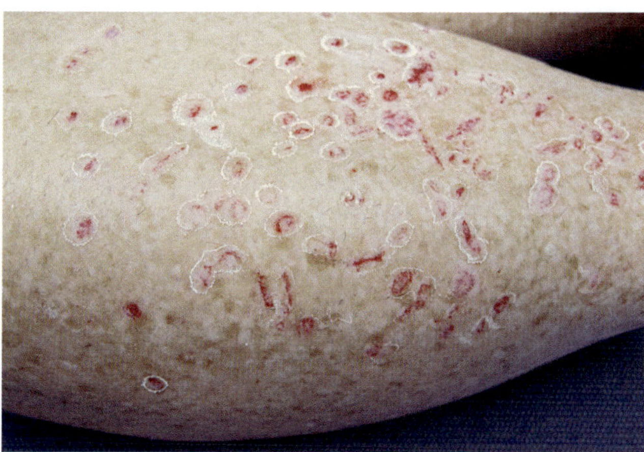

Figura 82.28 Aspecto do membro onde foi realizada MMP® com 5-FU. Observa-se halo esbranquiçado.

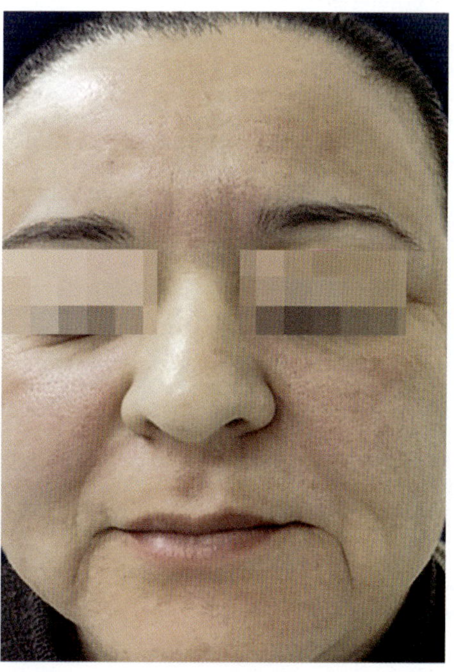

Figura 82.29 Aspecto de casca de laranja imediatamente após aplicação da MMP®.

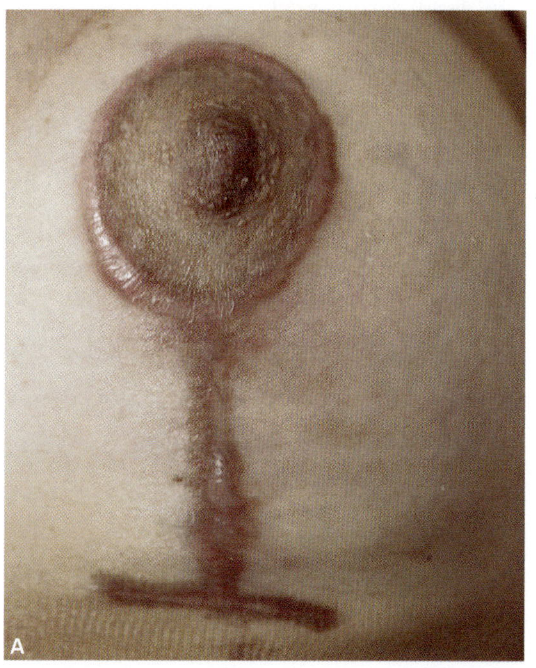

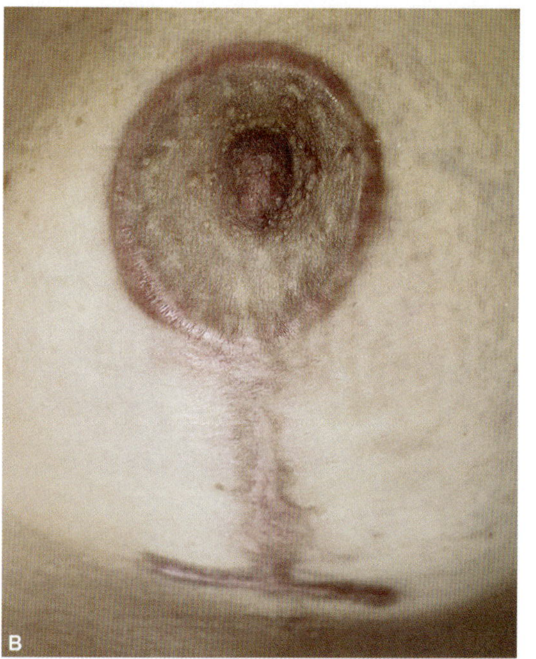

Figura 82.30 Hipercromia por depósito de bleomicina antes (**A**) e depois de 2 meses sem uso de medicamento (**B**).

REFERÊNCIAS BIBLIOGRÁFICAS

1. Pagnoni A, Kligman AM, Sadik I, Stoudemayer T. Hypopigmented macules of photodamaged skin and their treatment with topical tretinoin. Acta Derm Venereol. 1999;79:305-10.
2. Arrunategui A, Trujillo RA, Marulanda MP, Sandoval F, Wagner A, Alzate A et al. HLA-DQ3 is associated with idiopathic guttate hypomelanosis, whereas HLA-DR8 is not, in a group of renal transplant patients. Int J Dermatol. 2002;41(11):744-7.
3. Shin MK1, Jeong KH, Oh IH, Choe BK, Lee MH. Clinical features of idiopathic guttate hypomelanosis in 646 subjects and association with other aspects of photoaging. Int J Dermatol. 2011;50(7):798-805.
4. Friedland R, David M, Feinmesser M, Nakar F. Idiopathic guttate hypomelanosis-like lesions in patients with mycosis fungoides: a new adverse effect of phototherapy. JEADV. 2010;24:1026-30.
5. Kakepis M, Havaki S, Katoulis A, Katsambas A, Stavrianeas N, Troupis TG. Idiopathic guttate hypomelanosis: an electron microscopy study. JEADV. 2015;29:1435-8.
6. Fulton JEJ, Rahimi AD, Mansoor S, Helton P, Shitabata P. The treatment of hypopigmentation after skin resurfacing. Dermatol Surg. 2004;30:95-101.
7. Hamada T, Satto T. Senile depigmented spots. Senile depigmented spots (idiopathic guttate hypomelanosis). Arch Derm. 1967;95:665.
8. Fitzpatrick RE. Treatment of inflamed hypertrofic scars using 5-FU. Dermatol Surg. 1999;25:224-32.
9. Arbache S, Godoy CE. Microinfusão de medicamentos na pele através de máquina de tatuagem. Surg Cosmet Dermatol. 2013;5(1):704.
10. Arbache S, Roth D, Steiner D, Breunig J, Michalany NS, Arbache ST et al. Activation of melanocytes in idiopathic guttate hypomelanosis after 5-fluorouracil infusion using a tattoo machine: Preliminary analysis of a randomized, split-body, single blinded, placebo controlled clinical trial. J Am Acad Dermatol. 2018;78(1):224-6.
11. Wambier CG, Wambier SP de F, Pereira Soares MT, Breunig J, Cappel MA, Landau M. 5-Fluoruracila tattooing for idiopathic guttate hypomelanosis. J Am Acad Dermatol. 2018;78(4):e81-e82.

BIBLIOGRAFIA

Arbache S, Godoy CE. Microinfusion of drugs into the skin with tattoo equipment. Surg Cosmet Dermatol. 2013;5(1):70-4.

Berardesca E, Cameli N, Primavera G, Carrera M. Clinical and instrumental evaluation of skin improvement after treatment with a new 50% pyruvic acid peel. Dermatol Surg. 2006;32(4):526-31.

Berardesca E, Iorizzo M, Abril E et al. Clinical and instrumental assessment of the effects of a new product based on hydroxypropyl chitosan and potassium azeloyl diglycinate in the management of rosacea. J Cosmet Dermatol. 2012;11(1):37-41.

Bijlard E, Steltenpool S, Niessen FB. Intralesional 5-fluorouracil in keloid treatment: a systematic review. Acta Derm Venereol. 2015;95(7):778-82.

Camacho-Martínez FM, Rodriguez-Rey E, Camacho-Serrano F, Wagner A. Resultados de uma combinação de bleomicina e triamcinolone acetonide no tratamento de queloides e cicatrizes hipertróficas. An Bras Dermatol. 2013;88(3):387-94.

Costa C, Arruda LHF de, Pereira ESP, Pereira M de O, Santos FBC dos. Estudo clínico para a avaliação das propriedades clareadoras da associação de ácido kójico, arbutin, Sepiwhite® e Achromaxyl® na abordagem do melasma, comparada à hidroquinona 2% e 4%. Surg Cosmet Dermatol. 2011;3(4):22-30.

Del Rosario, Florez-Pollack S, Zapata L Jr, Hernandez K, Tovar-Garza A, Rodrigues M et al. Randomized, placebo-controlled, double-bind study of oral tranexamic acid in the treatment of moderate-to-severe melasma. J Am Acad Dermatol. 2018;78(2);363-9.

Endly DC, Miller RA. Oily skin: a review of treatment options. J Clin Aesthet Dermatol. 2017;10(8).

Fitzpatrick RE. Endogenous growth factors as cosmeceuticals. Dermatol Surg. 2005;31(7 Pt 2):827-31.

Hermann RC, Taylor RS, Ellis CN, Williams NA, Weiner ND, Flynn GL et al. Topical cyclosporine A for psoriasis: in vitro and clinical study of percutaneous absorption. Skin Pharmacol. 1998;1(4):246-9.

Jaffary F, Faghihi G, Saraeian S, Hosseini SM. Comparison the effectiveness of pyruvic acid 50% and salicylic acid 30% in the treatment of acne. J Res Med Sci. 2016;21:31.

Kim SJ, Baek JH, Koh JS, Bae MI, Lee SJ, Shin MK. The effect of physically applied alpha hydroxyl acids on the skin pore and comedone. Int J Cosmet Sci. 2015;37(5):519-25. Epub 2015 Jun 26.

Lassus A. Colloidal silicic acid for oral and topical treatment of aged skin, fragile hair and brittle nails in females. J Int Med Res. 1993;21(4):209-15.

Lima EA. IPCA® – Indução percutânea de colágeno com agulhas. Rio de Janeiro: Guanabara Koogan; 2016.

Metterle L, Nelson C, Patel N. Intralesional 5-fluorouracil (FU) as a treatment for non melanoma skin cancer(NMSC): a review. J Am Acad Dermatol. 2016;74(3):552-7.

Rigano L, Andolfatto C. Antiaging effects of a skin repair active product. Cosmetics & Toiletriese Magazine. 2006;121(11).

Saricaoflu H, Oz A, Turan H. Nail psoriasis successfully treated with intralesional methotrexate: case report. Dermatology. 2011;222(1):5-7.

Sham M, Azmi N. Blue-spotted stingray: a promising source of beneficial glycosaminoglycans (GAGs). International Journal of Applied Chemistry. 2016;12(4):795-802.

Steiner D, Feola C, Bialeski N, Silva FA de M, Antiori ACP, Addor FAS et al. Estudo de avaliação da eficácia do ácido tranexâmico tópico e injetável no tratamento do melasma. Surgical & Cosmetic Dermatology. 2009;1(4):174-7.

Tadini KA, Campos PM. In vivo skin effects of a dimethylaminoethanol (DMAE) based formulation. Pharmazie. 2009;64(12):818-22.

van der Velden EM, Jselmuiden OE, Drost BH, Baruchin AM. Dermatography with bleomycin as a new treatment for verruccae vulgaris. Int J Dermatol. 1997;36(2):145-50.

Wambier CG, Wambier S, Soares MTP, Landau M. Therapeutic pearl: 5-fluorouracil tattoo for idiopathic guttate hypomelanosis. J Am Acad Dermatol [Internet]. 2017;78(4).

Wang Y, Wang M, Xiao XS, Huo J, Zhang WD. The anti-wrinkle efficacy of Argireline. J Cosmet Laser Ther. 2013;15(4):237-41.

Weissbach H, Etienne F, Hoshi T, Heinemann SH, Lowther WT, Matthews B et al. Peptide methionine sulfoxide reductase: structure, mechanism of action, and biological function. Arch Biochem Biophys. 2002;397(2):172-8.

83

Terapia Fotodinâmica em Pele Fotodanificada

Diego Cerqueira Alexandre, Maria Claudia Almeida Issa

INTRODUÇÃO

A pele fotodanificada é resultado da exposição crônica à radiação ultravioleta (UV), que induz a produção de espécies reativas de oxigênio (ERO) e, também, a liberação de citocinas pró-inflamatórias.[1-3] Clinicamente, o fotoenvelhecimento caracteriza-se por perda da elasticidade, aumento da fragilidade, alteração da textura e da pigmentação, aparecimento de telangiectasias e rugas. E, em alguns casos, surgimento de lesões pré-neoplásicas e neoplásicas.[1,2,4]

Histologicamente, observam-se perda da polaridade dos queratinócitos e graus variáveis de atipia celular na epiderme. Contudo, as principais alterações do fotoenvelhecimento se dão na derme. As fibras elásticas tornam-se mais espessas, emaranhadas e homogêneas, e as fibras colágenas diminuem e ficam mais adelgaçadas. Há uma redução dos precursores de colágenos tipos I e III, e um aumento dos glicosaminoglicanos.[5]

O tratamento da pele fotodanificada pode ser dividido em clínico (tópico e oral) e procedimentos cosméticos. Os cosmecêuticos e nutracêuticos se classificam em grupos e apresentam funções de acordo com as suas propriedades farmacológicas. Entre os procedimentos, estão os *peelings* químicos, o uso de toxina botulínica e preenchedores, as fontes de luz e de *laser* e as energias relacionadas, como a radiofrequência e o ultrassom focado.

A terapia fotodinâmica (TFD) combina uma fonte de luz com um medicamento fotossensibilizante, sendo principalmente indicada no tratamento do câncer de pele não melanoma e do campo de cancerização. A TFD tópica proporciona melhora da textura, da pigmentação, das rugas, da elasticidade e da firmeza da pele, compreendendo uma excelente indicação para tratamento da pele fotodanificada quando de queratoses actínicas (QA).[6,7] Neste capítulo, serão apresentados o conceito, o mecanismo de ação e as novas tendências da utilização da TFD.

HISTÓRICO

A terapia fotodinâmica foi desenvolvida no século 20 pelo professor Hermann von Tappeiner, em Munique, Alemanha. Em 1903, ele descreveu a ativação de um fotossensibilizante por uma fonte luminosa, na presença de oxigênio.[6-8] No início da década de 1990, Kennedy *et al.* relataram o uso tópico do ácido 5-aminolevulínico (ALA) como fotossensibilizante para tratar QA.[1,8,9] Anos mais tarde, Ruiz-Rodriguez *et al.* notaram fotorrejuvenescimento associado à redução do número de QA após o tratamento com TFD, usando luz intensa pulsada (LIP) e ALA.[10] Estudos clínicos posteriormente publicados também demonstraram melhora dos sinais clínicos de fotoenvelhecimento (pigmentação e textura) após o uso da TFD para tratamento de QA.[11] No fim da década de 1990, desenvolveu-se o metilaminolevulinato (MAL), a forma esterificada do ALA. As duas substâncias têm o mesmo mecanismo de ação, mas o MAL se diferencia por ter propriedades lipofílicas, o que aumenta a sua penetração na pele.[1,8]

O uso da TFD para tratamento de câncer não melanoma está bem estabelecido na literatura. Para fotorrejuvenescimento, entretanto, diferentes protocolos utilizando ALA ou MAL e fontes de luz (LIP, diodo emissor de luz e *laser*) são descritos.[12] Um estudo histológico e imuno-histoquímico para avaliar a remodelação dérmica induzida pela TFD convencional com MAL-luz vermelha foi descrito por Issa *et al.*, em 2009, corroborando os achados clínicos de fotorrejuvenescimento e explicando os possíveis mecanismos de ação da TFD convencional na pele fotodanificada.[3]

Nos últimos anos, a TFD com luz do dia, conhecida em inglês como DLPDT (*daylight photodynamic therapy*), vem sendo descrita para tratamento de QA, mantendo a mesma eficácia da TFD convencional. O emprego da DLPDT como uma alternativa para fotorrejuvenescimento foi recentemente relatado, porém faltam estudos histológicos para confirmar essa hipótese.[13]

TERAPIA FOTODINÂMICA CONVENCIONAL

Conceito e mecanismo de ação

A terapia fotodinâmica compreende uma modalidade de tratamento que combina um ambiente rico em oxigênio, uma fonte de luz e um agente fotossensibilizante. Os agentes fotossensibilizantes ALA e MAL são os principais medicamentos utilizados na TFD tópica. Na verdade, são precursores da protoporfirina IX (PpIX), o real agente fotossensiblizante, dentro da célula. ALA e MAL são absorvidos na pele e armazenados, principalmente, nas células hiperproliferativas, como as células tumorais. Quando a PpIX é ativada por comprimento de onda de luz adequado (espectro de luz visível), produz ERO e, consequentemente, morte celular.[6-9,14,15]

A resposta inflamatória induzida pela TFD tópica é responsável pela liberação de citocinas que participam do processo de morte celular (células malignas), estando também relacionadas com a regulação da remodelação dérmica. Alguns autores relataram *down regulation* das metaloproteinases matrizes (MMP)-1, 3, 9 e 12 e *up regulation* do fator de transformação do crescimento beta (TGF-β), que promovem a melhora da elastose e a neocolagênese.[1,2,16]

Issa *et al.*[3] relataram aumento de MMP-9 no 3º mês após tratamento da pele fotodanificada com MAL associado à luz vermelha (duas sessões com intervalo de 1 mês). Essa metaloproteinase é responsável pela degradação de colágeno já arruinado inicialmente pela MMP-1 (aumentada no fotoenvelhecimento). Adicionalmente, após a degradação do material elastótico pela MMP-9 induzida pela TFD, e subsequente reorganização da matriz extracelular (MEC), observou-se aumento das fibras colágenas após 6 meses (Figuras 83.1 a 83.3).[3]

Procedimento

O preparo da pele com a técnica adequada é fundamental para o sucesso do tratamento. Por apresentar um protocolo definido, será explicado o procedimento com MAL-TFD.

Para a limpeza da pele, recomenda-se o uso de algodão com uma loção de limpeza sem sabão, seguido de uma passada de gaze com clorexidina. Faz-se então a curetagem superficial da lesão (Figura 83.4). Após a interrupção do possível sangramento pela compressão com gaze seca, aplica-se o fotossensibilizante escolhido. Para tratamento da QA, aplica-se uma camada do creme de MAL com espessura de 1 mm sobre a lesão e com margem de 5 a 10 mm ao redor dela. O creme deve ser mantido por 3 h, sob curativo plástico oclusivo (Figura 83.5). Acima desse curativo, sobrepõe-se uma proteção luminosa com papel laminado (Figura 83.6) para não haver interferência da luz ambiente durante o tempo de incubação do fotossensibilizante.

É importante notar que, para fotorrejuvenescimento, uma fina camada de MAL é aplicada na face toda, não apenas sobre a lesão de QA, e o tempo de incubação pode ser reduzido para

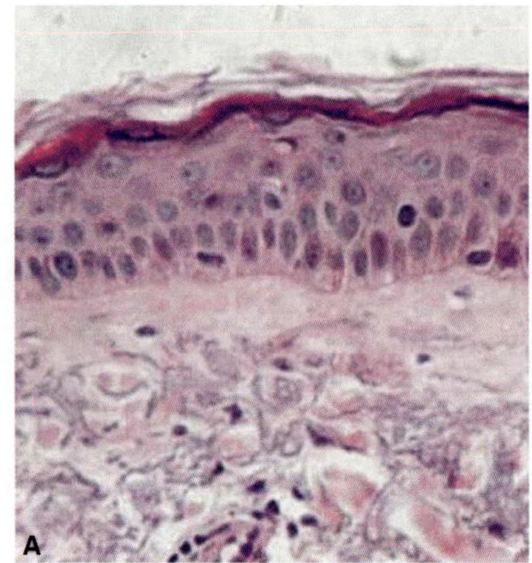

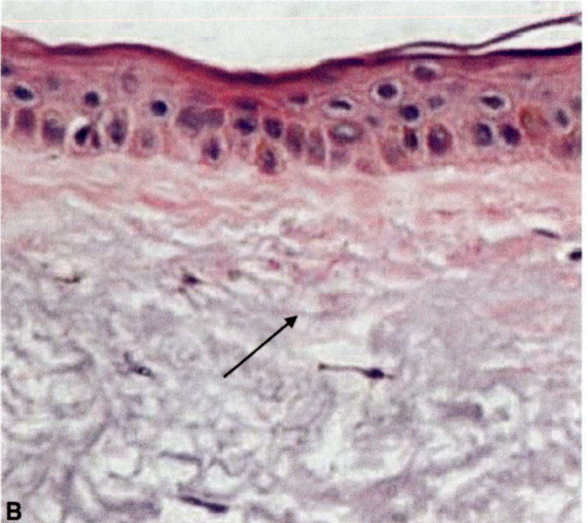

Figura 83.1 Histologia da pele (HE 400 ×). **A.** Elastose solar antes do tratamento com TFD (MAL+ LED com luz vermelha). **B.** Aparecimento de faixa de colágeno na derme superior 3 meses após tratamento.

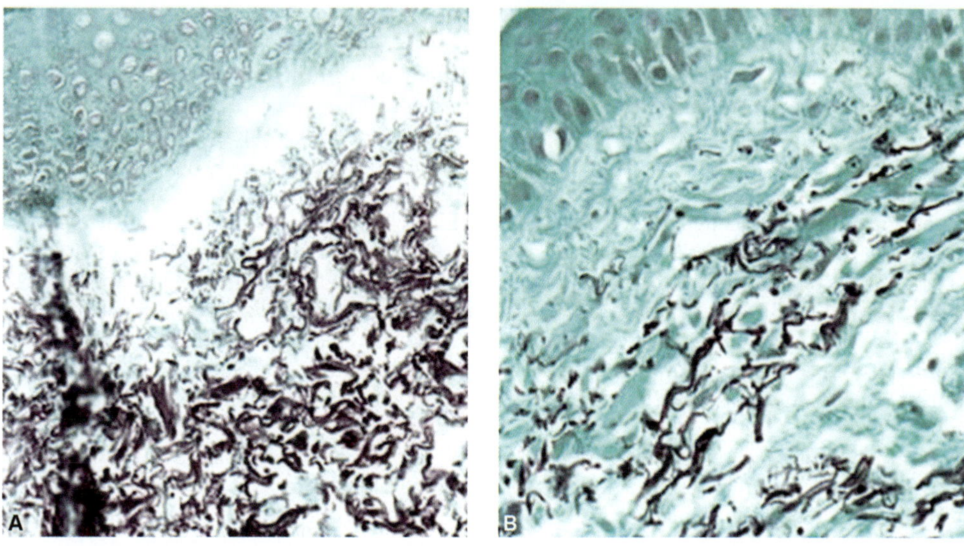

Figura 83.2 Histologia da pele (orceína 400 ×). **A.** Compactação e desarranjo das fibras elásticas pré-tratamento. **B.** Organização das fibras elásticas 3 meses após tratamento com MAL + luz vermelha.

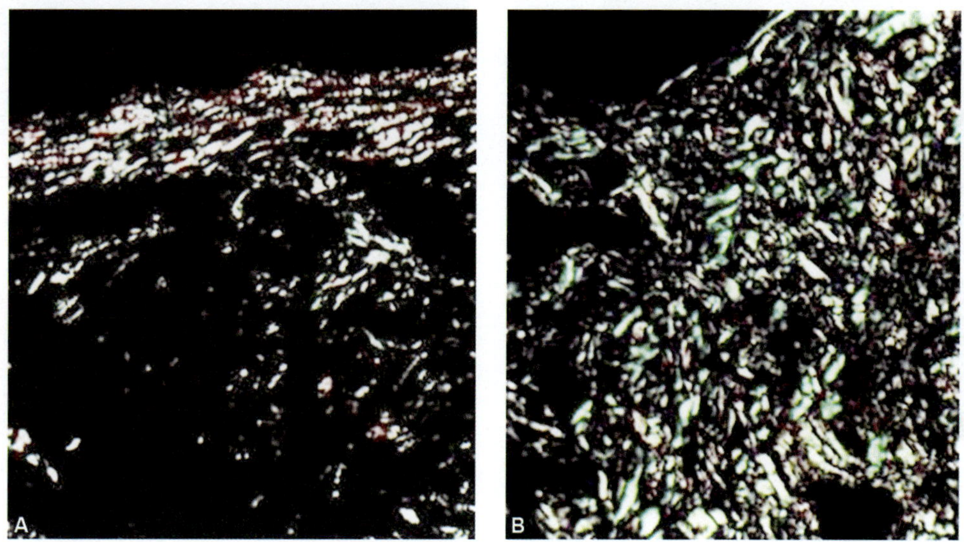

Figura 83.3 Histologia da pele (picrossírio 400 ×). **A.** Elastose solar pré-tratamento (MAL + luz vermelha). **B.** Aumento da densidade das fibras colágenas na derme superior, entremeando as áreas de elastose, após 6 meses de tratamento.

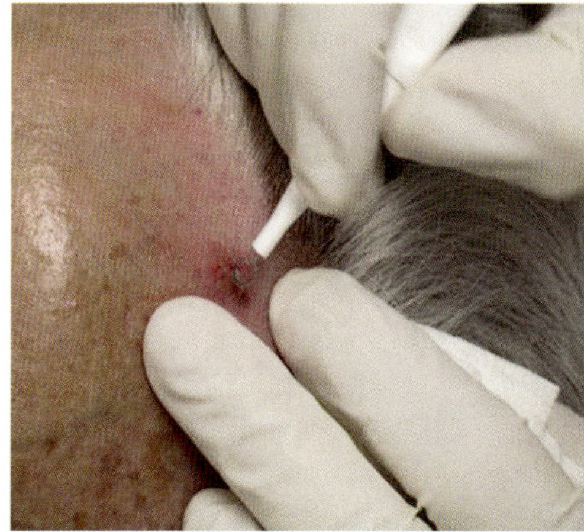

Figura 83.4 Curetagem superficial das lesões de QA: primeira etapa do preparo.

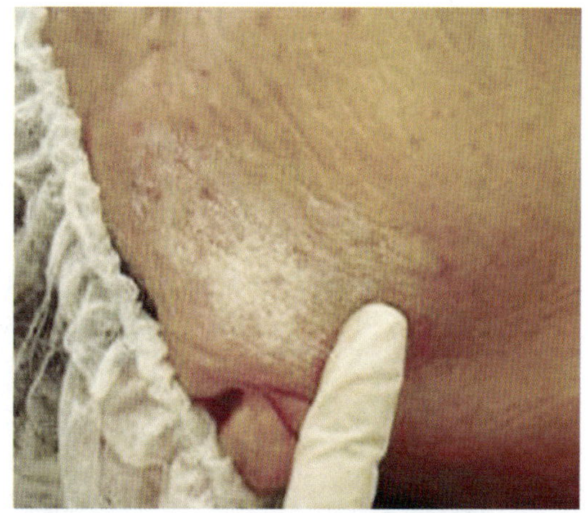

Figura 83.5 Aplicação do creme de MAL: segunda etapa do preparo.

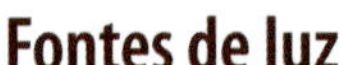

1 a 2 h. Para tratamento da pele fotodanificada com QA por um período de incubação inferior a 3 h, é possível aumentar o número de sessões para duas ou três, com intervalo de 1 mês, certificando-se de que as lesões de QA tenham sido adequadamente tratadas no 3º mês, após a última sessão.

A remoção do excesso do medicamento antes da exposição à luz é feita com gaze seca ou com solução salina. O tempo de exposição à luz e a energia a ser utilizada dependerão da fonte de luz escolhida.[17]

O protocolo de MAL-TFD estabelece o uso de luz vermelha de 635 nm com dose total de 37 J/cm² (Figura 83.7). Os protocolos de TFD utilizando ALA variam quanto ao tempo de incubação do fotossensibilizante, descrito entre 30 min e 18 h, com ou sem oclusão. Diferentes fontes de luz podem ser utilizadas para ALA-TFD.

A fotoproteção química e física é sempre recomendada pós-tratamento.[6] Compressas calmantes com água termal durante a iluminação e por 48 h, bem como de cremes regeneradores, são bem indicadas na TFD convencional.

Fontes de luz

A fonte de luz utilizada para TFD tópica pode ser coerente – o principal equipamento é o *pulsed dye laser* (PDL) – ou incoerente – podem ser citadas as luzes vermelha (635 nm) e azul (417 nm), bem como a LIP.[1,18] As três principais fontes de luz utilizadas no fotorrejuvenescimento facial são: PDL, LIP e LED[6,10,19], porque os *lasers*, apesar de eficazes, são mais caros.

Os LED que emitem luz visível (azul ou vermelha) são bem indicados para tratamento de QA, campo de cancerização e fotorrejuvenescimento. A luz intensa pulsada emite uma luz de banda larga incoerente (500 a 1.200 nm) e consiste em uma boa opção para fotorrejuvenescimento global, principalmente se houver melanoses solares.[2,18,19] A maior vantagem da LIP é a sua capacidade de melhorar a textura da pele e diminuir a despigmentação, o eritema e a telangiectasia (Figuras 83.8 e 83.9). Um estudo sobre o efeito a longo prazo de ALA + TFD na pele fotodanificada com QA mostrou que, embora o fotorrejuvenescimento seja evidente com essa técnica, a taxa de recidiva das QA foi alta.[18]

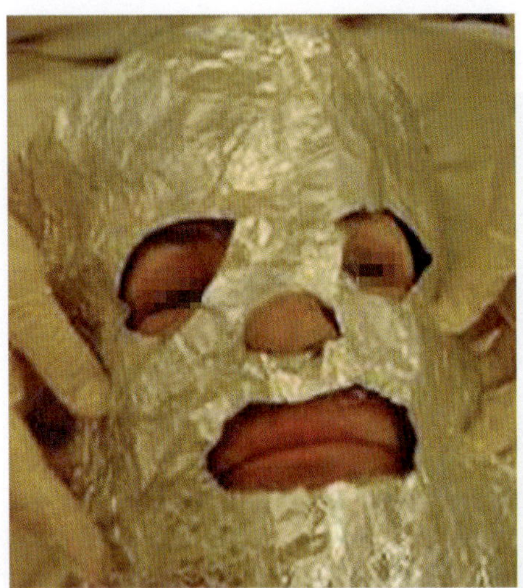

Figura 83.6 Curativo fechado com filme plástico e papel-alumínio: terceira etapa do preparo.

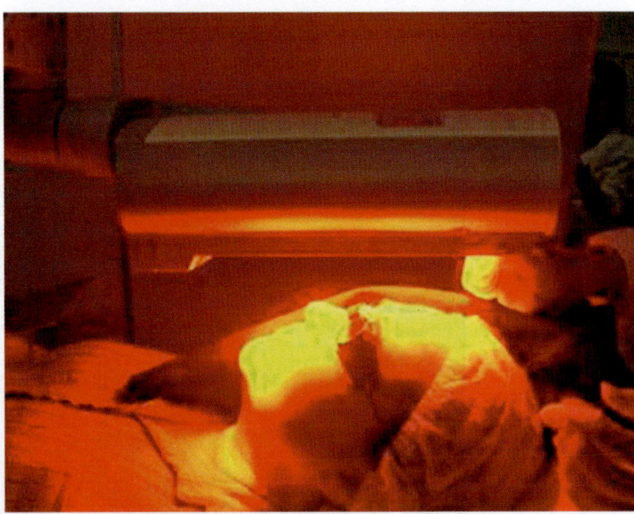

Figura 83.7 Iluminação com LED de luz vermelha após 2 h de incubação do fotossensibilizante (MAL).

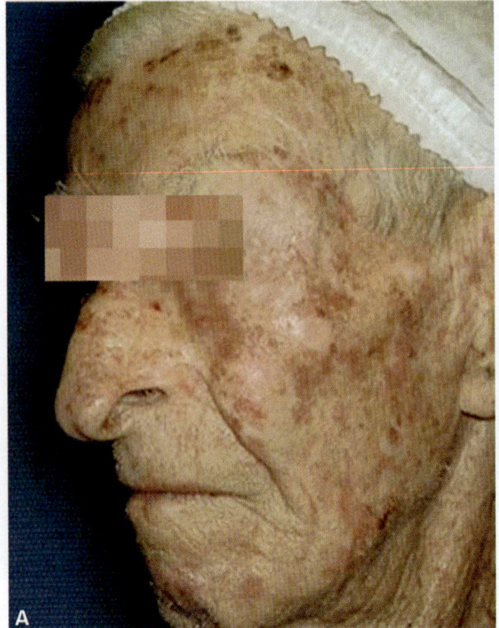

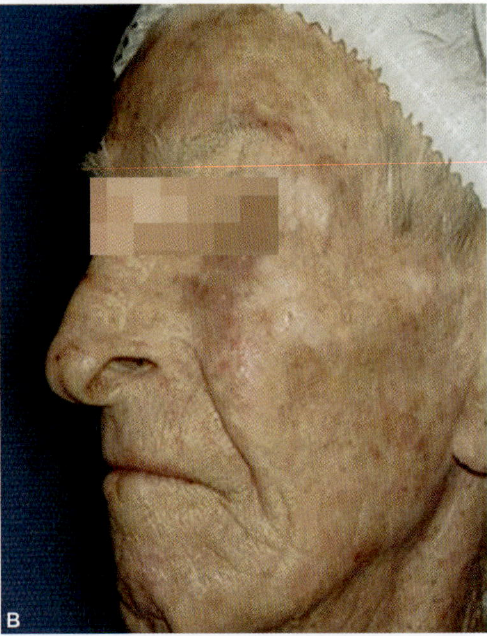

Figura 83.8 Paciente antes (**A**) e após TFD com ALA + LIP (**B**). Nota-se melhora das queratoses actínicas, da pigmentação e da textura da pele.

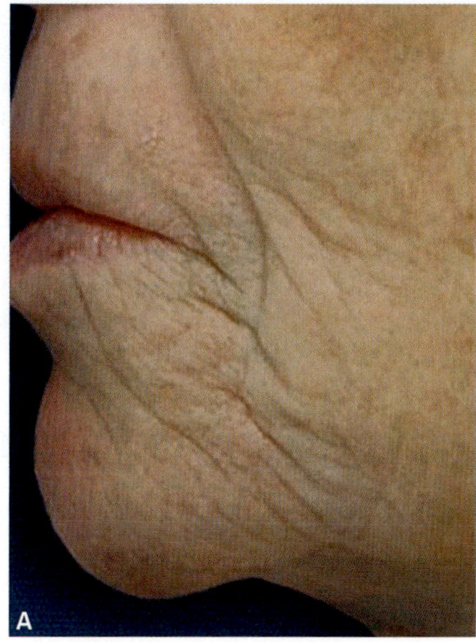
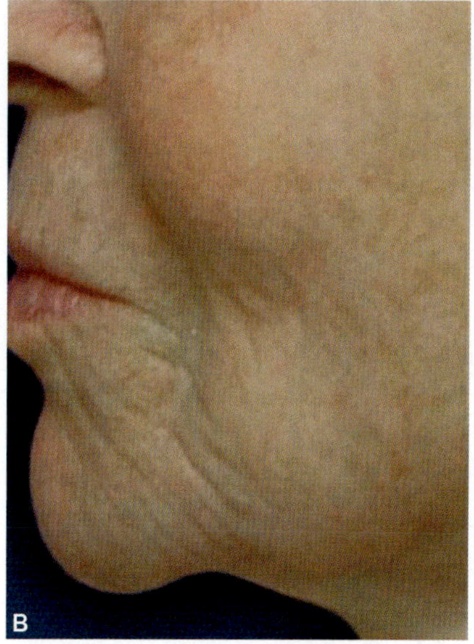

Figura 83.9 Paciente antes (**A**) e após TFD com ALA + LIP (**B**). Nota-se melhora das queratoses actínicas e da profundidade das rugas.

Vários autores relatam a eficácia da TFD utilizando luz vermelha no tratamento da pele fotodanificada com QA, já que traz melhora significativa da flacidez, da despigmentação, da textura e da profundidade das rugas, bem como a cura das QA. Além disso, observaram-se melhora clínica global e remodelação dérmica em pacientes sem lesões clinicamente evidentes de QA (Figuras 83.10 e 83.11).[6,17]

Efeitos adversos

Os efeitos adversos mais comuns da TFD convencional são dor, edema, eritema e calor, principalmente durante a iluminação e por um período de 48 h. A pele se recupera em 5 a 7 dias. A hiperpigmentação pós-inflamatória transitória não é frequente.[8,16] Cremes cicatrizantes podem ser usados, além de proteção solar adequada. A avaliação da cura das lesões de QA deve ser programada para o 3º mês após o tratamento, quando se observa claramente o fotorrejuvenescimento.[16]

Efeitos adversos sistêmicos, como náuseas, parestesia e cefaleia, são bastante raros com TFD tópica. O procedimento não está recomendado em grávidas, durante a amamentação ou em pacientes com porfiria.[8]

TERAPIA FOTODINÂMICA COM A LUZ DO DIA

Descrita em 2008 como tentativa de minimizar o desconforto sentido pelos pacientes durante a TFD convencional, reduz o tempo total do tratamento.[13,16,20] As desvantagens da TFD tradicional incluem visitas prolongadas à clínica, incluindo o tempo necessário para a incubação do agente fotossensibilizante, além do tempo sob a fonte de luz. O fator de dor é o principal limitante da terapia convencional.[13,16]

A terapia fotodinâmica com a luz do dia (DLPDT) associa MAL com a luz do dia, em substituição à luz artificial. Nessa modalidade, o MAL é aplicado na área a ser tratada 15 min após o emprego do protetor solar químico, sem curativo oclusivo. O protetor solar tem a função de bloquear apenas a radiação UV, possibilitando a iluminação da pele com a fração de luz visível da radiação solar. Nesse tipo de tratamento,

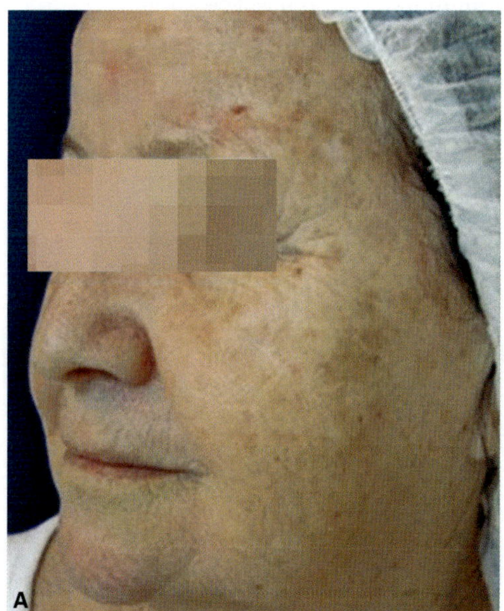
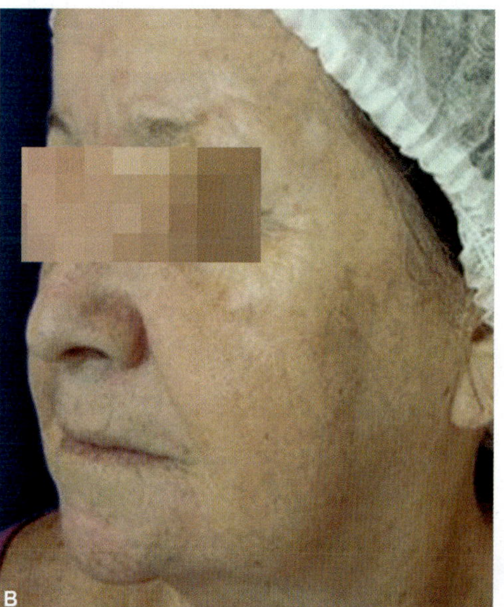

Figura 83.10 Antes (**A**) e após TFD com MAL + LED vermelho (**B**). Melhora de queratoses actínicas, pigmentação e textura da pele.

protetores solares físicos não podem ser utilizados. Após 30 min da aplicação de MAL, o paciente deve permanecer sob a luz do dia por um período de 2 h para promover contínua produção e ativação da PpIX. O mecanismo de redução da dor resulta dessa contínua ativação durante a exposição à luz do dia, evitando seu grande acúmulo ao longo do período de incubação (oclusão) que ocorre na TFD convencional.[6,13,16] Após as 2 h de exposição à luz solar, remove-se o excesso do creme ou orientam-se os pacientes a fazê-lo. Eles devem ser instruídos a evitar a exposição ao sol durante os dois próximos dias, mas podem voltar à rotina normal usando protetor solar.

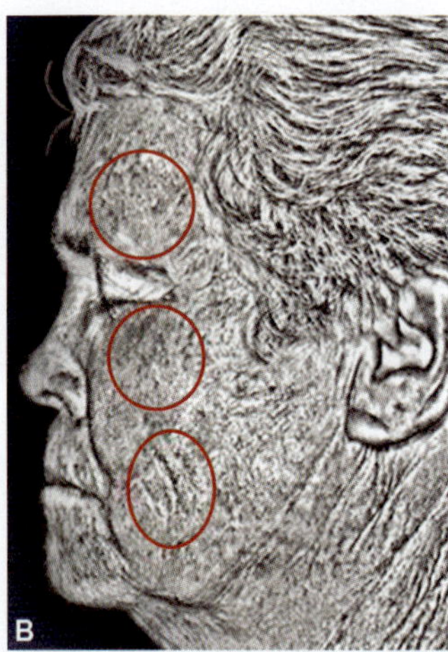

Figura 83.11 Antes (**A**) e após TFD com MAL + LED vermelho (**B**). Fotografia ultravioleta evidenciando a melhora da pigmentação e da profundidade das rugas.

A DLPDT pode ser realizada durante todos os meses do ano e em todas as cidades do Brasil, menos em dias nublados (nuvens escuras) ou chuvosos. Seu uso está aprovado para lesões de QA e campos de cancerização, porém não está indicado para tratamento de carcinomas.[8,13] Essa modalidade pode consistir em uma nova opção de tratamento para rejuvenescimento de pacientes com pele fotodanificada com QA (campo de cancerização; Figuras 83.12 e 83.13).[16]

MÉTODOS FÍSICOS DE PRÉ-TRATAMENTO

Na tentativa de melhorar a eficácia da TFD convencional e da DLPDT, foram associadas algumas técnicas que utilizam métodos físicos para garantir a melhor penetração do fotossensibilizante, com consequente aumento da produção de PpIX.[16,21] Várias estratégias têm sido relatadas, como tempo de incubação prolongado, curetagem, microdermoabrasão, *lasers* ablativos fracionados e microagulhamento.[5,22] Recentemente, um estudo de caso relatou que a TFD assistida pelo uso prévio de calcipotriol mostrou ser segura e mais eficaz que a TFD convencional (MAL-TFD) para tratamento das QA do couro cabeludo, provavelmente por aumentar a produção de PpIX intracelular.[23]

A curetagem superficial representa um procedimento de pré-tratamento bem conhecido para as QA. Indica-se a microdermoabrasão particularmente quando da necessidade

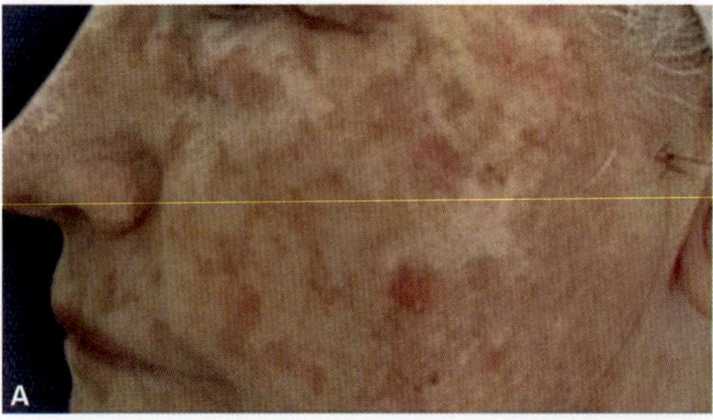

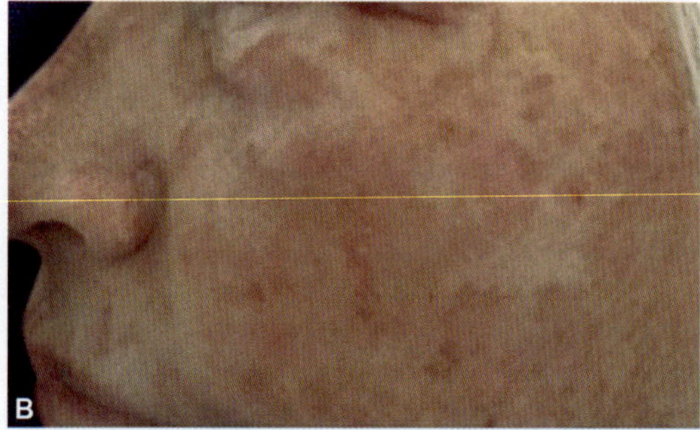

Figura 83.12 Face esquerda antes (**A**) e após TFD com a luz do dia – DLPDT (**B**). Melhora das queratoses actínicas, da pigmentação e da textura da pele.

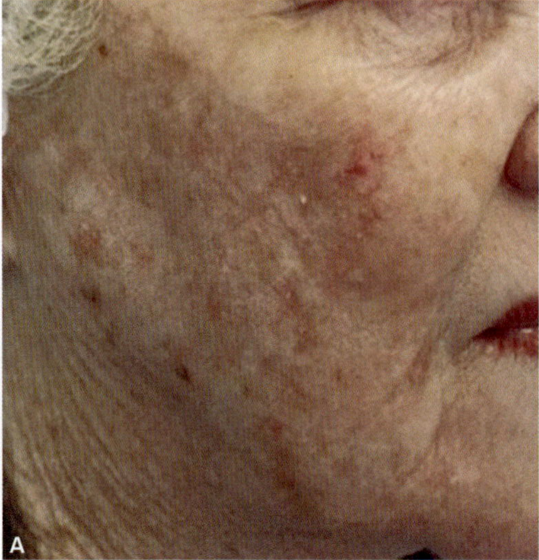

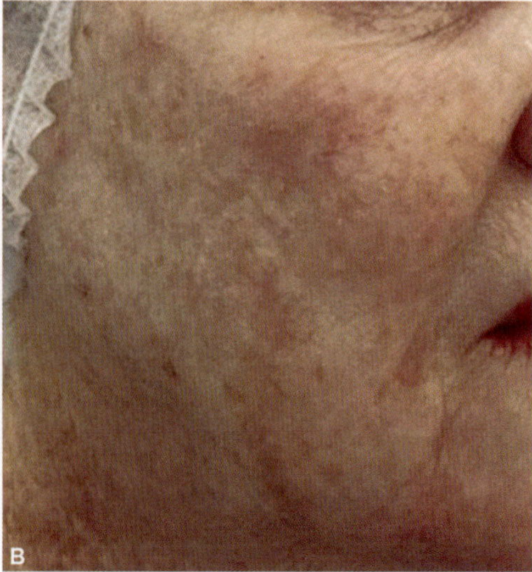

Figura 83.13 Face direita antes (**A**) e após TFD com a luz do dia – DLPDT (**B**). Melhora das queratoses actínicas, da pigmentação e da textura da pele.

de tratamento de grandes áreas. *Peelings* químicos também podem ser empregados para reduzir a espessura do estrato córneo. O microagulhamento consiste em um procedimento usado em indicações estéticas, bem como em combinação com a TFD para o tratamento de QA e do campo de cancerização.[16,22] A TFD associada ao microagulhamento é um método seguro e eficaz, podendo produzir resultados estéticos superiores aos do MAL-TFD convencional para melhorar a pele fotodanificada.[5,17,22] Entretanto, Torezan *et al.*[5] demonstraram que não houve diferença entre essa associação e a TFD convencional na taxa de cura das QA.

O *laser* ablativo fracionado constitui uma técnica terapêutica que cria canais verticais microscópicos. Recentemente, o pré-tratamento da pele com o uso de *laser* CO_2 fracionado foi apresentado como uma nova técnica para melhorar a biodisponibilidade do MAL dentro da pele, melhorando, assim, a resposta da TFD.[24,25] Um estudo recente demonstrou que a penetração de medicações lipofílicas, diferentemente das hidrofílicas, não depende da profundidade dos canais para sua maior permeação.[20]

Acredita-se que o pré-tratamento com *laser* ablativo usando baixas energia e densidade, evitando-se o risco de efeitos colaterais, pode ser suficiente para promover o aumento da permeação e, consequentemente, da produção de PpIX, tornando a TFD eficaz. Vários relatos descrevem a associação *laser* ablativo + TFD convencional no tratamento do fotorrejuvenescimento.[20] Ensaios clínicos iniciais apontam esta associação como uma nova possibilidade para fotorrejuvenescimento com DLPDT. [22]

CONSIDERAÇÕES FINAIS

A TFD convencional com fotossensibilizador tópico consiste em uma modalidade terapêutica consagrada na literatura, principalmente para o tratamento de QA, campo de cancerização e cânceres de pele não melanoma superficiais. Além disso, estudos vêm comprovando sua eficácia no fotorrejuvenescimento, por melhora de textura, pigmentação, elasticidade, firmeza e rugas. Esses achados clínicos foram corroborados por estudos histológicos e imuno-histoquímicos. Vale ressaltar que a principal indicação da TFD tópica é a pele fotodanificada com QA. Entretanto, pode-se observar melhora da pele fotodanificada nos pacientes com QA não clinicamente visíveis.

Recentemente, na tentativa de reduzir os efeitos colaterais da TFD convencional e o tempo total de tratamento, desenvolveu-se a DLPDT, indicada para lesões de QA e campo de cancerização. Alguns estudos clínicos relatam melhora do fotoenvelhecimento por meio da DLPDT, entretanto faltam estudos histológicos para avaliar a remodelação dérmica.

A associação de métodos físicos (microagulhamento, microdermoabrasão e *laser* ablativo fracionado) à TFD convencional e à DLPDT parece promissora no tratamento da pele fotodanificada.

REFERÊNCIAS BIBLIOGRÁFICAS

1. Sanclemente G, Ruiz-Cañas V, Miranda JM, Ferrin AP, Ramirez PA, Hernadez GN. Photodynamic therapy interventions in facial photodamaged: a systematic review. Actas Dermosifiliogr. 2018;109(3):218-29.
2. Friedmann DP, Goldman MP. Photodynamic therapy for cutaneous photoaging: a combination approach. Dermatol Surg. 2016; 42(Suppl. 2):S157-60.
3. Issa MCA, Piñeiro-Maceira J, Farias RE, Pureza M, Raggio Luiz R, Manela-Azulay M. Immunohistochemical expression of matrix metalloproteinases in photodamaged skin by photodynamic therapy. Br J Dermatol. 2009;161(3):647-53.
4. Rossi R, Lotti T, Bruscino N. Photodynamic therapy/assisted photorejuvenation. JCDSA. 2011;1:30-5.
5. Torezan L, Chaves Y, Niwa A, Sanches JA Jr, Festa-Neto C, Szeimies RM. A pilot split-face study comparing conventional methyl aminolevulinate photodynamic therapy (PDT) with microneedling-assisted PDT on actinically damaged skin. Dermatol Surg. 2013;39(8):1197-201.
6. Issa MCA, Manela-Azulay M. Terapia fotodinâmica: revisão da literatura e documentação iconográfica. An Bras Dermatol. 2010;85(4):501-11.
7. Moan J, Peng Q. An outline of the hundred-year history of PDT. Anticancer Res. 2003;23(5):3591-600.
8. Issa MCA, Alexandre DC. Phodynamic therapy. In: Issa MCA, Tamura B (eds.). Daily routine in cosmetic dermatology. New York: Springer; 2017. p. 327-37.
9. Kennedy JC, Pottier RH, Pross DC. Photodynamic therapy with endogenous protoporphyrin IX: basic principles and present clinical experience. J Photochem Photobiol B. 1990;6(1-2):143-8.
10. Ruiz-Rodriguez R, Sanz-Sanchez T, Córdoba S. Photodynamic photorejuvenation. Dermatol Surg. 2002;28(8):742-4.
11. Le Pillouer-Prost A, Cartier H. Photodynamic photorejuvenation: a review. Dermatol Surg. 2016; 42(1):21-30.
12. Goldsberry A, Hanke CW. Photodynamic therapy for photoaging. Curr Derm Rep. 2014;3:122-6.
13. Lane KL, Hovenic W, Ball K, Zachary CB. Daylight photodynamic therapy: the Southern California experience. Lasers Surg Med. 2015;47(2):168-72.
14. Kassuga LEBP, Issa MCA, Chevrand NS. Aplicação transepidérmica de medicamento associado a terapia fotodinâmica no tratamento de ceratoses actínicas. Surg Cosmet Dermatol. 2011;3(4):89-92.
15. Kim BK, Lee NR, Park SY, Eom M, Choi EH. Efficacy of photodynamic therapy with *laser* pretreatment for actinic keratosis and photorejuvenation as evaluated by fluorescent imaging. Photodermatol Photoimmunol Photomed. 2015;31(1):36-43.
16. Philipp-Dormston WG, Sanclemente G, Torezan L, Tretti Clementoni M, Le Pillouer-Prost A, Cartier H et al. Daylight photodynamic therapy with MAL cream for large-scale photodamaged skin based on the concept of 'actinic field damage': recommendations of an international expert group. J Eur Acad Dermatol Venereol. 2016;30(1):8-15.
17. Issa MCA, Piñeiro-Maceira J, Vieira MTC, Olej B, Mandarim-de-Lacerda CA, Luiz RR et al. Photorejuvenation with topical aminolevulinate and red light: a randomized, prospective, clinical, histopathologic, and morphometric study. Dermatol Surg. 2010;36:39-48.
18. Issa MCA, Barcaui C, Mesquita AC, de Sá FRF, Manela-Azulay M. Luz Intensa pulsada isolada versus luz intensa pulsada e ácido aminolevulínico no tratamento da pele fotodanificada: importância do acompanhamento a longo prazo. Surg Cosmet Dermatol. 2009;1(3):125-9.
19. Uebelhoer NS, Dover JS. Photodynamic therapy for cosmetic applications. Dermatol Ther. 2005;18:242-52.
20. Haedersdal M, Erlendsson AM, Paasch U, Anderson RR. Translational medicine in the field of ablative fractional laser (AFXL)-assisted drug delivery: a critical review from basics to current clinical status. J Am Acad Dermatol. 2016;74(5):981-1004.
21. Song HS, Jung SE, Jang YH, Kang HY, Lee ES, Kim YC. Fractional carbon dioxide *laser*-assisted photodynamic therapy for patients with actinickeratosis. Photodermatol Photoimmunol Photomed. 2015;31(6):296-301.
22. Issa MCA, Fassini AC, Souza MB. Aplicação transepidérmica de medicamento na terapia fotodinâmica com a luz do dia para o tratamento da pele fotodanificada: estudo piloto. Surg Cosmet Dermatol. 2016;8(4 Supl. 1):S23-33.
23. Torezan L, Grinblat B, Haedersdal M, Valente N, Festa-Neto C, Szeimies RM. A randomized split-scalp study comparing calcipotriol assisted MAL-PDT with conventional MAL-PDT for the treatment of actinic keratosis. Br J Dermatol. 2018 Feb 24. Acesso em: 28 fev. 2018. In: PubMed; PMID 29476546.
24. Jang YH, Lee DJ, Shin J, Kang HY, Lee ES, Kim YC. Photodynamic therapy with ablative carbon dioxide fractional laser in treatment of actinic keratosis. Ann Dermatol. 2013;25(4):417-22.
25. Togsverd-Bo K, Haak CS, Thaysen-Petersen D, Wulf HC, Anderson RR, Hædersdal M. Intensified photodynamic therapy of actinic keratoses with fractional CO_2 laser: a randomized clinical trial. Br J Dermatol. 2012;166(6):1262-9.

84

IPCA® nas Doenças do Tecido Conjuntivo

Emerson Lima

INTRODUÇÃO

A esclerodermia é uma doença do tecido conjuntivo, de etiologia desconhecida, caracterizada essencialmente por fibrose progressiva da pele. Observa-se um impacto substancial na qualidade de vida desses pacientes pelo aspecto inestético facilmente identificado em suas faces. A rigidez progressiva da pele, presente em mais de 90% dos pacientes, é considerada um marcador de gravidade da doença.

Duas formas se apresentam:

- Esclerodermia cutânea limitada: restrita a face, pescoço e dobras extensoras
- Esclerodermia cutânea difusa: com acometimento generalizado da pele e afecção de órgãos internos.

Os mecanismos fisiopatogênicos incluem lesão endotelial, desregulação imune, ativação de fibroblastos e excessiva produção da matriz extracelular, resultando em fibrose.

Além do espessamento cutâneo, observam-se telangiectasias, discromias, diminuição da abertura oral (microstomia) e calcinose. Achados extremamente estigmatizantes que comprometem a autoestima promovem sofrimento, mas, muitas vezes, são negligenciados por médicos especialistas. A literatura é escassa quanto a possibilidades terapêuticas de correção cosmética dessas lesões.

Apesar de incomodarem muitos dos seus portadores, placas localizadas em áreas cobertas são facilmente escondidas. Contudo, o aspecto patognomônico da face com pele opaca, inelástica, rígida e discrômica, somado a flacidez e rítides periorais incompatíveis com a idade cronológica, é marcante (Figura 84.1). O estudo e o tratamento com microagulhas de condições como cicatrizes de queimados, cicatrizes de acne, rugas periorais e genianas profundas, vincos em fronte e glabela, com a proposta de transformação do colágeno cicatricial e elastótico por um colágeno mais próximo do fisiológico, fazem acreditar que os pacientes com esclerodermia possam se beneficiar com a técnica.

IPCA®

A indução percutânea de colágeno com agulhas (IPCA®) propõe a substituição do colágeno danificado por um novo, sem provocar a desepitelização. David e Norman Orentreich foram os primeiros a

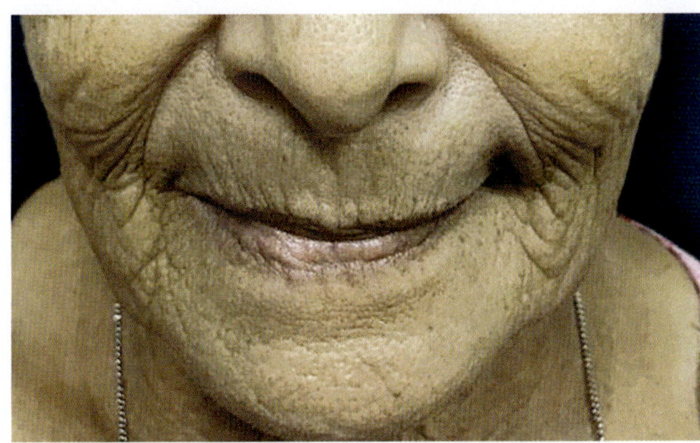

Figura 84.1 Paciente acometida por esclerodermia.

relatar a utilização de agulhas com o objetivo de estimular a produção de colágeno no tratamento de cicatrizes deprimidas e rugas, técnica difundida com o nome de Subcision®. Seus estudos foram confirmados por outros autores, baseando-se no mesmo preceito: ruptura e remoção do colágeno subepidérmico danificado seguidas da substituição por novas fibras de colágeno e elastina.

Com a utilização de um rolo de polietileno encravado por agulhas de aço inoxidável estéreis, alinhadas simetricamente em fileiras compostas por uma média de 190 unidades, a IPCA® conflui para o mesmo objetivo: produzir múltiplas micropunturas, longas o suficiente para atingir a derme e desencadear, com o sangramento, o estímulo inflamatório e a ativação de uma cascata que resultaria na produção de colágeno. Essa intervenção inicia-se com a perda da integridade da barreira cutânea, tendo como alvo a dissociação dos queratinócitos, que resulta na liberação de citocinas como a interleucina-1α, predominantemente, além da interleucina-8, interleucina-6, fator de necrose tumoral alfa (TNF-α) e fator estimulante de colônias de granulócitos e macrófagos (GM-CSF), resultando em vasodilatação dérmica e migração de queratinócitos para restaurar o dano epidérmico. As milhares de microlesões criadas pelo intercruzamento horizontal, vertical e diagonal das faixas construídas pelo instrumental resultam em colunas hemáticas dérmicas que caminham para hemostasia e exsudação serosa. Três fases do processo de cicatrização, consequentemente ao trauma com as agulhas, podem ser delineadas didaticamente para um melhor entendimento:

- Primeira fase – injúria: liberação de plaquetas e neutrófilos responsáveis pela disponibilização de fatores de crescimento, que atuam sobre os queratinócitos e os fibroblastos como os fatores de crescimento de transformação α1 e β3 (TGF-α1 e TGF-β3), o fator de crescimento derivado das plaquetas (PDGF), a proteína III ativadora do tecido conjuntivo e o fator de crescimento do tecido conjuntivo (Figura 84.2)
- Segunda fase – cicatrização: os neutrófilos são substituídos por monócitos, ocorrendo angiogênese, epitelização e proliferação de fibroblastos, seguidas da produção de colágeno tipo III, elastina, glicosaminoglicanos e proteoglicanos. Paralelamente, o fator de crescimento dos fibroblastos, o TGF-α1 e o TGF-β3 são secretados pelos monócitos. Aproximadamente 5 dias depois da injúria a matriz de fibronectina está formada, possibilitando o depósito de colágeno logo abaixo da camada basal da epiderme (Figura 84.3)
- Terceira fase – maturação: o colágeno tipo III, predominante na fase inicial do processo de cicatrização, é lentamente substituído pelo colágeno tipo I, mais duradouro. Acredita-se que o último persista por um prazo que varia de 5 a 7 anos.

A Figura 84.4 apresenta a evolução de um paciente imediatamente após a IPCA®.

Uma resposta inflamatória desencadeada pela destruição da epiderme ocasiona a produção de feixes espessos de colágeno orientados paralelamente, contraditória à rede de entrelaçamento do colágeno encontrado na pele normal. Estudos têm revelado que o TGF-β desempenha um papel significativo: o TGF-β1 e o TGF-β2 promovem a formação do colágeno cicatricial, enquanto o TGF-β3 parece promover a regeneração e a cura da ferida à custa de colágeno mais próximo de fisiológico. Quando se faz um paralelo com a patogênese

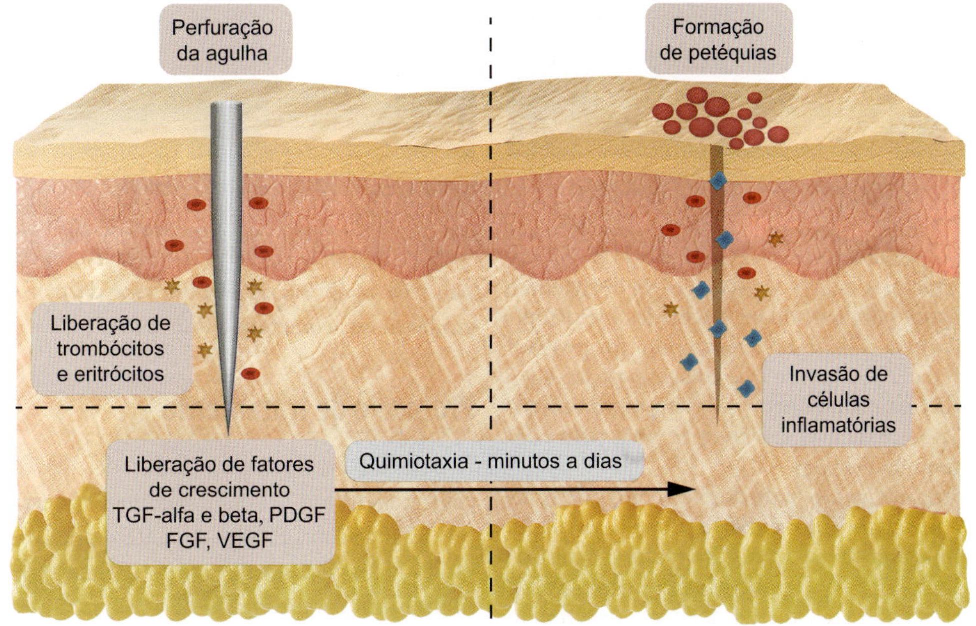

Figura 84.2 Fase inicial da inflamação imediatamente após a microperfuração. Reproduzida de Lima, 2016.

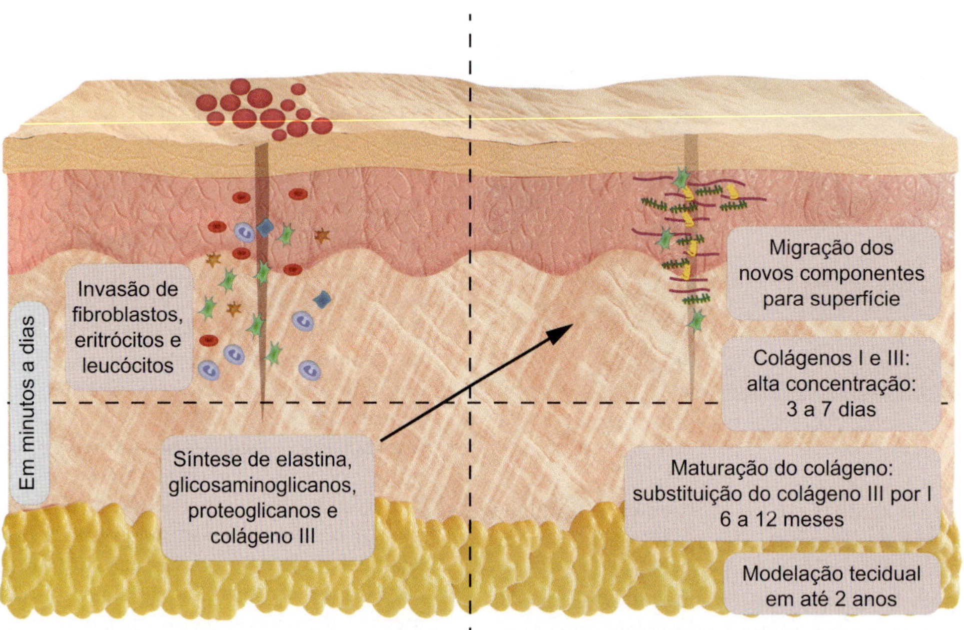

Figura 84.3 Fase seguinte ao estímulo das microagulhas. Reproduzida de Lima, 2016.

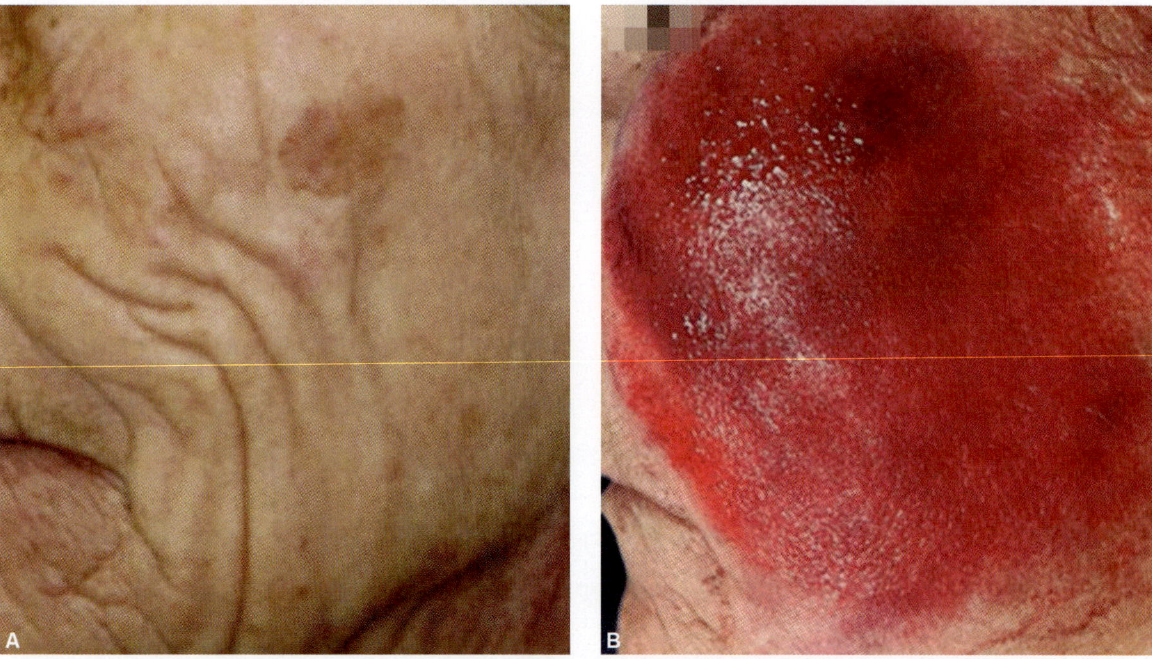

Figura 84.4 Paciente antes (**A**) e imediatamente após IPCA® – injúria profunda (**B**).

da esclerodermia, observa-se que o TFG-β1 e o TGF-β2 são considerados os principais fatores reguladores da fibrogênese fisiológica e da fibrose patológica com atividades pleiotrópicas sobre diversos tipos celulares. Desse modo, foi possível aventar que a ação da IPCA® sobre esse colágeno esclerótico, pela modificação da cascata inflamatória desencadeada essencialmente por TGF-α1 e TGF-α3, ofereceria uma pele com aspecto mais próximo do fisiológico.

Inicia-se, então, o tratamento tanto dos pacientes que apresentavam apenas acometimento cutâneo quanto daqueles com a forma sistêmica em associação. Para tanto, o acompanhamento multidisciplinar com o médico reumatologista é mandatório, estabelecendo controle da doença e orientando quanto às medicações em uso, que não devem ser interrompidas para a realização do tratamento.

A proposta da IPCA® é oferecer ganho cosmético e funcional, pela melhoria da flexibilidade da pele na esclerodermia em placa ou acometendo toda a face e a área corporal.

Protocolo de tratamento

A pele do paciente com esclerodermia oferecerá resistência à penetração das microagulhas, observada em cicatrizes pós-queimadura. Prefere-se, então, propor uma injúria profunda (Classificação de Injúria – Emerson Lima, 2013) utilizando um comprimento de agulha 2,5 mm (Figuras 84.5 a 84.8). A agulha penetrará parcialmente, mesmo que todos os critérios de execução da técnica sejam respeitados.

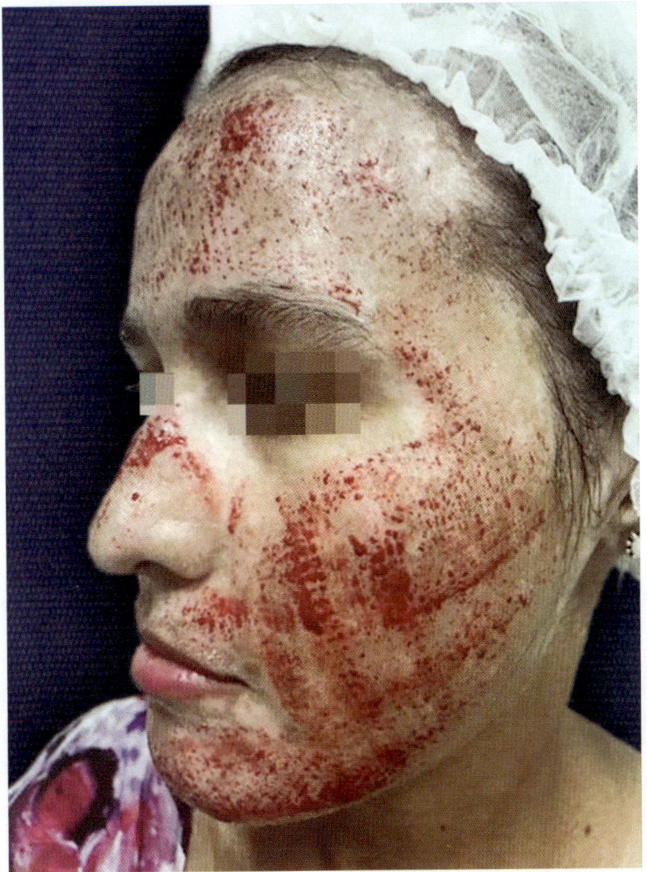

Figura 84.5 Paciente imediatamente após IPCA® – injúria moderada.

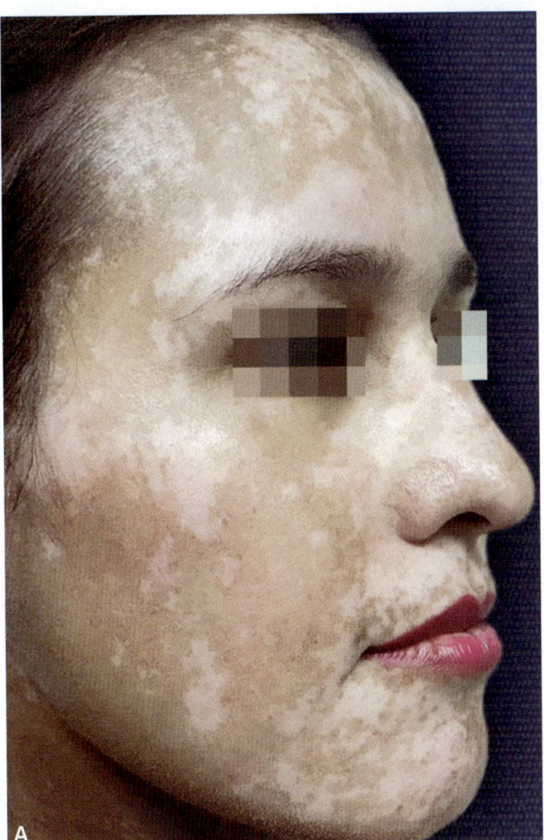

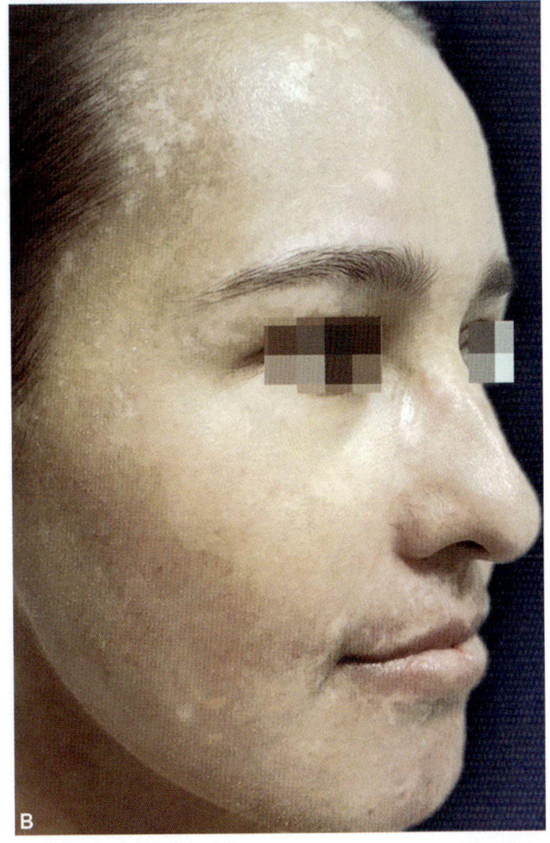

Figura 84.6 A a **F**. Paciente antes e 60 dias após três sessões de IPCA® – injúria moderada, evidenciando melhoria significativa da esclerose (*continua*).

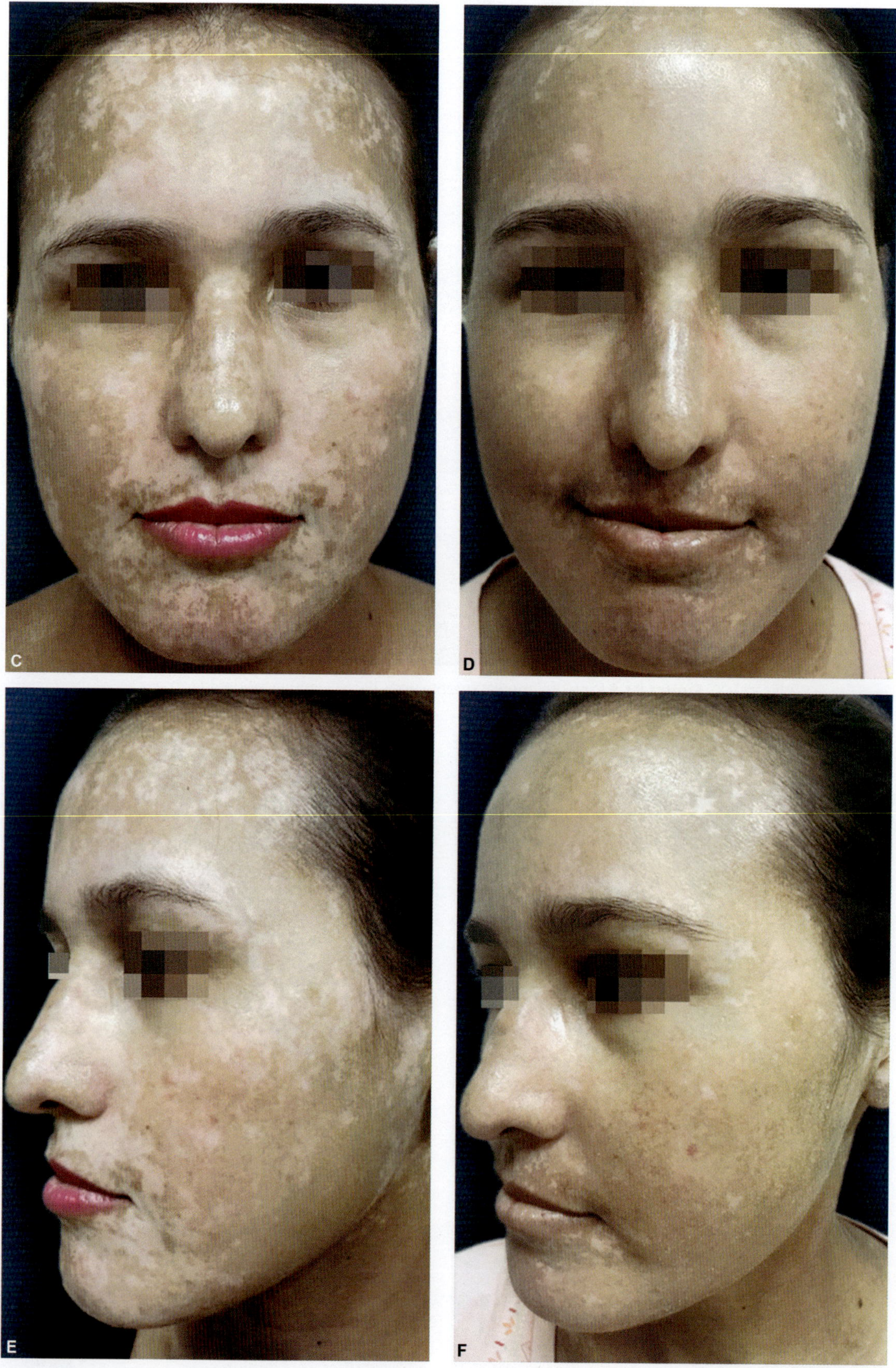

Figura 84.6 *(Continuação)* **A** e **F**. Paciente antes e 60 dias após três sessões de IPCA® – injúria moderada, evidenciando melhoria significativa da esclerose.

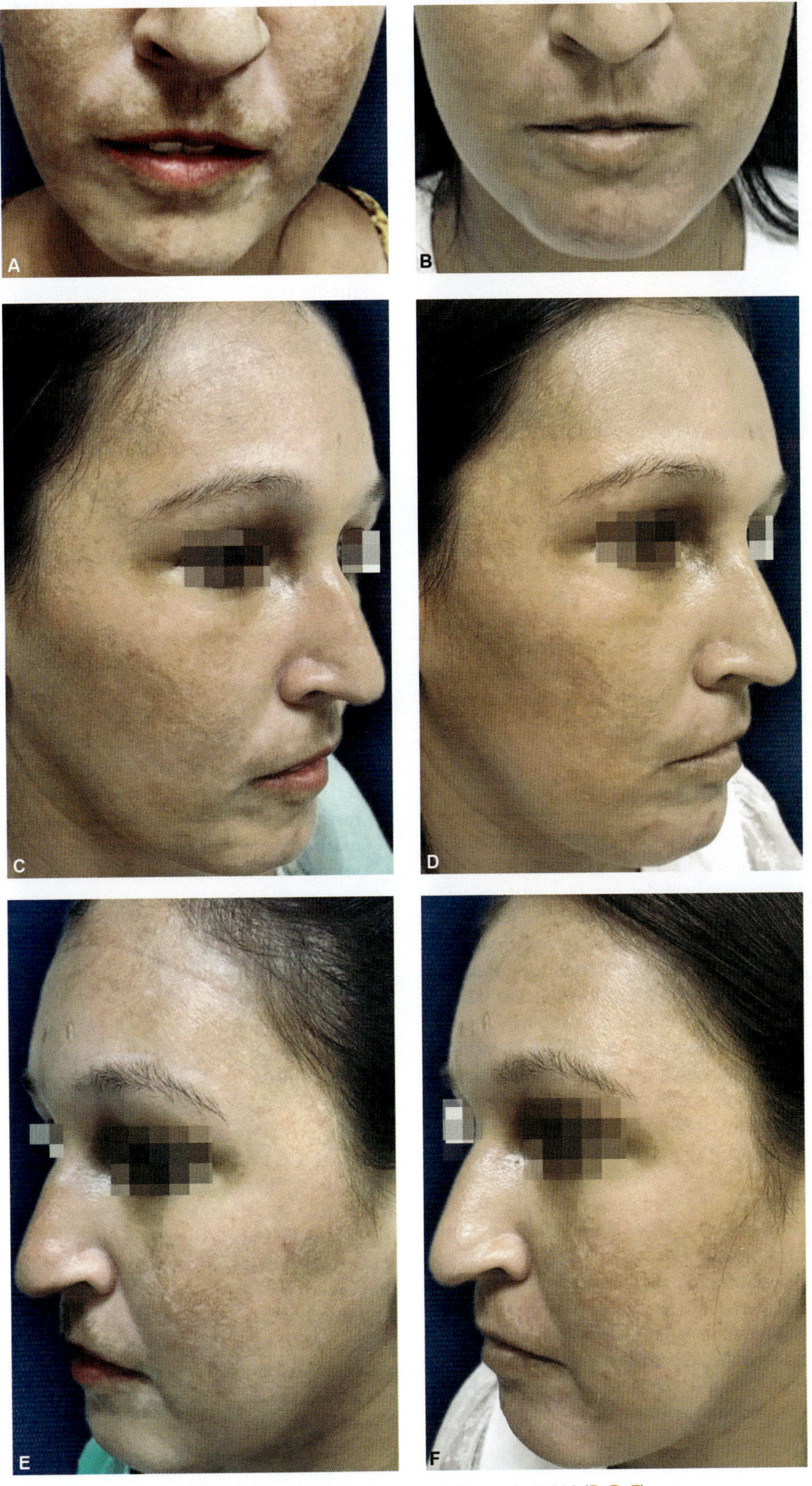

Figura 84.7 Paciente antes (**A**, **C**, **E**) e após IPCA® (**B**, **D**, **F**).

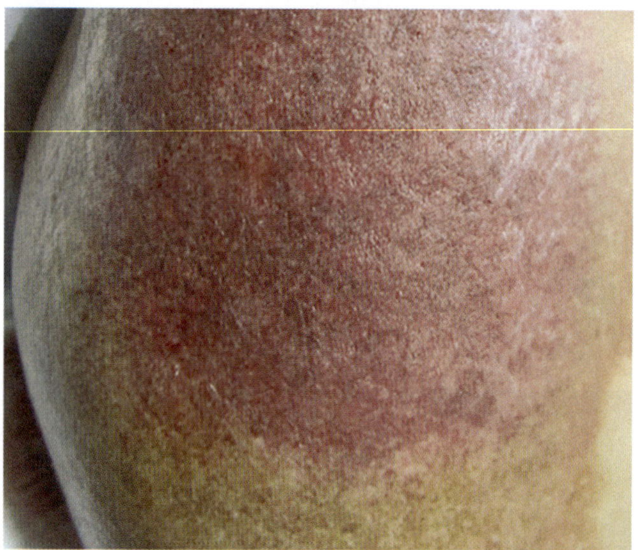

Figura 84.8 Paciente imediatamente após IPCA®.

Para compensar e vencer essa resistência, o operador pode impor uma força exagerada ao instrumento, traumatizando estruturas nervosas ou vasculares, sem atingir o efeito esperado. Portanto, recomenda-se que o vetor da força que se imprime ao rolo sempre tangencie o plano horizontal em que se está trabalhando e nunca esteja perpendicular a essa superfície.

Recomenda-se o preparo da pele previamente com fórmulas clareadoras e filtro solar de amplo espectro, buscando reduzir a disponibilidade da melanina.

Particularidades da técnica

A injúria profunda proposta objetiva extrair o máximo da intervenção em uma única sessão. Todavia, raramente se atingirá como *endpoint* a púrpura sólida, passível de conquistar em peles flácidas e não escleróticas. Nos pacientes com esclerodermia, se a execução não for precisa, sempre construindo faixas retilíneas com o *roller*, que posteriormente se intercruzam na vertical, horizontal e diagonal, tende-se a traumatizar a pele, desepitelizando e favorecendo efeitos adversos.

Pode-se lançar mão da associação da IPCA® à radiofrequência. Prefere-se a radiofrequência pulsada com multiagulhas (RFPM®) usando o eletrodo Lima 8 no tratamento da região perioral, previamente à realização da IPCA® com *roller* (ver Capítulo 16). A Figura 84.9 apresenta pacientes tratados com a RFPM®.

Prefere-se a utilização de rolo com uma média de 192 agulhas de 2,5 mm de comprimento, como já mencionado. Entretanto, nos casos em que os pacientes estão mais fragilizados pela doença sistêmica, opta-se pela injúria moderada, espaçando as sessões em 15 a 30 dias. Para tanto, utiliza-se o comprimento de agulha 1,5 mm. O tratamento deve ser realizado em uma sala de procedimento criteriosamente preparada para uma intervenção cirúrgica e por um profissional treinado e paramentado. É fundamental não banalizar todos os critérios de segurança.

Passo a passo

1. Após a aplicação, sob massagem, na pele não higienizada, de lidocaína lipossomada 4% (30 g) com permanência de 1 h, realiza-se antissepsia com clorexidina 2%, seguida de infiltração com solução de lidocaína 2% sem vasoconstritor 1:2 soro fisiológico (SF) 0,9%, respeitando a dose máxima por peso + 10% do volume total da solução de bicarbonato de sódio 10%. Caso se decida por injúria moderada, a anestesia tópica é suficiente para tolerância durante a intervenção.
2. Finalizada a intervenção, o sangramento é moderado; após 20 a 30 min, observa-se uma exsudação serosa. Fazer curativo com gaze estéril e esparadrapo microporado, sem a adição de qualquer umectante. Não está indicada antibioticoterapia tópica ou sistêmica. Também não se recomenda o uso de corticoterapia tópica ou sistêmica para conter os efeitos esperados do processo inflamatório autolimitado. Nos casos de injúria moderada, aguardada 1 h pós-procedimento para a exsudação, criar um curativo biológico natural, aplicando-se filtro solar tonalizado; então, o paciente estará de alta. Nessas situações, recomenda-se higienizar a área tratada com sabonete com baixo potencial de detergência após 1 h e aplicar um creme regenerador.
3. Em caso de injúria profunda, o curativo aplicado deve ser removido em domicílio pelo próprio paciente, após 12 h, umedecendo-o no chuveiro, quando a área tratada poderá ser higienizada, seguido da aplicação de creme regenerador até a reepitelização, média de 5 a 7 dias, quando cremes clareadores e filtro solar tonalizado de amplo espectro poderão ser utilizados.
4. Orientar restrição às luzes.
5. O edema e o hematoma nos dias que se seguem são substanciais. Regressar às atividades laborativas em torno do 7º dia de pós-operatório ou, se a área tratada for encoberta (colo, peito, dorso), no dia seguinte. A sessão seguinte poderá ser programada para 30 a 60 dias.
6. Dor e desconforto não são queixas usuais, mas, se ocorrerem, alertar para infecção secundária, principalmente se instalada após 48 h da intervenção. Comumente, não há nenhuma necessidade de analgésico ou anti-inflamatório no pós-operatório, mas, caso haja queixa de desconforto, sem qualquer outro agravante, recomenda-se dipirona 1 g efervescente a cada 6 h.

TD®

No tratamento de 18 pacientes com cicatrizes deprimidas não distensíveis e lipodistrofia pós-acne cística com uma variante da Subcision®, denominada tunelização dérmica (TD®), propuseram-se uma metodologia autoral e um instrumental específico: a agulha de aspiração 1,20 × 25 mm 18 G × 1". Diante dos bons resultados obtidos, e conforme a vivência do tratamento de alguns pacientes portadores da síndrome de atrofia hemifacial progressiva com preenchedores, o autor deste capítulo tem proposto a TD® para o tratamento desses casos.

Para a aplicação dessa técnica, procede-se à marcação da área a ser tratada (Figura 84.10). O desenho empregado para guiar a intervenção dependerá da lesão a ser tratada. Diante de uma lesão deprimida, realiza-se um tracejar contornando a área de atrofia.

Segue-se com antissepsia com clorexidina 2% e anestesia com lidocaína 2% sem vasoconstritor e, com a agulha de aspiração supracitada, aborda-se via transepidérmica na transição derme-subcutâneo, perfazendo um trajeto canalicular, com consequente ruptura das traves fibróticas, criando túneis lineares dentro da derme alterada. Os movimentos realizados pela agulha são de ida e vinda.

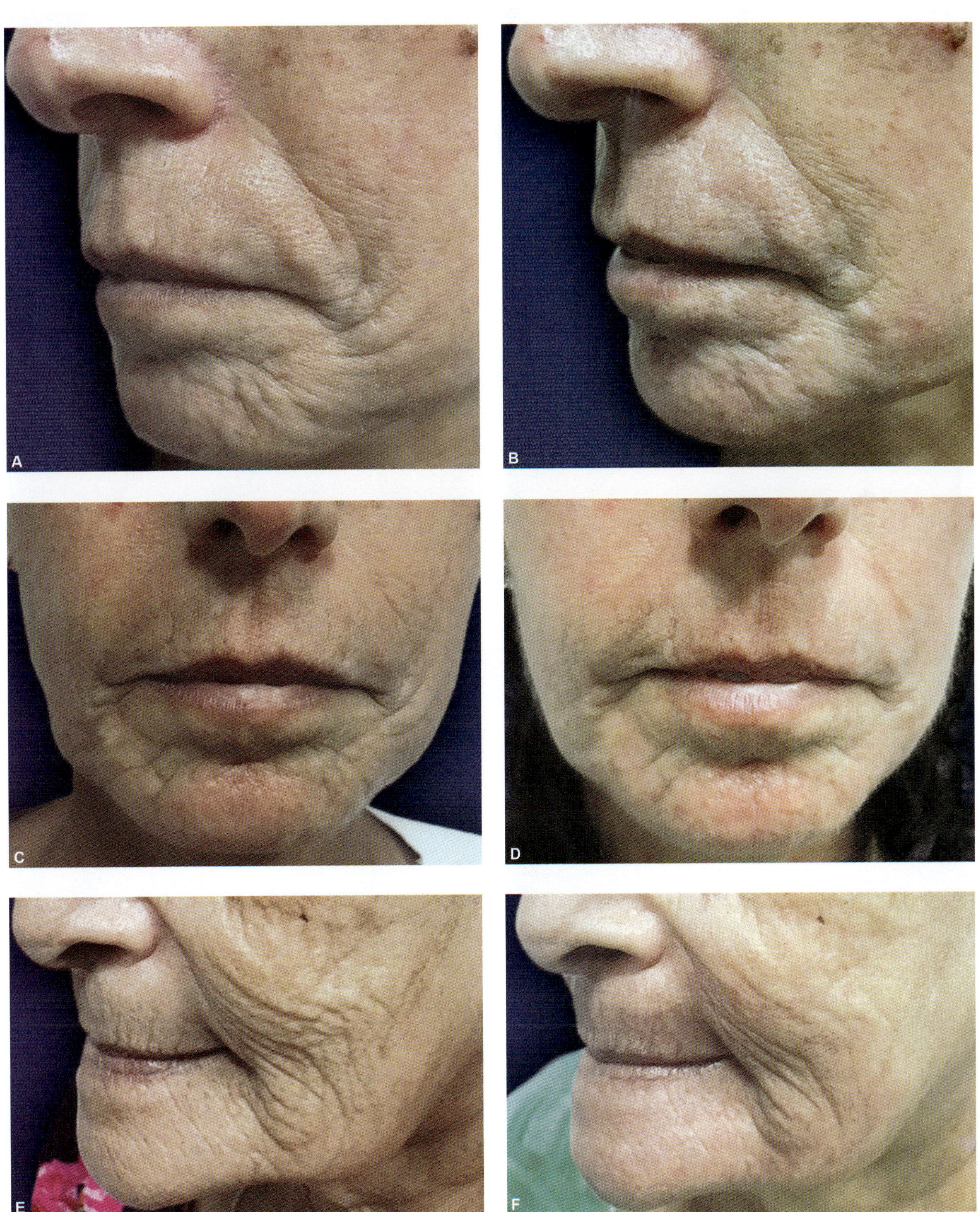

Figura 84.9 A a **L.** Antes e depois de pacientes tratados por RFPM® (*continua*).

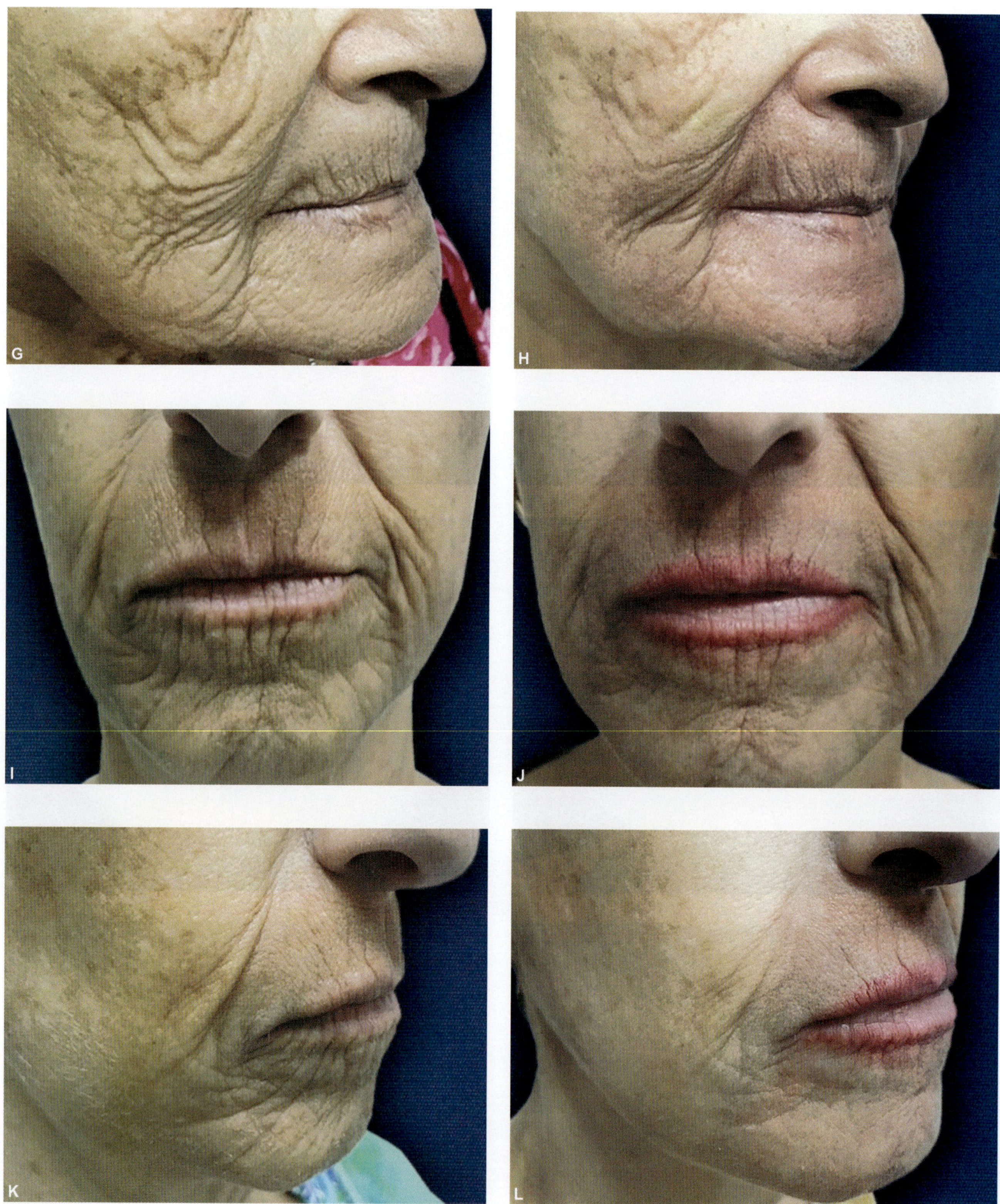

Figura 84.9 A a **L.** (*Continuação*) Antes e depois de pacientes tratados por RFPM®.

O túnel seguinte é formado seguindo o mesmo preceito, imediatamente na adjacência do anterior; para isso, a introdução da agulha se efetua no mesmo orifício, o que resulta na criação de várias colunas hemáticas horizontais dispostas paralelamente. Procede-se do mesmo modo a partir dos outros vértices, de um losango imaginário, de maneira que as colunas se intercruzem até que toda a área esteja descolada, com a formação de um hematoma (Figura 84.11).

Os orifícios que possibilitaram a introdução da agulha de aspiração apresentam sangramento substancial, pelo calibre do instrumental, mas se trata de uma condição limitada. Comumente, a compressão com algodão estéril facilita a hemostasia que se estabelece em poucos minutos. Não há necessidade de suturar os orifícios, e a cicatrização acontece por segunda intenção, já que se trata de uma solução de continuidade de menos de 1 mm. Recomenda-se ocluir a região tratada com gazes e esparadrapo microporado. Não está indicada antibioticoterapia tópica ou sistêmica. Crioterapia ou compressas quentes não são indicadas. Prefere-se que a acomodação do hematoma e a resposta inflamatória resultante da sua ocorrência sigam seu curso natural. A Figura 84.12 apresenta a paciente 60 dias após a intervenção.

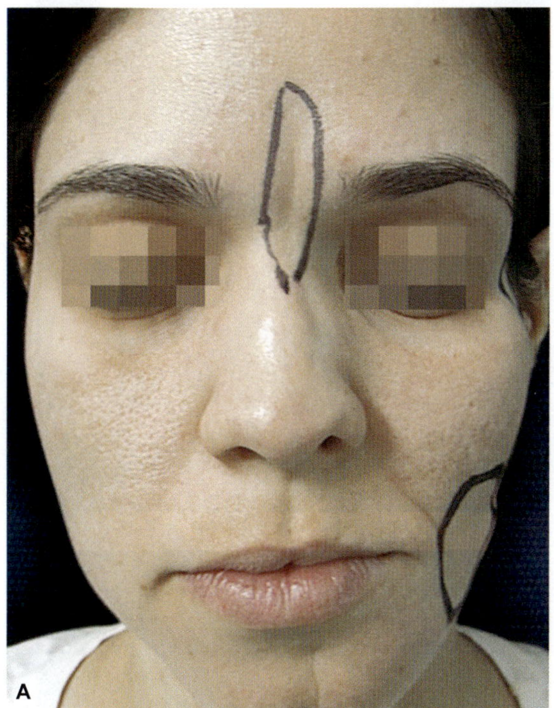

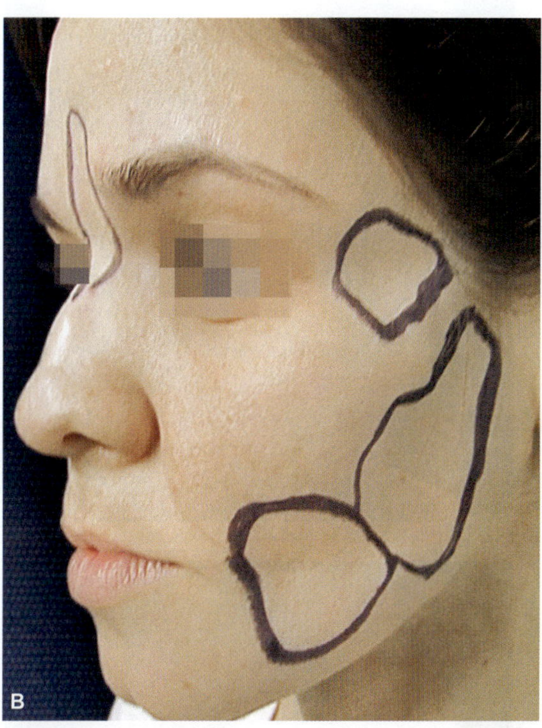

Figura 84.10 A e **B.** Marcação antes da TD®.

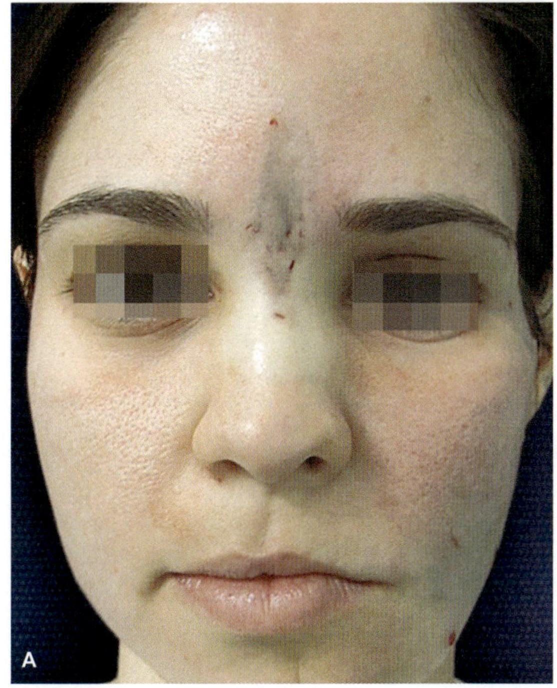

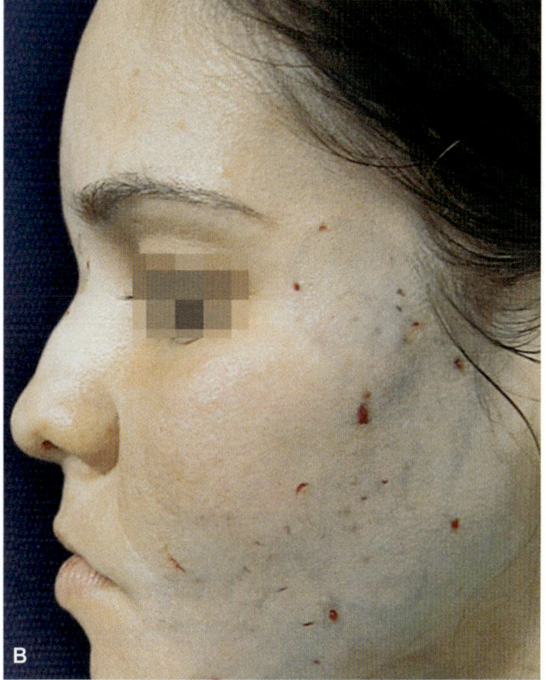

Figura 84.11 A e **B.** Formação de hematoma.

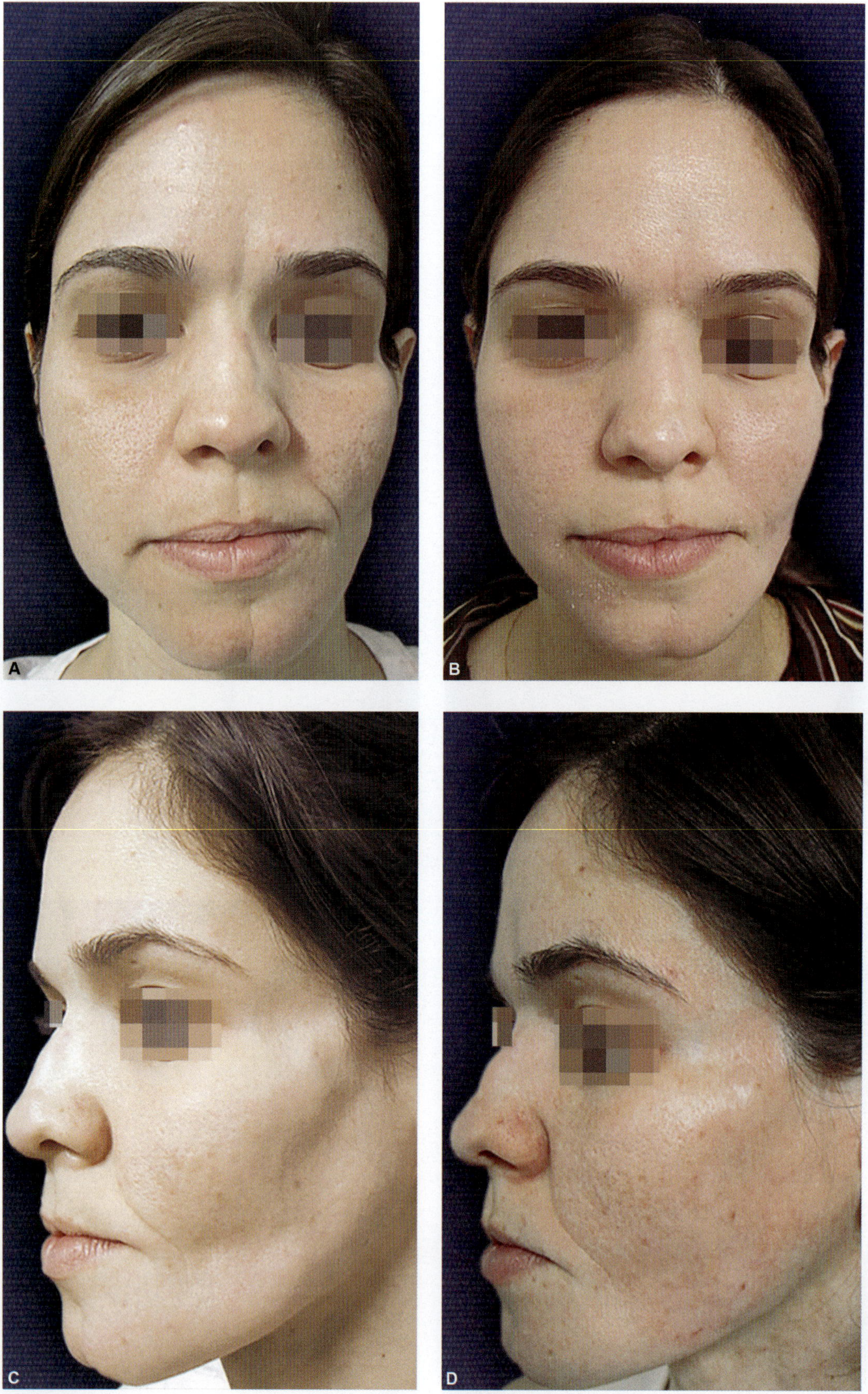

Figura 84.12 Paciente antes (**A**, **C**) e 60 dias após TD® (**B**, **D**).

BIBLIOGRAFIA

Abraham DJ, Krieg T, Distler J, Distler O. Overview of pathogenesis of systemic sclerosis. Rheumatology (Oxford). 2009;48(Suppl. 3):iii3-7.

Aust MC. Percutaneuos collagen induction therapy (PCI) – an alternative treatment for scars. Wrinkles Skin Laxity. Plast Reconstr Surg. 2008;121(4):1421-9.

Bal SM, Caussian J, Pavel S, Bouwstra J A. In vivo assessment of safety of microneedle arrays in human skin. Eur J of Pharm Sci. 2008;35(3):193-202.

Baraut J, Michel L, Verrecchia F, Farge D. Relationship between cytokine profiles and clinical outcomes in patients with systemic sclerosis. Autoimmun Rev. 2010;10(2):65-73.

Brody HJ. Trichloracetic acid application in chemical peeling, operative techniques. Plast Reconstr Surg. 1995;2(2):127-8.

Camirand A, Doucet J. Needle dermabrasion. Aesthetic Plast Surg. 1997;21(1):48-51.

Carvalho MV, Nascimento GJF, Andrade E, Andrade M, Sobral APV. Association of aesthetic and orthodontic treatment in parry-romberg syndrome. J Craniofac Surg 2010;21:436-9.

Cohen KI, Diegelmann RF, Lindbland WJ. Wound healing: biochemical and clinical aspects. Philadelphia: W.B. Saunders Co; 1992.

Dantas A. Avaliação do perfil de citocinas e quimiocinas em pacientes com esclerose sistêmica: correlação com manifestações clínicas e com resposta ao tratamento. [Tese de Doutorado] Programa de Pós-Graduação em Inovação Terapêutica da UFPE; 2016.

Deshingkar SA, Barpande SR, Bhavthankar JD, Humbe JG. Progressive hemifacial atrophy (Parry-Romberg Syndrome). Contemp Clin Dent. 2012;3(1):78-81.

Fabroccini G, Fardella N. Acne scar treatment using skin needling. Clin Exp Dermatol. 2009;34(8):874-9.

Fernandes D, Massimo S. Combating photoaging with percutaneous collagen induction. Clin Dermatol. 2008;26(2): 192-9.

Fernandes D. Minimally invasive percutaneous collagen induction. Oral Maxillofac Surg Clin North Am. 2006;17(1):51-63.

Lima E, Lima M, Takano D. Microneedling experimental study and classification of the resulting injury. Surg Cosmet Dermatol. 2013;5:110-4.

Lima EA. Dermal tunneling: a proposed treatment for depressed scars. An Bras Dermatol. 2016;91(5):697-9.

Lima EA. IPCA® – Indução percutânea de colágeno com agulhas. Rio de Janeiro: Guanabara Koogan; 2016.

Lima EA. Microneedling in facial recalcitrant melasma: report of a series of 22 cases. An Bras Dermatol. 2015;90(6):919-21.

Lima EA. Radiofrequência pulsada com multiagulhas (RFPM®) no tratamento de estrias atróficas. Surg Cosmet Dermatol. 2016;8(3):242-5.

Nikpour M, Stevens WM, Herrick AL, Proudman SM. Epidemiology of systemic sclerosis. Best Pract Res Clin Rheumatol. 2010;24(6):857-69.

Orentreich DS, Orentreich N. Subcutaneous incisionless (subcision) surgery for the correction of depressed scars and wrinkles. Dermatol Surg. 1995;21(6):6543.

85

IPCA® nas Discromias

Emerson Lima

INTRODUÇÃO

Melasma compreende uma hipermelanose frequente, caracterizada por máculas de contornos irregulares, com intensidade que varia do castanho-claro ao castanho-escuro, em áreas fotoexpostas, acometendo preponderantemente mulheres em idade fértil. Três apresentações clínicas do melasma foram identificadas com base em achados histopatológicos:

- Melasma epidérmico: pigmento depositado nas camadas basal e suprabasal
- Melasma dérmico: melanófagos repletos de melanina na derme superficial e média
- Melasma profundo: ocorrência dos dois achados anteriores.

O exame à luz de Wood contribui para diferenciar o melasma epidérmico do dérmico nos tipos I a IV de Fitzpatrick. Em um país miscigenado como o Brasil e diante de apresentações clínicas tão diversas, com resposta à terapêutica e evolução diferentes nos pacientes, é possível concluir que se está diante de entidades nosológicas distintas, que exigiriam uma classificação mais apurada (Figura 85.1). É comum identificar padrões diferentes de melasma, à luz da dermatoscopia (Figura 85.2), bem como achados dermatoscóspicos distintos em um mesmo paciente (Figura 85.3).

Além do pigmento, observam-se comprometimento da membrana basal e degradação do colágeno no nível das papilas dérmicas, o que possibilita acreditar que uma técnica que atue efetivamente na epiderme e na derme, causando melhorias nessas camadas, ofereça benefícios a essa dermatose.

Considerando sua característica recalcitrante, o tratamento raramente consegue manter o indivíduo livre do melasma por muito tempo, apesar das muitas propostas disponíveis. Também há que considerar que, quanto mais profundo o depósito de pigmento, mais desafiador será o tratamento.

Ativos clareadores e despigmentantes aplicados sobre a pele em domicílio demonstraram efetividade quando associados ao uso mantido de filtro solar com tonalizante, porém não oferecem bons resultados em casos recalcitrantes. Os tratamentos complementares realizados em consultório, como *peelings* e *lasers*, têm suas respostas atreladas à experiência de cada dermatologista: alguns pacientes respondem; em outros, as lesões podem até mesmo piorar.

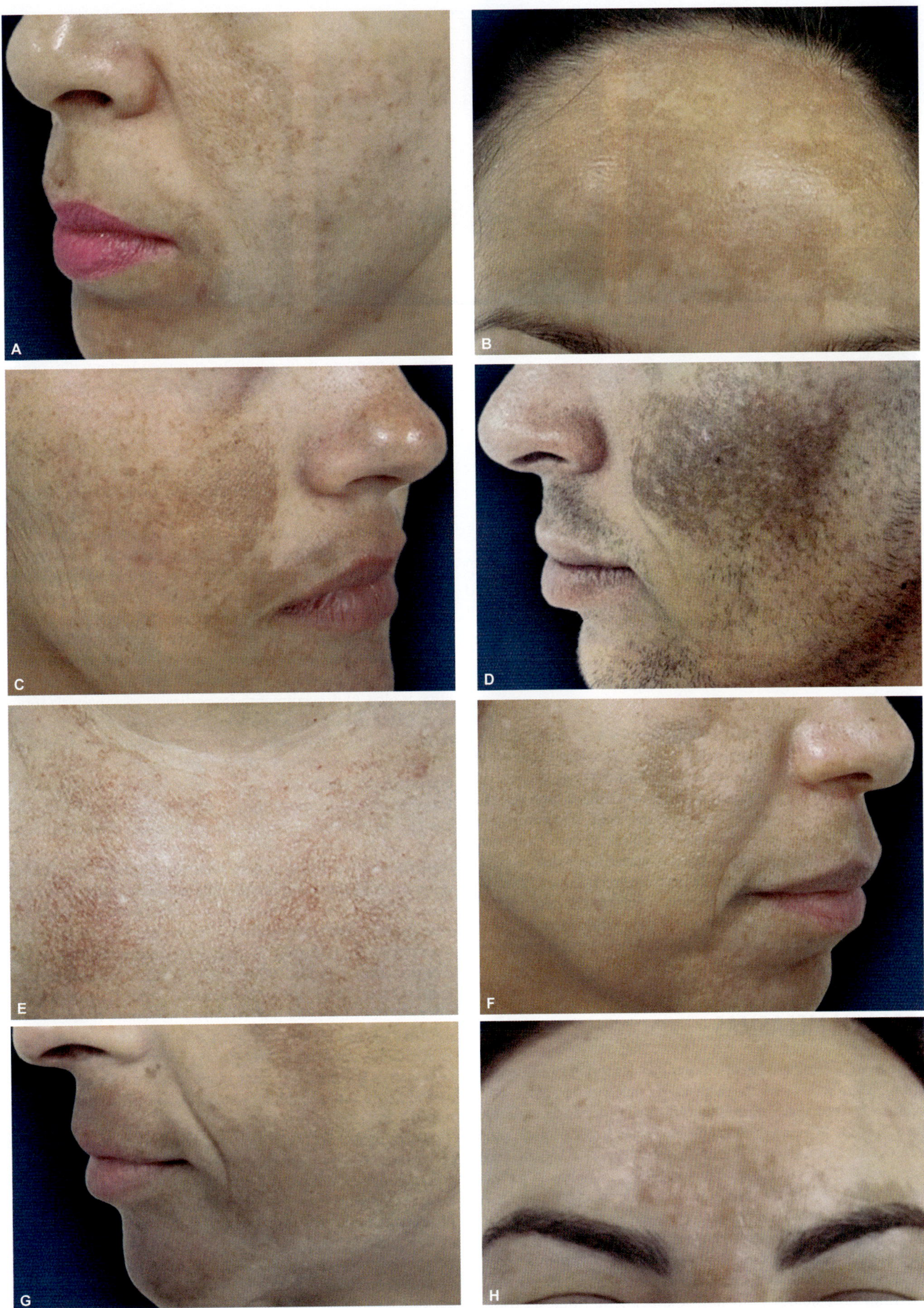

Figura 85.1 A a **H.** Diferentes apresentações clínicas do melasma.

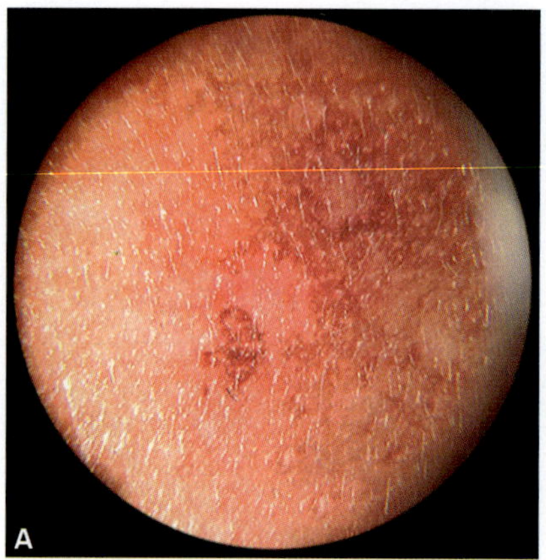

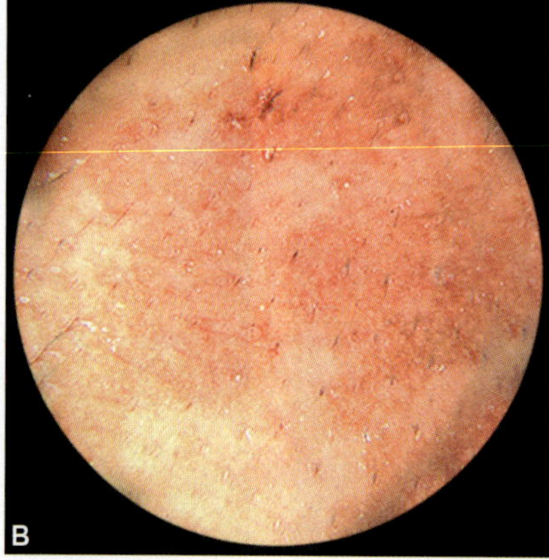

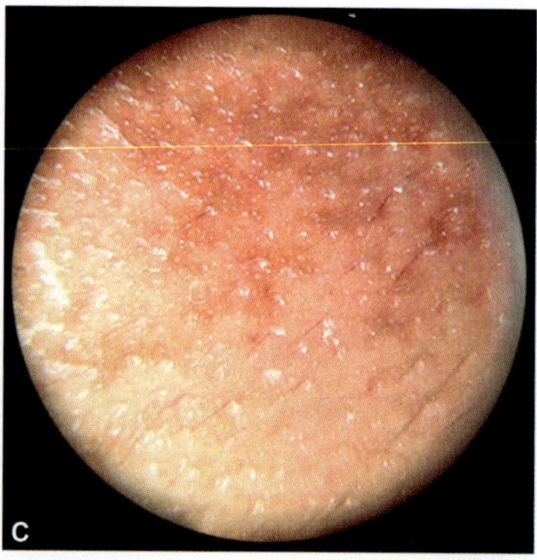

Figura 85.2 A a **C.** Padrões diferentes de melasma à luz da dermatoscopia.

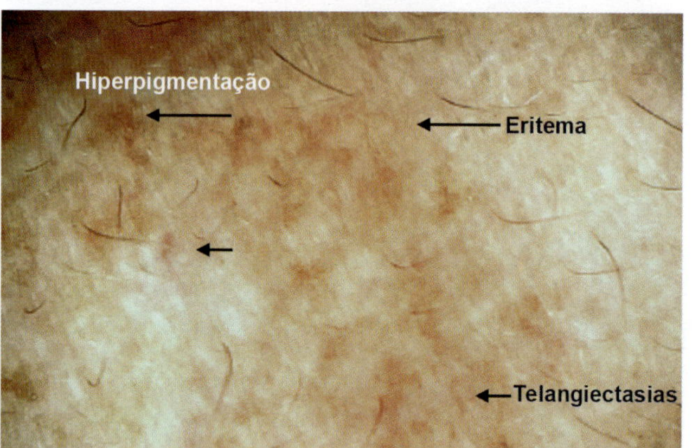

Figura 85.3 Dermatoscopia apresentando alterações diversas em uma mesma área.

Mais recentemente, tem sido proposta a veiculação de ativos com potencial clareador por meio de técnicas capazes de aumentar a permeabilidade da pele, como feixes de luz ou perfuração da pele por microagulhas; essa última intervenção denomina-se *drug delivery*, em que um rolo encravado por agulhas de aço inoxidável estéreis é utilizado para posterior depósito da solução com potencial clareador sobre a pele. Quando se inicia a avaliação da proposta terapêutica do *drug delivery*, surge um questionamento: a substância com potencial clareador é a única responsável pelo clareamento observado nas investigações ou as agulhas também teriam um papel isolado nesse processo?

IPCA® EM MELASMAS

A vasta experiência com microagulhas demonstra uma capacidade significativa de clareamento da pele em pacientes submetidos a intervenções que as utilizam, independentemente da adição de ativos. Observando pacientes tratados para acne e rejuvenescimento com indução percutânea de colágeno com agulhas (IPCA®), identificou-se que, além de melhoria da textura e da qualidade da pele, eles apresentaram clareamento. A perceptível redução do pigmento possibilitou a recomendação da técnica para pacientes com cicatrizes e melasma.

Por não causar desepitelização, preservar a epiderme e ser capaz de substituir um colágeno danificado por outro mais próximo do fisiológico, tornou-se a primeira linha de tratamento para pacientes com melasma recalcitrante. Alguns casos respondem menos, outros surpreendentemente, porém não existe piora quando a técnica é executada seguindo todos os critérios e metodologia propostos. O risco de hiperpigmentação pós-inflamatória, fenômeno raro, pode se dar caso o paciente não siga todas as orientações ou o operador não execute precisamente a técnica, mas é sempre transitório.

A primeira publicação mundial que propôs a IPCA® para tratar o melasma avaliou 22 pacientes com melasma recalcitrante, ou seja, irresponsivos ao tratamento tópico com clareadores e filtro solar, seguindo o mesmo protocolo e sendo executado pelo mesmo médico. Os pacientes tiveram o diagnóstico clínico de melasma confirmado pela luz de Wood e pelo dermatoscópio. Documentação fotográfica foi feita pelo mesmo investigador e com a mesma câmera digital imediatamente antes do procedimento e após 2 meses. Estabeleceu-se como protocolo de tratamento o uso isolado da IPCA® sem qualquer ativo tópico. O procedimento foi realizado sob anestesia tópica com creme de lidocaína lipossomada 4%, aplicado 30 min antes da intervenção, utilizando-se um instrumento com agulhas de 1,5 mm de comprimento (Dr. Roller® Mooham Enterprise Co. Gyeonggi-do South Korea, registro Anvisa n. 80669600001). Procedeu-se com movimentos de vaivém, desenhando faixas que se sobrepuseram, resultando em um eritema difuso e sangramento pontuado discreto. Após 24 h e nos dias que se seguiram, os pacientes foram orientados quanto à utilização noturna de fórmula despigmentante industrializada (ácido retinoico 0,05% + hidroquinona 4% + fluocinolona acetonida 1%) e filtro solar tonalizado industrializado com FPS 60. A mesma intervenção foi realizada 30 dias após o primeiro tratamento. Dos pacientes tratados, 100% relataram satisfação com os resultados. O grau de desconforto durante o procedimento foi considerado bem tolerável por 16 (70%) pacientes, 6 deles (30%) informando não ter sentido dor. Todos relataram ter retornado às atividades imediatamente após o procedimento e que foram responsivos à técnica utilizada; diante disso, estabeleceu-se uma metodologia autoral na intervenção do melasma chamada Protocolo Lima (Figuras 85.4).[1]

Outra avaliação investigou os achados clínicos na prática com os achados histopatológicos, comprovando, surpreendentemente, os resultados. A avaliação microscópica dos pacientes tratados pelo Protocolo Lima demonstrou, pela coloração Picrosirius Red, substituição da elastose das papilas dérmicas, evidenciada no melasma, por um novo colágeno (Figura 85.5). Pela coloração Fontana Masson, observou-se redução da melanina na camada basal (Figura 85.6) e, finalmente, o ácido periódico de Schiff (PAS) constatou reestruturação da membrana basal afetada em pacientes com melasma (Figura 85.7).[1]

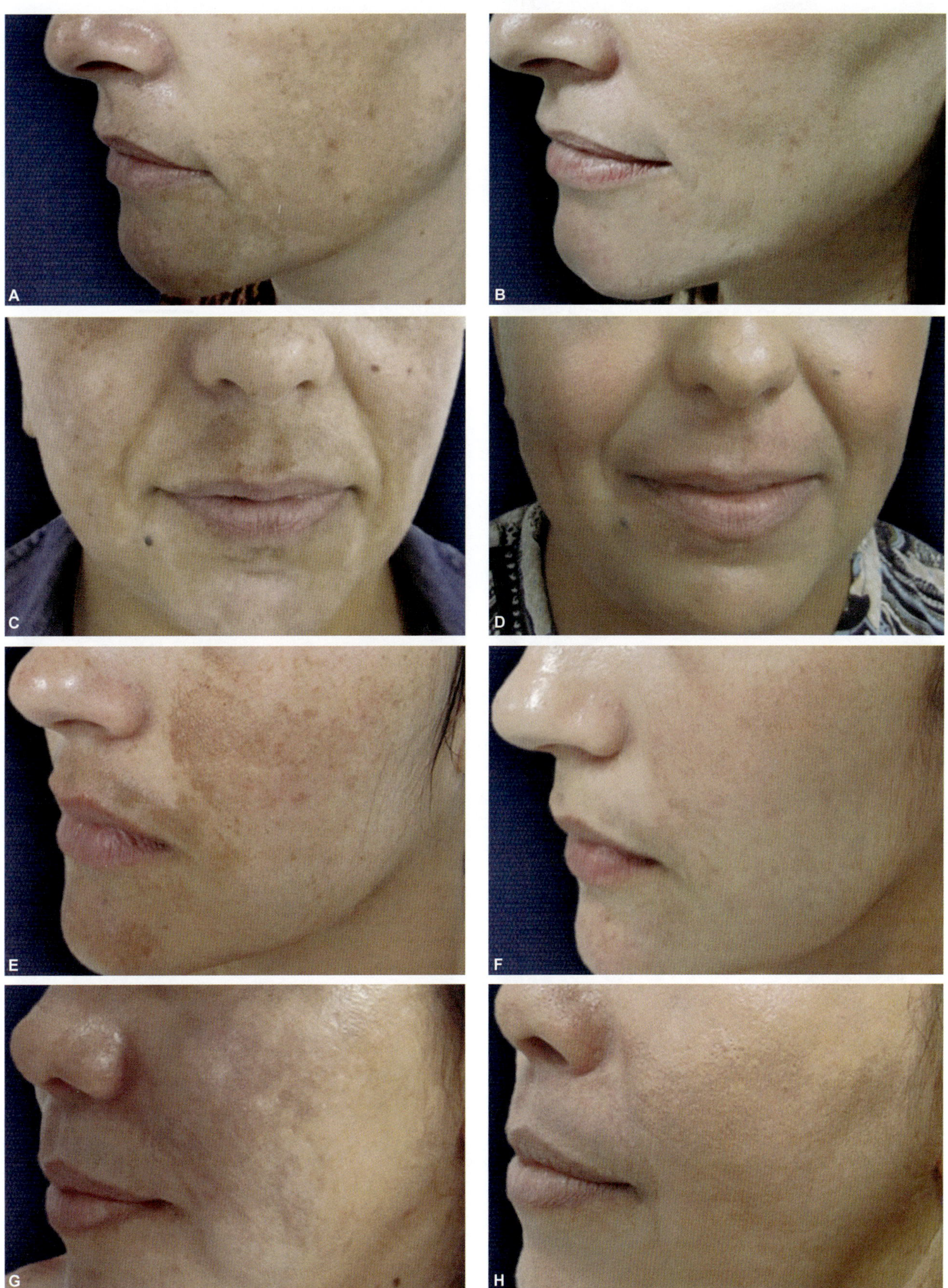

Figura 85.4 A a **H.** Resposta de pacientes após o Protocolo Lima.

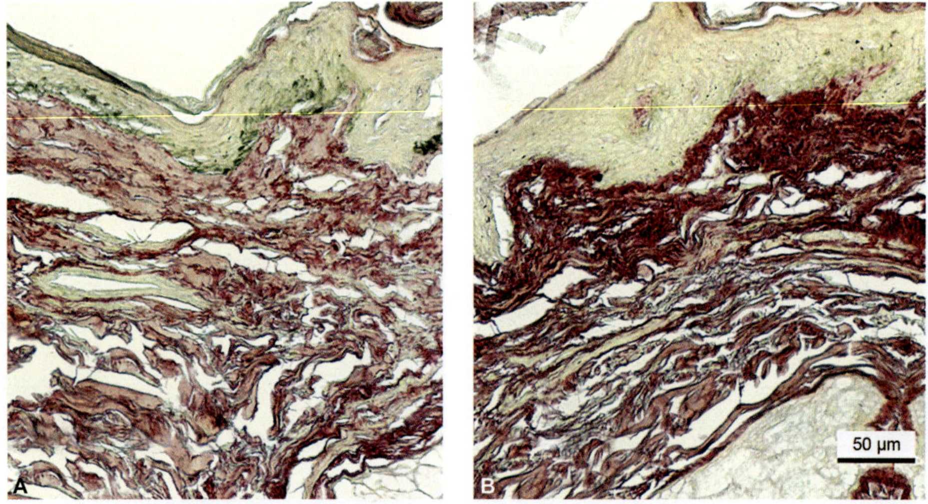

Figura 85.5 Coloração Picrosirius Red: histologia antes (**A**) e após a execução do Protocolo Lima (**B**).

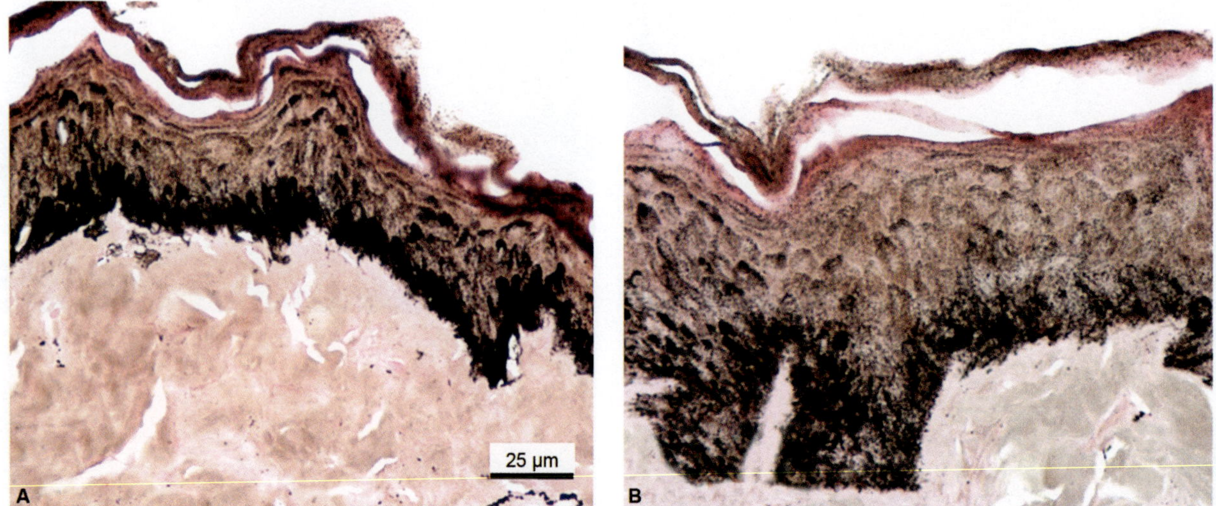

Figura 85.6 Coloração Fontana Masson: histologia antes (**A**) e após a execução do Protocolo Lima (**B**).

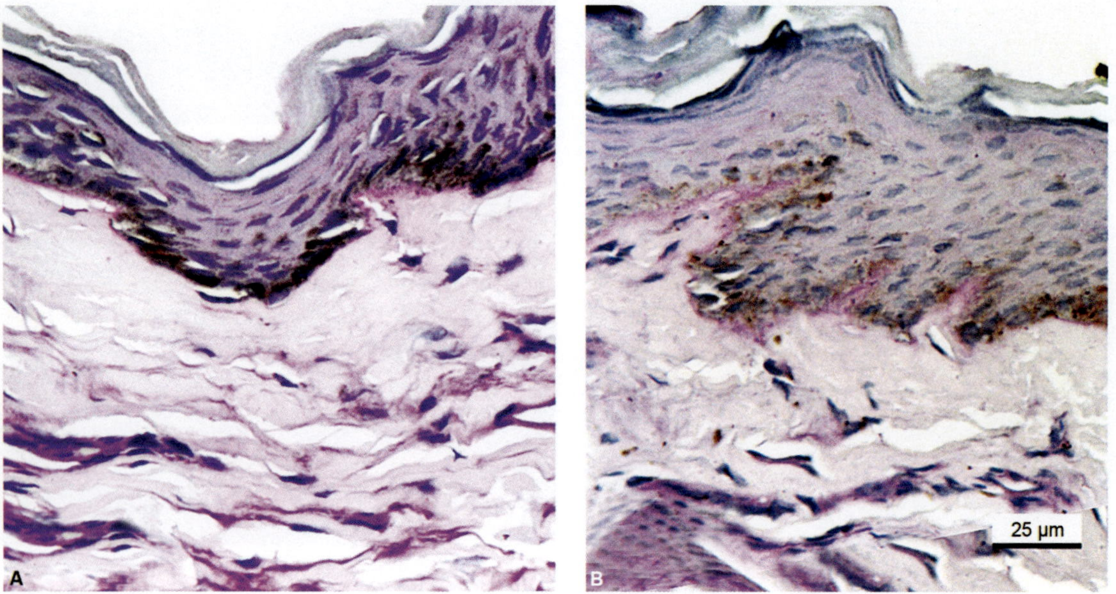

Figura 85.7 Ácido periódico de Schiff: histologia antes (**A**) e após a execução do Protocolo Lima (**B**).

Concluiu-se que, apesar do amplo arsenal terapêutico disponível para tratar o melasma – inclusive novos e antigos ativos tópicos, tecnologias com luzes e *peelings* –, o controle clínico é extremamente desafiador, e poder contar com uma técnica como a IPCA®, que preserva a epiderme, representa um grande avanço no arsenal terapêutico do melasma.

A fisiogênese do processo permanece não esclarecida, porém a experiência demonstra resultados satisfatórios e reproduzíveis, desde que se execute a técnica com precisão. Seguindo o mesmo raciocínio, tem-se utilizado o Protocolo Lima na condução de casos de hiperpigmentação pós-inflamatória depois de *peelings*, *lasers*, traumas ou até mesmo pós-IPCA®, se instalada injúria profunda.

Outra dermatose pigmentada apresenta-se como grande desafio ao arsenal terapêutico da Dermatologia: a ocronose exógena caracteriza-se por hiperpigmentação negro-azulada fuliginosa, localizada principalmente na região em que se aplicou o agente causador. Também pode originar-se do uso de medicamentos sistêmicos, os antimaláricos, e de fármacos tópicos, como fenol, resorcinol, benzeno, ácido pícrico e hidroquinona. A fisiopatogenia deste processo ainda não está esclarecida e as abordagens terapêuticas são insatisfatórias.

A ocronose costuma ser frequente em pacientes com melasma há anos e que se submeteram ao uso crônico da hidroquinona em altas concentrações. A dificuldade no tratamento é evidente. Após a melhora da coloração da pele nos casos de cicatrizes pigmentadas tratadas com IPCA® e injúria profunda (Figura 85.8) e nos que apresentam cicatrizes com tatuagem de asfalto associada (Figura 85.9), instituiu-se para pacientes de ocronose exógena o sequencial terapêutico apresentado seguir, com melhoria substancial da coloração, mesmo quando os pacientes têm hipocromia em confete, como se pode observar na Figura 85.10.

Passo a passo

Seleção do paciente

A aplicabilidade da IPCA® em melasma é estabelecida independentemente do fotótipo. Mesmo naqueles mais altos, sujeitos à hiperpigmentação pós-inflamatória comumente transitória, está bem indicada. Esses pacientes precisam estar usando clareador noturno e bem adaptados a um filtro solar de amplo espectro tonalizado. O preparo pré-procedimento é recomendado. Quanto menos melanina a pele tratada tiver, mais segura será a intervenção. Qualquer grau de melasma e tempo de evolução poderá se beneficiar.

Instrumental

Recomenda-se sempre um instrumental de boa qualidade, com registro na Agência Nacional de Vigilância Sanitária (Anvisa), e com agulhas bem encravadas, com potencial perfurante preciso e dispostas diagonalmente, o que assegura a uniformização da pressão horizontalizada, afastando o risco

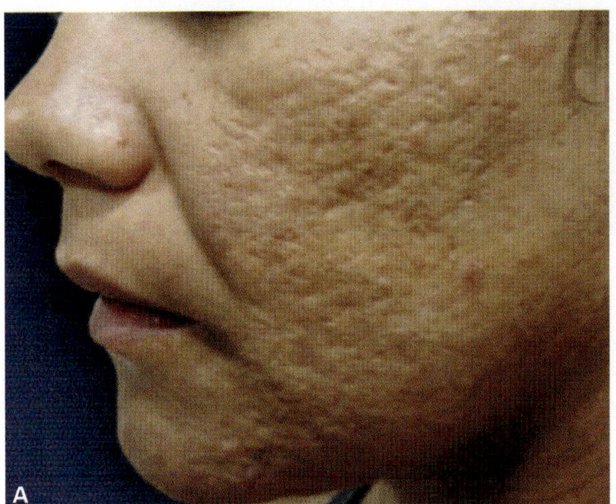
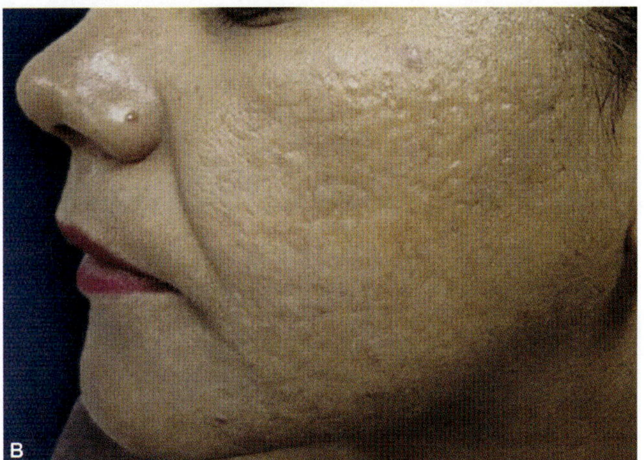

Figura 85.8 Paciente com cicatriz pigmentada antes (**A**) e após tratamento com IPCA® (**B**).

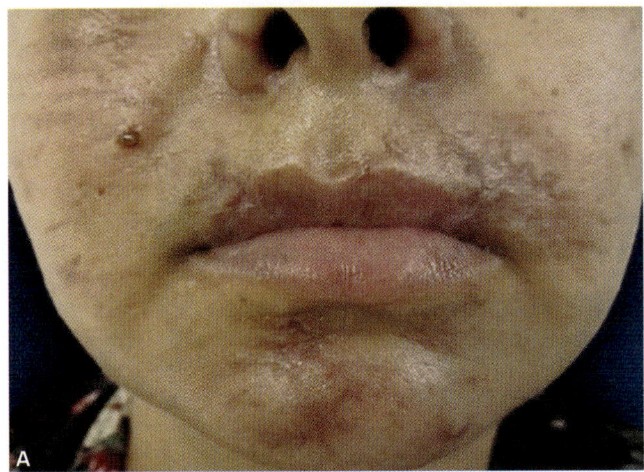
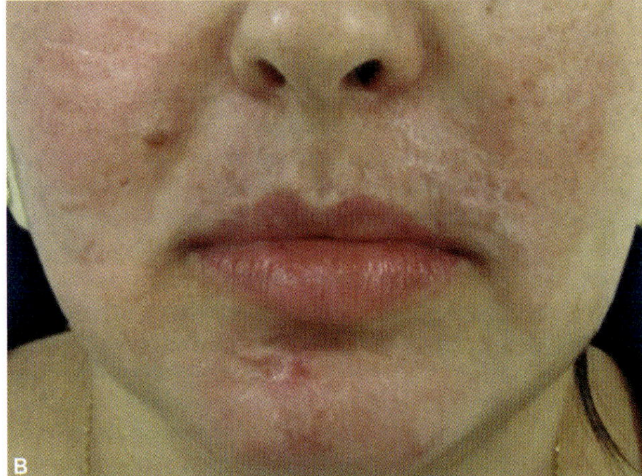

Figura 85.9 Paciente com cicatriz de tatuagem de asfalto antes (**A**) e após tratamento com IPCA® (**B**).

de traumas ou ranhuras. Prefere-se utilizar um rolo com cerca de 192 agulhas de 1,5 mm de comprimento. O tratamento deve ser feito em uma sala de procedimento criteriosamente preparada para intervenção cirúrgica e por um profissional treinado e paramentado.

É fundamental não banalizar esses critérios de segurança, que vão da utilização de luvas estéreis e aposição de campos cirúrgicos estéreis até um ambiente que siga normas restritas de desinfecção.

Anestesia

O crescente número de procedimentos ambulatoriais realizados na prática clínica tem exigido cada vez mais do dermatologista uma preocupação quanto à analgesia eficiente. É essencial, para a excelência da execução, proporcionar conforto ao paciente em intervenções como IPCA®. Além da efetividade anestésica, a segurança deve ser igualmente contabilizada, considerando que essas intervenções são realizadas principalmente no consultório, e não no hospital.

O anestésico tópico ideal deve ultrapassar a barreira cutânea e atuar nas terminações nervosas, sem se difundir para a corrente sanguínea. A lidocaína lipossomada a 4% é aprovada para uso em pele íntegra de adultos e crianças, a partir dos 2 anos, com a capacidade de produzir anestesia dérmica pela estabilização das membranas neuronais e inibição dos fluxos iônicos essenciais à condução axonal do estímulo doloroso. A

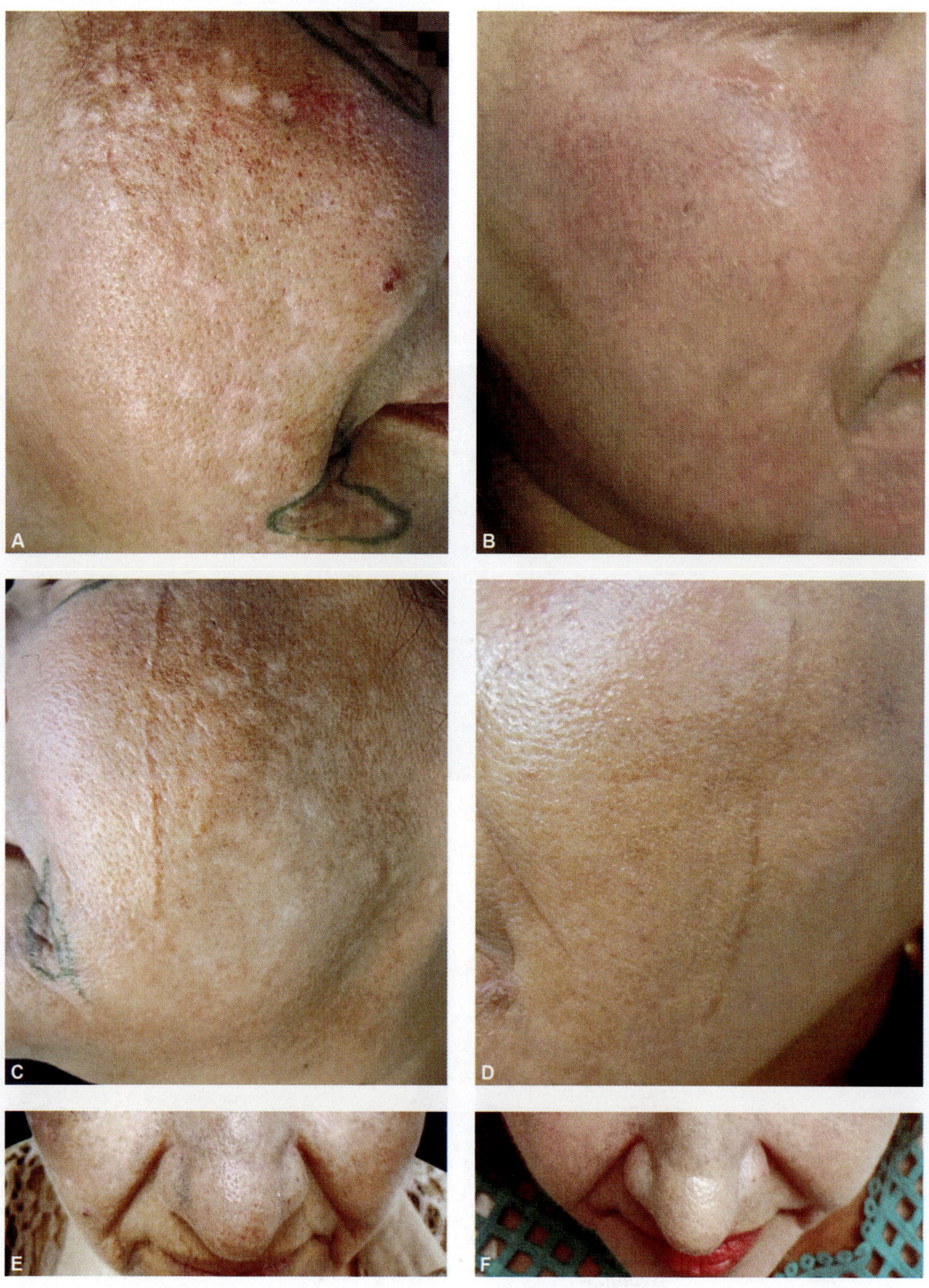

Figura 85.10 Paciente antes (**A**, **C**, **E**) e após tratamento com a IPCA® (**B**, **D**, **F**).

condição de encapsulação lipossomal de entrega dérmica da lidocaína oferece como vantagens:

- Rapidez de ação pela otimização da absorção transcutânea
- Tempo de ação prolongado pela degradação lenta
- Segurança garantida pelo metabolismo local gradual
- Baixo risco de eritema, irritação e hipersensibilidade cutânea
- Comodidade de uso pela desnecessária oclusão
- Aceleração do tempo de início da ação.

A analgesia da lidocaína lipossomada 4% já é constatada 7 min (neurometria) após a aplicação, apesar de considerada real após 30 min. Seu potencial antiálgico vem sendo amplamente evidenciado em grupos de crianças que se submeteram à punção venosa e em adultos tratados com *laser* para epilação e rejuvenescimento. Em avaliações recentes, a lidocaína lipossomada 4% também demonstrou superioridade de anestesia e rapidez de ação quando comparada à lidocaína 2,5% com prilocaína, bem como à tetracaína 4% e à betacaína testadas isoladamente. É importante salientar que a tetracaína e a prilocaína apresentam como metabólito final o ácido 4-aminobenzoico (PABA) e não podem ser usadas em pacientes sensíveis.

Outro dado interessante documentado referiu-se à manutenção de seu efeito analgésico, detectado mesmo 15 a 30 min após sua remoção. A toxicidade com anestésico tópico pode ser diagnosticada principalmente por sintomas como agitação, lentidão, tremor, náuseas, vômitos, arritmias e, mais raramente, convulsão e depressão respiratória.

A segurança da lidocaína lipossomada 4% foi avaliada em voluntários após o uso de 30 g (face) e 60 g (abdome), por meio de avaliações cardíaca, gastrintestinal e neurológica, bem como dosagem sérica (1, 2, 6 e 24 h), atestando confiança em todos os parâmetros testados, sem qualquer sinal de toxicidade. Mesmo sob oclusão (1 h), a dose sérica máxima detectada foi dez vezes inferior à dose tóxica. O tempo de permanência sobre a pele não deverá ultrapassar 3 h. Estudos clínicos e a bula indicam que deve ser aplicada uma camada espessa de lidocaína creme sobre a pele intacta ou ao redor do corte, e os níveis de pico no sangue após aplicação de 60 g em uma área de 400 cm^2 durante 3 h são de 0,05 a 0,16 $\mu g/m\ell$. No Protocolo Lima, preconizam-se, pelo menos, 15 g do produto (não ultrapassar 30 g) para intervenção facial. Quando a área a ser tratada for corporal, indica-se até o dobro da quantidade supracitada (não exceder 60 g). Sugere-se que metade dessa quantidade seja massageada vigorosamente em toda a extensão da pele não higienizada (engordurada); depois isso, aplicar uma nova camada espessa e deixar o produto agir. Após 1 h, remover o anestésico com clorexidina 2% e proceder com o tratamento. A Figura 85.11 apresenta uma paciente após a aplicação do anestésico, demostrando o que representam 30 g da substância na face.

Transoperatório

Procede-se, então, ao rolamento do instrumental, perfazendo faixas paralelas e adjacentes de micropunturas, que não necessariamente precisam se intercruzar. Deve ser estabelecido como *end point* uma injúria moderada (Classificação Emerson Lima 2013)[2], buscando atingir um eritema uniforme em toda a face, o colo ou os braços, com milhares de microperfurações. O sangramento é muito modesto, pontual e limitado. A Figura 85.12 apresenta uma paciente imediatamente após a intervenção e após a remoção dos pontos sangrantes com gaze e soro fisiológico 0,9%.

O Protocolo Lima não recomenda higienização da face após a intervenção. O paciente deverá permanecer em repouso por um período médio de 1 h, quando as crostas hemáticas e a precipitação da exsudação serosa se estabelecem, dando origem a um curativo biológico, que funciona como barreira. Após esse período, pode-se aplicar o filtro solar tonalizado e orientar a higienização da face após 2 h com água e sabonete com baixo potencial de detergência, em domicílio. A Figura 85.13 apresenta dois casos de pacientes responsivos ao Protocolo Lima, em uma área comumente difícil de conduzir – a região frontal.

Pós-operatório

Trata-se de um procedimento limpo, sem indicação de antibioticoterapia e corticoterapia tópicas e sistêmicas. Crioterapia ou compressas quentes também não são recomendadas. Um bálsamo regenerador poderá ser aplicado no primeiro dia e no dia seguinte. Conforme a tolerância do paciente, poderão ser introduzidos cremes clareadores ou mesmo despigmentantes; os últimos podem ser usados em noites alternadas para oferecer maior conforto, evitando eritematização no melasma.

É mandatório seguir todas as orientações no pós-operatório. Deve-se evitar a exposição direta à radiação solar, rotina comum aos pacientes com melasma. Apesar de se obter um clareamento evidente com o tratamento, enfatiza-se que o melasma não tem cura e necessita de disciplina para manutenção dos resultados.

Evolução

Edema e pequenos hematomas podem aparecer nos dias seguintes, mas modestamente. O uso de filtro solar tonalizado é suficiente para disfarçá-los. O paciente estará apto a regressar às suas atividades laborativas no dia seguinte.

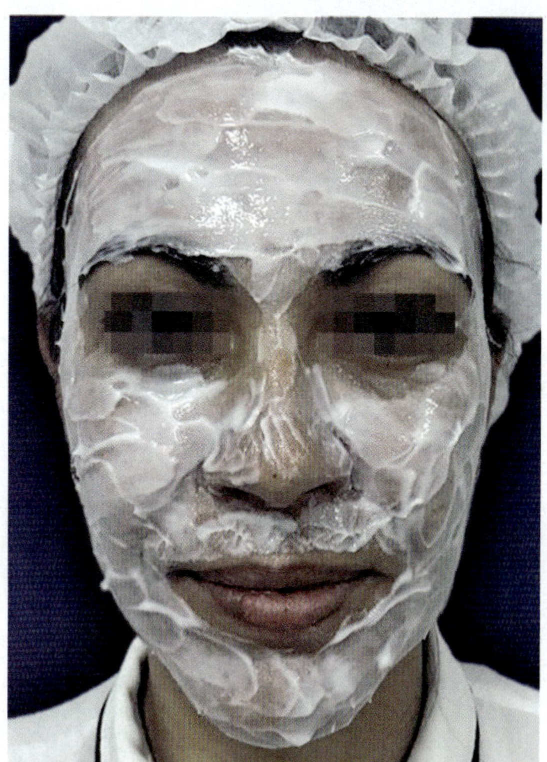

Figura 85.11 Aplicação de 30 g de anestésico na face.

Recomenda-se uma segunda sessão com um intervalo de 30 dias. O número de sessões necessárias a um clareamento substancial depende de cada caso. Tem sido observada a necessidade de um mínimo de duas sessões e uma média de quatro sessões para melhores resultados.

Profilaxia

A profilaxia para herpes não é recomendada de rotina, já que não se trata de uma intervenção ablativa, que remove a epiderme totalmente, possibilitando, assim, a infecção por um organismo que necessita da perda da integridade do queratinócito para proliferar.

Contudo, é mandatória nos casos em que se identificar o caráter frequente e recalcitrante da infecção viral, levando em consideração principalmente o estresse cirúrgico.

IPCA® EM LESÕES DESPIGMENTADAS

A necessidade de tratar pacientes com cicatrizes e melasma portadores de vitiligo abriu uma nova via de investigação. A literatura é omissa em oferecer dados consistentes e estudos respaldados por uma ampla casuística sobre a segurança de intervir com microagulhas nesses pacientes. Sabe-se, porém, que como em outras dermatoses, o trauma no vitiligo poderá

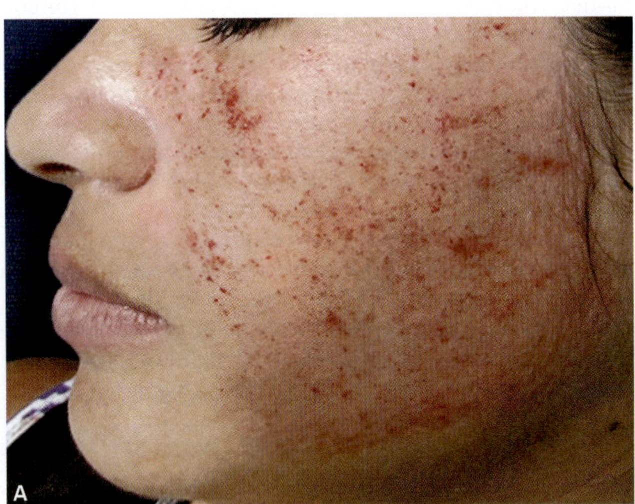

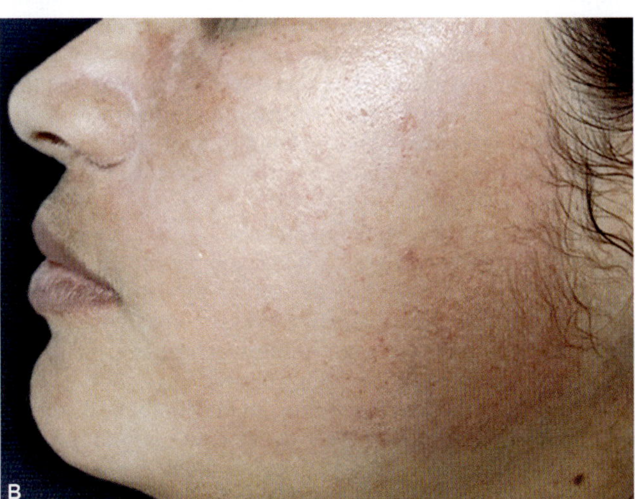

Figura 85.12 Paciente imediatamente antes da IPCA® (**A**) e após a higienização da pele, demonstrando o *end point* recomendado (**B**).

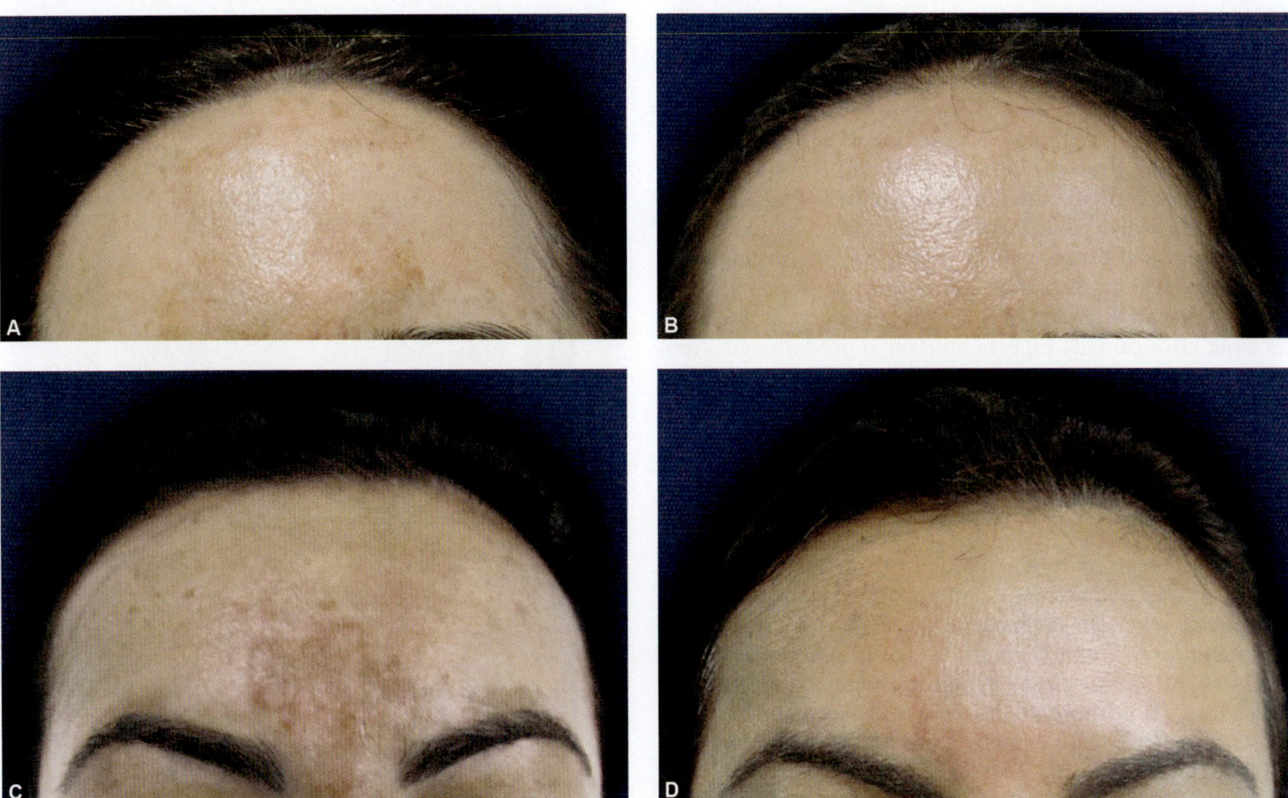

Figura 85.13 Antes (**A**, **C**) e depois de pacientes responsivos ao Protocolo Lima em região frontal (**B**, **D**).

induzir lesão, ainda que esse trauma seja comumente uma solução de continuidade ou um processo de desepitelização.

Descrito em 1872 por Heinrich Koebner, um renomado dermatologista alemão, esse fenômeno também é chamado de resposta isomórfica. Um trauma em região de pele saudável desencadeia o surgimento de lesões de mesmo tipo das encontradas em outro local do corpo, como líquen e psoríase. As observações do autor tiveram origem em achados pós-escoriações ou mordidas de animais. Na IPCA®, nenhuma das condições mencionadas acontecem, obviamente, desde que a técnica seja executada de maneira correta: sem ranhuras, incisões ou lacerações. As micropunturas preservam a epiderme e há integridade de queratinócitos adjacentes à injúria, o que possibilita um rápido processo de regeneração cutânea. Os pacientes com melasma e vitiligo foram tratados e acompanhados por longos períodos sem que a mancha de vitiligo se desenvolvesse na área tratada. A Figura 85.14 apresenta um portador de melasma e vitiligo tratado pelo Protocolo Lima.

Paralelamente, pacientes com descolorações pós-intervenções passaram também a se beneficiar com a técnica. A Figura 85.15 exemplifica uma paciente tratada para cicatriz de acne com *peeling* de fenol que apresentou complicação de acromia após 45 dias da intervenção e foi tratada com quatro sessões do Protocolo Lima.

Esse resultado encorajou a iniciar uma investigação nos pacientes com vitiligo estacionário há mais de 1 ano que não respondiam a corticosteroide sistêmico, tópico ou à associação de imunomoduladores. Preconizou-se realizar o mesmo sequencial do Protocolo Lima descrito para melasma, estabelecendo quatro sessões com intervalo de 30 dias entre si. A Figura 85.16 apresenta dois pacientes que vêm se beneficiando com o protocolo, tratados isoladamente com a IPCA®. Buscando acelerar o tratamento e otimizar seus resultados, atualmente preconiza-se a prescrição de corticosteroide tópico de média potência aplicado durante o dia, após 24 h da intervenção, associado a um imunomodulador tópico administrado à noite.

CONSIDERAÇÕES FINAIS

A relação entre melanócitos e queratinócitos ainda guarda segredos a serem desvendados, provavelmente com forte participação de outras células, como os fibroblastos. As observações apresentadas neste capítulo podem abrir novas perspectivas de tratamento e linhas investigativas para o entendimento mais apurado dessas dermatoses que resultam em um impacto substancial na qualidade de vida de muitos pacientes.

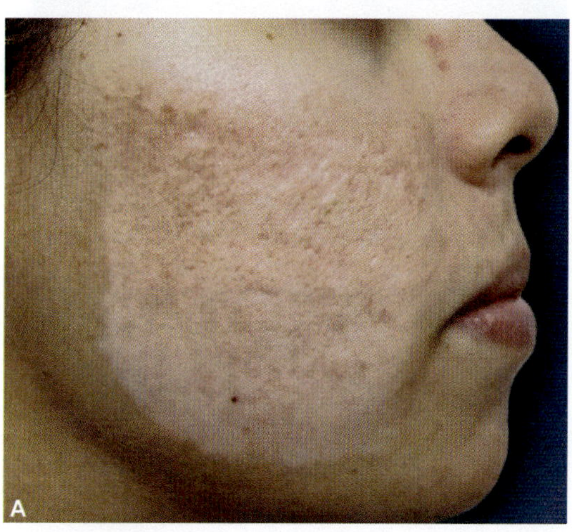

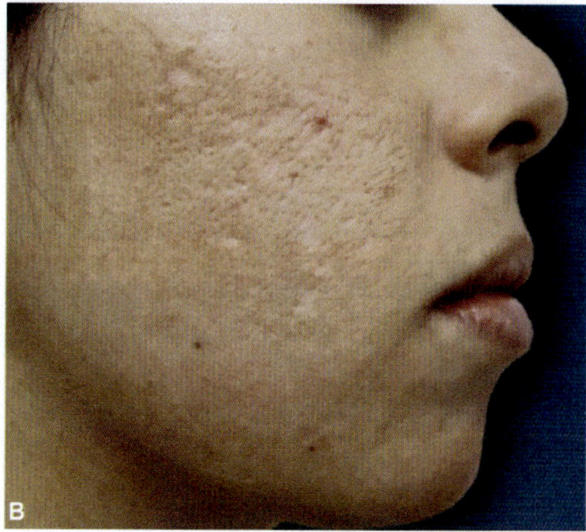

Figura 85.14 Paciente com melasma e vitiligo antes (**A**) e após tratamento pelo Protocolo Lima (**B**).

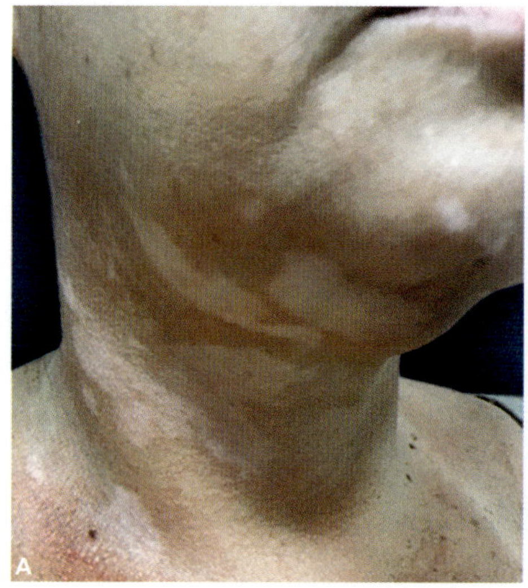

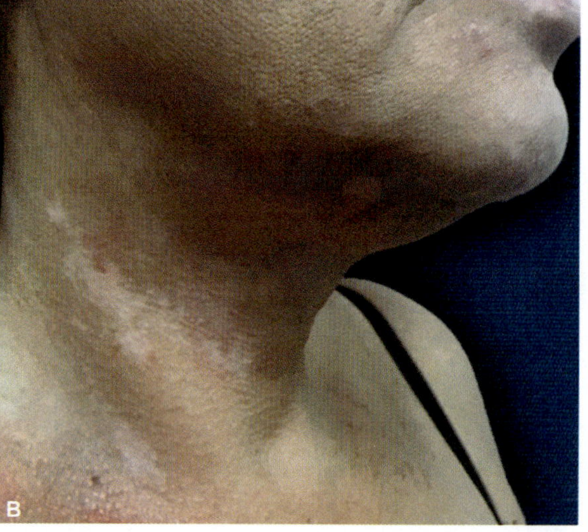

Figura 85.15 Paciente antes (**A**) e após quatro sessões do Protocolo Lima (**B**).

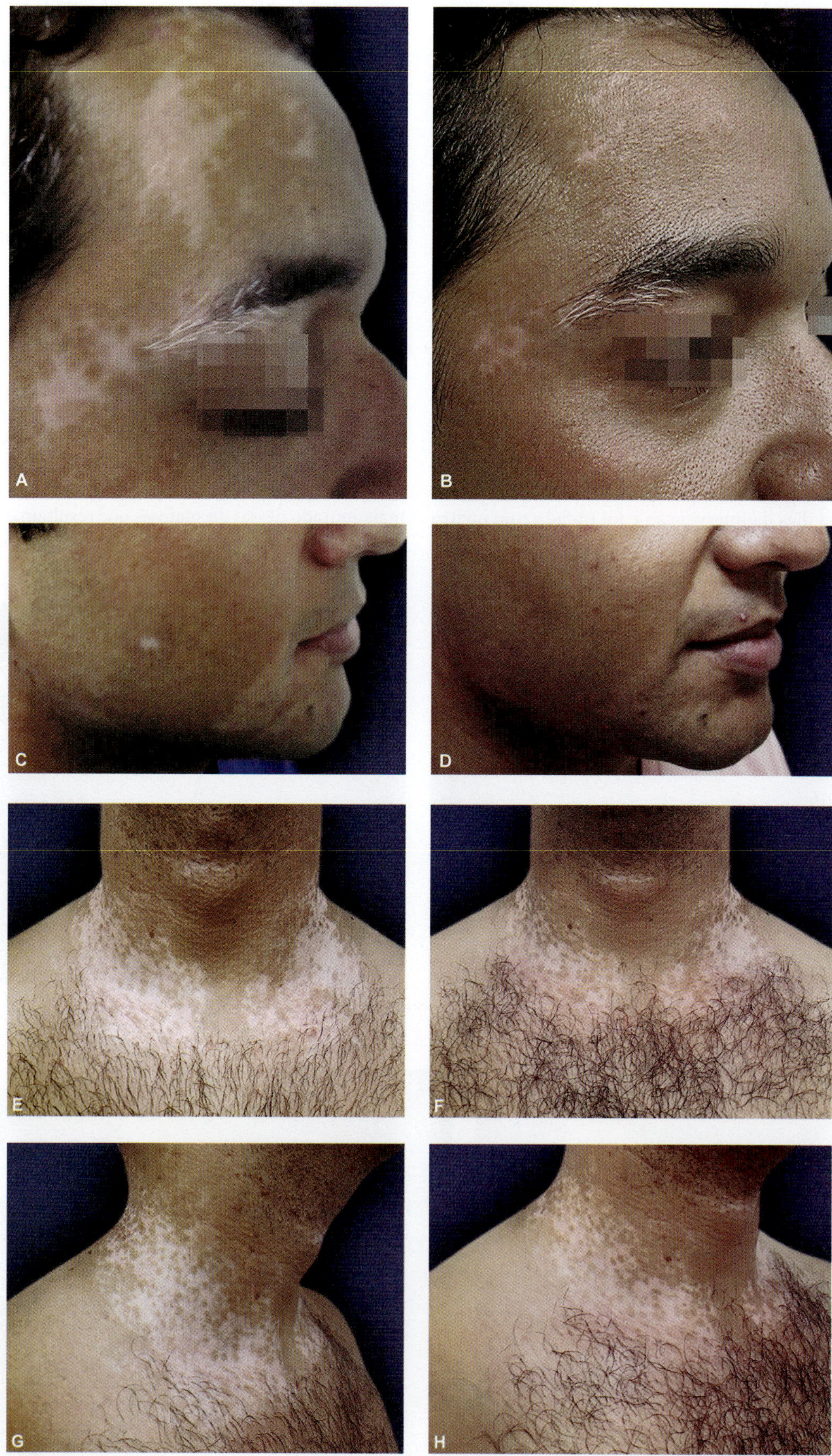

Figura 85.16 A a **H**. Pacientes com vitiligo antes e após quatro sessões de IPCA®, injúria moderada.

REFERÊNCIAS BIBLIOGRÁFICAS

1. Lima EA. Microneedling in facial recalcitrant melasma: report of a series of 22 cases. An Bras Dermatol. 2015;90(6):919-21.
2. Lima E, Lima M, Takano D. Microneedling experimental study and classification of the resulting injury. Surg Cosmet Dermatol. 2013;5:110-4.

BIBLIOGRAFIA

Bal SM, Caussin J, Pavel S, Bouwstra JA. In vivo assessment of safety of microneedle arrays in human skin. Eur J Pharm Sci. 2008;35:193-202.

Baron ED, Harris L, Redpath WS, Shapiro H, Hetzel F, Morley G et al. Laser-assisted penetration of topical anesthetic in adults. Arch Dermatol. 2003;139:1288-90.

Fernandes D. Minimally invasive percutaneous collagen induction. Oral Maxillofac Surg Clin North Am. 2005;17:51-63.

Finkel JC, Yang CI, Yarvitz JL, Patel KM. Neuroselective sensory electrodiagnostic evaluation of 4% liposomal topical lidocaine. Anesth Analg. 2002;94:1259-62.

Friedman MP, Fogelman JP, Nouri K, Levine VJ, Ashinoff R. Comparative study of the efficacy of four topical anesthetics. Dermatol Surg. 1999;25:950-4.

Goldman RD. ELA-max: a new topical lidocaine formulation. Ann Pharmacother. 2004;38(5):892-4.

Gupta AK, Gover MD, Nouri K, Taylor S. The treatment of melasma: a review of clinical trials. J Am Acad Dermatol. 2006;55:1048-65.

Hsiao CY, Sung HC, Hu S, Huang CH. Fractional CO_2 laser treatment to enhance skin permeation of tranexamic acid with minimal skin disruption. Dermatology. 2015;230(3):269-75.

Lima EA. Dermal tunneling: a proposed treatment for depressed scars. An Bras Dermatol. 2016;91(5):697-9.

Lima EA. Radiofrequência pulsada com multiagulhas (RFPM®) no tratamento de estrias atróficas. Surg Cosmet Dermatol. 2016;8(3):242-5.

Lv YG, Liu J, Gao YH, Xu B. Modeling of transdermal drug delivery with a microneedle array. J Micromech Microeng. 2006;16:151-4.

Miot LD, Miot HA, Silva MG, Marques ME. Physiopathology of melasma. An Bras Dermatol. 2009;84:623-35.

Oni G, Brown SA, Kenkel JM. Can fractional lasers enhance transdermal absorption of topical lidocaine in an in vivo animal model? Lasers in Surgery and Medicine. 2012;44:168-74.

Orentreich DS, Orentreich N. Subcutaneous incisionless (subcision) surgery for the correction of depressed scars and wrinkles. Dermatol Surg. 1995;21:543-9.

Ribas J, Schettini APM, Cavalcante MSM. Exogenous ochronosis hydroquinone induced: a report of four cases. An Bras Dermatol. 2010;85(5):699-703.

Vachiramon V, Sahawatwong S, Sirithanabadeekul P. Treatment of melasma in men with low-fluence Q-switched neodymium-doped yttrium-aluminum-garnet laser versus combined laser and glycolic acid peeling. Dermatol Surg. 2015;41:457-65.

Vandervoort J, Ludwig A. Microneedles for transdermal drug delivery; mini review. Front Biosci. 2008;13:1711-5.

86

IPCA®, RFPM® e *Peelings* em Pele Étnica

Emerson Lima

INTRODUÇÃO

A melanina é o maior determinante da cor da pele; sua concentração em melanossomos das peles morenas chega a ser o dobro em comparação a peles claras. Cogita-se também um aumento da atividade da tirosinase, produzindo mais melanina e apresentando uma resposta particular à exposição ultravioleta (UV).

Quando se faz uma intervenção em pacientes afrodescendentes, a diferença mais significativa em relação aos caucasianos, por exemplo, corresponde à quantidade de melanina. Essa peculiaridade da pele étnica exige atenção especial do médico dermatologista ao escolher um tratamento para cicatrizes, estrias, celulite, rugas, flacidez e clareamento de manchas, assim como cuidados redobrados no preparo, durante o tratamento e no pós-procedimento, a fim de evitar complicações. Vale salientar que em um país miscigenado como o Brasil, em que a grande maioria da população apresenta multiplicidade étnica, as intervenções sempre estarão sujeitas a efeitos inesperados, mesmo em peles consideradas menos suscetíveis a complicações.

Nem mesmo a mais clássica classificação de fotótipos idealizada por Thomas Fitzpatrick (I a VI) atende à amplitude de diferenças étnicas que existe no Brasil. Diante disso, considera-se que procedimentos que preservem o reservatório de melanina da pele – a epiderme – ofereçam menos riscos de efeitos adversos. Os procedimentos ablativos que removem totalmente a epiderme comumente oferecem riscos maiores de discromias e cicatrizes à pele étnica, devendo ser avaliados com muita cautela. Esse alerta também é válido para tecnologias com luzes.

As intervenções atuais buscam um dano fracionado da pele, possibilitando que a integridade da microrregião adjacente ao trauma mantenha-se íntegra, o que favorece um tempo de recuperação mais curto e um risco diminuído de complicações. O *laser* CO_2 fracionado compreende um exemplo dessa proposta, mas, mesmo assim, pelo aquecimento que oferece, está sujeito a desencadear discromias.

IPCA®

A indução percutânea de colágeno com agulhas (IPCA®) apresenta uma proposta de estímulo na produção de colágeno, sem provocar a desepitelização observada nas técnicas ablativas e sem o aquecimento das luzes. A epiderme e a derme são perfuradas, mas não removidas. A Figura 86.1 apresenta um paciente com cicatrizes deprimidas não distensíveis, de difícil condução, tratado com sessão única de IPCA®, com injúria profunda (Classificação Emerson Lima, 2013). Na Figura 86.2, mostra-se o mesmo paciente, 4 anos após a intervenção, evidenciando a manutenção dos resultados.

Rugas profundas resultantes da evolução da elastose na pele fotoenvelhecida, que muitas vezes se comportam como cicatrizes profundas difíceis de tratar, podem também ser melhoradas pelas agulhas. As microagulhas rompem a rigidez e o enrijecimento observados com frequência em rugas profundas estáticas, como as observadas nas regiões perioral, periorbital e fronte, principalmente em indivíduos com pele espessa e seborreica, bem como em tabagistas.

Nos casos de lesões cicatriciais, essas agulhas promovem micropunturas no fundo das cicatrizes, modificando sua superfície e desestruturando o colágeno anormal, o que favorece a neovascularização e a neoangiogênese, do mesmo modo que as microagulhas. As cicatrizes deprimidas, mesmo as mais largas e profundas, responderão às agulhas. Contudo, quanto mais superficiais e estreitas, melhor o resultado terapêutico obtido.

O descolamento do fundo de cicatrizes e rugas mais fundas pode requerer, algumas vezes, a associação de outras intervenções. A tunelização dérmica (TD®) propõe a ruptura de

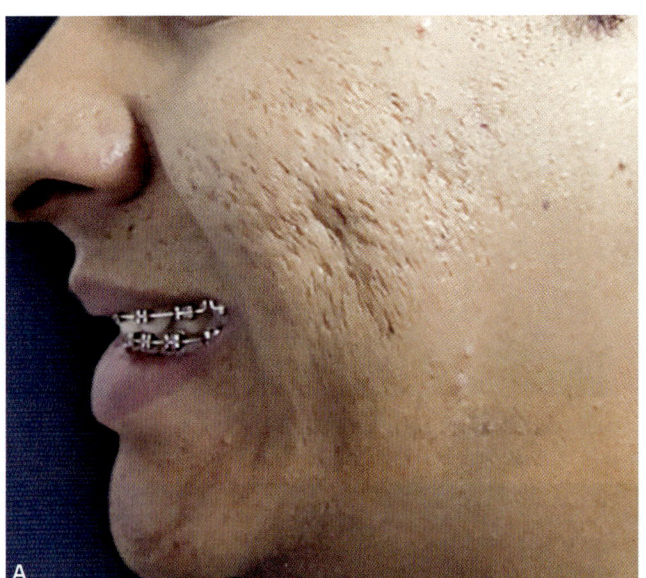

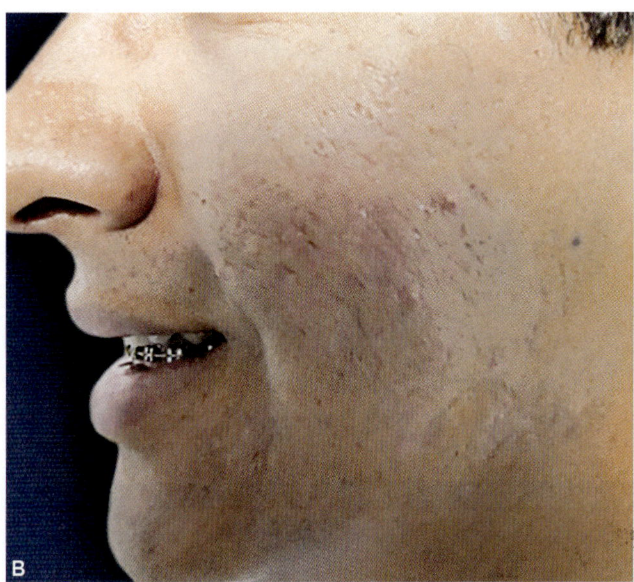

Figura 86.1 Paciente antes (**A**) e após 30 dias do tratamento com IPCA® (**B**).

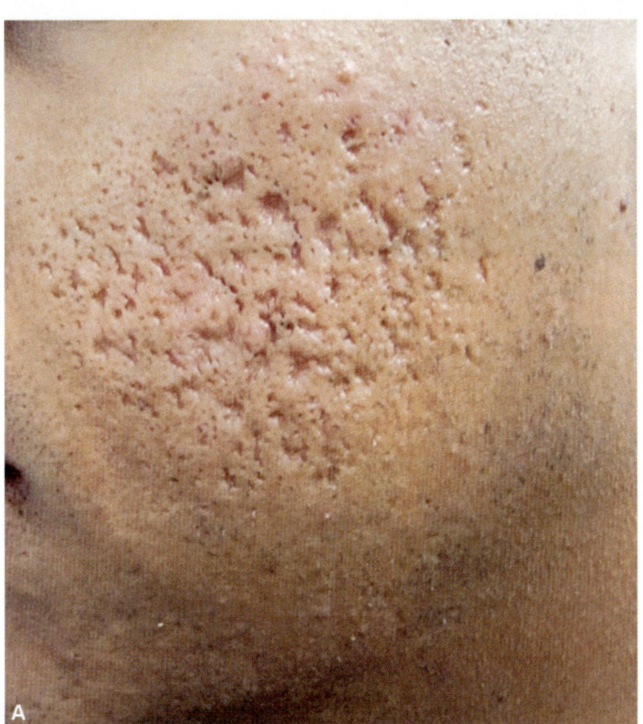

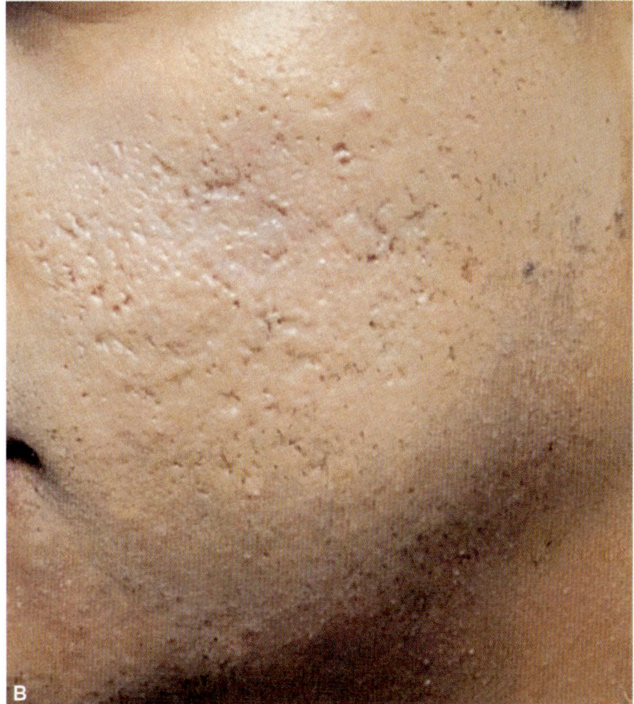

Figura 86.2 Paciente antes (**A**) e após 4 anos do tratamento com IPCA® (**B**).

cordões fibróticos, também com preservação epidérmica. Essa técnica é uma variante da Subcision®, que utiliza instrumental e metodologia próprios. As Figuras 86.3 e 86.4 apresentam pacientes tratadas por sessão única de TD® para rugas e cicatriz de acne, respectivamente.

As cicatrizes elevadas também responderão à IPCA®. O grau da melhora é variável e depende da gravidade das lesões, ou seja, quanto mais elevada, mais modesto será o ganho cosmético. Nesses casos, associar com cautela luz intensa pulsada (LIP) e IPCA® pode melhorar os resultados, bem como usar corticosteroide injetável, no mesmo ato cirúrgico, imediatamente antes de proceder com a IPCA® e a LIP. A Figura 86.5 demonstra essa associação em um paciente com lesão queloidiana periareolar. Também é possível realizar excisão tangencial previamente à IPCA®. A Figura 86.6 exibe pacientes que se beneficiaram de IPCA® isoladamente para cicatrizes, melasma e hiperpigmentação pós-inflamatória.

RFPM®

Associar radiofrequência com microagulhas tem se mostrado efetivo na pele étnica. Apesar do risco aumentado de discromias pelo aquecimento, o fracionamento da energia pulsada oferecida pela técnica tem possibilitado boa segurança. O escurecimento durante a evolução da cicatrização é revertido em pouco tempo com o auxílio de cremes clareadores. A Figura 86.7 apresenta uma paciente afrodescendente antes, no pós-operatório imediato e 60 dias após radiofrequência

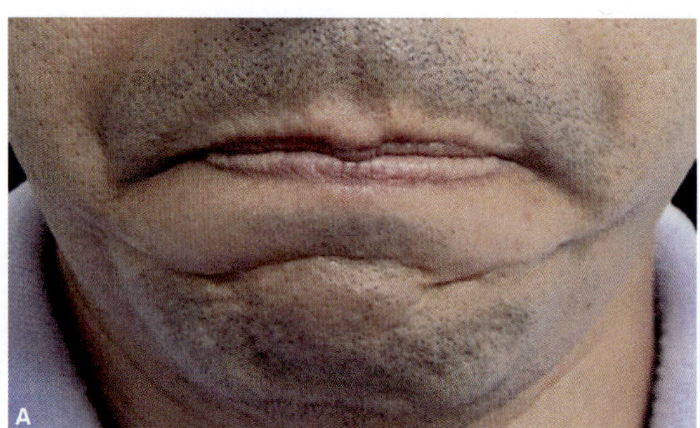

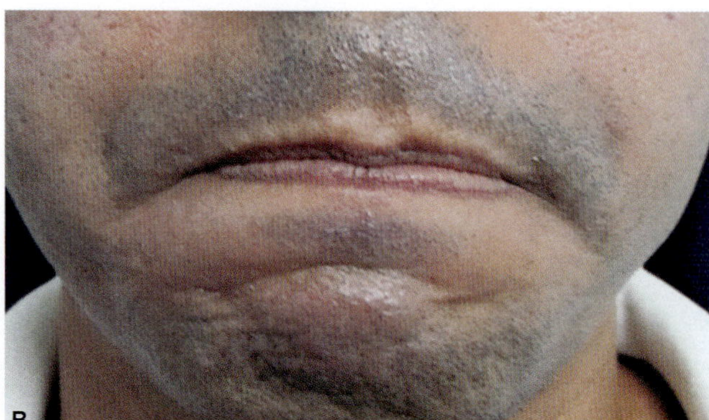

Figura 86.3 Paciente antes (**A**) e após sessão única de TD® para rugas (**B**).

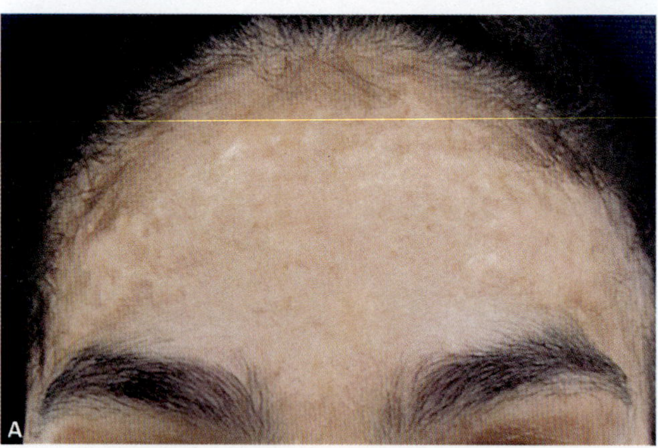

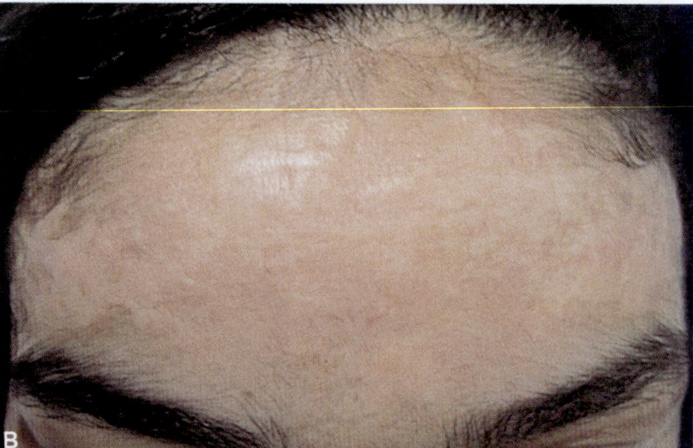

Figura 86.4 Paciente antes (**A**) e após sessão única de TD® para cicatriz de acne (**B**).

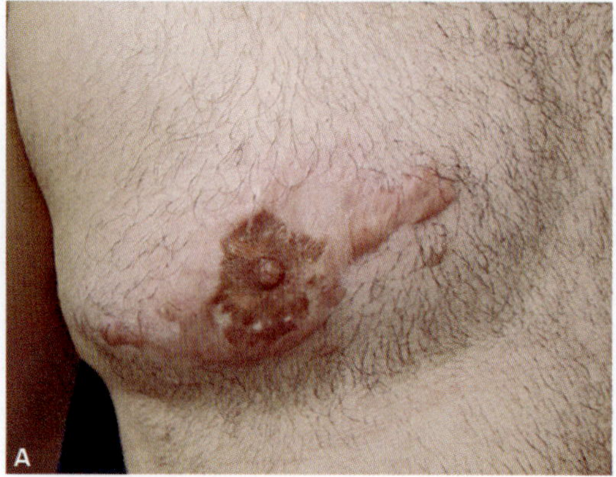

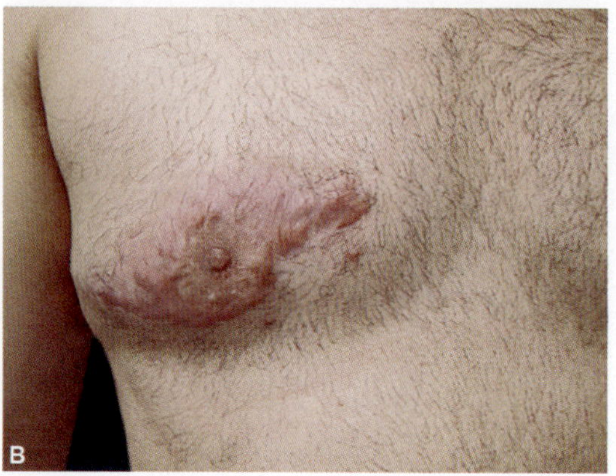

Figura 86.5 Paciente antes (**A**) e após associação de IPCA e LIP em lesão queloidiana periareolar.

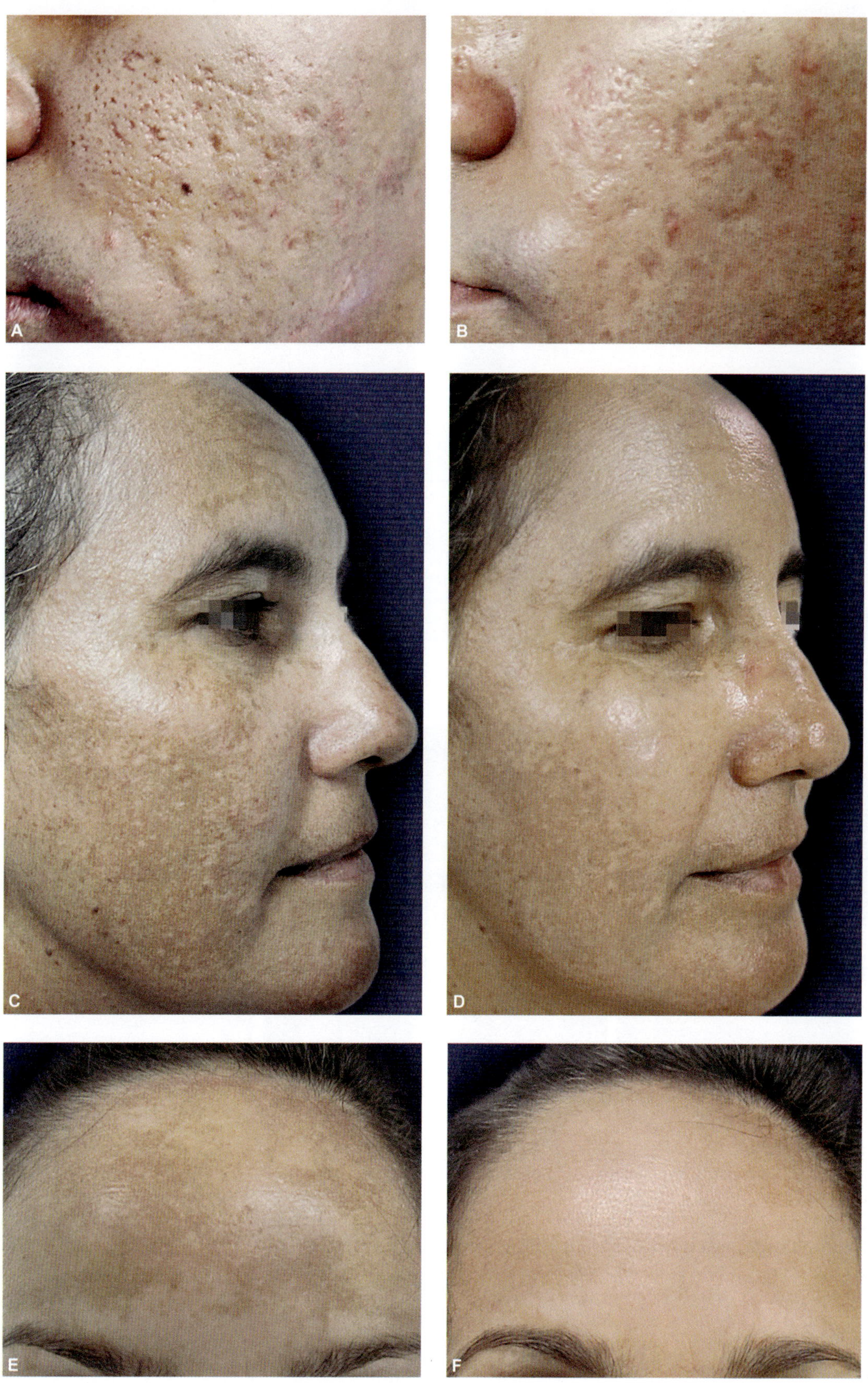

Figura 86.6 A a **J.** Paciente antes e após tratamento pela IPCA® (*continua*).

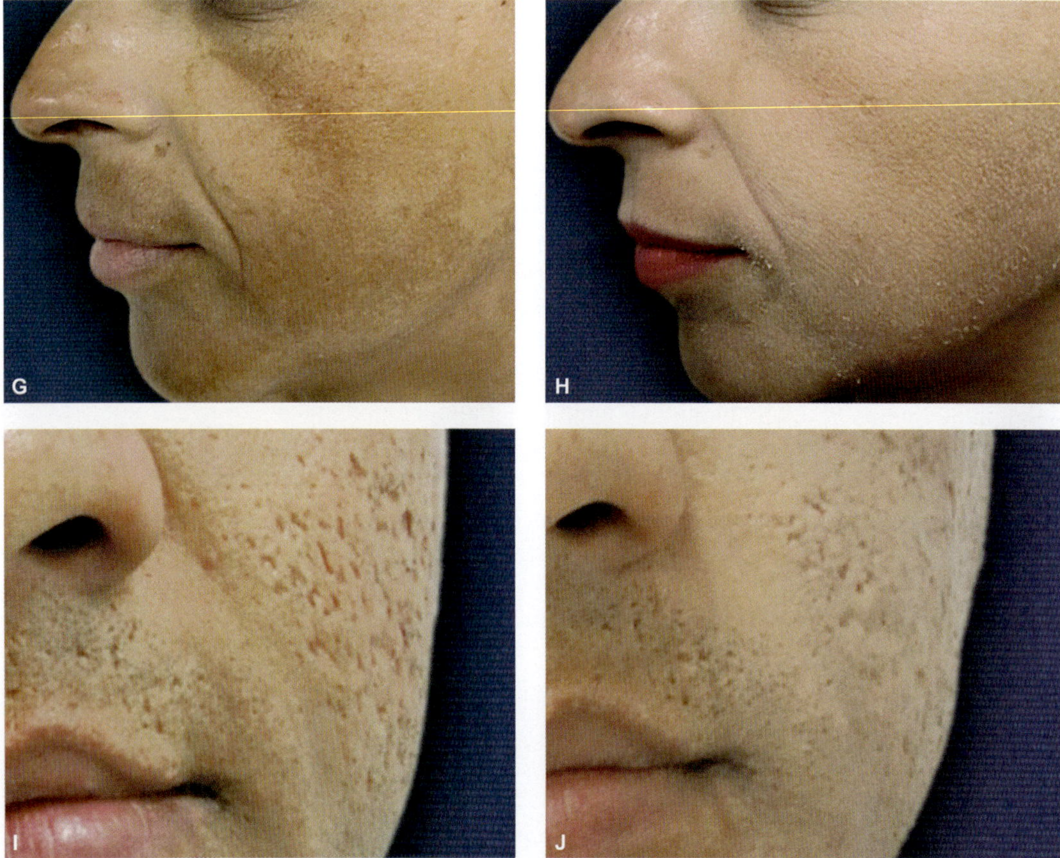

Figura 86.6 A a **J.** (*Continuação*) Paciente antes e após tratamento pela IPCA®.

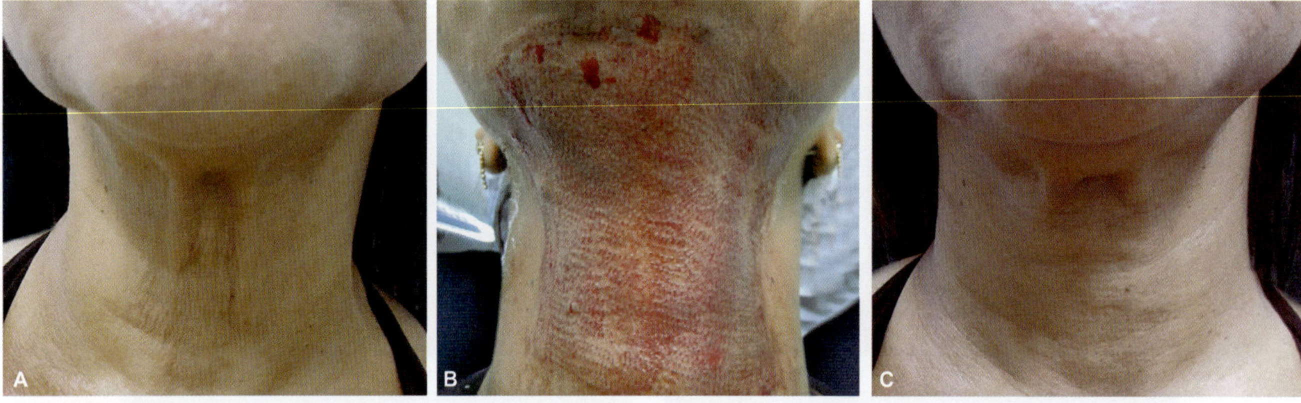

Figura 86.7 A. Paciente antes da intervenção apresentando flacidez de pescoço. **B.** Pós-operatório imediato. **C.** Resultado após 60 dias da RFPM®.

pulsada com multiagulhas (RFPM®) para tratar flacidez do pescoço, e a Figura 86.8 mostra um paciente 45 dias após sessão única de RFPM®.

Para a RFPM®, utilizam-se eletrodos de 100 μ de diâmetro e 2 mm de profundidade, acoplados ao aparelho FRAXX, na função *single pulse*, com potência de 30 a 45 W (em Cut) e Active em 30 a 45 ms. Os eletrodos idealizados por Emerson Lima podem ter 2, 4 ou 8 agulhas, denominados, respectivamente, Lima 2, Lima 4 e Lima 8 (Figura 86.9). A Figura 86.10 apresenta pacientes com flacidez e hiperpigmentação periorbital tratados com RFPM®.

Para realizar as técnicas mencionadas, um sequencial metodicamente apresentado foi incluído em capítulos anteriores, detalhando o ambiente apropriado para a intervenção, a anestesia, o instrumental e os cuidados no preparo, durante o procedimento e no pós-operatório. A Figura 86.11 apresenta uma paciente com lipodistrofia e cicatrizes de acne e melasma há mais de 30 anos e após 45 dias de uma sessão de IPCA® e TD®.

PEELINGS

Apesar de os *peelings* médios e profundos não serem seguros em pacientes negros, os superficiais podem ser úteis, principalmente quando diante de quadros de hiperpigmentação pós-inflamatória. A solução de Jessner é uma boa opção nesses casos em decorrência da associação de ativos com potencial

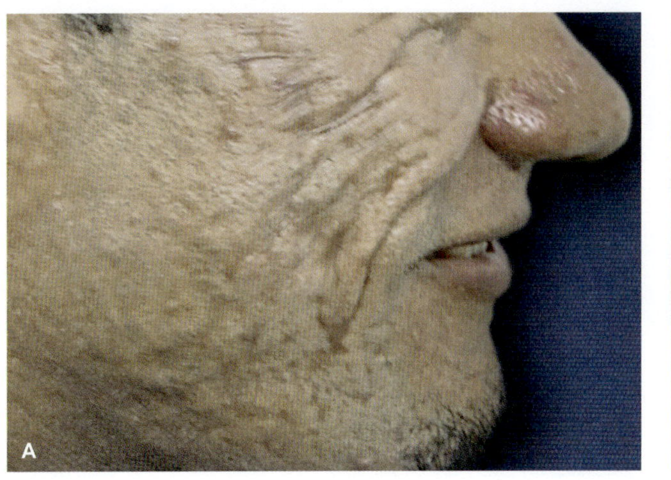

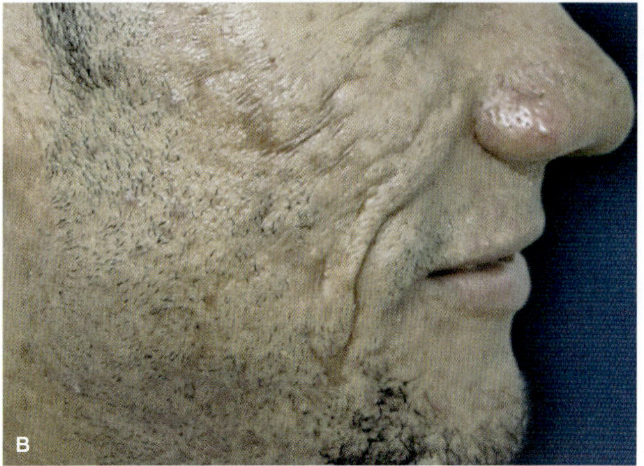

Figura 86.8 Paciente antes (**A**) e após sessão única de RFPM® (**B**).

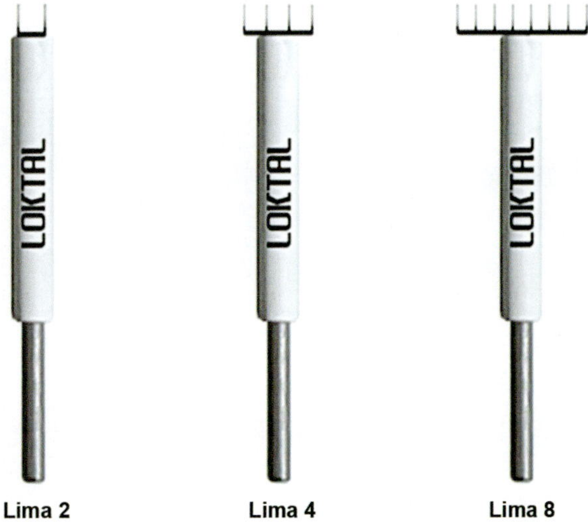

Figura 86.9 Eletrodos Lima.

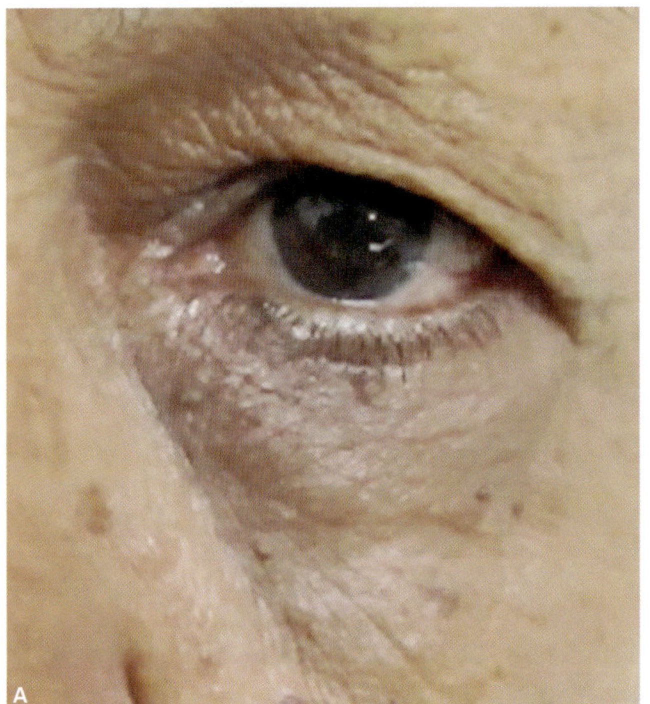

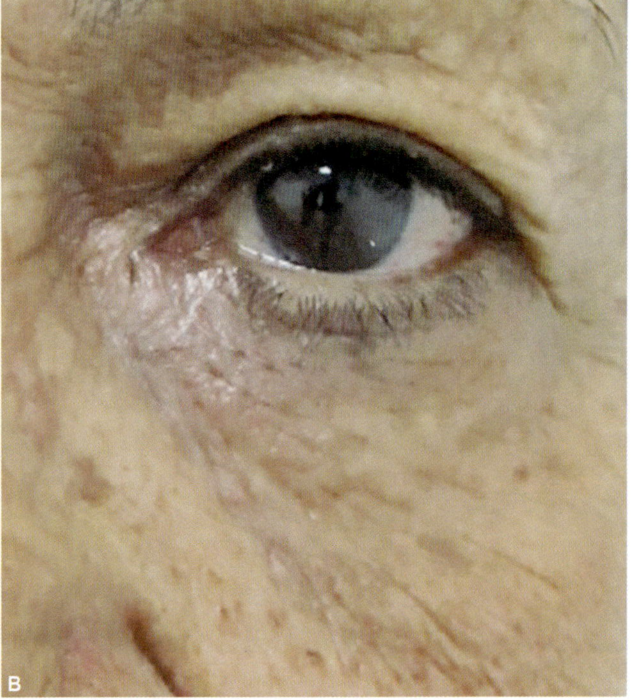

Figura 86.10 A a **F.** Antes e depois de pacientes com flacidez e hiperpigmentação periorbital tratados pela RFPM® (*continua*).

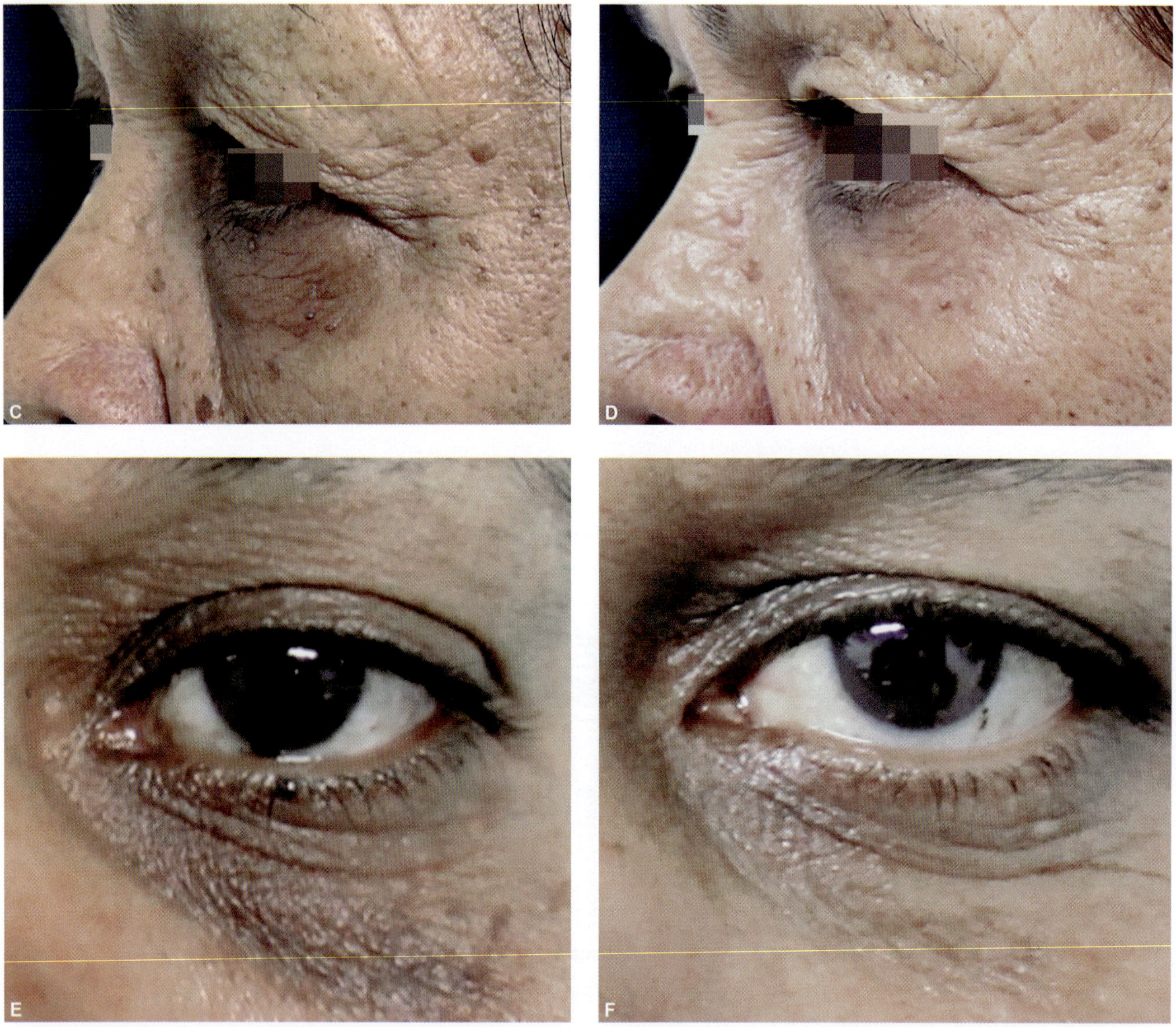

Figura 86.10 (*Continuação*) **A** a **F.** Antes e depois de pacientes com flacidez e hiperpigmentação periorbital tratados pela RFPM®.

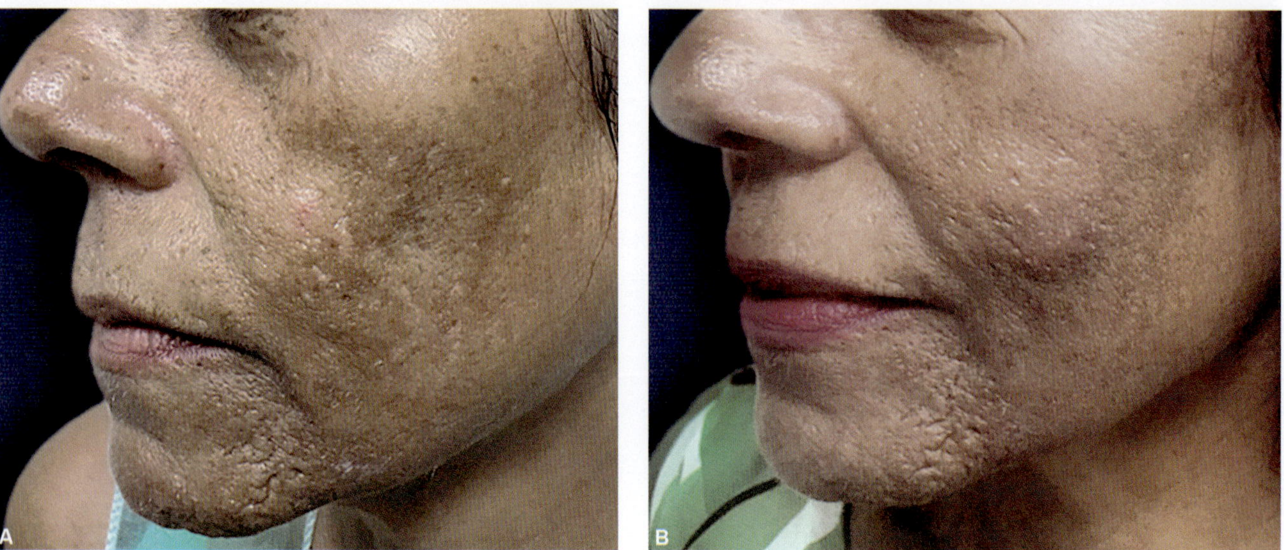

Figura 86.11 Paciente antes (**A**) e após associação de TD® e IPCA® (**B**).

clareador. A solução de ácido retinoico de 3 a 5% também cumpre com segurança o papel de uniformização de tom. Para ampliar a segurança e otimizar os resultados, a proposta é associar IPCA® ao *peeling* de ácido retinoico como protocolo de tratamento para rejuvenescimento, atenuação de cicatrizes rasas e estrias.

BIBLIOGRAFIA

Aust MC. Percutaneuos Collagen Induction therapy (PCI)-an alternative treatment for scars. Wrinkles Skin Laxity. Plast Reconstr Surg. 2008;121(4):1421-9.

Bal SM, Caussian J, Pavel S, Bouwstra JA. In vivo assessment of safety of microneedle arrays in human skin. Eur J of Pharm Sci. 2008;35(3): 193-202.

Brody HJ. Trichloracetic acid application in chemical peeling, operative techniques. Plast Reconstr Surg. 1995;2(2):127-8.

Camirand A, Doucet J. Needle dermabrasion. Aesthetic Plast Surg. 1997;21(1):48-51.

Cohen KI, Diegelmann RF, Lindbland WJ. Wound healing: biochemical and clinical aspects. Philadelphia: W.B. Saunders Co; 1992.

Fabroccini G, Fardella N. Acne scar treatment using skin needling. Clin Exp Dermatol. 2009;34(8):874-9.

Fernandes D, Massimo S. Combating photoaging with percutaneuos collagen induction. Clin Dermatol. 2008;26(2):192-9.

Fernandes D. Minimally invasive percutaneous collagen induction. Oral Maxillofac Surg Clin North Am. 2006;17(1):51-63.

Lima E, Lima M, Takano D. Microneedling experimental study and classification of the resulting injury. Surg Cosmet Dermatol. 2013;5:110-4.

Lima EA. Microagulhamento em melasma facial recalcitrante: uma série de 22 casos. Bras Dermatol. 2015;90(6):917-9.

Orentreich DS, Orentreich N. Subcutaneous incisionless (subcision) surgery for the correction of depressed scars and wrinkles. Dermatol Surg. 1995;21(6):6543-9.

87

Preenchimento e Bioestimulação em Situações Especiais

Leonardo Zacharias Gonçalves, Marcio Soares Serra

INTRODUÇÃO

O polimetilmetacrilato (PMMA) é um preenchedor permanente utilizado na correção de sulcos e depressões profundas da pele, como lipoatrofias faciais e corporais, cicatrizes deprimidas, além das rugas faciais que aparecem com o envelhecimento, principalmente quando da necessidade de reposição do volume facial. Apesar de não haver trabalhos publicados a respeito, tem sido utilizado isoladamente ou em conjunto com preenchedores temporários e toxina botulínica.

O PMMA aproxima-se do material ideal para ser utilizado como preenchedor, devendo cumprir alguns critérios para que seja aceito pela comunidade médica, como ser biocompatível, atóxico, não carcinogênico, não imunogênico, de fácil aplicação e promover bom resultado cosmético.

Inicialmente utilizado como cimento ósseo, esse polímero vinílico é encontrado em vários produtos, como óculos, próteses dentárias e lentes de contato. O PMMA compreende o preenchedor permanente mais utilizado no Brasil – existem quatro produtos à base de PMMA com registro na Agência Nacional de Vigilância Sanitária (Anvisa), todos produzidos e comercializados no país: Biossimetric®, LineaSafe®, Metacrill® e MetaDerm®. O grande diferencial entre eles refere-se ao veículo, à regularidade e ao tamanho das partículas, os dois últimos considerados fatores importantes (Figura 87.1). As partículas devem ser grandes o suficiente para que não sejam fagocitadas e pequenas o suficiente para não pesarem (ao redor de 40 μ) e poderem passar por agulhas finas, além de apresentarem superfície lisa e arredondada, dificultando ainda mais a fagocitose e diminuindo a possibilidade de reações inflamatórias. Após aplicar o PMMA, ocorre uma reação do tipo corpo estranho, induzindo o aparecimento de células gigantes, que envolverão cada microesfera e, pelo fato de ser um bioestimulador, levando à neoformação de colágeno (Figura 87.2).

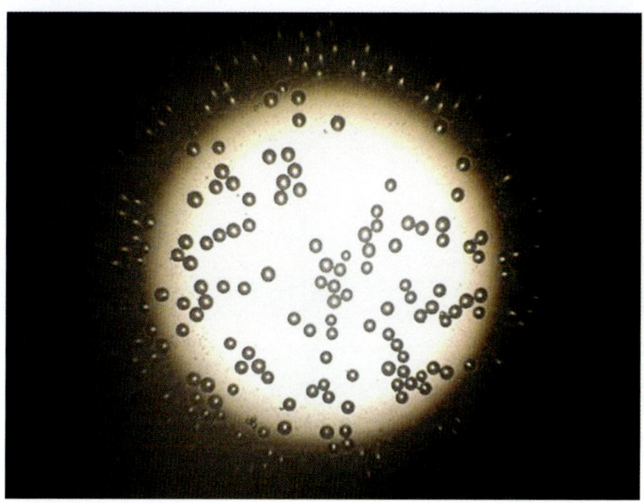

Figura 87.1 Microesferas de PMMA, arredondadas, de superfície lisa e com aproximadamente 40 μ.

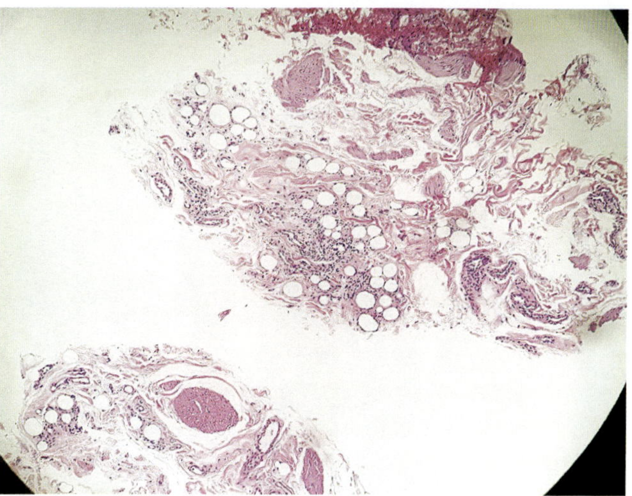

Figura 87.2 Neoformação de colágeno ao redor das microesferas de PMMA.

INDICAÇÕES

Atualmente, uma das principais indicações do uso do PMMA consiste na correção da lipoatrofia facial, decorrente do uso de antirretrovirais para o tratamento de pacientes portadores do vírus da imunodeficiência humana (HIV) ou da síndrome de imunodeficiência humana (AIDS), com excelentes resultados (Figura 87.3).

A correção da lipoatrofia das nádegas em pacientes portadores de HIV/AIDS representa uma das melhores indicações para utilizar o PMMA no preenchimento corporal, principalmente em comparação aos implantes de silicone sólido, que não podem ser alocados no terço inferior do glúteo porque não há músculos volumosos na região, mas onde os pacientes apresentam maior parte da perda da gordura e, por isso, sentem dor ao sentar por períodos prolongados ou em superfícies duras, o que já melhora com a primeira aplicação de PMMA (Figura 87.4).

Particularmente, o PMMA, quando utilizado em grandes áreas como nádegas e tórax (Figura 87.5), tem como indicação principal a melhora da forma e do contorno corporal, em vez de simplesmente dar volume, embora esse efeito também seja obtido secundariamente.

Quando do tratamento de membros superiores e inferiores, o objetivo principal é tentar esconder, ou diminuir, a visualização das veias das pernas e dos braços. Para isso, desenham-se os vasos sanguíneos mais visíveis e preenchem-se os espaços atrofiados entre eles, obtendo-se melhora de sua aparência (Figura 87.6).

Em pacientes HIV-negativos, para tratamento puramente cosmético, tem-se feito o preenchimento com PMMA para melhorar o contorno interno das coxas e corrigir o contorno corporal após cirurgias plásticas (p. ex., lipoaspiração e abdominoplastia), em pacientes com lipoatrofia senil das nádegas (Figura 87.7) e para preenchimento dos grandes lábios e da região do períneo (Figura 87.8). Na face, é indicado para

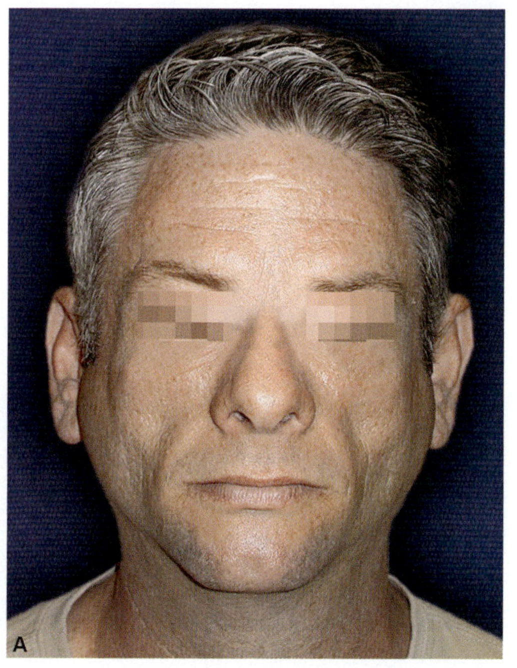

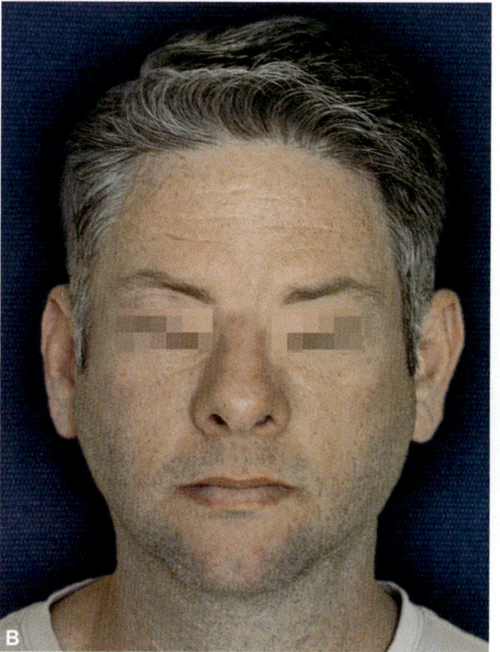

Figura 87.3 Paciente antes (**A**) e após tratamento da lipoatrofia facial com PMMA (**B**).

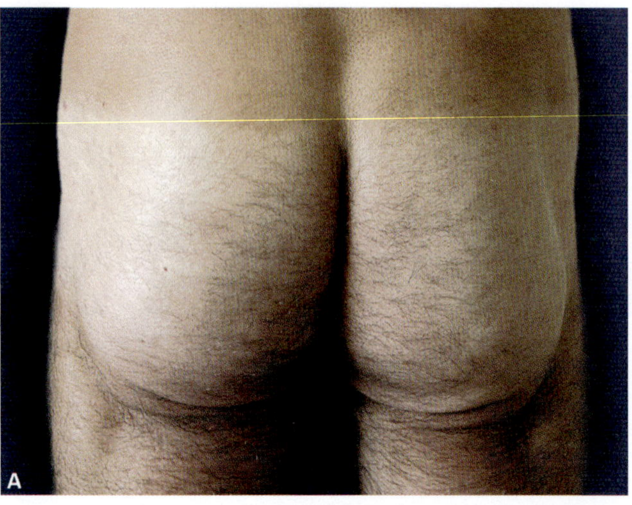

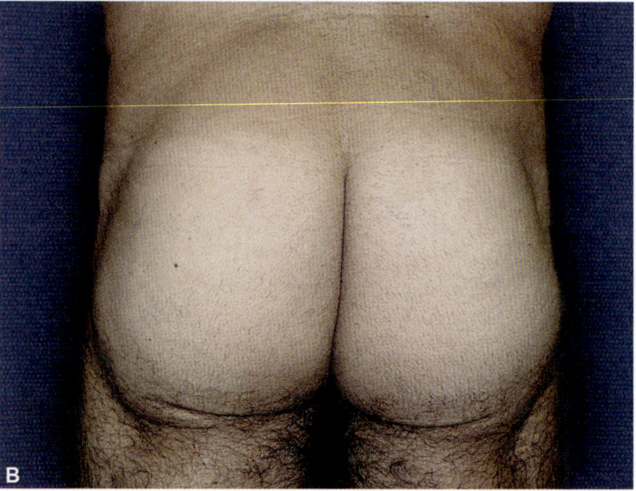

Figura 87.4 Paciente antes (**A**) e após correção da lipoatrofia das nádegas (**B**).

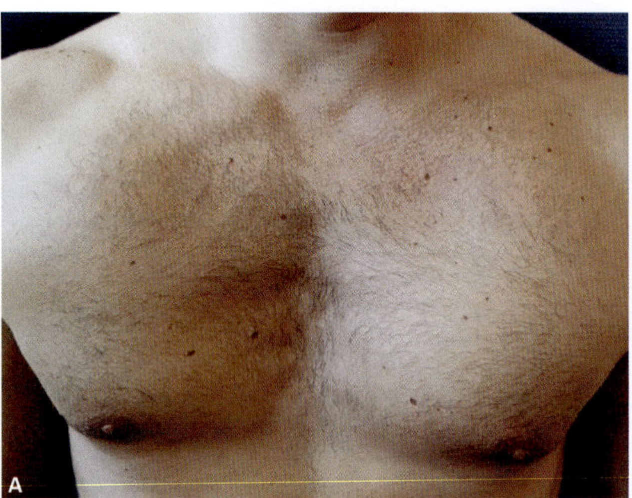

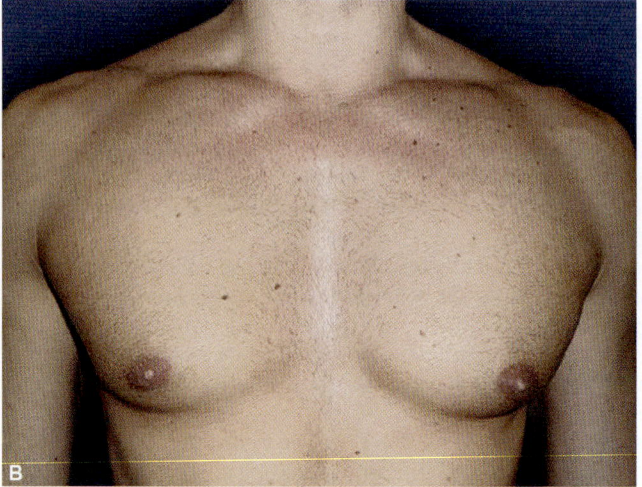

Figura 87.5 A. Tórax antes do procedimento. **B.** Melhora da atrofia e do contorno mediais após preenchimento com PMMA.

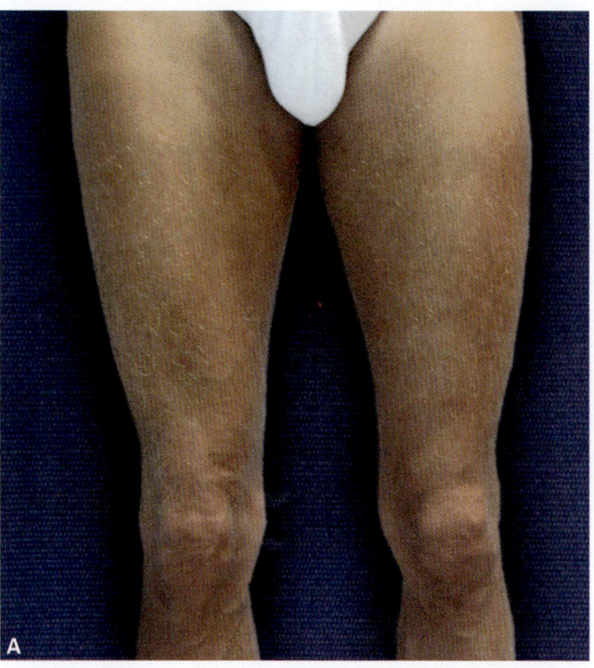

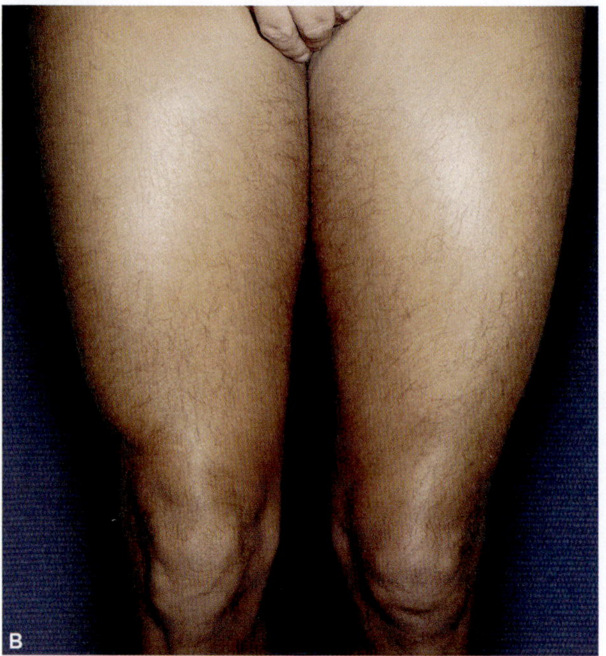

Figura 87.6 Lipoatrofia de joelhos antes (**A**) e após o tratamento (**B**).

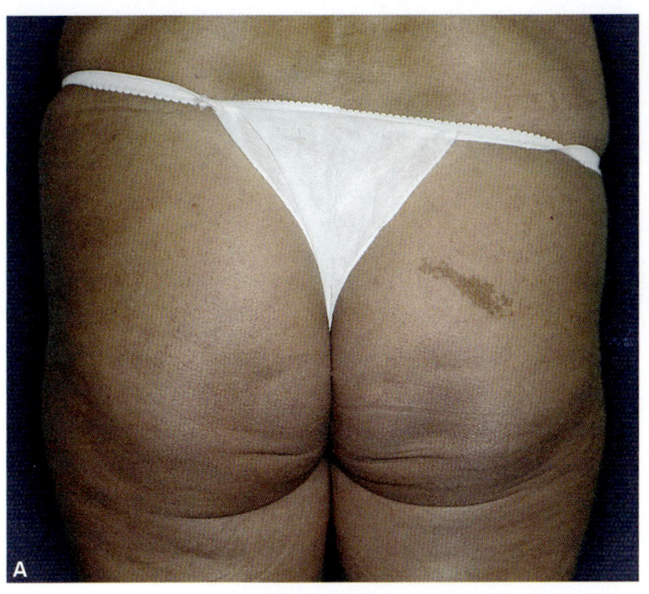
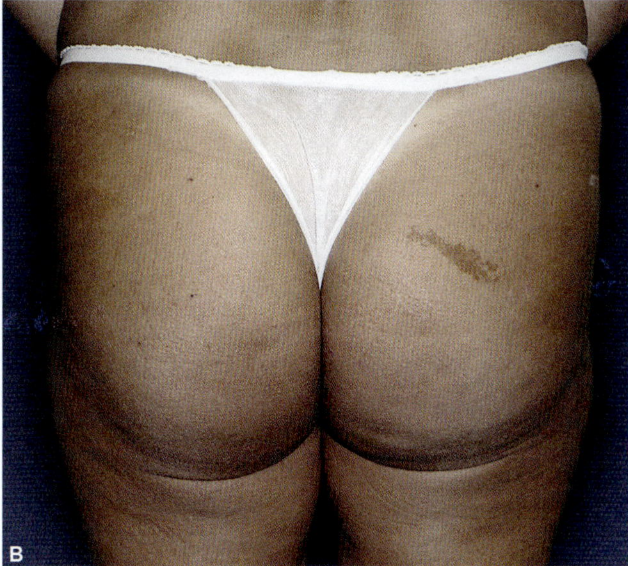

Figura 87.7 Lipoatrofia senil das nádegas antes (**A**) e após tratamento com PMMA (**B**).

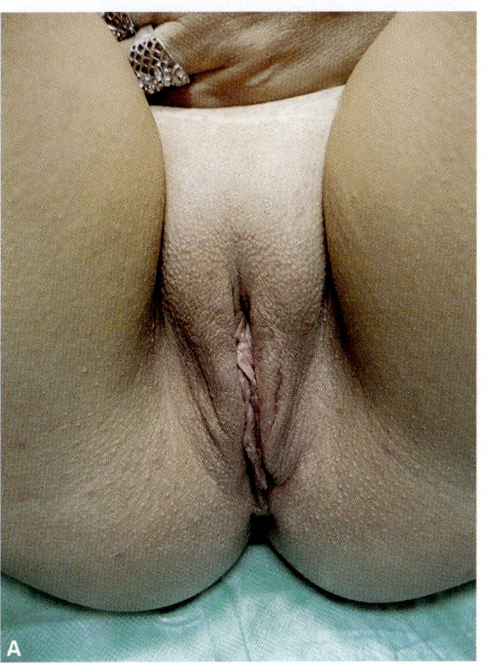
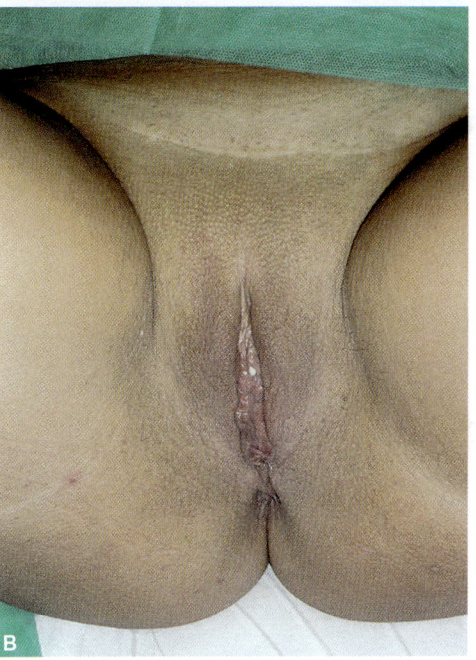

Figura 87.8 Grandes lábios e períneo antes (**A**) e após preenchimento com PMMA (**B**).

corrigir deformidades, como nos casos de esclerodermia em "golpe de sabre" (Figura 87.9), defeitos pós-cirurgias, perda óssea ou tecidual, lipoatrofia senil moderada a grave (Figura 87.10), áreas atróficas com cicatrizes de acne ou de acidentes, sulcos profundos – para definir e melhorar o contorno facial (Figura 87.11) – e lóbulo de orelha atrofiado.

TÉCNICAS DE APLICAÇÃO

Antes de iniciar o preenchimento, são necessários alguns cuidados, como a seleção correta dos pacientes e estar atento ao fato de estarem utilizando medicações capazes de interferir no procedimento (p. ex., anticoagulantes), que, se possível, devem ser suspensos preferencialmente 7 dias antes do procedimento; além disso, deve-se evitar ácido acetilsalicílico, vitamina E e *Ginkgo biloba*, que também podem aumentar o tempo de sangramento e favorecer o surgimento de hematomas/equimoses.

Preenchimento facial

Limpa-se a pele cuidadosamente com clorexidina alcoólica, marca-se a área a ser tratada e fazem-se vários pequenos botões anestésicos, com 0,05 a 0,1 mℓ de lidocaína com vasoconstritor, o que tem tornado o procedimento menos desconfortável para o paciente, com menos sangramento e edema durante e após o tratamento. A distância dos botões anestésicos dependerá do comprimento da agulha que será utilizada no procedimento.

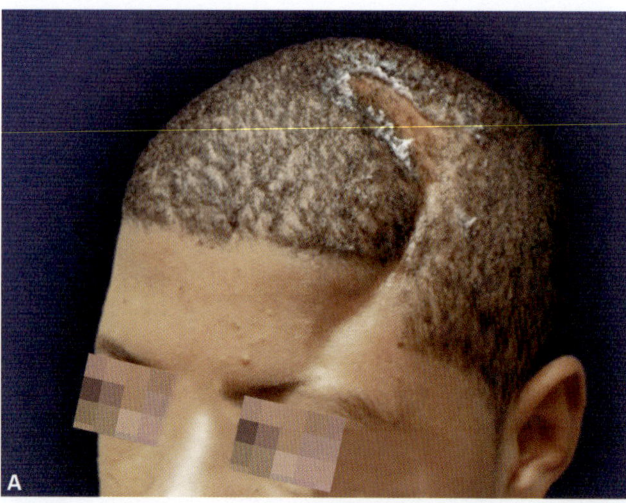

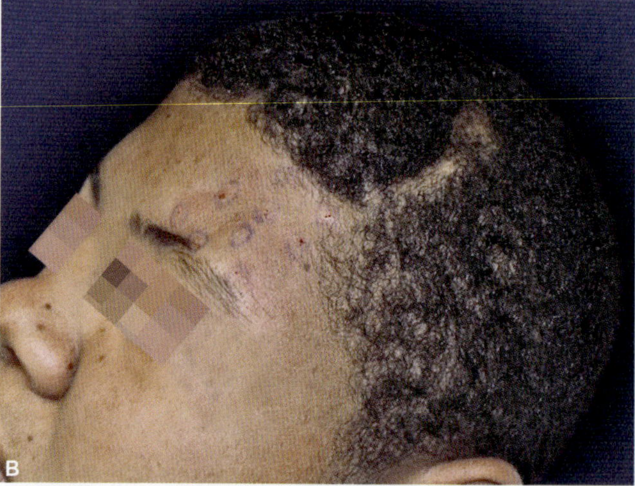

Figura 87.9 Esclerodermia antes (**A**) e após preenchimento com PMMA (**B**).

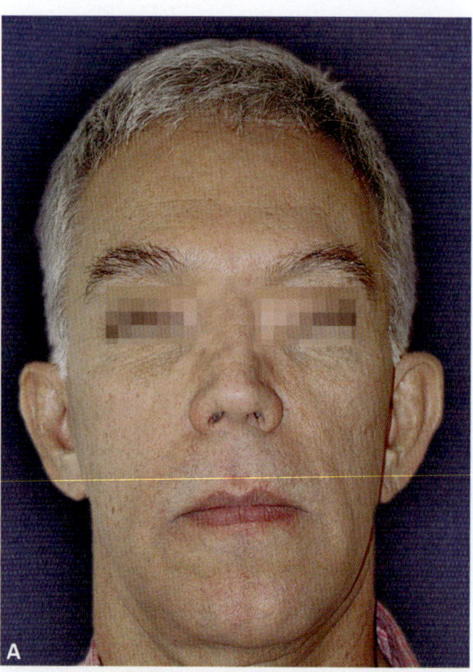

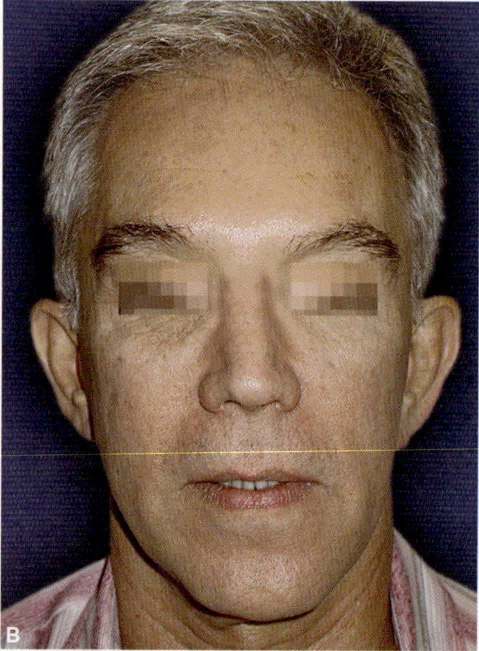

Figura 87.10 Lipoatrofia senil antes (**A**) e após preenchimento com PMMA (**B**).

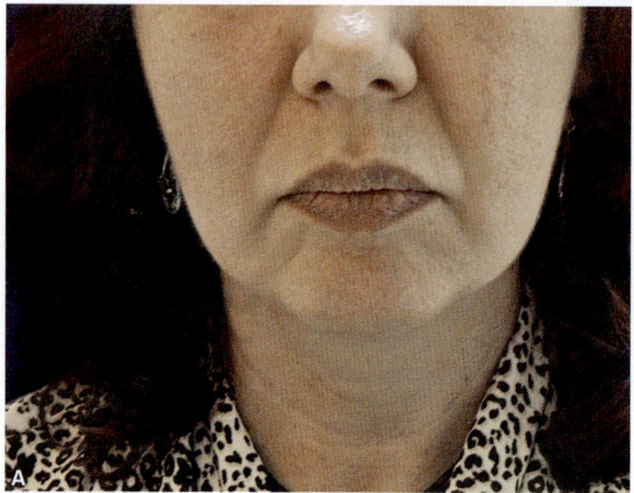

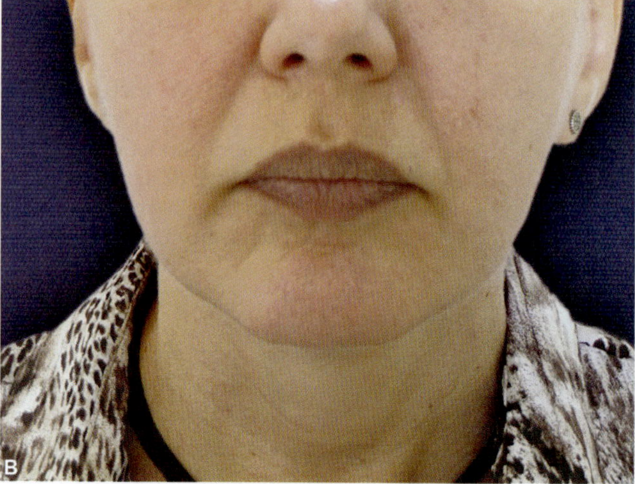

Figura 87.11 Contorno facial antes (**A**) e após preenchimento com PMMA (**B**).

O preenchimento deve ser feito por injeções retrógradas de maneira contínua e uniforme no nível do tecido celular subcutâneo, fazendo cilindros paralelos ou cruzados (em leque, em rede ou em X). Podem-se utilizar agulhas e cânulas de vários calibres, mas, de modo geral, preferem-se agulhas – desse modo, é muito importante sempre aspirar a seringa previamente à introdução do PMMA para evitar injetar material dentro de vasos sanguíneos. É preferível usar cânula na região temporal em decorrência da quantidade de vasos sanguíneos superficiais e calibrosos. Na realidade, considera-se que o uso de agulhas ou cânulas depende da preferência, da habilidade e da experiência do profissional que realizará o procedimento. Utilizam-se basicamente três tamanhos de agulhas: 23 G1, 24 G½ e 26 G½; quando se deseja um volume maior, opta-se pelas mais calibrosas e são feito cilindros paralelos ou em leque. Também se utilizam os cilindros paralelos em áreas de maior movimento, como as regiões malares, e em rede nos locais de menor movimento, como as regiões pré-auriculares. Em áreas nas quais se necessita de volume menor e de refinamento na aplicação, utilizam-se agulhas mais finas e são feitos cilindros cruzados em X, com o objetivo de retificar a pele sem aumentar o volume da área tratada (Figura 87.12). O uso intradérmico profundo está indicado na bula do PMMA, porém a maior parte dos eventos adversos, como preenchedor visível, dá-se por seu uso mais superficial, portanto sempre se aplica no subcutâneo.

A concentração do PMMA utilizado dependerá da gravidade da atrofia. Opta-se pelo PMMA a 30% em áreas mais deprimidas/atróficas e a 10% em áreas menos deprimidas e/ou mais superficiais.

Uma nova sessão de PMMA na face somente é indicada 45 a 90 dias após a primeira aplicação, para dar tempo ao organismo de aproveitar todo o efeito bioestimulador do produto e o paciente produzir o máximo de colágeno e, também, para evitar hipercorreção, principalmente por se tratar de um material permanente.

Atualmente, o preenchimento facial com PMMA tem sido utilizado, sobretudo, para o tratamento da lipodistrofia em pacientes portadores de HIV/AIDS, mas, assim como nos pacientes em geral, esse tratamento tem se mostrado seguro, eficaz, de longa duração, com raros efeitos adversos, influenciando a autoestima destes pacientes e melhorando sua qualidade de vida (Figura 87.13).

Preenchimento corporal

Após a higienização da área a ser tratada com clorexidina alcoólica, inicia-se a marcação dos pacientes. Nas nádegas, nas pernas e no tórax, a pele é marcada com o paciente em posição vertical. Na marcação dos braços, opta-se por apoiá-los em uma superfície, mantendo-os em posição horizontal, podendo-se, desse modo, visualizar melhor as áreas atróficas que necessitam de tratamento (Figura 87.14). Logo depois, são realizadas marcas secundárias para os botões de anestesia. Em cada botão anestésico, utiliza-se cerca de 0,2 a 0,3 mℓ de uma solução anestésica contendo lidocaína a 2% com epinefrina, diluída, meio a meio, em soro fisiológico. No tratamento da lipoatrofia das nádegas, inicia-se o preenchimento a partir da região perianal para a parte lateral dos quadris e, em seguida, continua-se em direção à área sacral e ao terço superior do quadril (Figura 87.15).

A aplicação deve ser feita por injeções retrógradas, utilizando a técnica de tunelização, formando cilindros paralelos, mas principalmente cilindros cruzados, em rede ou em leque, sempre no tecido celular subcutâneo. O procedimento pode ser realizado com microcânulas ou agulhas, mas, assim como na face, preferem-se e utilizam-se com mais frequência as agulhas, pois possibilitam maior refinamento na aplicação do produto; por isso, recomenda-se, também para essas áreas, sempre aspirar a seringa previamente à introdução do PMMA, a fim de evitar a injeção do material dentro de vasos sanguíneos. Em razão da alta viscosidade do PMMA, após a injeção pode-se realizar massagem para garantir uma boa moldagem interna.

Utilizam-se 30% no preenchimento de nádegas, pernas, tórax e mãos, porém, quando a pele é mais fina, principalmente no dorso das mãos, prefere-se utilizar 10%. Normalmente, nas nádegas, usam-se agulhas 22 G1, tórax, coxas e joelhos 23 G1

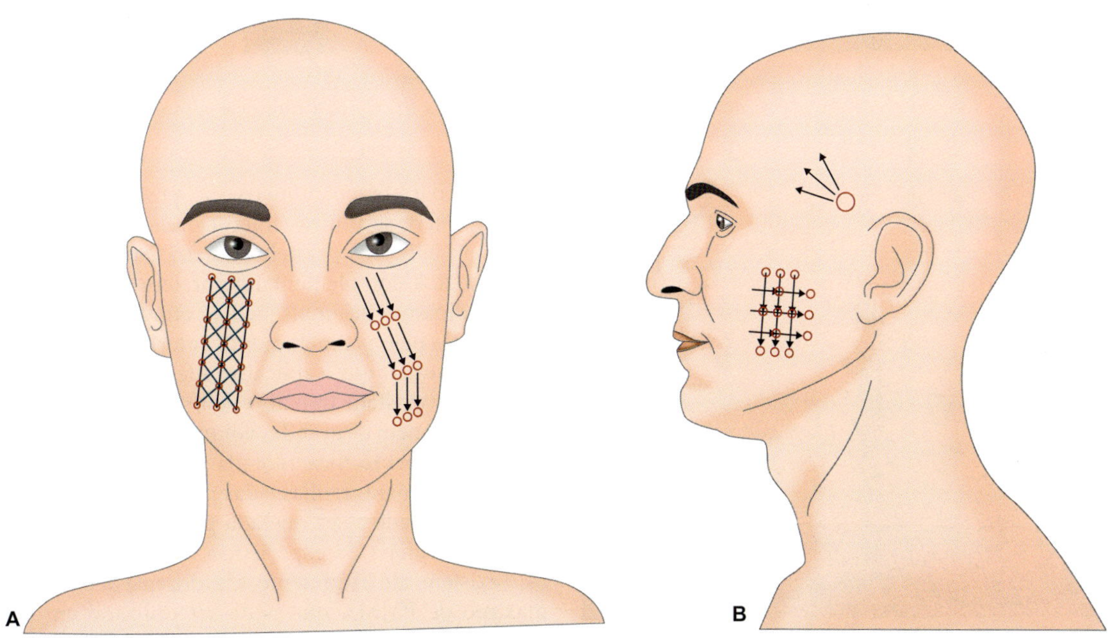

Figura 87.12 A e B. Técnicas de aplicação.

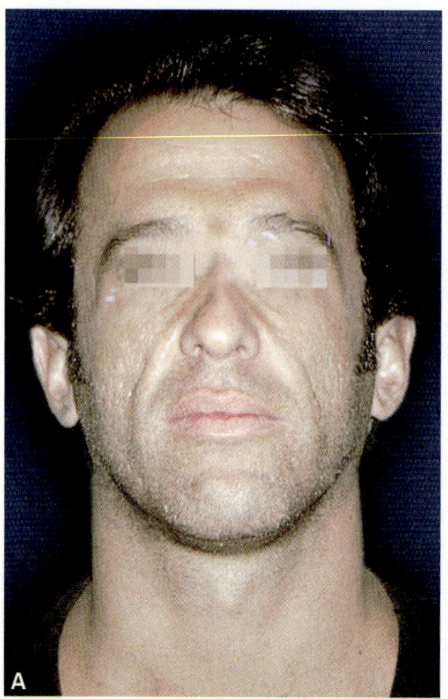
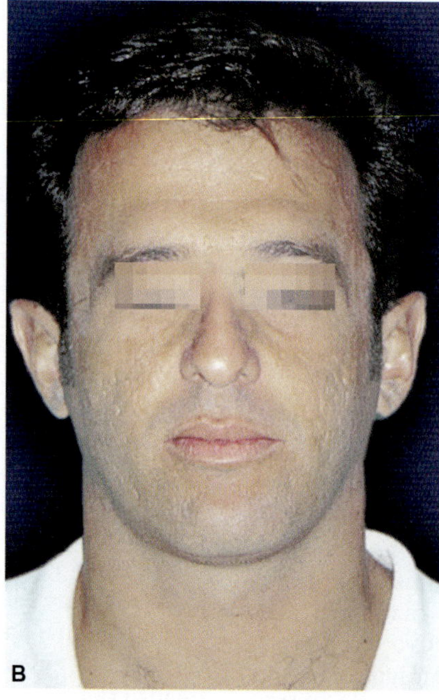
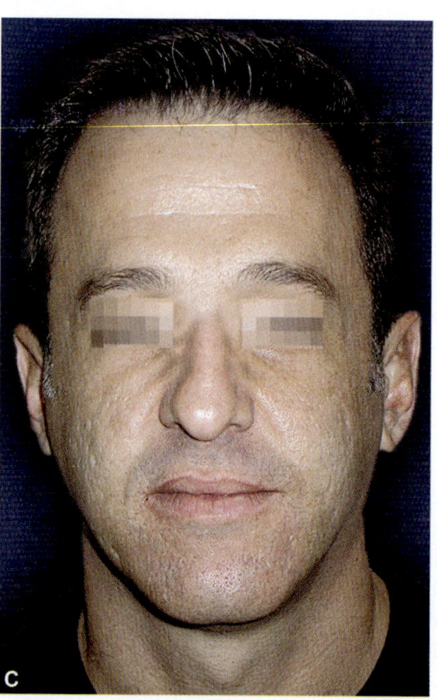

Figura 87.13 Preenchimento facial. **A.** Antes do procedimento. **B.** Após 3 meses. **C.** Após 15 anos.

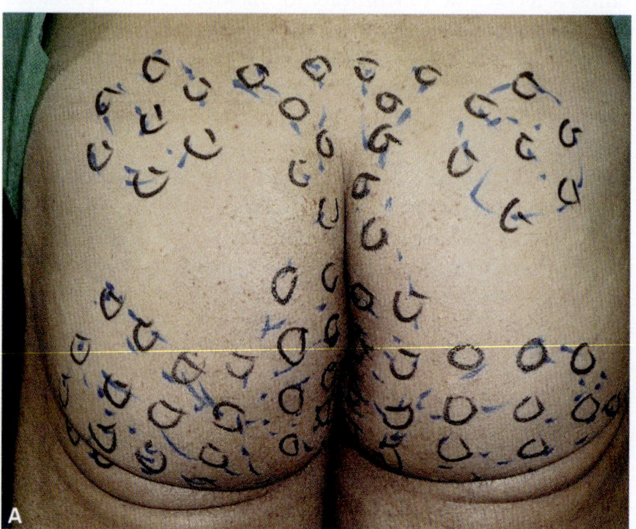
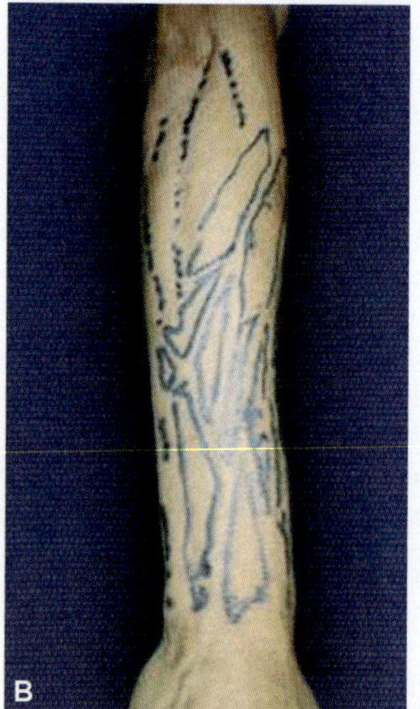
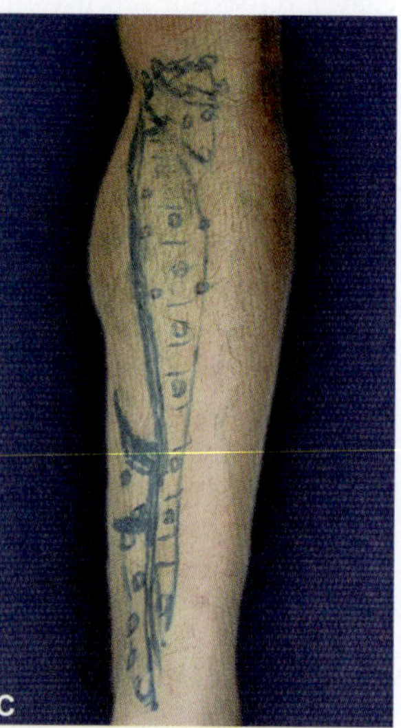

Figura 87.14 A. Área a ser tratada nas nádegas marcada em azul e botões anestésicos em preto. **B.** Área a ser tratada em braço marcada em azul, destacando os espaços entre os vasos sanguíneos. **C.** Área a ser tratada em perna marcada em azul com destaque para a veia e os botões anestésicos.

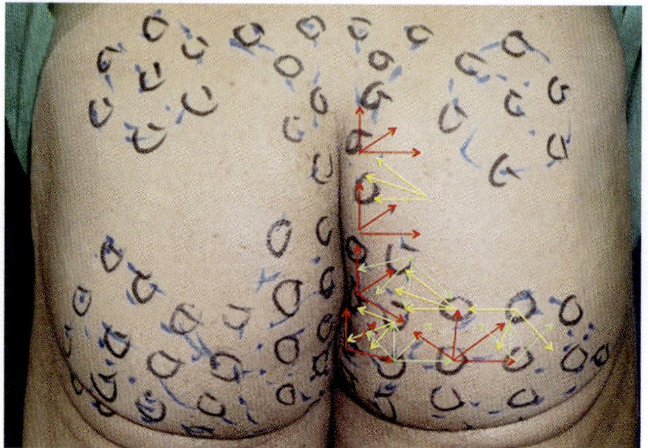

Figura 87.15 Injeções retrógradas com cilindros cruzados em leque e rede a partir da região perianal.

e 24 G½ para braços e mãos. No preenchimento inicial das mãos, prefere-se utilizar microcânulas na técnica de tunelização em cilindros paralelos ou em leque, contudo, nos preenchimentos complementares, prefere-se usar agulhas, pois o procedimento fica mais fácil ao atravessar as traves fibrosas produzidas pelo preenchimento anterior (Figura 87.16).

Vale ressaltar que a aplicação é feita sempre no subcutâneo, já que não existem trabalhos sobre seu uso intramuscular a longo prazo nem de grandes volumes intramusculares, embora se trate de uma técnica adotada por alguns profissionais para aumento das panturrilhas e das nádegas.

A quantidade a ser injetada por área dependerá da gravidade da atrofia e da experiência do médico com o produto. Não existem, até o momento, estudos que determinem o limite máximo de PMMA que pode ser utilizado em uma sessão, nem o número de sessões, pois isso dependerá do defeito a ser tratado e da experiência do profissional. Recomenda-se um intervalo de 3 meses para fazer uma nova aplicação. Esse espaço de tempo é o necessário para que as alterações histológicas, em razão da bioestimulação, como absorção do veículo, migração celular e formação de colágeno ao redor das partículas, ocorram. Como o PMMA é um preenchedor permanente, não se deve fazer hipercorreção.

Para a correção das nádegas, têm sido utilizados de 60 a 240 mℓ por paciente, na maior parte dos casos. Portanto, a maioria dos pacientes necessitou de 2 a 3 sessões para conseguir bons resultados. Até hoje, o maior volume utilizado pelos autores do capítulo em um único paciente foi de 700 mℓ, dividido em 11 sessões.

Recentemente, começou a ser realizado o preenchimento do terço inferior das nádegas em pacientes portadores de lesões medulares (paraplégicos e tetraplégicos) para a prevenção de úlceras de pressão (Figura 87.17).

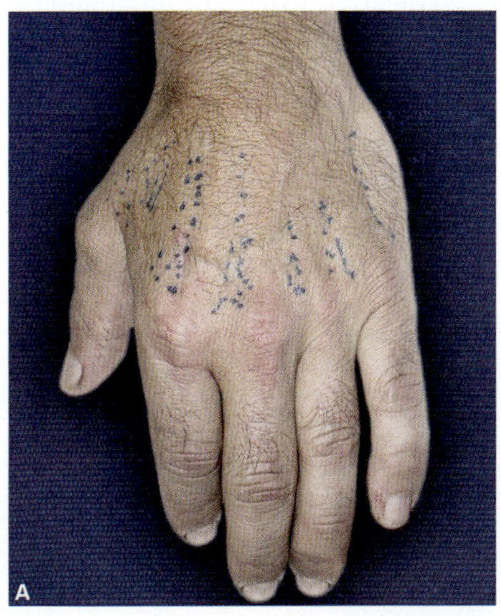

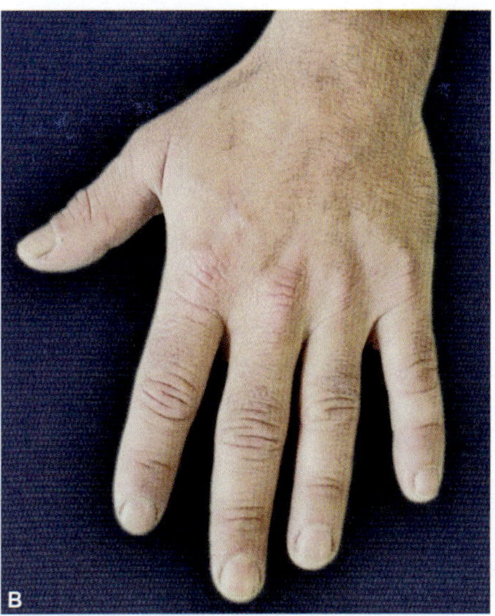

Figura 87.16 Mãos antes (**A**) e após preenchimento (**B**).

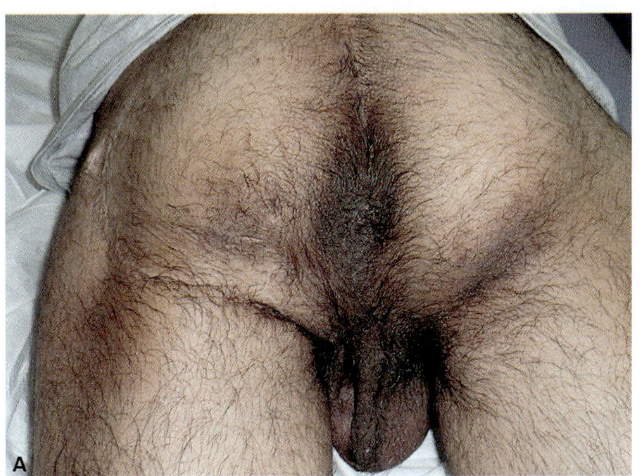

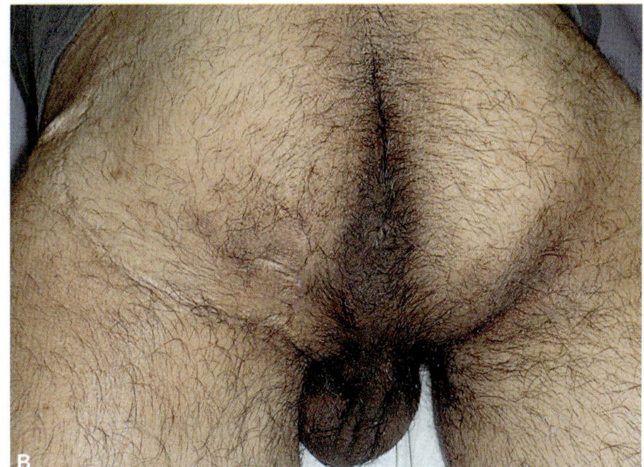

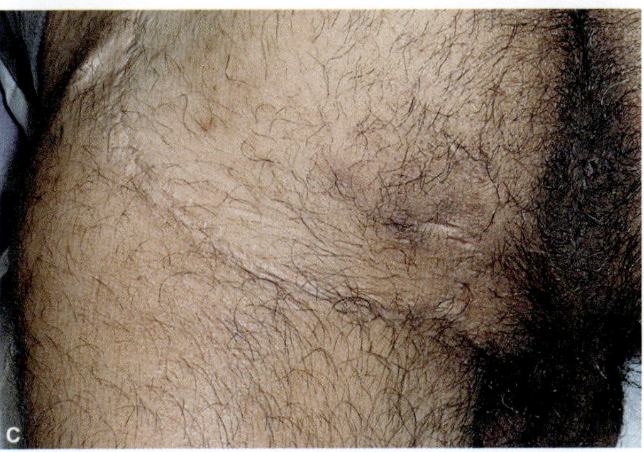

Figura 87.17 A. Lipoatrofia do terço inferior das nádegas em paciente com lesão medular. **B.** Aspecto após preenchimento com PMMA para prevenção de escaras. **C.** Em detalhe, melhora do volume, hipercromia e hiperqueratose por alívio da pressão.

CUIDADOS PÓS-PREENCHIMENTO

Na face, orienta-se ao paciente que faça compressas de gelo a cada hora por 10 min, ou por 15 min a cada 2 h no primeiro dia, e 15 min 3 vezes/dia durante mais 2 dias, além de evitar atividades físicas e exposição ao calor por 3 dias. No corpo, restringem-se atividade física e calor por 5 dias e, nas nádegas, solicita-se que o paciente evite ficar sentado por muito tempo no dia do procedimento, além de prescrever profilaticamente antibióticos e anti-inflamatórios por 3 a 5 dias para todos os preenchimentos corporais. Então, a área tratada é ocluída com Micropore® por 24 a 48 h e não se faz nenhuma restrição ao modo de dormir após o tratamento da face ou do corpo (Figura 87.18).

EVENTOS ADVERSOS

Os mais comuns são equimoses, edema leve (Figura 87.19) e dor no local, efeitos inerentes a qualquer tratamento com preenchedores. As equimoses são mais comuns quando se utilizam agulhas, mas podem ocorrer também com uso de cânulas (Figura 87.20). Os edemas somem normalmente em 3 a 5 dias, e as compressas geladas auxiliam em uma recuperação mais rápida. Em casos raros de edemas mais duradouros e graves, utilizam-se anti-inflamatórios não hormonais ou corticosteroides orais.

Pápulas ou nodulações visíveis e palpáveis, chamadas equivocadamente de "granulomas", ocorrem por má técnica na aplicação do produto (por excesso de preenchedor – hipercorreção – e/ou por aplicação em um nível errado na pele, muito superficialmente), e não por reação a ele (Figura 87.21). Podem surgir casos de necrose caso o produto seja aplicado muito superficialmente ou dentro de vasos sanguíneos.

Existem relatos de aumento tardio de volume (Figura 87.22) e endurecimento das áreas tratadas (Figura 87.23), na maioria das vezes associados a infecções próximas ao local do preenchimento (infecções dentárias e da orofaringe) e até mesmo de infecções sistêmicas, que normalmente desaparecem com o tratamento da patologia em questão. Em alguns casos de granulomas inflamatórios tardios e persistentes, utilizam-se corticosteroides por 4 a 7 dias (prednisona 40 a 60 mg/dia ou deflazacorte 30 a 60 mg/dia associado a alopurinol (300 a 600 mg/dia durante 3 a 6 meses) e antibiótico oral (azitromicina 500 mg/dia ou ciprofloxacino 1 g/dia) por 5 a 15 dias, podendo, em alguns casos, se manter a antibioticoterapia por tempo maior.

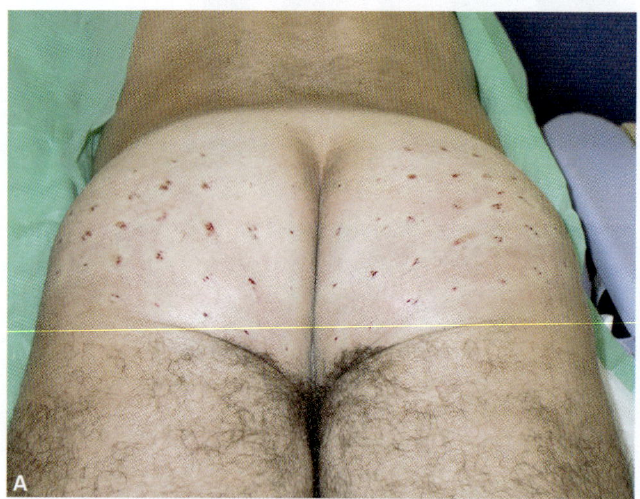

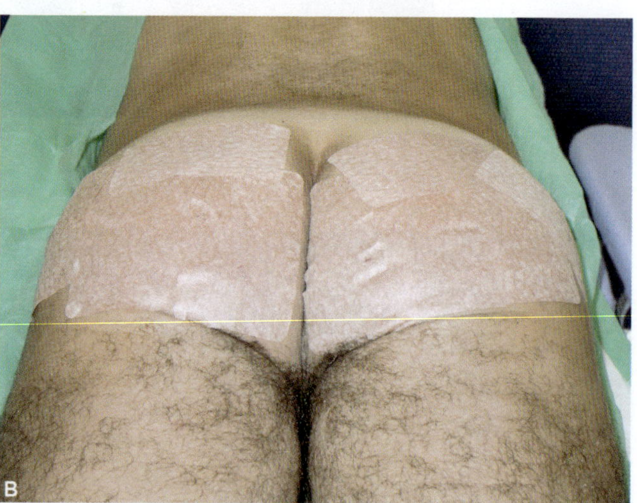

Figura 87.18 A. Pós-procedimento imediato de preenchimento das nádegas. **B.** Oclusão com fita adesiva.

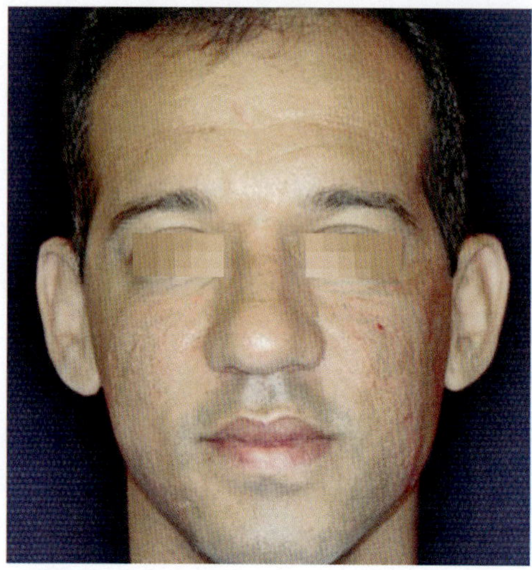

Figura 87.19 Edema leve.

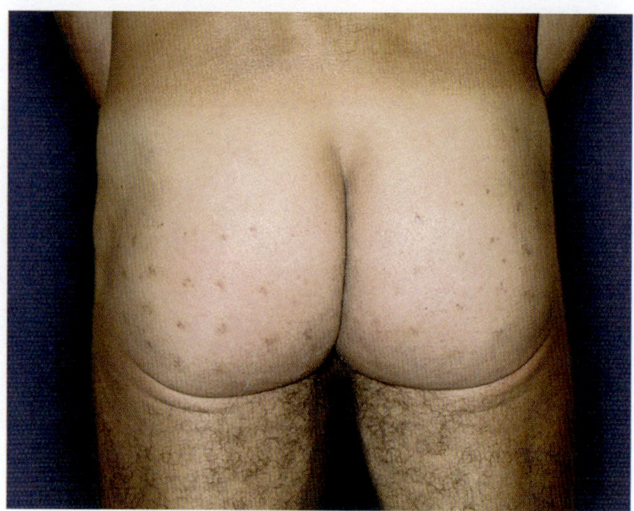

Figura 87.20 Equimose pós-tratamento.

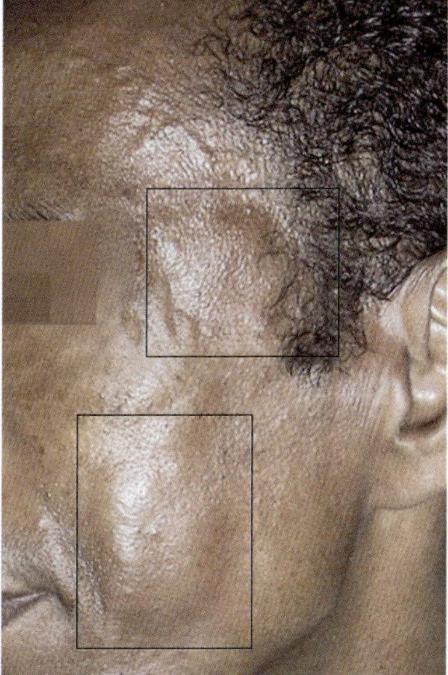
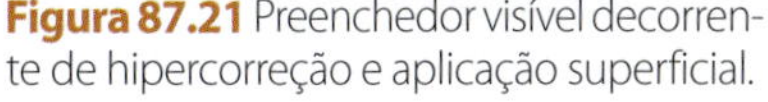

Figura 87.21 Preenchedor visível decorrente de hipercorreção e aplicação superficial.

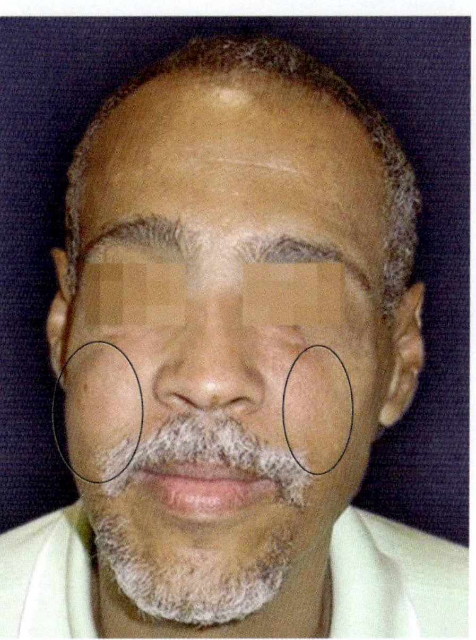

Figura 87.22 Aumento de volume da área tratada.

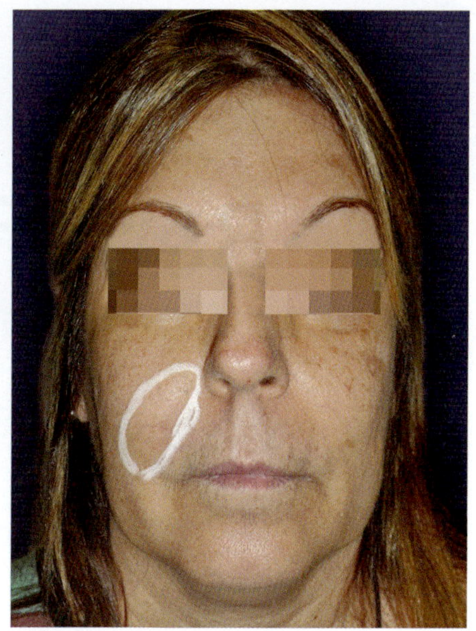

Figura 87.23 Nódulo endurecido com aumento de volume após 10 anos.

Nos casos de nódulos visíveis e/ou palpáveis, em razão da hipercorreção, ou de endurecimento da área tratada, recomenda-se a infiltração intralesional com triancinolona, podendo ser associado a tratamento com luz intensa pulsada quando de telangiectasias decorrentes da compressão de vasos superficiais ou como efeito adverso da infiltração com o corticosteroide. A frequência desses efeitos adversos é semelhante à encontrada com os implantes à base de ácido hialurônico. Deve-se evitar o uso de PMMA em áreas de risco, como glabela e asa nasal, ou para corrigir rugas finas ou aumentar o contorno labial, já que há a possibilidade de o preenchimento ficar visível e/ou inestético.

BIBLIOGRAFIA

Brasil. Ministério da Saúde. Secretaria de Vigilância em Saúde. Departamento de DST, AIDS e Hepatites Virais. Manual de Tratamento da Lipoatrofia Facial: recomendações para o preenchimento facial com polimetilmetacrilato em portadores de HIV/AIDS. Brasília: Ministério da Saúde; 2009.

Carvalho Costa IM, Salaro CP, Costa MC. Polymethylmethacrylate facial implant: a sussessful personal experience in Brazil for more then 9 years. Dermatol Surg. 2009;35:1221-7.

Franco JPA, Serra MS, Lima RB, Dácri AM, Martins CJ. Esclerodermia em golpe de sabre tratada com polimetilmetacrilato – Relato de caso. An Bras Dermatol. 2016;91(2):209-11.

Lemperle G, Romano JJ, Busso M. Soft tissue augmentation with Aretecoll: 10-year history, indications, technique, and potential side effects. 27th Annual Meeting of Canadian Society of Aesthetic. Cosmetic Plastic Surgery. Montreal, Quebec. 2000 September; 8&9.

Orsi AT, Miranda AE, Souza AC. Lipoatrophy in patients with AIDS: treatment with polymethylmethacrylate in Amazonas, Brasil. Int J Dermatol. 2011;50:1255-8.

Reisberger EM, Landthaler M, Wiest L, Svhroder J, Stotz W. Foreign body granulomas caused by polymethylmethacrylate microspheres successful treatment with allopurinol. Arch Dermatol. 2003;139:17-20.

Sclafani AP, Fagien S. Treatment of injectable soft tissue filler comlications. Dermatol Surg. 2009;35:1672-80.

Serra M. Risk factors for lipodystrophy and impact on the quality of life after treatment with methacrylate. 2nd International Workshop on Adverse Drug Reactions and Lipodystrophy in HIV. Antivir Ther. 2000;5(Suppl. 5):68.

Serra M, Gonçalves LZ, Gontijo SG. Treatment of HIV-related facial and body lipodystrophy with polymethylmethacrylate (PMMA): 10 years experience. 10th International Workshop on Adverse Drug Reactions and Lipodystrophy in HIV. Antiviral Therapy. 2008;13(Suppl 4):A75.

Serra M, Gonçalves LZ, Gontijo SG. Soft tissue augmentation with polymethylmethacrylate for the treatment of buttock lipoatrophy. 12th International Workshop on Adverse Drug Reactions and Lipodystrophy in HIV. Antiviral Therapy. 2008;15(Suppl 4):A51.

Serra MS, Gonçalves LZ, Ramos-e-Silva M. Soft tissue augmentation with PMMA-microspheres for the treatment of HIV-associated buttock lipodystrophy. Int J STD AIDS. 2015;26(4):279-84. Epub 2014 May 22.

Serra M. Facial implants with polymethylmethacrylate (PMMA) for lipodystrophy correction: 36 months follow up. XIV International AIDS L78. Conference. [Abstract ThPeB 7378] Barcelona, 2002.

Serra MS, Oyafuso LK, Trope BM. Polymethylmethacrylate (PMMA) for facial atrophy treatment: 5 years follow-up. Presented at the XV International AIDS Conference. [Abstract MoOrB1060]. Bangkok, Thailand; 2004.

Serra MS, Oyafuso LK, Trope BM, Munhoz Leite OH, Ramos-E-Silva M. An index for staging facial lipoatrophy and evaluation of the efficacy of the treatment with polymethylmethacrylate in HIV/AIDS patients: a pilot study. J Eur Acad Dermatol Venereol. 2013;27(8):990-6.

88

Benefícios da Associação de IPCA® e *Peeling*

Emerson Lima

INTRODUÇÃO

Há muito tempo, preconizam-se propostas de tratamentos ablativos visando ao estímulo e ao remodelamento do colágeno. A remoção mecânica ou química da epiderme favorece a liberação de citocinas e a migração de células inflamatórias. A epiderme e sua membrana basal removidas são substituídas por um tecido cicatricial, com retificação das papilas dérmicas e produção de feixes espessos de colágeno orientados paralelamente, de modo diferente da rede de entrelaçamento do colágeno encontrado na pele normal.

Evidências de aumento de fibras colágenas tipos I e III, além da restauração de fibras elásticas, seguidas de remodelamento da derme induzido por agente cáustico, representam efeitos descritos por alguns autores. A utilização de ativos como ácido retinoico, ácido tricloroacético e fenol em concentrações variáveis traz grandes benefícios isoladamente.

O fenol tem ação cáustica imediata, com capacidade de promover a desnaturação e a coagulação das proteínas epidérmicas, atingindo resultados cosméticos incomparáveis, porém à custa de um tempo de recuperação longo. Estudos têm revelado que o fator de crescimento de transformação beta (TGF-β) desempenha um papel significativo nas primeiras 48 h de formação da cicatriz. Enquanto o TGF-β1 e o TGF-β2 formam o colágeno cicatricial, o TGF-β3 parece promover a regeneração à custa de colágeno mais próximo do fisiológico. Na busca de um tempo de recuperação mais curto e um risco diminuído de complicações, observa-se atualmente uma tendência à indicação de procedimentos que não desepitelizem.

A IPCA® (indução percutânea de colágeno com agulhas) tem como princípio produzir colágeno, sem destruir a epiderme. A proposta de associação de um *peeling* à IPCA® busca otimizar resultados, quando comparados aos obtidos com as técnicas isoladamente. A adição da IPCA® ao *peeling* parece acelerar o processo de recuperação, considerando que as micropunturas produzem a liberação de fatores de crescimento e células-tronco, somados à exsudação de um plasma rico em plaquetas autólogo. A literatura consultada não apresenta nenhum relato dessa associação, mas conta com muitos estudos que trazem esses dois tratamentos isoladamente, exibindo resultados cosméticos similares nas mesmas indicações.

A perda da integridade da barreira cutânea vista na IPCA®, pela dissociação dos queratinócitos e liberação de citocinas, resulta em vasodilatação dérmica e migração de queratinócitos para restaurar o dano epidérmico parcial. Os fibroblastos e queratinócitos são estimulados seguindo-se a produção de colágeno tipo III, elastina, glicosaminoglicanos e proteoglicanos e a formação da matriz de fibronectina, possibilitando, assim, o depósito de colágeno logo abaixo da camada basal da epiderme. Observa-se que a adição de IPCA® a um *peeling* médio, como ácido tricloroacético (TCA) 35% ou fenol 88%, oferece um processo de recuperação mais rápido, tornando possível a volta às atividades laborativas mais precocemente, bem como a reduzida incidência de efeitos adversos.

Outra evidência prática consiste na melhoria dos resultados clínicos alcançados quando se opta pela associação de *peeling* e IPCA® em comparação aos resultados obtidos com o último isoladamente. A implementação dessa conjugação segue dois caminhos:

- Utilizar a ação de desestabilização, sem remoção da epiderme, produzida pelas micropunturas, como meio para permeação de um ativo sabidamente efetivo e seguro. Aqui, o ácido retinoico representa o agente preconizado
- Ocasionar a construção de colunas hemáticas profundas em uma área cauterizada por um agente cáustico, potencialmente provocador de epidermólise. Nessa proposta, o *peeling* de fenol 88% é otimizado pela ação das microagulhas.

IPCA® ASSOCIADO AO *PEELING* DE ÁCIDO RETINOICO

A utilização do ácido retinoico como agente para *peelings* tem sido proposta para clareamento, rejuvenescimento e melhora da textura e do aspecto da pele. Ao estimular o *turnover* celular, a eliminação transcutânea de pigmentos e um moderado remodelamento colagênico, o ácido retinoico possibilita também a atenuação de rugas finas, o tratamento do melasma, a superficialização de cicatrizes rasas e a melhora do aspecto de estrias. Esse agente é utilizado convencionalmente em concentrações que variam de 3 a 5%, isolado ou em associação a outras substâncias para *peelings* como a solução de Jessner, aplicadas imediatamente antes do procedimento. Classificado como *peeling* superficial, objetiva a remoção da camada córnea, com lesão à epiderme, atingindo a membrana basal e provocando repercussões na derme.

A grande vantagem do *peeling* de ácido retinoico é sua relativa segurança em todos os fotótipos, com limitado risco de complicações, considerando-se todas as recomendações necessárias para uma intervenção ablativa. Sua versatilidade é compatível à da IPCA®. Para associar essas técnicas, é importante determinar o comprimento de agulha a ser utilizado na intervenção, o que caracteriza o grau da injúria provocada.

Foi avaliada, em estudo experimental, a relação entre o comprimento da agulha e a profundidade do dano provocado, usando pele de porco vivo. A partir dos resultados, classificou-se a injúria como leve, moderada e profunda, relacionando o comprimento da agulha ao trauma planejado. Considerando o eritema difuso com poucos pontos petequiais como *end point* para uma injúria moderada, condição propícia à recepção de um ativo, propõe-se a IPCA® associada ao *peeling* de ácido retinoico como *drug delivery*, a fim de otimizar seus resultados. Parte-se do pressuposto de que um ativo precisa ser estéril para ser depositado sobre a pele que perdeu a integridade por uma intervenção prévia.

Foram apresentados estudos de segurança com soluções de ácido retinoico comumente usadas para *peelings* em concentrações de 3 e 5%. Essa investigação teve o objetivo de avaliar a capacidade bactericida dessas substâncias procedentes de duas farmácias de manipulação independentes, bem como se a esterilidade dessas soluções seria afetada pela adição de tonalizante, pelo tempo após a fabricação (30 dias, 60 dias e 90 dias) ou pelas condições de conservação (dentro ou fora da geladeira). Outro objetivo foi avaliar a segurança das soluções referendadas na utilização de procedimentos em que a integridade da epiderme foi perdida, possibilitando propor seu uso para *drug delivery*.

O estudo sitiado no Laboratório de Microbiologia da Fiocruz pôde comprovar o potencial bactericida dessas soluções em todas as condições anteriormente descritas. As Figuras 88.1 e 88.2 apresentam, respectivamente, o organograma e a visualização das culturas das duas bactérias.

Nesse experimento, foi validada, com ineditismo na literatura mundial, a segurança do *peeling* de ácido retinoico para uso após a IPCA®, derivando o seguinte protocolo:

1. Anestesia tópica com lidocaína lipossomada 4% (até 30 g), massageada na face não higienizada (metade da quantidade) e aplicada em camada espessa (metade da quantidade) com permanência de 1 h.
2. Após 1 h, higienizar toda a face com clorexidina 2% em uma sala de procedimento com todos os critérios de esterilidade exigidos como boa prática para um procedimento cirúrgico.
3. Intervir com *roller* de 1,5 mm de comprimento de agulha construindo faixas horizontais, buscando, com o intercruzamento vertical e diagonal, um eritema difuso com pontos petequiais, *end point* do Protocolo Lima (Figura 88.3).
4. A injúria moderada (Classificação Emerson Lima, 2013) provocada resulta em sangramento limitado com formação de crostas hemáticas, que não devem ser removidas, e modesta exsudação serosa, que logo seca para receber

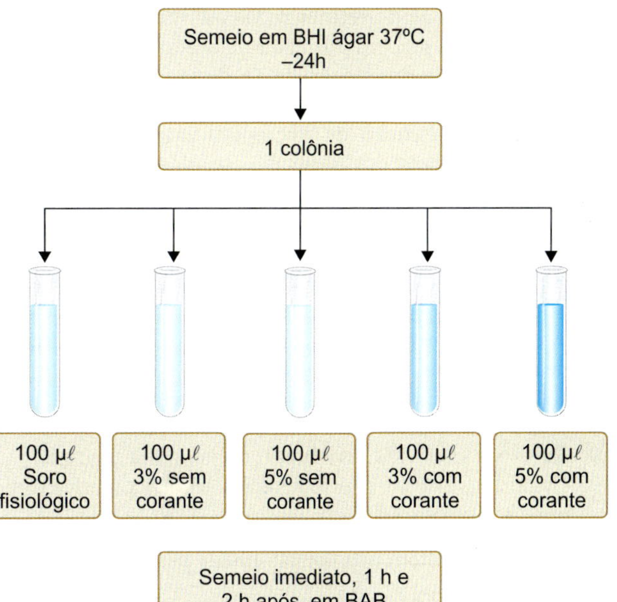

Figura 88.1 Meios de culturas de *Pseudomonas* e *Staphylococcus*. BHI: infusão cérebro-coração (do inglês *brain-heart infusion*); BAB: base ágar sangue (do inglês *blood agar base*).

Parte 11

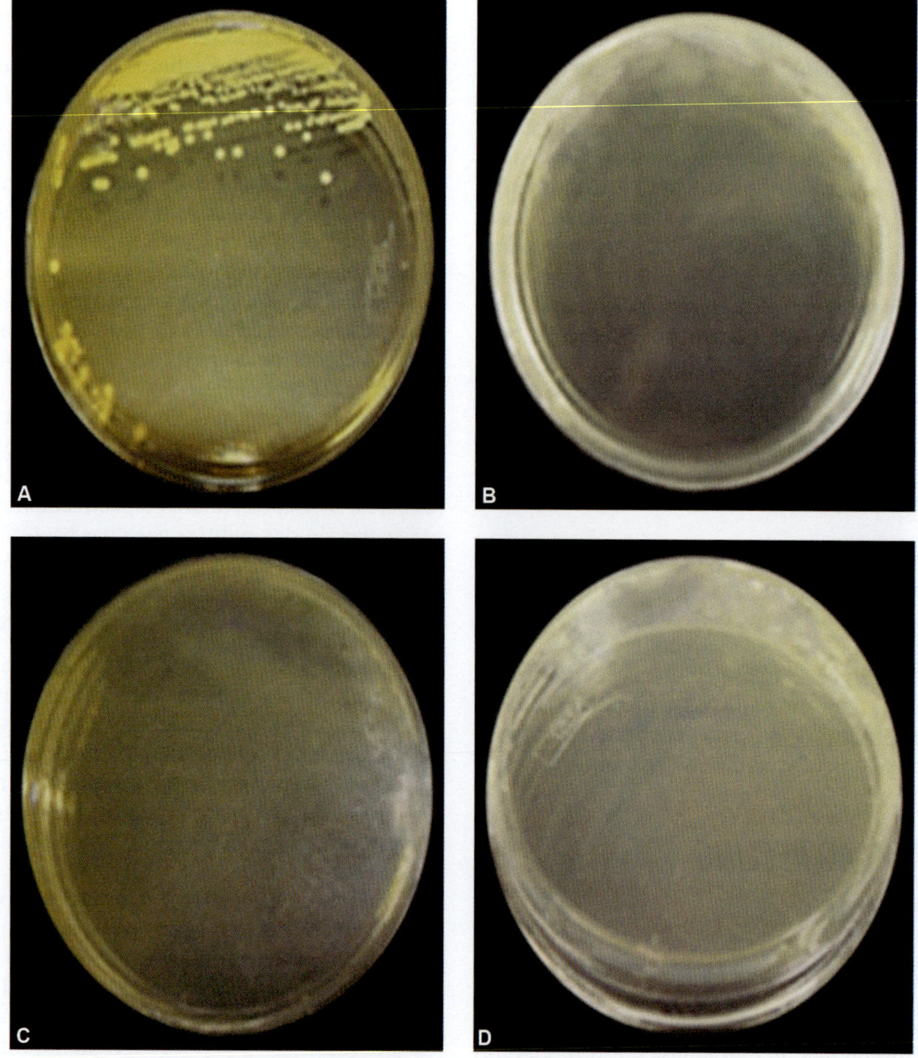

Figura 88.2 A a **D.** Culturas evidenciando o potencial bactericida do ácido retinoico.

a solução de ácido retinoico 3% ou 5% tonalizada (cuba estéril) aplicada com pincel autoclavado (Figura 88.4).

5. Recomendar permanência de 2 h dessa máscara de *peeling*, atuante como *drug delivery*, sobre uma superfície permeável pela construção de micropunturas. Removê-la com água e sabonete em domicílio, seguida da aplicação de creme regenerador. A Figura 88.5 apresenta uma paciente imediatamente após a aplicação do *peeling* de ácido retinoico 5% tonalizado sobre a área tratada pela IPCA®.
6. Retomar tratamento com ativos rejuvenescedores e clareadores após 24 h, bem como introduzir o filtro solar.
7. A descamação é modesta, percebida por escamas furfuráceas, que se instalam em 48 a 72 h.
8. Evitar a exposição solar direta por pelo menos 15 dias, apesar da modesta sensibilização observada.
9. Retornar às atividades laborativas já no dia seguinte.
10. Evitar o uso de antibioticoterapia ou corticoterapia tópica após a intervenção.

Esse protocolo tem boa aplicabilidade para:

- Rugas finas
- Melhoria da qualidade da pele
- Clareamento da pele
- Melhoria da textura

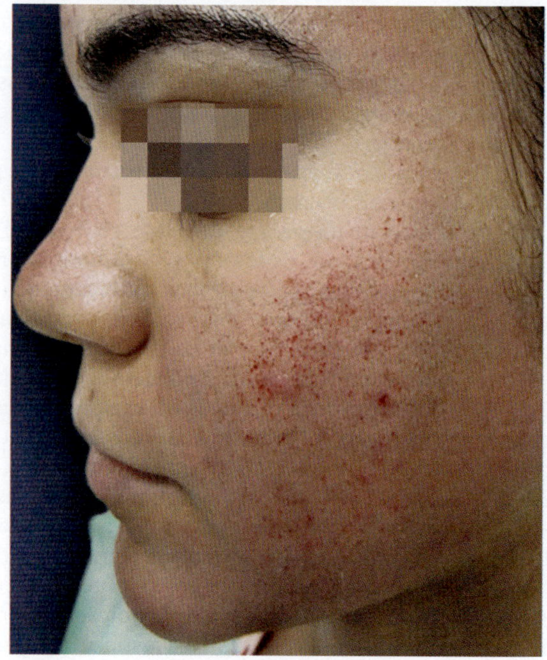

Figura 88.3 Paciente imediatamente após injúria moderada (Protocolo Lima).

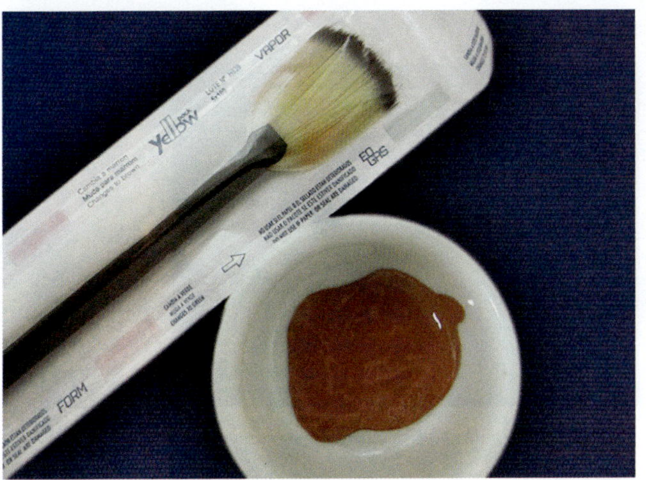

Figura 88.4 Instrumental usado na aplicação do *peeling*.

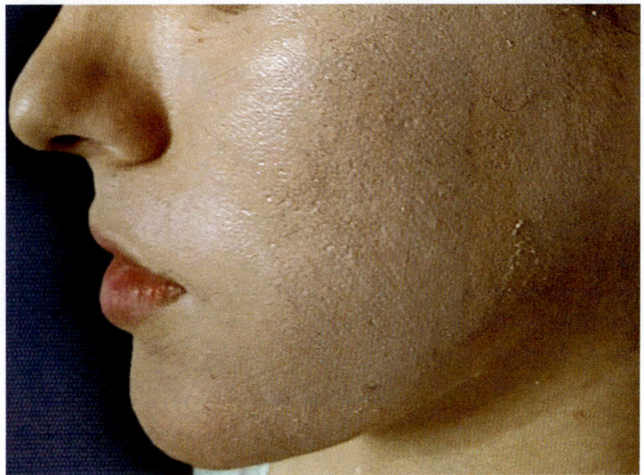

Figura 88.5 Paciente após a aplicação do *peeling* de ácido retinoico 5%.

- Fechamento dos poros
- Suavização de cicatrizes rasas
- Melhoria de estrias recentes
- Condução do envelhecimento modesto em colo e mãos
- Outras indicações em que se deseje estímulo de colágeno sem ausentar o paciente de suas atividades laborais.

Recomenda-se um intervalo de 30 dias entre as sessões.

PEELING DE FENOL 88% ASSOCIADO À IPCA®

O fenol 88% consegue produzir um *peeling* médio, e sua associação à IPCA® tem apresentado excelentes resultados e um confortável perfil de segurança. Em um estudo que consagrou esse tratamento, foram avaliados 28 pacientes com diagnóstico de rugas, flacidez ou cicatrizes de acne nas regiões genianas tratados pela associação de *peeling* de fenol 88% seguido de IPCA® (injúria profunda), segundo um mesmo protocolo, e munido de monitoramento do registro da frequência cardíaca, saturação de oxigênio e pressão arterial. O paciente poderá realizar a intervenção ambulatorialmente (no consultório), em um ambiente com todas as condições de assepsia necessárias a uma sala de cirurgia.

A Figura 88.6 apresenta pacientes tratados por essa associação, para a correção de cicatrizes de acne e do fotoenvelhecimento.

PASSO A PASSO

A aplicabilidade da IPCA® associada ao *peeling* de 88% está reservada aos fotótipos I a III, segundo a classificação de Fitzpatrick. Não é recomendada em fotótipos mais altos. O preparo é mandatório. Quanto menos melanina a pele tratada estiver disponibilizando, menor o risco de complicações. Portanto, recomenda-se o uso de despigmentante e filtro solar de amplo espectro 30 dias antes da intervenção.

Desengordura-se a pele com sabonete líquido e bucha delicada estéril, assepsia com clorexidina 2% e anestesia infiltrativa com solução de lidocaína 2% 1:2 de soro fisiológico (SF) 0,9%, respeitando-se a dose máxima do anestésico mediante o peso do paciente. A adição de 10% ao volume total da solução do bicarbonato de sódio 10% objetiva a redução do ardor.

Então, o fenol 88% é aplicado com hastes de algodão largas ou gazes, em todo o segmento a ser tratado. Fazer um segmento de cada vez, aguardando pelo menos 30 min antes de iniciar o outro – um tempo necessário para realização na sequência da IPCA®, garantindo segurança à intervenção. O *endpoint* recomendado nesse protocolo é o mesmo consagrado para um *peeling* médio de fenol 88%, para obtenção de branqueamento sólido e uniforme.

Na sequência, inicia-se a IPCA®, com injúria profunda, por meio de microagulhas de 2,5 mm de comprimento. Constroem-se faixas horizontais que, posteriormente, se intercruzam na vertical e na diagonal, buscando a obtenção de uma púrpura na extensão da área tratada. A exsudação inicialmente sanguinolenta caminha para serosa e segue coagulando.

A Figura 88.7 apresenta uma paciente imediatamente após a associação de *peeling* de fenol 88% à IPCA® e após 24 h. A Figura 88.8 mostra a evolução dos primeiros dias após essa associação.

Pós-operatório imediato

O curativo é realizado utilizando gaze estéril em grande quantidade (a fim de conter a exsudação) e esparadrapo microporado, sem a adição de qualquer umectante. Não está indicada antibioticoterapia tópica ou sistêmica: por se tratar de um procedimento limpo e segundo normatização da Food and Drug Administration (FDA), essa precaução é desnecessária. Crioterapia ou compressas quentes não são indicadas. Prefere-se que a acomodação dos hematomas e a resposta inflamatória sigam seu curso natural.

Evolução e cuidados no pós-operatório

O curativo poderá ser removido em domicílio pelo próprio paciente, umedecendo-o no chuveiro. A área tratada deverá ser higienizada com sabonete líquido com baixo potencial de detergência, evitando sensibilização. A partir de então, recomenda-se o uso de um bálsamo regenerador até a reepitelização, em média de 5 a 7 dias, quando cremes clareadores e filtro solar tonalizado de amplo espectro poderão ser utilizados. Restrição direta ao sol deve ser orientada nos primeiros 7 a 10 dias.

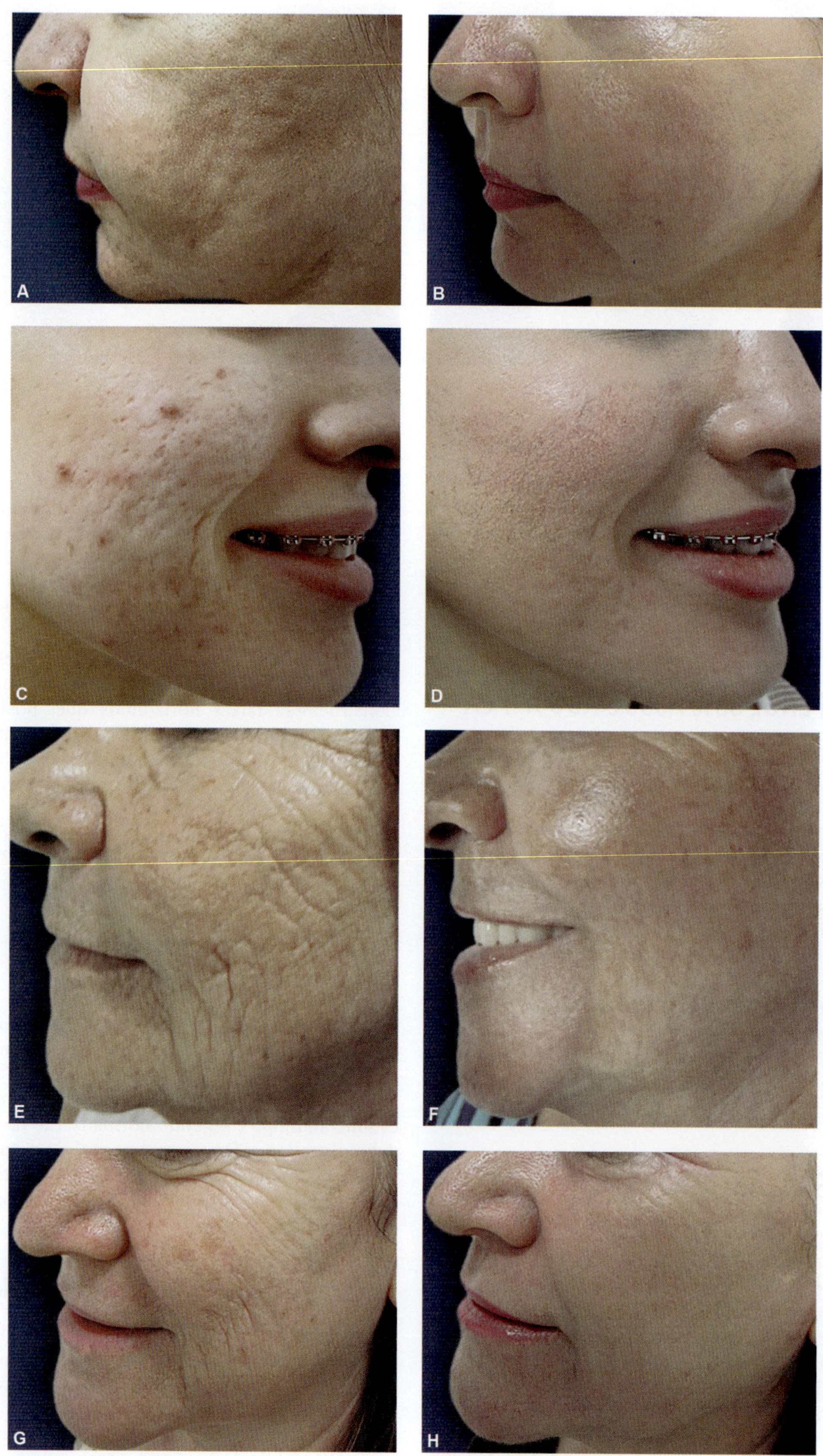

Figura 88.6 A a **H.** Antes e depois de pacientes tratados com fenol 88% e IPCA®.

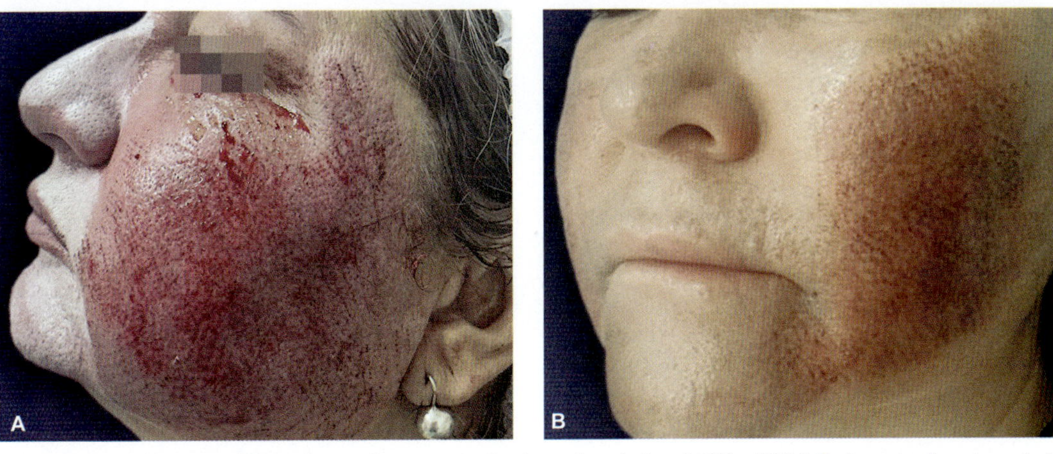

Figura 88.7 A. Paciente imediatamente após a associação de *peeling* de fenol 88% e IPCA®. **B.** Aspecto da pele após 24 h.

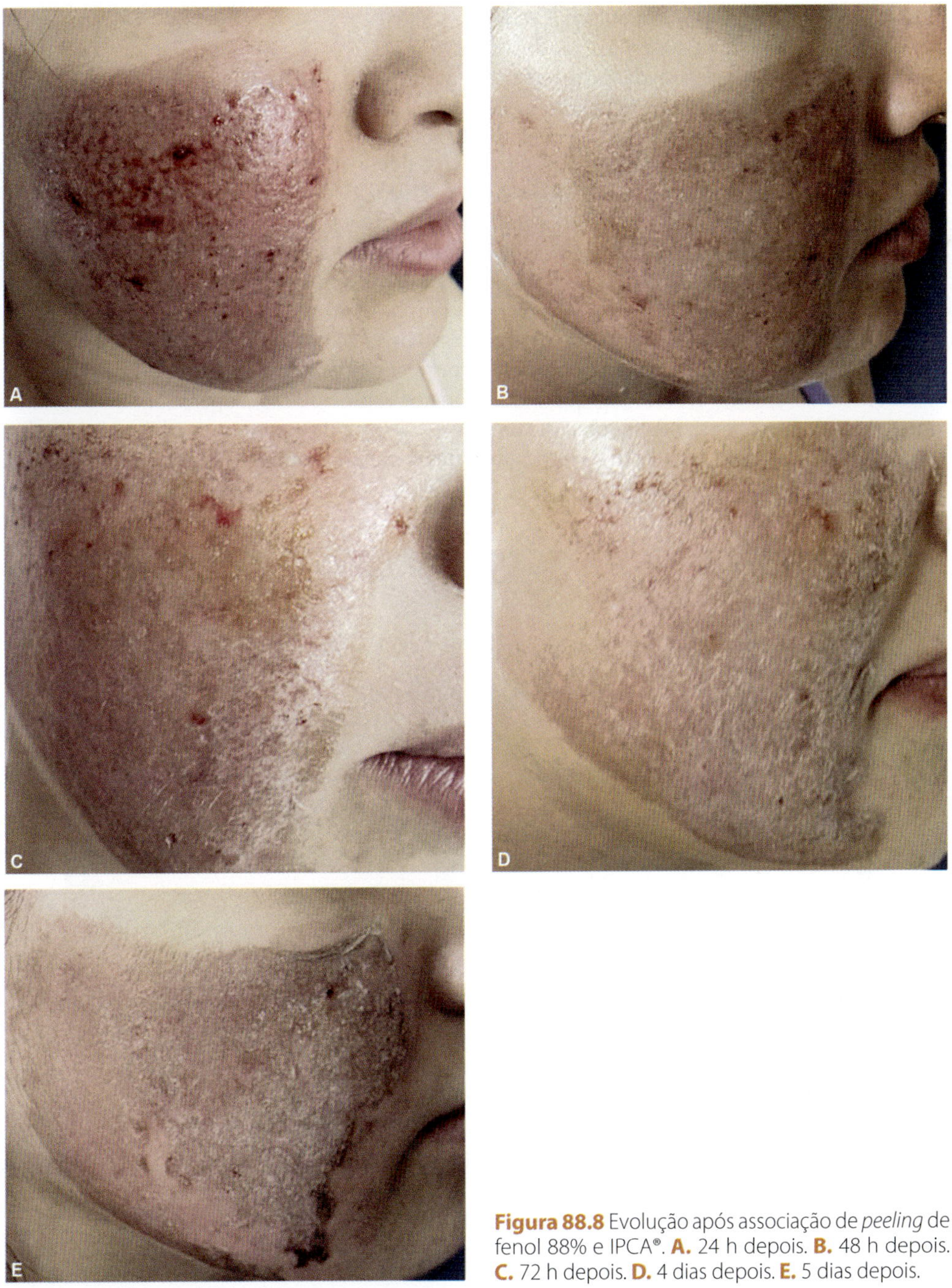

Figura 88.8 Evolução após associação de *peeling* de fenol 88% e IPCA®. **A.** 24 h depois. **B.** 48 h depois. **C.** 72 h depois. **D.** 4 dias depois. **E.** 5 dias depois.

Edema e hematoma nos dias seguintes ao procedimento são substanciais. O paciente estará apto a regressar às suas atividades laborativas em torno do 10º dia de pós-operatório.

Técnicas complementares

Caso o dermatologista deseje utilizar um preenchedor como ácido hialurônico, recomenda-se programar essa intervenção para pelo menos 30 dias após ao fenol 88% com IPCA®, certificando-se de que o edema tenha regredido completamente. A aplicação de toxina botulínica é segura já após 30 dias dessa intervenção.

Devem-se evitar efeitos adversos pela vigência do edema.

Complicações

Estão muito mais relacionadas com efeitos esperados, como edema, hematomas, hiperpigmentação pós-inflamatória transitória e eritema transitório. Tomados os devidos cuidados quanto à seleção do paciente e ao preparo da pele e atentando-se às recomendações no pós-operatório rigorosamente, essa associação apresenta-se para cicatrizes de acne e envelhecimento da pele como uma técnica que oferece resultados cosméticos muito satisfatórios, segurança na execução e tempo de recuperação bem mais curto que com o fenol em soluções com adição de óleo de cróton, desde que o operador esteja devidamente habilitado e treinado.

O pós-operatório não é problemático. A ardência dos primeiros minutos pode ser ainda percebida até 1 a 2 h após o procedimento. Diferentemente do que se observa com o *peeling* de fenol adicionado ao óleo de cróton, em que a dor perdura por pelo menos 12 h, a associação de fenol 88% com IPCA® no pós-operatório é suportável. Dor deve alertar para infecção secundária, principalmente se instalada após 48 h da intervenção.

Comumente, não há necessidade de analgésico ou anti-inflamatório no pós-operatório, mas, se houver queixa de desconforto, sem qualquer outro agravante, recomenda-se dipirona 1 g efervescente a cada 6 h.

Profilaxia

A profilaxia para herpes é recomendada de rotina, já que se trata de uma intervenção ablativa, que remove a epiderme totalmente e, por consequência, possibilita a infecção por um organismo que necessita da perda da integridade do queratinócito para proliferar. Passa a ser mandatória nos casos em que se identifica o caráter recalcitrante da infecção viral. Sugere-se dose plena, iniciada pelo menos 24 h antes da intervenção e prolongada até a reepitelização (7 a 10 dias).

CONSIDERAÇÕES FINAIS

Considera-se a associação de IPCA® e *peeling* segura e efetiva, desde que executada por um profissional habilitado e experiente. Recomenda-se seguir o protocolo sugerido, amplamente testado nos últimos 6 anos. Essa associação é a que oferece melhor custo-benefício, além de menor risco de complicações, resultados similares aos obtidos com o fenol associado ao cróton, e um pós-operatório mais curto e menos problemático para os pacientes, além de, consequentemente, maior conforto para o operador.

A Figura 88.9 apresenta pacientes tratadas pela associação de fenol 88% com IPCA®.

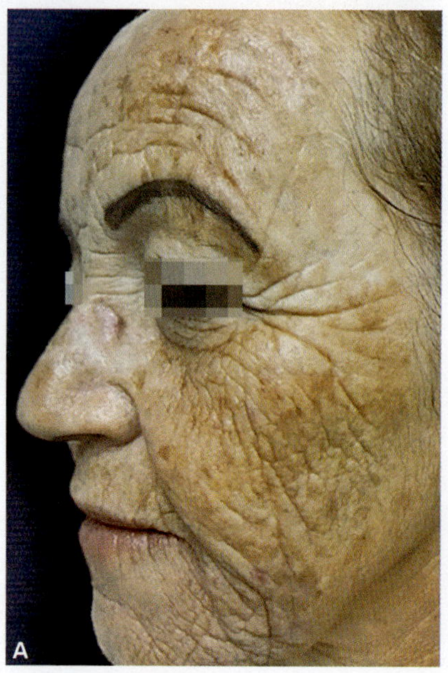

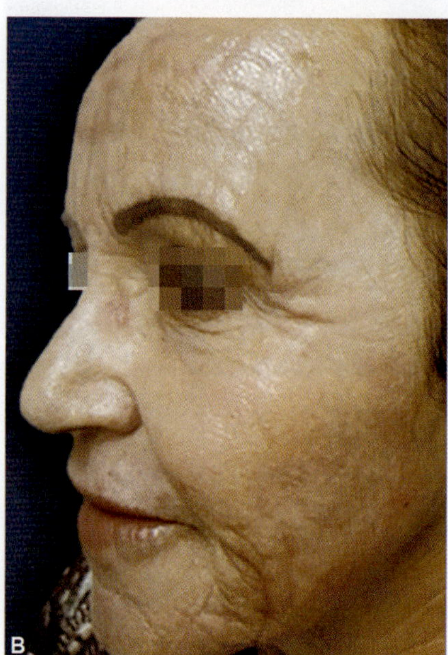

Figura 88.9 A a **H.** Antes e depois de pacientes tratadas pela associação de fenol 88% com IPCA® (*continua*).

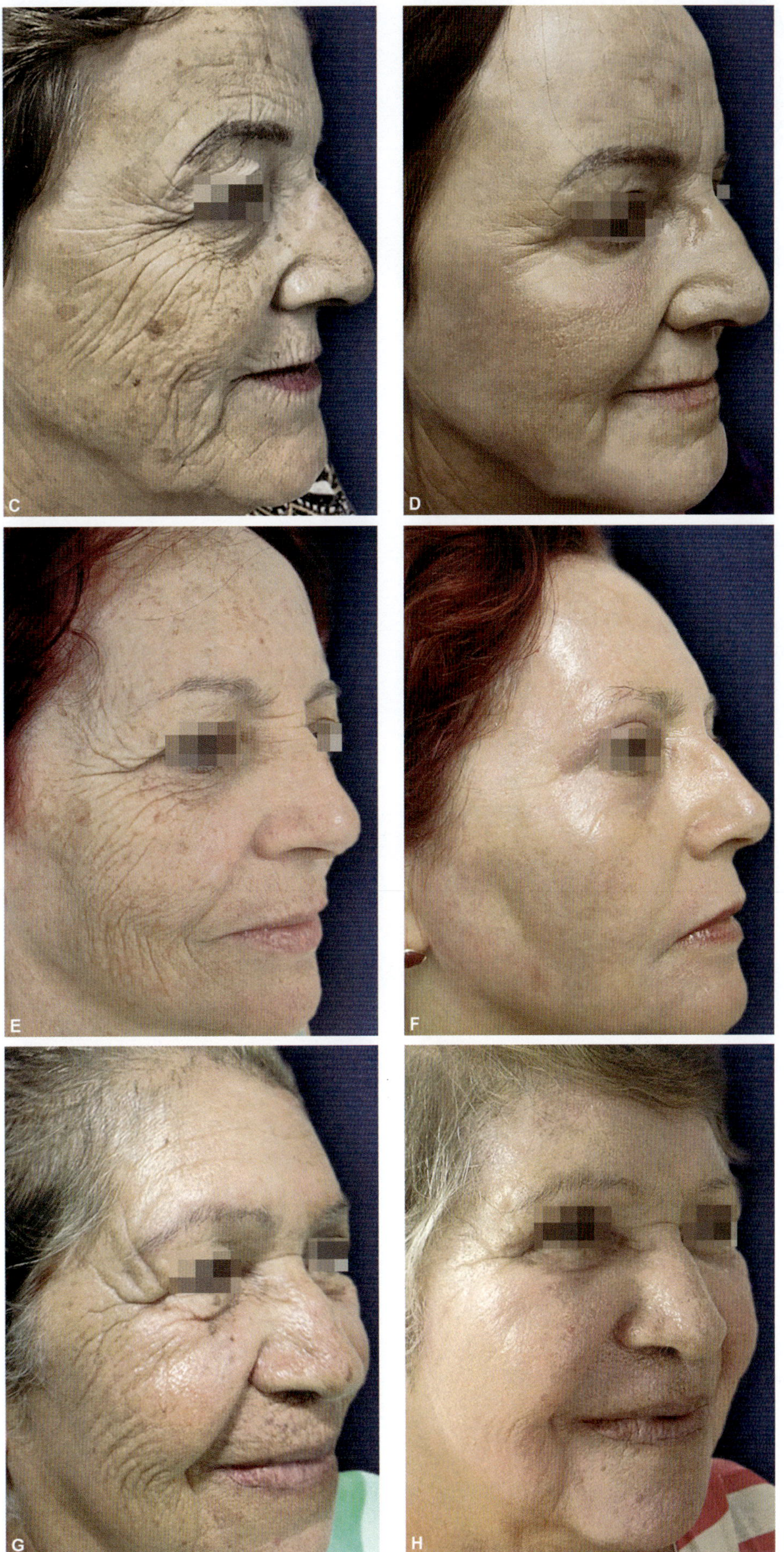

Figura 88.9 A a **H.** (*Continuação*) Antes e depois de pacientes tratadas pela associação de fenol 88% com IPCA®.

BIBLIOGRAFIA

Bagatin E, Hassun K, Talarico S. Revisão sistemática sobre peelings. SurgCosmet Dermatol. 2009;1(1):37-46.

Bal SM, Caussian J, Pavel S, Bouwstra JA. In vivo assessment of safety of microneedle arrays in human skin. Eur J Pharm Sci. 2008;35(3):193-202.

Fernandes D. Minimally invasive percutaneous collagen induction. OralMaxillofac Surg Clin North Am. 2006;17(1):51-63.

Fulton JE, Porumb S. Chemical peels – Their place within the range of resurfacing techniques. Am J Clin Dermatol. 2004;5(3):179-87.

Kadunc BV, Vanti AA. Avaliação da toxicidade sistêmica do fenol em peelings faciais. Surg Cosmet Dermatol. 2009;1(1):10-4.

Lima EA. Associação do microagulhamento ao peeling de fenol: uma nova proposta terapêutica em flacidez, rugas e cicatrizes de acne da face Surg Cosmet Dermatol 2015;7(4):328-31.

Lima EA, Lima MA, Takano D. Microagulhamento: estudo experimental e classificação da injúria provocada. Surg Cosmet Dermatol. 2013;5(2):110-4.

Lima EA, Lima MA, Araújo CEC, Nakasawa YMM, Leal NC. Investigation on the use of 3% and 5% retinoic acid in peeling solutions as a drug delivery agent after percutaneous induction of collagen with needles (IPCA®): safety profile and application protocol. Surg Cosmet Dermatol Rio de Janeiro. 2018;10(1):22-7.

Lv YG, Liu J, Gao YH. Xu B. Modeling of transdermal drug delivery with amicroneedle array. J Micromech Microengim. 2006;16(11):151-4.

Nelson BR, Fader DJ, Gillard M, Majmudar G, Johnson TM. Pilot histologicandultrastructural study of the effects of medium-depth chemical facial peels on dermal collagen in patients with actinically damagedskin. J Am Acad Dermatol. 1995;32(3):472-8.

Vandervoort L, Ludwig A. Microneedles for transdermal drug delivery; minireview. Frontiers in Biocience. 2008;13(5):1711-5.

Vasconcelos NB, Figueira GM, Fonseca JCM. Estudo comparativo de hemifaces entre 2 peelings de fenol (fórmulas de BakerGordon e de Hetter), para a correção de rítides faciais. Surg Cosmet Dermatol. 2013;5(1): 40-4.

89

LED Após Procedimentos

Luiza Helena Urso Pitassi

INTRODUÇÃO

A terapia da luz tem sido usada em muitas culturas, há milhares de anos, como uma modalidade terapêutica para o tratamento de várias condições de saúde. A fotobiomodulação, também conhecida como terapia de baixa intensidade de luz (LLLT), compreende uma técnica médica na qual a exposição ao *laser* de baixa intensidade, ou diodos emissores de luz (LED), estimula a função celular, promovendo efeitos clínicos benéficos.[1,2]

Os LED são diodos semicondutores que emitem luz quando conectados a um circuito elétrico e podem ser utilizados para fototerapia com comprimentos de onda que variam de 405 nm (azul) a 940 nm (infravermelho).[1,3] Não são um mecanismo ablativo ou térmico como o *laser*, mas têm efeito fotoquímico comparável à fotossíntese nas plantas, em que a luz é absorvida e exerce uma alteração química celular. A penetração tecidual da luz e o comprimento de onda específico de luz absorvida pelos fotorreceptores são os principais parâmetros a considerar na terapia de luz.[4]

Na década de 1990, a National Aeronautics and Space Administration (NASA) desenvolveu LED que produziam um espectro de luz muito estreito, o qual, por sua vez, possibilitou suas primeiras aplicações clínicas.[5] A Food and Drug Administration (FDA) dos EUA aprovou testes em seres humanos com a utilização dos LED para ajudar a aumentar a taxa de cicatrização de feridas dos astronautas no ambiente de microgravidade.[6,7] A pesquisa da NASA surgiu como resultado dos efeitos observados do uso do LED para o estímulo de crescimento celular a fim de acelerar o desenvolvimento das plantas no espaço. Após observarem que esses diodos conseguiam promover a cicatrização de feridas e o crescimento tecidual, o LED foi desenvolvido para acelerar o processo de reparação tecidual, reduzir o risco de infecção e diminuir o custo com tratamentos, entre outras vantagens.[8]

Os LED têm um benefício adicional sobre os *lasers*: são capazes de combinar vários comprimentos de onda, estimulando, assim, vários tipos de tecidos. A diferença entre os dois se dá pela forma de liberação da energia luminosa. O pico de energia liberada no LED é mensurado em miliwatts, e, no *laser*, em watts, porém apresentam o mesmo comprimento de onda. O *laser* é uma fonte de radiação coerente, ou seja, tem uma única cor e um comprimento de onda, enquanto o LED é fonte de radiação incoerente, portanto emite luz em vários comprimentos de onda, em determinada faixa. A cor da luz produzida depende do semicondutor utilizado, sendo as mais usadas azul (450 a 500 nm), verde (500 a 570 nm), vermelho (610 a 760 nm) e infravermelho (760 a 1.200 nm). A luz é medida pelo comprimento de onda e expressa em nanômetros (nm). Diferentes comprimentos de onda apresentam diferentes cromóforos e podem ter diversos efeitos sobre o tecido. Em geral, quanto maior o comprimento de onda, mais profunda é a penetração da luz nos tecidos. Comprimentos de onda entre 630 e 900 nm podem penetrar e ser absorvidos por toda a derme papilar. Entre outras vantagens sobre o *laser*, incluem-se maior facilidade de aplicação, o fato de ser indolor, seguro, e ser usado em grandes áreas da pele, reduzindo, assim, o tempo de tratamento.[1,9,10]

MECANISMO DE AÇÃO

O mecanismo biológico básico da fotobiomodulação é realizado pela absorção de luz por cromóforos mitocondriais, principalmente o citocromo C oxidase, contido na cadeia respiratória e localizado dentro das mitocôndrias. A terapia com LED estimula a proliferação de fibroblastos, a síntese de colágeno, os fatores de crescimento, a produção de matriz extracelular e melhora a microcirculação cutânea pela ativação do sistema respiratório mitocondrial das células. Quando a luz interage com as células e os tecidos na dose adequada, certas funções celulares podem ser estimuladas, como a produção de linfócitos, a ativação de mastócitos, o aumento na produção de trifosfato de adenosina (ATP) mitocondrial e a proliferação de vários tipos de células, promovendo, assim, efeitos analgésicos, anti-inflamatórios e de bioestimulação.[11-13]

Os LED estimulam os fotorreceptores na cadeia respiratória mitocondrial quando a luz é absorvida, mecanismo que favorece o aumento da produção de oxigênio molecular e ATP, o qual estimula a atividade do DNA e do RNA para a síntese de proteínas reguladoras do ciclo celular, aumentando a velocidade de mitose.[14-17] Há um estímulo da microcirculação com melhora do aporte nutricional que, associado ao aumento da atividade mitótica, resulta em multiplicação celular facilitada e neoformação vascular a partir de vasos existentes. Assim, a aplicação de LED aumenta a celularidade dos tecidos irradiados, acelerando o ciclo mitótico, o que favorece a neovascularização e a formação de tecido de granulação, cujos papéis são fundamentais na reparação tecidual.[16,17]

Estudos demonstram que a irradiação com LED em culturas de fibroblastos aumenta cerca de seis vezes o número de células, eleva os níveis de ácido ascórbico nos fibroblastos, aumentando a formação da hidroxiprolina e, consequentemente, a produção de colágeno, visto que o ácido ascórbico constitui um cofator necessário à hidroxilação da prolina durante a síntese colagênica, favorecendo a regeneração de tecidos. O aumento da síntese de colágeno é acompanhado pela redução de metaloproteinases. Outro mecanismo envolvido refere-se à reativação da Cu-Zn superóxido dismutase pela luz vermelha, o que promove a redução de espécies reativas de oxigênio (ROS), facilitando a cicatrização pela prevenção da destruição tecidual.[18,19]

A análise dos perfis de expressão gênica em fibroblastos humanos revelou uma influência da luz vermelha com um comprimento de onda de 628 nm em 111 genes diferentes, envolvidos em funções celulares (p. ex., proliferação celular, apoptose, resposta ao estresse, metabolismo de proteínas, lipídios e carboidratos, metabolismo energético mitocondrial, síntese e reparo de DNA) relacionadas com antioxidantes e com a interação celular.[20,21]

A luz vermelha (faixa de comprimento de onda de 620 a 770 nm; Figura 89.1), que faz parte do espectro de luz visível, é capaz de ativar o fator de crescimento de fibroblastos, aumentar o pró-colágeno tipo 1 e a metaloproteínase de matriz 9 (MMP-9) em decorrência de sua capacidade de penetrar profundamente na pele (cerca de 6 mm), o que favorece, assim, a terapia fotodinâmica (PDT). Aumento no número de fibroblastos e leve infiltrado inflamatório após a exposição foram demonstrados histologicamente.[22-24]

Os LED vermelhos têm a penetração tecidual mais profunda dos comprimentos de onda visíveis e demonstram redução significativa da espessura da epiderme, do material elastótico e do infiltrado inflamatório dérmico, bem como aumento de colágeno e pró-colágeno tipos I e III na derme superior. O fator de crescimento transformador beta 1 (TGF-β 1) é responsável por induzir a síntese de colágeno pelos fibroblastos, estando significativamente aumentado após a PDT.[25]

A luz vermelha é utilizada na PDT em razão da penetração profunda na pele e, também, por exercer efeitos anti-inflamatórios via regulação da liberação de fatores inflamatórios. Fibroblastos, queratinócitos e células imunes (mastócitos, neutrófilos e macrófagos) são tipos celulares importantes na regeneração dos tecidos e passíveis de estimulação usando comprimentos de onda específicos.[26]

Em geral, a PDT envolve a aplicação de um fotossensibilizador tópico, como o ácido 5-aminolevulínico (ALA) ou seu éster metílico, o ácido metilesteraminolevulínico (MAL), que é ativado pela exposição a uma fonte de luz visível. Após a ativação de um fotossensibilizador com a luz no comprimento de onda apropriado, são geradas ROS, em particular oxigênio singleto. Como consequência da combinação de luz, fotossensibilizador e oxigênio tecidual, as ROS citotóxicas são formadas em tecidos doentes, induzindo necrose e apoptose das células malignas e pré-malignas.[27] As indicações oncológicas aprovadas para PDT com ALA/MAL são para o tratamento das queratoses actínicas, carcinomas basocelulares nodulares ou superficiais e doença de Bowen.[28]

O efeito da aplicação clínica da irradiação do LED 850 nm foi demonstrado na regulação da imunidade pela inibição da expressão das citoquinas pelas células T, revelando um efeito imunossupressor do comprimento de onda infravermelho próximo.[29] Menezes *et al.* demonstraram que a luz infravermelha (700 a 2.000 nm) promove uma forte defesa celular contra

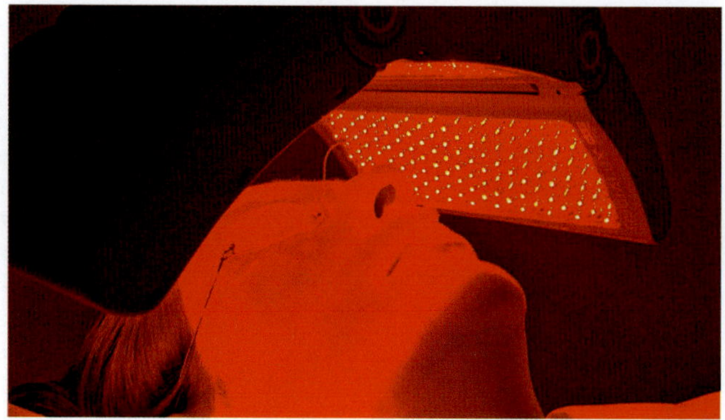

Figura 89.1 Aplicação do LED de luz vermelha (faixa de comprimento de onda de 620 a 770 nm).

a citotoxicidade das radiações ultravioleta.[30] Na sequência desse estudo, demonstrou-se que a luz infravermelha (IV) prepara as células para resistir aos danos induzidos pela radiação ultravioleta B (UVB). A irradiação prévia de fibroblastos humanos com luz IV diminui as proteínas pró-apoptóticas e aumenta as antipoptóticas, sugerindo que ela prepare as células para resistir e/ou reparar os danos maiores do DNA induzidos por UVB.[31]

O LED de cor azul (405 a 500 nm) apresenta forte ação bactericida, produzindo a fotoinativação da bactéria *Propionibacterium acnes*, por meio de um processo denominado estresse oxidativo, que corresponde à ação do oxigênio removendo os elétrons das camadas externas das moléculas que formam a membrana citoplasmática da bactéria. A terapia com luz azul atua pela fotossensibilidade das porfirinas produzidas pelo *P. acnes*, a principal bactéria causadora da acne vulgar. O *P. acnes* produz a protoporfina IX nas unidades foliculares, o que favorece a transformação de lesões não inflamatórias em inflamatórias. O pico de absorção dessas porfirinas se dá no comprimento de onda do LED azul (415 nm), explicando sua ação bactericida e causando uma dramática redução do *P. acnes* por destruição direta da bactéria (Figura 89.2).[32-34]

A fotobiomodulação, quando utilizada nos tecidos e nas células, não é baseada em aquecimento, ou seja, a energia dos fótons absorvidos não é transformada em calor, mas em efeitos fotoquímicos, fotofísicos e/ou fotobiológicos. Do mesmo modo que as plantas usam clorofila para converter a luz solar no tecido vegetal, os LED podem desencadear reações fotoquímicas intracelulares. Pela seleção de parâmetros específicos utilizados para atingir determinada célula-alvo, como o comprimento de onda e a fluência, esses dispositivos modulam com sucesso a atividade dos fibroblastos e dos melanócitos (Tabela 89.1). Normalmente, cada tipo de fotorreceptor é sensível a determinado comprimento de onda absorvido por cromóforos, como porfirinas, flavinas e outros fotorreceptores dentro das mitocôndrias e das membranas celulares.[35-37]

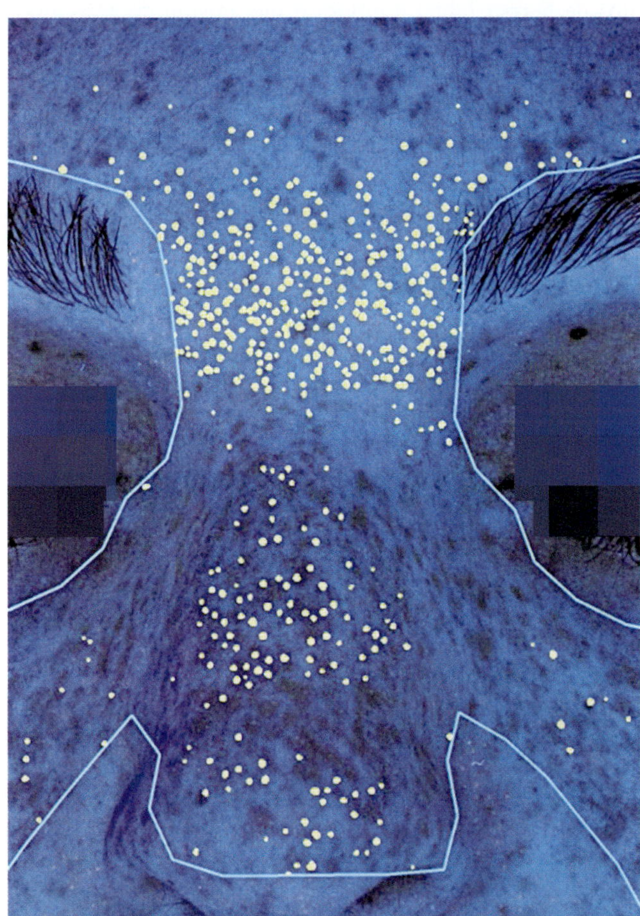

Figura 89.2 Luz azul (405 nm) no tratamento da acne. Demonstração das porfirinas endógenas (pontos brilhantes) do *P. acnes*, inativadas nesse comprimento de onda.

PRINCIPAIS INDICAÇÕES

Em Dermatologia, os LED têm efeitos benéficos sobre rugas, cicatrizes de acne, cicatrizes hipertróficas, queimaduras, no estímulo do crescimento capilar, entre outras (Quadro 89.1), além de reduzirem os danos das radiações ultravioleta na pele. São também indicados para distúrbios pigmentares, como vitiligo, estimulando a proliferação de melanócitos e reduzindo a despigmentação. Também podem ser usados em doenças inflamatórias, como psoríase e acne. A terapia fotodinâmica, utilizando luz de LED como fonte de energia para desencadear processos de destruição de células cancerígenas em meio a agentes fotossensibilizadores, consiste em um tratamento eficaz para queratose actínica e câncer de pele superficial não melanoma.[38-39]

Pós-procedimentos

A fotobiomodulação por LED atua principalmente nas condições em que há a necessidade de reduzir a inflamação da pele e acelerar a reepitelização após procedimentos dermatológicos.

Trata-se de um tratamento eficaz para reduzir eritema, inclusive o prolongado, edema, crostas e dor após terapêutica, principalmente com *lasers* ablativos e não ablativos, microagulhamento e radiofrequência microagulhada. Tem várias vantagens significativas, limitando o desconforto do paciente, além da fácil aplicação e da redução dos efeitos colaterais depois de procedimentos cirúrgicos (Tabela 89.2).[40]

Cicatrização de feridas

Entre os efeitos bioestimuladores que ocorrem no processo de reparação das feridas, em nível vascular, há estimulação da proliferação das células endoteliais, resultando na formação de numerosos vasos sanguíneos e na produção aumentada do tecido de granulação, o que estimula o relaxamento da musculatura vascular lisa, contribuindo, assim, para os efeitos analgésicos da terapia. A ocorrência de múltiplos efeitos bioestimulantes celulares (proliferação epitelial, endotelial e fibroblástica, elevada síntese colagênica, diferenciação dos fibroblastos em miofibroblastos, movimentação celular dos leucócitos, fibroblastos e células epiteliais e aumento da atividade fagocitária dos macrófagos) e vasculares (angiogênese e vasodilatação) desempenha um importante papel na aceleração do processo de reparação dos tecidos lesionados (Figura 89.3).[40-43]

Pesquisas realizadas com terapia LED na região do infravermelho próximo (890 nm) e vermelho (660 nm, 6 J/cm^2, 30 s) em úlceras venosas demonstraram que as feridas irradiadas apresentaram sinais de melhora na irrigação local, além da rápida formação de tecido de granulação e cicatricial.[44]

A eficácia da terapia com LED também foi demonstrada na prevenção de mucosite oral com irradiação na região do infravermelho próximo (880 nm, 3,6 J/cm^2, 74 mW). Muitos

Tabela 89.1 Parâmetros dos diferentes comprimentos de onda da luz de LED e suas aplicações clínicas.

Parâmetros	Azul	Amarelo	Vermelho	Infravermelho	Combinação
Comprimento de onda (nm)	400 a 470	570 a 590	630 a 700	800 a 1.200	Variável
Profundidade de penetração (mm)	< 1	0,5 a 2	2 a 3	5 a 10	Variável
Alvo	Epiderme	Derme papilar	Derme papilar	Derme papilar	Variável
Indicações terapêuticas	Acne; terapia combinada	Fotoenvelhecimento; pós-*laser* e luz pulsada; cicatrização de feridas; radiodermite	Recuperação pós-cirúrgica e pós-*laser*; rejuvenescimento; PDT; queimaduras; mucosite	Cicatrização de feridas; úlceras; fotorrejuvenescimento; terapia combinada	Acne; fotorrejuvenescimento; pós-procedimento; redução da melanina

PDT: terapia fotodinâmica.

Quadro 89.1 Principais indicações dos LED em Dermatologia.

- Cicatrização de ferida
- Rejuvenescimento
- Cicatrizes hipertróficas e queloides
- Acne
- Hiperpigmentação pós-inflamatória
- Eritema
- Edema
- Analgesia
- Queimadura
- Alopecia
- Terapia fotodinâmica (queratose actínica, doença de Bowen e carcinoma basocelular)
- Vitiligo
- Psoríase
- Rosácea
- Herpes simples

estudos têm demonstrado a sua utilização na reparação tecidual mais rápida e menos dolorosa em estomatite aftosa recorrente (afta), úlceras traumáticas, lesões herpéticas, gengivite, queilite angular, síndrome da ardência bucal, alveolite, disfunção temporomandibular e mucosite.[45,46]

Os LED têm sido usados como uma alternativa aos medicamentos para acelerar a cura, reduzir os sintomas, acelerar a cicatrização e diminuir a taxa de recorrência do herpes-vírus. Um estudo realizado com 50 pacientes apresentando infecção perioral recorrente (pelo menos uma vez por mês durante 6 meses) demonstrou que o uso do LED vermelho (690 nm, 80 mW/cm^2, 48 J/cm^2), aplicado diariamente durante 2 semanas, diminuiu a frequência dos episódios de herpes labial. Embora o mecanismo de ação ainda não seja claro, existe um efeito indireto dos LED em componentes celulares e humorais do sistema imunológico envolvido em respostas antivirais.[47]

Tabela 89.2 Indicações do LED e tempo de tratamento.

Cor	Comprimento de onda (nm)	Indicações	Tempo de tratamento
Vermelho	610 a 760	Rejuvenescimento, linhas finas, aspereza, tom da pele, textura, tamanho dos poros, despigmentação, cicatrização de feridas, cicatrizes hipertróficas, queloides, edema e eritema	20 a 30 min/sessão, 2 vezes/semana
Azul	450 a 500	Acne, hiperpigmentação, queloides, doenças de pele fibróticas	20 a 30 min/sessão, 2 vezes/semana
Infravermelho	850 a 940	Rejuvenescimento, cicatrizes hipertróficas, queloides e dor	20 a 30 min/sessão, 2 vezes semana

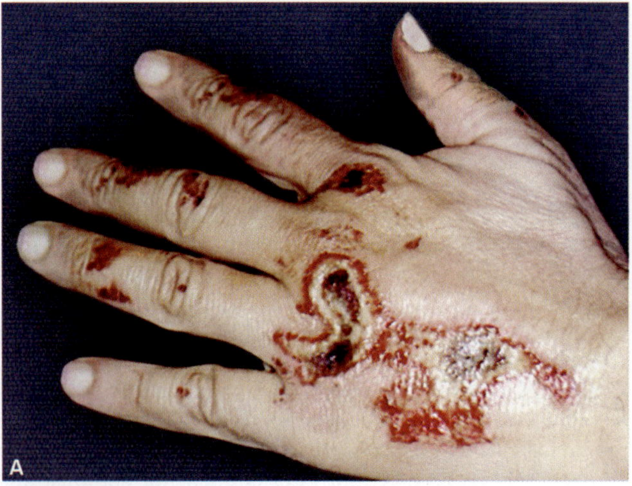

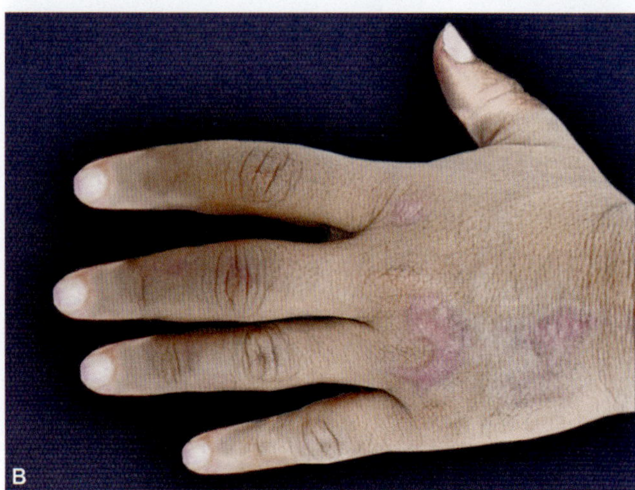

Figura 89.3 A. Feridas tratadas com LED vermelho (660 nm) com dispositivo em placa para uso domiciliar. **B.** Resultado após sessões diárias durante 30 dias, com rápida cicatrização das feridas.

Queimaduras

Um estudo clínico demonstrou o efeito terapêutico do LED (590 nm) no tratamento de pacientes com queimadura irradiando a área anatômica lesada, 1 a 2 vezes/dia, durante 3 dias. Houve diminuição dos sintomas de queimação, vermelhidão, edema e descamação, além de favorecimento da cicatrização mais rápida da pele, quando em comparação à área não tratada. Demonstrou-se diminuição da MMP-1 no lado tratado com LED por meio de imunofluorescência.[48]

O efeito da fotobiomodulação na rápida cicatrização de queimaduras é associado à diminuição dos sintomas de queimação, dor, vermelhidão e edema.[49] Outra indicação da fotobiomodulação por LED se dá no tratamento da dermatite induzida por radiação em pacientes com câncer, o que possibilita uma redução significativa na incidência e na gravidade das reações cutâneas. Isso pode resultar em menos interrupções nos cursos de tratamentos radioterápicos.[50]

Hiperpigmentação

A hiperpigmentação pós-inflamatória (HPI) compreende um problema frequente após distúrbios cutâneos ou intervenções terapêuticas, sobretudo em pacientes asiáticos e naqueles com pele morena. O uso do LED vermelho e infravermelho pode prevenir ou tratar a HIP.

Estudo recente demonstrou que a irradiação com LED 830 nm (1 a 20 J/cm^2) e 850 nm (1 J/cm^2) reduziu significativamente a produção de melanina e a expressão da tirosinase, não apenas em uma cultura normal de melanócitos humanos, mas também em uma cultura com múltiplos tipos celulares. Além disso, a irradiação com LED reduziu a melanogênese por meio da diminuição da expressão dos genes da família das tirosinases (proteína relacionada com a tirosinase 1 e 2 e o fator de transcrição).[51]

A hiperpigmentação temporária da pele após a irradiação com luz azul ou PDT azul foi observada e confirmada por análise histológica pelo aumento nas células Melan-A positivas após 5 dias de tratamento; ela começa a diminuir dentro de 2 semanas após o fim da irradiação. Postula-se que o aumento da pigmentação causado pela luz azul seja um efeito do tipo radiação ultravioleta A, pelo fato de o comprimento de onda da luz azul estar próximo do espectro dessa radiação.[52-54]

Cicatrizes e queloides

Cicatrizes hipertróficas e queloides podem se formar após cirurgia, trauma ou acne, caracterizando-se por proliferação de fibroblastos e excesso de deposição de colágeno. Recentemente, alguns estudos e observações clínicas revelaram o benefício do LED vermelho e infravermelho no tratamento de cicatrizes (Figura 89.4).[23,55,56] Doses de LED nesses comprimentos de onda diminuem a proliferação de fibroblastos da pele humana normal *in vitro*. A irradiação com fluências de 80, 160 e 320 J/cm^2 resultou em diminuição significativa do número de células, sem causar efeito em sua viabilidade.[57]

O uso profilático de fototerapia com LED infravermelho (805 nm), como um método de prevenção ou atenuação no desenvolvimento de cicatrizes hipertróficas ou queloides após cirurgias, mostrou significativa melhora nos casos estudados.[58] Recentemente, propôs-se que a interleucina-6 desempenhe um importante papel nesse processo, sendo um alvo terapêutico promissor para prevenir a formação dessas cicatrizes.[59]

A fototerapia com o infravermelho próximo a 805 nm consiste em um método utilizado para prevenir ou atenuar o desenvolvimento de cicatrizes hipertróficas ou queloides em pacientes submetidos à excisão cirúrgica ou à ablação por *laser* CO_2. Cicatrizes tratadas por 15 min diariamente durante 30 dias com um dispositivo de LED infravermelho (805 nm a 30 mW/cm^2) mostraram melhora significativa sem efeitos colaterais associados, evidenciado por melhorias na pontuação, medição da altura da cicatriz por topografia quantitativa da pele e avaliação clínica cega de fotografias.[60]

Um estudo recente demonstrou que a luz azul pode inibir a proliferação de fibroblastos da pele humana adulta e a velocidade de migração, estando associado ao aumento da geração de ROS de maneira dose-dependente. O LED azul tem o potencial de contribuir para o tratamento de queloides e outras doenças de pele fibróticas.[61]

O potencial da PDT no tecido cicatricial foi previamente investigado. Estudos *in vitro* mostraram que ALA-PDT induz a degradação de colágeno em fibroblastos dérmicos.[62]

Um estudo retrospectivo de Sakamoto *et al.* demonstrou que ALA ou MAL combinado com LED vermelho melhorou estatisticamente a aparência da cicatriz após dois ou mais tratamentos.[63] Nie *et al.* relataram um efeito positivo da PDT em um paciente com queloide persistente que não respondeu a várias terapias de rotina.[64]

Fotoexposição

A radiação ultravioleta é a principal causa de envelhecimento extrínseco. Além de seus efeitos diretos sobre os fibroblastos dérmicos, particularmente os raios UVB têm efeitos sobre os queratinócitos epidérmicos, os quais promovem a produção de várias citocinas e fatores de crescimento, inclusive o fator de necrose

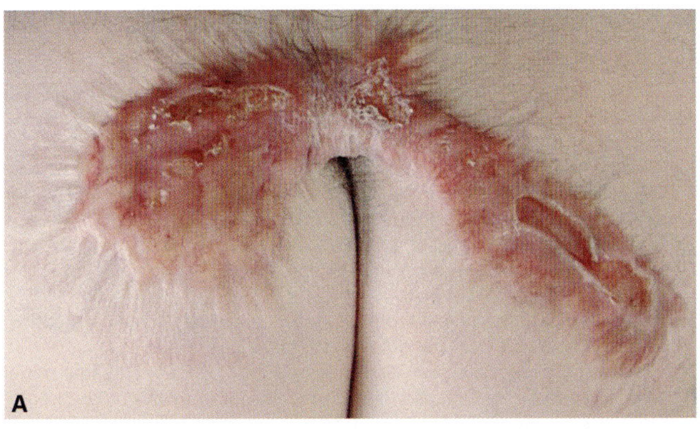

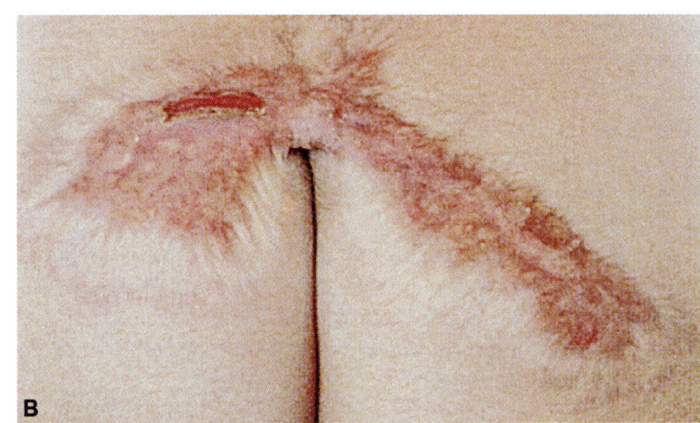

Figura 89.4 A. Queloide tratado por 30 min 2 vezes/semana por 60 dias com uma combinação de dispositivo de LED vermelho (630 nm) e LED IV (850 nm). **B.** Melhora significativa após 6 meses de seguimento.

tumoral alfa, a interleucina-1, o fator de crescimento derivado de plaquetas e o TGF-β1, que influenciam na degradação e na síntese do colágeno.[65-69] Os comprimentos de onda entre 630 e 900 nm podem penetrar e ser absorvidos por toda a derme papilar. Os efeitos do tratamento com LED na pele favorecem a redução de manchas, rugas, melhora da textura, firmeza e suavidade da pele. Estudos demonstram o potencial direto e indireto dos efeitos antienvelhecimento da irradiação com LED com único comprimento de onda ou pela combinação de vários destes. A irradiação com LED (630, 660, 830 e 850 nm) em fibroblastos irradiados com UVB *narrow band* aumentou o número de células colágeno tipo I e diminuiu a expressão de metaloproteínases. Além disso, a combinação desses comprimentos de onda apresentava efeitos mais significativos contra o fotoenvelhecimento, sobretudo na síntese de colágeno tipo 1, em comparação a um comprimento de onda usado isoladamente.[70]

CUIDADOS PRÉ E PÓS-TRATAMENTO

A seleção adequada do paciente e a indicação correta da terapia com LED a ser empregada influenciam no resultado do tratamento. Resultados negativos possivelmente decorrem da escolha inadequada da fonte de luz e também de uma dose empregada incorretamente. É importante lembrar que outros fatores podem influenciar no sucesso da terapêutica, como a preparação da pele do paciente, a remoção de maquiagem e a limpeza adequada da pele antes do procedimento para não haver interferência na penetração da luz na pele.

Antes de iniciar o tratamento, retirar todos os acessórios, como brincos, correntes, anéis, pulseiras e relógio, pois o metal conduz calor. Os olhos do paciente devem ser protegidos com os óculos que acompanham o equipamento e, para que ele se sinta mais confortável, usar quadrados de algodão umedecidos com água termal sob os óculos de proteção.

O posicionamento ou a distância do cabeçote do LED (10 cm) da área do tratamento é um fator importante para garantir a intensidade ideal e a entrega da luz para o máximo efeito fisiológico. O tratamento geralmente consiste em sessões semanais que duram cerca de 20 a 30 min e o tempo total dependerá de cada indicação específica.

Ao iniciar a terapêutica, limpar e secar bem a pele do paciente, pois a presença de algum tipo de cosmético, maquiagem ou filtro solar diminui o efeito da aplicação. Apenas a limpeza com clorexidina em base aquosa é suficiente para facilitar a penetração da onda. Previamente à terapia com LED, podem ser usadas substâncias, como ácido salicílico ou glicólico, para a limpeza da pele. Se forem realizados *peelings* antes da irradiação com LED, é importante neutralizar a substância aplicada, pois a luz emitida pode aumentar a reatividade ou o efeito químico do produto. Antioxidantes, ácido hialurônico, ácido elágico, vitaminas A, E e C e os alfa-hidroxiácidos podem ser aplicados na pele antes e após a terapia com luz. *Peeling* de ácido retinoico em concentrações de 5 ou 10% pode ser aplicado imediatamente após a terapia da luz nos protocolos de rejuvenescimento.

Tratamentos combinados dos LED podem ser realizados com preenchimentos faciais e toxina botulínica, além de técnicas ablativas, como *lasers*, abrasão da pele e *peelings*, o que favorece a redução de edema, eritema, tempo de recuperação e desconforto do paciente.

O tratamento capilar com LED tem ação anti-inflamatória, diminui a oleosidade do couro cabeludo, prolonga a fase anágena e melhora a irrigação sanguínea, acelerando o crescimento e a hidratação dos fios. Esfoliação do couro cabeludo poderá ser realizada antes da aplicação da luz; imediatamente após o tratamento, serão utilizados produtos que estimulem o crescimento capilar para melhor absorção dos ativos.

Após o tratamento com LED, devem-se evitar exposição direta ao sol e usar diariamente o protetor solar.

CONSIDERAÇÕES FINAIS

A terapia com LED é uma tecnologia não ablativa, não invasiva, indolor e que não necessita de tempo de recuperação, podendo ser usada em todos os fotótipos. Pode ser indicada em associação a outras técnicas existentes, como microdermoabrasão, *lasers* fracionados, luz intensa pulsada, *peelings*, preenchedores, toxina botulínica, entre outras. A rapidez da aplicação e o baixo custo do tratamento fazem com que essa terapia seja uma grande aliada na prática dermatológica.

REFERÊNCIAS BIBLIOGRÁFICAS

1. Barolet D. Light-emitting diodes (LEDs) in dermatology. Semin Cutan Med Surg. 2008;27:227-38.
2. Dincer I. Renewable energy and sustainable development: a crucial review. Renewable and Sustainable Energy Reviews. 2000;4(2):157-75.
3. Sauder DN. Light-emitting diodes: their role in skin rejuvenation. Intern Journal of Dermatol. 2010;49(1):12-16.
4. Huang YY, Sharma SK, Carroll J, Hamblin MR. Biphasic dose response in low level light therapy–an update. Dose-Response. 2011;9:602-18.
5. Calderhead RG. The photobiological basics behind light-emitting diode (LED) phototherapy. Laser Therapy. 2007;16:97-108.
6. Whelan HT, Houle JM, Whelan NT. The NASA light-emitting diode medical program progress in space flight and terrestrial applications. Space Tech Appl Intl Forum. 2000;504:37-43.
7. Whelan HT, Buchmann EV, Dhokalia A, Kane MP, Whelan NT, Wong-Riley MTT et al. Effect of NASA light-emitting diode irradiation on molecular changes for wound healing in diabetic mice. J Clin Laser Med Surg. 2003;21:67-74.
8. Sommer AP, Pinheiro ALB, Mester AR, Franke RP, Whelan HT. Biostimulatory windows in low-intensity laser activation: lasers, scanners, and NASA's light-emitting diode array system. J Clinic Laser Medic Surg. 2001;19:29-33.
9. Nakamura S, Fasol G. InGaN single-quantum-well LEDs. In: Nakamura S, Pearton S, Fasol G. The blue laser diode: the complete story. Berlin, Germany: Springer-Verlag; 1997. p. 201-21.
10. Dourado KBV, Carnevali Junior LC, de Paulo RJF, Gomes AC. Ledterapia: uma nova perspectiva terapêutica ao tratamento de doenças da pele, cicatrização de feridas e reparação tecidual. Ensaios e Ciência. 2011;15(6):231-48.
11. Greco M, Guida G, Perlino E, Marra E, Quagliariello E. Increase in RNA and protein synthesis by mitochondria irradiated with helium-neon laser. Biochem Biophys Res Commun. 1989;163:1428-34.
12. Lee SY, Park KH, Choi JW, Kwon JK, Lee DR, Shin MS et al. A prospective, randomized, placebo-controlled, double-blinded and split-face clinical study on LED phototherapy for skin rejuvenation: clinical, profilometric, histologic, ultrastructural, and biochemical evaluations and comparison of three different treatment settings. Journal of Photochemistry and Photobiology B: Biology. 2007;88(1):51-67.
13. Karu TI, Pyatibrat LV, Kalendo GS. Photobiological modulation of cell attachment via cytochrome c oxidase. Photochem Photobiol Sci. 2004;3:211-6.
14. Lins RD. Efeitos bioestimulantes do laser de baixa potência no processo de reparo. An Bras Dermatol. 2010;85(6):849-55.
15. Rocha Junior AM, Vieira BJ, Andrade LCF, Monteiro A. Effects of low-level laser therapy on the progress of wound healing in humans: the contribution of in vitro and in vivo experimental studies. J Vasc Bras. 2007;6:258-66.
16. Stein A, Benayahu D, Maltz L, Oron U. Low-level laser irradiation promotes proliferation and differentiation of human osteoblasts in vitro. Photomed Laser Surg. 2005;23(2):161-6.
17. Olson JE, Schimmerling W, Tobias CA. Laser action spectrum of reduced excitability in nerve cells. Brain Res. 1981;204(2):436-40.
18. Pereira AN, Eduardo Cde P, Matson E, Marques MM. Effect of low-power laser irradiation on cell growth and procollagen synthesis of cultured fibroblasts. Lasers Surg Med. 2002;31:263-7.
19. Al-Watban, Farouk AH, Bernard LA. Laser biomodulation of normal and neoplastic cells. Lasers in Medical Science. 2012;27(5):1039-43.

20. Zhang Y, Song S, Fong CC, Tsang CH, Yang Z, Yang M. cDNA microarray analysis of gene expression profiles in human fibroblast cells irradiated with red light. J Invest Dermatol. 2003;120:849-57.
21. Wunsch A, Matuschka KA. Controlled trial to determine the efficacy of red and near-infrared light treatment in patient satisfaction, reduction of fine lines, wrinkles, skin roughness, and intradermal collagen density increase. Photomedicine and Laser Surgery. 2014;32(2):93-100.
22. Castano AP, Demidova TN, Hamblin MR. Mechanisms in photodynamic therapy: part one–photosensitizers, photochemistry and cellular localization. Photodiagnosis and Photodynamic Therapy. 2004;1(4):279-93.
23. Issa MCA, Piñeiro-Maceira J, Farias RE, Pureza M, Raggio Luiz R, Manela-Azulay M. Immunohistochemical expression of matrix metalloproteinases in photodamaged skin by photodynamic therapy. Br J Dermatol. 2009;161:647-53.
24. Opel DR, Hagstrom E, Pace AK, Sisto K, Hirano-Ali SA, Desai S, Swan J. Light-emitting diodes: a brief review and clinical experience. The Journal of Clinical and Aesthetic Dermatology. 2015;8(6):36.
25. Karrer S, Kohl E, Feise K. Photodynamic therapy for skin rejuvenation: review and summary of the literature – results of a consensus conference of an expert group for aesthetic photodynamic therapy. J Dtsch Dermatol Ges. 2013;11(2):137-48.
26. Calderhead RG, Kim WS, Ohshiro T, Trelles MA, Vasily D. Adjunctive 830 nm light-emitting diode therapy can improve the results following aesthetic procedures. Laser Therapy. 2015;24(4):277-89.
27. Hamblin MR, Demidova TN. Mechanisms of low level light therapy. International Society for Optics and Photonics. 2006;6140:1-12.
28. Morton CA, Brown SB, Collins S, Ibbotson S, Jenkinson H, Kurwa H et al. Guidelines for topical photodynamic therapy: report of a workshop of the British Photodermatology Group. Br J Dermatol. 2002;146:552-67.
29. Cheong KA, Kim CH, Choi Y, Park CD, Lee AY. Irradiation of light emitting diode at 850nm inhibits T cell-induced cytokine expression. J Dermatol Science. 2012;65(1):27-37.
30. Menezes S, Coulomb B, Lebreton C, Dubertret L. Non-coherent near infrared radiation protects normal human dermal fibroblasts from solar ultraviolet toxicity. J Invest Dermatol. 1998;111:629-33.
31. Frank S, Oliver L, Lebreton-De Coster C, Moreau C, Lacabellec MT, Michel L et al. Infrared radiation affects the mitochondrial pathway of apoptosis in human fibroblasts. J Invest Dermatol. 2004;123:823-31.
32. Papageorgiou P, Katsambas A, Chu A. Phototherapy with blue (415 nm) and red (660 nm) light in the treatment of acne vulgaris. Br J Dermatol. 2000;142:973-8.
33. Lee SY, You CE, Park MY. Blue and red light combination LED phototherapy for acne vulgaris in patients with skin phototype IV. Lasers Surg Med. 2007;39:180-8.
34. Gold MH. Efficacy of lasers and PDT for the treatment of acne vulgaris. Skin Therapy Letter. December 2007-January 2008;12:1-6.
35. Russell BA, Kellett N, Reilly LR. A study to determine the efficacy of combination LED light therapy (633 nm and 830 nm) in facial skin rejuvenation. J Cosmet Laser Ther. 2005;7(3-4):196-200.
36. Hans HFI, Breugel V, Bar D. Power density and exposure time of He-Ne laser irradiation are more important than total energy dose in photobiomodulation of human fibroblasts in vitro. Lasers Surg Med. 1992; 12:528-37.
37. Young S, Bolton P, Dyson M, Harvey W, Diamantopoulos C. Macrophage responsiveness to light therapy. Lasers Surg Med. 1989;9(5):497-505.
38. Jagdeo J, Austin E, Mamalis A, Wong C, Ho D, Siegel DM. Light-emitting diodes in dermatology: A systematic review of randomized controlled trials. Lasers in Surgery and Medicine. 2018.
39. Avci P, Gupta A, Sadasivam M, Vecchio D, Pam Z, Pam N et al. Low-level laser (light) therapy (LLLT) in skin: stimulating, healing, restoring. Seminars in Cutaneous Medicine and Surgery. 2013;31(1):41-52.
40. Oh IY, Kim BJ, Kim MN, Kim CW & Kim SE. Efficacy of light emitting diode photomodulation in reducing erythema after fractional carbon dioxide laser resurfacing: a pilot study. Dermatol Surg. 2013;39:1171-6.
41. Karu T. Photobiology of low-power laser effects. Health Phys. 1989;56(5): 691-704.
42. Lins RD, Lucena KCR, Granville-Garcia AF, Dantas EM, Catão MHCV, Carvalho Neto LG. Efeitos bioestimulantes do laser de baixa potência no processo de reparo. An Bras Dermatol. 2010;85(6):849-55.
43. Rocha Junior AM, Vieira BJ, Andrade LCF, Monteiro A. Effects of low-level laser therapy on the progress of wound healing in humans: the contribution of in vitro and in vivo experimental studies. J Vasc Bras. 2007;6: 258-66.
44. Stein A, Benayahu D, Maltz L, Oron U. Low-level laser irradiation promotes proliferation and differentiation of human osteoblasts in vitro. Photomed Laser Surg. 2005; 23(2):161-6.
45. Minatel DG, Enwemeka CS, França SC, Frade MAC. Fototerapia (LEDs 660/890 nm) no tratamento de ulceras de perna em pacientes diabéticos: estudo de caso. An Bras Dermatol. 2009;84(3):279-83.
46. Catão MHCV. Os benefícios do laser de baixa intensidade na clínica odontológica na estomatologia. Rev Bras Patol Oral. 2004;3(4):214-8.
47. Kelner N, Castro JFL. Laser de baixa intensidade no tratamento da mucosite oral induzida pela radioterapia: relato de casos clínicos. Rev Bras Cancerol. 2007;53(1):29-33.
48. Weiss RA, McDaniel DH, Geronemus RG, Weiss MA, Beasley KL, Munavalli GM, Bellew SG. Clinical experience with light-emitting diode (LED) photomodulation. Dermatol Surg. 2005;31:1199-1205.
49. Vecchio D, Pam Z, Pam N, Hamblin MR. Low-level laser (light) therapy (LLLT) in skin: stimulating, healing, restoring. Semin Cutan Med Surg. 2013;32:41-52.
50. DeLand MM, Weiss RA, McDaniel DH, Geronemus RG. Treatment of radiation-induced dermatitis with light emitting diode photomodulation. Lasers Surg Med. 2007;39:164-8.
51. Kim JM, Kim N H, Tian YS, Lee AY. Light-emitting diodes at 830 and 850 nm inhibit melanin synthesis in vitro. Acta Dermato-venereologica. 2012;92(6):674-9.
52. Hamilton FL, Car J, Lyons C, Car M, Layton A, Majeed A. Laser and other light therapies for the treatment of acne vulgaris: systematic review. Br J Dermatol. 2009;160:1273-85.
53. Morton CA, McKenna KE, Rhodes LE; British Association of Dermatologists Therapy Guidelines and Audit Subcommitte and the British Photodermatology Group. Guidelines for the topical photodynamic therapy: update. Br J Dermatol. 2008;159:1245-66.
54. Kleinpenning MM, Smits T, Frunt MHA, van Erp PE, van de Kerkhof PC, Gerritsen RM. Clinical and histological effects of blue light on normal skin. Photodermatol Photoimmunol Photomed. 2010;26:16-21.
55. Gold MH. Photodynamic therapy in dermatology: the next five years. Dermatol Clin. 2007;25:119-20.
56. Sakamoto FH, Izikson L, Tannous Z, Zurakowski D, Anderson RR. Surgical scar remodelling after photodynamic therapy using aminolaevulinic acid or its methylester: a retrospective, blinded study of patients with field cancerization. Br J Dermatol. 2012;166:413-6.
57. Lev-Tov H, Brody N, Siegel D, Jagdeo J. Inhibition of fibroblast proliferation *in vitro* using low-level infrared light-emitting diodes. Dermatol Surg. 2012;39:422-5.
58. Lev-Tov H, Siegel D, Brody N et al. LED generated low level light therapy inhibits human skin fibroblast proliferation while maintaining cellular viability. J Invest Dermatol. 2012;132:S119.
59. Uitto J. IL-6 signaling pathway in keloids: a target for pharmacologic intervention? J Invest Dermatol. 2007;127:6-8.
60. Mamalis AD, Lev-Tov H, Nguyen DH, Jagdeo JR. Laser and light-based treatment of Keloids–a review. Journal of the European Academy of Dermatology and Venereology. 2014;28(6):689-99.
61. Mamalis A, Garcha M, Jagdeo J. Light emitting diode-generated blue light modulates fibrosis characteristics: Fibroblast proliferation, migration speed, and reactive oxygen species generation. Lasers Surg Med. 2015;47:210-5.
62. Karrer S, Bosserhoff A, Weiderer P, Landthaler M, Szeimies RM.Influence of 5-aminolevulinic acid and red light on collagen metabolism of human dermal fibroblasts. J Invest Dermatol. 2003;120:325-31.
63. Sakamoto FH, Izikson L, Tannous Z, Anderson R. Surgical scar remodeling after photodynamic therapy using aminolaevulinic acid or its methylester: a retrospective, blinded study of patients with field cancerization. Br J Dermatol. 2012;166:413-6.
64. Nie Z, Bayat A, Behzad F, Rhodes L. Positive response of a recurrent keloid scar to topical methyl aminolevulinate-photodynamic therapy. Photodermatol Photoimmunol Photomed. 2010;26:330-2.
65. Yarosh D, Both D, Kibitel J, Anderson C, Elmets C, Brash D, Brown D. Regulation of TNFa production and release in human and mouse keratinocytes and mouse skin after UV-B irradiation. Photodermatol Photoimmunol Photomed. 2000;16:263-70.
66. Dong KK, Damaghi N, Picart SD, Markova NG, Obayashi K, Okano Y, Masaki H et al. UV-induced DNA damage initiates release of MMP-1 in human skin. Exp Dermatol. 2008;17:1037-44.
67. Choi CP, Kim YI, Lee JW, Lee MH. The effect of narrowband ultraviolet B on the expression of matrix metalloproteinase1, transforming growth factor b1 and type I collagen in human skin fibroblasts. Clin Exp Dermatol. 2006;32:180-5.
68. Han KH, Choi HR, Won CH, Chung JH, Cho KH, Eun HC, Kim KH. Alteration of the TGF-b/SMAD pathway in intrinsically and UV-induced skin aging. Mech Ageing Dev. 2005;126:560-7.
69. Tsuji-Naito K, Ishikura S, Akagawa M, Saeki H. α lipoic acid induces collagen biosynthesis involving prolyl hydroxylase expression via activation of TGF Smad signaling in human dermal fibroblasts. Connect Tissue Res. 2010;51:378-87.
70. Tian YS, Kim NH, Lee AY. Antiphotoaging effects of light emitting diode irradiation on narrow band ultraviolet B – exposed cultured human skin cells. Dermatologic Surgery. 2012;38(10):1695-703.

90

Drug Delivery

Luiza Helena Urso Pitassi

INTRODUÇÃO

A técnica de *drug delivery*, que pode ser traduzida em português como "entrega de medicamentos", consiste na utilização de métodos (mecânicos, químicos e físicos) para aumentar a permeabilidade da pele e melhorar a penetração cutânea de medicamentos. Contudo, ainda há muitos desafios que dificultam os avanços na entrega cutânea de medicamentos, relacionados com a baixa permeabilidade dos compostos medicamentosos pela barreira do estrato córneo.

Recentemente, várias tecnologias tem sido utilizadas na Dermatologia para melhorar a entrega e a absorção dos medicamentos na pele, como ultrassom (cavitacional e não cavitacional), ablação térmica [*laser* fracionado ablativo (LFA), radiofrequência fracionada microagulhada], iontoforese, eletroporação, microdermoabrasão, infusão de medicamentos na pele utilizando a máquina de tatuagem e microagulhamento.[1,2]

A pele constitui uma importante barreira de proteção contra microrganismos, produtos químicos, medicamentos e a saída de substâncias endógenas (p. ex., água). Pela capacidade de absorção cutânea, pode ser considerada uma via segura e eficaz para aplicação de vários medicamentos.[3,4]

A epiderme, camada externa da pele, compõe-se pelo estrato córneo, uma camada hidrofóbica que contém apenas 13% de água e é a principal barreira para a penetração do medicamento, sendo constituído por células mortas queratinizadas e achatadas, chamadas de corneócitos e envolvidas por uma matriz lipídica como "tijolos em argamassa". Sua composição principal é rica em lipídios (5 a 15%) e proteínas (75 a 85%), principalmente a queratina, limitando a penetração de medicamentos com peso molecular maior que 500 Da, como vacinas e polipeptídios.[5-7]

A absorção de fármacos na pele é influenciada por vários fatores, como tamanho da molécula, lipofilicidade, pH da formulação, concentração, hidratação da pele, enzimas da pele, temperatura e integridade do estrato córneo. Os princípios ativos são colocados sobre a superfície da pele e podem penetrar de maneira transepidérmica ou pelos anexos cutâneos. Contudo, somente algumas moléculas têm a capacidade de atravessar o estrato córneo, e a biodisponibilidade cutânea da maioria dos medicamentos varia de 1 a 5%, ou seja, muito baixa.[8-10]

A via de administração tópica de fármacos tem a vantagem de apresentar uma ação direta no alvo ou muito próximo deste, necessitando, assim, de uma menor quantidade de substância ativa e com menos efeitos colaterais. Após penetrar o estrato córneo, a substância ativa pode ter um alvo em alguma das camadas da epiderme, na derme ou ser absorvida e ter ação sistêmica.[11]

São três as possibilidades de a aplicação tópica de uma substância penetrar o estrato córneo intacto da epiderme: via transcelular ou intracelular (diretamente pelas células); via intercelular (em torno das células); e pelos anexos cutâneos (glândulas sudoríparas, glândulas sebáceas ou folículos pilosos). A passagem intracelular das substâncias se dá pelos queratinócitos e possibilita o transporte de solutos hidrofílicos. Já o transporte pelos espaços intercelulares torna possível a difusão de solutos lipofílicos pela matriz lipídica. Na via dos anexos cutâneos, os princípios ativos penetram pelas glândulas sudoríparas ou pelos folículos pilosos. O medicamento pode ser permeado por meio de uma combinação dessas vias, sendo o fluxo maior determinado pelas propriedades físico-químicas da molécula.[12-14]

Por via transcelular, os fármacos atravessam as membranas fosfolipídicas e o citoplasma dos queratinócitos do estrato córneo, enfrentando, no entanto, uma resistência significativa à penetração, uma vez que precisam atravessar a membrana fosfolipídica de cada célula, os componentes hidrofílicos dos queratinócitos e, novamente, a membrana fosfolipídica. Embora essa via seja a mais direta, a mais utilizada é a via intercelular, na qual os fármacos atravessam os espaços existentes entre as diferentes células da pele. A existência de folículos pilosos na pele faz com que estes também sirvam de via para a penetração de fármacos. Contudo, como a área da superfície ocupada pelos folículos pilosos e pelas glândulas sebáceas é pequena (aproximadamente 0,1% da área de superfície da pele), este é um fator que limita a área disponível para o transporte de medicamentos.[15-17]

A via intercelular envolve a difusão de medicamentos pela matriz lipídica extracelular. Porém, essa rota tem um obstáculo em razão da barreira do estrato córneo altamente impermeável ("tijolos e argamassa") para a maioria das moléculas, pois apenas medicações lipofílicas de baixo peso molecular penetram nessa via.[15,18]

Na penetração transepidérmica, as moléculas passam pelas camadas da epiderme, possibilitando que o fármaco alcance a circulação sistêmica e exercendo, desse modo, o seu efeito terapêutico. Após atravessarem o estrato córneo, os fármacos chegam à camada dérmica vascularizada e vão para a circulação sistêmica a fim de exercerem a sua ação farmacológica. Nos últimos anos, a administração transdérmica de medicamentos pelos *patches* adesivos recebeu aprovação para vários produtos. Existem vários parâmetros que afetam a entrega do medicamento do adesivo para a pele. A absorção, por exemplo, depende de fatores como local da aplicação, espessura e integridade da epiderme, tamanho da molécula do fármaco, permeabilidade da membrana de entrega da medicação, concentração de lipídios, grau de hidratação da pele, pH da medicação, temperatura corporal, número de folículos pilosos, função das glândulas sudoríparas e integridade do estrato córneo. A espessura da pele e o fluxo sanguíneo compreendem dois parâmetros que variam com a idade e são responsáveis pelas respostas diferentes ao mesmo dispositivo transdérmico, um efeito notável na farmacocinética do medicamento.[19,20]

O metabolismo de primeira passagem hepática, comum para fármacos administrados por via oral, é o responsável por diminuir a biodisponibilidade e degradar diversos fármacos. A via transdérmica impede a ocorrência desse efeito de primeira passagem hepática. Os sistemas transdérmicos de liberação controlada disponíveis no mercado têm dispositivos com tecnologias diferentes, fornecendo mecanismos diversos de controle de liberação de fármacos, e veiculam principalmente hormônios esteroides, nicotina, nitroglicerina e analgésicos.[21,22]

Como a pele representa uma barreira eficiente à penetração de moléculas, vários métodos químicos (passivos) e físicos (ativos) têm sido desenvolvidos para modificar as propriedades de barreira do estrato córneo e aumentar essa permeabilidade. As estratégias para melhorar a penetração do medicamento variam desde a simples oclusão até a utilização de métodos ou tecnologias químicas e físicas, ou a combinações destes, podendo incluir a aplicação de várias formas de energia (p. ex., calor, som, luz, elétrica, magnética etc.) ou romper, reduzir e enfraquecer a barreira do estrato córneo por meios mecânicos.[23,24]

Os métodos químicos são representados por substâncias que aumentam a difusão de medicamentos pelo estrato córneo, conhecidas como promotores químicos de permeação. A substância química mais comum é a água, em razão da hidratação do estrato córneo, normalmente quando se acumula durante o processo de oclusão da pele. Após 24 a 48 h de oclusão, os corneócitos incham, os espaços intercelulares se distendem e a rede lacunar fica dilatada. Essa distensão das lacunas cria "poros" nos interstícios do estrato córneo pelos quais as substâncias podem penetrar mais facilmente. São exemplos de promotores químicos de permeação os solventes (etanol, metanol, clorofórmio, acetona e detergentes), que podem extrair os lipídios ou proteínas do estrato córneo, potencializando a penetração das medicações na pele.[25,26] Os ácidos graxos (ácidos oleico, linoleico, valérico e láurico) atuam por partição entre as bicamadas lipídicas e sua consequente desorganização, melhoria da partição do fármaco na camada córnea ou por formação de complexos lipofílicos com o fármaco.[27]

Os métodos físicos incluem aqueles que destroem a barreira do estrato córneo e aqueles que agem por meio de uma força externa impactando os princípios ativos na pele. Essas técnicas proporcionam um aumento do número de princípios ativos que podem ser eficientemente transportados pela pele, com importância crescente na Dermatologia. Com a finalidade de melhorar a permeabilidade cutânea e a penetração das substâncias pelo estrato córneo, várias técnicas têm sido associadas à técnica de *drug delivery* para a absorção dos medicamentos, como ultrassom, iontoforese, eletroporação, microdermoabrasão, *lasers* fracionados ablativos e não ablativos, radiofrequência microagulhada, infusão de medicamentos na pele utilizando a máquina de tatuagem, pistolas de intradermoterapia e microagulhamento.[4,28]

O estudo sobre *drug delivery* de fármacos na pele está em constante crescimento. Quando comparado a outros sistemas de tratamento convencional, algumas vantagens são encontradas, como maior eficácia terapêutica, direcionamento a alvos específicos e o fato de tanto substâncias hidrofílicas quanto lipofílicas poderem ser incorporadas e redução de custos em razão da diminuição da quantidade de fármaco empregada.[29]

FATORES QUE AFETAM A PERMEAÇÃO E A BIODISPONIBILIDADE DO FÁRMACO NA PELE

A maioria dos fármacos tópicos penetra na pele passivamente, devendo ter baixo peso molecular e características lipofílicas para que consigam atravessar o estrato córneo, a barreira de proteção da pele. Ao contrário, os fármacos muito hidrofílicos ou com peso molecular acima de 500 Da apresentam uma permeabilidade muito baixa. Para que haja permeação efetiva, deseja-se que tanto o veículo quanto a substância ativa se assemelhem à composição da pele, ou seja, formulações com natureza lipídica e biodegradáveis, semelhantes aos lipídios fisiológicos, são as mais apropriadas e toleráveis para esse tipo de administração.[14,30,31]

Os medicamentos aplicados topicamente podem ter efeito de depósito, de tal modo que se acumulam por um período prolongado no estrato córneo, na epiderme, na derme e no tecido adiposo subcutâneo para formar um reservatório, a partir do qual há uma liberação sustentada da medicação nos tecidos adjacentes. A eficiência do reservatório depende de ingredientes farmacêuticos ativos, incluindo solubilidade de lipídios e água, capacidade de ligação às proteínas, absorção percutânea, concentração de substâncias ativas, depuração, local, tempo e modo de aplicação (Tabela 90.1).[32,33]

As moléculas de maior dimensão, como proteínas, peptídios e outras macromoléculas, não são boas candidatas para administração tópica, podendo ser administradas por via transdérmica com o auxílio dos novos métodos químicos e físicos que alteram a barreira do estrato córneo a fim de otimizar o *drug delivery*.[31]

A permeação pelas camadas da pele e os fatores que influenciam esse processo são normalmente avaliados através da célula de Franz. Essa técnica representa um método *in vitro* eficiente para avaliar o movimento das medicações por meio da pele humana ou de animais ou pele sintética e pode ser empregada para identificar as mudanças de concentrações em diferentes condições fisiológicas nas camadas da pele. Também pode ser combinada com uma variedade de técnicas de imagem para visualizar o movimento do medicamento pela pele.[33,34]

Quanto aos excipientes farmacêuticos usados para favorecer a permeação cutânea, os promotores de permeação são substâncias farmacologicamente inativas capazes de permear ou interagir com os constituintes do estrato córneo quando incorporados em uma formulação transdérmica e, desse modo, diminuir a resistência da pele à difusão do fármaco. Além do uso desse tipo de excipiente, pode-se empregar sistemas modernos, como novos sistemas transportadores de fármacos (*new drug delivery system*), que aumentam a permeação de fármacos pela pele, como é o caso de sistemas poliméricos, microemulsões, nanoemulsões e nanopartículas.[35]

Esses novos sistemas transportadores de fármacos otimizam a formulação, mantendo a estrutura molecular do fármaco. Entre muitas vantagens, conferem aumento da biodisponibilidade das substâncias que veiculam, facilitando a permeação cutânea, e as direcionam ao tecido ou ao órgão-alvo.[36]

A nanomedicina (junção entre nanotecnologia e medicina) tem como principal objetivo criar um sistema de entrega de medicamentos com ótima eficácia e em locais específicos, minimizando, com isso, os possíveis efeitos secundários. Ela se dedica à pesquisa, ao desenvolvimento e à manipulação de materiais, sistemas ou dispositivos de dimensões nanométricas, compreendidas entre 1 e 1.000 nm.[37,38]

As nanopartículas têm muitas formas (esferas, hastes, dendríticas) e podem ser moles ou duras, solúveis ou insolúveis.[38] Por serem úteis em aplicações terapêuticas, as nanopartículas devem penetrar a barreira cutânea, entregar o seu material e ser eliminadas do corpo sem efeitos adversos. Os pesquisadores estudam as condições nas quais as nanopartículas podem penetrar a barreira do estrato córneo e como as propriedades físico-químicas das nanopartículas podem influenciar a penetração, a translocação sistêmica e a toxicidade.[39,40]

Os lipossomas, por exemplo, são vesículas nanométricas que compreendem bicamadas lipídicas constituídas por fosfolipídios, com estrutura semelhante à da membrana celular, concebidas para a administração transcutânea de medicações hidrofílicas e lipofílicas. Os lipossomas foram os pioneiros na aplicabilidade da nanotecnologia na área cosmética. A aplicação bem-sucedida da nanomedicina já foi demonstrada em vários estudos de doenças neuroinflamatórias, câncer, artrite reumatoide, além de vários outros distúrbios.[37,41,42]

As vantagens relacionadas com a veiculação de substâncias pela nanotecnologia são inúmeras, pois não somente possibilitam o transporte das substâncias, como também protegê-las de reações de oxidação, hidrólise e fotólise. Desse modo, a nanotecnologia fornece ferramentas que possibilitam a produção de formulações mais estáveis durante a sua utilização e seu armazenamento. Para o uso terapêutico efetivo, as nanopartículas devem ser capazes de romper o estrato córneo, o que tem sido facilitado por várias técnicas, como ultrassom, eletroporação, *laser* ablativo e microagulhas. A nanotecnologia e suas aplicações terapêuticas em Dermatologia compõem uma área crescente de pesquisa.[37,43,44]

APLICABILIDADE

Vários métodos físicos de entrega de medicamentos na pele foram desenvolvidos para aumentar a absorção de agentes tópicos, incluindo os que destroem a barreira do estrato córneo e os que agem por meio de uma força externa impactando os princípios ativos na pele. As estratégias físicas incluem principalmente eletroporação, iontoforese, sonoforese, microagulhamento com diversas tecnologias disponíveis e *laser*.[45]

Tabela 90.1 Fatores que afetam a capacidade tópica de um fármaco penetrar na pele e permear os tecidos subjacentes.

Fatores	Características
Tamanho molecular	Moléculas pequenas (< 500 g/mol) passam pelo estrato córneo mais facilmente
Solubilidade em água	A medicação deve ser solúvel em água, mas também ser lipofílica o suficiente para penetrar a matriz lipídica do estrato córneo
Veículo usado	Solubilidade, massa molecular, profundidade de penetração, farmacologia e toxicologia de seus componentes precisam ser consideradas
Local e método de aplicação	Fricção prolongada aumenta o fluxo pela pele A oclusão hidrata o estrato córneo e, muitas vezes, facilita a penetração nos tecidos subjacentes A administração repetitiva pode aumentar a biodisponibilidade do medicamento Métodos químicos e físicos que alteram a barreira do estrato córneo otimizam o *drug delivery*
Concentração de substâncias ativas	Concentrações mais elevadas podem penetrar de modo mais eficaz

Eletroporação

Trata-se do aumento da permeabilidade da membrana celular em razão da pulsação aplicada externamente por campos elétricos. Na eletroporação, as células estão temporariamente expostas a altas intensidades de pulsos elétricos que levam à formação de poros aquosos nas bicamadas lipídicas do estrato córneo, possibilitando, assim, a difusão de medicamentos na pele. O tratamento utiliza pulsos elétricos de alta voltagem (50 a 500 V) por curta duração de tempo (milissegundos) com o objetivo de aumentar o transporte de fármacos de alto peso molecular (até 40 kDa). Os melhores fluxos têm sido observados com moléculas sintéticas e pequenas macromoléculas (< 10 kDa), como a lidocaína. Também foi utilizada com sucesso para melhorar a permeabilidade de moléculas com diferentes lipofilicidades e tamanhos, incluindo as de alto peso molecular (proteínas, peptídios e oligonucleotídeos). A eletroporação na pele tem o benefício de ser minimamente invasiva e geralmente bem tolerada. A transferência de genes por eletroporação tem sido realizada com sucesso para entregar materiais genéticos nas células tanto *in vitro* quanto *in vivo*.[46,47]

A eletroporação possibilita a entrega eficiente de DNA em células e tecidos, melhorando a expressão de proteínas terapêuticas ou imunogênicas, codificadas pelo DNA plasmidial. Esse método simples e versátil tem um grande potencial e contribui como prevenção ou tratamento de muitos tipos de cânceres ou doenças infecciosas, além de ser efetivo para liberar genes via pele para diferentes usos, incluindo vacinação e cicatrização de feridas.[48,49]

Iontoforese

Método físico que facilita a permeação do medicamento na pele, vem sendo estudada para entrega transdérmica por muitos anos, pela aplicação de uma corrente contínua de baixa tensão. A iontoforese fornece principalmente uma força motriz para o transporte pelo estrato córneo. Consiste em uma técnica não invasiva baseada na aplicação de uma corrente elétrica de baixa intensidade (até 10 V) para facilitar a permeação de fármacos com o auxílio de dois eletrodos colocados na superfície da pele, por meio de uma solução eletrolítica que contém o fármaco. A diferença de potencial aplicada entre os dois eletrodos imersos na solução é o que movimenta o medicamento em direção à pele. Quando se aplica uma diferença de potencial elétrico, os íons de medicamentos são transportados pelas camadas da epiderme e da derme, difundindo-se, finalmente, na corrente sanguínea. As medicações podem permear a pele pelos ductos sudoríparos e folículos pilosos.[50,51]

As principais alterações na pele após a iontoforese consistem em aumento da hidratação do estrato córneo e diminuição da resistência elétrica. As aplicações da iontoforese podem ser terapêuticas e também servir como método diagnóstico para controlar os níveis de glicose no sangue. A iontoforese é usada com medicações ionizáveis e mais eficaz para moléculas com baixo peso molecular. As desvantagens da iontoforese compreendem dificuldade de estabilização do fármaco no veículo de aplicação, complexidade do sistema de liberação do fármaco e exposição cutânea prolongada a uma corrente elétrica.[52]

Clinicamente, a iontoforese tem sido empregada para entrega de lidocaína para alívio da dor, pilocarpina para induzir a transpiração (como teste de diagnóstico) e tratar a hiperidrose e para a entrega de genes.[23]

Recentemente, têm sido realizados estudos com a técnica de iontoforese para a distribuição tópica de medicamentos com o objetivo de tratar doenças das unhas, como onicomicose e psoríase. A entrega tópica de medicamentos nas unhas é dificultada pela estrutura complicada da unha e pela baixa permeabilidade da maioria dos medicamentos na placa ungueal. A iontoforese demonstrou melhorar de modo eficiente o transporte molecular pela placa ungueal.[53]

Ultrassom

Os métodos de ultrassom (sonoforese, fonoforese ou ultrafonoforese) facilitam a permeação de medicamentos na pele pelo aumento de sua concentrações terapêuticas no local selecionado. Ultrassom de baixa frequência, entre 20 e 100 kHz, tem-se mostrado uma técnica promissora no aumento da permeabilidade cutânea, facilitando a permeação de macromoléculas e fármacos hidrofílicos pela epiderme, pela derme e pelos anexos cutâneos. O mecanismo envolve a ruptura dos lipídios do estrato córneo, possibilitando que o medicamento passe pela pele.[54]

Tradicionalmente, o ultrassom utilizado em altas frequências (> 1 MHz, ecografia terapêutica) foi uma escolha popular para a sonoforese no tratamento fisioterápico. A sonoforese foi usada para facilitar a entrega tópica de medicamentos no tratamento da poliartrite.[4]

Com o uso de frequências baixas (< 1 MHz), o ultrassom pode ser empregado para promover bolhas, conhecidas como "cavitação". As bolhas de cavitação oscilam provocando ondas de choque na pele e criando defeitos submicroscópicos no estrato córneo. Esses defeitos aumentam a permeabilidade da pele para moléculas solúveis em água e algumas macromoléculas. Estudos recentes demonstraram que a cavitação compreende um mecanismo que potencializa o resultado do *drug delivery* transdérmico no tratamento em associação ao ultrassom.[54-56]

Microagulhas

Novas modalidades terapêuticas com agulhas têm sido empregadas na Dermatologia. O trauma físico resultante da penetração da agulha induz uma cascata de cicatrização com poucos danos à epiderme. As agulhas criam condutos na pele que possibilitam a penetração de substâncias (desde pequenas moléculas hidrofílicas até macromoléculas). Utilizadas isoladamente ou em conjunto com outros métodos, as microagulhas têm se mostrado um método promissor em várias aplicações clínicas, como administração de insulina, peptídios, material genético e, ainda, para imunização transcutânea.[57] Ainda, vêm demonstrando ótimos resultados como terapia adjuvante no rejuvenescimento e para o tratamento de cicatrizes atróficas, alopecias, queratoses actínicas e distúrbios da pigmentação (p. ex., melasma).[58-60]

O conceito de um conjunto de agulhas miniaturizadas para fins de entrega de medicamentos surgiu em 1976 a partir de uma patente com a criação de um dispositivo de entrega de medicamentos com projeções miniaturizadas.[61]

As microagulhas aumentam acentuadamente a permeabilidade da pele em até 3 ordens de grandeza, tendo sido utilizadas para vacinação transdérmica e entrega de medicamentos desde a década de 1990.[62]

O microagulhamento constitui uma ferramenta fundamental para que o produto utilizado como *drug delivery* possa agir na derme em uma quantidade necessária a fim de promover resultados eficazes e rápidos. A técnica provoca a ruptura do estrato córneo, comprovada microscopicamente pela visualização dos canais e pelo aumento da perda de água transepidérmica (Figura 90.1). Consequentemente, há um aumento na permeação de moléculas hidrofílicas e macromoléculas nas formulações aplicadas depois das perfurações pelo microagulhamento. A duração de entrega do medicamento é limitada pelo tempo de vida desses poros e depende da área de pele tratada, da solubilidade da medicação no veículo de entrega, da capacidade de difusão da medicação nos poros e de outros fatores.[63-65]

Os microcanais facilitam a entrega da medicação de maneira eficiente, aumentando a absorção de moléculas maiores na pele. A técnica do microagulhamento realiza milhares de microperfurações microscópicas controladas na derme papilar e reticular. O objetivo é realizar uma estimulação mecânica da derme, deixando a epiderme intacta, promovendo, assim, a formação de colágeno e aumentando a angiogênese. Ocorrem vasodilatação dérmica e, imediatamente, migração de queratinócitos para restaurar o dano epidérmico, resultando na liberação de citocinas, como interleucina-1, interleucina-8, interleucina-6, fator de necrose tumoral alfa (TNF-α) e fator estimulante de colônias de granulócitos e macrófagos (GM-CSF).[66-68]

O microagulhamento pode também ser útil para melhorar a penetração de ALA (ácido aminolevulínico) ou MAL (ácido metilaminolevulinato) em terapia fotodinâmica (PDT, do inglês *photodynamic therapy*), compreendendo um método seguro e eficaz. Essa associação produz resultados superiores quando comparados à PDT convencional com o uso do agente fotossensibilizante MAL para melhorar a pele danificada pela luz e, também, os resultados no tratamento das queratoses actínicas.[69,70]

O microagulhamento combinado com *drug delivery* de células-tronco embrionárias humanas (hESC-EPC CM) mostrou ser eficaz para melhorar os sinais de envelhecimento e, também, uma ótima opção para o rejuvenescimento da pele. Um estudo realizado *in vitro* com células-tronco embrionárias humanas demonstrou aumento significativo da proliferação e migração de fibroblastos dérmicos, além de queratinócitos epidérmicos, favorecendo a síntese de colágeno pelos fibroblastos.[71]

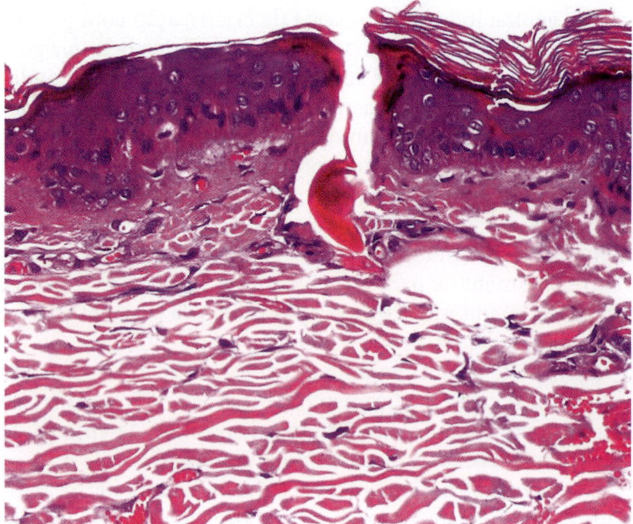

Figura 90.1 Microcanal criado após o rompimento do estrato córneo, atingindo a derme papilar, com microagulhas de 1,5 mm. Corte histológico da pele suína corado pela hematoxilina e eosina com um aumento total de 40×.

Um estudo realizado mostrou que a técnica do microagulhamento pode ser associada à administração transdérmica de fármacos para o rejuvenescimento do colo, proporcionando melhora da aparência global da pele da região anterior do tórax com elevada tolerabilidade e satisfação.[72]

Experimentos *in vitro* demonstraram que a utilização de microagulhas pode aumentar a permeabilidade na pele com a entrega transdérmica de compostos, incluindo os oligonucleotídeos, insulina, vacinas, proteínas, DNA e hormônio do crescimento humano.[73,74]

Um estudo-piloto descreveu o primeiro relato de melhora em melasma pelo uso de microagulhamento em combinação com um soro despigmentante tópico, demonstrando ser esta uma combinação mais eficaz que o soro despigmentante tópico isolado no tratamento do melasma.[59]

Estudo recente demonstrou que o uso da hidroxiapatita de cálcio associado ao microagulhamento e à vitamina C compreende um método eficaz no tratamento de estrias. O ácido ascórbico aumenta a produção de colágeno. A hidroxiapatita de cálcio (CaHA, Radiesse®; Merz North America, Raleigh, N.C.) é um tipo de preenchimento dérmico composto por microesferas brancas de 25 a 45 µM de CaHA suspensas em gel transportador. A CaHA é considerada tanto um preenchimento dérmico quanto um bioestimulador, em razão da sua capacidade de induzir neocolagênese, neoelastogênese e angiogênese. CaHA foi diluída 1:1 com lidocaína a 2% sem epinefrina. Um total de 3 mℓ de preenchedor foi injetado em um paciente usando uma agulha 23 G. Imediatamente após a injeção, realizaram-se microagulhamento e aplicação tópica de 20% de ácido ascórbico. As sessões foram repetidas após 1 e 2 meses. As biopsias de pele mostraram aumento da quantidade e qualidade do colágeno e fibras de elastina nas áreas tratadas com a terapia combinada.[75]

O microagulhamento tem sido usado em uma ampla gama de condições dermatológicas, incluindo alopecia androgenética e alopecia areata. Em 2016, foi realizado um estudo com 40 pacientes apresentando quadro de alopecia androgenética feminina. O crescimento do cabelo após microagulhamento combinado com mesoterapia de plasma rico em plaquetas (PRP) foi comparado à aplicação de 5% de minoxidil em monoterapia. O PRP estimula a liberação de fatores de crescimento, como fator de crescimento endotelial vascular (VEGF), fator de crescimento epidérmico (EGF), fator de crescimento semelhante à insulina (IGF), fatores de crescimento de fibroblastos (FGF) e derivados de plaquetas (PDGF), pela aplicação de plaquetas ativadas no couro cabeludo. Esses fatores de crescimento estimulam a vascularização e o crescimento de células papilares dérmicas que estimulam a replicação de células epiteliais e previnem a apoptose. O PRP é aplicado topicamente como *drug delivery* após o tratamento com microagulhamento, e o efeito desejado dessa terapia consiste em aumentar o crescimento folicular.[76]

Lasers fracionados ablativos

Em 2010, o LFA foi introduzido como um método físico de entrega de medicamentos na pele, promovendo zonas de ablação microscópicas, consistindo em canais verticais de tecido removido que interrompem temporariamente a barreira da pele e fornecem um caminho alternativo para a absorção de medicações aplicadas topicamente. Ao contrário de muitas outras técnicas físicas de entrega de medicamentos, o LFA pode promover microcanais de profundidades e densidades específicas. Ajustando esses parâmetros, torna possível a entrega controlada de medicamentos, com a quantidade e a profundidade necessárias dentro da pele.[77]

Recentemente, o uso de *lasers* como promotores de *drug delivery* tem demonstrado excelentes resultados na entrega de medicamentos na pele de maneira uniforme e controlada. Desde o início de seu uso terapêutico na década passada, os *lasers* ablativos Erbium 2.940 nm e CO_2 10.600 nm têm sido úteis no tratamento do fotoenvelhecimento da pele e de cicatrizes. Como ambos têm grande afinidade por água, são *lasers* ablativos, ou seja, removem a epiderme e promovem calor residual acentuado, o que faz a água contida na derme ser aquecida aproximadamente até 100°C.[78-80]

Emprega-se o LFA principalmente para amenizar rugas, fotoenvelhecimento, flacidez cutânea e cicatrizes, sem as desvantagens e os riscos relacionados com o tempo prolongado de epitelização dos *lasers* ablativos tradicionais. Os *lasers* ablativos (CO_2 10.600 nm e o Er:YAG 2.940 nm) removem o estrato córneo sem danificar tecidos mais profundos, formando microcanais chamados microzonas térmicas (MTZ), que aumentam a permeabilidade a substâncias hidrofílicas e lipofílicas (Figura 90.2). Ambos os *lasers* facilitam o *drug delivery* pelas MTZ e, também, pelo efeito térmico do *laser* no tecido. O *laser* Er:YAG 2.940 nm tem maior afinidade pela água, possibilitando uma penetração mais superficial e mínima produção de calor. O *laser* CO_2 10.600 nm penetra mais profundamente e produz maior quantidade de calor. A característica dos *lasers* fracionados ablativos consiste em atuar por colunas de ablação tecidual circundadas por tecido de coagulação.[81-83]

Esses canais penetram o estrato córneo, facilitando o *drug delivery* dos medicamentos aplicados na pele. Estudos *in vitro*, que avaliaram tanto o uso do *laser* CO_2 10.600 nm quanto do Er:YAG 2.940 nm com diferentes formulações contendo vitamina C, demonstraram um aumento de mais de 200 vezes na penetração do ativo em comparação à pele íntegra.[84] Um estudo conduzido por Huang *et al.*, em 2013, com três diferentes formas de vitamina C estabilizada avaliou a permeação de ácido ascórbico após a aplicação de *laser* CO_2 ablativo, demonstrando ser este um tratamento efetivo para a entrega de vitamina C na pele.[85]

Em 2016, Waibel *et al.* avaliaram o uso do *laser* CO_2 para *drug delivery* de uma formulação não estéril contendo vitamina C 15%, vitamina E 1% e ácido ferúlico 0,5% em veículo *serum* e demonstraram que a hemiface em que a fórmula foi aplicada apresentou cicatrização mais rápida. Não foram descritos efeitos colaterais decorrentes da formulação aplicada.[86]

Estudos recentes demonstram melhora funcional e da qualidade de cicatrizes traumáticas, inclusive queloides, com o uso do *laser* fracionado (Figura 90.3). Em cicatrizes atróficas, observou-se a redução da profundidade, ou seja, melhora no volume ou irregularidade de superfície. Em dois casos de sequelas de queimaduras, o emprego do *laser* fracionado de CO_2 promoveu o relaxamento da contratura e a melhora nas irregularidades de superfície, textura e cor. Em cicatrizes pós-traumáticas ou patológicas, relata-se melhora da textura, do tônus e da aparência da pele, com baixa incidência de discromia, concluindo-se compreender uma tecnologia segura e efetiva para o tratamento de cicatrizes em geral.[87,88]

Estudos recentes demonstram a aplicação tópica de ácido poli-L-láctico após *laser* CO_2 fracionado para tratamento de cicatrizes atróficas.[89] Outro artigo demonstrou o uso do *laser* CO_2 fracionado ablativo para o tratamento de cicatrizes hipertróficas com aplicação imediatamente após *drug delivery* com acetonido de triancinolona 10 a 20 mg/mℓ. Houve melhora considerável das cicatrizes após 6 meses avaliando-se os parâmetros de melhora global, atrofia e discromia.[90]

Mahmoud *et al.*[91] descreveram o uso de *laser* CO_2 fracionado seguido de aplicação de toxina botulínica topicamente como *drug delivery* na área periorbitária em estudo *split-face*. A avaliação 30 dias depois demonstrou melhora significativa no lado em que foi associada à aplicação de toxina botulínica. Resultados similares foram descritos por Zhu *et al.*[92] em 2016;

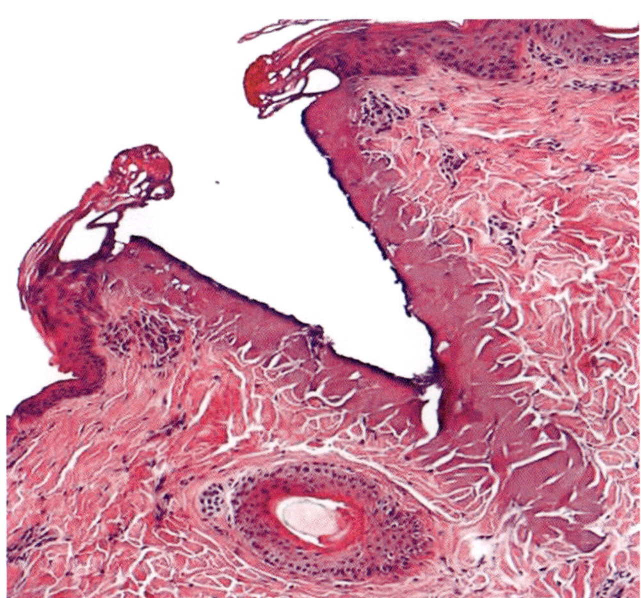

Figura 90.2 Microcanal formado na pele após a aplicação do *laser* fracionado ablativo CO_2 10.600 nm. São visualizadas a microzona térmica e a zona de coagulação circundando o microcanal.

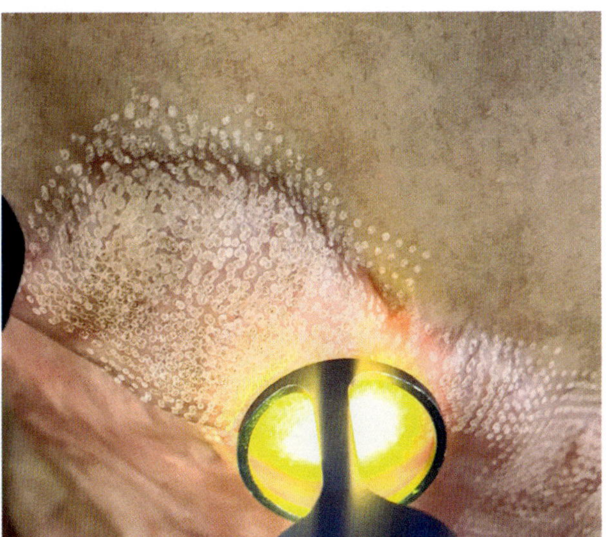

Figura 90.3 Aplicação do *laser* fracionado ablativo no tratamento de queloides, formando microcanais chamados microzonas térmicas (MTZ) que aumentam a permeabilidade a substâncias hidrofílicas e lipofílicas. O *drug delivery* foi realizado imediatamente após com aplicação de acetonido de triancinolona 20 mg/mℓ.

a aplicação tópica da toxina botulínica como *drug delivery* após *laser* CO_2 fracionado nas áreas faciais escolhidas por randomização foi comparada à aplicação de solução salina após o *laser*.

A técnica de *drug delivery* assistida por *laser* tem sido muito utilizada em PDT, um tratamento eficaz para os cânceres de pele superficiais não melanoma, queratoses actínicas e acne. As lesões mais espessas demonstraram ser mais resistentes à PDT em razão da baixa profundidade de penetração dos agentes tópicos fotossensibilizadores. Um estudo *in vivo* utilizando pele humana revelou que o ALA e o MAL, muitas vezes, não penetram nas profundidades do tecido acima de 1 mm. O pré-tratamento com *laser* na pele mostrou aumentar a penetração destes agentes fotossensibilizadores no caso da doença de Bowen, reduzindo o tempo de incubação sem comprometer a eficácia do tratamento.[93]

As substâncias mais utilizadas e estudadas para o *drug delivery* com *laser* são vitaminas C e E, ácidos ferúlico, hialurônico e polilático, toxina botulínica, metotrexato, 5-fluoruracila (5-FU), imiquimode, mebutato de ingenol, minoxidil, fatores de crescimento, MAL e ALA.[83,84,86,89,91-96]

Radiofrequência fracionada microagulhada

Outro método de ablação do tecido associada à técnica de *drug delivery* é realizado por meio da radiofrequência com agulhas. Nesse procedimento, a energia sob a forma de corrente alternada de alta frequência (cerca de 100 kHz) é aplicada por meio de agulhas finas na pele, com formação de microporos (Figura 90.4), que possibilitam o transporte de medicações hidrofílicas e macromoléculas, sendo utilizada com a técnica de *drug delivery* para as mesmas indicações que os *lasers* ablativos.[97]

Issa *et al.*[98], em 2013, avaliaram a eficácia, a segurança e a satisfação dos pacientes tratados com radiofrequência fracionada microagulhada associada à aplicação do ácido retinoico a 0,05% creme em estrias nos seios. O *drug delivery* do ácido retinoico foi realizado por um aparelho de ultrassom com ondas acústicas de pressão. Houve melhora clínica significativa na aparência das estrias tratadas em todos os pacientes, com baixa incidência de efeitos colaterais e um grande nível de satisfação dos pacientes.

Em outro estudo conduzido pela mesma autora, a radiofrequência ablativa fracionada foi utilizada no tratamento de cicatrizes hipertróficas em associação ao ultrassom com ondas acústicas. O objetivo do ultrassom foi aumentar a permeação do ativo; nesse caso, o *drug delivery* foi realizado com o acetonido de triancinolona. O estudo resultou em completa resolução das cicatrizes com apenas uma sessão de tratamento.[99]

Pistolas injetoras de intradermoterapia

A utilização de agulhas para alívio de doenças tem uma longa história, desde Hipócrates (400 a.C.), que utilizou uma aplicação local de cacto para dor no ombro, passando pelos chineses com a aplicação da acupuntura (por mais de 2000 anos) até a injeção de substâncias após a invenção da agulha oca no século 19. A intradermoterapia compreende uma técnica médica desenvolvida em 1952 pelo renomado médico francês Dr. Michel Pistor, para o manejo da dor e dos distúrbios vasculares. Pistor fundou a Sociedade Francesa de Mesoterapia em 1964 e ampliou a técnica para tratar condições médicas, veterinárias e cosméticas. Em 1987, a Académie Nationale de Médecine, na França, reconheceu oficialmente a intradermoterapia como uma especialidade médica.[100]

Define-se a intradermoterapia como uma técnica minimamente invasiva baseada em microinjeções de ingredientes ativos na camada superficial da pele correspondente à área a ser tratada. Esse "microdepósito" dá origem a uma liberação mais lenta do fármaco nos tecidos adjacentes, em comparação à administração parenteral. Por um lado, pode-se usar uma dose menor do composto ativo, e, por outro, alcançar um rápido início e duração de ação prolongada. Esses benefícios também se dão nas vacinas intradérmicas que utilizam menores quantidades de antígenos em comparação à administração subcutânea. A técnica envolve a injeção transdérmica de vitaminas, enzimas, hormônios, ácido hialurônico e extratos naturais de plantas na pele, sendo comumente usada para vacinação e no tratamento de dor, celulite, envelhecimento cutâneo, alopecias, gordura localizada e estrias (Figura 90.5).[100,101]

Na última década, em vários países, houve grande interesse pela intradermoterapia como técnica para *drug delivery* em várias condições dermatológicas.

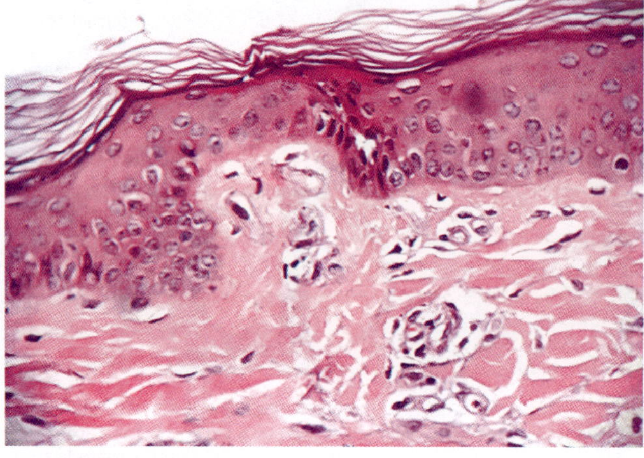

Figura 90.4 Formação de microporos que possibilitam o transporte de substâncias hidrofílicas e macromoléculas com a utilização da técnica de *drug delivery*.

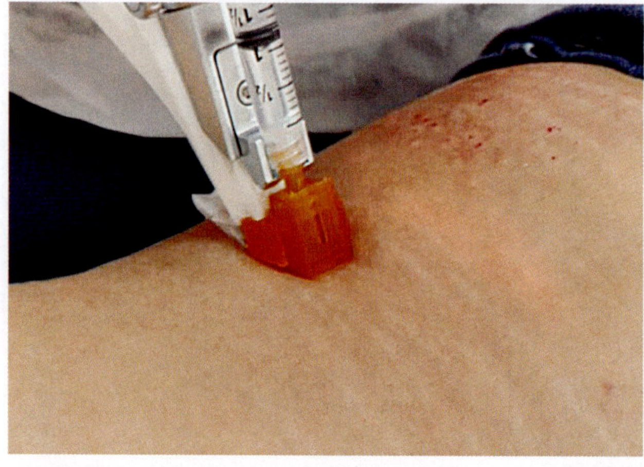

Figura 90.5 Aplicação da técnica de *drug delivery* com pistola injetora no tratamento de estrias.

CONSIDERAÇÕES FINAIS

Se utilizada para indicações sem evidência de eficácia e tolerabilidade, a técnica de *drug delivery* deve ser conduzida de acordo com as regras de boas práticas clínicas (protocolos clínicos, comitê de ética etc.). São necessários mais estudos para saber a quantidade do medicamento que se deve utilizar, a profundidade correta, a frequência e, mais importante, devem ser garantidos ao paciente o benefício real e a segurança da terapêutica. Os médicos devem estar cientes das vantagens e limitações da técnica ao selecionar os pacientes. Se necessária a utilização de medicamentos *off-label*, a escolha deve ser feita com base em publicações científicas anteriores que demonstram a sua segurança e eficácia.

Atualmente, novas metodologias têm sido pesquisadas com o objetivo de melhorar a permeação de medicamentos na pele pelo *drug delivery*. O emprego da nanotecnologia no desenvolvimento e na produção de sistemas de liberação de fármacos na Dermatologia tem se destacado ultimamente. A terapia genética vem sendo considerada uma das mais promissoras vias terapêuticas de entrega de medicamentos.

REFERÊNCIAS BIBLIOGRÁFICAS

1. Prausnitz M R, Langer R. Transdermal drug delivery. Nature biotechnol. 2008;26(11):1261.
2. Arbache S, de Godoy CE. Microinfusão de medicamentos na pele através de máquina de tatuagem. Surgical & Cosmetic Dermatology. 2013;5(1).
3. Benson HA, Watkinson AC. Topical and transdermal drug delivery: principles and practice. Hoboken: Wiley; 2012.
4. Alkilani AZ, McCrudden MT, Donnelly RF. Transdermal drug delivery: Innovative pharmaceutical developments based on disruption of the barrier properties of the stratum corneum. Pharmaceutics. 2015;7(4):438-70.
5. El Maghraby GM, Barry BW, Williams AC. Liposomes and skin: from drug delivery to model membranes. Eur J Pharm Sci. 2008;34:203-22.
6. Pathan IB, Setty CM. Chemical penetration enhancers for transdermal drug delivery systems. Tropical Journal of Pharmaceutical Research. 2009;8(2).
7. More S, Ghadge T, Dhole S. Microneedle: an advanced technique in transdermal drug delivery system. Asian J Res Pharm Sci. 2013;3:141-8.
8. Brown MB, Martin GP, Jones SA, Akomeah FK. Dermal and transdermal drug delivery systems: current and future prospects. Drug Deliv. 2006;13:175-87.
9. Wokovich AM, Prodduturi S, Doub WH, Hussain AS, Buhse LF. Transdermal drug delivery system (TDDS) adhesion as a critical safety, efficacy and quality attribute. European Journal of Pharmaceutics and Biopharmaceutics. 2006:64(1):1-8.
10. Donnelly RF, Singh TRR (eds.). Novel delivery systems for transdermal and intradermal drug delivery. John Wiley & Sons; 2015.
11. Yang R, Wei T, Goldberg H, Wang W, Cullion K, Kohane DS. Getting Drugs Across Biological Barriers. Advanced Materials. 2017;29(37).
12. Nino M, Calabro G, Santoianni P. Topical delivery of active principles: the field of dermatological research. Dermatology Online Journal. 2010;16(1).
13. Schaefer H, Schalla W, Zesch A, Stüttgen G. Skin permeability. Springer Science & Business Media. 2013.
14. Morrow DIJ, McCarron PA, Woolfson AD, Donnelly RF. Innovative strategies for enhancing topical and transdermal drug delivery. The Open Drug Delivery Journal. 2007;1:36-59.
15. Brown MB, Traynor MJ, Martin GP, Akomeah FK. Transdermal drug delivery systems: skin perturbation devices. Drug Delivery Systems. 2008;119-39.
16. Keleb E, Mosa EB, Sharma RK, Aljahwi A-AZ. Transdermal Drug Delivery System-Design and Evaluation. International Journal of Advances in Pharmaceutical Sciences. 2010:201-10.
17. Bolzinger M, Briançon S, Pelletier J, Chevalier Y. Penetration of drugs through skin, a complex rate-controlling membrane. Current Opinion in Colloid & Interface Science. 2012;17:156-65.
18. Dias ARP. Sistemas transdérmicos. Dissertação de Mestrado. Lisboa: Universidade Lusófona de Humanidades e Tecnologias; 2013.
19. Biradar DD, Sanghavi N. Technologies in transdermal drug delivery system: a review. Small. 2014;6:528-41.
20. Santos LF, Correia IJ, Silva AS, Mano JF. Biomaterials for drug delivery patches. European Journal of Pharmaceutical Sciences. 2018.
21. Valenta C, Auner BG. The use of polymers for dermal and transdermal delivery. European Journal of Pharmaceutics and Biopharmaceutics. 2004;58:279-89.
22. Silva JA, Apolinário AC, Souza MSR, Damasceno BPGL, Medeiros ACD. Administração cutânea de fármacos: desafios e estratégias para o desenvolvimento de formulações transdérmicas. Revista de Ciências Farmacêuticas Básica e Aplicada. 2010;31(3):125-31.
23. Prausnitz MR, Elias PM, Franz TJ, Schmuth M, Tsai JC, Menon GK, Feingold KR. Skin barrier and transdermal drug delivery. Dermatology. 2012;3:2065-73.
24. Lane ME. Skin penetration enhancers. International Journal of Pharmaceutics. 2013;447(1):12-21.
25. Brown MB, Traynor MJ, Martin GP, Akomeah FK. Transdermal drug delivery systems: skin perturbation devices. Drug Delivery Systems. 2008;119-39.
26. Bolzinger M, Briançon S, Pelletier J, Chevalier Y. Penetration of drugs through skin, a complex rate-controlling membrane. Current Opinion in Colloid & Interface Science. 2012;17:156-65.
27. Soares M, Vitorino C, Sousa J, Pais A. Permeação cutânea: desafios e oportunidades. Journal of Basic and Applied Pharmaceutical Sciences. 2016;36(3).
28. Sivamani Rk, Liepmann D, Maibach HI. Microneedles and transdermal Applications. Expert Opin Drug Deliv. 2007;4:19-25.
29. Azevedo MM. Nanoesferas e a liberação controlada de fármacos. [Monografia] Campinas: Laboratório de Química do Estado Sólido, Instituto de Química: Unicamp; 2002.
30. Benson HAEE, Watkinson AH. Transdermal and topical drug delivery, principles and practice. St. Loius: John Wiley & Sons; 2012.
31. Lourenço ARN. Administração tópica de fármacos: das restrições aos desafios. Dissertação de Mestrado. Lisboa: Universidade Lusófona de Humanidades e Tecnologias); 2013.
32. Roberts MS, Cross SE, Anissimov YG. The skin reservoir for topically applied solutes. In: Bronaugh RL, Maibach H (eds.). Percutaneous absorption: drugs, cosmetics, mechanisms, methods. CRC Press. 2005;213-34.
33. Hagen M, Baker M. Skin penetration and tissue permeation after topical administration of diclofenac. Current Medical Research and Opinion. 2017;33(9):1623-34.
34. Bolzinger M, Brianc¸on S, Pelletier J, Chevalier Y. Penetration of drugs through skin, a complex rate-controlling membrane. Curr Opin Colloid Interface Sci. 2012;17:156-65.
35. Silva IDV. Preparação e caracterização de blendas formadas por goma xantana e poli (álcool vinílico) para aplicação na área de liberação controlada de fármacos. TCC. João Pessoa: Universidade Federal da Paraíba; 2014.
36. Gonçalves JC. Nanotecnologia aplicada à pele. Dissertação de Mestrado. Lisboa: Universidade Lusófona de Humanidades e Tecnologias; 2014.
37. Maciel DMS. Cell-responsive nanogels for anticancer drug delivery. Dissertação de mestrado. Funchal: Universidade da Madeira; 2014.
38. DeLouise LA. Applications of nanotechnology in dermatology. Journal of Investigative Dermatology. 2012;132(3):964-75.
39. Baroli B. Penetration of nanoparticles and nanomaterials in the skin: fiction or reality? J Pharm Sci. 2010;99:21-50.
40. Venuganti VVE, Perumal OP. Nanosystems for dermal and transdermal drug delivery. Drug Delivery nanoparticles formulation and characterization. Informa healthcare. Drugs and The Pharmaceutical Sciences. 2009;191(9):126-48.
41. Lühder F, Reichardt HM. Novel drug delivery systems tailored for improved administration of glucocorticoids. International Journal of Molecular Sciences. 2017;18(9):1836.
42. Weiss MB, Andrew E, Aplin AE. Paying "particle" attention to novel melanoma treatment strategies. J Invest Dermatol. 2010;130:2699-701.
43. Zhang LW, Monteiro-Riviere NA. Mechanisms of quantum dot nanoparticle cellular uptake. Toxicol Sci. 2009;110(1):138-55.
44. Naves LB, Dhand C, Venugopal JR, Rajamani L, Ramakrishna S, Almeida L. Nanotechnology for the treatment of melanoma skin cancer. Progress in Biomaterials. 2017:1-14.
45. Brown MB, Martin GP, Jones SA, Akomeah FK. Dermal and transdermal drug delivery systems: current and future prospects. Drug Deliv. 2006;13:175-87.
46. Ita K. Perspectives on transdermal electroporation. Pharmaceutics. 2016;8(1):9.
47. Escobar Chávez JJ, Bonilla Martínez D, Villegas González MA, Revilla Vázquez AL. Electroporation as an efficient physical enhancer for skin drug delivery. The Journal of Clinical Pharmacology. 2009;49(11):1262-83.
48. Heller R, Cruz Y, Heller LC, Gilbert RA, Jaroszeski MJ. Electrically mediated delivery of plasmid DNA to the skin, using a multielectrode array. Hum Gene Ther. 2010;21:357-62.
49. Chen X. Current and future technological advances in transdermal gene delivery. Advanced Drug Delivery Reviews. 2018;127:85-105.

50. Dixit N, Bali V, Baboota S, Ahuja A, Ali J. Iontophoresis-an approach for controlled drug delivery: a review. Current Drug Delivery. 2007;4(1):1-10.
51. Wang Y, Thakur R, Fan Q, Michniak, B. Transdermal iontophoresis: combination strategies to improve transdermal iontophoretic drug delivery. European Journal of Pharmaceutics and Biopharmaceutics. 2005;60(2):179-91.
52. Shimizu K, Krištof J. Enhancement of percutaneous absorption on skin by plasma drug delivery method. Advanced Technology for Delivering Therapeutics. InTech. 2017.
53. Delgado-Charro MB. Iontophoretic drug delivery across the nail. Expert Opinion on Drug Delivery. 2012;9(1):91-103.
54. Lepselter J, Britva A, Karni Z, Issa MC. Ultrasound-Assisted Drug Delivery in Fractional Cutaneous Applications. Lasers, Lights and Other Technologies. 2016;1-16.
55. Lee KL, Zhou Y. Quantitative evaluation of sonophoresis efficiency and its dependence on sonication parameters and particle size. J Ultrasound Med. 2015;34(3):519-26.
56. Ogura M, Paliwal S, Mitragotri S. Low-frequency sonophoresis: current status and future prospects. Adv Drug Deliv Rev. 2008;60:1218-23.
57. Tuan-Mahmood TM, McCrudden MT, Torrisi BM, McAlister E, Garland MJ, Singh TR, Donnelly RF. Microneedles for intradermal and transdermal drug delivery. European Journal of Pharmaceutical Sciences. 2013;50:623-37.
58. Iriarte C, Awosika O, Rengifo-Pardo M, Ehrlich A. Review of applications of microneedling in dermatology. Clinical, Cosmetic and Investigational Dermatology. 2017;10:289-98.
59. Fabbrocini G, De Vita V, Fardella N, Pastore F, Annunziata MC, Mauriello MC, Cameli N. Skin needling to enhance depigmenting serum penetration in the treatment of melasma. Plastic Surgery International. 2011;2011:158241.
60. Lima EDA. Microneedling in facial recalcitrant melasma: report of a series of 22 cases. Anais Brasileiros de Dermatologia. 2015;90(6):919-21.
61. Gerstel MS, Place VA. U.S. patent no. 3,964,482: Drug delivery device. 1976.
62. Escobar-Chávez JJ, Bonilla-Martínez D, Angélica M, Molina-Trinidad E, Casas-Alancaster N, Revilla-Vázquez AL. Microneedles: a valuable physical enhancer to increase transdermal drug delivery. The Journal of Clinical Pharmacology. 2011;51(7):964-77.
63. Gill HS, Prausnitz MR. Pocketed microneedles for drug delivery to the skin. J Phys Chem Solids. 2008; 69(5-6):1537-41.
64. Paudel KS, Milewski M, Swadley CL, Brogden NK, Ghos P, Stinchcom AL. Challenges and opportunities in dermal/transdermal delivery. Ther Deliv. 2011;1(1):109-31.
65. Gupta J, Gill HS, Andrews SN, Prausnitz MR. Kinetics of skin resealing after insertion of microneedles in human subjects. J Control Release. 2011;154(2):148-55.
66. Prausnitz MR. Microneedles for transdermal drug delivery. Advanced Drug Delivery Reviews. 2004;56:581-7.
67. Bal SM, Caussian J, Pavel S, Bouwstra J A. In vivo assessment of safety of microneedle arrays in human skin. Eur J of Pharm Sci. 2008;35(3):193-202.
68. Lima EVA, Lima M de A, Takano D. Microagulhamento: estudo experimental e classificação da injúria provocada. Surgical & Cosmetic Dermatology. 2013;5(2):110-4.
69. Yoo KH, Lee JW, Li K, Kim BJ, Kim MN. Photodynamic therapy with methyl 5aminolevulinate acid might be ineffective in recalcitrant alopecia totalis regardless of using a microneedle roller to increase skin penetration. Dermatologic Surgery. 2010;36(5):618-22.
70. Torezan L, Chaves Y, Niwa A, Sanches JA Jr, Festa-Neto C, Szeimies RM. A pilot split face study comparing conventional methyl aminolevulinate photodynamic therapy (PDT) with microneedling assisted PDT on actinically damaged skin. Dermatologic Surgery. 2013;39(8):1197-201.
71. Lee HJ, Lee EG, Kang S, Sung J-H, Chung H-M, Kim DH. Efficacy of microneedling plus human stem cell conditioned medium for skin rejuvenation: a randomized, controlled, blinded split-face study. Annals of Dermatology. 2014;26(5):584-91.
72. Kalil CLPV, Campos VB, Chaves CRP, Pitassi LHU, Cignachi S. Estudo comparativo, randomizado e duplo-cego do microagulhamento associado ao drug delivery para rejuvenescimento da pele da região anterior do tórax. Surgical & Cosmetic Dermatology. 2015;7(3):211-6.
73. Cheung K, Das DB. Microneedles for drug delivery: trends and progress. Drug Delivery. 2016;23(7):2338-54.
74. Kim YC, Park JH, Prausnitz MR. Microneedles for drug and vaccine delivery. Advanced Drug Delivery Reviews. 2012;64(14):1547-68.
75. Casabona G, Marchese P. Calcium hydroxylapatite combined with microneedling and ascorbic acid is effective for treating stretch marks. Plastic and Reconstructive Surgery Global Open. 2017;5(9).
76. Farid CI, Abdelmaksoud RA. Platelet-rich plasma microneedling versus 5% topical minoxidil in the treatment of patterned hair loss. J Egypt Women's Dermatologic Soc. 2016;13(1):29-36.
77. Erlendsson AM, Taudorf EH, Eriksson AH, Haak CS, Zibert JR, Paasch U, Haedersdal M. Ablative fractional laser alters biodistribution of ingenol mebutate in the skin. Archives of Dermatological Research. 2015;307(6):515-22.
78. Khatri KA, Ross V, Grevelink JM, Magro CM, Anderson RR. Comparison of the Erbium: Yag and carbon dioxide lasers in resurfacing of facial rythides. Arch Dermatol. 1999;135:391-7.
79. Lin CH, Aljuffali IA, Fang JY. Lasers as an approach for promoting drug delivery via skin. Expert Opin Drug Deliv. 2014;11(4):599-614.
80. Carniol PJ, Hamilton MM, Carniol ET. Current status of fractional laser resurfacing. JAMA Facial Plast Surg. 2015;17:360-6.
81. Anderson RR, Parrish JA. Selective photothermolysis precise microsurgery by selective absorption of pulsed irradiation. Science. 1983;220:524-7.
82. Fang JY, Lee WR, Shen SC, Wang HY, Fang CL, Hu CH. Transdermal delivery of macromolecules by erbium:YAG laser. J Control Release 2004;100:75-85.
83. Haedersdal M, Sakamoto FH, Farinelli WA, Doukas AG, Tam J, Anderson RR. Fractional CO_2 laser-assisted drug delivery. Lasers Surg Med. 2010;42(2):113-22.
84. Hsiao C-Y, Huang C-H, Hu S, Ko Y-S, Sung H-C, Huang S-Y. Skin pretreatment with lasers promotes the transdermal delivery of vitamin C derivatives. Lasers Med Sci. 2011;26(3):369-76.
85. Huang C-H, Sung H-C, Hsiao C-Y, Hu S, Ko Y-S. Transdermal delivery of three vitamin C derivatives by Er:YAG and carbon dioxide laser pretreatment. Lasers Med Sci. 2013;28(3):807-14.
86. Waibel JS, Mi QS, Ozog D, Qu L, Zhou L, Rudnick A, Mordon S. Laser assisted delivery of vitamin C, vitamin E, and ferulic acid formula serum decreases fractional laser postoperative recovery by increased beta fibroblast growth factor expression. Lasers in Surgery and Medicine. 2016;48(3):238-44.
87. Haedersdal M. Fractional ablative CO_2 laser resurfacing improves a thermal burn scar. J Eur Acad Dermatol Venereol. 2009;23(11):1340-1.
88. Anderson RR, Donelan MB, Hivnor C, Greeson E, Ross EV, Shumaker PR et al. Laser treatment of traumatic scars with an emphasis on ablative fractional laser resurfacing: consensus report. JAMA Dermatology 2014;150(2):187-93.
89. Rkein A, Ozog D, Waibel JS. Treatment of atrophic scars with fractionated CO_2 laser facilitating delivery of topically applied poly-L-lactic acid. Dermatologic Surgery. 2014;40(6):624-31.
90. Waibel JS, Wulkan AJ, Shumaker PR. Treatment of hypertrophic scars using laser and laser assisted corticosteroid delivery. Lasers Surg Med. 2013;45(3):135-40.
91. Mahmoud BH, Burnett C, Ozog D. Prospective randomized controlled study to determine the effect of topical application of botulinum toxin A for crow's feet after treatment with ablative fractional CO_2 laser. Dermatol Surg Off Publ Am Soc Dermatol Surg Al. 2015;41(Suppl 1):S75-81.
92. Zhu J, Ji X, Li M, Chen X, Liu J, Zhang J et al. The efficacy and safety of fractional CO_2 laser combined with topical type A botulinum toxin for facial rejuvenation: a randomized controlled split-face study. BioMed Res Int. 2016;2016:3853754.
93. Haak CS, Christiansen K, Erlendsson AM, Taudorf EH, Thaysen-Petersen D, Wulf HC et al. Ablative fractional laser enhances MAL-induced PpIX accumulation: Impact of laser channel density, incubation time and drug concentration. J Photochem Photobiol B. 2016;159:42-8.
94. Gomez C, Costela A, García-Moreno I, Llanes F, Teijón JM, Blanco D. Laser treatments on skin enhancing and controlling transdermal delivery of 5-fluorouracil. Lasers in Surgery and Medicine. 2008;40(1):6-12.
95. Braun SA, Hevezi P, Homey B, Gerber PA. Laser-assisted drug delivery: Enhanced response to ingenol mebutate after ablative fractional *laser* treatment. Journal of the American Academy of Dermatology. 2015;72(2):364-5.
96. Prausnitz MR, Langer R. Transdermal drug delivery. Nature Biotechnology. 2008;26(11):1261-8.
97. Issa MCA, de Britto Pereira Kassuga LE, Chevrand NS, do Nascimento Barbosa L, Luiz RR, Pantaleão L, Rochael MC. Transepidermal retinoic acid delivery using ablative fractional radiofrequency associated with acoustic pressure ultrasound for stretch marks treatment. Lasers in Surgery and Medicine. 2013;45(2):81-8.
98. Issa MC, Kassuga LE, Chevrand NS, Pires MT. Topical delivery of triamcinolone via skin pretreated with ablative radiofrequency: a new method in hypertrophic scar treatment. International Journal of Dermatology. 2013;52(3):367-70.
99. Ramteke KH, Dhole S, Patil S. Transdermal drug delivery system: a review. Journal of Advanced Scientific Research. 2012;3:22-35.
100. Sivagnanam G. Mesotherapy – the french connection. Journal of Pharmacology & Pharmacotherapeutics. 2010;1(1):4.
101. Mammucari M, Vellucci R, Mediat D, Migliore A, Cuomo A, Maggiori E, Tufaro G. What is mesotherapy? Recommendations from an international consensus. Trends in Medicine. 2014;14:1-10.

91

Peelings Superficiais

Patricia Ormiga Galvão Barbosa Serpa

INTRODUÇÃO

Desde a Antiguidade, os *peelings* químicos são empregados com o objetivo de embelezar a pele, estando entre os procedimentos mais populares no dermatológico e com muitas vantagens a explorar.

Suas descrições mais antigas podem ser encontradas em papiros egípcios datados de 1550 a.C., de modo que dermatologistas utilizaram os conhecimentos adquiridos por gerações e os aplicaram em sua prática clínica a partir do século 19.

Se bem conduzido, trata-se de um procedimento acessível e seguro. Seu objetivo consiste na ablação química controlada da pele, que pode ser notada pela descamação posterior à sua aplicação.

Pode-se empregar diversos agentes na execução dos *peelings* e a profundidade do dano será utilizada em sua classificação. Diferentes agentes serão capazes de atingir profundidades distintas. O tempo de exposição a esses agentes e suas concentrações também definirão, em grande parte dos casos, o resultado a ser obtido.

Por definição, os *peelings* superficiais são aqueles capazes de produzir a remoção da epiderme, constituindo o tema deste capítulo. Eles têm a capacidade de promover o rejuvenescimento e a correção de imperfeições a partir da regeneração cutânea, com espessamento epidérmico, estímulo à produção de colágeno, substância fundamental na derme, melhora da textura da pele e clareamento. Vale ressaltar que inclusive descamações muito leves podem levar ao espessamento epidérmico e promover clareamento, graças à remoção da melanina dispersa na epiderme.

PEELINGS SUPERFICIAIS

Classificação e indicações

Os *peelings* podem ser classificados em muito superficiais, com destruição apenas do estrato córneo, ou superficiais, com destruição até a camada basal, além de remoção completa da epiderme. São indicados para:

- Rejuvenescimento (rítides superficiais, fotoenvelhecimento)
- Cicatrizes superficiais
- Acne em atividade

- Alterações da pigmentação (efélides, melanoses, hipercromias residuais, melasma, lentigos)
- Queratoses actínicas.

Em caso de destruição tecidual epidérmica, as indicações dos *peelings* superficiais serão restritas a distúrbios passíveis de correção ou atenuação, acessando-se essa profundidade do tecido cutâneo ou a resposta dérmica a este. A indicação correta do procedimento é fundamental para o sucesso do tratamento. É importante frisar que a resposta ao dano tecidual provocado pelos agentes químicos será individual, variando consideravelmente entre os pacientes.

Procedimento

Preparo da pele

Para penetração mais homogênea dos agentes químicos, melhor resposta e maior segurança, recomenda-se o preparo da pele nos dias que antecedem o procedimento. Tradicionalmente feito com preparações contendo tretinoína, pode também ser realizado com alfa-hidroxiácidos e/ou clareadores, associados a filtro solar de amplo espectro. Pode ser iniciado com 15 dias de antecedência e, quanto maior sua duração, maior será sua eficácia. Vale lembrar que, principalmente em fotótipos altos, torna-se muito interessante na prevenção de complicações. A profilaxia das infecções pelo herpes-vírus não compreende um consenso entre os autores e pode ser restrita aos *peelings* médios e profundos.

Orientação do paciente

É importante orientar claramente o paciente sobre a possibilidade de dor ou ardência (dependendo do agente a ser utilizado), as etapas do procedimento, a cronologia exata da descamação a ser obtida, os efeitos esperados e as possíveis complicações. Um paciente bem orientado diminui muito as eventuais queixas e as insatisfações.

Assinatura do termo de consentimento

Recomenda-se que seja elaborado e assinado pelo paciente um Termo de Consentimento Livre e Esclarecido, devendo conter a descrição do procedimento, suas possíveis complicações e os resultados esperados.

Registro fotográfico

Deve-se realizar registro fotográfico da região do corpo a ser tratada. Fundo azul-escuro ou preto precisa ser empregado a fim de salientar a área registrada. Se o procedimento tiver como localização de eleição a face, as fotografias deverão ser feitas com o paciente utilizando touca ou faixa de contenção para os cabelos, sem qualquer adorno ou maquiagem. Fotografias de frente e de ambos os perfis devem ser tiradas.

Higienização

É de suma importância que a área a tratar seja higienizada com solução própria ou mesmo água e sabonete adequado ao tipo de pele. Além disso, o excesso de resíduos ou de oleosidade deve ser removido com álcool 70° ou soluções contendo acetona, para que o agente químico possa penetrar de maneira eficaz e homogênea.

Aplicação do agente químico

Será feita sobre a pele seca e de acordo com o agente escolhido. É de suma importância conhecer a pele do paciente que se submeterá ao procedimento ou orientá-lo sobre a necessidade de iniciar a série de tratamentos de maneira mais conservadora até que esse aspecto seja conhecido.

Nos tratamentos faciais, deve-se respeitar as unidades estéticas do rosto para evitar demarcação visível de áreas tratadas e não tratadas. É preciso evitar a aplicação do produto junto ao limite dos lábios e os possíveis acúmulos de produto nas comissuras labiais e na região correspondente à fossa canina, em pacientes que não estiverem preparados para um desconforto mais acentuado. Evitar tratar as pálpebras superiores e deixar a pele das pálpebras inferiores para o final da aplicação, utilizando muito pouco produto e evitando aproximar-se da linha ciliar inferior. Pode-se utilizar vaselina sólida nas áreas que serão poupadas. Os lóbulos das orelhas podem e devem ser tratados.

Frascos com produtos químicos nunca devem ser manuseados sobre o paciente, a fim de evitar acidentes. Os produtos a serem utilizados devem sempre ser checados e o conhecimento de seu odor pode ser de grande auxílio nesse processo. O profissional deve usar luvas durante o manuseio dos frascos e a aplicação do *peeling*.

Aplicações com gaze e fricção conseguem aumentar o dano, na maioria das vezes. O uso do ventilador deverá ser evitado nos *peelings* que utilizem substâncias voláteis (p. ex., ácido salicílico), mas servirá de grande auxílio no controle da ardência.

Quando da necessidade de neutralização do *peeling*, o agente neutralizante ou o local onde o rosto será lavado deverão estar preparados antes da primeira aplicação. Ter à disposição soro fisiológico ou água corrente para lavar os olhos em caso de exposição acidental também é fundamental.

Pós-peeling

Para os agentes que serão removidos já no consultório, pode-se aplicar creme cicatrizante e/ou protetores físicos no pós-procedimento imediato. A aplicação de qualquer produto no pós-*peeling* deverá ser feita com a pele totalmente seca para evitar ardência. Para os compostos que exigem maior permanência na pele, o paciente deverá ser orientado a evitar totalmente a exposição solar até que o produto possa ser removido e o filtro aplicado. Se houver reação exacerbada ou imprevisível durante o procedimento, é possível aplicar creme de corticosteroide de baixa ou média potência, a fim de prevenir complicações. Contudo, vale lembrar que a reação inflamatória programada faz parte das reações desejadas para uma resposta satisfatória ao procedimento.

Em casa, o uso de produtos diferentes, como sabonete adequado ao tipo de pele, loções de limpeza ou filtros solares, deverá ser interrompido por, pelo menos, 5 dias. O paciente deverá ser orientado a evitar o sol na semana posterior ao tratamento e, em hipótese alguma, remover a pele que esteja se soltando. A descamação, na maioria dos casos, se iniciará em torno de 48 h após a aplicação do *peeling*, estendendo-se por cerca de 3 a 4 dias. Se houver indício de reação inflamatória exacerbada ou eczema de contato aos agentes utilizados, poderá ser ministrado creme de corticosteroide de baixa potência por cerca de 3 dias. Em caso de ressecamento da pele, muito comum durante a descamação (Figura 91.1), hidratantes faciais poderão ser prescritos.

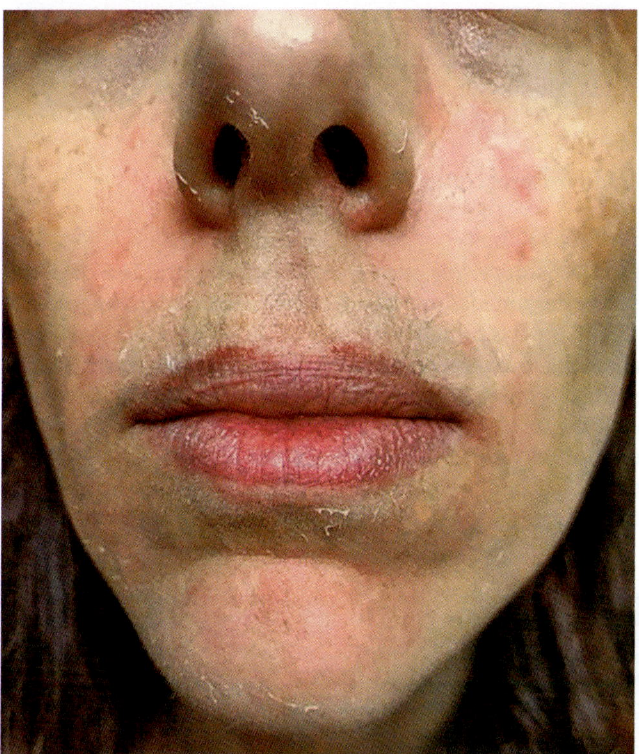

Figura 91.1 Descamação e ressecamento da pele.

Número de sessões e intervalo entre elas

O número de sessões variará de acordo com o objetivo do tratamento, sendo de, no mínimo, três para a maioria das afecções. Muitos autores recomendam entre 4 e 6 aplicações. O intervalo entre as sessões de *peelings* muito superficiais poderá ser de 10 a 15 dias e entre as de *peelings* superficiais, de 15 a 30 dias. É importante questionar o paciente sobre o grau de descamação ocorrido para que se programe a estratégia do *peeling* subsequente, alterando intervalos entre as sessões, os agentes (que podem, inclusive, ser combinados), o número de camadas ou o tempo de exposição. Existe a tendência de descamações mais leves com o mesmo tratamento conforme o número de sessões aumenta. O médico pode optar, então, por programar um dano maior para obter descamação semelhante à anterior ou mesmo instituir um procedimento menos agressivo de acordo com o perfil do paciente; sempre guardando os limites estabelecidos para a profundidade desejada (Figura 91.2).

Contraindicações

São contraindicações ao uso da técnica:

- Infecção na área a ser tratada
- Dermatoses inflamatórias
- Uso de medicamentos fotossensibilizantes
- Gravidez
- Expectativas irreais
- Distúrbios de comportamento.

Além disso, outras complicações possíveis são:

- Prurido
- Ardência
- Edema
- Formação de crostas

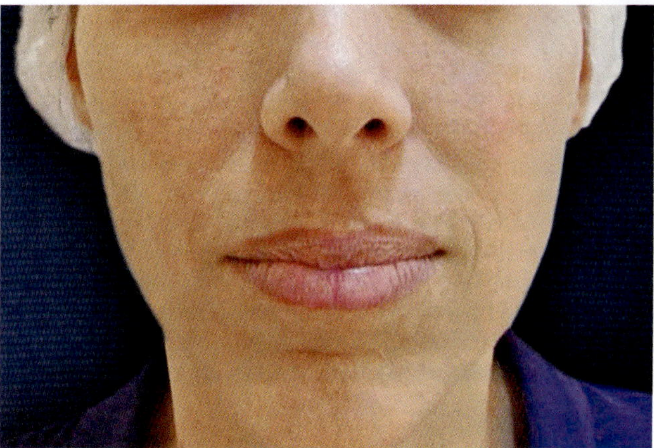

Figura 91.2 Paciente 15 dias após a recuperação completa.

- Irritação da pele
- Reações alérgicas
- Hipo ou hiperpigmentação
- *Flushing* persistente
- Erupção acneiforme
- Infecção
- Mílio.

Pacientes de fotótipos elevados ou que desrespeitem a orientação de não se expor ao sol nos dias subsequentes ao procedimento estão mais sujeitos a complicações ligadas à despigmentação. Outro fator capaz de aumentar o risco de complicações consiste na remoção prematura, intencional ou acidental, da pele necrótica.

Tipos de *peelings*

Tretinoína (ácido retinoico)

Indicações mais frequentes

Fotoenvelhecimento, acne, alterações da textura da pele, estrias, hipercromia pós-inflamatória e melasma.

Ação

Derivado da vitamina A, além de produzir esfoliação, é comedolítico, diminui a espessura do estrato córneo e a dispersão da melanina na epiderme, e estimula a produção de colágeno, o aumento de deposição de glicosaminoglicanos e a neovascularização.

Formulação

Tretinoína 1 a 10%, com ou sem cor. Concentração mais utilizada: 5%. Não há consenso de que concentrações maiores causem efeitos mais intensos ou melhores resultados. As formulações com cor conferem maior aceitação cosmética, já que o ativo sem pigmentos acessórios tem uma coloração amarelada. Entretanto, alguns autores defendem a redução da eficácia das formulações com tonalizantes.

Peculiaridades da aplicação

Após agitar o frasco, colocar quantidade pequena do produto em recipiente de louça ou vidro. A aplicação pode ser feita com a ponta do dedo indicador enluvado. A camada aplicada poderá ser fina, de modo a possibilitar um efeito estético satisfatório para o pós-operatório imediato. Não promove desconforto durante a aplicação.

A experiência prática mostra que tatuagens de sobrancelhas podem sofrer clareamento não intencional se submetidas à aplicação do *peeling* de ácido retinoico.

O tempo de permanência do agente sobre a pele deverá ser escolhido de acordo com o efeito desejado. Tempo mais longo permite maior ação do produto. Pacientes virgens de tratamento e pele sensível podem obter efeito intenso com 4 h de permanência, ao passo que pacientes de pele mais resistente, submetidos a preparo longo ou expostos a vários *peelings* anteriormente, podem suportar até 12 h de exposição com descamação leve (Figura 91.3). Em geral, o tempo de exposição ao produto varia entre 4 e 6 h. Em casa, deve ser removido com água abundante, podendo-se utilizar sabonete adequado ao tipo de pele.

Ácido tricloroacético

Indicações mais frequentes

Fotoenvelhecimento, rosácea, cicatrizes superficiais. Evitá-lo em pacientes com melasma, pois pode agravar o quadro.

Ação

Provoca necrose celular, com consequente substituição do tecido lesado. Não causa toxicidade sistêmica.

Formulação

Ácido tricloroacético (TCA) 10 a 25%.

Peculiaridades da aplicação

O TCA é um *peeling* que depende da concentração e da quantidade de camadas, ou seja, terá efeito mais intenso conforme o aumento das camadas da pele. Concentração superior a 30% ou maior número de camadas poderá produzir um *peeling* médio. Aconselha-se ao aplicador iniciante utilizar concentrações menores para, então, lançar mão das maiores, quando já tiver obtido experiência com o procedimento, já que o TCA tem como característica penetrar na pele de maneira não uniforme, causando os chamados *hot spots* (os locais de maior

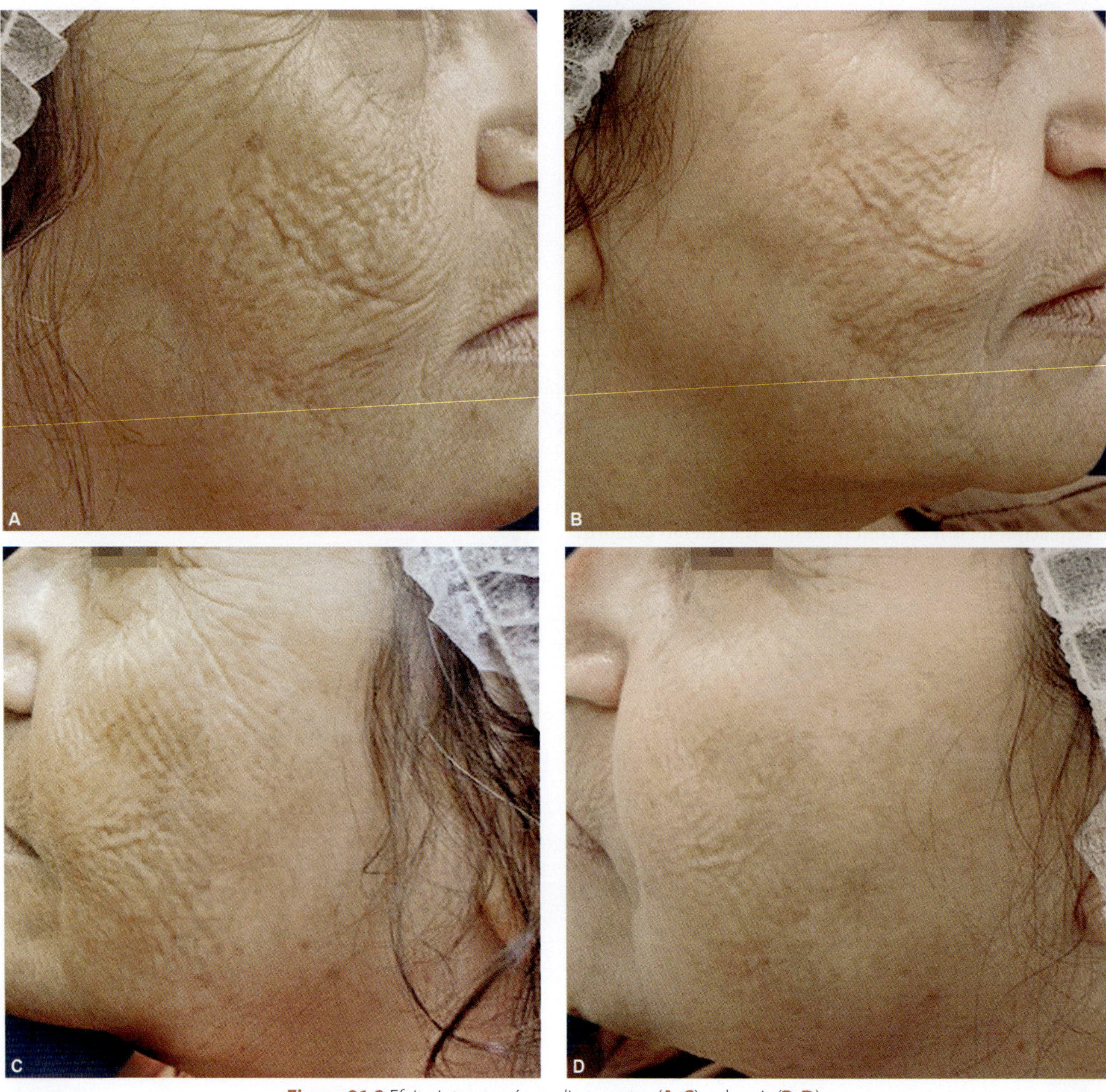

Figura 91.3 Efeito intenso pós-*peeling* – antes (**A**, **C**) e depois (**B**, **D**).

penetração do ácido). O motivo dessa penetração irregular não é conhecido. A profundidade alcançada será correspondente ao nível de *frosting* (branqueamento) ou enregelamento da pele (Tabela 91.1).

O *peeling* de TCA deve ser aplicado com gaze ou aplicadores com ponta de algodão, evitando-se que fiquem encharcados com a solução. É necessária fricção leve ou intensa sobre a gaze, conforme a penetração desejada. Não exige neutralização e sua tentativa após o enregelamento é inútil.

A aplicação deve ser feita de maneira sistemática, evitando-se sobreposições. Para o *peeling* superficial, o objetivo final a ser atingido é o *frosting* leve (Nível 1), evidenciado por coloração levemente esbranquiçada e irregular (Figura 91.4). A atenta observação da resposta cutânea é fundamental para a segurança do procedimento, devendo-se aguardar pacientemente pelo menos 2 a 3 min entre a aplicação das camadas. Vale lembrar que, como a penetração do TCA não se dá de maneira uniforme, podem ser necessárias aplicações em áreas selecionadas para complementação do procedimento. Espera-se que a ardência provocada não ultrapasse 2 a 3 min.

Especial atenção deve ser dada à ocorrência de lágrimas, que devem ser enxugadas imediatamente para que o ácido não penetre nos olhos por capilaridade. Rítides mais profundas devem ser estiradas para que se atinja sua profundidade. Por sua vez, o aplicador deve estar ciente de que estas poderão sofrer acúmulo de produto em seu interior, o que pode ocasionar ação mais intensa do agente. O *peeling* de TCA não provoca lesão dos folículos pilosos, podendo ser aplicado sobre a linha de implantação dos cabelos, sobrancelhas e barba.

Ácido glicólico

Indicações mais frequentes

Hiperpigmentação pós-inflamatória, melasma, estrias, acne, fotoenvelhecimento, queratoses actínicas e distúrbios da queratinização (xerose e ictiose). Não há consenso sobre sua segurança em fotótipos altos.

Ação

Trata-se de um alfa-hidroxiácido, que diminui a coesão entre os corneócitos e estimula a produção de colágeno e da matriz dérmica. Tem ação antioxidante.

Formulação

Ácido glicólico 25 a 70% e pH 1 a 3. O pH diminui conforme o aumento da concentração do ácido nas soluções não tamponadas. Concentrações maiores com pH menor aumentam sua potência.

Peculiaridades da aplicação

Pode ser aplicado com gaze, cotonete ou dedo enluvado. É importante evitar que o objeto usado como aplicador esteja encharcado com o produto ou que este escorra durante a aplicação. A fricção deve ser leve e rápida. Observa-se o início do eritema, quando, então, deve ser feita a neutralização com bicarbonato de sódio em torno de 10 a 15% ou solução neutralizante industrializada, removida posteriormente com água. A neutralização é feita com o objetivo de interromper a acidificação da pele pelo agente. O *frosting* branco-acinzentado deve ser evitado. A concentração da solução ou o tempo de exposição poderão ser aumentados com o decorrer das sessões.

Ácido salicílico

Indicações mais frequentes

Acne, cicatrizes superficiais de acne, fotoenvelhecimento, melasma, dermatite seborreica e hiperpigmentação pós-inflamatória.

Ação

Trata-se de um beta-hidroxiácido com ação antimicrobiana, queratolítica, comedolítica e de diminuição da secreção sebácea. Causa afinamento da camada córnea, sem qualquer implicação na espessura epidérmica.

Formulação

Ácido salicílico 20 a 30% em solução alcoólica.

Peculiaridades da aplicação

Pode ser aplicado com gaze ou com aplicadores com ponta de algodão. Logo após a aplicação, pode ocorrer cristalização do produto, percebida como um branqueamento denominado *pseudofrosting*. Este não tem qualquer implicação relacionada com o aumento da profundidade do *peeling*. Alguns autores admitem que o *frost* verdadeiro, apesar de incomum, pode ocorrer, o que se evidencia na prática clínica. Ele se traduzirá na formação de crostas e é especialmente indesejado em pacientes com melasma ou outras discromias (Figura 91.5).

O uso de ventiladores está contraindicado pela possibilidade de levar à evaporação mais rápida do veículo, com consequente diminuição da penetração do produto. Além disso, alguns autores ressaltam a possibilidade de espalhamento das partículas irritantes do ácido no ambiente.

A ardência produzida é intensa, mas de desaparecimento rápido, durando cerca de 1 a 3 min. Alguns pacientes podem ter a sensação de anestesia após esse período. O tempo de contato com o produto deverá ser de 3 a 5 min, quando, então, a área tratada poderá ser lavada com água.

O *peeling* de ácido salicílico não pode ser utilizado em áreas muito extensas por conta da possibilidade de ocorrência de salicilismo, o qual se caracteriza por quadros de taquipneia, hipoacusia, zumbidos, tontura, náuseas, vômitos, alterações do sistema nervoso central, coma e até mesmo morte. Também não deve ser realizado em pacientes com alergia ao ácido salicílico.

Tabela 91.1 Níveis de *frosting*.

Nível	Descrição	Profundidade	Tempo de descamação
0	Eritema leve ou inexistente Pele brilhante	Muito superficial (estrato córneo)	Descamação inexistente ou mínima
1	Coloração branca suave e irregular associada a eritema	Superficial	2 a 4 dias
2	Coloração branca uniforme, com eritema de fundo	Superficial, porém com destruição de toda a epiderme	Até 7 dias
3	Coloração branca intensa, sem eritema	Média (derme papilar)	7 a 10 dias

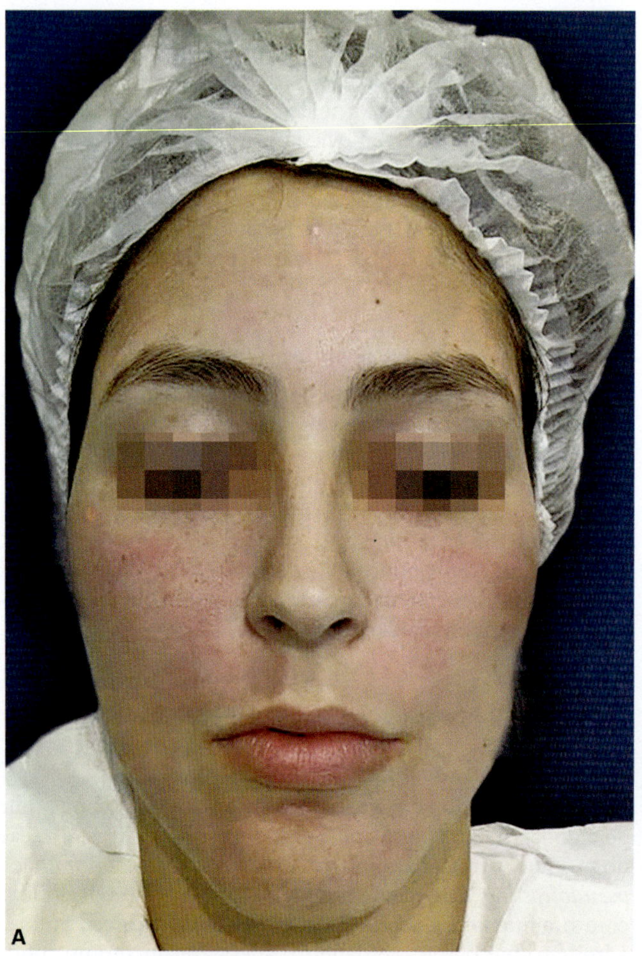

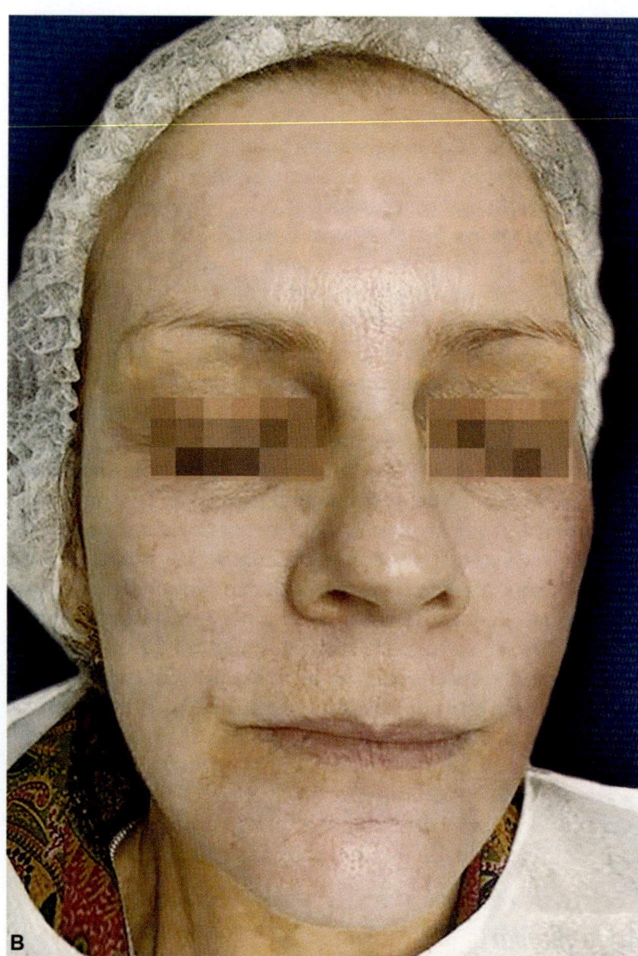

Figura 91.4 A e **B.** Diferentes graus de *frost*.

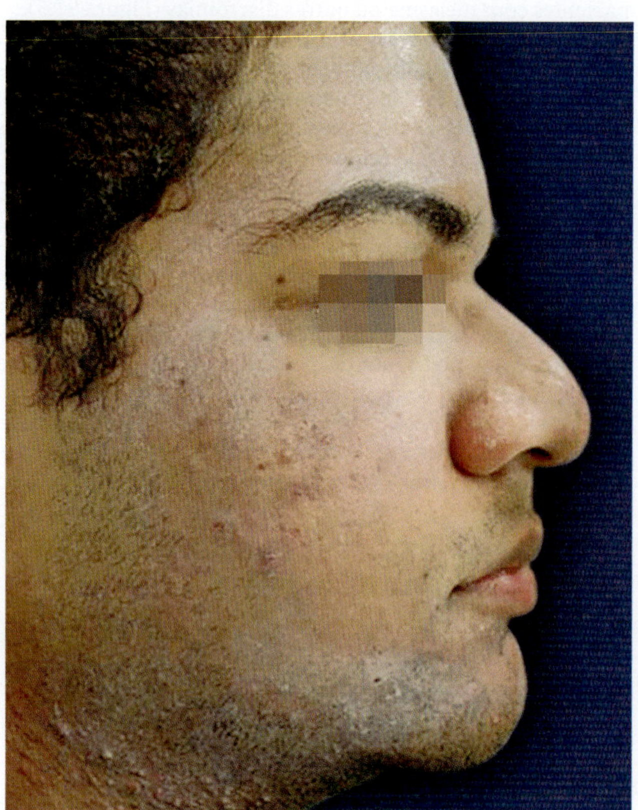

Figura 91.5 *Frost* verdadeiro.

Guardando-se o cuidado de evitar grandes extensões, esse procedimento pode ser empregado em qualquer área corporal, por ser um *peeling* muito superficial. Tal característica também o possibilita em qualquer fototipo.

A descamação produzida pode ser tardia, iniciando-se após 3 a 5 dias do procedimento e estendendo-se até 10 dias. Há relatos de despigmentações transitórias, porém sem nenhum caso de complicação permanente.

Solução de Jessner

Indicações mais frequentes

Acne, melasma, fotoenvelhecimento, hiperpigmentação pós-inflamatória, efélides e melanoses.

Ação

Produz esfoliação, torna o estrato córneo mais delgado e é comedolítico.

Formulação

Ácido láctico 14 g, resorcina 14 g, ácido salicílico 14 g em etanol q.s.p. 100 mℓ.

Peculiaridades da aplicação

Peeling camada-dependente, deve ser aplicado com gaze ou aplicador com ponta de algodão. É preciso aguardar pelo menos 3 min entre a aplicação das camadas. Causa ardência referida como queimação ou sensação de calor pelos pacientes, mas que cede em poucos minutos.

Pode produzir desde eritema discreto até enregelamento branco-pálido, dependendo da profundidade alcançada. O nível do *frosting* orientará, então, a profundidade do procedimento, conforme descrição da Tabela 91.1. Para obtenção de um *peeling* superficial, deve-se atingir o eritema ou até mesmo uma coloração branca irregular, o que deve ocorrer com 1 a 3 camadas, conforme as características da pele do paciente. Vale ressaltar que o *frosting* deve ser diferenciado do branqueamento decorrente da precipitação dos componentes da formulação; este último pode ser facilmente removido com gaze embebida em água ou soro. Não precisa ser neutralizado.

Pela necessidade de aplicação de algumas camadas para atingir o aprofundamento, torna-se um *peeling* seguro para peles sensíveis, tanto para face quanto para áreas extrafaciais. Evitar apenas seu uso em áreas extensas por conta do risco de salicilismo ou de reações intensas ao resorcinol. Especial atenção deve ser dada a potenciais alergias aos componentes da fórmula.

Em geral, a descamação produzida é mais intensa que a dos outros *peelings* superficiais. A solução de Jessner é muito utilizada em combinação com o TCA para *peelings* médios ou em combinação com 5-fluoruracila (5-FU) 5% para o tratamento de queratoses actínicas, com excelentes resultados.

MICRODERMABRASÃO

Utilizada como alternativa aos *peelings* químicos, como preparo para eles ou com a finalidade de produzir maior absorção de ativos, promove a remoção do estrato córneo.

Realiza-se com o auxílio de equipamentos ejetores de cristais inertes, os quais podem ou não estar associados a vácuo. O material mais utilizado para os cristais é o óxido de alumínio, mas também podem sê-lo óxido de magnésio, cloreto de sódio e bicarbonato de sódio.

Aplicam-se os cristais sobre a pele previamente higienizada. Quanto maior o fluxo de cristais, maior o tempo de procedimento ou mais lenta a aplicação, maior será o dano. Não há consenso sobre a relação entre o tamanho das partículas e o efeito produzido. O *end point* a ser alcançado é o eritema associado a leve edema, evitando-se o sangramento.

A literatura mostra vantagens de sua associação com o *peeling* de tretinoína a 5%, bem como a segurança dessa combinação.

Sendo um *peeling* físico produzido por partículas inertes, não se espera que a microdermabrasão isolada cause alergias. Especial atenção deve ser dada, entretanto, quando da utilização de equipamentos com vácuo sobre a pele de pacientes idosas, já que equimoses podem ser facilmente ocasionadas. Fotótipos altos e áreas corporais também exigem cuidado, pois dano excessivo é capaz de evoluir com hiperpigmentação pós-inflamatória.

BIBLIOGRAFIA

Arif T. Salicylic acid as a peeling agent: a comprehensive review. Clin Cosmet Investig Dermatol. 2015;8:455-61.

Cuce LC, Bertino MCM, Scattone L, Birken-hauer MC. Tretinoin peeling. Dermatologic Surgery. 2001;27(1):12-4.

Faghihi G, Fatemi-Tabaei S, Abtahi-Naeini B, Siadat AH, Sadeghian G, Ali Nilforoushzadeh M et al. The effectiveness of a 5% retinoic acid peel combined with microdermabrasion for facial photoaging: a randomized, double-blind, placebo-controlled clinical trial. Dermatol Res Pract. 2017;2017:8516527.

Fischer TC, Perosino E, Poli F, Viera MS, Dreno B. Chemical peels in aesthetic dermatology: an update 2009. J Eur Acad Dermatol Venereol. 2010;24:281-92.

Handog EB, Datuin MS, Singzon IA. Chemical peels for acne and acne scars in asians: evidence based review. J Cutan Aesthet Surg. 2012;5(4):239-46.

Kede MPV, Sabatovich O. Dermatologia estética. 3. ed. São Paulo: Atheneu; 2015.

Mateus A, Palermo E. Cosmiatria e laser: prática no consultório médico. São Paulo: AC Farmacêutica; 2012.

Meaike JD, Agrawal N, Chang D, Lee EI, Nigro MG. Noninvasive facial rejuvenation. Part 3: physician-directed-lasers, chemical peels, and other noninvasive modalities. Semin Plast Surg. 2016;30(3):143-50.

Sumita JM, Leonardi GR, Bagatin E. Tretinoin peel: a critical view. An Bras Dermatol. 2017;92(3):363-6.

Velho PENF, Moraes AM. Peeling químico superficial para o tratamento de manutenção da rosácea. Surg Cosmet Dermatol. 2010;2(4):340-1.

92

Laser e Outras Tecnologias para a Região Genital Feminina

Emmanuel Rodrigues de França

INTRODUÇÃO

A disponibilidade do *laser* e de outras novas tecnologias tem auxiliado amplamente as patologias da região genital feminina. Com segurança, podem-se remover lesões cancerígenas da vulva e do colo, melhorar os sintomas relacionados com a síndrome geniturinária da menopausa, devolver condições fisiológicas a mulheres que tiveram cânceres estrógeno-dependentes e não podem fazer reposição hormonal e mesmo melhorar a flacidez dos grandes lábios.

ANATOMIA

A anatomia básica da vulva feminina consiste no monte pubiano, nos grandes lábios e nos pequenos lábios. O clitóris está localizado em posição superior sob um capô ou prepúcio que se divide em um frênulo em ambos os lados do introito. Abaixo do ápice do frênulo, pode-se encontrar o meato uretral. O suprimento de sangue para os pequenos e grandes lábios provém da artéria labial posterior e da artéria perineal, ambas ramos da artéria pudenda interna. A inervação deriva do nervo pudendo. O ramo superficial torna-se o nervo labial posterior e o ramo profundo, o nervo dorsal do clitóris. O comprimento dos pequenos lábios varia entre 20 e 100 mm, com uma média de 60,6 ± 17,2 mm. A largura dos pequenos lábios no alongamento lateral varia entre 7 e 50 mm, com média de 21,8 ± 9,4 mm.

Os grandes lábios são duas pregas de tecidos adiposo e conjuntivo, cobertas por pele, que formam os limites laterais da vulva. Partem do monte de Vênus e se dirigem para baixo, afinando-se gradativamente para, depois, desaparecerem na base do corpo perineal. Cada um tem uma superfície externa e uma interna. A superfície interna é úmida com aparência de membrana mucosa, tem glândulas sebáceas, mas não é recoberta por pelos.

O clitóris é um corpúsculo pequeno, cilíndrico e localizado na porção superior da vulva na região em que os lábios se unem anteriormente. Composto de tecido erétil, contém vasos e nervos e é extremamente sensível. O vestíbulo vaginal é a área triangular que se visualiza quando se afastam os pequenos lábios. O clitóris representa o ápice deste triângulo e a fúrcula, a sua base. Localizam-se no vestíbulo o meato uretral, a vagina e as glândulas de Bartholin. O meato urinário não faz parte dos órgãos genitais femininos, sendo descrito com a vulva pela sua localização anatômica: abaixo do clitóris e acima do orifício vaginal, variando consideravelmente quanto ao aspecto. O introito vaginal, que está na porção inferior do vestíbulo, é parcialmente coberto pelo hímen, um tecido membranoso que varia consideravelmente em espessura e tamanho entre as diferentes mulheres.

A vagina é um canal musculomembranoso que se estende desde a parte inferior da vulva até a cérvice, ligando os órgãos reprodutores externos e internos. Formada de uma camada muscular, de uma camada de tecido conjuntivo frouxo e de uma camada mucosa, é bastante suprida por vasos sanguíneos e linfáticos. As células mucosas contêm uma quantidade considerável de glicogênio. Não existem glândulas na vagina e a pequena quantidade de secreção esbranquiçada nela presente deriva das células epiteliais, das glândulas secretoras de muco da cérvice e das bactérias que normalmente habitam a vagina. A secreção vaginal é normalmente ácida, com pH entre 4 e 4,5. Os órgãos pélvicos estão situados em estreita proximidade com a vagina (bexiga e uretra estão localizadas imediatamente acima dela, anteriormente; a porção média da parede vaginal situa-se próximo ao reto, posteriormente). A Figura 92.1 ilustra o aparelho genital feminino.

Histologicamente, a parede vaginal consiste em três camadas: mucosa, muscular e adventícia. O epitélio da mucosa vaginal de uma mulher adulta é pavimentoso estratificado e tem uma espessura de 150 a 200 μm. Suas células podem conter uma pequena quantidade de querato-hialina, porém não ocorre queratinização intensa com transformação das células em placas de queratina, como nos típicos epitélios queratinizados. Quando submetido a estímulo de estrógenos, o epitélio vaginal produz e acumula uma grande quantidade de glicogênio, que é depositado no lúmen vaginal quando as células do epitélio desse órgão descamam.

Bactérias [lactobacilos (LAB)] presentes na vagina metabolizam o glicogênio e produzem ácido láctico, responsável pelo pH vaginal, que é normalmente baixo. O ambiente ácido confere ação protetora contra alguns microrganismos patogênicos (*Gardnerella vaginalis*, *Mycoplasma hominis* e anaeróbios como *Mobiluncus*, *Bacteroides* e *Peptostreptococcus*). A lâmina própria da mucosa vaginal é formada por tecido conjuntivo frouxo muito rico em fibras elásticas (Figura 92.2). Entre as células da lâmina própria, há quantidades relativamente grandes de linfócitos e neutrófilos. Durante determinadas fases do ciclo menstrual, esses dois tipos de leucócitos invadem o epitélio e passam para o lúmen da vagina. A camada muscular desse órgão é composta principalmente de pacotes longitudinais de fibras musculares lisas. Existem alguns pacotes circulares, especialmente na parte mais interna (próximo à mucosa).

Externamente à camada muscular, uma camada de tecido conjuntivo denso, a adventícia, rica em espessas fibras elásticas, une a vagina aos tecidos circunvizinhos. A elasticidade da vagina decorre do grande número de fibras elásticas no tecido conjuntivo de sua parede. Nesse tecido, estão presentes um plexo venoso extenso, feixes nervosos e grupos de células nervosas.

LASER

O termo *laser* é um acrônimo para *light amplification by stimulated emission of radiation*, um conceito formulado por Einstein em 1917, que teorizou que os elétrons poderiam ser

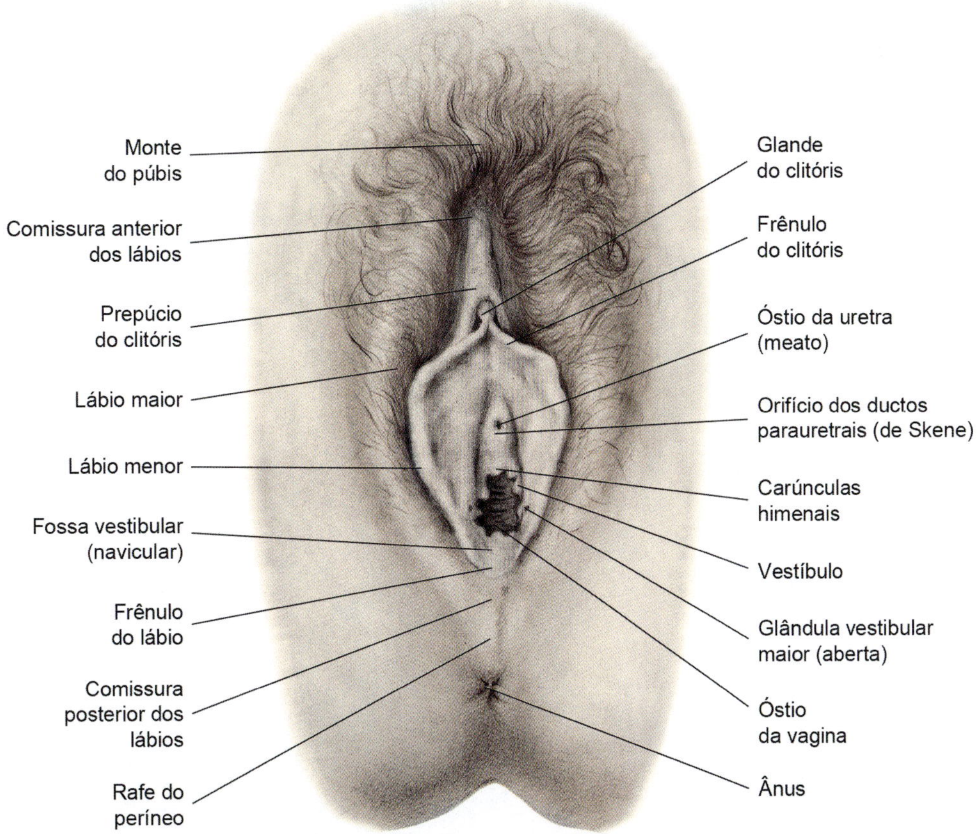

Figura 92.1 Aparelho genital feminino. Adaptada de Wolf-Heidegger, 2006.[1]

estimulados para emitir luz em determinado comprimento de onda. O primeiro *laser* foi produzido por Theodore Maiman em 1960, usando rubi como meio. Em 1962, Goldman apresentou o *laser* com uma configuração dermatológica. Patel inventou em 1963 o *laser* de dióxido de carbono (*laser* CO_2), que se tornou rapidamente popular na comunidade médica. Na Ginecologia, foi usado pela primeira vez em 1973, por Kaplan, para tratar erosões cervicais e, mais tarde, por Bellina para tratamento de neoplasia intraepitelial cervical (CIN), como também para a microcirurgia das tubas uterinas.

O *laser* CO_2 emite luz em um comprimento de onda de 10.600 nm, que é fortemente absorvido pela água dos tecidos. A profundidade de penetração depende do teor de água, independentemente da melanina e da hemoglobina. O *laser* CO_2 foi tradicionalmente usado para ablação de tecido e o colo uterino é um alvo comum para o tratamento de várias lesões, como verrugas genitais. Com um pulso de duração inferior a 1 ms, o *laser* CO_2 penetra aproximadamente 20 a 30 μm no tecido e a zona de dano térmico residual pode ser confinada a uma camada de tecido de 100 a 150 μm de espessura, embora já tenha sido relatada coagulação térmica em uma profundidade de até 1 mm. O ponto de vaporização ou de ebulição da água a uma atmosfera é de 100°C; assim, a densidade de energia necessária para obter ablação do tecido é de aproximadamente 5 J/cm². Durante a ablação, nesses parâmetros, a temperatura da pele aumenta para 120 a 200°C. O diâmetro do feixe também desempenha um papel importante no efeito sobre o tecido com feixes de pequeno diâmetro (100 a 300 mm), alcançando altas fluências e vaporização rápida. Assim, se o feixe não for movido rapidamente pela superfície da pele, podem ocorrer dessecação, carbonização e difusão de calor. Feixes com diâmetros maiores (> 2 mm) induzem aquecimento sem vaporização e aumentam o risco de danos térmicos profundos pela necessidade de aplicar baixas densidades de energia por longos períodos antes de atingir a vaporização visível. O *laser* superpulsado de CO_2 utilizando *scanners*, combinando potências de alto pico com pulsos curtos e movimento rápido em toda a superfície da pele, evoluiu para controlar com precisão a profundidade da ablação e o grau de dano térmico.[2]

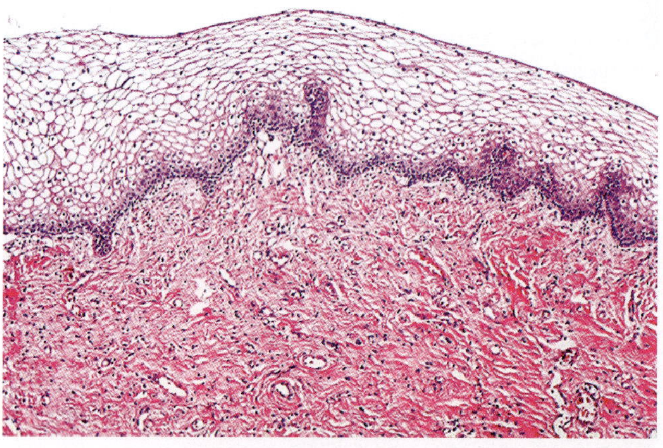

Figura 92.2 Histologia da mucosa vaginal.

A cirurgia com o *laser* CO_2 fornece várias vantagens em relação à cirurgia tradicional, com seu uso sistemático no tratamento de lesões benignas, pré-invasivas e patologias congênitas do trato genital feminino inferior, o que reduz o desconforto da paciente, melhorando os resultados a curto e longo prazos e otimizando a relação custo-eficácia. Normalmente, a cura é rápida e excelente na maioria dos casos, sem infecção da ferida, sem estenose e com boa cicatrização.

O uso da cirurgia com *laser* CO_2 no tratamento de lesões benignas e pré-neoplásicas relacionadas com o papilomavírus humano (HPV) na vagina, no colo do útero e na vulva está bem estudado e padronizado (Figura 92.3). Pode-se usá-lo também para o tratamento de cisto da glândula de Bartholin, hímen imperfurado, septo vaginal, cisto nabotiano e pólipos vaginais. Seu emprego para a melhora dos sintomas relacionados com a menopausa será discutido mais adiante. Além do *laser* CO_2, é muito usado na esfera genital feminina o *laser* Nd-YAG.

A lesão intraepitelial escamosa da vulva é considerada precursora do câncer vulvar, sobretudo em mulheres com idade inferior a 40 anos, portadoras de imunossupressão adquirida ou idiopática. Vários tratamentos têm sido utilizados para tratar esse tipo de lesão. Um dos métodos terapêuticos esteticamente aceitáveis é a vaporização com *laser* CO_2.[3]

Ninfoplastia

A cirurgia plástica da genitália feminina está em ascensão. O aumento do interesse em procedimentos como labioplastia são multifatoriais: promoção sensacionalista da mídia televi-

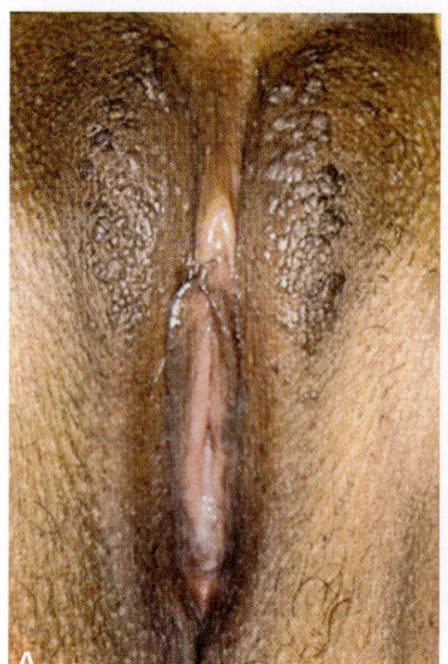

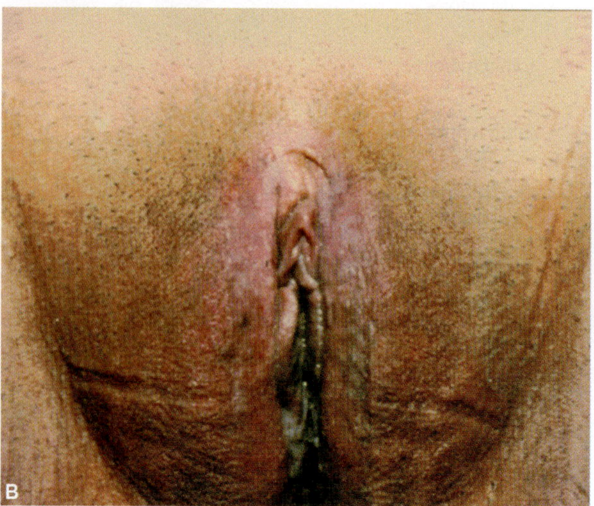

Figura 92.3 Papulose bowenoide (**A**) tratada com *laser* CO_2 (**B**).

siva da realidade médica e *talk shows*; acessibilidade anônima da internet para ver pornografia; e, em particular, a ubiquidade da depilação brasileira. No lugar onde durante muitos anos o cabelo escondeu a anatomia vulvar, o corrente desejo de ser despojada de todos os cabelos traz a vulva sob mais escrutínio. As mulheres desejam a juventude com a aparência de pequenos lábios ocultos e grandes lábios cheios e lisos, com um capuz de clitóris pequeno.

O estado natural da genitália feminina é comumente assimétrico, de aparência amplamente variada. Estudos mostram que a percepção da genitália pelas mulheres tem um efeito forte e positivo sobre como elas funcionam sexualmente.

Os pedidos de labioplastia se dão principalmente por motivos cosméticos, mas queixas de atrito durante os exercícios, desconforto com roupas mais apertadas e invaginação durante as relações sexuais não são incomuns. As mulheres do grupo etário de 25 a 35 anos representam a maioria das pacientes interessadas em ninfoplastia (Figura 92.4). Em geral sexualmente ativas, pesquisam sobre o procedimento extensivamente na internet e desejam o mínimo ou alguma mostra dos pequenos lábios além dos grandes lábios. Mulheres de 40 a 50 anos representam o segundo grupo mais comum que procura a labioplastia. Elas adotaram a atual tendência sem pelos. Entre as diferentes técnicas usadas na ninfoplastia, o *laser* CO_2 pode ser empregado para ressecar o excesso de tecido dos pequenos lábios, como mostrado nos exemplos a seguir.

TECNOLOGIAS

Grandes lábios

Com o envelhecimento, o tecido vulvar perde sua vitalidade e elasticidade pela fadiga das fibras de colágeno. Tais mudanças e características funcionais dos genitais externos geralmente causam efeitos psicológicos negativos, resultando no impedimento da função sexual. Os grandes lábios podem perder seu conteúdo de gordura e passar a ter um aspecto flácido. Além do preenchimento com gordura ou ácido hialurônico, pode-se recuperar o turgor da pele com ultrassom microfocado ou radiofrequência.

Ultrassom microfocado

Quando se usa o ultrassom microfocado, inicialmente faz-se anestesia tópica oclusiva durante 30 min com lidocaína 7% e tetracaína 7%. Para cada paciente, são aplicados 4 a 5 blocos de 4 a 10 linhas paralelas, que começam no nível do monte pubiano. O total de disparos fica entre 80 e 160. Os transdutores de 25 mm utilizados são: 1,5/10 MHz (0,15, 0,18, 0,20 e 0,25 J) e 3/7 MHz (0,25, 0,30, 0,35 e 0,45 J). A localização da aplicação será marcada com uma régua específica.

Radiofrequência

O alongamento excessivo dos músculos vaginais representa uma ocorrência comum após o parto vaginal ou simplesmente

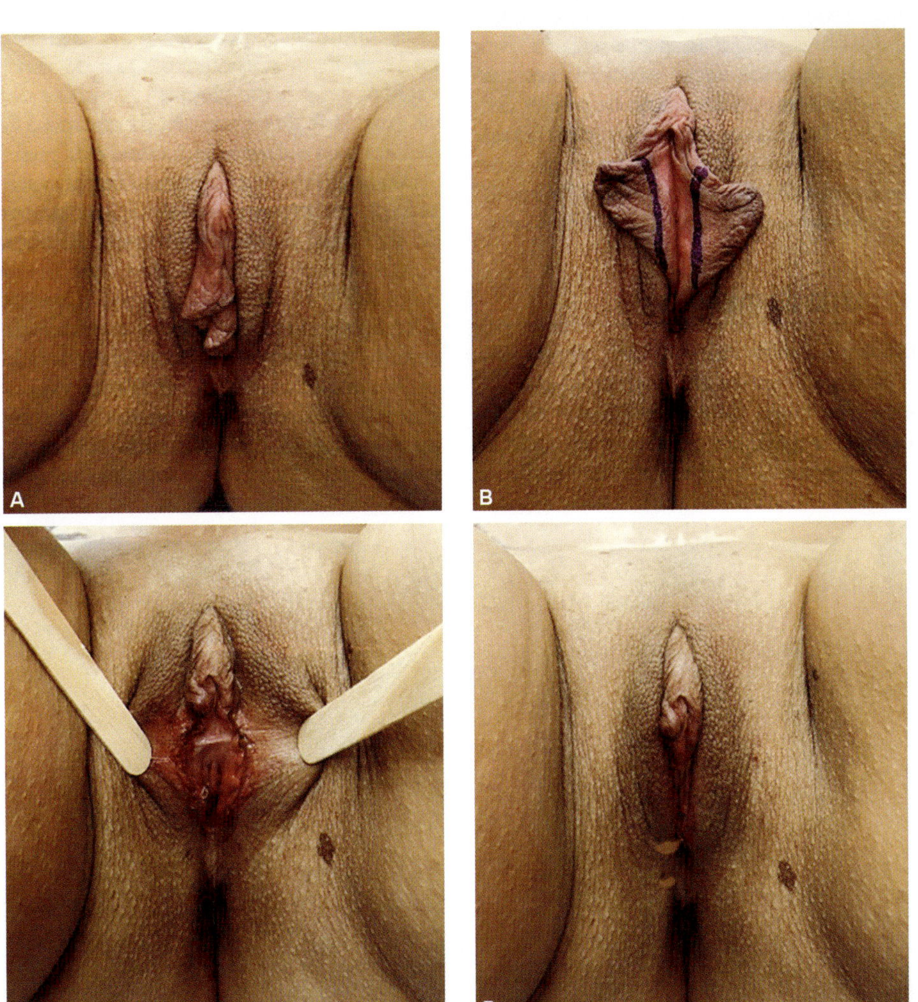

Figura 92.4 Ninfoplastia realizada com *laser* CO_2. **A.** Antes da intervenção. **B.** Marcação pré-tratamento. **C.** Pós-operatório imediato. **D.** Resultado após 60 dias.

em razão do envelhecimento. O dano pode diminuir a sensação durante a atividade íntima, reduzir a satisfação e mudar a relação entre parceiros.

A lassidão da pele é causada por numerosos fatores e nenhuma área é imune a esse declínio natural. A radiofrequência é considerada um método seguro e não invasivo para tratamento da flacidez cutânea e para melhora do contorno corporal e, particularmente, o genital feminino (Figura 92.5). Essa fonte de energia e calor é considerada uma radiação no espectro eletromagnético compreendida entre 3 kHz e 24 GHz. Quando passa pelos tecidos, a corrente provoca uma ligeira fricção ou resistência dos tecidos com passagem da radiofrequência, produzindo a elevação térmica da temperatura tissular. A energia penetra o nível celular em epiderme, derme e hipoderme, alcançando, também, as células musculares. Cabe lembrar que a profundidade de penetração da radiofrequência é a função inversa de sua frequência. Seus efeitos baseiam-se no aquecimento volumétrico da derme profunda, elevando a temperatura do colágeno e das fibras elásticas.

O calor promovido pela radiofrequência leva à retração do colágeno, melhorando a firmeza e a elasticidade da pele. Além disso, o aquecimento induz a ativação dos fibroblastos, o que causa neocolagenização, com subsequente remodelamento do tecido. A corrente elétrica (produzida pela radiofrequência) consegue alcançar os tecidos mais profundos, promovendo energia e forte calor, em razão da resistência na derme e no tecido celular subcutâneo. Aquecidas, as fibras colágenas desnaturam e se contraem, levando à retração do tecido. Ocorre a contração imediata das fibras colágenas, que se retraem, bem como estímulo à formação de novas fibras (neocolagênese tardia), tornando-as mais eficientes na sustentação da pele. A configuração de eletrodos em dispositivos de radiofrequência pode ser monopolar, bipolar ou tripolar, todos usados para aplicações cutâneas. Uma das opções disponíveis é o dispositivo ThermiRF, que aquece o tecido para obter eletrocoagulação e hemostasia.[4]

Síndrome geniturinária da menopausa

Também conhecida como atrofia vulvovaginal, atrofia urogenital ou vaginite atrófica, trata-se de uma condição que resulta da diminuição dos níveis de estrogênio nos tecidos urogenitais. Pode ocorrer a qualquer momento no ciclo de vida de uma mulher, embora seja mais comum em mulheres pós-menopáusicas, quando afeta até 50% dessa população.[4] Essa condição é definida como uma coleção de sinais e sintomas que envolvem alterações na vulva, na vagina, na uretra e na bexiga (Figura 92.6), incluindo, mas não se limitando a secura, queimação e irritação, lubrificação pobre, desconforto ou dor, função sexual prejudicada e sintomas urinários de urgência, disúria e infecção urinária recorrente.[5-7]

O diagnóstico de síndrome geniturinária da menopausa (GSM) é clínico com base em sintomas característicos, sinais típicos no exame físico e nos testes laboratoriais. As mulheres podem apresentar alguns ou todos os sinais e sintomas, que são incômodos e não atribuídos a outro transtorno. Os achados vaginais clássicos incluem um epitélio vaginal pálido e seco, liso e brilhante, com perda da maioria das rugas. As avaliações laboratoriais podem confirmar o diagnóstico e também são usadas para excluir outros diagnósticos. O pH vaginal geralmente excede 5, em oposição ao pH normal de uma vagina estrogenizada, que varia de 3,5 a 4,5. Um pH vaginal de 4,6 ou mais suporta o diagnóstico de GSM.[8]

Na microscopia salina, as células superficiais escamosas e grandes são substituídas por células parabasais ou intermediárias, que são menores e mais redondas, e têm um núcleo relativamente grande. Um índice de maturação vaginal (VMI), que mede a proporção de células maduras escamosas parabasais, intermediárias e superficiais, pode auxiliar no diagnóstico.[9]

Em geral, a medição dos níveis séricos de estrogênio ajuda a diagnosticar a GSM.[10] Na maioria dos casos, a GSM compreende uma condição crônica e terapia a longo prazo é necessária para fornecer alívio sintomático. Quando não tratada, os sintomas vaginais geralmente pioram.[6] A escolha da terapêutica depende da gravidade dos sintomas, da eficácia e da segurança da terapêutica para o doente individual e da preferência do doente.

Os objetivos do tratamento incluem alívio sintomático, com redução da exposição sistêmica ao estrogênio e minimização do potencial de efeitos adversos. As abordagens recomendadas de primeira linha[6] incluem lubrificantes vaginais não hormonais e hidratantes, bem como a atividade sexual contínua. A terapia estrogênica local é considerada efetiva e bem tolerada no tratamento de sintomas moderados a graves, por meio do restabelecimento do ambiente vaginal pré-menopáusico, isto é, epitélio espessado, aumento das secreções, restauração da flora vaginal e pH reduzido. Em geral, a terapia diminui a secura vaginal e alivia os sintomas urogenitais.

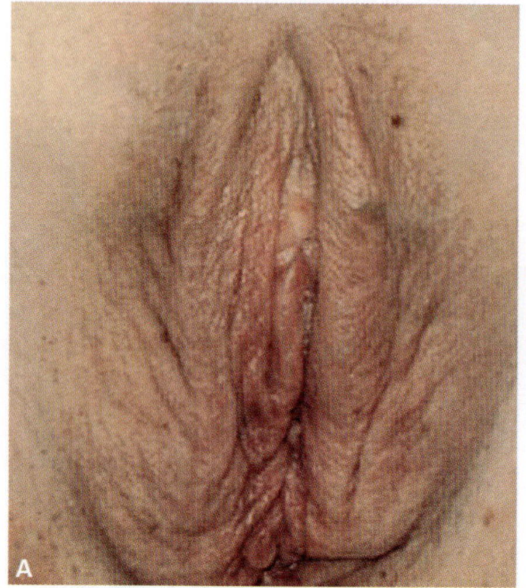

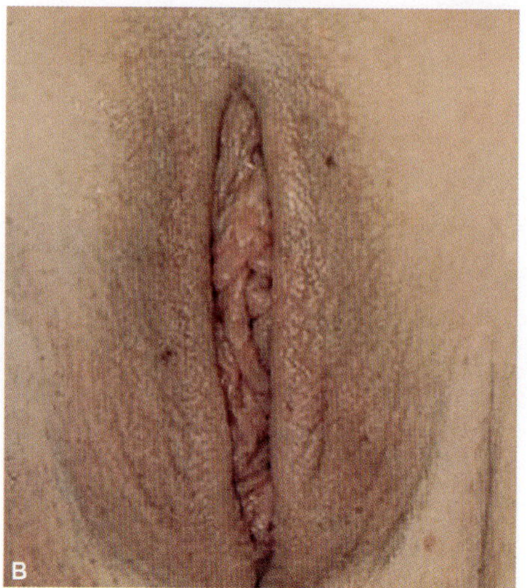

Figura 92.5 A e B. Utilização de radiofrequência nos grandes lábios com ótimo resultado.

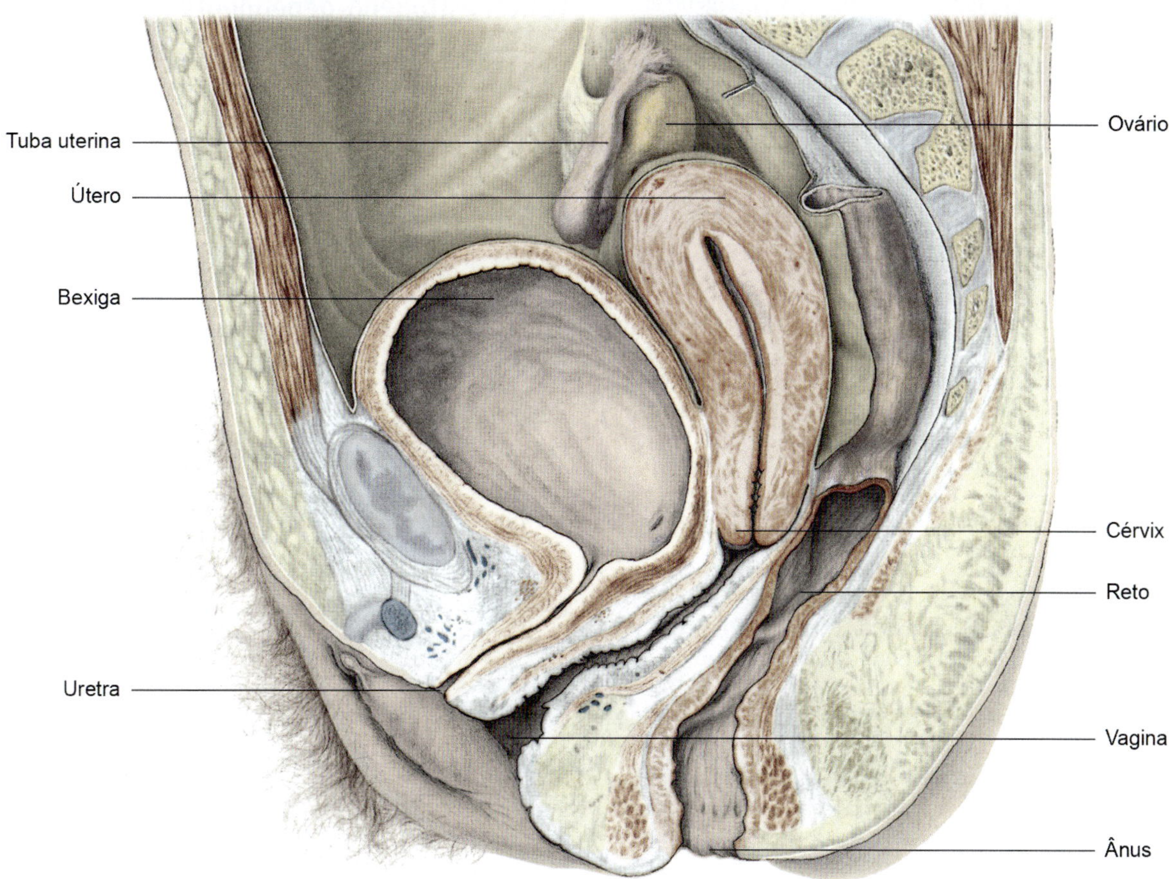

Figura 92.6 Relação anatômica da vagina com a uretra e o reto. Adaptada de Wolf-Heidegger, 2006.[1]

Incontinência urinária

A incontinência urinária de esforço feminina[11] constitui um problema de saúde pública significativo, com taxas de prevalência estimadas entre 4 e 35% das mulheres adultas.[12] Conceituada como a perda involuntária de urina pela uretra sincrônica com o esforço físico, a incontinência urinária de esforço (IUE)[13] representa uma das formas predominantes de incontinência urinária na mulher.[14-16] Trata-se de uma doença que merece grande destaque nos dias atuais, em virtude não apenas das repercussões diretas sobre o organismo das pacientes, mas também pelo problema social e econômico que ela promove.[17] Em uma revisão de 48 estudos epidemiológicos, observou-se que a taxa de prevalência da incontinência urinária varia de 12 a 53%, dados corroborados por outra revisão envolvendo diferentes populações cuja prevalência variou de 4,8 a 58,4%, com taxa média de 27,6%.[15] De acordo com a gravidade da incontinência, importantes repercussões sobre o organismo são observadas, como vulvite urêmica, infecção do trato urinário, distúrbios sexuais, limitação da atividade física e social e problemas emocionais em virtude do prejuízo da qualidade de vida.[15-19]

Na etiopatogenia da IUE, destacam-se as alterações anatômicas do trato urinário baixo, caracterizadas pela incompetência das estruturas que respondem pela continência da uretra e da bexiga, originando a incontinência urinária.[19-23]

Sling

As opções de tratamento para IUE em mulheres são projetadas para prevenir a perda involuntária de urina da uretra durante aumentos na pressão intra-abdominal durante a atividade física, tosse ou espirros. As terapias não cirúrgicas eficazes incluem a terapia comportamental (p. ex., treinamento da bexiga, modificação de fluidos e dieta) e medicamentosa.

A opção de tratamento inicial para IUE consiste no treinamento do músculo do assoalho pélvico, que produz bons resultados, mas muitas vezes não consegue alcançar uma melhora consistente a longo prazo pela má adesão da paciente e a falta de apoio e orientação.[24,25]

As abordagens cirúrgicas tradicionais, como a colpossuspensão aberta ou laparoscópica e a reparação vaginal anterior, foram amplamente substituídas por procedimentos menos invasivos de suspensão da parte média da uretra, popularizando a opção cirúrgica entre as pacientes.[26,27] Ao mesmo tempo que os procedimentos de *sling* mediouretral são altamente eficazes, estão associados a eventos adversos e complicações, como sangramento, perfuração da bexiga, lesão uretral, infecção e dor na virilha. Nos últimos anos, adotou-se o mini-*sling* de polipropileno, introduzido com uma única incisão; a técnica tornou-se muito popular em decorrência da mínima invasão do procedimento. No entanto, desde então tem sido relacionada com efeitos secundários frequentes, levando a Food and Drug Administration (FDA) em 2012 a exigir extensos pós-estudos de mercado para todos os mini-*slings* comercializados.[28] Isso resultou em maior cautela por parte dos pacientes antes de optar pela cirurgia para IUE e na busca de procedimentos novos e mais seguros entre os médicos e a indústria.

Colágeno pélvico

Sabe-se que o aumento temporário da temperatura ocasionado pelo *laser* pode melhorar a estrutura do colágeno, causar encolhimento das fibrilas de colágeno e maior firmeza do tecido, além de iniciar neocolagênese.[29,30] O colágeno é um componente importante das estruturas de suporte do assoalho pélvico, representando mais de 80% do conteúdo proteico da fáscia endopélvica. Trauma no parto pode levar à destruição de fibras de colágeno no assoalho pélvico, enquanto o envelhecimento diminui a síntese de colágeno novo, ambos resultando em diminuição do conteúdo de colágeno.[30] Demonstrou-se que as fáscias pubocervicais de mulheres incontinentes têm baixo teor de colágeno[31] e que a incontinência urinária de esforço é mais frequente em mulheres com conteúdo de colágeno reduzido em suas paredes vaginais anteriores.[32]

Esses fatos fundamentam a ideia de que a pulsação de calor mediada por *laser* da fáscia endopélvica e do tecido do assoalho pélvico pode representar um método não cirúrgico eficaz para tratar a incontinência urinária feminina e outros distúrbios resultantes da diminuição do suporte do assoalho pélvico.

Infecções vaginais de repetição

Um dos quadros importantes durante a GSM são as vaginoses de repetição por *Gardnerella*. As bactérias do ácido láctico (LAB) são um grupo de bactérias anaeróbicas Gram-positivas que produzem ácido láctico como subproduto da fermentação do glicogênio, dos quais mais de 70 espécies foram isoladas. As LAB são uma flora comensal padrão nos tratos gastrintestinal e urogenital de todos os seres humanos e servem como fator de resistência natural contra microrganismos potencialmente patogênicos. Além disso, fornecem defesa contra a colonização indesejada, ocupando todos os nichos possíveis, produzindo fatores reguladores autógenos, como ácidos orgânicos, peróxido de hidrogênio (H_2O_2) e bacteriocinas, o que modula a resposta imune não específica do hospedeiro. No entanto, a sua aplicação no tratamento e na prevenção da disbacteriose vaginal requer compreensão completa das espécies de LAB normalizadoras vaginais.

O microbioma vaginal humano é dominado por bactérias do gênero *Lactobacillus*, que criam um ambiente ácido pensado para proteger as mulheres contra patógenos transmitidos sexualmente e infecções oportunistas. Surpreendentemente, isso parece exclusivo dos seres humanos. Enquanto a abundância relativa de LAB na vagina humana é geralmente maior que 70%, em outros mamíferos, raramente compõem mais de 1% da microbiota vaginal.

Várias hipóteses foram propostas para explicar a microbiota vaginal única dos seres humanos, incluindo a fisiologia reprodutiva distinta, o alto risco de doenças sexualmente transmissíveis e de complicações microbianas ligadas à gravidez e ao nascimento. É possível que altos níveis de amido em dietas humanas tenham causado níveis aumentados de glicogênio no trato vaginal, o que, por sua vez, promoveu a proliferação de LAB. Descobriu-se que tanto os mamíferos humanos quanto não humanos exibem o menor pH vaginal durante o período de maior nível de estrogênio. Nos seres humanos, os níveis de estrogênio estão intimamente ligados à abundância de LAB e ao pH vaginal, com aumento do estrogênio promovendo o espessamento do epitélio vaginal e a produção intracelular de glicogênio.

Quando da redução da estimulação estrogênica na menopausa, o glicogênio diminui no epitélio vaginal, ocorre redução de LAB, o pH vaginal aumenta pela menor produção de ácido láctico e as bactérias oportunistas, como *Gardnerella* e *Mobiluncus*, proliferam, causando um odor intolerável no ambiente vaginal. Como será apresentado mais adiante, o aquecimento da mucosa vaginal pelos *lasers* ou radiofrequência pode devolver as condições fisiológicas adequadas.

Câncer estrógeno-dependente

O câncer de mama é uma das doenças malignas mais comuns nas mulheres. Tratamento hormonal e quimioterapia induzem um estado de menopausa transitória ou permanente. A GSM é um sintoma frequente e debilitante da menopausa, mais bem tratada com formulações locais ou sistêmicas de estrogênio. Como os estrogênios promovem o crescimento da maioria dos cânceres de mama, as terapias de GSM mais eficazes são excluídas. Informações mais recentes apoiam a recomendação anterior contra o uso de hormônios bioidênticos. Assim, terapias não hormonais para o alívio sintomático dos sintomas da menopausa são suportadas.

Reposição hormonal

A menopausa representa um evento fisiológico da vida das mulheres que compreende o fim dos ciclos menstruais e do período fértil. Normalmente, a idade média em que as mulheres atingem a menopausa é 51 anos, com 95% fazendo-o entre as idades de 45 e 55 anos. A menopausa ocorre quando a reserva funcional do ovário está esgotada ou pode ser induzida pela remoção cirúrgica dos ovários. O que se segue, no entanto, é o estabelecimento de um estado de hipoestrogenismo, que potencialmente afeta vários órgãos e sistemas (sistemas geniturinário e cardiovascular, esqueleto, pele, cérebro) e a qualidade de vida das mulheres (diferentes graus de sintomas vasomotores, atrofia vaginal, osteoporose).

A terapia de substituição hormonal (HRT) baseia-se em estrogênio ou estrogênio e progesterona, pode ser usada para compensar a deficiência de estrogênio e prevenir ou limitar os danos resultantes. Ao longo dos anos, tem havido vários estudos observacionais destinados a identificar os riscos e os benefícios decorrentes do uso da terapia de reposição hormonal pós-menopausa, na menopausa espontânea e na cirúrgica. Na verdade, embora vários estudos tenham demonstrado que as mulheres tratadas com estrogênio desfrutaram de um melhor nível geral de saúde, na última década aumentaram as dúvidas sobre a segurança da terapia de reposição hormonal a longo prazo.

Além dos cânceres estrógeno-dependentes, a possibilidade de tromboembolismo limita a terapia de substituição hormonal. Assim, têm sido utilizados novos recursos como o *laser* CO_2 e Nd-YAG, além da radiofrequência, como formas de modificar esse quadro estrógeno-dependente da menopausa, restabelecendo condições fisiológicas adequadas.[33]

Laser Er:YAG

O *laser* utilizado para mulheres pós-menopáusicas com sintomas moderados a graves da GSM é o *laser* Nd-YAG (Etherea-MX®). Acompanham a plataforma dois dispositivos específicos para o canal vaginal: um que possibilita que os disparos atinjam preferencialmente a parede vaginal anterior (90°) com o objetivo de aquecer os tecidos próximos à uretra; e outro (360°) que possibilita que os disparos do *laser* cubram toda a superfície da vagina (Figura 92.7). As pacientes são submetidas a quatro sessões com intervalos mensais. Seu comprimento de onda é de 2.940 nm, sendo fortemente absorvido pela água, o principal componente do tecido humano.

O diâmetro do *spot* do *laser* é de 8 mm, com pulso de acordo com o modo SMOOTH com duração total de 358 ms com 8 pulsos de 1 ms e mais 50 ms de intervalo entre os pulsos. O diâmetro dos pontos é de aproximadamente 0,8 mm com espaço de separação entre eles de 1 a 1,2 mm. A fluência usada é de 2 J/cm^2 com *stacking* de três passadas a uma frequência de 1,6 Hz.

Os procedimentos são realizados ambulatorialmente, sem anestesia ou uso de medicamentos antes ou após a intervenção. O protocolo de tratamento consiste em quatro aplicações de *laser* a cada 30 a 45 dias com uma visita 2 a 4 semanas antes do tratamento (V0) e visitas de seguimento 4 e 12 semanas após a última aplicação. Após a inserção do espéculo vaginal projetado especificamente (Athena), insere-se a sonda, sem contato direto com a mucosa vaginal. Posteriormente, realiza-se a irradiação circular da parede vaginal, com três pulsos a cada 5 mm; a sonda é retraída 5 mm de cada vez (utilizando a escala graduada na sonda) até atingir a entrada do canal vaginal. Esse procedimento é repetido três vezes. Finalmente, após remoção do espéculo e mudança da sonda, o vestíbulo e o introito são irradiados (Figura 92.8). O tempo médio do procedimento é de aproximadamente 10 min. Após o tratamento, recomenda-se que as pacientes tenham abstinência sexual por 1 semana.

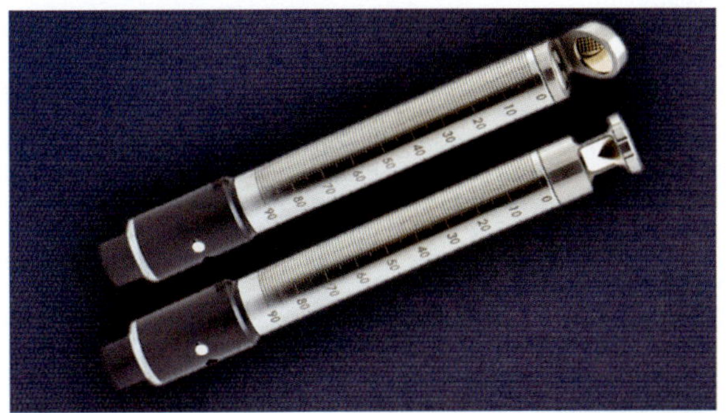

Figura 92.7 Dispositivos Athena de 90 e 360° do Etherea-MX®.

Esse *laser* representa uma nova terapêutica alternativa para a maioria dos sintomas relacionados com GSM em níveis vaginal e uretral. É minimamente invasivo, baseando-se no reforço térmico do assoalho pélvico. Uma sequência controlada precisa de pulsos subablativos de Er:YAG é entregue ao tecido mucoso vaginal para obter o aquecimento controlado do colágeno nas camadas mais profundas da mucosa, sem sobreaquecimento da superfície mucosa (Figura 92.9). O *laser* Erbium 2.940 no modo SMOOTH foi desenhado para aumentar a temperatura da mucosa da vagina até o máximo de 60 a 65°, sem ablação da epiderme.[34]

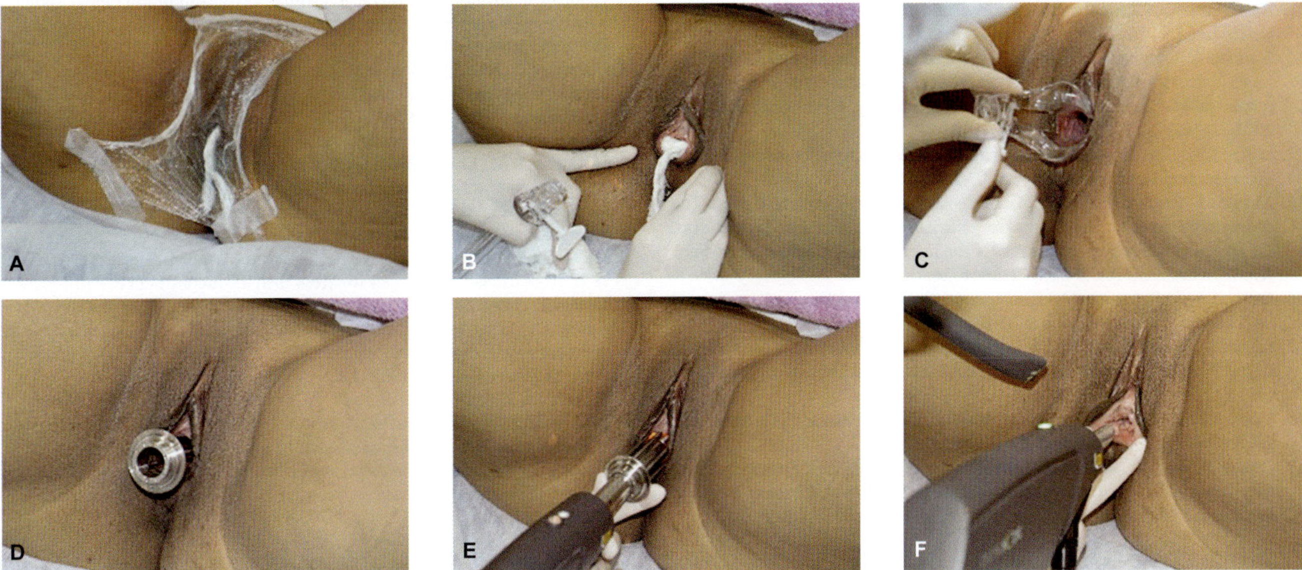

Figura 92.8 A a **F.** Posição ginecológica, assepsia, anestesia tópica e espéculo do *kit*. Configurar aparelho, introduzir a ponteira, emitir disparos, recuar 5 ou 10 mm, repetindo disparos a cada vez que recuar até remover a ponteira, e reintroduzir ao mesmo tempo que dispara, repetindo de acordo com o número de passadas desejadas.

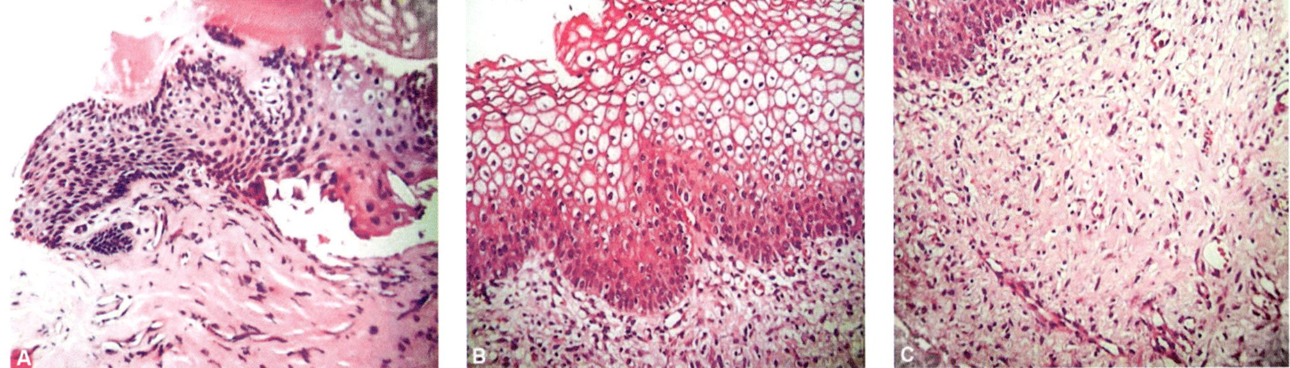

Figura 92.9 Mucosa vaginal corada com hematoxilina-eosina antes do tratamento e 6 semanas após. **A.** O epitélio da mucosa atrófica é muito fino, contém poucas camadas de células. **B.** O epitélio parece mais espesso, com uma população maior de células intermediárias; as células superficiais estão se soltando. **C.** O tecido conjuntivo subjacente é muito mais bem organizado tanto na lâmina própria quanto no núcleo da papila, com papilas que recuam a junção do tecido epitelial-conjuntivo. O estroma mostra características que indicam recuperação estrutural.

REFERÊNCIAS BIBLIOGRÁFICAS

1. Wolf-Heidegger. Atlas de anatomia. 6.ed. Rio de Janeiro: Guanabara Koogan; 2006.
2. Frega A. Feasibility of office CO_2 laser surgery in patients affected by benign pathologies and congenital malformations of female lower genital tract. Eur Rev Med Pharmacol Sci. 2015;19(14):2528-36.
3. Ribalta JCL, Mateussi MV, Speck NMG. Therapeutic assessment of vulvar squamous intraepithelial lesions with CO_2 laser vaporization in immuno-suppressed patients. Rev Bras Ginecol Obstet. 2018;40(1):26-31.
4. Clark Z. Labial tissue rejuvenation and sexual function improvement using a novel noninvasive focused monopolar radio frequency device. J Cosmet Laser Ther. 2018 Apr;20(2):66-70.
5. Portman DJ, Gass MLS. Genitourinary syndrome of menopause: new terminology for vulvovaginal atrophy from the International Society for the Study of Women's Sexual Health and The North American Menopause Society. Maturitas. 2014;79(3):349-54.
6. The North American Menopaise Society. Management of symptomatic vulvovaginal atrophy: 2013 position statement of The North American Menopause Society. Menopause. 2013;20(9):888-904.
7. Cotreau MM, Chennathukuzhi VM, Harris HA. A study of 17beta-estradiol-regulated genes in the vagina of postmenopausal women with vaginal atrophy. Maturitas. 2007;58(4):366-76.
8. Mac Bride MB, Rhodes DJ, Shuster LT. Vulvovaginal atrophy. Mayo Clin Proc. 2010;85(1):87-94.
9. Willhite LA, O'Connell MB. Urogenital atrophy: prevention and treatment. Pharmacotherapy. 2001;21(4):464-80.
10. Bachmann G. Clinical manifestations and diagnosis of vaginal atrophy. UpToDate. 2014;1-10.
11. Abrams P, Cardozo L, Fall M. The standardisation of terminology of lower urinary tract function: report from the Standardisation Sub-committee of the International Continence Society. Neurourol Urodyn. 2003;21:167-78.
12. Luber KM. The definition, prevalence, and risk factors for stress urinary incontinence. Rev Urol 6(Suppl. 3):S3-9.
13. Abrams P, Cardozo L, Fall M, Griffiths D, Rosier P, Ulmsten U *et al.* The standardisation of terminology of lower urinary tract function: Report from the Standardisation Sub-committee of the International Continence Society. Am J Obstet Gynecol. 2002;187(1):116-26.
14. Dmochowski R, Staskin D. Mixed incontinence: definitions, outcomes, and interventions. Curr Opin Urol. 2005;15:374-9.
15. Kocak I, Okyay P, Dundar M, Erol H, Beser E. Female Urinary Incontinence in the West of Turkey: Prevalence, Risk Factors and Impact on Quality of Life. Eur Urol. 2005;48:634-41.
16. Cervigni M, Natale F. Surgical treatment of stress urinary incontinence. Eur J Obstet Gynecol Reprod Biol. 1999;85:63-70.
17. Zhang W, Song Y, He X, Xu B, Huang H, He C, Hao L, Li Y. Prevalence and risk factors of lower urinary tract symptoms in fuzhou Chinese Women. Eur Urol. 2005;48:309-13.
18. Richter HE, Burgio KL, Brubaker L, Moalli PA, Markland AD, Mallet V et al. Factors associated with incontinence frequency in a surgical cohort of stress incontinent women. Am J Obstet Gynecol. 2005;193:2088-93.
19. Goldberg RP, Kwon C, Gandhi S, Atkuru LV, Sorensen M, Sand PK. Urinary incontinence among mothers of multiples: The protective effect of cesarean delivery. Am J Obstet Gynecol. 2003;188(6):1447-53.
20. Danforth KN, Townsend MK, Lifford K, Curhan GC, Resnick NM, Grodstein F. Risk factors for urinary incontinence among middle-aged women. Am J Obstet Gynecol. 2006;194:339-45.
21. Burgio KL, Zyczynski H, Locher JL, Richter HE, Redden DT, Wright KC. Urinary incontinence in the 12-month postpartum period. Obstet Gynecol. 2003;102(6):1291-8.
22. Hale DS, Benson JT, Brubaker L, Heidkamp MC, Russell B. Histologic analysis of needle biopsy of urethral sphincter from women with normal and stress incontinence with comparison of electromyographic findings. Am J Obstet Gynecol. 1999;180(2):342-48.
23. Busacchi P, Perri T, Paradisi R, Oliverio C, Santini D, Guerrini S et al. Abnormalities of somatic peptide-containing nerves supplying the pelvic floor of women with genitourinary prolapse and stress urinary incontinence. Urology. 2004;63(3):591-5.
24. Rovner ES, Wein AJ. Treatment options for stress urinary incontinence. Rev Urol. 2004;6(Suppl. 3):S29-S47.
25. Holroyd-Leduc JM, Straus SE. Management of urinary incontinence in women. J Am Med Assoc. 2004;291:986-95.
26. Ulmsten U, Falconer C, Johnson P, Jomaa M, Lannér L, Nilsson CG, Olsson I. A multicenter study of tension-free vaginal tape (TVT) for surgical treatment of stress urinary incontinence. Int Urogynecol J Pelvic Floor Dysfunct. 1998;9:210-3.
27. Delorme E, Droupy S, de Tayrac R, Delmas V. Transobturator tape (Uratape): a new minimally-invasive procedure to treat female urinary incontinence. Eur Urol. 2004;45:203-7.
28. Chapple CR, Raz S, Brubaker L, Zimmern PE. Mesh sling in an era of uncertainty: lessons learned and the way forward. Eur Urol. 2013;64:525-9.
29. Liu H, Dang Y, Wang Z, Chai X, Ren Q. Laser induced collagen remodeling: a comparative study in vivo on mouse model. Lasers Surg Med. 2008;40:13-9.
30. El-Domyati M, Abd-El-Raheem T, Medhat W, Abdel-Wahab H, Al Anwer M. Multiple fractional erbium: yttrium-aluminum-garnet laser sessions for upper facial rejuvenation: clinical and histological implications and expectations. J Cosmet Dermatol. 2014;13:30-7.
31. Rechberger T (1998), Postawski K, Jakowicki JA, Gunja-Smith Z, Woessner JF Jr. Role of fascial collagen in stress urinary incontinence. Am J Obstet Gynecol. 1998;179:1511-4.
32. Keane DP, Sims TJ, Abrams P, Bailey AJ. Analysis of collagen status in premenopausal nulliparous women with genuine stress incontinence. Br J Obstet Gynaecol. 1997;104:994-8.
33. Fichera M, Rinaldi N, Tarascio M, Taschetta S, Caldaci LM, Catavorello A et al. Indications and contraindications of hormone replacement therapy in menopause. Minerva Ginecol. 2013 Jun;65(3):331-44.
34. Fistonić N. Minimally invasive, non-ablative Er:YAG laser treatment of stress urinary incontinence in women – a pilot study. Lasers Med Sci. 2016;31:635-43.

93

Preenchimento e Bioestimulação na Região Genital Feminina

Ursula Metelmann

INTRODUÇÃO

Recentemente, a região genital feminina tem sido alvo de procedimentos estéticos e funcionais. E muitas técnicas utilizadas em outras regiões do corpo vêm sendo adotadas para essa área. O acesso mais amplo aos tratamentos estéticos e a busca da longevidade, entre outros fatores, impulsionam as mulheres a procurar o bem-estar psíquico e físico também por meio da estética da genitália e da funcionalidade da região.

Entre as queixas mais frequentes, estão a flacidez e a perda do volume dos grandes lábios. Na literatura, há apenas alguns relatos que descrevem o aumento de lábios maiores com enxerto de gordura e ácido hialurônico (AH).[1]

ANATOMIA

A genitália externa feminina, também chamada de vulva, é constituída da região que se estende do monte pubiano até o períneo (ver Figura 92.1, Capítulo 92), o último localizado entre a vagina e o ânus. O preenchimento dos grandes lábios consiste na técnica mais comum, embora outras estruturas anatômicas, como o monte pubiano, os pequenos lábios, o clitóris, a região vestibular e o períneo, também possam ser tratadas com substâncias injetáveis com diferentes objetivos, inclusive volumização, simetrização, bioestimulação e hidratação.

Ainda que se trate de um procedimento controverso, a vagina pode ser preenchida em pontos específicos, como na região correspondente aos pontos G e H e na parede posterior, visando ao estreitamento do canal e ao maior atrito do pênis com a vagina, com a finalidade de aumentar a satisfação sexual.[2] As modificações no epitélio vulvar ocorrem ao longo do ciclo reprodutivo da mulher, com máxima espessura na fase reprodutiva e diminuição com a idade. Em um nível celular, o estrogênio induz modificações nucleares nas células epiteliais superficiais, que se modificam a cada ciclo menstrual, o que também influencia na espessura do epitélio como um todo. Do mesmo modo, a vascularização tem um pico durante a gravidez e diminui com a menopausa, refletindo-se na cor pálida dos genitais com a idade avançada. Após a menopausa, adicionalmente à perda da atividade folicular da genitália externa, há perda do subcutâneo e relaxamento do tecido conjuntivo por diminuição das fibras elásticas, o que dá a aparência de flacidez. O tecido atrófico predispõe a processos inflamatórios, caracterizados por vulvovaginite atrófica, com diminuição da lubrificação, ressecamento, fissuras, prurido e ardência.

Os sintomas genitais fazem parte da síndrome geniturinária (SGU) da menopausa, causada pela queda do estrogênio, podendo, ainda, ser adicionados os sintomas urinários, caracterizados principalmente pela incontinência urinária. É válido lembrar que, antes da menopausa, período de 12 meses após a última menstruação, ocorre o climatério, que se inicia até 10 anos antes; já nesse período, alguns sinais e sintomas, como flacidez e diminuição do volume dos grandes lábios, podem ocorrer progressivamente.[3]

Além do envelhecimento e das modificações estéticas do hipoestrogenismo, a diminuição volumétrica dos grandes lábios é influenciada por outras causas, como a constitucional (mulheres magras, aquelas que emagreceram e atletas, principalmente se praticantes de exercícios como ciclismo e corrida), que também pode promover escurecimento da região.[4]

O tratamento da região genital com preenchimento de AH possibilita recuperar o volume anatômico e a simetria, além de reparar e recompor o aspecto físico e até mesmo o funcional. A pele pode se tornar mais resistente aos traumas do intercurso sexual, apresentar melhora da hidratação e da projeção das estruturas anatômicas (p. ex., clitóris e monte pubiano), o que propicia maior sensibilidade e menor desconforto no ato sexual por redução do trauma no osso púbico.[5,6]

Como já dito, a genitália feminina pode ser tratada com injetáveis com um ou mais objetivos – volumização, hidratação e bioestimulação –, técnicas denominadas Ginevolume®, Ginebooster® e Ginebio®, respectivamente.

Na literatura, são poucos os artigos publicados sobre preenchimento com AH nessa região, estando descrita, neste capítulo, uma sequência de técnicas adaptadas do que consta na literatura internacional e também inéditas, de modo a descrever uma técnica própria, que facilite a execução, com mínimo de volume, máxima segurança e resultados satisfatórios. Salienta-se que a utilização desses produtos é *off-label*. Os tratamentos descritos na sequência fazem parte da técnica de avaliação e tratamento genital chamada *Brazilian genital beautification* (BGB®), que engloba uma série de tratamentos corretivos estéticos e funcionais na região genital feminina.

A irrigação da vulva é fornecida pelas artérias labiais anteriores, pelos ramos das artérias pudendas externas, pelas artérias labiais posteriores e pelos ramos das artérias pudendas internas (Figura 93.1). O conhecimento adequado de sua localização é fundamental para evitar a infiltração intraluminal inadvertida, com possíveis complicações graves, como a oclusão vascular e a embolização.[8] A inervação é proporcionada pelos nervos labiais anteriores e pelos ramos pudendos posteriores. O clitóris é inervado ao mesmo tempo pelo plexo pélvico, o nervo pudendo e o nervo dorsal do clitóris. Os nervos perineais inervam o bulbo vestibular.[9]

Os preenchimentos genitais são introduzidos mais profundamente e devem ser colocados entre os músculos dartos (compostos de células musculares lisas imediatamente abaixo da pele) e a túnica fibrosa (também chamada de saco elástico), contendo o corpo adiposo dos lábios maiores (Figura 93.2).[10,11]

CLASSIFICAÇÃO

A hipotrofia dos grandes lábios pode ser classificada a partir do grau de perda de volume, de ausente a leve, moderada a grave, o que é proporcional ao grau de excesso de pele

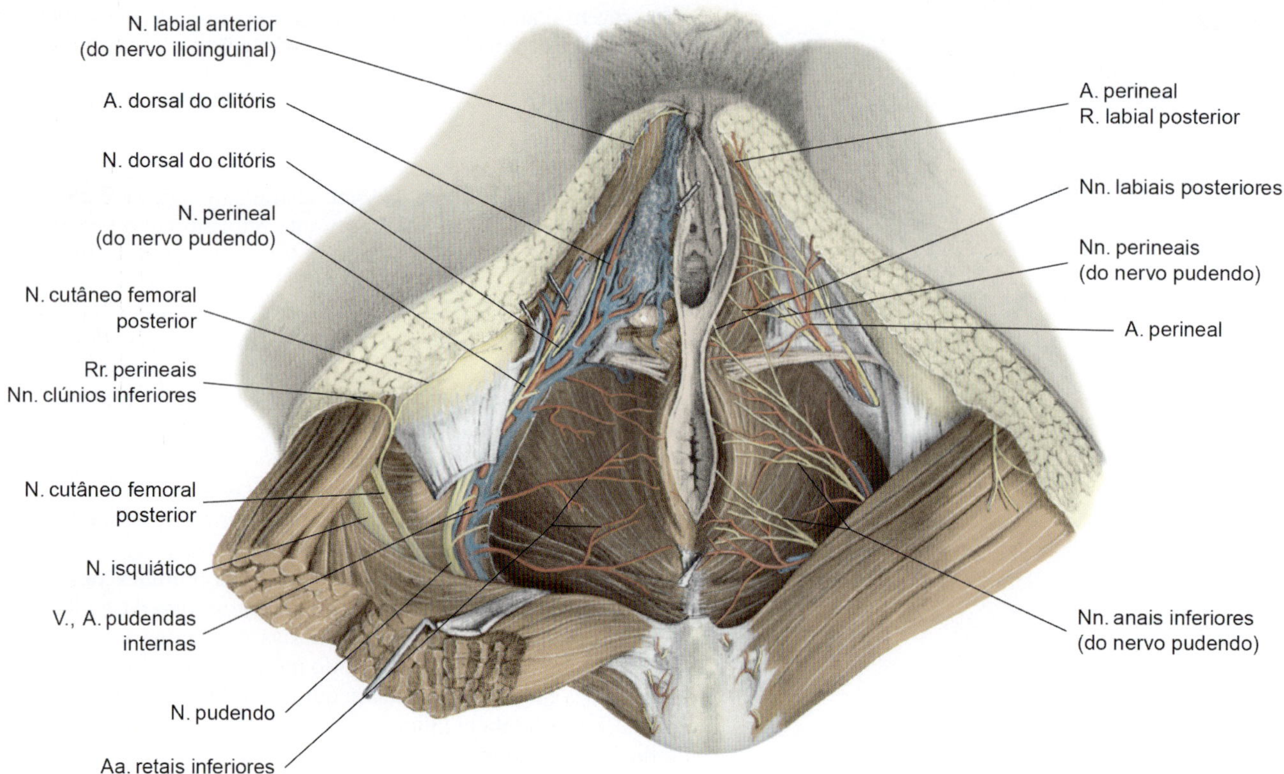

Figura 93.1 Irrigação arterial, drenagem venosa e irrigação da genitália feminina. Adaptada de Wolf-Heidegger, 2006.

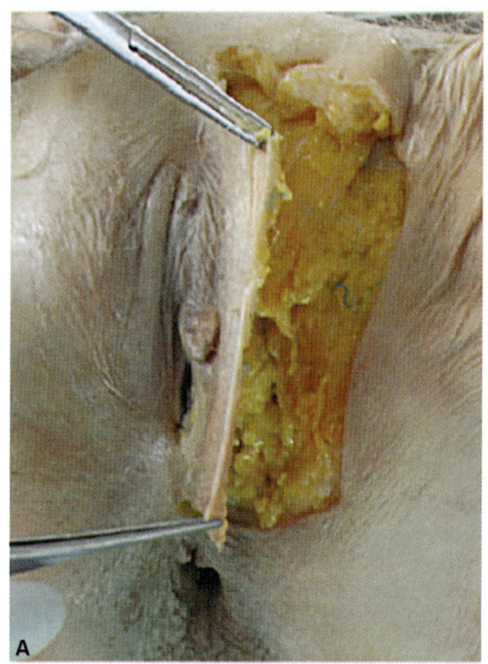
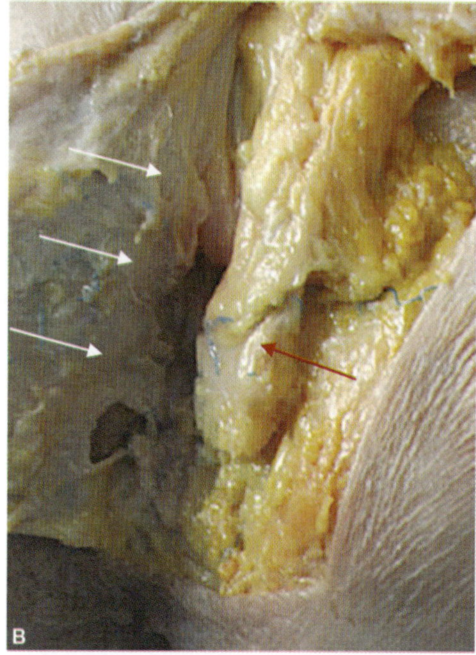

Figura 93.2 A e **B.** Músculos onde se injeta o preenchedor.

(dermatocalásia) e à presença de sulcos (Tabela 93.1). A partir dessa classificação, pode-se programar a quantidade de AH que será utilizada para o tratamento da região.

Quanto às características locais, o exame semiológico deve revelar qual a área que necessita de mais volume (Tabela 93.2). Pode-se encontrar grandes lábios com perda de volume e excesso de pele em toda a sua extensão [Ginevolume® total (GT)], grandes lábios com hipotrofia superior associada ou não à hipotrofia de monte pubiano [Ginevolume® anterior (GA)], hipotrofia mediana [Ginevolume® mediano (GM)], hipotrofia posterior [Ginevolume® posterior (GP)]; no primeiro e no segundo casos, o volume injetado será maior, mas não deve ultrapassar 2 mℓ em cada grande lábio e no monte pubiano, por sessão. Essa classificação também possibilita programar se a aplicação se dará com agulha ou cânula, assim como onde serão os pontos de aplicação ou (VG Points®). Pode-se dar preferência a agulhas em hipotrofias de pouco volume e localizadas, visando a pontos de maior projeção, e as cânulas preferencialmente em áreas extensas, onde há necessidade de maior volume.

ÁCIDO HIALURÔNICO

O AH é um polissacarídeo (glicosaminoglicano composto de unidades alternantes e repetitivas de ácido D-glicurônico e N-acetil-D-glicosamina) com propriedades hidrofílicas, o que provoca aumento do tecido injetado.[12] Com pH fisiológico, existe principalmente como um sal de sódio e faz parte da matriz extracelular encontrada em muitos tecidos humanos, inclusive a pele, o fluido vítreo do olho e a estrutura existente dentro do fluido sinovial e das articulações.[13,14]

O efeito de preenchimento inicial está diretamente relacionado com o volume do preenchedor injetado, porém existe um efeito indireto, quando injetado na derme, decorrente da ativação de fibroblastos. Pode induzir aumento na produção de colágeno e de fibras elásticas, restaurando a matriz extracelular por estímulo direto e/ou por estiramento mecânico dos fibroblastos, considerado, assim, um remodelador cutâneo.[15,16]

A duração dos preenchedores de AH para volumização, em geral, varia de 6 a 24 meses. Quando um volume apropriado é colocado no plano correto, esse material não pode ser detectado visualmente nem à palpação. Existem diferentes apresentações de preenchedores de AH com diferentes graus de coesividade e viscosidade, garantindo versatilidade na escolha para reposição de volume.[17,18]

O AH pode ser utilizado para hidratação injetável, por sua capacidade de ligar-se a volumes de água correspondentes a 1.000 vezes o seu peso, com capacidade para auxiliar a pele a reter e manter água por um período de até 6 meses. O AH não reticulado – para reidratar a pele por meio de microinjeções diretas na pele desidratada – é uma ideia interessante para tratar a atrofia da vulva relacionada com o hipoestrogenismo. Como se destina

Tabela 93.1 Classificação de BGB I: grau de hipotrofia.

Grau	Gordura	Aparência/pele	Volume de preenchedor
Grau 0	Ausência de hipotrofia	Tônus mantido, ausência de sulcos	–
Grau I	Hipotrofia leve	Dermatocalásia/flacidez leve, sulcos leves	1 mℓ de volume total
Grau II	Hipotrofia moderada	Dermatocalásia/flacidez moderada, sulcos moderados	2 mℓ de volume total
Grau III	Hipotrofia grave	Dermatocalásia/flacidez grave, sulcos profundos	4 mℓ de volume total

Tabela 93.2 Classificação de BGB II: localização da hipotrofia.

Região da hipotrofia	Nomenclatura
Hipotrofia total	Ginevolume® total
Hipotrofia anterior	Ginevolume® anterior
Hipotrofia mediana	Ginevolume® mediano
Hipotrofia posterior	Ginevolume® posterior
Hipotrofia do monte pubiano	Ginevolume® do monte pubiano

a tratar localmente o problema, as técnicas desenvolvidas foram adaptadas e aplicadas inclusive na região de mucosa.[20,21]

Na maior parte dos casos, a volumização da vulva destina-se à região dos grandes lábios, porém é possível tratar a assimetria de grandes e pequenos lábios, a correção da retirada em excesso de labioplastia, as cicatrizes inestéticas e as projeções do clitóris, do monte pubiano, do períneo e do introito vaginal.[22,23]

Escolha do ácido hialurônico

O AH para volumização dessa região deve ter capacidade de projeção, porém maleabilidade suficiente para evitar nódulos palpáveis. Opta-se por concentração de AH em torno de 19 mg/mℓ para procedimentos com agulha e casos que necessitam de menor volume, e de 21 mg/mℓ para casos que precisam de maior volume, a serem realizados com cânulas.[23,24]

Exame clínico da paciente

A paciente deve ser examinada primeiro em pé, com as pernas levemente abertas. De frente, nessa posição, faz-se inicialmente a inspeção visual global da área, observando-se o monte pubiano, se o tamanho é adequado ou se há diminuição do volume e achatamento, bem como flacidez ou ptose. Verificam-se, também, a proporção entre os grandes e os pequenos lábios e a simetria entre os dois lados dos lábios. À visualização posterior, observa-se se há excesso de pele e simetrias. Por fim, com a paciente deitada em posição ginecológica, visualizar se há assimetria, proporção e classificação segundo a tabela BGB I do grau de hipotrofia.

TÉCNICA GINEVOLUME®

Preenchimento com cânula

Os preenchimentos na região de vulva são realizados com creme anestésico tópico (respeitando-se o tempo de permanência do produto) e botão anestésico com lidocaína 2% e vasoconstritor; não há necessidade de bloqueio anestésico de nervos. A região do introito vaginal pode ser anestesiada com lidocaína a 10% em *spray* 5 min antes do procedimento. Deve-se lembrar de que os anestésicos tópicos nem sempre são adequados para a região da mucosa, tornando-se necessária assepsia com clorexidina aquosa 4%. Selecionar a área do orifício de entrada da cânula, de acordo com a região de menor volume e maior necessidade de preenchimento, segundo a Classificação de BGB II. Basicamente, dois acessos são possíveis, na região anterior (cânula Ginevolume® anterior).

Técnica com um orifício

Localizado no monte pubiano, na região central, 1 cm acima do início dos grandes lábios, onde a aplicação deve ser feita em "V" invertido, introduzindo completamente a cânula ao longo do grande lábio, lentamente no plano subdérmico e/ou subcutâneo, em posição mediana e central, de modo a manter os dois grandes lábios próximos e fechados.

Fazer retroinjeção em pequenos *bolus* de 0,1 a 0,2 mℓ próximo ao orifício de saída, onde se introduz novamente a cânula para o outro grande lábio; então, repete-se o procedimento.

Em caso de hipotrofia de monte pubiano, pode ser feita aplicação em leque com a cânula direcionada em leque para as regiões lateral e superior (Figura 93.3). Deve-se salientar que a aplicação em "V" invertido apresenta maior risco decorrente da existência de artérias, veias e nervos ilioinguinais, confluindo da região mediana. Assim, dá-se preferência à técnica com dois orifícios.

Técnica com dois orifícios

A aplicação com cânula também pode ser realizada na posição anterior, porém com um orifício em cada grande lábio, introduzindo-a até a região vestibular vaginal e bilateral (cânulas Ginevolume® posterior 1 e 2; Figura 93.4). Nesse caso, um orifício de entrada em cada grande lábio deve ser feito com agulha 18 ou 19 G. Sempre posicionar a cânula na região mediana ou central do grande lábio de modo que o volume injetado aproxime os grandes lábios. Sugere-se 1 a 2 mℓ de volume em cada grande lábio ou monte pubiano por aplicação. Evitar grandes volumes para minimizar resultados inestéticos, edema, dor, hematoma e nodulações.

Preenchimento com agulha

A volumização com agulha pode ser realizada com agulha 27 G, própria das seringas de AH. É indicada para pacientes com necessidade de menor volume, como em casos de hipotrofias localizadas no GM ou no GP. A introdução do material deve sempre ser precedida de aspiração (aguardar 5 s) no plano entre a derme e o subcutâneo, nas regiões central e mediana dos grandes lábios, visando à aproximação, e nos pontos de maior depressão ou perda de volume.

Para a volumização global de grandes lábios, deve-se calcular aproximadamente a metade do volume para cada um deles e injetar em pequenos *bolus* de 0,1 mℓ de volume, com intervalo de 1 cm, de 4 a 8 pontos (Figura 93.5). Repete-se o procedimento no outro grande lábio.

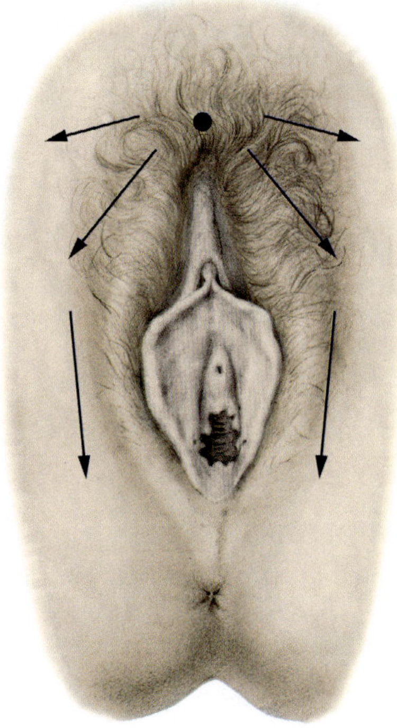

Figura 93.3 Pontos de introdução da cânula via monte pubiano. Adaptada de Wolf-Heidegger, 2006.

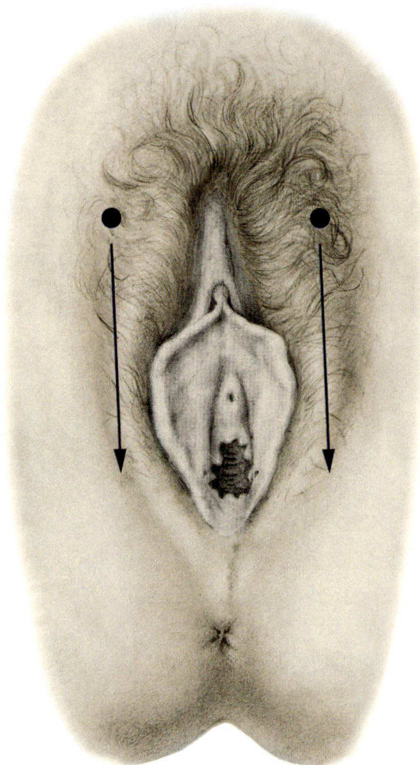

Figura 93.4 Pontos de introdução da cânula via grandes lábios. Adaptada de Wolf-Heidegger, 2006.[7]

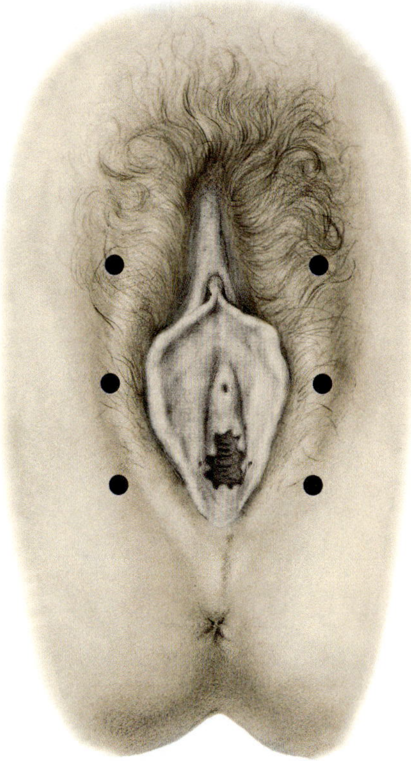

Figura 93.5 Pontos para introdução do produto nos grandes lábios. Adaptada de Wolf-Heidegger, 2006.[7]

Um dos sinais considerados harmônicos na genitália é o encontro dos grandes lábios, escondendo ou protegendo as estruturas internas, inclusive o introito vaginal (Figura 93.6). Para conseguir esse resultado e utilizar uma menor quantidade do produto, é importante fazer o preenchimento na região centromediana da vulva. Volume total de 2 a 4 mℓ por sessão tem demonstrado bom custo-benefício, com resultados naturais e seguros.

Pacientes com história de herpes genital de repetição devem fazer a profilaxia. Há risco de infecção por se tratar de uma área potencialmente contaminada; então, recomendam-se a limpeza rigorosa e a introdução de antibioticoterapia oral. Edema, eritema e dor local podem ocorrer nas primeiras 48 h, mas, na maioria dos casos, não requerem tratamento específico. Pode-se observar edema leve, nódulo, hematoma, dor de leve intensidade, assimetrias e resultado hipossuficiente.

A paciente deve evitar usar roupas apertadas por um período de 48 h, sentar em cima da região tratada e realizar atividades físicas. Não deve estar menstruada ou com infecção ginecológica/urinária. O exame ginecológico deve estar em dia, e a presença de citologia para papilomavírus humano (HPV) não representa uma contraindicação, a menos que a lesão esteja em atividade. A paciente deve ser reavaliada em 30 dias, quando pode ser realizada uma nova sessão.

PREENCHIMENTO VAGINAL

Ponto G

Girar as lâminas do espéculo em 90° para expor a parede vaginal anterior e posterior. Realizar a palpação do ponto G (Figura 93.7) com o segundo e o terceiro dedos, estando localizado cerca de 5 cm no interior da parede vaginal superior. Com o dedo indicador, identificar a área elevada e, logo depois, a depressão correspondente à região G. Com a mão livre, segurar a seringa de preenchimento de AH acoplada a uma agulha 30 G½. A agulha deverá estar suavemente curvada para atingir o ângulo correto e possibilitar a aplicação. A injeção em ponto G é realizada com a inserção perpendicular de três quartos da agulha. Deve-se aspirar e aguardar pelo menos 5 s antes de iniciar a injeção. Injetar 0,15 a 0,3 mℓ do preenchedor.

Ponto H

O segundo ponto de injeção é o ponto do introito. Identificar o óstio vaginal externo, a parede posterior da vagina e a rima labial posterior. O ponto do introito é localizado imediatamente acima da rima labial, na carúncula himenal (Figura 93.8).

No introito, o preenchimento de AH é realizado com a mesma agulha curvada, porém virada para baixo, perpendicularmente à mucosa. Inserir três quartos da agulha e injetar 0,1 a 0,2 mℓ de volume.

HIDRATAÇÃO INJETÁVEL

A microinjeção de AH não reticulado na derme teoricamente se destina a reparar rápida e precisamente a falta de hidratação decorrente do envelhecimento diretamente na área acometida.[25,26] Como ocorre em outras áreas corporais, o ressecamento e a desidratação da genitália externa resultam da redução dos fatores hidratantes naturais, que levam a um aumento da perda de água transepidérmica e ao retardamento

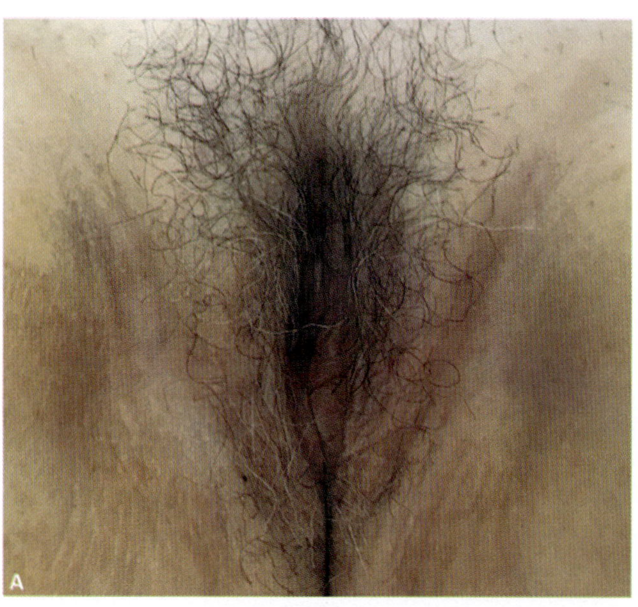

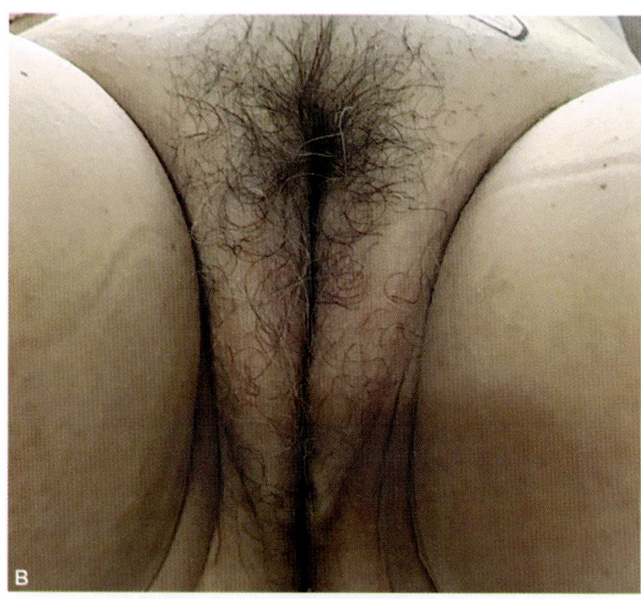

Figura 93.6 A. Grandes lábios separados. **B.** Sinais harmônicos depois da aplicação do produto.

da descamação, fazendo a camada córnea assumir uma aparência compacta, intensamente escamosa e áspera. Adicionalmente, a região genital feminina – na área de mucosa, principalmente no introito vaginal e na vagina – sofre hipoestrogenismo e evolui com atrofia, secura, prurido, fissuras e desconforto no ato sexual.[27-29]

A superprodução de hialuronidase reduz os níveis de AH, e em sua interação com o colágeno e a elastina, há redução das ligações com a água, o que contribui para as mudanças observadas na pele envelhecida, inclusive enrugamento, alteração na elasticidade, redução do turgor e capacidade diminuída para dar suporte à microvasculatura, o que também oferece à vulva um aspecto envelhecido.[30,31]

O AH injetável, visando à hidratação da região genital feminina, ainda não foi descrito na literatura médica. Porém, ao considerar a evolução natural da fisiologia dessa região – a atrofia vaginal e vulvar e o consequente ressecamento, que causam sintomas como prurido, secura, falta de lubrificação e ardência –, esses sintomas podem ter como aliada a hidratação injetável, chamada Ginebooster®.

TÉCNICA GINEBOOSTER®

Consiste na aplicação de ácido hialurônico injetável sem *cross-linking* ou com baixo grau, que objetiva a hidratação na região genital feminina. O local deve ser anestesiado com creme anestésico tópico convencional, e a região do introito vaginal, com lidocaína 2% em *spray*, apresentação apropriada para a área da mucosa.

As injeções devem ser administradas superficialmente, em derme superficial/média, com agulha 30 G e bisel voltado para baixo, pontuada, volume de 1 a 2 mm, preferencialmente em paliçada, com distância de 3 a 5 mm, tomando cuidado para não formar pápulas evidentes; caso elas ocorram, deve-se massagear levemente.

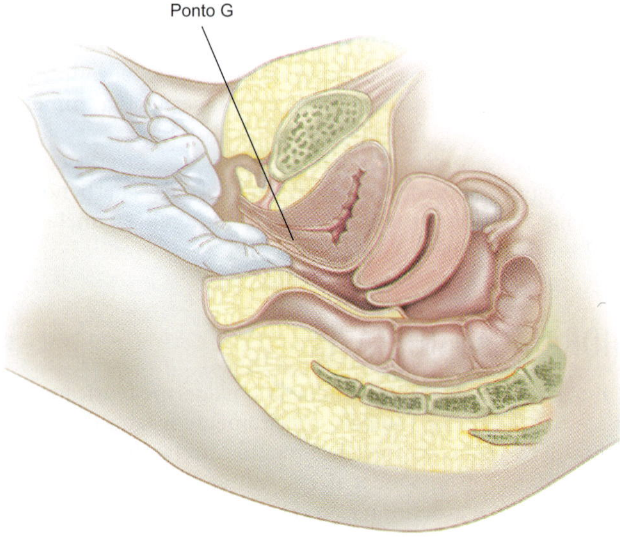

Figura 93.7 Ponto G.

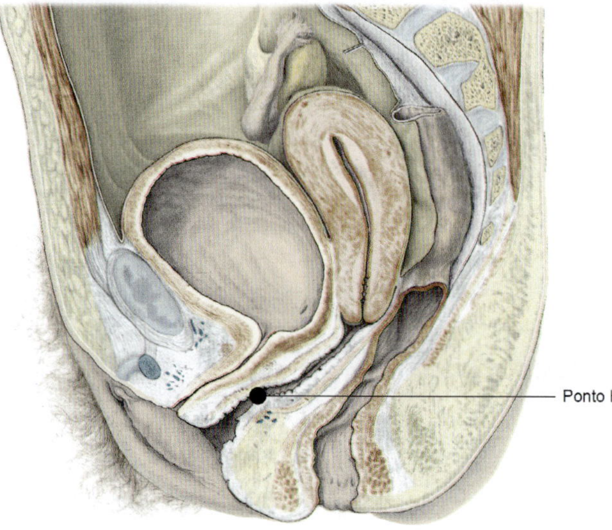

Figura 93.8 Ponto H. Adaptada de Wolf-Heidegger, 2006.[7]

Recomenda-se aplicar 0,5 mℓ ou meia ampola em cada grande lábio (Figura 93.9), distribuído por toda a extensão. No introito vaginal e no terço externo da vagina (caso haja queixa de atrofia vaginal) deve-se fazer a aplicação em paliçada radiada. A região do introito vaginal e da vagina pode se beneficiar da diluição da ampola de AH com lidocaína, vasoconstritor 0,2 mℓ e solução fisiológica 0,2 mℓ, utilizando um transferidor de três vias e uma seringa de 3 mℓ, o que torna o procedimento mais confortável e a aplicação mais uniforme quando a região está muito atrófica.

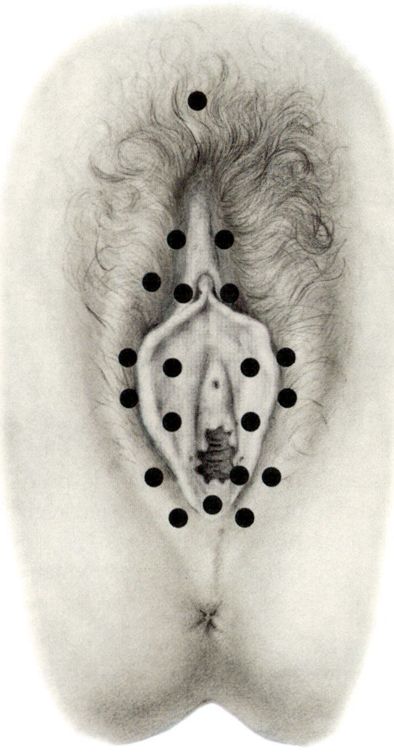

Figura 93.9 Pontos em grandes lábios. Adaptada de Wolf-Heidegger, 2006.[7]

Como efeitos colaterais, podem ocorrer pápulas e pequenos hematomas (Figura 93.10). Recomenda-se higiene adequada e evitar o atrito por 48 h, bem como o uso de roupas apertadas. Nova aplicação pode ser realizada em 30 dias. Preconizam-se três sessões, com intervalo de 30 dias, e uma ou duas sessões de manutenção a cada 6 meses, dependendo do grau de ressecamento da região.

BIOESTIMULAÇÃO

A aplicação de substâncias bioestimuladoras na região genital feminina não foi descrita na literatura nacional ou internacional. Em alguns países, esse mecanismo de ação direciona-se à utilização do plasma rico em plaquetas (PRP). No Brasil, têm-se à disposição dois produtos com a função de promover o estímulo de colágeno: o ácido poli-L-láctico (PLLA), indicado para o tratamento da flacidez, segundo bula, o que é interessante do ponto de vista da indicação, dos resultados e da legislação; e a hidroxiapatita de cálcio (CaHA). Ambos podem ser utilizados em toda a região vulvar com os objetivos primários de estimular o colágeno, melhorar o tônus da região e a flacidez e volumizar casos leves (Figura 93.11).

Ácido poli-L-láctico

O PLLA é um poliéster alifático e polímero do ácido láctico. Trata-se de uma substância biocompatível, completamente absorvível e imunologicamente inerte. Sua ação baseia-se no incremento do tecido dérmico pelo estímulo à produção de colágeno.

Entre as técnicas e os produtos utilizados para preenchimento e volumização da face e de áreas extracorporais, o PLLA é indicado para tratar a perda do volume por redução do tecido celular subcutâneo, o que o torna um produto elegível para o tratamento dessas queixas na vulva.

Quando injetado na junção da derme com o subcutâneo, tem a função de estimular os fibroblastos a produzirem colágeno para adicionar volume à pele. O espessamento na derme costuma não ser aparente antes de 2 meses, mas dura por até 2

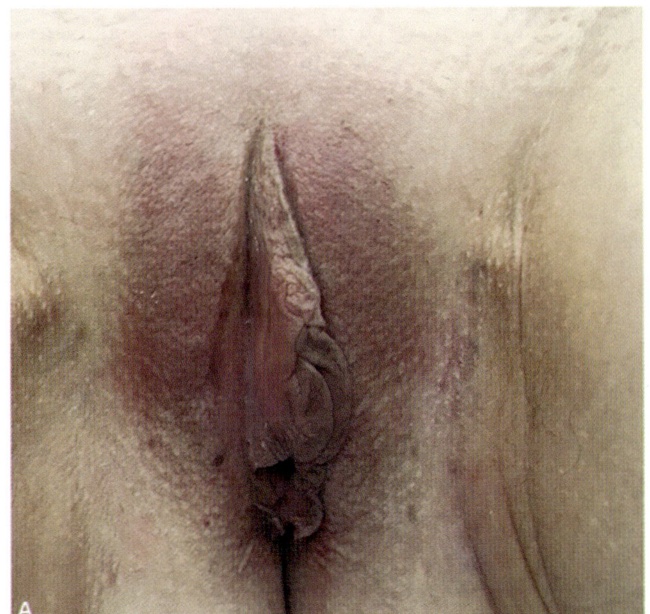

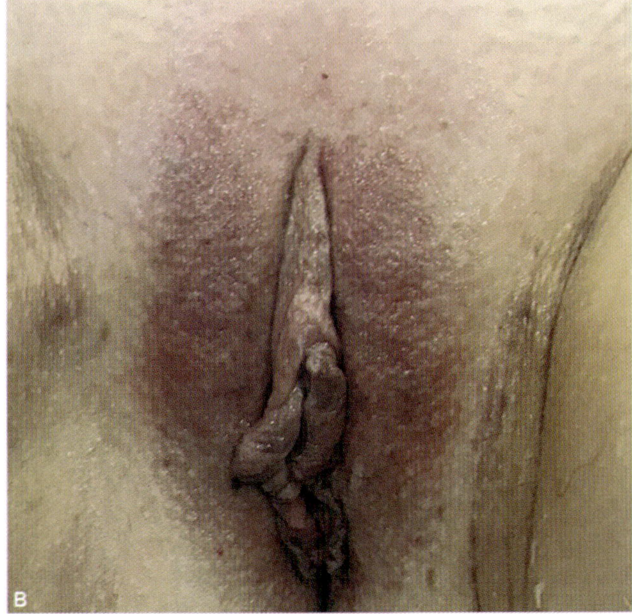

Figura 93.10 A e **B.** Efeitos colaterais após a aplicação.

Parte 11

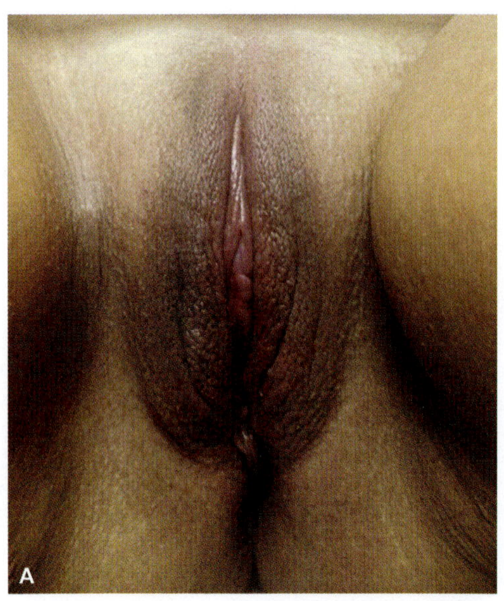
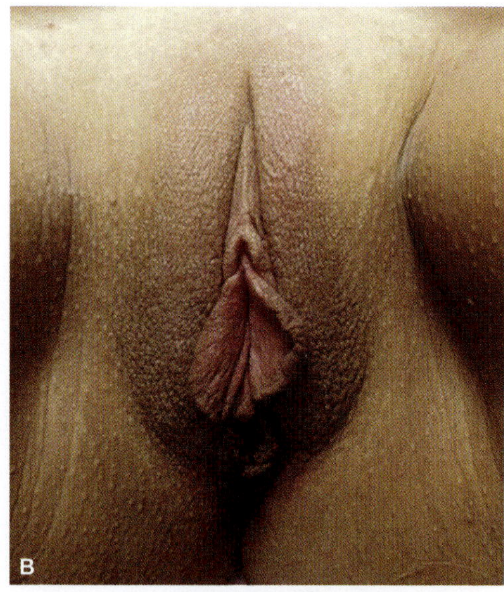

Figura 93.11 A e **B.** Volumização em casos leves.

anos. Posteriormente, há degradação e conversão em monômeros de ácido láctico com eliminação pulmonar sob a forma de gás carbônico.[30,31] A introdução do PLLA na genitália feminina visa a tratar a flacidez, a hipotrofia e o ressecamento da região.

Técnica Ginebio® com ácido poli-L-láctico

Realiza-se em duas etapas: a primeira, com cânulas, visa à volumização mais discreta que a obtida com o preenchimento com AH; e a segunda é feita com injeção com agulha em vários pontos na derme profunda.

Etapa 1

Refere-se à primeira reconstituição do produto, iniciada de 12 a 48 h antes da aplicação com 8 mℓ de água destilada estéril. O produto deve ser mantido em temperatura ambiente. No momento da aplicação, é preciso agitar vigorosamente o frasco para homogeneização e associar os anestésicos sem vasoconstritor com 2 mℓ de lidocaína 2%, obtendo-se um volume total de 10 mℓ. As microcânulas 18 ou 21 G com 7 cm devem ser utilizadas do mesmo modo que a aplicação do AH com um orifício de entrada na região superior da vulva ou dois orifícios na região inferior, um em cada grande lábio. Deve-se distribuir o volume de 2 mℓ em cada grande lábio de modo retrógrado e contínuo, podendo ser utilizadas microcânulas que possibilitam o acesso a planos mais profundos, com maior conforto e menor incidência de hematomas. As cânulas tornam possível o acesso a planos mais profundos, com mais conforto e menos incidência de hematomas.

Etapa 2

Refere-se à segunda reconstituição – aos 6 mℓ restantes, deve-se agitar o frasco vigorosamente e adicionar 4 mℓ de água destilada e 2 mℓ de lidocaína 2% sem vasoconstritor, obtendo-se um volume total de 12 mℓ. A técnica utilizada é a retrógrada linear, com introdução da agulha 27 G na derme profunda ou no subcutâneo e aplicação de 0,05 a 0,1 mℓ por ponto em cilindros paralelos ou em paliçada. Toda a vulva pode ser contemplada com a aplicação em paliçada, inclusive o introito vaginal.

Após a aplicação, realiza-se massagem vigorosa no local tratado durante 10 min. A paciente é orientada a fazer o mesmo em casa, 2 vezes/dia durante 10 min.

A cada sessão, são utilizados 5 mℓ do produto para toda a vulva. O restante pode ser aplicado em região medial das coxas ou outra área corporal. O número de sessões varia de 2 a 3 com intervalos de aproximadamente 4 semanas.

Efeitos adversos

Os efeitos colaterais mais encontrados são pápulas ou nódulos subcutâneos, minimizados utilizando-se maior diluição, injeção no subcutâneo e massagem pós-aplicação e domiciliar. Edema, hematoma, dor e infecção local também podem surgir.

Hidroxiapatita de cálcio

Trata-se de um material biocompatível, não antigênico, biodegradável, opaco, constituindo uma opção viável no preenchimento e na bioestimulação cutânea. Consiste em microesferas de 25 a 45 μm de diâmetro dispersas em gel carreador de carboximetil celulose. A CaHA é idêntica à encontrada no componente do osso humano, sendo, assim, altamente biocompatível. O gel carreador se dispersa em algumas semanas, deixando no tecido as microesferas de cálcio. Os estudos laboratoriais demonstraram que o produto não induz osteogênese tecidual e que a neocolagênese pode se estender até 72 semanas. Outra característica importante e única da CaHA consiste em sua opacidade, que possibilita reduzir a visibilidade de veias, tornando-se, desse modo, um produto interessante para a bioestimulação da genitália feminina.[32-34]

Técnica Ginebio® com CaHA

Da mesma maneira, a técnica é realizada em duas etapas. A primeira com utilização de cânulas, para volumização (Figura 93.12), mais eficiente quando comparada ao PLLA, porém menos que o AH. A segunda etapa consiste na injeção com agulha em vários pontos em derme profunda.

Etapa 1

Diluição na seringa de 1,5 mℓ com 1 mℓ de solução fisiológica 0,9% mais 0,5% de xilocaína 2% sem vasoconstritor com 8 mℓ de água destilada estéril. Utilizar as microcânulas calibre 18 ou 21 G, com 7 cm. Os orifícios de entrada devem ser, preferencialmente, na região superior da vulva, um em cada grande lábio (Figura 93.13). É preciso fazer distribuição de modo retrógrado e contínuo. Introduzir o volume de 1 a 2 mℓ em cada grande lábio. As cânulas possibilitam o acesso a planos mais profundos, com maior conforto e menor incidência de hematomas.

Etapa 2

Segunda reconstituição; o volume restante deve ser novamente diluído com a solução anestésica para três vezes. A técnica utilizada é a retrógrada linear, com introdução da agulha 27 G na derme profunda ou no subcutâneo e aplicação de 0,05 a 0,1 mℓ por ponto em cilindros paralelos ou em paliçada (Figura 93.14). Toda a vulva pode ser contemplada com a aplicação em paliçada, incluindo introito vaginal. Após a aplicação, realiza-se massagem no local tratado durante 5 min. A paciente é orientada a realizar o mesmo em casa, 3 vezes/dia durante 5 min.

Efeitos adversos

Os possíveis efeitos adversos são pápulas, nódulos subcutâneos, hematomas, edema e infecção.

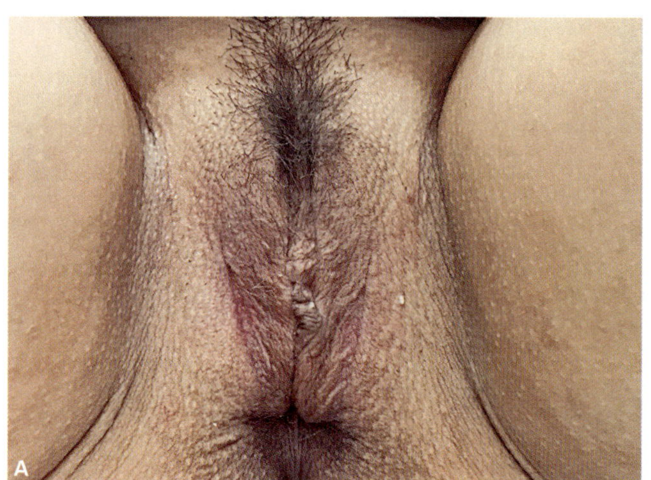

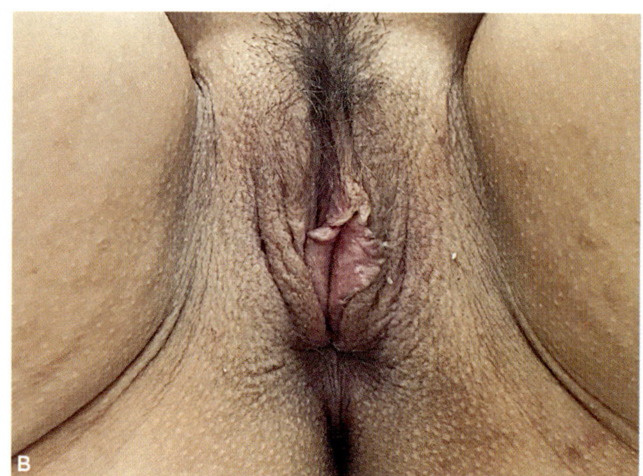

Figura 93.12 Antes (**A**) e depois da técnica Ginebio® com CaHA (**B**).

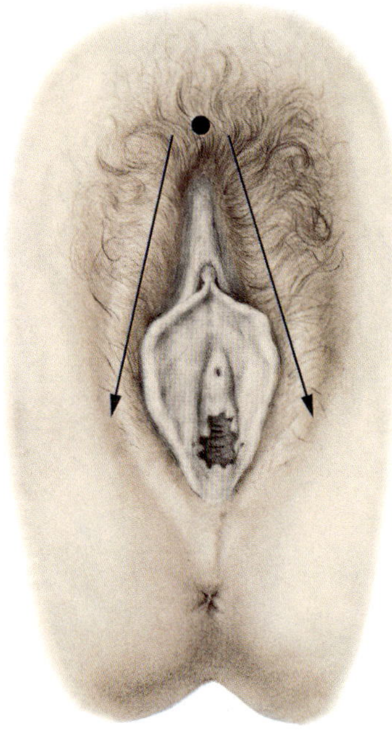

Figura 93.13 Ponto de introdução da cânula no final do monte pubiano em V invertido para os lados direito e lado esquerdo e introito vaginal. Adaptada de Wolf-Heidegger, 2006.[7]

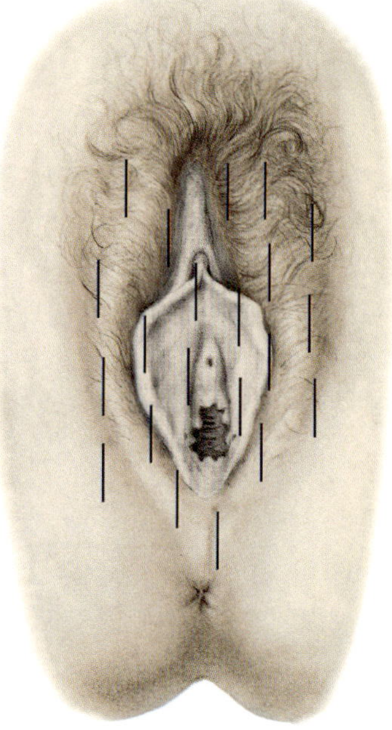

Figura 93.14 Pontos em grandes lábios, lados direito e esquerdo e introito vaginal. Adaptada de Wolf-Heidegger, 2006.[7]

REFERÊNCIAS BIBLIOGRÁFICAS

1. Zerbinati N, Haddad RG, Bader A, Rauso R, D'Este E, Cipolla G et al. A new hyaluronic acid polymer in the augmentation and restoration of labia majora. J Biol Regul Homeost Agents. 2017;31(2 Suppl 2):153-61.
2. Fasola E, Gazzola R. Labia majora augmentation with hyaluronic acid filler: technique and results. Aesthet Surg J. 2016;36(10):1155-63.
3. Salgado CJ, Tang JC, Desrosiers AE 3rd. Use of dermal fat graft for augmentation of the labia majora. J Plast Reconstr Aesthet Surg. 2012;65(2):267-70.
4. Karabağlı Y, Kocman EA, Velipaşaoğlu M, Kose AA, Ceylan S, Cemboluk O, Cetin C. Labia majora augmentation with de-epithelialized labial rim (minora) flaps as an auxiliary procedure for labia minora reduction. Aesthetic Plast Surg. 2015;39(3):289-93.
5. Jabbour S, Kechichian E, Hersant B, Levan P, El Hachem L, Noel W, Nasr M. Labia majora augmentation: a systematic review of the literature. Aesthet Surg J. 2017;37(10):1157-64.
6. Hunter JG. Labia minora, labia majora, and clitoral hood alteration: experience-based recommendations. Aesthet Surg J. 2016;36(1):71-9.
7. Wolf-Heidegger. Atlas de anatomia. 6.ed. Rio de Janeiro: Guanabara Koogan; 2006.
8. Mottura AA. Labia majora hypertrophy. Aesthetic Plast Surg. 2009;33(6): 859-63.
9. Hexsel D, Dal'Forno T, Caspary P, Hexsel CL. Soft-tissue augmentation with hyaluronic acid filler for labia majora and mons pubis. Dermatol Surg. 2016;42(7):911-4.
10. Lapalorcia LM, Podda S, Campiglio G, Cordellini M. Labia majora labioplasty in HIV-related vaginal lipodystrophy: technique description and literature review. Aesthetic Plast Surg. 2013;37(4):711-4.
11. Tezel A, Fredrickson GH. The science of hyaluronic acid dermal fillers. J Cosmet Laser Ther. 2008 Mar;10(1):35-42. Review. Erratum in: J Cosmet Laser Ther. 2014;16(1):45.
12. Triana L, Robledo AM. Aesthetic surgery of female external genitalia. Aesthet Surg J. 2015;35(2):165-77.
13. Di Saia JP.An unusual staged labial rejuvenation. J Sex Med. 2008;5(5):1263-7.
14. Ostrzenski A, Krajewski P, Davis K. Anatomy and histology of the newly discovered adipose sac structure within the labia majora: international original research. Arch Gynecol Obstet. 2016;294(3):549-54.
15. Cao Y, Li Q, Li F, Li S, Zhou C, Zhou Y et al. aesthetic labia minora reduction with combined wedge-edge resection: a modified approach of labiaplasty. Aesthetic Plast Surg. 2015;39(1):36-42.
16. Miklos JR, Moore RD. Simultaneous labia minora and majora reduction: a case report. J Minim Invasive Gynecol. 2011;18(3):378-80.
17. Cihantimur B, Herold C. Genital beautification: a concept that offers more than reduction of the labia minora. Aesthetic Plast Surg. 2013;37(6):1128-33.
18. Park TH, Seo SW, Kim JK, Chang CH. Clinical experience with hyaluronic acid-filler complications. J Plast Reconstr Aesthet Surg. 2011;64(7):892-6.
19. Yavagal S, de Farias TF, Medina CA, Takacs P. Normal vulvovaginal, perineal, and pelvic anatomy with reconstructive considerations. Semin Plast Surg. 2011;25(2):121-9.
20. Kim SH, Park ES, Kim TH. Rejuvenation using platelet-rich plasma and lipofilling for vaginal atrophy and lichen sclerosus. J Menopausal Med. 2017;23(1):63-8.
21. Warren R, Wertz PW, Kirkbride T, Brunner M, Gross MC. Comparative analysis of skin surface lipids of the labia majora, inner thigh, and forearm. Skin Pharmacol Physiol. 2011;24(6):294-9.
22. Lee H, Yap YL, Low JJ, Lim J. Labia majora share. Arch Plast Surg. 2017;44(1):80-4.
23. Falcone SJ, Berg RA. Crosslinked hyaluronic acid dermal fillers: a comparison of rheological properties. J Biomed Mater Res A. 2008;87(1):264-71.
24. Inomata T, Eguchi Y, Nakamura T. Development of the external genitalia in rat fetuses. Jikken Dobutsu. 1985;34(4):439-44.
25. Tamura BM. Could injectable rehydration of the skin be an option with clinical results? Surg Cosmet Dermatol. 2014;6(3):24953.
26. Beasley KL, Weiss MA, Weiss RA. Hyaluronic acid fillers: a comprehensive review. Facial Plast Surg. 2009;25(2):86-94.
27. Umbricht-Sprüngli RE, Gsell M. Surgical interventions on the external female genitalia in Switzerland. Geburtshilfe Frauenheilkd. 2016;76(4):396-402.
28. Vieira-Baptista P, Lima-Silva J, Fonseca-Moutinho J, Monteiro V, Águas F. Survey on aesthetic vulvovaginal procedures: what do Portuguese doctors and medical students think? Rev Bras Ginecol Obstet. 2017;39(8):415-23.
29. Trindade de Almeida AR, Sampaio GAA Ácido hialurônico no rejuvenescimento do terço superior da face: revisão e atualização – Parte 1. Surg Cosmet Dermatol. 2015;8(2):148-53.
30. Coimbra DD, Amorin AGF. Poly-L-lactic acid in the rejuvenation of the medial and anterior arms. Surg Cosmet Dermatol. 2012;4(2):182-5.
31. Redaelli A. Cosmetic use of polylactoc acid for hand rejuvenation: report on 27 patients. J Cosmet Dermatol. 2006;5(3):233-8.
32. Vogt PM, Herold C, Rennekampff HO. Autologous fat transplantation for labia majora reconstruction. Aesthetic Plast Surg. 2011;35(5):913-5.
33. Shono MM, Niwa ABM, Osório NES. Tratamento para rejuvenescimento das mãos com hidroxiapatita de cálcio. Surg Cosmet Dermatol. 2012;4(2):186-8.
34. Emer J, Sundaram H. Aesthetic applications of calcium hydroxylapatite volumizing filler: an evidence-based review and discussion of current concepts: (part 1 of 2). J Drugs Dermatol. 2013;12(12):1345-54.

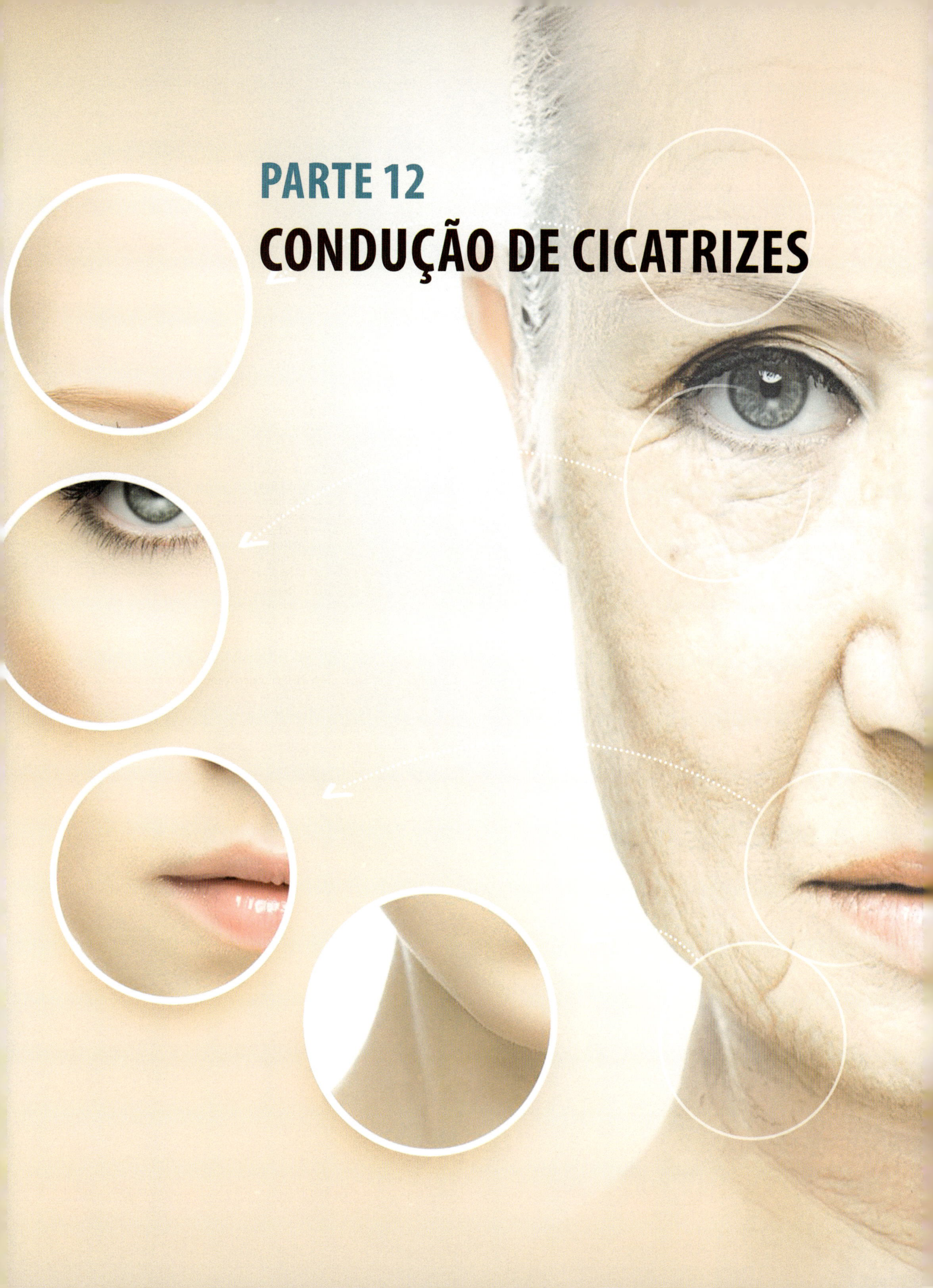

PARTE 12
CONDUÇÃO DE CICATRIZES

94

Correção de Cicatrizes Elevadas

Emerson Lima

INTRODUÇÃO

A lesão cutânea leva invariavelmente à formação de cicatriz. O processo de reparação resulta em inflamação, constituição de tecido de granulação e remodelamento da matriz dérmica, o que pode sujeitar o tecido a variáveis graus de fibrose, culminando em lesões deprimidas, planas ou elevadas.

As cicatrizes elevadas, iniciadas na derme reticular, projetam-se para a pele sã até 1 ano após o trauma e não regridem espontaneamente. São eritematovioláceas, cor de pele ou hipercrômicas. Distinguem-se as cicatrizes elevadas hipertróficas das elevadas queloidianas pelo fato de estas últimas ultrapassarem os limites da lesão inicial (Figura 94.1).

Acredita-se que não existem queloides espontâneos, isto é, as lesões sem causa aparente provavelmente foram consequentes a alguma lesão leve, não percebida pelo paciente. As regiões mais acometidas são dorso, pré-esternal, deltóidea, lobo da orelha e face. Apesar de palmas e plantas estarem sujeitas a traumas, elas nunca os desenvolvem, assim como são raros em pálpebras e genitálias.

A dor, secundária à compressão das terminações nervosas livres pela fibrose, e o prurido, pelo ressecamento decorrente da ausência de glândulas sebáceas, são relativamente frequentes. À microscopia, identifica-se um epitélio fino e aplanado cobrindo uma derme espessa com aumento de fibras colágenas modificadas e diminuição de fibras elásticas.

TRATAMENTO | TÉCNICAS

O tratamento dessas cicatrizes sempre constitui um desafio, em virtude de seu caráter recalcitrante. O polimorfismo lesional, observado com frequência em pacientes pós-acne cística, exige do médico dermatologista experiência e conhecimento apurado da arquitetura dessas cicatrizes no momento de propor uma intervenção (Figura 94.2).

Injeções intralesionais com bleomicina e corticosteroide isolados ou em associação, criocirurgia, uso de placas de silicone, *lasers*, luz intensa pulsada (LIP), além de ativos tópicos como 5-fluoruracila, interferona, retinoides, imiquimode 5%, tacrolimo,

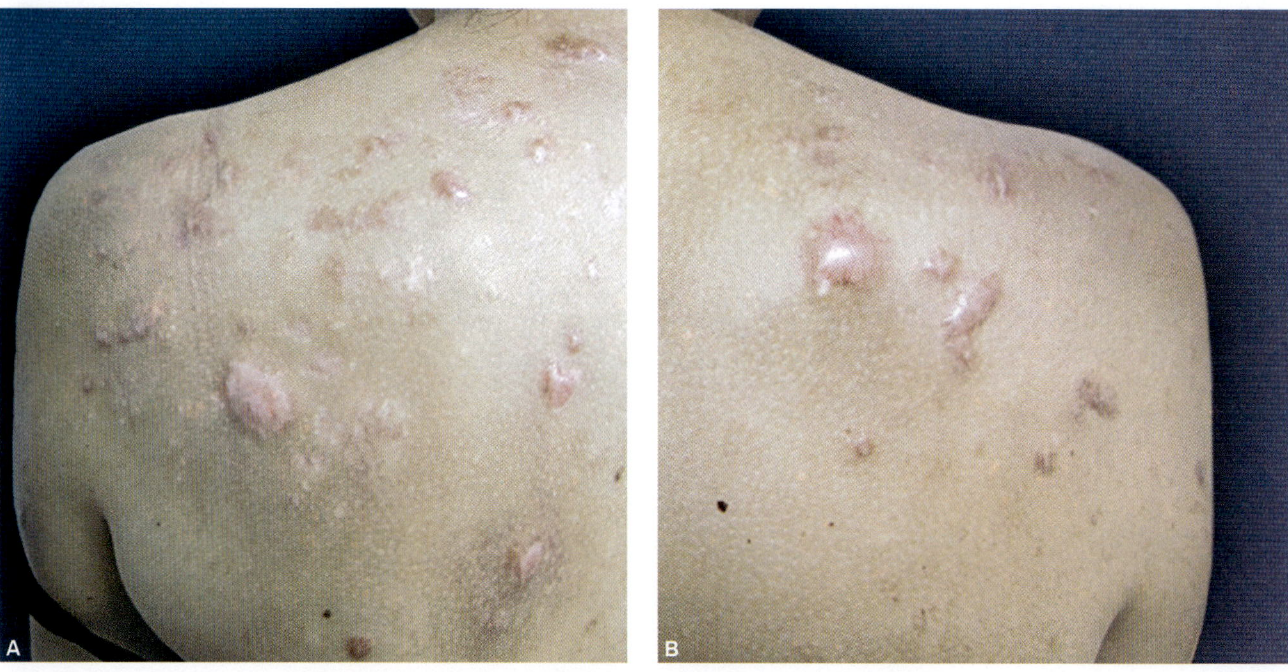

Figura 94.1 A e **B.** Apresentação clínica de cicatrizes queloidianas.

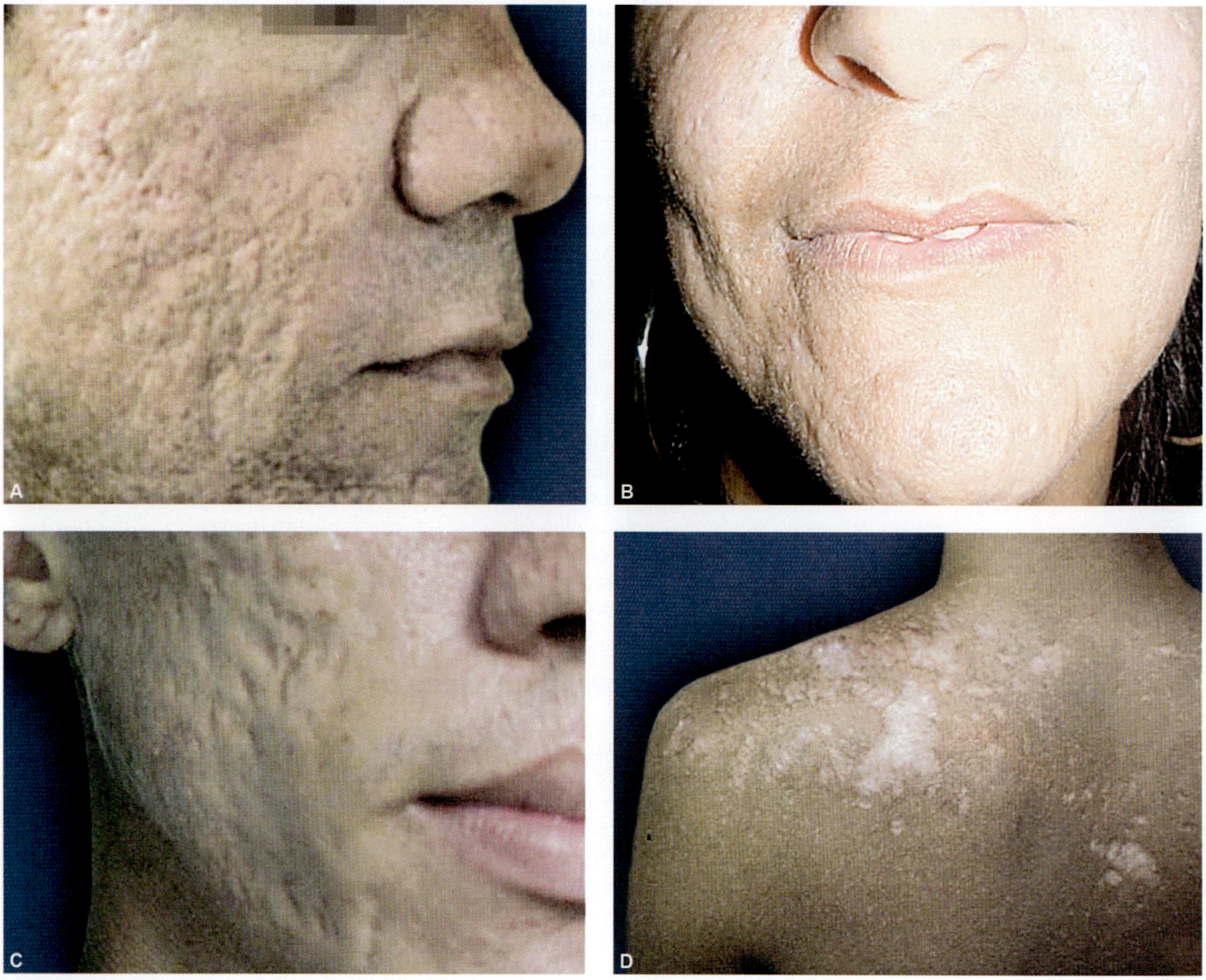

Figura 94.2 A a **H.** Polimorfismo de cicatrizes de acne (*continua*).

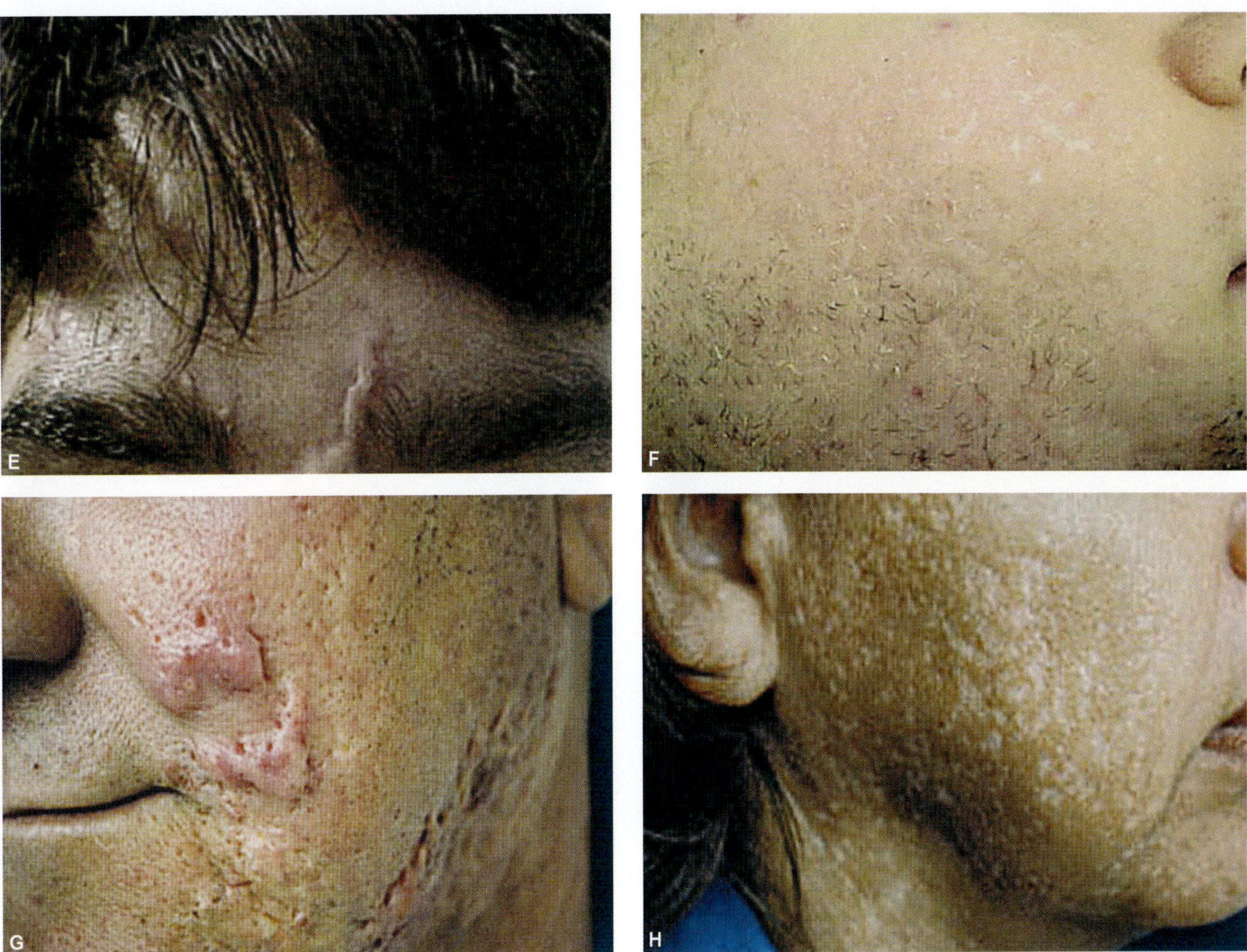

Figura 94.2 A a **H.** (*Continuação*) Polimorfismo de cicatrizes de acne.

verapamil, vêm sendo utilizados com respostas variáveis. A toxina botulínica também tem apresentado bons resultados em casos selecionados.

Toda prudência e precisão técnica é exigida na infiltração de corticosteroide. O uso incorreto acarreta efeitos adversos, como risco de infecção secundária, atrofia, telangiectasias e hipopigmentação. Ainda, a criocirurgia, quando em mãos não tão experientes, pode promover atrofia e hipocromia, enquanto a bleomicina é capaz de desencadear hiperpigmentação.

A cirurgia convencional ou excisão tangencial objetivando diminuição da lesão elevada oferece risco de piora ou posterior recidiva do queloide. Assim, não existe ainda um tratamento ideal para queloides e cicatrizes hipertróficas. A Figura 94.3 apresenta pacientes tratados por excisão tangencial associada à infiltração de triancinolona e a Figura 94.4, queloides também tratados por excisão tangencial e infiltração de corticosteroide, finalizado por uma técnica ablativa, a dermabrasão, com ácido tricloroacético (TCA) 35%, buscando uniformizar a superfície e a coloração.

Sabe-se que as técnicas ablativas, por causarem desepitelização e reação inflamatória exacerbada, resultam em um tecido mais sujeito a complicações, como novas cicatrizes, hiperpigmentação pós-inflamatória, acromias e eritema persistente, oferecendo uma pele mais sensibilizada.

A indução percutânea de colágeno por agulhas (IPCA®) propõe-se a desestruturar a fibrose e o colágeno anormal, criando colunas hemáticas com produção de um novo colágeno, sem provocar a desepitelização, observada nas técnicas ablativas. A epiderme e a derme são perfuradas, mas não removidas. Dessa forma, a penetração dessas agulhas na pele promove micropunturas na sua superfície, o que favorece neovascularização e neoangiogênese e, também, produção de elastina. O grau de melhora é variável, conforme a gravidade das lesões, ou seja, quanto mais elevada, distrófica, discrômica e irregular, mais modesto será o ganho cosmético.

Esse mesmo raciocínio é usado quando utilizadas radiofrequência pulsada com multiagulhas (RFPM®) ou radiofrequência microagulhada. Particularmente, observa-se um efeito substancial da RFPM® em cicatrizes elevadas pontuais ou naquelas em ponte (Figura 94.5).

A tunelização dérmica (TD®), que utiliza uma agulha de aspiração 18 G, tem o objetivo de liberar cordões fibróticos, agindo na derme superficial. Nessa técnica, variante da Subcision®, os movimentos de vaivém atuam em quatro vértices de um losango imaginário, desestruturando a cicatriz queloidiana. Como nesse tipo de cicatriz é impossível estabelecer a diferença entre epiderme e derme, recomenda-se agir de modo sempre superficial, como se a agulha tivesse a intenção de provocar um hematoma logo abaixo do teto da cicatriz.

A IPCA®, no mesmo tempo cirúrgico, é facilitada pela TD®, porque o rolo de microagulhas encontra menos resistência à

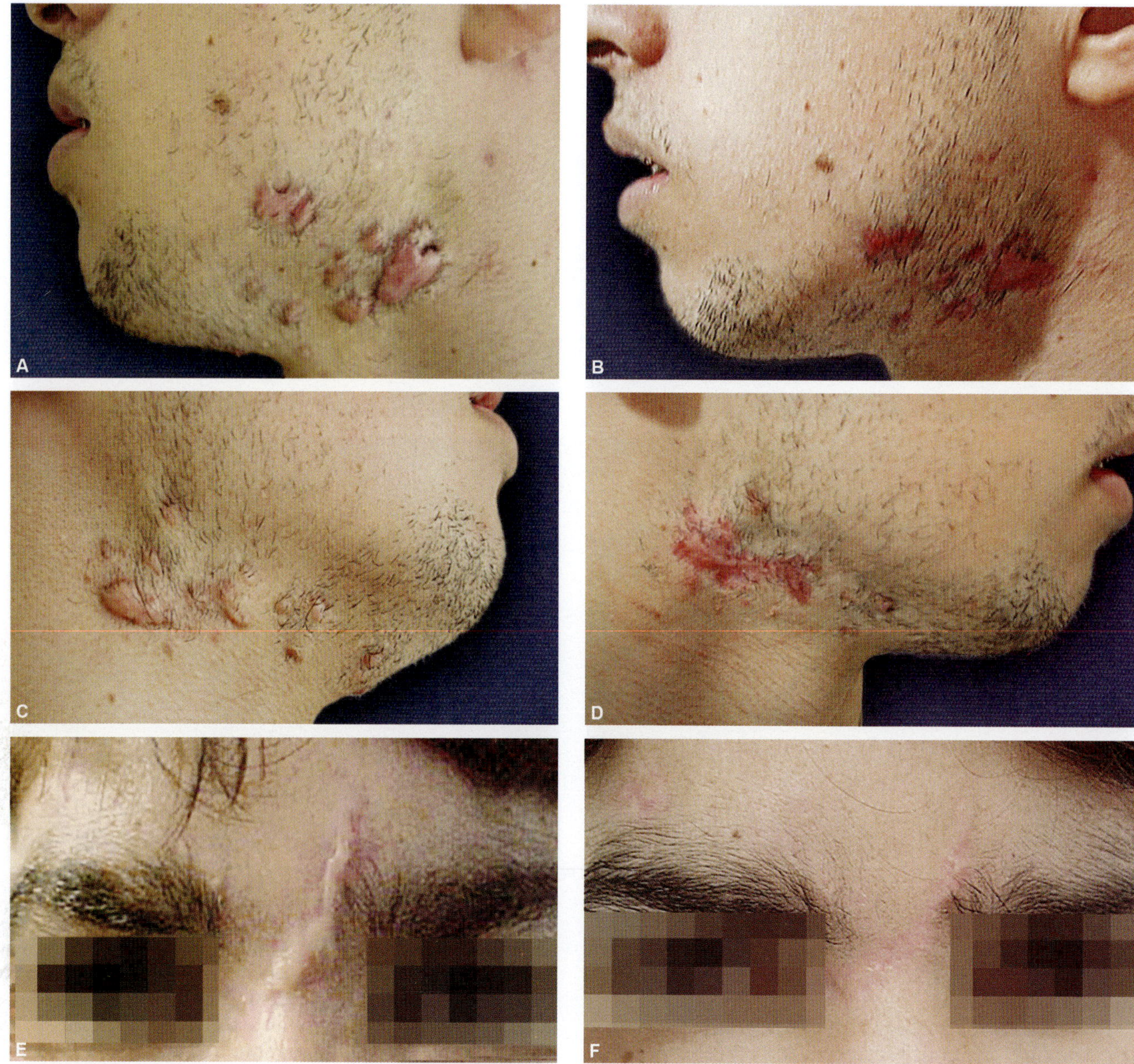

Figura 94.3 A a **F**. Antes e depois de pacientes tratados com excisão tangencial (*shaving*) e infiltração de triancionolona.

penetração, já que a cicatriz está fragilizada. A TD® torna o tecido mais maleável, menos rígido, o que favorece a execução da IPCA®. Associar TD® à IPCA® ou RFPM® à IPCA®, ou, ainda, as três juntas, otimiza os resultados nas abordagens às cicatrizes elevadas. Ainda falando dessas associações, é importante pontuar o papel do corticosteroide injetável no mesmo tempo cirúrgico da IPCA®. Se administrado previamente a essa última, a ação desse agente é facilitada pelos canais hemáticos construídos pelas microagulhas, o que proporciona *drug delivery*.

Quando se está diante de um queloide volumoso, pode-se realizar a excisão tangencial, imediatamente antes da IPCA®, a qual é executada na área cruenta que acabou de perder seu teto (Figura 94.6), estendendo-se às bordas da lesão.

Outro protocolo empregado com bons resultados é associar a LIP previamente à IPCA®, em caso de injúria profunda. Para tanto, opta-se pela aplicabilidade em lesões recentes com um componente de neovascularização acentuado.

PASSO A PASSO

A superfície das lesões queloidianas muito finas oferecerá menos resistência às agulhas, quando comparadas às peles mais espessas, ao se sugerir associar a LIP à IPCA®. Como estruturas mais enrijecidas oferecerão mais resistência, com frequência há a necessidade de um tratamento prévio com corticosteroide, infiltrativo ou tópico sob oclusão, por pelo menos 30 dias. Pode haver reentrâncias que dificultam o rolamento das microagulhas e, por consequência, comprometem a uniformidade de sua penetração, causando redução de penetração total.

Recomenda-se que o vetor da força imprimida ao rolo sempre tangencie o plano horizontal de trabalho e nunca seja perpendicular a essa superfície. As lesões da face são mais responsivas à IPCA®, quando comparadas àquelas no peito ou no dorso; as últimas podem necessitar de mais intervenções para oferecer o mesmo resultado das primeiras. A TD® poderá ser útil para desestabilizar a cicatriz e facilitar a injúria profunda (Classificação Emerson Lima, 2013).

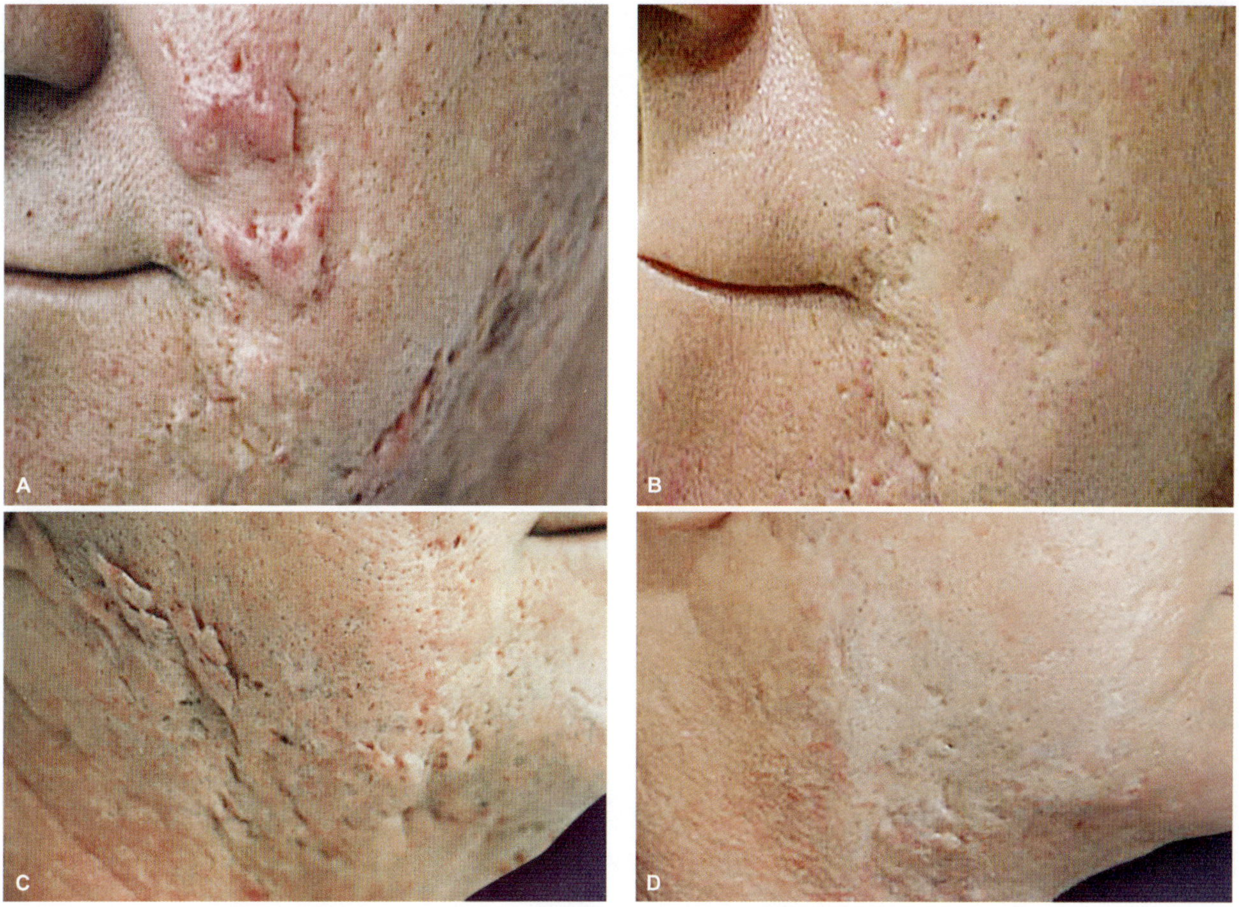

Figura 94.4 Pacientes antes (**A**, **C**) e depois de excisão tangencial (*shaving*) e infiltração de triancinolona e abrasão cirúrgica associada a TCA 35% (**B**, **D**).

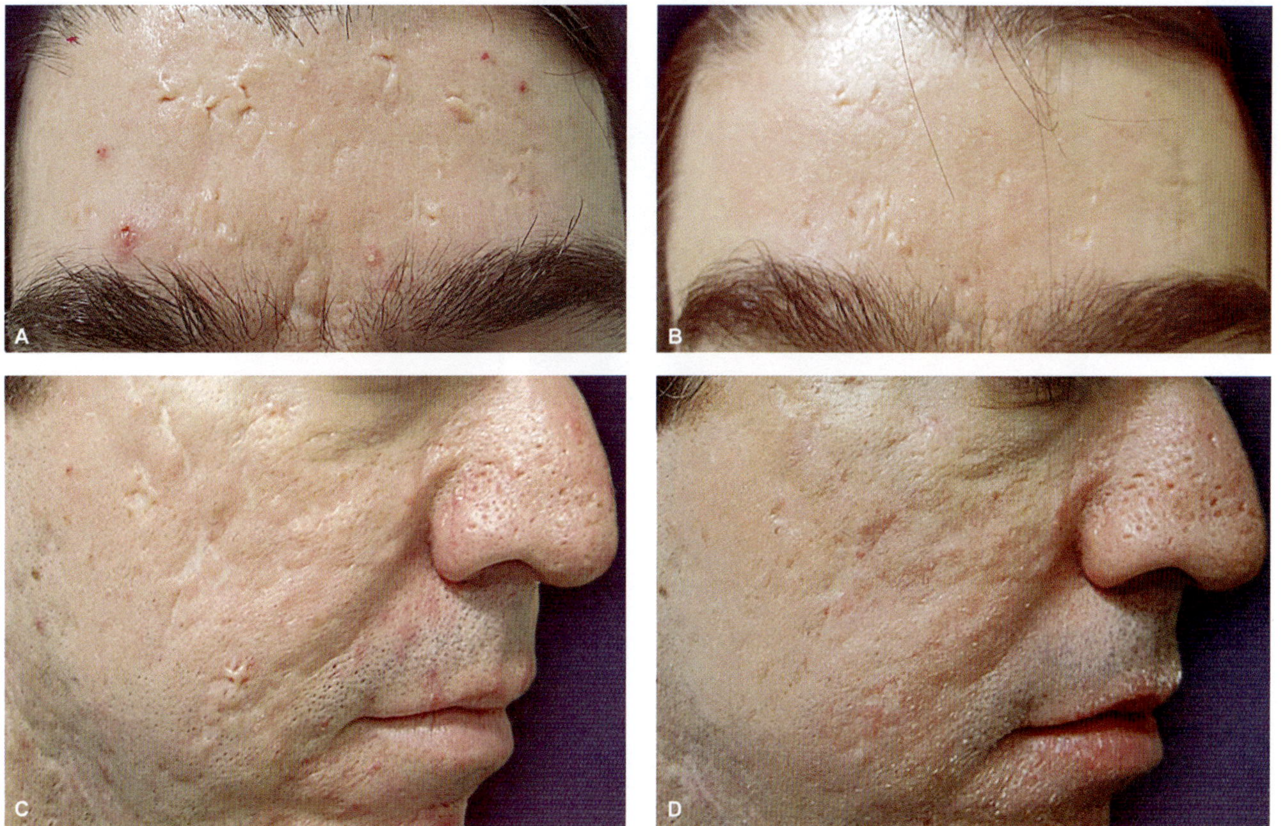

Figura 94.5 Pacientes antes (**A**, **C**) e após tratamento pela RFPM® (**B**, **D**).

Cicatrizes localizadas em áreas mais oleosas podem estar sujeitas a alargamento. Em cicatrizes com relevos diversos, a RFPM® será útil também fragilizando a lesão e possibilitando, na sequência, a otimização da IPCA®.

Comumente, uma abordagem utilizando um comprimento de agulha de 2,5 mm sob anestesia infiltrativa propicia um ganho cosmético maior, diante de lesões rígidas. Nesse caso, também prefere-se utilizar rolo com média de 192 agulhas, e não as canetas de agulhas.

O tratamento deve ser realizado em uma sala de procedimento criteriosamente preparada para uma intervenção cirúrgica e por um profissional treinado e paramentado. É fundamental não banalizar esses critérios de segurança, que vão desde a utilização de luvas estéreis e a aposição de campos cirúrgicos estéreis até um ambiente que siga normas restritas de desinfecção.

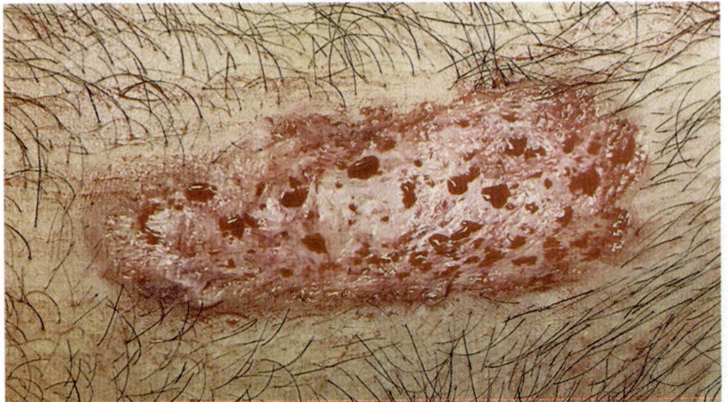

Figura 94.6 Paciente imediatamente após a associação de excisão tangencial (*shaving*) e IPCA®.

Após a antissepsia com clorexidina 2%, sugere-se empregar solução de lidocaína 2% sem vasoconstritor com soro fisiológico 0,9% (1:2), respeitando a dose máxima do ativo permitida. A adição de bicarbonato para oferecer mais conforto e reduzir o ardor é opcional. Sugere-se 10% de bicarbonato do volume total da solução.

Para a IPCA®, proceder com o rolamento do instrumental, perfazendo faixas paralelas e adjacentes de micropunturas, que se intercruzam diagonalmente, na horizontal e na vertical, buscando atingir uma púrpura uniforme com milhares de microperfurações (Figura 94.7). A Figura 94.8 apresenta uma lesão queloidiana antes e após 60 dias da IPCA®, em sessão única. Na Figura 94.9, observa-se uma lesão queloidiana inframamária antes, durante e 30 dias após a intervenção com IPCA®, respectivamente.

Como exemplificado, o *end point* do protocolo consiste em uma púrpura. O sangramento é grave, mas a hemostasia ocorre nos primeiros minutos, seguida de exsudação serosa, que regride progressivamente nas primeiras horas. A Figura 94.10 apresenta pacientes tratados por IPCA® e a Figura 94.11 mostra aqueles tratados pela associação de IPCA® e RFPM®.

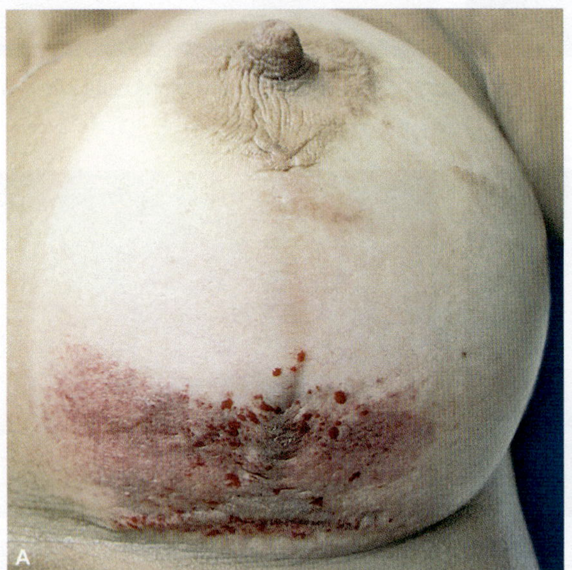

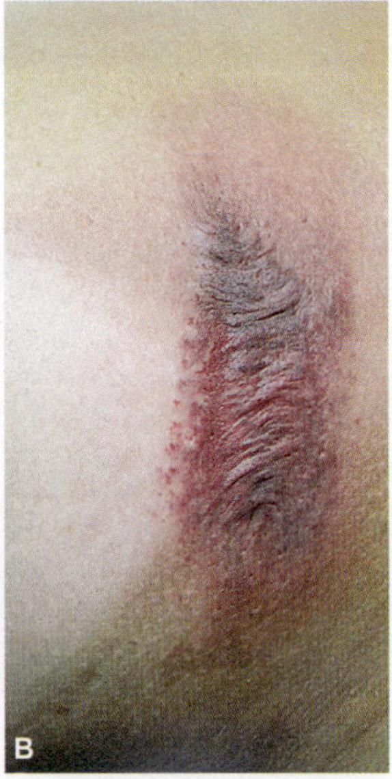

Figura 94.7 A. Paciente imediatamente após a realização de IPCA®. **B.** *End point*, injúria profunda.

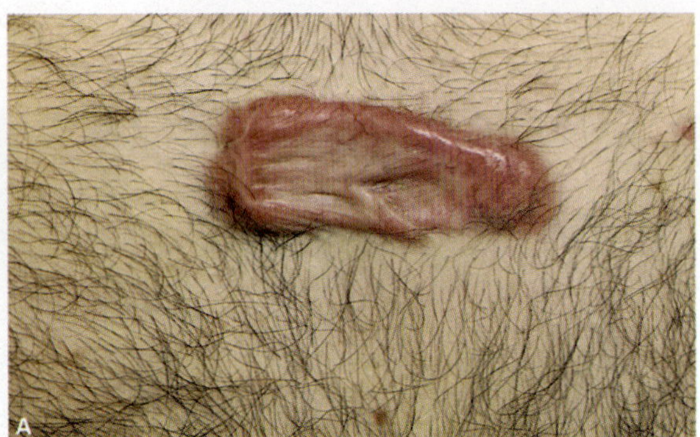

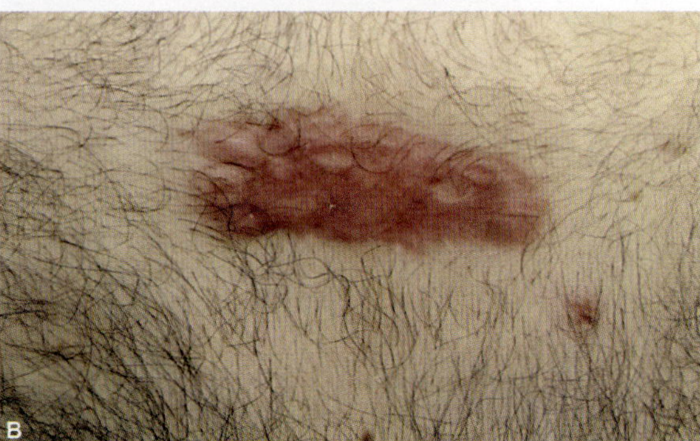

Figura 94.8 Paciente antes (**A**) e após a realização de IPCA® (**B**).

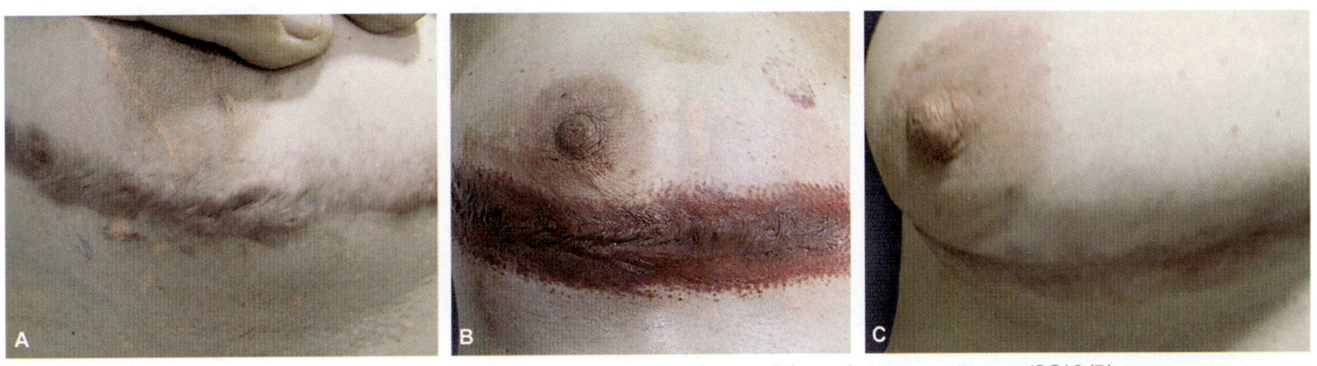

Figura 94.9 Cicatriz elevada inframamária antes (**A**), durante (**B**) e após intervenção com IPCA® (**B**).

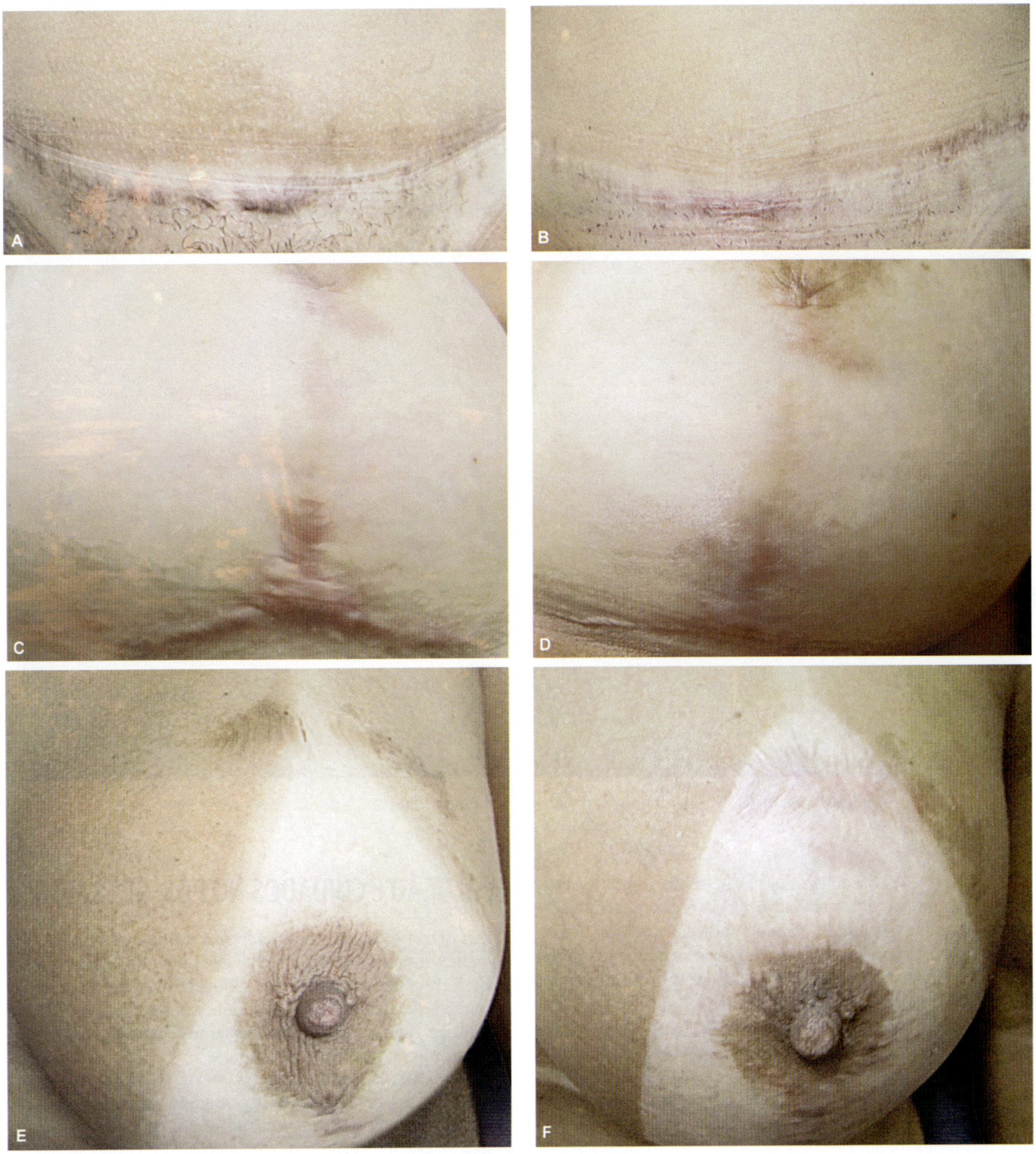

Figura 94.10 A a **F**. Antes e depois de pacientes tratados por IPCA®.

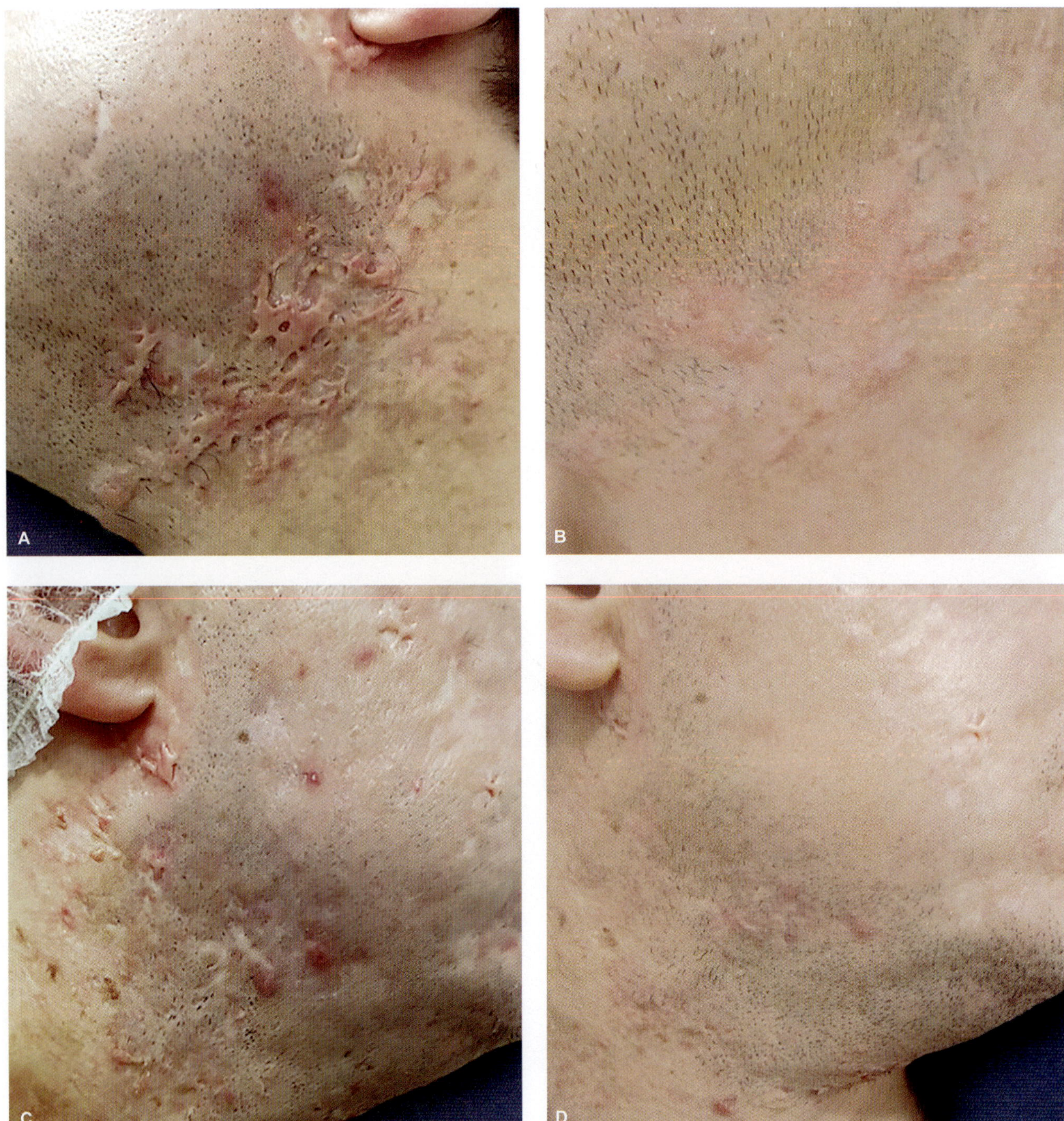

Figura 94.11 A e **D**. Antes e depois de pacientes tratados pela associação de IPCA® e RFPM®.

O curativo é realizado com gaze estéril em grande quantidade (a fim de conter a exsudação) e Micropore®, sem a adição de qualquer umectante. Não está indicada antibioticoterapia tópica ou sistêmica. Trata-se de um procedimento limpo e, segundo normatização da Food and Drug Administration (FDA), essa precaução é desnecessária.

Crioterapia ou compressas quentes também não são indicadas. Prefere-se que a acomodação dos hematomas e a resposta inflamatória resultante da sua presença sigam seu curso natural. Também não se recomenda corticoterapia tópica ou sistêmica para conter os efeitos esperados do processo inflamatório autolimitado.

EVOLUÇÃO E CUIDADOS NO PÓS-OPERATÓRIO

O curativo poderá ser removido em domicílio pelo próprio paciente, umedecendo-o no chuveiro, quando a área tratada poderá ser higienizada com sabonete líquido com baixo potencial de detergência, evitando sensibilização. Daí por diante, recomenda-se usar um bálsamo regenerador até a reepitelização por uma média de 7 dias.

Caso a área tratada esteja encoberta (colo, peito, dorso), o retorno ao convívio público poderá acontecer no dia seguinte. Logo após a reepitelização, iniciar a LIP 1 vez/mês e aplicar corticosteroide de alta potência à noite, somado a placas de silicone pela manhã. Cada caso exigirá mais ou menos uma sequência de manutenção. Acompanhamento a cada 30 dias é recomendado, já que se trata de uma dermatose recalcitrante.

Dor e desconforto no pós-operatório não são queixas frequentes, porém, caso se atue sobre uma região com musculatura subjacente volumosa, como a face anterior do tórax, um dolorimento é esperado.

Comumente, não há necessidade de analgésico ou anti-inflamatório no pós-operatório, mas, caso haja queixa de desconforto, sem qualquer outro agravante, recomenda-se dipirona 1 g efervescente a cada 6 h.

CONSIDERAÇÕES FINAIS

A IPCA® compreende uma abordagem terapêutica segura e com resultados cosméticos interessantes nos desafiadores casos de cicatrizes elevadas, quando bem indicada e realizada. A associação com outras terapêuticas, conforme apresentado, otimiza os resultados. Para tanto, é essencial que o operador esteja habilitado e seguro da proposta e de sua adequação ao indivíduo que será tratado.

BIBLIOGRAFIA

Aust MC. Percutaneuos Collagen Induction therapy (PCI) – an alternative treatment for scars. Wrinkles Skin Laxity. Plast Reconstr Surg. 2008;121(4):1421-9.

Brody HJ. Trichloracetic acid application in chemical peeling, operative techniques. Plast Reconstr Surg. 1995;2(2):127-8.

Camacho-Martínez FM, Serrano FC. Results of a combination of bleomycin and triamcinolone acetonide in the treatment of keloids and hypertrophic scars. An Bras Dermatol. 2013;88(3):392-9.

Cohen KI, Diegelmann RF, Lindbland WJ. Wound healing: biochemical and clinical aspects. Philadelphia: W.B. Saunders Co; 1992.

Fabroccini G, Fardella N. Acne scar treatment using skin needling. Clin Exp Dermatol. 2009;34(8):874-9.

Fernandes D, Massimo S. Combating photoaging with percutaneuos collagen induction. Clin Dermatol. 2008;26(2):192-9.

Heppt MV, Breuninger H, Reinholz M, Feller-Heppt G, Ruzicka T, Gauglitz GG. Current strategies in the treatment of scars and keloids. Facial Plast Surg. 2015;31:386-95.

Lima EA. Dermal tunneling: a proposed treatment for depressed scars. An Bras Dermatol. 2016;91(5):697-9.

Lima EA. Microneedling in facial recalcitrant melasma: report of a series of 22 cases. An Bras Dermatol. 2015;90(6):919-21.

Lima EA. Radiofrequência pulsada com multiagulhas (RFPM®) no tratamento de estrias atróficas. Surg Cosmet Dermatol. 2016;8(3):242-5.

Rabello FB, Souza CD, Júnior J AF. Update on hypertrophic scar treatment. Clinics. 2014;69(8):565-73.

Verhiel S, Grzymala AP, Hulst R V. Mechanism of action, efficacy, and adverse events of calcium antagonists in hypertrophic scars and keloids: a systematic review. Dermatol Surg. 2015;41:1343-50.

95

Correção de Cicatrizes Após Acidentes e Cirurgias

Emerson Lima

INTRODUÇÃO

Observa-se uma frequência cada vez maior de acidentes automobilísticos que resultam em cicatrizes inestéticas, muitas vezes com comprometimento funcional, causando forte impacto na qualidade de vida das vítimas. Em geral, essas cicatrizes apresentam polimorfismo lesional, que costuma exigir associação de técnicas para a obtenção de ganho terapêutico. Essa mesma diversidade arquitetônica é observada em cicatrizes, principalmente antigas, pós-acidentes na infância, secundárias a cirurgias e pós-acidentes domésticos ou automobilísticos que resultaram em laceração e perda de tecido.

Alterações de coloração, textura, elasticidade e uniformidade da superfície cutânea, secundárias à lesão inflamatória, ocorrem na epiderme, na derme e na hipoderme, em bloco ou isoladamente. Adicionalmente, a tatuagem da pele por pigmento de asfalto pode, ainda, piorar o aspecto da cicatriz e dificultar a intervenção. Nesse sentido, algumas técnicas e tecnologias vêm sendo utilizadas para corrigir sequelas pós-traumáticas com resultados variáveis e, em alguns casos, insatisfatórios.

TÉCNICAS

A dificuldade em tratar lesões resultantes de acidentes e traumas se dá em virtude do polimorfismo de suas apresentações, como já mencionado. Sabidamente, a luz intensa pulsada oferece benefícios quando de lesões neovascularizadas, eritematosas e, comumente, recentes. Ainda, os *peelings* superficiais e médios podem contribuir tanto para a melhoria da coloração quanto da textura e do brilho da pele, principalmente nas lesões superficiais.

As tecnologias, particularmente os *lasers* fracionados, por atuarem na modificação do tecido danificado propiciando seu remodelamento, têm sido frequentemente propostas para a melhoria de cicatrizes, assim como a utilização de agulhas para corrigi-las (p. ex., incisão subcutânea).

A indução percutânea de colágeno com agulhas (IPCA®) propõe-se a desestruturar a fibrose e o colágeno anormal, criando colunas hemáticas também com a produção de um novo colágeno, sem provocar a desepitelização, observada nas técnicas ablativas. A epiderme e a derme são perfuradas, mas não removidas. Desse modo, a penetração dessas agulhas na pele provoca micropunturas na sua superfície, favorecendo neovascularização e neoangiogênese e, também, a produção de elastina. Evitam-se, assim, incisões como proposta terapêutica para cicatrizes que podem ser alargadas ou pioradas por esse tipo de intervenção. Considerando que cicatrizes pós-acidentes e pós-cirúrgicas são polimórficas, o grau da melhora é variável conforme a intensidade das elevações, as distrofias, as discromias e as irregularidades que compõem essas lesões.

O mesmo raciocínio da IPCA® é aplicado quando da utilização da radiofrequência pulsada com multiagulhas (RFPM®) ou radiofrequência microagulhada. Particularmente, observa-se um efeito substancial da RFPM® em lesões distróficas, acrômicas e elevadas (Figuras 95.1 e 95.2).

A tunelização dérmica (TD®), que utiliza uma agulha de aspiração 18 G, com o objetivo de liberar cordões fibróticos, agindo na derme superficial, também cumpre esse papel. Nessa técnica variante da Subcision®, os movimentos de vaivém liberam cicatrizes retráteis e deprimidas (Figura 95.3).

Além de liberar o fundo da cicatriz, a TD® possibilita que o tecido fique mais maleável e menos rígido. A IPCA®, em associação às duas técnicas anteriores, oferece um estímulo adicional de acomodação da pele lesada. A associação da TD® à IPCA® ou da RFPM® à IPCA®, ou, ainda, as três juntas, otimiza os resultados nas abordagens a essas cicatrizes.

Ainda sobre associações, vale pontuar o papel do corticosteroide injetável no mesmo tempo cirúrgico da IPCA®. Quando se está diante de lesões elevadas e enrijecidas, esse ativo poderá ser utilizado em associação à IPCA®, a qual, pelos canais hemáticos construídos pelas microagulhas, proporciona um *drug delivery*.

Outro protocolo que tem sido utilizado com bons resultados consiste na associação de luz intensa pulsada (LIP) previamente à realização de IPCA® com injúria profunda. Comumente, representa uma escolha em casos de lesões recentes com um componente de neovascularização acentuado.

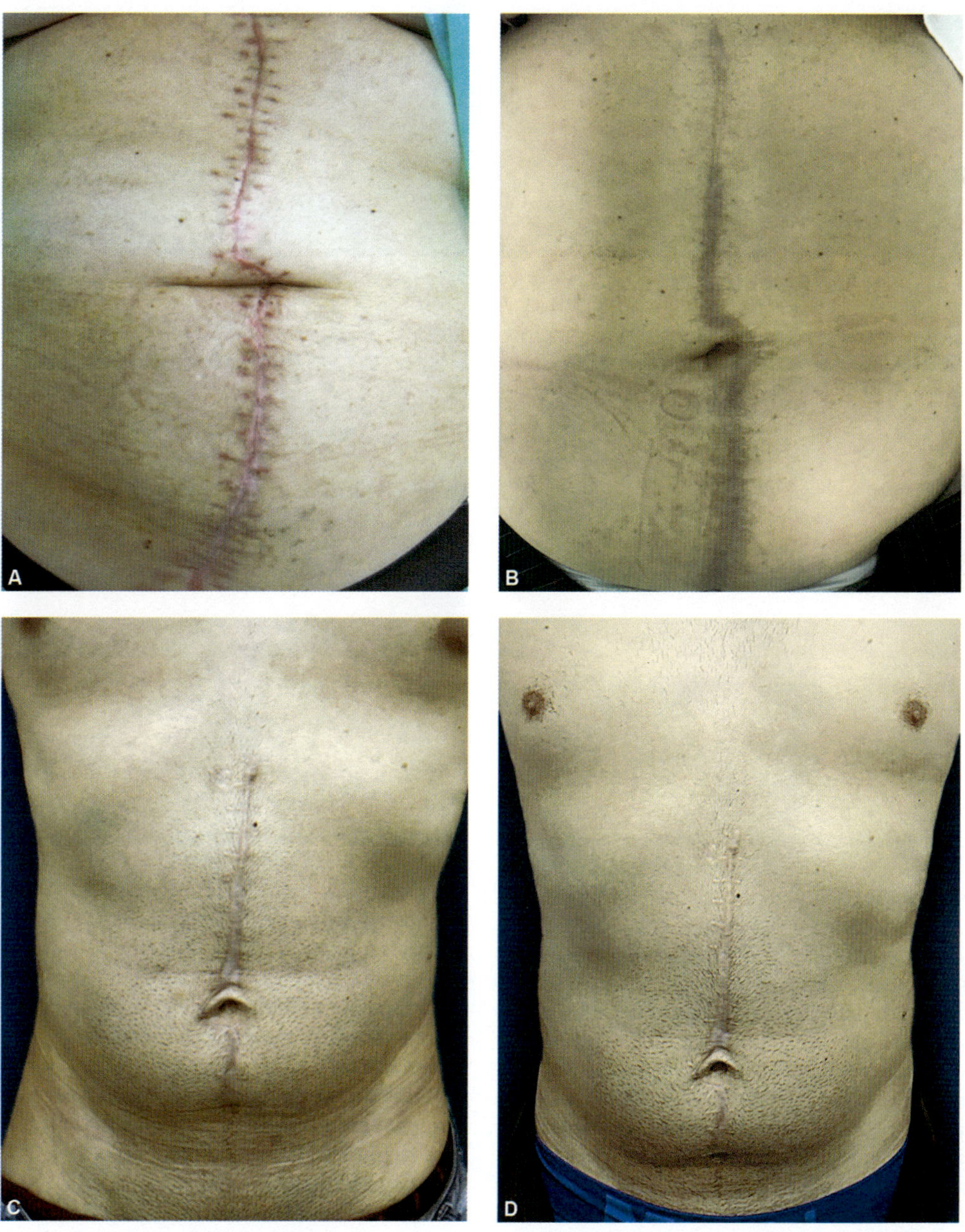

Figura 95.1 Pacientes antes (**A**, **C**) e após tratamento com radiofrequência multiagulhada (**B**, **D**).

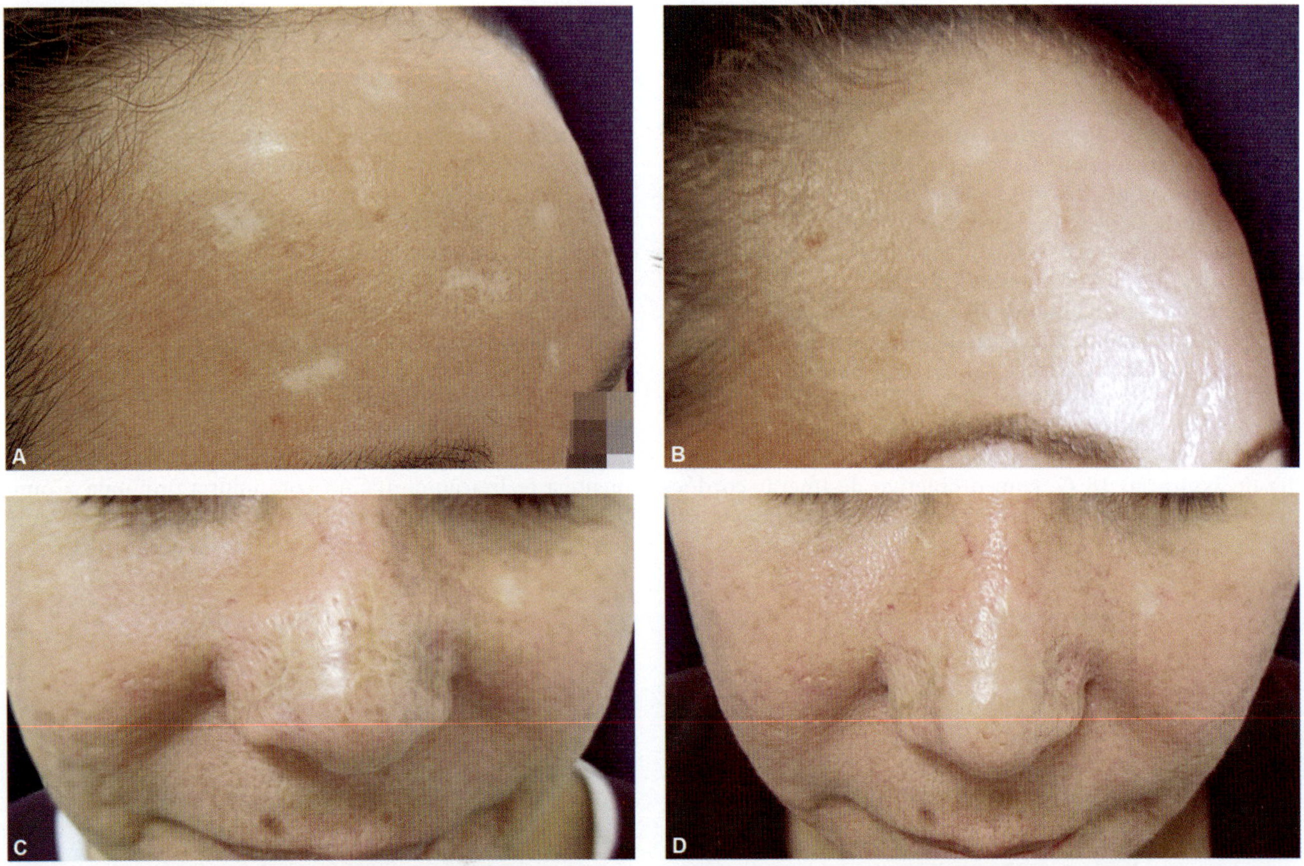

Figura 95.2 Pacientes antes (**A**, **C**) e após tratamento com RFPM® (**B**, **D**).

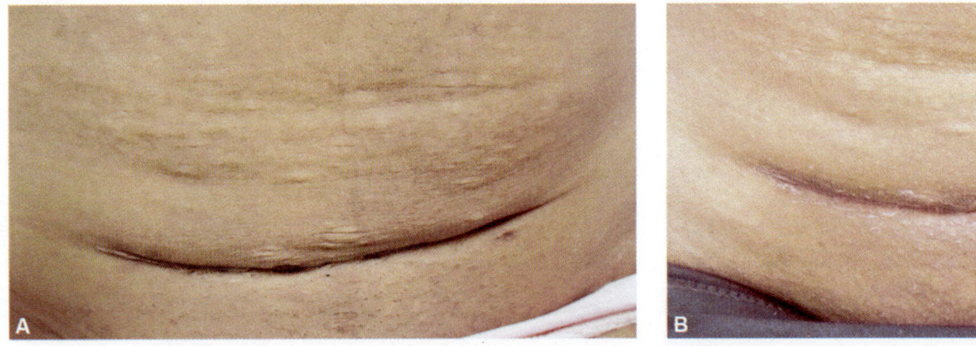

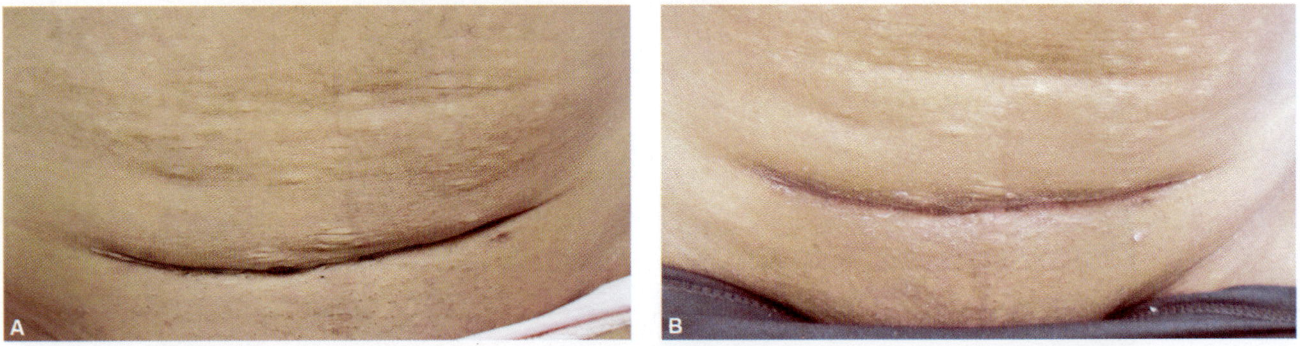

Figura 95.3 Paciente com cicatriz linear antes (**A**) e após uma sessão única de TD® associada à RFPM® (**B**).

PASSO A PASSO

Cicatrizes mais enrijecidas e endurecidas oferecem maior resistência às intervenções, havendo, algumas vezes, a necessidade de um prévio tratamento com corticosteroide, infiltrativo ou tópico, sob oclusão por pelo menos 30 dias. Podem surgir reentrâncias que dificultam o rolamento das microagulhas e, consequentemente, comprometem a uniformidade do tratamento. Recomenda-se que o vetor da força impressa ao rolo sempre tangencie o plano horizontal no qual se está trabalhando e nunca esteja perpendicular a essa superfície.

As lesões da face são mais responsivas à IPCA® quando comparadas àquelas encontradas no peito ou no dorso. As últimas podem necessitar de mais intervenções para oferecerem o mesmo resultado das primeiras. A TD® poderá ser útil para desestabilizar a cicatriz e facilitar a injúria profunda (Classificação Emerson Lima, 2013).

Cicatrizes localizadas em áreas mais oleosas podem estar sujeitas a alargamento. Em cicatrizes com relevo e distróficas, a RFPM® também é útil, fragilizando a lesão e possibilitando que a IPCA® na sequência possa ser otimizada. A LIP poderá iniciar o tratamento em lesões recentes ou finalizar a sequência de intervenções propostas, buscando uma melhoria da coloração e redução do eritema.

A radiofrequência microagulhada pode ser executada tanto para finalizar a condução de cicatrizes previamente manipuladas quanto para tratar unicamente lesões mais rasas e menos polimórficas.

Quando se propõe uma injúria profunda utilizando-se comprimento de agulha 2,5 mm sob anestesia infiltrativa, prefere-se um rolo com uma média de 192 agulhas.

Após a antissepsia com clorexidina 2%, sugere-se usar uma solução de lidocaína 2% sem vasoconstritor 1:2 soro fisiológico 0,9%, respeitando a dose máxima do ativo permitida. A adição de bicarbonato com o intuito de oferecer maior conforto, reduzindo o ardor, é opcional. Sugere-se 10% de bicarbonato do volume total da solução.

O tratamento deve ser realizado em uma sala de procedimento criteriosamente preparada para uma intervenção cirúrgica e por um profissional treinado e paramentado. É fundamental não banalizar esses critérios de segurança, que vão desde a utilização de luvas estéreis e aposição de campos cirúrgicos estéreis até um ambiente que siga normas restritas de desinfecção. Caso a TD® ou a RFPM® estejam indicadas, devem anteceder a IPCA®, ainda que no mesmo tempo cirúrgico. As Figuras 95.4 e 95.5 apresentam pacientes tratados por IPCA® e pela associação de RFPM® à IPCA®, respectivamente.

Como se observa uma púrpura uniforme, recomenda-se injúria profunda. A Figura 95.6 apresenta o resultado dessa associação em pacientes com cicatriz pós-remoção de tumor cutâneo.

O curativo é feito com gaze estéril em grande quantidade (a fim de conter a exsudação) e esparadrapo microporado, sem a adição de qualquer umectante. Não está indicada antibioticoterapia tópica ou sistêmica. O processo inflamatório é autolimitado.

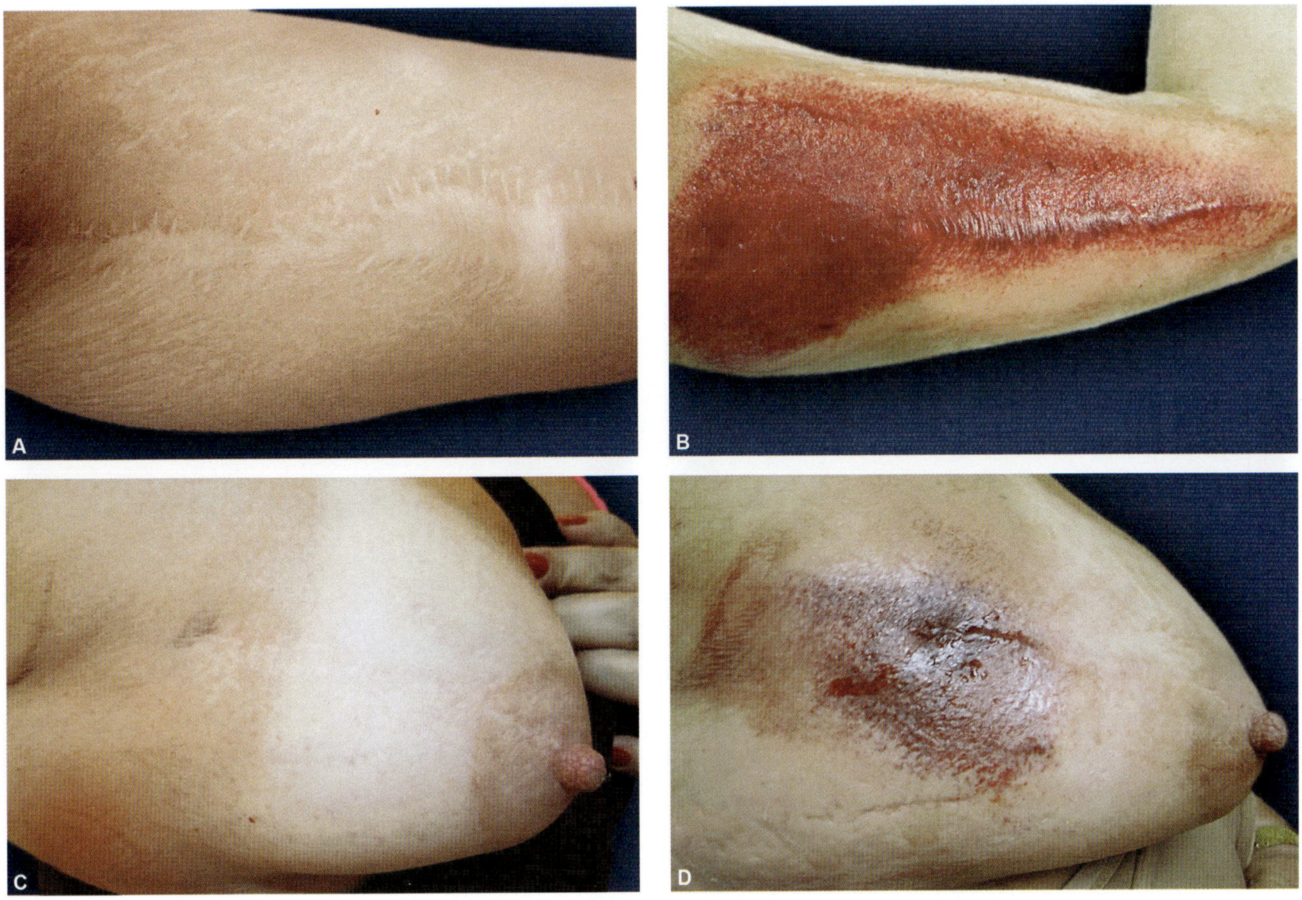

Figura 95.4 Pacientes antes (**A**, **C**) e após tratamento com IPCA® (**B**, **D**).

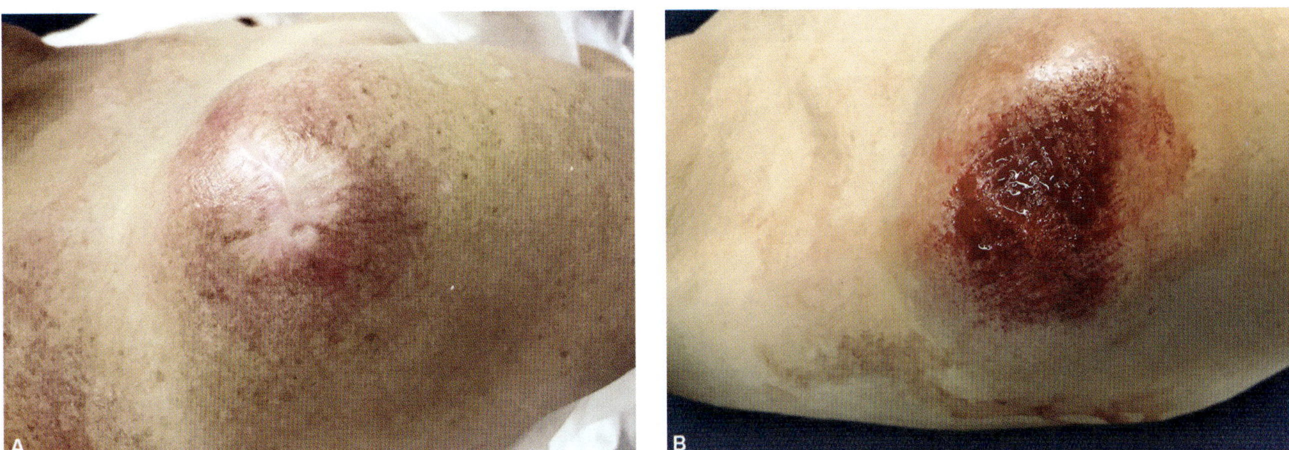

Figura 95.5 Paciente antes (**A**) e depois de tratamento por associação de RFPM® e IPCA® (**B**).

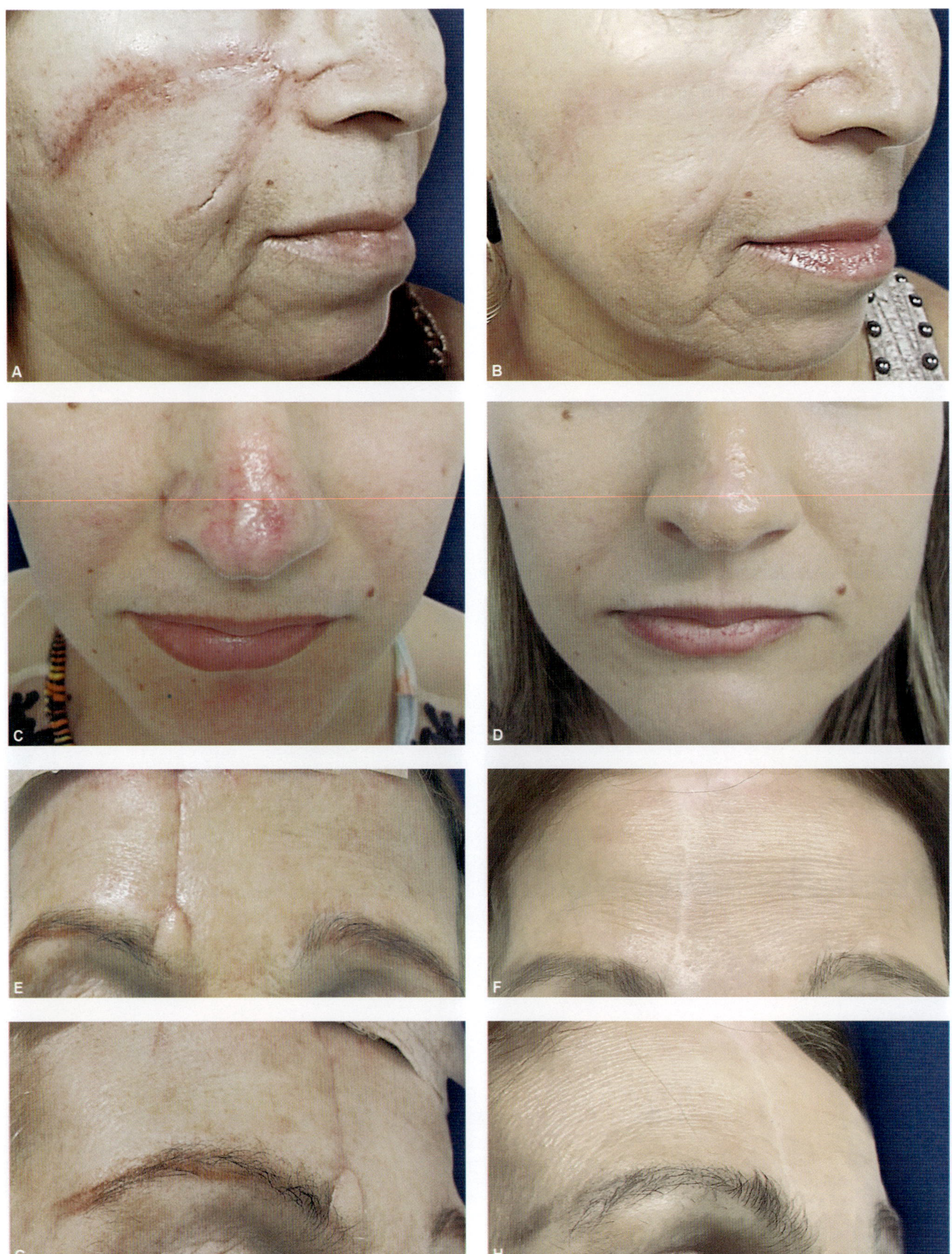

Figura 95.6 A a H. Antes e depois de pacientes com cicatriz pós-remoção de tumor cutâneo tratados por associação de RFPM® à IPCA®.

EVOLUÇÃO E CUIDADOS NO PÓS-OPERATÓRIO

O curativo poderá ser removido em domicílio pelo próprio paciente, umedecendo-o no chuveiro, quando a área tratada puder ser higienizada com sabonete líquido com baixo potencial de detergência, evitando sensibilização. A partir de então, recomenda-se o uso de um bálsamo regenerador até a reepitelização, por cerca de 7 dias. Caso a área tratada esteja coberta (colo, peito, dorso) no dia seguinte, o paciente poderá retornar ao convívio público. O uso de cremes clareadores e filtro solar está indicado após esse período.

Comumente, não há necessidade de analgésico ou anti-inflamatório no pós-operatório, mas, quando de queixa de desconforto, sem qualquer outro agravante, recomenda-se dipirona 1 g efervescente a cada 6 h.

A Figura 95.7 apresenta pacientes tratados pela associação de RFPM® e IPCA®. Essas intervenções podem resultar em ganho substancial de uma função perdida, como oclusão ocular, fechamento da boca ou, ainda, melhoria da redução de pigmento, como tatuagem de asfalto (Figura 95.8).

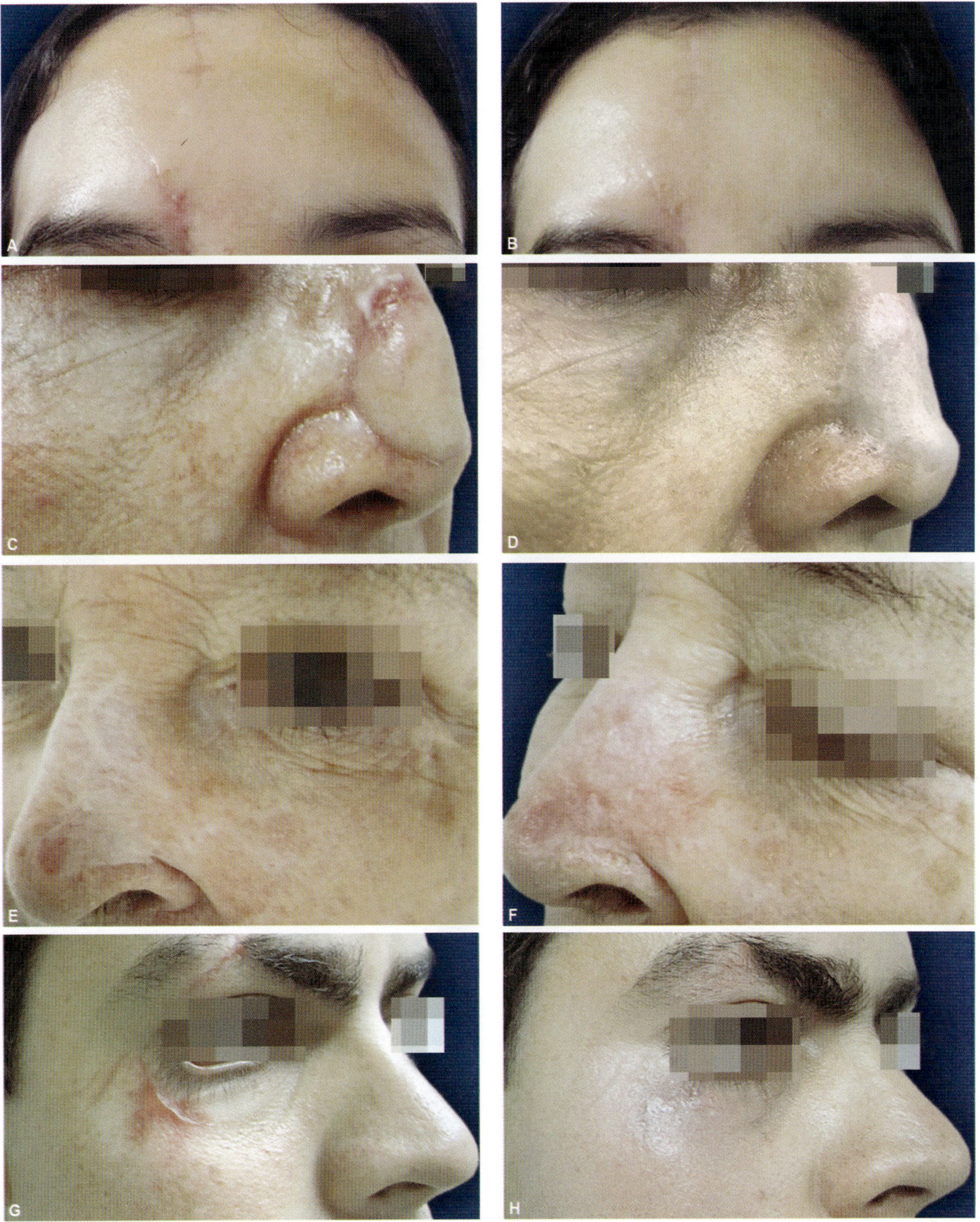

Figura 95.7 A a H. Antes e depois de pacientes tratados pela associação de RFPM® e IPCA®.

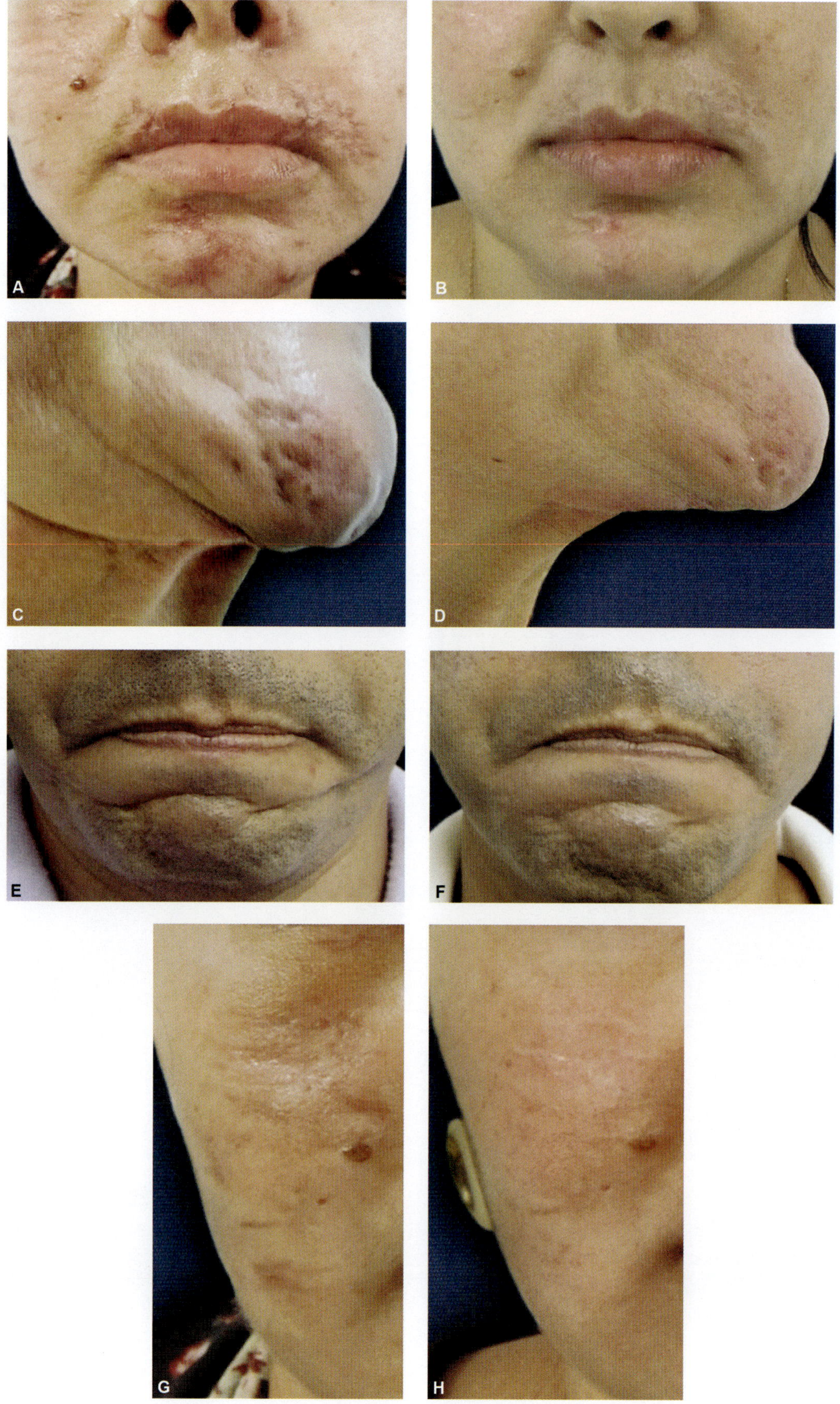

Figura 95.8 A a **H.** Antes e depois de pacientes com tatuagem de asfalto tratados por IPCA®.

CONSIDERAÇÕES FINAIS

Apesar das muitas opções disponíveis atualmente na correção de cicatrizes, seu tratamento continua sendo um grande desafio. Dado o polimorfismo de lesões pós-acidentes e pós-cirurgias, a associação de técnicas parece ser a conduta mais racional para a obtenção de bons resultados. O uso de microagulhas, substituindo técnicas ablativas ou excisionais, tem apresentado resultados superiores, com maior segurança e menor tempo de recuperação.

BIBLIOGRAFIA

Cooper JS, Lee BT. Treatment of facial scarring: lasers, filler, and nonoperative techniques. Facial Plast Surg. 2009;25(5):311-5.

Lima EA, Lima MA, Takano D. Microagulhamento: estudo experimental e classificação da injúria provocada. Surg Cosmet Dermatol. 2013;5(2):110-4.

Lima EVA. Associação do microagulhamento ao peeling de fenol: uma nova proposta terapêutica em flacidez, rugas e cicatrizes de acne da face. Surg Cosmet Dermatol. 2015;7(4):328-31.

Lima EVA. Tunelização dérmica: uma proposta terapêutica inovadora para cicatrizes deprimidas. An Bras Dermatol. 2016;91(5):697-9.

Orentreich DS, Orentreich N. Subcutaneuos incisionless (subcision) surgery for the correction of depressed scars and wrinkles. Dermatol Surg. 1995;21(6):543-9.

Queiroz MS, Oliveira PCP. Acidentes de trânsito: uma análise a partir da perspectiva das vítimas em Campinas. Psicol Soc. 2003;15(2):101-23.

96

Correção de Cicatrizes Após Queimaduras

Emerson Lima

INTRODUÇÃO

Os acidentes resultantes de queimaduras afetam crianças, jovens e adultos, homens e mulheres, em variadas extensões. Nos EUA, em 2012, foram atendidos 450 mil indivíduos, dos quais 3.400 foram a óbito. Além de poderem causar perda funcional importante, as cicatrizes decorrentes afetam substancialmente a cor, a elasticidade, a textura e o relevo da região acometida, promovendo transtornos cosméticos que comprometem profundamente a qualidade de vida das vítimas. A Figura 96.1 apresenta o polimorfismo dessas lesões em diferentes áreas.

A modificação da pele, estabelecida por destruição de glândulas sebáceas, sudoríparas, folículos pilosos, nervos e vasos, resulta em comprometimento de sua homeostase, com dramática alteração das funções fisiológicas. Queixas como dor neuropática, prurido, eczematização e exulcerações são frequentes sobre áreas de cicatrizes tardias e traduzem-se sempre como um desafio terapêutico diante do modesto arsenal de possibilidades disponível (Figura 96.2).

TRATAMENTO

Os tratamentos das cicatrizes pós-queimaduras vão desde intervenções cirúrgicas, técnicas de expansão e compressão, placas e géis de silicone, infiltração de corticosteroide até o uso de ultrassom, *lasers* e luz intensa pulsada (LIP).

Um recente consenso para o uso de *laser* em cicatrizes pós-traumáticas propõe a utilização de ambos os *lasers* – fracionado ablativo e não ablativo – em cicatrizes normotróficas, atróficas e hipertróficas, apresentando, por meio de evidências científicas, melhorias cosmética e histopatológica significativas. Pela produção de colunas coaguladas que transfixam a epiderme e a derme sem produzir desepitelização, os *lasers* fracionados não ablativos vêm sendo empregados com o objetivo de remodelar o colágeno dérmico afetado pela queimadura.

Um estudo recente randomizou 20 pacientes submetidos a sessões mensais de *laser* fracionado não ablativo (Erbium 1.540 nm), documentando melhora macroscópica e microscópica demonstrada, respectivamente, pela melhoria da textura, da cor e do relevo, bem

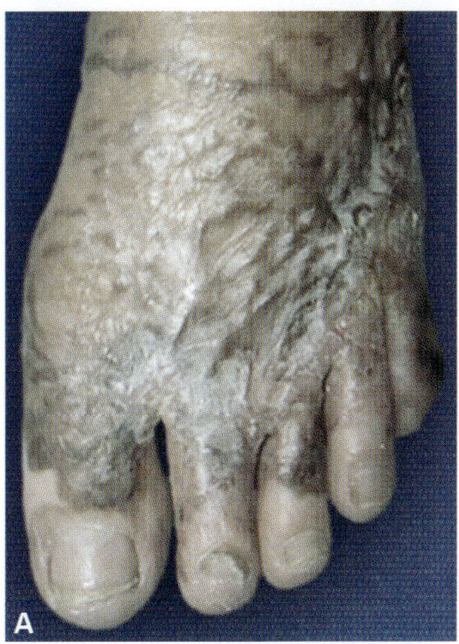
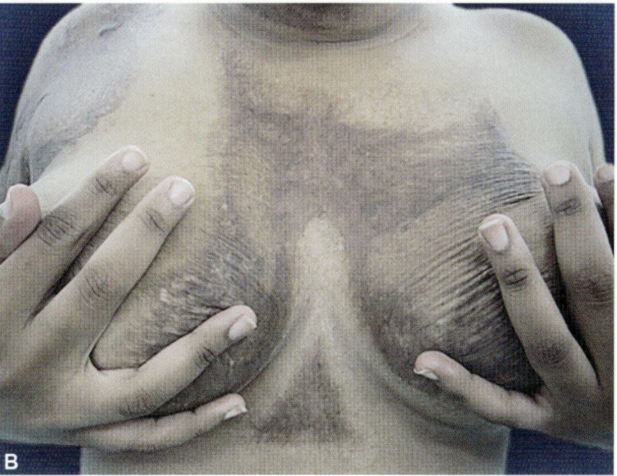
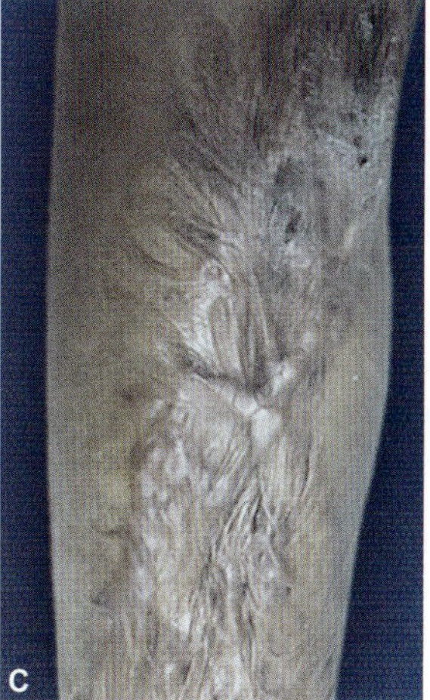

Figura 96.1 A a **C.** Apresentação clínica de cicatrizes pós-queimaduras polimórficas em diferentes áreas.

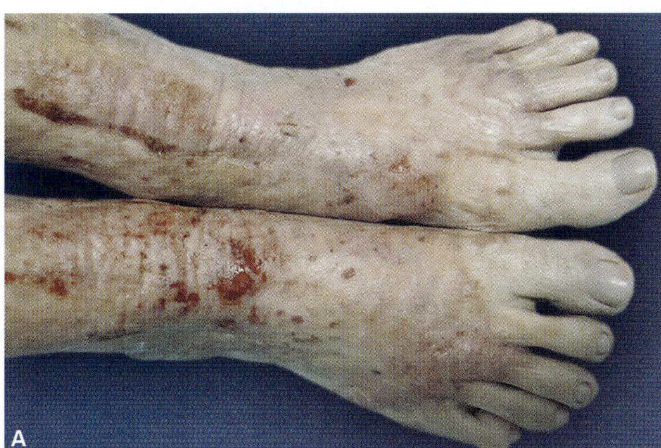
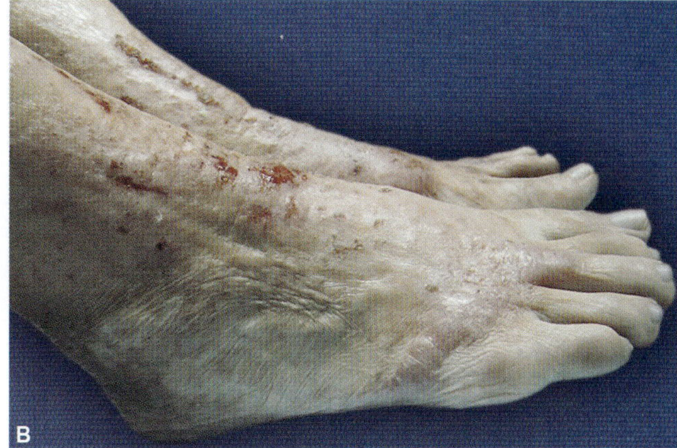

Figura 96.2 A e **B.** Pacientes vitimados por queimadura apresentando eczematização e xerose crônicas.

como pelo remodelamento do colágeno dérmico danificado, por meio do histopatológico. Achados similares foram encontrados em outro estudo, que tratou mensalmente 15 pacientes com três sessões de *laser* CO_2 fracionado ablativo.

Comparativamente às "agulhas de luz" dos *lasers* fracionados, as microagulhas agem ao produzirem micropunturas e colunas hemáticas na profundidade epidérmico-dérmica com ruptura das fibras colágenas e elásticas alteradas pela queimadura, o que favorece a sua substituição por um tecido novo. Essa técnica consegue agir nos diferentes formatos de cicatrizes, em qualquer área do corpo, em qualquer tipo de pele e em todas as idades. Mesmo em áreas com diminuída concentração de glândulas sebáceas, a indução percutânea de colágeno com agulhas (IPCA®) oferece possibilidade de tratamento. Por meio de um rolo de microagulhas, a IPCA® provoca milhares de microperfurações traduzidas por uma púrpura uniforme, como pode ser visto na Figura 96.3.

Essa injúria, chamada de profunda (Classificação Emerson Lima, 2013), origina uma neocolagênese sem provocar a desepitelização: epiderme e derme são perfuradas, mas não removidas. Tanto as cicatrizes normotróficas, como as atróficas e hipertróficas, responderão à IPCA®.

Duas outras técnicas implementadas em associação à IPCA® têm feito parte da condução de cicatrizes de queimados: a tunelização dérmica (TD®) e a radiofrequência pulsada com multiagulhas (RFPM®). Na TD®, variante da Subcision®, utiliza-se agulha de aspiração 18 G, em movimentos de vaivém, em quatro vértices de um losango imaginário, o que proporciona desprendimento ou elevação da região consumida pelo dano térmico, liberando traves fibróticas que retraem o tecido, responsáveis pela ancoragem da superfície da pele em planos profundos. Desse modo, além do ganho cosmético, observa-se melhoria funcional da região tratada, o que possibilita ao indivíduo realizar movimentos que anteriormente não conseguia. De modo grosseiro, pode-se comparar essa ruptura àquela que ocorreria com a liberação de cordões que produzem o aspecto capitonê a uma almofada.

Na RFPM®, multiagulhas de 100 μ de diâmetro e 2 mm de profundidade, associadas a uma energia randômica fracionada pulsada, produz dupla injúria (mecânica e térmica),

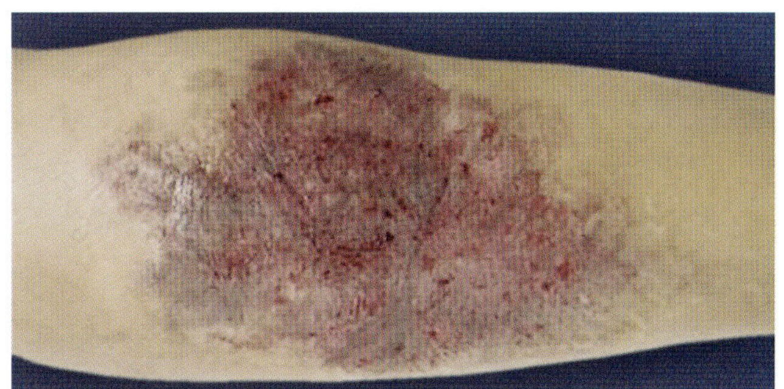

Figura 96.3 Paciente tratado por IPCA® apresentando púrpura uniforme.

proporcionando a modificação de um colágeno cicatricial para um mais próximo do fisiológico. O grau da melhora é variável e depende da gravidade das lesões, ou seja, quanto mais profunda, elevada, discrômica e irregular, mais modesto será o ganho cosmético em uma única sessão, tornando necessário propor outras sessões para promover o ganho corretivo esperado.

A IPCA® em cicatrizes pós-queimaduras produz alterações de cor, textura, profundidade, relevo e flexibilidade, somadas aos efeitos similares propostos pela TD® e pela RFPM®, quando em associação (Figura 96.4).

A escassez de artigos científicos sobre o tema fez o autor deste capítulo construir seus próprios protocolos, mediante resultados obtidos isoladamente com o uso das técnicas na condução de cicatrizes resultantes de traumas, que variaram desde doenças infecciosas/inflamatórias até intervenções cirúrgicas e acidentes.

A Figura 96.5 apresenta um paciente tratado por IPCA® (sessão única) demonstrando ganho funcional no movimento dos pés pela liberação da retração, bem como melhoria significativa na qualidade da pele com controle de eczemas de repetição e xerodermia. Já na Figura 96.6, observa-se uma paciente tratada pela IPCA® mostrando, com uma sessão, redução do volume das cicatrizes e da coloração, além da melhoria funcional do movimento das mãos. O *end point* da intervenção é exemplificado na Figura 96.7, mostrando injúria profunda da IPCA®.

CONDUÇÃO DE CICATRIZES PÓS-QUEIMADURAS

Quanto mais precocemente se iniciar o tratamento, mais chances de obter melhores resultados. Em domicílio, utilizar o mais brevemente possível placas de silicone, géis siliconados, filtro solar de amplo espectro e tretinoína tópica isolada ou com despigmentantes (quando necessário) e hidratação. As intervenções já podem ser iniciadas desde que o processo agudo do dano térmico esteja estabelecido. Quando se está diante de cicatrizes elevadas, a introdução de corticosteroide tópico categorizado como de alta potência poderá ser útil para desestabilizar a fibrose em evolução.

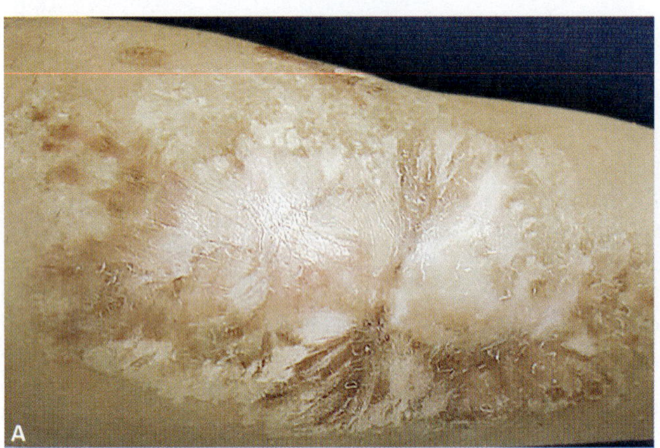

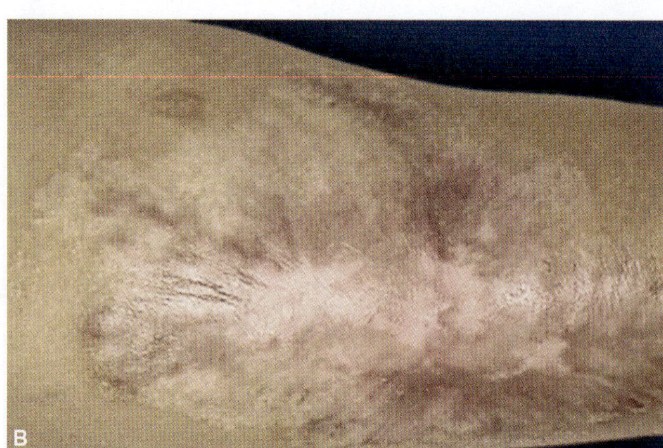

Figura 96.4 Paciente antes (**A**) e após tratamento da panturrilha pela associação de IPCA®, TD® e RFPM® (**B**).

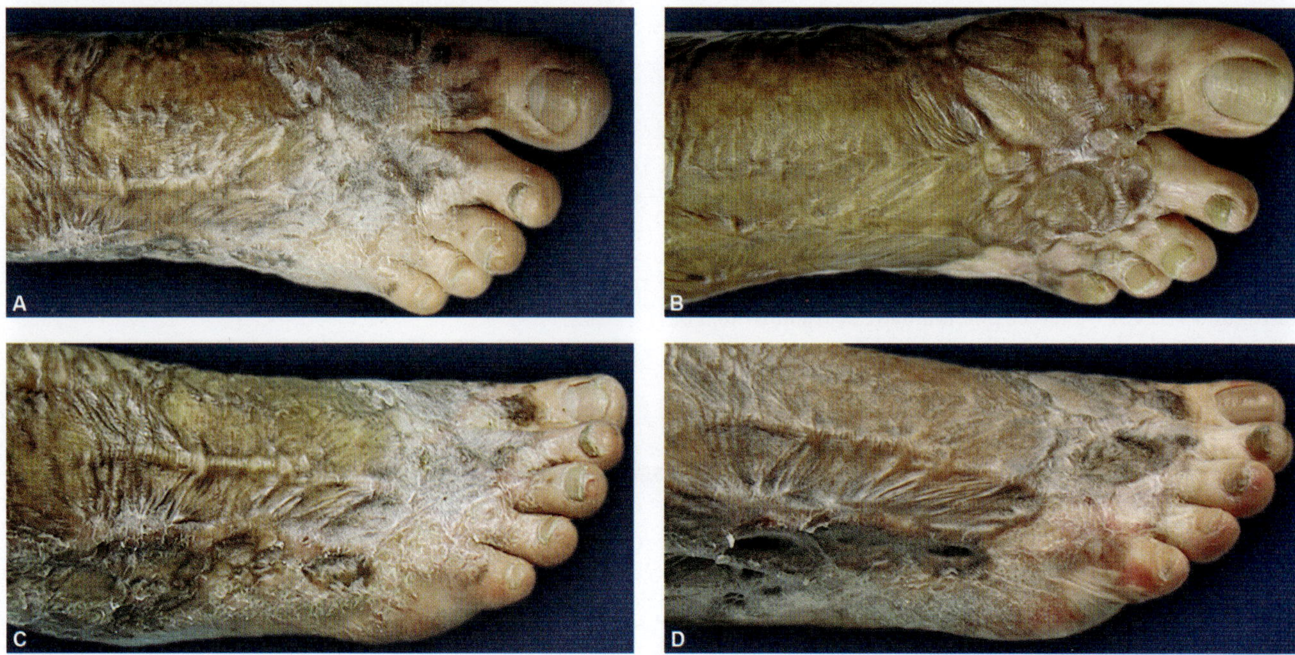

Figura 96.5 Paciente antes (**A**, **C**) e após tratamento com IPCA®, demostrando diminuição do volume das cicatrizes e ganho funcional nos pés (**B**, **D**).

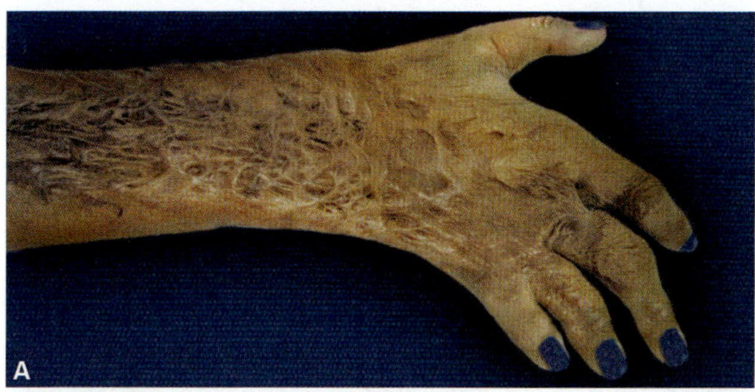

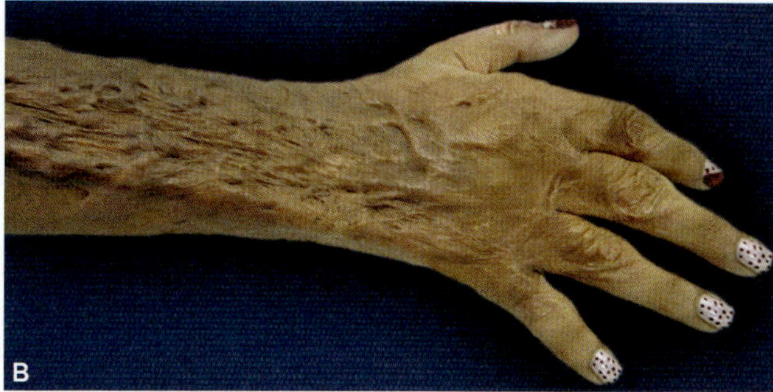

Figura 96.6 Paciente antes (**A**) e após tratamento com IPCA® (**B**). Nota-se diminuição do volume das cicatrizes e ganho funcional nas mãos.

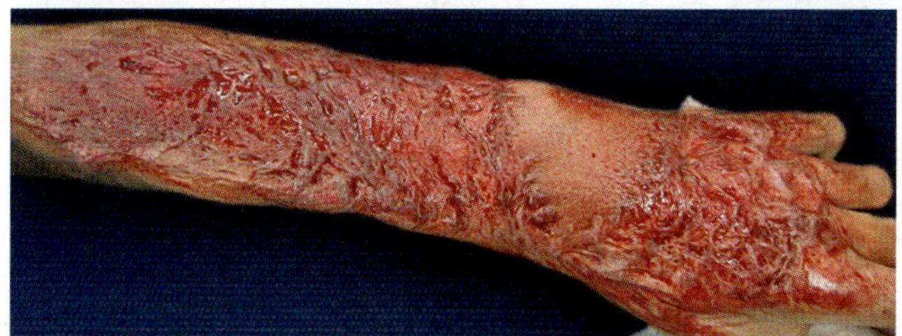

Figura 96.7 *End point* da IPCA®: injúria profunda.

A LIP pode ser bastante útil em cicatrizes recentes e neovascularizadas. Também está bem indicada na finalização de tratamentos em que as traves fibróticas foram liberadas e o tecido tratado necessitar ser acomodado.

A infiltração da triancinolona associada à LIP 15 a 30 dias antes da intervenção com microagulhas ou no mesmo tempo cirúrgico é frequentemente utilizada. As cicatrizes pós-queimaduras são rígidas e, com frequência, se beneficiam desse tratamento. Prefere-se a injeção do ativo na concentração de 20 mg/mℓ em derme profunda.

As peles muito finas oferecerão menos resistência a comprimentos de agulhas menores em comparação às peles espessas. Porém é comum os pacientes com cicatrizes pós-queimaduras apresentarem pele rígida, fibrótica e inelástica; nesse sentido, a recomendação de *rollers* de comprimento de 2,5 mm. Esses indivíduos comumente apresentam relevos e reentrâncias que dificultam o rolamento das microagulhas, comprometendo, por consequência, a uniformidade da sua penetração – observa-se redução de até 50% da penetração de seu comprimento total. Para compensar e vencer essa resistência, muitas vezes o operador impõe força exagerada ao instrumento, podendo desepitelizar a pele que apresenta uma superfície "plástica" pós-queimaduras.

A IPCA® é a última das três intervenções com agulhas propostas, caso se decida realizar TD® e RFPM® no mesmo tempo cirúrgico. Contudo, mesmo isoladamente, a IPCA® oferece bons resultados em cicatrizes de queimados. Quando se deseja a introdução das agulhas perpendicularmente, propõe-se a construção de faixas com o *roller*, e nunca em movimento zigue-zague, visto comprometer a uniformidade do resultado e possibilitar que a microagulha penetre diagonalmente. O intercruzamento horizontal, vertical e diagonal, com base na construção de faixas, busca obter uma púrpura como *end point*.

Recomenda-se que o vetor da força impressa ao rolo sempre tangencie o plano horizontal em que se está trabalhando e nunca esteja perpendicular a essa superfície. Para a RFPM®, utiliza-se o aparelho FRAXX acoplado ao eletrodo Lima 8.

O tratamento deve ser realizado em uma sala de procedimento criteriosamente preparada para uma intervenção cirúrgica e por um profissional treinado e paramentado. É fundamental não banalizar esses critérios de segurança, que vão desde a utilização de luvas estéreis e aposição de campos cirúrgicos estéreis até um ambiente que siga normas restritas de desinfecção.

Após a higienização com clorexidina 2% e FRAXX ligado em CUT e *single pulse*, com potência de 30 a 45 W e Active em 30 a 45 ms, posiciona-se o eletrodo Lima 8 perpendicularmente à pele e aciona-se o pedal. Recomenda-se executar apenas uma passada, evitando *overlap*. Para tanto, realizam-se micropunturas com distanciamento médio de 1 mm de um orifício para o outro. A área deverá ser totalmente contemplada pelas agulhas. Embora modesto, há sangramento. Após 10 mim do final da intervenção, já se pode observar uma redução importante do sangramento, que vai dando lugar a uma exsudação serosa que regride progressivamente nas primeiras horas.

Para a TD®, utiliza-se a agulha de aspiração 1,20 × 25 mm (18 G × 1) introduzida por via transepidérmica na profundidade do plano dérmico, perfazendo um trajeto canalicular, com consequentes rupturas das traves fibróticas e criação de túneis lineares dentro da derme alterada. Os movimentos realizados pela agulha são de ida e vinda, partindo dos vértices de um losango imaginário.

O túnel seguinte é formado seguindo o mesmo preceito, imediatamente na adjacência do anterior; para isso, a agulha é introduzida no mesmo orifício, o que resulta na criação de várias colunas hemáticas horizontais dispostas paralelamente. Dessa forma, a fibrose vai sendo desestabilizada. A Figura 96.8 apresenta uma paciente no transoperatório e a Figura 96.9 mostra o *end point* recomendado imediatamente após a IPCA® e após 30 min, demonstrando coagulação e leve exsudação serosa.

PASSO A PASSO

Quanto mais profunda e rígida a cicatriz, maior o desafio. Também quando se têm diferentes tons de marrom, oferecendo policromia com perda e ganho de melanina, a uniformização fica mais difícil de tratar. As lesões da face são mais responsivas à IPCA® em comparação àquelas encontradas em peito, dorso, membros ou abdome. Essas áreas necessitam de mais intervenções para que consigam oferecer o mesmo resultado da primeira.

As cicatrizes localizadas em áreas mais oleosas oferecem melhor resposta ao tratamento quando comparadas àquelas dispostas em regiões com menos glândulas seborreicas.

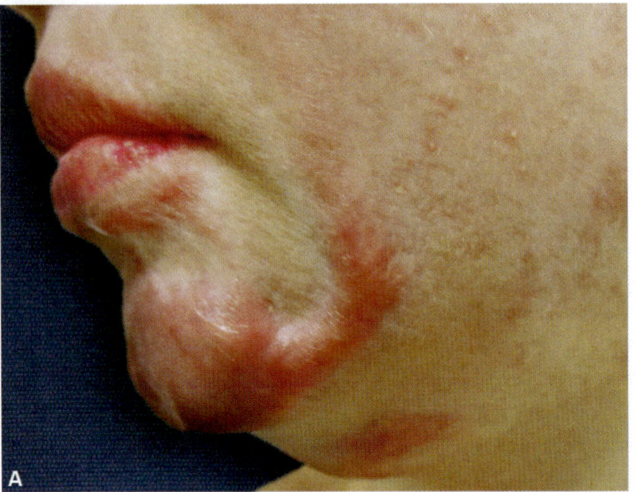

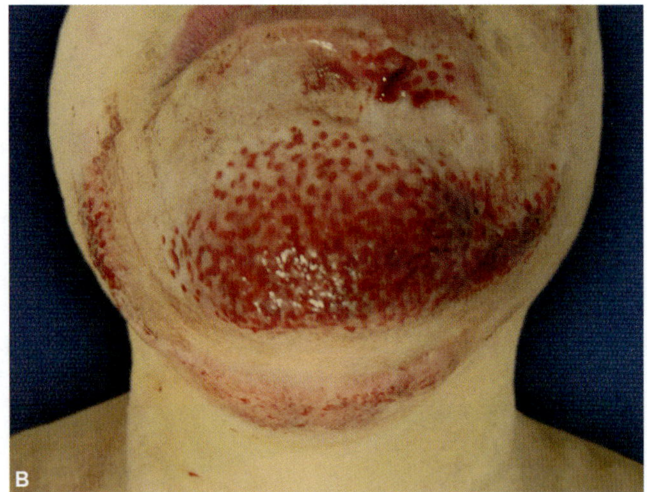

Figura 96.8 Paciente antes (**A**) e no transoperatório da IPCA® (**B**).

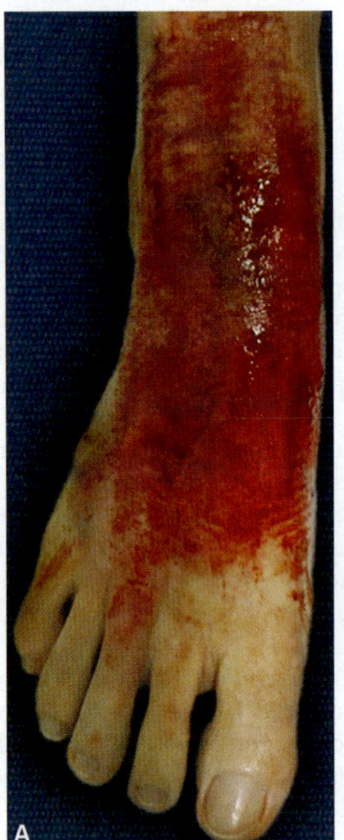

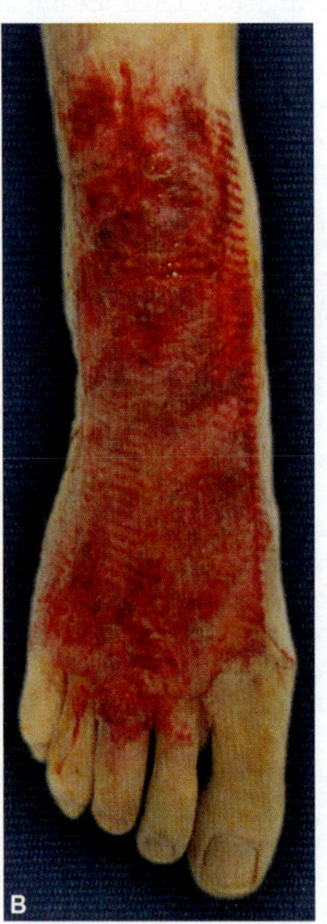

Figura 96.9 *End point* imediatamente após a IPCA® (**A**) e depois de 30 min, demonstrando coagulação e leve exsudação serosa (**B**).

A Figura 96.10 apresenta uma paciente após tratamento com IPCA®, demonstrando diminuição do volume das cicatrizes e ganho funcional.

Assepsia e anestesia

Assepsia deve ser feita com clorexidina 2%. Se a cicatriz de queimadura estiver localizada na face, sugere-se associar bloqueio anestésico dos nervos infraorbitário e mentoniano e complementar com solução de lidocaína 2% sem vasoconstritor 1:2 com soro fisiológico 0,9%, respeitando a dose máxima do ativo permitida. A adição de bicarbonato com o intuito de oferecer mais conforto e reduzir o ardor é opcional. Em outras áreas do corpo, recomendam-se infiltração com a mesma solução e, se possível, bloqueio de campo utilizando lidocaína 2%.

Pós-operatório imediato

O curativo é realizado com gaze estéril em grande quantidade (a fim de conter a exsudação) e Micropore®, sem adição de qualquer umectante. Não está indicada antibioticoterapia tópica nem sistêmica: visto se tratar de um procedimento limpo e segundo normatização da Food and Drug Administration (FDA), essa precaução é desnecessária.

Crioterapia ou compressas quentes não são indicadas. Prefere-se que a acomodação dos hematomas e a resposta inflamatória resultante da sua presença sigam seu curso natural. Também não se recomenda corticoterapia tópica ou sistêmica para conter os efeitos esperados do processo inflamatório autolimitado.

EVOLUÇÃO E CUIDADOS NO PÓS-OPERATÓRIO

O curativo poderá ser removido em domicílio pelo próprio paciente, umedecendo-o no chuveiro, quando a área tratada poderá ser higienizada com sabonete líquido com baixo potencial de detergência, evitando sensibilização. A partir de então, recomenda-se o uso de um bálsamo regenerador por 3 a 5 dias, quando cremes clareadores e filtro solar tonalizado de amplo espectro poderão ser utilizados. Restrição às luzes deve ser orientada.

O edema e o hematoma nos dias seguintes ao procedimento são moderados. O paciente geralmente está apto a regressar às suas atividades laborativas em torno do 7º dia de pós-operatório. Se a área tratada for coberta (colo, peito e dorso), o paciente poderá retornar ao convívio público no dia seguinte.

Pode-se esperar edema, hematomas, hiperpigmentação pós-inflamatória e eritema transitórios. Tomados os devidos cuidados no preparo da pele e dando atenção às recomendações do pós-operatório com rigor, tanto a IPCA® quanto a TD® e a RFPM® em cicatrizes pós-queimaduras são técnicas seguras e reproduzíveis, desde que o operador esteja devidamente habilitado e treinado. A Figura 96.11 apresenta pacientes tratados por IPCA®.

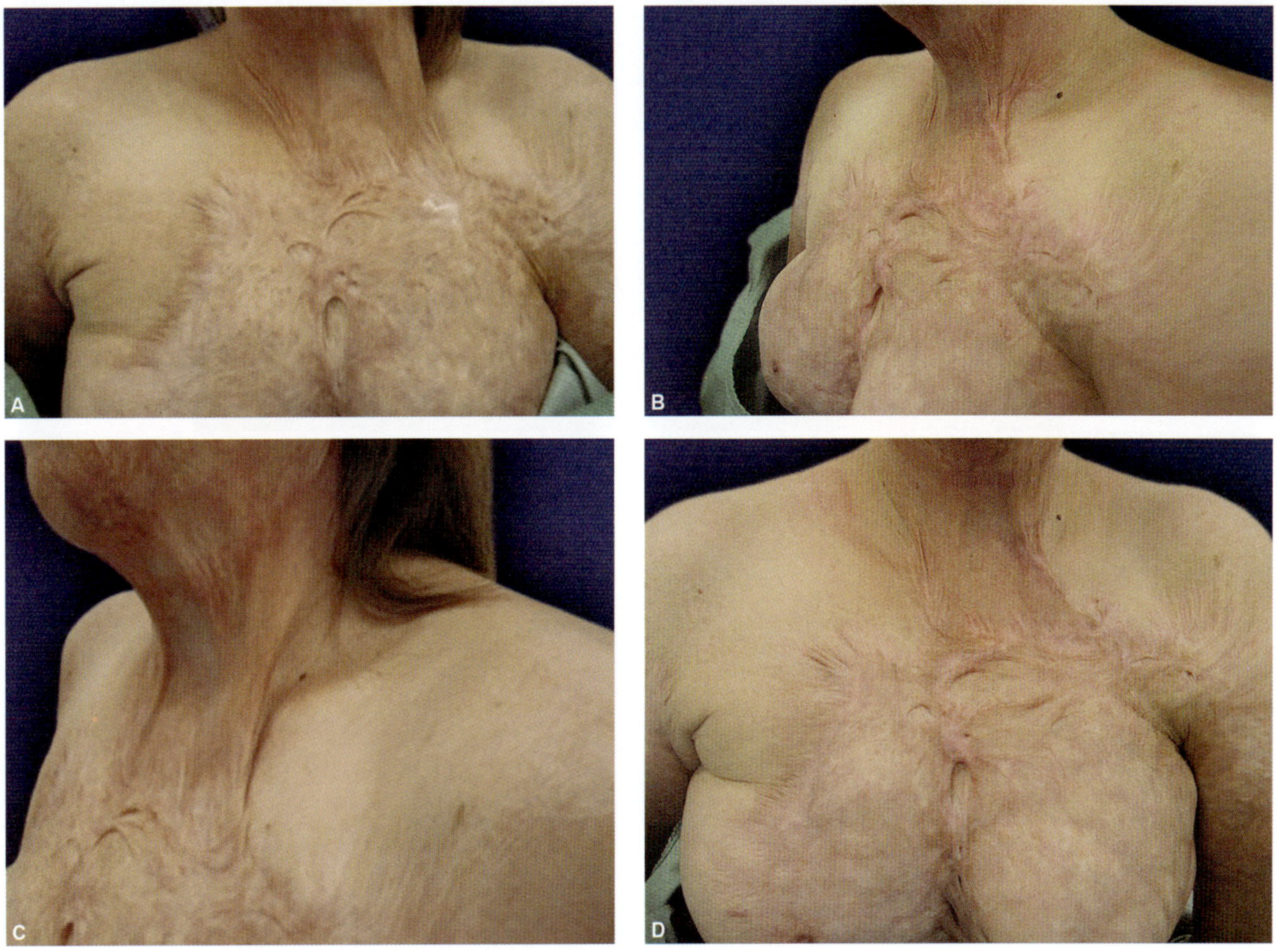

Figura 96.10 Paciente antes (**A**, **C**) e após tratamento com IPCA®, demonstrando diminuição do volume das cicatrizes e ganho funcional (**B**, **D**).

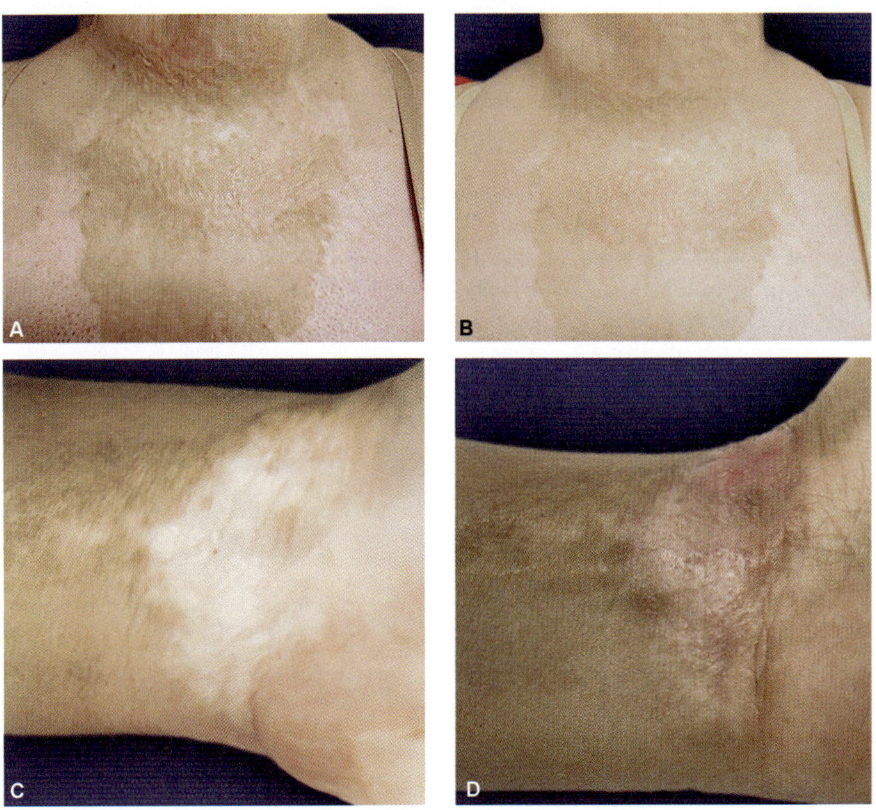

Figura 96.11 A a **H.** Antes e depois de pacientes tratados por IPCA® (*continua*).

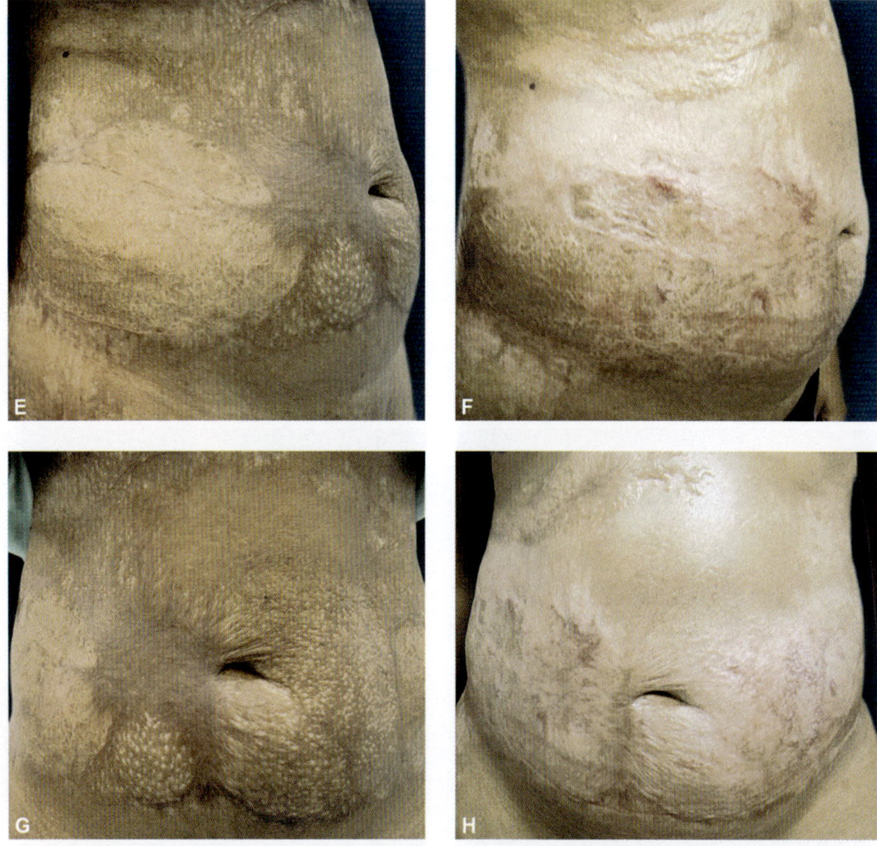

Figura 96.11 A a **H.** (*Continuação*) Antes e depois de pacientes tratados por IPCA®.

EFEITOS ADVERSOS

A anestesia infiltrativa é desconfortável, porém o pós-operatório não é problemático. Muitas vezes, o médico opta por operar os pacientes com cicatrizes pós-queimaduras no hospital, sob anestesia geral ou sedação, dado o desconforto da anestesia infiltrativa em um tecido muito rígido e em uma área comumente extensa.

Dor não representa uma queixa usual, mas, se presente, deve alertar para infecção secundária, principalmente se instalada após 48 h da intervenção. Comumente, não há necessidade de analgésico ou anti-inflamatório no pós-operatório, mas, quando de queixa de desconforto, sem qualquer outro agravante, recomenda-se dipirona 1 g efervescente a cada 6 h.

CONSIDERAÇÕES FINAIS

Considera-se a IPCA® uma abordagem terapêutica segura e com resultados cosméticos aceitáveis em cicatrizes pós-queimaduras, quando bem indicada e realizada. Para tanto, é essencial que o operador esteja habilitado e seguro da proposta e de sua adequação ao indivíduo que será tratado. Quando associada à TD® e à RFPM®, essa técnica apresenta melhores resultados.

BIBLIOGRAFIA

Anderson RR, Donelan MB, Hivnor C, Greeson E, Ross EV, Shumaker PR et al. Laser treatment of traumatic scars with an emphasis on ablative fractional laser resurfacing: consensus report. JAMA Dermatol. 2014;150(2):187-93.

Bal SM, Caussian J, Pavel S, Bouwstra JA. In vivo assessment of safety of microneedle arrays in human skin. Eur J of Pharm Sci. 2008;35(3):193-202.

Camirand A, Doucet J. Needle dermabrasion. Aesthetic Plast Surg. 1997;21(1): 48-51.

Cohen KI, Diegelmann RF, Lindbland WJ. Wound healing: biochemical and clinical aspects. Philadelphia: W.B. Saunders Co; 1992.

Fabroccini G, Fardella N. Acne scar treatment using skin needling. Clin Exp Dermatol. 2009;34(8):874-9.

Fernandes D, Massimo S. Combating photoaging with percutaneuos collagen induction. Clin Dermatol. 2008;26(2):192-9.

Fernandes D. Minimally invasive percutaneous collagen induction. Oral Maxillofac Surg Clin North Am. 2006;17(1):51-63.

Hantash BM, Bedi VP, Kapadia B, Ra hman Z, Jiang K, Aust MC. Percutaneous Collagen Induction therapy (PCI)-an alternative treatment for scars. Wrinkles Skin Laxity. Plast Reconstr Surg. 2008;121(4):1421-9.

Orentreich DS, Orentreich N. Subcutaneous incisionless (subcision) surgery for the correction of depressed scars and wrinkles. Dermatol Surg. 1995;21(6):6543-9.

Ozog DM, Liu A, Chaffins ML, Ormsby AH, Fincher EF, Chipps LK et al. Evaluation of clinical results, histological architecture, and collagen expression following treatment of mature burn scars with a fractional carbon dioxide laser. JAMA Dermatol. 2013;149:50-7.

Qu L, Liu A, Zhou L, He C, Grossman PH, Moy RL et al. Clinical and molecular effects on mature burn scars after treatment with a fractional CO(2) laser. Lasers Surg Med. 2012;44:517-24.

Tanner H, Chan KF, Zachary CB. In vivo histological evaluation of a novel ablative fractional resurfacing device. Lasers Surg Med. 2007;39:96-107.

Taudorf E, Danielsen P, Paulsen I. Non-ablative fractional laser provides long-term improvement of mature burn scars – A Randomized Controlled Trial with histological assessment. Lasers in Surgery and Medicine. 2015;47:141-7.

97

Correção de Cicatrizes Secundárias a Infecções

Emerson Lima

INTRODUÇÃO

Muito frequentemente, os cirurgiões dermatológicos se deparam com cicatrizes resultantes de processos infecciosos graves, que culminam em alguns questionamentos. Quando intervir? O trauma sobre uma cicatriz prévia de herpes pode favorecer a reativação do vírus? Algum fator importante nos critérios de segurança tem sido negligenciado para esse tratamento?

Trata-se de cicatrizes pós-furúnculos, herpes-zóster, herpes simples, varicela, sífilis, hanseníase, tuberculose, micoses profundas, entre outras, resultantes de infecções graves, com frequência destrutivas da epiderme, da derme e até mesmo de parte do subcutâneo. O polimorfismo dessas cicatrizes comumente é marcado por lesões distróficas, retráteis, acrômicas, hiperpigmentadas, deprimidas e elevadas, o que exige do médico dermatologista um conhecimento apurado de sua arquitetura e um direcionamento para o tratamento ideal.

A literatura é escassa quanto a estudos que respaldem a segurança no tratamento dessas cicatrizes, talvez por subestimar a queixa de muitos indivíduos que sofrem profundamente com lesões tão estigmatizantes.

TRATAMENTO

A drenagem de um abscesso cuja cicatrização comumente é deixada por segunda intenção na face ou em outra área exposta compreende outra situação que culminará em uma aparência desagradável (Figura 97.1).

Frequentemente, recomenda-se intervir na cicatriz, pelo menos, 3 meses depois do evento desencadeante, porém cada vez mais os pacientes buscam tratamento precocemente, considerando o forte impacto na qualidade de vida apresentado por algumas lesões, principalmente em áreas expostas. Nesses casos, recomenda-se aguardar a estabilização do processo infeccioso-inflamatório e a acomodação do dano residual, o que representa um curso entre 15 e 30 dias, para já propor um sequencial terapêutico.

Utilizar luz intensa pulsada, nos 15 primeiros dias, para conter a neovascularização e o eritema presentes no primeiro momento

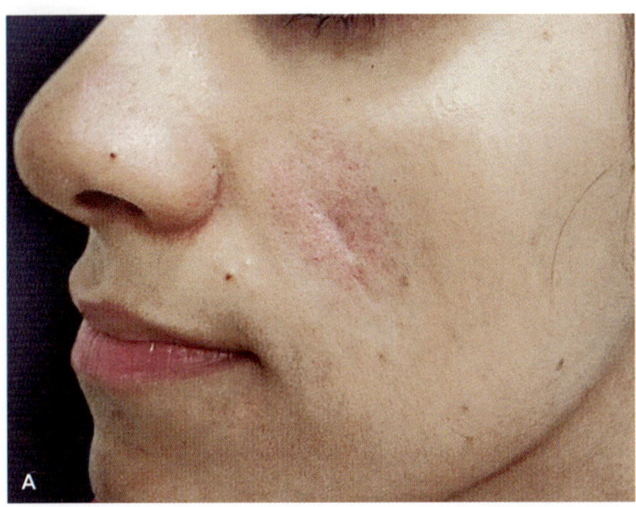

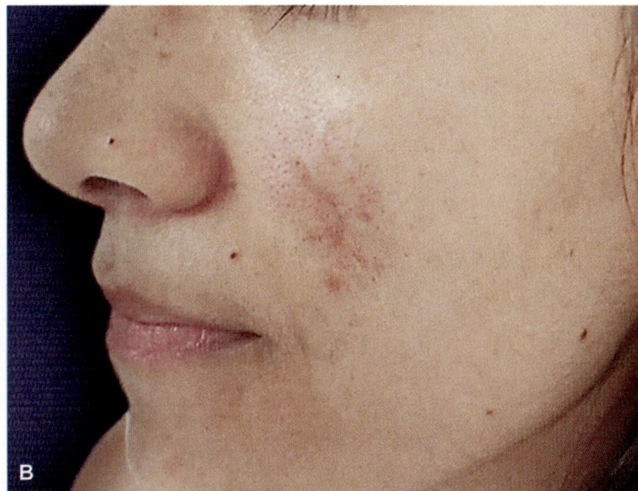

Figura 97.1 Paciente após 30 dias da drenagem da lesão abscedante (**A**) e 60 dias após a intervenção com microagulhas (**B**). Pode-se notar a acomodação do tecido pelo remodelamento do colágeno cicatricial.

consiste em uma alternativa efetiva, seguindo os parâmetros específicos seguramente experimentados por cada profissional e em cada máquina.

Os *peelings* médios, como o fenol 88%, também podem ser utilizados já nos primeiros 10 dias, quando bem indicados, sobretudo quando de lesões lineares. Na Figura 97.2, é apresentado o caso de um paciente no 10º dia de pós-operatório da drenagem de um abscesso, submetido a um *peeling* de fenol 88% aplicado com cotonete, com o intuito de iniciar a acomodação da cicatriz, mesmo com crostas.

Ainda, a abrasão cirúrgica, utilizando lixas bem delicadas conectadas a um motor abrasor poderá, em boa parte dos casos, já no 15º dia de pós-operatório, iniciar a lapidação da cicatriz em evolução – sempre de maneira cuidadosa, já que a consolidação da cicatriz ainda não se estabeleceu.

Figura 97.2 Paciente no 10º dia de pós-operatório da drenagem de um abscesso, submetido a um *peeling* de fenol 88%.

Trazendo o conceito de fracionamento da lesão, os *lasers* fracionados também são uma boa opção. Diferentemente das técnicas ablativas, as microagulhas não removem a epiderme, podendo ser utilizadas em qualquer área do corpo sem os riscos de formação de novas cicatrizes ou seu alargamento, mesmo porque, muitas vezes, se está diante de uma área pobre em glândulas sebáceas e, por consequência, haverá processo de cicatrização retardado.

Nessa condição, assim como em outras lesões infecciosas, a liberação de enzimas líticas, sobretudo as lipolíticas, faz o tecido adiposo ser consumido, o que causa lipodistrofia. A indução percutânea de colágeno com agulhas (IPCA®) é uma arma útil para tratar todas as formas de cicatrizes independentemente da apresentação (Figura 97.3). Mesmo aquelas deprimidas profundas e elevadas, acrômicas e hiperpigmentadas, retráteis ou flácidas responderão, já que se trata de uma técnica que propõe a modificação do colágeno cicatricial para outro mais próximo do fisiológico. Os ganhos são mais substanciais em lesões mais rasas, normocrômicas e elásticas (Figura 97.4) e mais modestos nas profundas, discrômicas e rígidas, porém sempre há resultado (Figura 97.5).

A tunelização dérmica (TD®), variante da Subcision®, utiliza o mesmo preceito de estímulo colagênico sem desepitelização, produzindo um descolamento em áreas deprimidas. A Figura 97.6 apresenta o resultado da TD® em cicatriz de varicela.

A TD® pode ser requerida em casos de traves fibróticas espessas, rígidas e profundas, que necessitam de soltura e liberação da superfície cutânea. Em busca de um estímulo adicional para o tratamento de lesões extremamente desafiadoras, tem-se realizado a associação das microagulhas à energia randômica fracionada e pulsada.

A radiofrequência pulsada com multiagulhas (RFPM®) é uma boa opção na abordagem cirúrgica delicada de cicatrizes rígidas e distróficas (Figuras 97.7 e 97.8). Para realizá-la, utilizam-se agulhas de 100 μ de diâmetro e 2 mm de comprimento associadas à radiofrequência, com eletrodos específicos denominados Lima 8, Lima 4 e Lima 2, respectivamente com 8, 4 e 2 multiagulhas.

Tem sido observada otimização dos resultados quando da associação dessas três últimas propostas, ou seja, RFPM® seguida de TD® e finalizada com IPCA®. As intervenções

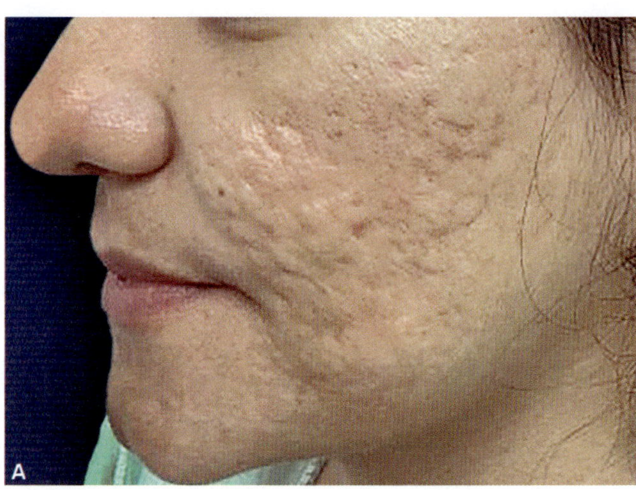

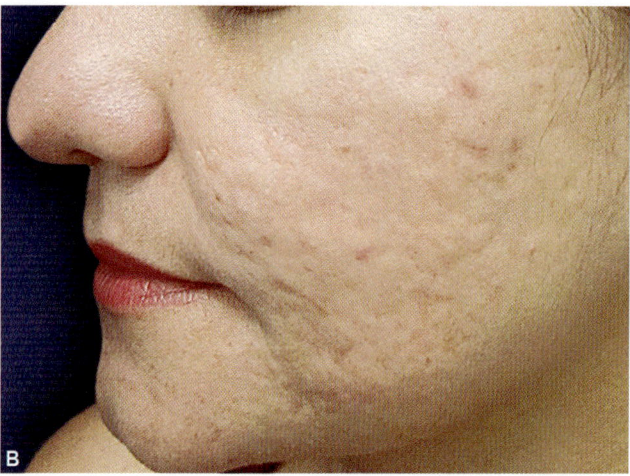

Figura 97.3 Paciente antes (**A**) e depois de tratamento por IPCA® (**B**), demonstrando melhora importante do consumo inflamatório observado após acne cística.

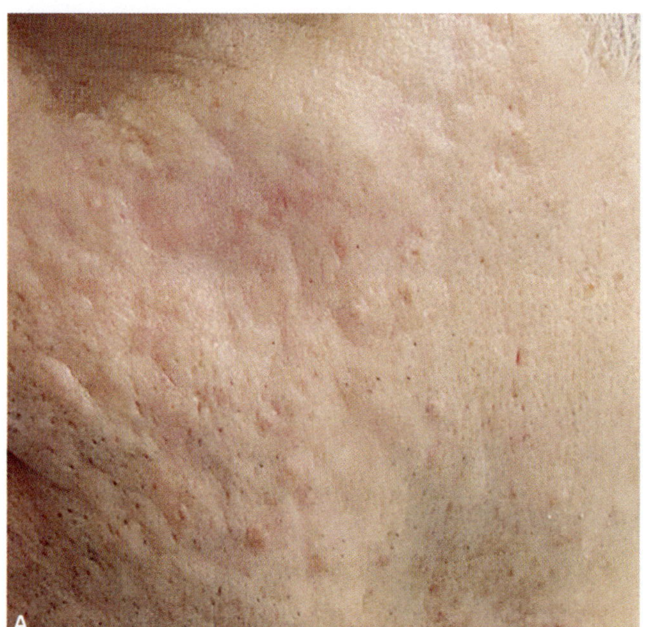

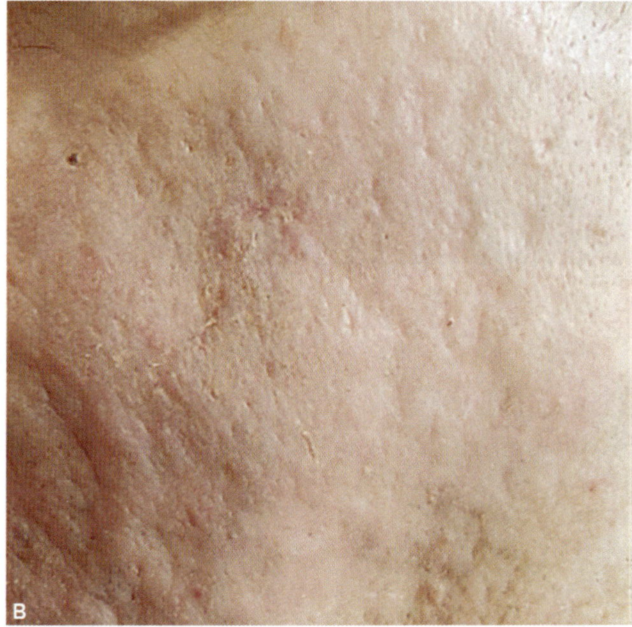

Figura 97.4 Paciente antes (**A**) e após tratamento com IPCA® em lesão rasa (**B**).

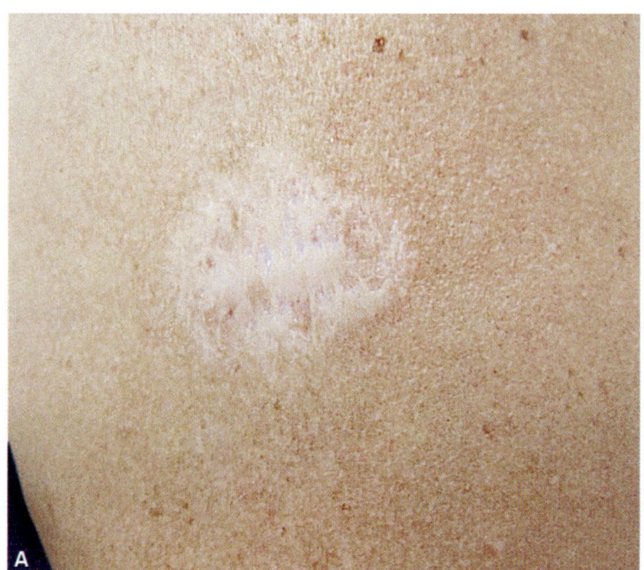

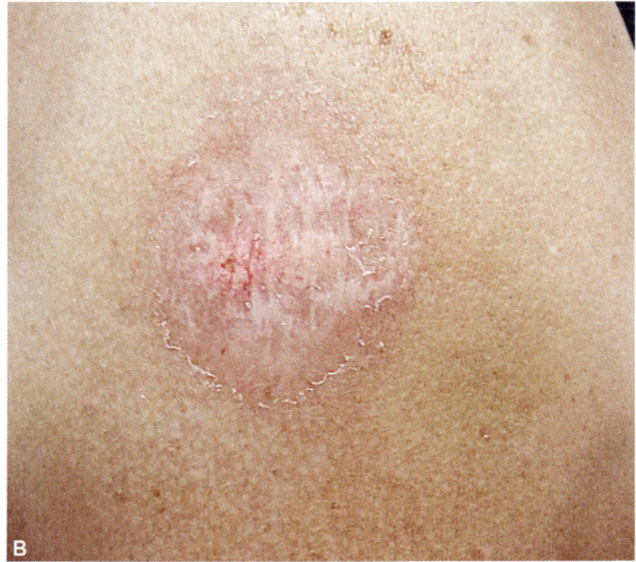

Figura 97.5 Paciente antes (**A**) e após tratamento com IPCA® em lesão profunda (**B**).

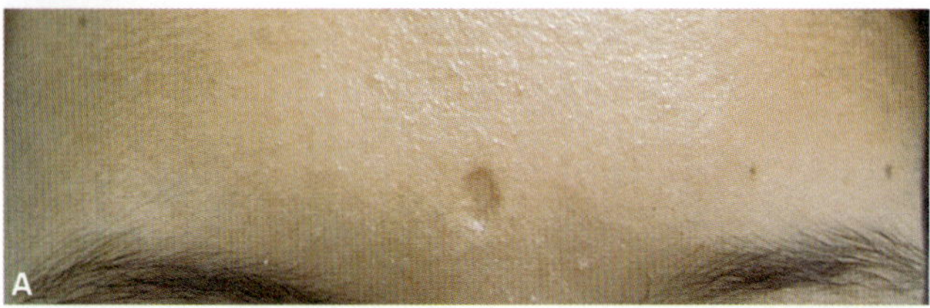

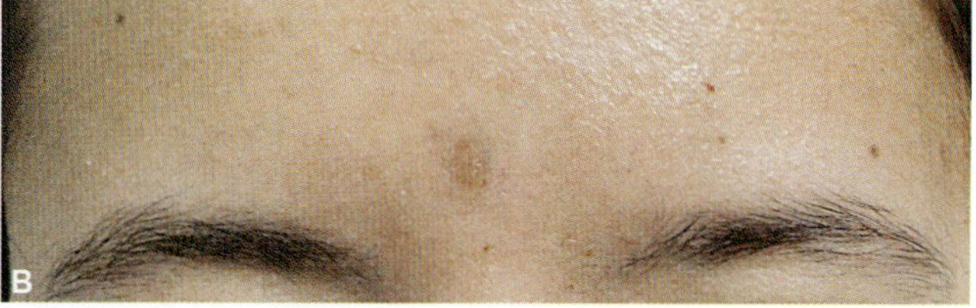

Figura 97.6 Paciente antes (**A**) e após tratamento com TD® em cicatriz de varicela (**B**).

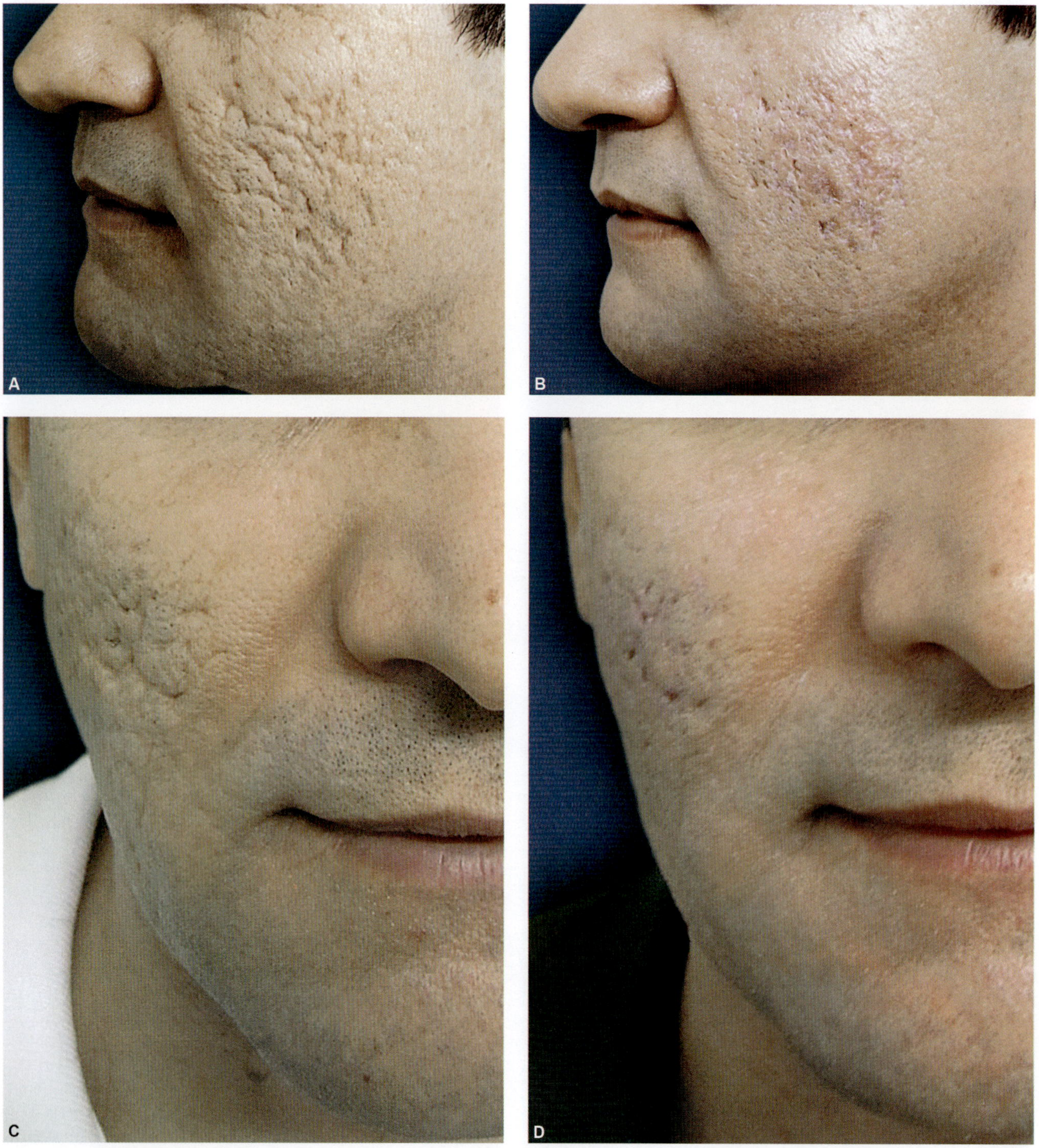

Figura 97.7 Pacientes antes (**A**, **C**) e após tratamento com RFPM® em cicatrizes rígidas e distróficas (**B**, **D**).

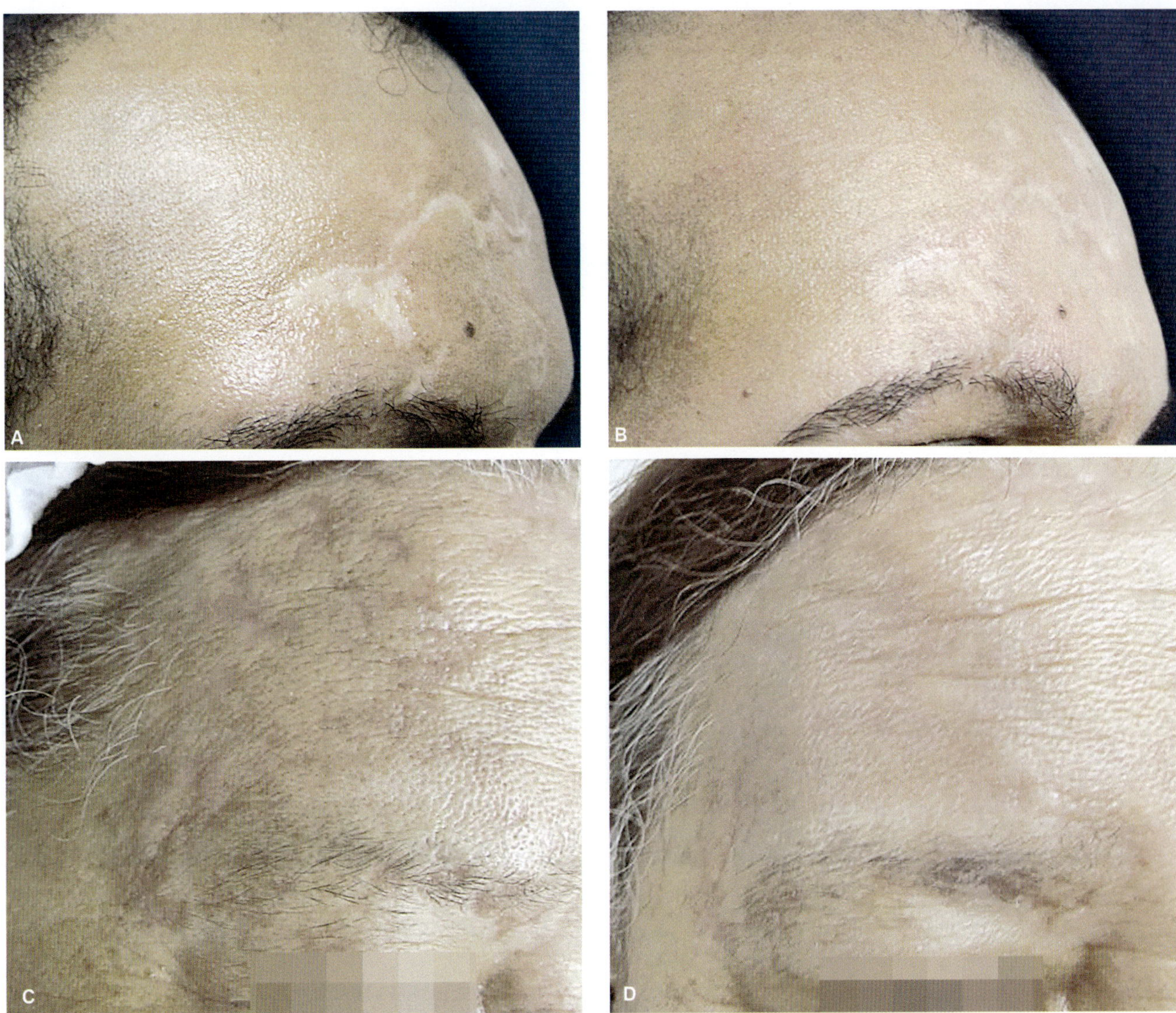

Figura 97.8 Pacientes antes (**A**, **C**) e após tratamento com RFPM® em cicatriz acrômica e distrófica após infecção grave (**B**, **D**).

poderão acontecer individualmente, em três tempos cirúrgicos ou no mesmo momento, a depender do operador.

A avaliação criteriosa do paciente é fundamental para o sucesso do tratamento e a minimização de complicações. Histórico bem coletado, investigação de condições que confirmem imunossupressão ou infecções crônicas graves, avaliação de risco de escurecimento ou despigmentação de lesões prévias, bem como vivência de cicatrização anormal experimentada por outras intervenções devem ser cientificados. As microagulhas não são contraindicadas nessas situações, mas torna-se prudente conscientizar o paciente dos riscos e da necessidade de um tempo maior de recuperação da terapêutica proposta.

Como já mencionado, para intervir, a infecção precisa estar totalmente sanada e qualquer grau de sensibilização por comprometimento neural, falando-se do herpes-zóster e nevralgia pós-herpética, deve estar sob total controle antes de aventar uma proposta de correção cosmética. Uma vez a cicatriz estabilizada parcialmente após 15 a 30 dias, a intervenção poderá ser precocemente proposta.

É crucial um planejamento terapêutico, considerando o arsenal anteriormente comentado e o direcionamento para cada caso. Quanto mais distrofia e discromia se observar, maior será a necessidade de uma lesão profunda para obter bons resultados, e a associação de outra técnica é, na maioria das vezes, mandatória para isso. A escolha da melhor técnica isoladamente ou em associação depende da arquitetura da cicatriz. É importante que a pele esteja preparada para o procedimento, principalmente nos fotótipos altos. Técnicas que desepitelizam oferecem maiores riscos de complicações.

Mesmo os pacientes afrodescendentes sujeitos a hiperpigmentação pós-inflamatória poderão se beneficiar, levando sempre em consideração que, quando se opta pelas microagulhas, a preservação da epiderme reduz o risco de complicações. Sabendo-se que, quanto menos melanina disponível, menor o risco de escurecimento, recomendam-se despigmentante e filtro solar 30 dias antes da intervenção.

O procedimento sempre deve ser realizado em um ambiente que siga todos os critérios de segurança de uma sala cirúrgica, e a anestesia infiltrativa é necessária quando se propõe lesão profunda (Classificação Emerson Lima, 2013). Nos casos de cicatrizes elevadas para as quais se espera o benefício da infiltração de corticosteroide em doses bem estabelecidas e seguindo a técnica corretamente, essa intervenção poderá anteceder a IPCA®, a RFPM® ou a TD® no mesmo tempo cirúrgico. Pela gravidade das cicatrizes, quase sempre será necessário obter lesão profunda, traduzida por uma púrpura uniforme, resultante de milhares de micropunturas, que advêm da construção de faixas produzidas com *roller* de 2,5 mm de comprimento, que se intercruzam.

A IPCA® isoladamente, mesmo com lesão moderada, diante de grandes áreas, pode proporcionar ganhos cosméticos. A Figura 97.9 mostra pacientes antes e após 60 dias de uma sessão de lesão moderada (1,5 mm de comprimento de agulha), sob anestesia tópica, para clareamento de cicatriz escurecida deixada por herpes-zóster.

A lesão profunda produz uma exsudação serosa substancial que exige curativo oclusivo com gazes e esparadrapo microporado, sem a adição de qualquer antibiótico ou creme de corticosteroide. À remoção no dia seguinte, usar apenas cremes regeneradores. Nos casos de lesão moderada, recomendam-se cremes clareadores e filtro solar já no dia seguinte à intervenção.

CONSIDERAÇÕES FINAIS

As técnicas com agulhas apresentam como vantagem a versatilidade de serem utilizadas em qualquer área do corpo e em qualquer tipo de pele. Compreendem técnicas que perfuram sem cortar, provocam punturas sem desepitelização da área e, portanto, oferecem mais segurança quanto aos resultados e às complicações.

No caso de lesões pós-infecções, têm-se aspectos polimórficos que dificultam a abordagem, e os tratamentos comumente apresentam resultados modestos. Outros métodos capazes de trazer benefícios aditivos poderão ser executados no mesmo tempo cirúrgico. A prática do autor deste capítulo aponta para a possibilidade de associar procedimentos sempre na busca de uma melhor resposta terapêutica diante de lesões tão desafiadoras.

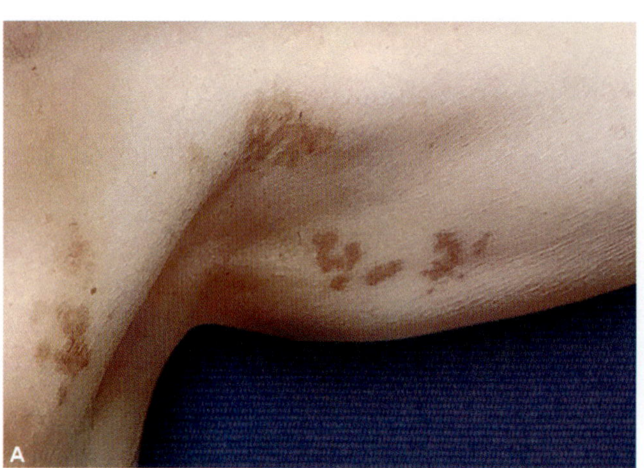

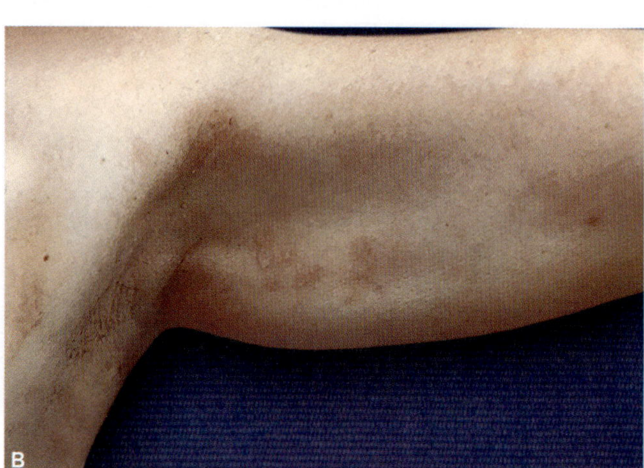

Figura 97.9 Pacientes antes (**A**) e após 60 dias de uma sessão de lesão moderada para clareamento de cicatriz escurecida (**B**).

BIBLIOGRAFIA

Aust MC. Percutaneuos collagen induction therapy (PCI)-an alternative treatment for scars. Wrinkles Skin Laxity. Plast Reconstr Surg. 2008;121(4):1421-9.

Bal SM, Caussian J, Pavel S, Bouwstra JA. In vivo assessment of safety of microneedle arrays in human skin. Eur J of Pharm Sci. 2008;35(3):193-202.

Brody HJ. Trichloracetic acid application in chemical peeling, operative techniques. Plast Reconstr Surg. 1995;2(2):127-8.

Camirand A, Doucet J. Needle dermabrasion. Aesthetic Plast Surg. 1997;21(1):48-51.

Cohen KI, Diegelmann RF, Lindbland WJ. Wound healing: biochemical and clinical aspects. Philadelphia: W.B. Saunders Co; 1992.

Fabroccini G, Fardella N. Acne scar treatment using skin needling. Clin Exp Dermatol. 2009;34(8):874-9.

Fernandes D, Massimo S. Combating photoaging with percutaneuos collagen induction. Clin Dermatol. 2008;26(2):192-9.

Fernandes D. Minimally invasive percutaneous collagen induction. Oral Maxillofac Surg Clin North Am. 2006;17(1):51-63.

Orentreich DS, Orentreich N. Subcutaneous incisionless (subcision) surgery for the correction of depressed scars and wrinkles. Dermatol Surg. 1995;21(6):6543-9.

98

Toxina Botulínica na Condução de Cicatrizes

Gustavo Alonso Pereira

INTRODUÇÃO

Toda lesão que cause uma descontinuidade da pele deixa uma cicatriz de extrema importância tanto para o paciente quanto para o médico porque pode causar problemas cosméticos, psicológicos e funcionais. A etiologia da cicatrização patológica é multifatorial, ou seja, envolve questões genéticas e raciais, topografia cutânea, aspectos metabólicos, circulatórios, imunológicos e nutricionais, mas um dos principais fatores consiste na tensão sobre a ferida cirúrgica.[1] Tensão e microtraumas repetitivos causados pela atividade muscular constante induzem a uma resposta inflamatória maior e mais duradoura. Por consequência, existe maior deposição de colágeno e glicosaminoglicanos durante o processo de cicatrização, que pode causar cicatrizes hipertróficas e queloides.[2]

Para reduzir a possibilidade de uma cicatriz com aspecto estético ruim, existem várias técnicas cirúrgicas que visam a diminuir a tensão sobre a ferida: descolamento amplo dos tecidos; alinhamento das cicatrizes com as linhas de força da pele; e sutura subcutânea. Contudo, mesmo com uma técnica cirúrgica adequada, ainda pode haver tensão e movimentação na cicatriz decorrente da ação muscular no entorno da ferida.

TOXINA BOTULÍNICA E CICATRIZES

Como a tensão e a ação muscular ao redor da ferida cirúrgica representam fatores fundamentais na gênese de cicatrizes hipertróficas e queloides, há algum tempo se imaginou que a toxina botulínica poderia ter ação benéfica, paralisando ou enfraquecendo a musculatura adjacente à ferida cirúrgica, evitando a formação de cicatrizes inestéticas. Um dos primeiros relatos dessa abordagem é de Choi *et al.* em 1997[3], quando foi utilizada a toxina botulínica em 11 pacientes com reconstrução de pálpebra. Os autores fizeram um bloqueio da musculatura orbicular dos olhos, causando uma quimioimobilização da ferida. Os 11 pacientes tiveram uma evolução muito favorável, sem complicações.

Na mesma linha de raciocínio, por meio de quimioimobilização, Holger *et al.*, em 2000, publicaram os resultados de um estudo em animais. Macacos eram submetidos a seis defeitos cirúrgicos na fronte, três de cada lado. Uma lateral era randomizada para receber 7 UI de toxina botulínica em cada defeito cirúrgico (21 UI totais). Após 12 semanas, três examinadores independentes avaliaram o resultado das cicatrizes. O lado que recebeu toxina botulínica teve uma cicatriz com melhor resultado cosmético.[4]

Gasnner *et al.*, em 2006, também publicaram uma série em que 31 pacientes com lesões traumáticas ou feridas de cirurgia eletiva (principalmente tumores cutâneos) eram randomizados para receber toxina botulínica ou placebo. Os pacientes que tiveram a musculatura imobilizada pela toxina botulínica apresentaram melhores resultados cosméticos de suas cicatrizes.[2]

No início, o uso da toxina botulínica para quimioimobilização se restringia aos grupos musculares nos quais a toxina já era amplamente usada cosmeticamente, sobretudo frontal e orbicular dos olhos. Nessas regiões, a paralisia do músculo não causava efeitos colaterais ou assimetrias importantes, sendo bem tolerada.

Em 2009, Gassner *et al.*, publicaram um relato de dois casos de lesões traumáticas em terço inferior da face em que foi usada a quimioimobilização com toxina botulínica. Os dois casos evoluíram com paralisia transitória de hemiface e assimetria facial também temporária. Contudo, mesmo com esses efeitos, os autores recomendavam o uso da toxina pela importante melhora da cicatriz.[5]

No início do uso de toxina botulínica na prevenção de cicatrizes, o foco se referia a quimioimobilização, paralisia ou redução da atividade muscular, diminuindo os microtraumas e a tensão sobre a ferida cirúrgica, promovendo menos inflamação e melhorando a cicatrização. Contudo, os bons resultados obtidos estimularam os pesquisadores a procurar outros mecanismos de ação que pudessem explicar esses resultados.

Fases da cicatrização

Para entender melhor o papel da toxina botulínica, é necessário conhecer um pouco das fases da cicatrização. Ela pode se dividir em três etapas – inflamação, proliferação e maturação –, que podem ser sobrepostas, isto é, mais de uma fase ocorrer por vez:

- Inflamação: dura entre 3 e 5 dias, tendo como objetivos vedar a ferida do meio externo e remover *débris* e bactérias. Muitas citocinas e fatores de crescimento recrutam células inflamatórias (neutrófilos, macrófagos e fibroblastos que participarão da fase de proliferação)[6,7]
- Proliferação: dura algumas semanas e se caracteriza pela formação de tecido de granulação. Os fibroblastos recrutados sintetizam a matriz extracelular, que torna possível a cicatrização e dá suporte à neovascularização. Miofibroblastos auxiliam na contração da ferida. Nessa fase, ocorrem os processos de angiogênese, fibroplasia e epitelização[6,7]
- Maturação: pode durar até 1 ano. Nessa fase, a inflamação vai gradualmente diminuindo, a angiogênese desaparece e a fibroplasia cessa. Com 3 a 5 semanas, existe um equilíbrio entre síntese e degradação de colágeno e, então, uma substituição gradual de colágeno tipo III (imaturo) por colágeno tipo I.[6,7]

Mecanismo de ação

Diminuição do ciclo celular de fibroblastos

Uma das principais razões da formação de cicatrizes hipertróficas é a tensão sob a ferida cirúrgica, que causa um aumento da fase inflamatória, com mais secreção de citocinas e fatores de crescimento, recrutando um maior número de fibroblastos. Estes, por sua vez, sintetizarão a matriz extracelular. Quanto maior o número de fibroblastos, maior a deposição de colágeno e, portanto, mais hipertrófica a cicatriz.[8]

Pela redução da tensão na ferida cirúrgica, os fibroblastos proliferam mais lentamente e sintetizam menos matriz extracelular, incluindo colágeno. Então, secretam ainda menos mediadores, que, por sua vez, inibem ainda mais a própria ação dos demais fibroblastos, acentuando a redução da síntese da matriz extracelular.[9] Além da ação sobre a tensão, a toxina botulínica age causando apoptose e inibindo a proliferação dos fibroblastos.[9,10] Dessa forma, existe uma redução do ciclo celular de fibroblastos e, portanto, menor síntese de matriz extracelular com menor deposição de colágeno na cicatriz.

Redução de TGF-β1 e CTGF

O fator de crescimento transformador β (TGF-β) é uma citocina secretada pela maioria das células envolvidas no processo de cicatrização: neutrófilos, linfócitos, macrófagos, queratinócitos e fibroblastos. Ele estimula a síntese de matriz extracelular e previne sua degradação. Existem três genes homólogos do TGF-β: β1, β2 e β3. O primeiro é secretado por plaquetas e macrófagos; e, desses genes, é o mais importante no que diz respeito à formação de cicatrizes hipertróficas.[8] O TGF-β1 regula o crescimento celular, a diferenciação, a adesão e a apoptose; o mecanismo molecular dessa ação ocorre pelo estímulo da transcrição do gene. Estudos *in vitro* demonstram que a toxina botulínica consegue diminuir a expressão da proteína e do TGF-β1, melhorando a cicatrização e diminuindo a deposição de colágeno.[11]

O TGF-β estimula também a produção de fator de crescimento de tecido conjuntivo (CTGF), um mediador subsequente ao TGF-β1, que age de maneira independente na cicatrização, tornando-se um fator importante na promoção de cicatrizes hipertróficas e estimulando a deposição excessiva de colágeno.[11] Estudos demonstram aumento de CTGF em fibroblastos oriundos de cicatrizes hipertróficas.[12] A toxina botulínica é capaz de diminuir a expressão de CTGF e a proliferação de fibroblastos.[11]

Redução de miosina II e actina de músculo liso α

A miosina II e a actina de músculo liso α (α-SMA) compreendem os principais componentes das estruturas contráteis dos fibroblastos, constrição que é um fator importante na contração da ferida cirúrgica, o que causa tensão local. Estudos *in vitro* demonstram que a toxina botulínica pode diminuir a expressão de α-SMA e miosina II, reduzindo a capacidade contrátil dos fibroblastos.[13]

A maior parte da ação da toxina botulínica se relaciona com a fase inflamatória da cicatrização. Com a redução dessa etapa, diminui-se a fase proliferativa, e a toxina consegue reduzir o ciclo celular dos fibroblastos, diminuindo a deposição de colágeno e melhorando a cicatrização.

Lee *et al.*, em um estudo *in vivo* em ratos, demonstraram que o uso de toxina botulínica se relaciona com menores infiltração inflamatória do tecido cicatricial, quantidade de fibroblastos, expressão de TGF-β1 e quantidade de colágeno na cicatriz final. O estudo demonstrou, ainda, que até mesmo defeitos cirúrgicos com o mesmo tamanho apresentavam, durante o processo de cicatrização, dimensões diferentes, sendo as feridas tratadas com toxina botulínica maiores, pela ausência da contração cicatricial. No fim do processo, contudo, as cicatrizes mostravam tamanho semelhante e melhor aspecto estético nas cicatrizes tratadas com toxina.[14]

Uso terapêutico

Pode-se dividir a ação da toxina botulínica em dois tipos de abordagens: preventiva e terapêutica. Na primeira, é utilizada após cirurgias, eletivas ou não, na tentativa de prevenir o aparecimento de cicatrizes hipertróficas ou queloides. Na segunda, já existe uma cicatriz (inestética, hipertrófica ou queloide).

Prevenção

O uso da toxina botulínica preventivamente é bastante respaldado pela literatura, mesmo que alguns autores questionem sua eficácia.[1,15] Existem tantos estudos em modelos animais quanto randomizados em seres humanos.

Liu *et al.* compararam o uso de toxina botulínica e triancinolona na prevenção de cicatrizes hipertróficas em modelo animal. Feridas cirúrgicas usando um *punch* 7 mm foram realizadas nas orelhas de 18 coelhos (36 orelhas): 12 delas foram tratadas com toxina botulínica, 12 com acetato de triancinolona e outras 12 com solução salina como controle. A toxina botulínica teve eficácia semelhante à da triancinolona, sendo superior ao controle com solução salina.[16]

Um estudo randomizado em seres humanos avaliou 24 pacientes com lesões faciais, suturados no serviço de emergência. Os pacientes eram randomizados para receber ou não toxina botulínica no terceiro dia pós-operatório. Aqueles tratados com o fármaco evoluíram com cicatrizes melhores.[17]

Um dos estudos mais interessantes sobre essa abordagem preventiva é o de Kim *et al.*, prospectivo, duplo-cego, randomizado e controlado. Foram tratados 15 pacientes no pós-operatório de tireoidectomia. As cicatrizes eram divididas em duas metades e cada parte era randomizada para receber toxina botulínica intracicatricial ou soro fisiológico. Os pacientes eram avaliados em 15, 30, 90 e 180 dias. As metades das cicatrizes tratadas com toxina botulínica tiveram um resultado muito superior ao controle na prevenção de cicatrizes inestéticas.[18]

Em outro estudo interessante, 26 pacientes que seriam submetidos à reconstrução por retalho frontal foram tratados com toxina botulínica. Os pacientes eram randomizados para receber a medicação na porção superior ou inferior da fronte, com tratamento para bloqueio da ação muscular 10 dias antes da cirurgia. A metade tratada com toxina botulínica evoluiu com uma cicatriz de melhor aparência que a metade tratada com solução salina.[19]

Existem também alguns estudos do uso de toxina botulínica para prevenir cicatrizes inestéticas na correção de lábio leporino. Como, nesses casos, a cicatriz geralmente é perpendicular às linhas de tensão da pele, isso acarreta uma cicatriz mais inestética. O bloqueio muscular do músculo orbicular dos lábios ajuda a reduzir a tensão, o que melhora o aspecto das cicatrizes.[20]

Em relação ao uso preventivo da toxina botulínica, uma metanálise concluiu que o tratamento é seguro e efetivo, provocando cicatrizes superiores esteticamente ao não tratamento.[21] De maneira resumida, o uso preventivo de toxina botulínica é seguro e eficaz, antes, imediatamente depois ou poucos dias após o evento cirúrgico. Além da quimioimobilização, um dos principais efeitos consiste em reduzir a fase inflamatória da cicatrização (Figura 98.1), o que fará com que

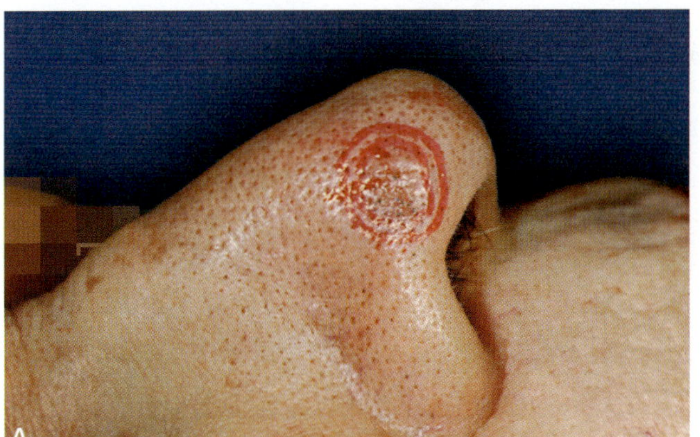

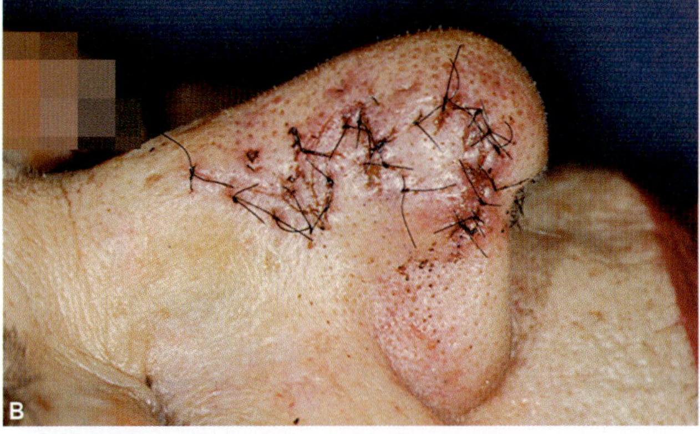

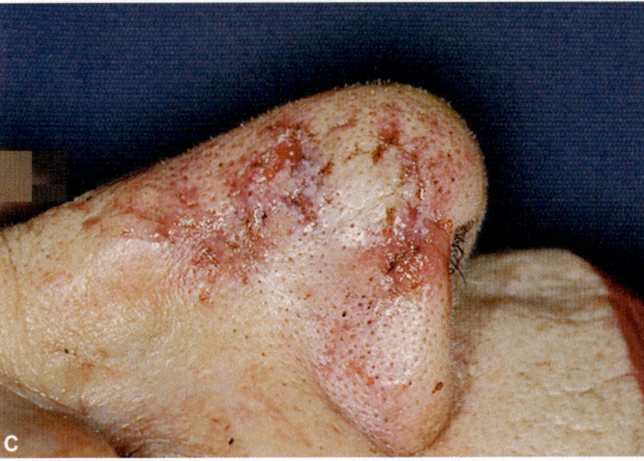

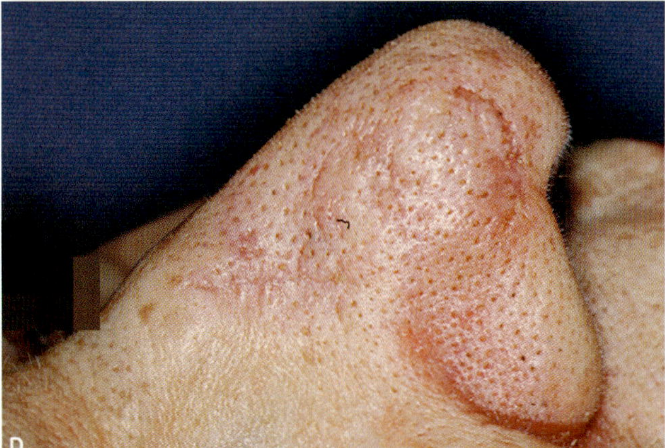

Figura 98.1 A. Paciente apresentando carcinoma basocelular em parede lateral nasal. **B.** Cicatriz cirúrgica no quinto dia pós-operatório, e data de aplicação da toxina botulínica. **C.** Cicatriz cirúrgica no 7º dia pós-operatório, data da retirada dos pontos. **D.** Cicatriz cirúrgica no 14º dia pós-operatório, mostrando a importante diminuição da resposta inflamatória.

a fase proliferativa conte com menor síntese de matriz extracelular e menor deposição de colágeno, o que acarreta cicatrizes com melhor aparência estética (Figura 98.2).

Tratamento de cicatrizes hipertróficas e queloides

Cicatrizes hipertróficas e queloides são desafios terapêuticos. Os bons resultados na prevenção de cicatrizes e a melhor compreensão do mecanismo de ação dos efeitos da toxina botulínica nessas condições levaram a uma série de estudos sobre o uso terapêutico desse fármaco em cicatrizes inestéticas e queloides.

Xiao *et al.*, em um estudo prospectivo não controlado, trataram 19 pacientes com cicatrizes hipertróficas ou queloides com 2,5 UI de toxina botulínica por centímetro cúbico. Houve importante melhora das cicatrizes, tanto na avaliação dos pacientes quanto na dos médicos. Porém, o interessante desse estudo foi a importante melhora nos sintomas dos pacientes, que relataram redução da sensação de coceira e queimação.[22] Recentemente, a toxina botulínica no manejo da dor neuropática também vem sendo estudada, sendo empregada no tratamento de neuralgia pós-herpética, neuralgia de trigêmeo e neuropatia diabética dolorosa.[23]

Outro estudo prospectivo, controlado e randomizado comparou a ação de toxina botulínica 5 UI/cm^3, repetida a cada 8 semanas (três sessões) e triancinolona 10 mg/mℓ a cada 4 semanas (seis sessões). Os resultados foram semelhantes nos dois grupos, com melhora em ambos, sem diferença significativa. Contudo, outra vez, houve importante melhora dos sintomas de queimação e coceira no grupo tratado com toxina botulínica, reforçando essa característica positiva do tratamento. Outro aspecto interessante consistiu no fato de que os pacientes toleraram melhor o uso de toxina botulínica em comparação à triancinolona.[24]

Além de usar toxina botulínica isoladamente, existe a possibilidade de associação. Chen *et al.* avaliaram o uso de toxina botulínica e triancinolona isoladamente e, também, associadas. As duas medicações isoladas foram eficazes no tratamento de cicatrizes hipertróficas em modelo animal; contudo, a combinação das duas medicações apresentou um resultado superior ao monoterapia.[25] Existe, ainda, uma publicação com dois relatos de associação de toxina botulínica com 595 mn *pulsed dye laser* no tratamento de cicatrizes inestéticas do mento, com bons resultados.[26] O tratamento das cicatrizes hipertróficas e dos queloides é extremamente desafiador – o uso da toxina botulínica, nesses casos, ainda carece de mais estudos, mas muito provavelmente tratamentos combinados sejam mais efetivos que a monoterapia.

Contudo, nem todos os estudos apresentam resultados positivos. Gauglitz *et al.* não conseguiram reproduzir os efeitos positivos da toxina botulínica no tratamento de queloides. Quatro pacientes com queloides resistentes a terapêuticas prévias foram tratados a cada 2 meses com infiltrações intralesionais de toxina por 6 meses. Não houve resposta terapêutica.[27]

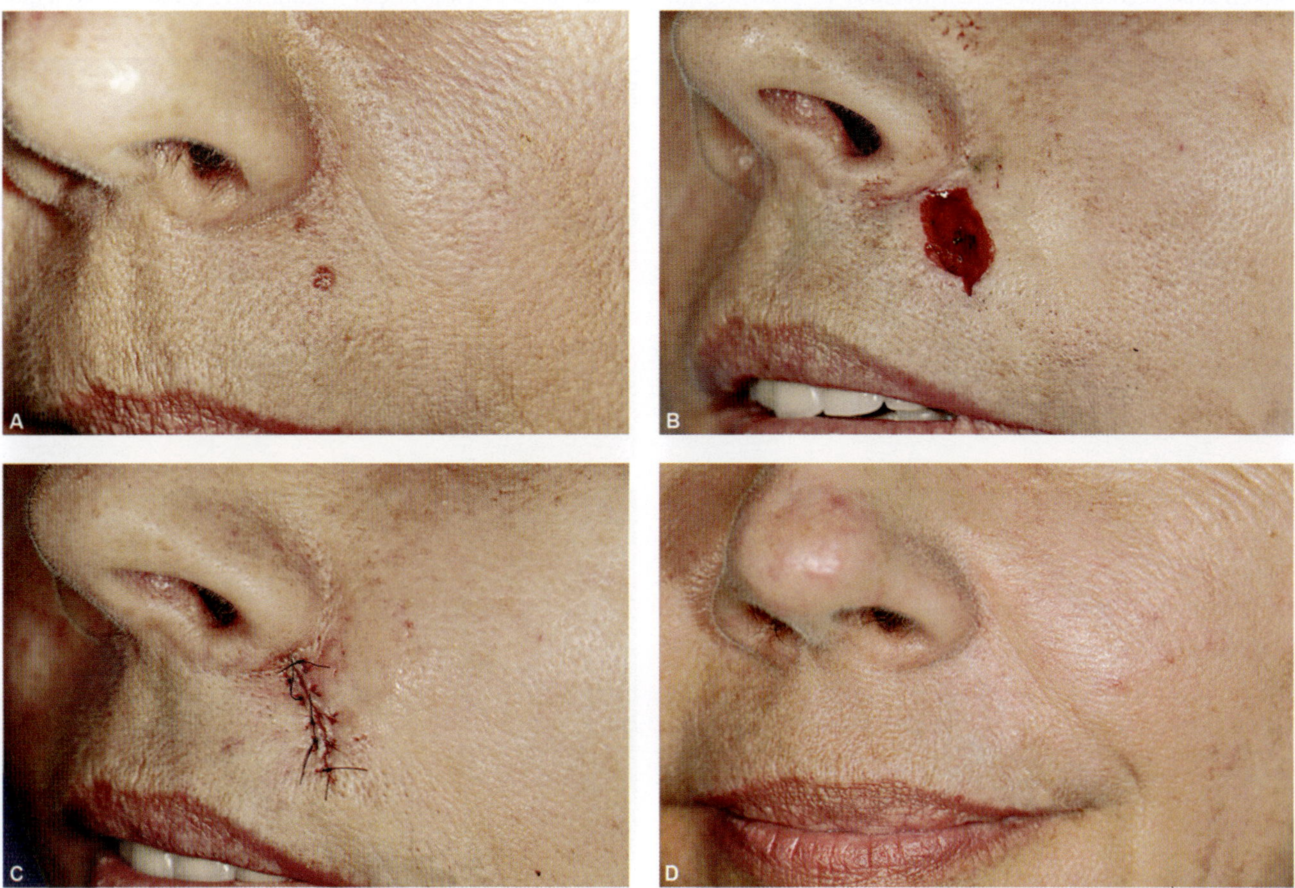

Figura 98.2 A. Paciente apresentando dois carcinomas basocelulares pequenos, muito próximos um do outro, em lábio superior esquerdo. **B.** Ferida cirúrgica após segunda fase de cirurgia de Mohs. **C.** Cicatriz no terceiro dia pós-operatório, e data de aplicação da toxina botulínica. **D.** Resultado após 6 meses, mostrando excelente cicatrização.

Aplicação

Momento

Nos primeiros trabalhos, entendia-se que a toxina deveria ser aplicada antes de um procedimento cirúrgico eletivo, realizando-se o bloqueio completo da musculatura adjacente.[19] Essa abordagem tem sido cada vez menos usada. Atualmente, duas outras são mais comuns: toxina realizada no ato cirúrgico ou toxina poucos dias após o ato cirúrgico.

A principal ação da toxina botulínica se dá na fase inflamatória da cicatrização, que dura de 3 a 5 dias. Portanto, o momento ideal de aplicação seria entre o 2º e o 5º dia de pós-operatório. Alguns autores fazem a aplicação durante a cirurgia ou imediatamente no fim dela[7], mas essa abordagem está sujeita a críticas e questionamentos. No intraoperatório ou no pós-operatório imediato, existem normalmente mais sangramento e edema, que poderiam prejudicar o efeito da toxina, além de possibilidade de sua migração. A maioria dos autores indica a aplicação entre o 2º e o 5º dia.

É importante não demorar muito para proceder com a aplicação. Um trabalho comparando 5-fluoruracila 5 mg, triancinolona 4 mg e toxina botulínica 2 UI, além de controle com soro fisiológico aplicado no 30º dia de pós-operatório, mostrou eficácia só dos dois primeiros; a toxina botulínica não apresentou resultado. Uma possível explicação para essa falha terapêutica consiste no momento da aplicação, feita no 30º dia, quando toda fase inflamatória já havia terminado. Como os principais efeitos da toxina botulínica são anti-inflamatórios, a aplicação tardia tem menos eficácia na prevenção de cicatrizes inestéticas.[28]

Técnica

No começo do uso de toxina botulínica para prevenção de cicatrizes, o objetivo era a quimioimobilização e a paralisia de toda a musculatura ao redor da cicatriz. Nesse contexto, a técnica de aplicação se assemelhava à técnica tradicional do uso desse fármaco em estética.[19] A única mudança seria a dose; em vez de uma atenuação da musculatura, o objetivo agora era a paralisia. Atualmente, com um maior conhecimento sobre o mecanismo de ação da toxina botulínica, não é necessário buscar a paralisia. Contudo, em cicatrizes localizadas em regiões que possibilitem o tratamento da musculatura adjacente, ainda é benéfico reduzir a força muscular, diminuindo, assim, a tensão sobre a cicatriz. Dessa forma, cicatrizes localizadas em fronte ou perioculares se beneficiam de uma aplicação de toxina na musculatura, usando a mesma técnica da aplicação cosmética.

Outra forma de aplicação é a intracicatricial, na dose de 2 UI por centímetro linear de cicatriz (Figura 98.3), dose recomendada na prevenção de cicatrizes inestéticas ou hipertróficas.

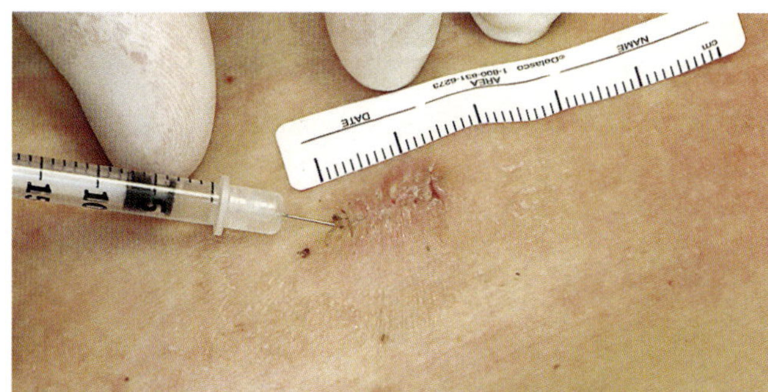

Figura 98.3 Aplicação intracicatricial, 2 UI de toxina por centímetro linear de cicatriz.

Essa forma de aplicação pode ser usada em qualquer cicatriz e, mesmo que se tenha aplicado a toxina na musculatura adjacente, ainda se deve fazer a aplicação intracicatricial.

Por fim, se, em vez de prevenção, o objetivo for o tratamento de uma lesão, seja cicatriz hipertrófica, seja queloide, entende-se que essa lesão já não é mais linear e plana, pois tem volume. Nesse caso, a dose indicada nos estudos varia de 2,5 a 5 UI/cm^3, também aplicada de forma intralesional.[23,24]

CONSIDERAÇÕES FINAIS

A toxina botulínica compreende um tratamento seguro e com poucos efeitos colaterais. O custo da aplicação para tratamento de cicatrizes também não é um impeditivo. Pela grande experiência com o uso de toxina nos tratamentos estéticos, é fácil incorporar essa nova terapêutica na prevenção e no tratamento de cicatrizes.

Em relação ao uso da toxina botulínica no tratamento de cicatrizes hipertróficas e queloides, ainda existe a necessidade de mais estudos para maior comprovação da ação terapêutica, assim como da dose adequada. Contudo existe um aspecto que deve ser salientado – a melhora sintomática. Existem vários relatos que demonstram esse efeito terapêutico sobre os sintomas de queimação, coceira e dor; este talvez venha a ser um grande diferencial do uso de toxina botulínica em queloides.

O uso preventivo da toxina foi bastante estudado, havendo evidência científica a respeito do mecanismo de sua ação na melhora da cicatrização, assim como bastante evidência de sua eficácia, tanto em estudos *in vitro* e *in vivo* quanto naqueles duplos-cegos randomizados. Desse modo, seu uso na prevenção de cicatrizes inestéticas deveria fazer parte do arsenal terapêutico de qualquer médico.

REFERÊNCIAS BIBLIOGRÁFICAS

1. Prodromidou A, Frountzas M, Vlachos DE, Vlachos GD, Bakoyiannis I, Perrea D et al. Botulinum toxin for the prevention and healing of wound scars: a systematic review of the literature. Plast Surg (Oakv). 2015;23(4):260-4.
2. Gassner HG, Brissett AE, Otley CC, Boahene DK, Boggust AJ, Weaver AL et al. Botulinum toxin to improve facial wound healing: a prospective, blinded, placebo-controlled study. Mayo Clin Proc. 2006;81(8):1023-8.
3. Choi JC, Lucarelli MJ, Shore JW. Use of botulinum A toxin in patients at risk of wound complications following eyelid reconstruction. Ophthalmic Plast Reconstr Surg. 1997;13(4):259-64.
4. Holger G, Gassner HG, Sherris DA. Treatment of facial wounds with botulinum toxin A improves cosmetic outcome in primates. Plast Reconstr Surg. 2000;105:1948-53.
5. Gassner HG, Sherris DA, Friedman O. Botulinum toxin-induced immobilization of lower facial wounds. Arch Facial Plast Surg. 2009;11(2):140-2.
6. Schlessinger J, Gilbert E, Cohen JL, Kaufman J. New uses of bobotulinumtoxin A in aesthetics. Aesthet Surg J. 2017;37(Suppl 1):S45-58.
7. Jablonka EM, Sherris DA, Gassner HG. Botulinum toxin to minimize facial scarring. Facial Plast Surg. 2012;28(5):525-35.
8. Kerwin LY, El Tal AK, Stiff MA, Fakhouri TM. Scar prevention and remodeling: a review of the medical, surgical, topical and light treatment approaches. Int J Dermatol. 2014;53(8):922-36.
9. Xiao Z, Qu G. Effects of botulinum toxin type a on collagen deposition in hypertrophic scars. Molecules. 2012;17(2):2169-77.
10. Xiao Z, Zhang M, Liu Y, Ren L. Botulinum toxin type a inhibits connective tissue growth factor expression in fibroblasts derived from hypertrophic scar. Aesthetic Plast Surg. 2011;35(5):802-7.
11. Xiao Z, Zhang F, Lin W, Zhang M, Liu Y. Effect of botulinum toxin type A on transforming growth factor beta1 in fibroblasts derived from hypertrophic scar: a preliminary report. Aesthetic Plast Surg. 2010;34(4):424-7.

12. Colwell AS, Phan TT, Kong W, Longaker MT, Lorenz PH. Hypertrophic scar fibroblasts have increased connective tissue growth factor expression after transforming growth factor-beta stimulation. Plast Reconstr Surg. 2005;116:1387-90.
13. Chen M, Yan T, Ma K, Lai L, Liu C, Liang L et al. Botulinum toxin type A inhibits α-smooth muscle actin and myosin II expression in fibroblasts derived from scar contracture. Ann Plast Surg. 2016;77(3):e46-9.
14. Lee BJ, Jeong JH, Wang SG, Lee JC, Goh EK, Kim HW. Effect of botulinum toxin type a on a rat surgical wound model. Clin Exp Otorhinolaryngol. 2009;2(1):20-7.
15. Freshwater MF. Botulinum toxin for scars: can it work, does it work, is it worth it? J Plast Reconstr Aesthet Surg. 2013;66(3):e92-3.
16. Liu DQ, Li XJ, Weng XJ. Effect of BTXA on inhibiting hypertrophic scar formation in a rabbit ear model. Aesthetic Plast Surg. 2017;41(3):721-8.
17. Ziade M, Domergue S, Batifol D, Jreige R, Sebbane M, Goudot P et al. Use of botulinum toxin type A to improve treatment of facial wounds: a prospective randomised study. J Plast Reconstr Aesthet Surg. 2013;66(2):209-14.
18. Kim YS, Lee HJ, Cho SH. Early postoperative treatment of thyroidectomy scars using botulinum toxin: a split-scar, double-blind randomized controlled trial. Wound Repair Regen. 2014;22:605-12.
19. Zelken J, Yang SY, Chang CS, Chang CJ, Yang JY, Chuang SS et al. Donor site aesthetic enhancement with preoperative botulinum toxin in forehead flap nasal reconstruction. Ann Plast Surg. 2016;77(5):535-8.
20. Chang CS, Wallace CG, Hsiao YC, Chang CJ, Chen PK. Botulinum toxin to improve results in cleft lip repair. Plast Reconstr Surg. 2014;134(3):511-6.
21. Zhang DZ, Liu XY, Xiao WL, Xu YX. Botulinum toxin type A and the prevention of hypertrophic scars on the maxillofacial area and neck: a meta-analysis of randomized controlled trials. PLoS One. 2016;11(3):e0151627.
22. Xiao Z, Zhang F, Cui Z. Treatment of hypertrophic scars with intralesional botulinum toxin type A injections: a preliminary report. Aesthetic Plast Surg. 2009;33(3):409-12.
23. Mittal SO, Safarpour D, Jabbari B. Botulinum toxin treatment of neuropathic pain. Semin Neurol. 2016;36(1):73-83.
24. Shaarawy E, Hegazy RA, Abdel Hay RM. Intralesional botulinum toxin type A equally effective and better tolerated than intralesional steroid in the treatment of keloids: a randomized controlled trial. J Cosmet Dermatol. 2015;14(2):161-6.
25. Chen HC, Yen CI, Yang SY, Chang CJ, Yang JY, Chang SY et al. Comparison of steroid and botulinum toxin type a monotherapy with combination therapy for treating human hypertrophic scars in an animal model. Plast Reconstr Surg. 2017;140(1):43e-9e.
26. Lee SJ, Jeong SY, No YA. Combined treatment with botulinum toxin and 595-nm pulsed dye laser for traumatic scarring. Ann Dermatol. 2015;27(6):756-8.
27. Gauglitz GG, Bureik D, Dombrowski Y, Pavicic T, Ruzicka T, Schauber J et al. Botulinum toxin A for the treatment of keloids. Skin Pharmacol Physiol. 2012;25(6):313-8.
28. Çalıskan E1, Gamsızkan M, Açıkgöz G, Durmuş M, Toklu S, Doğrul A et al. Intralesional treatments for hypertrophic scars: comparison among corticosteroid, 5-fluorouracil and botulinum toxin in rabbit ear hypertrophic scar model. Eur Rev Med Pharmacol Sci. 2016;20(8):1603-8.

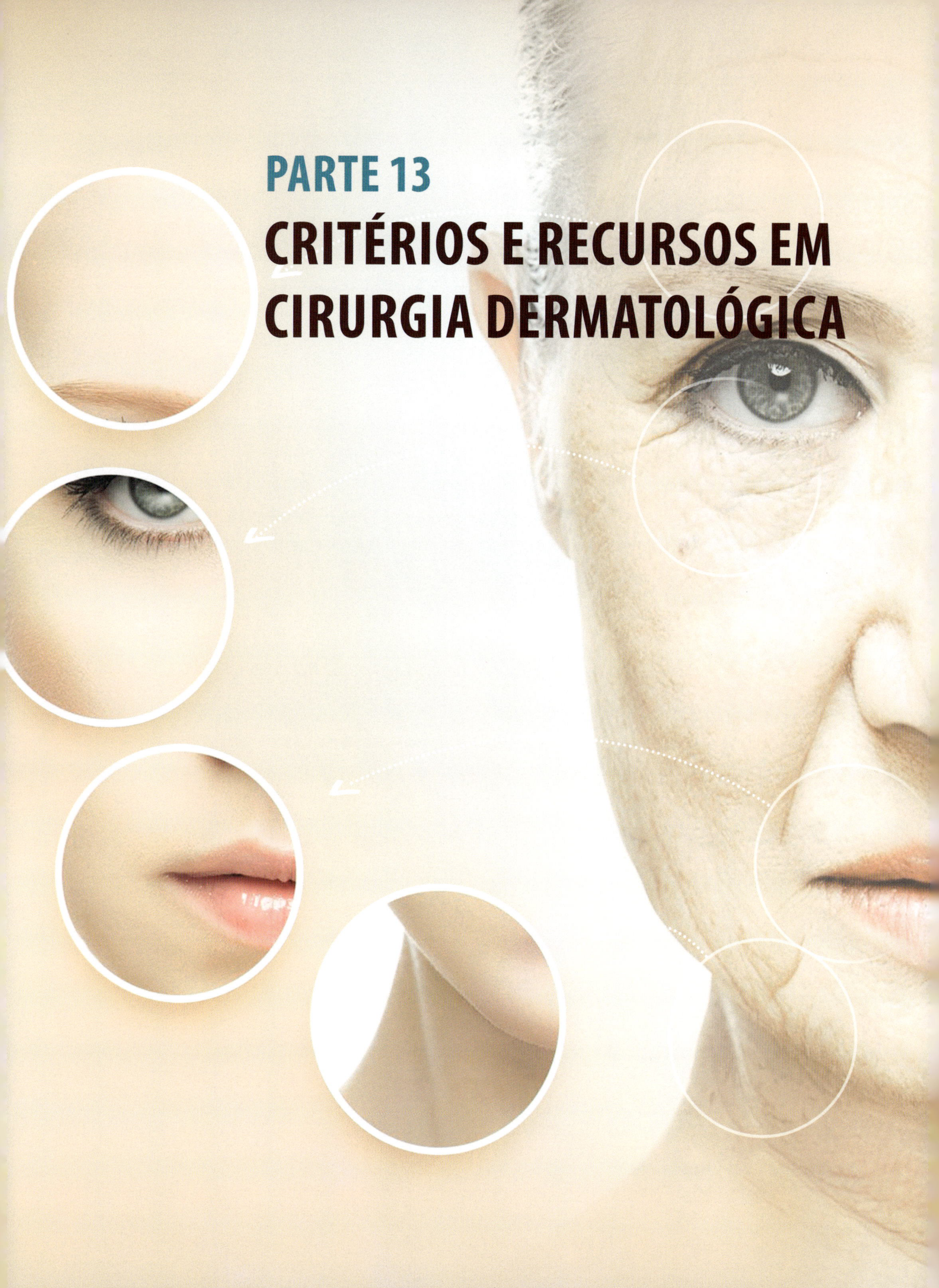

PARTE 13
CRITÉRIOS E RECURSOS EM CIRURGIA DERMATOLÓGICA

99

Montagem da Sala de Procedimentos

Érica de Oliveira Monteiro

INTRODUÇÃO

O consultório do dermatologista apresenta aspectos comuns à prática médica geral e outras características particulares à especialidade, principalmente ligadas à cirurgia dermatológica. Por isso, é mandatório conhecer os itens importantes para a montagem de uma sala cirúrgica de pequenos procedimentos, bem como saber que o seu projeto se assemelha ao de um grande centro cirúrgico, com os mesmos elementos, mas distribuídos em espaços menores.

NORMAS E REGULAMENTAÇÕES

Vários desafios aparecem na montagem de uma sala de procedimentos dermatológicos, já que há muitas normas, regulamentações e requisitos. São constantes mudanças e atualizações nas exigências, que podem despender energia física, psíquica e de dinheiro para manter o consultório e a sala de procedimentos de acordo com a legislação vigente. Lembrar que os órgãos fiscalizadores aplicam o princípio do conhecimento da lei e que todas as resoluções editadas pelas agências reguladoras, quase diariamente, devem ser conhecidas e cumpridas integralmente pelos dermatologistas, não cabendo alegar desconhecimento. O primeiro passo refere-se a estar ciente de todas as etapas para regularizar o local de trabalho.

Muitos procedimentos dermatológicos podem ser realizados ambulatoriamente (no consultório) de maneira eletiva, durante o atendimento à demanda espontânea, considerando sempre a capacidade técnica dos profissionais e a disponibilidade de materiais, insumos e medicamentos para sua adequada realização.

Questões burocráticas

O complexo de normas regulamentadoras vigentes é composto por determinações de autoridades de diversas esferas – federal, estadual e municipal –, todas devendo ser devidamente cumpridas, pois, do contrário, o dermatologista estará sujeito a sanções, como advertência, aplicação de multas, interdição do estabelecimento e outras.

Recomenda-se seguir pelo menos quatro etapas iniciais (Quadro 99.1):

- Obtenção da licença da vigilância sanitária
- Obtenção do Cadastro Nacional de Estabelecimento de Saúde (CNES)
- Obtenção do alvará da prefeitura
- Certificado do departamento de limpeza urbana do município.

Exigências

A resolução do Conselho Federal de Medicina (CFM), que disciplina os departamentos de Fiscalização nos Conselhos Regionais de Medicina (CRM), estabelece critérios para a autorização de funcionamento dos serviços médicos. Recentemente, passou por modificações, aprovadas em plenário do CFM no dia 18 de setembro de 2017. A Resolução n. 2.153/2013 traz, também, algumas mudanças no conteúdo do Manual de Vistoria e Fiscalização da Medicina, no Brasil, ampliando o aperfeiçoamento fiscalizatório.

Conforme a classificação da Associação Médica Brasileira (AMB), os procedimentos se caracterizam em pequeno (A), médio (B) e grande porte (C), de acordo com a probabilidade (pequena, média e grande, respectivamente) de perda de fluidos e sangue.

Muitos procedimentos dermatológicos realizados na rotina do médico dermatologista são de pequeno porte (A), baixo risco e elevada segurança para o paciente durante a execução ambulatorial (p. ex., crioterapia/criocirurgia para tratar lesões pré-cancerosas e causadas pelo papilomavírus humano (HPV), como as verrugas vulgares, ou a aplicação da toxina botulínica tipo A).

Na recente classificação dos locais de atendimento médico, o consultório de dermatologia passa a se enquadrar no Grupo 2, consultórios ou serviços onde se executam procedimentos sem anestesia local e sedação (p. ex., *peelings*, toxina botulínica, preenchimento sem anestésico local, crioterapia/criocirurgia, cauterização química/quimiocirurgia, tratamentos de cicatrizes de acne e rosácea, *lasers*, luz intensa pulsada, radiofrequência e ultrassom). Anteriormente, a dermatologia integrava apenas o Grupo 1 (consultas simples e medicina básica sem procedimentos) ou o Grupo 3 (com as exigências de equipamentos e medicamentos para intercorrências).

Outra mudança ocorrida referiu-se a uma pequena redução da lista de exigências dos equipamentos e dos medicamentos mínimos para o atendimento de intercorrências obrigatórios a todos os consultórios ou serviços do Grupo 3, que realizam anestesia local sem sedação (Tabela 99.1).

ESTRUTURA FÍSICA

O projeto deve seguir as normas locais de metragem mínima para cada nível (1, 2 ou 3). Para isso, é preciso discutir o projeto com engenheiro ou arquiteto especializado.

Escolha do local

Para começar, a estrutura física deve consistir em uma sala de espera, com recepção, salas de atendimento, banheiros e, em

Quadro 99.1 Sumário das licenças e cadastros das quatro principais etapas para regularização e manutenção do padrão de qualidade nos estabelecimentos de saúde no Brasil.

Obtenção da Licença da Vigilância Sanitária
Exige o preenchimento de formulários específicos e o envio de certos documentos. Vale ressaltar que o cadastramento deve ser requerido antes do início das atividades da empresa. Essa licença é fundamental para o consultório funcionar. Esse documento comprova que o estabelecimento de saúde foi inspecionado pela Vigilância Sanitária Municipal e que atende à legislação sanitária vigente. A análise do estabelecimento envolve aspectos como estrutura física, fluxos, procedimentos, responsabilidade técnica, recursos humanos e condições higiênicas, em geral. A licença será publicada no Diário Municipal É importante a correta inscrição na Classificação Nacional de Atividade Econômica (CNAE), cadastrada no CNPJ da clínica ou do consultório. O CNAE informa quais atividades serão desenvolvidas no seu estabelecimento. Consultoria especializada na área sanitária pode ser contratada para ajudar no enquadramento correto do CNAE, realizar trâmites, acompanhar o processo e a publicação no Diário Municipal, evitando, muitas vezes, que o processo seja indeferido
Obtenção do Cadastro Nacional de Estabelecimento de Saúde
Instituído pelo Ministério da Saúde, objetiva a construção de banco de dados com todos os estabelecimentos que prestem assistência à saúde, públicos e privados, no território nacional. A solicitação de inscrição no Cadastro Nacional de Estabelecimento de Saúde (CNES) só é possível após ter em mãos o protocolo da Vigilância Sanitária O CNES é obrigatório para fazer credenciamento em convênios e para que os pacientes possam, quando necessário, receber o devido reembolso. É importante ressaltar que toda alteração dos dados do estabelecimento precisa ser informada. Qualquer modificação no cadastro do consultório necessita do envio de um novo arquivo do CNES simplificado, retificando e atualizando o cadastro
Obtenção do Alvará da Prefeitura
Objetiva regularizar o estabelecimento perante a Prefeitura. Antes de alugar ou comprar o imóvel do consultório/clínica, é preciso consultar, previamente, um engenheiro civil ou arquiteto para verificar se o estabelecimento será regular. Dependendo do tamanho do consultório, a licença pode ser emitida pela internet e o processo é bem simples. Porém, em condomínios, o edifício tem área maior, necessitando que um engenheiro ou um arquiteto assine pela responsabilidade técnica do lugar. Para esses casos, a Prefeitura exige plantas do local, certificado de conclusão e preenchimento de alguns formulários específicos. Há muitos casos em que o condomínio não dispõe das plantas do edifício, entre outros documentos exigidos, e o trâmite para regularização pode levar anos Um consultório pode ser regularizado como pessoa física ou jurídica. A diferença entre os dois processos são os documentos solicitados. No primeiro caso, são necessários documentos pessoais; já no segundo, a carteira de classe, o CNPJ da empresa e o comprovante de pagamento do carnê do IPTU. A Licença de Funcionamento da Prefeitura precisa ser renovada anualmente e o requerimento deve ser feito no prazo mínimo de 60 dias antes do vencimento
Certificado do departamento de limpeza urbana do município
Como serão gerados resíduos, é necessária obtenção de certificado específico para a coleta dos materiais descartados. Em decorrência das atividades cotidianas do estabelecimento de saúde, são gerados lixos específicos, que não podem se misturar aos resíduos residenciais, principalmente pelo risco de contaminação com resíduos biológicos, químicos e/ou perfurocortantes. Após a emissão do certificado do órgão responsável, a Prefeitura se encarregará de coletar os resíduos, que serão transportados para o destino e tratamento adequados

Tabela 99.1 Serviços médicos que devem ser encontrados nos consultórios de dermatologia dos Grupos 1, 2 e 3, de acordo com a complexidade.

Consultório de dermatologia	Serviços médicos
Grupo 1	Medicina básica sem procedimentos
Grupo 2	Consultórios ou serviços onde se executam procedimentos sem anestesia local e sedação, como *peelings*, toxina botulínica, preenchimento, crioterapia/criocirurgia, cauterização química/quimiocirurgia, tratamentos de cicatrizes de acne e rosácea, *lasers*, luz intensa pulsada, radiofrequência e ultrassom. Para esse grupo, não são necessários equipamentos e medicamentos mínimos para atendimento de intercorrências
Grupo 3	Consultórios ou serviços que lidam com procedimentos invasivos com riscos de anafilaxia, insuficiência respiratória e cardiovascular. Esse grupo divide-se em dois tipos: • Consultórios que realizam anestesia local sem sedação • Consultórios que realizam procedimentos com sedação leve ou moderada Nesses consultórios, são obrigatórios equipamentos e medicamentos mínimos para o atendimento de intercorrências*

* Os equipamentos e medicamentos mínimos obrigatórios para consultórios ou serviços do Grupo 3 que realizam anestesia local sem sedação, dessensibilização e provocação com antígenos são: cânulas orofaríngeas (Guedel), desfibrilador externo automático, fonte (fixa ou cilindro) de oxigênio com máscara aplicadora e umidificador, oxímetro de pulso, ventilador manual do tipo balão autoinflável com reservatório e máscara, seringas, agulhas e equipo para aplicação por via intravenosa, escalpe *butterfly* e *intracath* (com todo o material para a introdução), equipamentos de proteção individual para atendimento das intercorrências (luvas, máscaras e óculos), gaze, algodão, ataduras de crepe, caixa rígida coletora para material perfurocortante e medicamentos para atendimento de parada cardiorrespiratória e anafilaxia (epinefrina, água destilada, dexametasona, diazepam, dipirona, glicose, hidrocortisona, prometazina e solução fisiológica).

alguns casos, salas de exames. Caso se encontre um imóvel um pouco maior, pode-se criar uma copa, uma sala para administração e um pequeno depósito, deixando o ambiente ainda mais organizado e dinâmico.

Quanto ao estabelecimento

Os estabelecimentos assistenciais de saúde devem ser cadastrados na Vigilância Sanitária. O cadastramento é previsto em lei, obrigatório e deve ser renovado anualmente.

O *layout* compreende o produto do estudo do arranjo físico. Assemelha-se a uma planta baixa, e representa o projeto da área de trabalho, ou seja, o planejamento do espaço físico a ser ocupado.

Representa a melhor disposição possível das máquinas e dos equipamentos, das mesas e dos móveis, e de todos os recursos materiais ao longo do processo de produção. Por isso, geralmente, é ditado pelo fluxo do trabalho (procedimentos/cirurgias), que determinará qual o melhor arranjo dos objetos e do elemento humano ao seu redor.

Para preparar um bom *layout*, deve-se levar em consideração alguns fatores, como iluminação, ventilação, piso apropriado, cor de paredes e móveis, além de aproveitar, ao máximo, o espaço disponível; por isso, recomenda-se a contratação de um arquiteto ou engenheiro para elaborar o projeto.

Requisitos gerais

- Manter o ambiente organizado e higienizado
- Manter a circulação livre em todas as áreas do estabelecimento
- Realizar a manutenção preventiva e periódica dos equipamentos, conforme protocolo dos fabricantes
- Manter organizada e fácil de acessar a documentação que comprove a realização das manutenções mencionadas anteriormente
- Realizar calibração periódica por empresa credenciada pela Rede Brasileira de Calibração (RBC).

Não é permitido utilizar qualquer espaço, salas, *hall*, escadas ou áreas de circulações horizontais e verticais como depósito de materiais ou equipamentos em desuso.

Especificações arquitetônicas

Cada estabelecimento deverá ter ambientes com dimensões físicas compatíveis com o uso proposto e, adicionalmente, apresentar as seguintes características de acordo com a Resolução Anvisa RDC n. 50/2002:

- Acesso livre para retirada de pacientes em situações emergenciais
- Piso liso, impermeável, lavável e resistente a saneantes
- Paredes revestidas de material liso, resistente, impermeável e lavável
- Nas salas em que serão realizados procedimentos médico-cirúrgicos e esterilização de material, bem como na cozinha/copa e na lavanderia, as janelas devem ter telas com trama milimétrica
- Em salas cirúrgicas, não é permitido usar paredes divisórias móveis
- Sanitários, que devem ser distintos para pacientes e funcionários, precisam conter lixeira com tampa e pedal, pia com água corrente, sabão líquido e toalha descartável. Também devem estar em bom estado de conservação, organização e limpeza
- Em consultórios onde se realizam procedimentos na área genital (como rejuvenescimento genital), dispor de banheiro anexo para uso exclusivo dos pacientes em exame
- Lavatório exclusivo para lavagem das mãos da equipe de assistência. Caso exista um sanitário ou banheiro dentro do consultório/sala, fica dispensada a existência de lavatório extra, exceto os consultórios referidos no item anterior
- Pia exclusiva para limpeza e/ou descontaminação de artigos
- Todas as áreas "molhadas" do estabelecimento assistencial de saúde devem ter ralos com fechos hídricos (sifões) e tampa com fechamento escamoteado. São proibidos ralos nos ambientes onde os pacientes são examinados ou tratados.

Quanto à esterilização dos artigos

O processo de esterilização poderá ser realizado por vapor saturado, calor seco ou por exposição a produtos químicos.

Vapor saturado (autoclave)

Os artigos (instrumentais, espéculos e outros) devem ser acondicionados em embalagens específicas, como envelope de papel grau cirúrgico de polipropileno, papel crepado etc. Todos os pacotes deverão ser identificados com a data da esterilização e o nome do profissional que a preparou. Pacotes devem ser colocados no equipamento, de modo a possibilitar a devida circulação do vapor.

A esterilização deve ocorrer de acordo com a orientação do fabricante para cada tipo de equipamento, e o controle biológico ser realizado periodicamente com amostras do *Bacillus stearothermophilus* (no mínimo 1 vez/semana). Também poderá ser feito o controle químico com integrador, que deverá ser registrado em livro ou pasta própria.

Exposição a produtos químicos

Os métodos químicos de esterilização que utilizam agentes líquidos por imersão, em decorrência da dificuldade de manuseio, devem ser empregados, apenas, nas situações incompatíveis com o método físico (autoclave).

Quanto aos medicamentos

Prescrições de produtos ou fórmulas farmacêuticas devem ser feitas de maneira completa e legível, em especial para medicamentos que exijam notificação de receita B (azul) ou A (amarela), ou retinoides, pois as farmácias não poderão atender notificações incompletas, sob pena de sofrerem autuações sanitárias.

A obtenção de numeração para confeccionar talonário azul necessário para prescrição de psicotrópicos requer cadastramento do prescritor na vigilância sanitária municipal ou junto ao órgão equivalente na unidade federativa onde o consultório funcionará.

Talonários amarelos, para prescrição de entorpecentes, são distribuídos e controlados gratuitamente pela vigilância sanitária, também mediante cadastramento do prescritor. A mesma regra vale para a prescrição de talidomida.

A maleta de emergência constituída com produtos sob controle especial deve estar em conformidade com o disposto na Portaria SUS/MS n. 6/1999. Somente o laboratório pode ofertar "amostras grátis" ao médico, o único profissional autorizado a distribuí-las aos pacientes sob consulta e na quantidade adequada para tratamento completo, no caso dos antibióticos.

É fundamental observar sempre a validade dos medicamentos existentes no consultório/clínica. O armazenamento de medicamentos deve obedecer aos critérios estabelecidos pelo fabricante para sua adequada conservação, observando os critérios de temperatura (ambiente: 25 a 30°C e refrigeração: 2 a 8°C). A umidade do ambiente para armazenamento de medicamentos não deve exceder 60%. O monitoramento da temperatura e da umidade deve ser contínuo e documentado com registros diários.

Eventos adversos aos medicamentos durante o tratamento devem ser notificados ao Programa Municipal de Uso Racional de Medicamentos (PROMMED) ou ao órgão competente na prefeitura onde funcione o consultório.

Quanto aos resíduos de saúde

Todo material descartável contaminado com material biológico deve ser desprezado em saco de lixo apropriado – branco leitoso, identificado com o símbolo de material infectante. Materiais perfurocortantes deverão ser desprezados em recipientes rígidos, estanques e identificados como infectantes, localizados onde não ofereçam risco e colocados, posteriormente, dentro de saco branco leitoso. Já resíduos comuns deverão ser mantidos em recipiente com tampa, acionada por pedal, separados dos infectantes e em áreas próprias a este fim.

Quanto aos documentos exigidos no ato da inspeção sanitária

São necessários:

- Contrato Social, se pessoa jurídica
- Manual de Rotinas e Procedimentos com descrição detalhada do conjunto de atividades e procedimentos técnicos realizados no estabelecimento, assim como da rotina de limpeza e higienização dos equipamentos e dos ambientes
- Inscrição junto ao conselho profissional do responsável técnico
- Cadastro no departamento de limpeza urbana do município
- Contrato de serviços terceirizados e da licença de funcionamento da contratada (quando for o caso)
- Registro da clínica junto ao CRM, no caso de pessoa jurídica
- Certificado de controle de pragas urbanas e limpeza da caixa d'água
- Auto de vistoria do corpo de bombeiros
- Controle de manutenção preventiva e corretiva dos equipamentos
- Escala de recursos humanos e carteira vacinal dos funcionários.

A apresentação dos documentos referidos deverá se dar no ato da inspeção; caso contrário, o estabelecimento terá 15 dias para apresentá-los, findo o qual o processo de requerimento de Cadastro será indeferido (Decreto n. 44.577/2004).

Pelo fato de as prefeituras restringirem a abertura de determinados tipos de atividades em alguns locais, o dermatologista deve, antes de iniciar o projeto de montagem da sala de procedimentos e/ou pequenas cirurgias, verificar junto à prefeitura do município se há possibilidade de obter o alvará de licença de funcionamento. Os tipos de pequenas cirurgias realizadas determinarão os materiais a serem adquiridos. Alguns utensílios sugeridos:

- 4 lixeiras
- 6 *punchs* dermatológicos (2, 3, 4, 5, 6 mm)
- 3 curetas dermatológicas
- 1 microcureta (1 mm)
- 2 extratores de comedão
- 6 seringas carpule dobráveis
- 10 pinças Adson sem dentes
- 10 pinças Adson com dentes
- 4 pinças para retirada de pontos
- 8 pinças Kelly de 14 cm retas
- 8 pinças Kelly de 14 cm curvas
- 8 pinças Halsted de 9 cm retas
- 8 pinças Halsted de 14 cm curvas
- 8 pinças Allis de 15 cm
- 4 pinças Backaus de 10 cm
- 4 porta-agulhas para fio delicado
- 4 porta-agulhas para fio 4.0.

Outros conselhos

Compra de material

Comprar, sempre, os materiais de melhor qualidade. Duram mais, facilitam o trabalho e têm um desempenho previsível, elevando a segurança do procedimento e o conforto do médico e do paciente. Quanto à montagem da mesa de procedimento:

não se deve economizar material, mesmo que seja para uma biopsia com *punch* ou por *shaving*. Os materiais são:

- Kelly curva e reta
- Porta-agulhas
- Ganchos – Joseph, Gilles
- Cabo de bisturi número 3 para lâminas 15 e 11
- Campo fenestrado
- Torpedo de oxigênio
- Pinça de Adson com e sem dente
- Bisturi elétrico.

Sempre que possível, usar música no local, pois distrai o paciente e diminui a tensão emocional dos participantes do procedimento. As paredes do local devem ser claras e a sala bem iluminada; pode ser necessária iluminação adicional por meio de uma fonte de luz extra (foco).

RECOMENDAÇÕES PARA A MANUTENÇÃO DA QUALIDADE DO INSTRUMENTAL CIRÚRGICO

Algumas recomendações são fundamentais, a saber:

- Escolher um método de limpeza eficaz e que conserve o artigo, uma vez que a imersão prolongada do instrumental em produtos químicos pode danificá-lo e reduzir sua vida útil
- Padronizar a organização das caixas cirúrgicas
- Realizar periodicamente a revitalização dos instrumentos de aço inoxidável, tendo como objetivo remover manchas de ferrugem e o depósito de minerais
- Facilitar a identificação do instrumental cirúrgico contido nas caixas e, também, os avulsos (p. ex., fitas coloridas ou tinta), a fim de estabelecer rotinas de manutenção
- Utilizar codificação por cor, devendo-se trocar as fitas periodicamente para evitar que se soltem e acumulem sujidade; no caso de tinta, avaliar pontos de quebra e trocá-la.

CONSIDERAÇÕES FINAIS

Abrir um consultório não é uma tarefa simples, afinal passar por todos esses processos pode ser bem tedioso e os trâmites muito burocráticos. Contudo, se o projeto for realizado com cuidado e atenção, o profissional de dermatologia conseguirá obter todos os documentos necessários para regularizar um consultório o mais rapidamente possível para trabalhar de modo legal o quanto antes.

Recomenda-se procurar consultores da área regulatória, especialistas no assunto. Como conhecem o passo a passo dos processos, podem economizar tempo ao selecionar os documentos corretos e evitar gastos excessivos com indeferimentos.

BIBLIOGRAFIA

Associação Brasileira de Normas Técnicas. Norma Técnica ABNT – NBR 9050. Acessibilidade a edificações, mobiliário, espaços e equipamentos urbanos. ABNT NBR; 2004. 97 p.

Brasil. Decreto Federal nº 74.170, de 10 de junho de 1974. Regulamenta a Lei 5.991/1973.

Brasil. Lei Federal nº 5.991, de 17 de dezembro de 1973. Dispõe sobre o controle sanitário do comércio de drogas, medicamentos, insumos farmacêuticos e correlatos e dá outras providências.

Brasil. Ministério da Saúde. Agência Nacional de Vigilância Sanitária (Brasil). Resolução RDC nº 306, de 07 de dezembro de 2004. Dispõe sobre o Regulamento Técnico para o gerenciamento de resíduos de serviços de saúde.

Brasil. Ministério da Saúde. Agência Nacional de Vigilância Sanitária (Brasil). Resolução RDC nº 50, de 21 de fevereiro de 2002. Dispõe sobre o Regulamento Técnico para planejamento, programação, elaboração e avaliação de projetos físicos de estabelecimentos assistenciais de saúde.

Brasil. Ministério da Saúde. Portaria SVS/MS nº 344, de 12 de maio de 1998. Aprova o Regulamento Técnico sobre Substâncias e Medicamentos Sujeitos a Controle Especial.

Brasil. Ministério da Saúde. Portaria SVS/MS nº 6, de 29 de janeiro de 1999. Aprova a Instrução Normativa da Portaria SVS/MS nº 344 de 12 de maio de 1998 que instituiu o Regulamento Técnico das substâncias e medicamentos sujeitos a controle especial.

Brasil. Ministério da Saúde. Secretaria de Assistência à Saúde. Processamento de artigos e superfícies em estabelecimentos de saúde. Brasília: Ministério da Saúde; 1994. 49 p.

Brasil. Ministério da Saúde. Orientações Gerais para Central de Esterilização. Série A. Normas e Manuais Técnicos nº 108. Ministério da Saúde; 2001.

Brasil. Portaria nº 453, de 01 de junho de 1998. Aprova o Regulamento Técnico que estabelece as diretrizes básicas de proteção radiológica em radiodiagnóstico médico e odontológico, dispõe sobre o uso dos raios-X diagnósticos em todo território nacional e dá outras providências.

São Paulo. Decreto Municipal nº 44.577, de 07 de abril de 2004. Disciplina o cadastro municipal de vigilância sanitária e estabelece os procedimentos administrativos de vigilância em saúde.

São Paulo. Lei Municipal nº 13.725, de 09 de janeiro de 2004. Código Sanitário Municipal.

São Paulo. Secretaria de Estado da Saúde de São Paulo (Brasil). Resolução SS nº 002, de 6 de janeiro de 2006. Aprova Norma Técnica que disciplina as exigências para o funcionamento dos estabelecimentos que realizam procedimentos médico-cirúrgicos de curta permanência institucional no âmbito do Estado de São Paulo.

São Paulo. Secretaria de Estado da Saúde de São Paulo (Brasil). Resolução SS no 625, de 14 de dezembro de 1994. Aprova Norma Técnica que dispõe sobre o uso, posse e armazenamento de fontes de radiação ionizante, no âmbito do Estado de São Paulo.

100

Anestesia Tópica e Infiltrativa

Cesar Romão Martins, Emerson Lima, Marcia Cristina Soares Correia Purceli

INTRODUÇÃO

A Organização Mundial da Saúde (OMS) define dor como uma experiência sensitiva e emocional desagradável associada ou relacionada com lesão real ou potencial dos tecidos. Cada indivíduo aprende a utilizar esse termo a partir de suas experiências anteriores, moduladas, também, por fatores subjetivos e culturais. Nas últimas décadas, os médicos aprenderam a tratar a dor como o quinto sinal vital. Já aos pacientes, ensinou-se que eles têm o direito de não sentir dor.

Os avanços da Dermatologia no campo cirúrgico, tanto estético quanto reparador, trouxeram a esses profissionais, habituados ao atendimento ambulatorial, um aparente problema: como oferecer aos pacientes os tratamentos dolorosos no consultório e adequar-se às suas expectativas de não sentir dor? E um problema extra: como oferecer analgesia a esses pacientes adequando-se às rígidas normas que regulamentam esses procedimentos, especialmente em caráter ambulatorial?

Para procedimentos mais dolorosos, mais extensos e/ou em pacientes com maior comprometimento clínico, podem ser necessárias uma estrutura hospitalar e a participação de um anestesiologista. No entanto, a maioria dos procedimentos pode ser realizada ambulatorialmente sob anestesia local.

O objetivo deste capítulo consiste em revisar o uso dos anestésicos locais para procedimentos dermatológicos cirúrgicos estéticos e reparadores, com especial atenção às duas formas mais empregadas ambulatorialmente: a anestesia local tópica e a anestesia local infiltrativa (com sua variante, a anestesia tumescente).

ANESTÉSICOS LOCAIS

Compreendem fármacos que bloqueiam reversivelmente a condução nervosa, determinando perda das sensações (e, a depender da sua concentração, da motricidade) sem alteração do nível de consciência. Reversibilidade de efeito representa a principal característica que diferencia anestésicos locais de agentes neurolíticos, como fenol e álcool.

Há séculos, os incas já utilizavam extrato de folhas de *Erythroxylon coca* para produzir anestesia local. Em 1860, o primeiro anestésico local foi acidentalmente descoberto quando se isolou desse extrato de folhas o seu princípio ativo: a cocaína. Em 1884, Karl Koller, oftalmologista, demonstrou o emprego de anestesia local por cocaína instilada sobre a conjuntiva. Desde então, a descoberta de vários anestésicos locais abriu um grande leque de opções para a prática de anestesia local.

A molécula de um anestésico local típico, exemplificada na Figura 100.1 pela lidocaína e pela procaína, contém uma amina terciária ligada a um anel aromático com alguma substituição ligados por uma cadeia intermediária que contém uma ligação éster ou amida. Desse modo, os anestésicos locais classificam-se em dois grupos, segundo sua cadeia intermediária, amino-amidas e amino-ésteres.

Existe uma implicação prática importante em saber a qual grupo um anestésico local pertence. Os anestésicos amino-ésteres são metabolizados no plasma por esterases inespecíficas e os amino-amidas no fígado. Os anestésicos amino-ésteres têm maior potencial para desencadeamento de reações alérgicas, já que sua degradação produz PABA (ácido para-aminobenzoico). Assim, conhecer a qual grupo um anestésico pertence possibilita indicar, contraindicar e prever possíveis reações adversas ao anestésico escolhido.

A Tabela 100.1 apresenta os anestésicos locais usados na prática clínica divididos nesses dois grupos. Existe uma regra mnemônica muito útil para saber se um anestésico pertence ao grupo éster ou amida: se no nome do anestésico houver apenas 1 letra i, o anestésico é um éster (procaína, tetracaína, benzocaína); se no nome houver 2 letras i, trata-se de um anestésico do grupo amida (lidocaína, prilocaína, bupivacaína, ropivacaína). Não há exceções a essa regra.

Os anestésicos locais bloqueiam os canais de sódio dos tecidos eletricamente excitáveis. Ao bloquearem esses canais nos nervos periféricos, impedem a condução do estímulo doloroso da periferia para o sistema nervoso central. Esse é o efeito desejado quando do emprego desses fármacos. Porém, ao bloquearem os canais de sódio no encéfalo e no coração, os anestésicos locais promovem seus efeitos tóxicos e indesejáveis. Neste capítulo, também será revisado como trabalhar em uma faixa segura de doses e como reconhecer e tratar uma intoxicação por anestésico local.

Tabela 100.1 Classificação dos anestésicos locais segundo sua estrutura química.

Grupo	Anestésicos
Amino-ésteres	Benzocaína
	Procaína
	Clorprocaína
	Dibucaína
	Tetracaína
Amino-amidas	Lidocaína
	Mepivacaína
	Prilocaína
	Bupivacaína
	Levobupivacaína
	Ropivacaína

Classificam-se as fibras nervosas de acordo com sua espessura, desde as fibras C, finas e sem mielina, até as fibras Aα, espessas e muito mielinizadas (Figura 100.2 e Tabela 100.2). Quanto mais espessa a fibra, mais difícil será bloqueá-la com o anestésico local e anestésicos em maiores concentrações deverão ser empregados. Como visto na Figura 100.2, as fibras que conduzem o estímulo doloroso são relativamente finas – fibras C e fibras Aδ. Estas são bloqueadas com anestésicos em baixas concentrações. A importância prática disso reside no fato de que, ao poder empregar baixas concentrações, pode-se usar maiores volumes sem atingir doses tóxicas. Portanto, para aumentar a segurança dos procedimentos feitos com anestesia infiltrativa, os anestésicos devem ser diluídos.

Em virtude do bloqueio das fibras nervosas mais finas (responsáveis pela dor), e não das mais espessas (tato e motricidade), o paciente pode ter analgesia sem perda do tato. Para alguns pacientes, não sentir dor, mas a manipulação, pode ser muito aflitivo, ficando ansiosos na expectativa de que “se estou sentindo mexer, é porque não está bem anestesiado e

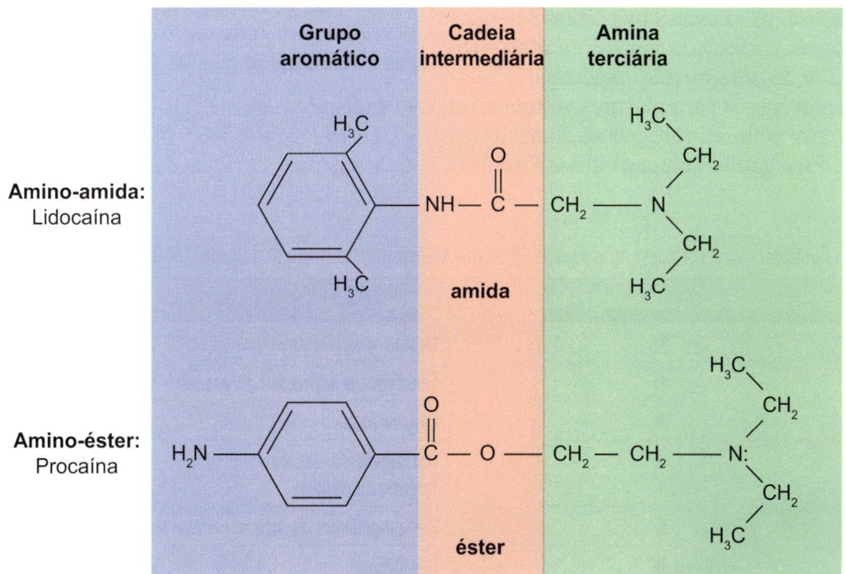

Figura 100.1 Estrutura química dos anestésicos locais.

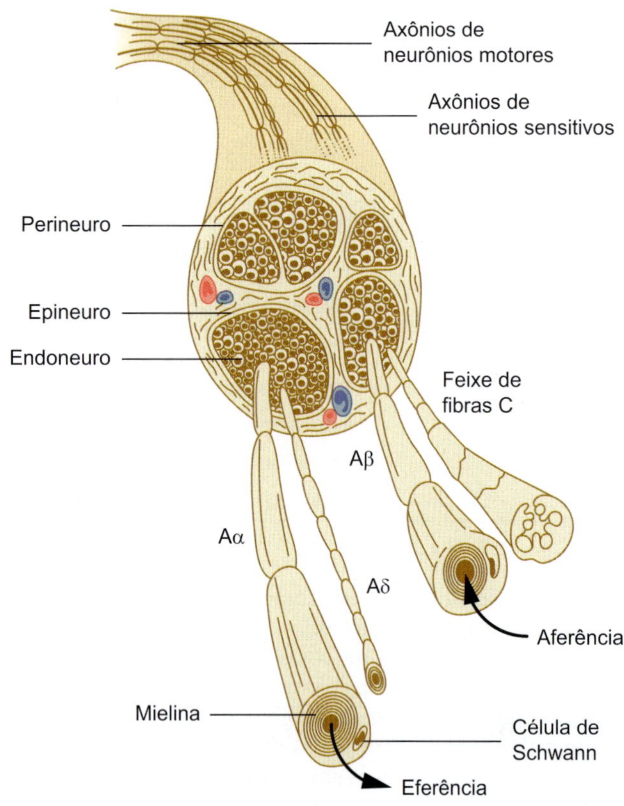

Figura 100.2 Fibras nervosas.

a qualquer momento vou sentir dor!". Esse fenômeno é mais comum na anestesia tumescente e na anestesia tópica.

Os anestésicos locais têm propriedades físico-químicas que conferem a cada um deles uma latência (tempo entre a administração e o início de ação) e uma duração de ação (tempo até a perda do efeito desejado). Não é objetivo deste capítulo revisar essas propriedades. No entanto, alguns conhecimentos que guiarão a boa prática da anestesia local derivam dessas propriedades, e o médico que administrará o anestésico local precisa saber que:

- Quanto mais diluído estiver o anestésico, maior o tempo de latência
- Para promover analgesia, os anestésicos podem ser mais diluídos. A intoxicação está associada à massa de anestésico empregada (quantidade de miligramas). Anestésicos mais diluídos oferecem menor massa para mesmos volumes, ou seja, podem-se empregar maiores volumes se o anestésico estiver mais diluído. Esse ganho (a possibilidade de usar maiores volumes) pode ser essencial quando da necessidade de anestesiar áreas grandes e muito vascularizadas, como a face completa
- A lidocaína tem pequena latência, porém menor duração de ação. Conforme a duração do procedimento, pode ser necessário complementar a anestesia
- Se o procedimento estiver associado a dor moderada a intensa no pós-procedimento, é possível optar por anestésicos de duração mais longa, como a bupivacaína e a ropivacaína
- Ao se optar por um desses anestésicos de duração mais longa, deve-se lembrar que suas latências são maiores; portanto, deve-se esperar mais tempo para iniciar o procedimento
- A intoxicação por lidocaína costuma ser mais leve e fácil de reverter. Intoxicação com ropivacaína e, principalmente, com bupivacaína são mais graves e devem ser consideradas com muito critério
- A adição de epinefrina ao anestésico diminui a perfusão local, o que diminui a absorção do anestésico e tem dois efeitos benéficos: diminui a chance de intoxicação e aumenta a duração do efeito. Como efeito desejável, diminui o sangramento (se for aplicada no local do procedimento e não nos bloqueios de nervos periféricos)
- A vasoconstrição obtida pela epinefrina já é alcançada com epinefrina diluída a 1:400.000 (equivalente a pegar um volume de lidocaína com vasoconstritor 1:200.000 e diluir para a metade). Concentrações maiores não diminuem significativamente o sangramento, mas aumentam o risco de absorção sistêmica da epinefrina e as consequentes taquicardia e hipertensão, efeitos não desejados em pacientes com comprometimento cardíaco
- O pH ácido da região na qual o anestésico será infiltrado ou da solução diluidora aumenta sua latência. Por isso, evita-se infiltrar anestésicos em áreas infectadas e prefere-se diluir o anestésico (na sequência, do melhor para o pior) em lactato de Ringer, cloreto de sódio 0,9% (soro fisiológico) e água destilada.

Em geral, as concentrações dos anestésicos locais são expressas em porcentagem (p. ex., lidocaína 2%), mas as doses máximas costumam ser expressas em miligramas (mg) ou miligramas por quilo de peso (mg/kg). A concentração expressa em porcentagem significa gramas por 100 mℓ (g/100 mℓ). Como regra prática, para se transformar a concentração em porcentagem para mg/mℓ, basta multiplicar a concentração em porcentagem por 10. Desse modo:

- Lidocaína 2% = 2 g/100 mℓ = 2.000 mg/100 mℓ = 20 mg/mℓ
- Tetracaína 0,5% = 0,5 g/100 mℓ = 500 mg/100 mℓ = 5 mg/mℓ.

Tabela 100.2 Classificação das fibras nervosas, com destaque para as fibras que transmitem o estímulo doloroso (Aδ e C).

Tipo de fibra	Velocidade de condução (m/s)	Diâmetro da fibra (μm)	Funções	Mielina
Aα	70 a 120	III	Motora, musculoesquelética	++++
Aβ	40 a 70	III	Sensibilidade profunda/tato/pressão/vibração	+++
Aγ	10 a 50	III	Fuso muscular	++
Aδ	6 a 30	III	Dor (aguda e localizada) Temperatura e tato	+
B	3 a 15	II	Pré-ganglionares do sistema nervoso autônomo	+
C	0,5 a 2	III	Dor (difusa) Autônomas pós-ganglionares	–

Ou pela regra prática:

- Lidocaína 2% = 2 × 10 = 20 mg/mℓ
- Tetracaína 0,5% = 0,5 × 10 = 5 mg/mℓ.

ANESTESIA INFILTRATIVA

Nesse tipo de anestesia, o anestésico local é infiltrado pela agulha em dois locais possíveis: o próprio local que sofrerá o estímulo doloroso ou próximo a algum nervo periférico distal ao local da intervenção, mas responsável pela inervação sensitiva da região (bloqueio de nervos periféricos, bloqueios de plexos nervosos e bloqueios espinais – raquianestesia e anestesia peridural). No entanto, usa-se o termo "anestesia infiltrativa" para as situações em que o anestésico é infiltrado no próprio local da intervenção. Ele pode ser aplicado em pequenos volumes e maiores concentrações (técnica infiltrativa clássica) ou em grandes volumes e baixas concentrações (técnica tumescente, que será vista adiante).

Com frequência, os pacientes relatam dor após a infiltração subcutânea de soluções anestésicas, em parte por causa da natureza ácida de suas formulações. A adição de bicarbonato de sódio ao anestésico aumenta seu pH, reduz a dor à infiltração e diminui a latência para a analgesia.

Com relação à anestesia tópica, a vantagem da anestesia infiltrativa reside na maior profundidade que se pode alcançar na epiderme e na derme. Os anestésicos tópicos conseguem penetrar até 3 mm no estrato córneo (eventualmente 5 mm). Logo, para procedimentos em que o estímulo doloroso esteja além de 3 mm, a anestesia infiltrativa é mais eficaz. A anestesia infiltrativa é mandatória quando do envolvimento de camadas além da epiderme, como na exérese de nevos, nas blefaroplastias e sempre que forem rotados retalhos cutâneos.

As desvantagens da anestesia infiltrativa são dor à injeção (à agulha e à infusão do anestésico), desconforto psicológico associado à injeção e distorção da anatomia, que podem atrapalhar certos procedimentos dermatológicos, como os preenchimentos.

As doses máximas de anestésicos (Tabela 100.3) devem ser respeitadas a fim de evitar intoxicação sistêmica. Deve-se usar seringas que possibilitem a aspiração antes da injeção para minimizar o risco de injeção intravascular. A Tabela 100.3 também apresenta os tempos de latência e a duração de ação dos principais anestésicos usados em anestesia infiltrativa.

A Tabela 100.4 apresenta os níveis de evidência e graus de recomendação para realização de anestesia infiltrativa em cirurgias dermatológicas.

ANESTESIA TUMESCENTE

Trata-se de uma técnica muito empregada quando grandes áreas precisam ser anestesiadas, como nos casos de lipoaspiração ou

Tabela 100.3 Anestésicos usados em infiltração local.

Anestésico	Início de ação (min)	Duração (min)		Dose máxima recomendada para adultos	
		Sem epinefrina	Com epinefrina	Sem epinefrina	Com epinefrina
Amidas					
Articaína	2 a 4	30 a 120	60 a 240	5 mg/kg ou 350 mg	7 mg/kg ou 500 mg
Bupivacaína	2 a 10	120 a 240	240 a 480	2,5 mg/kg ou 175 mg	3 mg/kg ou 225 mg
Etidocaína	3 a 5	200	240 a 360	4,5 mg/kg ou 300 mg	6,5 mg/kg ou 400 mg
Lidocaína	< 1	30 a 120	60 a 400	4,5 mg/kg ou 300 mg	7 mg/kg ou 500 mg
Mepivacaína	3 a 20	30 a 120	60 a 400	6 mg/kg ou 400 mg	7 mg/kg ou 550 mg
Prilocaína	5 a 6	30 a 120	60 a 400	7 mg/kg ou 400 mg	10 mg/kg ou 600 mg
Ésteres					
Clorprocaína	5 a 6	30 a 60	N/A	11 mg/kg ou 400 mg	14 mg/kg ou 1.000 mg
Procaína	5	15 a 90	30 a 180	10 mg/kg	14,0 mg/kg
Tetracaína	7	120 a 240	240 a 480	2 mg/kg	2 mg/kg

Tabela 100.4 Níveis de evidência e graus de recomendação para realização de anestesia infiltrativa em cirurgias dermatológicas.

Recomendação	Grau de recomendação	Nível de evidência
Uso de anestesia infiltrativa para obtenção de material para biopsia, excisão, fechamento de ferida, rotação de retalhos, enxertos de pele, cauterização, *laser* não ablativo e *resurfacing* ablativo	C	III
Combinação de métodos de anestesia local para *laser* ablativo em face (área total) e transplante de cabelo fio a fio	C	III
Dose máxima de lidocaína sem epinefrina = 4,5 mg/kg e com epinefrina = 7 mg/kg em adultos	C	III
Dose máxima de lidocaína sem epinefrina = 1,5 a 2 mg/kg e com epinefrina = 3 a 4,5 mg/kg	C	III
Dose máxima de lidocaína = 500 mg para a cirurgia micrográfica escalonada de Mohs	B	II
Uso de anestésico local tipo éster para pacientes alérgicos à lidocaína	C	III
Uso de difenidramina para pacientes alérgicos à lidocaína	C	III
Uso de solução salina bacteriostática para pacientes com alergia à lidocaína	C	III
Prevenção da toxicidade sistêmica dos anestésicos locais	A	I, II

em procedimentos em face total. Suas desvantagens consistem em longa latência e deformação da anatomia, que podem atrapalhar alguns dos procedimentos dermatológicos.

A anestesia tumescente é realizada com a infusão subcutânea de grandes volumes de anestésico local diluído, geralmente com adição de epinefrina e bicarbonato. Para lipoaspiração, o volume a ser infiltrado é aproximadamente o volume que se espera aspirar (caso se pretenda aspirar 1.000 mℓ, infundem-se 1.000 mℓ de solução anestésica). Naturalmente, essa recomendação não é precisa e a escolha do volume é muito mais embasada na experiência que se adquire com a prática.

Diversas soluções já foram descritas, porém a mais empregada consiste em:

- Solução fisiológica (cloreto de sódio 0,9%): 1.000 mℓ
- Lidocaína 2%: 50 mℓ (1.000 mg)
- Epinefrina: 1 mℓ (1 mg)
- Bicarbonato de sódio 8,4%: 10 mℓ.

Pela técnica tumescente, a dose máxima de lidocaína é de 55 mg/kg. Para um adulto de 70 kg, isso equivale à infusão de 3.850 mℓ da solução descrita, que devem ser infiltrados lentamente, ao longo de 15 a 40 min (quanto maior o volume, mais lenta deve ser a infusão). Após a infiltração, deve-se aguardar ao menos 30 min (em geral, 45 min a 1 h), já que, como visto anteriormente, anestésicos muito diluídos têm maior latência. A espera também diz respeito à latência da epinefrina, que fará a vasoconstrição adequada ao procedimento após aproximadamente 30 min. Esse efeito pode ser acompanhado clinicamente, observando-se a área anestesiada ficar pálida conforme a epinefrina faz efeito. A Figura 100.3 apresenta imagens do antes e depois da realização de anestesia tumescente.

A discrepância entre a dose máxima de lidocaína com vasoconstritor para anestesia infiltrativa (9 mg/kg) e para a anestesia tumescente decorre do fato de que, ao se injetar uma solução tão diluída (esta é uma solução de lidocaína 0,1%) e em um tempo longo, altera-se a farmacocinética do anestésico de modo que a velocidade com que o anestésico é absorvido sistemicamente é compensada pela velocidade com que o corpo o elimina, sem deixar subir a concentração plasmática, minimizando o risco de intoxicação sistêmica. Portanto, apesar dessa dose alta, a técnica tem-se mostrado segura. No entanto, a técnica originalmente descrita prevê que o paciente não faça uso concomitante de qualquer medicação que seja metabolizada pela mesma isoforma do citocromo p450 que a lidocaína (isoforma 3A4, que metaboliza quinidina, ciclosporina, eritromicina, midazolam, nifedipino e triazolam, e isoforma 1A2, que metaboliza cafeína, paracetamol, tamoxifeno, teofilina, verapamil e varfarina). Naturalmente, essa preocupação deve ser maior quando do emprego de grandes volumes do anestésico, o que não é comum nos procedimentos dermatológicos.

O pico de concentração plasmática da lidocaína usada por esta técnica ocorre após 8 a 12 h e a intoxicação pode ser tardia. Recomenda-se que doses suplementares de anestésicos locais não sejam empregadas durante esse período.

As recomendações para o uso de anestesia tumescente em cirurgias dermatológicas são:

- Tanto a lidocaína quanto a prilocaína são seguras e recomendadas para o uso em anestesia local tumescente para lipoaspiração ambulatorial no consultório. Bupivacaína não é recomendada para esse uso
- O uso de prilocaína não é aprovado nos EUA nem habitual no Brasil
- A adição de epinefrina à lidocaína é recomendada e segura para uso na anestesia local tumescente para lipoaspiração
- Dose máxima de 55 mg/kg de lidocaína com epinefrina tem se mostrado segura e pode ser usada para anestesia local tumescente para lipoaspiração em pacientes entre 43,6 e 81,8 kg
- O uso de soluções anestésicas aquecidas e a infiltração lenta são recomendados para diminuir o desconforto do paciente durante a administração da anestesia local tumescente.

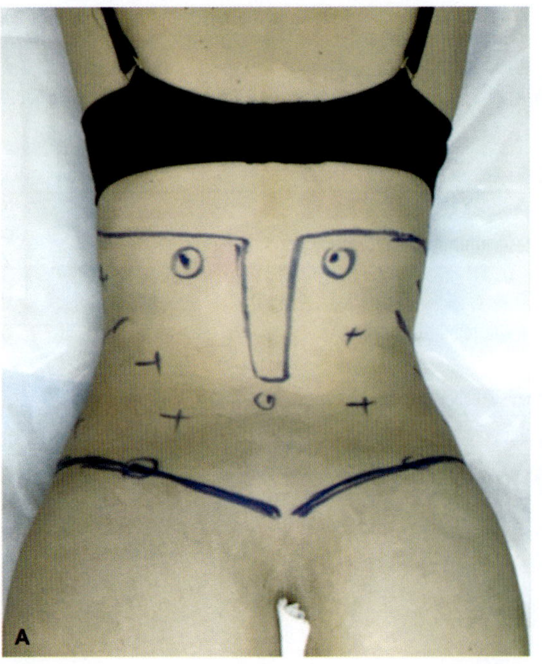

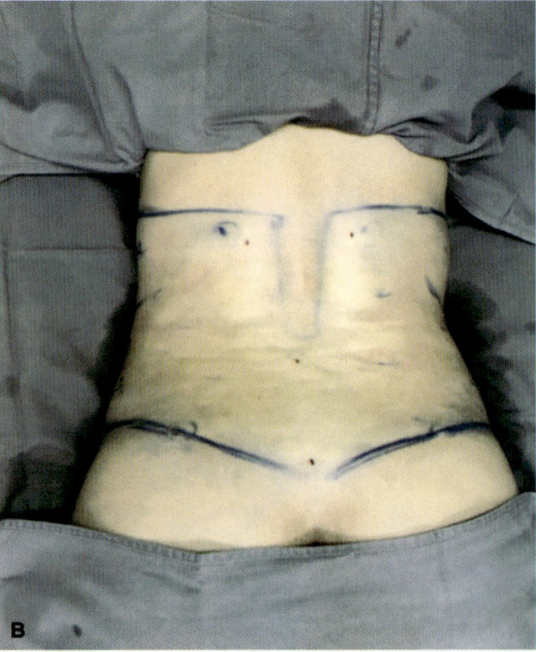

Figura 100.3 Paciente antes (**A**) e após a infiltração de anestesia tumescente (**B**).

ANESTESIA TÓPICA

Amplamente empregada para vários procedimentos médicos e odontológicos, consiste na produção de perda da sensibilidade dolorosa superficial após aplicação direta do anestésico e pode ser aplicada em membranas mucosas, na conjuntiva ou na pele íntegra por meio de diferentes formulações de anestésicos locais – solução aquosa, gel e pomada.

Sua vantagem consiste na possibilidade de produzir analgesia sem infiltração tecidual com agulha, um procedimento doloroso e que pode promover ansiedade, além de produzir edema tecidual e distorção da anatomia, que pode ser indesejada para certos procedimentos dermatológicos.

A conjuntiva e as mucosas podem ser anestesiadas topicamente com facilidade por preparações habituais dos anestésicos, como colírios anestésicos, lidocaína gel ou lidocaína *spray*. Já a penetração dos anestésicos na pele íntegra é mais complexa, visto que o estrato córneo oferece uma grande barreira à sua penetração.

Existem três mecanismos pelos quais os anestésicos tópicos penetram a pele íntegra:

- Via intercelular (pelos espaços entre os queratócitos córneos)
- Via para ou transcelular (pelas células córneas)
- Via transapendicular ou *shunt* (pelas aberturas dos folículos pilosos e glândulas sudoríparas).

E existem três princípios que regem a absorção dos anestésicos locais pela pele íntegra:

1. Nas soluções habituais, os anestésicos locais são armazenados em suas formas de sal (p. ex., cloridrato de lidocaína). Os sais não conseguem penetrar a pele íntegra e necessitam de mecanismos adicionais para atravessarem o estrato córneo, como apresentado adiante. Já as bases livres dos anestésicos são lipofílicas e atravessam o estrato córneo. Este é o princípio de preparações como o EMLA® (*eutetic mixture of local anesthetics*), em que os anestésicos são formulados como bases livres.
2. O ponto de liquefação dos anestésicos também é importante e, quanto menor, maior é a absorção pela pele íntegra. A combinação de anestésicos em iguais concentrações em sua forma de base (mistura eutética) resulta em soluções com menor ponto de liquefação e melhor absorção quando se comparam a mistura a seus componentes isolados.
3. Quanto maior a concentração do anestésico no veículo, maior a penetração pelo estrato córneo.

Outras formas de aumentar a absorção se dão pela adição de substâncias químicas que aumentem transitória e, reversivelmente, pela permeabilidade do estrato córneo, como glicerol e surfactantes. No entanto, os meios físicos de preparo da pele são mais empregados nesse sentido:

- Abrasão da pele
- Remoção da oleosidade com álcool
- Cobertura do creme anestésico com material não poroso, como filme plástico
- Iontoforese
- Magnetoforese
- Energia térmica (soluções que aquecem a pele)
- Pré-tratamento com *laser* Erbium:YAG
- Microagulhamento.

A última maneira de aumentar a absorção é por meio das formulações lipossomais e suas variantes. Os estudos com formulações lipossomais marcadas revelaram que os lipossomos dispersam nas camadas superiores do estrato córneo, sem penetração pela epiderme, a derme ou as camadas mais profundas. A formulação lipossomal de tetracaína 5% produz analgesia superficial superior à mistura eutética de lidocaína 5% e prilocaína 5% (EMLA®). As desvantagens das formulações lipossomais consistem em sua instabilidade e na predisposição à degradação oxidativa. As formulações niossomais são mais estáveis, porém não penetram mais profundamente que as lipossomais.

Ao escolher o anestésico, deve-se lembrar do potencial alergênico dos amino-ésteres (procaína, tetracaína). A seguir, encontram-se as preparações comerciais dos anestésicos para anestesia tópica, com destaque para aqueles capazes de penetrar a pele íntegra. Outras formulações são possíveis e habitualmente manipuladas para uso em consultório, trazendo os anestésicos em concentrações mais elevadas que as formulações comerciais e efetivamente promovendo analgesia com menor latência (como visto anteriormente, maiores concentrações fazem efeito mais rápido), porém com maior risco de intoxicação.

É comum encontrar a recomendação de dose máxima expressa em área de superfície (p. ex., dose máxima de EMLA® em adultos é de 20 g em até 200 cm^2). A Tabela 100.5 apresenta a área de superfície correspondente a cada parte do corpo, diferenciando homens e mulheres e o tamanho do paciente (expresso nos percentis). Não é necessário saber exatamente a qual percentil o paciente pertence, bastando usar bom senso e classificá-lo como um adulto de porte normal, pequeno ou grande.

A Tabela 100.6 apresenta os níveis de evidência e graus de recomendação para assuntos que relacionam anestésicos tópicos em cirurgias dermatológicas.

Os principais anestésicos formulados para uso tópico estão na Tabela 100.7.

EMLA®

É formada por uma emulsão cremosa a 5% com ponto de liquefação de 18°C composta de lidocaína 25 mg/mℓ + prilocaína 25 mg/mℓ + espessante + emulsificante + água destilada com pH ajustado para 9,4.

Aplica-se como uma camada espessa do creme (1 a 2 g/10 cm^2, até um máximo de 20 g/200 cm^2) sobre a pele intacta a ser anestesiada. As doses máximas recomendadas de EMLA® encontram-se na Tabela 100.8. Após a aplicação, a área deve ser coberta por material impermeável, como filme plástico, para facilitar a penetração no estrato córneo. A profundidade da pele que será anestesiada depende do tempo de contato com a EMLA®. O efeito anestésico alcança 3 mm de profundidade após 60 min de aplicação e 5 mm após 120 min. A analgesia aumenta progressivamente por até 3 h após aplicação e oclusão e persiste por 1 a 2 h após sua remoção. A EMLA® não deve ser aplicada na palma das mãos e na planta dos pés porque sua absorção nessas regiões é errática e imprevisível. Deve-se ter cautela ao empregá-la em mulheres que estejam amamentando, já que a lidocaína é excretada no leite.

TAC

Mistura composta por tetracaína 0,5% + epinefrina 0,05% + cocaína 11,8%. Não penetra a pele íntegra, só pode ser aplicada sobre a pele lacerada ou preparada previamente por abrasão, *laser* ou microagulhamento e sobre mucosas. Não é comum no Brasil por conta da regulação federal sobre compostos com cocaína.

Tabela 100.5 Área de superfície correspondente a cada parte do corpo (adultos, em cm²).

Parte do corpo	Percentil									
	10		25		50		75		95	
	Homem	Mulher	Homem	Mulher	Homem	Mulher	Homem	Mulher	Homem	Mulher
Cabeça	1.210	1.070	1.240	1.090	1.300	1.110	1.350	1.140	1.430	1.170
Tronco (inclui pescoço)	6.220	5.070	6.740	5.380	7.390	5.790	8.070	6.360	9.350	7.520
Braços (incluem antebraços nas mulheres)	2.520	2.140	2.700	2.210	2.910	2.300	3.140	2.380	3.540	2.530
Antebraços	1.110	–	1.210	–	1.310	–	1.440	–	1.660	—
Mãos	880	746	930	770	990	817	1.050	868	1.170	966
Coxas	3.310	2.810	3.540	3.000	3.820	3.260	4.110	3.570	4.630	4.210
Pernas	2.260	1.920	2.400	2.040	2.560	2.180	2.720	2.330	2.990	2.610
Pés	1.180	1.030	1.240	1.080	1.310	1.140	1.380	1.210	1.490	1.340
Total	17.200	14.900	18.200	15.800	19.400	16.900	20.700	18.200	22.800	20.900

Tabela 100.6 Níveis de evidência e graus de recomendação para assuntos que relacionam anestésicos tópicos em cirurgias dermatológicas.

Recomendação	Grau de recomendação	Nível de evidência
Uso de anestésicos tópicos não cocaínicos	A	II
Anestesia tópica como método de primeira linha para tratamento com *laser* não ablativo	C	III
Anestesia tópica para uso em procedimentos pequenos em adultos	C	III
Anestesia tópica para reduzir a dor à injeção de anestésico local	C	III
Limitar a quantidade de lidocaína tópica em gestantes e na amamentação	C	III
Postergar o uso de anestesia tópica para depois da gestação ou 2º trimestre se possível	C	III
Anestésicos tópicos não lidocaína estão contraindicados na gestação	C	III
Anestesia tópica é o método de primeira linha para o reparo de laceração da derme em crianças	A	I, II
Uso de anestesia tópica como método de primeira linha para outros procedimentos pequenos em crianças	C	III
Uso adjunto de anestesia tópica para diminuir o desconforto da anestesia infiltrativa em crianças	C	III
Uso de anestesia tópica e infiltrativa como uma alternativa à sedação e à anestesia geral	C	III

Tabela 100.7 Principais anestésicos tópicos.

Anestésico	Início de ação (min)	Duração (min)	Considerações especiais
Benzocaína	< 5	15 a 45	Possível metemoglobinemia
Cocaína	1 a 5	30 a 60	–
Dibucaína	< 5	15 a 45	Para membranas mucosas
Diclonina	2 a 10	< 60	Para membranas mucosas, exceto conjuntiva
Lidocaína	< 2	30 a 45	–
Lidocaína + prilocaína (EMLA®)	< 60	60 a 120 após remoção da oclusão	Apenas para pele íntegra, metemoglobinemia possível
Lidocaína + tetracaína (Pliaglis®)	< 60	60 a 120 após remoção da oclusão	Pele íntegra

Tabela 100.8 Doses máximas recomendadas de EMLA®.

Idade e peso corporal	Dose máxima total de creme EMLA®	Área máxima de aplicação	Tempo máximo de aplicação
0 a 3 meses ou < 5 kg	1 g	10 cm²	1 h
3 a 12 meses e > 5 kg	2 g	20 cm²	4 h
1 a 6 anos e > 10 kg	10 g	100 cm²	4 h
7 a 12 anos e > 20 kg	20 g	200 cm²	4 h

LET

Composta por lidocaína 4% + epinefrina 0,1% + tetracaína 0,5%, também não é capaz de penetrar a pele íntegra.

DERMOMAX®

Composto de lidocaína lipossomada 4%, tem início de ação constatado em 7 min (neurometria) após a aplicação, apesar de considerado real somente após 30 min. Seu potencial antiálgico foi evidenciado em crianças submetidas à punção venosa e em adultos tratados com laser para epilação e rejuvenescimento, com manutenção do efeito analgésico detectado mesmo em 15 a 30 min após sua remoção.

As vantagens da encapsulação lipossomal da lidocaína são:

- Rapidez de ação pela otimização da absorção transcutânea
- Tempo de ação prolongado em virtude da degradação lenta
- Segurança garantida pelo metabolismo local gradual
- Baixo risco de eritema, irritação e hipersensibilidade cutânea
- Comodidade de uso por não ser necessária oclusão.

A lidocaína lipossomada teve sua segurança validada em voluntários após uso de 30 g (face) e 60 g (abdome) por meio de avaliações cardíacas, gastrintestinais, neurológicas e de dosagem sérica (1 h, 2 h, 6 h e 24 h), atestando confiança nos parâmetros testados, sem sinal de toxicidade evidenciado. O tempo de permanência sobre a pele não deve ultrapassar 3 h. Sugere-se a leitura no Capítulo 85 para verificar o protocolo proposto por Lima para uso de lidocaína lipossomada em procedimentos dermatológicos.

Betacaine®-LA

A formulação contém lidocaína, prilocaína e epinefrina, porém suas concentrações não são reveladas pelo fabricante. Os estudos apontam concentrações até quatro vezes maiores que as da EMLA®; portanto, áreas menores podem ser anestesiadas com segurança.

Tetracaína 4%

Trata-se de um anestésico de longa duração formulado como gel em base de lecitina. Deve ser aplicada 30 min antes do procedimento e ocluída com filme plástico. A dose máxima é de 50 g.

S-Caine Patch®

Compreende uma mistura eutética de lidocaína 70 mg + tetracaína 70 mg (base) acrescidas de uma substância ativada por oxigênio que aumenta de maneira controlada a temperatura local (39 a 41°C) por um período de 2 h, de modo a acelerar a penetração dos princípios ativos no estrato córneo.

Pliaglis®

Também é uma mistura de lidocaína 70 mg + tetracaína 70 mg por grama de creme. O creme deve ser aplicado com auxílio de espátula ou abaixador de língua, formando sobre a área de pele íntegra a ser anestesiada uma fina camada (1 mm de espessura). A área não deve ser ocluída. O tempo para anestesia varia de 30 a 60 min, a depender da profundidade necessária para a realização do procedimento. Após o tempo adequado de aplicação, o produto forma uma película que pode ser removida puxando-a pela borda.

Toperma®

Emplastro de lidocaína 5% contendo 700 mg do anestésico em base aquosa, é mais usado para tratamento de dor crônica, como aquela proveniente de herpes-zóster.

Algumas dicas para otimizar o uso e minimizar o desconforto dos pacientes submetidos a procedimentos com anestesia tópica são:

- Aplicar o anestésico tópico apenas sobre a pele íntegra. Evitar áreas inflamadas, eczematosas ou escarificadas
- Evitar o contato do anestésico tópico com os olhos para evitar irritação ocular
- Evitar o uso de anestésicos tópicos do grupo amida em pacientes com insuficiência hepática
- Limitar o uso de EMLA® em neonatos, particularmente nos que estejam em uso de medicamentos que induzam metemoglobinemia
- Estar ciente da quantidade de produto aplicada, da área total coberta, da espessura do estrato córneo e da duração da aplicação
- Para grandes áreas de tratamento, limitar a aplicação do produto a áreas selecionadas (*hot spots*) mais sensíveis e abdicar da aplicação de anestésicos tópicos em áreas menos sensíveis
- Suplementar a anestesia tópica com ansiolíticos orais, analgésicos, bloqueios de nervos periféricos, anestesia infiltrativa e sedação venosa, quando apropriado
- Facilitar o procedimento com prescrição prévia de analgésicos comprados em farmácia
- Aplicar gelo, ultrassom com gel refrigerado e aparelhos de ar gelado forçado durante os tratamentos para aumentar o conforto do paciente e diminuir ou abolir o uso de anestésicos tópicos
- Distrair o paciente com conversa, exercícios de respiração profunda ou com a "bolinha" para apertar e diminuir a tensão e a ansiedade.

BLOQUEIOS DE NERVOS PERIFÉRICOS

Os bloqueios periféricos constituem uma das categorias da anestesia regional. Os nervos podem ser bloqueados desde sua origem (ao saírem da medula), conforme as raízes juntam-se para formar plexos nervosos (plexo braquial, plexo femoral) e como nervos periféricos.

Esses bloqueios, em geral, exigem a presença de um anestesiologista treinado nessas técnicas, uma vez que tais estruturas são profundas e passam próximo a estruturas importantes, como grandes vasos. Muitos desses bloqueios são realizados com auxílio de ultrassonografia. Outro fator que limita o uso dessas técnicas no consultório consiste no grande volume de anestésicos habitualmente necessário para esses bloqueios, sendo exigido o monitoramento contínuo do paciente pelo maior risco de intoxicação.

No entanto, alguns dos bloqueios de nervos periféricos são relativamente simples do ponto de vista técnico e requerem pequenas quantidades de anestésicos, o que os torna seguros para realização em consultório. De particular interesse para a realização de procedimentos cirúrgicos dermatológicos são os bloqueios de face.

A vantagem dos bloqueios sobre a anestesia infiltrativa refere-se à obtenção de áreas maiores de analgesia com menores quantidades de anestésicos e sem a deformação da anatomia. Além de maior dificuldade técnica, a desvantagem consiste na maior latência, que varia de 10 a 20 min.

Recomenda-se que os profissionais que se proponham a fazer tais bloqueios – mesmo os mais simples – recebam treinamento adequado antes de realizá-los em seus pacientes.

Entre os bloqueios de face mais simples e passíveis de realização com pequenas quantidades de anestésico local, encontram-se:

- Bloqueio dos nervos supraorbitário e supratroclear
- Bloqueio do nervo infraorbitário
- Bloqueio do nervo nasociliar
- Bloqueio do nervo lacrimal
- Bloqueio do nervo zigomático
- Bloqueio do nervo mentoniano.

A combinação desses bloqueios consegue promover analgesia para praticamente toda a face. Nos casos de procedimentos sobre o nariz, podem ser necessários bloqueios extras de pequenos ramos específicos. Esse conhecimento extrapola o objetivo deste capítulo.

A seguir, serão apresentadas as técnicas para a realização de cada bloqueio. As imagens correspondentes trazem a anatomia do nervo em relação aos ossos da face, à área de analgesia e ao local de punção na pele para sua realização.

O anestésico mais indicado para a realização desses bloqueios é a lidocaína, cuja latência é pequena e o risco de intoxicação grave, menor. Todos os bloqueios devem seguir técnicas rigorosas de assepsia e antissepsia.

Bloqueio dos nervos supraorbitário e supratroclear

Palpa-se o forame ou a incisura supraorbitária na borda superior da pálpebra, a 2,5 cm da linha média, sobre um plano vertical que passa pela pupila quando o paciente olha para a frente. Introduz-se nesse ponto uma agulha fina (13 × 0,45 mm) e, sem necessidade de obter parestesia, injeta-se de 1 a 1,5 mℓ de anestésico, seguido de compressão digital para melhor dispersão (Figura 100.4).

O nervo supratroclear pode ser anestesiado com a mesma punção, dirigindo-se a agulha medialmente ao longo da borda da órbita e injetando-se 1 mℓ do anestésico.

Bloqueio do nervo infraorbitário

O nervo infraorbitário pode ser bloqueado por via transcutânea ou intraoral (Figura 100.5).

Por via transcutânea, pode ser realizado ao redor do forame infraorbitário, palpável na face anterior da maxila acima da fossa canina, 1,5 cm abaixo da borda orbital inferior, sobre uma linha que liga os forames supraorbitário e mentoniano (facilmente palpáveis). A agulha não deve adentrar o forame, sob risco de causar lesão nervosa e vascular. Injetam-se 2 mℓ de anestésico, seguidos de compressão digital para dispersá-lo.

Por via intraoral, palpa-se o forame infraorbitário com o dedo indicador e, com o polegar da mesma mão, levanta-se o lábio superior, expondo a mucosa oral na altura do primeiro pré-molar. Introduz-se nesse ponto uma agulha 13 × 0,45 mm em direção ao dedo indicador, que está sobre o forame infraorbitário. Injetam-se 2 mℓ de anestésico, seguidos de compressão digital.

Bloqueio do nervo nasociliar

No ponto a 4 mm acima do canto interno da órbita, introduz-se perpendicularmente uma agulha 20 × 0,5 mm junto à parede interna da órbita, a uma profundidade de 2 cm, injetando-se 2 mℓ de anestésico (Figura 100.6).

Bloqueio do nervo lacrimal

Palpando o ângulo superoexterno da órbita, punciona-se com agulha 13 × 0,45 mm em direção ao ângulo orbitário, tocando o osso. Recua-se a agulha 1 mm e aspira-se. Injetam-se 2 mℓ de anestésico e comprime-se digitalmente para dispersá-lo (Figura 100.7).

Bloqueio do nervo zigomático

Palpa-se o rebordo orbitário no canto externo da órbita, próximo à proeminência malar, introduz-se uma agulha 13 × 0,45 mm até tocar o rebordo orbitário, aspira-se e injetam-se 2 mℓ de anestésico, seguidos de compressão digital (Figura 100.8).

Bloqueio do nervo mentoniano

Esse bloqueio também pode ser realizado por técnica intra ou extraoral (Figura 100.9).

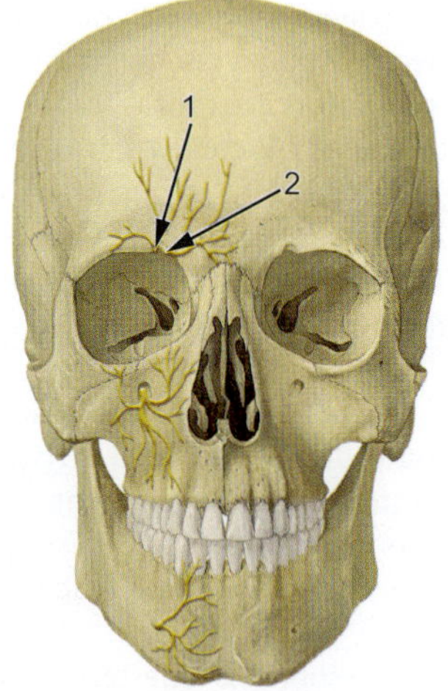

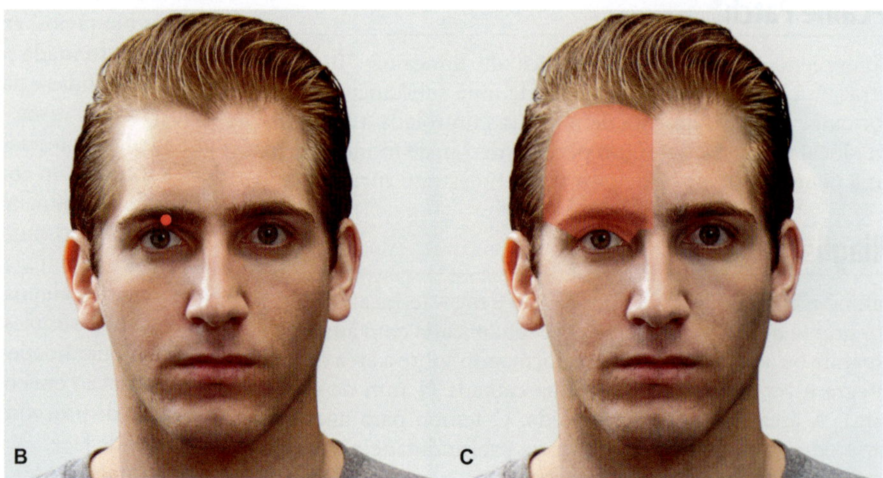

Figura 100.4 Bloqueios dos nervos supraorbitário (1) e supratroclear (2). **A.** Localização do nervo junto aos ossos do crânio. **B.** Local da punção para o bloqueio. **C.** Área de analgesia. Adaptada de Wolf-Heidegger, 2006.

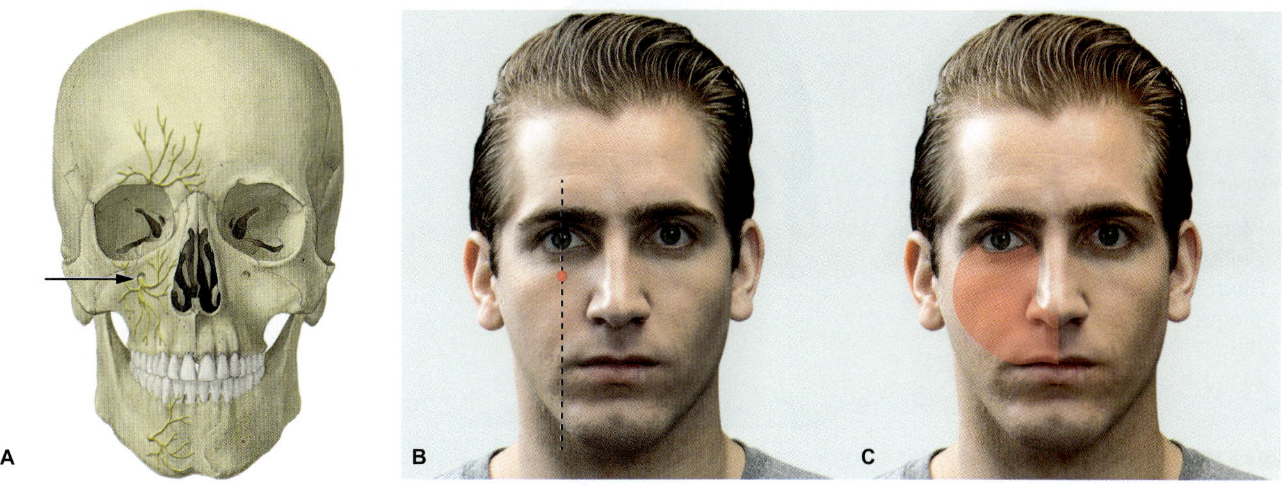

Figura 100.5 Bloqueio do nervo infraorbitário. **A.** Localização do nervo junto aos ossos do crânio. **B.** Local da punção para o bloqueio. **C.** Área de analgesia. Adaptada de Wolf-Heidegger, 2006.

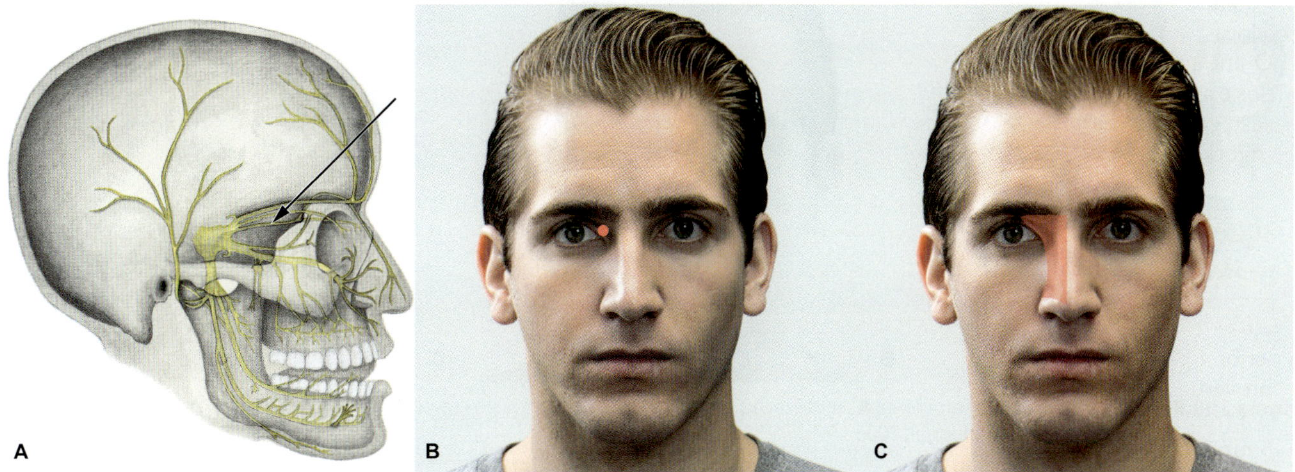

Figura 100.6 Bloqueio do nervo nasociliar. **A.** Localização do nervo junto aos ossos do crânio. **B.** Local da punção para o bloqueio. **C.** Área de analgesia. Adaptada de Wolf-Heidegger, 2006.

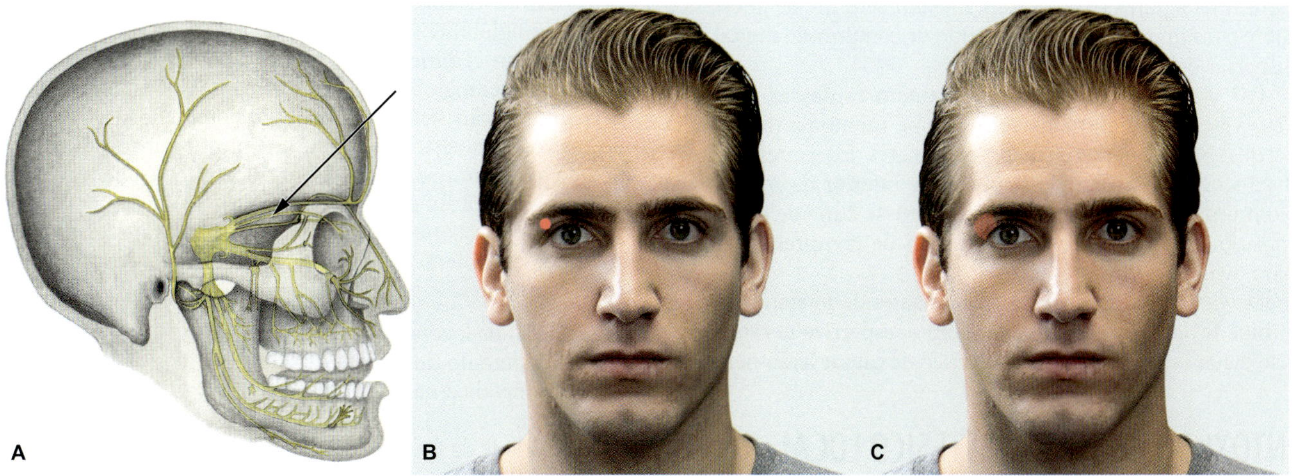

Figura 100.7 Bloqueio do nervo lacrimal. **A.** Localização do nervo junto aos ossos do crânio. **B.** Local da punção para o bloqueio. **C.** Área de analgesia. Adaptada de Wolf-Heidegger, 2006.

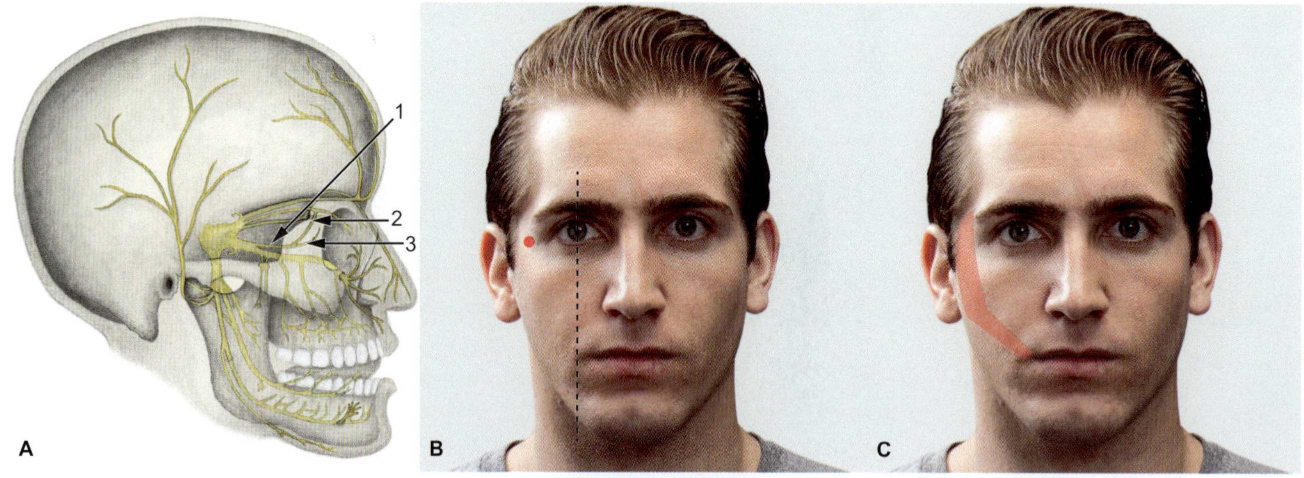

Figura 100.8 Bloqueio do nervo zigomático (1) e divisões malar (2) e temporal (3). **A.** Localização do nervo junto aos ossos do crânio. **B.** Local da punção para o bloqueio. **C.** Área de analgesia. Adaptada de Wolf-Heidegger, 2006.

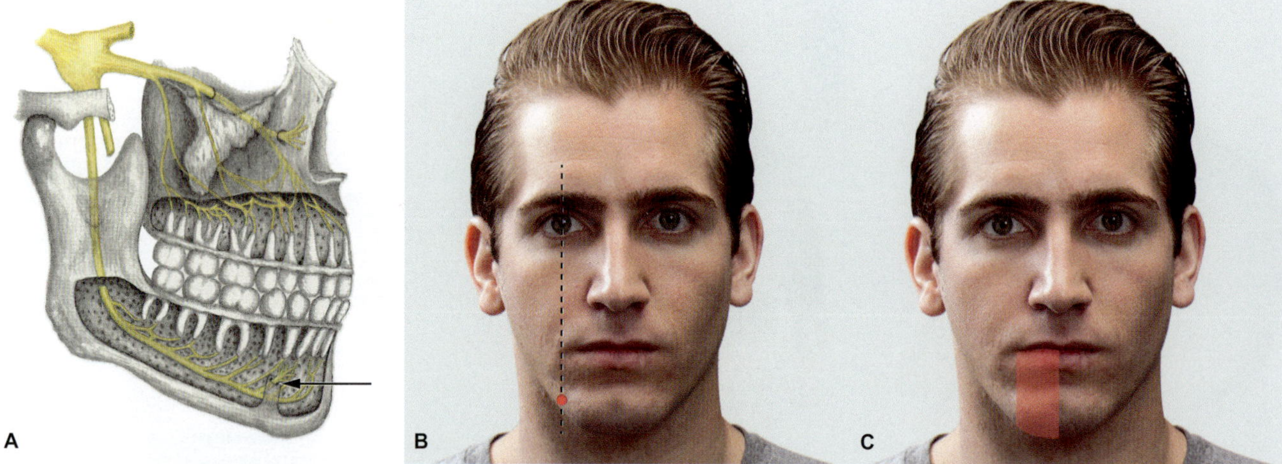

Figura 100.9 Bloqueio do nervo mentoniano. **A.** Localização do nervo junto aos ossos do crânio. **B.** Local da punção para o bloqueio. **C.** Área de analgesia. Adaptada de Wolf-Heidegger, 2006.

Na técnica extraoral, o paciente fica com a boca em repouso. Traça-se uma linha vertical que passe pela comissura labial. Sobre essa linha, o forame mentoniano pode ser palpado a meia distância entre as margens superior e inferior da mandíbula. Com uma agulha 13 × 45 mm, injetam-se 2 mℓ de anestésico sobre o forame mentoniano, seguido de compressão digital para dispersar o anestésico.

Por via intraoral, o paciente mantém os dentes cerrados. Pelo vestíbulo oral, palpa-se o forame mentoniano na linha vertical que separa os dois pré-molares inferiores, a meia distância entre as margens superior e inferior da mandíbula. Com uma agulha 13 × 45 mm, injetam-se 2 mℓ de anestésico sobre o forame mentoniano, seguido de compressão digital para dispersar o anestésico.

Deve-se sempre aspirar a seringa antes de injetar, pela proximidade da artéria mentoniana com o respectivo nervo. É preciso evitar entrar no forame, sob risco de causar lesão nervosa.

INTOXICAÇÃO POR ANESTÉSICO LOCAL

Os anestésicos locais são fármacos muito seguros se administrados em doses apropriadas e em locais anatômicos corretos. No entanto, reações adversas sistêmicas e locais podem surgir por conta de injeção intravascular acidental ou administração de uma dose inadequadamente grande. Portanto, a profilaxia da intoxicação está na observância da técnica. Além disso, efeitos adversos específicos estão associados ao uso de certos fármacos, como as reações alérgicas aos amino-ésteres e a metemoglobinemia após uso de prilocaína (doses clínicas usadas em procedimentos dermatológicos dificilmente desencadeiam metemoglobinemia clinicamente relevante).

A intoxicação sistêmica se dá por bloqueio da transmissão nervosa nos sistemas nervoso central e cardiovascular. O médico que administra anestésicos locais deve saber reconhecer uma intoxicação e como tratá-la.

Conforme a concentração plasmática do anestésico local aumenta, o paciente apresenta, na sequência, os seguintes sinais e sintomas:

- Sensação de leveza
- Formigamento dos lábios
- Gosto metálico na boca
- Tontura
- Dificuldade de foco
- Zumbido
- Tremor
- Espasmos musculares (inicialmente na face e nas extremidades)

- Convulsão generalizada tônico-clônica
- Coma
- Parada respiratória
- Parada cardíaca.

A concentração plasmática necessária para que o paciente apresente os primeiros sintomas é 6 a 10 vezes menor que a daquelas para os sintomas graves: convulsão, coma e paradas respiratória e cardíaca.

A profilaxia da intoxicação é essencial, especialmente para atos que ocorram em consultório, sem o suporte hospitalar imediato, sem a presença de um anestesiologista e sem a disponibilidade de monitoramento. Respeitando-se as doses recomendadas, aspirando-se a seringa antes de injetar e acrescentando-se vasoconstritor aos anestésicos, minimiza-se a chance de intoxicação.

Como visto no início do capítulo, dar preferência a anestésicos mais diluídos, como lidocaína 1%, quando do emprego de volumes grandes. A diluição aumenta a latência. O médico deve respeitar esse tempo, pois uma fonte comum de sobredose de anestésicos (e maior risco de intoxicação) advém do fato de não se esperar pelo efeito do anestésico; então, o paciente reclama de dor e o médico complementa a anestesia desnecessariamente.

Também faz parte da profilaxia o reconhecimento de pacientes com maior potencial de intoxicação, como aqueles que fazem uso de antiarrítmicos e anticonvulsivantes.

Inicialmente, o tratamento da intoxicação consiste em suporte clínico. A administração de anestésicos deve ser interrompida imediatamente. É preciso assegurar a patência da via respiratória, a ventilação e a oxigenação. Garantir que o paciente ventile bem também faz parte do tratamento para evitar que a intoxicação progrida para sinais e sintomas mais graves, o que ocorre quando há hipoxia, hipercarbia e acidemia. Quando anestésicos menos potentes e de curta duração são empregados, habitualmente essas medidas já são suficientes para impedir a progressão e reverter os sintomas.

Se o paciente caminhar para abalos musculares e convulsão tônico-clônica, deve-se administrar algum fármaco anticonvulsivante, preferencialmente benzodiazepínicos. A patência da via respiratória pode, nesses casos, exigir intubação traqueal. O colapso cardiocirculatório pode ser tratado com fármacos vasopressores e inotrópicos. A parada cardíaca exige tratamento de suporte como descrito nos protocolos de reanimação [p. ex., *Advanced Cardiac Life Support* (ACLS)].

Até há alguns anos, a parada cardíaca por anestésicos locais era tratada colocando-se o paciente em circulação extracorpórea até que o efeito do anestésico sobre o coração cessasse. Atualmente, há uma alternativa farmacológica para reverter a intoxicação, com altas taxas de sucesso: a infusão intravenosa de emulsão lipídica. A emulsão lipídica é o componente lipídico usado em nutrição parenteral. Inicia-se com uma infusão de emulsão lipídica 20% 1,5 mℓ/kg, e continua-se uma infusão de 0,25 mℓ/kg por ao menos 10 min após o retorno da função cardíaca. Se a instabilidade permanecer, repete-se a dose inicial e aumenta-se a manutenção para 0,5 mℓ/kg. A dose total de emulsão lipídica recomendada é de 10 mℓ/kg em 30 min.

Felizmente, as doses de anestésicos usadas para os procedimentos ambulatoriais têm pouco potencial para desencadear intoxicação grave. Diante de sintomas iniciais, interromper a administração de anestésicos, manter o paciente em repouso e, se possível, ofertar oxigênio suplementar já devem ser suficientes para interromper a progressão da intoxicação.

LEGISLAÇÃO REFERENTE À ANESTESIA LOCAL EM CONSULTÓRIO

A Resolução n. 1.886/2008 do Conselho Federal de Medicina (CFM) dispõe sobre as normas mínimas para o funcionamento de consultórios médicos e complexos cirúrgicos. Por essa resolução, os consultórios são denominados Unidades Tipo I, definidas como o consultório médico, independentemente de um hospital, destinado à realização de procedimentos clínicos ou para diagnóstico, sob anestesia local, sem sedação, em dose inferior a 3,5 mg/kg de lidocaína (ou dose equipotente de outros anestésicos locais), sem necessidade de internação. Nessa resolução, fonte de oxigênio suplementar e material para reanimação e intubação traqueal não fazem parte dos requisitos para o funcionamento dos consultórios, considerando que, ao limitar-se a dose de lidocaína a 3,5 mg/kg (50% da dose máxima recomendada), a chance de intoxicação grave é mínima.

CONSIDERAÇÕES FINAIS

A disseminação de procedimentos cirúrgicos dermatológicos e a tendência à desospitalização dos procedimentos fazem com que cada vez mais esses procedimentos sejam realizados em caráter ambulatorial. A administração de anestésicos locais a esses pacientes em ambiente extra-hospitalar é muito segura, desde que se respeitem as normas técnicas.

BIBLIOGRAFIA

Alster T. Review of lidocaine/tetracaine cream as a topical anesthetic for dermatologic laser procedures. Pain Ther. 2013;2:11-9.

Barash PG, Cullen BF, Stoelting RK, Cahalan MK, Stock MC, Ortega R et al. Clinical anesthesia. 8. ed. LWW; 2017.

Cangiani LM, Nakashima ER, Gonçalves TAM, Pires OC, Bagatini A. Atlas de técnicas de bloqueios regionais. Sociedade Brasileira de Anestesiologia; 2013.

Cohen JL, Gold MH. Evaluation of the efficacy and safety of a lidocaine and tetracaine (7%/7%) cream for induction of local dermal anesthesia for facial soft tissue augmentation with hyaluronic acid. J Clin Aesthetic Dermatol. 2014;7(10):32-7.

Cohen JL. Pain treatment with lidocaine and tetracaine 7%/7% with LASER dermatologic procedures. J Drugs Dermatol. 2013;12(9):986-9.

El-Fakahany H, Medhat W, Abdallah F, Abdel-Raouf H, Abdelhakeem M. Fractional microneedling: a novel method to enhancement of topical anesthesia before skin aesthetic procedures. Dermatol Surg. 2016;42(1):50-5.

Gaitan S, Markus R. Anesthesia methods in laser resurfacing. Semin Plast Surg. 2012;26:117-24.

Greveling K, Prens EK, Ten Bosch N, van Doom MB. Comparison of lidocaine/tetracaine cream and lidocaine/prilocaine cream for local anaesthesia during laser treatment of acne keloidalis nuchae and tattoo removal: results of two randomized controlled trials. Br J Dermatol. 2017;176(1):81-6.

Kouba DJ, LoPiccolo MC, Alam M, Bordeaux JS, Cohen B, Hanke CW et al. Guidelines for the use of local anesthesia in office-based dermatologic surgery. J Am Acad Dermatol. 2016;74:1201-19.

Kumar M, Chawla R, Goyal M. Topical anesthesia. J Anesthesiol Clin Pharmacol. 2015;31(4):450-6.

Miller RD, Eriksson LI, Fleisher LA, Wiener-Kronish JP, Cohen NH, Young WL. Miller's Anesthesia. 8. ed. Saunders; 2014.

Sobanko JF, Miller CJ, Alster TS. Topical anesthetics for dermartologic procedures: a review. Dermatol Surg. 2012;38:709-21.

Tran AN, Koo JY. Risk of systemic toxicity with topical lidocaine/prilocaine: a review. J Drugs Dermatol. 2014;13(9):1118-22.

Wan K, Jing Q, Sun QN, Wang HW, Zhao JZ, Ma L, Kong LJ. Application of a peripheral nerve block technique in laser treatment of the entire facial skin and evaluation of its analgesic effect. Eur J Dermatol. 2013;23(3):324-30.

Wolf-Heidegger. Atlas de Anatomia. 6. ed. Rio de Janeiro: Guanabara Koogan; 2006.

101

Analgesia no Pós-operatório

Érica de Oliveira Monteiro, Thalita Marçal Machado

INTRODUÇÃO

A dor após tratamentos dermatológicos compreende um evento adverso indesejado e, muitas vezes, limitante para a indicação de procedimentos. A conceituação e as definições de dor são inúmeras e com diferentes abordagens. A International Association for the Study of Pain (IASP) a define como "experiência sensório-emocional desagradável associada a dano real ou potencial". Desse modo, deve-se entender a dor de maneira ampliada, considerando-a "uma emoção" e "uma sensação específica".

A dor não pode ser abordada de maneira dualista, como puramente psicogênica ou física. Não tem qualidade simples, única e unidimensional, variando apenas em intensidade, mas representa uma experiência multidimensional que comporta aspectos afetivo-emocionais, constituindo uma experiência interna, complexa e pessoal.

MECANISMO DA DOR

O estímulo doloroso pode ser desencadeado por dano mecânico, extremos de temperatura ou substâncias químicas irritantes. Na pele, as terminações nervosas livres são responsáveis pela sensação de dor. A densidade desses receptores varia conforme os diferentes locais e tecidos.

O tratamento peroperatório da dor objetiva aliviar o sofrimento, alcançar a mobilização precoce e, após a cirurgia, reduzir a duração da internação hospitalar e alcançar a satisfação do paciente. Para controlá-la, deve-se considerar a condição médica, psicológica e física, a idade, o estado de medo ou ansiedade, a magnitude do procedimento cirúrgico, a experiência e a preferência pessoal, bem como as respostas aos agentes fornecidos.

A dor peroperatória resulta da inflamação causada por trauma tecidual (incisão cirúrgica, dissecção, queimaduras) ou lesão nervosa direta (p. ex., transecção do nervo, alongamento ou compressão). O paciente a sente pela via da dor aferente, que é alvo de vários agentes farmacológicos. O traumatismo tecidual libera mediadores inflamatórios locais capazes de produzir sensibilidade aumentada aos estímulos na área que envolve uma lesão (hiperalgesia) ou percepção errônea da dor para estímulos não nocivos (alodinia). Outros mecanismos que contribuem para hiperalgesia e alodinia incluem sensibilização dos receptores de dor periférica (hiperalgesia primária) e aumento da excitabilidade dos neurônios do sistema nervoso central (hiperalgesia secundária). Tradicionalmente, o manejo agudo da dor peroperatória baseou-se exclusivamente nos medicamentos opioides para direcionar os mecanismos centrais envolvidos na percepção da dor. Contudo, uma melhor abordagem, conhecida como analgesia multimodal, emprega vários agentes, cada um agindo em diferentes locais do caminho da dor. Essa abordagem reduz a dependência de uma única medicação e mecanismo e, mais importante, pode diminuir ou eliminar a necessidade de opioides. A sinergia entre medicamentos opioides e não opioides reduz tanto a dose total de opioides quanto os efeitos colaterais indesejados associados.

A atividade do receptor de dor pode ser bloqueada diretamente (p. ex., lidocaína) ou com agentes anti-inflamatórios (p. ex., ácido acetilsalicílico, medicamentos anti-inflamatórios não esteroides) para diminuir a resposta hormonal local ao dano, o que reduz indiretamente a ativação do receptor da dor.

Alguns agentes analgésicos visam à atividade dos neurotransmissores, inibindo-a ou aumentando-a (p. ex., cetamina, clonidina, paracetamol, gabapentina, pregabalina). Os neurotransmissores são responsáveis por transportar sinais elétricos pelas uniões entre os neurônios. Para produzir analgesia, a atividade de vários neurotransmissores pode ser direcionada, incluindo a substância P, peptídio relacionado com o gene da calcitonina, aspartato, glutamato e ácido gama-aminobutírico (GABA).

Estudos indicam que a correta analgesia deve começar antes mesmo da deflagração de qualquer estímulo doloroso. Assim, haveria redução ou prevenção da dor subsequente. Outra forma de combate à dor pós-operatória consiste na abordagem nas mais diversas vias da dor, inclusive com a combinação de diferentes técnicas.

Os procedimentos diagnósticos e terapêuticos em Dermatologia desencadeiam dor pós-operatória, que contribui para a morbidade cirúrgica. A dor aguda não controlada associa-se a atraso da cicatrização, aumento do risco de deiscência de suturas e descompensação de patologia crônica. De acordo com dados dos EUA, o número de procedimentos dermatológicos por ano nas duas últimas décadas mais que duplicou. A continuidade desse crescimento exponencial na atividade cirúrgica, quer em volume, quer em complexidade, explica o motivo de a dor pós-operatória se tornar um problema cada vez mais relevante na prática dermatológica.

Após uma cirurgia plástica estética, a maioria dos pacientes não referiu dor no período pós-operatório imediato, porém 34% relataram dor de moderada intensidade uma ou mais vezes no período de internação. Os analgésicos anti-inflamatórios não esteroides (AINE) e analgésicos opioides mais prescritos foram, respectivamente, dipirona e cetorolaco, e meperidina e tramadol.

A incidência de dor pós-operatória não controlada foi superior em procedimentos menores (o que engloba a maioria dos procedimentos dermatológicos) em comparação a intervenções maiores, o que pode refletir a percepção incorreta de que esse tipo de procedimento é indolor. Foram encontrados resultados similares em doentes submetidos à dermatocirurgia oncológica, reportando taxas de dor pós-operatória surpreendentemente elevadas. Os valores mais altos referem-se à cirurgia do carcinoma basocelular. Dos 117 doentes incluídos no estudo, 29% relataram dor pós-operatória com intensidade entre 4 e 7, e 3,4% referiram dor com intensidade entre 8 e 10. Também se verificou prevalência de 6,7% de dor crônica em doentes submetidos à excisão de melanoma. Dois estudos avaliaram a dor subsequente à cirurgia micrográfica de Mohs, ambos concluindo ser este um procedimento geralmente bem tolerado, com dor de intensidade ligeira a moderada e pico nas primeiras 24 h após a cirurgia. De modo geral, a dor pós-operatória parece ser mais frequente que o presumido.

A estratificação do risco de dor pós-operatória é crucial no sucesso de sua analgesia. Fatores relacionados com o doente e o procedimento cirúrgico podem ser preditores da dor expectável e das necessidades analgésicas no pós-operatório.

ANALGESIA MEDICAMENTOSA

A dor esperada é de intensidade ligeira a moderada na maioria dos casos, e a analgesia multimodal baseada em analgésicos não opioides é globalmente eficaz (p. ex., associação de ibuprofeno e paracetamol). A prescrição de opioides deve ser evitada por seus efeitos secundários e pelo risco de automedicação não vigiada, devendo ser reservada, portanto, para situações de dor considerada moderada a intensa, como cirurgias complexas do couro cabeludo e múltiplos procedimentos no mesmo dia. Na cirurgia de Mohs, a analgesia multimodal (com associação de ibuprofeno e paracetamol) demonstrou ser superior à monoterapia analgésica, sem acréscimo de efeitos adversos.

Analgésicos não opioides

Constituem um grupo heterogêneo de fármacos em que se incluem os AINE, os inibidores seletivos da ciclo-oxigenase 2 (COX-2; coxibes) e outras substâncias (p. ex., paracetamol e metamizol). O efeito analgésico desses fármacos resulta de uma ação anti-inflamatória (periférica) e/ou antinociceptiva (central).

Anti-inflamatórios não esteroides

Representam o maior grupo de analgésicos não opioides, cujo mecanismo de ação consiste na inibição da síntese de prostaglandinas pelo bloqueio reversível da COX, responsável por seu efeito terapêutico e, igualmente, pelos efeitos adversos gastrintestinais (p. ex., hipersecreção de ácido clorídrico e diminuição da produção de muco), renais (p. ex., diminuição da taxa de filtração glomerular) e plaquetários (p. ex., antiagregação plaquetária).

Apesar de os AINE terem sido evitados por alguns cirurgiões dermatológicos pelo receio de hemorragia pós-operatória, sobretudo em procedimentos de maior complexidade (como enxertos de pele ou retalhos), a experiência de outras especialidades tem demonstrado que é pouco fundamentado. Uma metanálise, publicada recentemente na revista da American Society of Plastic Surgeons, concluiu que o ibuprofeno não está associado a maior frequência de complicações hemorrágicas.[1] Resultados idênticos foram constatados em estudos pós-amigdalectomia. Importante salientar que esses analgésicos têm "efeito de teto", ou seja, acima de determinada dose, o seu aumento não incrementa a ação terapêutica, apenas os efeitos adversos. A terapêutica com AINE precisa ser instituída na mínima dose eficaz, durante o menor tempo possível e não se deve utilizar mais de um AINE simultaneamente.

Inibidores seletivos da COX-2

Os coxibes são isoformas cuja expressão é induzida apenas em tecidos inflamados. Apresentam menos efeitos gastrintestinais e plaquetários. Ainda assim, alguns estudos demonstraram um risco de eventos cardiovasculares acrescido, razão pela qual sua utilização tem contraindicação relativa em pacientes com doença aterosclerótica coronariana, cerebrovascular ou arterial periférica.

Paracetamol

Trata-se de um analgésico não opioide de ação central com fraca atividade anti-inflamatória periférica. Embora o seu mecanismo de ação não esteja completamente elucidado, parece ser exercido mediante uma atividade inibitória central sobre a COX-3. É potencialmente hepatotóxico (efeito dose-dependente), pelo que, em geral, não se deve ultrapassar o limite diário de 4 g.

Metamizol

Analgésico não opioide de ação central, provoca inibição de COX expressa no tálamo e nos cornos posteriores da medula espinal, associando-se, por esse mecanismo, a um efeito antinociceptivo. O efeito adverso mais grave é a agranulocitose (rara), estando também associado à nefrotoxicidade e às reações de hipersensibilidade. O seu potencial nefrotóxico é maior se administrado concomitantemente com o alopurinol, anticoncepcionais orais, a clorpromazina, o álcool e todos os fármacos com potencial nefrotóxico. Contudo, a administração de metamizol reduz o efeito terapêutico da ciclosporina, fármaco utilizado com alguma frequência em Dermatologia, bem como das tiazidas e da furosemida. A dose recomendada por via oral é de 565 mg 3 a 4 vezes/dia, não devendo a sua administração ser prolongada por mais de 5 dias.

Tramadol

Opioide sintético que estruturalmente se assemelha à morfina; sua potência analgésica é cerca de um quinto a da morfina. Tem um mecanismo duplo de ação: é agonista dos receptores μ e inibe, também, a recaptação da norepinefrina e da serotonina. Está indicado no tratamento da dor aguda e crônica moderada a intensa. Tem efeitos adversos típicos dos opioides, como náuseas e vômitos, obstipação, tonturas e hipotensão. Não provoca depressão respiratória, nem habituação. A dose máxima diária recomendada é de 400 mg, dividida em tomadas de 100 ou 200 mg.

Como o pico de intensidade álgica costuma se verificar no pós-operatório imediato, nomeadamente no dia da própria cirurgia, este, consequentemente, também será o dia em que o consumo de analgésicos será maior, entre eles os opioides. Nesse contexto, a ropivacaína oferece uma alternativa interessante.

ANALGESIA COM ANESTÉSICOS TÓPICOS E LOCAIS

Os anestésicos locais são usados em várias modalidades de anestesia tópica e anestesia locorregional. O seu mecanismo de ação envolve a inibição de canais de sódio voltagem-dependentes, provocando o bloqueio da condução nervosa. Sua utilização em baixas concentrações possibilita obter um efeito analgésico com um bloqueio mínimo de outras vias sensitivas e da função motora.

A infiltração de feridas operatórias extensas representa uma prática habitual em outras especialidades cirúrgicas, tornando possível o controle eficaz da dor somática e, desde cedo, uma redução significativa do consumo de analgésicos por via sistêmica no pós-operatório imediato. Essa estratégia, aparentemente, tem sido pouco difundida em Dermatologia, embora constitua uma alternativa interessante e segura para melhorar o controle da dor pós-operatória moderada a intensa do paciente dermatológico com a finalidade de melhorar sua experiência e satisfação em relação ao procedimento.

Sugere-se a infiltração da ferida no fim do procedimento com um anestésico local de longa ação em concentração analgésica. A ropivacaína a 0,2% (2 mg/mℓ) está amplamente disponível no ambiente hospitalar e apresenta perfis de segurança e farmacocinético adequados a esse contexto. A infiltração local proporciona efeito analgésico de até 6 h, atuando no período de maior intensidade da dor pós-operatória. As reações de hipersensibilidade são raras, bem como os seus efeitos adversos mais graves, relacionados com sua ação sobre o sistema nervoso central (p. ex., convulsões) e o aparelho cardiovascular (p. ex., disritmias). A ropivacaína compreende um dos anestésicos locais com maior margem de segurança, não devendo a dose administrada ultrapassar os 3 mg/kg em adultos.

ANALGESIA PÓS-PROCEDIMENTO

O sucesso da analgesia pós-procedimento dermatológico se inicia no preparo pré-operatório e na analgesia realizados durante o procedimento. O paciente não deve sentir dor do início ao fim do processo, e este é o segredo do sucesso das terapias antiálgicas pós-procedimento.

As possibilidades de analgesia mais comuns para melhorar o conforto do paciente durante e após preenchimento dérmico, exérese e eletrocoagulação de pequenas lesões, biopsia, curetagem, *shaving* e outras intervenções estão agrupadas em categorias, conforme apresentado na Tabela 101.1.

A anestesia tópica consiste em recurso frequente para prática dos procedimentos dermatológicos. Para analgesia pós-operatória, o bloqueio prévio da área a ser tratada propicia conforto intraoperatório e previne a dor pós-procedimento. Como exemplo, o bloqueio do nervo infraorbicular aumenta o conforto do paciente submetido ao tratamento do sulco nasolabial e das rugas periorais do lábio superior – pode ser necessária a complementação com infiltração intramucosa oral acima dos incisivos mediais superiores e da mucosa do ângulo da boca (Figuras 101.1 e 101.2). O bloqueio do nervo mentoniano facilita o trabalho no sulco melomentual e das rugas periorais do lábio inferior – pode ser necessária a complementação com infiltração intramucosa oral abaixo dos incisivos mediais inferiores (Figura 101.3).

DOR RELACIONADA COM PROCEDIMENTOS DERMATOLÓGICOS ESPECÍFICOS

Crioterapia

Trata-se de um tratamento indicado em múltiplas entidades dermatológicas, tanto em adultos quanto em crianças. A dor provocada por esse procedimento apresenta perfil bifásico característico:

- Imediato: resultante do processo de congelamento
- Tardio: posterior ao descongelamento, sendo geralmente mais intensa e prolongada (várias horas).

A dor consequente poderá comprometer a adesão a um eventual novo tratamento, frequentemente necessário. O uso de anestésicos tópicos sob oclusão pré-procedimento já foi defendido, contudo o efeito tardio (15 a 60 min) e a baixa eficácia desta técnica analgésica levaram ao abandono quase generalizado dessa prática.

Alternativas analgésicas, como a aplicação de EMLA® (formulação constituída por lidocaína e prilocaína) imediatamente após o descongelamento, já demonstraram se tratar de uma técnica eficaz. A disrupção da barreira cutânea induzida pela crioterapia facilita a impregnação do anestésico e aumenta a eficácia, garantindo analgesia praticamente imediata (< 30 s) e duradoura, aliviando o componente tardio da dor.

Tabela 101.1 Procedimentos usados para analgesia pré e pós-procedimento dermatológico de pequeno porte.

Procedimento	Material	Modo de aplicação	Nome comercial
Tópico	Mistura eutética de anestésicos (lidocaína 2,5% + prilocaína 2,5%)	Manter sob oclusão 60 min antes	EMLA®, Medicaína®
	Lidocaína 4% lipossomada	Manter sem oclusão 30 a 40 min antes ou sob oclusão por 15 a 30 min	Dermomax®
	Lidocaína 7% + tetracaína 7%	Aplicar no local e deixar por 30 min, formando um filme flexível que deve ser removido	Pliaglis®
Injetável	Lidocaína 2% com epinefrina	Injetar e aguardar 30 s a 3 min	Xylestesin®
	Lidocaína 2% sem epinefrina	Injetar e aguardar 1 a 5 min	Xylestesin®
Outros agentes locais	Gelo	Aplicar imediatamente antes da injeção por 1 a 2 min até a pele ficar eritematosa, mas não branca	—
	Spray (etil cloridato)	Aplicar imediatamente antes da injeção, *spray* contínuo por 5 s, 5 a 8 cm de distância do local	Pain Easy®
	Refrigerador/ventilador	Há equipamentos disponíveis; verificar as especificações do fabricante para calcular tempo e distância	Siberian®, Freddo®
	Vibração	Promover vibração no local	Vários fabricantes

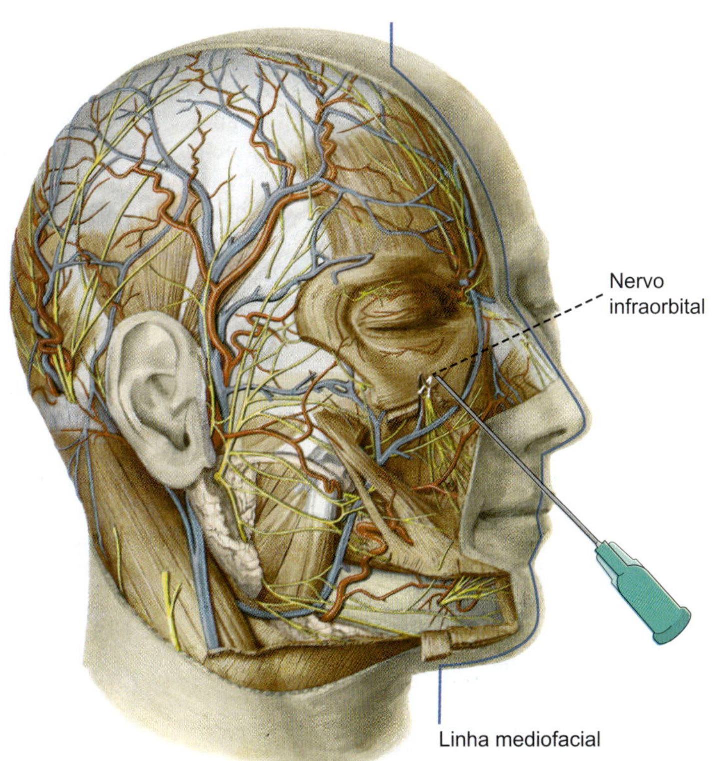

Figura 101.1 Bloqueio do nervo infraorbital. Adaptada de Wolf-Heidegger, 2006.

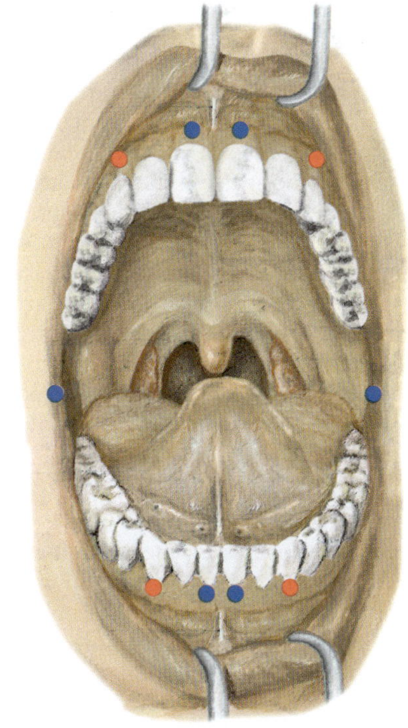

Figura 101.2 Bloqueio dos incisivos mediais superiores e da mucosa do ângulo da boca. Adaptada de Wolf-Heidegger, 2006.

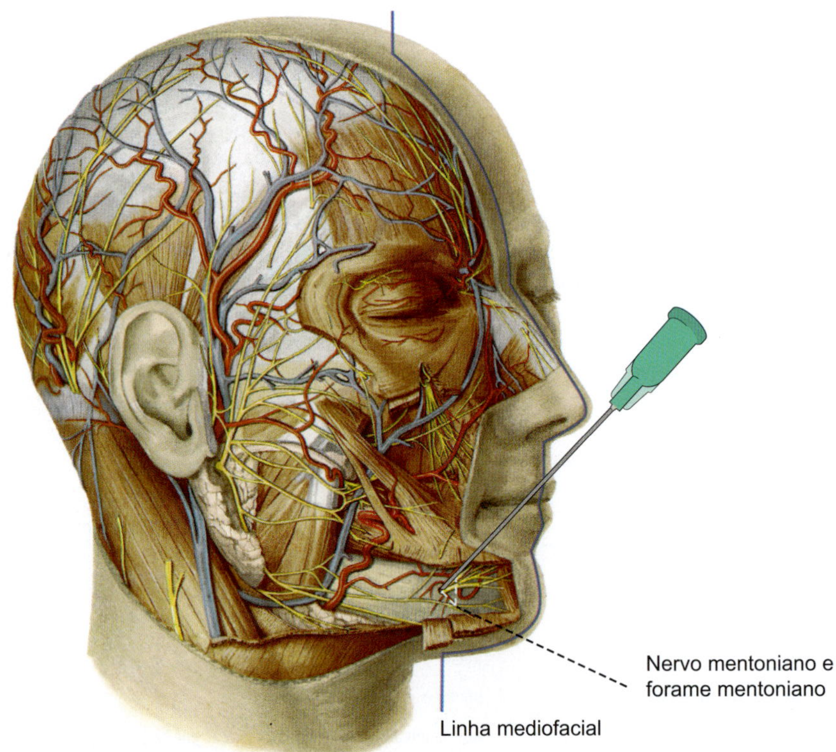

Figura 101.3 Bloqueio do nervo mentoniano. Adaptada de Wolf-Heidegger, 2006.

Infiltração de cicatrizes hipertróficas e queloides

Com frequência, o tratamento de cicatrizes hipertróficas e queloides envolve a infiltração intralesional de corticosteroides de alta potência. Esse tipo de lesão caracteriza-se por uma extensa inervação sensitiva, fato pelo qual o procedimento é habitualmente doloroso. Têm sido descritas algumas técnicas com o objetivo de minimizar o desconforto causado pelo procedimento, como a injeção lenta do fármaco e a associação de lidocaína com o corticosteroide; no entanto, a distensão adicional associada à injeção de maior volume parece antagonizar o efeito analgésico do anestésico. Azad e Sacks propõem a aplicação tópica prévia de EMLA®, que produz anestesia cutânea que se estabelece entre 30 e 60 min, seguida da injeção perilesional de uma mistura de lidocaína e bupivacaína no início do procedimento.[2] A associação de um anestésico local de curta e longa ação tem como objetivo proporcionar anestesia intraoperatória e analgesia pós-operatória, respectivamente. Já estão disponíveis dispositivos de contraestimulação que poderão vir a ter aplicação no controle da dor nesse contexto.

Terapia fotodinâmica

Modalidade de uso crescente em Dermatologia, a terapia fotodinâmica (PDT) tem aplicação em múltiplas situações clínicas, como queratoses actínicas, neoplasias cutâneas não melanoma, doenças inflamatórias, infecciosas e até mesmo com finalidade estética. A versatilidade dessa técnica é potenciada por sua eficácia e baixo risco de efeitos adversos. Infelizmente, a dor resultante desse procedimento é extremamente frequente (92 a 97%, grave em 16%), continuando a ser este o fator que mais limita o seu uso terapêutico. A identificação dos doentes com risco de desenvolver dor intensa no decurso da PDT possibilitaria o emprego de estratégias analgésicas pré-procedimento. Foram identificados como possíveis preditores de dor: fotótipo médio-baixo (I a III); (queratoses actínicas, doença de Bowen) e tamanho da lesão; localização (cabeça, pescoço e pernas); idade avançada (> 65 a 70 anos); uso de ácido 5-aminolevulínico como fotossensibilizante; e uso crônico de analgésicos.

A taxa de fluência e a dose estão diretamente correlacionadas com a intensidade álgica até determinado limiar (taxa de cerca de 60 mW/cm^2, dose de cerca de 50 J/cm^2) a partir do qual não se observa incremento significativo no desconforto álgico. Alguns estudos identificaram dor mais intensa no segundo tratamento, comparativamente ao primeiro. Outros, contudo, não concordam com essa observação. Estratégias para minimizar a dor relacionada com a PDT têm sido avaliadas em revisões sistemáticas recentes.

Várias intervenções demonstraram benefício – bloqueio regional, infiltração subcutânea de anestésico, estimulação transcutânea elétrica e, por fim, a analgesia pelo frio/arrefecimento cutâneo (com água gelada ou ar frio); a última técnica, embora simples, parece ser globalmente mais eficaz. Os anestésicos tópicos demonstraram ser ineficazes. A *daylight* PDT é menos dolorosa que a PDT convencional.

A heterogeneidade dos estudos e a evidência inconsistente têm dificultado a identificação de elementos preditores de dor e a formulação de recomendações para reduzir a dor associada a esse procedimento. A melhor estratégia assenta em uma abordagem individualizada e personalizada às necessidades de cada doente.

Laser/luz intensa pulsada

Durante os tratamentos com *laser*/luz intensa pulsada, a dor consiste em uma queixa frequente e seu controle é essencial, a fim de não comprometer a eficácia e o resultado do tratamento. A intolerância à dor pode impedir que o paciente complete a sessão ou retorne para tratamentos seriados. Infelizmente, a evidência disponível nesse campo é insuficiente e heterogênea, por isso a experiência torna-se valiosa no manejo analgésico. Em uma revisão sistemática recente, todos os estudos apresentaram um risco claro ou alto de viés, e a qualidade geral da evidência foi classificada como baixa. Em geral, métodos anestésicos não invasivos ativos pareciam fornecer resultados favoráveis em comparação a placebo ou sem anestesia, e os fármacos anestésicos tópicos pareciam resultar em melhor redução da dor que o resfriamento da pele.[3] No entanto, a evidência atual é insuficiente para fornecer recomendações para a prática clínica diária. Nesse caso, a abordagem da dor deve continuar a ser individualizada, de acordo com as necessidades e as exigências de cada doente.

Peeling

Em um estudo sobre o controle da dor durante e 12 h após *peeling* de fenol, realizou-se sedação consciente, definida como qualquer grau de sedação que possibilite bom efeito ansiolítico e analgésico peroperatório e amnésia, sem necessidade de ventilação mecânica e com preservação do reflexo ciliar e estimulação verbal e física leves.[4] Em razão do potencial risco de depressão cardiorrespiratória pela administração intravenosa combinada de benzodiazepínicos e narcóticos, a sedação consciente deve ser realizada em ambiente hospitalar, com equipamentos de reanimação e ventilação disponíveis, além de monitoramento cardíaco durante todo o procedimento.

Tem como objetivos manter a sedação adequada com riscos mínimos, diminuir a ansiedade e promover analgesia e amnésia. Trata-se de uma forma segura e eficiente, de início de ação imediato e rápido despertar, além de incidência baixa de efeitos colaterais pós-operatórios. Como não existe um agente farmacológico ou técnica isolada que satisfaça a esses requisitos, o anestesiologista deve combinar fármacos para chegar mais próximo do ideal.

Os agentes farmacológicos utilizados para a sedação consciente são propofol, midazolam, fentanila e cetamina de modo combinado.

CONSIDERAÇÕES FINAIS

Pode-se afirmar que a analgesia no pós-operatório em procedimentos dermatológicos carece de mais estudos, sendo ainda pouco difundida na prática dermatológica. Cada paciente e procedimento específico necessita de um tratamento individualizado e personalizado.

REFERÊNCIAS BIBLIOGRÁFICAS

1. Kelley B, Bennett K, Chung K, Kozlow J. Ibuprofen does not increase bleeding risk in plastic surgery. Plast Reconstr Surg. 2016;137:1309-16.
2. Azad A, Sacks L. Painless steroid injections for hypertrophic scars and keloids. Br J Plast Surg. 2003;56:534.
3. Greveling K, Prends E., Liu L, Van Doorn M. Non-invasive anaesthetic methods for dermatological laser procedures – a systematic review. J Eur Acad Dermatol Venereol. 2017;31:1096-110.
4. Di Santis EP. Peeling profundo de fenol: como controlar a dor durante a aplicação e até 12 h após. Surg Cosmet Dermatol. 2014;6(1):11-5.

BIBLIOGRAFIA

Bauman LS, Monteiro EO. Can one filler do it all? How to choose a filler. Skin & Aging. 2005;6:48-51.

Benedetto AV. A novel use of topical anesthetics to alleviate the pain of cryotherapy. Skinmed. 2003;2:307-8.

Briggs M, Nelson EA, Martyn-St James M. Topical agents or dressings for pain in venous leg ulcers. Cochrane Database Syst Rev. 2012;11:CD001177.

Campos S. Manual de anestesiologia clínica. Lisboa: Lidel; 2014.

Duarte B, Roberto A, Cruz S, Cabete J. Abordagem da dor em dermatologia (Parte I). Revista da Sociedade Portuguesa de Dermatologia e Venereologia. 2018;75(3):265-72.

Duarte B, Roberto A, Cruz S, Cabete J. Abordagem da dor em dermatologia (Parte II). Revista da Sociedade Portuguesa de Dermatologia e Venereologia. 2018;75(4):383-90.

Gerbershagen H, Aduckathil S, van Wijck A, Peelen L, Kalkman C, Meissner W. Pain intensity on the first day after surgery. Anesthesiology. 2013;118:934-44.

Glass JS, Hardy L, Meeks NM, Carroll BT. Acute pain management in dermatology: risk assessment and treatment. J Am Dermatol. 2015;73:543-60.

Gupta AK, Koren G, Shear NH. A double-blind, randomized, placebo-controlled trial of eutectic lidocaine/prilocaine cream 5% (EMLA®) for analgesia prior to cryotherapy of warts in children and adults. Pediatr Dermatol. 1998;15:129-33.

Karrer S, Kohl E, Feise K, Hiepe-Wegener D, Lischner S, Philipp-Dormston W et al. Photodynamic therapy for skin rejuvenation: review and summary of the literature – results of a consensus conference of an expert group for aesthetic photodynamic therapy. J Dtsch Dermatol Ges. 2013:137-48.

Kaufman E, Epstein JB, Gorsky M, Jackson DL, Kadari A. Preemptive analgesia and local anesthesia as a supplement to general anesthesia: a review. Anesth Prog. 2005;52(1):29-38.

Kelly DJ, Ahmad M, Brull SJ. Preemptive analgesia II: recent advances and current trends. Can J Anaesth. 2001;48:1091-101.

Mishra S. Safe and less painful injection of triamcenolone acetonide into a keloid e A technique. Br J Plast Surg. 2010; 63:e205.

Monteiro EO. Anestésicos tópicos. RBM. 2008;12-8.

Monteiro EO. Preenchimento cutâneo parte II–utilizando um conector de três vias para suplementar o ácido hialurônico com lidocaína 2% com epinefrina. RBM/Especial Dermatologia & Cosmiatria. 2011;21-3.

Moura FH, George HM. Anti-inflamatórios não esteroides sistémicos em adultos: orientações para a utilização de inibidores da COX-2. Lisboa: Direção Geral da Saúde; 2013.

Nielson WR. The concept of pain. Clin J Pain. 2001;17(Suppl. 4):S5-S7.

Ono N. Pain-free intralesional injection of triamcinolone for the treatment of keloid. Scand J Plast Reconstr Hand Surg. 1999;33:89-91.

Park KY, Lee Y, Hong JY, Chung WS. Vibration anesthesia for pain reduction during intralesional steroid injection for keloid treatment. Dermatol Surg. 2017;43:724-7.

Sniezek PJ, Brodland DG, Zitelli JA. A randomized controlled trial comparing acetaminophen, acetaminophen and ibuprofen, and acetaminophen and codeine for postoperative pain relief after mohs surgery and cutaneous reconstruction. Dermatol Surg. 2011;37:1007-13.

Thai KE, Fergin P, Freeman M, Vinciullo C, Francis D, Spelman L et al. A prospective study of the use of cryosurgery for the treatment of actinic keratoses. Int J Dermatol. 2004;43:687-92.

Wang B, Shi L, Zhang YF, Zhou Q, Zheng J, Szeimies RM. Gain with no pain? Pain management in dermatological photodynamic therapy. Br J Dermatol. 2017;177:656-65.

Wolf-Heidegger. Atlas de anatomia. 6.ed. Rio de Janeiro: Guanabara Koogan; 2006.

Woolf CJ, Chong MS. Preemptive analgesia – treating postoperative pain by preventing the establishment of central sensitization. Anesth Analg. 1993;77:362.

Xavier TT, Torres GV, Rocha VM. Qualitative and quantitative aspects of pain in lateral posterior thoracotomy patients. Rev Lat Am Enfermagem. 2006;14:708-12.

102

Tratamento Medicamentoso Pré e Pós-procedimentos

Flavia Alvim Sant'Anna Addor

INTRODUÇÃO

Os procedimentos ambulatoriais dermatológicos cresceram exponencialmente nos últimos anos e, em geral, quanto mais invasivos, maiores os cuidados no preparo e no acompanhamento desses pacientes. Os cuidados visam não apenas a otimizar os resultados desejados, como também a evitar complicações e efeitos adversos decorrentes das intervenções. Além de tais objetivos, esses cuidados têm um papel fundamental em estabelecer um vínculo de fidelidade e personalização do tratamento junto ao paciente, diferenciando a prática dermatológica do mero agendamento de um procedimento estético.

Para a escolha dos produtos (dermocosméticos, medicamentos ou nutracêuticos), é fundamental ter informações completas do paciente, as quais possibilitarão propor cuidados específicos, sobretudo no que diz respeito a:

- Fototípo: o maior risco de hipercromias pós-inflamatórias está primariamente relacionado com fototipos mais altos. Entretanto, mesmo indivíduos aparentemente de pele clara podem desenvolver hipercromia
- Dermatoses concomitantes: herpes simples, melasma, vitiligo, urticária física
- Doenças sistêmicas concomitantes: colagenoses e fotodermatoses
- Hábitos: exposição solar, tabagismo e dietas
- Medicamentos de uso diário: anticoagulantes
- Corticosteroides em altas doses, imunossupressores e agentes biológicos
- Procedimentos anteriores: fios, preenchedores permanentes e próteses dentárias.

CUIDADOS COMUNS A TODOS OS PROCEDIMENTOS

Primariamente, toda patologia capaz de repercutir no resultado do(s) procedimento(s) deve ser investigada e compensada; nesse momento, dependendo do procedimento, pode ser válida a anuência de outro especialista para alguma condição crônica, sobretudo em idosos.

A profilaxia contra herpes deve ser considerada em todos os procedimentos faciais, mesmo antes da aplicação da toxina botulínica, sobretudo em pacientes sob tratamento com corticosteroides tópicos oculares. Evidentemente, o risco aumenta em procedimentos que envolvam maior agressão, como *lasers* CO_2 e indução percutânea de colágeno (IPCA®).

Embora não haja um consenso entre os trabalhos quanto à dose, o uso do antiviral deve ser iniciado na véspera ou no dia do procedimento, estendendo-se até 5 a 10 dias, dependendo, empiricamente, do grau de dano tecidual. As doses mais usadas são: aciclovir 200 mg 5 vezes/dia; fanciclovir 250 a 500 mg 2 vezes/dia; e valaciclovir 500 mg 2 vezes/dia.

Anestésicos tópicos contendo lidocaína isolada ou associada a prilocaína ou tetracaína podem ser aplicados em média 40 a 30 min antes dos procedimentos agulhados ou que levem à ablação epidérmica, reduzindo o desconforto das aplicações. As técnicas de anestesia local com bloqueios não fazem parte do escopo deste tema.

Não há um tempo padronizado de aplicação, já que cada produto anestésico preconiza um período para eficiência; alguns autores sequer utilizam anestésicos tópicos nos procedimentos agulhados, preferindo outras formas de promover alívio, com frio ou massagem local.

Concentrações acima daquelas comercializadas e testadas topicamente podem aumentar riscos cardiovasculares e efeitos no sistema nervoso central; por isso, deve-se respeitar os limites máximos de área de aplicação, de acordo com a idade e a condição clínica do paciente.

Outro ponto importante comum a todos os procedimentos reside na higienização prévia: os conceitos de assepsia (conjunto de medidas para impedir a penetração de microrganismos em um ambiente que não os apresenta normalmente) e antissepsia (conjunto de medidas para inibir o crescimento de microrganismos ou removê-los de determinado ambiente, podendo ou não destruí-los) devem ser observados. Normalmente, a antissepsia representa a medida primária a ser tomada, por aplicação de produtos antissépticos, como derivados de iodo, álcool etílico a 70% e clorexidina.

Em casos que envolvem ablação epidérmica, como *laser* e IPCA®, a clorexidina aquosa (digliconato de clorexidina 4%) tem sido a mais usada; um estudo comparativo sob condições de simulação demonstrou menor risco de queimadura, fumaça e carbonização nos procedimentos com *laser* ablativo e eletrocirurgia.

A fotoproteção também compreende uma medida comum, mas, por suas particularidades, de acordo com o procedimento, será discutida separadamente. A seguir, os cuidados específicos para cada procedimento serão abordados, bem como as evidências que o fundamentam.

Toxina botulínica

Pode-se realizar a higienização da pele a ser tratada com antissépticos normalmente utilizados em áreas de pele íntegras. Como as infecções secundárias relacionadas com a aplicação da toxina botulínica parecem muito raras, não figuram entre os efeitos adversos em artigos de revisão.

Em um estudo clínico de 2012, descreveu-se o uso de zinco associado à fitase com os objetivos de reduzir a absorção de zinco e prolongar os efeitos da toxina; entretanto, os resultados foram alvo de polêmica e não há um consenso que justifique sua adoção.

Um efeito adverso relativamente comum após a toxina botulínica consiste na formação de equimoses, que, embora pequenas em sua maioria, podem causar algum desconforto estético ao paciente. Géis com polissulfato de mucopolissacarídeo de 3 a 5% podem ser utilizados para redução mais rápida da equimose, mas não há evidências de que interfiram na duração dos efeitos da toxina.

A proteção solar que o paciente já vem utilizando pode ser mantida, sem nenhuma indicação particular, reduzindo o risco de intolerância ou reações adversas. O mesmo se diz quanto aos produtos que o paciente já utiliza sob orientação dermatológica; não há, entretanto, nenhuma evidência de que qualquer produto de uso tópico aumente a duração ou a intensidade dos efeitos da toxina botulínica.

Preenchedores

A partir do surgimento dos preenchedores com lidocaína em sua formulação, pode haver uso prévio de anestésicos; entretanto, alguns autores destacam que, em determinadas áreas, a vasoconstrição obtida é capaz de ajudar a reduzir perfuração ou canulização arterial.

A antissepsia deve ser criteriosa, uma vez que há risco de contaminação e formação de biofilme. Embora não haja um consenso quanto ao antisséptico ideal, este deve ser aplicado exaustivamente antes e depois do procedimento. Alguns autores recomendam o uso de um antibiótico tópico, como a mupirocina, ou de antibióticos orais de amplo espectro em dose única, mas essa conduta não está plenamente estabelecida.

Um artigo de revisão recomenda o uso de antibióticos orais em reações inflamatórias inespecíficas, sobretudo nas tardias, 1 mês ou mais após o procedimento, tendo o cuidado de não administrar anti-inflamatórios não hormonais ou corticosteroides.

Até o presente momento, não há menção ou descrição de nenhum medicamento tópico ou oral que aumente a durabilidade ou melhore os efeitos do preenchimento. Com relação aos cuidados pós-aplicação, pode-se indicar o uso de analgésicos, como paracetamol. Evitar medicações que tenham propriedades anticoagulantes é fundamental (vitamina E, *gingko biloba*, ácido acetilsalicílico etc.). Se o paciente faz uso de algum tipo de anticoagulante, é vital avaliar a possível suspensão do medicamento ou mesmo o eventual risco de realizar o procedimento, haja visto a possibilidade de hematomas maiores e complicações decorrentes.

Não há nenhum estudo que demonstre os potenciais riscos de filtros solares logo após o procedimento. Entretanto, deve-se esperar alguns minutos após a aplicação para verificar sangramentos, eritema ou isquemia.

Embora deva ser encorajado o uso de produtos tópicos que induzam a colagênese durante uma abordagem mais completa do envelhecimento cutâneo e não haja nenhuma publicação referente ao uso de medicamentos ou dermocosméticos antes dos preenchedores, o bom senso aconselha evitar a aplicação dos preenchedores quando a pele estiver irritada ou inflamada; portanto, retinoides, ácido salicílico ou alfa-hidroxiácidos em maiores concentrações devem ser empregados com cautela, quando próximos da data do procedimento.

Peelings

Independentemente da indicação do *peeling*, da profundidade (superficial, leve ou moderado) ou do fotótipo, o preparo da pele com medicamentos tópicos, preferencialmente alternando com dermocosméticos, pode incrementar o resultado do *peeling*, além de reduzir o risco de complicações.

Normalmente, o tratamento doméstico deve se iniciar com produtos de efeito clareador e renovador epidérmico, escolhidos de acordo com a indicação (fórmula tríplice, ácido glicólico a 12%, hidroquinona 4 a 5%, 5-fluoruracila) alternados ou não com dermocosméticos. O uso de dermocosméticos tem como objetivos aumentar a tolerância aos medicamentos, complementando seus efeitos, e, também, atuar na manutenção dos resultados obtidos, quando diário. De modo geral, dermocosméticos são associações de ativos, cuja sinergia leva ao efeito desejado; este é mais leve, entretanto mais tolerável que as medicações tópicas.

Após o *peeling*, o uso dos clareadores precisa ser mais cuidadoso. Embora este procedimento tenha como objetivo uma remoção controlada da epiderme, os cuidados pós-procedimento devem ter como finalidade otimizar os resultados, mas recuperar a barreira cutânea, evitando uma inflamação excessiva, que pode evoluir para discromias, sobretudo em fotótipos maiores.

Não há estudos nem publicações sobre qualquer ativo cosmético usado após qualquer tipo de *peeling*, já que os cosméticos são, por definição, desenvolvidos para uso em pele íntegra. Entretanto, emolientes deverão ser usados para restabelecimento da barreira e controle da inflamação, e a associação de ativos antioxidantes e anti-inflamatórios é desejável. Entre os mais usados, estão a niacinamida, o pantenol, com atividade anti-inflamatória e reconstituinte de barreira, e o ácido hialurônico de maior peso molecular, que também reconstitui a barreira epidérmica.

Dependendo da profundidade do *peeling*, a vaselina ou o silicone devem ser os produtos de escolha, aliados a um protetor solar com cor. Esses cuidados podem reduzir o processo inflamatório que desencadeia as complicações, como eritema, discromias ou mesmo cicatrizes.

O uso de corticosteroides tópicos compreende um ponto polêmico, portanto só deve ser utilizado se o processo inflamatório envolver risco de hiperpigmentação por curtos períodos e em procedimentos menos profundos, pelo risco de discromias. Os corticosteroides podem também retardar o processo de reparação e aumentar o risco de infecções e aparecimento de telangiectasias, sobretudo nos pacientes predispostos.

Antioxidantes orais também são úteis, entretanto não há estudos no pós-*peeling*. Demonstrou-se, no entanto, que a associação de vitaminas C e E, luteína e licopeno, em doses fisiológicas, por 2 meses, é capaz de aumentar a dose eritematosa mínima. O extrato de pinho marítimo francês oral (Picnogenol®) oral demonstrou propriedades antioxidantes, além de melhorar propriedades de barreira.

Procedimentos físicos não ablativos (luz intensa pulsada, laser não ablativo)

O procedimento não ablativo não remove a pele e, em geral, é menos invasivo. Embora seus mecanismos de ação sejam diferentes, por motivos didáticos, estão aqui agrupados de acordo com os riscos para o paciente. Os exemplos mais comuns compreendem luz intensa pulsada, radiofrequência e *laser* não ablativo, que, se empregados corretamente, não induzem a um *downtime*, e a recuperação é rápida, além de os riscos de efeitos adversos serem menores.

Normalmente, esse tipo de procedimento não necessita de analgesia ou anestesia prévia. Nos pacientes mais sensíveis, anestésico tópico pode ser preconizado, mas normalmente o resfriamento promovido pelas ponteiras ou por equipamentos específicos já promove um alívio importante e, também, reduz o risco de queimaduras. O uso de carbogel previamente à aplicação da luz intensa pulsada representa uma prática frequente que reduz esse risco e ajuda a visualizar as áreas de aplicação, que nem sempre ficam eritematosas imediatamente após a aplicação.

Do mesmo modo, o emprego de antivirais profiláticos pode ser estabelecido como rotineiro em procedimentos faciais. Resultados melhores serão alcançados se a pele estiver tratada previamente, sobretudo com clareadores, reduzindo o risco de hipercromia pós-inflamatória.

Esses cremes deverão ser mantidos depois do procedimento e podem ser aqueles que o médico receitou previamente; hidratantes reparadores podem ser usados nos primeiros 5 a 10 dias, conforme a intensidade da sessão. Em procedimentos extrafaciais, a recuperação é mais lenta na maioria dos casos.

A proteção solar é fundamental; sempre que possível, priorizar produtos com cor, que exercem uma ação protetora na faixa visível de radiação. Produtos mais emolientes são preferíveis nos primeiros dias. Alguns pacientes podem sentir maior irritação com produtos de toque seco. Entretanto, não há um protocolo estabelecido em literatura, já que existem várias tecnologias, realizadas por diversas máquinas, com programas variados. O bom senso e a experiência nortearão as escolhas, que também devem ser sempre e, prioritariamente, pautadas por prudência.

Procedimentos ablativos (laser ablativo, IPCA® e dermoabrasão)

Os cuidados prévios a qualquer procedimento ablativo devem reduzir o estrato córneo. De maneira controlada, essa prescrição facilitará um maior efeito do procedimento; entretanto, a redução deve ser controlada para que não haja inflamação prévia capaz de favorecer a hipercromia.

Nesse contexto, os alfa-hidroxiácidos parecem os tópicos mais seguros, já que causam desmólise (quebra dos desmossomos), e não queratólise propriamente dita.

O fotoprotetor escolhido nessa fase deve ser idealmente o recomendado no período após o procedimento para evitar irritações e garantir a adesão. O uso concomitante de antioxidantes, como vitaminas C e E e resveratrol, pode ser muito útil, reduzindo o estresse oxidativo, que induz a melanogênese e a metaloproteinase. Entretanto, não há estudos comparativos que comprovem a superioridade dessa prática.

A analgesia tópica com lidocaína e tetracaína mostrou-se segura para uso em pacientes antes do *laser* ablativo, reduzindo significativamente o desconforto a partir de 30 min de aplicação, com uma duração média de aproximadamente 40 a 60 min. A retirada do anestésico deve ser cuidadosa para evitar penetração durante o procedimento.

Tão importante quanto o procedimento propriamente dito é o acompanhamento cuidadoso do pós-procedimento, com os objetivos de modular a inflamação, reconstituir a barreira cutânea e otimizar a permeação de ativos que potencializem o efeito do procedimento. O *downtime* costuma ser maior que nos procedimentos não ablativos, em torno de 15 dias, e esses cuidados com ácidos e luzes devem perdurar até 4 semanas.

Um estudo em modelo *in vitro* para pele seca demonstrou aumento de citocinas pró-inflamatórias, além de aumento da expressão de metaloproteinases, o que potencialmente prejudicaria a reparação dérmica da pele após um procedimento ablativo. Por esse motivo, os hidratantes devem ser utilizados com muita frequência, sobretudo nas primeiras 48 a 72 h.

Esse modelo corrobora um cuidado já estabelecido após procedimentos ablativos: a necessidade de hidratação contínua, preferencialmente oclusiva, já que a barreira cutânea está comprometida e não tem plena capacidade de retenção hídrica.

Cremes de barreira, preferencialmente com ativos dermocosméticos anti-inflamatórios, compreendem os produtos tópicos de eleição e devem ser mantidos entre 10 e 15 dias, de acordo com a intensidade de ablação alcançada, o fotótipo, o grau de inflamação e a tolerância do paciente.

Alguns procedimentos, como o *peeling* profundo de fenol e dermoabrasão, preconizam curativos oclusivos; outros, como IPCA®, orientam a não aplicação de qualquer produto para preservar o orvalho, formado, sobretudo, quando o grau de profundidade é leve a moderado; essas particularidades de técnica não constituem o escopo deste capítulo e deverão ser discutidas especificamente.

O uso imediato de algum ativo após os procedimentos ablativos, constituindo a prática de *drug delivery,* é objeto de vários estudos. Na literatura, medicamentos como metotrexato, corticosteroide, imiquimode, minoxidil etc. aparecem sendo usados imediatamente após *lasers* ablativos ou microagulhamento, sem descrição de efeitos colaterais. Entretanto, trata-se de uso *off-label.* É importante observar que não há estudos comparativos que demonstrem a superioridade do uso precoce *versus* uso mais tardio desses medicamentos.

Analogamente, o uso de ativos dermoscosméticos em *drug delivery*, com vitamina C, ácido ferúlico e vitamina E, demonstrou bons resultados na recuperação da pele e incremento de fator básico de crescimento de fibroblastos (bFGF), mas não há estudos comparativos com o mesmo produto empregado algumas horas ou dias depois, além de ser também um uso *off-label.*

Em tese, o colágeno oral ajudaria a reparar a derme; há estudos demonstrando maior expressão do colágeno e maior colagênese com dipeptídios de colágeno. O uso de peptídios de colágeno associados aos antioxidantes vitamina C e flavonoides, oralmente, durante 2 meses, demonstrou melhora significativa estatisticamente de densidade e da espessura dérmicas.

Entretanto, não há estudos com colágeno oral após qualquer procedimento ablativo e não se tem uma mensuração de seu real impacto no resultado de procedimentos como *laser* ablativo ou IPCA® (indução percutânea de colágeno).

Deve-se ter especial atenção com os retinoides: o uso de isotretinoína pode afetar a reparação tecidual, exacerbando o processo inflamatório e aumentando o risco de hipercromia. Embora uma revisão recente a absolva desses riscos, não há estudos em que a insolação e a exposição dos pacientes seja bem mais intensa. Do mesmo modo, a tretinoína tópica deve ser suspensa e sua reintrodução considerada a partir de 15 dias após o procedimento.

Embora não haja nenhum estudo comparativo entre concentrações, frequência de uso e produtos concomitantes, há uma tendência ao uso de concentrações cada vez menores de tretinoína; o uso diário tem sido substituído pela alternância com retinoides dermocosméticos (retinol, retinaldeído) ou outras classes de ativos, como vitamina C e ácido hialurônico. A dermatite retinoide e o aparecimento de telangiectasias e eritema persistente são efeitos indesejáveis passíveis de evitar com esses cuidados.

BIBLIOGRAFIA

Addor FAS, Camarano P, Agelune C. Aumento da dose eritematosa mínima a partir da ingestão de um suplemento vitamínico contendo antioxidantes. Surg Cosmet Dermatol. 2013;5(3):212-5.

Addor FAS. Influência de um suplemento nutricional com peptídeos de colágeno nas propriedades da derme. Surg Cosmetic Dermatol. 2015;7(2).

Arefiev K, Warycha M, Whiting D, Alam M. Flammability of topical preparations and surgical dressings in cutaneous and laser surgery: a controlled simulation study. J Am Acad Dermatol. 2012;67(4):700-5.

Asilian A, Shahmoradi Z, Mazloomi R, Nilforoushzadeh MA. The effects and side effects of lidocaine tetracaine peel off on laser-assisted hair removal. Adv Biomed Res. 2014;3:110.

Borges JR, Fleury Jr LFF, Ribeiro AMQ. Cuidados pré-operatórios em cirurgia Dermatológica. Surg Cosmet Dermatol. 2014;6(2):1618.

Brasil. Ministério da Saúde. Agência Nacional de Vigilância Sanitária. Resolução RDC nº 211, de 14 de julho de 2005. Ficam estabelecidas a Definição e a Classificação de Produtos de Higiene Pessoal, Cosméticos e Perfumes, conforme Anexos I e II desta Resolução. Diário Oficial da União da República Federativa do Brasil, Brasília, 18 jul. 2005a.

Darlenski R, Surber C, Fluhr JW. Topical retinoids in the management of photodamaged skin: from theory to evidence-based practical approach. Br J Dermatol. 2010;163(6):1157-6.

Dumitrașcu DI, Georgescu AV. The management of biofilm formation after hyaluronic acid gel filler injections: a review. Clujul Med. 2013;86(3):192-5.

Gill JF, Yu SS, Neuhaus IM. Tobacco smoking and dermatologic surgery. J Am Acad Dermatol. 2013;68(1):167-72.

Grether-Beck S, Marini A, Jaenicke T, Krutmann J. French maritime pine bark extract (Pycnogenol®) effects on human skin: clinical and molecular evidence. Skin Pharmacol Physiol. 2016;29(1):13-7.

Guerrero D. Dermocosmetic management of hyperpigmentations. Ann Dermatol Venereol. 2012;139(Suppl 4):S166-9.

Inoue N, Sugihara F, Wang X. Ingestion of bioactive collagen hydrolysates enhance facial skin moisture and elasticity and reduce facial ageing signs in a randomised double-blind placebo-controlled clinical study. J Sci Food Agric. 2016;96(12):4077-81.

Irkoren S, Ozkan HS, Karaca H. A clinical comparison of EMLA cream and ethyl chloride spray application for pain relief of forehead botulinum toxin injection. Ann Plast Surg. 2015;75(3):272-4.

Kaushik SB, Alexis AF. Nonablative fractional laser resurfacing in skin of color: evidence-based review. J Clin Aesthet Dermatol. 2017;10(6):51-67.

Kim H, Park KY, Choi SY, Koh HJ, Park SY, Park WS et al. The efficacy, longevity, and safety of combined radiofrequency treatment and hyaluronic Acid filler for skin rejuvenation. Ann Dermatol. 2014;26(4):447-56.

Koshy JC, Sharabi SE, Feldman EM, Hollier LH Jr, Patrinely JR, Soparkar CN. Effect of dietary zinc and phytase supplementation on botulinum toxin treatments. J Drugs Dermatol. 2012;11(4):507-12.

Lazzeri D, Agostini T, Figus M, Nardi M, Pantaloni M, Lazzeri S. Blindness following cosmetic injections of the face. Plast Reconstr Surg. 2012;129(4):995-1012.

Mahadevappa OH, Mysore V, Viswanath V, Thurakkal S, Majid I, Talwar S et al. Surgical outcome in patients taking concomitant or recent intake of oral isotretinoin: a multicentric Study-ISO-AIMS Study. J Cutan Aesthet Surg. 2016;9(2):106-14.

Mahmoud BH, Hexsel CL, Hamzavi IH, Lim HW. Effects of visible light on the skin. Photochem Photobiol. 2008;84(2):450-62.

Moriya T, Módena JLP. Assepsia e antissepsia técnicas de esterilização. Medicina. 2008;41(3):265-73.

Moysés NA, Fonseca Júnior NL, Rehder JRCL. Efficacy of EMLA® cream application for pain relief of periocular botulinum toxin injections. Rev Bras Oftalmol. 2011;70(2):83-7.

Paixão MP. Conheço a anatomia labial? Implicações para o bom preenchimento. Surg Cosmet Dermatol. 2015;7(1):10-6.

Panth A, Singh S, Khanna N. Dermographic urticaria induced by long-pulsed diode laser-assisted epilation: rare etiology of a common eruption. Indian Dermatol Online J. 2017;8(2):136-7.

Ramappa M, Jiya PY, Chaurasia S, Naik M, Sharma S. Reactivation of herpes simplex viral keratitis following the botulinum toxin injection. Indian J Ophthalmol. 2018;66(2):306-8.

Sadashivaiah AB, Mysore V. Biofilms: their role in dermal fillers. J Cutan Aesthet Surg. 2010;3(1):20-2.

Shah S, Alam M. Laser resurfacing pearls. Semin Plast Surg. 2012;26(3):131-6.

Szczerkowska-Dobosz A, Olszewska B, Lemańska M, Purzycka-Bohdan D, Nowicki R. Acquired facial lipoatrophy: pathogenesis and therapeutic options. Postepy Dermatol Alergol. 2015;32(2):127-33.

Waibel JS, Mi QS, Ozog D, Qu L, Zhou L, Rudnick A et al. Laser-assisted delivery of vitamin C, vitamin E, and ferulic acid formula serum decreases fractional laser postoperative recovery by increased beta fibroblast growth factor expression. Lasers Surg Med. 2016;48(3):238-44.

Waibel JS, Rudnick A, Shagalov DR, Nicolazzo DM. Update of ablative fractionated lasers to enhance cutaneous topical drug delivery. Adv Ther. 2017;34(8):1840-9.

Yokota M, Shimizu K, Kyotani D, Yahagi S, Hashimoto S, Masaki H. The possible involvement of skin dryness on alterations of the dermal matrix. Exp Dermatol. 2014t;23(Suppl)1:27-31.

Zagui RMB, Matayoshi S, Moura FC. Efeitos adversos associados à aplicação de toxina botulínica na face: revisão sistemática com meta-análise. Arq Bras Oftalmol. 2008;71(6):894-901.

Zeichner JA, Cohen JL. Dermal fillers in patients on anticoagulants. J Drugs Dermatol. 2010;9(9):1059-60.

103

Manejo de Nódulos Após Procedimentos

Danielle Ioshimoto Shitara do Nascimento, Meire Brasil Parada

INTRODUÇÃO

Em pesquisa realizada pela International Society of Aesthetic Plastic Surgery, mais de 20 milhões de procedimentos estéticos foram realizados em 2014, mais da metade do total de procedimentos correspondendo a procedimentos não cirúrgicos, como toxina botulínica e preenchedores. Apesar do perfil, em geral favorável, de segurança dos preenchedores, tem sido relatado um aumento de litígio, secundário a tratamentos estéticos nos EUA nos últimos anos, e a formação de granuloma e a reação autoimune são as causas que mais frequentemente desencadearam ações judiciais. Entre 2003 e 2008, a Food and Drug Administration (FDA) dos EUA recebeu 930 relatos de eventos adversos pós-*marketing*, sendo 823 classificados como graves.

O manejo de complicações de *fillers* engloba a prevenção e o manejo em si. Apenas preenchedores temporários e semipermanentes serão abordados neste capítulo.

PREVENÇÃO

A avaliação pré-tratamento do paciente é crucial e visa não apenas a ponderar a necessidade do paciente e a escolha do produto correto, mas também a avaliação do risco em geral. Selecionar apropriadamente o paciente, e mais importante, evitar tratar aqueles inapropriados compreendem os primeiros e mais cruciais passos para evitar complicações com preenchedores.

Precaução extra deve ser tomada nos casos de pacientes com expectativas irreais ou sintomas de dismorfofobia. Fotografias pré-tratamento são essenciais não apenas para registro, como também para análise conjunta com o paciente de áreas a serem tratadas e eventuais assimetrias já presentes antes da intervenção, com o objetivo de ajustar as expectativas à realidade. É importante lembrar que o paciente deve ler e assinar o termo de consentimento informado antes do procedimento.

Na história clínica, é importante questionar sobre infecções ativas, sangramento, distúrbios de coagulação, herpes, doenças autoimunes, gravidez, lactação, alergias, queloides e cicatrizes hipertróficas, além do uso de medicações, como anticoagulantes (incluindo cumarínicos e anti-inflamatórios não hormonais), vitaminas e suplementos fitoterápicos que elevem o tempo de sangramento (vitamina E, *Ginkgo biloba*, kava-kava, condroitina, gengibre, ginseng, alho etc.). História de procedimentos estéticos anteriores deve ser registrada no prontuário do paciente, incluindo tipos de procedimentos estéticos prévios, tipos de preenchedores utilizados, locais preenchidos, alergia prévia a preenchedores e/ou seus componentes ou anestésicos.

De maneira geral, deve-se evitar preencher um paciente com infecção ativa adjacente (cutânea, intraoral, mucosa, dental ou mesmo sinusite), processo inflamatório adjacente, imunossuprimido, grávidas ou lactantes e aqueles com alergia aos componentes do preenchedor ou à lidocaína. No caso de infecções adjacentes, recomenda-se postergar o procedimento até a extinção da infecção. Mesmo em caso de tratamento dentário, alguns autores recomendam postergar o procedimento estético, visto que o tratamento dentário pode levar à bacteriemia transitória e contribuir para a formação de biofilme. Caso o médico opte por realizar o preenchimento durante uma infecção ativa, o paciente precisa ser informado quanto aos riscos potenciais, sendo a eficácia do uso de antibioticoterapia profilática discutível.

Deve-se evitar a aplicação de preenchedores temporários em áreas previamente preenchidas com preenchedores permanentes, pelo risco aumentado de exacerbação ou pelo estímulo à formação de nódulos. A avaliação prévia cuidadosa por meio de técnicas de imagem, como ultrassom de alta frequência, tomografia de coerência óptica e ressonância magnética, pode ajudar a delimitar a área onde se encontra o preenchedor permanente (área a ser evitada). O ultrassom de alta frequência apresenta excelente custo-benefício no diagnóstico diferencial de preenchedor permanente e temporário. Já a ressonância magnética parece ser um método útil na avaliação de migração de preenchedor, abscessos e granulomas.

Maquiagem e outros potenciais contaminantes presentes na pele devem ser removidos antes do procedimento e, para minimizar o risco de infecções e biofilme, a pele deve ser limpa com uma solução antimicrobiana, como gluconato de clorexidina aquoso ou alcoólico a 2 a 4%. Deve-se ter cuidado com o uso de gluconato de clorexidina próximo à região ocular pelo risco de ceratite. Colutório enxaguatório com gluconato de clorexidina mostrou ser o mais eficaz na redução de biofilme dentário *in vivo* e pode ser útil antes da realização do preenchimento.

Apesar de não estar comprovado que o uso de luvas não estéreis seria insuficiente para a prevenção de infecções, o emprego de técnica estéril (isto é, uso de luvas, gaze, campo estéreis) pode reduzir o risco de complicações.

No pós-procedimento, é importante que o paciente não aplique maquiagem ou produtos não estéreis nas primeiras 4 h após o procedimento. Caso seja necessário massagem, o uso de gluconato de clorexidina degermante pode ser útil.

MANEJO DE NÓDULOS

Apesar de existirem na literatura inúmeras classificações diferentes, opta-se, para fins didáticos e práticos, por classificar os nódulos com a temporalidade com que aparecem e, posteriormente, sua etiologia.

Nódulos podem ocorrer por acúmulo de preenchedor, reação ao produto (inflamação, hipersensibilidade ou formação de granuloma) ou infecção. Clinicamente, a maioria é palpável e não visível, passíveis de observação logo após o procedimento ou muitos meses depois (nódulos tardios).

Nódulos de aparecimento recente (dias)

Acúmulo de produto

Clinicamente, assemelham-se a "nódulos", porém são secundários ao excesso de produto, localização superficial do produto, áreas de derme mais fina, como pálpebras, ou migração de preenchedor pela movimentação muscular (p. ex., lábios). O ácido hialurônico em excesso pode ser abordado pela incisão e drenagem, a aspiração ou o uso de hialuronidase (Hyal; Figura 103.1).

Em um estudo retrospectivo no Brasil, a dose de hialuronidase utilizada para tratar 50 pacientes que apresentaram complicações pós-preenchimento com ácido hialurônico (AH) foi de 40 a 160 UI por área anatômica. Reações adversas à hialuronidase são incomuns – urticária e angioedema foram relatados em 0,1% dos pacientes que receberam Hyal retrobulbar ou venosa. Alguns autores recomendam o teste de hipersensibilidade, que consiste na injeção de 3 UI de Hyal intradérmica e na observação da reação por pelo menos 20 min.

Preenchedores semipermanentes como ácido poli-L-láctico (PLLA) ou hidroxiapatita de cálcio (CaOH) não podem ser injetados muito superficialmente ou em áreas de alta mobilidade, como os lábios. Relatou-se migração com CaOH após injeção superficial ou em áreas altamente móveis. Opções de tratamento incluem injeção intralesional de corticosteroide, injeção de soro fisiológico (SF) 0,9% seguida de massagem, incisão e drenagem ou remoção cirúrgica (Figuras 103.2 e 103.3).

Infecção

Infecção de início precoce apresenta-se como induração, eritema, prurido e dor, podendo ser indistinguível da resposta transitória pós-procedimento. No entanto, mais tardiamente, nódulos flutuantes, acompanhados ou não de sintomas sistêmicos, podem surgir. Os agentes da flora residente (*Staphylococcus* ou *Streptococcus* spp.) introduzidos pela puntura são os agentes causais mais frequentes. Punção e cultura do conteúdo de nódulos flutuantes devem ser realizadas e antibioticoterapia

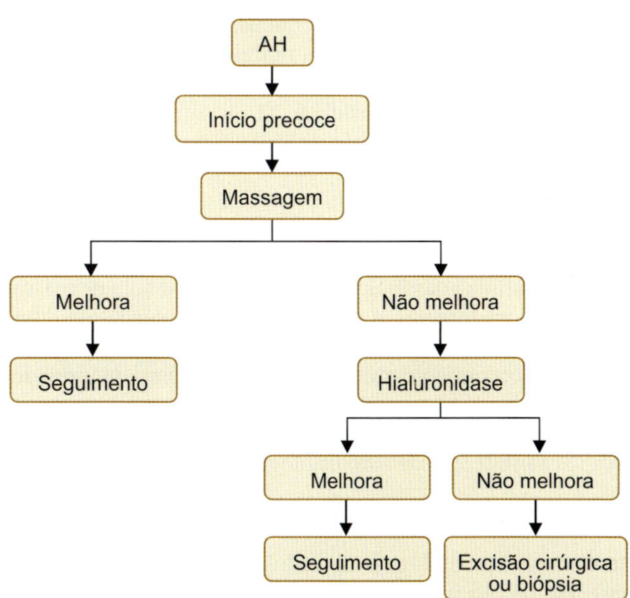

Figura 103.1 Manejo de nódulos não inflamatórios por acúmulo de ácido hialurônico. Adaptada de Parada *et al.*, 2016.

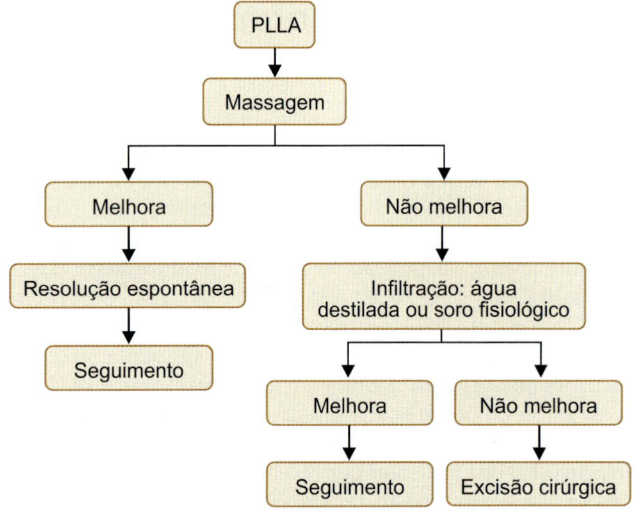

Figura 103.2 Manejo de nódulos não inflamatórios por acúmulo de ácido poli-L-láctico (PLLA). Adaptada de Parada *et al.*, 2016.

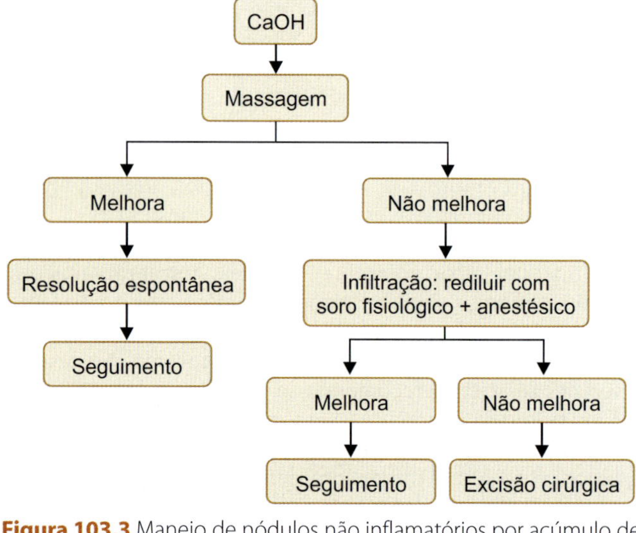

Figura 103.3 Manejo de nódulos não inflamatórios por acúmulo de hidroxiapatita de cálcio (CaOH). Adaptada de Parada *et al.*, 2016.

adequada prescrita. Caso haja abscesso, deve ser drenado. Em casos de resposta pobre aos antibióticos, ou infecções de longa duração, considerar a possibilidade de biofilme ou infecção atípica (p. ex., *Mycobacterium* spp.).

Nódulos tardios

Reações tardias ao uso de AH são estimadas em 0,02% dos tratamentos. Recentemente, foi relatado um número excepcionalmente elevado de nódulos tardios inflamatórios, recorrentes e resistentes após uso de AH com tecnologia VYCROSS (4,25% *versus* 0,02% das reações esperadas).

Clinicamente, os nódulos podem ser classificados em não inflamatórios (assintomáticos) ou inflamatórios, com ocorrência de eritema, dor ou sensibilidade e edema.

Nódulos não inflamatórios

Podem ocorrer por acúmulo de produto ou injeção do preenchedor em um local ou plano inadequado. Injeção superficial de CaOH pode levar ao aparecimento de nódulos brancos, principalmente nos lábios. Esses nódulos podem desaparecer espontaneamente ou ser permanentes. Recomenda-se a incisão com uma lâmina de bisturi n. 11 ou com agulha grossa e expressão do material. Injeção de SF 0,9% pode ser aplicada na tentativa de diluir o produto.

Nódulos não inflamatórios, palpáveis < 5 mm, após a injeção de PLLA podem se dar por reconstituição incorreta do produto, distribuição inadequada, injeção superficial ou em áreas contraindicadas (pálpebras e perioral) ou falta de massagem pós procedimento. A adesão às recomendações de diluir o PLLA em 8 mℓ de água estéril para injeção, pelo menos 24 h antes do procedimento e aplicação do produto nos planos adequados (subcutâneo e supraperiostal), reduz a formação de nódulos para < 1%. Estes podem resolver-se espontaneamente ou após a infiltração de soro fisiológico.

Nódulos inflamatórios

Ao exame histopatológico de nódulos inflamatórios, pode-se observar reação inflamatória sem a ocorrência de reação de corpo estranho, infecção/biofilme ou granuloma. Como bactérias de crescimento lento podem ter papel na formação de nódulos, alguns autores justificam tratar os nódulos inflamatórios empiricamente como infecção. Claritromicina 500 mg 12/12 h e/ou tetraciclina por 7 a 10 dias consistem em algumas opções sugeridas na literatura. Caso o quadro não apresente melhora, biopsia, cultura e uso prolongado de antibióticos devem ser considerados (Figura 103.4). A biopsia deve ser considerada na diferenciação do processo infeccioso de inflamatório.

Granuloma

Apesar de o termo "granuloma" ser usado genericamente como sinônimo de nódulo, deve-se empregá-lo unicamente quando os critérios histopatológicos de granuloma forem preenchidos. Estima-se que a frequência de granuloma na população tratada seja de 0,01 a 1%, compreendendo uma forma distinta de inflamação crônica, com a presença, entre outros critérios, de macrófagos modificados (células epitelioides) e células multinucleadas. As localizações mais frequentemente relatadas são lábios superior e inferior e sulco nasogeniano. Geralmente, aparecem meses a anos após o procedimento. Entre os fatores predisponentes descritos, estão volume injetado, injeções repetidas, tamanho da partícula, impurezas e homogeneidade da partícula. Preenchedores permanentes apresentam maior risco de formação de granuloma. Menos frequentemente, granuloma foi descrito após uso de CaOH, PLLA e AH.

Apesar de alguns autores relatarem como fatores desencadeantes de granuloma a exposição à luz solar intensa e a alguns medicamentos sistêmicos, a patogênese do granuloma permanece desconhecida. A reação inflamatória pode ser causada por hipersensibilidade ao material ou resposta imunológica aos contaminantes proteicos da preparação. Vale ressaltar que, em alguns tipos de materiais injetados, uma inflamação subclínica granulomatosa é uma resposta normal e desejada, de modo que é fundamental associar o resultado da biopsia à clínica para diagnóstico.

Clinicamente, pode variar de nódulo único ou nódulos múltiplos até um edema difuso de consistência firme, acompanhado(s) ou não de eritema, desconforto, edema persistente ou transitório e períodos de melhora e piora.

Quando todos os locais preenchidos apresentam a mesma clínica, fica fácil diferenciá-lo de nódulo causado por excesso ou posicionamento inadequado do preenchedor. O ultrassom

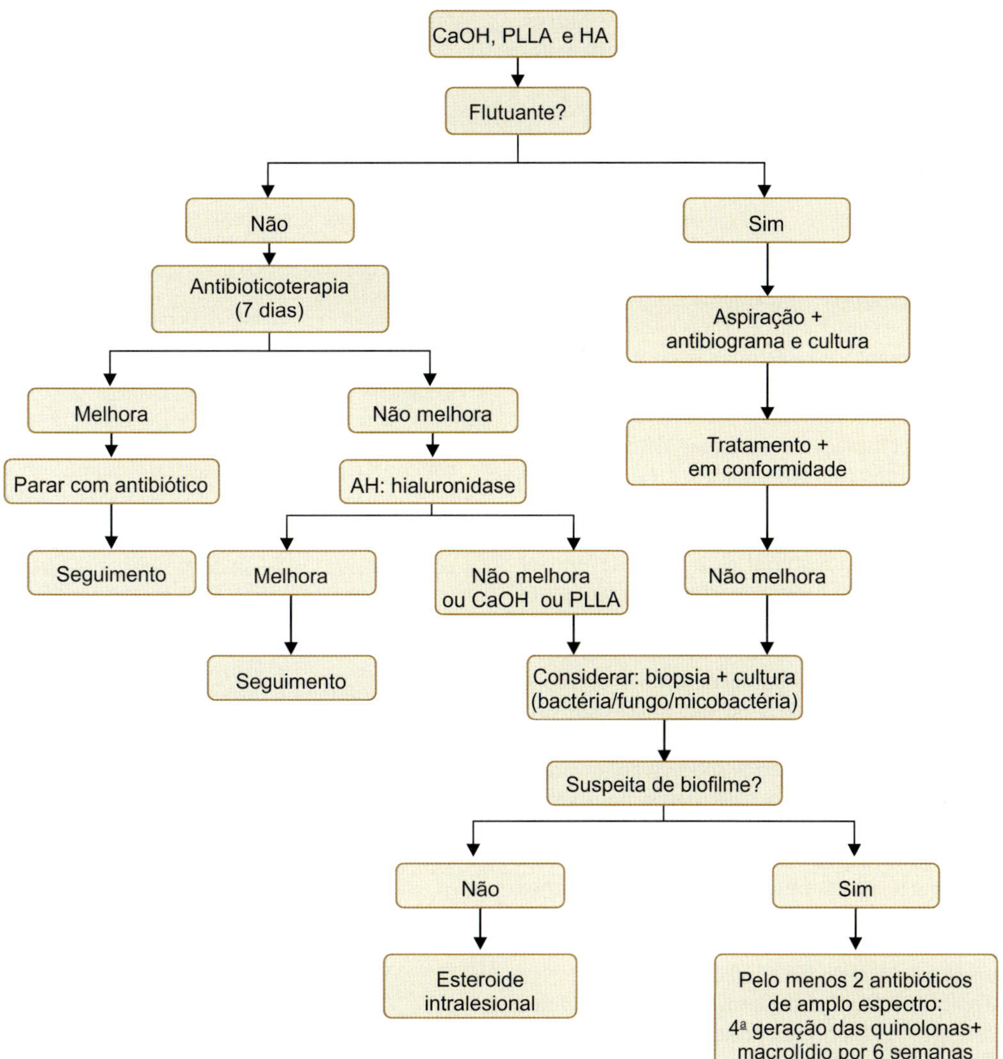

Figura 103.4 Manejo de nódulos inflamatórios por hidroxiapatita de cálcio (CaOH), ácido poli-L-láctico (PLLA) e ácido hialurônico (AH). Adaptada de Parada *et al.*, 2016.

de alta frequência foi descrito como útil na distinção entre granulomas e acúmulo de produto.

Na ausência de flutuação e sintomas sistêmicos, exames anatomopatológico e/ou microbiológico são necessários para descartar infecção. A histopatologia possibilita não apenas o diagnóstico confirmatório de granuloma, como também do tipo de preenchedor.

Ressonância magnética representa uma ferramenta não invasiva para auxiliar na caracterização de reação granulomatosa, caso no qual se recomenda o uso de contraste (gadolínio intravenoso).

O tratamento recomendado consiste em injeção intralesional de corticosteroide, com dose usual de 5 a 10 mg/mℓ a cada 4 a 6 semanas, de acordo com a necessidade (Figura 103.5). Nos casos de AH, hialuronidase pode ser uma opção terapêutica. Vale ressaltar que Hyal não deve ser usada caso exista infecção, pelo risco de disseminação da infecção .

Outras opções de tratamento foram relatadas na literatura como alternativas úteis, incluindo massagem, corticoterapia oral (0,5 a 1 mg/kg/dia até 60 mg/dia), minociclina oral, *pulsed dye laser*, bleomicina intralesional, 5-fluoruracila intralesional e uso de antimaláricos orais (hidroxicloroquina 4 a 6,6 mg/kg/dia). Casos anedóticos foram tratados com

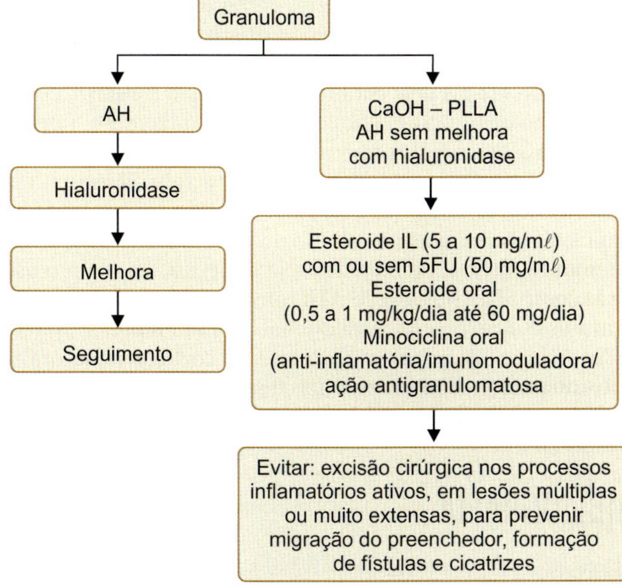

Figura 103.5 Manejo do granuloma. AH: ácido hialurônico; CaOH: hidroxiapatita de cálcio; PLLA: ácido poli-L-láctico; IL: intralesional; 5FU: 5-fluoruracila. Adaptada de Parada *et al.*, 2016.

colchicina, anti-histamínicos e ciclosporina A, entre outros. Deve-se evitar excisão cirúrgica durante o processo inflamatório ativo ou nos casos de múltiplas lesões pelo risco de migração do preenchedor, formação de fístula, cicatrizes e tecido de granulação persistente. Em geral, o prognóstico é bom para granulomas de preenchedores temporários (p. ex., AH).

Infecção

Infecções tardias manifestam-se tipicamente como uma sensação de formigamento, seguidas de edema, geralmente 8 a 12 dias após o procedimento e relacionadas com patógenos cutâneos comuns, como *S. aureus*. Geralmente, são descritas como abscessos, nódulos flutuantes, nódulos de corpo estranho ou reações tardias. Flutuação e sintomas sistêmicos ajudam no diagnóstico de infecção. No entanto, mesmo quando há uma massa ou nódulos firmes > 2 semanas após o procedimento, não se pode descartar infecção por bactéria atípica ou micobactéria. Aspirado ou material de biopsia devem ser encaminhados para cultura de fungos, bactérias e colorações especiais, principalmente para micobactérias.

Recentemente, tem-se discutido o papel do biofilme na formação de nódulos tardios. Para a patogênese do biofilme, é necessária a presença de uma bactéria ou um microrganismo infeccioso que secretaria uma matriz pegajosa, formando um meio de cultura no qual outras bactérias sobreviveriam, invadindo o sistema imune do indivíduo pela matriz polimérica. Cronicidade e recorrência são características fundamentais do biofilme, de maneira que este pode existir em estado dormente e ser ativado por trauma local, manipulação ou injeções. Corpos estranhos implantados (i. e., preenchedores) podem ser infectados durante um procedimento, colonizados diretamente ou por disseminação hematogênica do agente infeccioso.

Além de poder estar relacionados com abscessos, nódulos e infecções recorrentes, os biofilmes podem estar envolvidos em reações tardias a preenchedores, como inflamação granulomatosa.

A grande dificuldade no diagnóstico do biofilme consiste no fato de que algumas bactérias são difíceis de crescer nos meios de cultura tradicionais, pela sua natureza de crescimento lento. Exames moleculares como reação em cadeia de polimerase (PCR) e hibridização *in situ* têm acurácia superior.

Na abordagem do biofilme, recomenda-se considerar o uso de pelo menos dois antibióticos de amplo espectro, como uma quinolona e um macrolídio de terceira geração, por até 6 semanas. Macrolídios têm eficácia superior no tratamento de biofilmes, pelo acúmulo na gordura subcutânea. Além disso, como as bactérias estão aderidas ao corpo estranho implantado, a completa resolução do biofilme deve considerar a remoção integral do material, seja cirúrgica, seja com o uso de hialuronidase no caso do AH, compreendendo outra opção o uso de 5-fluoruracila intralesional. Como biofilmes podem estar relacionados com reações tardias, corticoterapia oral e anti-inflamatórios não hormonais devem ser evitados em caso de suspeição de biofilme.

BIBLIOGRAFIA

Alijotas-Reig J, Fernandez-Figueras MT, Puig L. Late-onset inflammatory adverse reactions related to soft tissue filler injections. Clinical reviews in allergy & immunology. 2013;45(1):97-108.

American Society for Aesthetic Plastic Surgery. 2015 ASAPS Statistics: Complete charts [Including National Totals, Percent of Change, Gender Distribution, Age Distribution, National Average Fees, Economic, Regional and Ethnic Information] New York, NY: The American Society for Aesthetic Plastic Surgery; 2015. Disponível em: http://www.surgery.org/sites/default/files/ASAPS-Stats2015.pdf.

Artzi O, Loizides C, Verner I, Landau M. Resistant and recurrent late reaction to hyaluronic acid-based gel. Dermatol Surg. 2016;42(1):31-7.

Bailey SH, Cohen JL, Kenkel JM. Etiology, prevention, and treatment of dermal filler complications. Aesthetic Surgery Journal/The American Society for Aesthetic Plastic Surgery. 2011;31(1):110-21.

Balassiano LKA, Bravo BSF. Hialuronidase: uma necessidade de todo dermatologista que aplica ácido hialurônico injetável. Surg Cosmet Dermatol. 2014;6(4):338-43.

Ballin AC, Brandt FS, Cazzaniga A. Dermal fillers: an update. American Journal of Clinical Dermatology. 2015;16(4):271-83.

Beer K, Avelar R. Relationship between delayed reactions to dermal fillers and biofilms: facts and considerations. Dermatol Surg. 2014;40(11):1175-9.

Bisschop C, Bruijn MS, Stenekes MW, Diercks GF, Hospers GA. Foreign body reaction triggered by CTLA-4 blockade 25 years after dermal filler injection, a case report. The British Journal of Dermatology. 2016;175(6):1351-3.

Carlos-Fabuel L, Marzal-Gamarra C, Marti-Alamo S, Mancheno-Franch A. Foreign body granulomatous reactions to cosmetic fillers. J Clin Exp Dent. 2012;4(4):e244-7.

Cavallini M, Gazzola R, Metalla M, Vaienti L. The role of hyaluronidase in the treatment of complications from hyaluronic acid dermal fillers. Aesthet Surg J. 2013;33(8):1167-74.

Cohen JL. Understanding, avoiding, and managing dermal filler complications. Dermatol Surg. 2008;34(Suppl 1):S92-9.

Daines SM, Williams EF. Complications associated with injectable soft-tissue fillers: a 5-year retrospective review. JAMA Facial Plastic Surgery. 2013;15(3):226-31.

De Boulle K, Heydenrych I. Patient factors influencing dermal filler complications: prevention, assessment, and treatment. Clin Cosmet Investig Dermatol. 2015;8:205-14.

DeLorenzi C. Complications of injectable fillers, part I. Aesthetic surgery journal/the American Society for Aesthetic Plastic surgery. 2013;33(4):561-75.

Di Girolamo M, Mattei M, Signore A, Grippaudo FR. MRI in the evaluation of facial dermal fillers in normal and complicated cases. Eur Radiol. 2015;25(5):1431-42.

Dumitrascu DI, Georgescu AV. The management of biofilm formation after hyaluronic acid gel filler injections: a review. Clujul Med. 2013;86(3):192-5.

Ezra N, Peacock EA, Keele BJ, Kingsley M. Litigation arising from the use of soft-tissue fillers in the United States. Journal of the American Academy of Dermatology. 2015;73(4):702-4.

Friedman PM, Mafong EA, Kauvar AN, Geronemus RG. Safety data of injectable nonanimal stabilized hyaluronic acid gel for soft tissue augmentation. Dermatol Surg. 2002;28(6):491-4.

Gilbert E, Hui A, Meehan S, Waldorf HA. The basic science of dermal fillers: past and present Part II: adverse effects. Journal of drugs in dermatology: JDD. 2012;11(9):1069-77.

Grippaudo FR, Di Girolamo M, Mattei M, Pucci E, Grippaudo C. Diagnosis and management of dermal filler complications in the perioral region. Journal of cosmetic and laser therapy: official publication of the European Society for laser Dermatology. 2014;16(5):246-52.

Hirsch RJ, Stier M. Complications of soft tissue augmentation. Journal of Drugs in Dermatology: JDD. 2008;7(9):841-5.

International Society of Aesthetic Plastic Surgery. The International Survey on Aesthetic/Cosmetic Procedures Performed in 2014. Columbus, OH.: The International Society of Aesthetic Plastic Surgery. 2014. p. 1-18. Disponível em: http://www.isaps.org/Media/Default/global-statistics/2015 ISAPS Results.pdf.

Jones JK. Patient safety considerations regarding dermal filler injections. Plastic Surgical Nursing: Official Journal of the American Society of Plastic and Reconstructive Surgical Nurses. 2006;26(3):156-63.

Jordan DR, Stoica B. Filler migration: a number of mechanisms to consider. Ophthalmic Plastic and Reconstructive Surgery. 2015;31(4):257-62.

Kim JH, Ahn DK, Jeong HS, Suh IS. Treatment algorithm of complications after filler injection: based on wound healing process. Journal of Korean Medical Science. 2014;29(Suppl 3):S176-82.

Lafaille P, Benedetto A. Fillers: contraindications, side effects and precautions. Journal of Cutaneous and Aesthetic Surgery. 2010;3(1):16-9.

Landau M. Hyaluronidase caveats in treating filler complications. Dermatol Surg. 2015;41(Suppl 1):S347-53.

Lee JM, Kim YJ. Foreign body granulomas after the use of dermal fillers: pathophysiology, clinical appearance, histologic features, and treatment. Arch Plast Surg. 2015;42(2):232-9.

Lemperle G, Gauthier-Hazan N, Wolters M, Eisemann-Klein M, Zimmermann U, Duffy DM. Foreign body granulomas after all injectable dermal fillers: part 1. Possible causes. Plast Reconstr Surg. 2009;123(6):1842-63.

Lowe NJ, Maxwell CA, Patnaik R. Adverse reactions to dermal fillers: review. Dermatol Surg. 2005;31(11 Pt 2):1616-25.

Luebberding S, Alexiades-Armenakas M. Safety of dermal fillers. Journal of Drugs in Dermatology: JDD. 2012;11(9):1053-8.

Mlosek RK, Skrzypek E, Skrzypek DM, Malinowska S. High-frequency ultrasound-based differentiation between nodular dermal filler deposits and foreign body granulomas. Skin Res Technol. 2018.

Molina-Ruiz AM, Requena L. Foreign body granulomas. Dermatologic Clinics. 2015;33(3):497-523.

Monheit GD, Rohrich RJ. The nature of long-term fillers and the risk of complications. Dermatol Surg. 2009;35(Suppl 2):1598-604.

Mouchrek Junior JC, Nunes LH, Arruda CS, Rizzi Cde C, Mouchrek AQ, Tavarez RR et al. Effectiveness of oral antiseptics on tooth biofilm: a study in vivo. J Contemp Dent Pract. 2015;16(8):674-8.

Nettar K, Maas C. Facial filler and neurotoxin complications. Facial plastic surgery: FPS. 2012;28(3):288-293.

Parada MB, Cazerta C, Afonso JPJM, Nascimento DIS. Manejo de complicações de preenchedores dérmicos. 2016;8(4):342-51.

Parahitiyawa NB, Jin LJ, Leung WK, Yam WC, Samaranayake LP. Microbiology of odontogenic bacteriemia: beyond endocarditis. Clin Microbiol Rev. 2009;22(1):46-64, Table of Contents.

Quintas V, Prada-Lopez I, Donos N, Suarez-Quintanilla D, Tomas I. Antiplaque effect of essential oils and 0.2% chlorhexidine on an in situ model of oral biofilm growth: a randomised clinical trial. PloS One. 2015;10(2):e0117177.

Rodriguez JM, Xie YL, Winthrop KL, Schafer S, Sehdev P, Solomon J et al. Mycobacterium chelonae facial infections following injection of dermal filler. Aesthetic Surgery Journal/the American Society for Aesthetic Plastic Surgery. 2013;33(2):265-9.

Rongioletti F, Atzori L, Ferreli C, Pau M, Pinna AL, Mercuri SR et al. Granulomatous reactions after injections of multiple aesthetic microimplants in temporal combinations: a complication of filler addiction. Journal of the European Academy of Dermatology and Venereology: JEADV. 2015;29(6):1188-92.

Sánchez-Carpintero I, Candelas D, Ruiz-Rodríguez R. Materiales de relleno: tipos, indicaciones y complicaciones. Actas Dermo-Sifiliográficas. 2010;101(5):381-93.

Sankar V, McGuff HS. Foreign body reaction to calcium hydroxylapatite after lip augmentation. J Am Dent Assoc. 2007;138(8):1093-6.

Shahrabi-Farahani S, Lerman MA, Noonan V, Kabani S, Woo SB. Granulomatous foreign body reaction to dermal cosmetic fillers with intraoral migration. Oral surgery, oral medicine, oral pathology and oral radiology. 2014;117(1):105-10.

Singh M, Wang S, Yee RW, Larin KV. Optical coherence tomography as a tool for real-time visual feedback and biomechanical assessment of dermal filler injections: preliminary results in a pig skin model. Experimental dermatology. 2016;25(6):475-6.

Soothill JS, Bravery K, Ho A, Macqueen S, Collins J, Lock P. A fall in bloodstream infections followed a change to 2% chlorhexidine in 70% isopropanol for catheter connection antisepsis: a pediatric single center before/after study on a hemopoietic stem cell transplant ward. American Journal of Infection Control. 2009;37(8):626-30.

Sorensen EP, Urman C. Cosmetic complications: rare and serious events following botulinum toxin and soft tissue filler administration. Journal of drugs in dermatology: JDD. 2015;14(5):486-91.

Winslow CP. The management of dermal filler complications. Facial plastic surgery: FPS. 2009;25(2):124-8.

Wortsman X. Identification and Complications of Cosmetic Fillers: Sonography First. Journal of Ultrasound in Medicine: Official Journal of the American Institute of Ultrasound in Medicine. 2015;34(7):1163-72.

104

Regeneradores Cutâneos no Pós-procedimento

Denise Steiner, Luciana Gasques de Souza

INTRODUÇÃO

O dermatologista é o especialista apto para realizar procedimentos invasivos ou não invasivos que atinjam uma ou várias camadas da pele, provocando sua reação cicatricial e regenerativa.

Por meio de vários procedimentos, como *peelings*, microdermoabrasão, *lasers* ablativos e não ablativos, microagulhamento, preenchimento e toxina botulínica, esse especialista atinge as várias estruturas e planos da pele para provocar respostas que proporcionarão uma melhora da aparência e da qualidade da pele.

Os cuidados gerais e tópicos que devem fazer parte da orientação do médico após esses procedimentos são fundamentais tanto para que o processo de recuperação seja adequado quanto para que o resultado final seja o melhor e mais estético possível.

Os cosmecêuticos utilizados no pós-procedimento podem ser chamados de regeneradores cutâneos e auxiliarão na recuperação fisiológica e saudável da pele.

BARREIRA CUTÂNEA

Trata-se de uma estrutura complexa formada por vários elementos, como estrato córneo, queratinócitos, lipídios e água, que funcionam de maneira sincronizada e perfeita para proteger o organismo. Ela também inibe a passagem de substâncias polares, químicas, patógenos, alergênios e radiação ultravioleta. Portanto, é muito mais que uma composição anatômica, mas uma estrutura complexa com um protagonismo de equilíbrio de estruturas e elementos.

Epiderme

O estrato córneo é formado por lipídios e proteínas. Os corneócitos e a matriz extracelular lipídica são descritos como "muro de tijolos e cimento". O conteúdo ou o revestimento lipídico da matriz extracelular do estrato córneo compõe-se por ceramidas, ácidos graxos livres e colesterol, além de conter lipídios produzidos pelas células epidérmicas e pelas glândulas sebáceas, participando da hidratação da pele. O estrato lipídico tem várias funções, como:

- Proteger contra a perda de água
- Manter o pH no nível médio de 5,5

- Formar uma barreira para eletrólitos positivos (em decorrência da alta concentração de íons H+), protegendo contra micróbios e produtos químicos, o que inibe a penetração de substâncias aquosas e hidrófilas.

A parte correspondente às proteínas contém:

- Pró-filagrina: fundamental na elasticidade e na hidratação. Sintetizada nas fases tardias da diferenciação epidérmica, converte-se em filagrina durante a transição da camada granulosa para o estrato córneo
- Filagrina: responsável pela coesão entre os filamentos de queratina. No estrato córneo, é degradada em aminoácidos, ácido pirrolidona carboxílico (PCA) e ácido urocânico. Estes compõem 50% do fator de hidratação natural (NMF; *natural moisturing factor*) e ficam no interior do corneócito maduro
- NMF: crucial na manutenção da hidratação da barreira cutânea e na acidificação do pH. Trata-se de um mecanismo que evita a formação de lacunas entre corneócitos, aumentando a integridade do estrato córneo com um papel protetor contra a penetração de agentes externos. Esses fatores estão reduzidos na pele ressecada e envelhecida e desequilibram mediante alterações sazonais. Sua deficiência implica aumento da perda de água transepidérmica (TEWL, do inglês; *transepidermal water loss*)
- Aquaporinas: canais presentes nas membranas das células, são responsáveis pelo transporte de água e de pequenas moléculas de solutos essenciais para a manutenção do equilíbrio hidreletrolítico
- Fator de transcrição nuclear kappa B (NF-κβ): complexo proteico que regula a resposta imunológica e tem ação pró-inflamatória. É o responsável pela resposta ao estresse e à radiação ultravioleta. Participa da síntese de citocinas pró-inflamatórias, moléculas de adesão, quimiocinas, eicosanoides e óxido nítrico. Portanto, é responsável pelo dano tecidual e pelo estresse pós-fotoexposição, como os sinais característicos do fotoenvelhecimento.

pH

O pH ácido (entre 4 e 5,6) protege a pele contra fatores exógenos prejudiciais, tem efeito antimicrobiano e é também necessário para a atividade de enzimas envolvidas no metabolismo das ceramidas. Além disso, demonstrou-se que a filagrina apresenta síntese reduzida e degradação aumentada em meio alcalino.

O comportamento bacteriano se modifica de acordo com o pH, pois há aumento da virulência e multiplicação de bactérias em pH neutro, sendo inibidos em meio ácido. A adesão de *S. aureus* aos queratinócitos também aumenta com a elevação do pH.

A acidificação do pH é mantida por ácidos liberados pelo sebo (p. ex., ácido láctico), aminoácidos do suor e hidrólise de peptídios epidérmicos. Várias substâncias ou condições, como hidratantes, sabões, antimicrobianos tópicos, frio excessivo e diabetes, podem alterar o valor fisiológico do pH e irritar a pele.

Outros

Os queratinócitos, os melanócitos, os fibroblastos, as células endoteliais e os adipócitos detectam perturbações ao ambiente cutâneo e transmitem alertas, recrutando o sistema imunológico.

QUEBRA INTENCIONAL DA BARREIRA CUTÂNEA

Várias situações do dia a dia agridem e prejudicam a barreira cutânea – contudo, alguns procedimentos estéticos provocam danos à barreira de forma intencional e provocativa para melhorar, por meio da cicatrização, alguns parâmetros, como colágeno ou irrigação.

A cura de uma ferida cutânea envolve três fases – inflamação, regeneração e remodelação tecidual –, harmoniosas e sincronizadas para possibilitar a recuperação ideal da barreira cutânea. O dano intencional nessa barreira causado por procedimentos dermatológicos visa a:

- Estimular a renovação epidérmica
- Estimular a proliferação de colágeno
- Diminuir a espessura da camada córnea e/ou epidérmica
- Facilitar a penetração de ativos e/ou medicações
- Reduzir o aspecto inestético de lesões discrômicas ou hiperqueratósicas
- Melhorar a aparência e a textura da superfície cutânea.

A prática dermatológica atual dispõe de um amplo arsenal antienvelhecimento com base em esfoliação ou abrasão epidérmica, por produtos químicos, *dermarollers* ou tecnologias a *laser*, além de preenchedores e toxina botulínica, aplicados através da pele.

Qualquer dano à superfície cutânea, físico, químico ou mecânico, desencadeará uma resposta cicatricial/regenerativa da pele; principalmente quando de ferida cutânea em decorrência de processos ablativos, haverá, também, perda da capacidade de retenção hídrica, provocando ressecamento e crostas. Além disso, conforme o grau de prejuízo da barreira cutânea e o tempo de sua recuperação, o risco de infecção bacteriana aumentará. O uso de regeneradores cutâneos após qualquer procedimento tem, portanto, pelo menos duas funções importantes:

- Acalmar a pele e promover alívio de sintomas incômodos para o paciente
- Ajudar no processo de cicatrização ou de normalização da fisiologia cutânea.

É preciso lembrar que o emprego adequado desses regeneradores será relevante para o resultado final dos procedimentos. A prática quanto ao uso dos regeneradores cutâneos segue algumas premissas:

- Suspender todos os outros produtos utilizados anteriormente ao procedimento
- Utilizar somente um regenerador por alguns dias após o procedimento para evitar sensibilização desnecessária
- Utilizar formulações que contenham ativos úteis no processo de cicatrização/regeneração. O veículo preferido no caso de procedimentos ablativos é a pomada ou o unguento para evitar a evaporação excessiva de água e recuperar a barreira cutânea o mais rapidamente possível
- Evitar o uso de antibióticos tópicos no período pós-procedimento. Vários estudos têm comparado produtos com e sem antibióticos, mostrando a superioridade dos últimos. Além disso, o uso tópico de antibiótico tem sido apontado como causador de resistência bacteriana.

Alguns ativos podem e devem ser usados como regeneradores cutâneos, conforme descrito a seguir.

Ativos presentes nos reparadores cutâneos

Petrolato

Produto mais tradicional usado como repositor da barreira cutânea. Pelo fato de ser oclusivo e reter água no local, permanece como ingrediente padrão-ouro para cremes de barreira, uma vez que a sua composição chega o mais próximo possível do componente lipídico do estrato córneo e, além disso, consegue preencher os espaços intercelulares.

Trata-se de uma mistura semissólida de hidrocarbonetos obtidos a partir de óleos minerais pesados. Quando puro para uso cosmético, não tem odor nem cor. A propriedade oclusiva e hidratante do petrolato favorece a umidificação da ferida e a migração celular para regenerar o tecido de modo eficaz.

Ceramidas

São constituintes necessários para o bom funcionamento da barreira lipídica do estrato córneo. Sua síntese consiste no primeiro passo para a reconstituição da barreira cutânea danificada. Identificaram-se nove subtipos de ceramidas compondo a barreira, sendo a ceramida três a mais importante. A grande maioria delas pode ser produzida sinteticamente, reparando o dano agudo e crônico à barreira, e reduzindo a sensibilidade cutânea e o eritema.

Ácido hialurônico

Glicosaminoglicano que participa da composição da matriz extracelular da derme, é necessário para manter a hidratação da pele e estimula a proliferação neutrofílica, a migração fibroblástica e a neoangiogênese. É umectante, ou seja, atua como uma esponja, atraindo e retendo água, diminuindo o edema e o exsudato do pós-procedimento. Em um estudo controlado, acelerou a reepitelização em 7 dias quando comparado ao grupo-controle. Age melhorando a qualidade de pele e acelerando a recuperação da barreira cutânea.

Glicerol

Trata-se de um umectante com papel fundamental na manutenção da hidratação do estrato córneo. Mudanças na aquaporina-3, um transportador de antígenos água/glicerol, causa decréscimo da hidratação e perda da elasticidade, que somente pode ser corrigida pela aplicação tópica de glicerol.

Aveia coloidal

Induz a expressão de genes relacionados com proliferação epidérmica, promovendo a recuperação da barreira cutânea e a melhoria da hidratação.

Silicones

O silicone se origina da sílica, encontrada na areia e no granito, da qual herdou suas características de ligações fortes e estabilidade. A substância utilizada para preparações tópicas não tem odor, cor, nem é tóxica. Por ser insolúvel em água, é utilizado em cremes de barreira resistentes à água.

A dimeticona representa uma nova alternativa ao petrolato como reparador de barreira com ação oclusiva. Menos pegajosa, tem, portanto, melhor aceitação. Não é tão eficaz na redução de perda de água transepidérmica. Trata-se do primeiro ingrediente em formulações para alívio de irritação.

Pantenol

Trata-se de uma pró-vitamina que, quando aplicada topicamente, é convertida em ácido pantotênico (vitamina B_5), que faz parte da composição normal da pele e é cofator da coenzima-A, envolvida no metabolismo celular. Tem propriedade umectante e cicatrizante, acelerando a regeneração cutânea. A coenzima-A, quando reforçada, favorece a cicatrização e a regeneração por otimizar o trabalho da mitocôndria.

Niacinamida

Também chamada nicotinamida ou vitamina B_3, é um cofator de enzimas endógenas, como DNA, que participam de reações enzimáticas e podem influenciar vários processos cutâneos. Tem a capacidade de melhorar a função de barreira por estímulo de proliferação de lipídios e proteínas do estrato córneo. Melhora a resistência a agentes nocivos por efeito anti-inflamatório, aumenta a proliferação de colágeno, antiglicante e a tolerância a ressecamento e descamação.

Alantoína

Tem origem vegetal e realiza hidratação e reepitelização.

Vitamina E

A forma mais comum utilizada em cosmecêuticos é o alfatocoferol, que age como antioxidante solúvel em óleo, prevenindo hipercromia pós-inflamatória. Seu papel nas formulações regeneradoras é levemente controverso, mas suas funções hidratante e de diminuição do grau de inflamação podem ajudar o processo.

Alfabisabolol

Extraído da árvore candeia oriunda da Mata Atlântica, tem ação anti-irritante, cicatrizante, bacteriostática e cicatrizante.

Manteiga de karité

Origina-se de uma fruta utilizada por nativos na África. A manteiga de karité tem propriedades curativas, principalmente na pele, superiores às da manteiga de coco e de outras manteigas vegetais.

Arnica

Planta nativa da região montanhosa da Europa e do oeste da América do Norte, tem sido usada há séculos para reduzir inflamações. No entanto, o seu mecanismo anti-inflamatório e antiedematoso ainda não foi completamente elucidado. Seu uso tópico é aprovado pela Food and Drug Administration (FDA) para equimose, edema e hematoma.

Bromelina

Apresenta características anti-inflamatória, antitrombótica e antitumoral. Seu mecanismo de ação não foi completamente elucidado, mas acredita-se que atue pela inibição do tromboxano A2 e da prostaglandina E2. Auxilia na prevenção de equimose e edema no pós-procedimento.

Estrôncio | Nitrato de estrôncio 20%

Diversas substâncias químicas irritantes, ao entrarem em contato com a pele, provocam ardor (irritação sensorial), eritema e edema. O estrôncio é um dos primeiros produtos com capacidade de conter a irritação provocada diversos agentes. Seus sais podem ser usados antes ou em associação a substâncias irritantes.

Existe uma ampla literatura quanto à sua utilização em dermatites quimicamente induzidas e, apesar de seu mecanismo de ação ainda não estar completamente elucidado, sabe-se que tem propriedades hidratantes, de reconstituição de barreira cutânea e anti-inflamatória, por redução da atividade do NF-κB.

Ácidos graxos essenciais

Trata-se dos ácidos linoleico (ômega 6), oleico (ômega 9) e linolênico (ômega 3). Essas substâncias são consideradas regeneradores cutâneos, pois atuam na diferenciação do estrato córneo, inibindo citocinas inflamatórias e ajudando na cicatrização. Alguns trabalhos apontam que induzem apoptose de células com potencial maligno.

Extrato de cebola

É utilizado em produtos tópicos para estabilizar os mastócitos, diminuindo a inflamação, inibindo a atividade excessiva de fibroblastos e reduzindo o risco de infecções. Há um produto liberado comercialmente que associa extrato de cebola, alantoína e heparina. A alantoína, por sua capacidade hidratante, favorece a cicatrização, e a heparina teria função anti-inflamatória e inibitória da polimerização do colágeno.

Águas termais

Aumentam a expressão de filagrina mRNA, estimulam a expressão da aquaporina-3 e a proliferação de fibroblastos, bem como promovem a diminuição da atividade do NF-κB. Quanto menor o teor de resíduo seco, maior a tolerância em afecções com destruição da barreira cutânea.

Fatores de crescimento

São citocinas homólogas às humanas, obtidas por biotecnologia, que desempenham nos tecidos diferentes funções:

- Cicatrização e reepitelização
- Remoção das células epidermais danificadas
- Reparação e prevenção de rugas, além de minimização das cicatrizes na pele
- Angiogênese e estímulo do crescimento capilar
- Revitalização e nutrição das células epidermais e do couro cabeludo.

Para o bom desempenho do tratamento com fatores de crescimento:

- Usar em associação com outros fatores de crescimento
- Usar concentração de 0,5 a 3%
- Evitar associação de ácidos na formulação
- Escolher entre vários veículos: géis, gel-creme, emulsões.

Fator de crescimento epidérmico

Potente estimulador de cicatrização, demonstrado em estudo a partir de comparação com placebo em aplicação tópica 2 vezes/dia em porcos. Os ferimentos tratados com fator de crescimento (EGF, *epidermal growth fator*) tópico apresentaram tempo de reepitelização acelerado, de modo dose-dependente.

Epifactor®

Trata-se do EGF isolado por meio de engenharia genética para uso tópico. Faz a modulação do processo de regeneração cutânea.

Fator de crescimento associado à insulina-1

Estudo com ratos demonstrou aumento de reepitelização de úlceras cutâneas com o uso de fator de crescimento associado à insulina-1 (IGF-1; *insulinic-like growth factor 1*).

VEÍCULOS PARA FORMULAÇÕES

Pomada (*phyto poma*)

Veículo oleoso, compreende uma pomada oclusiva vegetal que protege a pele nos pós-procedimentos com ativos naturais anti-inflamatórios e antioxidantes. A absorção pela camada epidérmica superficial e a propriedade oclusiva suave aumentam a possibilidade de recuperação natural da função de barreira da pele, favorecendo o equilíbrio hídrico natural e a sua homeostase. Não arde a pele e não contém tensoativos.

Lipídios de karité

A composição de ácidos graxos dos triglicerídeos dos lipídios de karité tem alto teor de ácidos oleicos, esteáricos e linoleicos. Eles contêm também tocoferóis (vitamina E), que funcionam como antioxidantes naturais e têm ação anti-inflamatória.

Óleo de camelina (ômegas 3/6)

Apresenta uma composição única que ajuda a reconstruir e preservar a função de barreira da pele, rica em ômegas 3 e 6 e alfatocoferol. Restaura a vitalidade da pele.

Ácidos graxos poli-insaturados | Ômegas 3 e 6

Os ácidos graxos poli-insaturados (PUFA) são ácidos graxos essenciais (EFA), ou seja, não podem ser sintetizados pelo organismo humano, devendo ser, portanto, repostos por via tópica ou ingeridos pela alimentação.

Apresentam efeito anti-inflamatório em virtude de suas habilidades em produzir prostaglandinas e leucotrienos com ausência de atividade pró-inflamatória e em diminuir a produção das prostaglandinas inflamatórias, resultando em um importante decréscimo da inflamação. O mecanismo se baseia em uma competição entre ácidos graxos ômega 6 e 3 na formação das prostaglandinas e dos leucotrienos.

Fração insaponificável do óleo de oliva

Emoliente natural originado do óleo de oliva, representa uma alternativa vegetal ao silicone e aos óleos de silicone, conferindo efeito sensorial sedoso, com excelente penetração cutânea e sem deixar resíduo oleoso.

Base Second Skin®

Trata-se de um creme aniônico/não iônico que, além de hidratante, tem a função de aumentar a permeação dos ativos. Veículo hipoalergênico diferenciado com alta concentração de ômegas 3 e 6, desenvolvido por associação de fosfolipídios e óleos vegetais. É um emoliente seguro e estável em substituição ao óleo mineral, confere à pele proteção e hidratação e restaura a função de barreira. Indicado para pré e pós-procedimento, pele irritada e sensível.

PRÁTICA CLÍNICA

Peeling químico

Utilização de esfoliação química com dano intencional à barreira cutânea por meio do emprego de agentes ácidos; pode ser superficial, médio ou profundo. Na maioria dos pacientes, observa-se descamação mais proeminente entre o 3º e o 7º dia. O eritema é mais importante nos subtipos médio e profundo.

Trata-se de uma das técnicas mais utilizadas por dermatologistas, pelo baixo índice de complicações, baixa necessidade de afastamento das atividades diárias e ampla literatura disponível.

Cuidados pós-peeling químico

Um estudo comparativo entre dois grupos demonstrou que o que utilizou hidratante associado a protetor solar no pós-*peeling* de ácido retinoico apresentou menor descamação, sensação de ressecamento e perda de água transepidérmica. Os cuidados pós-*peeling* consistem em:

- Limpeza suave sem friccionar a pele com sabões suaves
- Secagem com toalha macia apenas com pequenos toques
- No *peeling* superficial, o uso de agente hidratante é suficiente
- Uso de agente hidratante antes de cada reaplicação do filtro solar e antes de dormir até que haja alívio dos sintomas (geralmente 7 dias)
- Uso de agente hidratante todas as vezes que o paciente sentir contrações ("repuxamento") da pele
- Uso de agente cicatrizante nos cantos da boca e no nariz para evitar fissuras
- Nos *peelings* médio e profundo, preconizar o uso de substâncias oclusivas, como petrolato e vaselina, evitando, assim, a evaporação de água
- No caso de *peelings* corporais, manter a área umectada com produtos oleosos, como vaselina sólida. No entanto, o seu uso deve ser evitado em áreas corporais mais oleosas, para prevenir erupções acneiformes
- Filtro solar físico após 1 ou 2 dias
- Quando de *peelings* em antebraços, evitar o manuseio de produtos químicos até a completa reepitelização
- O paciente deve ser orientado a não remover as crostas e manter a limpeza e a aplicação de vaselina constantemente
- Após a queda da crosta, orienta-se utilizar filtros com ausência de ácido 4-aminobenzoico (PABA), de preferência físicos, com dióxido de titânio e zinco.

Alguns cuidados são específicos para cada tipo de *peeling*:

- *Peeling* superficial:
  - Evitar filtro solar por 24 h
  - Utilizar regeneradores com derivados de silicone por 4 dias
- *Peeling* médio:
  - Evitar filtro solar por 48 h
  - Utilizar creme oclusivo por 8 dias
  - Utilizar regeneradores com substâncias oclusivas, como petrolato e vaselina
  - Evitar acréscimo de substâncias com potencial irritante
- *Peeling* profundo:
  - Evitar filtro solar por 3 dias
  - Usar cremes à base de petrolato, silicone e ácidos graxos por 10 dias
  - Fazer limpeza com sabão suave 2 vezes/dia.

Laser ablativo e não ablativo

O tratamento a *laser* de diversas dermatoses vem sendo intensamente utilizado na Dermatologia. Os danos térmicos levam a aumento do *turnover* epidérmico e induzem desnaturação de colágeno com contração tecidual, melhorando rugas e flacidez; além disso, fazem ablação com remoção da pele fotolesada, lesão térmica periférica e neocolagênese.

Por mais entusiasmante que isso possa significar, o uso de calor na pele deve ser visto com cautela, principalmente em fotótipos elevados, uma vez que aumenta o risco de hipercromia pós-inflamatórias. Portanto, o pós-procedimento de um *laser* deve ser conduzido da maneira mais conservadora possível, a fim de evitar complicações.

Cuidados após uso de laser

Laser ablativo:

- Evitar filtro solar por 72 h para não irritar a pele
- No pós-imediato, utilizar compressa gelada com solução salina
- Utilizar regeneradores com derivados de silicone durante 4 dias
- Usar creme oclusivo por 8 a 10 dias (p. ex., petrolato e vaselina)
- Evitar acréscimo de substâncias com potencial irritante
- Usar cremes calmantes a partir do 10º dia (neste momento, pode-se acrescentar substâncias à formulação).

Laser não ablativo:

- Usar filtro solar após 2 h
- Utilizar cremes calmantes (alfabisabolol e vitamina E).

Cuidados pós-laser ablativo e não ablativo

Pós-*laser* ablativo:

- Não utilizar agente hidratante, calmante ou emoliente, pela penetração aumentada neste momento
- Para alívio do desconforto, fazer compressa gelada de soro fisiológico ou água termal
- Utilizar cremes oclusivos à base de petrolato, silicone e ácidos graxos 2 vezes/dia nos primeiros 8 a 10 dias, sem acréscimo de muitas substâncias, pelo risco de irritação
- Não usar fotoproteção antes de 3 dias, para não induzir irritação
- Usar agentes calmantes após o período inicial.

Pós-*laser* não ablativo:

- Limpar delicadamente com sabão suave
- Usar filtro solar somente após 2 h
- Usar cremes hidratantes calmantes com alfabisabolol e vitamina E.

Microagulhamento

Também chamado de indução percutânea de colágeno com agulhas (IPCA®), compreende uma técnica de baixo custo, fácil aplicação e bons resultados. Com tal procedimento, o processo de reparação tecidual é otimizado, pois se desencadeia uma cascata de fatores de crescimento – isso pode ser notado na prática clínica, pela rápida recuperação dos pacientes no pós-procedimento.

Conforme a dermatose tratada, determina-se a intensidade do procedimento, controlado pelo comprimento das agulhas, pela pressão e pelo número de passadas realizadas pelo aplicador.

Cuidados pós-microagulhamento

Após microagulhamento superficial:

- Usar compressa gelada com solução salina estéril para remoção de crostas ou débris
- Evitar filtro solar por 48 h
- Usar creme regenerador a partir do dia seguinte (derivados de silicone durante 2 a 4 dias)

Após microagulhamento profundo:

- Usar compressa gelada com solução salina estéril para remoção de crostas ou débris
- Evitar filtro solar por 48 h
- Usar creme oclusivo por 8 a 10 dias (p. ex., petrolato e vaselina)
- Evitar acréscimo de substâncias com potencial irritante
- Usar cremes calmantes a partir do 10º dia (neste momento, pode-se acrescentar substâncias à formulação).

Um estudo demonstrou que a aplicação tópica de vitaminas no pós-microgulhamento aumentou a espessura epidérmica e a expressão genética do colágeno I, dos glicosaminoglicanos e dos fatores de crescimento. Imediatamente após o procedimento, indicam-se:

- Remover crostas ou débris com solução salina estéril
- Lavar a região com cuidado 2 vezes/dia em casa
- Evitar exposição solar
- Utilizar creme oclusivo regenerador da barreira a partir do dia seguinte
- Utilizar cremes calmantes
- Evitar protetor solar por 48 h.

Sugestões de fórmulas

Pós-procedimento:

- Hydroxyprolisilane CN 6%
- Nutriomega 3, 6, 7 e 94%
- Lipex Bassol C 3%
- Base Second Skin q.s.p.

Água termal:

- Aquaporine Active QAP3 3%
- Silicium P 3%
- Lecigel 0,7%.

CONSIDERAÇÕES FINAIS

O uso de regeneradores cutâneos no pós-procedimento dispõe de embasamento científico suficiente para se tornar uma prática usual no dia a dia do dermatologista, diminuindo o desconforto dos pacientes e a incidência de eventos adversos.

BIBLIOGRAFIA

Algiert-Zielinska B, Batory M, Skubalski J, Rotsztejn H. Evaluation of the relation between lipid coat, transepidermal water loss, and skin pH. International Journal of Dermatology. 2017;56(11):1192-7.

Beckert S, Haack S, Hierlemann H, Farrahi F, Mayer P, Königsrainer A, Coerper S. Stimulation of steroid-suppressed cutaneous healing by repeated topical application of IGF-I: different mechanisms of action based upon the mode of IGF-I delivery. J Surg Res. 200715;139(2):217-21.

Bouwstra JA, Groenink HW, Kempenaar JA, Romeijn SG, Ponec M. Water distribution and natural moisturizer factor content in human skin equivalents are regulated by environmental relative humidity. J Invest Dermatol. 2008; 128(2):378-88.

Draelos ZD, Ertel K, Berge C. Niacinamide-containing facial moisturizer improves skin barrier and benefits subjects with rosacea. Cutis. 2005;76:135-41.

Hahn GS. Strontium is a potent and selective inhibitor of sensory irritation. Dermatol Surg. 1999;25(9):689-93.

Harding CR, Scott IR. Stratum corneum moisturizing factors. In: Leyden J, Rawlings A, editors. Skin Moisturization. New York: Marcel Dekker; 2002. p. 61-80.

Honfo FG, Akissoe N, Linnemann AR, Soumanou M, van Boekel MAJS. Nutritional composition of shea products and chemical properties of shea butter. Crit Rev Food Sci Nutr. 2013;54:673-86.

Hong JP, Kim YW, Jung HD, Jung KI. The effect of various concentrations of human recombinant epidermal growth factor on split-thickness skin wounds. Int Wound J. 2006;3(2):123-30.

Hsu S, Bollag WB, Lewis J, Huang Q, Singh B, Sharawy M et al. Green tea polyphenols induce differentiation and proliferation in epidermal keratinocytes. J Pharmacol Exp Ther. 2003;306:29-34.

Jackson EM. Moisturizers: what's in them? How do they work? Am J Contact Derm. 1992;3:162-8.

Kamatou GPP, Viljoen AM. A review of the application and pharmacological properties of α-bisabolol and α-bisabolol-rich oils. Oil Chem Soc. 2010;87:1-7.

Katiyar SK, Ahmad N, Mukhtar H. Green tea and skin. Arch Dermatol. 2000;136:989-94.

Kim J, Jang JH, Lee JH, Choi JK, Park WR, Bae IH et al. Enhanced topical delivery of small hydrophilic or lipophilic active agents and epidermal growth factor by fractional radiofrequency microporation. Pharm Res. 2012;29:2017-29.

Medeiros VLS, Zaniboni MC, Arruda LHF, Oliveira SL de, Cobreiros NL. Comparação entre duas loções hidratantes de diferentes pHs na melhora da hidratação da pele e na redução do prurido. Surgical & Cosmetic Dermatology. 2009;1(4):168-73.

Nunes S, Tamura BM. Avaliação bioquímica e toxicológica de uma água mineral brasileira e seus efeitos cutâneos em uso tópico. Surg Cosmet Dermatol. 2011;3(3):197-202.

Tanno O, Ota Y, Kitamura N, Katsube T, Inoue S. Nicotinamide increases biosynthesis of ceramides as well as other stratum corneum lipids to improve the epidermal permeability barrier. Br J Dermatol. 2000;143:524-31.

105

Condução de Complicações Oclusivas com Preenchimentos

Danielle Ioshimoto Shitara do Nascimento, Meire Brasil Parada

INTRODUÇÃO

Uma das complicações mais temidas após o uso de preenchedores refere-se à oclusão vascular, com uma frequência descrita de 0,001% do total dos procedimentos. Contudo, a incidência parece mais frequente que a relatada. Uma pesquisa realizada na internet, conduzida com 52 injetores experientes, demonstrou que 62% relataram uma ou mais injeções intravasculares.

Em 2015, a Food and Drug Administration (FDA) emitiu um comunicado de segurança especial com relação ao risco não intencional de injeção intravascular de preenchedores dérmicos. O comunicado enfatizou que o conhecimento detalhado da anatomia facial é fundamental, mas, tendo em vista que a anatomia e a vasculatura correspondente podem variar entre os pacientes, apenas o conhecimento anatômico pode ser insuficiente, e os médicos injetores precisam conhecer os métodos para abordar as complicações potenciais.

O principal preenchedor relacionado com a cegueira é a gordura autóloga. Outras substâncias são colágeno, hidroxiapatita de cálcio (CaOH) e ácido hialurônico (AH).

Rayess *et al.*[1] conduziram em 2017 um estudo transversal, utilizando a base de dados *Manufacturer and User Device Experience* (MAUDE) da FDA quanto aos efeitos colaterais, computados de 1 de janeiro de 2014 a 31 de dezembro de 2016, relacionados com as seguintes substâncias: Restylane® (AH; Galderma), Juvederm® e Juvederm Voluma® (AH; Allergan), Belotero® (AH; Merz), Sculptra® (ácido poli-L-láctico; Galderma), Radiesse® (CaOH; Merz Pharmaceuticals) e Artefill/Bellafill® (polimetilmetacrilato, Suneva). Foram relatados 1.748 eventos adversos, 48% (839) relacionados com Juvederm Voluma®, 36,2% (633) com Juvederm®, 7,3% com Restylane®, 5,5% com Radiesse®, 2,7% com Sculptra® e 0,3% com Belotero®. As principais complicações foram infecção (43,2%) e nódulos (41,5%).

Quanto às complicações graves, injeções nas bochechas, na fronte e no sulco nasolabial apresentaram probabilidade significativamente maior de necrose relatada ($p < 0,001$). Com relação ao tipo de produto, Radiesse® esteve significativamente mais relacionado com injeção intravascular, com necrose ($p < 0,001$) e cegueira como eventos adversos relatados ($p < 0,001$).

OCLUSÃO VASCULAR

Em geral, o comprometimento vascular resulta da oclusão intravascular causada por um êmbolo que impede o fluxo. A teoria de compressão vascular – quando uma quantidade suficiente de preenchedor é injetada próximo a um vaso – permanece controversa. Chang *et al.*[2], em um estudo com modelo animal e métodos de imagem de perfusão microvascular, não conseguiram reproduzir isquemia, a despeito das grandes quantidades de preenchedor injetadas próximo ao vaso.

Edema e inflamação poderiam contribuir para piora do quadro isquêmico. Os dois tipos de comprometimento vascular seriam arterial (início agudo) e venoso (início tardio), apesar de ambos não serem mutuamente exclusivos.

A oclusão arterial pode ocorrer de maneira anterógrada ou retrógrada. Na primeira, a força de injeção não excede a pressão arterial sistêmica e a oclusão reduz o fluxo a jusante, geralmente em capilares cutâneos. Em contrapartida, na oclusão retrógrada, uma força de injeção grande o suficiente possibilita que o êmbolo flua contra o fluxo arterial, causando redução de fluxo em uma localização mais proximal que o ponto de injeção inicial. Entre os fatores de risco para oclusão vascular descritos na literatura, estão:

- Grande volume injetado por área
- Uso de agulha, porque apresenta maior risco de perfuração vascular quando comparada a cânulas ou agulhas de ponta romba
- Cicatrizes prévias, que podem estabilizar e fixar as artérias, tornando-as mais fáceis de perfurar
- Composição do preenchedor (p. ex., os permanentes não são dissolvíveis quando da obstrução do lúmen vascular)
- Rinoplastia prévia
- Áreas de risco, como regiões próximas à artéria facial, à artéria angular ao longo do sulco nasolabial, ao nariz e à glabela. Esta última tem uma rede de vascularização com conexão próxima com o sistema vascular do olho. A artéria facial superficializa proximalmente ao ápice do sulco nasolabial.

Prevenção

Medidas preventivas incluem: conhecimento extenso da vasculatura da face; uso de pequenos volumes por área; injeção lenta; seringas menores para redução da força de extrusão; injeção de alíquotas pequenas, de 0,1 a 0,2 mℓ; opção por preenchedores reversíveis (como AH) e cânulas de lúmen maior que 27 G. Interromper a injeção caso haja resistência ou o paciente apresente dor ou desconforto.

Aspiração antes da injeção não garante segurança na injeção, mas é recomendada. Optar por cânulas ameniza, porém não impede completamente o risco de perfuração vascular.

Tansatit *et al.*[3] realizaram um estudo com cânula 25 G com diâmetro de 1,2 a 1,5 mm em 100 segmentos arteriais de cadáver. As inserções com a cânula foram realizadas de maneira cega e com visão direta do vaso. O maior risco de perfuração da artéria esteve relacionado com três situações: inserção da cânula perpendicular ao vaso; tortuosidade do vaso; e bifurcação vascular. Sinais de risco, como dor, branqueamento da pele ou outras alterações de cor (azul, cinza ou tipo livedo) na distribuição do território vascular devem indicar interrupção imediata da injeção. A compressão e a observação de retorno vascular (que, em geral, ocorre após 1 a 2 s) podem ajudar na prevenção e no diagnóstico de obstrução vascular. Gelo e epinefrina podem mascarar sinais e sintomas de insuficiência arterial.

Apresentação clínica

A apresentação clínica da isquemia arterial após o uso do preenchedor consiste em dor desproporcional e branqueamento com duração de segundos, seguidos de livedo ou hiperemia reativa (minutos), descoloração negro-azulada (10 min a horas), formação de bolhas (horas a dias) e ulceração (dias a semanas). A isquemia venosa pode ser associada a dor menos grave, mais insidiosa ou, em alguns casos, ter apresentação assintomática.

Tratamento

Quando se suspeita de oclusão vascular, deve-se interromper o tratamento imediatamente e agir com rapidez. O objetivo é promover fluxo vascular para a área afetada. Alguns autores referem que a isquemia deve ser abordada o mais precocemente possível, antes de 3 dias (*golden time*), pois o prognóstico e o risco de cicatriz aumentam a partir daí.

São realizadas tentativas para dissolver ou eliminar o produto utilizado. Hialuronidase (HYAL) é considerada a espinha dorsal da abordagem da oclusão vascular ocasionada por AH. No entanto, alguns autores sugerem que pode ser usada em todos os casos de oclusão vascular, independentemente do tipo de preenchimento, já que tem o potencial de reduzir edema e pressão, capazes de piorar a compressão dos vasos. Trata-se de uma enzima solúvel que catalisa a hidrólise de AH tanto natural quanto em ligação cruzada (*cross-linked*). Pode ser diluída em soro fisiológico ou anestésicos, porém o pH resultante, às vezes, interfere na atividade da enzima. Não é necessário realizar teste de hipersensibilidade em caso de necrose iminente.

Apesar de ter sido relatada necessidade de injeção intravascular, a difusão de HYAL nos tecidos isquêmicos parece suficiente, já que a substância pode permear os diferentes planos faciais e as estruturas pelo seu efeito no AH da matriz dérmica. Portanto, deve-se tratar não apenas o local onde o AH foi injetado originalmente, mas a área isquêmica como um todo, massageando para obter um resultado adequado.

É importante "inundar" a área o mais precocemente possível. O uso precoce da HYAL pode reduzir o tamanho da necrose em experimentos animais, em comparação a injeções tardias (após 24 h). A dose recomendada varia de 200 a 300 UI. Deve-se repetir o procedimento de hora em hora, até a resolução clínica. Podem ser necessárias doses de até 1.500 UI para reverter o dano vascular. A quantidade de HYAL e a eficácia de seu uso também dependem da qualidade do preenchedor. O Restylane® (Galderma) é hidrolisado mais rapidamente e com quantidades menores de HYAL, quando comparado a outros AH (Juvederm®, Volbella®, Prevelle® e Belotero®).

A ultrassonografia de alta frequência ou a ressonância magnética podem auxiliar a determinar o local e o tamanho da oclusão; o Doppler, a arteriografia ou a flebografia são capazes de auxiliar na avaliação do dano vascular.

Também podem ser feitas massagem vigorosa e compressas quentes por 5 a 10 min a cada 30 a 60 min. Recomenda-se massagear pasta de nitroglicerina (NTG) tópica 2% na área acometida para promover vasodilatação, 2 a 3 vezes/dia. O paciente deve estar deitado durante o uso da NTG para prevenir síncope secundária à vasodilatação. Um esquema alternativo consiste em usar a NTG sob oclusão por 12 h, seguida de sua remoção. A substância é contraindicada a pacientes que estão usando sildenafila ou similares. É importante ressaltar que o emprego de NTG é controverso, já que em modelos animais não foi eficaz e, em teoria, pode piorar a isquemia pela dilatação das arteríolas e propagação do produto para vasos menores. A NTG tópica não está disponível comercialmente no Brasil.

Para prevenir a formação de trombo, deve-se administrar ácido acetilsalicílico oral 500 a 600 mg/dia, por 1 semana. A HYAL deve ser repetida diariamente por 4 dias ou enquanto existirem sinais de isquemia, embora haja evidência de que, após 1 dia, qualquer efeito adicional seja mínimo. Heparina de baixo peso molecular, pentoxifilina, prostaglandina E1, anticoagulação sistêmica, câmara hiperbárica, sildenafila e corticoterapia oral (20 a 40 mg por 3 a 5 dias) também foram descritas como opções alternativas.

Alguns cuidados devem ser tomados com relação à ferida, como compressas, curativos, desbridamento e prevenção de infecção secundária. Antibióticos e antivirais são recomendados para redução de infecção no caso de bolhas e úlceras.

OCLUSÃO VASCULAR RETINIANA

A oclusão da artéria central da retina ou de seus ramos é rara, mas devastadora. Uma revisão de literatura publicada em 2015 relatou 98 casos de alteração de visão após preenchimento. As áreas de maior risco são glabela (38,8%), nariz (25,5%), sulco nasogeniano (13,3%) e fronte (12,2%). O principal tipo de preenchedor associado foi a gordura autóloga (47,9%), seguida do AH (23,5%). O mecanismo de ação associado parece estar relacionado com oclusão arterial retiniana, por embolia retrógrada de vasos periféricos, embora haja a teoria de uma possível contribuição da compressão vascular. Na abordagem com preenchedores do dorso do nariz e do sulco nasolabial, qualquer injeção acidental nas anastomoses da artéria do dorso do nariz, da artéria angular ou da artéria nasal lateral pode culminar em embolia retrógrada.

Em uma revisão de 2015, 75 casos de perda visual após uso de injetáveis foram avaliados, sendo o infarto cerebral diagnosticado por ressonância magnética relatado em 24% dos casos (18/75). Entre as explicações aventadas, estão anastomoses aberrantes entre as artérias temporal superficial e supraorbitária. Se a força de injeção for suficiente, pode "empurrar" o êmbolo até a artéria cerebral média.

Apresentação clínica

O principal sintoma refere-se a perda de visão, geralmente sem dor, dentro de segundos após a injeção. Podem ocorrer dor e cefaleia. Se a oclusão permanecer por mais de 60 a 90 min, é possível haver cegueira irreversível. Recomenda-se avaliação oftalmológica imediata. Outras sugestões são massagem ocular, colírio de timolol, uso de diuréticos e corticosteroides intravenosos, vasodilatadores e uso de câmara hiperbárica.

Prevenção e tratamento

Em virtude da seriedade da complicação e do fato de os tratamentos relatados na literatura se basearem na experiência pessoal de alguns autores, a prevenção de oclusão arterial pelo conhecimento completo da anatomia vascular da face e de técnicas de injeção mais seguras torna-se primordial.

REFERÊNCIAS BIBLIOGRÁFICAS

1. Rayess HM, Svider PF, Hanba C, Patel VS, DeJoseph LM, Carron M et al. A Cross-sectional analysis of adverse events and litigation for injectable fillers. JAMA Facial Plast Surg. 2018;20(3):207-14.
2. Chang SH, Yousefi S, Qin J, Tarbet K, Dziennis S, Wang R et al. External compression *versus* intravascular injection: a mechanistic animal model of filler-induced tissue ischemia. Ophthal Plast Reconstr Surg. 2016;32(4):261-6.
3. Tansatit T, Apinuntrum P, Phetudom T. A dark side of the cannula injections: how arterial wall perforations and emboli occur. Aesthetic Plast Surg. 2017;41(1):221-7.

BIBLIOGRAFIA

Artzi O, Loizides C, Verner I, Landau M. Resistant and recurrent late reaction to hyaluronic acid-based gel. Dermatol Surg. 2016;42(1):31-7.

Beleznay K, Carruthers JD, Humphrey S, Jones D. Avoiding and treating blindness from fillers: a review of the world literature. Dermatol Surg. 2015;41(10):1097-117.

Carruthers JD, Fagien S, Rohrich RJ, Weinkle S, Carruthers A. Blindness caused by cosmetic filler injection: a review of cause and therapy. Plast Reconstr Surg. 2014;134(6):1197-201.

Cohen JL, Biesman BS, Dayan SH, DeLorenzi C, Lambros VS, Nestor MS et al. Treatment of hyaluronic acid filler-induced impending necrosis with hyaluronidase: consensus recommendations. Aesthetic Surgery Journal. 2015;35(7):844-9.

De Boulle K, Heydenrych I. Patient factors influencing dermal filler complications: prevention, assessment and treatment. Clin Cosmet Investig Dermatol. 2015;8:205-14.

DeLorenzi C. Complications of injectable fillers, part 2: vascular complications. Aesthetic Surgery Journal. 2014;34(4):584-600.

DeLorenzi C. Complications of injectable fillers, part I. Aesthetic Surgery Journal. 2013;33(4):561-75.

DeLorenzi C. Transarterial degradation of hyaluronic acid filler by hyaluronidase. Dermatol Surg. 2014;40(8):832-41.

Glaich AS, Cohen JL, Goldberg LH. Injection necrosis of the glabella: protocol for prevention and treatment after use of dermal fillers. Dermatol Surg. 2006;32(2):276-81.

Hirsch RJ, Stier M. Complications of soft tissue augmentation. J Drugs Dermatol. 2008;7(9):841-5.

Hong JY, Seok J, Ahn GR, Jang YJ, Li K, Kim BJ. Impending skin necrosis after dermal filler injection: a "golden time" for first-aid intervention. Dermatol Ther. 2017;30(2).

Hwang CJ, Morgan PV, Pimentel A, Sayre JW, Goldberg RA, Duckwiler G. Rethinking the role of nitroglycerin ointment in ischemic vascular filler complications: an animal model with ICG imaging. Ophthal Plast Reconstr Surg. 2016;32(2):118-22.

Hwang K. Hyperbaric oxygen therapy to avoid blindness from filler injection. J Craniofac Surg. 2016;27(8):2154-5.

Jagdeo J, Hruza G. The Food and Drug Administration Safety Communication on unintentional injection of soft-tissue filler into facial blood vessels: important points and perspectives. Dermatol Surg. 2015;41(12):1372-4.

Khan TT, Colon-Acevedo B, Mettu P, DeLorenzi C, Woodward JA. An anatomical analysis of the supratrochlear artery: considerations in facial filler injections and preventing vision loss. Aesthet Surg J. 2017;37(2):203-8.

Landau M. Hyaluronidase caveats in treating filler complications. Dermatol Surg. 2015;41(Suppl 1):S347-53.

Li X, Du L, Lu JJ. A novel hypothesis of visual loss secondary to cosmetic facial filler injection. Ann Plast Surg. 2015;75(3):258-60.

Nettar K, Maas C. Facial filler and neurotoxin complications. Facial Plastic Surgery: FPS. 2012;28(3):288-93.

Rao V, Chi S, Woodward J. Reversing facial fillers: interactions between hyaluronidase and commercially available hyaluronic-acid based fillers. J Drugs Dermatol. 2014;13(9):1053-6.

Rzany B, DeLorenzi C. Understanding, avoiding, and managing severe filler complications. Plast Reconstr Surg. 2015;136(5 Suppl):196S-203S.

Signorini M, Liew S, Sundaram H, De Boulle KL, Goodman GJ, Monheit G et al. Global Aesthetics Consensus: Avoidance and Management of Complications from Hyaluronic Acid Fillers – Evidence and Opinion-Based Review and Consensus Recommendations. Plast Reconstr Surg. 2016;137(6):961e-71e.

Sorensen EP, Urman C. Cosmetic complications: rare and serious events following botulinum toxin and soft tissue filler administration. J Drugs Dermatol. 2015;14(5):486-91.

Sun ZS, Zhu GZ, Wang HB, Xu X, Cai B, Zeng L et al. Clinical outcomes of impending nasal skin necrosis related to nose and nasolabial fold augmentation with hyaluronic acid fillers. Plast Reconstr Surg. 2015;136(4):434e-41e.

Urdiales-Galvez F, Delgado NE, Figueiredo V, Lajo-Plaza JV, Mira M, Ortiz-Marti F et al. Preventing the complications associated with the use of dermal fillers in facial aesthetic procedures: an expert group consensus report. Aesthetic Plast Surg. 2017;41(3):667-77.

Índice Alfabético

L

M

N

S

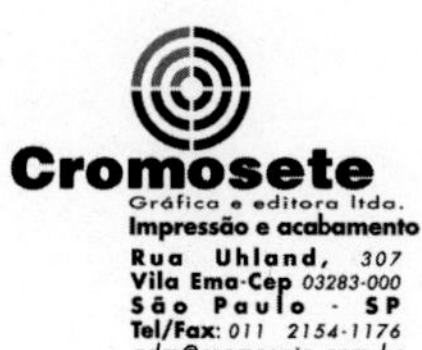
Cromosete
Gráfica e editora ltda.
Impressão e acabamento
Rua Uhland, 307
Vila Ema-Cep 03283-000
São Paulo - SP
Tel/Fax: 011 2154-1176
adm@cromosete.com.br
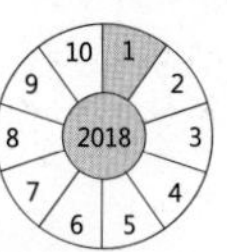
10 1 2 3 4 5 6 7 8 9
2018